危重症
现代中西医临床诊疗学

主编

陈　伟　陈尔真　李颖川　王　倩　诸杜明

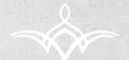

上海科学技术出版社

图书在版编目（CIP）数据

危重症现代中西医临床诊疗学 / 陈伟 等主编. --
上海 ： 上海科学技术出版社，2023.6
　ISBN 978-7-5478-6097-7

　Ⅰ．①危… Ⅱ．①陈… Ⅲ. ①急性病－中西医结合－
诊疗②险症－中西医结合－诊疗 Ⅳ．①R459.7

　中国国家版本馆CIP数据核字(2023)第039086号

危重症现代中西医临床诊疗学

主编　陈　伟　陈尔真　李颖川　王　倩　诸杜明

上海世纪出版(集团)有限公司　出版、发行
上 海 科 学 技 术 出 版 社
(上海市闵行区号景路 159 弄 A 座 9F－10F)
邮政编码 201101　　www.sstp.cn
山东韵杰文化科技有限公司印刷
开本 889×1194　1/16　印张 45.5
字数 1350 千字
2023 年 6 月第 1 版　2023 年 6 月第 1 次印刷
ISBN 978－7－5478－6097－7/R·2716
定价：398.00 元

内容提要

　　危重症医学是一门在重症监护病房基础上发展起来的新兴医学学科。鉴于危重症中西医结合诊疗缺乏统一的临床规范,由上海市中医药学会危重病专业委员会主任委员陈伟、上海市医学会危重病专业委员会原主任委员陈尔真、上海市医师学会重症医学分会主任委员诸杜明共同倡议,联合上海中医药大学、上海交通大学、复旦大学、同济大学等医学院校的多家附属医院,以及上海市属多家医院重症医学科的专家与相关学者团队,历经多年编撰,经反复推敲,打磨润色,数易其稿,合力完成了业界首部危重症现代中西医临床诊疗学专著。本书回顾危重症医学的发展历程,介绍中西医结合治疗危重症的理论基础,详述危重疾病的中西医病因病理、诊断鉴别与临床治疗方法,提炼中西医协同诊疗的思路与要点,总结危重疾病监测与核心治疗技术,归纳当今发展较快、学术界普遍关心的学术问题、最新成果和研究进展。全书全面总结了国内外特别是上海该领域近 10 年所做的工作和取得的成就,堪称一部汇集中外、协同中西的危重症临床诊疗大全,具有较高的权威性、学术性和实用性。

　　本书可供中医、中西医结合相关领域的临床工作者参考借鉴。

编委会

陈　序

传承创新　中西结合　协调发展

　　中医药学作为中华民族的原创科学,其理论和疗效经历住了时间的洗礼,其根源体现了与自然高度契合的基本特色,即整体观念和辨证论治。历史上,中华民族屡遭瘟疫天灾,却能一次次转危为安,中医药的作用功不可没。《人民日报》曾评述,对于人类健康面临的诸多问题和困境,中医药越来越显示出其独特的价值及理念的先进性。近百年来,西方医学随着西方的文化、科技一起传入中国。在"西学东渐"的背景下,中医药的发展在旧中国遭受严重冲击,中医学的科学性受到质疑或否定,发展受到打压,屡次面临"中医存废"的危机。新中国成立后,党和政府大力支持中医药事业发展,中医药发展的状况已不可同日而语,但社会上对中医药的偏见仍然存在。近年全球暴发的新型冠状病毒感染疫情,对于中医药作用的展示是一个严峻的考验,对中医药的发展也是一个极好的契机。客观地说,新型冠状病毒感染疫情对中医、西医均是挑战。中医主扶正祛邪、辨证论治,西医主传染病防控、医疗救治,正是中西医两种力量的汇集、携手、结合,最终凝聚成具有鲜明特色的中西医结合中国方案。中医药的出色表现再次向世人展现了中医治疗危急重症的独特优势。随着与西医学的优势互补与合作不断深化,中医药必将在人类与疾病的斗争中发挥更加重要的作用。

　　医学的发展源自治病救人,这是中西方医学共同的出发点。中西方医学具有不同的思维体系,中西医优势互补、紧密结合、协同治疗的模式,必将是未来中西医结合医学发展的趋势。习近平总书记指出:"深入研究和科学总结中医药学,对丰富世界医学事业、推进生命科学研究具有积极意义。"上海中医药大学附属龙华医院陈伟教授曾是上海抗击新型冠状病毒感染中医专家组成员,同时也是上海市中西医结合危重症救治领域的领军专家。他牵头组织上海从事中医与西医危重病医疗的专家们历时多年,共同撰写了《危重症现代中西医临床诊疗学》一书。该书由上海中医药大学附属龙华医院、上海交通大学医学院附属瑞金医院、复旦大学附属中山医院、上海市第六人民医院、上海市同济医院、上海市第十人民医院、上海中医药大学附属曙光医院、上海市东方医院、上海市第七人民医院等医院的重症医学专家共同撰写完成,全面总结了国内外特别是上海地区危重症中西医临床诊疗领域近10年所做的工作与取得的成就。总览全书,内容齐全周备,论述翔实充分,不失为近年来出版问世的现代危重症中西医临床学术著作中值得推广的一部大作。

　　新型冠状病毒感染疫情激发了中医、中西医结合的热情。然而,传承、发展和利用好中医药仍然任重道远,需要中西医专家们共同努力。一方面要寻求古训、博采众方,传承精华、守正创新;另一方面又要坚持与时俱进,积极与现代科技优势互补、协调发展,推动讲好中医故事,走好中西医结合发展之路。谨以此与中西医学界各位同仁共勉共进!

陈凯光

中国科学院院士

上海中医药大学原校长

中国中西医结合学会原会长

2023 年 4 月

宁　序

中医学、中医药文化历经几千年，源远流长，至今仍保持着与西方医学不同的理论体系和独特的诊疗方法。尽管传统中医药在中华民族临床医学舞台上长期担当主角，但是自明末清初始，西方医学体系的传入，导致中医学、西医学体系不断碰撞，并逐步形成了从"中西医汇通"到"中西医结合"的局面。新中国成立后，国家大力号召和组织西医学习中医，从根本上改变了中国医疗面貌，为中西医结合研究提供了全新的政治经济、思想文化、科学技术背景，中西医学的发展得到了极大的肯定与发展。诚如 1956 年毛主席所说，中西医结合医学是"把中医中药的知识和西医西药的知识结合起来，创造中国统一的新医学新药学"。自此，中西医结合这一概念逐步在我国医学界出现。

新中国成立 70 余年来，中西医结合医学得到国家政策的鼓励和支持，实际应用获得突破性成就，如活血化瘀研究、肾本质研究、急腹症治疗研究、针刺镇痛原理研究、三氧化二砷治疗白血病机制研究等。在中西医结合危重病学领域，中西医结合同样得到了极大的发展。著名的有"菌毒同治"理论，通过对感染中毒性多脏器衰竭病因、病理等研究，依据"菌毒同治"理论，即抗生素与具有拮抗内毒素作用的中药复方制剂并用，既发挥了西药抗生素杀菌、抑菌作用的优势，又发挥了中药清热解毒、泻热解毒、活血化瘀等作用的优势。

近几年来，危重症医学得到了长足的发展，中西医危重症的发展也遇到了新机遇。由上海市中医重症医学领域领军者——上海中医药大学附属龙华医院重症医学科主任陈伟教授牵头，联合中华医学会重症医学分会委员、上海交通大学医学院附属瑞金医院副院长陈尔真教授及复旦大学附属中山医院诸杜明教授等，历时数年，组织编撰了本书。该书以危重疾病为对象，结合中医学、西医学对疾病的认识过程、病机及诊治特点，将中西结合优势互补，治疗方法协同并重，为中西医危重症领域集大成之作。本书具有以下特点：首先，收录疾病病种多，涵盖范围广，包括疾病的病因、病机、诊断、治疗，并归纳了中西医协同诊疗要点；第二，从技术层面来说，全面、深入地总结了危重症领域的常用技术、监测方式以及研究进展，突出了危重症医学领域的技术特征，视角新颖，内容全面；第三，本书涵盖了常见危重疾病中医中药领域的突破性进展，包括中药、方剂、针灸、病因病机等多方面，并就当下危重症领域热门问题进行了剖析。本书无论从内容的深度、广度，还是实用性、可读性方面，均为本领域的标杆，是中西医结合危重病领域可研究、可借鉴的科学大作。

　　科学技术进步永远不会停留在绝对层面上。随着基因组学、分子医学、代谢组学等的进步,精准医学的发展,基于"病证结合"的中西医结合治疗危重症的诊疗观点也在不断发展,我们相信,坚定地发展宜古宜今、亦古亦今的中西医优势互补的结合医学,必定是未来的方向及突破口。

　　愿抛砖引玉,以此为序。

宁光

中国工程院院士

上海交通大学医学院附属瑞金医院院长

2023 年 4 月

徐　序

　　危重症医学是一门在重症监护病房基础上发展起来的新兴医学学科。20世纪70年代，正式成立的美国重症医学学会，标志着重症医学成为一个独立的新兴专业学科。该学科的成立为众多危重疾病、多系统复杂疾病的治疗提供了必要的保证。我国的重症医学起步较晚，2008年7月，由国家标准化管理委员会正式批准重症医学为临床医学二级学科。2009年1月，卫生部在《医疗机构诊疗科目名录》首次增加了"重症医学科"，历经40年的艰辛发展历程，重症医学逐步取得了一些进步。进入21世纪以来，随着分子生物学技术的进步和各种新生命支持技术的发明，危重症医学得到了前所未有的进步与发展。近年来，重症医学的国际化和全球化进程，多学科融合和医学体制的创新，大数据应用和远程医疗模式的开展，新理论、新技术、新材料、新设备的普及与应用等，都极大地促进了重症医学的发展，为解决危重疑难复杂性疾病提供了有效的治疗手段与解决方案。在国内外历次重大传染病、医疗灾害和重大医疗事件中，重症医学发挥了非常核心的治疗作用。

　　中医药是中华民族文化的伟大宝库，中医治疗危重症的历史悠久，内容丰富，在中华民族数千年的繁衍和医疗工作中做出了巨大贡献。远古时期，人们就用砭石切开排脓，先秦时扁鹊用针刺、药熨和内服综合救治尸厥，汉代张仲景《伤寒杂病论》记载了原始的人工呼吸术，晋代葛洪《肘后救急方》记载有溺水的救治方法，唐代孙思邈以葱管导尿，宋代开始应用鼻饲技术于救治昏迷患者等。近代以来，我国的重症医学工作者在医疗实践中充分发挥中医药独特优势，将古老的中医学有机地融入现代重症医学的治疗体系中，取得了优异的成绩。近年来，在防治"非典""禽流感""H1N1流感"和救治汶川重大地震灾害，以及近两年肆虐全球的新型冠状病毒感染中，中医药都发挥了非常重要的作用，得到了WHO（世界卫生组织），国内外医学界、政府部门，以及广大民众的充分肯定和广泛赞誉。

　　习近平总书记在总结上海城市精神时说："如果说海纳百川是上海一贯的文化特点，追求卓越是上海的一种文化本质，那么开明睿智本身是一种态度，大气谦和是一种胸襟，这样才能进一步海纳百川，进一步追求卓越。"上海的医疗理念、医疗水平与医疗质量长期以来一直处在全国医疗工作的第一梯队，如何秉承上海特色，进一步提高上海重症医学的质量，丰富临床治疗的理论与方法，整合中西医各自的技术与优势，在理论和实践的高度寻求中西医的融合与突破，是上海重症专家们长期以来孜孜不倦探索的工作。

　　鉴于危重症中西医结合诊疗相关专业论著长期空白和缺乏统一临床规范的现状，上海市中医药学会危重病专业委员会主任委员陈伟教授、上海市医学会危重病专业委员会原主任委员陈尔真教授、上海市医师协会重症医学分会会长诸杜明教授共同倡议，联合上海中医药大学、上海交通大学、复旦大学、同济大学多家附属医院，以及上海市属多家医院重症医学科的专家与相关学者团队，历经数年的编撰，几易其稿，反复推敲，打磨润色，合力完成了业界首部《危重症现代中西医临床诊疗学》一书。

全书回顾了危重医学的发展历程，介绍了中西医结合治疗危重症的理论基础，详述了危重疾病的中西医病因病理、诊断鉴别与临床治疗方法，提炼了中西医协同诊疗的思路与要点，总结了重症疾病监测与核心治疗技术，归纳了当今发展较快、学术界普遍关心的学术问题、最新成果和研究进展；内容涵盖循环系统、呼吸系统、消化系统、神经系统、泌尿系统、血液系统等重症医学涉及的诸多方面。该书全面总结了国内外，特别是上海该领域近 10 年所做的工作和取得的成就，堪称一部汇集中外、协同中西的危重病治疗大全，意蕴深远！

传统中医药治疗危重疾病具有深厚的历史沉淀，通过与现代医学的有机结合，优势互补，形成发展优势，并最终有所突破，需要一代又一代医学工作者志在高远，求新图变，锐意进取，逐步完善。希望本书能为广大重症医学工作者提供理论学习的参考，为推进中西医危重医学的发展，进一步促进医疗质量的提高，做出新的更大的贡献。

上海市人大教育科学文化卫生委员会主任委员

上海中医药大学原校长

2023 年 4 月

王 序

自 1840 年鸦片战争后,英美在通商口岸开设医馆,西方医学之大规模传入中国,中西医学之争由此而始。然而,中华大地本无中医、西医之概念,为了与中国传统医学相区别,才逐渐有了"中医""西医"之别。中医学、西医学分别建立在不同的理论和思维体系之上,故中西之争,既有医学理念之争,也有中西医从业者之争。新中国成立以后,中西之争的矛盾逐渐聚焦于"科学化"。事实上,中西医学的发展历程中,都曾经过"非科学化"的历程。1958 年毛泽东提出"西医离职学习中医",1982 年中国医学界提出"中医药现代化"。由于"科学化"的提出,中医药的发展就出现了很多错误,其中就有中药西化,"君子和而不同,把西方的科学称作是唯一的科学,那就是同而不和了",其实西医、中医都是为了治病,都是为了解决健康问题,两者最根本的目的都是"治病救人",这也是所有医者的初心。追求疗效的相同目的,是中西"结合"的根本。各种医学体系的大协同,无论是内科、外科、妇科、儿科,还是危重病学领域,都是大趋势,这在中国防控新型冠状病毒感染的诊治过程中得到了很好的体现。

在此中西协同背景之下,由上海市中医重症医学领域领军者——上海中医药大学附属龙华医院重症医学科主任陈伟教授牵头,与上海重症医学大家、中华医学会重症医学分会委员、上海交通大学医学院附属瑞金医院副院长陈尔真教授及复旦大学附属中山医院诸杜明教授共同倡导,联合上海重症医学界中西医专家,如上海中医药大学附属曙光医院王倩教授、复旦大学附属中山医院闵行分院李响教授、上海市第十人民医院李颖川教授及上海市第七人民医院顼志兵教授等,共同撰就完成了这本中西医危重症领域集大成之作。全书以危重疾病为对象,结合中医、西医学对疾病的认识过程、病机及诊治特点,将中西结合优势互补,治疗方法协同并重,是一部理论与实践应用兼具的学术性著作。

本书分为三篇:上篇即绪论部分,着重介绍了危重症医学的发展历程,中西医结合危重症的理论基础、诊疗思路和发展前景;中篇系统收集了常见危重症疾病的中西医临床诊疗,包括疾病的病因病理、诊断与鉴别、治疗,系统整理了中西医协同诊疗要点,内容涵盖循环系统、呼吸系统、消化系统、血液系统等内科及常见外科疾病、创伤等;下篇为技术篇,系统总结了现代中西医结合重症监护室常见诊疗技术及监测手段,如静脉置管术、机械通气技术、血流动力学监测技术、支气管镜技术、体外膜肺氧合技术、中药灌肠等。

"但行前路，无问西东"。坚持中西医并重、中西药并用、中西医协同之路，是未来危重症领域发展之趋势。天行健，相信中西医协同治疗危重症的春天必将来临！

上海市名中医

复旦大学中西医结合研究所所长

2023 年 4 月

前 言

现代医学飞速发展,各临床专科更加系统、专一化,而相对于人类的复杂个体,医学发展的新趋势往往难以全面解决有严重多脏器功能不全患者就诊时繁杂的专科问题。"生命至上",加强监护病房(intensive care unit, ICU)应运而生。

经历史溯源而知,1952年丹麦哥本哈根发生脊髓灰质炎大流行,并发呼吸衰竭,大量患者死亡,人工气道持续的手法通气及后期Engstrom呼吸器的应用,使病死率由87%下降至40%以下,多家医院相继开设了ICU,激发了危重症医学的崛起,成为医学发展史上的一个里程碑。1972年,美国在28位医师的倡导下创立了危重症医学学会(Society of Critical Care Medicine, SCCM),旨在建立一个有自己的临床实践方法、人员培训计划、教育系统和科学研究且独立的临床和科研的学科,逐步提出并完善了以血流动力学、组织氧代谢监测为基础的高级生命支持治疗措施,标志着危重症医学作为一门新兴的学科跻身于当今医学科学之林。

我国的危重症医学起步较晚。新中国成立后,直至1982年,中国医学科学院北京协和医院才建立了国内第一张现代意义的ICU病床。然而,中医药治疗危重疾病却历史悠久。本书编委会于2022年出版的以中医诊疗为基础构架、以中医思维体系作为理论支撑的中医危重症学术专著——《中医危重病学》一书中已有详细总结阐述。我国的中医重症医学工作者在数次重大传染病,如"非典""禽流感"、新型冠状病毒感染等的医疗实践中,充分发挥中医药优势,与现代医学联合,在降低病死率、危重症率等方面获得广泛赞誉。然而如何有效发挥中西医学特点,更好地研究危及生命状态疾病的发生发展规律,切实提高诊疗水平,有效救治重症患者,是现代中医、西医危重症医学工作者所面临的重大命题。

基于此背景,在陈伟教授牵头下,联合上海危重症界中西医名家,以及上海中医药大学附属龙华医院、上海交通大学医学院附属瑞金医院等数家三甲医院专家,历时数载共同撰写了《危重症现代中西医临床诊疗学》。本书内容涵盖面广,涉及循环系统、呼吸系统、消化系统、神经系统、泌尿系统、血液系统等多系统疾病的病因、生理病理、诊断、治疗等,以及近10年危重症相关研究进展。在编写过程中,我们在内容上力求更全、更新、更准,以期能为有效降低疾病的严重程度、提高疗效、改善预后等提供帮助。

"从头越,苍山如海",凤心往志,上下求索。希冀通过本书编撰,构建和完善中西医结合重症医学的大学科体系,以"患者"为中心,以"健康"为主体,站在现代医学的前沿,不断提高中西医救治水平,迎接日益更新进步的中西医危重症医学的明天。

编　者

2023 年 1 月

目 录

下篇／危重症中西医结合诊疗技术 · 577

附

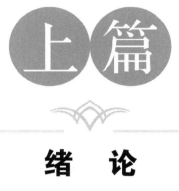

上 篇

绪 论

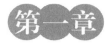

危重症医学概念及发展历程

危重症医学主要研究由各种内外因导致的各种急性危重病，包括单脏器或多脏器的损伤、衰竭；患者生命受到威胁时，专业医护人员需要掌握的跨学科、跨专业的知识和技能，以及如何及时有效地为患者做出迅速、准确的诊断和处理。

随着近年来重症医学的不断发展，中医药在其中扮演了越来越重要的作用，并且中西医结合、中西医协作的模式愈来愈被广泛接受。我们所说的中西医结合危重症医学，就是在中西医结合医学理论的指导下，研究临床疾病处于急、危、重症阶段的发生发展、变化规律、诊疗技术、救护措施的一门跨学科、跨专业的临床学科。广义的中西医结合危重症医学所涉及的范围非常广泛，包括内、外、妇、儿、骨伤等临床各科的疾病中，属于起病暴急，或慢性病急性发作，病情险重，危及患者生命的，且符合中西医结合综合诊治的病证，都属于其研究范围。中西医结合医学是一门研究中医和西医在形成和发展过程中的思维方式、对象内容、观察方法，比较两者的异同点，吸取二者之长，融会贯通，创建医学理论新体系，服务于人类健康和疾病防治的整体医学。中医学和西医学原本都是从研究、治疗患者外在表现的症状和体征开始的。中医学的特点是整体观和辨证观，认为人体是一个复杂的、多重的、自我调节的稳定系统，其系统的活动要受自然环境和社会环境的影响，其疾病的发生是由于阴阳平衡失调、五脏系统调控失常、经络调节功能失常等引起，强调病变的发生是以自身的调控系统失常为主，所以治疗以调整疗法为主，即着眼于调动人体自身的积极性，重视协调阴阳和脏腑功能，通过调动机体正气对抗内外邪气，达到恢复人体正常动态平衡的目的。西医学的特点是侧重于人体形态结构的认识与研究，认为疾病是细胞、组织、器官或系统中出现了明显的病理变化，而这种变化可以用各种检测手段定性定量地确诊下来，故而其治疗方法以对抗疗法为主，即在深入了解机体病理生理变化的基础上，寻找病因，查明病变部位，有针对性地给予治疗。实践证明，中西医结合医学是发展中医药学的一支重要力量，是中医走向世界的桥梁和纽带。中西医结合取长补短，发挥优势，可以大大提高临床医疗水平，解决许多单纯用中医或西医难以解决的临床棘手问题，提高人类生存质量。在当今大环境及医学发展趋势下，中西医结合治疗危重疾病无疑是我国医学发展的一种必然趋势。中西医结合危重症医学就是一门将中西医结合医学与危重症急救相结合的跨学科、跨专业的临床学科。

与侧重于对因治疗的传统学科不同，危重症医学更强调疾病对多器官功能的影响及机体对病因的反应是否损害了内环境稳态，即机体与病因之间互动的病理生理机制。

危重症医学科主要收治以下患者：① 急性、可逆、已危及生命的器官或者系统功能衰竭，经过严密监护和加强治疗短期内可能得到恢复的患者。② 存在各种高危因素，具有潜在生命危险，经过严密监护和有效治疗可能减少死亡风险的患者。③ 在慢性器官或者系统功能不全的基础上，出现急性加重且危及生命，经过严密监护和治疗可能恢复到原来或接近原来状态的患者。④ 其他适合在危重症医学科进行监护和治疗的患者。慢性消耗性疾病及肿瘤终末状态、不可逆性疾病和不能从加强监测治疗中获得益处的患者，一般不是危重症医学科的收治范围。下列病理状态的患者应当转出重症学科：① 急性器官或系统功能衰竭已基本纠正,需要其他专科进一步诊断治疗。②病情转入慢性状态。③患者不能从继续加强监护治疗中获益。

第二节
危重症医学的发展

一、中医危重症医学的历史雏形

中医危重症医学的发展源远流长,两千多年来,中华民族在与疾病作斗争的过程中获取了宝贵的经验,在治疗急症和抢救危重症患者方面积累了丰富的理论知识和临床经验。回顾历史,自《黄帝内经》(以下简称《内经》)、《神农本草经》《伤寒论》等医书问世,中医学理论体系逐渐形成,并一脉相承,代代相传,历代医家层出不穷,涌现出扁鹊、华佗、张仲景等中华民族千古传诵的名医,这些名家对中医学理论的不断补充,令中医学的理论体系日趋成熟。中医危重症医学的发展史亦然。医学本为救死扶伤而出现,早在《史记》就载有扁鹊综合多种方法(针砭、熨蒸、汤剂内服)救虢太子尸厥的,救厥即是中医急诊学的雏形,这也是最早的救治急重症的病案记载。历代医家们运用中药、砭石、针灸等方法治疗急危重症,在不断实践中逐渐形成了自己独特的理论,其中《内经》《难经》《神农本草经》《伤寒杂病论》为最具代表性的中医学著作。

在中医学理论体系形成的初期,《内经》详细记载了中医急症相关病名、临床表现、病因病机、诊治要点及预后,从而奠定了中医急诊医学的理论基础。《内经》中《素问》偏于论述生理病理及各种病症的发生机制,《灵枢》偏于论述针灸、经络、补泻剂法,其治疗对象亦是急危重症,如"癫狂""厥病"。《内经》对急危重症命名均冠以"暴""卒(猝)""厥"等,可与非急症病相区别,如"卒中""卒心痛""厥心痛""暴厥""薄厥"等。厥脱证是临床常见的危重病证之一,类似现代医学的休克、高血压脑病或重症急性脑血管病。《素问·阴阳应象大论》论厥脱证脉象曰"厥气上行,满脉去形",即脉沉细无力,或微细欲绝,或不能触及,明确提出了厥脱证脉象的共同特点。《素问·大

奇论》载"脉至如喘,名曰暴厥",说明当时已经能够认识到当心率加快到一定程度时,会导致脑供血不足,引发阿-斯综合征。《素问·调经论》谓"血之与气并走于上,则为大厥,厥则暴死,气复返则生,不返则死",提出气血逆乱而致昏迷的主要原因及预后影响因素。《素问·生气通天论》谓"阳气者,烦劳则张,精绝,辟积于夏,使人煎厥",论述了暑热之邪导致气阴耗伤,而致昏厥的病因病机。此外,《内经》关于"真心痛"的论述十分详细,如《灵枢·五邪》谓"邪在心,则病心痛",指出真心痛的发生与寒邪入心有关。为什么会突然发生疼痛呢?《素问·举痛论》给予了回答,"经脉流行不止,环周不休,寒气入经则稽迟,泣而不行。客于脉外则血少,客于脉中则气不通,故卒然而痛",同时也提到"脉泣则血虚,血虚则痛,其俞注于心,故相引而痛",论述了心痛发生的另外一种原因,即心血供应不足,心失于濡养,气血不通而痛的机制。对真心痛的症状描述也极为详细,如《灵枢·厥病》谓"病真心痛者,必手足冷至节,爪甲青,旦发夕死,夕发旦死",《素问·脏气法时论》谓"心病者,胸中痛,膺背肩胛间痛,两臂内痛。虚则胸腹大,胁下与腰相引而痛……"《内经》还对厥心痛进行了临床分型,厥心痛因阳气虚衰而使少阴心经经气逆乱,即为阳虚阴厥而导致的心痛,心痛又分为脾心痛、胃心痛、肾心痛、肝心痛、肺心痛,为心痛急症的临床治疗明确了方向。《内经》提出"内虚邪中"是中风病的主要病机,如《素问·风论》载"风之伤人也,或为偏枯,风中五脏六腑之俞,亦为脏腑之风,各人其门户所中,则为偏风",《灵枢·刺节真邪》载"虚邪偏客于身半,其人深,内居营卫,营卫稍衰,则真气去,邪气独留,发为偏枯"。《素问·通评虚实论》中说"凡治消瘅,仆击,偏枯,痿厥,气满发逆,甘肥贵人则膏粱之疾也",验之当今急诊临床,仍有一定的指导意义。提出情志过度是内风产生的原因,如《素问·生气通天论》载"大怒则形气绝,而血菀于上,使人薄厥。有伤于筋,纵,其若不容,汗出偏沮使人偏枯"。今之"中风",也即急性脑血管病,与"大厥""薄厥""仆击"相近。《灵枢·刺节真邪》等篇对中风的病位、病状、病因、病机及预后等方面的认识更为详尽,是后世医家论治中风的理论渊源,为中风病的辨证论治奠定了基础。

《神农本草经》记载了365种中药及其药效,

奠定了中医急危重症药物学的理论基础。东汉末年,张仲景以当时伤寒热病为基础,创立了中医学辨证论治的学术思想,奠定了中西医结合急危重症医学"辨证救治体系"。《伤寒杂病论》全书397条,有关急症条文300余条。其中《伤寒论》以六经辨证为主体,系统地论述了外感热病的辨证论治方法,其中如"阳明三急下证""少阴三急下证"等篇实为中医治疗危重症的先导。又如呕、哕、利、痞、厥、高热、谵语、神志障碍、血证等,《伤寒论》均做了系统地阐述并提出行之有效的救治方法。书中提出阳明高热之白虎汤、风寒束肺暴喘之小青龙汤、热痢之白头翁汤、热性出血之大黄黄连泻心汤、阳脱寒厥之四逆汤等,至今仍被广泛应用。《金匮要略》以脏腑辨证为主线,论述了各种临床常见病及危重症,如痉、中暑、中风、胸痹、腹痛、水肿、便血、胸痛、喘证、肺痈、黄疸、疮疡等。其最后3篇更是专门论述急重症的救治,病种涉及急腹症、自缢后复苏(最早的心肺复苏记载)、溺水后复苏、中暑昏迷、多发伤、各种急性中毒等,给药途径也呈现多样化。可以说,《伤寒杂病论》为中医急危重症医学奠定了基础。

至隋唐时期,中医急危重症医学得到了进一步发展。如隋代巢元方说著《诸病源候论》,较为系统地阐述了急危重症医学的病因病机,并将其列为伤寒、温病、猝死、中暑、自缢死、溺、食物中毒、水毒、射工、妇、儿、五官、金疮肠出、头破脑出等30余种证候,其中包括了血管结扎术治疗外伤出血。至晋代葛洪《肘后备急方》涵盖蝎螯虫咬,内、外、妇、儿、五官各科疾病,急众之病,无不毕备,提出肠吻合术、溺水的急救术、腹腔穿刺放腹水、用生土瓜根捣汁灌肠等急救法。唐代名医孙思邈著有《备急千金要方》《千金翼方》,为承先贤之验,结合自己数十年的临证经验,倾力著就,最终成书。书中列有备急方27首,如猝死抢救之外用"仓公散",内服"还魂散",针刺间使、人中,又灸百会等法,沿用至今。此外,孙思邈还发明了导尿术治疗尿潴留,用烧烙治疗外伤出血等,推进了中医危重症医学的发展。

宋金元时期,中华大地陷入多年战乱,民众流离失所,造成各种瘟疫、疫毒大流行,各类危重病症大流行。由于"古方今病,不相能也"论点的产生,形成了金元时期中医学百家争鸣、百花齐放的发展时代,众多医家革故鼎新,创立新说,一时成

为风尚。刘完素、张从正、李东垣和朱震亨为其中杰出代表,被后世尊为"金元四大家",推动了中医学术的发展及进步。刘完素以"火热"立论,善治热病,其治疗急性热病,以清热通利为主,兼顾润泽脾胃,并创立不少行之有效的辛润方剂。张从正力主攻邪,强调病邪或受于外,或生于内,留着不去,是一切病证之总根,采用发汗、催吐、泻下三法攻邪。朱丹溪倡导"阴不足而阳有余",侧重于体内火热化生,重视痰、气致病。李杲注重顾护脾胃,认为饮食不洁、劳役过度和精神刺激是内伤病的主要病因,其治疗多以益脾胃、升阳气为主。

明清时期为温病学派形成、发展与成熟的时期,其理论体系自《温疫论》《温热论》《临证指南医案》问世得以形成。温病学派理论基础源自《内经》,而其辨证思维模式则与《伤寒论》相似。明清时期温病学派有两大主流:一为疫性温病学说,主要代表人有吴有性、戴天章、余霖等;二为非疫性温病学说,主要代表人有叶桂、薛雪、吴瑭等。疫性温病学说代表人吴有性面对具有烈性传染性的温病,接受了宋代名医朱肱有关瘟疫的认识,将这种烈性传染性温病命名为"温疫"。他创造性地提出了"夫温疫之为病,非风、非寒、非暑、非湿,乃天地间别有一种异气所感"。为了区别戾气与六淫,他经过长时间临床观察总结提出了邪伏膜原论,即疫邪以膜原为中心,以表里为主线的九种传变类型,从而完善了辨证体系。吴氏在《素问·四时刺逆从论》"除其邪则乱气不生"等祛邪务尽思想的影响下,强调温疫以逐邪为第一要义,"邪不去则病不瘳"。吴氏的祛邪思想还充分反映在达原饮的组方意义及运用上。非疫性温病学说代表人叶天士生平致力于温病研究,创立了非疫性温病的辨证纲领,发明了非疫性温病的察舌、验齿、辨斑疹、观白㾦等特殊诊断方法,建立了较为系统的非疫性温病的治疗大法。叶氏的温病观主要反映在他的口述稿《温热论》。叶氏研究的非疫性温病,其病因是感天地温热之邪气,不同于吴有性研究的杂气温疫,更不同于仲景的"伤寒"。他提出了卫、气、营、血作为非疫性温病的辨证纲领,为非疫性温病奠定了坚实的理论基石。另外,吴鞠通著《温病条辨》将温病学说推向了更高境界,其突出成就包括两方面:一是创造性地提出以三焦为主线的温病辨证施治。"温病由口鼻而入,鼻气通于肺,口气通于胃。肺病逆传则为心包,上焦病不

治,则传中焦,胃与脾也;中焦病不治,即传下焦,肝与肾也。始上焦,终下焦……"点明了温病自上及下、由浅而深的传变规律。二是确立了温病养阴法则。吴氏谓"温为阳邪……最善发泄,阳盛必伤阴",在温病的发展过程中始终存在着伤阴的基本矛盾。吴氏根据温病各个发展阶段伤阴的不同情况,提出了不同的养阴方法,归纳起来可分为甘寒生津、咸寒养液、酸甘化阴、苦甘合化等方面。

温病学派的可贵之处在于其对中医病因病机学认识上的贡献,如对疫气的认识、对"时疫"致病的深入认识、对温热病邪的认识、对伏邪的认识,其中其对疾病演化"三焦传遍""卫气营血"的论述更是为中医辨证施治理论的发展做出了贡献,亦更贴近现今中医学者的思维模式及施治方法。温病学所论述伏邪温病、疫之气的发病方式及传播途径均与病原微生物所致各种传染病相近。近20年来,人类遭遇了数次传染病的大流行,非典型肺炎、高致病性人禽流感、新型冠状病毒性感染等严重威胁着人类的健康。事实证明,温病学对温病、疫疠之气的认识,对高致病性感染性疾病的预防及治疗颇有意义,奠定了现代中医学治疗危重症的基础。

晚清到新中国成立初期的这段时间,随着温病学的发展完善,中医临床水平又得到了极大提升。这时期的一些医家,试图用中西医汇通的方式研究中医,他们对中西医结合急危重症都做出了一定的贡献,如唐宗海、朱沛文、恽铁樵、张锡纯等中西医汇通学派,虽未取得明显成就,但对后来中西医结合治疗急症仍产生了一定影响。随着西方医学的不断传入及发展普及,很多由中医诊治的急诊重症患者已经可以得到明确的西医诊断和危重程度判断。借助文化出版事业的蓬勃发展,大量中医救治西医明确诊断的急症重症病案得以传世。很多在现代看来都是极重的患者,如脑出血、病毒性脑炎、胃癌大出血、肺脓疡等,在中医的系统治疗下逐渐转危为安。这些纯粹中医病案的价值,不仅在于记录了当时的中医治疗成绩,更是对今天从事急诊重症救治的中医工作者的鼓励和启迪。在这一时期,中医急诊重症的理论体系进一步完善,如卫气营血分层辨治的提出、"菌毒同治"重症肺炎理论体系的建立,都对中医危重症医学的辨治体系产生了极为深远的影响。

二、西医危重症医学的发展历程

西医危重症医学的发展经历了术后恢复病房、加强监护病房(intensive care unit, ICU)、危重症医学三个阶段。

重症医学的起源可追溯到一个多世纪以前。早在19世纪中叶,南丁格尔在医院手术室旁设立手术后患者恢复病房。1863年,南丁格尔曾撰文指出:"在小的乡村医院里,把患者安置在一间由手术室通出的小房间内,直至患者恢复或至少从手术的即时影响中解脱的情况已不鲜见。"这种专门为术后患者,以后又进一步扩大到为失血、休克等危重外科患者开辟的"小房间"存在了相当长的时间,直至21世纪20年代被正式命为"术后恢复室(recovery room)"。这种为患者护理时提供的住所,不仅被称为护理学和医院管理上的革命,也被传统观念认为是ICU的起源。随着发展,医院规模逐步扩大,病房的功能也不断增加。1923年Dandy在Hopkins医院建立了神经外科病房,不仅促进了医学专业化的发展,也使较为危重的患者得到集中管理。

第二次世界大战前,Dandy和Cushing建立起第一个24小时管理的术后恢复病房,1950年前后由麻醉科医师向外科领域做了推广。1920—1950年,脊髓灰质炎流行并席卷世界,大量患者呼吸衰竭,需要通气支持,当时美国洛杉矶医院用50多台"铁肺"(呼吸机)抢救呼吸衰竭的患者。21世纪50年代以后,若干重大事件促进了"术后恢复室"向更高层次发展。为了救治大量呼吸肌麻痹的患者,高级麻醉师Ibsen在丹麦的哥本哈根医院里组织了包括医疗等多个专业的专家队伍,在高水平的实验室配合下建立起一个拥有105张病床的抢救单位,给患者进行手动式通气。促进"术后恢复室"发生根本的转变,更归功于对危重患者认识上的进步。现代病理生理学已经从整体上认识危重患者,这些患者虽然原发病可以各不相同,但发展到一定阶段均有可能循同一途径(common pathway)导致心、肺、肝、肾、脑等重要内脏器官的损害并危及生命。在这个阶段,不同疾病的治疗任务和原则是相同的。此外,现代医学分工日趋精细,在有力地促进某一领域向纵深发展的同时,也限制其向专科以外发展。因此,对于危重患者的治疗,其难度和要求已非一般临床专科能力所及,有必要将危重患者作为一特殊群体给予单独治疗和管理。这一多学科、先进的医疗单位就是现代完善的加强监护病房(ICU)的最早尝试。几年后,Frank 和 John 在美国又建立起一个新型的心脏外科监护病房,病房里设置了计算机监护系统,系统工程师成为监护队伍的一部分,护士队伍也得到了发展。他们对 ICU 内应用的特殊技术有专门的经验,并在 ICU 内各岗位中担任具体工作,由此建立了护理学-重症监护护理学。1958 年,美国巴尔的摩医院麻醉科医师 Safar 也建立了一个专业性的监护单位,并正式命名为危重症加强治疗病房。ICU 的建立有力地促进了危重症医学的实践和发展。1970 年,美国危重症医学会作为一个独立的学术团体宣告成立。至 1992 年,仅美国已有约 7 434 个这样的治疗单位。自此,危重症医学作为一个新的学科,以及 ICU 作为危重症医学主要的实践场所已经成熟并取得了巩固的学术地位。

随着 ICU 的发展,根据医院各临床专科危重患者的需要,至今 ICU 常见的分类均包括呼吸监护病房(RICU)、冠心病监护病房(CICU)、外科监护术室旁设立病房(SICU)和内科监护病房(MICU)。少于 200 张病床的小型医院中,一般只有中心性的 ICU。

关于重症监护室的医师资格问题,也日益受到重视。现在,美国有专门执照的危重症监护医生中,2/3 是内科医生,其余是麻醉科、儿科和外科医生。内科医生中约 90% 是肺科医生,但其没有经过专业的训练或在其他专门的 ICU 内进行培训,所以 1990 年美国危重症监护学会建议资格委员会要求参加工作的内科医生必须接受 3 个月的外科 ICU 轮训。

三、中西医结合危重症医学的建立与发展

(一)我国危重症医学的发展史

在 ICU 诞生以来的几十年间,ICU 发展之快为医学史上所罕见。目前在西方先进国家,200 张床位以上的医院要求至少拥有一个 ICU,有的国家甚至立法规定新建医院必须备有 ICU 建制。ICU 之所以具有如此强大的生命力和受到如此巨大的重视,是与其所取得的业绩和现代医学发展的需要分不开的。尽管目前 ICU 还有许多尚待完善之处,如在收容、编制、管理、耗资、社会效益诸方面仍存在一些争议,但其对危重患者的意义却无可置疑。然而,ICU 在我国仍是非常年轻的事物,出现在我国仅有 10 余年的历史,无论在观念、技术水平,还是在设施上,与先进国家相比仍存在巨大的差距。新中国成立之初,国内医学和经济发展滞后,农村缺医少药现象十分严重。毛泽东同志提出"中国医药学是个伟大的宝库,应当努力发掘加以提高"的指示,使中医药发展迎来了一个生机蓬勃的春天。随着社会的发展及卫生事业的进步,中医学的传承、教学、临床、科研等多方面都日趋完善,医院代替了传统诊所,中医危重症的发展也随同中医药学的与时俱进而不断发展,开始开展急诊重症救治的研究。中医药在防病治病及历次重大传染性疾病如流行性感冒、流行性乙型脑炎、流行性脑脊髓炎、小儿肺炎、肝炎等流行时期发挥着举足轻重的作用。中医药的积极参与,使危重症患者的临床疗效、生存率、生活质量均有明显提高,而病死率、致残率则明显下降。国家中医主管部门在"六五""七五"期间组织全国的中医急诊同仁组成了 10 余个中医药防治危重病学组,集中攻克中风、血证、厥脱、高热、胸痹等中医危重病症,极大地推进了中医在急诊重症领域的发展。随着深入系统的理论及临床治疗手段的研究,开启了急救用中药研制之先河,促进了中药剂型的改革,研制出如生脉注射液、参附注射液、参麦注射液、醒脑静注射液、清开灵注射液等知名产品,其中参麦针剂、增液针剂、清热解毒针剂被誉为"中医新三宝"。

20 世纪中叶至今,中西医结合急危重症的研究虽然取得了进展,但因为现代西医学急诊急救发展迅速,对临床急症的救治形成了一套较为完整的常规指南,也逐步形成了"中医治慢、西医救急"的观念,所以 21 世纪中西医结合急危重症医学的研究任重而道远。20 世纪 70 年代曾出现了"三衰病房""集中观察室",并开始将危重症患者进行集中管理。70 年代末至 80 年代初,一些医院开始了 ICU 的人员培训及硬件设施的准备工作。80 年代中后期,一些大型医院开始建立 ICU。1989 年,国家卫生部在其颁布的医院等级评审规定中,明确将 ICU 列为等级评定标准,充分表达了发展我国危重病医学和 ICU 的决心,这无疑有力

地促进了我国危重病医学的发展。进入 20 世纪 90 年代后，尤其是最近 10 余年，危重症医学得以迅速发展，而在经历了严重急性呼吸综合征（severe acute respiratory syndrome，SARS）、禽流感、汶川大地震等一系列重大突发公共卫生事件后，危重症医学在我国进入了快速发展期。

近 20 年来，在确定中西医结合急危重症医学学科地位、内涵外延后，相关学者对常见急危重症的规范化诊治方面进行了深入的研究。1997 年，中华中医药学会急诊分会的成立，全国 11 家国家中医药管理局中医急症诊疗中心的建立，标志着中西医结合急危重症医学临床学科的诞生。

危重症医学科的床位数一般占医院总床位数的 1%～2%；必须配备足够数量，受过专门训练，掌握危重症医学基本概念、基础知识、基本操作技术，并具备独立工作能力的医护人员，其中医师人数与床位之比应为 0.8：1 以上，护士人数与床位之比应为 3：1 以上；病床数量应符合医院功能任务和实际收治重症患者的需要。危重症医学科应位于方便患者转运、检查和治疗的区域，并应接近手术室、医学影像科、检验科和输血科等。仪器配备上一般应具备完整的急救设备及 ICU 必备的多参数监护仪、血气监测仪、中心监护系统等常用监护装置。

目前，ICU 存在多种模式，如专科 ICU 或综合 ICU，全时服务的 ICU 或部分时间服务的 ICU。专科 ICU 往往附属于某一专科，故一般对本专科问题有较强的处理能力；部分时间服务的 ICU 通常仅在正常工作时间由专职人员负责，其他时间则由患者原所在科的值班人员处理，这种 ICU 可以减少 ICU 专业人员的配备。但从危重症医学发展需要来看，这两种形式均不够完善。作为一个独立的专业，目前 ICU 更倾向于向综合、全专业化的方向发展。但在起步阶段，如果条件不成熟，也不妨从专科或非全时服务 ICU 开始，或专科 ICU 作为综合 ICU 的补充。各地区、各医院的条件差别很大，很难也不应强求某一固定模式。

进入 21 世纪以来，三级甲等中医医院 ICU 急救设备也达到了领先水平，有的甚至超过了同级别的西医医院，拥有充足的有创及无创呼吸机、转运呼吸机、连续性肾脏替代治疗（CRRT）机、体外膜肺氧合（ECMO）、床旁超声、脉波指示剂连续心排血量监测（PICCO）、无创心肺监测等先进的生命支持设备和监测设备。通过使用这些先进的脏器支持设备，延长了急诊重症患者的生命，给中医药的救治提供了时间窗。得益于这些支持设备，中药的使用途径更多、禁忌更少，如神昏不能吞咽的患者可以经胃管给中药，或者经过灌肠、直肠点滴等方式给中药；胃和胰腺失功能者可以经空肠营养管给中药。一些古代诊断为"死证"的疾病，现在得益于强大的生命支持技术，中医也可以开始干预。

目前，我国的危重症医学正面临着难得的发展良机，每一位从事危重症医学的人员肩负着重要的责任，其发展过程中必定会遇到各种各样的挑战，但正是这些挑战促进了危重症医学的进步和发展。中医危重症医学科工作者已成为中医药现代化研究的先锋，进而推动了整个中医药学科的发展，加快了中医药现代化研究的进程。中药各种制剂的使用不再仅限于中医医院，在综合性医院中也广为应用，并逐渐走出国门，中医药学正进入成熟鼎盛时期。

（二）中西医结合重症医学科建立的意义

现代 ICU 是医院中必不可少的医疗单位。长期以来，危重患者的诊治与管理分别属于不同临床专科的工作内容。随着危重症监护（critical care）的概念应用于有急性生命威胁的各种疾病和综合征患者的抢救、治疗和护理工作中，人们认识到将危重患者集中管理起来进行诊治不仅可以节省人力、物力和卫生资源，更重要的是能显著改善对危重患者的医疗和护理水平，并提高医疗质量。现代病理生理学已经从整体上认识危重患者，这些患者虽然原发病可以各不相同，但发展到一定阶段均有可能循同一途径（共同通道，水、电解质、酸、碱、渗透压的平衡失常等）导致心、肺、肝、肾、脑等重要内脏器官的损害并危及生命。在这个阶段，不同疾病的治疗任务和原则是相同的，那就是预防和治疗多脏器功能障碍综合征（MODS）。

此外，现代医学分工日趋精细，在有力地促进某一领域向纵深发展的同时，也限制其向专科以外发展。对于危重患者的治疗，其难度和要求已非一般临床专科能力所及，因而有必要将重症医学科患者作为一个特殊群体给予单独治疗和管理。1970 年，美国正式成立危重症医学会，使这门学科受到社会及医学界的普遍关注与重视。近年来，随着高新科技的不断进步，多种检测和支持设备广泛应用于临床，ICU病房的普及与规范提高了对衰竭器官的支持和保护能力，使急危重症的抢救成功率明显提高，同时也带动和促进了其他临床学科的进步和发展。根据医学现代化的要求和医院发展的规律，医院必须建立起ICU，集中管理危重患者，并采用高尖技术和医疗仪器设备进行监护、诊断和治疗。

（三）中西医结合危重症医学理论的发展

危重症医学理论的发展与医学的整体发展过程密切相关。临床实践面对的问题基本可分为"病"与"症"两类。"病"为"单因而多果"，即一个病因往往有多种临床表现。"症"则为"多因而单（近似）果"，即多种病因可导致一组临床近似甚至相同的病理生理表现。中世纪之前，全球医学主要是"对症"处理，往往事倍功半。19世纪末至20世纪中叶以来，强调对"因"治疗，使现代医学对众多疾病的诊治事半功倍。然而，临床中并非所有疾病都能迅速明确并控制病因，且针对病因治疗可能来不及挽救生命，故危重病医学首先强调救人，只有人在，才能有机会治病。当然，危重症医学仍将祛除病因作为治疗的重要原则。

危重症医学理论的发展最初应源于血流动力学监测技术的临床应用，肺动脉导管技术的运用使对循环功能的监测手段由血压、心率、中心静脉压等常规指标跃升为心排血量、肺动脉楔压、左/右心室前后负荷等基本因素，从对整体心脏的认识转向左右心室功能的不同。而经肺温度稀释法更使血管外肺水肿的监测由实验走到临床，对肺水肿有了灵敏的定量监测指标，同时使循环功能的监测扩展到每搏输出量、全心舒张末期容积、胸腔内血容量，从而使对心室前负荷的监测由压力指标转向更为直接的容量指标。

以急性呼吸窘迫综合征（acute respiratory distress syndrome，ARDS）的出现为例，ARDS促进了机械通气技术的蓬勃发展，同时也促进了危重症医学理论的发展。随着对ARDS及呼吸机相关性肺损伤（ventilation association lung，injury，VALI）发病机制、病理生理的深入研究，危重患者的共同通路全身性炎症反应综合征（systemic inflammatory response syndrome，SIRS）、多器官功能障碍综合征（multiple organ dysfunction syndrome，MODS）逐渐展现在人们眼前，并被更加深入地研究。而小潮气量肺保护性通气策略、最佳呼气终末正压（PEEP）、肺开放策略等一系列机械通气的相关理论由点到面，在全球的危重症医学界得到广泛应用，使ARDS的病死率显著降低。随着高通透性膜技术的不断提高及连续性肾脏代替治疗（continuous renal replacement therapy，CRRT）技术的日益发展，特别是高容量血液滤过（high-volume hemofiltration，HVHF）技术的不断完善，因其能有效清除血浆细胞因子、炎症介质，阻断"瀑布效应"，CRRT逐渐走到了危重症医学的治疗前沿，被广泛应用于SIRS、ARDS、MODS等许多非肾衰疾病的危重症治疗，并取得了令人满意的效果。

重症感染、院内获得性感染是危重症医学领域的永恒话题。从耐甲氧西林金黄色葡萄球菌（methicillin resistant Staphylococcus aureus，MRSA）到多药耐药，从细菌感染到深部真菌感染，以及大量广谱/超广谱抗菌药物的临床应用，医院获得性感染日益复杂且难治。危重症医学临床医生抗感染治疗也从经验性用药走向目标性用药，从依赖细菌的药物敏感试验过渡到根据致病菌的耐药特性应用抗菌药物。

中西医结合危重症的理论发展亦然。中西医结合危重症医学理论精髓就是辨病与辨证相结合。中医学和西医学是两种不同的理论体系，中西医结合学习和教学，既不像单纯中医或西医学习、教育那么单一，也不是中医教中医、西医教西医就可以顺利地将中西医结合在一起。在以往的中西医结合道路中，大多数研究侧重于用西医的手段和方法来检测中医理论体系的客观性，要求中西医内容的融会贯通，现在看来这种模式至少目前并不适合这两种医学体系的发展。中西医结合应该是通过中西医有机结合，立足深化或纠正现代医学的某些理论认识，切忌生搬硬套（即西医某病即是中医某病），"中药西用"及舍证（中医的证）从病（西医的病）。在临床医学，尤其是急诊医学中，应用西医辨病、中医辨证，西医诊断、中医治疗的手段仍不失为现阶段中西医结合的一种有效途径。依据疾病的轻重和阶段的不同，分别采取西医、中医、中西医结合的治疗方法，是开展中西医结合研究比较成熟的模式。

"病"反映了疾病的根本性矛盾,辨病、定位、定量是西医学的特点,为人类纵向认识自身开辟了前进道路,虽然有神经、体液和自身的调节整体作用,以及"生物-心理-社会"医学模式的提出,使现代医学走上了整体医学的道路,但仍然是偏重局部,用静态观点观察运动着的疾病过程,根据致病因子的特点和原发病灶特异损害部位进行治疗,是西医学的特点。"证"是中医所特有的,反映了疾病的阶段性矛盾。"证"是从整体观念出发,把通过望、闻、问、切四诊得来的各种证候进行综合分析,运用八纲辨证、六经辨证、脏腑辨证、经络辨证、病因辨证、卫气营血辨证等各种理论和方法,结合患者的具体情况,并联系客观条件等各种有关因素,对疾病进行分析、归纳、推理、判断,进而得出目前疾病处于某个阶段的综合反应的认识。有了"证",才能确定治疗的理法方药。如果证是属于某病的,则对证的认识、处理及转化趋势的分析就更深刻且有规律可循。在临床诊治中,西医详于疾病的诊断与鉴别,对疾病的病因、病位、病理变化认识较为深刻;中医详于疾病的证候与过程,以整体观来认识疾病的病机。西医辨病与中医辨证相结合,既能深刻认识局部组织器官的微观病理改变,又能从整体上宏观把握病情,从而较为准确地判断预后,为制定最佳治疗方案提供依据。如患者突然出现呼吸困难、烦躁不安、腹满便闭等症状和体征,经动脉血气分析,西医诊断为急性呼吸窘迫综合征,在辨病基础上,中医辨证为热壅肺胃证,不仅给予机械通气,而且拟方白虎汤合大承气汤,以清热解毒、通腑平喘。因此,"病"是在一定条件下机体与致病因素相互作用的客观运动的全貌,包括病因、病机、病理、临床表现、转归、治疗、预防和结局的全过程;"证"则是疾病发展至某一阶段的特殊表现,反映疾病某一阶段或机体在特定条件下的侧面和特征。因此,将中医、西医两套理论体系有机地结合起来,互相补充,互相渗透,用以指导临床治疗是医学发展的需要,也是中医发展的必然要求。

(章怡祎)

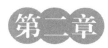

危重症中西医临床诊疗思路及特点

第一节

危重症中西医临床诊疗思路与要点

一、诊疗思路

近20多年来,我国的中医工作者们在继承前人经验的基础上,发挥勇于创新、团结协作的精神,使我国危重症在急救理论创新、中西医结合治疗方法多样化、中药剂型改革上都取得了极大的成就,指明了中西医结合治疗危重症的方向。

(一)新理论的提出和完善

20世纪90年代,王今达采用"三证三法"理念来治疗脓毒症,"三证"即为毒热内盛证(严重感染)、瘀热内阻证(凝血功能障碍)、急性虚证(急性营养衰竭和急性免疫功能低下),"三法"为清热解毒、活血化瘀、扶正固脱。刘清泉认为,正虚毒损、络脉瘀滞是脓毒症的基本病机,瘀毒伤络、阻络病机贯穿于脓毒症的整个病变过程,倡导解毒、排毒、通络应贯穿于脓毒症治疗的始终。

(二)中西医结合治疗危重疾病的方法学

(1)在面对一些急危重症时,中医、西医二者可全程合作:如四川大学华西医院采用西医常规的治疗手段基础上,运用中医"六腑以通为用"理论及早期"通腑泄热"、中期"活血化瘀"、后期"益气扶正"的方法治疗重症胰腺炎,减少了肠菌移位及抑制炎症因子的暴发,此法解决了西医治疗该病的关键难题,降低了患者的病死率。

(2)二者亦可分工协作,各司其职:如成都中医药大学附属医院在治疗慢性肺源性心脏病急性发作过程中,针对该病发病时所出现的痰液引流不畅、电解质紊乱及酸碱失衡与利尿纠正心衰的矛盾,发挥中医药多部位、多靶点的治疗优势,采用中医"宣肺平喘,化痰止咳"之法,有效促进患者的痰液引流;用"温阳化气利水"的方法在纠正患者心力衰竭的同时,不引起电解质紊乱及酸碱失衡,以上方法已在全国推广。

(三)充分利用现代生物医学技术

(1)采用现代生物医学方法,研究中药的化学成分和药理,研究出大量的特效中成药:如从青蒿中提取青蒿素治疗难治性疟疾,从砒霜中提取三氧化二砷治疗急性早幼粒细胞白血病。

(2)按照中医理论,运用现代科技改进中药复方剂型:如生脉注射液、参附注射液、丹参注射液、血必净注射液等药物。

二、诊疗要点与特色

(一)中西医结合危重症医学的学科特色

一门学科的产生和发展离不开三个要素,即科学性、先进性和实用性。中医学之所以几千年长盛不衰,其根本原因是有一个独特完整的科学理论体系,尤其是辨证论治和整体观的理论,可有效指导临床实践。而现代医学通过对光、电、磁、生物工程等与医学的高度结合,在许多方面取得了重大突破,尤其在危重症的诊断和治疗上更是突飞猛进,但现代医学多关注微观变化,在治疗上则以对抗和替代疗法为先,如化疗、介入、各种移植等方法,虽能挽救生命,但常常有严重的不良反应,尚有许多当前难以解决的医学难题。而中医学由于其历史条件的局限,治疗技术及剂型未能充分利用现代科学技术加以改良,造成其在危重症治疗上相对落后。因此,面对一些急危重症时,唯有二者互为所用,充分发挥各自优势,才能使危重症的治疗走在世界的前沿,这就是中西医结合临床危重症医学研究的理论基础。

中医学、西医学是两个不同的医学体系。中医学的特点是强调整体观和辨证论治,认为人体是一个复杂多变的平衡系统,疾病的发生是因为机体的调控系统失常,所以治疗上应调动人体自身的积极性,调整脏腑功能,以恢复人体阴阳平衡为目标。西医学的特点则侧重于人体解剖结构的研究,认为疾病是机体组织、细胞等出现了明显的病理变化,故以寻找病因、查明病变部位为主要目标,治疗上则以对抗性和替代性等方法为主。因此,中西医结合临床危重症医学的最主要特点就是学习和研究中西医学怎样在理论、诊断、治疗上进行有机的结合,扬长避短,发挥优势,解决既往单纯用中医或西医难以解决的危重症临床难题。

随着现代医学技术的日新月异,中医、中医危重症的发展受到了极大的冲击,各派医家众说纷纭。如何建立现代医学技术发展之下的中医思维,构建中医危重症的理论体系是医家们关注的重中之重,指引着未来的发展方向。历史上曾涌现出许多关于中西学派交融汇通的尝试与流派,其中影响最大的即是"中西医汇通学派",倡导"中学为体,西学为用",对中医、中医危重症医学的发展产生了一定的影响,中医的作用与地位被渐渐淡化,成了摆设品,甚至形同虚设。因此,建立科学的危重症中医理论体系,构架中西医学间的桥梁,是发展中医危重症医学的突破点。

中医学理论核心是整体观念和辨证论治,中医危重症医学莫不如此。历代医家围绕该两大理论基石,进行了大量的临床实践和理论阐述。《内经》的出现标志着中医学理论体系的形成,为后世发展的各种辨证体系奠定了基础。如东汉张仲景基于《素问·热病》《素问·阴阳应象大论》创立了著名的六经辨证体系;易水学派创始人张元素脱胎《内经》理论,在吸收总结孙思邈、钱乙等医家经验的基础上自创脏腑辨证体系;清代温病学家叶天士创立温病卫气营血辨证体系。对于中医危重症医学来说,各种辨证体系实际上就是临床上诊治急危重症的基本方法和思维基础,对于临床中医急危重症诊疗疗效的提高起到了推动作用。

辨证和论治是中医理、法、方、药在临床上运用的两个重要环节,两者相互联系,不可分割。辨证是认识疾病的方法,论治是针对病证采取相应的治疗手段和方法。辨证是治疗的前提和依据,论治是辨证的目的和检验辨证正确与否的客观标准。辨证的过程,是以脏腑、经络、气血津液、病因等理论为依据,对通过望、闻、问、切四诊所搜集的症状、体征等资料进行综合、归纳、分析、推理、判断、辨明其内在联系及各种病变相互之间的关系,从而认识疾病,做出正确的诊断。在长期的临床经验加上古代、现代文献的不断研究基础上可知,危重症的中医核心病机是"正气亏虚,邪气暴戾""虚实夹杂,本虚标实",故其核心仍当以中医思维进行辨证,如八纲辨证、脏腑辨证、六经辨证等,其中,八纲辨证是总纲。鉴于危重疾病的发病特点,辨证要求"迅、简、准"。迅,即迅速,要在极为复杂的病情之中,抽丝剥茧,迅速抓住主要问题;简,即简洁,要抓住简单有效的核心问题,用最简单的方法解决最复杂的疾病;准,即准确,辨证要准,一击即中,取得最有效的结果。其中,中医学辨证论治体系中,最简洁的辨证理论体系就是"八纲辨证",其对中医学起到了提纲挈领的作用。

(二)中西医结合危重症医学的辨证特征

对于中医危重症来说,首先,当辨明阴阳,阴阳为八纲统领。继而,当明确虚实,即应明确以虚为主或以实为重,还是虚实互存。虚实是辨别邪正盛衰的两个纲领。虚指正气不足,实指邪气盛实。虚证反映人体正气虚弱而邪气也不盛;实证反映邪气太盛,而正气尚未虚衰,邪正相争剧烈。虚实辨证,可以掌握患者邪正盛衰的情况,为治疗提供依据,实证宜攻,虚证宜补。只有辨证准确,才能攻补适宜,免犯"虚虚实实"之误。最后,辨清寒热、表里,从而归纳总结出以证候为核心的疾病状态,为中医危重症的临床救治提供精准的治疗原则和治疗方法。

1. 阴阳为纲 阴阳是辨别疾病性质的两纲,是八纲的总纲,即将表里、寒热、虚实再加以总体概括,在中医危重症的辨证体系中同样占据重要地位。《类经·阴阳类》谓"人之疾病……必有所本,或本于阴,或本于阳,病变虽多,其本则一",指出了证候虽然复杂多变,但总不外阴阳两大类,而诊病之要也必须首先辨明其属阴属阳。因此,阴阳是八纲的总纲，一般表、实、热证属于阳证，里、虚、寒证属于阴证。阴阳学说是中医哲学的基础，临床上面对复杂的临床表现，总体可以划分为阴阳两类，表示疾病总体发展方向，具有十分重要的临床意义。以阴阳两纲诊断的证候除阴证、阳证以外，还有阴脱、阳脱危重证候。

（1）阴证与阳证：凡符合"阴"的一般属性的证候，称为阴证。如里证、寒证、虚证概属阴证范围。不同的疾病，所表现的阴性证候不尽相同，各有侧重，常见的有面色暗淡、精神萎靡、身重蜷卧、形寒肢冷、倦怠无力、语声低怯、纳差、口淡不渴、大便稀溏、小便清长、舌淡胖嫩、脉沉迟或弱或细涩。

凡符合"阳"的一般属性的证，称为阳证。如表证、热证、实证概属于阳证范围。不同的疾病，所表现的阳性证候也不尽相同，常见的有面色红赤、恶寒发热、肌肤灼热、神烦、躁动不安、语声粗浊或骂詈无常、呼吸气粗、喘促痰鸣、口干渴饮、大便秘结奇臭、小便涩痛短赤、舌质红、苔黄黑生芒刺、脉象浮数或洪大或滑实。

（2）阴脱与阳脱：阴脱与阳脱是疾病的危险证候，辨证稍差，或救治稍迟，死亡立见。阴脱、阳脱多在高热、大汗不止、剧烈吐泻、失血过多有阴液或阳气迅速亡失情况下出现，常见于休克患者。阴脱、阳脱虽属虚证范围，但因病情特殊且病势危笃，故又区别于一般虚证。阴脱、阳脱的临床表现，除原发疾病的各种危重症状外，均有不同程度的汗出。但阴脱之汗，汗出热而黏，兼见肌肤热、手足温、口渴喜饮、脉细数疾而按之无力等阴竭而阳极的证候；阳脱之汗，大汗淋漓，汗凉不黏，兼见畏寒倦卧、四肢厥冷、精神萎靡、脉微欲绝等阳脱而阴盛的证候。由于阴阳是互根的，阴液耗竭则阳气无所依附而散越，阳气衰竭则阴液无以化生而枯竭，所以阴脱、阳脱的临床表现难于截然割裂，其相互间可迅速转化，相继出现，只是有先后主次的不同而已。

阴脱与阳脱是性质不同的病证，阴脱的主要病因是机体内大量脱失津液，阳脱的主要病因是阳气亡脱。因为气可随液脱，也可随血脱，所以阳脱也常见于汗、吐、下太过及大出血之后，同时许多疾病的危笃阶段也可出现阳脱。由于阴阳互存互根，所以阴脱可导致阳脱，而阳脱也可致阴液耗损。在临床上，应分清阴脱、阳脱之主次，及时救治。

2. 虚实为本 虚实是辨别人体的正气强弱和病邪盛衰的两纲。虚指正气不足，虚证便是正气不足所表现的证候；实指邪气过盛，实证便是由邪气过盛所表现的证候。《素问·通评虚实论》谓："邪气盛则实，精气夺则虚。"若从正邪双方力量对比来看，虚证虽是正气不足，而邪气也不盛；实证虽是邪气过盛，但正气尚未衰，是表正邪相争剧烈的证候。辨别虚实是治疗时采用扶正（补虚）或攻邪（泻实）的依据，所谓"虚者补之，实者泻之"。"邪之所凑，其气必虚"，从危重症角度而言，虚实十分重要。判定虚实的关系，对判断疾病的轻重预后十分重要。

（1）虚证：虚证的形成，或因体质素弱（先天、后天不足），或因久病伤正，或因出血、失精、大汗，或因外邪侵袭损伤正气等原因而致"精气夺则虚"。虚证是对人体正气虚弱各种临床表现的病理概括，其形成有先天不足、后天失养、疾病耗损等多种原因。各种虚证的表现极不一致，很难全面概括，常见的有面色淡白或萎黄、精神萎靡、身疲乏力、心悸气短、形寒肢冷、自汗、大便滑脱、小便失禁、舌淡胖嫩、脉虚沉迟，或消瘦颜红、口咽干燥、盗汗潮热、舌红少苔、脉虚细数。

（2）实证：实证的形成，或是由患者体质素壮，因外邪侵袭而暴病，或是因脏腑气血功能障碍引起体内的某些病理产物，如气滞血瘀、痰饮水湿凝聚、虫积、食滞等。实证是对人体感受外邪或体内病理产物堆积而产生的各种临床表现的病理概括。实证的成因有两个方面：一是外邪侵入人体；二是脏腑功能失调，以致痰饮、水湿、瘀血等病理产物停积于体内，随着外邪性质的差异，致病之病理产物的不同而有各自不同的证候表现。由于病因不同，实证的表现亦极不一致，常见的表现有发热、腹胀痛拒按、胸闷、烦躁、神昏谵语、呼吸气粗、痰涎壅盛、大便秘结，或下利、里急后重、小便不利、淋沥涩痛、脉实有力、舌质苍老、舌苔厚腻。

（3）虚实夹杂：凡虚证中夹有实证，实证中夹有虚证，以及虚实齐见，都是虚实互存，如表虚里实、表实里虚、上虚下实、上实下虚等。虚实夹杂证的形成，是因为正气不足与邪气过盛同时并见。既可为以虚为主的虚中夹实证，又可见以实为主的实中夹虚证，具体表现为表虚里实、表实里虚、上虚下实、上实下虚等。由于虚和实错杂互见，所以在治疗上便有攻补兼施之法。但在攻补兼施中还要分清虚实孰多孰少，因而用药就有轻重主次之分。虚实互存中根据虚实的多少，有实证夹虚、虚证夹实、虚实并重三种情况，又根据体质有体虚病实及体实病虚之异。

实证夹虚——多发生于实证过程中正气受损者，亦常见于素有体虚而新感外邪者。其特点是以实邪为主，正虚为次。

虚证夹实——多见于实证深重，迁延日久，正气大伤，余邪未尽者，亦可见于素体大虚，复感邪气者。其特点是以正虚为主，实邪为次。

虚实并重——多为重证。多见于实证迁延日久，正气大伤，而实邪未减者，或原正气甚弱，又感受较重邪气者。其特点是正虚与邪实均十分明显，病情严重。

体虚病实——指人体因为某些疾病处于虚证状态，实因某种病因发生实证。如气血虚弱之人，突发急性胆胀，疼痛欲死。

体实病虚——正常体壮之人，突发急症，如创伤大失血，会在短时间之内出现虚态。虚实互存，但不同于虚实夹杂，当细辨之。

虚实转化——疾病的发展过程是邪正斗争的过程，主要表现为虚实的变化。在疾病过程中，由于病邪久留，损伤正气，实证可转为虚证；亦有正气虚，脏腑功能失常，而致痰、食、血、水等凝结阻滞而出现因虚致实证。

（4）虚实真假：临证中当别虚实真假，以去伪存真，才不致犯"虚虚实实"之戒。虚实真假与虚实互存不同，应注意审察鉴别。

真实假虚——指疾病本质属实证，但又出现虚之征象。如热结肠胃、痰食壅滞、大积大聚之实证，却见神情沉静、身寒肢冷、脉沉伏或迟涩等表现，古称之为"大实有羸状"。治疗应专主攻邪。

真虚假实——指疾病本质属虚证，但又出现实的征象。如素体脾虚，运化无力，因而出现腹部胀、满、痛等表现，古人所谓"至虚有盛候"，就是指此而言。治疗应用补法。虚实真假的鉴别，可注意以下几点：脉象的有力无力、舌质的胖嫩与苍老、发声的亢亮与低怯、体质的强弱、发病的原因、疾病的新久及治疗经过。

3. 表里寒热并举 基于阴阳两纲，虚实之本，通过四诊，掌握了辨证资料之后，根据病位的深浅、病邪的性质、人体正气的强弱等多方面的情况

进行综合分析，抓住疾病主要矛盾，化繁为简，提纲挈领。临床所见危重疾病，往往情况复杂，呈现寒热、虚实交织在一起的夹杂情况，如虚实夹杂、寒热错杂。在一定的条件下，疾病还可出现不同程度的转化，如寒证化热、热证转寒、实证转虚、因虚致实等。在疾病发展到一定阶段时，有的出现一些与疾病性质相反的假象，如真寒假热、真热假寒、真虚假实、真实假虚等。因此，要注意八纲之间的相兼、转化、夹杂、真假，才能正确而全面地认识疾病，诊断疾病。

（1）寒热为纲：寒热是辨别疾病性质的两纲，是用以概括机体阴阳盛衰的两类证候，一般地说，寒证是机体阳气不足或感受寒邪所表现的证候，热证是机体阳气偏盛或感受热邪所表现的证候，所谓"阳盛则热，阴盛则寒""阳虚则寒，阴虚则热"。辨别寒热是治疗时使用温热药或寒凉药的依据，所谓"寒者热之，热者寒之"，寒热辨证在治疗上有重要意义。《素问·至真要大论》曰"寒者热之，热者寒之"，两者治法正好相反，所以寒热辨证，必须准确无误。

寒证——寒证是感阴寒之邪（如寒邪、湿邪）或阳虚阴盛、脏腑阳气虚弱、功能活动衰减所表现的证候，可分为表寒证和里寒证。寒证是疾病的本质属于寒性的证候，可以由感受寒邪而致，也可以由机体自身阳虚阴盛而致。由于寒证的病因、病位不同，又可出现不同的证型。如感受寒邪，或侵犯肌表，或直中内脏，故有表寒、里寒之别。里寒的成因有寒邪入侵者，有自身阳虚者，故又有实寒、虚寒之分。各类寒证的临床表现不尽一致，常见的有恶寒喜暖，面色㿠白，肢冷蜷卧，口淡不渴，痰、涎、涕清稀，小便清长，大便稀溏，舌淡，苔白润滑，脉迟或紧等。

热证——热证是感受阳热之邪（如风邪、热邪、火邪等）或阳盛阴虚、脏腑阳气亢盛和阴液亏损、功能活动亢进所表现的证候，可分为表热证和里热证。热证是疾病的本质属于热性的证候，可以由感受热邪而致，也可以由机体自身阴虚阳亢而致。根据热证的病因、病位不同，亦可出现不同的证型，如外感热邪或热邪入里，便有表热、里热之别。里热，由实热之邪入侵或自身虚弱造成，则有实热和虚热之分。各类热证的证候表现也不尽一致，常见的有恶热喜冷，口渴喜冷饮，面红目赤，烦躁不宁，痰、涕黄稠，吐血衄血，小便短赤，大便

干结,舌红苔黄而干燥,脉数等。

寒热错杂——在同一患者身上同时出现寒证和热证,呈现寒热交错的现象,称为寒热错杂。寒热错杂有上下寒热错杂和表里寒热错杂的不同。① 上下寒热错杂:机体上部与下部的寒热性质不同,称为上下寒热错杂,包括上寒下热和上热下寒两种情况。上下是一个相对的概念,如以膈为界,则胸为上,腹为下,而腹部本身上腹胃脘为上,下腹膀胱、大小肠等属下。上寒下热是指人体在同一时间内,上部表现为寒,下部表现为热的证候。例如,胃脘冷痛,呕吐涎,同时又兼见尿频、尿痛、小便短赤,此为寒在胃而热在膀胱之证候,即中焦有寒,下焦有热,就其相对位置而言,中焦在下焦之上,所以属上寒下热的证型。反之,上热下寒是指人体在同一时间内,上部表现为热,下部表现为寒的证候。例如,患者胸中有热,肠中有寒,既见胸中烦热、咽痛口干的上热证,又见腹痛喜暖、大便稀溏的寒证,就属上热下寒证。② 表里寒热错杂:机体表里同病而寒热性质不同,称为表里寒热错杂,包括表寒里热和表热里寒两种情况。表寒里热指寒在表、热在里的一种证候,常见于本有内热,又外感风寒,或外邪传里化热而表寒未解的病证。如恶寒发热,无汗头痛,身痛,气喘,烦躁,口渴,脉浮紧,即是寒在表而热在里的证候。里寒表热为表有热、里有寒的一种证候,常见于素有里寒而复感风热,或表热证未解,过服寒凉以致脾胃阳气损伤的病证。如平素脾胃虚寒,又感风热,临床上既能见到发热、头痛、咳嗽、咽喉肿痛的表热证,又可见到大便溏泄、小便清长、四肢不温的里寒证。寒热错杂的辨证,除了要辨别上下表里的部位之外,还要分清寒热的多少。寒多热少者,应以治寒为主,兼顾热证;热多寒少者,应以治热为主,兼顾寒证。

寒热转化——寒证转化为热证:先有寒证,后来出现热证,热证出现后,寒证便渐渐消失,这就是寒证转化为热证。多因机体阳气偏盛,寒邪从阳化热所致,也可见于治疗不当,过服温燥药物的患者。例如感受寒邪,开始为表寒证,见恶寒发热,身痛无汗,苔白,脉浮紧。病情进一步发展,寒邪入里化热,恶寒症状消退,而壮热、心烦、口渴、苔黄、脉数等症状相继出现,这就表示其证候由表寒而转化为里热。

热证转化为寒证:先有热证,后来出现寒证,热证便渐渐消失,就是热证转化为寒证。多因邪盛或正虚,正不胜邪,功能衰败所致,也见于误治、失治损伤阳气的患者。这种转化可缓可急,如热病日久,阳气日耗,转化为虚寒证,这是缓慢转化的过程,如高热患者,由于大汗不止,阳从汗泄,或吐泻过度,阳随津脱,出现体温骤降、四肢厥冷、面色苍白、脉微欲绝的虚寒证(阳脱),这是急骤转化的过程。寒热证的转化反映邪正盛衰的情况。由寒证转化为热证,是人体正气尚盛,寒邪郁而化热;热证转化为寒证,多属邪盛正虚,正不胜邪。

寒热真假——在疾病发展到寒极或热极的危重阶段,可以发现一些"寒极似热""热极似寒"的假象,临床上把本质是热证而表现为寒象的称为"真热假寒",本质是寒证而表现为热象的称为"真寒假热"。这种情况往往表示疾病比较严重,如果不能抓住本质,就会被假象所迷惑,而致误诊、误治,后果严重。① 真寒假热:是内有真寒、外见假热的证候。其产生机制是阴寒内盛格阳于外,阴阳寒邪格拒而成,故又称"阴盛格阳"。阴盛于内,格阳于外,形成虚阳浮越、阴极似阳的现象,如慢性消耗性疾病患者常见身热、两颧潮红、躁扰不宁、口渴、苔黑、脉浮大等,表面上看似有热象,但是却呈现身热反欲盖衣被、四肢厥冷、口渴喜热饮且饮不多、下利清谷等寒象,此为证一。证二为患者精神萎顿淡漠、蜷缩而卧,舌质淡白,苔黑而润,脉虽浮大但无力,为阴盛于内,格阳于外,其热象是假,阳虚寒盛才是疾病的本质,故称"真寒假热"。治疗上要用温里回阳,引火归原。② 真热假寒:是内有真热而外现假寒的证候。其产生机制是阳热内盛,阳气闭郁于内,不能布达于四末而形成,或者阳盛于内,拒阴于外,故也称为"阳盛格阴"。根据其阳热闭郁而致手足厥冷的特点,习惯上又称为"阳厥"。如热性病中毒较重时可见表情淡漠、困倦懒言、手足发凉、脉沉细等,粗看好似寒证,但是恶寒而不欲盖衣被,手足冰冷但胸腹灼热,脉沉但重按弦滑有力,此为证一。证二为口鼻气热,胸腹灼热,口渴喜冷饮,大便秘结,小便短赤,舌红绛,苔黄干,脉虽沉细但数而有力,此为阳热内郁不能外达,本质是热证,故称"真热假寒"。治疗上应清泻里热,疏达阳气。

一般来说,寒、热的表象属标,是一种假象;内、里的寒、热属本,是其本质。辨别寒证与热证,不能孤立地根据某一症状或体征判断,应对疾病的全部表现综合观察,尤其是寒或热、口渴或不渴、面色白或赤、四肢温凉,二便、舌象、脉象等更为重要。假象的出现,多在四肢、皮肤和面色方面,而脏腑气血津液等方面的内在表现则常常如实反映着疾病的本质。假热之面赤仅在面颊上见浅红娇嫩之色,时隐时现;而真热的面红却是满面通红。假寒常表现为四肢厥冷,而胸腹部却是大热,按之灼手,或周身寒冷而反不欲近衣被;而真寒则是身体蜷卧,欲得衣被。从寒证与热证的比较可以看出:寒证属阴盛,多与阳虚并见;热证属阳盛,常有阴液亏耗的表现。

（2）表里为纲:表里是说明病变部位深浅和病情轻重的两纲。一般地说,皮毛、肌肤和浅表的经络属表;脏腑、血脉、骨髓及体内经络属里。表证即病在肌表,病位浅而病情轻;里证即病在脏腑,病位深而病情重。表里是辨别疾病病位内外和病势深浅的纲领,这是一个相对的概念。就躯壳与内脏而言,躯壳为表,内脏为里;就脏与腑而言,腑为表,脏为里;就经络与脏腑而言,经络为表,脏腑为里。从病势深浅论,外感病者,病邪入里一层,病深一层;出表一层,病浅一层。这种相对概念的认识,在六经辨证和卫气营血辨证中尤为重要,以上是广义之表里概念。狭义的表里,是指身体的皮毛、腠理、经络为外,这些部位受邪,属于表证;脏腑、气血、骨髓为内,这些部位发病,统属里证。表里辨证,在外感病辨证中有重要的意义,可以察知病情的轻重,明确病变部位的深浅,预测病理变化的趋势。表证病浅而轻,里证病深而重。表邪入里为病进,里邪出表为病退。了解病势的轻重进退,就能掌握疾病的演变规律,取得治疗上的主动权,从而采取适当的治疗措施。

表证——表证是病位浅在肌肤的证候。一般为六淫外邪从皮毛、口鼻侵入机体后,邪留肌表,出现正气（卫气）拒邪的一系列症状,多为外感病初起阶段。常见于外感热病的初期,如上呼吸道感染、急性传染病及其他感染性疾病的初起阶段,起病急,病程短。表证有两个明显的特点:一是外感时邪,表证是由邪气入侵人体所引起;二是病情轻,表证的病位在皮毛腠理,病轻易治。其临床表现有恶寒、发热、头身疼痛、舌苔薄白、脉浮,兼有鼻塞、流涕、咳嗽、喷嚏、咽喉痒痛等症。由于外邪有寒热之分,正气抗御外邪的能力有强弱不同,表

证又分为表寒证、表热证、表虚证、表实证。辨别表寒证与表热证,是以恶寒发热的轻重和舌象脉象为依据。表寒证是恶寒重、发热轻,表热证是发热重、恶寒轻;表寒证舌苔薄白而润,脉浮紧,表热证舌苔薄白而不润,脉浮数。此外,风寒之邪可以郁而化热,由表寒证变成表热证;外邪侵入肌表后容易入里化热,表寒证（或表热证）可以转化为里热证。

里证——里证是与表证相对而言,是病位深于内（脏腑、气血、骨髓等）的证候。里证的成因,大致有三种情况:一是表证进一步发展,表邪不解,内传入里,侵犯脏腑而成;二是外邪直接入侵内脏而发病,如腹部受凉或过食生冷等原因可致里寒证;三是内伤七情、劳倦、饮食等因素,直接引起脏腑功能障碍而成,如肝病的眩晕、胁痛,心病的心悸、气短,肺病的咳嗽、气喘,脾病的腹胀、泄泻,肾病的腰痛、尿闭等。因此,里证的临床表现是复杂的,凡非表证的一切证候皆属里证。外感病中的里证还需结合病因辨证、卫气营血辨证,而内伤杂病中则以脏腑辨证为主。里证要辨别里寒、里热、里虚、里实（在寒热、虚实辨证中讨论）。辨别表证与里证,多依据病史的询问,病证的寒热及舌苔、脉象的变化。一般地说,新病、病程短者,多见于表证;久病、病程长者,常见于里证。发热恶寒者,为表证;发热不恶寒或但寒不热者,均属里证。表证舌苔常无变化,或仅见于舌边尖红;里证常有舌苔的异常表现。脉浮者,为表证;脉沉者,为里证。

（章怡祎）

第二节

危重症中西医临床诊疗思路举隅

一、扶正固本与危重症的治疗

危重症虽涉及的病种繁多,但患者临床表现多以生命体征不稳定或潜在不稳定、一个或多个器官功能受累为主的相类似的特征,故以器官功能支持为主的治疗是现代医学在ICU中的重要诊疗思路之一,现代医学称之为危重症患者的"共同通道"。而中医亦有"异病同治"之理论,所谓不同

的疾病,在其发展过程中由于出现了相同的病机而采用同一方法治疗的法则。中医将危重患者的辨证施治大体分为五种,包括"急性关格证与活血利水法""急性瘀血证与化瘀通络法""急性火热证与凉血泻火法""腑实郁闭证与通腑宣泻法"及"急性虚证与扶正固脱法",故"扶正固本"是中医药治疗危重症患者的重要治法之一。"急性虚证"往往出现于原本有慢性疾病而急性加重的患者中,因平素久病体虚,外邪致病或是内生邪毒后,正气无以干预邪气,正虚邪恋而迁延难愈,所以此类患者的中医辨证以虚为本的虚中夹实之证为主。中医学认为,正气内虚是疾病发生的内在根据,邪正的消长盛衰在疾病的发展及转归过程中起着决定性的作用。危重症患者往往身体素虚,无法抵御外邪而正虚邪恋,邪胜正衰,疾病向恶,迁延难愈,而扶正固本的治法帮助患者正胜邪退,疾病向愈,即成为危重症中医诊治的一个重要法则。根据一项近年来 ICU 收治病种的横断面研究显示,内科危重症疾病谱主要分布在循环系统疾病、呼吸系统疾病和感染性疾病中,而在这三个系统的疾病之中,心源性休克、呼吸衰竭和脓毒症是具有以慢性病为基础,可急性发展为脏器功能不全的危重症代表性疾病,故本章将以心源性休克、呼吸衰竭和脓毒症分节综述扶正固本法在这些常见内科危重症中的具体运用。

(一)扶正固本在心源性休克治疗中的进展

心源性休克指心泵衰竭而引起的休克,是由于心脏排血功能障碍,无法维持最低心排血量,致使血压骤降,重要脏器和组织的血液供应不足,引起全身微循环功能障碍,导致以缺氧、缺血、代谢紊乱及重要器官损害为特征的病理生理过程。心源性休克的中心问题是各种原因引起的心排血量下降,以及由此引起的一系列病理生理变化,最后导致微循环衰竭,引起组织器官缺血坏死,其病因复杂多样,可以发生在任何心脏病的晚期。慢性心力衰竭是引起心源性休克常见的病因,占所有心源性休克的 20%~40%。而心力衰竭是在多种因素刺激下,心肌细胞产生大量的肿瘤坏死因子-α(TNF-α)、白介素-6(IL-6),其释放水平与心功能级别呈正相关,可诱导细胞凋亡,对心肌产生负性变力,促进心室重构,加快心源性休克的发

生,是疾病严重程度及死亡的重要预测指标。这些也提示了心源性休克与炎症免疫反应有关,更容易发生在既往有慢性心脏病史的患者身上。

1. 心源性休克"急性虚证"病因病机 古代医学尚无"心源性休克"这一病名,只是散见于各种医籍之中。中医对心源性休克的认知主要从临床表现入手,包括厥证、脱证、厥脱、真心痛,与心厥相似。如《伤寒论·厥利病》篇指出"凡厥者,阴阳气不相顺接,便为厥。厥者,手足逆冷者是也";《景岳全书·厥逆》提到"其气血并走于上,则阴虚及于下,而神气无根,是即阴阳之气相离之候,故致厥脱",并有关于症状的描述如"气虚卒倒者,必其形气索然,色清白,身微冷,脉微弱,此气脱之证也……"《临证指南医案·脱》载"脱之变,唯阳气暴脱,阴阳相离,汗出如油,六脉垂绝,一时急进之症"。古代医家已经认识到厥脱证发病之急重,若救治不力可导致阳气亡脱,或阴精耗竭,最终阴阳离绝而亡,故以回阳救逆、益气固脱的治法,尽快固护心气,保护心肾功能,从而为恢复正气、祛除病邪赢得时间。古代关于心源性休克病因病机的认识,主要归因于人体"阴阳未合,脏腑受损"。阴平阳秘是维持正常生命活动的重要因素,遭到破坏时病理反应随之而来,这也是发生厥脱病证的主要病机。《灵枢》、张仲景、张景岳均以阴阳阐述脱证病机。如《灵枢》对脱证病机的描述为"阴阳之气,其新相得而未和合,因而泻之,则阴阳俱脱,表里相离,故脱色而苍苍然""阴阳离决,精气乃绝";张仲景言"凡厥者,阴阳气不相顺接,便为厥。厥者手足逆冷是也";张景岳曰"是即阴阳相离之候故致厥脱"。脏腑之变主要在心,其病因病机归纳为心阳虚衰,如《素问·灵兰秘典论》载"心者,五脏六腑之大主",《灵枢·阴阳系日月》曰"心为阳中之太阳"。

现代中医认为,心源性休克的病机主要是营卫不行,血脉不通,循环衰竭,经脉不通则气机不畅,元气难以沟通表里阴阳便致厥脱,演变结局为五脏不通,而致死亡。治则主要为补气回阳,急救其标;维系阴阳平秘,救脱之本。曾海等认为,该病的发病机制是多种原因导致人体内的阳气与阴气不能沟通,最终出现阳气暴脱之危象,主要临床表现为四肢厥逆、脉微欲绝,究其治疗之根本法当益气固脱、回阳救逆。孙亚武认为,心源性休克病机为心阳不足,阳气无以推动血液正常运行,气

机停滞,血运艰涩,气血升降失调,最终脏腑功能衰竭;阳虚则温煦不能,因而四肢厥逆;反过来,阳气甚微,则阴不附阳,导致阳气亡脱,临床常见大汗淋漓不止、气息微促等症状,终致死亡。他认为,治法主要为温通血脉、回阳救逆,并佐以养阴益气之法。亦有学者认为,上焦心肺宗气的亡脱是形成脱证最直接的病机,并且宗气之脱与元气之脱相比更加普遍、危重。汪培芳认为,心源性休克属于中医学"脱证""厥证"范畴,病机是阳微阴竭,阴阳离绝。李如英依据本病主要的生理病理改变,以及临证脉象积累,总结病机为血脉闭阻,真阳衰极。

2. 扶正固本在心源性休克治疗中的具体应用 中医对脱证的治疗由来已久,最早从《内经》时期对于脱证概念的形成,到东汉时期张仲景《伤寒论》中即有运用四逆辈方剂治疗亡阴亡阳之脱证。心病厥脱时的临床过程,实际是心主血脉功能丧失或即将丧失的过程,因心源性休克属于"厥脱证"之心阳虚衰范畴,故益气回阳固脱是扶正固本在心源性休克治疗中的主要治法体现,并根据疾病的不同时期辨证论治,采取不同的治法,如养阴复脉、行气活血、逆转厥脱等。如在心病厥脱的早期,阳脱尚未形成,主要以气阴两虚为主,应予益气养阴,如《医学启源》之生脉散;而阴脱为主时,予《景岳全书》之固阴煎治之。若发展为心阳虚衰,寒凝血脉之寒厥时,《伤寒论》四逆汤合当归四逆汤可温阳散寒,养血通脉;发展至厥脱证危重期时,需回阳固脱,《伤寒论》之四逆汤或《正体类要》之参附汤主治;病至阴阳俱脱时,患者可见神志昏迷,目呆口张,气息短促,汗出如游,瞳仁散大,舌卷囊缩,大小便失禁,脉微细或数或沉迟欲绝,予《景岳全书》之六味回阳饮以救阴敛阳,回阳固脱。金元时期则形成了以人参来救急挽脱之法,到近代张锡纯则发现使用山茱萸治疗脱证效果极佳。

近年来,国内外开展了大量中西医联合治疗心源性休克的研究。沈氏观察运用升陷汤辅助治疗慢性心力衰竭合并心源性休克证属气脱证的重症患者的临床疗效,将符合慢性心力衰竭合并心源性休克气脱证标准的 36 例重症患者,随机分为对照组、治疗组各 18 例,两组患者均予内科常规基础治疗,治疗组加用升陷汤(组方:黄芪 50 g、知母 10 g、柴胡 6 g、桔梗 10 g、升麻 6 g),一次

100 mL,每日 3 次,发生休克时立即温服,两组均治疗 3 日。结果发现,治疗组的血压、心率、尿量、脑钠肽(BNP)、TNF - α、IL - 6、中医证候、急性生理与慢性健康(APACHE Ⅱ)评分、去甲肾上腺素用量于治疗前后的改善幅度显著大于对照组($P<0.05$),证实了益气固脱法在心源性休克中的运用价值。卢氏为进一步客观评价温阳益气对心源性休克患者的疗效,采用前瞻性、随机对照研究,纳入符合标准的心源性休克患者 80 例,随机分成对照组 40 例和治疗组 40 例,对照组予常规的西医治疗加用温水安慰剂治疗,治疗组在西医治疗基础上加破格救心汤(组方:炮附子 15 g、干姜 30 g、炙甘草 50 g、红参 20 g、山茱萸 60 g、龙骨 30 g、牡蛎 30 g、磁石 30 g),观察血流动力学等指标并对比两组病患在重症监护室的住院天数及死亡率。结果显示,治疗 5 日后,温阳益气法中药治疗组与对照组相比,血流动力学、尿量、心功能等指标改善更加明显,差异有统计学意义($P<0.05$),这表明破格救心汤治疗能明显改善血流动力学指标,提高心输出力量,改善心肌耗氧量,为心源性休克的中医药治疗和新药开发研究提供客观依据。

由于发病的原因不同,患者个体存在的差异,以及病程发展的各个阶段的不同,故临床常应随机应变。参附注射液及参麦注射液是临床常见的应用于心源性休克的中医制剂。根据《校注妇人良方》中的参附汤,现代医药工作者提取红参和附子中的药学成分研制了参附注射液,临床上常用以温阳化瘀、益气固脱,疗效肯定。现代药理研究表明,通过抑制脂质过氧化物的破坏,减轻局部缺血时活化白细胞聚集引起的炎症反应,抑制局部缺血/再灌注时钙超载引起的细胞凋亡,参附注射液可以增强心肌的防御能力,从而保护心肌;其还可以促进 Bcl - 2 相关 X(Bax)蛋白表达下调和 B 细胞淋巴瘤 - 2(Bcl - 2)蛋白表达上调,使 Bcl - 2/Bax 值增加,心肌细胞凋亡减少,最终减轻心肌缺血再灌注损伤。参麦注射液的成分主要包含红参和麦冬提取物。红参性温,味甘微苦,补益肺脾、补养元气、生津安神之功效较强;麦冬味甘微苦,性微寒,能养阴润肺、清心生津。红参与麦冬合用,共奏复脉生津、益气养阴之功。药理学研究表明,其通过抑制平滑肌细胞中钠钙腺嘌呤核苷三磷酸(ATP)酶的活性,影响钠离子和钙离子交换,在一定浓度下,心肌收缩力因钙离子的增加而增

强，最终增加心排血量。综上所述，现代医学研制出的参麦注射液和参附注射液，通过改善心源性休克患者心肌的营养血流量，可以改善心肌代谢能力，扩张冠脉血管，增强人体抵抗缺血缺氧的能力。

（二）扶正固本在呼吸衰竭治疗中的进展

呼吸衰竭一般指原有呼吸系统慢性疾病，由原发病引起的肺通气和(或)换气功能严重障碍，以致不能进行有效的气体交换，导致严重缺氧或高碳酸血症，从而引起一系列生理功能和代谢紊乱的临床综合征。若在此基础上出现感染等诱发加重的因素，称为慢性呼吸衰竭急性加重或失代偿性慢性呼吸衰竭，病情危重。根据20世纪90年代全国肿瘤防治办公室完成我国人口死亡原因抽样调查结果显示，呼吸系统疾病总死亡率为137.56/10万人，占全国总死亡人数的22.77%，在各种疾病中居首位，而最常见的直接原因是呼吸衰竭。因此，近年来对呼吸衰竭的研究越来越多，并有越来越多的学者以中医药为着眼点发掘呼吸衰竭治疗的新手段，力求充分发挥中医学优势，控制病情，减少死亡率。发生慢性呼吸衰竭急性加重时，西医对症治疗，纠正呼吸衰竭，控制感染，防治并发症，并将机械通气越来越多地应用于临床，以期为危重病患者争取治疗时机。然而，呼吸衰竭的治疗周期仍然很长，死亡率还是居高不下。这种不良的预后与多种因素相关，也出现了很多治疗矛盾，如呼吸兴奋剂、气道解痉剂、呼吸机辅助通气、抗生素及激素等的应用带来的一系列不良后果。在探讨呼吸衰竭发病机制的过程中，我们看到了中药在治疗上的优势，从中医证候学分析，总结出呼吸衰竭本虚标实的病机特点，概括为气虚痰热，确立了益气扶正的治疗大法。

1. 呼吸衰竭"急性虚证"病因病机　中医学认为，全身脏器功能的正常依赖于气，气是推动和调控脏腑生理活动的动力。慢性呼吸衰竭，本身即是一种功能减退性的疾病，本质属气虚证，而对于急性加重，我们往往考虑到急则治其标，为防闭门留寇，常常忽略扶正药物的应用。以往研究显示，扶正疗法治疗急性肺损伤有显著疗效，证实其对急性期肺部损伤同样有保护作用。从既往证候学调查结果来看，痰热郁肺占较高的比重，慢性呼

吸衰竭合并感染时常常出现这种证候学变化，若见痰热之证，即一味投用寒凉之品，不顾本虚之特点，则有可能加重本证。

早在《内经》就对本病的发病特点及临床表现有了一个初步认识，认为本病的发生无不与肺脏久病素虚有关。隋代巢氏《诸病源候论》有云，"肺主于气，邪乘……则肺管不利，不利则气道涩，故气上喘逆""肺虚为微寒所伤则咳嗽……气逆，而肺本虚，气为不足，复为邪所乘……故咳逆短气也"；唐代王氏《外台秘要》言，"邪气与正气相搏，正气不得宣通……邪伏则气静，邪动则气奔上，烦闷欲绝，故谓之咳逆上气"；宋代严氏《济生方》云，"肺不伤不咳，脾不伤不久咳，肾不伤不咳不喘"；元代朱氏《丹溪心法·咳嗽》谓，"肺胀而咳，此痰夹瘀血碍气而病"；明代秦氏《症因脉治》曰，"肺胀之因，内有郁结，先，伤肺气，外复感邪，肺气不得发泄"；明末清初喻氏《医门法律·痰饮论》说，"肺主气，行荣卫，布津液，水邪入之，则塞其道，气凝则液聚，变成涎沫"。当代医家亦认为，肺胀的形成与感受外邪，反复发作，迁延积累加重甚为密切。病久则肺虚，卫外不固邪易乘袭，邪犯干肺则肺气更伤，由于邪实与正虚互为因果，促使病情发展恶化；多因正虚感邪，致使急性发作，进而促使病情加重，肺虚气不化津而为痰。纵观历代医家对本病的病因病机认识，肺气本虚，痰浊潴留，复感外邪或内伤于饮食、情志、劳欲而诱发本病，痰浊、水饮、瘀血为主要病理因素，肺、脾、肾三脏功能失调在本病发生过程中起重要作用，病位在肺，涉及脾、肾，久则及心，病性多为本虚标实，其中肺、脾、肾三脏虚损为本，痰浊、水饮、瘀血互结为标，两者相互作用，使本病虚实夹杂，反复发作，迁延不愈。这些对本病的描述都提示了患者常常具有肺气虚弱的病理基础，且外邪最易先伤肺脏，如《内经》曰"形寒寒饮则伤肺，以其两寒相感，中外皆伤"。

2. 扶正固本在呼吸衰竭治疗中的具体应用　朱丹溪在《丹溪心法·咳嗽》中指出本病为痰夹瘀血所致，补充了痰瘀阻碍肺气的理论，强调在治痰的同时不能忘记养血。傅青主认为，"见痰休治痰""善治者，治其生痰之源"，强调了治痰必须治本，标本兼顾，正如"治痰不理脾胃，非其治也"。古人在实践基础上总结出来的对本病辨证分型为后世提供了辨证及其治疗的思路。杨氏纳入ICU及呼吸科住院患者100例，按营养不良分度标准

分为 3 组,结合其舌脉辨证分为痰浊蕴肺型、痰瘀互阻型、痰热蕴肺型、肺肾气虚型、阳虚水泛型,结果将 3 组不同证型患者的身体质量指数、人血白蛋白进行比较发现,重度营养不良患者的病死率高于轻度、中度营养不良患者;对 60 例患者进行中医脏腑辨证分型,并对胃电图基本电节律和胃动过缓百分率、实际体重/理想体重、人血白蛋白进行检测,结果发现中医脏腑辨证为肺虚型($n=20$)、肺脾虚型($n=16$)、肺脾肾虚型($n=24$)的患者中,其基本电节律分别为 56.20±13.24%、47.38±10.24%、41.35±10.01%,三组比较差异有统计学意义($P<0.05$),说明呼吸衰竭患者的肺脾肾虚尤为明显。韩云等以培土生金法,运用中药健脾益肺冲剂(主要由红参、白术、茯苓、麦冬、桑白皮、黄芪等中药组成)口服加双侧足三里电针,治疗呼吸衰竭需机械通气患者,与对照组对比发现,培土生金法可使患者血清总蛋白、前白蛋白水平明显升高,有创通气时间及肠外营养时间减少,真菌感染率、营养费用和 ICU 住院费用明显降低。

另外,陈氏、刘氏认为本病应从五脏辨证入手,其病理因素主要为痰、气、血瘀,其形成与五脏病理生理密切相关。在痰方面,脾为生痰之源,肺为贮痰之器;在气方面,肺为气之主,肾为气之根;在血瘀方面,心主血而肝藏血,心脉不利,肝脏疏调失职,导致血郁为瘀。张氏对本病宗"上下交损,其治在中"之训,从脾论治,认为脾居中央,为气血生化之源泉,气机升降之枢纽,培土以生金。以四君子汤为主方,培土生金,另加用瓜蒌、薤白宽胸理气,加三七、丹参活血、祛瘀生新,加黄芪补气升阳,倡导扶正固本法的随证治之。王氏观察参芪扶正注射液治疗慢性呼吸衰竭急性加重(气虚痰热证)的临床疗效,将符合本研究标准的 60 例患者随机分为试验组和对照组各 30 例,试验组在西药常规治疗的基础上加用益气扶正之中成药制剂参芪扶正注射液 250 mL 静滴,每日 1 次。结果发现,试验组平均住院天数、达到目标疗效的时间相较于对照组明显缩短($P<0.05$);同样治疗时间内,证候学疗效评定亦显著优于对照组($P<0.01$);试验组需要应用呼吸机的人数、发生呼吸机相关性肺炎的人数、脱机天数皆显著少于对照组($P<0.05$)。该结果说明益气扶正法联合常规治疗慢性呼吸衰竭急性加重能显著改善患者临床症状,调节机体免疫力,可协助控制感染,改善呼吸功能,加速病情好转,提高疗效,缩短住院时间,其机制可能与参芪扶正注射液有提高机体免疫力、改善膈肌疲劳及呼吸功能、抗炎抗菌等作用有关。

(三)扶正固本在脓毒症治疗中的进展

脓毒症作为一种炎症性免疫反应,是许多疾病的严重并发症,主要由各种致病微生物诱导,是 ICU 感染性疾病范畴中最为多见的病种,也可继发于各类非感染性疾病。若脓毒症在初期病情控制不当,将逐步进展为多器官功能障碍综合征、严重脓毒症,甚至发展为脓毒症休克。作为临床常见的急危重症,脓毒症的临床发病率高,死亡风险大。2016 年欧洲危重病学会(ESICM)与美国重症医学会(SCCM)在确定脓毒症的主要病机为宿主反应失调后,提出了最新的脓毒症(Sepsis)3.0 定义,即机体对于感染的失控所导致的可以威胁生命的器官功能障碍。该描述着重强调了脓毒症发生、发展过程中感染和器官功能障碍并存的状态,认为这是一种较普通感染更加复杂的病理生理状态,同时脓毒症的评价核心由 SIRS 过渡到器官功能障碍。免疫反应是机体应对脓毒症的原发反应,脓毒症后期由于免疫细胞凋亡,机体会逐渐进入免疫麻痹状态,此时的机体疲于对抗病原体,易感性增加。已有研究证实,脓毒症患者死亡的主要原因是机体长期处于免疫抑制状态。一项临床死亡病例研究对脓毒症死亡的患者进行尸检,结果发现在这些患者的胸腺、身体主要淋巴结及脾脏内,淋巴细胞数量明显减少,且存在不同程度功能抑制的表现。最近,有学者提出病原相关分子模式,认为非感染性疾病诱发脓毒症的病机或许与病原体接触模式识别受体后激活相应免疫细胞有关。由于脓毒症患者大多死于免疫抑制,有研究假设提出将免疫刺激疗法用于治疗脓毒症或许能改善患者预后。目前,粒细胞-巨噬细胞集落刺激因子和 γ 干扰素这两种免疫调节药物已进入临床试验阶段。抗细胞凋亡及体外血液净化技术也已成为脓毒症免疫调节治疗的热门研究方向。中医学认为,脓毒症的发生不离邪正,以素体正气不足为主要内在因素,以邪气易于侵犯机体为外在条件,因正虚而发病,久病则正气更虚,常呈本虚标实之势,痰、瘀、毒三邪搏结气血,久而正虚邪恋,有病久邪陷胶滞难除、正气渐伤、迁延难愈的病机特点。因此,对于脓毒症临床免疫调节治疗方面,中医扶正固本法无疑是提升机体正气,协同祛邪的重要中西医联合治疗思路。

1. 脓毒症"急性虚证"的病因病机　赵淳认为,脓毒症的基本病机多为素体正气亏虚,脏腑功能失调,阴阳气血失衡,复因外感邪毒、创伤、大手术等,使热、毒、瘀、湿等内犯机体,正虚邪实,正不胜邪,气机逆乱而发病,严重者脏器受损,甚者阴阳离决,即脓毒症的中医病机属正虚邪实。陈乔林提出脓毒症三个病机转换点为"邪入少阳或伏郁三焦募原;肺损治节无能,殃及全身气机升降出入;毒聚阳明,正邪对峙,催化热毒扩散",以及三个诊治要点为"预扶正气,先安未受邪之地,强主逐寇;维护络脉,防治邪毒内陷,络脉瘀闭;扼守要冲,先发制毒,顺势扭转病机"。张俭收集四诊资料,归纳探讨出脓毒症的中医证候特点。证候规律主要为正虚邪实,正虚以气虚和气阴两虚为主,邪实以痰、热、瘀、湿为主,可运用益气扶正、益气养阴,兼以活血、化痰、清热、利湿,通过调整机体脏腑阴阳气血、祛邪解毒来治疗脓毒症。谢东平对73例脓毒症患者进行调查发现,其以虚实夹杂证多见(83.6%),单纯实证较少;在虚证中,气虚证出现频率最高,达100%,其后依次为阳虚证(42.6%)、阴虚证(32.8%)、血虚证(9.8%);在实证中,痰证最多(91.8%),其后依次为火热证(79.5%)、血瘀证(52.1%)、水停证(16.4%)。刘清泉认为正气不足是脓毒症发病的关键因素之一,正所谓"正虚一时,邪气暴发"。《内经》曾记载"正气存内,邪不可干""邪之所凑,其气必虚",若机体正气亏虚,邪气则乘虚而入,正气无力抗邪,则邪气随之入里,久而久之瘀阻经脉气机,经络不通,则气机逆乱,最终脏腑失调而出现脓毒症。《内经》中"亢则害"指出,凡变化太过,则易阴阳失衡,乃是矫枉过正之因。素体正气存内,阴平阳秘,邪不可干;而当存在急性虚损时,病邪迅速入里生变,出现"邪毒炽盛,正气已虚"的虚证状态。

急性虚证的阴竭阳脱之候是脓毒症的病机之本。刘伟胜认为,当危重患者见阴竭阳脱之证时,治则应改传统的"急则治标,缓则治本"为"急则固本,回阳固脱",故虚实成为辨证治疗脓毒症的关键。奚小土等强调,扶正固本法应作为治疗脓毒症的核心治则,认为既然虚证存在于脓毒症发病的全过程,那么扶正就应及早并贯穿脓毒症治疗的始终。虚、热、毒、瘀是脓毒症的病因,实践证明

四者多同时存在于脓毒症的发生、发展过程中,故治疗时在以扶正固本为主的同时,应根据脓毒症病因病机的差异及所处阶段不同适当辅以清热、祛瘀、通腑等治法。

2. 扶正固本在脓毒症治疗中的具体应用　脓毒症患者多因正气不足,难以抵抗外邪,故而发为本病,故在治疗中应注意固护正气,既有利于抗邪,也防毒邪传变,终使阴阳调和,气血顺达。生脉注射液、参附注射液、参麦注射液、黄芪注射液等均属于此类。此类方剂常用的中药,如人参、麦冬、五味子、附子、甘草、黄芪等,多为补益类中药,故四君子汤、补中益气汤、生脉散等是其常用方剂。生脉注射液由中药麦冬、红参与五味子组成,有复脉固脱、益气养阴等效果,是中医急救常用方剂之一。生脉注射液是在《医学启源》生脉散基础上利用现代技术精制而成的中药注射剂,与生脉散一样具有益气养阴、复脉固脱的作用。高冬娜等研究表明,生脉注射液可通过抑制炎症介质释放,阻止SIRS的发生发展,同时还具有改善微循环、增强机体免疫及防御功能的作用。郭楠等利用生脉注射液辅助西医常规疗法共同治疗脓毒症休克,结果显示治疗前后休克各项指标均有所改善,APACHE Ⅱ评分值也较治疗前降低。可见,临床在应用参附注射液及生脉注射液辅助常规西医疗法治疗脓毒症休克患者过程中,两药能发挥出益气养阴、回阳固脱的功效,从而改善休克症状及机体各脏器功能。参附汤源自《校注妇人良方》,是温阳益气固脱之首方,方中人参复脉固脱,附子回阳救逆。参附注射液是一种由古方参附汤提炼而成的纯中药注射液,由人参和附子两味中药提取物制成,具有益气固脱、回阳救逆之功效。药理研究证实,参附注射液中含有的乌头碱成分能兴奋细胞表面的β受体,起到强心、扩冠、改善循环等作用,临床常用于脓毒性休克等各种休克、心力衰竭等急危重症的治疗。此外,参附注射液还能通过减少炎症因子的产生而抑制炎症反应。闫智杰等研究发现,参附注射液辅助西医常规疗法治疗脓毒症,能抑制患者体内促炎因子的释放,实验中测得治疗后的降钙素原(PCT)值较治疗前明显下降,证实炎症反应已受到调控。另一项随机对照试验发现,参附注射液能下调单核细胞表面分子的异常表达,改善调节性T细胞功能,从而双向调节机体免疫功能。由此看来,参附注射液能通

过多种途径达到改善脓毒症患者病情的目的。

同时，"四季脾旺不受邪"，脾主运化，为水谷之海，气血生化之源，称为后天之本。脾气虚损时，机体防病抗病能力明显下降，易受外邪侵袭而发病，并使病邪迅速传变入里，引发脏腑阴阳逆乱、功能衰竭，故"益气健脾"也是扶正固本在脓毒症治疗中的应用法则。危北海认为，脾气虚衰应为本病的始动因素并贯穿发病全过程，应归为脾虚综合征的重症范畴，治疗由健运脾胃入手，提高机体自身抗病能力才能获愈，胃肠复元法是具体施行方案。除此，患者长期卧床、疾病的折磨和环境的改变容易对其造成严重的睡眠紊乱和焦虑等。脓毒症患者早期实施卧式康复操锻炼，可以减轻患者焦虑情绪并有效延长睡眠时间，对提高患者坚持自主训练及促进功能康复有一定作用。

《素问·阴阳应象大论》提出"因其衰而彰之"的扶正祛邪治疗大法，历代名医亦有扶助正气以挽救生命的丰富经验，如张景岳所论"存亡之已，已在根本，元气既亏，不补将何以复"；清代名医程钟龄亦言"一虚中挟邪，正当开其一面，取我人民，攻彼贼寇……垂危之病，非大剂汤液，不能挽回"。近年来通过较多实验研究，证明了诸多扶正中药能通过对中枢神经系统、神经-体液系统、内分泌系统和物质代谢等多方面的调节效应而起到支持或加强机体抗病性生理反应，加强机体的应激能力，改善或加强机体的免疫功能等作用，以此促进患病组织器官的功能、代谢和形态结构的改善或修复。对证候复杂的危重病症，在细心体察、明辨虚实的基础上，适当应用扶正祛邪大法，将受益不浅。

二、"菌毒同治"与脓毒症

（一）"菌毒同治"理论概述

"菌毒同治"理论是我国著名中西医结合专家王今达总结提出的治疗法则。王氏在感染性疾病的治疗过程中认识到应用抗生素治疗革兰阴性菌感染时，菌体裂解后会产生大量的内毒素，引起机体炎症因子释放而产生全身炎症反应综合征或导致脓毒症形成，对高度应激状态的患者造成第二次打击，从而加重患者病情。西药大多为单一的化学单体，作用靶点明确，具有专一性和针对性的作用特点，"对抗"是其主要作用机制，在针对细菌

时有确切的疗效，但对于内毒素，目前尚无有确切疗效的西药。而中药无论是单味药或复方制剂，药效的物质基础都是有活性的物质群体，这些有活性作用的物质群体，按一定需求配伍组合，就可以作用于多个靶点，从而发挥多途径多层次的整合作用，表现出多效性。王氏认为，内毒素攻击人体后以热毒证和血瘀证为主，应用活血清热解毒中药多能取效。基于该认识，王氏提出"菌毒并治"理论，旨在提出感染性疾病的治疗靶点不仅是细菌本身，还包括菌体裂解后释放出来的内毒素，将西药抗生素的杀菌、抑菌作用和中药活血清热解毒、消除细菌内毒素的作用有机地结合起来，通过中西药物的有机结合，防治细胞的中毒性损害，包括保护感染所导致的多脏器功能衰竭，达到提高临床疗效、降低病死率的目的。

脓毒症是全身性炎症反应的代表性危重症，是 ICU 收治的常见感染性疾病，细菌感染是其最常见的发病因素。无论革兰阴性菌还是革兰阳性菌，均能诱发脓毒症的发生，随后病原菌雇佣一系列毒力因子保护它们，避免其被固有免疫识别，并穿过黏膜屏障，到达远处器官进行复制和传播，而最重要的毒力因子就是细菌毒素，包括内毒素或称为脂多糖及外毒素。首先，内毒素以革兰阴性菌所释放的脂多糖为例，在机体内被宿主先天免疫细胞识别细菌毒力因子的独特受体结合，引发固有免疫应答，并释放危险相关分子模式等内源性介质，包括热休克蛋白、纤维蛋白原、透明质酸、高迁移率族蛋白-1 等，实现了在脓毒症中从感染革兰阴性菌之后细菌与细菌毒素形成的促炎反应过程；其次，金黄色葡萄球菌和化脓性链球菌等可产生外毒素，也称为超抗原，被证明与危及生命的众多疾病有关，不只是脓毒症，还有感染性心内膜炎和金黄色葡萄球菌肺炎。外毒素与抗原呈递细胞和 T 细胞相互作用，诱导 T 细胞增殖并产生大规模细胞因子，导致发热、皮疹、毛细血管渗漏，继而出现低血压的中毒性休克综合征症状。与常规抗原通过抗原呈递细胞加工，由组织相容性复合体（MHC-Ⅱ）分子呈递至 T 细胞不同，超抗原直接结合 T 细胞受体的 β 链，并绕过抗原呈递细胞的处理来刺激 T 细胞。正常的 T 细胞应答通常只导致人体 0.000 1% ~ 0.001% 的 T 细胞群被激活，而超抗原在某些情况下，可激活 20% ~ 30%，甚至高达 70% 的 T 细胞群，导致促炎类辅助 T 细胞因

子被大量激活,包括肿瘤坏死因子、γ干扰素和白介素-2,继而引发细胞因子风暴。脓毒症的细菌与内毒素造成了炎性介质"瀑布"释放,这一本来是机体对抗外来致病因素侵袭的保护性反应,却因过分强烈,导致内环境稳定失衡、细胞凋亡、免疫抑制,造成感染性休克及器官功能不全。脓毒症的发生、发展过程在某种程度上已被认为是一种介质病,机体在受到外来刺激时过量释放炎性介质,从而引起炎症反应失控,激发连锁反应,最终导致多处的器官功能发生障碍或衰竭而致死亡。因此,对于脓毒症的治疗,除了采取控制感染和器官支持等措施外,还要设法阻断或削弱炎性介质对靶细胞的作用,打破连锁反应和恶性循环,逆转炎症反应的病理进程,减少其对组织器官的损害。总的来说,革兰阴性菌释放的内毒素性损害作用是脓毒症发展为器官功能障碍的主要病机,对革兰阴性菌感染的脓毒症应用敏感抗菌药物杀菌、抑菌的同时,应用清热解毒中药拮抗内毒素的作用,抑制炎性介质过高的释放,清除体内大量释放的炎性介质,即达到"菌毒同治"对防治脓毒症器官组织损伤有着重要意义。至今,还没有一种方法或特异性药物方案能解决脓毒症所引发的失控性炎症反应的所有问题。因此,抑制炎性介质的失控性释放,对于脓毒症的防治具有重要意义,"菌毒同治"的概念或是中西医联合应用的新思路。

王今达认为,"毒热证""血瘀证"与"急性虚证"三种主要辨证贯穿于脓毒症始终,故清热解毒、活血化瘀、通里攻下、扶正固本是治疗脓毒症的基本中医治法。基于该理论所研制的中药静脉用注射针剂治疗感染性多系统脏器功能衰竭时,可使4个以上脏器功能衰竭患者的病死率降低至50%,证实其有显著的临床应用价值。从现代药理角度来说,大量文献指出脂多糖作为细菌外膜的重要组成部分,是典型的革兰阴性菌导致脓毒血症发生、发展的一个重要原因,革兰阴性菌容易导致肠源性脂多糖易位,出现脓毒血症。因此,针对致病菌选择合理、有针对性的抗生素成为治疗脓毒症必不可少的一步。现代研究发现,芳香化湿类中药如藿香、降香、石菖蒲、白芷、薄荷等具有抗菌、抗炎、抗病毒等方面的药理学特性,如广藿香提取物广藿香酮无论对于革兰阴性菌还是革兰阳性菌都有着重要的抑制作用,其最小抑菌浓度范围分别为 $0.098 \sim 1600\ \mu g/mL$ 和 $0.098 \sim 800\ \mu g/mL$,且对耐甲氧西林金黄色葡萄球菌效果显著。因此,辨证选用芳香化湿类中药对于气分湿热证型脓毒症不仅方证对应,还可以增强抗生素的疗效,体现中医治病溯源的原则。另外,中成药注射剂,如血必净注射液、痰热清注射液、喜炎平注射液等也已被研究证实可以减轻细菌毒素的释放。如血必净注射液能够显著降低脓毒症模型大鼠血清中炎性因子 TNF-α、白介素-8 和白介素-1 的含量,从而抑制由炎症刺激引起的炎性因子过度释放。因此,对于气营两燔证的脓毒症或脓毒症所致的凝血功能障碍、血热证,均可配合血必净注射液抑制全身炎症反应,提高临床疗效。

(二)脓毒症运用"菌毒同治"治疗思路的中医理论探讨

1. "菌毒同治"源流考 现代毒物学认为,凡有少量物质进入机体后,能与机体组织发生某些作用,破坏正常生理功能,引起机体暂时或永久的病理状态,就称该物质为毒物。中医之"毒"是一个综合性概念,其本义是指对人体有害或作用猛烈的物质,尤指代药物。如《说文解字》对毒的解释为:"毒,厚也;害人之帅,往往而生,从中从毒。"它的引申义之一为致病邪气,主要指剧烈的致病因素,如《素问·生气通天论》谓"虽有大风苛毒,弗之能害"。"毒"在疫病病因中的描述颇多,如《疫诊一得》"疫既曰毒",《温病正宗》"疫者,毒之为害也",《吴医汇讲》"治疫之法,总以毒字为提纲"。如果从致病因素作用于机体后,使机体出现阴阳失衡这一过程来看,任何致病因素都有对机体产生不利影响的特性,中医理论中可将这种致病因素抽象后以"毒"来概括。根据病因作用于人体后所产生的整体不良影响,无论这种病因对整个机体产生怎样的不良影响,无论这种因素来源于外界或体内,都经高度概括后抽象出一个中医之"毒"的概念。如《医医琐言》所载:"百病为一毒,毒去体佳。"因此,"菌毒同治"中的"菌",可以不仅指细菌中的革兰阴性菌、革兰阳性菌,更包括所有能对机体产生不良影响的微生物,如病毒、真菌等,这些微生物作用于人体后刺激人体产生的过度炎症反应及过度免疫反应都属于"毒"的范畴,而不仅限于内毒素。不同的病原体作用于人体后,相应的治疗不同,包括抗细菌、抗真菌、抗病毒等,不同的病原体及个体体质的差异性导致"毒"所表现出来的证候也具有多样性,包括热毒证、瘀毒证、痰毒证、浊毒证、虚证等,故解毒法并非只是清热解毒,还包括活血化瘀、清热化痰、利湿化浊、益气扶正等。"菌毒同治"理论在不同的疾病中应用时,应具体分析导致该疾病的病原体及所出现的中医证候,分清"菌"和"毒"各自的涵义,灵活应用,通过中西药物的有机结合,多层次、多途径、多靶点的作用,达到更好的治疗目的。"菌毒同治"是中西医有机结合的一种临床应用模式,有机结合的前提是充分发挥西医和中医各自的优势。西医治疗病毒及细菌有确切的疗效,但对于耐药的病毒、细菌,细菌裂解后所产生的内毒素及细菌、病毒侵袭人体后所产生的一系列过度的免疫及炎症反应,目前还没有针对性的治疗方法和药物。中医有其完善的一套辨证论治体系,诸病于内、必形于外,根据相应的临床表现及舌脉,便可辨证处方,运用中药多靶点、多途径、多层次的整合作用所表现出的多效性来治疗疾病。

2."菌毒同治"在脓毒症治疗中的具体运用

(1)脓毒症的中医病因病机:中医学中对于脓毒症并无相应的病名对应,由于脓毒症以炎症反应和发热为主要表现,所以大多数文献将其归纳为"外感热病"范畴,将脓毒症休克与多器官功能衰竭归纳为"厥证""脱证"。脓毒症的基本病机为正气不足,毒邪内蕴,热毒、瘀血等阻滞脉络,致使脏腑功能失调,气血津液输布失常,邪实未去、正气已虚,为本虚标实之证。虽然各派医家对脓毒症中医病机的认识大致相同,但是针对脓毒症不同阶段却提出了不同的辨证体系。赵淳等提出脓毒症中医虚实辨证,将实证归纳为热毒内盛证、瘀血阻络证、热结腑实证,将虚证归纳为括气阴两虚、心肺脾肾俱虚、阴阳俱脱证等;刘清泉等提出脓毒症辨证可以依据六经辨证和卫气营血辨证,认为脓毒症各阶段证候的表现和卫气营血辨证各阶段大致相对应。卫分证、太阳病与脓毒症代偿期相对应,以非特异性临床症候群为特征;气分证、阳明病、少阳病和脓毒症的失代偿期相对应,以明确的感染灶及全身炎症反应综合征为特征;营分证、血分证、三阴病和严重脓毒症相对应,以脓毒症休克及多脏器功能不全为特征。虽然不同医家对于脓毒症的辨证体系的认识不尽相同,但针对脓毒症的中医药治疗方面都注重把握证候

虚实,强调辨证论治。其中主要的辨证施治法临床上以清热解毒法、通腑攻下法、活血化瘀法、扶正固本法的应用最为广泛。在毒热证的治疗方面,主要代表方剂有凉膈散、清瘟败毒饮、白虎汤、黄连解毒汤、普济消毒饮等;在腑实证的治疗方面,代表方剂有大承气汤、小承气汤以及中药灌肠治疗等;在瘀血阻滞证治疗方面,代表方剂有血府逐瘀汤等;治疗虚证的代表方剂有补中益气汤、生脉散、四逆汤等。

(2)"三证三法":王今达认为,内毒素对于机体的危害是诱导体内炎性介质的产生,从而发挥毒性作用。邪毒入侵,导致正邪交争、正气耗伤、邪毒阻滞、正虚邪实,提出脓毒症病因有三:其一是正气的不足;其二是毒邪内蕴,毒乃广义之毒,包括痰、瘀、火热、湿浊等;其三是络脉瘀滞,气血失运,脏腑、四肢、百骸失于濡养。正虚毒损、瘀滞络脉是脓毒症的基本病机,由于正气不足,毒邪内蕴,内陷营血,络脉气血营卫运行不畅,导致毒热、瘀血、痰浊内阻,瘀滞络脉,进而令各脏器受邪而损伤,引发本病。脓毒症患者多有肺部感染和恶性肿瘤病史,故临床上分别多见实与虚,发病初起易虚易实,中期多虚实夹杂,后期以虚证和虚实夹杂证居多,病势发展呈现从上焦到中焦到下焦的发展规律。

王今达在学术初期就确定了中西医结合治疗急性危重病所要坚持的指导思想,在这种思想指导下,自1972年开始,其所在的天津市急救医学研究所和ICU专业技术人员根据对急性危重患者疾病特点的观察,临床上逐渐将中医治疗应用于西医尚无理想疗效的急性危重病中,并确定了3个突破口:清热解毒法治疗毒热证、活血化瘀法治疗血瘀证、扶正固本法治疗急性虚证,即所谓"三证三法"。20世纪60年代末期,国际上认识到弥散性血管内凝血是许多急性危重病患者死亡的原因,但是西医早期所采用的肝素治疗可能引起大出血,中晚期的抗纤溶亢进治疗也可能促使其恶化。王今达根据中医辨证,观察到这些患者呈现全身性出血,脉数涩,舌质紫暗或有瘀斑,属于血瘀之证,在国内首先应用王清任的血府逐瘀汤加减治疗,挽救了部分患者的生命。

(3)"四证四法":基于实验与临床研究结果,王今达对中医学"肺与大肠相表里"学说进行了重新认识和研究。1982年,他为了阐明中医"肺

与大肠相表里"理论,用结扎动物肠系膜上动脉的方法制备急性肺损伤模型,证实了肠源性内毒素血症是肺-肠相关性损伤的致病因素。为了证明肠道屏障功能破坏是造成肠源性内毒素血症和菌群移位,并激发细胞因子和炎性介质瀑布样连锁反应,引发脓毒症的机制,他从肠道在脓毒症发病中的关键环节入手,用动物实验和临床研究证明了肠道是脓毒症发病的启动器官之一,并在致病环节上提出了相应的中西医结合治疗原则,而应用这些原则和方法可使脓毒症的病死率显著下降。1980年前后,王今达曾采用上清下泻法,使用凉膈散治疗阳明腑实证的患者,结果有80%的呼吸衰竭患者呼吸功能迅速改善。在进一步的研究中他又发现,临床表现有腑实证的患者血浆促炎细胞因子水平明显升高,采用通里攻下法,以大承气汤涤荡胃肠实热、攻下泻火、清热解毒,可显著降低患者血浆炎性介质水平和发病率,提高治愈率。经过多年研究,其团队在"菌毒同治"和"三证三法"的基础上,逐渐完善和丰富中西医结合治疗脓毒症的理论体系,在"三证三法"的基础上加入对于肠道的辨证施治,提出热结腑实证在脓毒症辨证中的新思路,并强调通腑泻热对于脓毒症治疗的重要性,总结出了中西医结合"四证四法"的辨证治疗原则,即对脓毒症及重症感染性疾病采用"细菌、内毒素、炎性介质"同治,其中毒热证采用清热解毒法,血瘀证采用活血化瘀法,急性虚证采用扶正固本法,腑实证采用通里攻下法。王氏对此理论的具体研究如下:① 毒热证用清热解毒法。患者临床表现为恶热喜冷、面红目赤、烦躁多言,甚则神昏谵语、痰涎壅盛、痰涕黄稠、口干欲饮、舌红苔黄厚、脉洪数或细数,并伴有血中白细胞、中性粒细胞比例及降钙素原、内毒素、炎性介质水平升高。此时如能在严重感染的不同阶段紧紧抓住"邪毒"这一重要环节,用清热法或泄热法给予清热解毒治疗,都会取得良好疗效。血必净注射液可以下调脓毒症多脏器衰竭大鼠体内的炎症介质水平,减少中性粒细胞的活化,防止大鼠体内内皮细胞受损。② 血瘀证用活血化瘀法。脓毒症血瘀证患者临床表现为舌质紫暗或出血等,实验室检查有血液流变学、凝血及纤溶系统异常和微血栓形成的表现。在血瘀证动物实验中也发现存在明显的内皮细胞损伤表现,血浆内皮细胞标志物血栓调节蛋白、内皮素、血管性假血友病因子水平

均明显升高。可以确认,以内皮细胞损伤、微循环异常为基础的血瘀证成为脓毒症的主证之一。内皮细胞功能不全及活化蛋白C水平降低引起的微循环障碍已成为血瘀证发生的病理基础。而研究发现,血必净注射液有调节脓毒症患者微循环、免疫及炎症反应紊乱状态的作用。③ 急性虚证用扶正固本法。脓毒症急性虚证的发生与机体免疫状态高度相关,是各种原因导致的阴阳、气血、脏腑功能迅速虚衰的证候,病机特点为本虚标实,临床表现为免疫麻痹状态。根据急性虚证的特点,王氏提出应用扶正固本法治疗此类患者,代表方剂为补阳还五汤及黄芪注射液,配以临床营养治疗。④ 腑实证用通里攻下法。腑实证患者多表现有腹胀、呕吐、无排便排气、肠鸣音减弱或消失等,实验室检查可见血中内毒素水平升高。已证实肠道为脓毒症发生的启动器官,严重创伤后应激反应导致肠道血液循环量减少,微循环障碍引起肠黏膜屏障功能受损,肠源性内毒素入血致远隔器官受损。针对腑实证采用通里攻下法治疗,代表方剂为凉膈散及大承气汤,可明显改善脓毒症患者的肠道功能,同时可调整免疫失衡状态,降低过度的炎症反应,同时缓解机体的免疫麻痹。

(4)辨证施治举隅

毒热闭肺证——临证表现:高热不退,胸腹灼热,咳嗽加剧,干咳无痰,喘促胸闷。舌体胖,舌质淡,舌苔白腻水滑,也可见舌质红或暗红,苔黄腻,脉象表现为沉实。

⊙病机分析:肺合皮毛司呼吸,为华盖之脏,邪毒最易先侵犯肺脏而入里。热毒亢盛,闭郁肺气。从气机角度看,肺气升降出入失常,排毒管道不畅,吸清呼浊不利而有喘促胸闷。如热毒闭肺进一步发展,气血闭郁于内不能外达,可出现四肢逆冷。从津液角度看,肺为水之上源,主上焦水液宣发布散,在肺气的推动作用下,使上焦水液气化如雾露之溉。肺气郁,肺不流津,肺不化津,水液不归清阳正化而为饮为湿,为阴邪浊邪,饮邪排出不畅,停积于肺,故舌现水气。根据舌红与否、舌红的程度、苔腻及水滑的程度,以判断气虚的程度及热毒、湿浊与气虚、气滞各自的比重,从而确定清热解毒化痰和扶正益气的比重。

⊙治则治法:开闭解毒,兼扶正气。

⊙参考方药:葶苈子15 g,瓜蒌30 g,生石膏30 g,杏仁10 g,桔梗15 g,半夏10 g,郁金10 g,麻

黄 6 g,白豆蔻 6 g,黄芩 15 g,细辛 3 g,浙贝母 15 g,赤芍 15 g,太子参 10 g。

毒损脉络证——临证表现:热势减退或不发热,唇甲青紫,喘憋迫促,痰中带血或咳清稀泡沫血痰,神疲乏力,喜静卧,不喜坐及动,动则汗出。舌体胖,舌质淡,舌苔白腻水滑,脉象转为虚、沉、弱。

⊙病机分析:风热毒邪犯肺,耗气迅速,正邪斗争持续,毒热亢盛,元气大伤,肺气大虚,动则耗气,故喜静卧不能动,气虚无力行血,瘀血内生。瘀毒及热毒、浊毒损伤肺络,血出于络外,毒热耗伤元气,元气大亏,肺气无权,气不摄津,气不摄血,津血外渗。瘀毒及热毒、浊毒停肺,肺道闭塞,空窍闭阻,清气难入而喘憋。邪势感大,元气大伤,正气气血生化乏源,气虚不能固表,有脱汗之机。

⊙治则治法:益气活血祛邪。

⊙参考方药:太子参 10 g,麦冬 15 g,五味子 10 g,杏仁 10 g,附子 10 g,麻黄 6 g,陈皮 10 g,细辛 3 g,丹参 15 g,草薢 10 g,蚕沙 10 g,砂仁 3 g。

毒邪内陷证——临床表现:面青唇紫,身倦肢冷,嗜睡、神昏,或躁动,张口呼吸,喘促奔迫,或气息微弱难以接续,汗出如涌,二便失禁。舌紫暗,苔白垢腻或黄垢不鲜,脉细数无伦或脉微欲绝。

⊙病机分析:正气将绝,神机化灭,热毒瘀血痰浊内闭,元阳外脱,阴寒独留,阴阳即将离绝。病极危重。

⊙治则治法:益气固脱。

⊙参考方药:太子参 15 g,附子 10 g,煅龙骨 15 g,煅牡蛎 15 g,白芍 15 g,茯苓 15 g,细辛 6 g,桂枝 6 g,炙甘草 15 g。

三、"菌毒同治"临床及基础研究

沈氏采用前瞻性、随机、对照的实验设计方法,观察"菌毒同治"治疗方案对脓毒症患者的临床疗效,为脓毒症治疗方案的进一步优化提供依据。该研究选取符合纳入标准的患者 50 例,随机分组后,对照组给予一般西医基础治疗和血必净注射液 50 mL 静脉点滴,每日 2 次,疗程 7 日;治疗组在对照组治疗基础之上加用凉膈散颗粒剂 150 mL 口服或鼻饲,每日 2 次,疗程 7 日。于入组当日、给药后第 3 日及第 7 日或死亡前,分别观察患者相关症状体征,检测相关指标。结果发现,在炎症反应指标方面,治疗组的体温降低幅度相对于对照组更为明显,差异具有统计学意义($P<0.05$),治疗组白细胞(WBC)、PCT、TNF-α 水平较对照组明显下降($P<0.05$),而治疗组 IL-10 水平较治疗前明显升高($P<0.05$)。在凝血功能指标方面,治疗组活化部分凝血活酶时间(APTT)未见明显延长,对照组治疗第 7 日 APTT 较治疗前明显延长,差异有统计学意义($P<0.05$);治疗组在治疗第 3 日的 D-二聚体水平明显降低,与对照组相较差异具有统计学意义($P<0.05$);治疗组第 7 日血小板(PLT)明显升高,与对照组相较差异具有统计学意义($P<0.05$);治疗组第 7 日弥漫性血管内凝血(DIC)评分比治疗前下降,和对照组相比差异显著,体现出统计学意义($P<0.05$)。对照组和治疗组 APECHE-II 评分与治疗前相较均有所下降,治疗组第 7 日较治疗前下降明显,差异有统计学意义($P<0.05$);经治疗,两组患者第 3 日、第 7 日的中医症候积分均较治疗前显著下降($P<0.01$),治疗组患者第 7 日中医症候积分相较于对照组显著下降,差异体现统计学意义($P<0.01$);两组比较综合疗效,对照组与治疗组的有效率分别为 20% 和 60%,差异体现统计学意义($P<0.05$)。

赵氏运用盲肠结肠穿孔术法建立脓毒症大鼠模型,利用基因芯片技术检测"菌毒同治"对脓毒症大鼠肝组织基因的表达差异,从而进一步探讨菌毒炎并治对脓毒症大鼠肝组织基因表达调控的内在机制。他采用随机分组的方法将 90 只大鼠分为对照组(30 只)、脓毒症模型组(30 只)和"菌毒同治"组(30 只),运用盲肠结扎穿孔术的方法建立脓毒症大鼠动物模型。脓毒症模型组给予腹腔注射生理盐水 10 mL/kg,"菌毒同治"组给予腹腔注射亚胺培南西司他丁钠(泰能)0.1 g/kg 和血必净注射液 10 mL/kg,同时给予血必净 3 mL/100 g(药物浓度:3 g/mL)灌胃,每日 2 次。术后对大鼠的生存情况进行观察纪录,并对比分析 48 小时和 72 小时的大鼠存活率。结果发现,"菌毒同治"组大鼠的 48 小时和 72 小时存活率(90.0% 和 63.3%)均明显高于脓毒症模型组(26.7% 和 13.3%),差异具有统计学意义($P<0.01$);脓毒症模型组和菌毒同治组共检出已知功能表达差异的基因数分别为 281 个和 482 个,其中脓毒症模型组上调基因 146 个、下调基因 135 个,"菌毒同治"组上调基因 281 个、下调基因 201 个,表达差异的基因涉及细胞凋亡、增殖、分化、生长、信号传导、免疫反应、炎症反

应、蛋白翻译/加工/修饰/降解等相关基因，提示"菌毒同治"对脓毒症大鼠有显著的治疗作用。

综上，细菌感染虽然确定为脓毒症发生的主要因素，而当今研究越来越倾向于脓毒症为一个多基因、多阶段、多系统共同参与的网格式反应疾病，故抗感染早已不再是脓毒症治疗的全部，只是治疗开始阶段的重要步骤，而在此之后大量毒素所诱发的炎性介质过度释放更是脓毒症发展为多脏器功能不全的关键，所以在治疗脓毒症时采用"细菌-内毒素-炎症介质"共治的方案，是基于中医"整体观念"理论的思想体现，是中西医结合对于脓毒症治疗的突破性诊疗思路，是"上工治未病"思想下"截断扭转"的具体应用。

（周　桢）

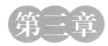

危重症中西医临床诊疗的地位及展望

在中西医结合治疗危重病研究上，既要洞察现代医学发展趋势，看到本学科的发展脉络，也要充分地了解相关学科的发展，做到"为我所用"，同时要立足中医基础理论，做好继承和发扬，坚持辨证救治的理法方药特点，拓宽中西医结合治疗危重症的治疗手段，创新治疗和抢救技术，大力推动中西医结合危重症医学发展。

危重症医学是知识面要求较广、发展迅速的一门新兴学科。从欧美一些国家情况来看，在这一领域里，受过充分训练的专业人员需要具有扎实的内科学、外科学基本知识和临床实践基础。ICU 是医学学科发展的必然产物，是医院现代化发展的标志之一，是现代化医院的三大支柱之一（影像学科、检验学科、ICU），也是现代化医院的方向之一。ICU 已成为医院中不可缺少的治疗单位。"监护"是ICU 的精髓，集中处理危重患者的任务决定了它的多专业性。规范化管理对 ICU 发展有十分重要的意义。

未来综合 ICU 将面临的是从跨越内、外、妇、儿科的中心 ICU 向单跨大内科或大外科的综合ICU（MICU 或 SICU）发展的挑战，这有利于 ICU 内交叉感染的控制，对内科、外科患者均有利。进而MICU 可能被分解成呼吸专科 ICU（RICU）及神经内科 ICU 等专科 ICU，而 SICU 则可能被进一步分解成普外科 ICU、神经外科 ICU、心外科 ICU 等专科 ICU。专科 ICU 的特点是显而易见的，其首先增强了专科对患者的责任感，使患者的病历处理更及时有效；其次可增加专科的收入。但是较之综合的 MICU、SICU 来说，其设备、医生队伍，特别是护士队伍，不论从理论还是对危重患者的管理治疗和护理能力上，均存在一定的差距。事实上，不论何种形式的 ICU，均是危重症医学的学科重要组成部分。

随着时代的发展，危重症医学将受到越来越多的重视，规范 ICU 的收治标准、保障患者转出的通畅性、控制院内感染、提高 ICU 救治成功率等问题会逐渐得到各专科 ICU 的认同，从而能够得到更好的解决。

总之，ICU 是一个很特殊的临床科室，随着越来越多的医学院校设立危重症医学专业，将有越来越多的专门从事危重症医学的人员毕业。另外，伴随危重症医学会的成立，一些专业规则和指导原则将陆续出台，使 ICU 在规范化、正规化的道路上取得更大的进步和发展。

（章怡祎）

［1］包培荣,陆峰,尤可,等.论中西医结合治疗危重症的整体观［J］.山东中医杂志,2000,19(1)：3-5.

［2］李伟荣,刘力戈,王宾,等.重症医学科 2011 年—2015 年收治患者情况分析［J］.中国病案,2016,17(9)：81-83.

［3］Van Herck J L, Claeys M J, De Paep R, et al. Management of cardiogenic shock complicating, acute myocardial infarction［J］. Eur Heart J Acute Cardiovasc Care, 2015, 4(3)：278-297.

［4］朱海霞.慢性心力衰竭患者血清白介素 6 高敏 C-反应蛋白和肿瘤坏死因子 α 水平的变化及临床意义［J］.中国全科医学,2011,14(10)：3362.

［5］Rita J, Okura T, Manabe S, et al. Plasma osteopontin levels are higher in patients with primary aldosteronism than in hypertension ［J］. Am J patients with essential Hypertens, 2006, 19(3)：293-299.

［6］包培荣.浅谈脱证［C］//第二届国际中医心病学术研讨会论文集.中华中医药学会心病学分会,2005：9.

［7］曾海,郭道群.参附注射液治疗急性心肌梗死合并心源性休克38 例临床观察［J］.中国中医急症,2019,18(7)：1087-1088.

［8］孙业武,陆曙.参附汤在急性心肌梗死合并心源性休克中的治疗作用［J］.中国医药导报,2008,5(34)：66-67.

［9］李伟才,周奉德.论脱证之本为宗气之脱［J］.中医临床研究,2014,6(17)：40-43.

［10］汪培芳.中西医结合治疗急性心肌梗死并发心源性休克 20 例［J］.中国中医急诊,2003,12(3)：265-266.

[11] 李如英,郦永平.回阳通脉法治疗急性心肌梗死合并休克[J].现代中西医结合杂志,2000,9(21):2141-2142.

[12] 沈杨.升陷汤辅助治疗慢性心力衰竭合并心源性休克气脱证临床疗效观察[D].长沙:湖南中医药大学,2020:1-3.

[13] 卢海宁.心源性休克中医药干预方案疗效评价标准[D].广州:广州中医药大学,2019:1-3.

[14] 顾云,罗毅,吴永涛.参附注射液对大鼠缺血/再灌注损伤期间心肌细胞基因表达的影响[J].中国药学杂志,2007,42(23):1779-1783.

[15] Chan W S, Durai rajan S S K, Lu J H, et al.Neuroprotectiveeffects of astragaloside IV in 6-hydroxydopamine-treatedprimary nigral cell culture[J]. Neurochem Int, 2009, 55(6):414-422.

[16] 沈烈行,冯晓,高秀芝.生脉饮药理作用与临床应用[J].医药导报,2003,22(9):634.

[17] 本刊编辑部.周仲瑛肺胀治验[J].中国社区医师,2010,26(40414):16.

[18] 姜良铎.中医急诊临床研究[M].北京:人民卫生出版社,2009,9:173-183.

[19] 中华医学会呼吸病学分会慢性阻塞性肺疾病学组.慢性阻塞性肺疾病诊治指南[J].中华结核和呼吸杂志,2002,25(8):453.

[20] 杨惠琴,楚东岭.肺心病Ⅱ型呼吸衰竭伴营养不良与中医分型相关性分析[J].第四军医大学学报,2009,30(10):919.

[21] 韩云,林嬿钊,林琳,等.培土生金法对慢性阻塞性肺病机械通气患者肠内外营养支持临床疗效的影响[J].广州中医药大学学报,2008,25(1):18-22.

[22] 张杰,李冬梅,曲妮妮.浅谈肺胀从肝论治[J].中国民族民间医药,2010,137(12):192.

[23] 王妍.参芪扶正注射液治疗慢性呼吸衰竭急性加重的临床疗效观察[D].济南:山东中医药大学,2007:1-3.

[24] 苏和毅,莫泽珣,陈珍,等.ICU严重免疫失衡疾病——持续炎症-免疫抑制-分解代谢综合征[J].中华危重病急救医学,2017,29(8):760-764.

[25] Singer M, Deutschman C S, Seymour C W, et al. The Third International Consensus Definitions for Sepsis and Septic Shock (Sepsis-3) [J]. The Journal of the American Medical Association, 2016, 315(8):775-787.

[26] 孙磊,郑俊波,于凯江.脓毒症患者持续免疫抑制状态时的免疫监测和治疗进展[J].中国医刊,2018,53(6):587-591.

[27] 李育明.脓毒症免疫功能及其生物标志物研究进展[J].中国急救学,2017,37(2):119-122.

[28] Medzhitov, R. Pattern recognition theory and the launch of modern innate immunity[J]. The Journal of Immunology: Official Journal of the American Association of Immunologists, 2013, 191(9):4473-4474.

[29] Leentjens J, Kox M, Pickkers P. Immunomodulation for sepsis: a change of tack?[J]. Nederlands Tijdschrift Voor geneeskunde, 2014:158.

[30] 唐彬,李云华,彭映辉,等.赵淳教授中西医结合救治脓毒症学术经验[J].中国中医急症,2010(6):984-985.

[31] 王志祥.陈乔林教授关于脓毒症的认识介绍[C]//首届兰茂中医药发展学术论坛暨云南省中医药界2014学术年会论文汇编,2014.

[32] 张俭,孔祥照.脓毒症中医证候分型规律的探讨[J].新中医,2013(3):38-40.

[33] 谢东平.中医集束化调肠方案干预脓毒症肠功能障碍的临床研究[D].广州:广州中医药大学,2010.

[34] 刘清泉.对脓毒症中医病机特点及治法的认识[J].北京中医,2007,26(4):198-200.

[35] 林嬿钊,麦舒桃,韩云.刘伟胜运用补益法治疗危重症经验[J].河北中医,2011,33(5):649-650.

[36] 奚小土,曾瑞峰,丁邦晗,等.脓毒症中西医结合的临床困惑与思考[J].中国中医急症,2016,25(7):1323-1325.

[37] 李俊,曾瑞峰,奚小土,等.急性虚证与脓毒症[J].中国中西医结合急救杂志,2015,22(3):225-226.

[38] 黄培芬.生脉注射液临床应用及不良反应的文献研究[J].中国民族民间医药,2015(6):97-98.

[39] 高冬娜.脓毒症中医辨证分型、负性共刺激分子表达和参芪扶正疗效的临床研究[D].大连:大连医科大学,2017.

[40] 郭楠,刘清泉,江其敏,等.生脉、参附注射液治疗脓毒症休克的临床疗效观察[J].北京中医,2011,30(5):329-333.

[41] 马伟斌,江荣林,雷澍,等.参附注射液对脓毒症大鼠心肌氧化应激和线粒体呼吸功能的影响[J].中华中医药学刊,2012(8):1819-1822.

[42] 郭秀芹,孔立,范开亮,等.参附注射液治疗脓毒症休克研究进展[J].新中医,2017,49(6):143-145.

[43] 闫智东.参附注射液配合抗菌药物对重症监护病房脓毒症休克患者的疗效及其对血液动力学参数与炎症因子水平的影响[J].抗感染药学,2018,15(5):832-834,920.

[44] 奚小土,朱满刚,刘云涛,等.参附注射液对脓毒症患者免疫功能、炎症指标的影响[J].新中医,2018,50(6):72-76.

[45] 范圣凯.危北海学术思想与临床经验总结及应用胃肠复元法对脓毒症肠功能障碍治疗作用的探讨[D].北京中医药大学,2011.

[46] 吴巧媚,马世红,郑静霞,等.卧式康复操对脓毒症患者早期康复的效果评价[J].广东医学,2014(16):2630-2633.

[47] Martin G S, Mannino D M, Eaton S, et al. The epidemiology of sepsis in the United States from 1979 through 2000[J]. New England Journal of Medicine, 2003, 348(16):1546-1554.

[48] Cerra F B. The systemic septic response: multiple systems organ failure[J]. Critical care clinics, 1985, 1(3):591-607.

[49] Underhill D M, Ozinsky A. Toll-like receptors: key mediators of microbe detection[J]. Current opinion in immunology, 2002, 14(1):103-110.

[50] Modlin R L, Brightbill H D, Godowski P J. The toll of innate immunity on microbial pathogens[J]. N Engl J Med, 1999, 340(23):1834-1835.

[51] Drakesmith H, Prentice A M. Hepcidin and the iron-infection axis[J]. Science, 2012, 338(6108):768-772.

[52] El Gazzar M, McCall C E. MicroRNAs Distinguish Translational from Transcriptional Silencing, during, Endotoxin Tolerance[J]. J Biol Chem, 2010, 285(27):20940-20951.

[53] Brudecki L, Ferguson D A, McCall C E, et al. Myeloid-derived suppressor cells evolve during, sepsis and can enhance or attenuate the systemic inflammatory response[J]. Infection and immunity, 2012, 80(6):2026-2034.

[54] 李志军,任新生,李银平,等."三证三法"及"菌毒炎并治"治疗脓毒症的研究进展[J].中国中西医结合急救杂志,2012,19(6):321-323.

[55] 曹书华,王今达,李银平.从"菌毒并治"到"四证四法"——关于中西医结合治疗多器官功能障碍综合征辨证思路的深入与完善[J].中华危重病急救医学,2005,17(11):641-643.

[56] 王今达,崔乃杰,高天元,等."菌毒并治"新理论临床应用价值的验证——"菌毒并治"治疗感染性多系统脏器衰竭50例的疗效观察[J].中国危重病急救医学,1989,1:58.

[57] 王今达,崔乃杰,宗育彬,等.内毒素性多系统脏器衰竭发病机理的新概念及防治措施的新理论实验研究[J].危重病急救医学,1989,17－26.

[58] 王月华,李妍.脓毒血症发病机制研究进展[J].中国病原生物学杂志,2010,5(04):299－300,303.

[59] 姜良铎,焦扬,王蕾.从毒论理,从通论治,以调求平[J].中医杂志,2006,47(3):169－171.

[60] 李月彩,李成福.中医外感热病学对感染性全身炎症反应综合征的认识[J].中国中西医结合急救杂志,2002,9(2):63－64.

[61] 刘清泉,蓝海涛.中医对脓毒症的认识及辨证体系的研究[J].中华中西医临床杂志,2004,3(3):261－264.

[62] 李志军,任新生,李银平,等."三证三法"及"菌毒炎并治"治疗脓毒症的研究进展[J].中国中西医结合外科杂志,2012,18(6):553.

[63] 李志军,李银平,王今达.肺与大肠相表里学说与多器官功能障碍综合征[J].中国中西医结合急救杂志,2004,11(3):131－132.

[64] 王今达,高天元,崔乃杰,等.中医学"肺与大肠相表里"学说的临床意义及其本质的探讨——临床病例分析与实验研究[J].中西医结合杂志,1982,2(2):77－81.

[65] 王今达.多脏器功能失常综合征与肠道内细菌及内毒素移位[J].中华危重病急救医学,1995,7(6):321－323.

[66] 王今达.开展中西医结合治疗急性危重病的思路和方法[J].中国中西医结合急救杂志,2000,7(6):323.

[67] 王今达,高天元,崔乃杰,等.中西医结合治疗感染性休克105例临床分析[J].中西医结合杂志,1983,3(1):21－24.

[68] 崔克亮,曹书华,王今达.大承气汤对多器官功能障碍综合征防治作用的临床研究[J].中国中西医结合急救杂志,2003,10(1):12－15.

[69] 王今达,李志军,李银平.从"三证三法"辨证论治脓毒症[J].中华危重病急救医学,2006,18(11):643－644.

[70] 高红梅,曹书华,刘懿禾.中西医结合治感染性多器官功能障碍综合征临床观察[J].中国中西医结合急救杂志,2000,7(6):375－376.

[71] 王今达,崔乃杰,高天元,等.清热类中药的抗内毒素作用及防治内毒素过敏反应的实验研究[J].中国急救医学,1982,2(2):30－35.

[72] 曹书华,高红梅,王永强."神农33号"对多器官功能障碍综合征大鼠细胞因子的影响[J].中华急诊医学杂志,2003,12(2):94－96.

[73] 曹书华,王今达.血必净对感染性多器官功能障碍综合征大鼠组织及内皮损伤保护作用的研究[J].中华危重病急救医学,2002,14(8):489－491.

[74] 王今达,汤言英,高天元,等.活血化瘀法治疗急性弥漫性血管内凝血36例的临床分析[J].中华内科杂志,1981,20(2):79－84.

[75] 王兵,张畔.多器官功能障碍综合征中急性虚证发病与辅助T淋巴细胞1/2平衡之间的关系及治疗对策[J].中国中西医结合急救杂志,2005,12(1):58－61.

[76] 王文江,姚咏明,咸力明,等.血必净注射液对烧伤延迟复苏大鼠器官功能及死亡率的影响[J].中华危重病急救医学,2006,18(1):16－18.

[77] 陈莉,王东强,李志军,等.中西医结合四联疗法治疗麻痹性肠梗阻的临床疗效观察[J].中国中西医结合急救杂志,2017,24(1):36－39.

[78] 赵欣."菌毒炎并治"对脓毒症大鼠肝组织基因多靶点调控的作用研究[D].天津:天津医科大学,2014:1－3.

[79] 沈青."菌毒炎并治"对脓毒症患者的临床疗效和部分血清学指标影响[D].天津:天津医科大学,2016:1－3.

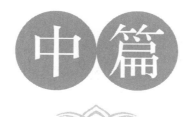

中篇

常见危重症中西医临床诊疗

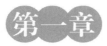

心脏骤停

心脏骤停（sudden cardiac arrest，SCA）指各种原因所致心脏射血功能突然停止，患者随即出现意识丧失、脉搏消失、呼吸停止。心脏性猝死（sudden cardiac death，SCD）指未能预料的于突发心脏症状1小时内发生的心脏原因死亡。心脏骤停不治是心脏性猝死最常见的直接死因。

心脏骤停属于中医学"卒死"范畴，是指各种内外因素导致心之藏真脏器受损，阴阳之气突然离决，气机不能复返，心搏接近停止跳动或刚刚停止跳动而表现为发病急速，忽然神志散失，寸口、人迎、阴股脉搏动消失，呼吸微弱或绝，全身青紫，瞳仁散大，四肢厥冷等一系列临床病象的危重疾病。"卒死"之名始见于《灵枢·五色》："人不病卒死，何以知之？黄帝曰：大气入于脏腑也，不病而卒死矣。"晋代葛洪《肘后备急方》曰："卒死……皆天地及人身自然阴阳之气，忽有乖离否隔上下不通，偏竭所致。"

【病因病理】

（一）西医病因病理

1. 危险因素

（1）器质性心脏疾病：如冠心病、陈旧性心肌梗死，各种心肌病（扩张型、肥厚型、限制型心肌病，缺血性心肌病，致心律失常型右心室心肌病等），心肌受累疾患（心肌致密化不全、心肌淀粉样变），各种瓣膜病，急性重症心肌炎，急性肺栓塞等，均可出现恶性心律失常，导致心脏骤停。

（2）离子通道疾病或心肌电活动异常：如Brugada综合征、长Q-T或短Q-T综合征、短联律间期室性心动过速、儿茶酚胺敏感型室性心动过速、预激综合征合并心房颤动、严重缓慢型心律失常等。

（3）其他：严重电解质或酸碱平衡紊乱，严重心肌缺血或心力衰竭加重，严重应激或情绪波动均可能诱发恶性心律失常。

2. 病因

除心脏本身的病变外，休克、缺氧、严重水电解质平衡和代谢紊乱、中毒和呼吸系统疾病等均可导致心脏骤停。

3. 病理

心脏骤停导致全身血流中断，不同器官对缺血损伤的耐受性有所不同，大脑是人体最易受缺血缺氧损害的器官，其次是心脏、肾脏、胃肠道、骨骼肌等。心脏骤停前，身体潜在的病变及促发心脏骤停的因素能显著影响心肌细胞的代谢状态，也将影响到复苏后细胞的存活能力。心脏骤停引起血液循环中断，数秒内即导致组织缺氧和有氧代谢障碍，细胞转为无氧代谢。无氧代谢所产生的三磷酸腺苷极少，难以维持细胞存活所必需的离子浓度梯度。心肌能量消耗与心脏骤停时的心律失常类型相关，与无脉电活动或心室静止相比较，心室颤动时心肌要消耗更多的能量。能量的耗竭导致细胞膜去极化，从而触发启动了一系列的代谢反应，包括细胞内钙超载、大量自由基产生、线粒体功能异常、基因异常表达、降解酶（磷脂酶、核酸内切酶、蛋白酶等）的激活和炎症反应等。

（二）中医病因病机

中医学认为，本病因宗气外泄，心脏真气逆乱外现，真气耗散；或邪实气机闭阻，升降否隔，气血暴不周流，阴阳偏竭不交，气机离决，神散而成。

1. 真气耗散

心胸隐疾日久，或"病情小愈"或"不病之人"，气机失调于内，或正虚内损于中，精气衰竭而未尽，复伤外在虚邪贼风，造成邪虚相搏，使"阴气竭于内，而阳气阻隔于外，二气壅闭"；或情志暴乱，气机厥逆，少阳生气不发，以致心胆气机闭阻，枢机开合之机骤停，使肺肾气绝精竭，心脑气散，神散不交。

2. 邪实气闭 心脑脏器突被痰瘀、邪毒之邪所闭阻,脑之神机与心脏藏真之气相互对接受阻隔,枢机闭死或失散而致;或痰瘀内闭心脉,或气逆血冲,逆犯心之神机,均造成心神不内伏,开合之枢机骤止,从而导致心气闭绝,血滞脉阻,神机化灭。

其病位在心,涉及肺、脾、肾,病机为虚实夹杂,正确治疗可有获生之望。

【临床表现】

(一) 病史

注意向家人、目击者和急救人员询问发病过程:心脏骤停的发生时间、当时状态(吃饭、运动、受伤)、服用药物、开始复苏时间、初始心电图表现,急救人员采用的急救措施等。既往史:健康和精神状况,有无心脏、肺脏、肾脏疾病或其他恶性肿瘤,有无感染或出血,有无急性冠状动脉综合征(ACS)或肺栓塞等危险因素;还需要了解患者过敏史等。

(二) 症状与体征

早期可有诱发疾病的表现及非典型性先兆症状,如心慌、无力、精神改变等。心脏骤停可导致呼吸系统、循环系统、神经系统等改变,如点头或叹气样呼吸、面色苍白或发绀、心跳及大动脉搏动消失、呼之不应或伴有癫痫发作等。

本病可伴有以下体征:① 意识丧失,突然摔倒,面色迅速变为苍白或青紫,拍打或摇动并大声呼唤患者没有反应。② 呼吸异常或停止观察胸廓有无隆起,同时将耳面部靠近患者口鼻,感觉和倾听有无气息。若不能肯定,应视为呼吸不正常,立即采取复苏措施。③ 大动脉搏动消失触摸不到颈、股动脉搏动。④ 双侧瞳孔散大。⑤ 可伴有因脑缺氧引起的抽搐和大小便失禁,随即全身松软。

(三) 四诊要点

意识丧失,无呼吸,面色青紫或苍白,或汗出肢冷;无呼吸声及气息流动;不能配合舌诊。气阴两脱者,舌质深红或淡;元阳暴脱者,舌质淡润;痰瘀蒙窍者,舌质暗或有瘀斑,苔厚腻。猝死时无脉,出现猝死前可出现釜沸脉、鱼翔脉、屋漏脉、虾游脉等七死脉。气阴两脱者,脉虚数或微;元阳暴脱者,脉微细欲绝或伏而难寻;痰瘀蒙窍者,脉滑或脉涩。

【辅助检查】

(一) 检查项目

1. 心电图 出现心室颤动(ventricular fibrillation,VF)、无脉性室性心动过速(pulseless ventricular tachycardia,VT)、心室静止(ventricular asystole)、无脉心电活动(pulseless electriactivity,PEA)等,可以明确心律失常、急性心肌梗死或肺栓塞等疾病。

2. 血常规 如为感染性疾病,可有白细胞、中性粒细胞升高。即使无感染存在,由于应激反应,白细胞计数也可升高或出现核左移。

3. 血气分析 多呈严重代谢性酸中毒,可根据氧分压情况调节呼吸支持强度。

4. 电解质 可以发现高钾、低钾、低钙血症等电解质紊乱。

5. 心肌损伤标志物 常有肌钙蛋白、肌红蛋白升高。

6. 凝血功能 可有凝血时间延长或 D-二聚体升高。

7. 血尿素氮和肌酐 随病情进展可有升高,提示肾损伤。

(二) 危重症评价指标与监测

心肺复苏过程中常根据心电波形、大动脉搏动和循环体征改善判断复苏的有效性。客观、科学的监测指标还有以下几种。

1. 冠状动脉灌注压(coronary perfusion pressure,CPP) 是主动脉舒张压和右房舒张压的压差,CPP 的高低决定心肌的血流量多少,实验和临床研究均表明 CPP > 15 mmHg 是复苏成功的必需条件。但由于 CPP 是有创性监测,限制了其在复苏中的实际应用。

2. 呼气末 CO_2 分压(endtidal CO_2,ETCO) 可作为心肺复苏中反映心排血量的可靠指标。研究表明,ETCO 与冠状动脉灌注压、脑灌注压变化呈正相关。在未使用血管加压药物的情况下,ETCO < 10 mmHg 提示预后不良。此方法具有无创、简便、反应灵敏的特点。

此外,复苏后监测应进行血流动力学、脑电图、脑水肿、pH、电解质、凝血及其他各器官功能的动态监测,根据监测结果调整器官支持的强度。

【诊断与鉴别】

(一) 诊断要点

心脏骤停"三联征":突发意识丧失、呼吸停止和大动脉搏动消失。心脏骤停的判断越快越好,判断与措施尽可能同时进行,且需在 10 秒内完成。

(二) 鉴别诊断

西医鉴别

1. **癫痫发作** 患者发作时也可能突然倒地,意识丧失,双眼上翻,四肢抽搐,甚至由于患者的肢体抽动,在心电监测上可能出现类似室性心动过速或心室颤动的干扰波形。但仔细听诊可发现心音存在,大动脉搏动也可触及,患者多可自行苏醒。

2. **非心脏性猝死** 发病早期患者的心率、血压存在,猝死是由于心脏以外的其他基础疾病导致,如严重哮喘、喉头水肿、急性脑血管意外、严重失血等,需结合患者具体情况鉴别。

3. **基础疾病的鉴别** 心脏骤停发生时,及时有效的心肺复苏(CPR)及紧急救治是第一位的,可边抢救边寻找病因及诱发因素,或在初步抢救成功后,进行相关基础疾病或离子通道疾病鉴别。

中医类证鉴别

厥证 厥证有突然神昏,呼之不应,四肢厥冷,但可触及人迎脉、阴股脉搏动,心音存在。心电图可资鉴别。

【治疗】

(一) 西医治疗

心脏骤停发生后 4 分钟内为抢救的最佳时机。这一时间内实施有效 CPR,或识别心律失常,尽早除颤,患者极有可能被挽回生命。2015 年美国心脏协会(AHA)CPR 指南强调"早 CPR"和"早除颤",并指出 4 分钟内成功被救者,存活率可达 32%。心脏骤停后,成功的复苏需要一整套协调的措施,即生存链,包括立即识别心脏骤停并启动

急救反应系统、早期 CPR、快速除颤、有效的高级生命支持、综合的心脏骤停后治疗(integrated post-cardiac arrest care)。加强生存链中各环节联系是成功复苏的关键。心肺复苏程序分为三个阶段:基本生命支持、成人高级生命支持、复苏后处理。

1. **基本生命支持(basic life suport,BLS)** 指心脏骤停发生后就地进行的抢救,在尽可能短的时间里进行有效的人工循环、呼吸,为心脑提供最低限度的血流灌注和氧供。BLS 大多在没有任何设备的情况下进行,即徒手心肺复苏,包括胸外心脏按压、开放气道、人工呼吸三大措施,即 CAB(circulation,airway,breathing)三部曲。

(1) 识别:迅速启动急救和开始 CPR,需要快速识别心脏骤停。心脏骤停患者没有反应(例如刺激不能移动或无反应),没有呼吸或呼吸不正常。心脏骤停早期常见濒死喘息,会与正常呼吸混淆。① 判断意识丧失、无呼吸、对刺激无任何反应,立即拍打双肩并呼叫患者,要做到重呼轻拍。② 启动紧急医疗救援服务系统(EMS):地点、呼救电话、事件、人数、伤员情况、正在进行的急救措施。

(2) 心肺复苏(CPR):按照 C→A→B 的顺序。

C—胸外心脏按压(circulation):是指在胸骨中下部进行的有力而有节奏的按压。这些按压通过增加胸腔内压及直接按压心脏产生血流。按压产生的血流可为心肌和脑组织提供一定水平的血流灌注,对于恢复自主循环和减轻脑缺氧损害至关重要。尤其对停跳倒地时间超过 5 分钟以上的患者,有效胸外按压可增加电除颤成功的可能性。高质量的胸外按压是复苏成功的关键。

1)脉搏检查的具体方法:患者仰头后,急救者一手按住前额,用另一手的示指、中指找到气管,两指下滑到气管与颈侧肌肉之间的沟内即可触及颈动脉搏动,通常 1 岁以上触颈动脉,1 岁以下触肱动脉;在 10 秒内完成检查循环体征,在检查颈动脉搏动的同时,要观察呼吸、咳嗽和运动情况,若在该时限内无法明确感觉到脉搏,就要开始胸外按压。

2)胸部按压技术细节:① 按压部位:一般选胸骨下 1/2 处,胸骨中下部,双乳头之间,用手指触到靠近施救者一侧患者的胸廓下缘。② 手指向中线滑动,找到肋骨与胸骨连接处,将一手掌贴在

紧靠手指的胸骨的下半部,另一手掌重叠放在这只手背上,手掌根部长轴与胸骨长轴确保一致,保证手掌全力压在胸骨上,不要按压剑突;手指离开胸壁,不应用力向下按压。③ 按压要求:频率至少100次/分,按压幅度为胸骨下陷至少5 cm;压下后应让胸廓完全回弹,而压下与松开的时间基本相等。同时保证按压-通气比值,为30:2(婴儿或儿童的单人,或所有成人抢救)或15:2(婴幼儿和儿童的两人抢救)。④ 按压效果的判断:为确保有效按压,应将患者以仰卧位躺于硬质平面上;肘关节伸直,上肢呈一直线,双肩正对双手,按压的方向与胸骨垂直;每次按压后,双手放松,使胸骨恢复到按压前的位置。放松时双手不要离开胸壁。保持双手位置固定;每2分钟更换按压者,每次更换尽量在5秒内完成;CPR过程中不应搬动患者并尽量减少中断按压的时间,尽量不超过10秒。

A—气道(airway):检查反应以发觉心脏骤停症状,快速检查呼吸,在进行30次按压以后,单人施救者开放患者的气道并进行2次人工呼吸。重症医学科病房内应由医护人员共同抢救,多人CPR应同时开始各个不同的步骤,不必按顺序进行。

1)体位的要求:迅速将被抢救者体位摆放至符合心肺复苏操作要求的仰卧位,即于硬质平面上,头颈躯干无扭曲,并将双臂自然置放于躯干两侧。

2)开放气道:CPR时保持气道开放及提供适当的通气应先去除气道内异物,建立人工气道。开放气道的方法主要包括:仰头-抬颏法和托颌法(外伤时)。① 仰头-抬颏法:这是适合多种场合的最常用方法。术者右手置于被抢救者前额,向后加压,使头后仰。左手的中指、示指置于被抢救者的颏部托其上抬,程度以唇齿尚未完全闭合为限。② 托颌法:要求术者位于被抢救者头的上方,双手置于与被抢救者躯体同一水平处。将双手的示指、中指、环指放在被抢救者下颌缘处,向前上方抬起下颌。用双拇指推开被抢救者口唇,用掌根部及腕部使被抢救者头后仰。对疑有颈部外伤者只可采用托颌动作,不能配合仰头或转动的其他手法。

B—人工通气(breathing)

1)口对口及口对鼻人工通气:CPR的基本技术之一,施救者一手捏住患者鼻子,另一手推起患者颏部保持气道开放,眼睛观察胸部运动。平静吸气(不必深吸气)后,用口包住患者口腔向里吹气。吹气时间大约1秒,观察到胸部隆起即可。对口腔严重创伤而不能张开者、口对口通气无法密闭者或溺水者在水中施救等,可采用口对鼻通气。无论采取何种方式通气,均要求连续进行仅2次后,立即进行胸外按压。

2)应用气囊-面罩进行人工通气:院内CPR时一般用气囊-面罩进行人工通气。单人进行气囊-面罩通气时,施救者一只手用拇指和示指扣压面罩,中指及其他手指抬起下颌,另一只手捏气囊,技术要求颇高,且容易疲劳。双人操作则容易保障有效地开放气道和通气。无论单人还是双人操作,通气量只需使胸廓隆起即可,频率保持在8~10次/分,避免快速和过分用力加压通气。

3)注意事项:① 检查是否有正常呼吸动作。② 人工呼吸:口对口在医院内很少采用,应立即取得简易呼吸器,进行通气;开放气道、捏鼻子、吹气(每次通气时间在1秒以上),胸廓起伏,8~10次/分。③ 按压-通气比率为30:2,避免过度通气,以免导致胃扩张或其他并发症,如反流或误吸。④ 自主循环恢复(return of spontaneous circulation,ROSC)的定义包括三层意思,一为出现脉搏和血压;二为呼吸末二氧化碳分压($PETCO_2$)突然持续增加(通常≥40 mmHg);三为自主动脉压随监测到的有创动脉波动。

(3)除颤

1)时间:在启动紧急反应系统后,尽可能早地拿到除颤仪,一般由第二名施救者进行,第一名施救者继续进行胸外按压。对于院外发生的SCA且持续时间大于4~5分钟;或无目击者的SCA患者,应立即给予5个周期约2分钟的CPR(一个CPR周期包括30次胸部按压和2次人工呼吸)后再除颤;对于院内SCA,除颤前仍可以进行心肺复苏,对有心电监护的患者,从心室颤动到给予除颤的时间不能超过3分钟。

2)方案:心电显示为可除颤波形后,进行除颤1次,然后立即胸外按压,如带有自动电击功能的埋藏式复律除颤器(ICD),则在实施人工电除颤前,允许30~60秒的时间让ICD自行处理。可除颤的心律失常、室颤和无脉室速的电极部位以前-侧的位置最为理想;电除颤前后中断胸部按压的时间要尽可能短。

3）能量：选择以室颤为例，双向波 200 J，单向波除颤 360 J，院外与院内选择的能量一致。

4）除颤仪操作步骤：① 手动除颤仪操作。a. 应将已涂好导电膏或盐水纱布包裹好的电极板一端放在被抢救者右胸侧锁骨下方，另一端放在左胸侧乳头内侧。b. 打开除颤器电源，默认为非同步，不用进行其他模式选择。c. 首次能量为 200 J（双向波）或 360 J（单向波），充电（按"充电"或"charging"键）。d. 电极板应与胸壁紧密接触。e. 放电时术者让所有人员身体离开病床，按压放电开关。② 自动体外除颤仪（AED）。a. 步骤：打开除颤仪→安放电极→自动分析→自动除颤。b. 位置要求：右侧电极位于右锁骨下方；左侧电极位置在左乳头齐平的左胸下外侧部（前-后、前-左肩胛及前-右肩胛）；前-后及前-侧位置通常是使用植入式起搏器和除颤器的患者可接受的位置。

5）团队对于基础生命支持的重要性：2010 年 AHA 指南强调以团队形式给予心肺复苏，因为大多数急救系统和医疗服务系统都需要施救者团队的参与，由不同的施救者同时完成多个操作。例如，第一名施救者启动急救系统，第二名施救者开始胸外按压，第三名施救者提供通气或找到气囊面罩以进行人工呼吸，第四名施救者找到并准备好除颤器。

2. 成人高级生命支持　成人高级生命支持（advancedcardiaclifesupport，ACLS）是指在初步 CPR 基本生命支持基础上，迅速采用必要的辅助设备及特殊技术来巩固、维持有效通气和血液循环的救治过程。在此过程中主要是有针对性地使用各种抢救手段、措施、药物，将初级 CPR 恢复的自主循环改善为有效循环。此过程在医院内实施时与基本生命支持可无明显界限，只要条件允许，ACLS 可与 BLS 同步进行。

ACLS 影响生存链的多个关键环节，包括预防心脏骤停、治疗心脏骤停和改善心脏骤停后自主循环恢复（ROSC）患者预后的措施。

预防心脏骤停的措施包括气道管理、通气支持、治疗缓慢性心律失常和快速型心律失常。治疗心脏骤停时，ACLS 措施建立在基础生命支持（BLS）的基础之上，包括立即识别和启动应急反应系统、早期 CPR、快速电除颤和药物治疗以进一

步提高 ROSC 的可能、高级气道管理和生理参数监测。ROSC 后，用综合的心脏骤停后治疗可改善存活率和神经功能的预后。

（1）通气：气道管理的复苏措施需注意，CPR 过程中，输送到心脏和大脑的氧受血流的限制比受血氧含量的限制更多，单人抢救时不可因通气而中断按压。可以在给予胸外按压的同时给予纯氧治疗；复苏后维持血氧饱和度在 94%～99%，非 100%。如果放置高级气道会导致胸外按压中断，要考虑延迟插入气道，直到患者对初始 CPR 和除颤无反应或出现 ROSC。

1）球囊面罩：① 体位仰卧，头后仰体位抢救者位于患者头顶端。② 固定患者面罩有两种手法。A、C 法：左手拇指和示指将面罩紧扣于患者口鼻部，固定面罩，保持面罩密闭无漏气。B、E 法：使用中指、环指和小指放在患者耳垂下方下颌角处，下颌向前上托起，保持气道打开位。用右手挤压气囊。③ 操作注意事项：操作人员位于被抢救者头侧，将头部适当抬高；面罩与被抢救者面部严密接合；适当用力，缓慢、均匀地挤压球囊以供气，每次挤压时间一般应超过 1 秒；成人手控呼吸球囊面通气潮气量应达 500～600 mL（6～7 mL/kg），或 1 L 的球囊 1/2～2/3 体积被压陷，而 2 L 的气囊压陷程度应为 1/3，同时应能见到被抢救者胸廓起伏；抢救现场具有供氧条件时，通过吸氧管路与手控呼吸球囊连接，可以加大供氧浓度；已建立人工气道且双人以上实施 CPR 时，通气频率应为 8～10 次/分；进行人工呼吸时不应停止胸外按压操作，不必在意两者是否同步。适应证：无气道梗阻或已建立人工气道者。

2）气管插管：① 按紧急气管插管要求确认气管插管适应证，初步评估气道，准备物品和药物，保持静脉通路。以经口插管方式为例，操作者站在患者头端，经患者口腔右侧置入喉镜，显露声门后将气管导管插入口腔直至通过声带，将导管气囊近端置于声带下方，拔除管芯，调整导管深度，确认导管位置正确以后，将牙垫插入口腔，取出喉镜，妥善固定导管。② 确认气管导管位置。临床评价：双侧胸廓有无对称起伏，两侧腋中线听诊两肺呼吸音是否对称；上腹部听诊不应该有呼吸音。呼吸末 CO 监测或食管探测是确认和监测气管插管位置是否正确的最可靠的方法；呼吸末 CO 监测可作为胸外按压有效的生理指标及自主循环恢复

的判断。③ 气管插管的注意事项。a. 中断按压时间不超过 10 秒,插管时间应保证胸外按压间隔最短化,如气管插管,30 秒内未能完成,需暂停操作。b. 在医院、手术室及 ICU 内发生心跳呼吸停止的被抢救者,应尽早行经口气管插管,插管成功后要及时给插管套囊充气。c. 注意听诊两肺呼吸音,或观察胸廓有无规律性起伏,以确定插管前端位置是否在气管内,避免插入过深造成单肺通气。插入和确认气管插管的正确位置后,应在门牙处标记插管的深度并予以固定保护。经鼻气管插管及气管切开不作为心肺复苏时建立人工气道的首选方法。

3)机械通气的要求:潮气量 500 ~ 600 mL,胸廓明显起伏;送气时间大于 1 秒;通气者应每 6 ~ 8 秒给予一次通气,频率 8 ~ 10 次/分。注意事项:避免过度通气。

(2)药物治疗的给药方式:可以采用外周静脉(IV)、骨髓腔内给药、中心静脉给药、气管内给药。临床上一般首选外周静脉给药;用药后再静脉注射 20 mL 液体并抬高肢体 10 ~ 20 秒。中心静脉置管操作需要中断 CPR,并且有许多并发症,在 CPR 时不作为首选,骨髓腔内给药类似于中心静脉给药,剂量和静脉给药相当。利多卡因、肾上腺素和血管升压素经气管内给药后均可吸收。气管内给药量应为静脉给药量的 2 ~ 2.5 倍,方法是注射用水或生理盐水稀释至 5 ~ 10 mL,然后直接注入气管。

(3)CPR 的处理流程及抢救药物的使用

1)CPR 的处理流程:如图 2 - 1。

2)抢救药物的使用和说明

血管加压药物:肾上腺素是心脏骤停的标准缩血管药首选,其 α 肾上腺能受体活性导致体循环血管收缩,从而提高冠状动脉和脑灌注压,增加心脑血流量,有利于自主循环恢复和保护脑功能。用法:经静脉或骨髓腔内 1 mg,3 ~ 5 分钟重复一次,若静脉通路未能及时建立,可通过气管导管使用肾上腺素,剂量为 2 ~ 2.5 mg。一般不推荐大剂量应用肾上腺素,特殊情况下考虑使用更高剂量(如 β 肾上腺受体阻滞药或钙通道阻滞药中毒等)。

抗心律失常药物:① 胺碘酮,是作用于心肌细胞膜的抗心律失常药,通过对钠、钾、钙等离子通道的影响发挥作用,适用于除尖端扭转性室速以外的快速性心律失常。用法和用量:负荷为 300 mg(或 5 mg/kg),IV/IQ→再次除颤,如仍无效可于 10 ~ 15 分钟后追加 150 mg。② 利多卡因,是一种相对安全的抗心律失常药,但用于心脏骤停的抢救治疗,其短期或长期效果均没有得到证实。适应证:如果没有胺碘酮,可考虑使用利多卡因,作为单形性室速的二线用药,不作为预防用药。初始剂量 0.5 ~ 0.75 mg/kg,可用至 1 ~ 1.5 mg/kg,静推;或每次 50 ~ 100 mg 静推;5 ~ 10 分钟内重复使用。总负荷量为 3 mg/kg。维持用量:室速消除后,以每分钟 1 ~ 4 mg 或 30 ~ 50 μg/kg 静滴。③ 碳酸氢钠,适用于合并代谢性酸中毒、高钾血症,三环类抗抑郁药物过量所致的 SCA 患者。相对禁忌证:心肺复苏时或自主循环恢复后,不推荐常规使用碳酸氢钠。用法:首次剂量为 1 mmol/kg。注意:碳酸氢钠最好不与肾上腺素类药物混合使用,以免后者失活。④ 心肺复苏期间的静脉输液,如果心脏骤停与大量液体丧失导致的低血容量有关,应及时补液以迅速恢复血容量。注意:对正常血容量的心脏骤停患者是否需要常规输液,尚无确切研究资料。无低血容量存在时,过量输注液体似乎并无益处。除非明确存在低血糖,一般应避免输注含葡萄糖溶液。输注含糖液体容易引起高血糖,从而加重停跳后的神经系统功能障碍。

3. 复苏后处理 复苏后处理是指自主循环恢复后采取的进一步治疗措施,应该在 ICU 进行。近年来提出心脏骤停后综合征(post-cardiac arrest syndrome)的概念,强调以脑为中心的综合性加强治疗。严格意义上讲,脑保护(brain protection)和脑复苏(brain resuscitation)是两个不同的概念。前者指缺血前应用药物或采取措施预防脑损害发生,后者则是已发生全脑缺血后采取措施以预防和治疗缺血性脑损害。但目前在临床实践中,二者的具体措施并无大的差别。治疗性轻度低温疗法是唯一得到证实并获推荐的有效措施。复苏后处理的主要内容有:病因治疗,体温管理(包括高热的控制和轻度低温疗法),呼吸支持,循环支持,抽搐/肌阵挛的处理和血糖控制。

(1)病理生理学机制:心脏骤停后对脑血流灌注分为 3 个阶段。① 心脏骤停时为无血流灌注期(5 分钟以上停跳,即使自主血流恢复,仍有血流灌注障碍)。② 短暂的脑充血期(30 分钟后)。③ 延迟性的全脑或多灶性低灌注期。

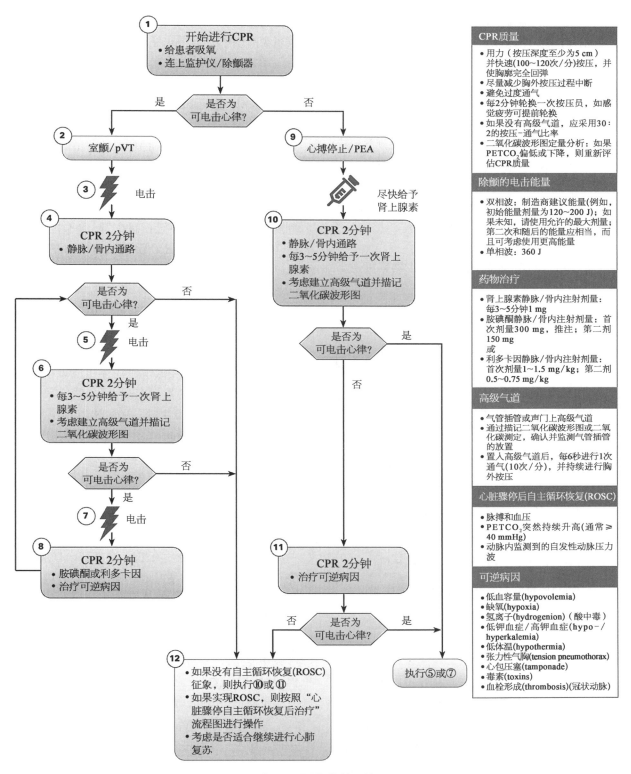

图 2-1 CPR 的处理流程

在心脏复跳,恢复脑血流灌注后,损害仍在继续。重新获得氧作为酶促氧化反应的底物,因线粒体功能障碍,产生再氧合损伤。再氧合损伤是一系列的瀑布样生化反应,最终结果是线粒体损伤和 DNA 断裂,易受损脑部位的易受损神经元死亡(凋亡),形成缺血缺氧性脑病。

(2)复苏后处理的目标

1)早期目标:① 优化心肺功能及生命器官的灌注。② 院外心脏骤停后,转运患者到适合的医院进行综合性心脏骤停后系统管理,包括:急性冠脉介入治疗、神经学管理、目标性重症管理和亚低温治疗。③ 转运院内心脏骤停患者到合适的重症医学科病房,以对患者进行综合性的心脏骤停后处理。④ 努力鉴别及治疗导致心脏骤停的直接病因并预防骤停再发。

2)后续目的:① 控制体温,以使中枢神经系统存活并尽可能达到最优化状态。② 识别并治疗急性冠脉综合征(ACS)。③ 优化机械通气,以使肺损伤最小化。④ 减少多器官损伤的危险,在需要时进行相关器官的支持治疗。⑤ 如果可能,对存活患者进行康复服务。

(3)复苏后处理主要内容

1)病因治疗:复苏成功后,纠正器官可逆因素最为重要(表2-1)。

表2-1 可逆性的病因及处理

可逆性病因	处理对策
低血容量	输血、输液
低氧血症	氧疗
酸中毒	纠酸
高钾/低钾血症	控制血钾
低温	保温、复温
中毒	解毒、对症处理
心脏压塞	手术减压
张力性气胸	抽气减压或胸腔闭式引流
冠状动脉或肺栓塞	溶栓或急诊介入治疗
创伤	优先处理致命性损伤

2)器官功能支持

体温管理:研究表明,低温治疗可以作用于缺血缺氧性脑损害病理生理进程的多个靶点。主要包括:延缓最初的ATP消耗速率;降低兴奋性神经递质的释放;改变细胞内信使的活性;减轻血脑屏障的破坏;减轻炎性反应;改变基因表达和蛋白质合成;降低细胞内钙浓度;改变谷氨酸受体调节。

高温治疗:复苏后72小时内的体温升高均应进行积极的治疗。心脏骤停后最初24小时内发生高热甚为常见。体温在37℃以上时,每升高1℃,不良神经学结局的风险便增加,故应该采用药物或主动性降温等方法将体温控制在正常范围。对于复跳后血流动力学稳定、自发出现的轻度低温(>34℃),也不必主动升温。

治疗性轻度低温疗法:是指对心脏骤停后恢复自主循环而仍然昏迷的患者采取的一种轻度降温措施。① 适应证及相对禁忌证:适用于对于初始心律为室颤的院外骤停、复苏后仍处于昏迷状态的成人患者,而溺水、低温所致的SCA及复苏后低体温患者不实施。ROSC后,一部分患者会出现体温大于37.6℃的情况,施救者需要密切监测患者的中心温度。② 时机:数分钟或数小时内开始到复苏48小时内,将体温控制在32~36℃,持续至少24小时,可以改变神经学结局和提高存活率。③ 操作方法:通过血管内输入冰盐水,膀胱内注入冰生理盐水,应用冰毯、冰袋、冰帽等体表降温措施;持续时间一般至少12小时,可以达到24小时。④ 并发症:低温治疗可能增加感染发病率、心血管功能不稳定、凝血功能障碍、血糖升高及电解质紊乱(低磷血症和低镁血症等),应做相应处理。低温过程中容易发生寒战,可酌情应用镇静剂进行处理。⑤ 注意事项:复温时,低温治疗期(12~24小时)应使体温逐渐恢复到正常水平,每小时回升0.25~0.5℃为宜。过程中应始终避免出现高热。⑥ 意义:减少神经损害。开始越早,持续时间越长,作用越明显。⑦ 预后评估:对于接受目标温度治疗患者,当镇静和瘫痪可能干扰临床检查时,应等回到正常体温72小时后再预测结果。

3)呼吸功能支持、人工气道建立:① 指征:完全无自主呼吸或自主呼吸恢复不完善者应该实施机械通气。对复跳后存在任何程度脑功能障碍的患者,均应进行气管插管,以保障气道通畅及便于机械通气。心跳停止时间短暂的患者,若自主呼吸功能完善,不需要进行气管插管和机械通气,但短时间内应继续经面罩或鼻导管给氧。已插管者应予保留,并检查导管位置是否正确。② 禁忌证:人工气道的建立无明确禁忌证。③ 并发症:包括常规人工气道建立并发症及特殊情况,后者最常见的情况为过度通气、心跳停止后过度通气引起的低碳酸血症,可导致脑血管收缩,降低脑血流量,从而加重脑缺血。过度通气还升高气道压,增加内源性呼气终末正压(PEEP),导致脑静脉压和颅内压升高,进而降低脑血流。应使PaCO₂维持在正常水平(通常为35~45 mmHg),并同时调节吸氧浓度,以达到充分的动脉氧合。注意事项:自主循环恢复后缺氧和高碳酸血症,均可能增加再次停跳,或继发性脑损伤的风险,故保障充分的氧供和维持正常 $PaCO_2$ 水平是复苏后呼吸管理的基本目标。

4）循环功能支持：自主循环复苏后的早期阶段大多仍然需要应用缩血管药维持血压,应该加强血流动力学监测。一般应该进行动静脉穿刺置管,以便监测直接动脉压和中心静脉压,必要时采用有创性或无创性心排血量检测。

目前尚无确切资料提示应将复苏后血压和血流动力学参数控制在何种水平,能够获得最佳的存活结局。但有资料证明,自主循环恢复后最初2小时,平均动脉压水平高于100 mmHg的患者,与低于100 mmHg者比较,神经学功能恢复更佳。考虑到全脑缺血后可能发生脑水肿,需要更高的脑灌注压才能维持充分的脑血流,适当提高血压水平是合理的,至少不应低于患者平时的血压水平。

5）控制血糖：复苏后高血糖与不良的神经学预后之间有强烈相关性。自主循环恢复后12小时内无需严格控制;12小时后可应用胰岛素进行强化胰岛素控制,但应严格防止发生低血糖,目前推荐适度血糖控制目标为 $8\sim10$ mmol/L。

6）控制抽搐/肌阵挛：成人心脏骤停自主循环恢复后,抽搐/肌阵挛发生率为 $5\%\sim15\%$,其中40%患者处于昏迷状态。抽搐时脑代谢增加4倍,癫痫发作时颅内压升高,均加重脑损伤,故复苏期间任何时候发生的抽搐/肌阵挛均应积极控制。可选用苯妥英、丙泊酚或巴比妥类药,近年来较多应用丙泊酚持续静脉输注。上述药物均可导致低血压,须恰当应用,并加强循环监测。不主张常规使用肌肉松弛剂。一旦情况允许,尽早进行床旁脑电图评估,或进行频繁或连续的监测。

7）脑复苏转归的判断：根据格拉斯哥-匹兹堡脑功能表现计分（GPCS）,将脑功能划分为5级。1级：脑功能完好;患者清醒警觉,有工作和正常生活能力;可能有轻度心理及神经功能缺陷、轻度语言障碍、不影响功能的轻度偏瘫或轻微颅神经功能异常。2级：中度脑功能残障;患者清醒,可在特定环境中部分时间工作或独立完成日常活动;可能存在偏瘫、癫痫发作、共济失调、构音困难、语言障碍、永久性记忆或心理改变。3级：严重脑功能残障;患者清醒,因脑功能损害需依赖他人的日常帮助,至少存在有限的认知力,脑功能异常的表现各不相同;或可以行动,但严重记忆紊

乱或痴呆,或瘫痪而仅赖眼睛交流,如闭锁综合征。4级：昏迷及植物性状态;无知觉,对环境无意识,无认知力,不存在与周边环境的语言或心理的相互作用。5级：死亡;确认的脑死亡或传统标准认定的死亡。其中脑功能完好和中度脑功能残障被认定为良好神经学结局。

植物性状态：是指具有睡眠-觉醒周期、丧失自我和环境意识,但保留部分或全部下丘脑-脑干自主功能的一种临床状态。该状态可以是急慢性脑损害恢复过程中的暂时表现,也可能是脑损害的不可逆永久性结局。植物性状态持续1个月以上称为持续植物性状态。植物性状态的诊断标准包括：① 没有自我和环境意识的任何表现,不能与他人交流。② 对视觉、听觉、触觉或伤害性刺激,不能发生持续、可重复、有目的或自发的行为反应。③ 没有语言理解或表达的证据。④ 存在具有睡眠觉醒周期的间断觉醒状态。⑤ 下丘脑-脑干自主功能保留充分,足以保障在医疗和护理下生存。⑥ 大小便失禁。⑦ 不同程度地存在颅神经反射（瞳孔对光反射、头-眼反射、角膜反射、前庭-眼反射和呕吐反射）和脊髓反射。

脑死亡定义：是全脑（包括脑干）功能不可逆性丧失的状态。其诊断包括先决条件、临床判定、确认试验和观察时间4个方面。① 先决条件：昏迷原因明确、排除各种原因的可逆性昏迷。② 临床判定：深昏迷、脑干反射全部消失和无自主呼吸。③ 确认试验：脑电图呈电静息、经颅多普勒超声无脑血流灌注或体感诱发电位P36以上波形消失,其中至少一项阳性。④ 观察时间：首次判定后,12小时复查无变化,方可判定。

8）自主循环恢复后,应在ICU等场所实施以脑复苏为中心的全身支持治疗：由于心脏停搏等因素导致全身长时间的缺血,机体进入新的病理生理过程,如脑损伤、心肌功能损伤、全身性缺血-再灌注损伤、原发病对相应器官的进行性损伤等。这种病理生理状态曾被称为复苏后综合征（post-resuscitation syndrome, PRS）,近来称之为心脏停搏后综合征（post-cardiaca-rest syndrome, PCAS）。

① 复苏后监测。应进行血流动力学、脑电图、脑水肿、pH、电解质、凝血及其他各器官功能的动态监测,根据监测结果调整器官支持的强度。② 呼吸支持。无自主呼吸或恢复不完善者应机械通气。对脑功能障碍者,应气管插管以保障气道通

畅。有肺损伤者需小潮气量通气（4～7 mL/kg）。目前有证据显示，持续的高血氧分压对患者最终预后有害，主张在循环稳定后维持正常的动脉氧分压。③ 循环支持。全脑缺血后可发生脑水肿，需更高的脑灌注压才能维持充分的脑血流，适当提高血压水平是合理的，至少不应低于患者平时的血压水平。需行有创动脉血压监测，有条件者可在颅内压监测的导向下，维持平均动脉压为颅内压加脑灌注压（60～90 mmHg）的水平。如有心力衰竭，可在血流动力学监测的引导下使用血管活性药物或机械性辅助装置增加心搏量，以满足机体的需要。④ 中枢神经系统支持。由于心脏骤停患者几乎皆有不同程度的中枢神经功能损害，且脑功能的损害程度决定患者的远期预后，故脑功能的监测和支持就显得尤为重要。其一，减轻脑水肿：可用 20% 甘露醇 0.25～0.75 g/kg，静脉快速注射，2～4 次/日；或 7.5% 氯化钠 110 mL，静脉快速注射，1～2 次/日。其二，目标温度管理（TTM）：a. 所有在心脏骤停后恢复自主循环的昏迷（即对语言指令缺乏有意义的反应）的成年患者都应采用 TTM，目标温度选定在 32～36℃，并至少维持 24 小时。b. 降温方法可选择具有温度反馈调控装置的新型全身体表低温技术或血管内低温技术开展低温治疗。如不具备条件，也可选择传统全身体表降温方法（包括冰毯、冰帽、冰袋）完成低温治疗。静脉输注冷液体降温可以更快地将中心体温精确控制在目标体温。c. 并发症：低温治疗可能增加感染发病率，导致心血管功能不稳定、凝血功能障碍、血糖升高及电解质紊乱，应做相应处理。低温过程中易发生寒战，可酌情使用镇静剂。d. 复温：每小时回升 0.25～0.5℃为宜。复温过程中应避免出现高热。对于复跳后血流动力学稳定、自发出现的轻度低温（>32℃），不必主动升温。e. 控制高热：心脏骤停后发热的病因学与炎症因子的启动有关，这和脓毒症类似。有研究显示，较低的存活率与发热≥37.6℃相关。可使用退热药或使用主动降温技术将体温控制至正常。f. 癫痫及抽搐的控制：5%～20% 的心脏骤停昏迷存活者都会发生。一旦出现，需立即控制。g. 神经营养剂：心脏骤停后导致神经退行性改变，可选用依达拉奉、纳洛酮等抗氧自由基；选用 1,6 二磷酸果糖、神经节苷脂等改善钙超载，减轻脑损伤。目前临床试验的数据表明，在心脏骤停后神经

保护药物并不能改善预后。⑤ 急性冠脉综合征处理。ROSC 后做 12 导联心电图（ECG）检查是否有发生急性 ST 段抬高。当高度怀疑急性心肌梗死时，应立即启动针对急性心梗的治疗，恢复冠脉灌注。不应因患者昏迷或接受亚低温疗法而延缓介入治疗。⑥ 镇静、镇痛管理。对需机械通气或抑制寒战的危重患者，要考虑使用镇静及镇痛处理。⑦ 血糖调整。心脏骤停后患者可发生代谢异常。对于 ROSC 者，适度控制血糖在 8～10 mmol/L 范围，避免低血糖。⑧ 高压氧治疗。成功心肺复苏患者往往因缺血缺氧性脑病成为植物状态。血流动力学稳定、器官功能恢复者可应用高压氧改善脑功能。⑨ 血液净化和体外血浆脂类去除技术。该项技术用于缺血缺氧性脑病的治疗，不仅可通过降低血脂水平及降低血液黏稠度达到缺血性梗死治疗中的抗凝、降纤及血液稀释目的，还能迅速有效地降低总胆固醇、低密度脂蛋白胆固醇、脂蛋白α、甘油三酯等成分，从而降低血液黏稠度。在改善血液流变学方面，该项技术能全面降低高切、低切血液黏度及血浆黏度，改善微循环，提高红细胞携氧能力及脑组织供氧能力，降低红细胞的聚集指数，清除自由基和炎性介质等。⑩ 其他。包括感染控制、营养支持、皮肤保护等。

（二）中医辨证论治

本病属内科急危重症，多属虚实夹杂，可因气机逆乱，阴阳不相维系或不能顺接，亦可因痰瘀、热毒之邪闭阻，蒙蔽清窍。虚证治疗上应益气回阳救阴，急固其本；实证应豁痰化瘀解毒，开窍醒神。

虚证

1. 气脱

证候：面色苍白，神志淡漠，声低息微，倦怠乏力，汗漏不止，四肢微冷。舌淡，苔白润，脉微弱。

证机分析：真气亏虚，散乱欲脱。

治法：益气固脱。

处理：（1）方药：独参汤。药用人参，亦可以党参、黄芪代之。加减法：若喘脱，加五味子；汗漏，加煅龙牡、五味子、黄芪；二便失禁，加附子、肉桂。

（2）中成药：黄芪注射液 20 mL 加入 5% 葡萄糖注射液 250 mL 中静脉滴注；参麦注射液 60 mL 加入 5% 葡萄糖注射液 250 mL 中静脉滴注。

（3）针灸：益气固脱法。针刺关元、内关、气

海穴,或加电针刺激(电压 6 V,频率 100 次/分)。艾灸涌泉穴,每次 10 分钟。

(4)其他疗法:① 耳针。针刺肾上腺、皮质下、肺,留针 30 分钟。② 穴位注射。参附注射液 0.5 mL,双侧内关穴注射。

2. 阴脱

证候:神情恍惚或烦躁不安,面色潮红,心烦潮热,口干欲饮,便秘少尿,皮肤干燥而皱。舌红而干,脉微细数。

证机分析:真阴枯竭,虚阳欲脱。

治法:救阴固脱。

处理:(1)方药:生脉散。药用人参、麦冬、五味子。加减法:虚阳上浮而见潮热、心悸加生牡蛎、鳖甲、五味子以滋阴摄阳;口干咽燥加石斛、天花粉、玄参养阴生津;便秘加麻仁、玄参、生地增液润肠。

(2)中成药:参麦注射液 100 mL 加入 5%葡萄糖注射液 250 mL 中静脉滴注,每日 1 次。参附注射液 20 mL 静脉注射,10～20 分钟后,用参附注射液 100 mL 加入 5%葡萄糖注射液 250 mL 中静脉滴注。

(3)针灸:救阴扶元。针刺关元、肾俞、三阴交穴,或加电针刺激(电压 6 V,频率 100 次/分)。艾灸涌泉穴,每日 1 次,每次 10 分钟。

(4)其他疗法:① 耳针。针刺肾上腺、皮质下、肝、肾,留针 30 分钟。② 穴位注射。参麦注射液 0.5 mL,双侧内关穴注射。

3. 阳脱

证候:突然大汗不止或汗出如油,神情恍惚,心慌气促,声短息微,四肢逆冷,二便失禁。舌卷而颤,脉微欲绝。

证机分析:真阳欲脱。

治法:回阳救逆。

处理:(1)方药:参附汤。药用人参、附子。加减法:若汗脱不止,加五味子、煅龙骨、煅牡蛎;四肢逆冷,加桂枝、当归;气促,加五味子、黄芪、山萸肉。

(2)中成药:参附注射液 20 mL 静脉注射,继用参附注射液 100 mL 加入 5%葡萄糖注射液 250 mL 中静脉滴注。黄芪注射液 50 mL 加入 5%葡萄糖注射液 250 mL 中静脉滴注。参麦注射液 100 mL 加入 5%葡萄糖注射液 250 mL 中静脉滴注。

(3)针灸:回阳救逆。针刺关元、内关、肾俞、

三阴交穴,或加电针刺激(电压 6 V,频率 100 次/分)。艾灸涌泉穴,每日 1 次,每次 10 分钟。

(4)其他疗法:① 耳针。针刺肾上腺、皮质下、心、肝、肾,留针 30 分钟。② 穴位注射。参附注射液 0.5 mL,双侧内关穴注射。

实证

证候:面赤,身热,呼吸急促,喉中有痰声,呼之多不应。舌红赤胖大或无法见及,脉洪大。

证机分析:痰瘀、热毒之邪闭阻,痰瘀毒蒙窍。

治法:豁痰化瘀解毒,开窍醒神。

处理:(1)方药:菖蒲郁金汤加减。药用石菖蒲、广郁金、炒山栀、连翘、菊花、滑石、竹叶、牡丹皮、牛蒡子、竹沥、姜汁等。

(2)中成药:醒脑静注射液 20 mL 加入 5%葡萄糖注射液或生理盐水 100～200 mL 中静脉滴注,每日 1～2 次。清开灵注射液 40～60 mL 加入 5%葡萄糖注射液或生理盐水 250～500 mL 中静脉滴注,每日 1～2 次。

【中西医协同诊疗思路】

心脏骤停一旦发生,及时有效的心肺复苏(CPR)至关重要。2015 年国际 CPR 指南指出,4 分钟内成功被救者,存活率可达 32%。因此,若在院外或无除颤设备的地方发现有心脏骤停患者,应立即呼救,然后迅速开始徒手 CPR;若在院内或有除颤设备的地方,应迅速获取除颤仪,检查心律情况,符合除颤指征者立即除颤,若同时有 2 人在场,可 1 人先行心肺复苏,等待另 1 人获取除颤仪,力争使患者在最短时间内得到最有效的救治措施。随着现代医学的发展,心肺脑复苏已经标准化、规范化,但心脏骤停后的死亡率仍然很高,中医学很难独立完成救治和全程有效参与。目前现代心肺复苏术的治疗成功率仍然很低,尤其是对神经功能的恢复,故可在正确实施心肺脑复苏救治手段的同时,通过中药针剂、穴位针刺等中医治疗方式提高心肺脑复苏的成功率。

1. CPR　适用于院外未被目击或院内外不能立即获得除颤器/自动体外除颤器(AED)的心脏骤停。CPR 包括胸部按压和救生呼吸两部分。

2. 除颤　当心脏骤停发生在医院内且有除颤器,或发生在院外有目击者且 AED 可立即获得

时,应以最快速度除颤。

3. 重复除颤及用药 ① 重复除颤:首次电复律不成功时,应持续 2 分钟 CPR(约 5 个循环周期),然后重新评估心律;若仍为可除颤心律,则再次电复律。② 除颤后需衔接 CPR:电复律后均应立即衔接 CPR,同时观察患者反应及心律情况,而不可仅观察监测器上的心律,停止复苏。③ 药物使用:若第 2 次除颤不成功,CPR 同时应给予肾上腺素 1 mg 静脉注射,推注后再次除颤。以后可间隔 3~5 分钟多次重复使用,每次 1 mg。④ 不可除颤心律:若监测显示为不可除颤心律(如心脏停搏或电机械分离),建议持续 CPR,并尽早静脉推注肾上腺素。

4. 成人高级生命支持 在初步 CPR 基本生命支持基础上,迅速采用必要的辅助设备及特殊技术来巩固、维持有效通气和血液循环的救治过程。在此过程中主要是有针对性地使用各种抢救手段、措施、药物,将初级 CPR 恢复的自主循环改善为有效循环。

5. 复苏后处理 自主循环恢复后采取的进一步治疗措施,应该在 ICU 进行。近年来提出心脏骤停后综合征的概念,强调以脑为中心的综合性加强治疗,包括脑保护和脑复苏。前者指缺血前应用药物或采取措施预防脑损害发生,后者则是已发生全脑缺血后采取措施来预防和治疗缺血性脑损害。

6. 在心肺复苏术时配合穴位电针针刺 一些穴位常用来急救,如百会、人中、涌泉、内关、足三里等。

7. 在高级生命支持阶段使用中成药注射液 当静脉通道建立后,现代医学可以使用的急救药物并不多,包括肾上腺素的价值仍然不确定。中成药注射液在急救方面的作用已获得部分研究的支持,可以选择参附、参脉、血必净等静脉中成药探索其在心脏骤停救治中的作用。

8. 复苏后综合征 针药并用,促进神经功能恢复。(图 2-2)

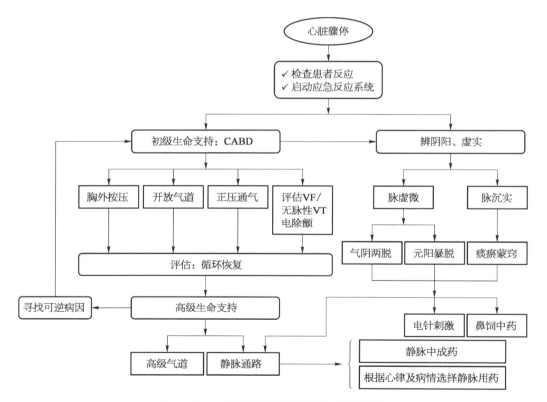

图 2-2 心脏骤停中西医协同诊疗思路导图

【预后与进展】

(一)预后

美国 2016 年经急救系统估计的院外心脏骤停发生率为每年 110.8 例/10 万人,或成人 34.7 万例/年;据美国研究报告,院外心脏猝死患者的中位年龄为 65 岁。根据国家"十五"攻关项目"中国心脏性猝死流行病学调查"资料,2005—2006 年,在我国 4 个代表性区域入选的近 68 万人群研究显示，中国心脏性猝死发生率为每年 41.8 例/10 万人，若以 13 亿人口推算，我国猝死的总人数约为 54.4 万例/年，现阶段实际人数可能更多。心脏骤停具有不可预知性，70.0%~87.8% 的猝死发生在院外，如家庭、公共场所心脏骤停的死亡率非常高。据美国 AHA 2017 心脏疾病及卒中统计报告指出，经急救系统治疗或目击者心肺复苏的院外心脏骤停患者，出院生存率分别为 11.4% 及 37.4%；院内心脏骤停患者的出院生存率为 23.8%，其中 86.5% 可维持较好的神经功能。因此，加强心脏病患者的管理，预防心脏性猝死是关键。可能影响 CPR 效果的因素有很多，其中 CPR 的质量是影响效果的关键所在，具体包括及早识别患者并启动应急反应系统、合适的胸外按压频率、按压深度和胸廓回弹，也包括尽量避免中断按压和过度通气；复苏团队动态、系统的表现和质量监控等，也是重要组成部分。此外，患者的年龄、性别、基础状态、心脏骤停（CA）病因、按压装置、除颤、药物治疗、高级气道、中医药等均可能影响最终的复苏效果。

（二）现代研究进展

2020 年指南对有关成人基础生命支持（BLS）和高级心血管生命支持（ACLS）的建议予以合并。主要新变化包括：① 强化流程图和视觉辅助工具，为 BLS 和 ACLS 复苏场景提供易于记忆的指导。② 再次强调非专业施救者尽早启动 CPR 的重要性。③ 再次确认先前有关肾上腺素给药的建议，重点突出早期肾上腺素给药。④ 建议利用实时视听反馈作为保持 CPR 质量的方法。⑤ 在 ACLS 复苏期间持续测量动脉血压和呼气末二氧化碳（ETCO$_2$）的做法可能有利于提高 CPR 质量。⑥ 根据最新证据，不建议常规使用双重连续除颤。⑦ 静脉（IV）通路是 ACLS 复苏期间给药的首选路径。如果不可建立静脉通路，也可接受骨内（IO）通路。⑧ 自主循环恢复（ROSC）后的患者救治需要密切注意氧合情况、血压控制、经皮冠状动脉介入评估、目标体温管理以及多模式神经预测。⑨ 心脏骤停患者在初次住院后需经过较长恢复期，因此应正式评估其生理、认知和社会心理需求并给予相应支持。⑩ 复苏过后，组织非专业施救者、EMS 急救人员和医院医护人员进行分析总结，可能有益于呵护他们的身心健康。⑪ 孕妇心脏骤停

管理以孕产妇复苏为重点，必要时准备及早实行围死亡期剖宫产，以挽救婴儿生命并提高母体复苏成功率。

脑是人体中最依赖氧供应的器官，具有高代谢、高耗氧量、低储备、对缺血缺氧十分敏感的特点。患者一旦心脏骤停，意识随即丧失，心肺复苏的及时开展可对脑血供及氧供提供支持，从而为脑功能的恢复奠定基础。然而，多数临床抢救时，大家过多地关注心肺功能的恢复，而忽略了脑功能保护，致使脑水肿加重，颅内压增高，甚至出现再灌注损伤等。心肺复苏后，由于钙离子超载、兴奋性氨基酸的毒性作用、大量自由基的形成、炎性介质的破坏作用等，均使脑细胞迅速凋亡。早在 1983 年，Negovsky 就发现即使恢复了自主循环，人体仍会发生器官功能不可逆病理改变，他将这种情况总结为"复苏后疾病"。至 2000 年，《国际心肺复苏和心血管急救指南》中使用了 PRS 这一概念，并指出多种致病因素可导致 PRS 的发生，如灌注失败、再灌注损伤、缺血后代谢产物引起的脑中毒及凝血功能障碍等。之后，杜捷夫等将 PRS 细化为复苏后多器官功能障碍综合征。其中，损害最为明显且最难恢复、致死率增加的直接原因与脑功能的衰竭相关。对于心脏骤停的患者而言，开展心肺脑复苏的终极目的是脑功能的恢复而非仅仅是心肺功能的恢复。

随着现代医学的发展，CPR 逐渐规范化，而在中医对心脏骤停病因病机认识下形成的治则治法，经过实践检验，在临床中仍具有重要价值。中医学并无"心脏骤停"这一名词，但是与心脏骤停症状相似的描述在历代医家的著作中均有所见，如"卒死""暴死""厥证""脱证"等，治法以回阳固脱、益气救阴为主。汉代张仲景所著《金匮要略》中对自缢者的急救，如"上下安被卧之，一人以脚踏其两肩，手少挽其发，常弦弦勿纵之。一人以手按据胸上，数动之。一人摩捋臂胫，屈伸之，若已僵，但渐渐强屈之，并按其腹，如此一炊倾……此法最善，无不活人"，为最早的胸外按压记载。在中医对心脏骤停的病因病机认识的指导下，中医药参与心肺脑复苏的科学研究不断深入。

1. 参附注射液 参附汤出自《正体类要》。红参益气回阳，生津固脱；附子回阳救逆，有"回阳益气、固脱复脉"之效。参附汤主治元气大亏、阳

气暴脱之厥脱,症见手足厥冷、汗出、呼吸微弱、脉细欲绝等。参附注射液是由参附汤经加工提炼而成,其主要的有效成分是人参皂苷和乌头类生物碱。临床研究方面,余衍亮报道96例辨证属阳气暴脱的心跳呼吸骤停患者,结果参附组在4小时的自主心跳恢复例数、48小时血压回升情况及存活率方面均优于常规治疗组。崔志新选取34例行心肺复苏的患者,发现参附注射液治疗组的心肺复苏后自主心率、平均动脉压、自主呼吸、血氧饱和度高于对照组,且恢复自主循环(ROSC)的时间短于常规治疗组。在复苏后综合征(PCAS)方面,杨文山报道在77例PCAS患者中,参附组在治疗后脑功能评分(CPC)(第3、7、14、28日)及格拉斯哥昏迷指数评分(GCS)(第14、28日)与常规治疗组相较存在显著差异($P < 0.05$)。黄君龄选取124例经过急诊心肺复苏的患者,观察治疗至14日时,参附治疗组与常规治疗组比较,肌钙蛋白(cTnT)、脑钠肽(BNP)、谷丙转氨酶(ALT)、谷草转氨酶(AST)、血肌酐(sCr)、C反应蛋白(CRP)显著降低,氧合指数、GCS显著升高。陆芳报道82例ROSC超过48日的患者,发现参附组在血清CRP、TNF-α、Cr、肌酸激酶(CK)、ALT、心率、平均动脉压等方面,在某个时间点存在阳性统计结果。基础研究方面,李春盛研究团队通过家猪动物实验表明,参附注射液可减缓复苏后心肌细胞功能的衰竭,并减轻肺损伤,并提示参附注射液的此类作用是通过提高细胞能量代谢、调节心肌细胞转录因子表达失衡及抗氧化作用来达到的。参附注射液同时可通过调节脾脏T淋巴细胞的细胞凋亡,改善复苏后的免疫功能;通过提高大脑组织的葡萄糖摄入,改善线粒体功能而起到脑保护作用;并提出参附注射液具有的多靶点作用,可起到一药多用,或起到对心脏骤停后综合征在监护室集束化治疗的作用。

2. 参麦注射液 参麦注射液是红参与麦冬的复方制剂,具有益气固脱、养阴生津等功效。其主要的有效成分是人参皂苷和麦冬皂苷,可保护血管内皮细胞,抗脂质过氧化,清除氧自由基,增强免疫力和耐缺氧能力。彭伟献将43例心肺复苏成功者随机分为两组,治疗组在脑复苏基础上加用纳洛酮静注及参麦注射液静滴,结果提示治疗组GCS于治疗3日后开始明显升高;脑复苏成功的时间显著短于对照组;脑复苏成功率、住院期间

病死率与常规治疗组相较的差异有统计学意义。陈文元、刘忠民等通过对ROSC后的家兔进行研究,发现参麦注射液对心肌损伤有一定的保护作用。王瑞通过大鼠实验,发现参麦注射液联合极化液对心肺复苏后脑组织有一定程度的保护作用。上述实验中,心脑的功能损伤程度与炎症因子的表达有密切相关。因此可以得出,参麦注射液对心脑脏器的保护作用,是通过改善缺血再灌注损伤、调节炎症因子表达而实现的。

3. 血必净注射液 血必净注射液以血府逐瘀汤为基础精炼而成,主要包括丹参、川芎、红花、当归、赤芍等药物。刘八一观察60例ROSC患者,治疗组在基础治疗上联合使用血必净注射液5日,结果发现治疗组与常规治疗组SOFA评分(72小时、120小时)均明显下降;28日的脑功能评估,治疗组的痊愈、中等残疾比例、生存率较常规治疗组明显提高。通过干预ROSC后大鼠的动物实验表明,血必净注射液可以通过抑制心肌细胞钙超载、清除氧自由基,达到对复苏后心肌细胞的保护作用;通过抗细胞凋亡而起到保护脑功能的作用,提示血必净注射液是通过调控炎症反应、抗氧化应激、保护内皮细胞、改善微环境、抑制细胞凋亡、改善血流动力学等途径,发挥对心、肺、脑、肾等受损器官的多重保护作用,从而有益于心肺脑复苏。

4. 生脉注射液 生脉注射液是生脉汤改剂而成,由红参、麦冬、五味子组成,具有益气固脱、养阴生津等功效,主要的有效成分是人参皂苷、麦冬皂苷、麦冬黄酮、五味子素等。张东使用生脉注射液干预心脏骤停的家兔,发现生脉注射液可缩短家兔自主循环恢复时间,并且可改善其自主循环恢复后心肌舒缩功能,对复苏后心、肝、肾器官功能具有不同程度的保护作用;生脉注射液对脏器的保护作用,是通过调节炎症因子表达实现的。

5. 中药汤剂 中药汤剂主要根据名老中医经验自拟验方,治法仍以回阳固脱为主。韩凡观察60例心脏骤停患者,在基础治疗同时即鼻饲给予破格救心汤,发现治疗组ROSC成功率明显高于常规治疗组,ROSC时间明显短于对照组,院内生存时间明显长于常规治疗组。孟新科纳入94例PCAS患者,对比采取常规治疗方法和加用"救逆通瘀汤"中药治疗的疗效,结果发现治疗组在远期的生存率、APACHE Ⅱ评分(急性生理和慢性健康状况评分Ⅱ)、GCS评分上均有优势。

6. 穴位针刺　针灸有开窍通闭,益气回阳固脱,救阴敛阳的作用,古文献多有记载穴位针刺抢救的经验,《内经》云"太阳根于至阴,结于命门。命门者目也,太阳为开,开折则肉节渎而暴病起矣,故暴病者取之",《针灸甲乙经》云"尸厥死不知人,脉动如故,隐白、大敦主之。恍惚尸厥头痛,中极及仆参主之。尸厥暴死,金门主之"。国外学者报告了 30 例心脏骤停的病例,在基础治疗同时,以指压法或应用工具局部按压患者单侧涌泉穴,结果为室颤 3 例,1 例死亡(1/3,后同),无脉动电活动(1/2),缺血性中风(1/6),严重动脉高血压(0/8),脓毒症性肾衰竭(1/2),术后休克(1/4),空气栓塞(0/1),多发伤(2/3),电击伤(1/1),总体死亡率为 26.67%。研究中同时发现,按压涌泉穴可增加心率,并在健康志愿者中获得确认,提出少阴经是人体生存轴的理论。张文青通过在常规心肺复苏基础上进行平衡针刺急救穴,发现对心脏骤停患者的即刻复苏效果为优,提示针刺可明显缩短心脏骤停患者即刻复苏时间,提高即刻复苏成功率。有学者针刺心脏骤停家兔人中、双侧内关,发现针刺能够调节心肌组织三磷酸腺苷(ATP)酶活性,超氧化物歧化酶(SOD)活性氧化酶以及脑组织的 Na^+-K^+-ATP 酶活性,抑制调节丙二醛(MDA)等炎症因子表达,提示针刺人中、双侧内关能起到保护心肺复苏后心肌细胞及脑细胞的作用。

中医学在心肺脑复苏的可能参与点:① 在心肺复苏术时配合穴位电针针刺。针灸作为替代医学,在大部分西方国家已得到认同。一些穴位常用来急救,如百会、人中、涌泉、内关、足三里等。基础研究已经表明,电针内关可抑制心肌缺血后小鼠心脏 HMGB1 的上调,减少再灌注期间的促炎反应和心肌损伤;通过后续实验表明,电针通过迷走神经和其烟碱受体介导的信号传导,抑制 HMGB1 从缺血性心肌细胞释放。电针脓毒症小鼠足三里,可以通过调节炎细胞因子(TNF、MCP-1、IL-6、INF-γ)起到抗炎、镇痛的作用;后续的研究表明,直接注射多巴胺 D1 受体可模拟针刺样作用,多巴胺 D1 受体阻断抑制针刺效应,提示电针足三里的作用途径可能为刺激多巴胺 D1 受体。而电针预处理小鼠内关、足三里、丰隆穴与简单针刺相较,可有效延缓布比卡因诱导的心律失常出现的时间,提高平均动脉压、心率及生存

率。国外学者认为,刺激涌泉穴不影响心肺复苏的进行,对患者预后有改善作用,并且具有零成本优势,已建议在心肺复苏中加以考虑应用。如果人手充足、训练有素,在对心脏骤停进行胸外心脏按压的同时,可使用电针对上述穴位进行刺激,观察其能否提升 ROSC 成功率。② 在高级生命支持阶段使用中成药注射液。当静脉通道建立后,现代医学可以使用的急救药物并不多,包括肾上腺素的价值仍然不确定。中成药注射液在急救方面的作用已获得部分研究的支持,可以选择参附、参脉、血必净等静脉中成药并探索其在心脏骤停救治中的作用。③ 在复苏后综合征时针药并用。在 PCAS 阶段,神经功能的恢复成为难点,目前唯一证明有效的手段就是体温目标管理。研究证明,电针大脑中动脉闭塞的脑缺血大鼠模型人中穴,可以改善 MCAO 运动皮质兴奋性,促进运动功能恢复,增加血清转化生长因子(TGF-β1)的水平,促进大电导钙钾通道的激活和表达,参与抑制脑缺血再灌注损伤后的神经元死亡,从而发挥脑神经保护作用。同时电针刺激大脑中动脉闭塞大鼠模型百会、水沟穴,发现用 1.0 mA、5~20 Hz 电针刺激大鼠可明显增加其大脑缺血组织的血流量和血流再灌注,进而减少梗死面积、神经元凋亡,降低死亡率。电针刺激大脑中动脉闭塞大鼠模型百会、太冲、风池穴能改善神经功能,并认为电针刺激脑缺血/再灌注大鼠是通过抑制锌指蛋白 A20 表达降低大脑神经炎性损伤。因此,在 PCSA 阶段,在规范的现代医学救治方法的基础上,可以探索头针、电针、中药注射剂、中药汤剂等中医药学方法的综合运用,观察中医药在心肺脑复苏的疗效及作用机制。

整体观念是中医的优势所在,中药制剂的多靶点作用,如改善复苏后细胞能量代谢紊乱、抗氧化、抑制炎症反应等,可减轻缺血再灌注造成的脏器损伤和功能障碍,从而改善循环和神经功能;针刺和电针人中、内关等急救要穴,有助于早期恢复自主循环,改善大脑缺血再灌注的损伤,促进神经功能恢复,减少复苏后心律失常的发生。中西医结合心肺复苏仍面临着艰巨的探索与研究任务,有待解决和攻克,例如中医药在心肺复苏中的适用范围、使用阶段;复苏成功后的辨证论治;基础研究在机制层面的深入探讨。目前中医药干预心脏骤停的临床研究,在盲法、随机等环节没有详细

的叙述,论证强度欠佳。由于心脏骤停发生急骤,需要临床医生迅速反应,并予以即时的施救,因此盲法、随机的实行确实存在一定的操作难度。随着中西医结合 CPR 的不断开展,期待形成有中国特色的心脏骤停临床急救方案并为世界做出贡献。

(吴　倩　章怡祎)

参考文献

[1] 刘大为.重症医学[M].北京:人民卫生出版社,2017:11.

[2] 中华医学会.临床技术操作规范·急诊医学分册[M].北京:人民军医出版社,2010:4.

[3] 于凯江,杜斌.重症医学[M].北京:人民卫生出版社,2015:11.

[4] 姜良铎.中医急诊学[M].北京:中国中医药出版社,2007:3.

[5] 方邦江.中西医结合急救医学[M].北京:中国中医药出版社,2017:7.

[6] 沈洪,刘中民.急诊与灾难医学[M].北京:人民卫生出版社,2013:3.

[7] 朱威,徐佳,陆远强.《2020年美国心脏协会心肺复苏及心血管急救指南》成人生命支持部分建议内容分析[J].中华危重症医学杂志(电子版),2020,13(5):1001-1005.

[8] 中华医学会,中华医学会杂志社,中华医学会全科医学分会,等.心脏骤停基层诊疗指南(2019年)[J].中华全科医师杂志,2019,18(11):1034-1041.

[9] 王立祥,孟庆义,余涛.2016中国心肺复苏专家共识[J].中华卫生应急电子杂志,2017,3(1):12-36.

[10] 何亚荣,郑玥,周法庭,等.2020年美国心脏协会心肺复苏和心血管急救指南解读——成人基础/高级生命支持[J].华西医学,2020,35(11):1311-1323.

[11] Benjamin E J, Blaha M J, Chiuve S E, et al. Heart disease and stroke statistics - 2017 update: a report from the American Heart Association[J]. Circulation, 2017, 135(10): e146-e603.

[12] Hua W, Zhang L F, Wu Y F, et al. Incidence of sudden cardiac death in China: analysis of 4 regional populations[J]. J Am Coll Cardiol, 2009, 54(12): 1110-1118.

[13] 李沛,闫咏梅.中西医结合心肺脑复苏技术临床应用体会[J].陕西中医,2017,38(7):945-946.

[14] 许铁,张劲松,燕宪亮.急救医学[M].南京:东南大学出版社,2019:618.

[15] 叶烨,梁国荣,温丹婷,等.复苏后综合征的中西医研究现状[J].中华中医药杂志,2015,30(9):3227-3230.

[16] 刘相圻.中西医结合心肺复苏效果影响因素的病例及动物实验研究[D].广州:广州中医药大学,2018.

[17] 曾瑞峰,刘相圻,丁邦晗,等.中医学救治心肺脑复苏现状与展望[J].中国中医急症,2017,26(8):1409-1412.

[18] 魏超,魏盈盈,邹圣强.中医和院前急救关系浅析[J].中华灾害救援医学,2015,3(1):47-49.

[19] 王缵干,王力川.中医经典医籍对现代医学心肺复苏的影响及启示[J].中医药导报,2020,26(5):63-64,68.

[20] 秦叔逵,冯继锋,缪建华,等.恶性肿瘤相关治疗临床应用解析[M].南京:东南大学出版社,2016:419.

[21] 国家卫生计生委合理用药专家委员会.冠心病合理用药指南(第2版)[J].中国医学前沿杂志(电子版),2018,10(6):1-130.

[22] 孙洁,凌斌.重症医学科的质量、安全与规范[M].昆明:云南大学出版社,2014:600.

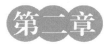

多脏器功能障碍综合征

多脏器功能障碍综合征（multipul-organ dysfunction syndrome，MODS）又称为多系统器官功能衰竭（MSOF）或多器官衰竭（MOF），是指在严重感染、创伤、大手术或心肺复苏后等严重疾病过程中，同时或相继并发两个或两个以上的系统或器官的功能障碍或衰竭的临床综合征。一般肺先受累，其次为肾、肝、心血管、中枢系统、胃肠、免疫系统和凝血系统功能障碍，多器官功能障碍综合征发病的特点是继发性、顺序性和进行性。MODS 的危害极大，是危重患者临床上最常见、影响面积最广的临床危重症之一，它的成因比较复杂，如全身炎症反应、组织氧代谢异常、营养物质能量问题等。因为其起病急骤，病情进展迅速，病死率极高，住院费用贵，也成为目前全球医学研究的热点之一。特别是进入 21 世纪以来，随着老龄化人口的增多，MODS 在欧美和我国的发病率都逐年增加。据相关统计资料显示，我国每年约有 100 万患者死于 MODS，已经成为急诊医学和危重病医学的常见病和多发病，严重增加公共卫生的成本和负担。同时，随着分子生物学、免疫学和基因分析等相关技术的发展及其在医学领域更多地使用，对 MODS 的研究和认识也在不断深化。

中医学中关于多脏腑功能损害的记述，多见于厥脱、心悸、喘证、关格、急黄、肠痹、腹胀满、血证、消渴、虚证、虚劳等。近年来，多采用"脏竭症"这一新病名，提出"竭者，尽也、穷也、亡也、败也"。脏竭症取"多脏腑合病或并病，多个脏腑精气衰竭"之意。

中医认为本病多为素体亏虚，又感受外邪，邪毒直中、逆传或脏间乘侮而致的一个或多个脏腑序贯引致脏气耗伤之极而衰，气血逆乱，阴阳离决的一类病症。

【病因病理】

（一）西医病因病理

1. 病因 ① 各种感染引起的严重脓毒血症和脓毒血症休克。② 严重的创伤、烧伤或大手术致机体失血、缺水。③ 各种原因的休克，心跳、呼吸骤停复苏后。④ 各种原因导致肢体、大面积的组织或器官缺血-再灌注损伤。⑤ 合并脏器坏死或感染的急腹症，如急性重症坏死性胰腺炎等。⑥ 输血、输液、药物或机械通气。⑦ 某些疾病的患者更容易发生 MODS，如患有心脏、肝、肾等慢性疾病，糖尿病，免疫功能抑制的患者等。

2. 发病机制 无论是感染性疾病（如严重感染、重症肺炎、急性重症胰腺炎等），或非感染性疾病（如创伤、烧伤、休克、心肺复苏后等），都可导致机体的炎症反应紊乱，从而引起 MODS。从本质上来看，MODS 就是炎症反应失控的结果。具体的发病机制有以下几种学说。

（1）炎症反应学说：炎症反应学说是 MODS 发病机制的基石。研究表明，感染或创伤引起的毒素释放和组织损伤并不是导致器官功能衰竭的直接原因，细菌、毒素和组织损伤所诱导的全身性炎症反应综合征（systemic inflammatory response syndrome，SIRS）是导致器官功能衰竭的根本原因。机体受细菌毒素、损伤刺激后，不断释放炎症介质如肿瘤坏死因子 α（TNF - α）、白介素-1（IL - 1）、白介素-6（IL - 6）、白介素-8（IL - 8）等，引起全身炎症反应；同时释放大量内源性抗炎介质如白介素-4（IL - 4）、白介素-5（IL - 5）、白介素-10（IL - 10）、白介素 - 13（IL - 13）、前列腺素 E2（PGE2）、转化生长因子 β（TGF - β）等，而后者是导致机体免疫功能损害的主要原因。在 1996 年，Bone 针对感染和创伤时导致的机体免疫功能降低的内源性抗炎反应，提出了代偿性抗炎反应综合征

（compensatory anti-inflammatory response syndrome，CARS）的概念。CARS 作为 SIRS 的对立面，两者常常是不平衡的。如保持平衡，则内环境得以维持，不会引起器官功能损伤。一旦发生 SIRS 和 CARS 失衡，内环境将失去稳定性，导致组织器官损伤。因此就其本质而言，MODS 是 SIRS 和 CARS 免疫失衡的严重后果。SIRS 和 CARS 失衡的后果是炎症反应失控，使其所具有的保护性作用转变为自身破坏性作用，不仅损伤局部组织，也打击远隔器官，最终导致 MODS。

（2）缺血再灌注和自由基学说：缺血再灌注和自由基学说也是导致 MODS 的重要机制之一。MODS 的自由基学说主要包括 3 个方面：① 氧输送不足导致组织细胞直接的缺血缺氧性损害。② 缺血再灌注促发自由基大量释放。③ 白细胞与内皮细胞的相互作用，导致组织和器官损伤，最终发生 MODS。从根本上来看，自由基学说也是炎症反应学说的重要组成部分。

（3）肠道动力学说：肠道是除体表以外隔绝外环境的主要屏障，又是体内最大的细菌储源，同时也是除胸腺外最大的淋巴器官，起着免疫防御和免疫监视的作用。同时，肠道又是细胞因子的重要产地，因而是机体防御的主要参加者和全身炎症反应的调节者。在感染、创伤或休克时，即使没有细菌的移位，肠道毒素的移位也将激活肠道及相关的免疫炎症细胞，导致大量炎症介质的释放，参与 MODS 的发病。因此，肠道是炎症细胞激活、炎症介质释放的重要场所之一，也是炎症反应的策源地之一。从这一点来看，肠道动力学说实际上是炎症反应学说的一部分。

（4）二次打击学说：MODS 往往是多元性和序贯性损伤的结果，而不是单一打击的结果。1985 年，Dietch 提出 MODS 的二次打击学说，将创伤、感染、烧伤、休克等早期直接损伤作为第一次打击，其所造成的组织器官损伤是轻微的，虽不足以引起明显的临床症状，但重要的是早期损伤激活了机体免疫系统，尽管炎症反应的程度轻微，但炎症细胞已经动员起来，处于预激活状态。此后如病情稳定，则炎症反应逐渐缓解，损伤组织得以修复。如病情进展恶化或继发感染、休克等情况，则构成第二次或第三次打击。第二次打击使已处于预激活状态的机体免疫性系统爆发性激活，大量炎症细胞活化、炎症介质释放，结果炎症反应失控，导致组织器官的致命性损害。

（5）基因调控与受体、信号传导机制：随着分子生物学的发展，从分子水平对 MODS 的机制进行探讨成为新的研究热点。信号传导通路 G 蛋白、各种蛋白激酶家族、JAK 激酶/信号转导子和转录激活子（JAK/STAT）和核因子-κB（NF-κB），在调控上述炎症病理生理反应中发挥关键作用。NF-κB 是近年来广泛被研究的与基因调控及信号传导密切相关的蛋白质因子，被证实在脓毒症和 MODS 发展过程中起着关键的作用。

（二）中医病因病机

脏竭症多为各种疾病的危重阶段，热毒内侵，内陷营血，或外伤术后亡阴伤精，耗伤正气，加之素体亏虚，致气机逆乱，脉络受阻，损伤脏腑真气。具体的病因病机有以下几种。

1. 热毒内陷 正气素体亏虚，复感外邪，邪势较盛，正邪交争则热耗气阴，消灼津液，损伤脏腑，扰乱神明。

2. 腑气闭塞 热毒耗伤气机，消灼津液，而致大肠津液耗伤，传导失司，燥屎内结，阳明腑实，气机闭塞，上下不通，进一步加重热毒之势。

3. 瘀血阻滞 热毒耗伤阴血，血热煎熬则凝滞不行，致脉络阻滞，营卫气血津液输布贯通失司，脏腑功能紊乱，脏真受损。

4. 正气耗伤 热毒瘀血，互为交结，耗伤气血，损伤元阴元阳，最终导致精、气、神败伤，以至于阳脱阴竭，阴阳离决，生化欲熄。

【临床表现】

（一）病史

① 有严重感染史，抗感染治疗不当或不及时；出现耐药细菌感染、合并多重感染等。② 有严重创伤或大手术史，早期清创、引流不充分，预防感染不及时。③ 有大量失血、失液史，出现循环休克，未能及时扩容、纠正休克。④ 有冠心病、慢阻肺、肾功能不全等，因急性诱因加重。⑤ 心肺骤停、心肺复苏后患者。⑥ 其他疾病，如慢性消耗性疾病、恶性肿瘤等。

（二）症状与体征

MODS 患者的临床表现主要为累及损伤脏器

而出现相应的临床表现,应该根据病情严重程度决定监测的频率,记录包括体温、呼吸、脉搏、血压、尿量、氧饱和度等各项生命体征的变化,以全面进行评估。

1. 循环系统 主要表现为动脉血压降低,中心静脉压<60 mmHg 或每小时尿量<40 mL,肢体末梢湿冷,心率加快>110 次/分,并可能出现各种心律失常。

2. 呼吸系统 出现呼吸频率增快,呼吸困难和外周氧饱和度降低。

3. 消化系统 应激性溃疡、呕血或黑便,腹胀、肠鸣音减弱或消失。

4. 泌尿系统 尿量减少,尿色变深,肢体浮肿等。

5. 凝血系统 出现血小板下降,皮肤瘀斑或黏膜出血等。

6. 神经系统 多表现为意识觉醒程度的变化,如嗜睡、昏睡,甚至昏迷。

7. 代谢系统 主要表现为高血糖或低血糖,高钠血症或低钠血症。

(三)四诊要点

脏竭患者可出现喘促,心悸,腹胀满,急黄,浮肿无尿,呕血便血,烦躁、抽搐,甚则昏迷等主要症状;同时伴有高热不退,或身热骤降,口干不欲饮,汗出,惊厥,疼痛,尿短赤或无尿,大便不通或腹泻。在舌脉上常见舌质红绛,苔黄或干燥少苔;脉象细数,或涩沉迟,或散大无根。

【辅助检查】

1. 血液检查

(1)血常规检查:白细胞和中性粒细胞显著增高,白细胞计数>12×10^9/L 或<4×10^9/L,中性粒细胞百分比>70%,C 反应蛋白和降钙素原升高。

(2)血气分析:$PaCO_2 \geq 60$ mmHg,$PaO_2 \leq$ 50 mmHg,$PaO_2/FiO_2 < 200$ mmHg。

(3)生化功能:谷丙转氨酶、谷草转氨酶和血清胆红素升高,心肌酶谱升高,血尿素氮和肌酐升高。

(4)凝血系统:出凝血时间延长,血小板降低等。

2. 病原学检查 痰培养、血培养或引流物等细菌学培养阳性,必要时可以在介入手段下做深部分泌物的微生物基因学检测。

3. 尿液检查 尿比重改变,出现蛋白尿、血尿等。

4. 胸部 X 线或胸部 CT 提示肺部炎症或实变,另根据临床需要选择腹部超声、心电图等检查。

【诊断和鉴别】

(一)诊断要点

对于多脏器功能障碍的临床诊断,目前仍然缺乏国内外公认的统一诊断标准,现有的标准中多数缺乏前瞻性、多中心、大样本的临床验证。目前国际上公认的对 MODS 的评分标准是 SOFA 评分系统和 1995 年由 Marshall 提出的 MODS 诊断标准。

Marshall 提出的 MODS 涉及的最常见发生功能障碍的 6 个器官系统,并从中选出一个最具代表性的变量。根据每一个器官系统变量的得分>3分作为该器官系统衰竭的标准。MODS 的总评分越高,代表脏器衰竭的程度越严重,患者的病死率也越高(表 2-2)。

SOFA 评分系统(表 2-3)是针对脓毒症提出的,主要用于评估 6 个主要脏器功能(包括心血管系统、呼吸系统、肝脏、肾脏、中枢神经系统和凝血系统),评分根据每日患者脏器功能的相关指标有所变化。SOFA 评分的高低与 MODS 的严重程度呈正相关,也有人观察 SOFA 评分与危重患者死亡率之间的关系(表 2-4)。

表 2-2 MODS 严重程度评分标准(Marshall,1995)

器 官	分 值				
	0	1	2	3	4
呼吸系统(PaO_2/FiO_2)	>300	226~300	151~225	76~150	<76
肾(血清肌酐)	≤100	101~200	201~350	351~500	>500

器 官	分 值				
	0	1	2	3	4
肝(血清胆红素)	≤20	21~60	61~120	121~240	>240
心血管系统(PAHR)	≤10.0	10.1~15.0	15.1~20.0	20.1~30.0	>30.0
血液系统(血小板计数)	>120	81~120	51~80	21~50	≤20
神经系统(Glasgow 评分)	15	13~14	10~12	7~9	6

注：① PaO_2/FiO_2 的单位为 mmHg；计算 PaO_2/FiO_2 时不考虑是否使用机械通气及通气方式，是否使用 PEEP 及大小。② 血清肌酐的单位为 μmol/L，不考虑是否接受透析治疗。③ 血清胆红素的单位为 μmol/L。④ PAHR＝HR×RAP(右心房压或 CVP)/MAP。⑤ 血小板计数的单位为×10^9/L。

表2-3　SOFA 评分表

指 标	分 值			
	1	2	3	4
PaO_2/FiO_2(mmHg)	<400	<300	<200 伴呼吸支持	<100 伴呼吸支持
血小板(10^3/μL)	<150	<100	<50	<20
胆红素(μmol/L)	20~32	33~101	102~204	>204
肌酐(μmol/L)	110~170	171~229	300~440	>440
尿量(mL/d)			<500	<200
昏迷评分	13~14	10~12	6~9	<6
低血压	平均动脉压(MAP) <70 mmHg	多巴胺≤5 或多巴酚丁胺 (任何剂量)	多巴胺>5 或 肾上腺素≤0.1 或 去甲肾上腺素≤0.1	多巴胺>15 或 肾上腺素>0.1 或 去甲肾上腺素>0.1

表2-4　SOFA 评分与死亡率的关系

最初分值	死亡率	最高分值	死亡率
0~1	0	0~1	0
2~3	7%	2~3	2%
4~5	20%	4~5	7%
6~7	22%	6~7	18%
8~9	33%	8~9	26%
10~11	50%	10~11	46%
11	95%	11	86%

MODS 是累及呼吸、循环、肝肾和凝血等多个器官或系统的功能损害，临床上常常由某一种器官功能衰竭进展而来，所以要综合患者全身的情况来判断，不难鉴别。针对 MODS 的临床诊断，Fry 在 1980 就提出第一个诊断标准，后来国际上在 1997 年又提出了修正的 Fry 多器官障碍综合征诊断标准(表2-5)。

表2-5　MODS 诊断标准

系统或器官	诊 断 标 准
循环	收缩压低于 90 mmHg，并持续 1 小时以上，或需要药物支持才能使循环稳定
呼吸	急性起病，动脉血氧分压/吸入氧浓度≤200 mmHg(无论有否应用呼气末正压)，X 线正位胸片见双侧肺浸润，肺动脉嵌顿压≤18 mmHg 或无左房压力升高的证据

系统或器官	诊 断 标 准
肾脏	血肌酐>177 μmol/L 伴有少尿或多尿，或需要血液净化治疗
肝脏	血胆红素>34.1 μmol/L，并伴有转氨酶升高（大于正常值 2 倍以上），或已出现肝性脑病
胃肠	上消化道出血，24 小时出血量超过 400 mL，或胃肠蠕动消失不能耐受食物，或出现消化道坏死或穿孔
血液	血小板<50×10⁹/L 或降低 25%，或出现弥散性血管内凝血
代谢	不能为机体提供所需的能量，糖耐量降低，需要用胰岛素；或出现骨骼肌萎缩、无力等
中枢神经	格拉斯哥昏迷评分<7 分

（二）鉴别诊断

中医类证鉴别

1. **中风** 中风为病，猝然昏倒，可伴四肢逆冷，当与此证相鉴别。中风多有肝阳上亢病史，发作与情志激动有关，且伴有口舌歪斜，言语謇涩，言语不利，半身不遂等症，故与本病不难鉴别。

2. **厥脱** 脏竭症后期亦可以出现厥脱证候。但厥脱为内科常见急症，多以面色苍白，四肢厥冷，冷汗出，欲呕欲便，神志淡漠，或突然昏仆，脉微欲绝或乱为特征，可以与本病相鉴别。

【治疗】

（一）西医治疗

MODS 的治疗比较复杂，必须要有一个整体的观念。目前的治疗主要包括病因治疗和重要器官功能的支持治疗。在针对原发病和损害治疗的同时，还应积极对机体的神经内分泌、免疫、炎症、凝血、代谢等各方面进行适当的调节，促进脏器功能之间的网络恢复正常。

1. **积极消除引起 MODS 的病因和诱因，控制原发病** 此为 MODS 治疗的基础和关键。具体来说：① 对于严重感染患者，应用有效抗生素，并根据细菌学培养及时调整抗生素。② 对于创伤患者，早期清创手术，充分引流，预防感染发生。③ 对于循环休克患者，积极扩容治疗，改善组织器官有效灌注，避免器官功能进一步加重损害。④ 积极保护胃肠功能，避免肠胀气、肠麻痹的出现，及时恢复肠道功能，防止细菌和毒素的易位及播散。

2. **改善氧代谢，纠正组织缺氧** 改善氧合应予充分氧疗，必要时尽早气管插管机械通气支持，使 SaO_2>90% 以上；同时通过镇静、降低体温和调整机体酸碱平衡降低氧耗，以维持正常的通气和氧合，纠正缺氧和 CO_2 潴留，减少分流及死腔通气。相关药物治疗包括应用呼吸兴奋剂、降低肺动脉压和肺楔压、舒张气道、化痰等药物。另外，还可应用有效的气道管理，胸腔闭式引流，雾化吸入和纤维支气管镜灌洗等措施。

3. **改善心功能和维持有效循环血容量** 药物主要包括扩冠、减轻心脏前后负荷、改善心肌营养代谢、控制心律失常、正性肌力药物，器械及手术治疗有血液净化、主动脉球囊反搏（IPBP）、起搏及介入治疗等。常用的药物有肾上腺素、去甲肾上腺素、异丙肾上腺素、多巴胺，其中去甲肾上腺素和多巴胺最为有效，两者合用具有直接正性肌力和血管收缩作用，不仅可以升高平均动脉压，还能增加肾和胃肠组织血流灌注，成为治疗脓毒症性休克和 MODS 的首选和常规用药。

4. **肝功能支持** 肝脏具有合成、代谢、免疫等多种功能，故 MODS 累及肝脏表现多样，支持治疗的主要目的是调整各种功能紊乱，清除体内异常代谢产物，保护受损肝细胞。药物治疗包括促进肝细胞修复及再生、改善肝细胞代谢、降低胆红素、拮抗内分泌激素、补充肝源性凝血因子、恢复氨基酸平衡等制剂及中药制剂等。机械及生物医学治疗方法有生物型和非生物型人工肝等。

5. **注意尿量变化，保护肾功能** 除了积极扩容和使用血管活性药物外，必要时及早进行血液透析治疗。CRRT 是目前 MODS 比较有效的脏器支持治疗手段，不仅可以连续、缓慢、等渗地清除水分、尿素、肌酐等有毒物质，还可以清除炎症介质和细胞因子，抑制脏器的全身炎症反应及进一步损伤。

6. **脑保护治疗** MODS 累及脑主要见于心肺复苏后、感染中毒性脑病等，脑保护治疗的目的是为了确保有效脑灌注，保护血脑屏障，阻断缺血-再灌注损伤，改善微循环及脑细胞代谢，促进脑细胞功能恢复。具体措施包括亚低温治疗,自由基清除剂、抗凝、扩容、脱水、溶栓、促醒、改善脑代谢等药物的应用,控制并发症如癫痫等。

7. 血液系统支持 包括纠正凝血及抗凝机制紊乱,防止 DIC 发生。如抗凝、补充造血原料及各种血液成分,促进血细胞释放等治疗。

8. 加强营养支持 营养支持和调理的目的应是提供适当的营养底物,防止细胞代谢紊乱,支持器官、组织的结构功能,参与调控免疫功能,减少器官功能障碍的产生。而在 MODS 后期,代谢支持和调理的目标是进一步加速组织修复,促进患者康复。原则上应该尽早实施肠内营养,肠内营养不能实现时,改用肠外营养支持。具体目标上,早期供给每日 20~25 kcal/kg 的能量,是多数重症患者能够接受的营养供给目标。注意氮和非蛋白氮能量的比例,使热:氮保持在 100:1 左右,提高支链氨基酸的比例。蛋白质:脂肪:糖的能量供给比例一般要达到 3:4:3,使用中长链脂肪酸以提高脂肪的利用,并且尽可能地通过胃肠道摄入营养。

9. 免疫调节治疗 Bone 提出了著名的代偿性抗炎性反应综合征假说,指出脓毒症和 MODS 的发生和发展是机体促炎与抗炎机制失衡所致,在两者交替制衡后,抗炎机制往往占优势,并导致免疫抑制。Bone 的假说为研究脓毒症与免疫功能紊乱奠定了基础,但临床免疫治疗脓毒症和 MODS 的可行性还处于初级研究阶段。在免疫功能监测方面,多年来学者们始终期盼有明确的生物学指标指导免疫调理治疗。目前,仅单核细胞 HLA - DR/CD$^+$14 在临床被推荐使用。除此以外,体外检测单核细胞或中性粒细胞对内毒刺激的反应性、淋巴细胞计数、CD4/CD8 等指标也可作为免疫功能评估的参考。随着对炎症反应研究的深入,我们认识到免疫调控治疗实际上就是 MODS 病因治疗的重要部分。对于免疫抑制者,免疫刺激有望改善预后;而对于炎症反应亢进者,通过调节早期免疫过度激化,有助于重建机体内稳状态,减轻炎性反应损伤,改善生存率。

10. 预防应激性溃疡 MODS 患者胃肠道出血的风险持续增加,其发生比例和危险因子数相关。这些危险因子包括高热、休克、创伤、凝血功能异常、机械通气时间、血液透析抗凝治疗和消化道溃疡病史等,研究表明其发生率高达 14% 以上。通过应用质子泵抑制剂等药物,可以减少胃酸分泌,中和胃酸,保护胃黏膜屏障,降低出血的发生率。

11. 血糖控制 严重应激状态下,机体常出现代谢性高血糖反应和外周胰岛素抵抗。高血糖可抑制吞噬细胞功能,血糖升高已经成为一项独立因素直接影响 MODS 的预后。因此,严格控制危重患者的应激性高血糖,同时避免低血糖发生,对于提高 MODS 的治疗效果、改善生存率有重要的意义。

(二)中医辨证论治

1. 热毒内陷

证候: 烦躁不宁,口渴,溺赤便秘,便下腐臭,神昏谵妄。舌红质燥,苔黄腻,脉细数。

证机分析: 热毒交争,邪损脏腑。

治法: 清热解毒,醒神开窍。

处理:(1)方药:白虎汤合清热地黄汤。药用生石膏、知母、水牛角、生大黄、丹皮等。若气息壅盛,喉间痰鸣,脉滑数者,可豁痰行气,方用涤痰汤,加用鲜竹沥、海浮石、菖蒲、郁金等药。

(2)中成药:醒脑静注射液 10~20 mL,用 5% 葡萄糖注射液或 0.9% 氯化钠注射液 250~500 mL 稀释后静滴;或痰热清注射液 20 mL,用 5% 葡萄糖注射液或 0.9% 氯化钠注射液 250~500 mL 稀释后静滴;痰浊阻滞兼咳逆喘促,身热但热势不高,舌苔腻而有浊垢,脉濡数者,治以豁痰醒神,方用黄连温胆汤和安宫牛黄丸加减,口服或鼻饲给药。

(3)其他疗法:可用灌肠法或结肠滴注法。将药液从肛门灌入或滴入大肠,以吸收药物而达到治疗目的。常用药物有大承气汤浓煎,起到通腑泻热的作用。

2. 瘀血内阻

证候: 神志昏迷,牙关紧闭,面赤唇紫,或伴尿血便血。舌质暗红有瘀斑,脉象沉涩。

证机分析: 气机耗伤,瘀血内阻。

治法: 活血化瘀,条畅气机。

处理:(1)方药:四逆散合血府逐瘀汤。药用柴胡、枳壳、青皮、赤芍、川芎、桔梗、川牛膝、三七粉等。如见面红头胀,气血逆乱于上,可潜阳泻火,加用石决明、钩藤、泽泻、夏枯草等;神昏谵语者,治以活血化瘀、开窍醒神,用羚角钩藤汤加减;瘀毒阻滞上焦,胸闷、气促、胸痛,甚至胸痛刺背,咳嗽气逆者,治以活血化瘀、行气止痛,以口服或鼻饲血府逐瘀汤;瘀毒阻滞于中焦、腹痛、胁肋胀痛,甚者黄疸者,治以活血化瘀、行气解毒,用膈下逐瘀汤加减;瘀毒阻滞下焦,小便短赤不利、涩痛不畅,甚者癃闭者,治以活血化瘀、通淋利尿,用桃核承气汤加减;瘀毒阻滞于四肢肌腠,四肢肿痛青紫,或有红斑结节,或时有寒热者,治以活血化瘀、舒筋活络,用桃红四物汤合阳和汤;瘀毒阻滞经络,肢体麻木疼痛、活动不利,甚至瘫痪者,治以活血化瘀、通络止痛,用身痛逐瘀汤加减。

（2）中成药:血必净注射液 100 mL 加入生理盐水 100 mL,在 30～40 分钟静滴完毕,每日 2 次。常用药物有红花、赤芍、川芎、丹参、当归活血化瘀,乳香、没药、三棱、莪术破血消癥。

（3）其他疗法:可用刺络法、放血疗法,也是急救的重要手段之一。常用穴位如尺泽、委中、少商等,可以起到除滞祛邪的效果。

3. 肺脾气虚

证候:久咳不止,咯痰清稀,气短而喘,少气懒言,面白无华,食少腹胀,便溏。舌淡,苔白滑,脉弱。

证机分析:肺脾耗伤,气血亏虚。

治法:补肺健脾,益气养血。

处理:（1）方药:六君子汤合参苓白术散。药用人参、白术、茯苓、甘草、山药、白扁豆、薏苡仁、陈皮、半夏、桔梗等。若有血虚症象,可加用当归、川芎、何首乌等养血药物。咳痰、呼吸困难、胸闷等,严重者易发展成肺心病或呼吸衰竭等病症,危及患者生命安全,可选择补中益气汤合补肺汤。

（2）在西医常规治疗的基础上,或加用玉屏风散颗粒,每日 3 次,每次 5 g,口服;或六君子丸,每日 2 次,每次 9 g。

（3）其他疗法:可用艾灸法。常用穴位神阙、关元、气海、足三里等,可以达到通阳益气、醒脑开窍、回阳救逆等功效。

4. 心肾阳虚

证候:心悸怔忡,形寒肢冷,神疲乏力,尿少肢肿,腰膝酸冷,唇甲青紫。舌淡紫,苔白滑,脉弱或沉细。

证机分析:毒损元阳,心肾俱虚。

治法:温肾利水,振奋心阳。

处理:（1）方药:参附汤合右归饮。药用人参、附子、肉桂、炙甘草、熟地黄、山萸肉、淫羊藿、补骨脂为主。若水肿尤甚,可加用茯苓、猪苓、泽泻等。

（2）中成药:若出现阳气暴脱,四肢冰冷,冷汗淋漓,呼吸微弱,脉微弱欲绝,应立即益气回阳固脱,予参附注射液 20～40 mL 加入 5％葡萄糖注射液 50～100 mL 中静脉滴注。

（3）其他疗法:可用热熨疗法。将药物加热置于患者体表某些特定穴位,进行热熨,以达到治疗目的。适用于喘促、腹泻、水肿或臌胀的患者。

5. 阴阳俱脱

证候:神志淡漠、面色无华,目呆口张,瞳仁散大,手足逆冷,尿少遗溺,自利清谷,身冷如冰。舌淡或绛,舌面少津,苔少或厚,脉微细欲绝。

证机分析:阴阳俱损,阳脱阴竭。

治法:扶正固脱,回阳救逆。

处理:（1）方药:生脉散合参附汤。药用人参、麦冬、五味子、制附子、山萸肉等。如阳气欲脱明显者,重用人参、制附子,可加用肉桂;阴脱明显者,重用山萸肉、麦冬,可加用南北沙参等。若短时间内阴液大量迅速丢失,而见呼吸气促,口渴不饮,烦躁不安,肌肤热,手足温,两颧红赤,舌鲜红而干,脉细数无力,兼汗出热而黏者,为邪胜阴亡,治以生脉饮养阴、益气固脱。

（2）中成药:可静滴大量生脉或参附注射液 20～40 mL,加入 5％葡萄糖注射液 50～100 mL 中静脉滴注,配合口服或鼻饲生脉饮或独参汤。

（3）其他疗法:可针刺关元、内关、肾俞、三阴交穴,回阳救逆,或加电针刺激(电压 6 V,频率 100 次/分)。艾灸涌泉穴,每日 1 次,每次 10 分钟。

【中西医协同诊疗思路】

1. 同样注重整体观念,强调脏器功能损伤之间的联系 随着现代病理生理学和分子免疫学的发展,我们清楚认识到人体作为一个完整的生命体,各器官之间通过神经、体液、细胞因子等各种介质构成的网络互相交流,并进一步形成各种反馈,影响彼此的功能。从整体的观点出发,针对 MODS 的治疗策略,不仅是给予受损器官的支持和修复,更重要的是必须帮助机体重建已经紊乱的联系网络,恢复其正常的生理和谐。在针对原发病或损害治疗的同时,还应积极对机体的神经内分泌、免疫、炎症、凝血、代谢等各方面进行适当的调节,促进器官之间的联系网络恢复正常。在抓主要矛盾时,不应忽视次要矛盾。对于治疗措施,应看到其不利的一面,并采取相应的预防措施。

中医自古以来就有"未病先防""既病防传"的观念。中医学从整体上认识人体的生理和病理,并总结出疾病的发生、发展、传变规律,如伤寒之六经传变,温病之卫气营血、三焦传变,内伤疾病之五脏传变、脏与腑表里传变、经络传变等。因此,临床上应根据 MODS 相关的脏器、系统功能障碍情况,从整体观念出发,根据发病原因,从首先累及的脏器及其他脏器基础功能情况预见疾病传变的可能性。在 MODS 病程中,其他脏器、系统未出现障碍之前,提前采取有效的措施,保护好可能出现障碍的脏器、系统,减轻脏器、系统的功能障碍程度或减少功能障碍脏器、系统的发生,防止"二次打击"出现的"瀑布反应",将极大地提高临床疗效及治愈率。同时,脏腑正常功能皆依赖胃气,胃气与机体抗病能力、机体免疫力有重要关系。研究认为,胃肠功能障碍常成为 MODS 的始动环节和中心器官,甚至是 MODS 的发动机。当胃肠功能障碍,甚至出现衰竭时,就出现胃肠屏障功能的破坏,使肠道的内毒素进入血液循环,促使 SIRS/MODS 的发生,故保护胃气在 MODS 中有着非常重要的意义。脾胃属中焦,为气机升降、调畅的枢纽,脾胃为后天之本,故当以保护胃气贯穿 MODS 治疗的始终。

2. 西医辨病和中医辨证相结合 现代医学对于 MODS 的诊断随诊断技术的进步不断更新。早在 1995 年,Marshall 就提出 MODS 严重程度评分标准量表。随着脓毒症和 MODS 的学术发展,又提出了 SOFA 评分系统和 MEWS 早期预警评分系统,借助于信息化的手段,对患者生命体征、理化指标、器官功能指标等数据的综合检测,对脏器功能损伤的评估具有更高的敏感性和特异性,有利于 MODS 的早期识别和干预。

中医辨证方面,一种是按证论治,即有是症必用是药;另一种是审察病机,审证求因。MODS 的临床表现(症)是多种多样的,因而决定了用药组方的差异性;另外,同一个临床表现,如热毒证的发热,其病因可能是外感,也可能是内伤,"因"的不同决定了治疗的不同,从这两个角度去思考 MODS 的治疗,应该更多讲究个体化治疗,即中医学的"同病异治"。MODS 的不同阶段出现不同的证,可以从热证的控制不理想,演变为血瘀证或腑

气不通证,故在 MODS 的治疗过程中,应该更突出辨证施治的重要性,强调个体化的治疗方案。有学者认为,"病中求证,证中求病"是辨证与辨病结合发展的方向。在病证研究中,总结出"同病类证",即同一疾病的患者,从中医看具有相同或类似的主证,只是兼夹证有所差异,并相应提出"同病类治"。

可以看出对"证"的认识,目前的研究更多是将辨证和辨病相结合,这些理论是否适合指导 MODS 的防治、是否能在 MODS 的防治中更好地发挥中医药在病证结合治疗中辨证施治的优势和个体化治疗的特色,需要进一步的临床探索。

3. 脏器的支持替代治疗和中医的急救技术结合 近年来,随着呼吸支持和 CRRT 技术的广泛推广、治疗理念的不断进步,脏器支持措施在危重病,特别是在 MODS 的治疗中起着越来越重要的作用。如小潮气量肺保护性通气措施、俯卧位通气、高流量滤过、无肝素化血液透析等,解决了许多临床复杂的病患救治。同时中医的许多急救措施,如针刺穴位、艾灸、中药结肠滴注等疗法,在改善患者的高热、循环障碍和肠功能紊乱方面也起到很好的辅助治疗作用,受到更多临床医师的重视。(图 2-3)

【预后与进展】

由于 MODS 病情复杂,非单一治法所能起效,往往根据中医辨证论治的原则,结合具体病机,数法并用。目前一致主张建立以 ICU 为主导的治疗体系,包括在 ICU 医生的负责下,由相关科室组成多学科综合治疗小组,制定并随时调整治疗方案,突出治疗的整体性、连续性;提供整体全方位有创/无创监护、即时影像学及床边超声等,便于判断病情变化;及时进行肠内肠外营养支持并监测患者营养状态;提供治疗所需各种通道,如动脉置管、深静脉置管、Swan-Ganz 导管、空肠营养管等。而中西医结合工作者,将中西医的治疗指导思想结合起来运用,亦收到了良好的治疗效果。

近 20 年,MODS 的研究涉及病理生理学、免疫学、分子生物学和分子流行病学,对 MODS 的认识逐步深刻。目前认为,MODS 不仅与感染、创伤等直接损伤相关,在某种程度上,MODS 与机体对感染、创伤的免疫炎症反应具有更为本质的联系。

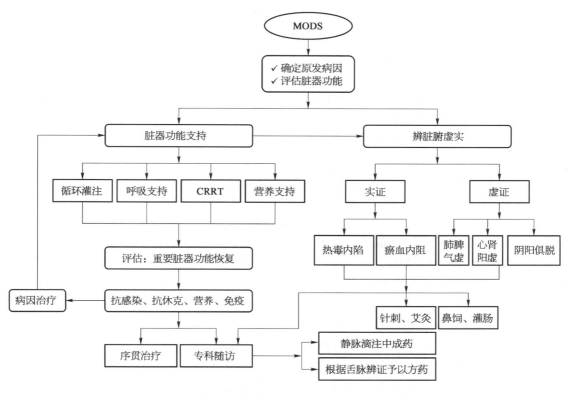

图 2-3　多脏器功能障碍综合征中西医协同诊疗思路导图

也就是说,MODS 来自失控的炎症反应。

治疗上,首先应清除或抑制炎性介质和细胞因子,控制炎症反应;联合应用抗生素,以求协同杀菌,力求迅速控制感染;同时维持内环境稳定,对多器官进行支持治疗,包括改善心功能和血液循环,加强呼吸支持,加强营养支持,防治急性肾功能衰竭,急性肝损伤,预防应激性溃疡,保护脑功能等。

随着对脓毒症多器官功能损伤发病机制认识的日益加深,近年来在治疗方面提出了一些新的策略,或是对原有治疗方法进行了补充和修正。

1. 抗凝药物　强调早期凝血机制和纤溶过程的治疗,补充抗凝物质成为许多医疗单位的常规方案,同时还可以小剂量使用肝素和尿激酶。

2. 糖皮质激素　炎症反应强烈或休克不能逆转或多脏器功能迅速恶化时,可予以糖皮质激素治疗,但对于免疫抑制的作用又不利于感染的控制,所以相关的研究和争论持续存在,尚待进一步研究阐明。一般认为,大剂量激素治疗不宜普遍应用于多器官功能损伤的治疗,而小剂量长程应用可能更为有利。

3. 抗氧化剂　胞浆内核因子 κB(NF-κB)是炎症介质基因转录的启动关键,多种致炎物质均可解除其抑制而被激活。氧自由基也是重要的 NF-κB 活化剂,故抗氧化剂在治疗脓毒症多器官损伤中具有一定地位。

4. 基因治疗　基因治疗尚处于理论探索阶段,希望通过干预炎性刺激信号传导及基因表达来改变全身炎症反应和 MODS 的病程进展;可以通过基因修饰或插入目的基因等手段改变基因表达,从而影响炎症发展方向。基因治疗具有巨大的潜力,但目前尚无明确答案。

5. 中医药治疗　近年来,普遍认为对 MODS 的防治并非仅仅在某个发病机制环节上实行单纯阻断,而是需要整体的防治调节。这与中医传统医学理论有相当程度的接近,国内外专家对此均已有所认识,并且逐步将中医药治疗应用于 MODS 的治疗实践中。

中医药强调机体的阴阳平衡,辨证施治、个体化治疗和中药多环节、多靶点整体调节的特点可以弥补以上的不足。研究表明,中医药可从拮抗内毒素、调节炎症反应、维持机体的免疫平衡、保护器官功能等多途径、多环节地整体防治 MODS 的发生发展。目前临床上应用于 MODS 治疗的中医复方制剂主要分为四大类:清热解毒类、通腑泻下类、活血化瘀类及益气养阴扶正类。

（1）清热解毒类：MODS 患者多有发热、口干苦、小便短赤、舌红苔黄等里热炽盛的表现，温邪热毒是主要病因，故清热解毒是治疗本病重要治法之一。

清热解毒治法不仅可以通过对内毒素结构的直接破坏，使其生物学活性及免疫原性减弱或消失，还可以通过增强机体免疫吞噬能力来提高对内毒素的清除能力，同时可拮抗多种炎性介质，从而减轻器官的损伤程度。实验研究证实，热毒清、热毒平、清瘟败毒饮、黄连解毒汤等清热解毒的方药均具有拮抗内毒素的作用。

（2）通腑泻下类：MODS 中因温邪热毒伤阴竭液，故急下以存阴，起到祛邪而扶正的作用。通腑泻下能荡涤肠胃，使实邪积滞排出，对脓毒症时肠道屏障有明显的保护作用；显著减轻肠源性内毒素造成的肺损伤，使呼吸功能得以恢复；抑制内毒素所致的肝细胞 DNA 和蛋白质合成增加；抑制过度炎症反应对组织器官的损害。于泳浩等发现，大承气汤颗粒能降低炎性介质、C 反应蛋白含量，并能有效抑制 TNF - α、IL - 6 等促炎因子的过度分泌，下调抗炎介质 IL - 10，有利于免疫平衡的恢复。崔克亮等发现，大承气汤能显著降低 MODS 患者病死率，改善 MODS 患者的体内炎性介质 TNF - α、IL - 1、IL - 6 水平。

（3）活血化瘀类：MODS 中温邪热毒耗伤气阴，血脉流行不畅；当进一步阴损及阳，阳气虚衰，则无力推动血液运行，故均可导致瘀血产生。使用活血化瘀药物改善气血运行和输注，可促进器官功能恢复。

郭昌星等发现，血府逐瘀汤在一定程度上能提高机体细胞抗氧化酶的活性，降低脂质过氧化，从而阻止炎症反应进一步发展，对 SIRS 治疗起到积极作用。复方丹参注射液可明显减轻内毒素引起细胞黏附、白细胞游出、内皮水肿、管壁增厚、内皮细胞间隙增大及出血。血必净注射液由赤芍、红花等组成，具有抗内毒素及多种炎性介质，调节免疫，促进单核细胞人白细胞抗原 DR（HLA - DR）表达，改善微循环，保护血管内皮等多重功效。

（4）益气养阴扶正类：《内经》指出，"正气存内，邪不可干""邪之所凑，其气必虚"。基于"邪盛正虚，本虚标实"的认识，有医家提出除祛邪外，还应扶正。

临床报道提示，参麦注射液对脓毒症休克患者有良好的治疗效果，其疗效缓和且较为持久。而动物实验表明，参麦注射液可显著降低早期脓毒症大鼠血清 CRP、IL - 6、IL - 8 水平，同时可降低脓毒症大鼠血清 TNF - α，提高肝、肺、肾组织的 SOD 水平，明显降低血清 AST 及 Cr 水平，对脓毒症大鼠多器官损伤具有保护作用，亦可调节脓毒症大鼠的免疫功能。

MODS 作为危急重症的研究热点，每年有大量的文献涌现，但不同研究所得到的结果却大相径庭。如何正确评价这些研究成果，并将之应用于指导临床实践是许多医生的困惑。目前关于中西医治疗的研究存在以下问题：① 很多治疗药物在动物实验中取得了很好的效果，但其临床试验难以取得预期的成效，其具体原因仍有待进一步探讨。② 同一种治疗方法在不同的研究中取得的结果存在差异。③ MODS 中医药治疗尚缺乏大规模的临床实验数据支持，中医药在急危重症治疗中如何体现自身优势，如何符合现代临床需要，仍需进一步研究。④ 部分中药为口服制剂，这不利于在急救中推广；应用中医药研究多处于动物实验阶段，取得的研究成果距离临床广泛推广应用还为时尚早。

（孙 鑫）

［1］倪锦，潘耀东.多器官功能障碍综合征研究进展［J］.现代临床医学生物工程学杂志，2004,10(4)：364 - 366.

［2］曹书华，王今达.多器官功能障碍综合征中西医结合诊疗标准的探讨［J］.中国中西医结合急救杂志，2005,11(5)：259 - 263.

［3］孔立，卢笑晖，江涛.全身炎症反应综合征的根本病机是气机逆乱［J］.中国中西医结合急救杂志，2005,12(6)：62 - 63.

［4］王士雯，钱小顺.老年人多器官功能衰竭肺启动的研究进展［J］.中华老年医学杂志，2005,24(4)：313 - 316.

［5］张良成.创伤和失血性休克后肠道屏障功能不全及其与 MODS 发生的关系［J］.国外医学·麻醉学与复苏分册，2001,22(4)：2372.

［6］邱海波，于凯江.重症医学 2013［M］.北京：人民卫生出版社，2013：79 - 88.

［7］Li K, Yang J, Han X. Ketamine attenuates sepsis-induced acute lung, injury via regulation of HMGB1 - RAGE pathways［J］. International Immunopharmacology, 2016, 34：114 - 128.

［8］Maiden M J, Otto S, Brealey J K, et al. Structure and function of the kidney in septic shock：A prospective controlled experi mental study ［J］. American journal of respiratory and critical care medicine, 2016, 194（6）：692－700.

［9］ Li B, Lin Q, Guo H, et al. Ghrelin regulates sepsis-induced rat acute gastric injury ［J］. Molecular Medicine Reports, 2019, 19（6）：5424－5432.

［10］ Schfer C, Gder A, Beyer M, et al. Class I histone deacetylases

regulate p53 ／NF － κB crosstalk in cancer cells［J］. Cellular Signalling, 2017, 29：218－225.

［11］ 中国医师协会急诊医师分会,中国研究型医院学会休克与脓毒症专业委员会.中国脓毒症/脓毒性休克急诊治疗指南（2018）［J］.临床急诊杂志,2018,19（9）：567－588.

［12］ 管向东,陈德昌,康焰,等.重症医学 2019［M］.北京：中华医学电子音像出版社,2019：17－20.

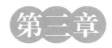

脓毒症

脓毒症和脓毒性休克是急危重症医学面临的重要临床问题。继 2004 年第一次拯救严重脓毒症运动（surviving sepsis campaign，SSC），重症脓毒症与脓毒症休克治疗国际指南颁布以来，脓毒症定义不断更新。脓毒症（sepsis）被定义为，由细菌等病原微生物侵入机体引起的全身炎症反应综合征。除全身炎症反应综合征和原发感染病灶的表现外，重症患者还常有器官灌注不足的表现。

脓毒血症不断发展变化、涉及全身多器官的特性与中医学整体观理论不谋而合，而中医学辨证论治的基本治疗原则又可针对脓毒血症各个阶段有的放矢。中医药在治疗脓毒症方面有着独特优势，如增加疗效、降低不良反应、改善预后等。

关于脓毒症的中医病名，传统中医理论体系中无"脓毒症"病名记载，但根据其临床表现和演变过程，可从《伤寒论》《温热论》中发现相似症状的记载，故将其归于"热病""温毒""内陷""走黄""厥证""脱证"等范畴。

【病因病理】

（一）西医病因病理

1. 病因 脓毒症可以由任何部位的感染引起，临床上常见于肺炎、腹膜炎、胆管炎、泌尿系统感染、蜂窝织炎、脑膜炎、脓肿等。其病原微生物包括细菌、真菌、病毒、寄生虫等，但并非所有的脓毒症患者都有引起感染的病原微生物的阳性血培养结果，仅约 45% 的脓毒性休克患者可获得阳性血培养结果。

脓毒症常常发生在有严重疾病的患者中，如严重烧伤、多发伤、外科手术后等患者。脓毒症也常见于有慢性疾病的患者，如糖尿病、慢性阻塞性支气管、白血病、再生障碍性贫血和尿路结石。

2. 病理 脓毒症常由严重创伤、烧伤、大手术、感染等因素所诱发。脓毒症患者病情发展迅速，过去认为脓毒症主要源于过度炎症反应所致组织、器官损害，但越来越多的研究发现，脓毒症的病理生理过程十分复杂，包括炎症、免疫、凝血功能障碍等多个方面，涉及细胞功能、代谢、微循环等各种改变。

（1）炎症反应平衡失调：目前，机体失控性炎症反应学说被认为是脓毒症发病机制的重要基础。其中，早期释放的细胞因子分为促炎和抗炎细胞因子两大类，促炎与抗炎作用的失衡将会启动炎症级联反应。晚期细胞因子则与脓毒症的病死率密切相关，其特点是出现晚、作用时间长、可与早期细胞因子互相作用形成正反馈效应。

早期细胞因子：促炎细胞因子与炎症的发生、发展紧密相关，主要包括 TNF-α、IL-1、IL-6、IFN-γ 等。其中 TNF-α 是炎症早期最主要的促炎细胞因子，在免疫防御反应中发挥重要作用，也是内毒素损伤效应的关键介质。IL-1 在脓毒症中的作用与 TNF-α 有许多相似之处，其通过 IL-1β 表达并与 TNF-α 共同启动炎症反应。IL-6 是在 IL-1 作用下产生的炎症介质，可与 TNF-α 共同促进 T 淋巴细胞增殖。血浆中 IL-6 水平可作为脓毒症严重程度的预测指标。IFN-γ 在机体受到损伤后最早产生，具有多种功能，既可以激活细胞因子，又能够明显上调主要组织相容性复合体 Ⅱ 类抗原表达，增强抗原呈递细胞与 T 淋巴细胞之间的作用，抑制辅助性 T 细胞（Th）2 形成，下调体液免疫应答等。

晚期细胞因子：高迁移率族蛋白 B1（high mobility group box-1 protein，HMGB1）作为重要的晚期炎症介质之一，能够与转录因子、核小体及组蛋白互相作用，参与转录调控、DNA 复制、细胞分化等细胞生命活动。HMGB1 一旦被大量分泌到细胞外，会加速脓毒症进程。HMGB1 主要来源于损伤细胞和单核/巨噬细胞，与早期炎性细胞因子彼此作用，使炎症反应不断增强，在脓毒症的致死过程中发挥重要作用。HMGB1 被认为是脓毒症致死效应的关键晚期致炎因子，其水平高低可成为监测脓毒症严重程度及预后的重要指标。

（2）免疫功能紊乱：脓毒症病程是一个渐进的序贯反应，由炎症反应开始。如果炎症没有得到有效控制，炎症介质则持续增加，抗炎反应增强，机体会逐渐进入免疫麻痹/免疫抑制状态，使炎症进一步失控。机体免疫反应是对脓毒症的原发性反应而非继发性代偿反应。

脓毒症状态下天然免疫反应变化：脓毒症发生时，机体天然免疫发生显著改变，主要包括以下几个方面。① 中性粒细胞：最先向炎症部位迁移的天然免疫系统的重要炎性细胞，能识别、吞噬病原体，释放各种活性因子及蛋白水解酶，最终将病原体清除。② 单核/巨噬细胞：具有非特异性吞噬和杀伤多种病原体、呈递抗原、产生多种细胞因子等作用，是天然免疫系统的另一重要炎性细胞，在全身抗炎反应中发挥主要作用。③ 树突状细胞（dendritic cells，DC）：体内重要的专职抗原呈递细胞。DC 的凋亡不仅使其自身成熟受到阻碍、减弱其抗原呈递能力，还能够诱导初始 T 细胞向负性调节细胞——调节性 T 细胞（regulatory T cells，Treg）分化，导致免疫抑制，对脓毒症发生、发展具有重要影响。④ NK 细胞：通过自然杀伤作用和抗体依赖细胞介导细胞毒效应，释放穿孔素、颗粒酶及细胞因子发挥生物学功能，具有抗感染及调节免疫的作用，是机体天然免疫系统中的重要细胞。

发生脓毒症时获得性免疫应答的改变：① T 淋巴细胞免疫效应及其意义：机体在脓毒症初期分泌大量炎性介质，随后在病程发展过程中经历了一个免疫抑制阶段，主要表现：a. T 淋巴细胞克隆无反应性。脓毒症患者外周循环中淋巴细胞数量可明显减少，且存活的淋巴细胞大部分也处于克隆无反应状态。b. 免疫抑制性细胞的作用。在机体免疫反应中，Treg 发挥负向调节作用，通过抑制效应细胞的增殖和免疫活性，对不恰当的免疫应答进行抑制，Treg 在脓毒症病理过程及其干预途径中具有重要意义。c. CD4$^+$ T 淋巴细胞功能性分化。活化的 CD4$^+$ T 淋巴细胞根据其分泌细胞因子的不同被分成 2 个亚群，即 Th1 和 Th2 亚群。脓毒症发生时，免疫功能发生紊乱，Th1 型淋巴细

胞凋亡增加，同时 Th2 型淋巴细胞免疫反应增强。d. 淋巴细胞的凋亡。脓毒症状态下 T 淋巴细胞凋亡明显增加，且研究认为 T 淋巴细胞凋亡与 T 淋巴细胞克隆无反应状态密切相关。T 淋巴细胞的凋亡促进了抑制性细胞因子释放的增加和 T 淋巴细胞克隆无反应性，从而导致各器官中免疫细胞数量大幅降低、免疫细胞功能紊乱，进而诱发脓毒症。② B 淋巴细胞改变及意义：脓毒症死亡患者除 CD4$^+$ T 淋巴细胞和 B 淋巴细胞发生明显凋亡外，DC 也发生了凋亡；而 DC 的显著减少又势必损伤 T 淋巴细胞及 B 淋巴细胞的功能。在严重感染时，大量淋巴细胞和抗原呈递细胞的凋亡将造成抗体生成减少，CD4$^+$ T 淋巴细胞激活障碍及抗原呈递细胞呈递抗原能力下降等。

（3）凝血功能障碍：凝血功能障碍与炎症之间相互影响，成为脓毒症发生发展及预后的关键环节，其可能的作用机制包括多条调节途径异常。

1）凝血系统的激活：组织因子是启动外源性凝血途径的重要因素。脓毒症是凝血功能障碍的关键环节之一是组织因子的异常表达。在内毒素（脂多糖）或炎性因子的诱导下，血管内皮细胞和单核细胞在脓毒症早期即可表达组织因子。随后组织因子与活化的 Ⅶ 因子（activated factor，FⅧa）形成复合物，并在有 Ca^{2+} 存在的条件下激活了 X 因子（factor X，FX），从而诱发凝血反应。此外，内皮细胞在脂多糖刺激下，还同时表达了凝血调节蛋白、凝血酶受体、von Willebrand 因子（von Willebrand factor，vWF）、生长因子、E - 选择素、黏附因子等，促进白细胞与内皮细胞的黏附，使白细胞激活。此外，凝血酶等可诱导血小板活化。活化后的血小板能够分泌凝血因子、细胞因子、血管活性物质、酶类和其他物质，进一步促进血小板的凝集反应，并促使中性粒细胞与白细胞聚集、活化，加重血管损伤等。

2）生理抗凝机制受抑：脓毒症及弥散性血管内凝血（disseminated intravascular coagulation，DIC）时，机体 3 种主要生理抗凝机制均会削弱，包括抗凝血酶（anti-thrombin，AT）系统、蛋白 C（protein C，PC）系统和组织因子途径抑制物（tissue factor pathway inhibitor，TFPI）。脓毒症患者的 AT 平均水平可降低 30%，而 AT 水平的下降与高病死率密切相关。PC 系统由 PC、蛋白 S（protein S，PS）、血栓调节蛋白（thrombomodulin，TM）和 PC 抑制物组

成,是调节炎症反应最有效的生理性抗凝系统,主要由肝分泌,以酶原形式存在,通过负反馈抑制凝血酶原转变为凝血酶。据报道,在脓毒症和脓毒性休克症状出现之前就已出现 PC 的缺乏,故 PC 水平被认为是脓毒症及脓毒性休克预后的重要指标。此外,抑制组织因子/Ⅶa 或 Xa 可显著提高脓毒症的存活率。TFPI 是一种天然抗凝物,由内皮细胞合成并分泌,能够直接抑制 Xa 及 TF 与 Ⅶa 的结合并调节其在局部的表达,是体内最重要的外源性凝血途径抑制物。

3)纤溶途径的抑制:脓毒症状态下,与炎性反应及凝血系统的激活不同,纤维蛋白溶解系统会出现一种先激活后抑制的双相反应。首先,组织型纤溶酶原激活物(tissue plasminogen activator,t-PA)作为纤溶系统重要的生理激活剂,能够使纤溶酶原转化为纤溶酶而降解并消除纤维蛋白凝块。脓毒症早期,在 TNF-α 等诱导下,t-PA 由内皮细胞释放并激活纤溶系统。这种纤维蛋白溶解变化不依赖于凝血系统的活化,是一个相对独立的过程。其次,随脓毒症病情发展,血浆中纤溶酶原激活物抑制剂-1(plasminogen activator inhibitor-1,PAI-1)水平不断升高,纤溶活性受到抑制,导致血液凝固性增加,大量纤维蛋白不能被及时降解,形成血栓。

(4)脓毒症与神经-内分泌-免疫网络:脓毒症发病初期,神经系统将炎症信号快速传递给中枢神经,通过对内分泌及免疫系统等调节,进而影响脓毒症的发生、发展。最新研究表明,神经系统也可以通过其自身释放的神经递质直接调控脓毒症病程。下丘脑-垂体-肾上腺(HPA)轴是脓毒症时神经系统的重要抗炎途径之一。HPA 轴的损害会促使脓毒症的发生与发展过程。HPA 轴在脂多糖及 IL-1β 刺激下通过迷走神经或体液途径等被激活后,下丘脑即释放促肾上腺皮质激素释放激素(corticotropin releasing,hormone,CRH)。CRH 的释放将促使脑垂体分泌促肾上腺皮质激素(adrencocorticotropic hormone,ACTH)。ACTH 又能够促进肾上腺皮质产生糖皮质及盐皮质激素,进而调控机体的炎症反应和脓毒症的病理进程。

(二)中医病因病机

根据众多医家的阐述,脓毒血症的基本病因病机始终围绕着"正虚邪盛"这一中心环节。正气不足是脓毒血症发病的根本原因,《内经》中有载"正气存内,邪不可干""虚邪贼风,避之有时,恬淡虚无,真气从之,精神内守,病安从来"。毒邪炽盛、正邪相搏是脓毒血症发展变化的病理基础。脓毒症的发生病因不外乎内因(正气不足)和外因(邪毒侵入)。

1. 外因 外感六淫、戾气、虫兽、金刃、毒物等侵袭机体,正邪交争,耗伤正气,邪毒阻滞,正虚邪实,气机逆乱,脏腑功能失调。

2. 内因 正气虚弱,抗邪无力,正虚邪恋,邪毒阻滞,气机逆乱,脏腑功能失调。

脓毒症的发生主要责之于正气虚弱,邪毒入侵,正邪相争,入里化热,热毒炽盛,耗气伤阴;正气不足,毒邪内蕴,内陷营血,络脉气血营卫运行不畅,导致毒热、瘀血、痰浊内阻,瘀滞脉络,进而令各脏器受邪而损伤,引发本病。其基本病机是正虚毒损,毒热、瘀血、痰浊瘀滞脉络,气机逆乱,脏腑功能失调。

【临床表现】

(一)病史

大多数患者存在感染史。

(二)症状与体征

1. **全身炎症反应综合征**(systemic inflammatory response syndrome,SIRS)**的表现** 指具有 2 项或 2 项以上的下述临床表现:① 体温>38℃ 或 <36℃。② 心率>90 次/分。③ 呼吸频率>20 次/分或 $PaCO_2 < 32$ mmHg。④ 外周血白细胞>12×10^9/L 或<4×10^9/L 或未成熟粒细胞>10%。

2. **其他** 2001 年"国际脓毒症专题讨论会"认为 SIRS 诊断标准过于敏感,特异性不高,故将脓毒症的表现总结为 3 类:① 原发感染灶的症状和体征。② SIRS 的表现。③ 脓毒症进展后出现的休克及进行性多器官功能不全表现。

(三)四诊要点

初期高热持续不退,烦躁,神昏,恶心呕吐,或疼痛状如针刺刀割,痛处固定不移,舌质红绛或紫暗、有瘀斑,脉数或脉沉迟或沉弦。

极期多表现为虚实夹杂之证,患者神志改变,脉象无力。气阴耗竭证者,身热骤降,烦躁不安,颧红,神疲气短,汗出,口干不欲饮,舌质红少苔,脉细数无力。阳气暴脱证者,喘急,神昏,大汗淋漓,四肢厥冷,脉微欲绝,舌淡苔白。内闭外脱证者,高热持续不退,烦躁,神昏,出血,神疲气短,汗出,或四肢不温,甚者厥冷,脉虚无力。

恢复期多表现为正虚邪恋状态,患者神志好转,神疲乏力,低热或无发热。气虚阴伤,邪热内阻证者五心烦热,舌红瘦小,少苔而干,脉虚细无力。气虚阳伤,邪热内阻证者,腹胀纳呆,舌淡而胖,苔白而润,脉虚无力。

【辅助检查】

1. 中心静脉压(CVP)和肺动脉嵌压(PAWP) CVP 和 PAWP 分别反映右心室舒张末压和左心室舒张末压,是反映前负荷的压力指标。中心静脉导管应该在严重脓毒症患者中尽早放置,肺动脉漂浮导管则根据病情考虑放置。

2. 中心静脉血氧饱和度(ScvO₂)和混合静脉氧饱和度(SvO₂) 在严重脓毒症和脓毒症休克的早期,即使此时机体的血压、心率、尿量和 CVP 处于正常范围内,全身组织灌注也已经发生灌注不足,而 $ScvO_2$ 和 SvO_2 能较早反映组织的这种灌注状态。研究表明,在严重脓毒症和脓毒症休克中,$SvO_2 < 70\%$ 提示病死率显著增加。

3. 血乳酸 血乳酸是反映组织是否处于低灌注状态和是否缺氧的灵敏指标,如乳酸水平高于 4 mmol/L 时,死亡率明显升高。而动态监测血乳酸变化或计算乳酸清除率,对疾病状态的评估更有价值。

4. 组织氧代谢 脓毒症导致的胃肠道血流低灌注可导致其黏膜细胞缺血缺氧,H^+ 释放增加与 CO_2 积聚。消化道黏膜 pH(pHi)是目前反映胃肠组织细胞氧合状态的指标。

【诊断与鉴别】

(一)诊断要点

对于感染或疑似感染的患者,当脓毒症相关序贯器官衰竭[sequential(sepsis-related)organ failure assessment, SOFA,见表 2-6]评分较基线上升≥2 分,可诊断为脓毒症。由于 SOFA 评分操作起来比较复杂,临床上也可以使用床旁快速 SOFA(quick SOFA, qSOFA,见表 2-7)标准识别重症患者,如果符合 qSOFA 标准中的至少 2 项,应进一步评估患者是否存在脏器功能障碍。脓毒性休克是在脓毒症的基础上,出现持续性低血压,在充分容量复苏后仍需血管活性药来维持平均动脉压(MAP)≥65 mmHg,以及血乳酸水平>2 mmol/L。脓毒症和脓毒性休克的临床诊断流程见图 2-4。

表 2-6 SOFA 评分标准

系 统	0	1	2	3	4
呼吸系统 PaO₂/FiO₂ [mmHg(kPa)]	≥400(53.3)	<400(53.3)	<300(40)	<200(26.7)+机械通气	<200(26.7)+机械通气
凝血系统 血小板(×10³/μL)	≥150	<150	<100	<50	<20
肝脏 胆红素 [mg/dL(μmol/L)]	<1.2(20)	1.2~1.9(20~32)	2.0~5.9(33~101)	<6.0~11.9(102~204)	≥12.0(204)
心血管系统	MAP≥70 mmHg	MAP<70 mmHg	多巴胺<5,或多巴酚丁胺(任何剂量)[a]	多巴胺 5.1~15,或肾上腺素 0.1,或去甲肾上腺素 0.1[a]	多巴胺>15,或肾上腺素>0.1,或去甲肾上腺素>0.1[a]
中枢神经系统 GCS 评分(分)[b]	15	13~14	10~12	6~9	<6

系 统	0	1	2	3	4
肾脏					
肌酐 [mg/dL(μmol/L)]	<1.2(110)	1.2~1.9 (110~170)	2.0~3.4 (171~299)	3.5~4.9 (300~440)	>4.9(440)
尿量(mL/d)				<500	<200

注：^a 儿茶酚胺类药物给药剂量单位为 μg/(kg·min)，给药至少 1 小时；^bGCS 评分为 3~15 分，分数越高，代表神经功能越好。

表 2-7　qSOFA 标准

项 目	标 准
呼吸频率	≥22 次/分
意 识	改 变
收缩压	≤100 mmHg

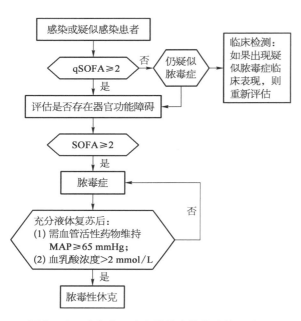

图 2-4　脓毒症和脓毒性休克的临床诊断流程

目前，新的 sepsis 3.0 共识为脓毒症、脓毒性休克的定义制定了指导性的临床标准，但仍然让临床医生面临着艰难的任务：如何尽快确定患者是否感染，以及患者的器官功能障碍是否归因于感染。对外科医生而言，SIRS 标准仍然是诊断感染及炎症最重要的工具，应该避免由于 sepsis 3.0 诊断标准的使用导致诊断和治疗延后。在《中国脓毒症早期预防与阻断急诊专家共识》中，将急诊感染患者的识别作为首要任务，并推荐急诊医生应根据患者临床表现，优先选用国家早期预警评分(national early warning, score, NEWS)或 SIRS 进行早期识别评分，尽可能在早期快速识别患者是否感染，随后采用 SOFA 评分或 qSOFA 评分对病情严重程度及预后予以更准确的判断。

（二）鉴别诊断

西医鉴别

1. **革兰阳性菌脓毒症**　可有或无寒战，发热呈稽留热或弛张热。患者面色潮红，四肢温暖、干燥，多呈谵妄和昏迷状态。常有皮疹、腹泻、呕吐，可出现转移性脓肿，如皮下脓肿、脾炎、肝肾脓肿等，易发心肌炎。发生休克的时间较晚，血压下降也较缓慢。

2. **革兰阴性菌脓毒症**　一般以突然寒战开始，发热可呈间歇性，严重时体温不升或低于正常。患者四肢厥冷，发绀，少尿或无尿。有时白细胞计数增加不明显或反见减少。休克发生早，持续时间长。

3. **真菌性脓毒症**　酷似革兰阴性菌脓毒症。患者突然发生寒战、高热(39.5~40℃)，一般情况迅速恶化，出现神志淡漠、嗜睡、血压下降和休克。少数患者尚有消化道出血。周围血象常可呈白血病样反应，出现晚幼粒细胞和中幼粒细胞，白细胞计数可达 25×10⁹/L。

中医类证鉴别

1. **哮证**　喘指气息而言，为呼吸气促困难，甚则张口抬肩，摇身撷肚；哮指声响而言，必见喉中哮鸣有声，有时亦伴有呼吸困难。喘未必见哮，而哮必兼喘。

2. **气短**　喘证与气短同为呼吸异常，喘证呼吸困难，张口抬肩，摇身撷肚，实证气粗声高，虚证气弱声低；气短亦即少气，主要表现为呼吸浅促或短气不足以息，似喘而无声，不抬肩撷肚。但气短进一步加重,亦可呈虚喘表现。

【治疗】

(一)西医治疗

早期、快速、正确地认识并处理患者,包括早期诊断、合理使用抗生素、病灶清除、液体复苏和血管活性药物的使用等基本措施依然是提高救治成功率的关键。

1. 初始液体复苏与感染控制

(1)初始体液复苏:初始液体复苏和感染控制即是 2016 版 SSC 指南最重要的核心,也是该指南推荐意见变动最为显著的部分,规定了 3 小时内完成至少输注 30 mL/kg 的晶体液,血压的初始目标与之前的相同。鉴于 3 个大规模随机对照研究未发现早期目标导向治疗(early goal directed therapy,EGDT)优于常规治疗,故 2016 版 SSC 指南删除了液体复苏中心静脉压(CVP)、中心静脉血氧饱和度(central venous oxygen saturation,$ScvO_2$)及尿量的标准。但 2016 版 SSC 指南并没有否定 EGDT 的理念,还是强调需要早期液体复苏,只是不一定非要放置中心静脉导管监测 CVP 及 $ScvO_2$ 等指标,同时这些静态指标也并不能准确反映患者的容量状态或容量反应性,其作为复苏的目标存在缺陷。因此,在此基础上,2016 版 SSC 指南进一步要求在完成初始液体复苏后,如果血流动力学仍然不稳定,需要反复评估容量反应性来指导后期的复苏治疗,并根据近年的研究结果推荐使用动态指标进行评估。乳酸作为评估反应组织灌注的重要临床指标,被推荐通过监测来指导治疗,并使之降至正常,复苏的最终目标是恢复组织灌注。

2018 年,SSC 发布了基于 2016 版 SSC 脓毒症指南的新的"1 小时集束化治疗(hour-1 bundle)"指南,将既往的 3 小时和 6 小时集束化治疗合并为 1 小时集束化治疗,明确强调了立即进行复苏和相应治疗的重要性。集束化治疗表明单独或仅仅实施这一系列治疗措施的部分将无法达到作为一个整体组合来实施时的效果。这些具体措施包括:①检查乳酸水平,初始乳酸>2 mmol/L 时再次测量。②给予抗生素治疗前行血培养。③采用广谱抗生素治疗。④低血压或乳酸≥4 mmol/L 时快速补充晶体液 30 mL/kg。⑤液体复苏期间或之后如有持续低血压时,使用血管升压药以维持 MAP≥65 mmHg(1 mmHg=0.133 kPa)。

(2)感染控制:抗微生物治疗方面,首先,强烈建议在识别脓毒症与感染性休克的 1 小时内启动有效的抗微生物治疗,推荐初始经验性广谱抗感染治疗应包括能覆盖所有可能的致病微生物(细菌、真菌或病毒)的一种或多种药物。其二,对大多数的严重感染而言,指南建议抗微生物治疗的疗程是 7~10 日。其三,推荐每日要评估"降阶梯治疗"的可能。其四,指南同样推荐对于非感染原因造成的严重炎症状态的患者,不建议持续全身使用抗生素。其五,指南推荐以降钙素原指导用药,以缩短抗菌药物时间或辅助抗菌药物的停药决策。除此之外,2016 版 SSC 指南增加了"一旦微生物学确认,药敏结果明确和(或)临床症状体征充分改善,建议经验性抗菌药物治疗转为窄谱针对性药物"和"抗菌药物的使用剂量应该基于目前公认的药效学/药代动力学原则以及每种药物的特性进行优化"2 项建议。

对脓毒症与感染性休克的经验性治疗有着截然不同的建议。首先,对于感染性休克(尤其预计病死率大于 25%者),建议针对最可能的病原体采用经验性联合治疗,也就是"双覆盖策略",特指针对假定的病原,至少联合对两种均敏感的具有不同抗菌机制的药物(双覆盖策略,例如 β-内酰胺类联合氟喹诺酮类、氨基糖苷类或大环内酯类药物;这与为了增加抗菌谱而使用的多药策略截然不同,例如万古霉素与头孢他啶联用,棘白霉素与 β-内酰胺类联用);而对其他类型的未引起感染性休克的感染(预计病死率小于 25%者)、粒细胞缺乏症和菌血症的患者,则不建议常规联合治疗,但不排除多药治疗以增加抗微生物活性。其次,在感染性休克启动联合治疗后,新指南继续建议无论是细菌培养阳性(靶向治疗)或阴性(经验治疗),只要症状改善和(或)感染消散,就应该通过降阶梯治疗停止联合用药。

在感染源控制中,2012 版 SSC 指南的建议是感染源控制的干预措施在确诊的 12 小时内启动;而 2016 版 SSC 指南则要求只要医疗和物流允许,任何干预措施都应该越早启动越好。确定/排除感染的解剖部位及移除疑似造成感染的血管内置入物。

2. 血流动力学支持与辅助治疗 液体治疗推

荐晶体液或白蛋白,不推荐人工胶体的羟乙基淀粉,其中白蛋白被推荐作为大量晶体液进行液体复苏的补充。2016版SSC指南的建议是当血流动力学指标在逐渐好转时,如果需要继续补液,建议行实施液体冲击试验。无论是初始复苏还是复苏之后的输液,都要利用液体冲击技术评价输液的效果与安全性。若液体反应性和液体冲击试验都呈阴性,则应该停止补液。

在血管活性药物的选择上,推荐去甲肾上腺素为首选的血管活性药物,在此基础上可加用血管升压素或肾上腺素以达到目标MAP,或加用血管加压素以减少去甲肾上腺素的剂量。多巴胺和多巴酚丁胺的适应证分别为,对低危快速型心律失常、绝对或相对心动过缓的患者,多巴胺可替代去甲肾上腺素;对经充分液体负荷及升压药物治疗仍然存在持续低灌注的患者,可使用多巴酚丁胺。

在激素的治疗上,经充分液体复苏及血管活性药物治疗后,患者血流动力学能够恢复稳定者,不建议使用静脉氢化可的松。如果无法达到血流动力学稳定,可静脉使用氢化可的松,剂量建议为每日200 mg,但在指南中仅属于弱推荐。

3. 其他支持治疗 在输血及血液制品方面,推荐保守性的输血策略,即在排除心肌缺血、严重低氧血症或急性出血后,输血阈值为血红蛋白<7 g/dL。新指南同样不支持对脓毒症相关性贫血使用促红细胞生成素;若无出血或计划行侵入性操作,不建议使用新鲜冰冻血浆纠正凝血功能。输注血小板的适应证仍保持未变,即预防性输注血小板的阈值为血小板计数<10 000/mm³(10×10^9/L)且无明显出血征象;或<20 000/mm³(20×10^9/L)同时伴有出血高风险。对活动性出血、外科手术或侵入性操作,血小板计数须≥50 000/mm³(50×10^9/L)。

在机械通气方面,脓毒症诱导的急性呼吸窘迫综合征(acute respiratory distress syndrome,ARDS)成人患者,建议潮气量保持在6 mL/kg(预计体重)、限制平台压≥30 cmH$_2$O(1 cmH$_2$O = 0.098 kPa)、高呼吸末正压(positive end-expiratory pressure,PEEP)、手法肺复张、俯卧位(氧合指数<150 mmHg)、保守输液策略及避免常规使用肺动脉导管,使用肌松剂(≥48小时,条件是氧合指数<150 mmHg),不建

议使用高频振荡通气(high-frequency oscillatory ventilation,HFOV)。对于非ARDS的机械通气呼吸衰竭患者,建议保持30~45°角头高位,反对β$_2$受体激动剂,实施撤机自主呼吸试验(spontaneous breathing trial,SBT),提倡撤机规程和选择低潮气量。

(二)中医辨证论治

脓毒症的辨证应遵循六经辨证、卫气营血辨证,六经相传、卫气营血相传与脓毒症的发展相类同,六经辨证是脓毒症辨证论治的基本辨证体系,卫气营血是六经辨证的补充。然脓毒症并不是一个病,而是一个临床综合征,可因多种疾病而引发。为了更好地指导临床,王今达提出了著名的"三证三法",即把脓毒症分为三大证:热证、瘀证、虚证。全身炎症反应综合征与热证相符合,微循环障碍乃至毛细血管微栓形成与瘀证相符合,免疫功能紊乱及营养衰竭与虚证相符合。

热证

1. 邪毒袭肺

证候:发热,恶风,无汗,周身酸楚,气短乏力,喘促,口渴,咽干。舌边尖红,苔薄黄,脉数有力,小便黄赤。

证机分析:热毒外邪侵袭。

治法:清热解毒、宣肺通络,以截断病势。

处理:(1)方药:普济消毒饮加减。药用黄芩、白僵蚕、马勃、牛蒡子、板蓝根、薄荷、升麻、柴胡、连翘、玄参等。

(2)中成药:清开灵注射液40~60 mL,加入5%葡萄糖注射液或生理盐水250~500 mL中静脉滴注,每日1~2次。

2. 热毒炽盛

证候:高热,大汗出,大渴饮冷,咽痛,头痛,喘息气粗,小便短赤,大便秘结。舌质红绛,苔黄燥,脉沉数或沉伏。

证机分析:热毒炽盛,燔灼营血。

治法:清热凉血,泻火解毒。

处理:(1)方药:清瘟败毒饮合凉膈散加减。药用大黄、芒硝、连翘、山栀子、石膏、薄荷、黄芩、桔梗、玄参、生地黄、丹参、竹叶、甘草等。

(2)中成药:清开灵注射液40~60 mL,加入

5%葡萄糖注射液或生理盐水250~500 mL中静脉滴注,每日1~2次。

3. 阳明经热

证候:壮热面赤,烦渴引饮,汗出恶热。脉洪大有力,或滑数。

证机分析:阳明热盛。

治法:清热生津。

处理:(1)方药:白虎汤加减。药用石膏、知母、甘草、粳米等。

(2)中成药:清开灵注射液40~60 mL,加入5%葡萄糖注射液或生理盐水250~500 mL中静脉滴注,每日1~2次。

4. 热结肠腑

证候:脘腹痞满,腹痛拒按,腹胀如鼓,按之硬,大便不通,频转失气,甚或潮热谵语。舌苔黄燥起刺,或焦黑燥裂,脉沉实。

证机分析:阳明腑实。

治法:通腑泻热,保阴存津。

处理:(1)方药:大承气汤加减。药用大黄、芒硝、厚朴、枳实等。

(2)中成药:清开灵注射液40~60 mL,加入5%葡萄糖注射液或生理盐水250~500 mL中静脉滴注,每日1~2次。

(3)其他疗法:灌肠。肺与大肠相表里,肺朝百脉,中药灌肠至大肠,经大肠至肺,再通过肺扩散至全身血脉而发挥疗效。中药灌肠主要起到减轻炎症反应,改善胃肠功能障碍的作用。中药方可用黄龙汤加减(大黄10 g,芒硝30 g,枳实15 g,厚朴15 g,当归15 g,人参12 g,桃仁15 g,红花10 g,甘草6 g),或清热解毒灌肠方(石膏45 g,柴胡30 g,金银花30 g,知母30 g,丹参30 g)。

5. 热入营血

证候:气促喘憋,发绀,发热以夜晚尤甚,喘促烦躁,往往伴有意识症状,口干,汗出,气短无力,斑疹隐隐。舌质红绛,苔薄,脉细数。

证机分析:火毒炽盛,内燔营血。

治法:清营解毒,益气养阴。

处理:(1)方药:清营汤合生脉散加减。药用水牛角、生地黄、玄参、金银花、连翘、黄连、麦冬、丹参、竹叶、西洋参、天冬、沙参等。

(2)中成药:清开灵注射液40~60 mL,加入5%葡萄糖注射液或生理盐水250~500 mL中静脉滴注,每日1~2次。

6. 热入心包

证候:高热烦躁,神昏谵语,口渴唇焦,尿赤便秘。舌红,苔黄垢腻,脉滑数。

证机分析:邪恋心包,多有夹痰。

治法:清热凉血解毒,开窍醒神。

处理:(1)方药:清营汤合安宫牛黄丸(紫雪丹或至宝丹)加减。药用水牛角、生地、玄参、金银花、连翘、黄连、麦冬、丹参、竹叶。

(2)中成药:醒脑静注射液20 mL,加入5%葡萄糖注射液或生理盐水100~200 mL中静脉滴注,每日1~2次;清开灵注射液40~60 mL,加入5%葡萄糖注射液或生理盐水250~500 mL中静脉滴注,每日1~2次。

7. 血热动风

证候:高热不退,烦闷燥扰,手足抽搐,发为痉厥,甚则神昏。舌质绛而干,或舌焦起刺,脉弦而细数。

证机分析:热入血分,耗损阴血,筋脉失养,虚风内动。

治法:凉肝息风,增液舒筋。

处理:方药:羚角钩藤汤。药用羚羊角、霜桑叶、川贝、生地黄、钩藤、菊花、茯神木、白芍、生甘草、淡竹茹等。

8. 热盛迫血

证候:昏狂谵语,斑色紫黑,善忘如狂,胸中烦痛,自觉腹满,吐血,衄血,溲血,大便色黑易解。舌绛起刺,脉数。

证机分析:血热燔灼,热入血分,迫血妄行。

治法:清热解毒,凉血散瘀。

处理:(1)方药:犀角地黄汤加减。药用犀角、生地黄、芍药、丹皮等。

(2)中成药:醒脑静注射液20 mL,加入5%葡萄糖注射液或生理盐水100~200 mL中静脉滴注,每日1~2次;清开灵注射液40~60 mL,加入5%葡萄糖注射液或生理盐水250~500 mL中静脉滴注,每日1~2次。

瘀证

1. 瘀毒内阻

证候:高热,或神昏,疼痛状如针刺刀割,痛处固定不移,常在夜间加重,有肿块。舌质紫暗或有瘀斑,脉涩或沉迟或沉弦。

证机分析:瘀毒之邪闭阻。

治法：活血化瘀。

处理：（1）方药：血府逐瘀汤加减。药用桃仁、红花、当归、生地黄、川芎、赤芍、牛膝、桔梗、柴胡、枳壳、甘草等。

（2）中成药：血必净注射液 50~100 mL，静脉滴注，每日 2~3 次。复方丹参注射液 8~16 mL，加入 5% 葡萄糖注射液 100~150 mL 中静脉滴注，每日 1 次。

2. 邪毒内蕴，败血损络

证候：神昏谵语，神志障碍或淡漠；胸闷喘促，心胸刺痛，咳嗽气逆；腹痛，胁肋胀痛，泄泻或黄疸；小便短赤，涩痛不畅甚或癃闭；皮肤四肢瘀紫、表浅静脉萎陷，发热或有红斑结节；肢体麻木，疼痛，活动不利，甚则瘫痪。

证机分析：邪毒内蕴，瘀血损伤脉络。

治法：清热解毒，活血化瘀，益气养阴，通阳活络。

处理：（1）方药：黄芪、当归、麦冬、丹参、西洋参、金银花、连翘、桃仁、红花、川芎、赤芍、生地黄等。

（2）中成药：血必净注射液 50~100 mL，静脉滴注，每日 2~3 次。

虚证

1. 气阴耗竭

证候：呼吸气促，身热骤降，烦躁不宁，颧红，汗出，口干不欲饮。舌红少苔，脉细数无力。

证机分析：邪盛亡阴。

治法：生脉养阴，益气固脱。

处理：（1）方药：生脉散或独参汤。

（2）中成药：生脉注射液或参麦注射液 100 mL，加入 5% 葡萄糖注射液 250 mL 中静脉滴注，每日 1 次。

（3）针灸：救阴扶元。针刺关元、肾俞、三阴交穴，或加电针刺激（电压 6 V，频率 100 次/分）。艾灸涌泉穴，每日 1 次，每次 10 分钟。

2. 阳气暴脱

证候：喘急，神昏，大汗淋漓，四肢厥冷。舌淡苔白，脉微欲绝。

证机分析：邪盛亡阳。

治法：回阳救逆。

处理：（1）方药：参附汤。

（2）中成药：参附注射液 20 mL 静脉注射，继

用参附注射液 100 mL，加入 5% 葡萄糖注射液 250 mL 中静脉滴注。

（3）针灸：回阳救逆。针刺关元、内关、肾俞、三阴交穴，或加电针刺激（电压 6 V，频率 100 次/分）。艾灸涌泉穴，每日 1 次，每次 10 分钟。

3. 脏腑虚衰，阴阳俱虚

证候：脓毒症后期出现动则乏力气短，腰膝酸软，肢体畏冷。脉虚细无力。

证机分析：脏腑虚衰，阴阳俱虚。

治法：补阳益阴，阴阳双补。

处理：方药：十全大补汤加减。药用人参、黄芪、熟地黄、当归、白芍、川芎、山药、麦冬、茯苓、白术、附子、甘草等。

【中西医协同诊疗思路】

1. 高热的治疗　高热的发生机制是感染引起的过度炎症反应，抗生素只作用于细菌感染，但不能阻断炎症反应。中医病机是"瘀毒互结，络脉受损"。因此，应用活血解毒法，能起到退热的功效。推荐：① 使用抗生素，且应用解热镇静剂。② 解毒活血中成药，如血必净注射液。③ 推荐方剂柴胡类方合麻杏石甘汤、柴胡类方合白虎汤。

2. 严重脓毒症的抗凝治疗　凝血功能障碍是脓毒症的重要病理机制之一，凝血系统的激活和炎症反应相互促进、影响。归属于中医学"血瘀证"范畴，应遵循"气血相关理论"给予治疗。① 给予低分子量肝素钠 60~100 U/kg，皮下注射，每 12 小时 1 次；或低分子量肝素钙 5 000 U，皮下注射，每 12 小时 1 次。使用过程中应监测患者的凝血功能，应用 7~10 日。② 活血解毒中成药，血必净注射液、复方丹参注射液。③ 推荐方药，芪参活血颗粒，用于气虚血瘀证。

3. 严重脓毒症肠道功能障碍的治疗　肠道是 MODS 的枢纽器官，是炎症介质的扩增器，所以脓毒症患者均应保持肠道通畅。一旦发生腹胀，肠鸣音消失，确诊为肠道功能障碍，应采取"四联"中西医结合疗法。① 清热通腑类中药。凉膈散，用于热毒互结，腑实不通证；大承气汤，用于阳明腑实"痞、满、燥、实"；通腑颗粒，用于气虚、阳明腑实证等。② 血必净注射液。③ 前列腺素 E1。④ 针灸。穴位取足三里、阳陵泉、气海、天枢、太冲、支沟，毫针针刺，留针 30 分钟，每

日2次。

4.急性呼吸窘迫综合征（ARDS）的治疗
ARDS属中医学"喘脱""暴喘证"，中医认为"肺与大肠相表里"，肺热邪甚而移于大肠；肺为"娇脏"，大便不通易导致肺失宣降，致肺脏受伤，因此采取"肺肠同治"，可改善呼吸困难、减少机械通气时间等。治疗分为3个方面：① 使用机械通气。采用低潮气量通气，潮气量6 mL/kg，平台压<30 cmH₂O，呼气末正压通气（PEEP）5~18 cmH₂O和允许性

高碳酸血症。同时，保证 pH 7.2~7.5，血氧分压（PaO₂）>58~60 mmHg 或氧饱和度（SaO₂）>90%。
② 肺肠同治。推荐方剂如宣白承气汤、凉膈散等。
③ 解毒活血法，可用血必净注射液。

5.严重脓毒症免疫调理 中医认为，脓毒症属"瘀毒内盛，损伤正气，耗气，伤阴，损阳"导致"虚实互存"的一种病理状态。可采用血必净注射液、生脉注射液、参麦注射液、参附注射液、胸腺肽α1等治疗。（图2-5）

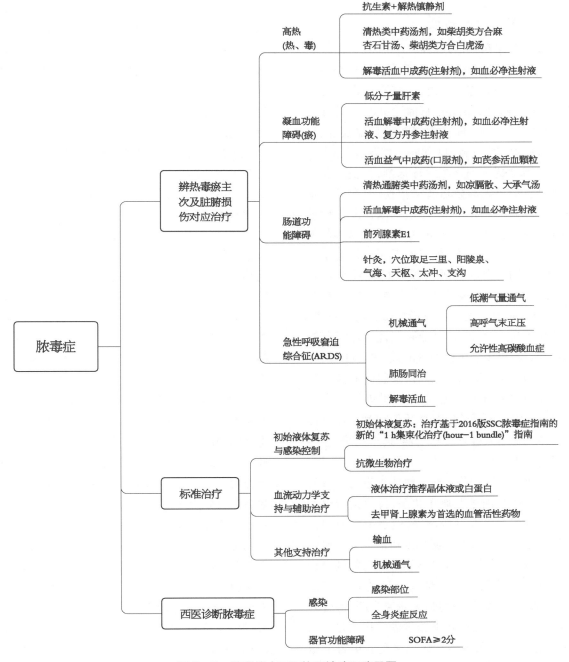

图2-5 脓毒症中西医协同诊疗思路导图

【预后与进展】

（一）预后

脓毒症病情凶险，病死率高，大约有 9% 的脓毒症患者会发生脓毒性休克和多器官功能不全，重症监护室中一半以上的死亡是由脓毒性休克和多器官功能不全引起的。脓毒症成为重症监护病房内非心脏病死亡的主要原因。研究表明，出现脏器官衰竭、休克、多重感染、严重的潜在疾病的患者，预后较差。

（二）现代研究进展

1. 现代医学药物治疗进展

（1）液体复苏：液体复苏是治疗严重脓毒症和感染性休克的关键措施之一，拯救脓毒症运动（SSC）推荐对脓毒症诱导的低灌注患者，在确诊后 3 小时内接受 30 mL/kg 晶体液的静脉输液，但在临床实践中由于疾病限制（如终末期肾病、心力衰竭等），患者常达不到该项复苏标准，而快速和过重的容量负荷可能导致血管壁损伤，引起器官水肿和功能障碍。研究发现，与达到液体复苏标准（30 mL/kg×3 小时）的患者相比，未达到液体复苏标准的患者住院病死率、延迟性低血压发生率和 ICU 住院时间增加。而另一项随机对照研究发现，与非限制性液体复苏相比，限制性液体复苏（72 小时 60 mL/kg）治疗没有增加患者的病死率、器官功能障碍发生率，且接受限制性液体复苏策略的患者具有更少的机械通气时间（$P = 0.01$），提示在初始积极的液体复苏之后，限制性液体复苏策略可能更适用于严重脓毒症和感染性休克患者。但是疾病的不同阶段具体采取何种液体复苏标准、方案、适用人群等问题，目前仍未明确，液体复苏仍是未来脓毒症领域的研究重点之一。

（2）血管活性药物：感染性休克患者通常需要血管活性药物纠正低血压状态，目前指南推荐去甲肾上腺素为一线升压药物，但去甲肾上腺素存在导致心肌细胞和周围循环缺血的风险。血管升压素作为去甲肾上腺素可能的替代药物越来越被重视。血管升压素是一种选择性血管升压素 V1a 受体激动剂，既往药物临床研究表明，血管升压素的使用减少了去甲肾上腺素的使用剂量。而进一步研究发现，在感染性休克接受去甲肾上腺素治疗的患者中，与安慰剂组相比，联合使用血管升压素的患者 30 日内无血管活性药物使用时间和呼吸机使用天数差异无统计学意义（$P = 0.30$）。

（3）抗菌药物：抗菌药物是脓毒症治疗的中心环节，目前关于抗菌药物治疗的持续时间仍无高质量的研究证据支持，临床医生选择抗菌药物治疗的持续时间存在明显异质性，常规是 10～14 日，但长期使用抗菌药物会促进细菌耐药性的产生，并增加药物不良反应风险。一项多中心研究将革兰阴性菌感染的脓毒症患者随机分为以 C 反应蛋白指导抗菌药物治疗组（C 反应蛋白距峰值下降 75% 停用抗菌药物）、固定 7 日抗菌药物治疗组和固定 14 日抗菌药物治疗组。结果表明，以 C 反应蛋白指导治疗组和固定 7 日治疗组治疗的患者，其 30 日临床治疗失败率（复发重启抗菌药物治疗、局部感染、远隔部位感染、死亡等）非劣效于固定 14 日治疗组患者，为今后指导抗菌药物治疗时间提供一定依据。据统计，2017 年美国有 12 万例金黄色葡萄球菌诱导的脓毒症患者，其中约 2 万例因为脓毒症死亡，而耐甲氧西林金黄色葡萄球菌（MRSA）诱导的脓毒症病死率更高。目前关于 MRSA 的标准治疗药物是万古霉素。一项随机对照研究将 MRSA 诱导的脓毒症患者随机分为标准治疗组（万古霉素或达普霉素联合 β 内酰胺类药物静脉输液）和单独万古霉素或达普霉素静脉输液治疗组。结果发现，两组患者 90 日病死率的差异无统计学意义（$P = 0.42$），但联合治疗组患者的肾毒性发生率明显高于单独使用万古霉素治疗组。抗菌药物联合治疗方案的提出，需要平衡潜在疗效和额外不良反应的关系后谨慎选择。

（4）其他：维生素 C 和硫胺素。维生素 C 具有抗炎和抗氧化的作用，近年来被发现可用于脓毒症的辅助治疗。而在部分脓毒症患者中也发现硫胺素的缺乏，故补充硫胺素可能存在积极的治疗作用。一项多中心随机对照研究将感染性休克患者随机分为两组，实验组患者接受维生素 C、氢化可的松和硫胺素联合治疗，对照组接受单一的氢化可的松治疗。结果显示，两组患者的 7 日生存率和无血管活性药物使用时间的差异无统计学意义（$P = 0.83$）。而另一项多中心随机对照研究发现，与接受安慰剂治疗组患者相比，接受抗坏血酸、氢化可的松和硫胺素联合治疗的患者，72 小时 SOFA 评分之间的差异无统计学意义（$P = 0.12$）。脓毒症患者存在免疫功能抑制，其原因可能与程序性细胞死亡蛋白-1(PD-1)/抗程序性细胞死亡配体1(PD-L1)通路负向调节T细胞的功能相关。一项多中心药物临床研究将脓毒症合并器官功能障碍的患者随机分为两组，分别接受抗 PD-L1 抗体 BMS-936559 与安慰剂的治疗。结果发现，与安慰剂组相比，接受 BMS-936559 治疗的患者未出现明显与药物相关的严重不良反应和细胞因子风暴等现象。另一项药物临床研究评估了抗 PD-1 抗体纳武利尤单抗(nivolumab)的临床安全性和药代动力学特点。结果表明，接受 nivolumab 治疗的患者也未出现细胞因子风暴等并发症。虽然抗 PD-1/PD-L1 抗体药物为脓毒症的治疗带来新的希望，但其疗效和安全性仍需要更多的临床研究进一步验证。

2. 中药方向研究

（1）中药单味药：脓毒症因其证属中医学热病范畴，《内经》提出"热者寒之"，故在药物治疗方面多注重清热解毒及清热凉血药物的使用，临床以大黄、甘草、黄芩等药物多见。但由于脓毒症患者多为正气不足，气不足则血液运行无力，最终形成瘀血阻滞，故在使用清热药的同时多加用补气、活血类中药，临床多以人参、黄芪、赤芍为代表药。黄伟等对脓毒症具有免疫麻痹的患者进行了临床研究，研究得出，在常规综合基础疗法上辅以生大黄鼻饲，每日3次，持续1周，患者血清内 NF-κB 活性降低，炎症因子 IL-10 的释放减少，从而降低了患者死亡率。更有研究得出，当给予脓毒症患者不同剂量的黄芪颗粒（生药、黄芪）治疗后，患者体内的 B 淋巴细胞、总 T 细胞、CD4$^+$/CD8$^+$ 等指标回升，而 NK 细胞及 T 抑制淋巴细胞指标下降，效果优于常规治疗组，可以呈现出剂量依赖性，从而调节脓毒症患者免疫功能的失衡，降低死亡率。杨晓玲等对创伤性脓毒症患者的临床研究发现，在对照组治疗的基础上加用人参多糖，可以降低脓毒症患者体内 TNF-α、IL-6 及内毒素含量，升高 IL-10 水平，表明人参多糖具有调节脓毒症患者体内免疫系统紊乱，同时具有减轻炎症反应的作用。

通过众学者的临床研究，可以得出在使用西医常规治疗的基础之上加用中药单味药治疗，可以有效地抑制患者体内炎性因子的释放，降低内毒素的含量，调节免疫功能的失衡，在一定程度上降低了患者的死亡率，且效果优于单纯使用西药治疗。

（2）中药复方汤剂：中医注重辨证论治、病证结合，中药复方汤剂在中医学中占有重要地位，重视"理、法、方、药"为一体，结合君臣佐使等药物之间的相互配伍，在脓毒症治疗方面已为多数临床实践证实。肖彦等在脓毒症伴心衰患者的临床研究中发现，在抗炎、强心、利尿等常规治疗上给予患者五参汤，水煎服，每日1剂，连服1周，患者血清内炎症因子超敏 C 反应蛋白(hs-CRP)、TNF-α 水平及心肌损伤标志物人 N 端前脑钠肽明显改善，且优于常规治疗组。在对伴有高热、神志不清、舌红或绛，脉数等为主要症状的脓毒症患者的临床研究中，王林等发现西医治疗加用黄连解毒汤，患者炎性因子 IL-6、TNF-α、hs-CRP、降钙素原(PCT)等指标明显改善，且血糖得到了控制，总体效果优于西医组。李军在对危重脓毒症患者的研究中发现，在西医抗感染、营养支持的常规治疗基础之上加用大黄附子汤，患者的纳食减少、大便不通、乏力等阳虚腑实证的证候减轻，胃肠功能障碍得到改善。中药复方汤剂同样适用于老年脓毒症患者。程玲等在降糖、抗感染、营养支持的基础治疗上加用益气通腑方煎剂口服，5日为1个疗程，结果得出益气通腑方能够降低血清白细胞、肠型脂肪酸结合蛋白、hs-CRP、二胺氧化酶水平，升高肠三叶因子值(ITF)水平，改善脓毒症患者胃肠功能障碍症状，降低患者病死率。

从上述研究中可以得出，在脓毒症患者伴有心衰、糖尿病、胃肠功能紊乱及年老等复杂因素的情况下，通过对脓毒症患者的辨证分析，运用既病防变、整体观念、辨证论治的中医治疗特点，中药复方汤剂可以有效改善患者的临床症状，降低患者病死率，其效果显著优于单纯应用西医治疗。

（3）中药制剂：大量基础及临床研究证实，中医药治疗脓毒症患者具有显著的效果，现已开发出多种中药制剂，避免了复方汤剂煎煮时间长、药物保质期短、携带不便等弊端，因其高效性、毒性低、靶向性等特点而被广泛应用于临床治疗。

参附注射液可以通过降低脓毒症伴有心肌损伤并发症患者的血清肌钙蛋白以及 B 型脑钠肽水平，提高心脏左室射血分数，从而减少心肌受损程度，改善患者的预后。血必净注射液能够降低脓毒症患者血清中 IL-6、IL-8 水平，升高 IL-10 水平,减轻机体内炎症反应,降低谷丙转氨酶、血肌酐、尿素氮等水平,保护患者肝肾功能。奚肇庆等在对重症肺炎引起的脓毒症患者的研究中,在对照组治疗基础之上加用复方蒌白胶囊,结果得出加用复方蒌白胶囊可以显著改善患者咳、痰、气急等症状,改善血常规、脱机时间、指脉氧等指标。蒋璐瑶等在脓毒症引起的胃肠功能损伤的患者中,以麦滋林加常规治疗为对照组,在对照组基础上加用六味安消胶囊为治疗组,检测患者腹胀、呕吐等临床症状及腹内压,结果得出麦滋林加用六味安消胶囊可以有效改善患者胃肠症状,降低腹内压力,从而保护胃肠功能。

通过上述研究,可以得出在常规治疗的基础之上加用中药制剂,可以有效减轻机体内炎症反应,改善患者临床症状;且对脓毒症伴有心肌损伤、肝肾功能不全的患者,中药制剂起到了良好的辅助治疗作用,效果明显优于常规治疗。

(4)中医临床方向:赵红芳等认为根据脓毒症的发展过程,将其分为高热期、高凝期、休克期、合并各脏腑功能受损期,针对每期辨证论治。高热期辨为二证:① 热毒内盛,气分实热证,治以麻杏石甘汤合大柴胡汤加减,外以宣肺透邪,内以泻阳明热结。② 瘀毒损络,气营两燔证,治以清营汤化裁,清营解毒、泄热救阴;或犀角地黄汤加减,凉血活血散瘀并重。高凝期:瘀毒互结阻络,治以活血散郁解毒,选用红参30 g、三七15 g,浓煎频服,每次2小时,每次20 mL,并配合血必净静脉用药。休克期:当益气扶正固脱,独参汤大补元气或参附汤合生脉散回阳救逆,通络解毒。赵馥等认为可将阳气理论引入本病的治疗中,辨证之时应以阴阳之盛衰为要,运用温阳法治疗脓毒症,截断脓毒症病势的关键是"益气温阳,扶正固本"。陈腾飞从"伏邪"和"坏病"角度出发,将患者分为重症发病急诊和轻症发病加重两种,一者从"伏邪"论治,重剂清透伏邪;二者从"坏病"论治,精简药物、缓缓调治,以使正气来复。李国臣等认为气机逆乱是脓毒症多脏器功能不合综合征(MODS)的根本病机,具有始于肺、困于中焦、终入气血的特点,临床应重视调理气机,升降相宜,始治肺,再调气降气,后调气治血。中医学有"急则治其标,缓则治其本"的治疗原则,王东东等认为对于脓毒症胃肠功能障碍严重者,应尽早应用"下法",可使患者机体气机通畅,气血津液得以正常运化,中焦脾胃得

以升清降浊,能显著减轻炎性反应,对多器官有保护作用。

3. 炎症免疫与脓毒症 近年来研究表明,固有(innate)免疫和适应性(adaptive)免疫反应均参与发病,所导致的全身炎症反应和免疫抑制是脓毒症进展的重要原因。本节旨在阐述脓毒症中免疫炎症产生的机制,探讨免疫调节在脓毒症治疗中的新进展。

(1)炎症与免疫反应在脓毒症中的发展:在应激状态下,创伤、感染等因素激活补体系统、免疫细胞和其他基质细胞,引起局部组织的防御反应,主要表现为炎症反应。在这一过程中产生的细胞因子和其他代谢产物可增强机体抵抗力,促进组织修复。但是失控或过度激活的防御反应所释放的大量细胞因子等炎性介质,可引起强烈的全身性炎症反应,临床上称为全身炎症反应综合征(SIRS)。当炎性因子风暴导致血管内皮细胞损伤和随之发生微循环障碍时,即可发生缺血/再灌注损伤。微循环障碍加剧了原有的炎症反应,并最终导致MODS,被认为是脓毒症进展到严重临床结果的中心环节。

20世纪90年代初,抗炎细胞因子被陆续发现,并大量出现在脓毒症患者中,它们被视为构成机体抗炎机制的重要部分,发挥免疫抑制作用。Bone于1996年提出"代偿性抗炎反应综合征(compensatory anti-inflammatory response syndrome,CARS)"假说。2012年,Moore等学者提出了持续性炎症反应-免疫抑制-分解代谢综合征(persistent inflammation immunosuppression catabolism syndrome,PICS)新概念,被认为是前期脓毒症暂时缓解后的延续。免疫抑制造成患者长期带菌,并导致持续炎症反应及能量消耗而陷入营养衰竭,后者又进一步恶化免疫功能和导致炎症反应。PICS具有使病情复发的极高风险,并在后续病程中形成更高的死亡峰值。

PICS的发病机制主要从两个方面认知,一个是持续性炎症反应为何存在,另一个是免疫抑制的来源。首先,脓毒症患者往往并发MODS,器官组织受损后可释放损伤相关的分子模式(damage-associated molecular patterns,DAMP),可通过Toll样受体(Toll-like receptor,TLR)、RIG-1样受体或NOD样受体等模式识别受体,诱导促炎反应发生。PICS患者由于存在持续的器官功能障碍,组织细

胞不断损伤而导致 DAMP 不断释放,引起持续的炎症反应。另一方面,在脓毒症发病早期,骨髓中的造血干细胞迅速分化为中性粒细胞、巨噬细胞以及树突状细胞,并且跟随细胞因子浓度梯度迁徙至感染部位。脓毒症后期发现骨髓中另外一群细胞显著扩增,即骨髓来源的抑制性细胞(myeloid-derived suppressor cells, MDSC)。目前认为,MDSC 的扩增是 PICS 发病的主要机制,MDSC 可通过抑制 T 细胞反应性、促进 T 细胞凋亡、表达 IL-10、诱导 Treg 细胞活化等方式,导致严重的免疫抑制。与此同时,由于持续的炎症反应导致机体产生持续的慢性应激,产生了大量的儿茶酚胺、反向代谢激素和炎症介质,它们一起共同介导机体的一系列代谢应答和代谢紊乱,包括高代谢、高分解,机体表现为肌肉和脂肪分解、高血糖、胰岛素抵抗和对外源性营养的不耐受,最终导致了肌肉分解为主的营养不良和虚弱。

(2)脓毒症与免疫反应:脓毒症免疫紊乱主要涉及固有免疫和适应性免疫系统,表现为抗炎细胞因子释放增加、免疫细胞凋亡、人类白细胞 DR 抗原(human leukocyte antigen - DR, HLA - DR)表达减少、细胞焦亡,以及 PD-1 和 PD-L1 表达水平增加等。

1)固有免疫:固有免疫即非特异性免疫,为出生后就已具备的非特异性天然免疫防御功能,是机体抵御病原微生物的第一道防线,是长期进化、遗传及不断与致病菌作用的产物。参与固有免疫应答的细胞主要包括中性粒细胞、单核/巨噬细胞、树突状细胞及自然杀伤细胞等,在脓毒症期间维护机体内环境平衡和调节免疫反应中起到至关重要的作用。

2)中性粒细胞:在脓毒症早期,骨髓中储备大量成熟的中性粒细胞,可以被快速激活,使循环血液中的中性粒细胞数量大量增加。脓毒症发生后,中性粒细胞大量积聚至脓毒症位点,脓毒症和代谢性疾病血液中微粒含量增加,这在脓毒症早期是有益的,在免疫反应中通过激活吞噬细胞,灭活旁观者细胞起到发散效应。脓毒症中的中性粒细胞调节功能是复杂的,严重脓毒症的中性粒细胞迁移失败和寿命缩短已经明确。另外,研究发现,感染性休克血液中 C5a 受体水平升高,中性粒细胞上 C5a 受体减少。随着组织损伤和全身炎症加重,中性粒细胞迁移失败,其特征为血液细胞因

子数量增加,肺脏和其他脏器中炎症趋化因子和中性粒细胞被扣留。因此,作为固有免疫中的重要成分,中性粒细胞募集反应和迁移受损与脓毒症的发病机制和不良预后有关。

3)巨噬细胞:巨噬细胞能够诱导、吞噬和消灭外来病原体,刺激细胞因子的释放。巨噬细胞在机体固有免疫反应起重要作用,存在形式由自身释放细胞因子所决定,脾脏巨噬细胞释放的 I 型干扰素(interferon, IFN),能抑制促炎性细胞因子的分泌,被认为是脓毒症中导致 T 淋巴细胞免疫受损的关键因子。脓毒症早期,炎症和凋亡是双重致病因素,中性粒细胞是抵御外来病原体的第一道防线,也经历着细胞凋亡。细胞凋亡使中性粒细胞对细胞外刺激无应答,并被吞噬细胞识别、清除。脓毒症发病机制中加速炎症进程的中性粒细胞凋亡同时也伴随着巨噬细胞凋亡。巨噬细胞在启动、维持和分辨宿主炎症反应中起着关键作用,巨噬细胞过度凋亡可引起机体免疫失衡和多脏器功能衰竭。

4)树突状细胞(dendritic cells, DC):DC 细胞是体内重要的抗原呈递细胞。当 DC 识别病原体后,未成熟的 DC 细胞会迅速分化为成熟的 DC 细胞,成熟的 DC 细胞通过高表达共刺激分子和主要组织相容性复合体(major istocompatibility complex molecules, MHC)呈递抗原,并分泌促炎症因子。脓毒症时,DC 细胞的成熟和活化受到抑制,未成熟的 DC 激活 TLR1、TLR3 并分泌 IL-10,从而抑制免疫反应。此外,未成熟的 DC 还能介导调节 T 细胞的分化,从而促进 IL-10 等抑制炎症细胞因子的分泌。

5)适应性免疫:适应性免疫即特异性免疫,为出生后通过与抗原物质接触而产生的特异性防御功能,由固有免疫细胞的特异性抗原提呈作用激活。适应性免疫包括体液免疫及细胞免疫,体液免疫由 B 淋巴细胞产生的抗体介导,而细胞免疫是由 T 淋巴细胞介导,T 淋巴细胞分为 CD4$^+$辅助性 T 淋巴细胞及 CD8$^+$细胞毒性 T 淋巴细胞。

6)B 淋巴细胞:研究表明,脓毒症时 B 细胞数量减少,且存活的 B 细胞呈现 MHC Ⅱ 表达减少、细胞表面 CD21 减少而 CD95 升高的亚型 B 细胞。该类亚型 B 细胞因 HLA-DR 表达减少而使抗原呈递能力减弱,活性和增殖能力均降低。此外,脓毒症休克的发生亦与调节 B 细胞(regulatory

B cells，Bregs）有关。Breg 由 TLR 和 IL-35 诱导产生，Bregs 可通过如下四种途径发挥免疫抑制效应：同源抑制、细胞接触介导抑制、旁路抑制和间接抑制。

7）T 淋巴细胞：T 淋巴细胞在机体抵抗微生物侵袭的免疫应答中起非常重要的作用，根据不同的发育途径及生物功能，T 细胞亚基可以分为 CD4$^+$Th 细胞和 CD8$^+$细胞毒 T 淋巴细胞。CD4$^+$Th 细胞主要识别由专门抗原呈递细胞 MHCⅡ分子提呈的抗原肽，而细胞毒性 CD8$^+$T 淋巴细胞识别 MHCⅠ分子提呈的抗原肽，未成熟 CD4$^+$T 淋巴细胞进一步分化为辅助/效应 T 淋巴细胞。Th17 细胞亚型是 CD4$^+$T 淋巴细胞上超过 2 个功能的独特种群，可以直接调节免疫应答，维持固有和同族免疫系统平衡。Th1 细胞介导细胞免疫，演化为应答细胞内致病毒；Th2 细胞介导体液免疫，清除寄生虫时产生获得性免疫，促使宿主免疫下调。Th17 细胞可分泌标记细胞因子 IL-17 诱导一系列组织反应，是病原体和调节炎症反应的关键分子。CD4$^+$CD25$^+$Treg 细胞分泌抗炎细胞因子，如 IL-10、TGF-β 参与严重创伤及脓毒症中的免疫抑制状态；另外，γδT 淋巴细胞在烧伤及脓毒症患者中发挥潜在作用，Th1 和 Th2 细胞分泌细胞因子，启动中性粒细胞介导的组织破坏和伤口愈合。在脓毒症发展过程中，一系列证据表明 T 淋巴细胞在细胞介导免疫应答中起关键性作用，尤其突出的是 Th2 细胞免疫反应，Th2 细胞介导免疫反应之初伴随大量淋巴细胞凋亡，可能造成对炎症反应易感性增加。

细胞凋亡参与脓毒症的病理生理学机制是非常关键的，目前认为 T 淋巴细胞凋亡在免疫抑制和病情危重程度判断中至关重要，通过脱氧核糖核苷酸末端转移酶介导缺口末端标记法（TUNEL 染色），在盲肠结扎穿孔脓毒症小鼠和临床证据结果中有良好相关性。在脓毒症过程中，T 细胞上促凋亡蛋白 Bim 升高，抑制凋亡分子（Bcl-2-Bcl-xL）减少。凋亡外源性通路能够被 Fas 配体（FasL）和 Fas 相关受体激活，内质网应激介导通路通过激活大量重叠的级联，也参与 T 淋巴细胞的凋亡。研究发现在脓毒症中，细胞凋亡通路与内源和内质网或者外源介导通路交错并行。

8）HLA-DR 表达减少：HLA-DR 是主要组织相容性复合体Ⅱ类分子，包含分子量为 36 000

的 α 亚基和分子量为 27 000 的 β 亚基，主要表达于单核细胞、自然杀伤细胞、巨噬细胞等先天性免疫细胞、B 淋巴细胞及以活化 T 淋巴细胞为代表的获得性免疫细胞。研究证实，HLA-DR 是评估脓毒症患者免疫状态的良好指标，与临床不良预后密切相关。

9）免疫细胞焦亡增加：细胞焦亡是一种程序性细胞死亡，表现为质膜完整性缺失、细胞膨胀破裂，随之胞内物质流出，激活炎症反应。脓毒症免疫细胞焦亡主要通过经典通路与非经典通路发挥生物学效应。其中，经典通路通过炎症小体激活 caspase-1，活化的 caspase-1 一方面促进炎症因子（IL-1β、IL-18 等）和 HMGB1 的表达，募集炎症细胞聚集，扩大炎症反应；另一方面切割并激活消皮素 D，消皮素 D 转位到细胞膜上形成孔洞，导致细胞焦亡。非经典通路通过细菌脂多糖与 caspase-4、caspase-5、caspase-11 结合，激活 caspase-1 和消皮素 D，导致细胞焦亡。Wang 等发现，与健康者相比，创伤后脓毒症患者的 caspase-1 表达水平，caspase-1 诱导的外周血单核细胞凋亡百分比及 IL-18 水平均显著升高，而单核细胞凋亡的百分比可预测创伤后败血症的发生。Salvamoser 等研究显示，脂多糖诱导的脓毒症小鼠的 caspase-1 和 caspase-11 水平均上调，巨噬细胞 caspase-1 表达增加，而敲除 caspase-1 和 caspase-11 基因的小鼠 caspase-1、caspase-11 表达缺乏，导致小鼠对脓毒症休克的耐受性增加，小鼠病死率降低。Chen 等通过实验发现，经 HMGB1 处理的脓毒症小鼠骨髓源性巨噬细胞活性受到抑制，导致 IL-1β 和 IL-18 释放增加，而敲除小鼠的 caspase-11 和消皮素 D 基因可改善巨噬细胞活性，抑制 IL-1β 和 IL-18 释放。

10）PD-1 和 PD-L1 表达增加：PD-1 是一种Ⅰ型跨膜糖蛋白，属于 CD28 家族，主要表达于活化的 T 细胞和 B 细胞。T 细胞表面的 PD-1 与抗原呈递细胞表面的 PD-L1 结合可导致 T 细胞衰竭，主要表现为效应 T 细胞功能减弱、细胞因子分泌减少、细胞增殖能力受到抑制，当 PD-1 的表达增加时，提示脓毒症患者临床预后不良。

（3）中医药在脓毒症中的炎症免疫治疗

1）辨证分型治疗：基于免疫炎症反应在脓毒症发病及进展过程中的关键作用，众多研究从如何改善脓毒症患者免疫失衡出发，探究中医中药疗效及机制，为中医学治疗危重症提供了佐证，也为有效攻克脓毒症提供了有效经验。中医药以其独特的多靶点、双向调节、整体兼顾的显著优势，更加适用于复杂化的脓毒症。通过对脓毒症不同发病阶段进行辨证分析，清热解毒、通里攻下、活血化瘀、益气扶正是针对脓毒症免疫失衡的常见治法。

2）清热解毒：脓毒症早期，患者处于邪盛正不虚阶段，大量炎症介质释放，机体处于炎症瀑布早期，机体免疫功能尚未紊乱，但开始降低。清热解毒法更多用在脓毒症早期以拮抗内毒素，清除炎症介质及细胞因子，截断炎症失控，避免免疫失衡进一步恶化。胡星星等研究发现，白虎汤能够降低毒热内盛证脓毒症患者的 IL-6、IL-10、TNF-α 水平，提高 HLA-DR 表达水平，同时白虎汤还能降低脓毒症造成的器官功能损伤的程度，并加快器官功能的康复。陈佑生等在用乌司他丁治疗重症肺炎合并脓毒症患者的基础上给予自拟清热解毒汤（组方为金银花 20 g、鱼腥草 20 g、沙参 20 g、百合 20 g、蒲公英 15 g、麦冬 10 g、川芎 10 g、桔梗 10 g）保留灌肠，结果发现，自拟清热解毒汤可以升高外周血 CD4⁺、CD8⁺ 水平，降低 IL-6、PCT、CRP 含量，对患者的免疫、炎症反应具有良性调节作用。冷建春等通过临床研究证实，清瘟败毒饮能够降低气营两燔型脓毒症患者外周静脉血中 IgG、IgA、IgM、C3、CRP、TNF-α 水平，可抑制脓毒症过度免疫应答，减轻应激过度损伤。安鹏等研究证实，升降散可以显著升高盲肠结扎穿孔术（CLP）后脓毒症小鼠 6 小时及 12 小时脾细胞中的 CD4⁺ 水平，下调 CD8⁺ 水平，对脓毒症初期小鼠的细胞免疫功能具有调节作用。

3）通里攻下：脓毒症的肠休克学说认为，胃肠道毒素、细菌透过肠道屏障的移位是脓毒症、脓毒性休克，甚至是 MODS 的最主要因素。肠源性脓毒症干扰机体免疫系统，导致免疫抑制。通里攻下法基于"六腑以通为用""肺与大肠相表里"，有利于促进胃肠道蠕动，加速肠内毒素自肠道排出，从而减少内毒素在肠道中的蓄积，减少细菌体量，改善肠道屏障功能，对脓毒症的治疗具有积极作用。严晶晶对脓毒症患者进行大承气汤保留灌肠后血清 IgA、CRP、TNF-α 水平下降，提示大承气汤能够有效调整脓毒症患者的免疫紊乱，改善预后。王丹等采用大承气汤口服联合乌司他丁治颗粒能够调节脓毒症患者的免疫失衡,提高总 T 细胞、T 辅助淋巴细胞、CD4$^+$/CD8$^+$、B 淋巴细胞水平,下调 T 抑制淋巴细胞、NK 细胞,且疗效呈剂量依赖性。四君子汤、生脉散、补中益气汤都具有益气扶正的功效,生脉注射液、黄芪注射液也是临床中常用的扶正类中成药制剂。

6)针刺疗法:针刺疗法在增强机体免疫功能方面的疗效获得认可。针刺能够作用于细胞免疫及体液免疫系统,对机体的免疫系统具有双向调整作用,既能调动免疫不足,又能抑制免疫过度。目前,已有学者开展了针刺疗法治疗脓毒症的临床研究,取得了一定疗效。有研究探索针刺疗法(双侧足三里、阳陵泉、内关、关元等)对脓毒症患者免疫功能的作用,发现针刺疗法可以改善脓毒症患者的免疫失衡,调整 T 细胞亚群及 IgG、IgA、IgM 水平,改善预后。针刺(主穴取内关及三阴交,配穴取太冲、丰隆、百会、气海、足三里及风池)联合活菌散治疗脓毒症,患者的炎症反应及免疫功能得到改善,IgA、IgG、IgM 水平上升,IL-6、IL-8、TNF-α 及 CRP 水平下降。同时,电针刺激足三里能够上调脓毒症患者的 CD4$^+$、CD8$^+$ 含量,下调 CRP、PCT、Lac 水平,MODS 发生率及 28 日死亡率也得到降低,由此证实电针刺激对脓毒症免疫功能具有调节作用。

现代医学关于脓毒症的发病机制尚未完全明晰,免疫功能紊乱作为脓毒症发病过程中的关键点,仍有待于进一步研究及探讨。脓毒症及脓毒症免疫功能紊乱的治疗成为当下研究的热点及重点。中医理论历来倡导"阴阳平衡""阴平阳秘",基于辨证论治及整体观的中医学,在治疗脓毒症、脓毒症免疫功能紊乱方面取得了显著疗效,极大提高了中医学在世界医学领域中的地位。我们有理由相信,攻克脓毒症,中医学应当占据一席之地,但中医治疗脓毒症、中医在脓毒症免疫调节中的作用及机制的研究,仍需深化、细化。

4. 院内感染与抗菌药物使用进展

(1)院内感染概述:院内感染又称医院获得性感染,原国家卫生部下发的《医院感染管理办法》中对院内感染的定义是:"医院感染是指住院患者在医院内获得的感染,包括在住院期间发生的感染和在医院内获得出院后发生的感染,但不包括入院前已开始或者入院时已处于潜伏期的感染。医院工作人员在医院内获得的感染也属医院

感染。"

医院是患者密集的场所,医院环境最容易被病原微生物污染,从而为疾病的传播提供外部条件,增加了院内感染风险。随着激素、免疫抑制剂、广谱抗菌药物的广泛使用,医院感染率逐渐上升,已成为当今世界的棘手难题。院内感染的危害不仅表现在影响患者的预后、增加患者的痛苦、延长患者的住院天数,甚至导致患者死亡等,还会增加抗生素的过度使用、导致耐药菌的产生。

耐药菌的出现给临床治疗工作带来了极大的困难,造成了经济上的损失和医疗资源的消耗,已成为一个国际关注的问题。世界卫生组织预测,如果无法找到解决办法,我们将步入无药可用的"后抗生素时代"。因此,如何减少医院感染的发生,如何尽早识别医院感染并制定正确的治疗方案,合理使用抗菌药物,减少耐药菌产生,是临床面临的重大课题。目前,西医主要通过研发新的抗菌药物来应对耐药菌,但是由于耐药菌及新的耐药机制的产生,其变异速度快于抗菌药物的研发速度,故新的抗菌药物开发不能满足临床需求。而中医在治疗感染性疾病方面有较为丰富的理论基础和实践经验,对耐药菌感染依然以辨证论治为主。因此,中西医结合治疗具有鲜明特色和显著优势。

(2)院内感染的病因及促发因素:按病原体来源可将院内感染分为内源性医院感染和外源性医院感染两大类。

内源性医院感染(endogenous nosocomial infection):也称自身医院感染(autogenous nosocomial infection),是指在医院内由于各种原因,患者遭受其本身固有细菌侵袭而发生的感染。病原体来自患者自身的体内或体表,大多数为在人体定植、寄生的正常菌群,在正常情况下对人体无感染力,并不致病。但在特殊条件下,当它们与人体之间的平衡被打破时,就成为条件致病菌,而造成各种内源性感染。一般有下列几种情况。

1)寄居部位的改变:例如大肠埃希菌离开肠道进入泌尿道,或手术时通过切口进入腹腔、血流等。

2)宿主的局部或全身免疫功能下降:局部者如行扁桃体摘除术后,寄居的甲型链球菌可经血流使原有心瓣膜畸形者引起亚急性细菌性心内膜炎;全身者如应用大剂量肾上腺皮质激素、抗肿瘤

药物、放射治疗等可造成全身性免疫功能降低,一些正常菌群可引起自身感染而出现各种疾病,有的甚至导致败血症而死亡。

3)菌群失调:是机体某个部位正常菌群中各菌间的比例发生较大幅度变化,超出正常范围的现象。由此导致的一系列临床表现,称为菌群失调症或菌群交替症。

4)二重感染(super infection):即在抗菌药物治疗原有感染性疾病过程中产生的一种新感染。长期应用广谱抗生素后,体内正常菌群因受到不同制菌作用而发生平衡上的变化,未被抑制者或外来耐药菌乘机大量繁殖而致病。引起二重感染的菌以金黄色葡萄球菌、革兰阴性菌和白念珠菌等为多见。临床表现为消化道感染(鹅口疮、肠炎等)、肺炎、尿路感染、败血症等。若发生二重感染,除停用原来的抗生素外,对临床标本培养过程中过多繁殖的菌类须进行药敏试验,以选用合适的药物。

外源性医院感染(exogenous nosocomial infection):也称交叉感染(cross infection),是指患者遭受医院内非本人自身存在的各种病原体侵袭而发生的感染。这种感染包括从患者到患者、从患者到医院职工和从医院职工到患者的直接感染,或通过物品对人体的间接感染。病原体来自患者身体以外的地方,如其他患者、外环境等。因此,所谓医院内的环境感染(如通过空气的感染),亦应属于外源性感染。一般有下列几种情况。

1)患者传播:大部分感染是通过人与人之间的传播。患者在疾病的潜伏期一直到病后一段恢复期内,都有可能将病原体传播给周围他人。对患者及早做出诊断并采取治疗措施,是控制和消灭传染源的一项根本措施。

2)带菌者传播:有健康人可携带某病原菌但不产生临床症状,也有些传染病患者恢复后,在一定时间内仍可继续排菌。这些健康带菌者和恢复期带菌者是很重要的传染源,因其不出现临床症状,不易被人们察觉,故危害性有时甚于患者。例如脑膜炎球菌、白喉杆菌等可有健康带菌者,伤寒沙门菌、志贺菌属等可有恢复期带菌者。

(3)中医抗菌治疗研究进展:抗菌药物是目前治疗院内感染的主要手段,但随着抗菌药物在临床上的广泛使用、频繁更换、盲目选用等产生了多种不合理的应用和滥用情况,导致多重耐药问题及耐药菌株不断增加,使可供临床选择的抗菌药物越来越局限。中医药学是中国古代医药科学的结晶,近年来,中医药抗菌研究受到国内外学者的广泛关注,很多文献包括中医药抗菌抑菌的相关研究也证实,中药不仅有抗菌作用,还具有延缓、消除细菌耐药性的作用。同时,中药抗菌研究也为抗菌治疗,包括解决细菌耐药问题提供了新的思路和方法。国家科技部 2017 年的"中医药现代化研究"重点专项纳入了"减少抗生素应用的研究",其内容为系统整理中医药抗生素类作用的古今文献,以中医药治疗呼吸、泌尿、妇科等系统感染性疾病临床有效方药或方案为基础,开展中医药治疗细菌感染性疾病的临床评价研究;开展基于药物相互作用,增效减毒的中药与抗生素联合用药研究。2018 年国家政府工作报告中,把中医药发展列为国家战略。至 2019 年为止,国家针对中药在抗菌领域的研究投入资金约为 1.1853 亿元。因此,中药抗菌的研究已经逐步成为研究热点之一。

随着中药单味药材的临床研究越来越广泛而深入,中药具有抗菌抑菌的实验研究也缓慢而深入地被发掘和证实。目前中药单药的体外抗菌抑菌实验研究依然是目前国内研究中药抗菌作用的主要方式。研究表明,不同功效类别的中药抗菌范围和抗菌程度也各不相同。临床上最常用的是清热类药物,包括清热解毒类、清热燥湿类和清热泻火类药物。清热解毒类药物以金银花、穿心莲、板蓝根等为代表;清热燥湿类药物以黄芩、黄连、苦参等为代表;清热泻火类以知母等为代表。金银花和黄芩均具有广谱的抗菌活性,对革兰阳性菌包括金黄色葡萄球菌、枯草芽孢杆菌等,对革兰阴性菌包括大肠埃希菌、肺炎球菌、沙门菌等均具有一定抗菌活性。而穿心莲主要以抗铜绿假单胞菌和革兰阳性菌为主,包括金黄色葡萄球菌、白念珠菌、链球菌等。除此之外,随着中药材研究进展的不断深入,芳香燥湿类药物以苍术、厚朴等为代表,收涩类药物以五味子、山茱萸等为代表,杀虫类药物以雄黄、蛇床子等为代表,均表现出良好的抗菌活性。近代药理学研究表明,不同于以上清热凉血类中药,补虚药包括黄芪、白芍等,活血止血类药物包括刘寄奴、丹参等,止咳平喘药包括百部等单味药材的抗菌作用也被全方位深入研究及证实,见表 2-8。

表2-8 不同功效抗菌中药的抑菌种类

功效类别	中 药	抑 菌 种 类
清热解毒类	金银花	金黄色葡萄球菌、枯草芽孢杆菌、大肠埃希菌、肺炎球菌、白念珠菌、黑曲霉
	穿心莲	铜绿假单胞菌、丙酸杆菌、白念珠菌、链球菌
	板蓝根	金黄色葡萄球菌、表皮葡萄球菌、枯草杆菌、八联球菌、大肠埃希菌、伤寒沙门菌、甲型链球菌、肺炎球菌、流感杆菌、脑膜炎球菌
	鱼腥草	卡他球菌、金黄色葡萄球菌、流感杆菌、肺炎球菌、大肠埃希菌、志贺菌属、变形杆菌、白喉杆菌、分枝杆菌、青霉菌、黑曲霉菌、伤寒沙门菌
	连翘	大肠埃希菌、金黄色葡萄球菌、肺炎球菌、枯草杆菌、白念珠菌
	野菊花	白色葡萄球菌、金黄色葡萄球菌、表皮葡萄球菌、鼠伤寒沙门菌、大肠埃希菌
	蒲公英	表皮葡萄球菌、金黄色葡萄球菌、溶血性链球菌、强毒株嗜水气单胞菌、温和气单胞菌
清热燥湿类	黄芩	大肠埃希菌、白念珠菌、幽门螺杆菌、金黄色葡萄球菌、铜绿假单胞菌、结核分枝杆菌
	黄连	金黄色葡萄球菌、白喉杆菌、肺炎球菌、大肠埃希菌、霍乱弧菌、伤寒沙门菌、结核杆菌、肺炎克雷伯菌、淋球菌
	苦参	金黄色葡萄球菌、大肠埃希菌、白色葡萄球菌、耐甲氧西林葡萄球菌
清热泻火类	知母	金黄色葡萄球菌、铜绿假单胞菌、大肠埃希菌、志贺菌属、马铃薯晚疫病菌
芳香燥湿类	苍术	大肠埃希菌、铜绿假单胞菌、白念珠菌、抗耐甲氧西林金黄色葡萄球菌、枯草杆菌
	厚朴	白念珠菌、金黄色葡萄球菌、幽门螺杆菌、链球菌
收涩类	五味子	金黄色葡萄球菌、毛菌、桃褐腐病菌、葡萄座腔菌、丙酸杆菌、肺炎衣原体、沙眼衣原体
	山茱萸	金黄色葡萄球菌、铜绿假单胞菌、白菜软腐病菌、姜瘟病菌、柑橘溃疡病菌
杀虫类	雄黄	白念珠菌、金黄色葡萄球菌、铜绿假单胞菌
补虚类	黄芪	肺炎球菌、志贺菌属、金黄色葡萄球菌、白色葡萄球菌、柠檬色葡萄球菌、溶血性链球菌
	白芍	幽门螺杆菌、皮肤丝状菌、对烟曲霉、黑曲霉、黄曲霉
活血止血类	丹参	大肠埃希菌、葡萄球菌
止咳平喘类	百部	大肠埃希菌、金黄色葡萄球菌、铜绿假单胞菌、人型结核杆菌、堇色毛癣菌、许兰黄癣菌、奥杜盎小芽孢癣菌、羊毛样小芽孢癣菌、星形奴卡菌

为更好地研究中药材的抗菌机制,研究人员将中药进行提取分离,得到中药单体物质。国内外大量研究表明,中药抗菌效果与其有效成分中的单体物质密切相关。主要成分可分为八大类,包括黄酮类、生物碱类、有机酸类、挥发油类、皂苷类、多糖类、蒽醌类和萜类。张婷婷等人采用水蒸气蒸馏法对辛夷挥发油进行提取,发现其挥发油提取物对金黄色葡萄球菌、李斯特菌、大肠埃希菌、鼠伤寒沙门菌均有抑制作用,对其中的革兰阴性菌的抑制效果较好。金银花中绿原酸、异绿原酸等有机酸对金黄色葡萄球菌、枯草杆菌等具有良好的抑制效果。同时也有研究人员发现,黄连素不仅对结核杆菌、溶血性链球菌、百日咳杆菌、大肠埃希菌、肺炎球菌有良好的抑制作用,对志贺

菌属及霍乱弧菌的抗菌作用更强。此外,柴玉爽等发现人参总皂苷虽不能抑制金黄色葡萄球菌的生长,但可以抑制金黄色葡萄球菌入侵鼠肺上皮细胞的过程并减少小鼠肺感染的死亡率;同时体内实验也证明,金黄色葡萄球菌感染后,人参皂苷能够明显降低胞内菌含量,降低黏附因子及其整合素的表达,从而抑制相关炎性因子。沙葱多糖也被证实可以抑制体外大肠埃希菌、志贺菌属、金黄色葡萄球菌、白色葡萄球菌、铜绿假单胞菌、普通变形杆菌的生长。

传统中药在临床上以复方制剂为主,相较单味药材,中药方剂具有多组分、多靶点的特点,使细菌难以同时产生抗多种抗菌成分的多重耐药情况,因此具有更好的抗菌和抑菌作用。杨香玉等

人将五倍子、黄芩、蒲公英、牡丹皮、赤芍和黄连配伍后得到五倍子复方,以表皮葡萄球菌和大肠埃希菌为受试菌种进行体外抑菌实验,得到黄连、五倍子单宁酸、牡丹皮、蒲公英、赤芍和黄芩提取物最佳配比为1.25∶1.0∶0.75∶2.5∶3.6∶5.0的最优配比五倍子复方。有文献报道三黄泻心汤对金黄色葡萄球菌、大肠埃希菌、表皮葡萄球菌的体外MIC分别为6.25 mg/mL、100 mg/mL、6.25 mg/mL。同时,陈芳园以乳糖酸红霉素标准品为参照物,发现三黄泻心汤水提物对痤疮丙酸杆菌的MIC是6.25 mg/mL,证实其对痤疮丙酸杆菌也有明显的抑制作用。此外,研究人员还发现,清热类复方包括葛根芩连汤、涤痰汤、柴葛解肌汤、黄连解毒汤、桑菊饮等经典方剂,对金黄色葡萄球菌、肺炎球菌、溶血性链球菌均具有一定的抗菌抑菌作用。值得一提的是,黄富贵等人发现涤痰汤对超级耐药菌有良好的抗菌抑菌疗效,可以很好地抑制超级耐药菌形成酶的活性。此外,除上述清热类方剂,四君子汤作为补益方剂,对伤寒沙门菌、大肠埃希菌、铜绿假单胞菌也有一定的抗菌活性。

此外,市售的抗菌中药复方制剂相比较自制药物成分更加均一,稳定性更好。目前常用的市售抗菌复方制剂种类繁多。注射剂型包括痰热清、双黄连、清开灵、热毒宁等,颗粒剂型包括复方清热颗粒等,散剂包括银翘散等。痰热清注射液是我国采用指纹图谱检测批准的第一个中药注射剂,其应用广泛,具有抗金黄色葡萄球菌、抗肺炎克雷伯菌、抗大肠埃希菌、抗铜绿假单胞菌的多种抗菌抑菌作用。刘珏玲经研究证实,痰热清注射液可通过抑制耐甲氧西林金黄色葡萄球菌生物膜形成并破坏其成熟细菌生物膜而达到抗菌抑菌疗效。同时,痰热清与临床常规抗生素万古霉素、利奈唑胺的联合用药具有协同作用,延长了药物抗菌作用时间,降低了抗生素的使用剂量。而痰热清能逆转耐甲氧西林金黄色葡萄球菌的耐药性,使其对抗生素的敏感度增加。研究者何建萍将体外和体内抗菌实验有机结合,发现市售银翘散对鸭试验性大肠埃希菌病有很好的防治作用。

(李颖川 靳琪鹏 石 怡 韩 丹)

[1] 黄昆鹏,张进祥.脓毒症的定义、诊断与早期干预——不可分割的三要素[J].临床急诊杂志,2021,22(3):221-225.

[2] 姚咏明,张艳敏.脓毒症发病机制最新认识[J].医学研究生学报,2017,30(7):678-683.

[3] 杨潇,任凯,贾婷婷,等.中医药治疗脓毒症的研究进展[J].中国中医急症,2020,(5):93-96.

[4] 胡斌,刘冰,赵浩延,等.中医药治疗脓毒症的研究进展[J].中国医药指南,2020,(22):32-33.

[5] 李建洪,龚瑞莹,吕锐萍.脓毒症的中医药治疗及研究概况[J].中国中医急症,2021,30(1):185-188.

[6] Rhodes A, Evans L E, Alhazzani W, et al. Surviving, Sepsis Campaign: Interna-tional guidelines for management of sepsis and septic shock: 2016 [J]. Intensive Care Med, 2017, 43(3): 304-377.

[7] 中国医师协会急诊医师分会,中国研究型医院学会休克与脓毒症专业委员会.中国脓毒症/脓毒性休克急诊治疗指南(2018)[J].感染、炎症、修复,2019, 20(1):3-22.

[8] Levy M M, Evans L E, Rhodes A.The Surviving, Sepsis Campaign Bundle: 2018 Update [J]. Crit Care Med, 2018, 46(6): 997-1000.

[9] 谢剑锋,邱海波.拯救脓毒症运动:脓毒症与感染性休克治疗国际指南(2016)的进展与评论[J].中华重症医学电子杂志,2017,2(3):18-24.

[10] 彭志勇.拯救脓毒症运动脓毒症指南2018更新的启示[J].医学研究生学报,2019,32(1):18-20.

[11] 李志军.脓毒症中西医结合诊治专家共识解读[J].浙江医学,2015,37(13):1114-1115.

[12] 王西墨,余剑波,金胜威.脓毒症肺损伤中西医结合诊治专家共识[J].中国中西医结合外科杂志,2020,26(3):400-408.

[13] 李晓丹,马青变. 2019~2020年脓毒症研究领域热点回顾[J].中国急救医学,2021,41(1):21-26.

[14] Rudd K E, Johnson S C, Agesa K M, et al. Global, regional and national sepsis incidence and mortality, 1990-2017: analysis for the Global Burden of Disease Study [J]. Lancet, 2020, 395 (10219): 200-211.

[15] Bone R C, Balk R A, Cerra F B, et al. Definitions for sepsis and organ failure and guidelines for the use of innovative therapies in sepsis. The ACCP/SCCM Consensus Conference Committee. American College of Chest Physicians/Society of Critical Care Medicine[J]. Chest, 1992, 101(6): 1644-1655.

[16] Bone R C. Sir Isaac Newton, sepsis, SIRS, and CARS.Crit Care Med, 1996, 24(7): 1125-1128.

[17] Gentile L F, Cuenca A G, Efron P A, et al. Persistent inflammation and immunosuppression: a common syndrome and new horizon for surgical intensive care[J]. J Trauma Acute Care Surg, 2012, 72(6): 1491-1501.

[18] Delano M J, Ward P A. Sepsis-induced immune dysfunction: can immune therapies reduce mortality [J]. J Clin Invest, 2016, 126(1): 23-31.

[19] Mira J C, Gentile L F, Mathias B J, et al. Sepsis Pathophysiology, Chronic Critical Illness, and Persistent Inflammation-Immunosuppression and Catabolism Syndrome [J]. Crit Care Med, 2017, 45(2): 253-262.

[20] 孙磊,郑俊波,于凯江.脓毒症患者持续免疫抑制状态时的免疫监测和治疗进展[J].中国医刊,2018,53(6):587-591.

[21] 李维勤.脓毒症诊疗的新挑战——持续炎症、免疫抑制和分解代谢综合征[J].医学研究生学报,2017,30(7):673-677.

[22] 黄鑫波,刘端绘.脓毒症免疫抑制监测与免疫治疗的研究进展[J].广西医学,2020,42(4):486-490.

[23] 吴健锋.脓毒症免疫抑制的监测和治疗进展[J].中山大学学报(医学版),2020,41(1):30-36.

[24] Döcke W D, Randow F, Syrbe U, et al. Monocyte deactivation in septic patients: restoration by IFN-gamma treatment[J]. Nat Med, 1997, 3(6):678-681.

[25] Leentjens J, Kox M, Koch R M, et al. Reversal of immunoparalysis in humans in vivo: a double-blind, placebo-controlled, randomized pilot study[J]. Am J Respir Crit Care Med, 2012, 186(9):838-845.

[26] Hotchkiss R S, Monneret G, Payen D. Sepsis-induced immunosuppression: from cellular dysfunctions to immunotherapy[J]. Nat Rev Immunol, 2013, 13(12):862-874.

[27] Presneill J J, Harris T, Stewart A G, et al. A randomized phase Ⅱ trial of granulocyte-macrophage colony-stimulating, factor therapy in severe sepsis with respiratory dysfunction[J]. Am J Respir Crit Care Med, 2002, 166(2):138-143.

[28] Meisel C, Schefold J C, Pschowski R, et al. Granulocyte-macrophage colony-stimulating, factor to reverse sepsis-associated immunosuppression: a double-blind, randomized, placebo-controlled multicenter trial[J]. Am J Respir Crit Care Med, 2009, 180(7):640-648.

[29] Werdan K, Pilz G, Bujdoso O, et al. Score-based immunoglobulin G, therapy of patients with sepsis: the SBITS study[J]. Crit Care Med, 2007, 35(12):2693-2701.

[30] Liu F, Wang H M, Wang T, et al. The efficacy of thymosin α1 as immunomodulatory treatment for sepsis: a systematic review of randomized controlled trials[J]. BMC Infect Dis, 2016, 16:488.

[31] Chang, K C, Burnham C A, Compton S M, et al. Blockade of the negative co-stimulatory molecules PD-1 and CTLA-4 improves survival in primary and secondary fungal sepsis[J]. Crit Care, 2013, 17(3):R85.

[32] Francois B, Jeannet R, Daix T, et al. Interleukin-7 restores lymphocytes in septic shock: the IRIS-7 randomized clinical trial[J]. JCI Insight, 2018, 3(5):1200-1205.

[33] 汪磊.脓毒症中医证素概论[J].中国中医急症,2018,27(7):1225-1228.

[34] 胡星星,刘绎云,刘克琴,等.白虎汤对脓毒症患者的免疫调理作用[J].中国中医急症,2016,25(2):251-253,258.

[35] 王丹,夏炎火,周小洁,等.大承气汤联合乌司他丁对脓毒症合并多脏器功能衰竭综合征患者降钙素原、C-反应蛋白及免疫功能的影响[J].中华中医药学刊,2015,33(6):1414-1417.

[36] 韩丹,陈乾,施荣,等.炎调方对脓毒症大鼠肠黏膜屏障及TLR9信号通路影响的实验研究[J].中国中医急症,2019,28(11):1881-1884,1892.

[37] 邵丹,吴晖,郑剑珍,等.补阳还五汤对脓毒症心肌损伤患者T淋巴细胞亚群的影响[J].心血管病防治知识(学术版),2019,9(17):49-51.

[38] 沈丽娟,吴锡平,关云艳,等.不同剂量黄芪对脓毒症患者免疫功能和血小板活化因子的干预研究[J].南京中医药大学学报,2019,35(2):135-138.

[39] 王双,刘毅.中医药对脓毒症免疫失衡的治疗研究进展[J].医学理论与实践,2021,34(11):1839-1841,1838.

[40] 肖秋生,马明远,张兴胜,等.针刺对脓毒症患者免疫功能及预后的影响[J].中国中西医结合杂志,2015,35(7):783-786.

[41] 瞿介明,施毅.中国成人医院获得性肺炎与呼吸机相关性肺炎诊断和治疗指南(2018年版)的更新与解读[J].中华结核和呼吸杂志,2018,41(4):244-246.

[42] Garner J S, Jarvis W R, Emori T G, et al. CDC definitions for nosocomial infections, 1988[J]. American Journal of Infection Control, 1988, 16(3):128-140.

[43] 《抗菌药物临床应用指导原则》修订工作组.抗菌药物临床应用指导原则:2015年版[M].北京:人民卫生出版社,2015.

[44] 中国医药教育协会感染疾病专业委员会.抗菌药物药代动力学/药效学理论临床应用专家共识[J].中华结核和呼吸杂志,2018,(6):409-446.

[45] 徐华,李卫光.导管相关尿路感染防控[J].中国临床医生杂志,2016,44(4):18-21.

[46] Pea F. Practical concept of pharmacokinetics/pharmacodynamics in the management of skin and soft tissue infections[J]. Current Opinion in Infectious Diseases, 2016, 29(2):1.

[47] Sampedro G R, Dedent A C, Becker R, et al. Targeting, Staphylococcus aureus α-toxin as a novel approach to reduce severity of recurrent skin and soft-tissue infections[J]. Journal of Infectious Diseases, 2014, 210(7):1012-1018.

[48] Suaya J A, Mera R M, Cassidy A, et al. Incidence and cost of hospitalizations associated with Staphylococcus aureus skin and soft tissue infections in the United States from 2001 through 2009[J]. BMC Infectious Diseases, 2014, 14(1):1-8.

[49] Montravers P, Snauwaert A, Welsch C. Current guidelines and recommendations for the management of skin and soft tissue infections[J]. Current Opinion in Infectious Diseases, 2016, 29(2):131-138.

[50] 蒙光义,彭评志,庞二友,等.外科手术切口感染危险因素的研究进展[J].河北医药,2018,40(3):443-447.

[51] Ho V P, Barie P S, Stein S L, et al. Antibiotic regimen and the timing, of prophylaxis are important for reducing, surgical site infection after elective abdominal colorectal surgery[J]. Surgical Infections, 2011, 12(4):255-260.

[52] 任可,高娜,李桐.手术切口感染常见病原菌分离鉴定与耐药性分析[J].中国实用医药,2018,13(9):197-198.

[53] 戴浩,戴佩芬,毛斌存,等.外科手术患者术后切口感染相关因素分析[J].中华医院感染学杂志,2018,28(20):3101-3103.

[54] Fisher J, Meroueh S, Mobashery S. Bacterial resistance to beta-lactam antibiotics: compelling, opportunism, compelling, opportunity[J]. Chemical reviews, 2005, 105(2):395-424.

[55] Flores-Kim J, Dobihal G S, Fenton A, et al. A switch in surface polymer biogenesis triggers growth-phase-dependent and antibiotic-induced bacteriolysis[J]. Elife, 2019, 8:e44912.

[56] Hong Y, Zeng J, Wang X, et al. Post-stress bacterial cell death mediated by reactive oxygen species[J]. Proceedings of the National Academy of Sciences of the United States of America, 2019, 116(20):10064-10071.

[57] Frère J, Sauvage E, Kerff F. From "An Enzyme Able to Destroy Penicillin" to Carbapenemases:70 Years of Beta-lactamase Misbehaviour[J]. Current drug, targets, 2016, 17(9):974-982.

[58] Vella P, Miraula M, Phelan E, et al. Identification and characterization of an unusual metallo-β-lactamase from Serratia proteamaculans[J]. J Biol Inorg Chem, 2013, 18(7):855-863.

[59] Kinn P M, Chen D J, Gihring T M, et al. In vitro evaluation of meropenem-vaborbactam against clinical CRE isolates at a tertiary care center with low KPC-mediated carbapenem resistance[J]. Diagn Microbiol Infect Dis, 2019, 93(3):258-260.

[60] Villegas-Estrada A, Lee M, Hesek D, et al. Co-opting, the cell wall in fighting, methicillin-resistant Staphylococcus aureus: potent inhibition of PBP 2a by two anti-MRSA beta-lactam antibiotics[J]. Journal of the American Chemical Society, 2008, 130(29): 9212－9213.

[61] Zhanel G G, Sniezek G, Schweizer F, et al. Ceftaroline: a novel broad-spectrum cephalosporin with activity against meticillin-resistant Staphylococcus aureus[J]. Drugs, 2009, 69(7): 809－831.

[62] Guo B, Wu X, Zhang Y, et al. Safety and clinical pharmacokinetics of nemonoxacin, a novel non-fluorinated quinolone, in healthy Chinese volunteers following, single and multiple oral doses[J]. Clin Drug, Investig, 2012, 32(7): 475－486.

[63] Liang W, Chen Y C, Cao Y R, et al. Pharmacokinetics and pharmacodynamics of nemonoxacin against Streptococcus pneumoniae in an in vitro infection model[J]. Antimicrobial agents and chemotherapy, 2013, 57(7): 2942－2947.

[64] Lauderdale T L, Shiau Y R, Lai J R, et al. Comparative in vitro activities of nemonoxacin (TG－873870), a novel nonfluorinated quinolone, and other quinolones against clinical isolates[J]. Antimicrobial agents and chemotherapy, 2010, 54(3): 1338－1342.

[65] Adam H J, Laing N M, King C R, et al. In vitro activity of nemonoxacin, a novel nonfluorinated quinolone, against 2, 440 clinical isolates[J]. Antimicrobial agents and chemotherapy, 2009, 53(11): 4915－4920.

[66] Liao C H, Ko W C, Lu J J, et al. Characterizations of clinical isolates of clostridium difficile by toxin genotypes and by susceptibility to 12 antimicrobial agents, including, fidaxomicin (OPT－80) and rifaximin: a multicenter study in Taiwan[J]. Antimicrob Agents Chemother, 2012, 56(7): 3943－3949.

[67] Li Y, Wang K, Yin F, et al. Dose findings of antofloxacin hydrochloride for treating, bacterial infections in an early clinical trial using, PK－PD parameters in healthy volunteers[J]. Acta pharmacologica Sinica, 2012, 33(11): 1424－1430.

[68] Zhao J, Lin Y, Jiang X, et al. Effect of C－5 position on the photochemical properties and phototoxicity of antofloxacin and levofloxacin: A stable and transient study[J]. Journal of photochemistry and photobiology. B, Biology, 2016, 155: 122－129.

[69] 汪阿鹏,冯连顺,刘明亮,等.氟喹诺酮类抗菌药的最新研究进展[J].国外医药(抗生素分册),2019,2(3):13－15.

[70] Garnock-Jones K P. Single-Dose Dalbavancin: A Review in Acute Bacterial Skin and Skin Structure Infections[J]. Drugs, 2017, 77(1): 75－83.

[71] Malabarba A, Goldstein B P. Origin, structure and activity in vitro and in vivo of dalbavancin[J]. J Antimicrob Chemother, 2005, 55 Suppl 2: ii15－ii20.

[72] Cercenado E. Antimicrobial spectrum of dalbavancin. Mechanism of action and in vitro activity against Gram-positive microorganisms[J]. Enferm Infecc Microbiol Clin, 2017, 35 Suppl 1: 9－14.

[73] Corey G R, Loutit J, Moeck G, et al. Single Intravenous Dose of Oritavancin for Treatment of Acute Skin and Skin Structure Infections Caused by Gram-Positive Bacteria: Summary of Safety Analysis from the Phase 3 SOLO Studies[J]. Antimicrobial agents and chemotherapy, 2018, 62(4): e01919－17.

[74] Zhanel G G, Schweizer F, Karlowsky J A. Oritavancin: Mechanism of Action[J]. Clinical Infectious Diseases, 2012, 54(suppl_3): S214－S219.

[75] 张维亚.如何认识中药抗菌作用和应用[J].中国医药导报,

2009,6(28):84,87.

[76] 李睿明,雷朝霞.细菌耐药性对抗策略——中药延缓、逆转细菌耐药性,治疗耐药细菌感染的研究[J].医学与哲学(临床决策论坛版),2006,27(8):45－47.

[77] 袁月梅,姚美村,白丽红.我国抗菌中药的研发投入和专利成果分析[J].药学研究,2020,39(2):105－106,114.

[78] 刘志远,赵玉亮,赵娟,等.中药抗细菌性感染的研究策略及评价[J].国际检验医学杂志,2018,39(24):2991－2995.

[79] 王梦瑜,邵欣欣,李谨彤,等.中药抗菌活性分布规律及影响因素挖掘研究[J].天然产物研究与开发,2020,32:2031－2039.

[80] 高攀.金银花临床药理作用的研究进展[J].医学信息,2018,31(23):37－40.

[81] 龙宇,向燕,谭裕君,等.黄芩苷药理作用及新剂型的研究进展[J].中草药,2019,50(24):6142－6148.

[82] 谢璇,任莹璐,张惠敏,等.穿心莲内酯的药理作用和应用研究进展[J].中西医结合心脑血管病杂志,2018,16(19):2809－2812.

[83] 李寒冰.板蓝根质量生物评价与控制方法的研究及应用[D].成都:成都中医药大学,2006.

[84] 李娟,邵慧,钟正灵,等.鱼腥草抗菌作用研究进展[J].中国临床药理学与治疗学,2012,17(12):1427－1432.

[85] 田丁,史梦琪,王赟.连翘挥发油化学成分及其药理作用研究进展[J].天然产物研究与开发,2018,30:1834－1842.

[86] 钟灵允,曾佳恒,刘巧,等.野菊花挥发油组成分析及其抗菌活性研究[J].成都大学学报,2018,37(4):373－376.

[87] 宋歆睿.蒲公英主要活性成分的提取富集及初步活性评估[D].哈尔滨:东北林业大学,2020.

[88] 盖晓红,刘素香,任涛,等.黄连的化学成分及药理作用研究进展[J].中草药,2018,49(20):4919－4927.

[89] 王圳伊,王露露,张晶.苦参的化学成分、药理作用及炮制方法的研究进展[J].中国兽药杂志,2019,53(10):71－79.

[90] 黄彬彬.知母化学成分的研究[D].长春:吉林大学,2015.

[91] 邓爱平,李颖,吴志涛,等.苍术化学成分和药理的研究进展[J].中国中药杂志,2016,41(21):3904－3913.

[92] 盛永成,王晶,张世洋,等.厚朴药理研究进展[J].成都中医药大学学报,2018,41(2):109－114.

[93] 刘杰,徐剑,郭江涛.五味子活性成分及药理作用研究进展[J].中国实验方剂学杂志,2019,25(11):206－215.

[94] 叶贤胜.中药山茱萸的化学成分和生物活性研究[D].北京:北京中医药大学,2017.

[95] 丁晓霞.以秀丽隐杆线虫作为模式生物对雄黄微生物浸出液活性和毒性的研究[D].兰州:兰州大学,2009.

[96] 吴娇,王聪.黄芪的化学成分及药理作用研究进展[J].新乡医学院学报,2018,35(9):755－760.

[97] 崔虹,朱佳茜,冯秋芳.中药白芍化学成分及生物活性研究进展[J].海峡药学,2017,29(9):1－5.

[98] 冯彦.丹参的现代药理研究及临床应用[J].中医临床研究,2017,9(30):46－47.

[99] 樊兰兰,陆丽妃,王孝勋,等.百部药理作用与临床应用研究进展[J].中国民族民间医药,2017,26(8):55－59.

[100] 张婷婷,郭夏丽,黄学勇,等.辛夷挥发油GC－MS分析及其抗氧化、抗菌活性[J].食品科学,2016,37(10):144－150.

[101] 柴玉爽,孟甄,兰嘉琦,等.人参皂苷抗金黄色葡萄球菌肺感染的作用[J].世界科学技术(中医药现代化),2011,3:509－517.

[102] 扈瑞平,敖长金,杜玲,等.沙葱多糖的体外抑菌试验研究[J].内蒙古大学学报(自然科学版),2011,42(3):299-303.

[103] 杨香玉.五倍子复方外用治疗痤疮的组方筛选、抑菌活性评价及机制初探[D].吉首:吉首大学,2020.

[104] 陈芳园.三黄泻心汤水提物对痤疮丙酸杆菌的体外抑菌实验研究[D].南京:南京中医药大学,2015.

[105] 黄富贵,张件云,谭敏,涤痰汤对超级耐药菌的临床疗效研究[J].中外医学研究,2015,13(3):145-146.

[106] 王亮,陶玉龙,陈万生.痰热清注射液化学成分、药理作用及临床应用研究进展[J].中草药,2020,51(12):3318-3328.

[107] 刘珏玲.痰热清注射液对耐甲氧西林金黄色葡萄球菌的作用及机制研究[D].北京:中国中医科学院,2017.

[108] 何建萍.银翘散的临床药理[J].中国实用医药,2009,4(23):149-150.

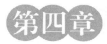

第四章

循环系统危重症

第一节 休克

休克又称急性循环衰竭，是指各种原因导致的机体有效循环血量明显下降，引起组织器官灌注不足，细胞代谢紊乱和器官功能障碍的临床病理生理过程，是一种由多种病因引起的综合征。因此，早期发现组织低灌注状态，准确判断病因，及时纠正组织细胞缺氧，保持正常的细胞功能是治疗休克的关键环节。

在中医学中并无"休克"的病名，根据其临床表现、病因病机，可归属于中医学"厥脱证"范畴。本病为元气不足，营卫失和，邪毒内侵，或伤津耗液，损精亏血，脱气亡阳，以致五脏败伤，阴枯于下，阳尽于上，上引下竭，阴阳互不相抱，五络俱衰，属急危重症。由于厥与脱常易合并出现，故早期方书每以厥概脱，或以脱概厥。至明清时有将厥与脱合而并称者，如《景岳全书·厥逆》云："气并为血虚，血并为气虚，此阴阳之偏败也。今其气血并走于上，则阴虚于下，而神气无根，是即阴阳相离之候，故致厥脱而暴死。"清代吴鞠通进一步认识到温热病出现厥脱则预后不良，如《温病条辨》九十七条云："温病内陷，下痢，最易厥脱。"1987年，国家中医药管理局厥脱证协作组对厥脱进行了定义：厥脱是指邪毒内陷，或内伤脏气，或亡津失血所致的气血逆乱、正气耗脱的一类病证，以脉微欲绝、神志淡漠或烦躁不安、四肢厥冷为主症。

【病因病理】

（一）西医病因病理

1. 病因 按血流动力学特点，可把休克分为4类。① 分布性休克：常见于严重感染、过敏、神经源性、中毒、酮症酸中毒和甲状腺功能减退（简称"甲减"）危象。② 低血容量性休克：常见于创伤出血、热射病、严重呕吐、腹泻等液体丢失的情况。③ 心源性休克：常见于急性心梗、恶性心律失常、心肌病变、瓣膜病等。④ 梗阻性休克：常见于张力性气胸、肺栓塞、心包压塞等。

2. 病理

（1）微循环变化：休克早期微循环以收缩为主，有效循环血容量减少，反射性引起交感神经-肾上腺髓质系统兴奋，使心率加快、心肌收缩力增强、小血管收缩、周围血管阻力增加，以维持血压水平。休克代偿期未能有效控制时，毛细血管前阻力显著增加，大量真毛细血管网关闭，组织细胞处于严重的缺血、缺氧状态，导致微循环内淤血加重，回心血量减少，血压下降，休克发展至不可逆状态。微循环淤血后缺氧激活凝血因子X，启动内源性凝血系统引起弥散性血管内凝血（DIC）。由于DIC早期消耗了大量的凝血因子和血小板，而后继发出血。一旦发生DIC，临床预后就较差。

（2）体液代谢改变：① 休克时儿茶酚胺释放能促进胰高血糖素生成，促使血糖升高。肝脏灌注不良时，乳酸在肝内不能正常代谢，而引起酸中毒。由于蛋白质分解代谢增加，致使血中尿素、肌酐及尿酸增加。② 因血容量和肾血流量减少，使醛固酮及抗利尿激素分泌增加，以保留水分，增加血容量。③ 由于细胞缺氧，细胞膜的钠泵功能障碍，导致细胞肿胀，甚至死亡。④ 缺氧使三磷酸腺苷生成减少，代谢性酸中毒导致组织蛋白分解为具有生物活性的多肽，如缓激肽、心肌抑制因子、前列腺素等，其具有强烈的扩张血管作用，使微循环障碍更为显著。

（3）炎症介质释放及再灌注损伤：严重创伤、感染、休克可刺激机体过度释放炎症介质产生"瀑布效应"。各种致病因素可以直接造成组织的损伤,通过激活单核-巨嘴细胞等炎性细胞,使 TNF-α、IL-1β 等促炎症介质释放,参与机体的防御反应。炎症介质间的相互作用,导致其数量不断增加,形成炎症介质网络体系。炎症过强刺激或持续刺激,导致炎症反应过度失调而引发自身性损伤。过度炎症反应也会诱导代偿性抗炎症介质的产生,其结局是造成免疫功能的紊乱。

(4)重要器官的继发损害:DIC 形成后心肌血管微血栓形成,影响心肌的营养血流,发生局灶性坏死和心内膜下出血,使心肌受损、心脏收缩力下降,最终发生心功能不全。肺内分流、无效腔样通气、通气/血流比例失调和弥散功能障碍导致动脉血氧分压进行性下降,出现急性呼吸衰竭,即急性呼吸窘迫综合征。当收缩压<60 mmHg 时,脑灌流量严重不足,微循环障碍又加重了脑缺氧程度,产生脑水肿。早期时,大量儿茶酚胺使肾血管痉挛,产生功能性少尿。随着缺血时间延长,使肾小管受累,出现急性肾小管坏死,导致急性肾损伤。休克时,肝细胞缺血缺氧,使肝脏的代谢过程延缓或停顿,凝血因子合成障碍,经肠道吸收的毒素不能在肝脏解毒。胃肠小血管的痉挛,使黏膜细胞因缺氧而坏死,最终形成急性胃黏膜病变、急性出血性肠炎、肠麻痹、肠坏死。休克晚期可发生多器官功能障碍综合征(MODS)。

(二)中医病因病机

各种疾病危重阶段,或邪毒内侵,内陷营血,或亡血失精,耗气伤阴,致气机逆乱,"阴阳气不相顺接"或"阴阳之气不相维系",而发脱证。

1. 外中邪毒、虫毒、金创 诸如外感风热、暑湿、疫气之邪,以及猝中虫兽邪毒,不仅可因来势迅猛而遏阻阳气,扰乱气机,遏阻血脉,而且可因邪热内盛而耗气、伤津、动血,从而导致阴阳之气不相顺接。而猝然金疮大出血,更可造成阴阳离决之势。

2. 内伤七情与饮食 诸如暴怒、惊恐、饱餐、饥饿、酗酒等因素,除了直接迫乱气机之外,还可借助积食、停饮、蓄痰、留瘀而间接加剧气机逆乱之势,均可导致阴阳之气不相顺接。因长期内伤与禀赋较弱而形成的气血阴阳虚衰之体质,既易助长外邪而伤正,又易滋生饮、痰、瘀等病理产物而遏阳,从而为酿致脱证创造了条件。

3. 误施汗、吐、下法 凡不当用而妄施汗、吐、下三法,可因伤津耗气而促成正气欲脱之势。

总之,阴寒之邪损伤阳气,温热之邪耗伤阴液,皆可致气机逆乱,阴阳之气不能顺接或维系而发脱证,其病性多属虚实夹杂,以虚为主。外感多为因实致虚,内伤则可虚中夹实。

本病病机主要是气机逆乱,脏腑衰竭,阴阳离决。阴阳离决,阴阳耗脱是厥脱发病的关键。气血失调,脉道不利是重要的病理基础。厥脱为多脏同病,整体衰竭,主要在于心、肺、肾,可涉及肝、脾。

【临床表现】

(一)病史

有引起休克发生的各种原发疾病。

1. 低血容量性休克 ① 失血:常见于外伤,如肝脾破裂;消化道大出血,如消化性溃疡出血、食管曲张静脉破裂出血;妇产科疾病,如异位妊娠破裂;动脉瘤破裂等导致的出血,故又称为失血性休克。② 脱水:中暑、严重腹泻、肠梗阻引起大量电解质丢失。③ 血浆丢失:大面积烧伤、烫伤、化学烧伤。④ 严重创伤:骨折、挤压伤、大手术等,又称为创伤性休克。

2. 心源性休克 ① 心肌收缩力降低:最常发生于大面积心肌梗死、急性心肌炎及各种心脏病的终末期。② 心脏射血功能障碍:大面积肺栓塞、乳头肌或腱索断裂、瓣膜穿孔、严重主动脉瓣或肺动脉瓣狭窄等。③ 心室充盈障碍:急性心包压塞、快速性心律失常、严重左房或右房室瓣狭窄、主动脉夹层等。

3. 感染性休克 ① 革兰阴性菌:如大肠埃希菌、铜绿假单胞菌、变形杆菌、志贺菌属引起的脓毒症、腹膜炎、化脓性胆管炎等。② 革兰阳性菌:如金黄色葡萄球菌、肺炎球菌等引起的脓毒症、中毒性肺炎等。③ 病毒及其他致病微生物:流行性出血热、乙型脑炎病毒、立克次体、衣原体等感染也可引发休克。

4. 过敏性休克 ① 异种蛋白:如胰岛素、加压素、蛋白酶、抗血清、青霉素酶、花粉浸液,以及食物中的异体蛋白,如蛋清、牛奶、海味品等。② 药物:如抗生素类、局部麻醉药、化学试剂等。

5. 神经源性休克 由于剧烈的神经刺激引起

血管活性物质释放,使动脉调节功能障碍,外周血管扩张,有效循环血量减少所致。常见于外伤所致剧痛、脊髓损伤、药物麻醉等。

(二)症状与体征

1. 一般临床表现　① 意识状态表情淡漠或烦躁不安,严重休克时意识逐渐模糊,甚至昏迷。② 末梢灌注皮肤和黏膜苍白、潮湿,有时可发绀,肢端发凉,周围静脉收缩、塌陷。③ 血压变化在代偿早期,可能有短暂的血压升高,但舒张压升高更明显,因而脉压小。失代偿期时,出现血压下降。④ 脉搏细弱而快,桡动脉、足背动脉等外周动脉触诊不清。⑤ 呼吸快而深。⑥ 尿量减少。

2. 分期临床表现

(1)代偿性休克期:患者神志清醒,但可有烦躁不安、恶心、呕吐。因外周血管收缩,面色及皮肤发白、口唇、甲床发绀,肢体湿冷,出冷汗,尿量减少。脉搏加快,收缩压可正常或偏低,舒张压升高,脉压减小。此时机体处于代偿状态,如能及时发现并给予有效治疗,则病情可好转,否则将发展进入失代偿期。

(2)失代偿性休克期:当代偿机制不能弥补血流动力学紊乱时,患者重要器官就会出现灌注不足的临床表现,主要为意识模糊、反应迟钝、表情淡漠、软弱乏力;脉搏细速,收缩压下降至 60～80 mmHg,脉压减小,表浅静脉萎陷;呼吸表浅,皮肤湿冷,肢端青紫,口渴,每小时尿量少于 20 mL。失代偿性休克严重时,可陷入昏迷状态,表现为呼吸急促,重度发绀,四肢厥冷,大汗淋漓,无尿,收缩压低于 60 mmHg,甚则测不到。

(3)不可逆性休克期:过度和持续的组织灌注减少将导致 DIC 的发生和多器官损害,引起有出血倾向和心、脑、肾、肺等重要器官功能障碍。如顽固性低血压,用血管活性药物疗效不明显,皮肤发绀或广泛出血,甲床微循环淤血,进行性呼吸困难、吸氧难以纠正,进行性低氧血症等,甚至进一步发展为多器官功能衰竭而死亡。

(三)四诊要点

气脱者,神志淡漠,声低息微,倦怠乏力,汗漏不止,四肢微冷,舌淡,苔白润,脉微弱。阴脱者,神情恍惚,面色潮红,口干欲饮,皮肤干燥而皱,舌红而干,脉微细数。阳脱者,神志淡漠,声低息微,汗漏不止,四肢厥冷,舌淡,苔白润,脉微弱。甚者,突然大汗不止或汗出如油,神情恍惚,四肢逆冷,二便失禁,舌淡而润,脉微欲绝。

【辅助检查】

(一)检查项目

1. 血常规　红细胞计数及血红蛋白测定有助于对失血性休克的诊断,以及对休克过程中血液浓缩和治疗效果的判断;白细胞计数及分类则是感染性休克诊断的重要依据。

2. 尿、便常规　有助于了解休克对肾功能的影响及病因判定;便常规检查及潜血试验对感染性或失血性休克具有帮助诊断价值。

3. 血生化检查　丙酮酸、乳酸、血 pH 及二氧化碳结合力有助于了解休克时酸中毒的程度;尿素氮、肌酐有助于了解休克时肾功能,判断是否有上消化道出血;肝功能检查有助于了解休克对肝功能的影响;心肌标志物检测有助于判断休克对心肌代谢的影响及心源性休克的诊断;电解质检测有助于了解休克时电解质平衡紊乱。

4. 出血、凝血功能检测　血小板计数、出凝血时间、凝血酶原时间、纤维蛋白原及纤维蛋白降解产物(FDP)的测定有助于判断休克的进展及 DIC 的发生。

5. X 线检查　对休克的病因判断有一定意义。

6. 心电图　有利于心源性休克的诊断,并能了解休克时心肌供血及心律失常情况。

7. 血流动力学监测　① 中心静脉压:有助于鉴别休克病因,低血容量性休克时降低,心源性休克时通常增高。② 肺动脉楔压:有助于了解左室充盈压,相当于肺毛细血管压(PCWP)用于指导补液,心源性休克患者常升高。③ 心排血量及心脏指数:有助于了解心脏功能状态。④ 脉搏指示连续心排血量(PiCCO)监测:适用于感染性休克患者的血流动力学监测,指导其液体复苏治疗,其容量性指标(ITBVI、EVLWID)能更准确、可靠地反映患者的容量状态,从而实施精细、优化的液体管理,可有效改善氧合,降低急性肺水肿、急性呼吸衰竭的发生率,改善预后。

8. 微循环检查　检眼镜检查可见小动脉痉挛和小静脉扩张,严重时出现视网膜水肿。甲皱微血管的管袢数明显减少,排列紊乱,袢内血流状况由正常的线性持续运动变为缓慢流动,微血栓形成,血细胞聚集成小颗粒或絮状物;压迫指甲后放松时,血管充盈时间延长>2秒。

(二)主要危重指标与监测

1. 血乳酸 动脉血乳酸浓度是反映组织是否处于低灌注状态和休克程度的灵敏指标。正常值为 1.0~1.5 mmol/L,需要 2~4 小时监测一次。大于 5 mmol/L 提示存在休克,大于 8 mmol/L 则提示预后不良。动态监测血乳酸变化或计算乳酸清除率对疾病状态的评估更有价值。

2. 中心静脉压(CVP) 正常值为 4~10 mmHg。体循环血容量改变、右心室射血功能异常或静脉回流障碍均可使 CVP 发生变化,胸腔、腹腔内压变化亦可影响 CVP 测定结果。一般 CVP 增高见于右心衰、严重三尖瓣反流、心包压塞。CVP 降低反映血容量不足,但补液时需考虑左心功能。

3. 肺毛细血管楔压(PCWP) 正常值为 6~12 mmHg。PCWP 是反映左心功能及其前负荷的可靠指标。失血性休克的患者,如果 PCWP 降低,则提示应补充血容量。心源性休克的患者,如果 PCWP 升高,提示左心衰竭或肺水肿。

4. 动脉血气分析 动脉血气分析可快速评估氧合状态,常见有低氧血症及代谢性酸中毒,急性肺水肿过度换气可致低碳酸血症,而高碳酸血症常为预后不良的征兆。监测 pH、剩余碱(BE)、缓冲碱(BB)和标准碳酸盐(SB)的动态变化,有助于了解休克时酸碱平衡的情况。碱缺失(BD)可反映全身组织的酸中毒情况,反映休克的严重程度和复苏情况。

5. 动静脉血二氧化碳分压差(Pv-aCO2) Pv-aCO2 正常范围为 2~5 mmHg。在患者循环血流量不足、组织低灌注情况下,外周组织清除 CO_2 能力下降,静脉血 CO_2 含量高,导致 Pv-aCO2 升高,即出现动脉、静脉血二氧化碳分压分离现象。

6. 心输出量(CO)和心脏指数(CI) 心排血量正常值为每分钟 4~6 L。输出量大小受心肌收缩力、心脏的前负荷、心脏的后负荷及心率等 4 个因素影响。单位体表面积上的心排出量称作心脏指数(CI),正常值为 2.5~3.5 L/(min·m²)。动态监测 CI 有助于判断补液疗效,CI<2.0 L/(min·m²)提示心功能不全,CI<1.3 L/(min·m²)伴循环血容量不足提示心源性休克。

【诊断与鉴别】

(一)诊断要点

1. 诊断标准 ① 具有休克的病因。② 意识障碍。③ 脉搏>100 次/分或不能触及。④ 四肢湿冷、胸骨部位皮肤指压征阳性(再充盈时间>2秒);皮肤花斑、黏膜苍白或发绀;每小时尿量<0.5 mL/kg 或无尿。⑤ 收缩压<90 mmHg。⑥ 脉压<30 mmHg。⑦ 原有高血压者收缩压较基础水平下降 30% 以上。凡符合①②③④中的两项和⑤⑥⑦中的一项者,即可诊断。

2. 特殊情况

(1)诊断的同时应对休克的病因及早做出判断,特别是患者意识不清,无家属或护送者提供发病情况、现场资料及体表无明显外伤征象时,更需追溯原发病史。

(2)应注意不典型的原发病,特别是老年患者,如免疫功能低下者的严重感染往往体温不升、白细胞计数不高;急性心肌梗死以呼吸困难、晕厥、昏迷、腹痛、恶心、呕吐等为主要表现,而无心前区疼痛以及典型心电图改变。要防止只重视体表外伤,而忽略潜在的内脏出血、消化道穿孔,或由于脊髓神经损伤及剧烈疼痛导致的血流分布异常。

(3)应警惕休克的早期表现,特别是脉细数、心音低钝、心率增快、奔马律、呼吸急促、肢端湿冷、尿量减少,少数患者血压升高,这些表现往往发生在微循环障碍或血压下降之前。尿比重、pH 的监测可客观地反映组织灌注状况。血气分析、氧饱和度监测能了解缺氧、CO 潴留及酸碱失调状况。

(4)对重要器官功能障碍要注重早期识别,及时采取相应的抢救措施,如及时监测 CVP、PCWP、血尿素氮、肌酐、乳酸、胆红素、血生化、血糖、肌钙蛋白、血小板、凝血因子、FDP 等变化。

(二)鉴别诊断

西医鉴别

1. 低血压与休克的鉴别 低血压是休克的重要临床表现之一,但低血压者并非都发生休克。一般正常成年人肱动脉血压<90/60 mmHg 为低血压,是一种没有休克病理变化的良性生理状态,与休克有着本质的区别。

（1）体质性低血压：又称原发性低血压，常见于体质瘦弱者，女性居多，可有家族倾向，一般无自觉症状，多在体检中发现，收缩压可仅为 80 mmHg。少数人可出现疲倦、健忘、头晕、头痛，甚至晕厥；也可有心前区压迫感、心悸等表现。上述症状也可由慢性疾病或营养不良引起，无器质性病变表现，心率不快，微循环充盈良好，无苍白和冷汗，尿量正常。

（2）直立性低血压：是由于体位改变引起的低血压，常由平卧位突然转变为直立位，或长久站立所致。严重的直立性低血压可以引起晕厥。直立性低血压可以是特发性的，也可以为继发性。前者可能为自主神经功能失调，后者可继发于某些慢性疾病或某些药物的影响。

2. 不同类型休克的鉴别　各型休克的病理机制、临床表现及一般处理大致相同，但各型休克有各自的特点，治疗重点上有所不同。因此，分辨休克类型对处理急诊患者很重要。

（1）低血容量性休克：有明确的内、外出血或失液原因（包括严重呕吐、腹泻、肠梗阻和各种内出血等），失血量占总血容量的 15%（750 mL）以上，有明显的脱水征，中心静脉压常 ≤5 cmH$_2$O。

（2）感染性休克：有感染的证据，包括急性感染、近期手术、创伤、传染病等。有感染中毒征象，如寒战、发热、白细胞增高及异型核细胞增加。

（3）心源性休克：有心脏疾病病史及临床表现。如急性心肌梗死患者有明显心绞痛，心电图典型 ST－T 改变。心脏压塞时可有心电图低电压、中心静脉压 >12 cmH$_2$O 等。

（4）过敏性休克：有明确的致敏因素，如易致敏的药物（青霉素等）、生物制品或毒虫叮咬等。绝大多数骤然发病，1/2 的患者在 5 分钟内发病。除血压骤降外，可有过敏性皮肤表现以及呼吸系统症状，如喉头水肿、支气管哮喘、呼吸困难等，病情凶险。

（5）神经源性休克：有强刺激因素，如创伤、疼痛及其他可导致机体强烈应激反应的原因。

中医类证鉴别

1. 神昏　以神志不清为特征。可突然出现，更常见于慢性疾病过程中渐次出现，多见于内科杂病危重阶段。发病前可有头昏、恶心、呕吐、心慌、气急、肢麻、偏瘫、尿少、尿闭、浮肿等症状。

2. 厥证　以突然昏仆，不省人事，四肢厥冷，面色苍白，但短期内可逐渐苏醒为特征。实证居多。脱证常有大汗淋漓，目合口开，二便失禁，脉微或伏，不一定有昏仆，四肢厥冷。厥、脱可以同时出现。

3. 中风　发病年龄多在 40 岁以上，急性起病，以突然昏仆、半身不遂、言语不利、口舌歪斜为主症。

【治疗】

（一）西医治疗

休克的治疗原则首先是稳定生命指征，保持重要器官的微循环灌注和改善细胞代谢，并在此前提下进行病因治疗。

1. 一般处理　镇静、吸氧、禁食、减少搬动；仰卧头低位，下肢抬高 20°～30°，有心衰或肺水肿者半卧位或端坐位。行心电、血压、脉氧饱和度和呼吸监护，血常规、血气分析及生化检查，12 导联心电图、胸片、中心静脉压等检查，留置导尿管，监测尿量，注意保暖。

2. 原发病治疗　应按休克的病因进行针对性的治疗。

3. 补充血容量　除心源性休克外，补液是抗休克的基本治疗。尽快建立大静脉通道或双通路补液，先快速补充等渗晶体液（如林格液或生理盐水），相继补充胶体液（低分子右旋糖酐、血浆、白蛋白或代血浆），必要时进行成分输血，根据休克的监护指标调整补液量和速度。动脉血压和中心静脉压是简便客观的监护指标，当中心静脉压明显 ≥12 cmH$_2$O 时，应警惕发生肺水肿。补充盐、糖液、胶体、晶体的比例应根据休克类型和临床表现不同而异，血细胞比容降低时应输红细胞，血液浓缩宜补等渗晶体液，血液稀释宜补胶体液。

4. 纠正酸中毒　休克时常合并代谢性酸中毒，当机械通气和液体复苏后仍无效时，可给予碳酸氢钠 100～250 mL 静脉滴注，根据血气分析结果调整，治疗还需结合病史、电解质及阴离子间隙等因素综合考虑，并纠正电解质紊乱。

5. 改善低氧血症　① 保持呼吸道通畅。② 宜选携氧面罩或无创正压通气给氧，使血氧饱和度保持 >95%，必要时行气管插管和机械通气。③ 选择广谱抗生素控制感染。

6. 应用血管活性药物 适用于经补足血容量后血压仍不稳定；或休克症状未见缓解，血压仍继续下降的严重休克。常用药物有：① 多巴胺，每分钟 5~20 μg/kg 静脉滴注，多用于轻中度休克；重度休克每分钟 20~50 μg/kg。② 多巴酚丁胺，常用于心源性休克，每分钟 2.5~10 μg/kg 静脉滴注。③ 异丙肾上腺素 0.5~1 mg，加 5% 葡萄糖液 200~300 mL 静脉滴注，速度为每分钟 2~4 μg。适用于脉搏细弱、少尿、四肢厥冷或心率缓慢（心动过缓、房室传导阻滞）、尖端扭转型室速的患者。④ 去甲肾上腺素，适用于重度、极重度感染性休克，5% 葡萄糖或葡萄糖氯化钠注射液稀释，每分钟 4~8 μg 静脉滴注。⑤ 肾上腺素，应用于过敏性休克，小儿 0.01 mg/kg，最大剂量每次 0.5 mg，皮下注射，必要时每隔 15 分钟重复 1 次；成人首次 0.5 mg，皮下或肌内注射，随后 0.025~0.05 mg 静脉注射，酌情重复。⑥ 间羟胺，与多巴胺联合应用，15~100 mg 加入氯化钠注射液或 5% 葡萄糖注射液 500 mL 内，每分钟 100~200 μg 静脉滴注。

7. 其他药物 ① 糖皮质激素：适用于感染性休克、过敏性休克，应用氢化可的松每日 300~500 mg，疗程不超过 3~5 日；或地塞米松每次 2~20 mg，静脉滴注，一般用药 1~3 日。② 纳洛酮：阿片受体阻滞剂，具有阻断 β 内啡肽作用。首剂 0.4~0.8 mg 静脉注射，2~4 小时可重复，可 1.6 mg 纳洛酮加在 500 mL 液体内静脉滴注。

8. 防治并发症和重要器官功能障碍

（1）急性肾损伤：① 纠正水、电解质及酸碱平衡紊乱，保持有效肾灌注。② 在补充容量的前提下使用利尿剂，呋塞米 40~120 mg 或丁脲胺 1~4 mg 静脉注射，无效可重复。③ 必要时采用血液净化治疗。

（2）急性呼吸衰竭：① 保持呼吸道通畅，持续吸氧。② 应用呼吸兴奋剂尼可刹米、洛贝林。③ 必要时呼吸机辅助通气。

（3）脑水肿：① 降低颅内压：可用 20% 甘露醇 250 mL 或甘油果糖 250 mL 快速静脉滴注，以及利尿剂、糖皮质激素。② 昏迷患者酌情使用呼吸兴奋剂，如尼可刹米；烦躁、抽搐者使用地西泮、苯巴比妥。③ 脑代谢活化剂：ATP、辅酶 A、脑活素等。④ 加强支持疗法。

（4）DIC：① 抗血小板凝集及改善微循环，可用双嘧达莫、阿司匹林、低分子右旋糖酐或丹参注

射液静脉滴注。② 高凝血状态，可用肝素 1 mg/kg 加葡萄糖液静脉滴注，根据凝血酶原时间调整剂量。③ 补充凝血因子。④ 纤溶低下、栓塞者，酌情使用溶栓剂。⑤ 处理各类并发症。

（二）中医辨证论治

本病属内科急危重症，为气机逆乱，阴阳不相维系或不能顺接之象，多属虚实夹杂，以虚为主。治疗上应益气回阳救阴，急固其本。

1. 气脱

证候：面色苍白，神志淡漠，声低息微，倦怠乏力，汗漏不止，四肢微冷。舌淡，苔白润，脉微弱。

证机分析：真气亏虚，散乱欲脱。

治法：益气固脱。

处理：（1）方药：独参汤。药用人参，亦可以党参、黄芪代之。加减法：若喘脱，加五味子；汗漏，加煅龙牡、五味子、黄芪；二便失禁，加附子、肉桂。

（2）中成药：黄芪注射液 20 mL，加入 5% 葡萄糖注射液 250 mL 中静脉滴注。参麦注射液 60 mL，加入 5% 葡萄糖注射液 250 mL 中静脉滴注。

（3）针灸：益气固脱法。针刺关元、内关、气海穴，或加电针刺激（电压 6 V，频率 100 次/分）。艾灸涌泉穴，每次 10 分钟。

（4）其他疗法：① 耳针。针刺肾上腺、皮质下、肺，留针 30 分钟。② 穴位注射。参附注射液 0.5 mL，双侧内关穴注射。

2. 阴脱

证候：神情恍惚或烦躁不安，面色潮红，心烦潮热，口干欲饮，便秘少尿，皮肤干燥而皱。舌红而干，脉微细数。

证机分析：真阴枯竭，虚阳欲脱。

治法：救阴固脱。

处理：（1）方药：生脉散。药用人参、麦冬、五味子。加减法：虚阳上浮而见潮热、心悸，加生牡蛎、鳖甲、五味子以滋阴摄阳；口干咽燥，加石斛、天花粉、玄参养阴生津；便秘，加麻仁、玄参、生地增液润肠。

（2）中成药：参麦注射液 100 mL，加入 5% 葡萄糖注射液 250 mL 中静脉滴注，每日 1 次。参附注射液 20 mL 静脉注射，10~20 分钟后，用参附注射液 100 mL，加入 5% 葡萄糖注射液 250 mL 中静脉滴注。

（3）针灸：救阴扶元。针刺关元、肾俞、三阴交穴，或加电针刺激（电压 6 V，频率 100 次/分）。艾灸涌泉穴，每日 1 次，每次 10 分钟。

（4）其他疗法：① 耳针。针刺肾上腺、皮质下、肝、肾，留针 30 分钟。② 穴位注射。参麦注射液 0.5 mL，双侧内关穴注射。

3. 阳脱

证候：突然大汗不止或汗出如油，神情恍惚，心慌气促，声短息微，四肢逆冷，二便失禁，舌卷而颤。脉微欲绝。

证机分析：真阳欲脱。

治法：回阳救逆。

处理：（1）方药：参附汤。药用人参、附子。加减法：若汗脱不止，加五味子、煅龙骨、煅牡蛎；四肢逆冷，加桂枝、当归；气促，加五味子、黄芪、山茱萸肉。

（2）中成药：参附注射液 20 mL 静脉注射，继用参附注射液 100 mL，加入 5% 葡萄糖注射液 250 mL 中静脉滴注。黄芪注射液 50 mL，加入 5% 葡萄糖注射液 250 mL 中静脉滴注。参麦注射液 100 mL，加入 5% 葡萄糖注射液 250 mL 中静脉滴注。

（3）针灸：回阳救逆。针刺关元、内关、肾俞、三阴交穴，或加电针刺激（电压 6 V，频率 100 次/分）。艾灸涌泉穴，每日 1 次，每次 10 分钟。

（4）其他疗法：① 耳针：针刺肾上腺、皮质下、心、肝、肾，留针 30 分钟。② 穴位注射。参附注射液 0.5 mL，双侧内关穴注射。

【中西医协同诊疗思路】

中西医在休克诊治方面取得很大进展，但休克病因的多样性，发病机制的复杂性，单一治疗疗效的有限性使治疗仍面临极大的困境，中西医结合可能是休克治疗的最佳出路。

1. 辨证与辨病相结合　中医诊疗重视患者的临床表现和主观感受，西方医学注重发病机制和病理变化的研究。病证结合的诊断方法既体现了中医"以人为本"的诊疗思想，同时要求医者在重视证的同时对疾病本身要有足够的重视，重视疾病对人体的影响，用科学客观的方法解释中医的证候及其变化规律。西医明确的作用机制、确定的作用靶点和病证结合的治疗，使中西医能优势互补，发挥更大的治疗效能。

2. 中医的整体、开放性思维与现代医学的检查和治疗手段相结合　中医采用因人而异辨证治疗方法，需要临床试验研究进行验证，但中医体系本身不具备相应的技术和设施。现代医学的物理、化学、分子生物技术和基因方法能对疾病进行辨认，并通过客观的指标了解发病机制，判断疗效。中医学具有宏观、整体思维进行综合分析判断的优势，两者有机的结合将是人类历史上最完美的事情。

3. 以循证医学架起中西医结合治疗休克的桥梁，用科学的方法评价临床干预措施的有效性、安全性是临床研究的重点　中医学和现代医学的理论体系不同，但追求的目标一致，疗效是"金"。近年来，有关中西医结合治疗休克报道的结果多限于单中心、小样本的病例观察，缺乏循证医学的证据支持。中西医结合学会危重病专业委员会可以利用这一专业平台，组织开展多中心中西医结合治疗危重病的随机对照研究，为指导休克的治疗寻找科学决策的依据，提高患者的生存率和生活质量。（图 2-6）

【预后与进展】

休克的预后取决于引起休克的病因。休克预后大多良好，多数患者经过积极正规的抢救都能恢复正常，比如过敏性休克等。在所有休克类型中，治疗最困难、病死率最高的当属心源性休克和感染性休克。心源性休克是急性心肌梗死（AMI）的主要并发症和首要死亡原因，其发生率为 7%~10%，住院病死率 80% 以上。感染所致的严重脓毒症是重症监护病房（ICU）患者的首位死因，严重脓毒症患者的病死率从过去的 28% 上升到如今的 50%。

1. 创伤出血性休克治疗进展　创伤是当前主要的致死原因，全球每年有超过 500 万人死于各种原因导致的创伤。创伤失血性休克是导致创伤 24 小时内死亡的最主要因素。因此，积极控制出血的同时，及时、有效的液体复苏、维持重要组织灌注是创伤救治的首要任务。容量复苏主要通过早期静脉输注液体实现，但液体过多可导致血液稀释、加重凝血功能紊乱，反而加重出血。导致创伤出血性休克的病因是活动性出血及细胞外液的丢失。因此，传统观点通常会认为，大量输注液体

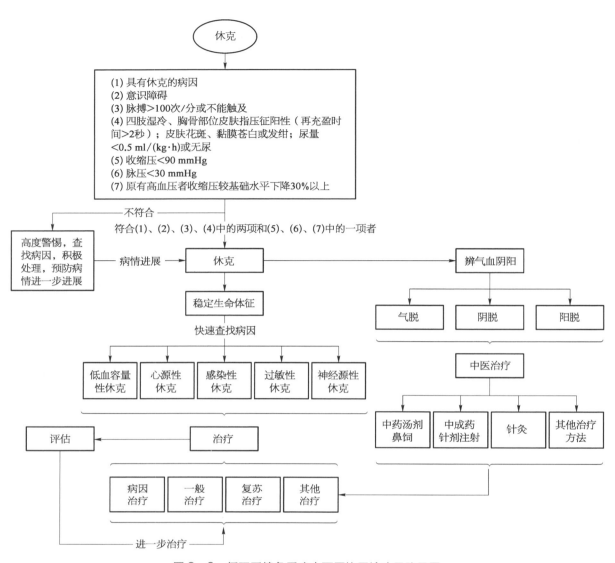

图2-6 循环系统危重症中西医协同诊疗思路导图

有助于恢复人体生理状态下正常的血压。当时的观点认为，若不及时纠正失血性休克、恢复生理血压，会导致全身有效携氧能力的下降，组织器官缺血、灌注不足。然而，有关液体复苏后期的研究发现，过多地补充晶体可引起血压过高和凝血因子的稀释，导致凝血功能障碍，增加出血风险。为了优化液体复苏的目标，外科医生做了很多不懈努力，提出了"允许性低血压"的概念。它强调在控制出血的前提下，必须严格控制，甚至减少液体输注量，允许末端器官处于非最佳灌注的状态。"允许性低血压"概念提出后，得到临床医生们的广泛关注。荟萃分析结果显示，以允许性低血压为液体复苏目标的患者病死率显著低于传统的大剂量液体复苏。当前临床治疗指南遵循损伤控制性外科的理念，都倾向于在创伤失血性休克患者中严

格控制静脉输液量。美国国立卫生研究院（NIH）已将"允许性低血压"理念编入非战时院前救治的诊疗程序，强调对于无颅脑外伤的患者，若能触及桡动脉搏动，即应停止静脉液体输注。新版高级创伤生命支持系统的指南中也强调，在权衡出血和组织有效灌注之间的平衡后，建议将血压控制在比正常低的水平。

创伤失血性休克后出现代谢性酸中毒、低体温、凝血功能障碍组成的"死亡三角"中，纠正凝血功能障碍尤为重要。除了关注液体复苏的目标、液体种类选择外，如何纠正创伤失血性休克后的凝血功能障碍需要引起足够的重视。国外最近几次局部战争的战场救治，对传统的成分输血概念已形成较大挑战。美国在伊拉克战争的回顾性总结显示，早期、足量输注新鲜冰冻血浆能减

轻创伤失血性休克导致的急性凝血功能障碍,认为以 1∶1 的比例输注新鲜冰冻血浆与红细胞悬液,可较传统的 1∶8 比例降低 46% 的病死率。上述从战伤救治中总结的经验,在和平时期危重患者的抢救中同样取得了良好的效果。结合输新鲜冰冻血浆的经验,国外军事医学的指南推荐在需要大量输时应输全血,认为这样更有利于纠正凝血功能障碍。然而,仍需要更多的前瞻性临床随机对照研究作为确凿的证据。

严重创伤失血性休克患者中,纤维蛋白原的不足早发生于其他凝血因子的不足。因此,及早补充冷沉淀亦很重要。欧洲指南推荐血浆纤维蛋白原 <1.0 g/L 时,应考虑输注冷沉淀或纤维蛋白原。随着对创伤性休克导致的急性凝血功能障碍的研究不断深入,目前认为,机体纤溶系统亢进也是导致凝血功能障碍的主要原因。2010 年 CRASH-2 研究显示,在创伤后 3 小时内静滴氨甲环酸,后 8 小时内持续静脉输注,可显著降低各种创伤后大出血的病死率。阿富汗战争的回顾性分析研究发现,战伤后早期应用 TXA 可以使病死率从 23.9% 降至 17.4%。欧洲指南建议将氨甲环酸作为严重创伤后纠正出血的一项重要辅助措施。

综上所述,目前观点认为全血,尤其是温暖的全血明显优于浓缩的红细胞悬液,创伤大出血的复苏应按 1∶1∶1 的比例输注红细胞、血浆和血小板。液体复苏及血制品输注仍是出血性休克起始复苏治疗的最主要措施。血管升压药在继发性血管麻痹及单独液体、血液治疗无效时,可发挥一定作用。应用最多的升压药是去甲肾上腺素和血管升压素,但目前尚缺乏足够的临床试验比较数据证实这两种药物在创伤预后中的差异。多巴酚丁胺和肾上腺素作为正性肌力药,推荐应用于存在心肌功能障碍的患者。由于该部分的研究数据不足,出血性休克患者何时使用血管升压药及其在未控制出血患者中能否降低病死率,仍备受争议。

失血性休克属中医学"血脱"范畴,表现为口渴、心悸、面色苍白、四肢厥冷、舌质淡、脉细数。治法益气固脱,以独参汤为抢救主方。休克纠正后,随证继续用补益气血药物,如独参汤合当归补血汤治疗。

2. 心源性休克治疗进展 心源性休克(cardiogenic shock,CS)是由于各种心脏疾患引起

心排血量急剧降低,导致周围血管功能障碍、全身器官灌注不足的常见危急病症。临床多以四肢厥冷、皮肤潮湿、少尿、发绀等为主要表现。约 80% 的 CS 发生于急性心肌梗死(AMI),AMI 有 5%~10% 的概率引发 CS,若不及时救治,则病死率高达 80%。研究显示,高龄、多支冠脉病变、术后 TIMI 血流分级、合并糖尿病等因素可以影响 CS 的存活率。

随着现代医学的发展,主动脉内球囊反搏、左心室辅助装置、体外膜肺氧合系统等机械被应用于 CS 的治疗中,但患者死亡率仍在 50% 左右,提示预后不良。

(1)再灌注治疗:近年来,溶栓、经皮冠状动脉成形术(PCI)、冠状动脉搭桥等冠脉再灌注技术的早期应用,显著降低了 AMI 的病死率。但由于遗留有严重的心功能障碍,心源性休克患者预后并未因此有太大改善,其住院病死率仍高达 50%~70%。

(2)新型正性肌力药:钙增敏剂——左西孟旦。心肌梗死后心肌抑顿促使休克发生,心肌细胞胞浆内钙超载是导致心肌抑顿的主要原因。心肌纤维的丧失,使其对钙的敏感性降低。目前常用的正性肌力药如多巴酚丁胺,通过增加细胞内游离钙浓度来增强心肌收缩力,但同时也会增加心肌氧耗。左西孟旦是一种新型的钙增敏剂,通过与 C 型肌钙蛋白结合,增加心肌对钙的敏感性及心肌收缩力,且并不增加氧耗和心律失常发生率。该药还通过 ATP 依赖性钾通道(K-ATP)开放的特性,扩张冠状动脉和全身血管,并产生心脏保护作用。近期,欧洲心脏学会推荐其用于成人急性失代偿性心力衰竭的短期治疗。

B 型利钠肽——奈西立肽。奈西立肽于 2003 年获批用于治疗急性失代偿性心力衰竭。其治疗机制包括扩张动静脉血管、利尿、增加钠排泄、抑制肾素-血管紧张素-醛固酮系统和交感神经系统活性,降低肺毛细血管楔压(PCWP),缓解心衰症状。常用于对其他血管扩张药、正性肌力药和利尿药无反应或有心律失常危险的心源性休克治疗,其作用不依赖于 β 肾上腺能传导通路,对服用 β 受体阻滞药的患者仍然有效。由于肾功能状态是决定心源性休克患者预后的重要因素,奈西立肽治疗心源性休克的最终效果仍需进一步评估。

内皮素拮抗剂——替唑生坦。内皮素-1 是

作用较强的血管收缩剂,在缺血、高血压、AMI 和心衰时释放增多。替唑生坦是一种双重内皮素受体拮抗剂,可抑制内皮素-1 的 α 和 β 受体,消除内皮素-1 所引起的收缩血管、致心律失常和增加血管通透性的作用。研究发现,替唑生坦能改善猪心脏顺应性,其疗效与给药剂量有关,每小时 1~25 mg 能改善血流动力学、50 mg 能改善预后、100 mg 则会使预后恶化。

(3) 机械性辅助循环装置:主动脉内囊反搏泵(IABP)能减低心脏后负荷,增加冠状动脉血流、缓解心肌缺血和胸痛,使心源性休克患者住院病死率下降 10%。心室辅助装置是重要的医学进展之一。早期研究认为,心室辅助装置并未改善休克结局。而近年的研究提示,它能够为紧急血管重建失败或不能立即进行血管重建的严重泵衰竭患者提供长期血流动力学支持,为等待移植的终末性心脏病患者赢得时间。

中医药治疗心血管病具有传统优势,近年来多项研究显示中医药在降低 CS 患者死亡率、改善心功能等方面具有潜在作用。CS 在中医相关古文献中未见记载,但根据患者临床证候可知本病与古代医家所记录的厥证、脱证、厥脱证相类似。厥、脱的发生与发展均与气机有关,厥多为气滞、气逆,脱多为气脱,气机失调引起人体不和,产生一系列相关证候。《内经》指出本病的病机主要在于气逆,人体上下焦之气不和而生逆乱邪气,邪气逆冲则阳气乱,致人突然晕倒,不省人事。《伤寒论》中明确提出"阴阳气不相顺接"这一重要病机,认为六经之气失调是厥证发生的关键,阴阳经气不能在手指、足趾末端顺利交接,气的温煦作用受阻,因此出现四肢不温,手足逆冷。由厥脱引起的死亡,《景岳全书》中指出其病机为气血并行于上,阴虚于下,故阴阳相离,致厥脱而暴死。现代中医对本病病因病机认识大同小异,认为 CS 以"心阳暴脱"为基础,合并或发展出血瘀脉阻、气阴不足等,最终致阴阳亡失,危及生命。全国厥脱证协作组将厥脱证分为气阴两亏、阳气暴脱、真阴耗竭、邪毒炽盛、心气不足、气滞血瘀六大证型,作为各类休克疾病辨证分型的总纲。CS 根据病因病机主要可概括为阳气暴脱、气阴两亏、气滞血瘀三类。现代医家多通过对 CS 的认识进行具体辨证。廖家桢等根据 CS 患者意识、面色、汗出情况、脉象等危重程度的不同,将其分为"阴液不足,正气不

固证""阴竭于内,阳绝于外证""内闭外脱证"。CS 作为临床危急病症,一旦发生,则应以立即挽救患者生命、稳定生命体征为主要目标。常规急救处理措施包括吸氧、止痛、补液、平衡电解质等,随后再根据患者相关证候配合中医药辨证施治,依据病因病机,其治法包括回阳救逆、益气养阴、活血化瘀三类。

(1) 回阳救逆法:CS 之阳气暴脱者,中医认为回阳救逆应为主要治法,现临床上主要使用参附注射液及参附汤、四逆汤、参芪附子回阳汤等加减方配合治疗,发现治疗中加用这些中药可以降低死亡率,改善心功能。

参附注射液:见本篇第一章。

参附汤:参附汤用人参、附子两味药治疗自汗盗汗、真阳不足之脱证,参附相须为用,取人参大补元气及附子回阳救逆之功,可迅速温补元阳,达回阳固脱之效。李丽静等经实验发现,参附汤煎液可以调节 CS 大鼠的能量代谢、提高超氧化物歧化酶活性,对缺血心肌具有一定的能量供应及保护作用。孟春艳等从 130 例 AMI 合并 CS 患者的比较研究中发现,采用参附汤加常规治疗可以使患者心率、尿量及血压的改善程度更佳。李建杰等使用参附汤治疗 AMI 合并 CS 患者,发现其心功能明显改善,在左心室射血分数、心搏量及尿量方面具有显著提升效果,提示参附汤可提升患者泵功能,改善临床症状。

四逆汤:四逆汤以大辛大热之附子与干姜相须为用,佐以炙甘草缓解药物毒性,常用于手足厥冷、吐利不止、汗出、脉沉或微等厥脱证候,治以温壮元阳、回阳救逆。程丽飞等使用四逆汤及其拆方培育大鼠的缺血缺氧心肌细胞,发现经培育后细胞存活率明显提高,细胞中肌酸激酶同工酶、肿瘤坏死因子-α 显著降低,且以附子加干姜给药组及四逆汤给药组效果最佳,指出抑制炎症因子的产生可能是其作用机制。药理研究表明,干姜中所含姜酚能抗心肌缺血缺氧及血小板聚集,可用于治疗心血管系统疾病。谢有鑫等采用常规措施治疗 52 例 CS 患者,随机分为两组,其中治疗组联合使用自拟加味四逆汤。结果显示,两组均出现心率下降、血压上升,而治疗组优于对照组,治疗组病死率(26.92%)低于对照组(38.46%),差异有统计学意义($P<0.05$),提示通过西医结合四逆汤治疗,可以有效降低 CS 患者的死亡率。

参芪附子回阳汤：参芪附子回阳汤主治暴厥之突然晕倒，脉脱厥逆，方中人参、附子及黄芪重用至 30 g，达回阳救逆、益气固脱之功。黄芪可以清除氧自由基、提升心肌抗缺氧能力、抑制病毒感染心肌，还具正性肌力作用，可有效用于 CS 的治疗。王艳民将 40 例 CS 患者随机分组，发现加服参芪回阳汤加味组（87.5%）比单纯西医常规治疗组（55%）的疗效更优，指出加服中药可以改善患者微循环、防止梗死再扩大、保护心肌细胞。

（2）益气养阴法：对 CS 之气阴不足者，临床常使用参麦注射液及生脉注射液类益气养阴之品，在减轻心肌损伤、改善心功能及维持患者血压方面有较好疗效。

参麦注射液：见本篇第一章。

生脉注射液：见本篇第一章。

（3）活血化瘀法：针对 CS 之血瘀脉阻，临床治以活血化瘀之疏血通注射液及血塞通注射液，可以改善血流动力学、抗血小板聚集，通常用于发生 AMI 未进行溶栓的患者。

疏血通注射液：疏血通注射液有明显的抗凝、抗血栓作用，由水蛭、地龙的主要成分制备而成。药理研究表明，水蛭含有能直接作用于凝血系统的成分，其水蛭素是目前发现的一种具有显著抑制血液凝固作用的凝血酶抑制剂，可有效应用于心血管疾病；地龙含有某类具有纤溶活性的蛋白酶类成分，其水提液可以显著延缓血栓的形成，并减少血栓的长度及干重，应用于循环系统可抗血栓形成。在有关中西医结合治疗 AMI 合并 CS 的研究中，刘保夫在辨证施治基础上使用疏血通注射液治疗未行溶栓患者，替代疗法后发现患者休克症状好转，提示疏血通对人体的微循环有一定改善作用，能有效对抗血管内弥漫性凝血。

血塞通注射液：三七具有化瘀止血之功，其活性成分三七总皂苷，经加工后制成血塞通注射液。三七总皂苷常用于心脑系统方面的治疗，其特征化合物三七皂苷 R1 能通过多种机制改善心肌缺血再灌注损伤，缩小梗死面积。谭青松将 60 例 AMI 合并 CS 患者随机分组，发现加用血塞通注射液组的血压、脉率及尿量有更大程度的改善，明显好于纯西医治疗组，提示对于 AMI 合并 CS 发生过程中因血管收缩形成的微循环障碍，可通过加用活血化瘀药加以改善，减轻心肌受损。目前活血化瘀法仅被用于 AMI 合并 CS 的治疗，且临床研究较少，在循环系统方面，活血化瘀类药物常用于冠心病的治疗，有一定的扩血管作用。对于其他病因如心肌炎、肺心病等引发的 CS，此类制剂是否会导致患者血压进一步降低、加重休克，还有待研究。在 CS 的救治中，药物治疗是基础，但血管活性药的使用如同"双刃剑"，可以较快地解决患者低血压、外周灌注不足等问题；但对于血压难恢复的患者，长期使用反而增加心肌耗氧，导致心排血量进一步减少，从而引起微循环及组织灌注功能受损。近年来，多位研究者依据中医辨证发现，结合中药制剂或汤药治疗 CS 后，院内死亡率确有下降，患者心功能得到显著改善，且在休克中恢复及维持血压方面也颇有成效，无明显不良反应，可见中医药在 CS 的治疗中具有一定作用优势。

3. 脓毒性休克治疗进展 脓毒症是指宿主对炎性感染产生的失调不可控反应，进而出现危及生命的器官功能障碍性疾病，属于重症医学领域常见的危重疾病，具有高发病率、高死亡率的特点。据国外研究显示，全世界每年有上百万人罹患此病，病死率可高达 25%~70%。若此疾病初期得不到有效治疗，则会进一步发展为脓毒症休克，并最后造成多器官功能障碍综合征（MODS）和多器官功能衰竭（MOF），给患者家庭及社会带来沉重负担。现代医学在抢救休克方面有一套相同的治疗原则，主要是恢复体内液体量和使用血管活性药物、激素治疗、免疫治疗等方法。但脓毒性休克的死亡率仍居高不下。

脓毒症休克的发病机制十分复杂，其发生、发展与炎症反应失衡、免疫功能紊乱、凝血功能障碍、细菌内毒素（LPS）移位等病理因素有关。此外，患者本身存在的基础疾病也是导致脓毒症休克的重要原因，但目前尚未完全明确阐明脓毒性休克的发病机制。

（1）早期合理应用抗生素及清除感染源：抗生素广泛应用或滥用也带来不良后果，细菌耐药和严重药物不良反应成为两大恶果。进入 21 世纪，细菌耐药正以前所未有的速度增长，严重脓毒症的治疗陷入空前困境。一项纳入 2 000 余例患者不适当使用抗生素的前瞻性研究显示，32% 患者发生细菌耐药。脓毒症发生时合理应用抗生素可使病死率由 34% 降至 18%。2004 年 11 个专业组织共同发起拯救脓毒症运动，发布《严重脓毒症、脓毒性休克治疗指南》，建议早期（在诊断脓毒症1小时内）开始适宜抗菌药物治疗，48～72小时后进行再评估，判断抗生素使用是否得当。抗生素治疗的同时，清除感染源非常重要，如引流脓肿、坏死组织的清创、拔出感染的血管内导管等。

（2）早期目标：治疗最初6小时积极目标治疗是关键。在心脏功能允许的情况下，静脉注射等渗晶体溶液20～30 mL/kg 30分钟以上，重复应用，直至中心静脉压（CVP）迅速达到8～12 mmHg。如果CVP达标后平均动脉压（MAP）<65 mmHg，给予去甲肾上腺素或多巴胺，使MAP达65～90 mmHg。测定混合静脉血氧饱和度（SVO$_2$），如果SVO$_2$<70%，给予正性肌力药多巴酚丁胺，必要时输血，维持血细胞比容（Hct）>30%。单中心前瞻性研究证实，早期目标治疗能较标准治疗降低严重脓毒症患者的急性生理功能和慢性健康评分Ⅱ（APACHEⅡ）的评分及病死率。

（3）激素治疗：Cronin L等对20世纪60～80年代文献进行荟萃分析发现，短期高剂量糖皮质激素抗炎治疗并未降低脓毒性休克的病死率，反而增加胃肠道出血、继发感染和升高血糖的风险。近期一项多中心、双盲、对照的促肾上腺皮质激素（ACTH）刺激试验研究证实，70%脓毒症患者存在相对肾上腺皮质功能不全。一项对包括2 023例脓毒性休克患者的15项随机对照研究的荟萃分析显示，糖皮质激素治疗能加快逆转休克。低剂量氢化可的松治疗5日以上能明显降低脓毒症患者28日病死率和住院病死率。为此，《拯救脓毒症运动治疗指南》推荐，对所有需要应用升压药的脓毒性休克患者，每日给予氢化可的松100～300 mg，连用7日。

（4）活化蛋白C（APC）：APC是一种内源性抗凝物质，能抑制Ⅴ因子和Ⅷ因子，抑制中性粒细胞释放E-选择素和细胞因子，具有抗炎特性。大规模研究证实，重组人活化蛋白C（rhAPC）干扰脓毒症患者促炎症和促凝血环境，抑制内皮细胞活化和凋亡，是肿瘤坏死因子的抑制物。2001年完成的一项包括11个国家、164个医疗中心同时进行的双盲、随机、对照研究（1 690例患者）显示，每小时rhAPC24 μg/kg连续输入96小时，28日病死率明显低于对照组（24.7%和30.8%），受损的心血管和肺功能可恢复得更迅速，并显著降低器官衰竭评分值，还证实了APACHEⅡ评分>25分患者

可从rhAPC治疗中获益。当年，FDA批准rhAPC上市，并限定该药物只能用于APACHEⅡ评分≥25分并有生命危险的高危患者。后来，ADDRESS研究证实，rhAPC治疗并不能降低APACHEⅡ评分<25分患者的病死率。近期接受手术或单器官衰竭者，采用rhAPC治疗时出血风险显著增加，甚至会增加病死率。《拯救脓毒症运动治疗指南》也推荐rhAPC用于APACHEⅡ评分>25分和MODS患者，不主张用于APACHEⅡ评分<25分或单器官衰竭者。rhAPC治疗的不良反应包括增加致命性中枢神经系统出血风险。对rhAPC过敏、活动性内出血、近期出血性卒中、近期颅内或脊髓手术、严重头部创伤、有致命性出血危险的创伤患者、颅内肿瘤或有可疑脑疝者为rhAPC治疗的禁忌证。

（5）拮抗或清除细菌代谢产物和炎症介质：内毒素诱导体内炎症介质产生和失控性释放，在脓毒症和脓毒性休克的发病机制中起重要作用。阻断炎症反应过程的某个环节，成为人们寻找治疗脓毒症新出路的研究热点。抗内毒素血清或抗体，如J5抗内毒素血清、鼠源性IgM单抗E5、人源性IgM单抗HA-1A在动物实验和初步临床试验中呈现明显的保护作用，但随后的动物实验或临床研究不能复制出保护性效果，甚或增加病死率。杀菌性通透性增强蛋白是一种存在于人中性粒细胞的嗜天青颗粒中，能中和内毒素的内源性粒细胞蛋白质，与细菌脂多糖（LPS）的类脂A具有高度亲和力。动物实验及体外研究证实，其有阻断内毒性生物活性和降低循环中内毒素水平的作用，但在临床研究中并未获得预期的治疗效果。同样，可溶性细胞因子受体拮抗剂或抗细胞因子抗体，如肿瘤坏死因子受体-Fc融合蛋白（TNFR-Fc融合蛋白）、IL-1受体拮抗剂、抗TNF-α抗体、抗IL-6抗体等拮抗细胞因子，在动物模型中取得令人鼓舞的效果，临床研究仍未能证明其能降低病死率。人们针对内毒素、TNF、IL-1等多种致炎因子抗体已进行了10多年的研究，迄今尚无一种能够通过Ⅲ期临床试验。动物实验成功与临床治疗失败的结果，暴露了人们对脓毒性休克复杂机制认识的局限性和片面性。单一的抗内毒素抗体、抗TNF抗体、IL-1受体拮抗体等治疗并不能有效地终止炎症反应过程，改善预后。血液透析和滤过技术最初用于衰竭肾脏的

替代治疗,后来发现血液净化治疗可清除血液内毒素、炎症介质和细胞因子等可溶性小分子物质。人们对血液净化治疗脓毒症曾寄予厚望,并对血液净化的方式、材料与疗效的关系进行多方探讨。多年实验研究与临床实践结果显示,虽然血液净化确实在清除炎症因子、减轻急性期炎症反应、改善器官功能方面有一定效果,但不能明显降低严重脓毒症患者的病死率。目前无肾衰的脓毒症患者接受连续血液透析和滤过治疗的必要性不被认可。

近年来,随着对中医中药研究的不断深入,一批特色中药制剂及中医治疗手段被更多地应用在脓毒症休克的治疗中,并表现出了较为积极的治疗作用。脓毒症属于中医学广义伤寒范畴,《内经》中有相关记载"今夫热病者,皆伤寒之类也"。传统意义上认为,脓毒症休克属于中医学"温病"范围,其症状又多类似于风温、湿温证型。因其证候复杂,针对其不同的主证特点,分别归属于"脱证""暴喘""神昏""血证"等范畴。本病的发生主要由于正气虚损,外邪入内,正邪相争,邪气蕴内,陷于营血,血脉营卫运行不畅,耗气伤津,脏腑功能受损,导致热毒、痰浊、瘀血等相互搏结,损伤重要脏腑而诱发本病。其基本病机是内虚外实,气机升降失常,气血阴阳不相贯通,最终致脏腑功能失调。

中医学将休克归属于"厥证""脱证"范畴。但休克不同于单纯的厥证、脱证,而是指邪毒或内伤脏气或亡津失血所致的气血逆乱、正气耗脱的一类病症,其病机有邪气闭阻和正气耗脱两方面,具有虚实夹杂、以虚为主的特点。中医学根据临床表现又将厥证分为热厥和寒厥,将脱证分为气脱和血脱,并制定相应的治法,形成相应的验方。

热厥:表现为身热头痛、口干舌燥、烦渴、大便燥结、脉沉滑数、舌红苔黄燥等,与革兰阳性菌所致的脓毒性休克相符。治法以清内热、宣阳气、和阴阳为主,用白虎清热汤治疗。对腹满硬痛拒按、大便秘结者,给予大承气汤泻下热结。

寒厥:以肢体厥冷、出冷汗、唇甲青紫、精神萎靡、舌淡苔滑、脉沉微细欲绝为主要特点,是一种阴寒内盛、阳气衰败的全身虚寒性急危重症。治法为回阳救逆,验方有四逆汤加味,也可静脉输注参附注射液。

气脱:表现为精神萎靡、面色苍白、胸闷气短、汗出黏或汗出湿冷、舌淡红、脉细数无力,与心源性休克相符,为卫气不固、正气外脱、气阴伤耗之证。治法以补气固脱、益气养阴为宜,方药有独参汤、参附汤或生脉散。

血脱:多与失血性休克相符。表现为口渴、心悸、面色苍白、四肢厥冷、舌质淡、脉细数。治法益气固脱,以独参汤为抢救主方。休克纠正后,随证继续用补益气血药物,如独参汤合当归补血汤治疗。

4. 中药抗休克机制研究和新型中药制剂的开发应用　中医学对休克的治疗并未止于辨证施治的临床经验层面,近年来,基于现代医学关于休克的发病机制,借助现代科技手段对中药作用靶点和疗效进行了广泛而深入的研究,为辨证施治寻找物质证据和理论基础。许多新的中药制剂应运而生,许多单方药和组方药具有多靶点治疗休克的作用。

参麦注射液具有强心苷样作用,能增加心肌收缩力;可扩张冠状动脉,抑制血小板聚集及内源性和外源性凝血功能,促进纤溶功能,改善血液循环;对抗自由基,保护缺血心肌。参麦注射液广泛用于以心源性休克为代表的冷休克治疗。

血必净注射液是我国中西医结合急救医学奠基人王今达在菌、毒、炎并治理论指导下,在经典古方血府逐瘀汤基础上,经过40多年的科学实践研制而成的注射制剂。其主要成分有赤芍、川芎、丹参、红花、当归等,具有活血化瘀、疏通经络、溃散邪毒作用。动物实验证实,血必净可有效拮抗细菌毒素、降低血中内毒素水平、调节免疫及炎症介质、改善循环、保护血管内皮功能等。临床研究也发现,血必净能明显降低外周血降钙素原、C反应蛋白和白细胞水平,现已广泛用于脓毒症和MODS的治疗。

(吴　倩)

第二节
恶性心律失常

恶性心律失常指在短时间内引起血流动力学障碍,导致患者晕厥甚至猝死的一类需要紧急处理的心律失常,主要分为快速型心律失常和缓慢型心律失常。快速型心律失常主要包括以下几种:① 窄 QRS 心动过速,指 QRS 波的整体时间<0.12 秒,且心率>100 次/分的心动过速。② 宽 QRS 心动过速,指 QRS 波的整体时间>0.12 秒,且心率>100 次/分的心动过速;③ 心室纤颤和心脏骤停。缓慢型心律失常是指心率<50 次/分的心律失常,常见的缓慢型心律失常主要包括房室结传导阻滞、窦房阻滞、窦性心动过速、窦性心动过缓等。

恶性心律失常属中医学"惊悸""怔忡""昏厥""虚劳"等范畴。恶性心律失常的病因为心虚胆怯之人突受惊恐;或素蕴痰热,复加郁怒伤肝;或大病久病,累及心脾肾,损及气血阴阳,均致心失安养,心神扰动;或心脉瘀阻而发心悸,又名心松、松悸。《医碥》卷四"悸即怔忡。悸者,心筑筑惕惕然而不安,俗名心跳",《素问玄机原病式》"心胸躁动,谓之怔忡",详载虚损怔忡、阴火怔忡、气郁怔忡、痰火怔忡等条。《赤水玄珠》卷六"怔忡者,心中惕惕然动不安也",描述怔忡止于心不自安,悸则心既动而又恐恐然畏惧,如人将捕之。怔忡是以阵发性或持续发作为特点,患者自觉心中剧烈跳动的一种急性病证,甚于惊悸,发则心动悸跃不能自主。

【病因病理】

(一)西医病因病理

1. 危险因素

(1)器质性心脏病:如扩张性心肌病、肥厚性心肌病、限制性心肌病等,这些心肌病由于心脏结构的异常,心肌纤维化瘢痕等的存在,都是容易引起恶性心律失常的常见病因。

(2)急性心梗急性期:心脏有一个交感风暴,电活动的紊乱,心脏容易出现室速、室颤的发作,是急性心梗、急性期死亡的最大原因,也就是心脏性猝死。

(3)遗传性心肌病:如先天性的 Brugada 综合征,长 QT 或短 QT 综合征、儿茶酚胺能性多形性室性心动过速等疾病,主要的致死原因就是表现为恶性的心律失常。Brugada 综合征是一种致心律失常和猝死的遗传性离子通道病,为常染色体显性遗传。编码细胞膜表面的离子通道蛋白的基因发生突变,使细胞膜内外电活动失衡,产生净向外电流,从而导致 Brugada 波型的出现及各种恶性心律失常的发生。

(4)严重心力衰竭:心力衰竭进展涉及神经内分泌系统异常、心脏重构、血流动力学改变与能量代谢障碍等过程;同时多项研究显示,神经内分泌系统激活、自身免疫和机械张力变化、心脏重构,均与心力衰竭后心律失常发生关系密切。

(5)心肌炎:各种心肌炎可能导致房室传导阻滞、症状性心肌病。莱姆病、锥虫病与心脏传导阻滞、室性心律失常及慢性心肌炎有关;白喉与室性心动过缓及房室传导阻滞有关。慢性扩张性心肌病和新发室性心律失常或 Ⅱ 度、Ⅲ 度房室传导阻滞者,结节性心脏病(特发性巨细胞性心肌炎)的风险增加。心肌炎导致心动过速,类似于右室发育不良或心肌病导致的心律失常。

(6)内分泌代谢疾病与电解质紊乱:如甲状腺功能亢进、严重的低钾血症或高钾血症。

(7)抗心律失常药物:洋地黄、奎尼丁、吡二丙胺、胺碘酮等抗心律失常药物等。如洋地黄中毒主要表现为各种不同类型的心律失常与心肌收缩力减弱、心力衰竭加重。80%～90%洋地黄中毒者可出现心律失常,其发生与延迟后除极引起的触发激动有关。洋地黄中毒引起的心律失常类型及严重程度与心脏原有的状况有关。中毒量对健康心脏的影响主要是引起缓慢心律失常,如窦性心动过缓、房室传导阻滞,较少发生期前收缩或快速心律失常。对严重器质性心脏病患者,易引起快速心律失常,最常见的是室性期前收缩,最严重的是室性心动过速、心室扑动、心室颤动。

(8)外科手术和诊断性操作:如胸部手术,尤其是心脏手术,包括麻醉过程,还有心脏插管术及冠状动脉造影;急性颅内病变(如蛛网膜下腔出血)。

2. 发病机制

恶性心律失常的发生机制包括多种诱因或致病因素导致冲动形成异常、冲动传导异常或两者兼而有之。

(1)快速型心律失常的发生机制:① 自律性增高、异常自律性与触发活动致冲动形成的异常。具有自律性的心肌细胞由于自主神经系统兴奋改变或其内在的病变使其自律性增高,导致不适当的冲动发放。此外,原来无自律性的心肌细胞,如心房、心室肌细胞,由于心肌缺血、药物、电解质素乱、儿茶酚胺增多等,均可导致异常自律性的形成。触发活动是由一次正常的动作电位所触发的后除极(after depolarization)并触发一次新的动作电位而产生持续性快速性心律失常。② 折返激动、传导障碍致冲动传导异常。当激动从某处一条径路传出后,又从另外一条径路返回原处,使该处再次发生激动的现象称为折返激动,是所有快速心律失常最常见的发生机制。冲动在折返环节内反复循环,产生持续而快速的心律失常。冲动传导至某处心肌,如适逢生理性不应期,也可形成生理性阻滞或干扰现象。传导障碍并非由于生理性不应期所致者,称为病理性传导阻滞。③ 分子生物学角度。心律失常发生是一个复杂的过程,其中涉及受体、离子通道、miRNA、缝隙连接蛋白及编码通道基因等异常改变,其核心因素为心肌细胞离子通道电流失衡和细胞间缝隙连接蛋白下调。心脏中存在多种离子通道靶点,正常情况下这些靶点保持动态平衡;在病理情况下该平衡失调,产生心律失常。这些靶点的强弱直接影响心律失常的发生、发展,在调控心律失常发生、发展中起主要作用。

(2)缓慢型心律失常的发病机制:缓慢型心律失常是由多种原因引起的窦房结自律性受损导致窦房功能衰竭、起搏功能障碍,或因窦房结、心房、房室结及房室束病变致传导功能障碍的疾病。其主要原因是冲动形成异常和传导异常。① 自主神经系统功能紊乱。研究表明,自主神经系统功能紊乱与心律失常的发生密切相关。心交感神经、心迷走神经、支配神经的肽能神经元功能改变都会引起心律失常。② 离子通道结构功能异常。心肌细胞的钠、钾、钙等跨膜离子电流保持动态平衡是保证心脏兴奋正常传导的基础。一些心律失常易感因素可通过影响钠、钾、钙等离子通道的结构和功能而引起离子流失衡和心肌电信号传导紊乱,从而诱发心律失常。越来越多的研究表明,心律失常与基因缺陷有关,其中多数为心脏离子通道基因异常,缓慢性心律失常也是如此。

3. 病理 ① 冠状动脉病变:如冠状动脉粥样硬化、冠状动脉多支病变、冠脉内血栓形成、粥样斑块破裂和(或)血小板聚集、冠脉痉挛等。② 心肌病变:如急性心肌梗死、心肌梗死后瘢痕化、心肌肥大、再灌注心肌损伤。③ 传导系统病变:如纤维化、缺血性损伤、再灌注损伤、炎症、浸润性病变、局灶病变、炎性假瘤、肉芽肿和肿瘤累及等。④ 心脏神经病变:如神经炎、神经节炎、缺血性神经功能障碍等。

(二)中医病因病机

中医学认为,本病为心虚胆怯之人突受惊恐;或素蕴痰热,复加郁怒伤肝;或大病久病,累及心脾肾,损及气血阴阳,均致心失安养,心神扰动;或心脉瘀阻而发心悸。

心悸的病位主要在心,由于心神失养,心神动摇,悸动不安。但其发病又与脾、肾、肺、肝四脏功能失调相关,如脾不生血,心血不足,心神失养则动悸;脾失健运,痰湿内生,扰动心神,心神不安而发病;肾阴不足,不能上制心火,或肾阳亏虚,心阳失于温煦,均可发为心悸;肺气亏虚,不能助心以主治节,心脉运行不畅则心悸不安;肝气郁滞,气滞血瘀,或气郁化火,致使心脉不畅,心神受扰,都可引发心悸。

心悸的病性主要有虚实两方面。虚者为气血阴阳亏损,心神失养而致。实者多由痰火扰心,水饮凌心及瘀血阻脉而引起。虚实之间可以相互夹杂或转化。如实证日久,耗伤正气,可分别兼见气、血、阴、阳之亏损;而虚证也可因虚致实而兼有实证表现,如临床上阴虚生内热者常兼火亢或夹痰热,阳虚不能蒸腾水湿而易夹水饮、痰湿,气血不足、气血运行滞涩而易出现气血瘀滞,瘀血与痰浊又常常互结为患。总之,本病为本虚标实证,其本为气血不足,阴阳亏损,其标是气滞、血瘀、痰浊、水饮,临床表现多为虚实夹杂之证。

1. 湿毒内侵 湿热毒邪,极易侵扰脏腑,如素体心气亏虚、复受时令温热毒邪之侵,初起邪客肺卫,继之内传心包,使心气被扰,气血涌动而见心悸动、脉来数疾或见釜沸脉;壮热、汗出、烦躁乃温毒入里之征。

2. 心气不足 平素心气亏虚或病久损及心气,或失血过多,或思虑过度,劳伤心脾,不仅耗伤心血,而且影响脾胃生化之源,久而久之,气血两亏,不能上奉于心,故而发生本证。复遇惊恐,气血逆乱,上扰心气,症见心悸不安,面色不华,眩晕时作,舌质淡红,脉细数或沉弱。相当于西医所指心肌炎、心肌病、冠心病、甲亢性心肌炎等所致早搏、心动过速、房颤或病窦综合征。重症者晕厥时作,不能自主,相当于阿-斯综合征。

3. **心血瘀阻** 思虑不解,曲意难伸,肝气郁结,日久气滞血瘀;或久病入络或素体阳虚,心阳不振,鼓脉无力,血行迟滞均可导致瘀血痹阻心脉,引起脉结代、心动悸;心悸怔忡、胸痛如针刺、舌紫暗或有瘀斑为瘀阻心脉之证。

4. **痰浊阻滞** 平素嗜食肥甘厚味或暴饮暴食,损伤脾胃,水湿不化,聚而为痰,痰浊阻滞心脉,胸阳失宣,气机闭阻,脉络不通。症见胸闷满痛,甚则痛引彻背,喘息难卧,舌苔白腻,脉弦滑而结或数细。相当于西医所述冠心病、高血压性心脏病、肺心病等引起的早搏、传导阻滞及不典型心绞痛等。

5. **阴虚火旺** 久病体虚,或房劳过度,或遗泄频繁,伤及肾阴,或肾水素亏,水不济火,心火上炎,虚火妄动,上扰心神,故为本证。症见心悸不宁,烦躁不寐,眩晕耳鸣,舌红,脉细而数。相当于西医所指风湿性心脏病、高血压性心脏病、甲亢性心肌炎等所致的早搏、心动过速及心房颤动等。

6. **气阴两虚** 气虚和阴虚同时并见的病理变化。常见于热性病过程中,热在气分,汗出不彻,久而伤及气阴;或热盛耗伤津液,气随液脱;或温热病后期及内伤杂病,真阴亏损,元气大伤。也可见于某些慢性代谢性、消耗性疾病,如糖尿病、结核病、肿瘤等疾病。

7. **心脾两虚** 指心血不足和脾气虚弱共存的证候。以心悸怔忡、失眠多梦、健忘、食少、腹胀、大便稀溏、倦怠乏力,或崩漏、便血、皮下出血、舌淡、脉细弱等为主要表现。

8. **心肾阳虚** 心阳推动血行,赖于肾阳温煦,心肾阳虚,血循无力,则脏腑失养。症见心悸,头晕,胸腔痞满,神疲乏力,形寒肢冷,舌淡苔白,脉细而弱。相当于西医所指冠心病、心肌病等引起的心动过缓、房室传导阻滞等。

9. **阴阳亡失** 外邪过盛,正不敌邪,阳气突然大量耗伤而脱失;或由于素体阳虚,正气不足,又加疲劳过度等多种因素所诱发;或过用汗法,阳随津枯,阳气外脱等所致。慢性消耗性疾病之亡阳,多由于阳气严重耗散而衰竭,虚阳外越所致。主症是大汗淋漓,汗稀而凉,肌肤手足逆冷,精神疲惫,神清淡漠,甚则昏迷,脉微欲绝等阳气欲脱之象。亡阴,系指机体的阴液大量消耗或丢失,而致全身功能严重衰竭的一种病理状态,多由热邪炽盛,或邪热久留,煎灼阴液,或因慢性消耗性疾病,阴液耗竭所致。主症多见汗出不止,汗热而黏,手足温,喘渴烦躁,甚则昏迷谵妄,脉数无力,舌光绛无苔等。由于阴与阳相互依存,故阴亡,则阳必无所依附而浮越于外,阴亡之后可迅速导致亡阳,"阴阳离决,精气乃绝"。

10. **药物中毒** 药之为物,或祛邪或扶正,故五味不同而四气各异,用之不当则正气受累。临床用药不当,或过用寒凉则心肾之阳受过,或过用温热则心气被伤,或过用滋腻而聚湿生痰。神主于心化于气,阳气充盛则神机健旺,痰湿内聚则气机郁滞,阳虚气弱则神机疲惫,气机不畅则百病始生。药物过量或毒性较剧,损害心气,甚则损伤心质,引发心动悸、脉结代一类证候,如中药附子、乌头,或西药锑剂、洋地黄、奎尼丁、肾上腺素、阿托品等。

【临床表现】

(一) 病史

应注意了解发作初始的情况、诱因、有无器质性心脏病史、用药经过等。若是反复发作的心律失常,则应了解每次发作的症状、持续的时间、终止发作的规律、接受过何种治疗措施及其效果如何。有无代谢异常所致的严重电解质紊乱、酸中毒、多脏器功能衰竭等诱发恶性心律失常。既往用药史:多种药物(如洋地黄类、拟交感或副交感神经药物、交感或副交感神经阻滞剂、抗心律失常药物、扩张血管药物、抗精神病药物、大环内酯类抗生素等)或中毒(如重金属铅、汞中毒、食物中毒,乌头碱等)均可引起恶性心律失常。另外,有无物理因素,如电击、溺水、冷冻、中暑等。因此,面对恶性心律失常的患者,除了抢救生命,最重要的就是全面了解病史,纠正可逆因素。

(二) 症状与体征

恶性心律失常由于病因不同,临床表现各异,通常表现为突发的心慌、大汗、面色苍白、眼睛黑蒙、胸痛、呼吸困难、头晕等,如果心脏骤停,则为瞬间发生。室性心动过速时,如果患者有明显血流动力学障碍,可出现心肌缺血,临床表现为低血压、少尿、晕厥、气促、心绞痛等。如果患者是室速、室扑、室颤时,则发病凶险,无症状,表现为突然意识丧失、抽搐、呼之不应、颈动脉波动消失,听诊时无心音,无法测到血压。

本病可伴有以下体征:一般表现为胸闷、心悸、呼吸困难、倦怠、乏力等。恶性心律失常加重时各种心律失常都可以诱发或加重心肌缺血,主要表现为心绞痛、气短、周围血管衰竭、急性心力衰竭、急性心肌梗死等。导致脑供血不足,其表现为头晕,乏力,视物模糊,暂时性全盲,甚至失语、瘫痪、抽搐、昏迷等一过性或永久性的脑损害表现。肾血流量也可发生不同程度的减少,临床表现及体征的识别有少尿、蛋白尿、氮质血症等。肠系膜动脉痉挛,可产生胃肠道缺血的临床表现及体征的识别,如腹胀、腹痛、腹泻,甚至发生出血、溃疡或麻痹。

(三)四诊要点

恶性心律失常危重发作时,意识丧失,无呼吸,面色青紫或苍白,或汗出肢冷;呼吸微弱,气息深大或伴有四肢抽搐;不能配合舌诊。气阴两脱者,舌质深红或淡;元阳暴脱者,舌质淡润;痰瘀蒙窍者,舌质暗或有瘀斑,苔厚腻。本病发病危重时无脉,可出现弹石脉、解索脉、雀啄脉、釜沸脉、鱼翔脉、屋漏脉、虾游脉等七死脉。气阴两脱者,脉虚数或微;元阳暴脱者,脉微细欲绝或伏而难寻;痰瘀蒙窍者,脉滑或脉涩。

【辅助检查】

(一)检查项目

1. **心电图** 心律失常性质的确诊大多要靠心电图,尤其发作时的心电图记录是确诊心律失常的重要依据,应包括较长的Ⅱ或Ⅵ导联记录。通过逐个分析提早或延迟心搏的性质和来源,最后判断心律失常的性质。

2. **动态心电图** 24 小时连续记录患者的心电图,以便了解心悸、晕厥等症状的发生是否与心律失常有关,明确心律失常或心肌缺血发作与日常活动的关系,协助评价抗心律失常药物的疗效,以及起搏器的疗效、是否出现功能障碍等。然而,若患者心律失常间歇发作且不频繁,则难以被记录到。

3. **运动试验** 如患者有与运动有关的心律失常症状(晕厥、持续性心悸),应考虑行运动试验。运动试验可能在心律失常发作间歇时诱发

心律失常,因而有助于间歇发作心律失常的诊断。运动试验包括运动平板和踏车试验。但应注意,正常人进行运动试验亦可诱发室性期前收缩。运动试验诊断的心律失常的敏感性不如动态心电图。

4. **心脏彩超** 可判断心脏各房室腔大小,室间隔和室壁厚度,室壁整体运动和节段性运动,瓣膜功能,间隔缺损的部位和大小、流出道,大动脉、体(肺)静脉位置,心肌病变,心内异常结构如肿瘤、赘生物和血栓及四周血管病变等;检出心脏结构关系的异常;判断心房排列关系、心房与心室、心室与动脉的连接关系、体静脉回流、肺静脉回流及冠状动脉发育和起源异常;检出心包疾患;定位和半定量评价心包积液,指导心包积液穿刺,评价药物疗效;判断缩窄性心包炎、心包压塞和心包肿瘤等。

5. **食管心电图** 左心房后面毗邻食管,插入食管电极导管并置于心房水平,可记录到清晰的心房电位,并能进行心房快速起搏或程序电刺激诱发诊断室上性心动过速、病窦综合征等。特别是对房性早搏伴室内差异性传导与室性早搏的鉴别、房性心动过速伴房室传导阻滞与心房扑动的鉴别、室性心动过速与室上性心动过速伴室内差异性传导的鉴别等有重要价值,对正后壁心梗的诊断有价值。

6. **经食道调搏技术** 经食道调搏技术属于无创性的临床心电生理检查项目。

(1)窦房结功能检查:① 窦房结恢复时间(SNRT),指分别使用稍快于窦性频率和更快频率等几个不同频率的刺激,每个频率至少刺激 1 分钟,每一频率刺激后测量最后一次起搏的房波到第一个窦性房波,以最长间期作为患者的 SNRT,若>1 500 毫秒为阳性结果。② 校正窦房结恢复时间(CSNRT),CSNRT = SNRT − CL(CL:自律周期),正常<550 毫秒,老年人稍长。③ 窦房结恢复时间指数(SNRTI),SNRT/SCL×100%(SCL:窦性周期长度),正常值<150%。④ 窦房结-交界区恢复时间(SJRT),指从最后一次起搏房波到出现交界区逸搏的时间,说明窦房结功能差,自律性低于交界区或存在窦房传出阻滞。⑤ 继发性停搏,指起搏后最长 PP 出现在第 2 个或以后的心动周期。⑥ 窦房传导时间(SACT)>160 毫秒为阳性。

(2)房室结功能检查:采用食管心房 S1S1 分

级递增刺激,主要包括测定以下特性。① 一度阻滞点,正常>120/分。② 文氏阻滞点<130/分提示房室结功能异常。③ 2∶1阻滞点<150/分提示房室结功能异常。以上功能测定可以受迷走张力影响,若给予阿托品2 mg静脉注射仍然异常,则病理意义更大。

(3)房室结双径传导检查:食管心房S1S2刺激,当S1S2逐渐递减过程中,S1S2缩短10毫秒而S2R2突然延长>60毫秒,说明房室结存在双径路。

(4)诱发和中止室上性心动过速:对于怀疑有室上性心动过速发作的患者,食管心房起搏可能诱发心动过速和根据心动过速时的房室关系来判断心动过速的机制,为进一步治疗选择方案。诱发室上性心动过速药物难以中止者,可采用经食管心房超速起搏加以中止。

(5)临时起搏用于急救:临时起搏用于急诊的情况包括严重心动过缓、窦性停搏。偶尔也用于室上性心动过速的中止,以及心房扑动快速心室反应药物控制效果不良时,心房刺激使房扑转成房颤。此外,房室传导阻滞在无其他条件的情况下,食管心室起搏也是一种可以尝试的方法。

预激综合征检查、心脏负荷试验等现已少用。

7. 信号平均技术 又称高分辨体表心电图,可能在体表记到标志心室肌传导延缓所致局部心肌延迟除极的心室晚电位。心室晚电位的存在为折返形成提供了有利基础,因而记录到心室晚电位的患者,其室性心动过速、心室颤动和猝死发生的危险性相应增高。

8. 有创性电生理检查 心脏电生理检查是以整体心脏或心脏的一部分为对象,记录心内心电图、标测心电图和应用各种特定的电脉冲刺激,借以诊断和研究心律失常的一种方法。对于窦房结、房室结功能评价,预激综合征旁路定位、室上性心动过速和室性心动过速的机制研究,以及筛选抗心律失常药物和拟定最佳治疗方案,均有实际重要意义。

9. 冠脉造影检查 对于大多数疑诊为冠心病的患者,应该考虑对其进行冠脉造影检查。

10. 心肌负荷/灌注显像 心肌灌注显像是利用正常或有功能的心肌细胞选择性摄取某些碱性离子或核素标记化合物的作用,应用SPECT进行心肌断层显像,可使正常或有功能的心肌显影,而心肌坏死、瘢痕及缺血则不显影(缺损)或影像变淡,从而达到评价心肌血供和诊断心肌疾病的目的。

11. 影像学检查 导联心电图和超声心动图对大部分恶性心律失常患者能做出正确评估,对不能明确有无结构性心脏病的患者,增强MRI能提供额外的诊断和预后信息。MRI可以指导多种伴发室性期前收缩的结构性心脏病的管理,包括扩张型心肌病(DCM)、肥厚型心肌病(HCM)、心脏结节病、淀粉样变和致心律失常性右室心肌病(ARVC)等。对于这些患者,延迟增强MRI发现室壁运动障碍或心肌瘢痕有助于判断预后。对于疑诊ARVC患者,信号平均心电图(SAECG)有一定的价值,并成为这种疾病的次要诊断标准。心肌MRI和正电子断层扫描CT成像可以很好地显示其他影像学技术未发现的心肌瘢痕,从而将结构性心脏病室速与IVT区分开。

12. 基因检测 将基因检测应用到心律失常的诊断中。研究发现,遗传性心律失常多为致死性心律失常,危害性大,故早期诊断极其重要。

(二)主要危重指标与监测

1. 心电图 12导联体表心电图是最常用的方法,但其临床价值只是在判定QT间期、QRS间期、PR间期、ST段及T波变化时有意义,而在判断心律失常是否被控制时则有限。动态心电图24小时连续描记2导联或3导联心电图,能精确计算发生心律失常的性质和程度,是判断药物疗效最重要的方法。床边心电图监测是重症监护室、冠心病监护病房的主要监测方法,尤其用于急性心肌梗死及其他急性冠状动脉疾病。心室晚电位阳性常见于器质性心脏病,如心肌梗死后、心肌病的室性心律失常,有独立预测发生室性心动过速及心室颤动的价值。

2. 心脏电生理检查 包括心脏各部位的心电图,如窦房结电图、希氏束电位,各部位的有效不应期和相对不应期测定,心房内及心室内的程控刺激加期前收缩(1~3个期前收缩)以诱发心动过速,冠状窦电图、旁路电位及定位等,均是心脏电生理检查的主要范畴,但用于抗心律失常药物疗效的判断,通常用程控刺激及期前收缩刺激即已足够,以诱发出原有的心律失常作为判断药物是否有效的标准。

【诊断与鉴别】

（一）诊断要点

1. **缓慢型心律失常**　缓慢型心律失常是指心率<50 次/分的心律失常,其病因及发病机制复杂多变。常见缓慢型心律失常包括窦性心动过缓、窦性停搏、窦房阻滞、窦房结传导阻滞、房室结传导阻滞、室内传导阻滞。房室结传导阻滞可见于右冠状动脉右室分支闭塞所致的下壁及右室心肌梗死,主要表现为二度Ⅰ型或三度房室结阻滞。希氏束以下传导阻滞可见于左前降支近端闭塞所致的急性前壁心肌梗死,主要表现为二度Ⅱ型或三度房室阻滞。房室阻滞是下壁心肌梗死患者的常见心律失常(发生率 12%~20%)类型,房室阻滞的出现多提示伴有右冠状动脉近端闭塞所致的右室心肌梗死,可增加下壁心肌梗死患者的病死率。右冠状动脉近端闭塞大面积下后壁及右室心肌梗死急性期,约 45% 的患者伴有高度房室阻滞,近 10% 的患者为三度房室阻滞。前壁心肌梗死患者,房室阻滞的发生率约为 5%,且常为一过性。然而,伴有房室阻滞的前壁心肌梗死住院患者的病死率却为不伴房室阻滞者的 5 倍。

2. **快速型心律失常**

（1）窄 QRS 心动过速:窄 QRS 心动过速是指心率>100 次/分,QRS 波时间<0.12 秒的心动过速,其病因不仅包括心内因素,还包括心外因素。窄 QRS 患者可出现心悸、轻度眩晕、气短、焦虑等症状且心率多偏快(180~240 次/分),患者易于早期发现、早期就诊。常见的窄 QRS 心动过速包括窦性心动过速、房性心动过速、心房扑动、心房颤动、房室结折返性心动过速、折返性房性心动过速。

（2）宽 QRS 心动过速:大多数室上性心动过速治疗药物对室性心动过速患者有害,因此准确鉴别宽 QRS 心动过速(QRS>0.12 秒)至关重要。然而,临床上常存在忽视病史和体检、对诊断流程图的临床应用能力差、根据血流动力学情况作出臆测等常见误区,大大增加了宽 QRS 的误诊率。心电图是正确识别室性心动过速和室上性心动过速的重要证据,鉴别诊断时主要观察 V1、V6 导联,QRS≥0.14 秒者多为室性心动过速。急诊处理时,需将其细分为单形性室性心动过速、多形性室性心动过速、尖端扭转型室性心动过速。

（3）心室颤动及心脏骤停:心室颤动的波形、振幅与频率均极不规则,无法辨认 P 波、QRS 波群、ST 段与 T 波,频率达 150~300 次/分。

3. **几种常见的心律失常心电图诊断要点**

（1）快速型心律失常

1）阵发性室上性心动过速:由连续 3 次以上的快而规则的心房或房室结性早搏动所组成。当阵发性房性或结性心动过速在心电图上难以区分时,即统称为阵发性室上性心动过速。

阵发性房性心动过速:① 3 个或 3 个以上的连续而频速的 P′波,心房率 140~250 次/分(一般为 160~220 次/分),节律整齐。② 突然发作,突然终止。③ P′-P>0.12 秒。④ QRS 形状、时间正常,如伴室内差异性传导,则 QRS 呈宽大畸形,85% 呈右束支阻滞图形。⑤ 房速可反复发作,称短阵性房速。⑥ 可合并房室干扰或房室传导阻滞,表现为 P′-R 延长或房室比例出现 2∶1 或 3∶2 或 4∶3 等文氏现象,甚至三度房室阻滞。⑦ 心动过速持续时间较长时,可发生 ST-T 缺血性改变。⑧ 常可见电交替或电交替阶梯现象。⑨ 多源性房速,亦称房性混合心律。

阵发性结性心动过速(阵发性交界性心动过速):① 连续出现 3 次或 3 次以上的结性早搏,快而匀齐,频率为 160~220 次/分。其 QRS-T 波为室上形态,偶因伴室内差异传导而宽大畸形。② QRS 波之前后无 P′波,或可见逆行 P′波(P′-R 间期<0.12 秒或 R-P′间期<0.20 秒)。

多源性房性心动过速:① 心房率 100~250 次/分。② 在同一导联上房性异位 P 波的形态至少有 3 种。③ P′-P 之间有等电位线,P′-P′间期不等。④ P′-R 间期长短不均,但均>0.12 秒,常伴有不同程度的房室传导阻滞。

2）阵发性室性心动过速:系由连续 3 个以上的室性期前收缩组成,目前国际上以 6 个以上为准。心电图特征:① 连续 3 个以上室性早搏,QRS 波宽大畸形,时间>0.12 秒,主波与 T 波反向。② 心率 130~200 次/分,室律多较规整。③ 可有房室分离、室性融合波或心室夺获等。④ 发作前常有室性早搏,形态与心动过速相同。

3）心房扑动与颤动:① 心房扑动表现为 P 波消失,代之以频率为每分钟 240~400 次、间距匀齐、形状相似的锯齿形 F 波,QRS 波与 F 波呈一定比例。② 心房颤动表现为 P 波消失,代之以频率每分钟 350~600 次的大小不同、形状各异、间距不等的 f 波,心室搏动间隔不匀。

4)心室扑动与颤动:① 心室扑动:表现为频率在每分钟 250 次以上的匀齐而连续的大波动,QRS 及 ST-T 波不能辨认。② 心室颤动:表现为频率在每分钟 250~500 次极不匀齐的波动,QRS、T 波完全消失,形状及大小各异。

(2)严重过缓型心律失常

1)病态窦房结综合征:① 显著的窦性心动过缓,心率常在 40~50 次/分,可伴有逸搏。② 窦性停搏及窦房阻滞,较常见。③ 窦缓可伴有反复发作的房性心动过速或心房颤动(即心动过缓-过速综合征)。④ 阿托品试验阳性。

2)窦性停搏:① 窦性心律之后,较长的间歇内无 P-QRS-T 出现。② 较长的间歇和正常的 P-P 间距不成倍数。③ 如停搏间歇较长,常伴有逸搏或逸搏心律(多为交界性或房性)。第 3 个 P-QRS-T 之后 1.84 秒的长间歇内无 P-QRS-T 波,该长间歇与正常的 P-P 间距 0.8 秒无整倍数关系。第 4 个 QRS 波为结性逸搏。

3)心室停搏:指数秒钟或更长时间内无 QRS 波可见,此时心房可处于窦房结或异位节律点控制下,也可以与心室一样同时处于静止状态,广义地说,心室停搏包括室颤及全心或心室停搏。心电图特征:① P-QRS-T 波消失,基线稳定,心脏无搏动现象,称全心停搏。② QRS 波消失,仍有窦性活动,可以看到整齐或不整齐的 P 波;如有房颤,可只看到细小零乱的 f 波,称心室停搏。③ 心室停搏往往和室颤交替出现。

4)房室传导阻滞:房室传导阻滞(房室阻滞)是指因房室交界区不应期病理性延长而引起激动,导致从心房到心室的传导异常延缓或阻断。根据阻滞的程度可分为Ⅰ、Ⅱ、Ⅲ度,Ⅰ、Ⅱ度为不完全性,Ⅲ度为完全性,高度阻滞往往是完全性阻滞的前奏。

Ⅰ度房室传导阻滞:当房室传导时间延长,超过正常范围,但每个室上性激动均能传入心室,称为Ⅰ度房室传导阻滞。在心电图上表现为 P-R 间期延长,在 P 波之后仍伴随 QRS 波群。正常 P-R 间期与心率有关,心率明显增快时,P-R 间期短;心率慢时,P-R 间期长。心电图特征:具备下列条件之一,即可诊断为Ⅰ度房室传导阻滞。① P-R 间期>0.20 秒。② P-R 间期超过相应心率 P-R 间期最高值。③ P-R 间期虽未超过 0.20 秒,但与过去的心电图相比,心率相近时 P-R 间期延长了 0.04 秒。P-R 间期延长可由于心房、房室结、希氏束或双侧束支水平内的传导延迟所致。P-R 间期延长最常见原因是房室结内传导延迟,Ⅰ度房室传导阻滞时,多伴有正常的 QRS 波群。如合并束支传导阻滞时,则 QRS 可畸形。

Ⅱ度房室传导阻滞:房室交界区的不应期异常延长,使部分室上性激动不能下传心室,称为Ⅱ度房室传导阻滞。Ⅱ度房室传导阻滞可分为两型:Ⅱ度Ⅰ型(又称文氏型)、Ⅱ度Ⅱ型(又称莫氏型)。

Ⅱ度Ⅰ型房室传导阻滞:主要由于房室交界区相对不应期及绝对不应期病理性延长,但以相对不应期延长为主。心电图特征:① P-R 间期逐渐延长,R-R 间期逐渐缩短,直至一个 P 波被阻滞,发生一次心室漏搏,即 P 波后无 QRS 波群。② P-R 间期递增量逐渐减少(递减性传导之故)。③ 房室传导比例可固定或多变。④ 包含有阻滞 P 波的长 R-R 间期小于 2 个最短 R-R 间期总和。⑤ 漏搏前最后一个 R-R 间期最短,漏搏后的第 1 个 R-R 间期最长。

Ⅱ度Ⅱ型房室传导阻滞:由于房室交界区绝对不应期延长,使 QRS 波群有规律、间歇性脱落的一种现象。心电图特征:① 部分 P 波不能下传心室,但下传的 P-R 间期恒定,多正常或偶有延长。② 包括阻滞 P 波的长 R-R 间期,是正常 R-R 间期的倍数。③ 房室传导比例常为 3∶2 或 4∶3。④ P-R 间期长度与被阻滞数无绝对关系。

Ⅲ度(完全性)房室传导阻滞:房室交界区绝对不应期延长至整个心动周期,使室上性激动完全不能下传心室,称为Ⅲ度(完全性)房室传导阻滞。完全性房室传导阻滞时,心房或心室分别有两个节律点控制。心房由阻滞部分以上的最高节律点控制。心室由阻滞部位以下的最高节律点控制。心电图特征:① P 波与 QRS 波群无关,两者各有其规律性。② 心房率>心室率。即 P-P 间期<R-R 间期。③ 心室率缓慢,其频率及 QRS 波群形态由阻滞的部位决定,频率多在每分钟 30~60 次。

(二)鉴别诊断

西医鉴别

心律失常本身不是一个独立的疾病,而是一

组症群。其病因多数是病理性的,但亦可见生理性的。因此心律失常的诊断必须是综合分析的结果,诊断和鉴别诊断时应结合病史、体格检查及心电图检查。

详细的病史常能对诊断提供有用的线索,特别对病因诊断意义更大。体格检查除认真检查心律、心率外,对心脏的体征也应做细致检查。部分心律失常依靠心脏的物理诊断检查手段亦能基本确诊,如心房颤动等。心电图是诊断心律失常最重要的一项无创性检查技术,应掌握心电图机的使用方法,在患者心律失常发作时及时描记心电图并标明其姓名和时间,以利于诊断和鉴别诊断。

中医类证鉴别

奔豚 奔豚发作之时,亦觉心胸躁动不安。本病与心悸的鉴别要点为:心悸为心中剧烈跳动,发自于心;奔豚乃上下冲逆,发自少腹。

【治疗】

(一)西医治疗

1. 治疗原则 器质性心脏病引起的心律失常,应强调原发病的治疗。

(1)去除诱因:① 急性心肌梗死所致的室早、室速、室扑、室颤,随着心肌再灌注而好转。② 严重心力衰竭引起的室速,随着心功能的改善而好转。③ 低血钾引起的扭转型室速应及时补钾。④ 抗心律失常药物引起的心律失常,应调整相关药物。⑤ 缺氧、感染、中毒、MODS 等心肌损伤时出现的心律失常,应予相应治疗。

(2)终止心律失常:原发病的治疗固然重要,但有时不能快速显效,终止心律失常往往为首要任务。

(3)改善血流动力学:针对快速房颤等室上性心律失常。

(4)预防心律失常发作,维持治疗。

2. 分类治疗

(1)血流动力学稳定的宽 QRS 心动过速:频率超过 120 次/分,QRS 宽度超过 120 毫秒,不伴有意识障碍及组织低灌注的症状和体征。重点是找出有无房室分离的证据,如果有房室分离,则按室性心动过速处理;若找不到房室分离,则认为是

无法明确诊断的宽 QRS 心动过速。

治疗:首选胺碘酮、普鲁卡因酰胺,次选利多卡因。如为室上速伴差异性传导,可用维拉帕米或腺苷。索他洛尔、普罗帕酮、氟卡尼仅可用于室上速。在无法明确诊断时,可经验性使用普鲁卡因胺、胺碘酮。有心功能损害时,只可使用胺碘酮。

(2)血流动力学稳定的单型室速:首先应用普鲁卡因胺、胺碘酮和 β 受体阻滞剂进行药物静脉治疗。利多卡因终止室速疗效不如普鲁卡因胺、索他洛尔、胺碘酮。也可使用电转复。应警惕抗心律失常药物的致心律失常作用,相继应用两种或以上的药物易出现副作用,尤其是当出现心动过缓、低血压、尖端扭转型室速时。应用药物种类一般不要超过一种,当一种抗心律失常药经过适宜剂量不能终止心律失常时,应考虑电转复。

(3)多形性室速:多形性室速一般血流动力学不稳定,可发展为室颤。血流动力学不稳定者,应按室颤处理。QT 间期延长所致尖端扭转型室速是多形室速的一种特殊类型,可自行终止但反复发作,易转变为血流动力学不稳定的室速。伴QT 延长的扭转性室速,应停止使用可致 QT 延长的药物。当纠正电解质紊乱时,可用静脉注射镁剂,临时起搏,或使用异丙肾上腺素、β 受体阻滞剂。

(4)室速和室颤:血流动力学不稳定,首选直流电复律;血流动力学稳定,首选静脉胺碘酮给药;对恶性室性心律失常引起心脏性猝死复苏后的存活患者,首选 β 受体阻滞剂、胺碘酮。胺碘酮对心脏性猝死的预防效果已达成共识,胺碘酮和β 受体阻滞剂合用降低死亡率的效果优于单用(EMIAT 试验、CAMIAT 试验)。恶性室性心律失常发作时的二线用药为普鲁卡因胺、溴苄胺,国内常用利多卡因(冲击量 50～100 mg,继以每分钟1～4 mg 静滴)抗心动过速起搏,纠正电解质紊乱,特别是低血钾、低血镁。

3. 常用急诊药物治疗方案 包括"5A"(阿托品、胺碘酮、阿吗啉、肾上腺素、腺苷)及 β 受体阻滞剂。除药物治疗外,还包括电除颤和电复律。

(1)阿托品:阿托品为乙酰胆碱受体拮抗剂,是从植物中提取出来的有毒生物碱。阿托品能够显著改善由于副交感神经兴奋所致的缓慢型心律失常,还能够有效加快房室结传导,从而恢复窦房

结功能。《2010 年美国心脏协会心肺复苏与心血管急救指南》(以下简称《2010 指南》)指出,心脏停搏不再推荐使用阿托品。严重心动过缓患者给予阿托品 0.5 mg 静脉推注,每 3~5 分钟重复 1 次,最大剂量为 3 mg;必要时经静脉进行心脏起搏。

(2)肾上腺素:对于进行心肺复苏及电除颤失败的心脏骤停患者,应该立即建立静脉通道并给予药物支持治疗。目前,临床上心脏骤停患者的首选治疗药物是肾上腺素,但其具体用药剂量尚无明确规定,最常见的用药方式为静脉推注,剂量为 1~5 mg,时间为 3~5 分钟。《2010 指南》推荐肾上腺素标准剂量为 1 mg,每 3~5 分钟重复给药 1 次。肾上腺素是一把"双刃剑",大剂量并不能增加患者存活率及神经功能改善效果,因此自《2010 年指南》以来,递增肾上腺素剂量已不再被推荐。大剂量肾上腺素仅用于 β 受体阻滞剂或钙通道阻滞剂用药过量所致的心脏骤停。

(3)胺碘酮:胺碘酮为室上性和室性心动过速患者的最佳治疗药物,特别适用于致命性室性心动过速患者。胺碘酮的主要作用机制是有效延长心肌组织的有效电位和有效不应期,从而能够有效消除患者的折返激动。胺碘酮作为 III 类抗心律失常药物,其在抗心律失常时诱发患者发生心律失常的概率明显低于其他 III 类抗心律失常药物,其原因可能为胺碘酮能够有效作用于多种钾离子通道。临床上对持续时间超过 30 秒的单形性心动过速,患者若其血流动力学稳定,则最佳治疗药物为胺碘酮。对于多形性室性心律失常患者,同样可以应用胺碘酮。但在胺碘酮治疗前一定要明确患者是否伴有器质性疾病,并明确其发病机制。目前胺碘酮属于应用范围较广泛的抗心律失常药物,不仅对室上性和室性心动过速的治疗效果较佳,且对除颤治疗失败的心室纤颤患者同样有效。《2010 指南》建议对顽固性心室纤颤患者除颤 2~3 次后静脉注射胺碘酮,初始剂量为 300 mg,无效时可追加 150 mg。

(4)阿吗林和腺苷:阿吗林主要用于治疗宽 QRS 心动过速,但对急诊治疗时出现宽 QRS 心动过速的患者,必须综合考虑血流动力学及临床症状等。有研究发现,阿吗啉虽然是单形性室性心动过速患者的首选治疗药物,但其对室性心动过速及室上性心动过速同样有效。阿吗啉在临床应用中可能诱发患者出现严重低血压,且对有器质

性心脏病的患者,还可能诱发其他恶性心律失常,严重时可诱导患者发生心脏骤停。目前腺苷最常用于治疗室上性心动过速,腺苷主要与 A1 受体结合,从而延长房室结有效不应期、减慢房室结传导、抑制交感神经的兴奋作用,进而能够避免出现因交感神经兴奋所致的延迟后去极化。腺苷常见的不良反应包括呼吸困难、面部潮红及胸部压迫感等。统计数据显示,腺苷对 90% 以上的室上性心动过速有效。但大剂量腺苷能够导致交感神经兴奋,从而使心律失常发生恶化,因此临床上应用腺苷治疗恶性心律失常时,一定要严格控制其用药剂量。

(5)β 受体阻滞剂:β 受体阻滞剂治疗心律失常的作用机制十分独特,其能够阻断钠、钾、氯等离子通道,同时还能够有效抑制交感神经的异常兴奋、抵抗心律失常及有效降低患者猝死率。β 受体阻滞剂的适应证较广泛,除预激综合征等极少数情况外,其对伴交感神经兴奋性增高的快速性心律失常均适用。目前,在临床指南中,β 受体阻滞剂被推荐为多数快速性心律失常的首选治疗药物。极速型心律失常伴血流动力学障碍及交感神经异常兴奋,部分患者甚至伴随交感电风暴的产生,此时需紧急静脉注射 β 受体阻滞剂,特别是对发生交感电风暴的多形性室性心动过速患者,其可以作为首选的静脉注射药物。

(6)电除颤及电复律:心脏骤停最常见的心律失常类型是心室纤颤,其有效的治疗方法是电除颤。电复律是以患者自身的心电信号为触发标志,同步瞬间发放高能脉冲电流通过心脏,终止异位快速心律失常(有血流动力学障碍或药物治疗不佳的房颤、房扑、室上速、室速等),恢复窦性心律;电除颤是用于瞬间高能脉冲对心脏行紧急非同步电击,以终止室颤或室扑。

目前临床上治疗心室纤颤、心室扑动,仍以电除颤治疗为主。自 2005 年指南发布以来,连续 3 次递增剂量的除颤方式已改为 1 次最大剂量除颤,即一次单向波 360 J 或双向波 200 J 除颤后即刻进行胸外按压,从而有效缩短了按压中断时间。研究表明,3 次连续除颤不比单次除颤的成功率高,反而造成按压中断时间过长。电复律主要用来治疗整体持续时间较长的心律失常及致命性恶性心律失常。对于伴血流动力学障碍的心律失常患者,必须尽快进行电复律,否则极易危及患者生

命安全。

4. 介入治疗

（1）射频消融治疗（RFCA）：经皮穿刺送入心导管，将射频电能输送至心内拟治疗的靶点并将其损毁，以治疗快速性心律失常，适用于特发性房速、发作频繁的室上速、房扑、特发性室速，其安全、有效且能根治，应优先考虑应用；也可用于预激综合征及药物治疗无效的房颤。

射频消融通过改变心律失常的基质，是目前除了可逆的病因治疗之外，最有可能根治恶性心律失常的方法。恶性心律失常的基质和发作机制都比较复杂，检测困难较大，射频消融的成功率偏低，但是这类患者一般用其他治疗方法已无法获得良好效果，因此对心功能可耐受操作的患者来说是很有价值的，经验丰富的电生理中心的成功率也比较高。目前三维电生理标测系统及相应新研发的标测电极、各种消融导管（包括冷冻消融、压力导管等）的发展为电生理提供了很大便利，标测愈发精准、手术愈发安全、损伤愈发确切。根据各种基础心脏病的不同，所伴随的恶性心律失常的标测和消融策略也不同。

器质性心脏病伴随的恶性心律失常（特发性）：特发性室性心动过速没有心肌原发病变，是心室传导系统中分支内发生的缓慢传导所导致的折返性心动过速，最常见于左后分支（>90%）。因此，消融靶点在发生缓慢传导的分支，损伤面积很小，成功率很高，术后有可能发生被消融束支的分支性传导阻滞，但对心脏整体传导顺序和心功能影响不大。

缺血性心脏病伴随的恶性心律失常：缺血性心肌病一般都有与梗死部位相应的瘢痕区，以及介于瘢痕区和正常心肌之间的过渡区（低电压区）。瘢痕区因为基本没有存活心肌，所以一般不参与心动过速。但低电压区是受损心肌、正常心肌，还可能有少量瘢痕共存的区域，受损心肌的传导能力降低，产生缓慢传导的基质，瘢痕和受损心肌区可产生若干狭窄的传导通道，为峡部，于是产生了局部微折返的基质。此外，低电压区和健康心肌之间还可能发生大折返性心动过速。复杂的基质导致这类患者往往不仅是单一形态的室性心动过速，而是多形多源性、频率多变、机制各异的室性心动过速，甚至是心室颤动。心肌梗死后的心功能受损，导致患者对室性心动过速的耐受力

差。这些因素给必须在心动过速发作时进行的激动标测带来很大困难，因此，在三维标测系统指引下的基质标测是指导消融的最重要手段。透壁性心肌梗死后室性心动过速往往从心内膜扩大至心外膜，因此，倾向于在心内膜和心外膜均进行标测，必要时行心内外膜联合消融。基质标测显示正常心肌、低电压区、瘢痕区，详细标测低电压区的延迟电位、双电位、碎裂电位并进行基质改良，尽量将上述电位清除，可提高成功率。

遗传性恶性心律失常：目前开展的射频消融治疗的遗传性恶性心律失常主要是 ARVC 和 Brugada 综合征。ARVC 的射频消融治疗已经得到世界认可，其电生理基质与缺血性心肌病所致的室性心动过速相似，很多时候难以作为激动标测，只能依靠对心外膜和心内膜基质的标测来指导消融策略。同样需要破坏标志着异常传导通道的延迟电位、双电位和碎裂电位，使心律失常起源部位"去通道化"进行基质改良。ARVC 患者的心外膜比心内膜病变更为广泛，可能需要更多的心外膜标测和消融。但 ARVC 消融所致的心脏穿孔风险略高于缺血性心肌病，因为 ARVC 的瘢痕和脂肪细胞较心肌梗死后的瘢痕坚硬度差。Brugada 综合征虽然是离子通道病，理论上涉及所有心室肌，但是最近一些研究发现，患者心脏存在可标测的异常电生理基质的部位主要集中于右心室流出道，一些中心对这些患者进行消融，能够在手术结束时观察到体表心电图中原本抬高的 ST 段回落，标志手术有效，随访也确实证实降低了病死率。目前，该研究的随访时间尚短，有待进一步研究。

（2）安置植入型心律转复除颤器：植入型心律转复除颤器（ICD）可以检测到室速或室颤，并通过抗心动过速起搏或电击来终止，在心动过缓时则可以起搏，预防猝死。除了射频消融疗效确切的特发性室性心动过速以及有可完全纠正的继发因素者，对于所有有确切恶性心律失常病史的患者来说，最新的器械植入指南建议安放 ICD 进行二级预防。射频消融术虽对个体患者可有较好的疗效，但总体成功率并不能保证，所以原则上不能因患者曾经历过射频消融而不选择植入 ICD。对于未发生过明确恶性心律失常，但有心脏性猝死史或遗传性恶性心律失常家族史，以及发现相关基因异常的高危患者来说，安放 ICD 进行一级预防也是推荐的。ICD 只能预防恶性心律失常的致

死风险,对疾病本身没有治疗作用,而且在少数患者中还有可能增加起搏电极相关的室性心动过速或电风暴的风险。

(3)永久性心脏起搏器:适用于慢性或间歇性发作的缓慢性心律失常。永久性心脏起搏器以植入埋藏式起搏器进行人工心脏起搏,达到持久起搏作用,是一种植入于体内的电子治疗仪器,通过脉冲发生器发放由电池提供能量的电脉冲,通过导线电极的传导刺激电极所接触的心肌,使心脏激动和收缩,从而达到治疗由于某些心律失常所致的心脏功能障碍的目的。1958年第一台心脏起搏器植入人体以来,起搏器制造技术和工艺快速发展,功能日趋完善。在应用起搏器成功治疗缓慢性心律失常,挽救了成千上万患者生命的同时,起搏器也开始应用于快速性心律失常及非心电性疾病,如预防阵发性房性快速心律失常、颈动脉窦晕厥、双室同步治疗药物难治性充血性心力衰竭等,也可用于各种严重心律失常持久存在而影响心脏泵血功能者。ICD的推荐指征如下:① 非缺血性扩张性心肌病,显著左室功能异常,不能解释的晕厥。② 持续性室速,即使心室功能正常或接近正常。③ 肥厚型心肌病患者有一项以上主要SCD危险因素。④ 致心律失常性右室发育不良/心肌病的患者。⑤ 长QT综合征患者在应用β受体阻滞剂时出现晕厥和(或)室速。⑥ 在院外等待心脏移植的患者。⑦ Brugada综合征有晕厥者。⑧ Brugada综合征有室速但未出现心脏骤停者。⑨ 儿茶酚胺敏感性室速患者,用β受体阻滞剂后仍出现晕厥和(或)室速。⑩ 心脏结节病、巨细胞性心肌炎、南美洲锥虫病患者。有经静脉心内膜起搏及开胸心外膜或心肌起搏两种,前者应用甚广。并发症可有心律失常、急性心脏穿孔、感染及局部皮肤坏死。

(二)中医辨证论治

本虚主要指脏腑气血阴阳亏损,标实则多指痰饮、瘀血、气滞、寒凝、火邪之夹杂等。进一步作归类分析,可分为两大类型:一是虚证类,二是实证类。下面就以虚实为纲,对各类进行具体阐述。

虚证

1. 心气阴两虚
证候:心悸气短,头晕乏力,自汗,动则悸发,静则悸缓。舌苔淡白,质淡红,脉细缓。

证机分析:气阴亏虚,心失所养。

治法:补益心气,滋养阴血,宁心安神。

处理:

(1)方药:生脉散合人参养营汤。药用黄芪、白芍、麦冬、当归、白术、茯苓、红参、熟地黄、五味子、陈皮、甘草、远志、肉桂等。

(2)中成药:气虚为主,给予黄芪注射液20 mL或者参麦注射液60 mL,加入5%葡萄糖注射液250 mL中静脉滴注。阴虚为主,给予生脉注射液60 mL,加入5%葡萄糖注射液250 mL中静脉滴注。

(3)针灸:针刺心俞、内关、神门、心俞、巨阙。

(4)其他疗法:耳针。取穴心、神门、皮质下、交感、小肠。平补平泻法,两耳交替。用王不留行子压贴耳穴。

2. 心肾阳虚
证候:心中空虚,惕惕而动,面色苍白,胸闷短气,形寒肢冷。舌质淡白,脉象虚弱或沉细而数。

证机分析:心阳不足,鼓动无力。

治法:温补心阳,安神定悸。

处理:(1)方药:桂枝甘草龙骨牡蛎汤加味。药用桂枝、甘草、龙骨、牡蛎等。

(2)中成药:阳虚为主,给予参附注射液40 mL,加入5%葡萄糖注射液250 mL中静脉滴注。

(3)针灸:针刺内关、气海、足三里。

(4)其他疗法:① 耳针。取心、交感、神门、皮质下、小肠。毫针轻刺激,留针中行针2~3次,每日1次。② 穴位注射。按常规选穴,用参附注射液,每穴注射0.5 mL,每日1次。

3. 痰浊阻滞
证候:心悸气短,心胸痞闷胀满,痰多,食少腹胀,或有恶心。舌苔白腻或滑腻,脉弦滑。

证机分析:痰入心中,阻滞心气。

治法:理气化痰,宁心安神。

处理:(1)方药:① 导痰汤加减。药用半夏、陈皮、茯苓、甘草、枳实、制南星等,可加酸枣仁、柏子仁、远志养心安神。② 黄连温胆汤加味。药用半夏、陈皮、茯苓、甘草、枳实、竹茹、黄连、大枣等。本方适用于痰浊蕴久而化热。③ 定志丸加半夏、橘红。本方适用于气虚夹痰。④ 降脂复脉汤加减。药用潞党参、茯苓、女贞子、清半夏、厚朴、旱莲草、夏枯草、海藻、苦参、广陈皮、甘草等。本方具有益肾健脾、涤痰复脉之功,可用于各种类型的心律失常,尤以内有痰浊者为佳。

(2)中成药:给予瓜蒌皮注射液 40 mL,加入 5%葡萄糖注射液 250 mL 中静脉滴注。

(3)针灸:脾俞、足三里补益心脾,水分、阴陵泉行水降逆、宁心定悸。

(4)其他疗法:① 耳穴。取心、交感、神门、皮质下、小肠。毫针轻刺激,留针中行针 2~3 次,每日 1 次。② 穴位注射。按常规选穴,用维生素 B_1、B_{12} 注射液,每穴注射 0.5 mL,每日 1 次。

4. 心脉瘀阻

证候:心悸动怔忡,短气喘息,胸闷不舒,心痛时作,或形寒肢冷。舌质暗或有瘀点、瘀斑,脉虚或结代。

证机分析:血瘀气滞,心络挛急。

治法:活血化瘀。

处理:(1)方药:血府逐瘀汤加减。药用桃仁、红花、川芎、赤芍、牛膝、当归、生地黄、柴胡、枳壳、桔梗等。

(2)中成药:予丹参或丹红注射液 40 mL,加入 5%葡萄糖注射液 250 mL 中静脉滴注。

(3)针灸:取神门、内关、通里、心俞、厥阴俞、巨阙、膻中,加用曲泽、膈俞活血化瘀。

(4)其他疗法:① 耳穴。取心、交感、神门、皮质下、小肠。毫针轻刺激,留针中行针 2~3 次,每日 1 次。② 穴位注射。按常规选穴,用丹参注射液,每穴注射 0.5 mL,每日 1 次。

【中西医协同诊疗思路】

临床实践使我们认识到,中西医药结合是治疗心律失常的良好方法。因为心律失常是一个复杂而严重的临床症候群,基本病因不同,心律失常各异。单纯以中药或西药治疗,往往很难收到及时、显著、稳定、持久的效果。

如心动过速的甲亢心肌炎患者,予西药 β 受体阻滞剂时,多可控制心率,而停用多见反跳反应。加用滋阴降火、安神定志中药辅之,症状改善多可稳定持久。

又如房颤的风湿性心脏病、肺心病患者,急性发作时多严重缺氧,此时对洋地黄耐受性低而敏感性高,单予洋地黄既不易掌握给药剂量,又不利于电解质的监测。此时辅以补气活血、祛痰宁心之品,多可收到事半功倍的效果。

反过来说,临床上心律失常急发速变,一味拘泥于中药治疗则会贻误抢救时机,必须中西优势互补,融会贯通给药。如患者出现危险的多形性室速时,须当机立断予利多卡因、普鲁帕酮、硫酸镁等急治其标,缓予生脉散类续固其本。

又如Ⅱ度、Ⅲ度房导阻滞患者,如果胸闷、气短、头晕、黑蒙严重,甚至出现阿-斯综合征,应及时予异丙肾上腺素、阿托品等增速心率,缓解心脑缺血症状,再予益气温阳之人参、附子、桂枝、麻黄诸味,加活血之品辅之。此外,一些特殊情况的心律失常,不仅需要中西药物治疗,还要审时度势采用一些必要的急救措施,以提高临床救治效果。如Ⅲ度房阻,反复出现阿-斯综合征,经药物治疗不效者,应及时进行人工心脏起搏,以防发生意外。又如预激综合征并发难治的室上性心动过速,甚至房颤房扑者,心率多≥200 次/分,极易发生休克、心衰,甚至猝死,宜尽快同步直流电复律,以及定位后予电、射频、激光、冷冻法消融,或手术切断旁路而根治。

中医药临床效应特点:① 整体调节。整体调节体现在多离子通道阻滞和非离子通道调节,中医讲治病必求于本,有改善心交感神经张力、心脏自主神经受损或交感神经功能受损的作用。研究证明,稳心颗粒具有增强心肌收缩力,扩张冠状动脉,增加缺血心肌的血供,改善心肌能量代谢,降低心肌耗氧量和抑制血小板凝聚等作用。② 快慢兼治。中医药对于心律失常的治疗作用还体现在快慢兼治上。结果表明,中医对于快速心律失常、缓慢性心律失常及病态窦房结综合征均有效。经膜片钳技术证明,稳心颗粒对于室性心律失常具有多通道离子阻滞剂(Na^+、K^+、Ca^{2+})的作用。现代药理证明,参松养心胶囊的抗心律失常作用主要包括多离子通道阻滞和非离子通道调节。③ 安全性佳。中成药有效成分含量少,起效较西药慢,但也使中成药发生不良反应的概率较抗心律失常西药低。从文献中可以看出,中成药是存在不良反应报道的,一般的不良反应主要有恶心、呕吐及胃肠道症状,心脏方面偶见窦性心动过缓、房室传导阻滞、Q-T 间期延长等,内分泌方面可能会出现轻度甲状腺功能异常等,但大多数中成药的不良反应均比较轻微,不需要药物干预即可自行缓解,而且与西药联用可以明显减少单独使用西药的不良反应发生率。(图 2-7)

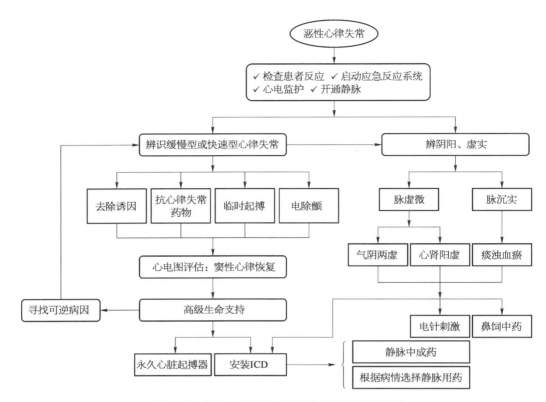

图 2-7　恶性心律失常中西医协同诊疗思路导图

【预后与进展】

（一）西医学研究进展

做好恶性心律失常的预防措施，首先需要对恶性心律失常进行正确的危险分层，内容主要包括心律失常种类、心电图检查结果及是否合并器质性疾病。对于合并器质性疾病的恶性心律失常患者，在治疗基础疾病的同时，应积极寻找心律失常的诱因，并进行有针对性的处理。

目前，抗心律失常药物应用可减少心律失常发作、改善患者症状，是临床最常用的治疗手段。抗心律失常药物（AAD）能否改善心律失常患者远期预后，成为这一治疗措施临床应用最受关注的问题。Ⅰ类抗心律失常药物由于无法改善患者预后及潜在的严重副作用，使用范围逐渐缩小，部分药物已淡出市场。Ⅱ类药物（即β受体阻滞剂）由于可改善预后，已受到广泛重视。此外，新药伊伐布雷定适应证逐渐拓宽至症状性窦性心动过速及房性心动过速（简称房速），对于无法耐受β受体阻滞剂及其他 AAD 治疗效果不佳的患者提供了药物选择。目前，我国临床广泛应用的抗心律失常药物以Ⅲ类药物为主。

希氏束起搏（HBP）理念逐渐深入人心。传统的起搏植入位点为右心室心尖部，改变了心室正常的电激动顺序，可能造成起搏介导的心肌病等不良事件。HBP 保持了相对正常的电和机械同步性，是目前公认的生理性起搏位点。随着鞘管导入的主动电极等新型植入工具的发展和植入技术的不断完善，HBP 的成功率显著提高。HBP 的可行性已在部分研究中得到证明，且相对于传统起搏位点，HBP 患者的远期预后较好。美国《2018心动过缓和心脏传导延迟患者的评估和管理指南》首次将其列入指南推荐：对于有永久性起搏适应证的房室传导阻滞患者，如果左心室射血分数在 36%~50%，且预计心室起搏比例超过 40%，推荐心脏再同步化治疗或 HBP，优于传统右心室起搏（Ⅱa 类推荐，B-NR 级证据）。2018 年中国心力衰竭管理指南也将 HBP 作为心脏再同步化治疗的选择。

左束支区域（LBBP）进行起搏新理念方兴未艾。我国学者创造性地提出在左束支区域进行起搏，使左心室实现同步化，掀开了生理性起搏的新篇章。与 HBP 相比，LBBP 操作相对简单，起搏位点跨越了阻滞部位，导线位置牢靠、不易脱位，能够获得理想的起搏阈值。

左束支起搏尚处于探索阶段，其治疗效果仍需验证，目前暂无指南推荐。

新型智能可穿戴设备和人工智能助力房颤筛查和管理随着科技的快速发展，便捷的心电记录设备、智能可穿戴设备（手环、智能手表等）已经开始应用于房颤筛查及监测领域。新型智能可穿戴设备监测时程长，设备简便易得，使其具备更高的房颤检出率。mSToPS 研究、Apple Heart Study 及中国 HUAWEI Heart Study 等均证实了智能可穿戴设备在房颤筛查中的积极作用，有望改进房颤的早期诊断率、提供更多早期干预的机会。特别值得一提的是，人工智能（AI）技术为房颤筛查研究领域带来新的曙光。已有团队利用 AI 卷积神经网络技术建立深度学习模型，从窦性心律心电图中捕捉房颤心电特征，从而提高房颤检出能力，识别多次窦性心律心电图诊断房颤的准确性可达 83.3%。预计在不远的将来，AI 技术有机会改变心律失常筛查诊断现状。

对于合并器质性心脏病的室性心律失常的治疗，导管消融治疗仍有巨大的发展空间。既往认为，合并器质性心脏病的室性心律失常导管消融成功率相对偏低、复发率高。然而，随着导管消融器械和技术不断发展进步，心脏电生理高密度标测、心内影像融合等技术的推广应用，合并器质性心脏病的室性心律失常导管消融已取得很大的进展。

（二）中医药研究进展

中医药在心律失常的治疗上已取得一定的进展，其治疗 PMCA 的有效性得到了世界范围的认可。在中医理论指导下，综合以上特征开发的系列中成药治疗 PMCA 亦在临床获效。

1. 中成药治疗进展

（1）稳心颗粒：是第一个获得国家批准的抗心律失常中成药，主治气阴两虚兼心脉瘀阻证，按炙甘草汤立意。其中党参甘平、入脾经，能益气强心，安神，止惊悸，其药力较人参柔和、润而不燥，故选为君药；黄精补脾气而润心肺，辅助党参益气以生血，故用为臣药；气虚血少，运行必然不畅，故虚中多夹瘀血，三七甘而微苦、性温，行瘀止血定痛，兼有补益之力，琥珀甘平，活血化瘀兼平肝安神之效，故用三七、琥珀为佐药；气血不足而血瘀，气必随之而滞，故再以甘松之甘温开郁散滞、疏理肝脾之气，使君臣药补而不滞，故用为佐使。全方

共奏益气养阴、定悸安神之功。探索稳心颗粒作用机制的相关研究证实，稳心颗粒对心房钠离子通道有选择抑制性，可抑制晚钠电流，提高心房复极后不应期，但不影响正常心室功能。应用膜片钳技术发现，稳心颗粒可使家兔心室单细胞钠、钙、钾离子通道电流的峰值降低，同时上移钠、钙、钾离子通道的电流电压曲线，这就解释了其治疗 PMCA 的作用机制。同时稳心颗粒对 Brugada 综合征、早复极综合征等发生致命性心律失常的重要原因"Ito 电流的增强"也有明显的抑制作用。另一突破是美国托马斯杰斐逊大学医学院的研究发现：稳心颗粒在与胺碘酮对比性试验中，可以明显缩短家兔 Tp－Te 间期或 Tp－Te 间期与 QT 间期的比值，再次证实其具有多种离子通道的阻滞作用，进而起到整合调律作用。临床研究方面，张本燕观察了稳心颗粒干预 76 例 PMCA 患者的疗效，结果有效率达 92.1%。另有临床观察发现，稳心颗粒治疗 PMCA 的总体有效性与胺碘酮无差异，且致胃肠道不良反应发生率、致心律失常发生率均低于胺碘酮。系统性评估亦证实，无论单独还是与西药联合使用，稳心颗粒均能改善心力衰竭患者的心功能、维持 PMCA 患者的窦性心律。

（2）参松养心胶囊：其组方来源于中医络病理论，补、养、敛三法并用。探讨参松养心胶囊的作用机制发现，其对钠通道、L 型钙通道、内向整流钾通道（IK1）、瞬间外向钾通道（Ito）和 Ik 均有不同程度的阻滞，显示其独特的抑制 2 相折返的作用；同时能通过抑制炎症因子及神经生长因子（NGF）信号途径，改善心肌梗死后神经重构。以上研究均说明，参松养心胶囊具有整合调节的作用特点，不仅可阻滞多离子通道，还可调节心脏自主神经，增强心脏的起搏电流，改善心脏传导功能，快慢兼治。多中心临床研究也证实，参松养心胶囊对 PMCA 患者心脏自主神经功能异常有明显改善作用，并可降低致心律失常的副作用，而调节心律的疗效不亚于目前常用的西药，与普罗帕酮相比在中医症状的疗效、安全性等方面更有优势。

吴以岭院士曾提出，通过络病理论来探讨心律失常，并创立"络虚不荣"致心律失常的新观点，这种治疗理念能够将以往的"抗律"思维转变为"调律"新模式；同时阐明"络虚不荣"致心律失常可能与现代医学中心脏传导系统以及心肌细胞自律性密切相关，并总结出"络虚通补"的治疗法则，

以及延伸出"益气养阴、活血通络、清心安神"的治法。参松养心胶囊即为根据以上治则而组建的中成药。今后将对心律失常的临床症状进行总结并录入心律失常中医分析诊疗系统平台，以期为探索新的中医诊疗思路及方药提供参考。

纵观治疗 PMCA 的西药，均具有作用迅速、疗效确切等特点，但其副作用很难避免。从以上所列中成药来看，中药各组分有独立的药理作用，无论单独还是联合西药使用，均能弥补西药治疗上的不足，降低不良反应发生率，说明中医药在西药尚未能解决的临床问题上的治疗优势不容忽视。但中药研究仍不全面，对其各组分间交互作用的机制仍缺乏明确认识，严谨的大规模研究证据仍薄弱，尚需进一步系统研究。

2. 常用抗心律失常中药的进展　临床上，我们对心律失常辨证论治时，应用的中药主要有补益心气的人参、黄芪、炙甘草；温通心阳的附子、桂枝、细辛；安神定悸的酸枣仁、柏子仁、茯神；滋阴降火的苦参、麦冬、五味子；行瘀活血的当归、丹参、三七；温阳化痰的瓜蒌、薤白、天南星等。实践证明，选用这些药物进行临床抗心律失常治疗，不仅符合中医的理法方药，而且得到现代药理的科学验证。

（1）人参：现代药理研究证明，人参在治疗剂量内能加强心肌收缩力，减慢心率。在心功能不全时，强心作用更明显。其主要成分为人参皂苷，其强心机制与促进儿茶酚胺的释放及抑制心肌细胞膜 Na^+-K^+-ATP 酶活性有关。人参皂苷可通过中枢神经系统，特别是大脑皮质，对心肌传导功能进行制约和调节而抗心律失常，使异位心律复常。动物实验发现，人参能抑制室早和阵发性心动过速的发生而改善心肌缺血。

（2）附子：药理研究证明，其主含消旋去甲乌药碱，与异丙肾上腺素相似，可通过激动 β 受体增加心率，并能有效恢复窦房结功能，增进心脏传导系统效应。

（3）酸枣仁：主含大量有机酸及丰富的维生素 C，具有一定的镇静、抑制功能，作用于自主神经系统而调节心律。

（4）苦参：药理研究证明，其富含金雀花碱单体及苦参生物总碱，可通过心肌细胞膜 Ka^+、Na^+离子的传递通道，使心肌细胞绝对不应期延长，应激性降低，主动抑制异位起搏点的兴奋性，从而减慢心率，延长 P－R 时限，发挥出较强的升压、强心和抗心律失常作用。

（5）麦冬：主含麦门冬总皂苷，动物实验证实，其可对抗由肾上腺素、乌头碱所致心律失常，并能降低结扎冠状动脉后心律失常的发生率。研究证明，麦冬能明显提高血压性心脏病肌细胞抗缺血氧能力，降低氧耗，增加心肌能量供应，既保护正常心肌细胞，又能增加冠脉血流量，明显对抗垂体后叶素引起的心电图 T 波变化，使过速心律失常的心电图转复窦律。

（6）丹参：主要成分有丹参酮、维生素 E 等，可扩张冠状动脉，增加血流量，抗缺氧，减慢心率，增加心肌收缩力，改善心脏功能，抗心律失常。

（7）当归：主含阿魏酸，抗血小板凝集作用极强。实验证明，当归可降低心肌兴奋性，并通过延长心房不应期而治疗心房颤动和室上性心动过速。

（8）炙甘草：主要成分有甘草素、甘草次酸、甘草甜素，具有肾上腺皮质激素样作用，能拮抗乙酰胆碱，增强肾上腺素释放而强心和抗心律失常。

（9）瓜蒌：主含栝楼酸、二萜皂苷等，具有明显的扩冠和增加冠脉血流量的作用。其皂苷成分尚可祛痰。

综上所述，心律失常是由于心脏生物电活动异常所致。心脏电活动异常发生快，变化也快，同时稳定心律需要心脏细胞内外各种离子流、代谢通路、信号通路之间形成高度协同的复杂网络系统，因此在治疗上具有较大困难。目前，药物治疗依然是抗心律失常的基础，虽然起搏器、射频消融等治疗方法也能治疗心律失常，但均在药物治疗不好的基础上才使用。现有的西药治疗心律失常的治疗剂量和毒性剂量相接近，且副作用较大，难以对心律形成的复杂系统进行整体性调节，应谨慎使用。如在治疗房颤时，西药缺乏选择性，可能减弱心房心室的心肌收缩，导致心律失常。同时，新的抗心律失常药物开发也遭遇瓶颈。心律失常是中医治疗优势病种之一，中医药能够通过多通路、多环节、多靶点来调节机体心律紊乱情况，且副作用小，有利于整体调整、标本兼顾、辨病辨证及与中西医并用，因而近年来国家把心律失常的中医药防治工作作为重点研发项目。

对于恶性心律失常的患者，在抢救成功之后，应该首先追查病因，必要时做基因检查，然后针对病因制定适当的治疗策略，多数心功能维护良好的患者是可以获得长期生存的。

第三节

急性心肌梗死

急性心肌梗死（acute myocardial infarction, AMI）即急性心肌缺血性坏死。在既往冠状动脉病变的基础上，发生冠状动脉血供急剧减少或中断，使相应部位的心肌发生严重而持久的急性缺血，导致心肌坏死。临床表现为持久的胸骨后剧烈疼痛、发热、白细胞和血清心肌坏死标志物增高及心电图进行性改变，可发生心律失常、休克或心力衰竭等并发症。我国城乡居民总死亡原因中，因心血管疾病导致的死亡高居首位，其中 AMI 是心血管疾病死亡的首要原因。

中医学起源于先秦时期，很早就有关于 AMI 方面的认识和治疗方法。AMI 的中医学病名多为"心病""心痹""厥心痛""胸痹心痛""胸痹""真心痛"等。《素问·脏气法时论》曰"心病者，胸中痛，胁支满，膺背肩甲内痛，两臂内痛"，清楚地记载了心肌梗死的临床表现。《素问·痹论》曰"心痹者，脉不通，烦则心下鼓，暴上气而喘"，记载了其并发心衰的临床表现。《灵枢·厥病》曰"真心痛，手足青至节，心痛甚，旦发夕死，夕发旦死"，提示重症患者预后不良。张仲景的《金匮要略·胸痹心痛短气病脉证治》对胸痹心痛进行了比较全面的论述，确立了"阳微阴弦"的基本病机，并针对不同病机创立了人参汤、乌头赤石脂丸、栝蒌薤白白酒汤、栝蒌薤白半夏汤等方剂。宋代伊始，活血化瘀法被应用于治疗胸痹心痛，《太平圣惠方》《圣济总录》等书中均载有不少以活血化瘀立法治疗胸痹心痛的方剂。明清时期，医家开始重视行气开郁法，如王肯堂强调"凡治诸般心痛，必以开郁行气为主，此其要法也"。

【病因病理】

（一）西医病因病理

冠状动脉粥样硬化（偶有冠状动脉栓塞、炎症、先天性畸形、痉挛和冠状动脉口阻塞所致）造成一支或多支血管管腔狭窄和心肌血供不足，而侧支循环未充分建立。在此基础上，一旦不稳定的粥样斑块溃破，继而出血或管腔内血栓形成，就会使管腔闭塞；或者粥样斑块内或其下发生出血

或血管持续痉挛，也可使冠状动脉完全闭塞，使心肌发生严重而持久的急性缺血达 20～30 分钟以上，即可发生 AMI。促使粥样斑块破裂出血及血栓形成的诱因有：① 交感神经兴奋。晨起、情绪过分激动等，使交感神经活动增加，机体应激反应性增强，心肌收缩力、心率、血压增高，冠状动脉张力增高。② 左心负荷增加。重体力活动、血压剧升或用力大便时，致左心室负荷明显加重。③ 心排血量下降。休克、脱水、出血、外科手术或严重心律失常，致心排血量骤降，冠状动脉灌流量锐减。④ 其他。在饱餐，特别是进食多量脂肪后，血脂增高，血黏度增高。

1. 冠状动脉病理改变　绝大多数 AMI 患者冠状动脉内可见在粥样斑块的基础上进一步有血栓形成，导致管腔闭塞，但是由冠状动脉痉挛引起管腔闭塞者中，少数可无严重粥样硬化病变及血栓形成。此外，心肌梗死的发生与原来冠状动脉粥样硬化病变累及的血管数及其所造成的管腔狭窄程度之间不一定呈平行关系。① 左冠状动脉前降支闭塞，可引起左心室前壁、心尖部、下侧壁、前间隔和二尖瓣前乳头肌梗死。② 右冠状动脉闭塞，可引起左心室膈面（右冠状动脉占优势时）、后间隔和右心室梗死，并可累及窦房结和房室结。③ 左冠状动脉回旋支闭塞，可引起左心室高侧壁、膈面（左冠状动脉占优势时）和左心房梗死，可能累及房室结。④ 左冠状动脉主干闭塞，可引起左心室广泛梗死。

右心室和左右心房梗死相对比较少见。

2. 心肌病理改变　冠状动脉完全闭塞后 20～30 分钟，受其供血的心肌即有少数坏死，开始 AMI 的病理过程。1～2 小时之间，绝大部分心肌呈凝固性坏死，心肌细胞间质充血、水肿，伴有大量炎症细胞浸润。此后，坏死的心肌纤维逐渐溶解，形成肌溶解灶，随后逐渐有肉芽组织形成、增生。大块的梗死累及心室壁的全层或大部分，心电图上即会相继出现 ST 段抬高和 T 波倒置、病理性 Q 波，称为 Q 波性 AMI，或称为透壁性 AMI，是临床上常见的典型 AMI。病变可波及心包，引起心包炎症；波及心内膜，导致心室腔内附壁血栓形成。当冠状动脉闭塞不完全或自行再通后形成小范围心肌梗死，呈局灶性分布，急性期心电图上仍有 ST 段抬高，但不出现病理性 Q 波的称为非 Q 波性 AMI，较为少见。缺血性坏死仅累及心室壁的内层，不到

心室壁厚度的二分之一,并伴有 ST 段压低或 T 波变化,心肌坏死标志物增高者既往称为心内膜下心肌梗死,现已归类为非 ST 段抬高性 MI(NSTEMI)。

目前以 ST 段是否抬高进行分类。因为心电图上 Q 波形成已经是心肌坏死的表现,而从心肌急性缺血到坏死有一个发展过程。当心肌缺血心电图上出现相应区域 ST 段抬高时,除外变异性心绞痛,已表明相应的冠状动脉已经闭塞而导致心肌全层损伤,伴有心肌坏死标志物升高,临床上诊断为 ST 段抬高性 MI(STEMI)。此类患者绝大多数进展为较大面积 Q 波性 MI。如果处理及时,在心肌坏死前充分开通闭塞血管,可使 Q 波不出现。胸痛时心电图不伴有 ST 段抬高,则提示相应的冠状动脉尚未完全闭塞,心肌缺血损伤尚未累及心肌全层,心电图可表现为 ST 段下移及(或)T 波倒置等。此类患者如同时有血中心肌标志物或心肌酶升高,说明有尚未累及心肌全层的小范围坏死,临床上列为非 ST 段抬高性 MI(NSTEMI)。此类 MI 如果治疗不当,可进展为 STEMI。为了将透壁性 MI 的干预性再灌注治疗得以尽早实施,以争取更多的心肌存活,也为了防止非透壁性 MI 进一步恶化,目前在临床上一般视 ST 段抬高性 MI 等同于 Q 波性 MI,而无 ST 段抬高者因处理方案不同于 Q 波性 MI,类似于不稳定型心绞痛并专列为 NSTEMI。

继发性病理变化包括:在心腔内压力的作用下,坏死心壁向外膨出,可产生心脏破裂(心室游离壁破裂、心室间隔穿孔或乳头肌断裂)或逐渐形成心室壁瘤。坏死组织 1~2 周后开始吸收,并逐渐纤维化,在 6~8 周形成瘢痕愈合,称为陈旧性或愈合性心肌梗死(OMI 或 HMI)。

AMI 时,病理生理改变严重度和持续时间取决于梗死的部位、程度和范围,主要出现心脏收缩力减弱、顺应性减低、心肌收缩不协调,左心室压力曲线最大上升速度(dp/dt)减低、左心室舒张末期压增高、舒张和收缩末期容量增多、射血分数减低、心搏量和心排血量下降、心率增快或心律失常、血压下降等。急性大面积心肌梗死者,可发生泵衰竭——心源性休克或急性肺水肿。右心室梗死在 AMI 患者中少见,其主要病理生理改变是急性右心衰竭的血流动力学变化,右心房压力增高,高于左心室舒张末期压,心排血量减低,血压下降。

AMI 引起的心力衰竭称为泵衰竭,按 Killip 分级法可分为:

Ⅰ级:尚无明显心力衰竭征象。

Ⅱ级:有左心衰竭,肺部啰音<50%肺野。

Ⅲ级:有急性肺水肿,全肺大、小、干、湿啰音。

Ⅳ级:有心源性休克等不同程度或阶段的血流动力学变化。

心室重塑(remodeling)作为 AMI 的后续改变,左心室体积增大、形状改变及梗死节段心肌变薄和非梗死节段心肌增厚,对心室的收缩效应及电活动均有持续不断的影响,在 AMI 急性期后的治疗中要注意对心室重塑的干预。

(二)中医病因病机

本病证的发生多与寒邪内侵、饮食失调、劳倦内伤、年迈体虚、情志失节等因素有关。病机有虚实两方面,虚为气虚、阳衰、阴虚,心脾肝肾亏虚,功能失调,心脉失养;实为气滞、寒凝、血瘀、痰浊,痹阻胸阳,阻滞心脉。本病其位在心,其本在肾,总体病机为本虚标实,而在急性期则尤以标实为主。在本病证的发生、发展过程中,多数为先实证而后致虚证,亦有先虚证而后致实证者。但具体临床表现中多虚实夹杂,或以实证为主,或以虚证为主。

1. 寒邪内侵 寒性收引,既可抑遏阳气,所谓暴寒折阳;又可使血行瘀滞,发为本病。《素问·调经论》曰:"寒气积于胸中而不泻,不泻则温气去,寒独留则血凝泣,凝则脉不通。"《医学正传·胃脘痛(俗呼为心痛)》曰:"有真心痛者,大寒触犯心君。"素体阳衰,胸阳不足,阴寒之邪乘虚侵袭,寒凝气滞,痹阻胸阳,而成胸痹。诚如《医门法律·中寒门》所说:"胸痹心痛,然总因阳虚,故阴得乘之。"《类证治裁·胸痹》也说:"胸痹胸中阳微不运,久则阴乘阳位,而为痹结也。"

2. 饮食失调 饮食不节,过食肥甘厚味,或嗜烟酒而成癖,以致脾胃损伤,运化失健,聚湿生痰,上犯心胸清旷之区,阻遏心阳,胸阳失展,气机不畅,心脉闭阻,而成胸痹。《素问·经脉别论》曰:"食气入胃,浊气归心,淫精于脉。"痰浊留恋日久,痰瘀交阻,亦成本病证。

3. 情志失节 忧思伤脾,脾运失健,津液不布,聚而为痰。郁怒伤肝,肝失疏泄,肝郁气滞,甚则气郁化火,灼津成痰。无论气滞或痰阻,均可使血行失畅,脉络不利,而致气血瘀滞,或痰瘀交阻,胸阳不运,心脉痹阻,不通则痛,而发胸痹。《杂病源流犀烛·心病源流》曰:"总之七情之由作心痛,七情失调可致气血耗逆,心脉失畅,痹阻不通而发心痛。"

4. 劳倦内伤 劳倦伤脾,脾虚传输失能,气血生化乏源,无以濡养心脉,拘急而痛。积劳伤阳,心肾阳微,鼓动无力,胸阳不振,阴寒内侵,血气行滞,而发胸痹。

5. 年迈体虚 本病多见于中老年人,年过半百,肾气自半,精血渐衰,如肾阳虚衰,则不能鼓舞五脏之阳,可致心气不足或心阳不振,血脉失于温运,痹阻不畅,发为胸痹;肾阴亏虚,则不能濡养五脏之阴,水不涵木,又不能上济于心,因而心木火旺,致心阴耗伤,心脉失于濡养,而致胸痹;心阴不足,心火燔炽下汲肾水,又可进一步耗伤肾阴;心肾阳虚,阴寒痰饮乘于阳位,阻滞心脉。凡此均可在本虚的基础上形成标实,导致寒凝、血瘀、气滞、痰浊,而使胸阳失运,心脉阻滞,发生胸痹。此即张仲景《金匮要略·胸痹心痛短气》"阳微阴弦,即胸痹而痛"之谓。

【临床表现】

(一)病史

患者大多在发病前数日有乏力,胸部不适,活动时有心悸、气急、烦躁、心绞痛等前驱症状,其中以不稳定型心绞痛为最突出。心绞痛发作比之前频繁、程度重、持续久、药物疗效差、诱因不明显;同时心电图可见 ST 段一时性明显抬高(变异型心绞痛)或压低,T 波倒置或增高(假性正常化)。如及时治疗,可使部分患者避免发生 AMI。

(二)症状与体征

疼痛是最先出现的症状,AMI 的典型胸痛与心绞痛的区别在于:① 疼痛时间更长,往往超过 30 分钟,或可长达数小时。② 疼痛程度较心绞痛更严重。③ 服用硝酸甘油或休息,疼痛往往不能缓解。④ 往往伴恶心、呕吐等消化系统症状。

AMI 可见发热,一般在疼痛发生后 24~48 小时出现,程度与梗死范围常呈正相关,体温一般在 38℃左右,很少达到 39℃,持续约 1 周。其余症状还有消化道症状,疼痛剧烈时常伴有频繁的恶心、呕吐和上腹胀痛、肠胀气等。重症者可发生呃逆。

75%~95%的患者可见心律失常,以室性心律失常最常见。多发生在起病 1~2 日,而以 24 小时内最多见。

此外,还有低血压、休克及急性心力衰竭等。疼痛时血压下降常见,如疼痛缓解而收缩压仍低于 90 mmHg,有烦躁不安、面色苍白、皮肤湿冷、脉细而快、大汗淋漓、尿量减少(每小时尿量<20 mL)、反应迟钝,甚至昏迷者,则为休克表现。休克主要是心源性的,为心肌广泛(40%以上)坏死,心排血量急剧下降所致。心力衰竭主要是急性左心衰竭,出现呼吸困难、咳嗽、发绀、烦躁等症状,严重者可发生肺水肿,随后可有颈静脉怒张、肝大、水肿等右心衰竭表现。右心室 MI 者可一开始即出现右心衰竭表现,伴有血压下降。

心脏体征包括心脏浊音界正常或轻度至中度增大;心率多增快,少数也可减慢;心尖区第一心音减弱;可出现第四心音(心房性)奔马律,少数有第三心音(心室性)奔马律;部分患者在起病第 2~3 日出现心包摩擦音,为反应性纤维性心包炎所致;心尖区可出现粗糙的收缩期杂音或伴收缩中晚期喀喇音,为二尖瓣乳头肌功能失调或断裂所致;可有各种心律失常、血压下降及心律失常、休克或心力衰竭相关的其他体征。

(三)四诊要点

膻中或心前区憋闷疼痛,甚则痛彻左肩背、咽喉、胃脘部、左上臂内侧等部位,呈反复发作性或持续不解,常伴有心悸、气短、自汗,甚则喘息不得卧。胸闷胸痛一般几秒到几十分钟可缓解。严重者可出现疼痛剧烈,持续不解,汗出肢冷,面色苍白,唇甲青紫,心跳加快,或心律失常等危重症状,可发生猝死。舌红苔黄或白或少津,脉细涩,或结代,或弦滑。真心痛若出现下列脉象变化,应引起高度重视,如脉濡弱、釜沸、弦紧、结代、躁疾、散涩、迟虚、弦曳,表明正气虚弱,心气严重不足。

【辅助检查】

(一)检查项目

1. 心电图 心电图常有进行性的改变。对诊断、定位、定范围、估计病情演变和预后都有帮助。

(1)特征性改变:ST 段抬高性 AMI 者,其心电图表现特点为 ST 段抬高呈弓背向上型,宽而深的 Q 波（病理性 Q 波），T 波倒置。

非 ST 段抬高性 AMI 者心电图有 2 种类型：① 无病理性 Q 波，有普遍性 ST 段压低≥0.1 mV，但 aVR 导联（有时还有 V1 导联）ST 段抬高，或有对称性 T 波倒置为心内膜下 MI 所致。② 无病理性 Q 波，也无 ST 段变化，仅有 T 波倒置改变。上述的类型① 先是 ST 段普遍压低（除 aVR，有时 V1 导联外），继而 T 波倒置加深呈对称型。ST 段和 T 波的改变持续数日或数周后恢复。类型② T 波改变在 1~6 个月内恢复。

（2）动态性改变：起病数小时内，可尚无异常或出现异常高大两肢不对称的 T 波，为超急性期改变。发病数小时后，ST 段明显抬高，弓背向上，与直立的 T 波连接，形成单相曲线。发病数小时至 2 日内出现病理性 Q 波，同时 R 波减低，是为急性期改变。Q 波在 3~4 日内稳定不变，以后 70%~80% 永久存在。

（3）在早期如不进行治疗干预，ST 段抬高持续数日至 2 周左右，逐渐回到基线水平，T 波则变为平坦或倒置，是为亚急性期改变。

（4）数周至数月后，T 波呈 V 形倒置，两肢对称，波谷尖锐，是为慢性期改变。T 波倒置可永久存在，也可在数月至数年内逐渐恢复。

2. 血常规　起病 24~48 小时后白细胞可升高，中性粒细胞增多，嗜酸性粒细胞减少或消失；红细胞沉降率增快；C 反应蛋白（CRP）增高均可持续 1~3 周。起病数小时至 2 日内，血中游离脂肪酸增高。

3. 血心肌酶谱增高　心肌酶谱增高水平与心肌梗死范围及预后明显相关。① 肌红蛋白起病后 2 小时内升高，12 小时内达高峰，24~48 小时内恢复正常。② 肌钙蛋白 I（cTnI）或 T（cTnT）起病 3~4 小时后升高，cTnI 于 11~24 小时达高峰，7~10 日降至正常；cTnT 于 24~48 小时达高峰，10~14 日降至正常。③ 肌酸激酶同工酶 CK－MB 升高。在起病后 4 小时内增高，16~24 小时达高峰，3~4 日恢复正常，其增高的程度能较准确地反映梗死的范围，其高峰出现时间是否提前有助于判断溶栓治疗是否成功。

对心肌坏死标志物的测定应进行综合评价，如肌红蛋白在 AMI 后出现最早，也十分敏感，但特异性不强；cTnT 和 cTnI 出现稍延迟，而特异性很高，在症状出现后 6 小时内测定为阴性，则 6 小时后应再复查，其缺点是持续时间可长达 10~14 日，对在此期间出现的胸痛，判断是否有新的梗死。CK－MB 虽不如 cTnT、cTnI 敏感，但对早期（<4 小时）AMI 的诊断仍有较为重要的价值。

（二）主要危重指标与监测

1. 血压　疼痛缓解后出现血压仍持续低于 90 mmHg，提示出现休克，表明心肌广泛坏死，心排血量急剧下降，预后差。

2. 心律　如室性期前收缩频发，成对出现或呈短阵室性心动过速，多源性或落在前一心搏的易损期时（R on T），常为心室颤动的先兆。室颤是 AMI 早期，特别是入院前主要的死因。

3. 心肌酶谱　动态跟踪心肌酶谱变化，如出现持续不回落，则表明心肌缺血未纠正，坏死范围增大，死亡风险增加。

4. 心脏超声　定期复查心脏超声，尽早发现室壁瘤、乳头肌断裂、心脏破裂等危重并发症。

【诊断与鉴别】

（一）诊断要点

① 特征性心电图衍变：心电图上可见 S－T 段弓背向上抬高（呈单向曲线）伴或不伴病理性 Q 波、R 波减低（正后壁心肌梗死时，ST 段变化可以不明显）。超急期心电图可表现为异常高大且两支不对称的 T 波。② 动态性心肌酶学变化：特征性、动态性的酶谱变化是诊断 AMI 的重要依据。其中 cTn 是诊断心肌坏死最特异和敏感的首选心肌损伤标志物。肌酸激酶同工酶（CK－MB）对判断心肌坏死的临床特异性较高。溶栓治疗后，梗死相关动脉开通时，CK－MB 峰值前移（14 小时以内）。CK－MB 测定也适用于诊断再发心肌梗死。肌红蛋白测定有助于早期诊断，但特异性较差。

（二）鉴别诊断

西医鉴别

1. 稳定型心绞痛　胸痛常由体力劳动或情绪激动（愤怒、焦急、过度兴奋等）所诱发，饱食、寒冷、吸烟、心动过速、休克等亦可诱发。典型的心绞痛常在相似的条件下重复发生，但有时同样的劳力只在早晨而不在下午引起心绞痛。疼痛出现后常逐步加重，然后在 3~5 分钟内逐渐消失。停止原来诱发症状的活动或舌下含用硝酸甘油,能在几分钟内得到缓解。

2. **主动脉夹层** 胸痛一开始即达高峰,常放射到背、肋、腹、腰和下肢,两上肢的血压和脉搏可有明显差别,可有主动脉瓣关闭不全的表现,偶有意识模糊和偏瘫等神经系统受损症状。但无血清心肌坏死标志物升高等可资鉴别。二维超声心动图检查、X 线或磁共振体层显像有助于诊断。

3. **急性肺动脉栓塞** 可发生胸痛、咯血、呼吸困难和休克,但有右心负荷急剧增加的表现,如发绀、肺动脉瓣区第二心音亢进、颈静脉充盈、肝大、下肢水肿等。心电图示 I 导联 S 波加深,Ⅲ导联 Q 波显著、T 波倒置,胸导联过渡区左移,右胸导联 T 波倒置等改变,可资鉴别。

中医类证鉴别

1. **悬饮** 悬饮、真心痛均有胸痛,但真心痛当为胸闷痛,并可向左肩或左臂内侧等部位放射,常因受寒、饱餐、情绪激动、劳累而突然发作,历时短暂,休息或用药后得以缓解。悬饮为胸肋胀痛,持续不解,多伴有咳唾、转侧、呼吸时疼痛加重、肋间饱满,并有咳嗽、咯痰等肺系证候。

2. **胃脘痛** 心在脘上,脘在心下,故有"胃脘当心而痛"之论,因其部位相近;真心痛之不典型者,其疼痛可在胃脘部,极易混淆。但胃脘痛常与饮食相关,以胀痛为主,局部有压痛,持续时间较长,常伴有泛酸、嘈杂、嗳气、呃逆等胃部证候。

【治疗】

(一)西医治疗

对 ST 段抬高的 AMI,治疗原则是尽快恢复心肌的血液灌注(到达医院后 30 分钟内开始溶栓或 90 分钟内开始介入治疗),以挽救濒死的心肌,防止梗死扩大或缩小心肌缺血范围,保护和维持心脏功能,及时处理严重心律失常、泵衰竭和各种并发症,防止猝死,使患者不仅能度过急性期,且康复后还能保持尽可能多的有功能的心肌。

1. **监护和一般治疗** ① 监护:进行心电图、基本生命体征的监测,除颤仪应随时处于备用状态。② 吸氧:对有呼吸困难和血氧饱和度低者,最初几日间断或持续通过鼻导管或面罩吸氧。③ 护理:急性期 12 小时卧床休息;若无并发症,24 小时内应鼓励患者在床上行肢体活动;若无低血压,第 3 日就可下床。④ 阿司匹林:无禁忌证者立即服水溶性阿司匹林或嚼服肠溶阿司匹林 150～300 mg,然后每日 1 次;3 日后改为 75～150 mg,每日 1 次,长期服用。

2. **解除疼痛** 选用下列药物尽快解除疼痛:① 哌替啶肌内注射或吗啡皮下注射,必要时 1～2 小时后再注射一次,以后每 4～6 小时可重复应用,注意监测呼吸功能,防止出现呼吸抑制。② 疼痛较轻者可用可待因或罂粟碱肌内注射或口服。③ 试用硝酸甘油、硝酸异山梨酯舌下含服或静脉滴注。

3. **心肌再灌注** 起病 3～6 小时,最多在 12 小时内,使闭塞的冠状动脉再通,心肌得到再灌注,濒死的心肌可能存活或使坏死范围缩小,减轻梗死后心肌重塑,改善预后,是一种积极的治疗措施。

(1)介入治疗(percutaneous coronary intervention, PCI)

适应证:① ST 段抬高和新出现左束支传导阻滞(影响 ST 段分析)的 AMI。② ST 段抬高性 AMI 并发心源性休克。③ 适合再灌注治疗而有溶栓治疗禁忌证者。④ 非 ST 段抬高性 AMI,但梗死相关动脉严重狭窄,血流≤TIMI Ⅱ级。

禁忌证:① 发病 12 小时以上不宜施行 PCI。② 不宜对非梗死相关的动脉施行 PCI。③ 心源性休克者宜先行主动脉内球囊反搏术,待血压稳定后再施术。

(2)溶栓疗法:无条件施行介入治疗或因患者就诊延误错过再灌注时机,如无禁忌证,应立即(接诊患者后 30 分钟内)行溶栓治疗。适应证:① 两个或两个以上相邻导联 ST 段抬高(胸导联≥0.2 mV,肢导联≥0.1 mV),或病史提示 AMI 伴左束支传导阻滞,起病时间<12 小时,患者年龄<75 岁。② ST 段显著抬高的 MI 患者年龄>75 岁,经慎重权衡利弊,仍可考虑。③ ST 段抬高性 AMI,发病时间已达 12～24 小时,但如仍有进行性缺血性胸痛,广泛 ST 段抬高者也可考虑。

禁忌证:① 既往发生过出血性脑卒中,1 年内发生过缺血性脑卒中或脑血管事件。② 颅内肿瘤。③ 近期(2～4 周)有活动性内脏出血。④ 未排除主动脉夹层。⑤ 入院时严重且未控制的高血压(>180/110 mmHg)或慢性严重高血压病史。⑥ 目前正在使用治疗剂量的抗凝药或已知有出血倾向。⑦ 近期（2~4 周）有创伤史,包括头部外伤、创伤性心肺复苏或较长时间（>10 分钟）的心肺复苏。⑧ 近期（<3 周）接受过外科大手术。⑨ 近期（<2 周）有在不能压迫部位的大血管穿刺术。

溶栓药物的应用:以纤维蛋白溶酶原激活剂激活血栓中纤维蛋白溶酶原,使其转变为纤维蛋白溶酶而溶解冠状动脉内的血栓。国内常用尿激酶（urokinase, UK）、链激酶（streptokinase, SK）或重组链激酶（rSK）、重组组织型纤维蛋白溶酶原激活剂（recombinant tissue-type plasminogen activator, rt-PA）等。

再灌注损伤:急性缺血心肌再灌注时,可出现再灌注损伤,常表现为心律失常。各种快速、缓慢性心律失常均可出现,应做好相应的抢救准备。但出现严重心律失常的情况少见,最常见的为一过性非阵发性室性心动过速,对此不必进行特殊处理。

4. 治疗心律失常　① 心室颤动或持续多形性室性心动过速时,尽快采用非同步直流电除颤或同步直流电复律。单形性室性心动过速药物疗效不满意时,也应及早用同步直流电复律。② 出现室性期前收缩或室性心动过速,立即用利多卡因静脉注射。如室性心律失常反复,可用胺碘酮治疗。③ 对缓慢性心律失常,可用阿托品肌内或静脉注射。④ 房室传导阻滞发展到二度或三度,伴有血流动力学障碍者,宜用临时起搏器行起搏治疗,待传导阻滞消失后撤除。⑤ 室上性快速心律失常选用维拉帕米、地尔硫䓬、美托洛尔、洋地黄制剂或胺碘酮等药物治疗不能控制时,可考虑用同步直流电复律治疗。

5. 控制休克　① 补充血容量:估计有血容量不足,或中心静脉压和肺动脉楔压低者,用液体复苏,同时监测中心静脉压。但右室梗死时,中心静脉压的升高则未必是补充血容量的禁忌。② 应用升压药:补充血容量后血压仍不升,可用多巴胺或去甲肾上腺素缓慢静脉滴注。③ 应用血管扩张剂:经上述处理血压仍不升,而肺动脉楔压（PCWP）增高,心排血量低或周围血管显著收缩以致四肢厥冷并有发绀时,可予硝普钠或硝酸甘油缓慢静脉滴注。④ 其他:治疗休克的其他措施包括纠正酸中毒、避免脑缺血、保护肾功能,必要时应用洋地黄制剂等。为了降低心源性休克的病死率,亦可考虑进行主动脉内球囊反搏术进行

辅助循环。

6. 治疗心力衰竭　主要是治疗急性左心衰竭,以应用吗啡（或哌替啶）和利尿剂为主,亦可选用血管扩张剂减轻左心室的负荷,或用多巴酚丁胺静脉滴注或用小剂量短效血管紧张素转换酶抑制剂等治疗。洋地黄制剂可能引起室性心律失常,宜慎用。有右心室梗死的患者,应慎用利尿剂。

7. 非 ST 段抬高性心肌梗死的处理　非 ST 段抬高性 AMI 也多是非 Q 波性,此类患者不宜用溶栓治疗。其中低危险组（无合并症、血流动力稳定、不伴反复胸痛者）以阿司匹林和肝素,尤其是低分子量肝素治疗为主;中危险组（伴持续或反复胸痛,心电图无变化或 ST 段压低 1 mm 上下者）和高危险组（并发心源性休克、肺水肿或持续低血压）则以介入治疗为首选。其余治疗原则同 ST 段抬高性 AMI。

（二）中医辨证论治

真心痛总属本虚标实之证,辨证首先掌握虚实,分清标本。标实者应区别气滞、痰浊、血瘀、寒凝的不同;本虚者又应区别阴阳气血亏虚的不同。

基于本病病机为本虚标实,虚实夹杂,发作期以标实为主,缓解期以本虚为主的特点,其治疗原则应先治其标,后治其本;先从祛邪入手,然后再予扶正;必要时可根据虚实标本的主次,兼顾同治。标实当泻,针对气滞、血瘀、寒凝、痰浊而疏理气机、活血化瘀、辛温通阳、泄浊豁痰,尤重活血通脉治法;本虚宜补,权衡心脏阴阳气血之不足,有无肝、脾、肾等脏之亏虚,宜补气温阳、滋阴益肾,纠正脏腑之偏衰,尤其重视补益心气之不足。在胸痹的治疗中,尤其对真心痛的治疗时,必须辨清证候之重危顺逆,一旦发现脱证之先兆,必须尽早投用益气固脱之品,或采用中西医结合治疗。

心痛是真心痛最早出现、最为突出的症状,其疼痛剧烈,难以忍受,且范围广泛,持续时间长久,患者常有恐惧、濒死感。因此,在发作期必须选用速效止痛作用之药剂,以迅速缓解心痛症状。疼痛缓解后予以辨证施治,常以补气活血、温阳通脉为法。心痛发作时应用宽胸气雾剂口腔喷雾给药,或舌下含化复方丹参滴丸,或速效救心丸,或麝香保心丸缓解疼痛。

1. 气虚血瘀

证候:胸痛、胸闷,动则加重,休息减轻,伴短

气乏力,汗出心悸。舌体胖大,边有齿痕,舌质黯淡或有瘀点瘀斑,舌苔薄白,脉弦细无力。

证机分析:心气不足,血行瘀滞。

治法:益气活血,通脉止痛。

处理:(1)方药:保元汤合血府逐瘀汤。人参、黄芪补益心气,桃仁、红花、川芎、牛膝活血化瘀,赤芍、当归、生地黄养血活血,柴胡、枳壳、桔梗行气豁痰宽胸,甘草调和诸药。

(2)中成药:丹红注射液,每次20~40 mL,加入5%葡萄糖注射液100~500 mL中缓慢滴注,每日1~2次。通心络胶囊口服,一次2~4粒,每日3次。

(3)针灸:益气活血法。针刺内关、巨阙、膻中、神门、足三里、三阴交等穴,或加电针刺激针,用中强刺激,留针15~30分钟,务必使针感向心前区传导。

(4)其他疗法:中医泡洗技术。选用益气、活血中药随证加减,煎煮后,洗按足部,每日1次,每次15~30分钟,水温宜在37~40℃。

2.寒凝心脉

证候:胸痛彻背,胸闷气短,心悸不宁,神疲乏力,形寒肢冷。舌质淡黯,舌苔白腻,脉沉无力,迟缓或结代。

证机分析:阴寒凝滞,心阳不振。

治法:温补心阳,散寒通脉。

处理:(1)方药:当归四逆汤加味。当归补血活血,芍药养血柔肝,桂枝、附子温经散寒,细辛祛风散寒、除痹止痛,人参、甘草、大枣益气健脾,通草、三七末、丹参通行血脉。

(2)中成药:黄芪注射液,每次10~30 mL加入5%葡萄糖注射液250 mL中静脉滴注,每日1次。

(3)针灸:活血止痛法。针刺以心俞、厥阴俞穴为主穴,内关、膻中、通里、间使、神门、关元、百会、足三里穴为配穴,重灸关元、百会、足三里穴,其余穴位进行针刺,针刺用中等刺激,留针20~30分钟。

(4)其他疗法:中医泡洗技术。选用温阳、活血中药煎煮后,泡足,每日1次,每次15~30分钟,水温宜在37~40℃。

3.气阴两虚

证候:胸闷气短,倦怠乏力,自汗盗汗,咽干口燥。舌红少苔,脉细数无力。

证机分析:气阴两虚,血脉不畅。

治法:益气养阴,活血通脉。

处理:(1)方药:生脉散加味。人参、黄芪益气补心,麦冬、沙参养阴清热生津,五味子、浮小麦敛气止汗,丹参、三七活血通脉。

(2)中成药:参麦注射液100 mL,加入5%葡萄糖注射液250 mL中静脉滴注,每日1次。

(3)针灸:益气养阴止痛法。取心俞、厥阴俞、内关、膻中,中等刺激,留针20~30分钟。

4.阴竭阳脱

证候:心胸窒痛,胸中憋闷或有窒息感,面色苍白,大汗淋漓,烦躁不安或表情淡漠,重则神识昏迷,四肢厥冷,口开目合,手撒尿遗。脉疾数无力或脉微欲绝。

证机分析:心肾阴虚,虚阳欲脱。

治法:回阳救逆,益气固脱。

处理:(1)方药:独参汤灌胃或鼻饲。

(2)中成药:急用参附注射液50 mL,不加稀释,直接推注,每15分钟1次,直至阳气恢复、四肢转暖,改用参附注射液100 mL继续滴注;待病情稳定后,改用参附注射液100 mL,加入5%或10%葡萄糖注射液250 mL中静脉滴注。

【中西医协同诊疗思路】

虽然再灌注治疗大大提高了AMI患者院内生存率,但是依然面临各种难题。如溶栓引起的出血,PCI术中无复流现象,缺血再灌注损伤,支架内血栓形成,支架术后再狭窄、再闭塞等都直接影响患者的预后。而这些方面恰恰是中医治疗的切入点。通过已有的中西医结合临床研究,在血运重建、使梗死相关动脉再通的同时,合并中药治疗,可以实现心肌微循环的改善,缓解胸痛,防治并发症。

对一些有关急性心肌梗死的新问题,应在阐明病因病机的基础上,探讨其可能的中医治疗原则。如"再狭窄"等,目前中医认为本病(PTCA及支架置入术后再狭窄)属于"心痹"范畴。再狭窄的病机为血管内皮损伤,瘀血阻滞,血脉不通,心脉痹阻,属于血瘀证范畴。行PTCA及活血化瘀皆为治标之法,治疗再狭窄还需补气以扶正固本。气足血行,瘀去络通,是为标本同治之义。(图2-8)

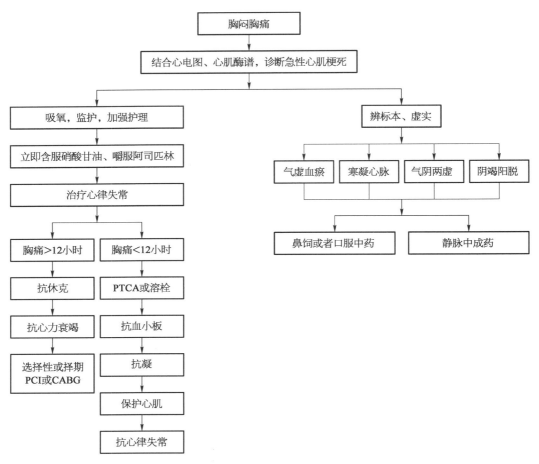

图 2-8　急性心肌梗死中西医协同诊疗思路导图

【预后与进展】

（一）预后

预后与梗死范围的大小，侧支循环产生的情况以及治疗是否及时有关。既往急性期住院病死率一般为 30% 左右，采用监护治疗后降至 15% 左右，采用溶栓疗法后再降至 8% 左右，住院 90 分钟内施行介入治疗后进一步降至 4% 左右。死亡多发生在第 1 周内，尤其在数小时内，发生严重心律失常、休克或心力衰竭者，病死率尤高。

（二）现代研究进展

1. 药物治疗　尼可地尔是由 N-（2-羟乙基）烟酰胺和有机硝酸酯的部分结构连接而成，是首个具有类硝酸酯作用并用于临床的 ATP 敏感的钾离子通道开放剂，使 K^+ 从细胞内流出增加，导致细胞膜超极化，抑制了 Ca^{2+} 流入，从而引起冠脉血管舒张，增加冠脉血流量。同时，可拮抗 ADP 诱导的血小板聚集，降低血液黏滞度，改善缺血区的微循环。尼可地尔还可以使血管平滑肌上的 K-ATP 通道开放，减少钙超载，从而减少心律失常的发生率。不论静脉还是冠脉内注射尼可地尔，都可以很好地起到预防无再流和慢血流的效果，在提高左室射血分数和减少术后不良反应方面也取得了较好的效果。

随着研究的深入和临床广泛的应用，氯吡格雷的不足逐渐被人们发现。研究表明，氯吡格雷在体内主要通过酶 CYP2C19 代谢，而该酶遗传多态性与其功能密切相关，特定基因型将会导致氯吡格雷疗效降低。新型 P2Y12 受体抑制剂抗血小板药物替格瑞洛的出现，解决了氯吡格雷个体差异的问题。一项国际多中心、随机、对照临床研究表明，氯吡格雷和替格瑞洛在 STEMI 患者治疗中的疗效和安全性无明显差异。我国最新指南也将替格瑞洛推荐等级上升为 A 级推荐，并且强调了 STEMI 患者应优选替格瑞洛，在替格瑞洛无法获得或有禁忌证时才选用氯吡格雷。

2000—2016 年研究中使用的干细胞多为心肌

球源性干细胞、自体骨髓单核细胞及间充质干细胞,其干细胞移植结果多为中性,因此,干细胞移植治疗心梗患者需更多研究验证疗效。

基因注射患者的生活质量、最大峰值耗氧量、左心室收缩末期容积等明显改善,并且1年随访的心血管事件概率较低、住院时间较短。但另有研究显示,基因注射不能改善射血分数及结局。

近年来研究发现,接种流感疫苗可降低心衰患者在流感季,甚至非流感季的全因死亡风险。美国心力衰竭协会以及我国心衰诊治相关指南皆建议,心衰患者应每年接种流感疫苗。

2. 器械治疗

(1)血栓抽吸术:在STEMI患者再灌注治疗中应用PCI治疗可使血栓形成区域的血管有效再通,但由于微血管水平的心肌再灌注与心外膜血管再灌注具有本质区别,血运完全重建后仍有部分患者由于微血管堵塞、远端栓子形成、再灌注损伤、缺血损伤等存在不完全心肌灌注,可能会造成梗死面积扩大、左心室功能不全等,进而影响预后。血栓抽吸术在STEMI患者置入支架前进行,可有效减轻血管的梗阻程度,改善不完全心肌灌注。血栓抽吸术有利于PCI治疗支架置入,可使操作更为安全与顺畅,其还可降低血管梗阻与远端栓塞的发生率,减轻血栓负荷。张云等研究发现,STEMI患者应用血栓抽吸术,可增加心肌供血,促进PCI治疗术后心功能恢复,从而改善预后。

(2)冠状动脉激光形成术(CLA):CLA最早在20世纪80年代兴起,是一种用激光再通阻塞冠状动脉的新方法。这种方式能够通过激光产生的热效应或光化学效应,全面汽化血管中的阻塞性病灶而令其实现再通。现如今,此类技术有所完善,已然成为了处理阻塞冠脉的一类重要治疗手段。当前的激光源主要为准分子激光,被认为是较为理想的激光种类,能够直接分解病变组织的化学分子键。全面消融可包括钙化斑块在内的各类斑块,完成消融之后,创面光滑性强,不存在碳化层覆盖,容易修复,不易出现血栓阻塞。

心梗后心衰终末期患者可选择心脏移植,但心脏移植的应用局限,可考虑辅助装置治疗。全人工心脏(TAH)因含左右两个泵,其在心脏的安装更加适应心梗患者解剖发生变异,未来在心脏移植方面有较大应用价值。目前已研发出适合晚期心衰儿童(体积50 cm³)的设备。

3. 疾病概况 第4次心肌梗死的全球定义仍将心梗分成5型。动脉粥样斑块急性破裂导致的心梗为1型,2型心梗则是无动脉粥样硬化基础上的血栓形成,属于心肌氧供和氧需的改变。

研究认为2型心梗主要有以下几个特征。① 发病率高:57%的心梗为2型,多数因其他疾病导致冠脉供血不足。② 症状:患者较少有胸痛,多数表现为呼吸困难或其他非典型症状。③ 心电图:1%~24%有ST段抬高,ST段改变越严重,预后越差。④ 2型心梗的冠脉造影:伴或不伴阻塞性CAD,冠脉造影可正常,可存在冠脉痉挛、栓塞、内皮功能障碍或动脉夹层、冠脉血栓等。⑤ 心肌肌钙蛋白:2型心梗者的cTn水平比1型心梗值低,但不能凭之区分两者。⑥ 预后:2型心梗患者心血管死亡率和发生重大心血管事件的风险高。多数2型心梗者死于非心血管因素。长期随访提示,心血管死亡率可解释24%~43%的死亡。⑦ 治疗:对有合并症的老年重症患者,首先要稳定病情,纠正和控制原发疾病。对于高风险和存在心肌缺血的患者,应进行积极管理,给予风险评估后采取进一步治疗。

4. 机制研究 心肌梗死后心室重构一直是心梗后不良预后的关键。心肌纤维化可损害心脏的收缩和舒张功能,故抗心肌纤维化治疗对减缓或降低心室重构具有重要的临床意义。虽然目前有很多关于心肌纤维化的基础研究,但抗纤维化的明确机制还不清楚,临床上仍没有具体的抗纤维化治疗的药物。心梗后的5日内是急性炎症的暴发期,之后炎症逐渐消退。以单核细胞的募集作为减少炎症的靶点,对增强心脏修复具有保护作用。研究发现,改变巨噬细胞M1型向M2型转化,可提高梗死后心脏的修复和功能。单核/巨噬细胞是心梗后的主要炎症细胞,通过表型的转化对梗死后心脏发挥不同的功能。以表观遗传调控巨噬细胞的极化和表型转化作为治疗靶点,通过外泌体介导细胞间的信号传导调控巨噬细胞极化状态,改变M1与M2表型的比例与其分泌物的产生,从而减轻纤维化,逆转心肌重构,将成为干预心肌纤维化发生发展的新思路与靶点。

近几年,外泌体在心肌梗死中的作用研究取得了很大进展,但相关研究结果在应用于临床之前还有许多挑战需要克服。其一,作为疾病诊断和评估的生物学标志物,其特异性、敏感性及是否能够早期诊断疾病尚需要进一步的研究。其二，外泌体的循环数量及内容物的组成受不同病理情况的影响较大，二者之间的关系也需要继续探索。外泌体作为邻近和远处细胞间的细胞通信方式之一，与传统的方式有所不同，对其作用机制的进一步研究将为疾病的靶向治疗提供新的策略和方法。

5. 中医对急性心肌梗死治疗的新方法 随着对急性心肌梗死认识的不断深入、医疗技术的不断创新，现代医学不断提出一些新的急性心肌梗死治疗方法，中医在这方面也有不断的创新。例如"血管生成的中药治疗法"。尽管冠状动脉血管重建使许多冠心病患者的临床症状得以改善，也使部分患者的寿命得以延长，但冠状动脉介入治疗有较高的再狭窄发生率，而血管旁路手术后移植血管仍有进行性动脉粥样硬化性闭塞的问题。对相当一部分不能进行血管重建治疗的患者，目前尚无解决方法，由此提出了"促血管新生治疗"的问题，即有无可能通过某些药物的治疗，增加有功能的冠状动脉分支或侧支循环，达到恢复缺血心肌血供、改善患者症状和预后的目的。因此，目前正在探索采用"血管生成治疗法"来促进缺血心肌区域侧支循环的建立健全和动脉血管的新生，从而达到治疗冠心病的目的，这也是目前国际心血管病学界的研究热点。从中医治疗胸痹、心痛的最常用处方中进行筛选，寻找有显著促血管新生的中药，在此基础上根据中医辨证论治的特点，进行合理组方，能为冠心病患者提供更有效的治疗手段，并寄希望于找到具有临床价值的促血管新生物质。

又如中药药物涂层支架。目前认为使用裸支架介入治疗后的再狭窄率可降为 20%~30%，但是支架本身的致栓性和血管内膜增生是冠状动脉内支架术后再狭窄发生的主要原因，用支架携带抗栓和（或）抗增殖药物置入病变局部，理论上可抑制再狭窄的发生。预期药物涂层支架的再狭窄率在 10% 左右。大蒜素具有抗血栓形成、抑制血管平滑肌细胞（VSMC）增殖等多种生物特性，动脉粥样硬化的兔血管球囊损伤后喂饲大蒜素，可抑制内膜增生。已有在一种血浆包膜支架上携带大蒜素置入犬冠状动脉的实验研究，该研究初步显示大蒜素包膜支架可抑制术后再狭窄发生。

（江 泳）

第四节

急性心力衰竭

心力衰竭（heart failure，HF）简称心衰，是各种心脏结构或功能性疾病导致心室充盈和（或）射血功能受损，心排血量不能满足机体组织代谢需要，以肺循环和（或）体循环淤血，器官、组织血液灌注不足为临床表现的一组综合征，主要表现为呼吸困难、体力活动受限和体液潴留。根据心衰发生的时间、速度、严重程度，可分为慢性心衰和急性心衰。急性心力衰竭（acute heart failure，AHF）是指心力衰竭急性发作和（或）加重的一种临床综合征，可表现为急性新发或慢性心衰急性失代偿。

中医范畴的心衰，是指心体受损，脏真受伤，心脉气力衰竭所致的危重病症。心衰指因心病日久，而致阳气虚衰，运血无力，或气滞血瘀，心脉不畅，血瘀水停，以喘息心悸、不能平卧、咳吐痰涎、水肿少尿为主要表现的脱病类疾病。

中医古籍中的论述，在《脉经·卷三·脾胃第三》中就有心衰的描述"心衰则伏，肝微则沉，故令脉伏而沉"，《圣济总录·心脏门》也有记载："心衰则健忘，不足则胸腹胁下与腰背引痛，惊悸，恍惚，少颜色，舌本强。"虽然原文中提及心衰，但并非现代医学的心衰，汉代张仲景首提"心水"病名，其《金匮要略·水气病脉证并治》中"其身重而少气，不得卧，烦而燥，其人阴肿"等心水症状的描述被后世认为是中医古籍中最接近心力衰竭的论述。现代医学中的心力衰竭属于中医学"喘证""痰饮""水肿""心胀""心痹""心水"等范畴。如《素问·逆调论篇第三十四》"夫不得卧，卧则喘者，是水气客也""水在心，心下坚筑、短气，是以身重少气也。肾者水脏，主津液，主卧而喘也"，是以喘证来论述心衰。

【病因病理】

（一）西医病因病理

急性心衰通常由一定的诱因引起急性血流动力学改变。

1. 危险因素

（1）心肌损害：① 原发性心肌损害。冠状动脉疾病导致缺血性心肌损害，如心肌梗死、慢性心肌缺血；炎症和免疫性心肌损害，如心肌炎、扩张型心肌病；遗传性心肌病，如家族性扩张型心肌病、肥厚型心肌病、右室心肌病、心肌致密化不全、线粒体肌病等。②继发性心肌损害。内分泌代谢性疾病（如糖尿病、甲状腺疾病）、系统性浸润性疾病（如心肌淀粉样变性）、结缔组织病、心脏毒性药物等并发的心肌损害。

（2）心脏负荷过重：①压力负荷（后负荷）过重。见于高血压、主动脉瓣狭窄、肺动脉高压、肺动脉瓣狭窄等左右心室收缩期射血阻力增加的疾病。心肌代偿性肥厚以克服增高的阻力，保证射血量，久之终致心肌结构、功能发生改变而失代偿。②容量负荷（前负荷）过重。见于心脏瓣膜关闭不全及左右心或动静脉分流性先天性心血管病。此外，伴有全身循环血量增多的疾病，如慢性贫血、甲状腺功能亢进症、围生期心肌病、体循环动静脉瘘等，心脏的容量负荷增加。早期心室腔代偿性扩大，心肌收缩功能尚能代偿，但心脏结构和功能发生改变超过一定限度后即出现失代偿表现。③心室前负荷不足。二尖瓣狭窄、心脏压塞、限制性心肌病、缩窄性心包炎等，引起心室充盈受限，体循环和肺循环淤血。

2. 病因 ①感染：呼吸道感染是最常见、最重要的诱因，感染性心内膜炎也不少见，常因其发病隐匿而易漏诊。②心律失常：心房颤动是器质性心脏病最常见的心律失常之一，也是诱发心力衰竭最重要的因素。其他各种类型的快速型心律失常以及严重缓慢型心律失常，均可诱发心力衰竭。③血容量增加：如钠盐摄入过多，静脉液体输入过多、过快等。④过度体力消耗或情绪激动：如妊娠后期及分娩过程、暴怒等。⑤治疗不当：如不恰当地停用利尿药或降血压药等。⑥原有心脏病变加重或并发其他疾病：如冠心病发生心肌梗死，风湿性心瓣膜病出现风湿活动，合并甲状腺功能亢进或贫血等。

3. 病理

（1）心力衰竭始于心肌损伤，导致病理性重塑，从而出现左心室扩大和（或）肥大。起初，以肾素-血管紧张素-醛固酮系统（renin-angiotensin-aldosterone system，RAAS）、抗利尿激素激活和交感神经兴奋为主的代偿机制尚能通过水钠潴留、外周血管收缩及增强心肌收缩等维持正常的心脏输出，但这些神经体液机制最终将导致直接细胞

毒性，引起心肌纤维化，致心律失常及泵衰竭。

（2）Frank-Starling 机制：增加心脏前负荷，回心血量增多，心室舒张末期容积增加，从而增加心排血量及心脏做功量，但同时也导致心室舒张末压力增高，心房压、静脉压随之升高，达到一定程度时可出现肺循环和（或）体循环静脉淤血，如图2-9所示的左心室功能曲线。

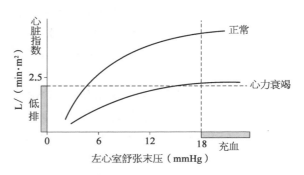

图2-9 左心室功能曲线

（3）神经体液机制：当心脏排血量不足，心腔压力升高时，机体全面启动神经体液机制进行代偿：一是交感神经兴奋性增强心力衰竭患者血中去甲肾上腺素（NE）水平升高，作用于心肌细胞上肾上腺素能受体，增强心肌收缩力并提高心率，从而提高心排血量。但同时周围血管收缩，心脏后负荷增加及心率加快，均使心肌耗氧量增加。NE还对心肌细胞有直接毒性作用，促使心肌细胞凋亡，参与心室重塑的病理过程。此外，交感神经兴奋还可使心肌应激性增强而有促心律失常作用。二是RAAS激活心排血量降低，致肾血流量减低，RAAS激活，心肌收缩力增强，周围血管收缩维持血压，调节血液再分配，保证心、脑等重要脏器的血供，并促进醛固酮分泌，水、钠潴留，增加体液量及心脏前负荷，起到代偿作用。同时，RAAS激活促进心脏和血管重塑，加重心肌损伤和心功能恶化。

（4）其他体液因子的改变：心力衰竭时除了上述两个主要神经内分泌系统的代偿机制外，另有众多体液调节因子参与心血管系统调节，并在心肌和血管重塑中起重要作用。①精氨酸加压素（arginine vasopressin，AVP）：由垂体释放，具有抗利尿和促周围血管收缩作用。其释放受心房牵张感受器（atrial stretch receptors）调控，心力衰竭时心房牵张感受器敏感性下降，不能抑制 AVP 释放，而使血浆 AVP 水平升高。AVP 可通过引起全身血管收缩，减少游离水清除，致水潴留增加，同

时增加心脏前、后负荷。心衰早期，AVP的效应有一定的代偿作用，而长期的AVP增加，将使心衰进一步恶化。②利钠肽类：人类有3种利钠肽类，心钠肽（atrial natriuretic peptide，ANP）、脑钠肽（brain natriuretic peptide，BNP）和C型利钠肽（C-type natriuretic peptide，CNP）。ANP主要由心房分泌，心室肌也有少量表达，心房压力增高时释放，其生理作用为扩张血管和利尿排钠，对抗肾上腺素、肾素-血管紧张素和AVP系统的水、钠潴留效应。BNP主要由心室肌细胞分泌，生理作用与ANP相似但较弱，BNP水平随心室壁张力而变化并对心室充盈压具有负反馈调节作用。CNP主要位于血管系统内，生理作用尚不明确，可能参与或协同RAAS的调节作用。心力衰竭时心室壁张力增加，BNP及ANP分泌明显增加，其增高的程度与心衰的严重程度呈正相关，可作为评定心衰进程和判断预后的指标。③内皮素、一氧化氮、缓激肽及一些细胞因子、炎症介质等均参与慢性心力衰竭的病理生理过程。④心室重塑：在心脏功能受损，心腔扩大、心肌肥厚的代偿过程中，心肌细胞、胞外基质、胶原纤维网等均发生相应变化，即心室重塑（ventricular remodeling）是心力衰竭发生发展的基本病理机制。除了因为代偿能力有限、代偿机制的负面影响外，心肌细胞的能量供应不足及利用障碍导致心肌细胞坏死、纤维化，也是失代偿发生的一个重要因素。心肌细胞减少使心肌整体收缩力下降，纤维化的增加又使心室顺应性下降，重塑更趋明显，心肌收缩力不能发挥其应有的射血效应，形成恶性循环，最终导致不可逆转的终末阶段。

（二）中医病因病机

心衰是因心痹、肺心病、心瘅、胸痹或风眩等病，病程日久；或过度劳累，损伤心气，阳气虚衰，搏血或运血无力，气虚血瘀，心脉不畅等引起；或突发心动悸，本已虚弱之心气无力以应，而诱发或加剧心衰。心阳不足，经气不利，血行不畅，水气内停，泛滥肌肤，凌心射肺，则发为心悸、喘促、水肿等症，而为心衰。

1. 外邪侵袭 久居潮湿之地，风寒湿邪内侵，损伤经脉而为痹证，复迁延，内舍于心，则血瘀内阻，阻遏心阳，心气鼓动乏力，心脉痹阻而发病；或外感风湿热、疫毒之邪，内陷心包，损及于心，以致心之阴血耗伤，阳气衰竭。

2. 饮食不节 饮食肥甘厚味，饮食过量，或饥饱无常，久损伤脾胃，运化失司，聚湿生痰，痰浊上犯于心，心脉痹阻，遏阻心阳而发心衰。吸烟、酗酒，损伤肺胃，痰热内蕴，痹阻心脉，也可导致心衰。

3. 情志失调 忧思恼怒，情志过极，心肝之气郁滞，血脉运行不畅，心之营运失常，发为心衰。

4. 劳逸失度 体劳过度，劳则气耗，损伤心气，推动无力；过逸少动，心之气内虚，血运瘀滞，心阳受遏，发为心衰。有心脏疾病的患者在妊娠期间或努力分娩时，易诱发本病。

5. 年老久病 年老体虚或久患心悸、心痹、胸痹、真心痛、肺胀、眩晕、消渴等病，使肾之元阴元阳亏耗，阳虚则不能鼓舞心阳，阴虚则不能上济心火，心血失运，发为心衰。

6. 禀赋异常 母体在妊娠早期感染邪毒，胎儿心脏受损，易致先天性心脏病，血不循常道，日久可发心衰。先天禀赋不足，精血虚于里，卫气弱于外，腠理失固，风寒湿热乘虚而入，反复感邪，诱发心衰。

本病基本病机为心之气血阴阳虚衰，脏腑功能失调，心失所养，心血不运，血脉瘀阻。病位在心，与肺、脾、肾、肝密切相关。肺为气之主，肾为气之根，心气虚可累及肺肾，肺失肃降；肾不纳气，又加重心气虚衰。脾阳不振，脾失健运，水饮内停，既可凌心犯肺，又能耗伤心气，使悸喘加重。心行血，肝藏血，心阳亏虚则心血瘀阻，肝失疏泄则藏血异常，瘀结胁下，形成癥积。病理性质总属本虚标实，本虚为气血阴阳亏虚，标实指瘀血、痰浊、水饮、气滞。初期以气虚为主，逐步发展成气阴两虚，进而导致阴阳两虚，最终出现亡阴亡阳，阴阳离决。瘀血、痰浊、水饮和气滞可以出现在心衰的各个时期，与气血阴阳虚损互为因果，直接影响心衰的形成、演变与预后。总之，心之阳气虚衰是其病理基础，血脉瘀滞为其中心环节。

【临床表现】

（一）病史

有原发性心脏病患者或无心脏病史患者，由于其他疾病出现高心排出量状态。

（二）症状与体征

突发严重呼吸困难，呼吸频率常达30~50次/

分,强迫坐位、面色灰白、发绀、大汗、烦躁,同时频繁咳嗽,咳粉红色泡沫状痰。极重者可因脑缺氧而致神志模糊。发病伊始可有一过性血压升高,病情如未缓解,血压可持续下降直至休克。听诊时两肺满布湿性啰音和哮鸣音,心尖部第一心音减弱,心率增快,同时有舒张早期第三心音奔马律,肺动脉瓣第二心音亢进。

（三）四诊要点

以心悸、气喘、肢体水肿为主证的一种病证。轻者可表现为气短、不耐劳力;重者可表现为喘息心悸、不能平卧,或咳吐痰涎,尿少肢肿,或口唇发绀、颈脉显露,甚则端坐呼吸、喘悸不休,汗出肢厥等。气虚血瘀者,舌淡黯有瘀斑,脉沉细或涩;气阴两虚者,舌面光滑暗红少苔,脉细数无力;阳虚水泛者,舌淡胖有齿痕,有瘀斑瘀点,脉沉细或涩;喘脱危证者,舌淡苔白,脉微细欲厥或疾数无力。

在心衰的早期,主要以咳喘、憋闷为临床表现,因此病位主要在心肺;在心衰的晚期,主要以气喘、下肢水肿为临床表现,因此病位主要在脾肾。心衰的病位在心,但是又不仅仅局限于心,其余诸脏均会对心产生影响,从而出现心衰。心衰还可导致多脏器功能衰竭,心气虚为心衰病机之本,瘀血水停为心衰病机之标。心主血脉,心气虚,则血行缓慢,甚至闭塞不通,从而发生心衰。尽管瘀血水饮继发于心气虚,但一旦有瘀血水饮形成,则会进一步对阳气造成损伤,因虚致实,由实致虚,形成恶性循环。

（四）分级分类

1. 急性心衰严重程度分级　Killip 分级:该法在急性心肌梗死患者中常用,对判断心肌受累的面积和患者的预后有益,同时对是否选择积极再通治疗有指导价值。心衰分级越严重,再通治疗获益越明显。

Ⅰ级:没有心力衰竭。没有心脏失代偿的临床表现。

Ⅱ级:有心力衰竭。可闻及啰音,S3 奔马率和肺充血。啰音局限在双下 1/2 肺野。

Ⅲ级:严重心力衰竭。明显的肺水肿,伴满肺湿啰音。

Ⅳ级:心源性休克。伴见低血压、发绀、少尿、出汗。

2. Forrester 法　该法适用于监护病房,需要满足血液动力学监测条件的病房、手术室。根据临床表现和血流动力学改变分为4组。临床表现主要以外周组织低灌注的程度(脉搏细弱、心动过速、神志谵妄、少尿)和肺淤血的程度(啰音与胸片改变)为主,血流动力学改变以心脏指数下降[≤2.2 L/(min·m²)]和肺毛压升高(>18 mmHg)为主。这一分级需要有创监测,不利于广泛推广,但对预后判断和指导治疗有重要价值。如图2-10所示。

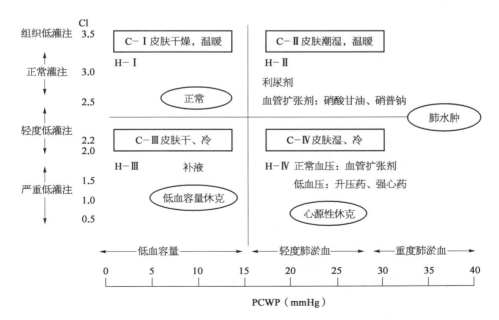

注:CI,心脏指数;HI~IV,血流动力学变化的程度;CI~IV,临床严重程度;PCWP,肺毛细血管楔压

图2-10　急性心力衰竭临床严重程度分级（Forrester）

3. **心源性休克的识别** 2021 版 ESC 心力衰竭指南将急性心衰分为急性失代偿性心力衰竭、急性肺水肿、孤立性右心室衰竭和心源性休克等几类。最严重的心源性休克,其主要表现为:持续性低血压,收缩压降至 90 mmHg 以下持续 30 分钟以上,PCWPN 18 mmHg,CIW 2.2 L/(min·m²),伴组织低灌注状态,如皮肤湿冷、苍白和发绀,尿量显著减少,意识障碍,代谢性酸中毒。

【辅助检查】

(一)检查项目

1. **利钠肽** 利钠肽是心衰诊断、患者管理、临床事件风险评估中的重要指标,临床上常用 BNP 及 NT-proBNP。未经治疗者若利钠肽水平正常,可基本排除心衰诊断;已接受治疗者利钠肽水平高,则提示预后差。但左心室肥厚、心动过速、心肌缺血、肺动脉栓塞、慢性阻塞性肺疾病(COPD)等缺氧状态,以及肾功能不全、肝硬化、感染、败血症、高龄等均可引起利钠肽升高,因此其特异性不高。

2. **肌钙蛋白** 严重心衰或心衰失代偿期、败血症患者的肌钙蛋白可有轻微升高,但心衰患者检测肌钙蛋白更重要的目的是明确是否存在急性冠状动脉综合征。肌钙蛋白升高,特别是同时伴有利钠肽升高,也是心衰预后的强预测因子。

3. **常规检查** 包括血常规、尿常规、肝肾功能、血糖、血脂、电解质等,对于老年人及长期服用利尿剂、RAAS 抑制剂类药物的患者尤为重要,在接受药物治疗的心衰患者需要适当监测。甲状腺功能检测不容忽视,因为无论甲状腺功能亢进或减退,均可导致心力衰竭。

4. **心电图** 心力衰竭并无特异性心电图表现,但能帮助判断心肌缺血、既往心肌梗死、传导阻滞及心律失常等。

5. **影像学检查**

(1)超声心动图:能准确地评价各心腔大小变化及瓣膜结构和功能,方便快捷地评估心功能和判断病因,是诊断心力衰竭最主要的仪器检查。① 收缩功能:以收缩末及舒张末的容量差计算 LVEF 作为心力衰竭的诊断指标,虽不够精确,但方便实用。② 舒张功能:超声心动图是临床上最实用的判断舒张功能的方法。可有导致舒张期功能不全的结构基础,如左心房肥大、左心室壁增厚等。心动周期中舒张早期心室充盈速度最大值为 E 峰,舒张晚期(心房收缩)心室充盈最大值为 A 峰,正常人 E/A 比值不应小于 1.2,中青年更大。舒张功能不全时,E 峰下降,A 峰增高,E/A 比值降低。对于难以准确评价 A 峰的心房颤动患者,可利用组织多普勒评估二尖瓣环测得 E/E,比值若>15,则提示存在舒张功能不全。但尚需根据患者临床表现,综合评价是否存在舒张功能不全,而不能单纯依据超声结果进行诊断。

(2)X 线检查:可作为确诊左心衰竭肺水肿的主要依据,并有助于心衰与肺部疾病的鉴别。心影大小及形态为心脏病的病因诊断提供了重要的参考资料,心脏扩大的程度和动态改变也间接反映了心脏的功能状态,但并非所有心衰患者均存在心影增大。

急性心衰患者胸部 X 线片显示:早期间质水肿时,上肺静脉充盈、肺门血管影模糊、小叶间隔增厚;肺水肿时表现为蝶形肺门;严重肺水肿时为弥漫满肺的大片阴影。重症患者采用漂浮导管行床旁血流动力学监测,肺毛细血管楔压随病情加重而增高,心脏指数则相反。

(二)主要危重指标与监测

1. **床旁右心漂浮导管检查** 急性重症心衰患者必要时采用床旁右心漂浮导管(Swan-Ganz 导管)检查,经静脉将漂浮导管插入至肺小动脉,测定各部位的压力及血液含氧量,计算心脏指数(CI)及肺毛细血管楔压(PCWP),直接反映左心功能,正常时 CI>2.517 L/(min·m²),PCWP<12 mmHg。

2. **脉搏指示剂连续心排血量监测** 危重患者也可采用脉搏指示剂连续心排血量监测(pulse indicator continuous cardiac output,PiCCO)进行动态监测,经外周动静脉置管,应用指示剂热稀释法估测血容量、外周血管阻力、全心排血量等指标,更好地指导容量管理,通常仅适用于具备条件的 CCU、ICU 等病房。

【诊断与鉴别】

(一)诊断要点

患者病程迁延缓慢,具有心痹、肺心病、胸痹(心痛)等器质性心脏病的基础,常于劳作或夜间平卧或有其他疾病时诱发或加重。平时有心悸、气促、胸闷等症,发作时诸症加重,端坐不能平卧,下肢水肿,甚或有腹水,少尿,腹胀纳差,咳吐痰涎或咯血。口唇发绀,颈静脉怒张,肝颈静脉回流征阳性,肝肿大压痛,心界扩大,脉搏增快,肺底或全肺有湿啰音等。X 线、超声心动图等检查示心室、心房扩大。具有原心脏病的症状和体征。根据典型症状与体征,一般不难做出诊断。临床评估时应尽快明确:容量状态、循环灌注状态、急性心衰诱因及合并症情况。疑似患者可行 BNP/NT - proBNP 检测鉴别,阴性者几乎可排除急性心力衰竭的诊断。

(二) 鉴别诊断

西医鉴别

1. **支气管哮喘** 严重左心衰竭患者常出现心源性哮喘,应与支气管哮喘相鉴别。前者多见于器质性心脏病患者,发作时必须坐起,重症者肺部有干湿性啰音,甚至咳粉红色泡沫痰;后者多见于青少年有过敏史,发作时双肺可闻及典型哮鸣音,咳出白色黏痰后呼吸困难常可缓解。测定血浆 BNP 水平对鉴别心源性和支气管性哮喘有较大的参考价值。

2. **心包积液、缩窄性心包炎** 由于腔静脉回流受阻同样可以引起颈静脉怒张、肝大等表现,应根据病史、心脏及周围血管体征进行鉴别,超声心动图、CMR 可确诊。

中医类证鉴别

1. **喘证(心衰)与哮证** 喘证是指气息而言,以张口抬肩,呼吸困难,甚则喘息不能平卧为主要表现。哮证是指声响而言,以喉中哮鸣音为主要表现。哮必兼喘,但喘未必兼哮。

2. **胸痹(心衰)与真心痛** 二者均有胸痛的症状,但胸痹疼痛不如真心痛剧烈,为心痛轻症,多为心脉挛急所致。真心痛为心痛重症,多为心脉闭塞所致,常伴大汗出、肢冷、面白、唇紫、手足青、脉结代等危重症,可资鉴别。

3. **心悸(心衰)与怔忡** 二者病因不同,病情程度也有轻重之别。怔忡由内因引起,并无外惊,自觉心中惕惕,稍扰即发;心悸以心慌为主,病情轻浅,可资鉴别。应辨虚实,可有心虚胆怯、心血不足、阴虚火旺、心阳不振、水饮凌心、痰阻心脉、痰火扰心等证。

4. **水肿(心衰)与臌胀** 臌胀是以腹大如鼓,皮色苍黄,青筋暴露,四肢消瘦为主要表现。如患者四肢水肿,不消瘦,无臌胀的其他症状,可辨为水肿。应鉴别阴水和阳水。阳水起病多为风邪、疮毒、水湿。发病较急,每成于数日之间,肿多由面目开始,自上而下,继及全身,肿处皮肤绷紧光亮,按之凹陷即起,兼有寒热等表证,属表、属实。阴水病因多为饮食劳倦,先天或后天因素所致的脏腑亏损。发病缓慢,肿多由足踝开始,自下而上,继及全身,肿处皮肤松弛,按之凹陷、不易恢复,甚则按之如泥,属里、属虚或虚实夹杂,病程较长。可见本病属阴水范畴。与臌胀相鉴别,两者皆可见水肿。心衰水肿以颜面及双下肢水肿为主;臌胀以腹部膨隆为主,甚可见青筋暴露。

【治疗】

(一) 西医治疗

急性左心衰竭时的缺氧和严重呼吸困难是致命的威胁,必须尽快缓解。治疗目标:改善症状,稳定血流动力学状态,维护重要脏器功能,避免复发,改善预后。

1. **一般处理** ① 体位:半卧位或端坐位,双腿下垂,以减少静脉回流。② 吸氧:立即高流量鼻管给氧,严重者采用无创呼吸机持续加压(CPAP)或双水平气道正压(BiPAP)给氧,增加肺泡内压,既可加强气体交换,又可对抗组织液向肺泡内渗透。③ 救治准备:静脉通道开放,留置导尿管,心电监护及经皮血氧饱和度监测等。④ 出入量管理。

2. **药物治疗** ① 镇静:吗啡 3~5 mg 静脉注射不仅可以使患者镇静,减少躁动所带来的额外的心脏负担,同时也具有舒张小血管的功能而减轻心脏负荷。必要时每间隔 15 分钟重复 1 次,共 2~3 次。老年患者可减量或改为肌内注射。② 快速利尿:呋塞米 20~40 mg 于 2 分钟内静脉注射,4 小时后可重复 1 次。除利尿作用外,其还有静脉扩张作用,有利于肺水肿缓解。③ 氨茶碱:能够解除支气管痉挛,并有一定的增强心肌收缩、扩张外周血管作用。④ 洋地黄类药物:毛花苷丙静脉给药最适合用于有快速心室率的心房颤动并心室扩大伴左心室收缩功能不全者,首剂 0.4~0.8 mg,

2 小时后可酌情续用 0.2~0.4 mg。

3. 血管活性药物的使用

（1）血管扩张剂：须密切监测血压变化，小剂量慢速给药并合用正性肌力药物。硝普钠：为动静脉血管扩张剂，静脉注射后 2~5 分钟起效，起始剂量 0.3 ng/(kg·min)静脉滴注，根据血压逐步加量。因含有氰化物，用药时间不宜连续超过 24 小时。硝酸酯类：扩张小静脉，降低回心血量，使左室舒张末压及肺血管压降低，患者对本药的耐受量个体差异很大，常用药物包括硝酸甘油、双硝酸异山梨醇酯。后者耐药性和血压、浓度稳定性优于硝酸甘油。α 受体拮抗剂：选择性结合 α 肾上腺受体，扩张血管，降低外周阻力，减轻心脏后负荷，并降低肺毛细血管压，减轻肺水肿，也有利于改善冠状动脉供血。常用药物乌拉地尔（urapidil，URA），扩张静脉的作用大于动脉，并能降低肾血管阻力，还可激活中枢 5-羟色胺 1A 受体（5-HTR1A），降低延髓心血管调节中枢交感神经冲动发放，且对心率无明显影响。人重组脑钠肽（rhBNP）：如奈西立肽（nesiritide），可扩张静脉和动脉，降低前后负荷，并具有排钠利尿、抑制 RAAS 和交感神经系统、扩张血管等作用，适用于急性失代偿性心衰。

（2）正性肌力药物：① 多巴胺受体兴奋剂：小到中等剂量多巴胺可通过降低外周阻力，增加肾血流量，增加心肌收缩力和心排血量而有利于改善症状。但大剂量可增加左心室后负荷和肺动脉压，对患者有害。多巴酚丁胺起始剂量同多巴胺，根据尿量和血流动力学监测结果调整，应注意其致心律失常的副作用。② 磷酸二酯酶抑制剂：米力农兼有正性肌力及降低外周血管阻力的作用，在扩血管利尿的基础上短时间应用米力农可能取得较好的疗效。③ 左西孟旦（levosimendan）：通过结合心肌细胞上的肌钙蛋白 C 来增强心肌收缩，并通过介导腺苷三磷酸敏感的钾通道，扩张冠状动脉和外周血管，改善顿抑心肌的功能，减轻缺血并纠正血流动力学紊乱，适用于无显著低血压或低血压倾向的急性左心衰患者。

（3）血管收缩剂：去甲肾上腺素、肾上腺素等对外周动脉有显著缩血管作用的药物，多用于正性肌力药无法明显改善的心源性休克。收缩外周血管重分配血流，但以增加左室后负荷为代价提高血压，保证重要脏器灌注。

4. 非药物治疗

（1）机械通气：包括无创机械通气和气管插管机械通气，应用于合并严重呼吸衰竭经常规治疗不能改善及心肺复苏患者。

（2）连续性肾脏替代治疗（continuous renal replacement therapy，CRRT）：在高容量负荷且对利尿剂抵抗、低钠血症且出现相应临床症状、肾功能严重受损且药物不能控制时，可用于代谢废物和液体的滤除，维持体内稳态。

（3）机械辅助循环支持装置：急性心衰经常规药物治疗无明显改善时可应用。① 主动脉内球囊反搏（intra-aortic balloon counterpulsation，IABP）：可用于冠心病急性左心衰患者，有效改善心肌灌注，降低心肌耗氧量并增加心排血量。② 体外膜式氧合（extracorporeal membrane oxygenation，ECMO）：在心脏不能维持全身灌注或肺不能进行充分气体交换时提供体外心肺功能支持。急性心衰时可替代心脏功能，使心脏有充分的时间恢复，可作为心脏移植过渡治疗。③ 可植入式电动左心室辅助泵 Impella：在急性心衰时通过辅助心室泵血来维持外周灌注并减少心肌耗氧量，从而减轻心脏的损伤。常用于左心室，也有用于右心室的设备。可用于高危冠心病患者和急性心肌梗死患者。

5. 病因治疗
应根据条件，适时对诱因及基本病因进行治疗。

（二）中医辨证论治

心衰的发生机制在于心体受损，真气衰竭，心脏瘀阻，水饮内停，故其治疗原则当以"损其心者，调其营卫"，祛邪扶正、标本同治为主，以强心利水、活血化瘀为根本大法。

1. 气虚血瘀

证候：气短或喘息、乏力、心悸，倦怠懒言，活动易劳累，自汗，语声低微，面色/口唇紫暗。舌质紫暗（或有瘀斑、瘀点或舌下脉络迂曲青紫），舌体不胖不瘦，苔白，脉沉、细或虚无力。

证机分析：心肺气虚，久留致瘀。

治法：补益心肺，活血化瘀。

处理：（1）方药：保元汤合血府逐瘀汤加减。药用人参（常用党参）、黄芪、茯苓、白术、桂枝、桃仁、红花、当归、川芎、赤芍、柴胡、枳壳、牛膝、桔梗、甘草等。

（2）中成药：参附注射液 50 mL，加入 5% 葡萄糖 20 mL 中,每日 1~2 次,静脉推注。福寿草 2 mL,每日 2 次,口服;0.25~0.5 mg,加入 25% 葡萄糖 20 mL 中,每日 1~2 次,静脉推注。葶苈子粉 1~2 g,每日 3 次,口服。

(3)针灸:益气活血法。针刺内关、膻中、心俞、膈俞、足三里穴,或加电针刺激(电压 6 V,频率 100 次/分)。艾灸血海穴,每次 10 分钟。

(4)其他疗法:中医泡洗技术。选用益气、活血中药随证加减,煎煮后,洗按足部,每日 1 次,每次 15~30 分钟,水温宜在 37~40℃。浸泡几分钟后,再逐渐加水至踝关节以上,水温不宜过高,以免烫伤皮肤。

2. 气阴两虚血瘀

证候:气短,喘息,乏力,心悸,口渴,咽干,自汗,盗汗,手足心热,面色、口唇紫暗。舌质暗红或紫暗(或有瘀斑、瘀点或舌下脉络迂曲青紫),舌体瘦,少苔,或无苔,或剥苔,或有裂纹,脉细数无力或结代。

证机分析:气阴耗竭,血停成瘀。

治法:益气养阴,活血化瘀。

处理:(1)方药:生脉散合血府逐瘀汤加减。药用人参(常用党参)、麦冬、五味子、生地黄、黄精、玉竹、桃仁、红花、当归、川芎、赤芍、柴胡、枳壳、牛膝、桔梗、甘草等。

(2)中成药:北五加皮粗苷,每次 20 mg,每日 3 次,口服,2 日后改为每日 20~40 mg 维持。参麦注射液 100 mL,加入 5% 葡萄糖注射液 250 mL 中静脉滴注,每日 1 次。

(3)针灸:益气活血法。针刺内关、神门、足三里、三阴交等穴,或加电针刺激(电压 6 V,频率 100 次/分)。艾灸足三里穴,每次 10 分钟。

(4)其他疗法:中医泡洗技术。选用益气、养阴、活血中药随证加减,煎煮后,洗按足部,每日 1 次,每次 15~30 分钟,水温宜在 37~40℃。

3. 阳气亏虚血瘀

证候:气短,喘息,乏力,心悸,怕冷和(或)喜温,胃脘/腹/腰/肢体冷感,冷汗,面色、口唇紫暗。舌质紫暗(或有瘀斑、瘀点或舌下脉络迂曲青紫),舌体胖大,或有齿痕,脉细、沉、迟无力。

证机分析:阳气亏脱,血凝成瘀。

治法:温阳益气,活血化瘀。

处理:(1)方药:真武汤合血府逐瘀汤加减。药用人参(常用党参)、黑附片、茯苓、白术、炮姜、

芍药、桂枝、桃仁、红花、当归、川芎、柴胡、枳壳、牛膝、桔梗、甘草等。兼痰浊者,加瓜蒌、薤白、半夏、陈皮、杏仁等;兼水饮者,加葶苈子(包煎)、茯苓皮、泽泻、车前子(草)、大腹皮、五加皮等以化痰利水。

(2)中成药:参附注射液 20 mL 静脉注射,10~20 分钟后,用参附注射液 50 mL 加入 5% 葡萄糖注射液 100 mL 中静脉滴注。

(3)针灸:益气扶阳。针刺关元、内关、神门、足三里穴,或加电针刺激(电压 6 V,频率 100 次/分)。艾灸关元穴,每日 1 次,每次 10 分钟。

(4)其他疗法:中医泡洗技术。选用益气、温阳、活血中药随证加减,煎煮后,洗按足部,每日 1 次,每次 15~30 分钟,水温宜在 37~40℃。

急性患者多在上述基本证型基础上出现阳虚水泛、水饮凌心,甚至喘脱或痰浊壅肺。

4. 阳虚喘脱

证候:喘息不得卧,烦躁,汗出如油,四肢厥冷,尿少,肢肿。舌淡暗苔白,脉微细欲绝或疾数无力。

证机分析:阳气渐微,肺气不利。

治法:回阳固脱。

处理:(1)方药:参附龙牡汤加味。药用人参(常用党参)、炮附子、煅龙骨、煅牡蛎、干姜、桃仁、红花、紫石英、炙甘草等。

(2)中成药:参附注射液 20 mL 静脉注射,继用参附注射液 50 mL 加入 5% 葡萄糖注射液 100 mL 中静脉滴注。黄芪注射液 50 mL,加入 5% 葡萄糖注射液 100 mL 中静脉滴注。

(3)针灸:回阳救逆。针刺关元、内关、肾俞、三阴交穴,或加电针刺激(电压 6 V,频率 100 次/分)。艾百会、膻中穴,每日 1 次,每次 10 分钟。

(4)其他疗法:穴位注射。参附注射液 0.5 mL,双侧内关穴注射。

5. 阳虚水泛

证候:喘促,心悸,痰涎上涌,或咯吐粉红色泡沫样痰,口唇青紫,汗出肢冷,烦躁不安,肢肿。舌质淡暗,苔白水滑,脉细促。

证机分析:阳气日损,久及肺肾。

治法:温阳利水,泻肺平喘。

处理:(1)方药:真武汤合葶苈大枣泻肺汤加减。药用黑附片、白术、白芍、猪苓、茯苓、车前子(草)、泽泻、葶苈子、炙甘草、地龙、桃仁、煅龙骨、煅牡蛎等。

（2）中成药：参附注射液 20 mL 静脉注射，10~20 分钟后，用参附注射液 50 mL 加入 5% 葡萄糖注射液 100 mL 中静脉滴注。葶苈子粉 1~2 g，每日 3 次，口服。

（3）针灸：温阳利水。针刺关元、神门、太溪、阴陵泉穴，或加电针刺激（电压 6 V，频率 100 次/分）。艾灸涌泉穴，每日 1 次，每次 10 分钟。

（4）其他疗法：耳针。针刺肾上腺、皮质下、心、肝、肾，留针 30 分钟。

6. 痰浊壅肺证

证候：咳喘痰多，心悸，动则尤甚，或发热、恶寒，尿少肢肿，或颈脉怒张。舌暗或暗红，苔白腻或黄腻，脉细数或细滑。

证机分析：肺气不利，生化无源。

治法：宣肺化痰，蠲饮平喘。

处理：（1）方药：三子养亲汤合真武汤加减。药用炙苏子、白芥子、莱菔子、款冬花、地龙、葶苈子、车前子、桃仁、杏仁、炙枇杷叶、黑附片、白术、白芍、茯苓等。急则治标，偏寒痰加细辛、半夏、生姜等药物；偏热痰去黑附片，加黄芩、桑白皮、瓜蒌、贝母、鱼腥草、冬瓜仁等药物。

（2）中成药：痰热清注射液 50 mL，加入 5% 葡萄糖注射液 100 mL 中静脉滴注，每日 1~2 次。清开灵注射液 40~60 mL，加入 5% 葡萄糖注射液或生理盐水 100 mL 中静脉滴注，每日 1~2 次。

【中西医协同诊疗思路】

1. 应尽量缩短确诊及开始治疗的时间

（1）在急性心衰的早期阶段，如果患者存在心源性休克或呼吸衰竭，需尽早给予循环支持和（或）通气支持。

（2）应迅速识别威胁生命的心衰病因（ACS、高血压急症、心律失常、急性机械并发症、急性肺栓塞等），并给予针对性治疗。这一思维过程类似于中医辨证思路中的辨缓急、辨诱因、辨原发病。

（3）根据急性心衰临床分类（分类的依据为有无淤血表现和外周组织灌注情况）选择最优化的治疗策略：详细描述急性心衰患者的临床分型及对应的血流动力学特点，根据床旁体格检查，明确患者是否存在充血（湿或干）和（或）外周低灌注（冷或暖），将 AHF 分为以下 4 型。① 暖湿（灌注好，充血）最常见。② 冷湿（低灌注，充血）。③ 冷干（低灌注，无充血）。④ 暖干（灌注好，无充血）代偿。这种分型方法有助于指导临床外周循环阻力调整血管活性物的使用。这种分型是依据临床上的冷热干湿，也可用于中医的辨证，从而指导辨证后下一步的论治。

2. 急性心衰一般处理 一般治疗包括镇静、吸氧、激素及利尿剂的使用。吗啡可缓解焦虑和呼吸困难，急性肺水肿患者可谨慎使用。

3. 急性心衰药物治疗

（1）血管扩张药：血管扩张药可减轻后负荷，迅速改善后负荷增高患者的症状，在收缩压 > 90 mmHg 的患者中可使用。除了既往的血管扩张药物之外，乌拉地尔可用于高血压合并急性心衰、主动脉夹层合并急性心衰的患者。

（2）洋地黄类药物：可改善症状，减少再住院率。

（3）改善预后的药物：对于新发心衰患者，在血流动力学稳定后，按慢性心衰给予改善心衰预后的药物，β 受体阻滞剂在急性心衰患者中可继续使用，但并发心源性休克时应停用。

（4）中医药治疗：无口服禁忌患者可根据辨证论治选择相应方剂。需控制补液量者，可选择浓煎。同时，根据辨证论治，可配合中成药注射剂治疗。（图 2-11）

4. 心衰的预防 对心衰的筛查和干预是心衰防控的重要策略。心衰的阶段划分（从 A 期到 D 期）正是为了尽早对存在心衰危险因素和心脏结构病变的人群进行识别和干预，体现了重在预防的理念，其中预防患者从阶段 A 进展至阶段 B（即防止发生结构性心脏病），以及预防从阶段 B 进展至阶段 C（即防止出现心衰的症状和体征）尤为重要，且与中医"治未病"的理念不谋而合。在 2018 版中国心力衰竭诊断和治疗指南中，推荐中医中药预防心衰，引用的相关文献涉及一项持续 12 周、纳入 512 例患者的多中心、随机、安慰剂对照研究，结果证实标准治疗基础上联合应用中药芪苈强心胶囊，可显著降低慢性心衰患者的氨基末端脑钠肽前体水平。但中西医结合治疗需注意潜在的中西药间相互作用导致的不良反应。

5. 关于个体化治疗 虽然基于循证的国内外心力衰竭管理指南不断更新，但指南建议的药物治疗（GDMT）在临床中仍未得到充分应用。很多患者并没有使用目标剂量的药物，导致心衰治疗

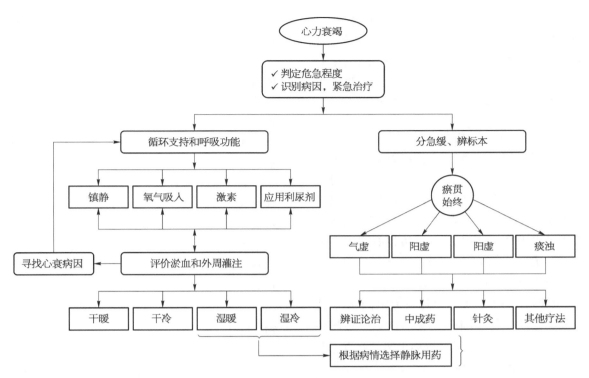

图2-11　急性心力衰竭中西协同诊疗思维导图

需求未被满足,其中一个重要的原因是低血压、心率、肾功能下降及高钾血症相关的耐受性问题导致药物没有按照指南推荐剂量使用。2021版ESC共识的一大特色就是提出个体化的心衰治疗方案。心衰患者存在较大的异质性,并不是所有的患者都能耐受各类心衰治疗药物,临床中制定治疗方案也不能"一刀切"。结合临床特征、生物标志物和成像技术对心衰患者进行分层,有助于确定个体化的治疗方案。生物标志物可以用于评估毒性、确定剂量范围、患者分层和治疗监测。"组学"数据、人工智能和机器学习方法将在未来发挥重要作用。

这一理念和中医因人制宜,注重个体差异的思路一致。心衰成因及诱因多样,个体差异非常大,常需要评估每个患者的具体情况,采用个体化治疗。即便是同一个患者,在不同时期,其治疗方案也常常需要改变。这种趋势,实质上正朝着中医辨证论治的方向靠拢。然而,由于西医一贯强调事物的一般性,略于事物的特殊性,故而在临床实践中,往往忽略了个体差异的存在;并且在评估患者状态时,西医往往须借助各种检查,一方面造成费用增加,另一方面也存在诸多不便。在我国基层地区,设备配置及人员技术条件又相对落后的情况下,使定期评估患者变得更加困难。而中

医采用望闻问切,结合天时地气,动态地对每个心衰患者进行评估,因人制宜,采用汤、膏、丸、散等不同剂型进行治疗,还可指导患者采用食疗、外治、艾疗等方法减轻症状、改善体质,存在一定优势。

【预后与进展】

(一)预后

1. 中医预后　心衰各证候间可相互转化,气虚可发展为阳虚或兼阴虚,气阴两虚可加重而转化为阴阳俱损或阳衰气脱证,本虚兼标实而见气虚血瘀或阳虚水泛。心衰若治养不当,可转为心源性脱证,预后不良,甚至导致死亡。

2. 现代预后评估　生存率是针对人群的描述,对患者而言,个体的预后更值得关注。准确的预后评估可为患者及其家属对未来生活的规划提供必要的信息,也能判断心脏移植及机械辅助治疗的可行性。LVEF降低、NYHA分级恶化、低钠血症、VO_2降低、血细胞比容下降、QRS波增宽、持续性低血压、心动过速、肾功能不全、传统治疗不能耐受、顽固性高容量负荷、BNP明显升高等,均为心衰高风险及再入院率、死亡率增高的预测因子。

3. 预后管理　①控制液体:指南指出合理控

制24小时液体出入量,保持出量多于入量500~1 500 mL;急性加重或难治性心衰床旁超滤治疗是减轻液体潴留的重要手段。② 房颤的心室率:心室率控制以减少运动和静息时的症状为目的,可以控制在60~100次/分,不超过110次/分。

(二)现代研究进展

1. 中医药研究进展 相关实验研究结果显示,心衰患者的病机以气虚血瘀证为主,治疗时应当采用益气活血方药进行治疗,可以使左心室射血能力增强,神经内分泌激素水平得到改善,血清炎症因子水平释放被抑制,并且可以有效提高患者的生存质量。芪苈强心胶囊为临床上常用的心衰治疗中成药,能够改善患者的心功能,提高射血分数,减轻临床症状。相关临床研究中,采用芪苈强心胶囊治疗心衰,结果显示患者的心脏彩超结果及神经内分泌激素水平均得到了明显改善。高群等通过研究黄芪总提取物发现,该药对心肌能量代谢的转运体及关键酶具有调控作用,同时还对心肌细胞代谢紊乱具有调节作用,可有效改善心功能。有学者在研究大鼠心肌舒张功能时发现,抗心力衰竭Ⅱ号方对RAAS系统激活可以起到抑制作用,从而使心肌细胞代谢得以改善,心肌纤维化被抑制,进而使心功能得到有效改善。岳珍珍等对气虚血瘀证慢性心衰采用振源胶囊治疗,发现其可以有效减轻患者的临床症状。谭劲杰等通过相关研究发现,参附强心合剂对于大鼠的症状以及相关实验室指标均有明显的改善作用。张杰等研究结果显示,芪参益气滴丸可以抑制肾素及血管紧张素Ⅱ的表达,同时促进血管紧张素Ⅱ受体的表达,使肾素-血管紧张素-醛固酮系统激活被抑制,从而增强大鼠的心脏血流动力。有研究对阳虚水泛证心衰患者采用真武汤治疗,发现其对心肌组织重塑具有抑制作用,且可使神经内分泌激素水平明显下降。相关实验研究发现,对大鼠慢性心衰模型采用苓桂术甘汤治疗,可使血清IL-1β、NF-κB水平及心肌组织的肿瘤坏死因子-α水平明显降低。有实验研究结果表明,炙甘草汤能够使大鼠缺血再灌注损伤后的左心功能明显增强,并且可使超氧化物歧化酶活性增强,对心肌组织起到保护作用。

2. 现代医学治疗进展 心力衰竭(心衰)一直是临床管理的重点和难点。随着对心衰发病机制的深入研究和药物学的进步,心衰药物治疗取得了重要突破,心衰治疗理念也日益更新。近数十年来,治疗策略从"强心利尿扩血管"到以β受体阻滞剂与ACEI为基础的神经激素抑制疗法,再到醛固酮拮抗剂加入后的"金三角",又到钠-葡萄糖共转运体-2(SGLT-2)抑制剂和改善心肌细胞内代谢的维利西呱,可谓"一路高歌",射血分数降低的心衰(HFrEF)患者的临床预后不断得到改善。

心衰治疗迈入了新的时代,但如何更好地将新药与经典药物肾素-血管紧张素系统(RAS)抑制剂、β受体阻滞剂的主流治疗方案相结合,很多医生仍然十分困惑。为更好地指导临床实践,ESC心衰指南(2021版)的作者发布了指南对心衰治疗的最新建议。

(1)HFrEF:SGLT-2抑制剂成为一线治疗药物。对于HFrEF,新指南定义为左室射血分数(LVEF)≤40%,即包括40%;LVEF 41%~49%定义为射血分数轻度降低的心衰(HFmrEF);对于射血分数保留的心衰(HFpEF)定义为LVEF≥50%,且伴有与左室舒张功能不全或左室充盈压升高(包括利钠肽水平升高)相关的结构或功能异常。除了RAS抑制剂、血管紧张素受体/脑啡肽酶抑制剂(ARNI)、β受体阻滞剂和醛固酮受体拮抗剂(MRA)等常用治疗药物外,新指南正式推荐SGLT-2抑制剂为HFrEF患者的一线治疗药物。

不同类别的药物应用顺序,指南给出了2条原则。首先,要考虑患者的特殊情况,如患者血压水平、肾功能情况。其次,在尽可能短的时间内给予患者所有四种药物。指南作者之一新德里Vijay Chopra指出,4种药物的应用顺序并不重要,重要的是在发病之初的4~6周内,所有4种药物均要使用,初始时可以小剂量给药,然后逐渐增加剂量。其他药物可以个体化实施,如充血患者使用袢利尿剂,缺铁患者补充铁剂,以及根据患者是否合并房颤或冠状动脉疾病等合理使用其他药物。其他药物推荐建议包括:伊伐布雷定适用于静息心率增快、β受体阻滞剂存在禁忌的窦性心律患者;维利西呱适用于NYHA Ⅱ~Ⅳ级、LVEF<45%、BNP水平升高且对其他药物没有反应的慢性心衰患者。

(2)HFpEF:几乎没有更新。多年来,HFpEF一直是心衰治疗领域的顽疾。相比于HFrEF药物进展的"高歌猛进",HFpEF几乎处于无药可医的境地。此次新指南对 HFpEF 几乎没有任何更新。EMPEROR-Preserved 研究或许会改变这一局面。目前,指南强调筛查和治疗潜在的病因和合并症,并建议充血患者使用利尿剂缓解症状和体征。

（3）HFmrEF：传统药物推荐等级升高。基于对 CHARM 项目和 TOPCAT、PARAGON-HF 等研究的审查,指南推荐 HFmrEF 患者使用 ACEI、ARB、β 受体阻滞剂和 MRA,以及沙库巴曲缬沙坦改善预后（Ⅱb，C）。

合并其他疾病时的推荐建议：

（1）合并糖尿病：推荐使用 SGLT-2 抑制剂治疗心血管风险增加的 2 型糖尿病合并 HFrEF 患者,以减少心衰住院、心血管死亡、主要心血管事件、终末期肾病风险。

（2）合并缺铁：推荐所有心衰患者筛查贫血和铁缺乏情况;对于有症状的缺铁和 LVEF≤45% 的患者,推荐静脉补铁以改善症状和运动能力。对于近期住院、LVEF<50% 的缺铁患者,应考虑使用补铁剂进行静脉补铁,以降低心衰住院风险。

（3）合并肿瘤：对于心脏毒性风险增加的患者,建议在计划进行肿瘤治疗前进行心血管评估。肿瘤患者出现左室收缩功能障碍时,应考虑使用 ACEI 和 β 受体阻滞剂（优选卡维地洛）进行治疗。左室收缩功能障碍是指蒽环类化疗期间,LVEF 下降≥10% 至<50%。

（4）合并淀粉样变：对于遗传性或野生型 TTR 心脏淀粉样变、NYHA Ⅰ~Ⅱ级的心衰患者,建议使用氯苯唑酸治疗,以减少症状、心血管住院率和死亡率。

（石　怡　靳琪鹏）

第五节

高血压急重症

高血压急重症是指在原发性和继发性高血压患者中,在某些诱因作用下,血压突然和显著升高,舒张压>130 mmHg 和（或）收缩压>200 mmHg,同时伴有进行性心脏、脑、肾等主要靶器官功能急性受损的一种严重危及生命的临床综合征。包括高血压脑病、颅内出血、脑梗死、急性心力衰竭、肺水肿、子痫等。以往所谓的恶性高血压、高血压危

象等均属于此范畴。

高血压急重症临床表现多为剧烈头痛、头晕,故中医证属"头痛""眩晕"等范畴。头痛一证首载于《内经》,在《素问·风论》中称之为"首风""脑风",描述了"首风"与"脑风"的临床特点,并指出外感与内伤是导致头痛发生的主要病因。如《素问·风论》言"新沐中风,则为首风","风气循风府而上,则为脑风";《素问·五脏生成》言"头痛巅疾,下实上虚,过在足少阴、巨阳,甚则入肾"。在《内经》中认为,六经病变皆可导致头痛。汉代张仲景在《伤寒论》中论及太阳、阳明、少阳、厥阴病,均有头痛的见证,此因三阳经脉俱上会于头,厥阴经脉亦会于巅,故邪客诸经,循经上逆,发为头痛。李东垣在《东垣十书》中将头痛分为外感头痛和内伤头痛,根据症状和病机的不同而有伤寒头痛、湿热头痛、偏头痛、真头痛、气虚头痛、血虚头痛、气血俱虚头痛、厥逆头痛等。《丹溪心法·头痛》中又补充了痰厥头痛和气滞头痛,并提出若头痛不愈,可加引经药,言："头痛需用川芎,如不愈各加引经药。太阳川芎,阳明白芷,少阳柴胡,太阴细辛,厥阴吴茱萸。"加用引经药可以提高疗效,至今对临床仍有指导意义。

【病因病理】

（一）西医病因病理

ICU 患者引发高血压危象的主要病因有：① 缓进型或急进型高血压,其中一期和二期患者均可发生。② 多种肾性高血压,包括急性和慢性肾小球肾炎、慢性肾盂肾炎、肾脏结缔组织病变所致的高血压。③ 内分泌性高血压,其中有嗜铬细胞瘤、肾素分泌瘤等。④ 妊娠高血压综合征和卟啉病（紫质病）。⑤ 急性主动脉夹层和脑出血。⑥ 头颅外伤等。

在上述高血压疾病基础上,如有下列因素存在,易发生高血压急重症。① 寒冷刺激,精神创伤,外界不良刺激,情绪波动和过度疲劳等。② 应用单胺氧化酶抑制剂治疗高血压同时,食用干酪、扁豆、腌鱼、啤酒和红葡萄酒等富含酪氨酸的食物。③ 应用拟交感神经药物后,发生节后交感神经末梢的儿茶酚胺释放。④ 高血压患者突然停服可乐定等某些降压药物。⑤ 经期和绝经期的内分泌功能紊乱。

此外,平素没有高血压史的患者进入 ICU 后出现血压过高,除注意原发病和医源性因素外,还应关注患者是否有高度精神紧张、焦虑、失眠及各种原因引起的疼痛等。

高血压早期无明显病理改变。心脏和血管是高血压病理生理作用的主要靶器官。长期高血压引起的心脏改变,主要是左心室肥厚和扩大。长期高血压引起的全身小动脉病变,主要是壁腔比值增加和管腔内径缩小,导致重要靶器官,如心、脑、肾组织缺血。长期高血压及伴随的危险因素,可促进动脉粥样硬化的形成和发展,该病变主要累及体循环大中动脉。高血压时还可出现微循环毛细血管稀疏、扭曲变形,静脉顺应性减退。现在认为,血管内皮功能障碍是高血压最早期和最重要的血管损害。

1. **心脏** 长期压力负荷增高,儿茶酚胺与血管紧张素Ⅱ等生长因子都可刺激心肌细胞肥大和间质纤维化。高血压主要是左心室肥厚和扩大,根据左心室肥厚和扩张的程度,可以分为对称性肥厚、不对称性室间隔肥厚和扩张性肥厚。长期高血压发生心脏肥厚或扩大时,称为高血压心脏病。高血压心脏病常合并冠状动脉粥样硬化和微血管病变,最终可导致心力衰竭或严重心律失常,甚至猝死。

2. **脑** 长期高血压对脑组织的影响,无论是脑卒中或慢性脑缺血,都是脑血管病变的后果。长期高血压使脑血管发生缺血与变性,形成微动脉瘤,从而发生脑出血。高血压促使脑动脉粥样硬化,粥样斑块破裂可并发脑血栓形成。脑小动脉闭塞性病变,引起针尖样小范围梗死病灶,称为腔隙性脑梗死。高血压的脑血管病变部位,特别容易发生在大脑中动脉的豆纹动脉、基底动脉的旁正中动脉和小脑齿状核动脉。这些血管直接来自压力较高的大动脉,血管细长且垂直穿透,容易形成微动脉瘤或闭塞性病变。因此,脑卒中通常累及壳核、丘脑、尾状核、内囊等部位。

3. **肾脏** 肾单位数目随年龄增长而减少。长期持续高血压,使肾小球内囊压力升高,肾小球纤维化、萎缩及肾动脉硬化,进一步导致肾实质缺血和肾单位不断减少。慢性肾衰竭是长期高血压的严重后果之一,尤其在合并糖尿病时。恶性高血压时,入球小动脉及小叶间动脉发生增殖性内膜炎、纤维素样坏死,可在短期内出现肾衰竭。

(二)中医病因病机

头为"诸阳之会""清阳之腑",又为髓海之所在,居于人体之最高位,五脏精华之血,六腑清阳之气皆上注于头,手足三阳经亦上会于头。若六淫之邪上犯清空,阻遏清阳,或痰浊、瘀血痹阻经络,壅遏经气,或肝阴不足,肝阳偏亢,或气虚清阳不升,或血虚头窍失养,或肾精不足,髓海空虚,均可导致头痛的发生。

头痛之病因分为外感与内伤两类。外感多因六淫邪气侵袭所致,内伤多与情志不遂、饮食劳倦、禀赋不足、体虚久病、跌仆损伤、房劳过度等因素有关。高血压急重症所致头痛主要为内伤头痛。

1. **感受外邪** 起居不慎,感受风寒湿热之邪,邪气上犯巅顶,清阳之气受阻,气血凝滞,而发为头痛。风为百病之长,故外感六淫之中,以风邪为主要病因,且多挟寒、湿、热邪而发病。

2. **情志不遂** 情志失调,忧郁恼怒,肝失条达,气郁阳亢;或肝郁化火,阳亢火生,上扰清窍,可发为头痛。若肝火郁久,耗伤阴血,肝肾亏虚,精血不能上承,亦可引发头痛。

3. **禀赋不足或房室不节** 先天不足,或房劳过度,使肾精亏虚。肾主骨生髓,髓上通于脑,脑髓有赖于肾精的不断化生。《素问·海论》说"脑为髓之海",若肾精久亏,脑髓空虚,则会发生头痛,此为肾阴虚之头痛。亦可因为久病体虚,阴损及阳,肾阳虚弱,清阳不振而发为头痛,此类头痛临床较少见。

4. **饮食劳倦及体虚久病** 脾胃为后天之本,气血生化之源,《张氏医通》言"六腑清阳之气,五脏精华之血,皆朝会于高巅",若脾胃虚弱,气血化源不足;或病后正气受损,营血亏虚,不能上荣于脑髓脉络,可致头痛的发生;或因饮食不节,嗜酒肥甘,脾失健运,痰湿内生,阻遏清阳,上蒙清窍而为痰浊头痛。

5. **头部外伤或久病入络** 跌仆闪挫,头部外伤,或久病入络,气血滞涩,瘀血阻于脑络,不通则痛,发为头痛。

脑为髓海,依赖于肝肾精血和脾胃精微物质的充养,故内伤头痛之病机多与肝、脾、肾三脏的功能失调有关。肝主疏泄,性喜条达。头痛因于肝者;或因肝失疏泄,气郁化火,肝火炎上,上扰头窍而致;或因肝肾阴虚,肝阳偏亢而致。肾主骨生髓,脑为髓海。头痛因于肾者,多因房劳过度;或禀赋不足,使肾精久亏,无以生髓,髓海空虚,发为头痛。脾为后天之本,气血生化之源,头窍有赖于精微物质的滋养。头痛因于脾者,或因脾虚化源不足,气血亏虚,清阳不升,血虚头窍失养而致头痛;或因脾失健运,痰浊内生,阻塞气机,浊阴不降,清窍被蒙而致头痛。

【临床表现】

(一)病史

多数既往高血压病史的患者存在未规律监测血压及按时服药的现象,遇紧张、疲劳、寒冷、嗜铬细胞瘤发作、突然停服降压药等诱因,血压急剧上升,出现头痛、烦躁、眩晕、恶心、呕吐、心悸、气急及视力模糊等严重症状。

(二)症状与体征

高血压危象的症状、体征,除血压增高外,常因受累靶器官的不同而异。

1. 一般临床特点 ① 血压急剧升高,尤以收缩压变化明显,常超过 200 mmHg,甚至可达 230 mmHg 以上。② 多伴有烦躁不安、面色苍白、多汗、手足颤抖、心动过速等自主神经功能失调的症状或体征。③ 全身各主要靶器官常同时受累,同一患者易发生多个器官急性功能不全的改变,如急性心力衰竭、急性肺水肿、急性肾衰竭等。

2. 高血压脑病 高血压脑病是各种高血压急重症中最常见的类型,临床特点主要表现为:① 以急性颅内高压及脑水肿为特征性表现。② 首发症状多为剧烈头痛,烦躁不安,眼花耳鸣,同时伴有恶心、喷射样呕吐。③ 重症者可发生短暂性偏瘫、失语及抽搐或昏迷。④ 血压变化常以舒张压升高较收缩压更显著。⑤ 心率大多缓慢。

3. 高血压伴急性左心功能不全 无论收缩压、舒张压单独明显升高或同时明显升高,都可使心脏前后负荷受累骤然加剧,引起急性左心功能不全或急性肺水肿。临床主要特征表现为:① 血压升高明显,患者可出现突发性呼吸困难,端坐呼吸,不能平卧。② 剧烈咳嗽,逐渐出现白色或粉红色泡沫样痰。③ 心率增快,两肺可闻及干、湿性啰音。④ 此种类型多易发生于长期原发性高血压心脏已受累的患者。

4. 高血压伴急性冠状动脉综合征 ① 高血

压是冠心病的易患因素之一,冠心病患者伴高血压时可由于血压急剧升高而诱发心绞痛急性发作或急性心肌梗死。② 患者除有心前区疼痛外,常伴有心电图 ST-T 压低或升高。③ 对部分疼痛时间过长的患者,应查心肌酶谱。

5. 急性主动脉夹层 ① 此种情况最易发生在高血压伴主动脉粥样硬化的基础上,男性患者发病率偏高。② 最典型的症状为初发夹层部位的突发性、难以忍受的剧烈疼痛,以胸部最为多见,疼痛从出现即达高峰,有时不易与急性心肌梗死的胸痛区分。③ 常出现与血压不相平行的休克表现,即表现为大汗淋漓、颜面苍白、皮肤湿冷以及脉搏快速的同时,血压常明显偏高,即使发生一过性血压偏低,但很快又回升到较高水平。④ 部分患者可伴有急腹症或血尿。⑤ 如发生急性进行性贫血,常提示动脉夹层外破裂,而突发性外破裂可引起猝死。

6. 高血压伴急性肾功能不全 ① 无论是急进型恶性高血压,还是某些血压持续较高的症状性高血压,都可能发生急性肾功能不全;而原发性高血压患者也可由于长期肾受累,导致肾功能受损,在某些诱因的作用下发生急性肾衰竭。② 此类患者主要特征为尿常规改变及血尿素氮(BUN)、肌酐(CREA)增高,血电解质紊乱;临床出现少尿、无尿或消化系统症状,如恶心、呕吐,食欲减退等;血压较发病前明显增高且药物不易控制。

7. 高血压伴脑血管意外 血压过高除可引起高血压脑病外,还可导致一过性脑缺血(TIA)、急性脑出血的发生。在治疗过程中,由于血压的突升突降等不稳定因素影响,特别是伴有脑动脉粥样硬化、血脂过高、凝血功能障碍者,易发生急性缺血性脑卒中。此类患者的特征表现为:① 突发性的头痛、呕吐,失语或肢体运动障碍,重者可发生昏迷。② 查体常可发现定位性病理反射。③ 头部CT 检查常可协助诊断。

(三)四诊要点

以头部疼痛为主要表现。头痛部位可发生在前额、两颞、巅顶、枕项或全头部。疼痛性质可为跳痛、刺痛、胀痛、灼痛、重痛等;或见头痛如劈,呕吐频繁,手足震颤,四肢抽搐,半身麻木,甚至昏昏欲睡,舌质红,脉弦细;或头痛严重,头晕呕吐,红眼睛,口苦口干,急躁易怒,便秘尿黄,舌红,苔黄,脉弦数;或头痛昏蒙,视力模糊,恶心呕吐,嗜睡疲劳,行走不稳,呕吐痰,脉弦滑。

检查排除脑血管疾病。

【辅助检查】

（一）检查项目

1. 尿常规 主要包括尿蛋白、红细胞计数、管型及尿比重增加。

2. 肾功能 主要表现为 BUN、CREA 升高。

3. 血常规 慢性肾衰者常伴有继发性贫血，急性肾衰如无合并上消化道出血者，血常规一般无明显变化。

4. 影像学检查

（1）头部 CT：对有肢体运动异常或昏迷者应做头部 CT 检查以排除脑血管意外。

（2）肾脏彩超：慢性肾功能障碍者常伴有肾萎缩，而嗜铬细胞瘤者常有肾上腺区的占位性改变。

（3）胸片：急性心衰或急性肺水肿可伴有肺部 X 线改变，出现肺纹理增多、紊乱，呈现片状云雾形或肺门阴影增大呈蝶形及 Kerley A 或 B 线；心影增大，呈主动脉型或主动脉弓迂曲延长。

（4）CT 或磁共振：对疑为急性主动脉夹层者，普通胸片常缺乏特异性诊断，可行疑似部位的 CT 或磁共振检查。

5. 特殊检查 如果为了更进一步了解高血压患者的病理生理状况、靶器官结构与功能变化，可以有目的地选择一些特殊检查，例如 24 小时动态血压监测（ABPM）、踝/臂血压比值、心率变异、颈动脉内膜中层厚度（IMT）、动脉弹性功能测定、血浆肾素活性（PRA）等。24 小时动态血压监测有助于判断血压升高的严重程度，了解血压昼夜节律，指导降压治疗以及评价降压药物疗效。

（二）主要危重指标与监测

1. 血压 动态监测血压，不易降压过快。

2. 眼底改变 如出现视力模糊、视力丧失，需进行眼底检查是否存在视网膜出血、渗出；视乳头水肿。

3. 充血性心力衰竭 监测有无胸闷、心绞痛、心悸、气急、咳嗽，甚至咯泡沫痰等急性心衰的表现。

4. 肾功能 监测尿量，如出现少尿、无尿、蛋白尿、血浆肌酐和尿素氮升高，则提示急性肾功能衰竭。

5. 脑功能 如出现一过性感觉障碍、偏瘫、失语，严重者烦躁不安或嗜睡，需进行头颅 CT 或 MR

【诊断与鉴别】

（一）诊断要点

① 高血压危象多伴发在原发性高血压的基础上，血压检测对诊断有重要价值。② 对高血压既往史明确的患者，如无明显原因的头痛和呕吐，一定要注意高血压危象。③ 高血压危象首发症状可表现为昏迷，要注意与脑出血等脑血管意外相鉴别。④ 急性主动脉夹层是高血压危象中最容易漏诊的，若能除外急性心肌梗死所致的胸痛，对年龄较大或高血压病史较长的患者，一定要注意急性主动脉夹层的可能。⑤ 头部 CT 检查对某些高血压危象的诊断有重要价值，是一项不可忽视的检查项目。⑥ 对某些高血压危象，应边进行急救处理，边进行辅助检查，应抓紧一切可以利用的急救时机。⑦ 注意了解发病诱因，患者发病前或转入 ICU 后有否过度的情绪激动、精神紧张、过度劳累、失眠及大量过快的输血、输液。⑧ 对于由高血压危象转入 ICU 病房的患者，应向原科室医生了解用药情况，是否进行过适当处置，有否使用降压药物或扩张冠脉的药物，具体为哪一类药物、使用方法及剂量。对于原发性高血压患者，应注意追问治疗过程中有否突然停用降压药物。⑨ 针对神志不清楚的患者，应向 ICU 护士或转入科室人员询问，监护中发现血压升高的程度、发生的时间和其他伴随症状；有否内分泌靶腺体手术或其他应激事件的发生；手术麻醉过程中血压波动情况，有无使用过血管活性药物。

（二）鉴别诊断

西医鉴别

高血压诊断主要根据诊所测量的血压值，一般来说，左、右上臂的血压相差 <10~20 mmHg，右侧 >左侧。如果左、右上臂血压相差较大，要考虑一侧锁骨下动脉及远端有阻塞性病变，例如大动脉炎、粥样斑块。必要时，如疑似直立性低血压的患者，还应测量平卧位和站立位（1 秒和 5 秒后）血压。一旦出现高血压急重症，首先控制血压，其次对于继发性高血压，应鉴别病因及诱因。

1. 颈椎病 颈椎病患者颈椎间盘和关节的退行性改变，会压迫颈部交感神经节，使其兴奋，从而导致血压异常增高,一般情况下,血压的升高或降低与颈椎病的发病症状是同步的。当患者出现颈椎部位疼痛、头痛及头晕等症状时,血压就会出现上升的现象。当头颈部症状得到缓解之后,血压也会随之下降。在采取牵引和手法治疗颈椎病时,患者的血压会下降 20～30 mmHg,但是治疗间歇阶段,血压又会有所回升。

2. 肾动脉狭窄 可为单侧性肾动脉狭窄或双侧性肾动脉狭窄,病变性质可为先天性肾动脉狭窄、炎症性肾动脉狭窄和动脉粥样硬化性肾动脉狭窄等。动脉粥样硬化性者主要见于老年人,前两者则主要见于青少年,其中炎症性者尤多见于小于 30 岁女性,在我国常为多发性大动脉炎的一部分。因此,凡发生高血压突然加重或药物治疗效差的高血压患者,都应高度怀疑本病。体检时上腹部或背部肋脊角处高音调的收缩-舒张期或连续性杂音,或行静脉肾盂造影、核素肾图测定、腹部超声检查等帮助明确诊断。

3. 嗜铬细胞瘤 该类患者血压波动非常明显,即阵发性血压增高同时可伴有心动过速、头痛、出汗、面色苍白等症状,对一般降压药无反应。伴有高代谢表现、体重减轻、糖代谢异常等患者,需考虑本病的可能。血浆或尿儿茶酚胺的浓度增高可以确诊本病,经 CT、核素检查或血管造影对

肿瘤进行具体定位即可进一步治疗。

4. 皮质醇增多症 本病除有高血压外,还有向心性肥胖、面色红润、皮肤紫纹、毛发增多及血糖增高等表现,血皮质醇水平明显升高可明确诊断。

中医类证鉴别

头痛与眩晕可单独出现,也可同时出现。二者对比,头痛之病因有外感与内伤两方面,眩晕则以内伤为主。在辨证方面,头痛以疼痛为主,实证较多;而眩晕则以昏眩为主,虚证较多。

【治疗】

(一)西医治疗

首先应对严重程度进行评估,可以从以下 3 个方面对高血压急症的严重程度进行评估:① 通过了解基础血压,可以反映血压急性升高的程度,以评估对脏器损伤存在的风险。② 急性血压升高的速度和持续时间与病情严重程度相关,血压缓慢升高和(或)持续时间短,则严重性较轻,反之则较重。③ 影响短期预后的脏器损伤表现,包括肺水肿、胸痛、抽搐及神经系统功能障碍等。具体评价流程见图 2 - 12。

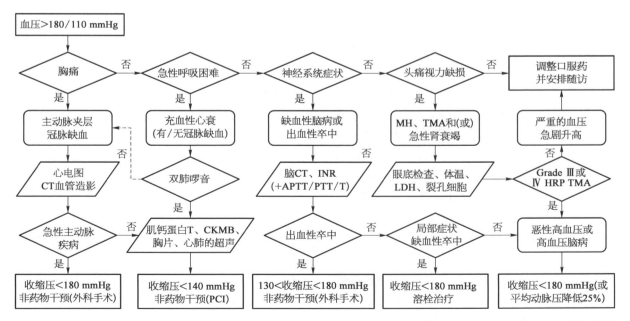

注:HRP(hypertensive retinopathy)为高血压视网膜病变;INR(international normalized ratio)为国际标准化比值;LDH(lactic dehydrogenase)为乳酸脱氢酶;CK - MB(creatine kinase - MB)为肌酸激酶同工酶;MH(malignant hypertension)为恶性高血压;APTT(activated partial thromboplastin time)为活化部分凝血活酶时间;PTT(partial thromboplastin time)为部分凝血活酶时间;TMA(thrombotic microangiopathy)为血栓性微血管病变;▭(端点)为标准流程的开始与结束,每一个流程图只有一个起点;◇(判断)为决策或判断;▱(数据)为数据的输入/输出;▭(进程)为要执行的处理事项

图 2-12 高血压急症患者的整体评价流程图

降压原则：高血压急症早期治疗原则是减少血压过高对靶器官的持续损伤，同时避免降压过快导致脏器灌注不足，积极寻找血压升高的诱因并尽快纠正。所有高血压急症都应给予起效快、可控性强的静脉降压药物，根据不同疾病的特点单用一种或者联合使用静脉降压药物进行快速而又平稳的降压，以最终达到目标血压。

高血压急症早期降压原则：初始阶段（数分钟到 1 小时内）血压控制的目标为平均动脉压的降低幅度不超过治疗前水平的 25%。在随后的 2~6 小时内将血压降至较安全水平，一般为 160/100 mmHg 左右。如果可耐受这样的血压水平且临床情况稳定，在之后 24~48 小时逐步降低血压达到正常水平。降压时需充分考虑患者的年龄、病程、血压升高的程度、靶器官损害和合并的临床状况，因人而异地制定具体的方案。

如果患者为急性冠脉综合征或既往没有高血压病史的高血压脑病（如急性肾小球肾炎、子痫所致等），初始目标血压水平可适当降低。对于收缩压在 150~220 mmHg 之间的脑出血患者，若无急性降压治疗的禁忌，将收缩压紧急降至 140 mmHg 是安全的；若为主动脉夹层动脉瘤，在患者可以耐受的情况下，降压的目标应该低至收缩压 100~110 mmHg，一般需要联合使用降压药，并要重视足量 β 受体阻滞剂的使用。对高血压亚急症患者，可在 20~48 小时内将血压缓慢降至 160/100 mmHg。

应注意有些降压药不适宜用于高血压急重症，甚至有害。例如：利血平肌内注射的降压作用起始较慢，如果短时间内反复注射，可导致难以预测的蓄积效应，发生严重低血压，同时引起明显嗜睡，干扰对意识状态的判断。因此，不主张用利血平治疗高血压急症。治疗开始时也不宜使用强力的利尿降压药，除非有心力衰竭或明显的体液容量负荷过度。因为多数高血压急症时交感神经系统和肾素血管紧张素系统过度激活，外周血管阻力升高，体内循环血量减少，强力利尿是危险的。

1. 快速降压药物

（1）硝普钠：能同时直接扩张动脉、静脉，降低心脏前后负荷。开始时以 50 mg/500 mL 浓度每分钟 10~25 μg 速率静滴，立即发挥降压作用。使用硝普钠必须严密监测血压，根据血压水平调节滴注速率，滴速稍有改变就有可能引起血压较大波动。停止滴注后，作用仅维持 3~5 分钟。硝普钠可用于各种高血压急重症。在通常剂量下，不良反应较轻，有恶心、呕吐、肌肉颤动等。滴注部位如药物外渗，可引起局部皮肤和组织反应。硝普钠在红细胞中代谢可产生氰化物，长期或大剂量使用，应注意可能会发生硫氰酸中毒，尤其是在肾功能损害者中使用。

（2）硝酸甘油：可扩张静脉和选择性扩张冠状动脉与大动脉。开始时以每分钟 5~10 μg 速率滴注，然后每 5~10 分钟增加滴注速率至每分钟 20~50 μg。降压起效迅速，停药后数分钟作用消失。硝酸甘油主要用于急性心力衰竭或急性冠脉综合征时的高血压急症。不良反应有心动过速、面部潮红、头痛和呕吐等。

（3）尼卡地平：二氢吡啶类钙通道阻滞剂。作用迅速，持续时间较短，降压作用同时能够改善脑血流量。开始时以每分钟 0.5 μg/kg 静脉滴注，逐步增加剂量到每分钟 6 μg/kg。该药主要用于高血压危象或急性脑血管病时的高血压急重症。其不良作用主要有心动过速、面部潮红等。

（4）地尔硫䓬：非二氢吡啶类钙通道阻滞剂。降压同时具有改善冠状动脉血流量和控制快速性室上性心律失常的作用。配制成 50 mg/500 mL 浓度，以每小时 5~15 mg 速率滴注，根据血压的变化调整速率。地尔硫䓬主要用于高血压危象或急性冠脉综合征。其不良作用主要有头痛、面部潮红等。

（5）拉贝洛尔：兼有 α 受体阻滞作用的 β 阻滞剂，起效较迅速（5~10 分钟），持续时间较长（3~6 小时）。开始时缓慢静脉注射 50 mg，以后可以每隔 15 分钟重复注射，总剂量不超过 300 mg，也可以每分钟 0.5~2 mg 速率静脉滴注。拉贝洛尔主要用于妊娠或肾衰竭时的高血压急症。不良反应有头晕、体位性低血压、心脏传导阻滞等。

（6）硫酸镁：1.0~2.5 g 硫酸镁，加入 5% 葡萄糖溶液 20~100 mL 中缓慢推注。主要用于子痫的治疗。不良反应主要有头晕、体位性低血压等。

（7）三甲噻方：神经节阻滞剂。已经不经常用于降压治疗，但在主动脉夹层的高血压急症处理中却是可选的最佳药物，降压作用同时能够降低主动脉剪切力，从而阻止夹层扩展。以 1 g/L 浓度每分钟 0.5~5 mg 速度静脉滴注。三甲噻方同时阻断交感和副交感神经，所以不良反应较多，主要有直立性低血压、排便和解尿困难等。

2. 快速脱水剂 ① 呋塞米 20~40 mg 静脉推

注,适用于急性左心衰或急性肺水肿。② 甘露醇 250 mL 快速静脉滴注,适用于高血压脑病或高血压伴脑血管意外。③ 镇静剂:地西泮 10 mg 静脉推注或肌注。④ 监测:有条件时应作颅内压监测及血流动力学监测。⑤ 其他:如老年人由于器官功能多处于临界状态,抢救时血压不宜大幅度骤降;疑为急性左心衰或急性肺水肿者,不宜选用高渗脱水剂;高血压伴发脑出血同时发生应激性溃疡出血者,不宜选择快速长效降压药物;高血压伴发急性心肌梗死时,降压宜选用半衰期较短的硝酸酯类或 β 受体阻滞剂;子痫可以硫酸镁作为降压的首选药物。

3. 序贯降压治疗　高血压急重症患者在最初阶段(24~48 小时)紧急控制血压后可以选择相应口服降压药维持治疗。常用降压药物可归纳为五大类,即利尿剂、β 受体阻滞剂、钙通道阻滞剂(CCB)、血管紧张素转换酶抑制剂(ACEI)和血管紧张素 Ⅱ 受体阻滞剂(ARB)。

(1)利尿剂:有噻嗪类、袢利尿剂和保钾利尿剂三大类。各种利尿剂的降压疗效大致相仿,其中噻嗪类使用最多,常用的有氢氯噻嗪、氯噻酮。降压作用主要通过排钠,从而减少细胞外容量,降低外周血管阻力。降压起效平稳、缓慢,持续时间相对较长,服药 2~3 周后作用达高峰。适用于轻中度高血压,在盐敏感性高血压、合并肥胖或糖尿病、更年期女性和老年人高血压中有较强治疗效果。同时利尿剂能增强其他降压药的疗效。利尿剂的主要不良作用是低钾血症和影响血脂、血糖、尿酸代谢,而这往往发生在大剂量时,所以现在推荐使用小剂量。不良反应主要包括乏力、尿量增多等。注意痛风患者禁用。而保钾利尿剂可引起高血钾,不宜与 ACEI、ARB 合用,肾功能不全者禁用。袢利尿剂则主要用于肾功能不全时。

(2)β 受体阻滞剂:有选择性(β₁)阻滞剂、非选择性(β₁ 与 β₂)阻滞剂和兼有 α 受体阻滞三类。常用的有美托洛尔、比索洛尔、阿替洛尔、卡维洛尔、拉贝洛尔等。降压作用是通过抑制中枢和周围的 RAAS,以及血流动力学的自动调节机制。降压作用起效较迅速,各种 β 受体阻滞剂的持续时间各有不同。适用于各种不同程度高血压,尤其是心率较快的中青年患者或合并心绞痛的患者,对老年人高血压的疗效相对较差。由于不同 β 受体阻滞剂的药理学、药代动力学相差较大,因此临床上治疗高血压宜选用选择性 β₁ 受体阻滞剂或者兼有 α 受体阻滞作用的 β 受体阻滞剂,剂量选择能有效减慢心率的相对较高剂量。β 受体阻滞剂不仅能够降低静息血压,而且能够抑制应激和运动状态下血压急剧升高。β 受体阻滞剂治疗的主要禁忌是心动过缓和一些影响生活质量的不良反应,此外较高剂量 β 受体阻滞剂治疗时如突然停药可导致撤药综合征。虽然糖尿病不是使用 β 受体阻滞剂的禁忌证,但其可以增加胰岛素抵抗,还可以掩盖和延长降糖过程中的低血糖症,使用时应予注意,如必须使用,应使用高选择性 β₁ 受体阻滞剂。不良反应主要是心动过缓、乏力、四肢发冷等。β 受体阻滞剂对心肌收缩力、房室传导及窦性心律均有抑制作用,还可以增加气道阻力。因此急性心力衰竭、支气管哮喘、病态窦房结综合征、房室传导阻滞和外周血管病的患者禁用。

(3)钙通道阻滞剂:又称钙拮抗剂,根据药物核心分子结构和作用于 L 型钙通道不同的亚单位,钙拮抗剂分为二氢吡啶类和非二氢吡啶类,前者以硝苯地平为代表,后者有维拉帕米和地尔硫䓬。另外根据药物作用持续时间,钙拮抗剂又可分为短效和长效两类。长效钙拮抗剂包括长半衰期药物,如氨氯地平;脂溶性膜控型药物,如拉西地平和乐卡地平;缓释或控释制剂,如非洛地平缓释片、硝苯地平控释片。其降压作用主要通过阻滞细胞外钙离子经电压依赖 L 型钙通道进入血管平滑肌细胞内,减弱兴奋-收缩偶联,降低阻力血管的收缩反应性。钙通道阻滞剂还能减轻血管紧张素 Ⅱ(A Ⅱ)和 α₁ 肾上腺素能受体的收缩血管效应,减少肾小管钠的重吸收。钙拮抗剂降压起效迅速,降压疗效和幅度相对较强,短期治疗一般能降低血压 10%~15%,剂量与疗效呈正相关关系,疗效的个体差异性较小,与其他类型降压药物联合使用能明显增强降压作用。心力衰竭是主要的禁忌证,而且对血脂、血糖等代谢无明显影响,长期控制血压的能力和服药的依从性较好。相对于其他种类降压药物,钙拮抗剂具有以下优势:对老年患者有较好的治疗效果;高钠摄入不影响降压效果;非甾体类抗炎药物不干扰降压作用;对嗜酒的患者亦有显著降压作用;可用于治疗合并糖尿病、冠心病或外周血管病的患者;长期治疗时还具有抗动脉粥样硬化的作用。主要不良反应是开始治疗阶段有反射性交感活性增强,从而引起心率增快、面部潮红、头痛、下肢水肿等现象,尤其易发生在使用短效制剂时。而非二氢吡啶类可抑制心肌收缩及自律性和传导性,因此不宜在心力衰竭、窦房结功能低下或心脏传导阻滞的患者中应用。

(4)血管紧张素转换酶抑制剂:根据化学结构分为巯基、羧酸基和磷酰基三类。常用的有卡托普利、贝那普利、依那普利、赖诺普利、培哚普利、西拉普利、雷米普利和福辛普利。降压作用主要是通过抑制周围和组织的 ACE,使血管紧张素Ⅱ生成减少,同时抑制激肽酶,使缓激肽降解减少。降压起效缓慢,逐渐增强,在 3~4 周时达最大作用,限制钠盐摄入或联合使用利尿剂,可使起效迅速且作用增强。ACE 抑制剂还具有改善胰岛素抵抗和减少尿蛋白作用,在肥胖、糖尿病和心脏、肾脏靶器官受损的高血压患者中具有相对较好的疗效,尤其适用于合并心力衰竭、心肌梗死后、糖耐量减退或糖尿病肾病的高血压患者。不良反应主要是刺激性干咳和血管性水肿。干咳的发生率约 10%~20%,与体内缓激肽增多有关,停药后可消失。禁忌证包括高钾血症、妊娠妇女和双侧肾动脉狭窄者。

(5)血管紧张素Ⅱ受体阻滞剂:常用的有氯沙坦、撷沙坦、替米沙坦、伊贝沙坦、坎地沙坦和奥美沙坦。其降压作用主要通过阻滞组织的血管紧张素Ⅱ受体亚型 AT1,阻断血管紧张素Ⅱ的水钠潴留、血管收缩与重构作用。此外,近年来的研究表明,阻滞 AT1 负反馈引起的血管紧张素Ⅱ增加,可以激活另一受体亚型 AT2,进一步拮抗 AT1 的生物学效用。其降压作用起效缓慢,但是持久而平稳,一般在 6~8 周时才能达到最大作用,作用持续时间能达到 24 小时以上。各种不同血管紧张素Ⅱ受体阻滞剂之间在降压效果上存在一定差异。低盐饮食或与利尿剂联合使用,能明显增强其疗效。多数 ARB 随剂量增大,降压效果增强,治疗剂量范围较宽。药物最大的特点是直接与药物有关的不良反应较少,不会引起刺激性干咳,并且持续治疗的依从性高。虽然在治疗适应证和禁忌证方面与 ACEI 相同,但 ARB 具有自身疗效特点,目前高血压治疗领域内,与 ACEI 并列作为推荐的常用五大类降压药中的一类。

此外,吲达帕胺属于新一类利尿剂,可通过调节前列环素的合成及类似噻嗪类的排钠作用取得较好的降压效果,且对患者代谢的影响较小,不良

反应较少。α 受体阻滞剂可有效降低血脂,抑制胰岛素抵抗,采用一定剂量的哌唑嗪治疗老年高血压 8 周之后,患者的血清 TC 明显下降,但发生直立性低血压的概率较高,因此不能将其作为一线药物治疗高血压,但合并前列腺增生的患者可采用 α 受体阻滞剂治疗。

除了上述几种主要的降压药物外,在降压药发展历史中还有一些药物,包括交感神经抑制剂如利血平、可乐定,直接血管扩张剂如肼屈嗪,曾多年用于临床并有一定的疗效,但因副作用较多,目前多数不主张单独使用,在复合制剂或联合治疗时使用较多。

降压治疗方案:大多数患者可以单独或联合使用噻嗪类利尿剂、β 受体阻滞剂、CCB、ACEI 和 ARB,治疗应从小剂量开始,逐步递加剂量。临床应用时,患者心血管危险因素状况、靶器官损害、并发症、合并症、降压疗效、不良反应及药物费用等,都会影响降压药的具体选择。现在认为,2 级高血压患者在开始时就可以采用两种降压药物联合治疗,这样有利于血压在相对较短的时间内达到目标值,也有利于减少药物的不良反应。

联合治疗时应选用不同降压机制的药物。比较合理的两种降压药联合治疗方案是:利尿剂与 β 受体阻滞剂,利尿剂与 ACEI 或 ARB,二氢吡啶类钙拮抗剂与 β 受体阻滞剂,钙拮抗剂与 ACEI 或 ARB。三种降压药合理的联合治疗方案除外有禁忌证,则必须包含利尿剂。采用合理的治疗方案和良好的治疗依从性,一般可使患者在治疗后 3~6 个月内达到血压控制目标值。对于有并发症或合并症患者,降压药和治疗方案选择则应该个体化。

由于降压治疗的益处是通过长期控制血压达到的,所以高血压患者需要长期用降压药物治疗,尤其是高危和极高危患者。在每个患者确立有效的治疗方案并获得血压控制达标后,仍应继续治疗,不可随意停止治疗或频繁改变治疗方案,否则停用降压药后,多数患者在半年内又回到原来的高血压水平,甚至更高。在血压平稳控制 1~2 年后,可以根据需要逐渐减少降压药品种、剂量。同时由于高血压治疗的长期性,患者的治疗依从性也十分重要。采取以下措施可以提高患者的依从性:医师与患者之间经常保持良好沟通;让患者和家属参与制定治疗计划;鼓励患者家

4. 几种常见高血压急重症合并症的处理原则

（1）脑出血：急性期时血压的明显升高多是因为应激反应和颅内压增高，原则上予以血压监控与管理，不予以降压治疗，因为降压治疗会有可能进一步减少脑组织的血流灌流量，从而加重脑缺血和脑水肿。因此，脑出血患者血压升高时，没有明显禁忌证情况下，把 SBP 维持在 130～180 mmHg。推荐药物有拉贝洛尔、尼卡地平、乌拉地尔；可联合甘露醇等脱水治疗。

（2）急性冠脉综合征：部分患者可在起病数小时内血压升高，多见于前壁心肌梗死，主要表现为舒张压升高，可能与疼痛和心肌缺血的应激反应有关。血压升高会增加心肌耗氧量，加重心肌缺血和扩大梗死面积，还有可能增加溶栓治疗过程中脑出血的发生率。因此，建议 ACS 患者血压控制在 130/80 mmHg 以下，但维持 DBP>60 mmHg。推荐药物有硝酸酯类、β 受体阻滞剂、地尔硫䓬、利尿剂及 ACEI、ARB。

（3）急性左心衰竭：降压治疗对伴有高血压的急性左心衰竭有较明显的疗效，降压治疗后症状和体征都能很快得到缓解。应该选择能有效减轻心脏前后负荷又不加重心脏氧耗的降压药物，因此急性左心衰患者在初始 1 小时内 MAP 的降低幅度不超过治疗前水平的 25%，目标血压 SBP<140 mmHg，但不低于 120/70 mmHg。在联合使用利尿剂基础上，推荐扩血管药物有硝酸酯类、硝普钠、乌拉地尔和 ACEI、ARB。

（4）急性缺血性卒中：一般情况下缺血性卒中后 24 小时内血压升高的患者，降压应谨慎。但当血压持续升高，SBP>220 mmHg 或 DBP>120 mmHg，或伴有其他高血压急症，或需要溶栓治疗伴有血压>180/110 mmHg，可给予降压治疗，但 SBP 不低于 160 mmHg。降压目标为 1 小时内 MAP 降低不超过 15%，急性缺血性卒中准备溶栓者，血压应控制在<180/110 mmHg。推荐降压药物有拉贝洛尔、尼卡地平，必要时可选用硝普钠。

（5）蛛网膜下腔出血（SAH）：SAH 分为外伤性和非外伤性，后者主要原因是动脉瘤破裂。动脉瘤手术之前控制血压是主要治疗方法之一，降低血压，减少出血加重风险，但要避免血压过低影响脑灌注。一般建议血压维持在基础血压以上 20%。动脉瘤手术之后 SBP 可以维持在 140～160 mmHg。

推荐药物有尼卡地平、乌拉地尔、尼莫地平。

（6）高血压脑病：高血压脑病的诊断必须要除外出血性、缺血性卒中。高血压脑病的降压策略是控制性降压，避免血压下降过快导致脑灌注不足。第 1 小时将 MAP 降低 20%～25%，初步降压目标 160～180/100～110 mmHg，等病情平稳后逐渐降至正常水平。推荐降压药物有拉贝洛尔、尼卡地平、硝普钠，可以联合使用脱水降颅压药物甘露醇、利尿剂等。

（7）主动脉夹层：主动脉夹层治疗的关键就是快速降低血压和控制心率，原则上在不影响重要脏器灌注的情况下，快速把血压和心率降至尽可能低的水平。目标血压 SBP 至少<120 mmHg，心率 50～60 次/分。推荐首先使用 β 受体阻滞剂，并联合硝普钠、尼卡地平、乌拉地尔等药物，把血压和心率控制到目标水平。

（8）嗜铬细胞瘤危象：嗜铬细胞瘤危象目前没有明确的降压目标和降压速度，但由于周期性释放的儿茶酚胺半衰期短，导致嗜铬细胞瘤患者血压波动较大，降压时一定进行严密监测，避免低血压的发生。嗜铬细胞瘤危象时控制血压首选 α 受体阻滞剂如酚妥拉明、乌拉地尔，也可选择硝普钠、尼卡地平。当合并心动过速和心律失常时，可以联合应用 β 受体阻滞剂，但不推荐单独使用 β 受体阻滞剂。手术切除肿瘤是根本的治疗方法。

（二）中医辨证论治

内伤头痛多属虚证或虚实夹杂证，虚者宜益气养血、益肾填精；实者如肝阳、痰浊、瘀血所致之头痛，当平肝、化痰、行瘀；虚实夹杂者，扶正祛邪兼顾。

1. 肝阳头痛

证候：头昏胀痛，两侧为重，心烦易怒，夜寐不宁，口苦面红，或兼胁痛。舌红苔黄，脉弦数。

证机分析：肝失条达，气郁化火，阳亢风动。

治法：平肝潜阳息风。

处理：天麻钩藤饮加减。常用药：天麻、石决明平肝潜阳息风；珍珠母、龙骨、牡蛎平肝潜阳，镇心安神；钩藤、菊花清泄肝热，平肝息风；山栀、黄芩、丹皮苦寒，清泄肝热；桑寄生、杜仲补益肝肾；牛膝引血下行；益母草、白芍活血调血，养阴柔肝；夜交藤养心安神。若因肝郁化火，肝火炎上，而症见头痛剧烈、目赤口苦、急躁、便秘溲黄者，可选用丹栀逍遥散,去白术、茯苓,加黄芩、夏枯草、龙胆草、大黄。若兼肝肾亏虚,水不涵木,症见头痛目涩、视物不明、遇劳加重、腰膝酸软者,可选用杞菊地黄丸。

2. 血虚头痛

证候:头痛而晕,心悸失眠,面色少华,神疲乏力,遇劳加重。舌质淡苔薄白,脉细弱。

证机分析:气血不足,营血亏虚,头窍失荣。

治法:养血滋阴,和络止痛。

处理:加味四物汤加减。常用药:当归、生地、白芍、首乌养血滋阴;人参、白术、茯苓、黄芪健脾益气生血;川芎、菊花、蔓荆子清利头目,平肝止痛;五味子、远志、酸枣仁养心安神。若因血虚导致气虚者,兼顾见乏力气短、神疲懒言、汗出恶风等,可选用补中益气汤为主方,配合加味四物汤治疗。若因血不养肝,而见肝血不足、肝阴亏虚、血虚阴虚并见,出现耳鸣、眩晕、虚烦少眠、腰膝酸软,可用四物汤加首乌、枸杞子、黄精治疗。若在血虚阴虚基础上出现阴不敛阳、肝阳上扰者,可在此基础上再加入平降肝阳之品,如天麻、钩藤、石决明、菊花等。

3. 痰浊头痛

证候:头痛昏蒙,胸脘满闷,纳呆呕恶。舌苔白腻,脉滑或弦滑。

证机分析:脾失健运,痰浊中阻,上蒙清窍。

治法:健脾燥湿,化痰降逆。

处理:半夏白术天麻汤加减。常用药:半夏、陈皮、枳壳、厚朴健脾化痰,燥湿理气;白术、茯苓健脾化湿;天麻、白蒺藜、蔓荆子平肝息风止痛。若痰湿久郁化热,出现口苦便秘、舌红苔黄腻、脉滑数者,可用黄连温胆汤加天麻、白蒺藜。若脾气虚明显者,症见神疲乏力、面色萎黄,可用半夏白术天麻汤加人参、黄芪。

4. 肾精亏虚

证候:头痛且空,眩晕耳鸣,腰膝酸软,神疲乏力,滑精带下。舌红少苔,脉细无力。

证机分析:肾精亏虚,髓海不足,脑窍失荣。

治法:养阴补肾,填精生髓。

处理:大补元煎加减。常用药:熟地黄、枸杞子、女贞子滋肾填精;杜仲、川断补益肝肾;龟甲滋阴益肾潜阳;山萸肉养肝涩精;山药、人参、当归、白芍补益气血。若头痛而晕,头面烘热,面颊红赤,时伴汗出,证属肾阴亏虚、虚火上炎,去人参,

加知母、黄柏,以滋阴泄火,或方用知柏地黄丸。若头痛畏寒,面色㿠白,四肢不温,腰膝无力,舌淡,脉细无力,证属肾阳不足,当温补肾阳,选用右归丸或《金匮》肾气丸加减。

5. 瘀血头痛

证候:头痛经久不愈,痛处固定不移,痛如锥刺。舌紫暗,或有瘀斑、瘀点,苔薄白,脉细或细涩。

证机分析:瘀血阻窍,不通则痛。

治法:活血化瘀,通窍止痛。

处理:通窍活血汤加减。常用药:川芎、赤芍、桃仁、益母草活血化瘀止痛;当归活血养血;白芷、细辛、郁金理气通窍、温经止痛;全蝎、蜈蚣、僵蚕善入经络,镇痉祛风,搜剔止痛。若见气虚者,加黄芪、当归;若见寒凝血瘀者,加细辛、桂枝。

6. 真头痛

证候:剧烈头痛,连及脑髓,痛不可忍,手足畏寒,冷过肘膝,甚则头重不举。舌淡,脉微欲绝。

证机分析:邪入脑户。

治法:补肾纳阳。

处理:黑锡丹加减。常用药:沉香、炮附子、胡芦巴、阳起石、茴香、补骨脂、肉豆蔻、川楝子、木香、肉桂、黑锡、硫黄等。或大剂参附汤等。

【中西医协同诊疗思路】

长期服用中西医降压药,仍是目前防治高血压病的主要措施之一。但无论西药还是中药,都存在一定的缺陷。西药虽然起效快,但副作用大;而中药药性温和,起效较慢。实践表明,中西医结合用药仍是目前高血压病治疗的最佳方法,较之单纯的中医或西医有着不可替代的优越性。很多中药成分具有降压、扩张血管、改善血管通透性的作用,再配合少量西药,可起到提高药效的协同作用,又减少了西药的副作用。(图2-13)

1. 辨病治疗与辨证施治 辨病治疗是西医的原则,辨证施治是中医的特点,而中西医结合则应辨病与辨证相结合,两者不可偏废。对高血压急重症首先辨病(诊断和鉴别诊断),然后再进行中医辨证分型、辨证施治。由于辨证论治是针对机体在疾病发展过程的某一个阶段出现的病因病机进行治疗,而辨病治疗则是针对高血压病总的病因病机的治疗,具全局性和预防性,故从标本关系

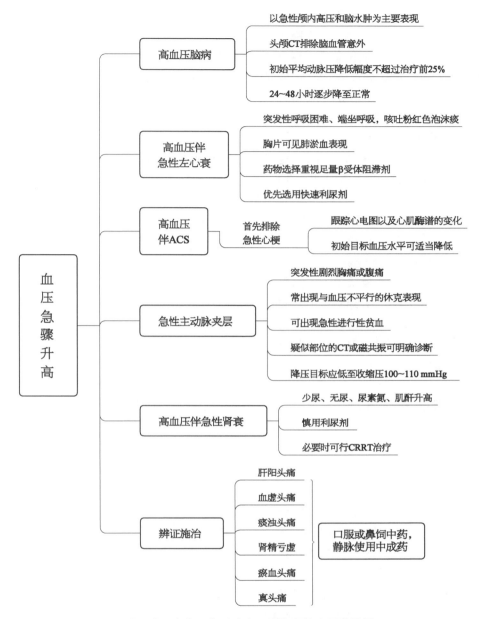

图 2 - 13 高血压急重症中西医协同诊疗思路导图

上讲,前者治标,后者治本。对症状明显或严重的高血压急重症应以治标为主,待症状相对缓和后则以治本为主。

2. 宏观与微观辨证 宏观辨证是指传统中医通过四诊合参辨证,而微观辨证则是通过对现代医学各项实验室或辅助检查结果的分析,利用中西医结合研究成果来辨证,后者对于补充或丰富传统中医宏观辨证,进一步检验中医辨证治疗的疗效具有十分重要的作用。高血压病常伴有高脂血症、高黏血症,其在高血压病的急性加重中起着促进作用。血液流变学异常和微循环障碍,血管内皮细胞损伤,血小板功能异常,红细胞变形力减

弱,是高血压病血瘀证的病理基础,为活血化瘀治疗高血压病急重症提供了理论依据。

3. 中药治疗与西药治疗 中药和西药在治疗高血压病方面各有所长。西药的优势是:① 降压作用较强,均能有效地控制血压。② 对某些器官受损有逆转作用,如血管紧张素转换酶抑制剂对心肌肥厚有减轻的作用。③ 对高血压病急重症来讲,西药降压药如硝普钠、酚妥拉明等作用迅速。其不足之处是:① 副作用相对较大,如影响水、电解质代谢,影响血脂、血糖代谢,有的药物长期使用还可影响性功能。② 降压过程中血压波动大,特别是老年人高血压。③ 症状改善作用不如中药。

中医中药降压有以下优势：① 改善症状效果明显，能有效地提高患者的生活质量。② 降压作用缓和，稳定血压效果好，对高血压急重症配合治疗，均可防止或缓和血压的较大波动。③ 中药副作用少，与西药合用能减量减毒增效。④ 研究已发现中药在对某些靶器官损害的逆转以及并发症的防治方面有一定作用。

在实现高血压急重症治疗的过程中，西药是降压的主力军；防治并发症，中西药需携手合作。在选用中药时，除依据中药的性味归经之外，还要结合其药理作用。例如，根据现代药理研究，丹参、钩藤、淫羊藿、山楂、益母草、川芎、泽泻、葛根等中药均具有降压作用，其还分别兼有镇静、利尿、降血糖、降血脂、抑制血小板凝聚、强心、扩张冠状血管和脑血管、增加冠脉血流量和脑血流量、降低心肌耗氧量、增加氧供应以及抗心律失常等作用，可在不影响中医辨证施治的前提下，根据患者病情需要，分别选用。

【预后与进展】

（一）预后

高血压的预后不仅与血压升高水平有关，而且与其他心血管危险因素存在以及靶器官损害程度有关。因此，从指导治疗和判断预后的角度，现在主张对高血压患者进行心血管危险分层，将高血压患者分为低危、中危、高危和极高危。具体分层标准根据血压升高水平（1 级、2 级、3 级）、其他心血管危险因素、糖尿病、靶器官损害以及并发症情况。用于分层的其他心血管危险因素：男性>55 岁，女性>65 岁，吸烟；血胆固醇（TC）>5.72 mmol/L（220 mg/dL），或低密度脂蛋白胆固醇（LDL-C）>3.3 mmol/L（130 mg/dL），或高密度脂蛋白胆固醇（HDL-C）<1.0 mmol/L（40 mg/dL）；早发心血管疾病家族史（一级亲属发病年龄<50 岁）；腹型肥胖（腹围：男性≥85 cm，女性≥80 cm），或体重指数（BMI>28 kg/m²）；高敏 C 反应蛋白（hCRP）≥1 mg/dL；缺乏体力活动。用于分层的靶器官损害：左心室肥厚（心电图或超声心动图）；颈动脉超声证实有动脉粥样斑块或内膜中层厚度（IMT）≥0.9 mm；血肌酐轻度升高，男性 115～133 μmol/L（1.3～1.5 mg/dL），女性 107～124 μmol/L（1.2～1.4 mg/dL）；微量白蛋白尿

30～300 mg/24 h，或尿白蛋白/肌酐比值男性≥22 mg/g，女性≥31 mg/g。用于分层的并发症：心脏疾病（心绞痛，心肌梗死，冠状动脉血运重建，心力衰竭）；脑血管疾病（脑出血，缺血性脑卒中，短暂性脑缺血发作）；肾脏疾病（糖尿病肾病，血肌酐升高男性超过 133 μmol/L 或女性超过 124 μmol/L，临床蛋白尿>300 mg/24 h）；血管疾病（主动脉夹层，外周血管病）；高血压性视网膜病变（出血或渗出，视乳头水肿）。

在影响预后的因素中，除危险因素外，是否存在靶器官损害至关重要。靶器官损害发生后不仅独立于始动的危险因素，加速心、脑血管病发生，而且成为预测心、脑血管病的危险标志。左心室肥厚、颈动脉内膜中层厚度（IMT）增加或粥样斑块、动脉弹性功能减退和微量白蛋白尿等靶器官损害，目前被公认为是心血管危险的重要标志。

（二）现代研究进展

1. 高血压发病机制研究进展 对于高血压的发病机制，既往多关注肾脏、血管以及心脏的直接作用，最近研究发现先天性以及获得性免疫系统与高血压发病机制密切相关，其中以 T 淋巴细胞的作用备受关注。早在 20 世纪 70 年代，学者分析胸腺组织对醋酸脱氧皮质酮盐诱导的高血压老鼠的影响，发现胸腺切除组能延缓高血压病变，并可预防肾血管损伤。随后发现 Ang Ⅱ、血管机械收缩以及炎症反应均可激活机体 T 淋巴细胞，活化后的效应性 T 淋巴细胞分化为 Th1、Th2、Th17 辅助细胞，分泌包括 IFN-γ、IL-2、TNF-α、IL-4、IL-5、IL-17、IL-21 及 IL-22 等多种炎症介质，在血管、肾脏及心脏多部位介导了局部炎症反应——血管内皮细胞过表达黏附因子、白细胞向外周组织迁移增加以及炎症瀑布激活，后续的氧化应激以及炎症损伤则可导致血管功能异常。国内学者也发现高血压危象患者存在 IL-18 高表达，炎症介质浓度与收缩压呈正相关，而且随着治疗时间延长，浓度出现下降。

2. 高血压降压目标值进展

（1）HYVET 试验：HYVET 试验是一项包含欧亚 13 个国家 175 个临床中心参与的多中心、随机、双盲、对照、前瞻性研究。结果表明，该人群血压降至 150/80 mmHg，可以明显降低老年高血压

患者的卒中及全因死亡率,并能明显降低心力衰竭和心血管终点复合事件。HYVET试验研究结果发布后,2013年欧洲发布的高血压管理指南推荐<80岁老年高血压患者SBP控制在140 mmHg以下,≥80岁患者SBP控制在140~150 mmHg。而2014年美国成人高血压管理指南,美国预防、检测、评估和管理委员会第8次会议建议:>60岁患者血压控制在150/90 mmHg,<60岁患者血压控制在140/90 mmHg。2014年美国指南与2013年欧洲指南对比,降压目标值较为宽松,患者会因此面临较高的心血管风险。

(2)SPRINT研究:SPRINT试验纳入美国9 361例高血压患者,结果显示加强降压治疗组(SBP≤120 mmHg)与标准降压治疗组(SBP≤140 mmHg)对比,全因死亡率降低30%,心血管风险降低26%,加强降压治疗组获益明显。该研究亦揭示了即使年纪>75岁老年患者,强化降压治疗可以与年轻患者一样,获得相似甚至更大的益处。基于上述研究,2017年美国发布的新版高血压管理指南建议,65岁以上高血压患者降压治疗目标值为130/80 mmHg。鉴于SPRINT研究结果,加拿大高血压指南建议临床或亚临床心血管疾病、慢性肾脏病、10年心血管事件风险预期≥15%或年龄≥75岁,考虑强化降压SBP≤120 mmHg。2016版的澳大利亚高血压管理指南也建议年龄≥75岁等高危患者应该强化降压治疗,血压控制在SBP≤120 mmHg。

(3)FEVER研究:FEVER研究中我国共入选9 711例50~79岁的高血压患者,且所有入选的患者需合并一项或者一项以上心血管危险因素。结果显示,实验组可以使心血管事件风险降低20%~35%。FEVER研究首先在国际上证实,SBP降至138 mmHg,比血压更高的患者获益明显。

3. 高血压治疗进展 难治性高血压的器械疗法包括压力反射激活疗法、去肾交感神经术、动静脉吻合、颈动脉体切除术,但这些器械在美国均未被批准用于治疗难治性高血压。2017年ACC/AHA高血压指南不推荐任何器械疗法治疗顽固性高血压。研究中最受关注的新型器械是肾动脉去交感神经术。

(1)压力反射激活疗法:压力感受器的激活导致副交感神经增强,交感神经活性降低,从而产生血压的降低。大型研究表明,通过抑制交感神经系统,延长压力反射激活,可导致平均动脉压显著降低。由此发明的Rheos系统是一种可编程器械,由电池供电的植入式发生器组成,通过电激活颈动脉压力反射发挥作用,从而降低血压。然而,Rheos关键研究未发现长期获益。

(2)去肾交感神经术:肾交感神经活性和高血压之间相互作用的证据带来了血压控制的器械导向治疗,包括去肾神经治疗,方式包括将导管推进到肾动脉(靠近肾神经)。能量主要以射频的形式从导管中释放,目标是实现去神经支配,从而抑制交感神经通路,降低血压。该疗法由3项名为SYMPLICITY的研究给予评价。纳入53项不同研究的荟萃分析显示,该手术是安全的,但未显著降低BP,因此建议等待新一代导管的进一步研究、更长的随访时间和更大的样本量,尤其是标准化手术。

(3)动静脉吻合:新型动静脉ROX吻合器(ROX Medical,San Clemente,CA,USA)通过在中心动脉树上增加低阻力、高顺应性的静脉段来降低血压。这种自膨式支架样器械预装在输送导管内,并在X线透视引导下置入,在髂动脉和静脉之间建立4 mm的吻合,将校准量的动脉血输送到静脉系统内(约800 mL/分)。但该方法的急性和长期安全性(如血流动力学动静脉瘘形成的影响)仍有待证实。

(4)颈动脉体切除术:颈动脉体是主要的外周化学感受器,协调缺氧时的全身反应。来自动物和人体研究的数据表明,来自颈动脉体的病理性传入信号驱动了交感神经介导的血压升高。一项对15例顽固性高血压患者行单侧颈动脉体切除术的研究证实其降血压治疗的安全性和可行性。尽管该手术被证实是安全可行的,但与基线水平相比,在第1、第3、第6、第12个月随访时并未导致诊室或动态收缩压的统计学显著差异。该研究受到缺乏对照组和患者数量较少的限制。

新型抗高血压药物——达卢生坦。高血压与RASS系统激活有一个密切的关联,随着研究的深入,发现内皮素系统的过度激活与顽固性高血压的发生有密切的关系。通过研究发现内皮素-1具有收缩血管的功能,其过度增多会导致血压的增加。达卢生坦是内皮素受体拮抗剂,可以阻断内皮素和其受体的结合,从而降低血压,而且使用剂量越大,血压降低的幅度越大。达卢生坦具有较好的耐受性,一般情况出现的水肿、头疼都能得到耐受,其在顽固性高血压使用方面具有较为广阔的前景。

（江　泳）

参考文献

［1］刘大为.重症医学［M］.北京：人民卫生出版社,2017：11.

［2］姜良铎.中医急诊学［M］.北京：中国中医药出版社,2007：3.

［3］方邦江.中西医结合急救医学［M］.北京：中国中医药出版社,2017：7.

［4］沈洪,刘中民.急诊与灾难医学［M］.北京：人民卫生出版社,2013：3.

［5］许铁,张劲松,燕宪亮.急救医学［M］.南京：东南大学出版社,2019：618.

［6］柴艳芬.休克的中西医治疗进展［J］.中国中西医结合杂志,2010,30(8)：806－809.

［7］国家卫生计生委合理用药专家委员会,中国药师协会.心力衰竭合理用药指南(第2版)［J］.中国医学前沿杂志(电子版),2019,11(7)：1－78.

［8］中国医疗保健国际交流促进会急诊医学分会,中华医学会急诊医学分会,中国医师协会急诊医师分会,等.中国"脓毒症早期预防与阻断"急诊专家共识［J］.中华危重病急救医学,2020,32(5)：518－530.

［9］丁威威,朱维铭.创伤出血性休克治疗进展［J］.中国实用外科杂志,2018,38(1)：87－89.

［10］孙洁,凌斌.重症医学科的质量、安全与规范［M］.昆明：云南大学出版社,2014：600.

［11］陆宗庆,贾迪,杨旻.严重创伤出血与凝血障碍管理欧洲指南(第5版)摘译与解读［J］.中国循证医学杂志,2019,19(10)：1138－1144.

［12］国家卫生计生委合理用药专家委员会,中国药师协会.冠心病合理用药指南(第2版)［J］.中国医学前沿杂志(电子版),2018,10(6)：1－130.

［13］北京高血压防治协会,北京糖尿病防治协会,北京慢性病防治与健康教育研究会,等.基层心血管病综合管理实践指南2020［J］.中国医学前沿杂志(电子版),2020,12(8)：1－73.

［14］中华医学会心血管病学分会心血管急重症学组,中华心血管病杂志编辑委员会.心源性休克诊断和治疗中国专家共识(2018)［J］.中华心血管病杂志,2019(4)：265－277.

［15］杨葛艳,王肖龙.心源性休克的中医药治疗进展［J］.中国医药导报,2021,18(3)：35－38,47.

［16］梁群,蒋浩,杜纯鹏.中西医结合治疗脓毒症休克研究进展［J］.中国中医急症,2021,30(2)：365－368.

［17］李旭,陈岩.血必净注射液治疗脓毒症心肌损伤临床观察［J］.中国中医急症,2016,25(8)：1582－1584.

［18］Pitt B, Bakris G, Ruilope L M, et al. correlation analysis of early stage myocardial infarction hypokalemia and malignant arrhythmia［J］. Chinese Journal of Medicinal Guide, 2013, 15(7)：1119－1120.

［19］晋军,王航,钱得慧,等.急性心肌梗死常见并发症的防治进展［J］.心血管病学进展,2011,32(1)：67－73.

［20］2020室性心律失常中国专家共识(2016共识升级版)［J］.中国心脏起搏与心电生理杂志,2020,34(3)：189－253.

［21］陈璇,王雨锋,张筑欣,等.中国心律失常现状及治疗进展［J］.中国研究型医院,2020,7(1)：169－176.

［22］张孟孟,陈召起,邢作英,等.经方治疗心律失常的研究进展［J］.国医论坛,2020,35(3)：64－67.

［23］邹建刚,曹克将,李东野,等.参松养心胶囊治疗室性早搏的多中心随机对照研究［J］.疑难病杂志,2007,6(3)：138－140.

［24］齐平,胡小英,宋双年.稳心颗粒治疗室性早搏患者的疗效及安全性［J］.中国医药,2009,4(5)：352－354.

［25］谢凌鹏,袁立霞,周楚莹,等.桂枝甘草配伍治疗心律失常浅析［J］.江苏中医药,2015,47(4)：63－64.

［26］邢曦月,朱玮.参松养心胶囊与胺碘酮治疗缓慢型心律失常的临床效果及对心功能的影响比较［J］.临床合理用药,2021,14(20)：44－45.

［27］刘晴,陈思法,张桂珍,等.炙甘草汤加减治疗冠心病合并心律失常的临床疗效观察［J］.中医临床研究,2020,12(6)：64－65.

［28］郭雷,高建凯.麻黄附子细辛汤治疗缓慢性心律失常阳虚血瘀证临床观察［J］.实用中医药杂志,2019,35(2)：153－154.

［29］陆明奎.参松养心胶囊辨证治疗快速型心律失常的疗效观察［J］.临床合理用药杂志,2013,6(15)：73.

［30］葛均波,徐永健.内科学［M］.8版.北京：人民卫生出版社,2013.

［31］张伯礼,薛博瑜.中医内科学［M］.北京：人民卫生出版社,2012.

［32］张伯臾.中医内科学［M］.上海：上海科学技术出版社,2002.

［33］Chaudhry S, Kumar N, Behbahani H, et al. Abnormal heartrateresponse during, cardiopulmonary exercise testing, identifiescardiac dysfunction in symptomatic patients with non-obstructivecoronary artery disease［J］. Int J Cardiol, 2017, 228：114－121.

［34］Poku N, Noble S. Myocardial infarction with nonobstructivecoronary arteries(MINOCA)：a whole new ball game［J］. ExpertRev Cardiovas Ther, 2017, 15(1)：7.

［35］Edlinger M, DöRler J, Ulmer H, et al. An ordinal prediction model of the diagnosis of non-obstructive coronary artery and multi-vessel disease in the CARDIIGAN cohort［J］. Int J Cardiol, 2018, 267：8－12.

［36］Mahmoud K D, Zijlstra F. Thrombus aspiration in acute myocardial infarction［J］. Nat Rev Cardiol, 2016, 13(7)：418－428.

［37］张云,程景林,周姝,等.血栓抽吸术联合替罗非班对STEMI患者的疗效分析［J］.安徽医学,2016,37(6)：684－686.

［38］Meneguz-Moreno R A, Costa J R Jr, Oki F H, et al. Thrombus aspiration in STEMI patients：An updated systematic review and metaanalysis［J］. Minerva Cardioangiol, 2017, 65(6)：648－658.

［39］Lewis J P, Shuldiner A R. Clopidogrel pharmacogenetics：Beyond candidate genes and genome－wide association studies［J］. ClinPharmacol Ther, 2017, 101(3)：323－325.

［40］Berwanger O, Lopes Renato D, Moia Diogo D F, et al. Ticagrelor Versus Clopidogrel in Patients With STEMI Treated With Fibrinolysis：TREAT Trial［J］. J Am Coll Cardiol, 2019, 73：2819－2828.

［41］龚艳君,霍勇.急性ST段抬高型心肌梗死诊断和治疗指南(2019)解读［J］.中国心血管病研究,2019,17(12)：1057－1061.

［42］刘雪岩,李成花,杨萍.炎症反应在心梗后心衰发病过程中的作用研究进展［J］.分子影像学杂志,2017,40(1)：81－84.

［43］赵晓雪,王丽杰,刘宇翔.外泌体在老年急性心肌梗死中的研究进展［J］.实用老年医学,2021,35(3)：233－236.

［44］葛均波,徐永健,王辰,等.内科学［M］.9版.北京：人民卫生出版社,2018：163－176.

［45］周仲英.中医内科学［M］.北京：中国中医药出版社,2003：131－153.

［46］陈湘君.中医内科学［M］.上海：上海科学技术出版社,2004：90－107.

［47］中华医学会心血管病学分会心力衰竭学组,中国医师协会心力衰竭专业委员会,中华心血管病杂志编辑委员会.中国心力衰竭诊断和治疗指南 2018［J］.中华心血管病杂志,2018,46(10)：760－789.

［48］王名才,李博文,李双庆,等.充血性心力衰竭中医辨证论治研究进展［J］.中国中医急症,2021,30(1)：182－184.

［49］Steve Stiles. HF Med Cornucopia at Center Stage in Upcoming, ESC Guideline：Preview［J］. Medscape, 2021.

［50］中国医师协会急诊医师分会,中国高血压联盟,北京高血压防治协会.中国急诊高血压诊疗专家共识(2017 修订版)［J］.中国实用内科杂志,2018,38(5)：421－432.

［51］James P A, Oparil S, Carter B L, et al. 2014 evidencebased guideline for the management of high blood pressure in adults：report from the panel members appointedtothe EighthJoint National Committee (JNC 8)［J］. JAMA, 2014, 311(5)：507－520.

［52］Borden W B, Maddox T M, Tang, F, et al. Impact of the 2014 expert panel recommendations for management of high blood pressure on contemporary cardiovascular practice：insights from the NCDRPINNACLE registry［J］. J Am Coll Cardiol, 2014, 64(21)：2196－2203.

［53］Wright J T Jr, Williamson J D, Whelton P K, et al. Arandomized trial of intensive versus standard blood pressure control (SPRINT)［J］. N Engl J Med, 2015, 373：2103－2116.

［54］Williamson J D, Supiano M A, Applegate W B, et al. Intensive vs standard blood pressure control and cardiovascular disease outcomes in adults aged ≥ 75 years：a randomized clinical trial ［J］. JAMA, 2016, 315：2673－2682.

［55］Whelton P K, Carey R M, Aronow W S, et al. 2017ACC/AHA/AAPA/ABC/ACPM/AGS/APhA/ASH/ASPC/NMA/PCNA guideline for the prevention, detection, evaluation, and management of high blood pressure in adults：executive summary：a report of the american college of cardiology/American heart association task force on clinical practice guidelines ［J］. Hypertension, 2018, 71(6)：1269－1324.

［56］Leung, A A, Daskalopoulou S S, Dasgupta K, et al. Hypertension Canada's 2017 guidelines for diagnosis, risk assessment, prevention, and treatment of hypertension in adults［J］. Can J Cardiol, 2017, 33(5)：557－576.

［57］Gabb G M, Mangoni A A, Anderson C S, et al. Guideline for the diagnosis and management of hypertension in adults－2016［J］. Med J Aust, 2016, 205(2)：85－89.

［58］Bakris G L, Nadim M K, Haller H, et al. Baroreflex activation therapy provides durable benefit in patients with resistant hypertension：results of long-term follow-up in the Rheos Pivotal Trial［J］. J Am Soc Hypertens, 2012, 6(2)：152－158.

［59］Bakris G L, Townsend R R, Liu M, et al. Impact of renal denervation on 24－hour ambulatory blood pressure：results from SYMPLICITY HTN－3［J］. J Am Coll Cardiol, 2014, 64(11)：1071－1078.

［60］Fadl E F, Jin Y, Larstorp A C, et al. Meta-analysis of five prospective and randomized controlled trials of renal sympathetic denervation on office and ambulatory systolic blood pressure in treatment resistant hypertension ［J］. J Hypertens, 2015, 33 (Suppl 1)：e107.

［61］Fadl Elmula F E, Jin Y, Yang W Y, et al. Meta-analysis of randomized controlled trials of renal denervation in treatment-resistant hypertension［J］. Blood Press, 2015, 24(5)：263－274.

［62］Korsheed S, Eldehni M T, John S G, et al. Effects of arteriovenous fistula formation on arterial stiffness and cardiovascular performance and function ［J］. Nephrol Dial Transplant, 2011, 26(10)：3296－3302.

［63］Foran J P, Jain A K, Casserly I P, et al. The ROX coupler：creation of a fixed iliac arteriovenous anastomosis for the treatment of uncontrolled systemic arterial hypertension, exploiting, the physical properties of the arterial vasculature ［J］. Catheter Cardiovasc Interv, 2015, 85(5)：880－886.

［64］Narkiewicz K, Ratcliffe L E K, Hart E C, et al. Unilateral carotid body resection in resistant hypertension：a safety and feasibility trial［J］. JACC Basic Transl Sci, 2016, 1(5)：313－324.

［65］Daugherty S L, Powers J D, Magid D J, et al. Incidence and Prognosis of Resistant Hypertension in Hypertensive Patients［J］. Circulation, 2012, 125(13)：1635－1642.

第五章

呼吸系统危重症

第一节

重症肺炎

肺炎是严重危害人类健康的一种疾病,占感染性疾病死亡率之首,在人类总死亡率中排第5~6位。我国每年约有648万肺炎患者,其中约10%为重症肺炎,其病死率为5.7%。重症肺炎(severe pneumonia, SP)是由肺组织(细支气管、肺泡、间质)炎症发展到一定疾病阶段,恶化加重形成,除具有肺炎常见的呼吸系统症状外,尚有呼吸衰竭和其他系统明显受累的表现。

重症肺炎死亡率高,在过去的几十年中已成为一个独立的临床综合征,在流行病学、风险因素和结局方面有其特殊性,需要独特的临床处理路径和初始的抗生素治疗。重症肺炎患者可从重症监护室(ICU)的综合治疗中获益。临床各科都可能会遇到重症肺炎患者。在急诊科门诊最常遇到的是社区获得性重症肺炎。本章重点介绍重症社区获得性肺炎。对重症院内获得性肺炎只做简要介绍。

重症肺炎属于中医学"风温肺热病""肺炎喘嗽"范畴。

【病因病理】

(一)西医病因病理

1. 危险因素 ① 基础疾病:如慢性阻塞性肺疾病、糖尿病、慢性心或肾功能不全等。② 吸入性肺炎:吸入或易导致吸入的因素、精神状态改变。③ 其他:长期酗酒或营养不良、恶性肿瘤、免疫抑制性疾病或使用皮质激素治疗者、过劳、受凉等。

2. 病因 细菌、真菌、衣原体、支原体、病毒、寄生虫等病原微生物均可引起重症肺炎,其中细菌性肺炎最为常见。重症肺炎最常见的致病菌为肺炎链球菌,其次为化脓性链球菌、金黄色葡萄球菌、铜绿假单胞菌、流感嗜血杆菌、厌氧菌等,还有流感病毒、鼻病毒等。这些病原体所分泌的内毒素造成血管舒缩功能障碍,引起神经反射调节异常、中毒性血液循环障碍,导致周围循环衰竭,引起血压下降,并发休克,造成细胞损伤和重要脏器功能损害。此外,也有新病原体的出现,如引起汉坦病毒肺综合征的辛诺柏病毒及其相关病毒、引起严重急性呼吸综合征(SARS)的新型冠状病毒及H1N1甲型流感病毒等。2009年H1N1甲型流感病毒大多只引起轻微症状,但少数患者可发展为重症肺炎。

3. 病理 经呼吸道吸入感染性颗粒或口咽部、胃肠道反流物误吸导致肺炎发生。病原微生物进入肺泡后,依靠自身毒力因子黏附在肺泡或呼吸道上皮细胞表面,如果病原体数量大、毒力强,或宿主局部防护机制有缺陷,或正常清除机制受损,病原体就会在局部繁殖,产生毒素,损害上皮细胞,或直接进入巨噬细胞内部繁殖。产生的毒素除造成局部炎症反应、充血、水肿、渗出,甚至出血外,炎症因子还可释放入血,造成远端器官功能损害;病原体入血,造成菌血症、脓毒血症,患者可继发脓毒性休克,出现多器官功能不全综合征(MODS),甚至出现死亡。

大体病理根据炎症反应部位、分布和均匀程度,分为大叶性肺炎、支气管周围炎症、弥漫性播散型肺炎以及间质性肺炎。病理显微镜下分为肺泡实变,上皮细胞脱落,坏死,血浆渗出,纤维蛋白沉淀,炎症细胞聚集,或间质内出现炎症细胞聚集(尤其淋巴细胞)等。

(二)中医病因病机

中医学认为本病的发病病因主要为正气虚

弱、外邪侵袭两个方面。正气虚弱，抗邪无力，口鼻受到外邪侵袭时，肺卫受邪，肺气阻遏，如感受风热之邪或风寒之邪入里化热，炼津为痰，痰热壅于肺，形成咳吐黄痰症状。风热邪盛而逆传心包，邪进正衰、正气不固而出现邪陷正脱。

1. 正气虚弱 正气亏虚主要涉及肺、脾两脏气虚，或先天禀赋不足，或久患宿疾，机体无力抗御外邪。恢复期邪气渐去，正气已损，多以正虚为主，或正虚邪恋，常以气阴两虚、肺脾气虚为主，兼有痰热或痰浊。

2. 外邪侵袭 外邪主要为风热、风寒之邪，内邪主要为痰热、痰浊之邪。

其病位在肺，涉及心、脾、肾，病性为虚实夹杂。该病病情复杂，临床表现隐匿，病情严重，恢复缓慢，预后较差。

【临床表现】

（一）病史

既往有上呼吸道感染、慢性肺疾病和其他疾病史。可能有免疫功能低下、长期应用糖皮质激素等。

（二）症状与体征

重症肺炎可急性起病，部分患者除了发热、咳嗽、咳痰、呼吸困难等呼吸系统症状外，可在短时间内出现意识障碍、休克、肾功能不全、肝功能不全等其他系统表现，少部分患者甚至可没有典型的呼吸系统症状，容易引起误诊；也可起病时较轻，病情逐步恶化，最终达到重症肺炎的标准。在急诊门诊遇到的主要是重症 CAP 患者，部分是 HCAP 患者。

1. 症状 多有寒战、高热，体温波动在 38～40℃之间。伴有咳嗽、胸痛，与呼吸有关。咯痰，铁锈色痰提示肺炎球菌，黄色或金黄色痰提示金黄色葡萄球菌、链球菌，绿色痰提示铜绿假单胞菌。气急喘促，呼吸频率加快。病情危重者出现烦躁、神昏谵语、皮肤花斑、汗出、四肢厥冷等症状。

2. 体征

（1）全身表现：急性病容，如呼吸急促、血压下降、出汗、乏力、衰竭状态等。

（2）局部体征：① 肺实变征：病变部位叩浊、语颤增强、可闻及干湿啰音。② 胸膜炎征：语颤减低，语音减低，呼吸音消失或明显减低，可闻胸膜摩擦音，气管偏向健侧。③ 心脏体征：包括心肌炎体征，如严重中毒引起心脏扩大、心率增快、心律不齐、奔马律，以及心包炎体征，如心界扩大、心音变远，奇脉、颈静脉怒张。④ 腹部体征：肝脏肿大、肝颈返流阳性是心包炎的表现。

3. 不同病原体所致重症 CAP 的临床表现

（1）肺炎链球菌：肺炎链球菌为重症 CAP 最常见的病原体，占 30%～70%。呼吸系统防御功能损伤（乙醇中毒、抽搐和昏迷）可能是咽喉部大量含有肺炎链球菌的分泌物吸入到下呼吸道。病毒感染和吸烟可造成纤毛运动受损，导致局部防御功能下降。充血性心衰也为细菌性肺炎的先兆因素。脾切除或脾功能亢进的患者可发生暴发性的肺炎链球菌肺炎。多发性骨髓瘤、低丙种球蛋白血症或慢性淋巴细胞白血病等疾病均为肺炎链球菌感染的重要危险因素。典型的肺炎链球菌肺炎表现为肺实变、寒战，体温大于 39.4℃，多汗和胸膜疼痛，多见于原先健康的年轻人。而老年人中肺炎链球菌的临床表现隐匿，常缺乏典型的临床症状和体征。典型的肺炎链球菌肺炎的胸部 X 线表现为肺叶、肺段的实变。肺叶、肺段实变患者易合并菌血症。肺炎链球菌合并菌血症的死亡率为 30%～70%，比无菌血症者高 9 倍。

（2）金黄色葡萄球菌肺炎：金黄色葡萄球菌为重症 CAP 的重要病原体。在流行性感冒时期，CAP 中金黄色葡萄球菌的发生率可高达 25%，约 50% 的病例有某种基础疾病的存在。呼吸困难和低氧血症较普遍，死亡率为 64%。胸部 X 线检查常见密度增高的实变影。常出现空腔，可见肺气囊，病变变化较快，常伴发肺脓肿和脓胸。耐甲氧西林金黄色葡萄球菌为 CAP 中较少见的病原菌，但一旦明确诊断，则应选用万古霉素治疗。

（3）革兰阴性菌 CAP：重症 CAP 中革兰阴性菌感染约占 20%，病原菌包括肺炎克雷白杆菌、不动感菌属、变形杆菌和沙雷菌属等。肺炎克雷白杆菌所致的 CAP 占 1%～5%，但其临床过程较为危重。易发生于酗酒者、慢性呼吸系统疾病患者和衰弱者，表现为明显的中毒症状。胸部 X 线的典型表现为右上叶的浓密浸润阴影、边缘清楚，早期可有脓肿的形成。病死率高达 40%～50%。

（4）非典型病原体：在 CAP 中非典型病原体所致者占 3%～40%。大多数研究显示，肺炎支原体在非典型病原体所致 CAP 中占首位,在成人中占 2%~30%,肺炎衣原体占 6%~22%,嗜肺军团菌占 2%~15%。但是肺炎衣原体感染所致的 CAP,其临床表现相对较轻,死亡率较低。肺炎衣原体可表现为咽痛、声嘶、头痛等重要的非肺部症状,其他可有鼻窦炎、气道反应性疾病及脓胸。肺炎衣原体可与其他病原菌发生共同感染,特别是肺炎链球菌。老年人肺炎衣原体肺炎的症状较重,有时可为致死性的。肺炎衣原体培养、血清学(微荧光免疫抗体检测)可提示肺炎衣原体感染的存在。

(5)军团菌肺炎:占重症 CAP 病例的 12%~23%,仅次于肺炎链球菌,多见于男性、年迈、体衰和抽烟者,原患有心肺疾病、糖尿病和肾功能衰竭者患军团菌肺炎的危险性增加。军团菌肺炎的潜伏期为 2~10 日。患者有短暂的不适、发热、寒战和间断的干咳。肌痛常很明显,胸痛的发生率为33%,呼吸困难为 60%。胃肠道症状表现显著,恶心和腹痛多见,约 1/3 患者有腹泻症状。不少患者还有肺外症状,如急性的精神神志变化、急性肾功能衰竭和黄疸等。偶有横纹肌炎、心肌炎、心包炎、肾小球肾炎、血栓性血小板减少性紫癜。50%的病例有低钠血症,此项检查有助于军团菌肺炎的诊断和鉴别诊断。军团菌肺炎的胸部 X 线表现特征为肺泡型、斑片状、肺叶或肺段状分布或弥漫性肺浸润。有时难以与急性呼吸窘迫综合征(ARDS)区别。胸腔积液相对较多。此外,20%~40%的患者可发生进行性呼吸衰竭,约 15% 以上的病例需机械通气。

(6)流感嗜血杆菌肺炎:流感嗜血杆菌肺炎约占 CAP 病例的 8%~20%,老年人和慢性阻塞性肺病患者常为高危人群。流感嗜血杆菌肺炎发病前多有上呼吸道感染的病史,起病可急可慢,急性发病者有发热、咳嗽、咳痰。慢性阻塞性肺病患者起病较为缓慢,表现为原有的咳嗽症状加重。婴幼儿肺炎多较急重,临床上有高热、惊厥、呼吸急促和发绀,有时发生呼吸衰竭。听诊可闻及散在的或局限的干性、湿性啰音,但大片实变体征者少见。胸部 X 线表现为支气管肺炎,约 1/4 呈肺叶或肺段实变影,很少有肺脓肿或脓胸形成。

(7)卡氏孢子虫肺炎:卡氏孢子虫肺炎仅发生于细胞免疫缺陷的患者,但其仍是一种重要的肺炎。特别是 HIV 感染的患者,卡氏孢子虫肺炎常常是诊断艾滋病的依据。卡氏肺孢子虫肺炎的临床特征性表现有干咳、发热和在几周内逐渐进展的呼吸困难,肺部症状出现的平均时间为 4 周,相对于普通细菌性肺炎的进展相对缓慢。卡氏孢子虫肺炎的实验室检查异常包括:淋巴细胞减少,CD4$^+$淋巴细胞减少,低氧血症;胸部 X 线片显示双侧间质浸润,有高度特征的毛玻璃样表现。但30%的胸片可无明显异常,表现可能为阴性。

(三)四诊要点

发热,咽痛,咳嗽,咯痰,气促,胸痛等,甚至壮热,神昏或烦躁,肢冷。

风热袭肺证咳白痰或黄痰;外寒内热证见痰黄或痰白黏,咯痰不爽;痰热壅肺证痰多,痰黄;痰浊阻肺证痰多易咯出,泡沫痰或白黏痰;肺脾气虚证咳痰无力;气阴两虚证咯痰不爽,无痰或少痰;热陷心包证痰量少、质干、难以咳出;邪陷正脱证咳痰无力,痰难咳出。

风热袭肺证舌苔薄、白、干;外寒内热证、痰热壅肺证舌质红,舌苔黄或黄腻;痰浊阻肺证舌质淡,舌苔白或白腻。肺脾气虚证舌体胖大、有齿痕,舌质淡,舌苔薄白;气阴两虚证舌质淡红,舌体瘦小,舌苔薄白或花剥;热陷心包证舌红绛;邪陷正脱证舌色暗红,舌苔少而干。

风热袭肺证、外寒内热证脉浮数;痰热壅肺证脉滑数;痰浊阻肺证脉滑、弦滑;肺脾气虚证脉沉、细、缓、弱;气阴两虚证脉沉、细、数;热陷心包证脉滑数;邪陷正脱证脉微、细、疾促。

【辅助检查】

(一)检查项目

1.病原学

(1)诊断方法包括血培养、痰革兰染色和培养、血清学检查、胸水培养、气管吸出物培养、肺炎链球菌和军团菌抗原的快速诊断技术。此外,可以考虑侵入性检查,包括经皮肺穿刺活检、经过防污染毛刷经过支气管镜检查或支气管肺泡灌洗。① 血培养:一般在发热初期采集,如已用抗菌药物治疗,则在下次用药前采集。采样以无菌法静脉穿刺,防止污染。成人每次 10~20 mL,婴儿和儿童 0.5~5 mL。血液置于无菌培养瓶中送检。24 小时内采血标本 3 次,并在不同部位采集,可提高血培养的阳性率。在大规模非选择性的 CAP 住院患者中，抗生素治疗前的血细菌培养阳性率为 5%～14%，最常见的结果为肺炎球菌。假阳性的结果，常为凝固酶阴性的葡萄球菌。抗生素治疗后血培养的阳性率减半，所以血标本应在抗生素应用前采集。但如果有菌血症高危因素存在时，初始抗生素治疗后血培养的阳性率仍高达 15%。因重症肺炎存在菌血症高危因素，病原菌极可能是金黄色葡萄球菌、铜绿假单胞菌和其他革兰阴性菌，这几种细菌培养的阳性率高，重症肺炎时每一位患者都应行血培养，这对指导抗生素的应用有很高的价值。另外，细菌清除能力低（如脾切除患者）、慢性肝病、白细胞减少的患者也易出现有菌血症，应积极行血培养。② 痰液细菌培养：嘱患者先行漱口，并指导或辅助患者深咳嗽，留取脓性痰送检。约 40% 患者无痰，可经气管吸引术或支气管镜吸引获得标本。标本收集在无菌容器中。痰量的要求，普通细菌 > 1 mL，真菌和寄生虫 3～5 mL，分枝杆菌 5～10 mL。标本要尽快送检，不得超过 2 小时。延迟将减少葡萄球菌、肺炎链球菌以及革兰阴性菌的检出率。在培养前必须先挑出脓性部分涂片作革兰染色，低倍镜下观察，判断标本是否合格。镜检鳞状上皮 > 10 个/低倍视野，就判断为不合格痰，即标本很可能来自口咽部而非下呼吸道。多核细胞数量对判断痰液标本是否合格意义不大，但是纤毛柱状上皮和肺泡巨噬细胞的出现提示来自下呼吸道的可能性大。痰液细菌培养的阳性率各异，受各种因素的影响大。痰液培养阳性时，需排除污染和细菌定植。与痰涂片细菌是否一致、定量培养和多次培养，有一定价值。在气管插管后立即采取的标本不考虑细菌定植。痰液培养结果阴性也并不意味着无意义：合格的痰标本分离不出金黄色葡萄球菌或革兰阴性菌，就是排除这些病原菌感染的强有力证据。革兰染色阴性和培养阴性，应停止针对金黄色葡萄球菌感染的治疗。③ 痰涂片染色：痰液涂片革兰染色可有助于初始的经验性抗生素治疗，其最大优点是可以在短时间内得到结果并根据染色的结果选用针对革兰阳性或阴性菌的抗生素；涂片细菌阳性时常预示痰培养阳性；涂片细菌与培养出的细菌一致时，可证实随后痰培养出的细菌为致病菌。结核感染时抗酸染色阳性。真菌感染时痰涂片可多次查到霉菌或菌丝。痰液涂片在油镜检

查时见到典型的肺炎链球菌或流感嗜血杆菌，有诊断价值。④ 其他：在军团菌的流行地区或有近期 2 周旅行的患者，除了常规的培养外，需要用缓冲碳酵母浸膏做军团菌的培养。尿抗原检查可用肺炎球菌和军团菌的检测。对于成人肺炎球菌肺炎的研究表明其敏感性 50%～80%，特异性 90%，不受抗生素使用的影响。对军团菌的检测，在发病的第 1 日就可呈阳性，并持续数周，但血清型 1 以外的血清型引起的感染常被漏诊。快速流感病毒抗原检测阳性，可考虑抗病毒治疗。肺活检组织细菌培养、病理及特殊染色是诊断肺炎的金标准。

（2）细菌学检测结果（通常细菌、非典型病原体）诊断意义的判定如下。

1）确定：① 血或胸液培养到病原菌。② 经纤维支气管镜或人工气道吸引的标本培养到病原菌浓度 ≥ 10^5 cfu/mL（半定量培养++）、支气管肺泡灌洗液标本 ≥ 10^4 cfu/mL（半定量培养+～++）、防污染毛刷样本或防污染支气管肺泡灌洗液标本 10^3 cfu/mL（半定量培养+）。③ 呼吸道标本培养到肺炎支原体或血清抗体滴度呈 4 倍以上提高。④ 血清肺炎衣原体抗体滴度呈 4 倍或 4 倍以上提高。⑤ 血清中军团菌直接荧光抗体阳性且抗体滴度 4 倍升高，或尿中抗原检测为阳性，可诊断军团菌。⑥ 从诱生痰液或支气管肺泡灌洗液中发现卡氏肺孢子虫。⑦ 血清或尿的肺炎链球菌抗原测定阳性。⑧ 痰中分离出结核分枝杆菌。

2）有意义：① 合格痰标本培养优势菌中度以上生长（≥+++）。② 合格痰标本少量生长，但与涂片镜检结果一致（肺炎链球菌、流感杆菌、卡他莫拉）。③ 入院 3 日内多次培养到相同细菌。④ 血清肺炎衣原体抗体滴度 ≥ 1∶32。⑤ 血清中嗜肺军团菌试管凝聚试验抗体滴度一次高达 1∶320 或间接荧光试验 ≥ 1∶320 或 4 倍增高达 1∶128。

3）无意义：① 痰培养有上呼吸道正常菌群的细菌（如草绿色链球菌、表皮葡萄球菌、非致病奈瑟菌、类白喉杆菌等）。② 痰培养为多种病原菌少量生长。

2. 影像学检查　影像学检查是诊断肺炎的重要指标，也是判断重症肺炎的重要指标之一。肺炎的影像学表现：片状、斑片状浸润性阴影或间质性改变，伴或不伴胸腔积液。影像学出现多叶或

双肺改变,或入院48小时内病变扩大≥50%,提示为重症肺炎。由于表现具有多样性,特异性较差。

3. 血常规和痰液检查 细菌性肺炎的血白细胞计数多增高,中性粒细胞多在80%以上,并有核左移;年老体弱及免疫力低下者的白细胞计数常不增高,但中性粒细胞的比率仍高。痰呈黄色、黄绿色或黄褐色脓性混浊痰,痰中白细胞显著增多,常成堆存在,多为脓细胞。

病毒性肺炎白细胞计数一般正常,也可稍高或偏低。继发细菌感染时白细胞总数和中性粒细胞可增高。痰涂片所见的白细胞以单核细胞为主;痰培养常无致病菌生长;如痰白细胞核内出现包涵体,则提示病毒感染。

在重症肺炎时,可因骨髓抑制出现白细胞减少症(白细胞计数$<4\times10^9$/L)或血小板减少症(血小板计数$<100\times10^9$/L)。二者均提示预后不良,是诊断重症肺炎的2个次要标准。在感染控制、病程好转后可恢复。

4. 血气分析 肺炎时由于发热、胸痛或患者焦虑,可出现呼吸次数加快,患者可出现呼吸性碱中毒、二氧化碳分压降低。

重症肺炎时,由于通气-血流比例失调、肺内分流增加、弥散功能异常等,可出现严重的低氧血症。氧分压小于60 mmHg,出现Ⅰ型呼吸衰竭。痰液过多致气道堵塞、呼吸浅慢或停止、以往有慢性阻塞性肺病时,可表现为Ⅱ型呼吸衰竭,氧分压降低,小于60 mmHg,并伴有二氧化碳分压>50 mmHg。

5. 其他检查 可有红细胞沉降率增快、C反应蛋白升高、血清碱性磷酸酶积分改变等,提示细菌感染的变化。

肾功能不全时,可有尿改变及血清尿素氮、肌酐升高,尿量<20 mL/h,或<80 mL/4 h、血清肌酐>177 μmol/L(2 mg/dL)、血尿素氮>20 mg/dL,可提示为重症肺炎。另外也可有肝功能异常;由于患者进食差、消耗增加,常可有低蛋白血症存在。心肌损害可有心肌酶的增高及心电图的改变。乳酸≥4 mmol/L多提示预后不良,乳酸持续增高较单次测定值更能反映预后,建议连续监测。重症肺炎及其炎症反应可导致凝血功能障碍、血栓形成及出血风险,严重者可引起弥漫性血管内凝血(DIC)的发生。因此,凝血四项及D-二聚体等检查应作为重症肺炎患者的常规检测和监测指标。

(二)主要危重指标与监测

研究表明,在住院后24~48小时才转到ICU的CAP患者,死亡率和致残率高于直接收住ICU的CAP患者。相反,不能从ICU治疗中直接获益的患者被收入ICU,资源也常被不适当地占用。因此,评估CAP的严重程度,确定哪些患者需要入住ICU,是临床中需要面对的问题。

重症肺炎是病情发展变化较快的疾病,特别是起病的初期和应用抗生素治疗后。应分别在入院时、入院前24小时内、在疾病过程中(24小时后),对病情进行评估。

1. C反应蛋白 C反应蛋白可以较好地反映机体的急性炎症状态,敏感性高。但对感染或非感染性疾病的鉴别缺乏足够的特异性,也不能用于细菌性感染和病毒性感染之间的鉴别。C反应蛋白>10 mg/L提示急性炎症反应,可以用于病情评估和预后判断。

降钙素原是细菌感染早期的一个诊断指标,并与感染的严重程度和预后密切相关。显著升高的降钙素原(正常参考值<0.05 ug/L)对全身重度感染性疾病具有较好的特异性,可作为重度感染的早期预测指标。

2. 降钙素原 降钙素原对临床抗菌药物治疗指导意义如下:① 降钙素原<0.25 μg/L时,可不使用抗菌药物进行治疗。② 0.25 μg/L≤降钙素原<0.5 μg/L时,考虑可能存在局部感染,建议查找感染源并复查,可以使用抗菌药物治疗。③ 降钙素原>0.5 μg/L时,强烈考虑存在细菌感染和全身炎症反应,必须严格遵循抗菌药物的使用方法及原则进行治疗。④ 降钙素原在2~10 ug/L时,提示脓毒症发生可能,需每日复查并评估目前脓毒症治疗方案。⑤ 降钙素原≥10 ug/L,提示严重脓毒症发生可能,死亡风险高。

建议将降钙素原及C反应蛋白作为重症患者的常规检测项目并动态监测,以评估病情。

3. 病情严重程度的评估 目前常用于判断重症肺炎病情的评分系统有CURB-65评分系统和肺炎严重程度指数(pneumonia severity index, PSI)评分系统。

CURB-65评分由意识障碍、尿素氮升高(>20 mg/dL)、呼吸频率加快(>30次/分)、低血压(BP$<90/60$ mmHg)和年龄大于65岁5条组成,每条评1分,总分为各项评分之和。评分为0分、

1分、2分时,30日的死亡率分别为0.7%、2.1%、9.2%。当评分为3分、4分、5分时,30日死亡率分别为14.5%、40%、57%。因此,对于CURB-65评分≥3分者,应尽早住院行抗生素治疗,才能降低死亡率。

PSI用于评估患者肺部感染严重程度及预后,指标包括年龄,合并症,体格检查如意识、血压、体温、脉搏,辅助检查如血气、尿素氮、血钠、血糖、血常规、胸腔积液等。PSI评分系统是临床上指导肺部感染抗生素的调整,以及预测疗效和预后的一项评分系统,最高分为12分,分值越高,感染越重,越需要住院治疗。该评分系统能优化降阶梯治疗,当评分≤6分时可以停用抗生素,减少不必要的抗生素应用。

已有研究显示上述两个评分系统在死亡率预测方面具有相似的预测价值,因PSI评分系统包含20个变量,而CURB-65仅包含5项,故后者较前者更为简单,易被临床医生使用。当出现以下3种情况时,必须评估患者肺炎的严重程度:出现严重脓毒症,发生急性呼吸衰竭,存在失代偿性的并发症。应做到尽早评估,以便制定治疗方案,防止疾病进展为感染性休克或MOF。此外,MODS评分系统、全身性感染相关性功能衰竭评分(sepsis-related organ failure assessment, SOFA)、急性生理功能和慢性健康状况评分系统(acute physiology and chronic health evaluation, APACHE)也常被用于重症肺炎合并器官功能障碍时的评估。

【诊断与鉴别】

(一)诊断要点

在中华医学会呼吸病学分会公布的《中国成人社区获得性肺炎诊断和治疗指南(2016年版)》中,将符合下列1项主要标准或≥3项次要标准者诊断为重症肺炎。

1. 主要标准　①需要气管插管行机械通气治疗。②脓毒症休克经积极液体复苏后,仍需要血管活性药物治疗。

2. 次要标准　①呼吸频率≥30次/分。②氧合指数≤250 mmHg。③多肺叶浸润。④意识障碍和(或)定向障碍。⑤血尿素氮≥7.14 mmol/L。⑥收缩压<90 mmHg。

(二)鉴别诊断

西医鉴别

重症肺炎的表现可以不典型,而许多非肺炎的疾病表现可类似典型肺炎,鉴别诊断具有重要意义。

1. 表现不典型的重症肺炎的鉴别

(1)脑炎或脑膜炎等:老年人的重症肺炎可无典型的肺炎表现,可无咳嗽,甚至无发热,仅表现为意识障碍,如谵妄、淡漠或昏迷,易被误诊为脑炎或脑膜脑炎。胸片应作为常规检查,以明确是否是肺炎、是否有肺部并发症。早期的粟粒性肺结核、部分卡氏孢子虫肺炎胸片可正常,应提高警惕,仔细除外。脑CT、脑脊液检查也是必需的,出现异常支持脑炎、脑膜炎的诊断。但结核性脑膜炎常有肺结核存在,脑隐球菌感染常有肺部隐球菌感染,应引起注意。患者有头痛、呕吐时也可误诊为脑血管病,脑CT检查可助鉴别。

(2)急腹症:肺炎累及膈胸膜可引起上腹痛,易被误诊为急性胆囊炎、急性胰腺炎、消化性溃疡等。病情重时才就诊检查,可出现淀粉酶升高、肝功能损伤、黄疸、麻痹性肠梗阻等,使鉴别更困难。对于多系统损害患者,应警惕重症肺炎,胸片检查必不可少。

2. 同肺炎表现相似的疾病的鉴别

(1)肺栓塞:有发热的肺栓塞因有胸痛、多发肺部阴影、呼吸困难、低氧血症、白细胞增高等,很容易被误诊为重症肺炎。诊断要点关键在于对有肺栓塞高危因素的患者提高警惕,对有下肢深静脉血栓形成、卧床、手术后患者应行心脏超声肺动脉压估测、CT肺动脉造影、肺通气-灌注扫描等明确诊断。

(2)风湿性疾病引起的肺病变:皮肌炎、SLE、类风湿关节炎、血管炎等风湿性疾病,有时全身表现不明显,影像表现同肺炎不能区别。有关抗体检测或组织活检病理有助于鉴别。

(3)肿瘤:肺部肿瘤、淋巴瘤、白血病肺浸润等都可表现为发热、肺浸润影,必要时行病理、骨髓细胞学等检查。

(4)过敏性肺炎:急性患者在吸入大量抗原4~12小时后出现胸闷、呼吸困难和干咳,并伴有发热、寒战、乏力、头痛和躯体痛等全身症状。双肺可闻及湿啰音,部分可有哮鸣音和发绀。双肺小结节影或者斑片状浸润影。血气分析可有低氧血症。吸入激发试验有助诊断。抗原接触史对诊断具有重要意义。

中医类证鉴别

1. 哮病　重症肺炎在病情发展至危重阶段，可有呼吸气促、困难、喘息不能平卧等表现，与哮病发作期症状相似。哮病是一种发作性的痰鸣气喘疾患。临床以喉中哮鸣有声、呼吸气促困难，甚则喘息不能平卧为特征。病理因素以痰为主，痰伏于肺，遇感诱发。发病机制为痰气搏结，壅阻气道，肺失宣降。发时以邪实为主，治当祛痰利气；反复日久，正虚邪实者，又当兼顾，不可单纯拘泥于祛邪。若发生喘脱危候，当急予扶正救脱。平时应扶正治本，以减少或控制其发作。但哮病多与先天禀赋有关，患者家族中可有哮病史，常由气候突变，饮食不当，情志失调，劳累等诱发，呈反复发作性。发作时常多突然，可见鼻痒、喷嚏、咳嗽、胸闷等先兆；喉中有明显哮鸣声，呼吸困难，不能平卧，甚至面色苍白，唇甲青紫，约数分钟、数小时后缓解。平时可如常人，或稍感疲劳、纳差，但病程日久，反复发作，导致正气亏虚，可常有轻度哮鸣，甚至在大发作时持续难平，出现喘脱。

2. 喘病　喘病是因久患肺系疾病或受他脏病变影响，导致肺气上逆，肃降无权，以气短喘促、呼吸困难，甚至张口抬肩，鼻翼煽动，不能平卧，唇甲青紫为特征的疾病。严重者可由喘致脱，出现喘脱之危重证候。喘病是一种常见病证，也可见于多种急慢性疾病的过程中。重症肺炎也可出现气喘症状，但重症肺炎伴有发热、咽痛、头痛、全身肢体酸痛、咳嗽、咳痰、气促、胸痛等临床表现，气喘并不是其必须具备的发病特点。

【治疗】

（一）西医治疗

重症肺炎除肺部本身严重感染外，尚涉及呼吸、循环、肾脏等功能改变，甚至导致多脏器功能衰竭，危及生命，死亡率居高不下。治疗包括抗菌药物治疗、呼吸支持、营养支持、加强痰液引流以及免疫调节、防治多器官系统功能衰竭等。有效的抗生素初始治疗是治疗的核心，可预防出现多器官系统功能衰竭，同时应根据病情采取抗休克、纠正呼吸衰竭或肾衰、支持疗法等综合治疗措施。

1. 抗感染治疗　重症肺炎的传统抗感染治疗方案提倡"抗生素升级治疗"，如先使用抗菌谱较窄、价格较便宜、抗菌活性弱的抗生素；治疗无效，再换用抗菌活性强的抗生素。而随着对重症肺炎临床观察及研究的发展，目前主张重症肺炎的抗感染采取"降阶梯治疗"的策略，即先用强有力的抗生素治疗，再根据细菌培养结果选用窄谱抗生素。第一阶段给予初始经验性抗菌治疗，即在已发生感染，但未明确病原体时的治疗用药。第二阶段在初始治疗后根据细菌培养和药敏试验结果换用相对窄谱抗生素。

（1）社区获得性肺炎的抗感染治疗：第一次抗生素应在急诊科留取细菌培养标本后尽早给予。制定早期经验性抗生素治疗方案必须根据总的流行病学类型来制定，即基本的抗生素的初始方案应该根据具体患者的风险因素来进行调整，然后再根据微生物学调查结果调整。在肺炎链球菌的耐药率低（<5%）的地区，常规抗生素治疗应包括以下联合治疗：二代头孢菌素（如头孢呋辛）或氨基青霉素加β内酰胺酶抑制剂加红霉素，或者选用三代头孢菌素（如头孢噻肟或头孢三嗪）。

当有特殊合并情况时，抗生素的基本方案应做相应调整。① 对于存在肺脏合并症，如慢性阻塞性肺病或支气管扩张的患者，治疗中应包括铜绿假单胞菌。四代头孢菌素如头孢吡肟和头孢匹罗可以覆盖这些病原体，也能覆盖青霉素耐药性肺炎链球菌，联合红霉素是这种情况下的合理选择。如果高度怀疑铜绿假单胞菌感染，应考虑给予抗假单胞菌的联合治疗，如β内酰胺类抗生素（头孢他啶、头孢吡肟、亚胺培南）加氨基糖苷类抗生素（最好是妥布霉素或阿米卡星）加红霉素或用一种β内酰胺类加环丙沙星。② 对于长期卧床患者，存在吸入性肺炎的风险，尤其是神经系统病变的患者，抗生素治疗应覆盖金黄色葡萄球菌和厌氧菌。此时不应选用二代头孢菌素，而应选择氨基青霉素加β内酰胺酶抑制剂或克林霉素。另外，亚胺培南也有效。③ 当存在特殊病原体的风险因素时，也应考虑修改抗生素的基本方案：在军团菌发病率高的地区，应考虑加用利福平。在冬春季节，当由流感病毒引起的肺炎较多时，应考虑金黄色葡萄球菌感染，因此应使用二代头孢菌素或氯唑西林。④ 如果已知当地的微生物类型和易感性，应根据这些类型另外调整抗生素用药。

（2）2007 年 ATS 建议需 ICU 住院的 CAP 患者的治疗：① 一种 β 内酰胺类抗生素（头孢噻肟、头孢曲松或氨苄西林/舒巴坦）加阿奇霉素或一种氟喹诺酮。对青霉素过敏的患者，推荐呼吸喹诺酮类和氨曲南。② 对假单胞菌感染，用一种抗球菌、抗假单胞菌 β 内酰胺类抗生素（哌拉西林-他唑巴坦、头孢吡肟、亚胺培南或美罗培南）加环丙沙星或左氧氟沙星（750 mg/日），或以上的 β 内酰胺类抗生素加氨基糖苷类抗生素和阿奇霉素，或以上的 β 内酰胺类抗生素加一种氨基糖苷类抗生素和抗肺炎球菌的氟喹诺酮类（对青霉素过敏的患者，可用氨曲南替换以上的 β 内酰胺类抗生素）。③ 如果考虑 MRSA，则加用万古霉素或利奈唑烷。

（3）医院获得性肺炎的抗感染治疗：初始经验性治疗选择抗生素要根据 HAP 患者的分组，一组为住院后早发、没有 MDR 病原体感染危险因素者，其可能的病原体包括肺炎链球菌、流感嗜血杆菌、甲氧西林敏感金黄色葡萄球菌、敏感的肠杆菌科阴性杆菌（大肠埃希菌、肺炎克雷白杆菌、变形杆菌和沙雷杆菌），可分别选用头孢曲松、左氧沙星（或莫西沙星、环丙沙星）、氨苄西林/舒巴坦、厄他培南治疗；另一组则为晚发、有 MDR 感染的危险因素者，其可能病原体包括铜绿假单胞菌、产超广谱 β 内酰胺酶（ESBL）的肺炎克雷白杆菌、不动杆菌属、耐甲氧西林金黄色葡萄球菌、军团菌等，怀疑为前三者，可选用具有抗绿脓活性的头孢菌素（头孢吡肟、头孢他啶），或具有抗绿脓活性的碳青霉烯类（亚胺培南或美洛培南），或 β-内酰胺类/β-内酰胺酶抑制剂（哌拉西林/他唑巴坦）加具有抗绿脓活性的氟喹诺酮类（环丙沙星或左氧沙星）或氨基糖苷类抗生素（丁胺卡那、庆大霉素、妥布霉素）联合治疗，后两者可分别选用利奈唑烷或万古霉素、大环内酯类或氟喹诺酮类治疗。

重度 HAP 常见病原体包括铜绿假单胞菌、不动杆菌、肺炎克雷白杆菌、大肠埃希菌和耐甲氧西林金黄色葡萄球菌。怀疑这些病原体感染者，在初始治疗时应联合用药，具体使用哪一种抗生素应依据当地或本单位的抗生素敏感性情况、药物的副作用、患者过去 2 周内用药情况等因素综合考虑，尽量不选择已经使用过的抗生素。治疗中要尽可能增加对不同病原体的覆盖，联合应用碳青霉烯类、阿米卡星和万古霉素是覆盖面最广的用药方案。

如果要覆盖 ICU 内引起 VAP 最常见的两种病原体铜绿假单胞菌和耐甲氧西林金黄色葡萄球菌，需联合应用万古霉素、一种碳青霉烯类和一种氟喹诺酮类，这种方案可覆盖 90% 以上的病原体。

如果患者是在应用抗生素治疗其他部位感染期间发生了 HAP，经验性用药应选择另一种不同类型的抗生素。

（4）对抗生素疗效的评估和处理：如果微生物培养结果证实为耐药菌或是没有预计到的病原体感染，并且患者对治疗没有反应，则应对已选择的抗生素进行调整。如果培养结果与预计的多重耐药菌病原体不符，也不是铜绿假单胞菌或不动杆菌感染，或细菌对更窄谱抗生素敏感，则应降阶梯或选用窄谱抗生素治疗。

初始治疗有效时，通常在治疗 48~72 小时后临床有改善，不应调整用药。如治疗没有反应，且病情恶化较快，则要调整抗生素，增加对病原体的覆盖面，等待培养结果和其他诊断数据。

治疗 3 日后临床情况没有改善，可认为治疗无效，应对病情重新评估：对病原体的估计是否错误，是否系耐药病原体，诊断是否有误，是否为非感染因素所致，有无肺外感染的证据（肺不张、肺栓塞、ARDS、肺出血症、基础疾病、肿瘤），是否出现了并发症（肺脓肿、机会菌感染、药物热等）。影像学检查有助于发现治疗失败的原因，侧卧位 X 线胸片、超声、肺 CT 能发现可能的胸腔积液，除外肺脓肿等。对于低血压、需液体复苏的重症 CAP 患者，需要警惕隐性肾上腺功能不全。

2. 其他治疗

（1）机械通气：机械通气用于治疗严重低氧血症通过吸氧不能改善者。在需要机械通气的重症肺炎中，严重低氧血症的主要病理生理机制是存在肺内分流和通气-血流比例失调，通气-血流比值降低。轻到中度肺炎的患者，分流量达到心排血量的 10% 以上，低通气-血流比值的区域达到血流量的 10% 以上。需要机械通气的患者，肺内分流量和低通气-血流比值的区域都达到心排血量的 50%，死腔增加到肺泡通气量的 60%，平均肺动脉压可能轻到中度增高（到 35 mmHg）。这些气体交换障碍，部分原因是精氨酸等舒血管性代谢产物的释放，部分抵消了缺氧性肺血管的收缩。对不需要立即插管的低氧血症或呼吸窘迫患者，可试用无创通气，无创通气可减少 25% COPD

患者的插管需要。咳痰无力、痰多,限制了无创通气的应用。在最初的 1~2 小时内,呼吸次数、氧合未改善,氧分压未下降,需及时改用有创通气。对需要插管的患者,延长无创通气时间会增加不良结局。无创通气对 ARDS 没有益处,而双肺肺泡浸润的 CAP 患者与 ARDS 几乎不能鉴别。有严重低氧血症的患者($PaO_2/FiO_2 < 150$ mmHg)也不适合无创通气。因此,对 $PaO_2/FiO_2 < 150$ mmHg、双肺肺泡浸润患者,应及时插管,行有创通气。对双侧弥漫性肺炎和 ARDS,应低潮气量通气(6 mL/kg 理想体重)。经供氧和机械通气仍难以缓解的严重或难治的低氧血症,临床上对于单侧肺炎,调整患者体位到"健侧肺向下",通过使通气好的区域增加血流量,可以使 PaO_2 平均增加 10~15 mmHg。

对于病变主要位于双肺背部的患者,可进行俯卧位通气。

(2)抗炎药物:给予抗炎药物,环氧合酶抑制剂,如阿司匹林和吲哚美辛,可以逆转对缺氧性肺血管收缩的部分抵消作用。接受吲哚美辛治疗的患者,有一半患者的 PaO_2 明显改善。但也有研究显示阿司匹林可以轻度改善肺内分流,而动脉氧合作用没有明显变化。因此,这类抗炎药物改善低氧血症的作用仍无定论。

(3)前列腺素雾化吸入:低剂量的前列腺素雾化吸入,可以允许肺内通气-血流比值正常的肺泡区的血管舒张,表明可以减少肺内分流和肺动脉高压,而不会引起心输出量的变化,所以可以使氧分压平均增加 20 mmHg。

(4)氧化亚氮(NO):主要在成人呼吸窘迫的患者中研究了吸入少量 NO 的作用。吸入少量 NO 可引起选择性的肺动脉血管扩张,以及通过减少肺内分流改善动脉氧合作用。在一项对单侧重症肺炎的初步研究中,NO 表现出良好效果,使 PaO_2 平均增加 20 mmHg。但不论是雾化前列腺素还是雾化 NO,都需要通过更多例数、远期效应和这种方法对重症肺炎结局的影响做进一步研究。

(5)免疫调节(粒细胞集落刺激因子):治疗的原理是通过增强多形核白细胞的肺内趋化及其对细菌病原体的杀菌活性,调节免疫反应。用 G-CSF 治疗重症肺炎和败血症患者,在降低死亡率和器官衰竭方面都有良好效果。在最近一项关于中性粒细胞减少重症肺炎患者的研究中,当用 G-CSF 每日 75~600 μg 的剂量,联合适当的抗生素

治疗,具有较高的安全性。

(6)重组活化蛋白 C:对于死亡危险性高的患者(APACHE Ⅱ ≥25 分、感染导致多器官功能衰竭、感染性休克或感染导致的急性呼吸窘迫综合征)推荐使用,出血性疾病不是使用重组活化蛋白 C 的绝对禁忌证。治疗费用高,使其应用受到限制。

(7)感染性休克的治疗:密切观察生命体征和病情变化,准确记录每日出入量,转入监护病房,专人护理,开放 2 条静脉通路,补充血容量,以维持收缩压 90~100 mmHg,脉压差>30 mmHg,每日尿量>30 mL,中心静脉压 4.4~7.4 mmHg。补充血容量一般选用晶体液:低分子右旋糖酐、林格氏液、葡萄糖生理盐水及胶体液如血浆、白蛋白、羟乙基淀粉等;最初的 1~2 小时可输液 800~1 000 mL,以晶体液为主,一般 12 小时内输液 2 000 mL,24 小时总输液量 2 500~3 500 mL,中心静脉压的测定可指导输液量,一般为 0.58~0.98 kPa(6~10 cmH_2O)为界限。年老体弱及肾功能减退者,避免输液过快。虽然目前国内外并无权威指南推荐,但在合并脓毒症,尤其需要液体复苏时,可考虑应用白蛋白作为液体复苏的治疗手段之一。

应用血管活性药物,如多巴胺、间羟胺、去甲肾上腺素和山莨菪碱。一般认为,若患者有皮肤湿冷、四肢温暖、冷汗少、尿量少等症状时,以血管舒张为主,可选用收缩血管的药物。可以使用间羟胺 10~40 mg,加入 5% 葡萄糖溶液 250 mL 静脉滴注,也可加入多巴胺 40~80 mg,以改善血液量的重新分布。如果患者发冷、面色苍白、少尿或无尿,以血管痉挛占优势,可首选 α 受体阻滞剂酚妥拉明 5~10 mg,加入 5% 葡萄糖溶液 250 mL 中静脉滴注。

糖皮质激素用于病情重、经补液升压药治疗血压不恢复者,可在应用合适抗生素的基础上使用氢化可的松 100~200 mg 或地塞米松 5~10 mg 静脉滴注,病情好转后停药。

纠正水、电解质和酸碱平衡紊乱。酸中毒者首选 5% 碳酸氢钠静脉滴注,一般轻度中毒者静脉滴注 250 mL,中至重度酸中毒者 500~900 mL,使用中应根据血气情况灵活应用。

早期肠内营养可维持重症肺炎患者肠道黏膜的完整性,并防止细菌移位和器官功能障碍,但要注意高分解代谢状态。血流动力学稳定的重症肺

炎患者,早期肠内营养可缩短机械通气时间。

3. 疗效的评价

（1）初始治疗有效的定义：经治疗后达到临床稳定,可以认定为初始治疗有效,临床稳定标准即体温≤37.2℃,心率<100次/分,呼吸频率≤24次/分,收缩压≥90 mmHg,血氧饱和度>90%（或$PaO_2>60$ mmHg）。

经初始治疗后,症状明显改善者可继续原有抗菌药物治疗。对达到临床稳定且能接受口服药物治疗的患者,改用同类或抗菌谱相近、致病菌敏感的口服制剂进行序贯治疗。

（2）初始治疗失败的定义：患者对初始治疗反应不良,症状持续无改善,需要更换抗菌药物或一度改善又恶化,病情进展,出现并发症,甚至死亡,认为治疗失败,包括对治疗无反应、进展、出现局部或全身并发症等情况。

应注意与非感染性疾病的鉴别诊断：① 如肺部肿瘤、间质性肺部疾病、结缔组织疾病和肺栓塞等疾病。② 并发症或合并症因素（免疫状况,脏器功能不全,基础肺部疾病如COPD、糖尿病、脑血管疾病）,并注意排痰障碍、体位及引流、反复误吸等情况。③ 病原体的因素：需仔细追踪患者的流行病史,采集合格标本,寻找病原体证据,结合药敏及药动学特性,调整抗菌药物方案。④ 初始治疗未能覆盖致病病原体。⑤ 出现二重感染。⑥ 耐药因素。⑦ 未能按药物最佳PK/PD等药代动力学使用的院内感染患者,注意定植菌和致病菌的区分。⑧ 警惕特殊病原体感染,如分枝杆菌、真菌、肺孢子菌,以及包括人禽流感在内的病毒或地方性感染性疾病等。

（二）中医辨证论治

重症肺炎的中医治疗以祛邪扶正为大法。祛邪同时佐以扶正,或益气养阴,或补益肺脾。在治疗过程中注意清热解毒,但不可过于寒凉,免伤脾胃,注重宣降肺气以顺肺之生理特点。若出现热入心包、邪陷正脱,当需清心开窍、扶正固脱。老年患者出院后,病情虽然恢复,但病机多为虚实夹杂,以虚为主,正虚（气阴两虚、肺脾气虚）邪实（痰热、痰浊、瘀血）贯穿于整个过程。若体虚不固、外邪袭肺而致病情发作、再次住院,则易增加病死率。因此,该阶段的治疗当以扶正为主,佐以祛邪为大法。

实证

1. 风热袭肺

证候：发热,恶风,鼻塞、鼻窍干热、流浊涕、口干,咽干,咽痛,咳嗽,干咳,咯痰不爽,咳白痰或黄痰。舌苔薄、白、干,脉浮数。

证机分析：风热袭肺,痰热蕴肺。

治法：疏风清热,清肺化痰。

处理：（1）方药：银翘散加减。药用金银花、连翘、炒苦杏仁、前胡、桑白皮、黄芩、芦根、牛蒡子、薄荷（后下）、桔梗、甘草等。头痛目赤者,加菊花、桑叶；喘促者,加麻黄、生石膏（先煎）；无汗者,加荆芥、防风；咽喉肿痛者,加山豆根、马勃；口渴者,加天花粉、玄参；胸痛明显者,加延胡索、瓜蒌。

（2）中成药：双黄连注射液静脉滴注,每次每千克体重1 mL,每日1次,加入氯化钠注射液中（250~500 mL）。

（3）针灸：疏风清热化痰。针刺尺泽、孔最、列缺、合谷、肺俞、足三里穴,每日1次。高热者取大椎、十宣穴,可用点刺放血。

（4）其他疗法：① 雾化疗法。用鱼腥草注射液通过超声雾化器,将药液喷入呼吸道而达到治疗目的。② 刮痧疗法。取胸、背部脊柱两侧和肩胛区,用硬币蘸植物油或白酒,刮至皮肤充血。

2. 外寒内热

证候：发热,恶寒,咽干,咽痛,肢体酸痛,无汗,咳嗽,痰黄或痰白黏,咯痰不爽。舌质红,舌苔黄或黄腻,脉浮数。

证机分析：风寒束表,内生痰热。

治法：疏风散寒,清肺化痰。

处理：（1）方药：麻杏石甘汤合清金化痰汤。药用炙麻黄、荆芥、防风、生石膏（先煎）、炒苦杏仁、知母、瓜蒌、栀子、桑白皮、黄芩、桔梗、陈皮、炙甘草等。恶寒无汗、肢体酸痛者,减荆芥、防风,加羌活、独活；往来寒热不解、口苦者,加北柴胡。

（2）中成药：喜炎平注射液静脉滴注,每日250~500 mg,加入5%葡萄糖注射液或氯化钠注射液中滴注。小儿酌减或遵医嘱。

（3）针灸：疏风散寒,清肺化痰。针刺肺俞、列缺、合谷,咽喉肿痛可加少商、尺泽,发热可加大椎、外关。毫针浅刺用泻法。

（4）其他疗法：拔罐。可在背部肺俞拔罐。

3. 痰热壅肺

证候：发热,口渴,面红,咳嗽,痰多、痰黄,胸痛,尿黄,大便干结,腹胀。舌质红,舌苔黄或黄腻,脉滑数。

证机分析:痰热壅肺。

治法:清热解毒,宣肺化痰。

处理:(1)方药:贝母瓜蒌散合清金降火汤。药用瓜蒌、浙贝母、生石膏(先煎)、炒苦杏仁、知母、白头翁、连翘、鱼腥草、黄芩、炙甘草等。咳嗽带血者,加白茅根、侧柏叶;咯痰腥味者,加金荞麦根、薏苡仁、冬瓜仁;痰鸣喘息而不得平卧者,加葶苈子(包煎)、射干;胸痛明显者,加延胡索、赤芍、郁金;热盛心烦者,加金银花、栀子、黄连;热盛伤津者,加麦冬、生地黄、玄参;兼有气阴两虚者,加太子参、麦冬、沙参;大便秘结者,加酒大黄、枳实、桑白皮;兼血瘀证,见口唇发绀,舌有瘀斑、瘀点者,加地龙、赤芍。

(2)中成药:痰热清注射液,重症患者一次可用 40 mL,加入 5% 葡萄糖注射液或 0.9% 氯化钠注射液 250~500 mL 中静脉滴注,控制滴数每分钟不超过 60 滴/次,每日 1 次。

(3)针灸:清热化痰。取穴肺俞、太渊、三阴交,可加鱼际、尺泽。针刺用泻法。

(4)其他疗法:① 耳针。双侧肺、气管、神门、肾上腺、肝、脾、平喘,每次 3~4 穴。根据病情,每日或隔日 1 次,10 次为 1 个疗程。或用王不留行籽代针,压贴耳穴。② 拔罐。单罐:常用大椎、风门、肺俞、膏肓、曲垣等穴,3~4 日 1 次,5 次为 1 个疗程。亦可先针刺后拔罐。走罐:取夹脊胸 1~8 或相应的背部俞穴,3~4 日 1 次,5 次为 1 个疗程。刺络拔罐:取穴同走罐,先用皮肤针叩刺,再施拔罐。

4. 痰浊阻肺证

证候:咳嗽,气短,痰多易咯出,泡沫痰或白黏痰,胃脘痞满,纳呆,食少。舌质淡,舌苔白或白腻,脉滑或弦滑。

证机分析:痰浊阻肺,肺失肃降。

治法:燥湿化痰,宣降肺气。

处理:(1)方药:半夏厚朴汤合三子养亲汤。药用法半夏、厚朴、陈皮、炒苦杏仁、茯苓、枳实、白芥子、紫苏子、莱菔子、生姜等。痰从寒化,畏寒、痰白稀者,加干姜、细辛;痰多咳喘、胸闷不得卧者,加麻黄、薤白、葶苈子(包煎);脘腹胀闷者,加木香、焦槟榔、豆蔻;便溏者,减紫苏子、莱菔子,加白术、泽泻、葛根;兼血瘀证,见口唇发绀,舌有瘀

斑、瘀点者,加川芎、赤芍。

(2)中成药:止喘灵注射液肌注,一次 2 mL,每日 2~3 次;7 岁以下儿童酌减。1~2 周为 1 个疗程。

(3)针灸:燥湿化痰。针刺太渊、太白,配合肺俞、章门、丰隆。

(4)其他疗法:穴位注射。采用维生素 B₁ 注射液 100 mg,选取背部肺俞等穴,每次取穴 1 对,注射 0.5 mL,由上而下,依次轮换取穴。隔日 1 次,20 次为 1 个疗程。

正虚邪恋

1. 肺脾气虚

证候:咳嗽,咳痰无力,气短,乏力,自汗,纳呆,食少,脘腹胀满。舌体胖大,有齿痕,舌质淡,舌苔薄白,脉沉、细、缓、弱。

证机分析:肺脾气虚,卫表不固。

治法:补肺健脾,益气固卫。

处理:(1)方药:参苓白术散。药用党参、茯苓、白术、莲子、白扁豆、山药、炒苦杏仁、陈皮、枳壳、豆蔻、炙甘草等。咳嗽明显者,加款冬花、紫菀;纳差不食者,加神曲、炒麦芽;脘腹胀闷者,减黄芪,加木香、莱菔子;虚汗甚者,加浮小麦、煅牡蛎;寒热起伏、营卫不和者,加桂枝、白芍、生姜、大枣。

(2)中成药:参麦注射液肌内注射,每次 2~4 mL,每日 1 次;静脉滴注,每次 20~100 mL(5% 葡萄糖注射液 250~500 mL 稀释后应用)。

(3)针灸:补肺健脾。取穴肺俞、孔最、脾俞、足三里、定喘、膻中。针刺得气后施以提插捻转补法,治疗期间每 5 分钟运针 1 次,时长 0.5 分钟左右,并留针 20 分钟。

(4)其他疗法:① 穴位敷贴。取白芥子、细辛、防风、白芷,按 1:1:1:1 比例研末,以生姜汁调和,加入适量凡士林,制成直径 1 cm、厚度 0.5 cm 的药饼,敷贴于患者的膻中、大椎、肺俞、脾俞、足三里等穴位,以胶布固定,每次保留 2~3 小时,每日 1 次,1 周连续 5 次。② 中药穴位注射。取双侧足三里,常规消毒后,采用黄芪注射液每次 5 mL,进针得气后,每穴位注射 2.5 mL,每日 1 次,1 周连续 5 次。

2. 气阴两虚

证候:咳嗽,咯痰不爽,无痰或少痰,气短,乏力,口干或渴,自汗,盗汗,手足心热。舌质淡红,

舌体瘦小,舌苔薄白或花剥,脉沉、细、数。

证机分析:气阴两虚。

治法:补肺健脾,益气固卫。

处理:(1)方药:生脉散合沙参麦冬汤。药用太子参、沙参、麦冬、五味子、川贝母、百合、山药、玉竹、桑叶、天花粉、地骨皮、炙甘草等。咳甚者,加百部、炙枇杷叶、炒苦杏仁;低热不退者,可加北柴胡、白薇,亦可选用青蒿鳖甲汤加减;盗汗明显者,加煅牡蛎、糯稻根须;呃逆者,加竹茹、炙枇杷叶;纳差食少者,加炒麦芽、炒谷芽;腹胀者,加佛手、香橼皮;气阴两虚、余热未清者,症见身热多汗、心烦、口干渴、舌红少苔、脉虚数者,可用竹叶石膏汤合麦门冬汤加减。

(2)中成药:参麦注射液肌内注射,每次2~4 mL,每日1次;静脉滴注,每次20~100 mL(5%葡萄糖注射液250~500 mL稀释后应用)。

(3)针灸:益气养阴。选穴肺俞、脾俞、三阴交、中脘、气海、太溪。针刺得气后施以提插捻转补法,治疗期间每5分钟运针1次,时长0.5分钟左右,并留针20分钟。

(4)其他疗法:① 穴位敷贴。取白芥子、细辛、防风、白芷,按1∶1∶1∶1比例研末,以生姜汁调和,加入适量凡士林,制成直径1 cm、厚度0.5 cm的药饼,敷贴于患者的膻中、大椎、肺俞、脾俞、足三里等穴位,以胶布固定,保留2~3小时,每日1次,1周连续5次。② 中药穴位注射。取双侧足三里,常规消毒后,采用黄芪注射液每次5 mL,进针得气后,每穴位注射2.5 mL,每日1次,1周连续5次。

危重证

1. 热陷心包

证候:咳嗽甚则喘息、气促,痰量少、质干、难以咳出,身热夜甚,心烦不寐,神志异常,大便干结,尿黄。舌红绛,脉滑数。

证机分析:邪陷心包,痰蒙神窍。

治法:清心凉营,豁痰开窍。

处理:(1)方药:清营汤合犀角地黄汤加减。药用水牛角(先煎)、生地黄、玄参、麦冬、赤芍、金银花、连翘、黄连、栀子、天竺黄、丹参、石菖蒲等。谵语、烦躁不安者,加服安宫牛黄丸;抽搐者,加用钩藤、全蝎、地龙、羚羊角粉(冲服);口唇发绀、舌有瘀斑、瘀点者,加牡丹皮、紫草;腑气不通者,加

生大黄(后下)、芒硝(冲服),或选用宣白承气汤加减。对于热陷心包以痰热偏甚者,可选清金化痰汤加减。

(2)中成药:清开灵注射液肌内注射,每日2~4 mL;重症患者改静脉滴注,每日20~40 mL,以10%葡萄糖注射液200 mL或氯化钠注射液100 mL稀释后使用。

(3)针灸:醒神开窍。选穴水沟、涌泉、劳宫、中冲、大椎。水沟直刺0.3~0.5寸,涌泉直刺0.5~1寸,劳宫直刺0.3~0.5寸,采用提插捻转泻法。针刺得气后,留针20分钟。中冲、大椎可采用点刺放血疗法。

(4)其他疗法:穴位电刺激,采用智能通络治疗仪对三阴交、内关、涌泉进行电刺激,输出电流设置为110 mA,频率设置为0~96 Hz,20分钟/次,每日1次。

2. 邪陷正脱

证候:呼吸短促,气短息弱,咳痰无力,痰难咳出,神志异常,烦躁,面色苍白,大汗淋漓,四肢厥冷。舌色暗红,舌苔少而干,脉微、细、疾促。

证机分析:气阴耗竭,阳气亏虚。

治法:益气救阴,回阳固脱。

处理:(1)方药:阴竭者以生脉散,药用生晒参(单煎)、麦冬、五味子、山萸肉、煅龙骨、煅牡蛎等。阳脱者以四逆加人参汤,药用红参(单煎)、炮附子(先煎)、干姜、煅龙骨、煅牡蛎、炙甘草等。

(2)中成药:参附注射液100 mL,加入5%葡萄糖注射液250 mL中静脉滴注。黄芪注射液50 mL,加入5%葡萄糖注射液250 mL中静脉滴注。参麦注射液100 mL,加入5%葡萄糖注射液250 mL中静脉滴注。

(3)针灸:回阳救逆。针刺关元、内关、肾俞、三阴交穴,或加电针刺激(电压6 V,频率100次/分)。艾灸涌泉穴,每日1次,每次10分钟。

(4)其他疗法:① 耳针。针刺心、肝、肾、肺,留针30分钟。② 穴位注射。参附注射液0.5 mL,双侧内关穴注射。

【中西医协同诊疗思路】

在重症肺炎的中西医诊疗中,早期识别重症肺炎,从而开始集束化治疗极为关键。临床医生应熟悉重症肺炎的临床特点,并熟练运用重症肺

炎严重程度评估量表,识别重症肺炎,并进行早期干预。临床医生应提高读片水平,能够根据肺部影像学检查,如胸部 CT 的特征性表现,评估患者病情程度。对于因机械通气或接受血液净化治疗或持续使用血管活性药物的患者,外出行 CT 检查,途中转运风险较高,可通过肺部超声检查或电阻抗断层成像技术来弥补无法行胸部 CT 检查的不足。

重症肺炎抗感染治疗是首位。但在临床中,很多时候患者在留取呼吸道标本前已经接受了抗感染治疗。可以通过患者临床表现、实验室以及影像学检查,经验性判断患者可能的病原菌种,从而指导初始的抗感染治疗。一旦已获取准确的病原学信息,应及时调整抗感染药物的方案。采集病原学标本的方法多种多样,经纤维支气管镜肺

泡灌洗是获得有价值的呼吸道标本的途径,适用于已经接受机械通气的患者。此外,二代测序技术、基因及蛋白组学技术的运用,能帮助临床大大缩短查找病原菌所需要的时间,有助于使患者更早得到针对性抗感染治疗。对于经验性治疗无效、积极抗感染治疗后病情无好转或怀疑特殊病原菌感染的患者,需与非感染性的肺部疾病相鉴别。

研究表明,单味中药、中成药制剂、经典方加减、自拟经验方及辨证分型分期等治疗重症肺炎,都显示了有益的辅助治疗效果。针刺、穴位贴敷、灌肠、雾化吸入等治疗方法及用药途径的尝试,拓宽了中医辅助治疗重症肺炎的范围。在西医治疗的基础上,辅助中医诊疗技术整体综合治疗,是重症肺炎治疗未来的发展方向。(图 2-14)

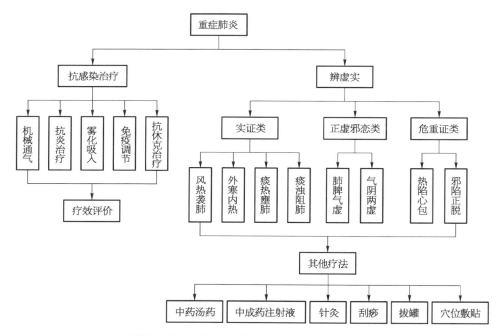

图 2-14 重症肺炎中西医协同诊疗思路导图

【预后与进展】

(一)预后

重症肺炎病情发展速度快,预后较轻症肺炎差,病死率很高,应在患者入院后尽早取得病原学诊断,尽快展开经验性及针对性抗感染治疗,有助于改善患者预后。重症肺炎患者的预后与患者的年龄、全身状态、肺炎严重程度、肾功能、机械通气与否、是否有低血压或休克、是否按照指南进行治疗等因素有关。高龄患者的脏器功能减退更为明

显,免疫功能的下降导致人体难以有效抵抗病原微生物入侵,使肺部感染进展迅速,呼吸功能衰竭,导致死亡风险增大。有学者报道,依据指南进行抗感染治疗,可以提高患者的存活率;而不按照指南使用抗生素,可能会延长机械通气时间。

入住 ICU 时间的早晚也与患者最终的预后有关。一开始即入住 ICU 的患者与 24~48 小时后再入住的患者相比,死亡率降低。因此,对于诊断为重症肺炎的患者,应建议其尽早入住 ICU 病房进行规范治疗。

（二）现代研究进展

重症肺炎病情危重、死亡率高，发病机制复杂，传变迅速，涉及多系统、多脏器，促使临床研究人员不断探寻中西医结合治疗重症肺炎的有效方法。运用中医基础理论，发挥中医药优势，结合重症肺炎的病因病机，临床研究中通过益气扶正、通腹泻热、活血化瘀等中西医结合方法治疗重症肺炎，取得了良好的临床疗效，在重症肺炎的诊疗中日益受到临床医生的重视。

李某等观察贞芪扶正颗粒治疗老年重症肺炎呼吸衰竭患者的临床效果，研究发现，贞芪扶正颗粒可显著缩短患者病程，减轻肺部炎性渗出及肺纤维化发生，减少抗生素及呼吸机使用天数，提高患者免疫球蛋白水平，降低 C 反应蛋白、降钙素原水平。

早期肠内营养联合通腹法治疗老年重症肺炎，可迅速缩短病情，减轻患者住院天数，减少患者经济支出。常用的通腹泻热方药有丹皮、厚朴、枳实、大黄、玄参、黄芩、鱼腥草等。

血必净注射液的有效成分为红花黄色素 A、赤芍苷等，是指南推荐的可以作为治疗新型冠状病毒感染重症和危重症患者的中成药制剂，具有解毒祛瘀、活血通络的作用，现代研究表明其具有拮抗内毒素、调节免疫反应、改善微循环的作用。一项荟萃分析发现，血必净注射液治疗重症肺炎具有较好的临床疗效，能够提高患者 PaO_2/FiO_2，降低白细胞计数，降低 PSI 评分，且安全性较好，不良反应发生率低。

史某通过辨证分析结合西医常规疗法治疗重症肺炎，将 90 例重症肺炎患者根据临床证型分为气营两燔、痰热壅肺、邪毒内陷三种类型，分别使用清营汤、《备急千金要方》苇茎汤、参附汤加减进行治疗，观察发现中药汤药治疗重症肺炎，可提高患者免疫力，减轻临床表现，取得了良好的临床疗效。

（木其尔）

第二节

呼吸衰竭

呼吸衰竭是临床常见危重病症，通常是由于肺通气不足、弥散功能障碍和肺通气/血流比例失调等原因，使静息状态下吸入空气时出现低氧血症和（或）二氧化碳潴留，从而引起一系列生理和代谢混乱的临床综合征。急性或慢性呼吸衰竭也是临床上危重患者死亡的一个重要原因。慢性阻塞性肺部疾病患者晚期常死于呼吸衰竭。肺炎患者的死亡原因，7% 以上为呼吸衰竭。美国重症监护病房（ICU）的患者中，每年约有 34% 患者因呼吸衰竭而接受机械通气治疗，总数达 50 万人。我国目前缺乏该综合征的流行病学数据。

当前国外大多数呼吸内科权威教科书将呼吸衰竭定义为：当呼吸功能损伤到气体交换不能维持正常的动脉血气水平，动脉血氧分压（PaO_2）降低和（或）动脉血二氧化碳分压（$PaCO_2$）增高并超越正常范围时，即存在呼吸衰竭。通常血气诊断标准是在海平面、静息状态及呼吸空气的情况下，$PaO_2<60$ mmHg 和（或）$PaCO_2>45$ mmHg（6 kPa）。但是美国 2008 年出版的《肺脏病学》（Fishman's pulmonary diseases and disorders）则将高碳酸性呼吸衰竭定义为 $PaCO_2>45$ mmHg，而低氧性呼吸衰竭定义为当吸氧浓度 >60% 时，$PaO_2<55$ mmHg。2006 年 11 月美国国立心、肺、血液学会（NHLBI）和 WHO 发表的"慢性阻塞性肺疾病全球倡议"（Global Initiative for Chronic Obstructive Lung, Disease, GOLD）修订版中，呼吸衰竭定义如下：在海平面呼吸空气的情况下，$PaO_2<8$ kPa（60 mmHg）伴有或不伴有 $PaCO_2>6.7$ kPa（50 mmHg）。但这一标准并不是硬性规定，应该结合患者的病史、体征和其他实验室检查结果进行综合评估。一般而言，如果患者失去对体内器官提供充分的氧合能力或通气能力的情况下，则可以认为患者可能发生呼吸衰竭。

中医典籍中并无呼吸衰竭的诊断，但从历代医家论述，可将其归为"肺胀""喘证""喘脱"等病，是多种急慢性疾病、外伤等病因导致肺的宣发、肃降等功能受到影响而表现为咳、喘、满、肿胀等为主要表现特点的一类病证。

【病因病理】

（一）西医病因病理

1. 病因 呼吸衰竭的病因繁多，脑、脊髓、神经肌肉系统、胸廓或胸膜、心血管、上气道、下气道和肺泡，其中任何一个环节的异常均可导致呼吸衰竭。

（1）气道阻塞性疾病：① 急性病。如会厌炎、喉水肿、气道内异物、细支气管炎、支气管哮喘。② 慢性病。如慢性阻塞性肺部疾病，其中包括慢性支气管炎、肺气肿，以及睡眠呼吸暂停综合征、支气管扩张等。

（2）肺实质浸润性疾病：① 急性病。各种原因引起的肺炎、结缔组织疾病合并肺间质病等。② 慢性病。结节病、肺尘埃沉着病、弥漫性肺间质纤维化，包括特发性肺间质纤维化和其他各种原因引起的肺间质纤维化。

（3）肺水肿性疾病：① 心源性。心肌梗死、二尖瓣或主动脉瓣疾患、左心衰竭。② 肺泡-毛细血管膜通透性增加。各种原因引起的休克、海洛因中毒、吸入化学物质、败血症、急性呼吸窘迫综合征（ARDS）等。

（4）肺血管疾病：① 急性病。肺血栓栓塞、空气、脂肪栓塞等。② 慢性病。肺血管炎、多发性微血栓形成等。

（5）胸壁与胸膜疾病：① 急性病。如气胸。② 慢性病。脊柱后侧凸、胸膜纤维化、胸腔积液等。

（6）神经肌肉系统疾病：① 脑部。镇静药和麻醉药的应用、脑血管疾病、感染、肿瘤。② 外周神经。多发性神经炎、多发性脊髓炎。③ 肌肉。肌萎缩症、重症肌无力、肥胖和吉兰-巴雷综合征（急性炎症性脱髓鞘性多发性神经病）等。

2. 病理

（1）中枢及周围神经系统或胸壁的异常等原因所致的呼吸衰竭，其共同特点为吸气肌群的衰弱或胸廓活动程度受限制，从而造成潮气量的降低。患者最初可通过增加呼吸频率来代偿潮气量的降低，以维持一定的每分通气量，但随着病情进展，最终仍导致每分通气量降低。此外，患者的叹气功能也受损，加上潮气量的减少，导致肺不张的发生和肺顺应性的降低。肺顺应性的下降则使潮气量进一步减少和呼吸功的增加，因此造成通气量下降；又由于 VD/VT 的增加（原因为肺不张等），使患者的通气需要增加，通气供应和通气需要之间产生了明显的失衡，从而造成高碳酸血症更进一步，由于延髓反射机制受损及呼吸肌群的受累，造成咳嗽功能障碍，出现吸入性肺炎和继发性的低氧血症。此外，由于胸廓形态异常（如脊柱侧凸等）可造成呼吸功增加，呼吸肌群氧耗量增加，呼吸肌群的总氧耗量比例也增加。

（2）气道的异常，上气道或下气道的阻塞，呼吸功的阻力成分增加，并伴有氧耗量的增加。潮气量下降和死腔通气增加可发生呼气肌群衰竭，其结果是产生浅而速的呼吸类型。最后某些疾病中（如哮喘或 COPD 加重期）可发生气体陷闭和肺过度充气，导致膈肌扁平和膈肌功能受损。

（3）以肺泡内充填为特征的急性、广泛的肺疾病，通气需要明显增加，其原因有：低氧血症，VD/VT 的增加，呼吸功的弹性成分增加（因肺顺应性降低），呼吸功的阻力成分增加（因气道狭窄和气道反应性增加），呼吸中枢的神经驱动增加（由于肺实质迷走神经纤维的调节）。一方面是通气需要的增加，另一方面是由于肺泡内充填、肺弹性降低、呼吸肌疲劳、膈肌功能受损而造成通气供应的下降，这种失衡造成了高碳酸血症。

（二）中医病因病机

中医学认为本病病因为外邪侵袭，导致五脏虚损，生痰生瘀，进而五脏更伤，而发展为亡阴亡阳的危重症候疾病。

1. 外邪侵袭，肺失宣降 风寒湿热等外邪，侵袭于肺，肺卫为外邪所伤，肺气不宣，气机不畅，上逆为喘，久则耗伤肺气，肺气不足，水饮难以布散，痰浊内生，气机更为不畅，恶性循环，病久耗伤真阴真阳，造成肺失宣发肃降、肾不纳气，而成喘脱重症。

2. 饮食不当，痰浊内生 过食生冷、肥甘，或因嗜酒伤中，脾运失健，水谷不归正化，反而聚湿生痰；痰浊上干，壅阻肺气，升降不利，发为喘促；痰湿内阻，与风寒、邪热等内外合邪，也可痰湿郁久化热，痰火交阻于肺，肺气不降而为喘促；或痰湿寒化，寒饮伏肺，外邪引动，壅塞气道，而为喘促。

3. 情志所伤，肝气逆肺 情志不遂，忧思气结，肺气痹阻，气机不利；或郁怒伤肝，肝气上逆于肺，肺气不得肃降，气逆而喘。

4. 劳欲久病，肺肾亏虚 慢性肺部疾病，日久耗伤肺阴，气阴亏耗，气失所主，而见短气喘促；劳欲伤肾，精气内夺，肾之真元伤损，根本不固，不能助肺纳气，气失摄纳，上出于肺，出多入少，逆气上奔，而为喘。病久肾阳衰惫，肾不主水，水邪泛滥，干肺凌心，心阳不振，肺气上逆，而见喘。

"肺为气之主，肾为气之根"，喘促的病位主要在肺、肾，但可涉及其他三脏。无论何种病因，最终将导致肺失于摄纳、肾之元阴元阳受损,阴阳离合,而成喘脱重症。

【临床表现】

(一) 病史

多种疾病均可导致呼吸衰竭的发生,根据导致呼吸衰竭的病因,可发现该病患者多有呼吸系统疾病病史,或心脏疾病、中枢神经系统疾病、心血管系统疾病等导致呼吸功能受损的疾病基础。

(二) 症状与体征

1. **导致呼吸衰竭的基础疾病和临床表现** 不同病因导致的呼吸衰竭,可发现相应系统疾病临床表现,如:呼吸系统疾病者,可见咳嗽、胸闷气促、发热、咯血等症状;心血管疾病者,可见胸闷胸痛,心悸、乏力、劳力性呼吸困难等症状、体征;脑血管疾病导致者,可见昏迷、肢体活动障碍等症状体征。

2. **低氧血症的表现主要为呼吸困难和发绀** 呼吸困难是最早出现的临床症状,随呼吸功能的减低而加重,可以有呼吸频率及节律的改变,辅助呼吸肌参与时可有"三凹征",也可表现为呼吸浅速、点头样呼吸等。进入二氧化碳麻醉后,呼吸困难表现可能不明显。发绀是缺氧的典型症状。

3. **神经精神症状** 缺氧和二氧化碳潴留均可引起神经精神症状。急性缺氧可出现精神错乱、狂躁、昏迷、抽搐等。慢性缺氧只表现为智力、定向力障碍。二氧化碳潴留主要表现为中枢神经系统抑制。$PaCO_2>80$ mmHg 时,患者有表情呆滞、精神错乱;$PaCO_2>120$ mmHg 时,患者进入昏迷,对各种反射均无反应。肺性脑病为二氧化碳潴留的典型临床表现。

4. **循环系统症状** 有心率增快、心排出量增加,血压上升,心律失常。如缺氧加重,心肌可受累,此时心排出量减少、血压下降,可导致循环衰竭。另外,二氧化碳潴留使血管扩张,皮肤温暖、红润、多汗。

5. **消化系统和肾功能的改变** 缺氧可使肝细胞变性坏死,导致血清谷-丙转氨酶升高。严重缺氧和二氧化碳潴留可导致胃肠道黏膜充血、水肿或应急性溃疡,可发生呕血、便血。严重的缺氧可损害肾功能,出现少尿、无尿,甚至急性肾功能衰竭。

值得警惕的呼吸衰竭的早期表现,如睡眠规律倒转;头痛,晚上加重;多汗;肌肉不自主的抽动或震颤;自主运动失调;眼部征象,球结膜充血、水肿。这些均是反映 $PaCO_2$ 升高的敏感征象。

(三) 四诊要点

症状可见喘而咳嗽、胸部胀闷、痰多稀薄色白,可伴发热,苔薄白,脉浮紧;或见喘逆上气,胸胀或痛,痰吐黄稠,烦闷,口渴,苔薄黄,舌质红,脉滑数;或见咳喘胸闷,不能平卧,咳嗽痰多白黏腻,纳少,口中无味,四肢困倦,苔厚腻,脉滑;或见喘满,遇情绪激动加重,胸闷胸痛,失眠,心悸,脉弦;或见喘促,气不足,声低无力,自汗畏风,易外感,烦热口干,咽喉不利,面潮红,苔光剥,脉软无力或细数;或见喘促,呼多吸少,气不得续,形瘦神疲,水肿,汗出肢冷;或见喘促,面红烦躁,盗汗消瘦,口干,足冷。病久可见爪甲青紫、胸廓变形、喘息不得卧、四肢逆冷、汗出如油等危重表现。

【辅助检查】

(一) 检查项目

血常规、动脉血气、血电解质、心肝肾功能、心电图、胸片等应视为临床上必须检查的项目。肺功能、血培养、细胞免疫、肿瘤标志物测定等可作为酌情选择项目。临床应针对不同的目的,围绕患者的诊断、基础疾病、诱发因素、病情轻重、并发症和伴发症等开展相关必要的检查项目。

首先要明确呼吸衰竭诊断,动脉血气检查是必需的。为发现患者的基础疾病,如胸片、肺功能检查有助于发现 COPD,而 D-二聚体、胸部 CT 或磁共振、肺通气/灌注显像和 CT 肺动脉造影等检查有助于发现或排除肺栓塞,头颅 CT、磁共振或脑脊液穿刺检查有助于脑血管疾病等神经系统疾病的发现。为明确诱发因素,胸部 X 线可发现肺部炎症或气胸,痰细菌培养和药敏试验可了解细菌感染及其耐药情况;纤维支气管镜检查对明确气道疾病和获取病原学证据具有重要意义。为判断病情轻重,动脉血气、胸片、血液生化等指标有助于病情轻重的判别。为了解伴发症和并发症情况,酌情选择糖代谢指标、电解质、肝肾功能、出凝血功能、多导睡眠监测和心脏超声检查等。为疗效评估和不良反应监测,复查血气指标、胸片、血常规,进行血药浓度监测和肝肾功能电解质的密切随访等。

(二)主要危重指标与监测

1. 脉搏氧饱和度监测 脉搏氧饱和度监测为一种连续、无创伤性测定动脉血氧饱和度(SaO_2)的仪器,利用脉搏氧饱和度计的 SaO_2,其符号为 SpO_2。脉搏氧饱和度仪可在支气管镜检查、吸引、氧疗和机械通气时,测定患者的氧饱和度。但是在机械通气撤机时,脉搏氧饱和度仪用处不大,因为它不能反映通气水平的变化。脉搏氧饱和度仪也能用于监测与睡眠有关的疾患,如阻塞性睡眠呼吸暂停综合征等,也能用于外科手术时的监护。有时脉搏氧饱和度仪会误将静脉血认为动脉血,这样可造成 SpO_2 的下降。这与感受器的放置位置有关,感受器应该很舒适地与患者手指相接触,不能太紧,以保证血流通畅。同时需注意以下几种因素,可影响 SpO_2 测定的准确性:无功能的血红蛋白存在,主要是碳氧血红蛋白(COHb)和正铁血红蛋白,可分别导致 SpO_2 值不准确,不能代表总的血氧饱和度;某些染料可影响光的传输、吸收或分析,如亚甲蓝(methylene blue)等;个别患者,如果皮肤色素沉着明显,可使 SpO_2 的读数稍偏低;指甲上的染料也能造成 SpO_2 数值的下降,很厚的假指甲则会使氧脉搏计的准确性大受影响。此外,临床上各种显著降低血管搏动的因素,均可降低仪器的分析能力,包括低血容量、低血压(平均动脉血压低于 50 mmHg)、注射高剂量的血管收缩药物、动脉血管受压等。

2. 连续 SvO_2 监测 SvO_2 为来自全身灌注血管床的混合静脉血氧饱和度的平均值,为有创监测方法,主要适用于严重肺功能受损的患者,需要高水平的通气支持(如 PEEP>1.0 kPa,FiO_2>0.6),或使用的通式模式可影响向组织的氧供应,例如,压力控制合并吸呼相反比例通气(PC-IRV)严重的心功能受损的患者,血流动力学不稳定的患者同时使用多种血管活性药物或正性药物,或患者需大量扩充血容量,多器官功能障碍综合征(MODS)患者,全身炎性反应综合征(SIRS)患者伴有脓毒症或疑有脓毒症。SvO_2 数值并不反映某一器官的灌注状态,但反映了周身的氧供应和氧需要的平衡状态,可用于判断组织的氧合状态与心肺功能有关。在供氧量有明确下降的情况下,系列或连续监测 SvO_2 为一项有价值的临床指标,尤其在心排出量降低时。但是某些情况下,该监测也会出现偏差,如患者有严重的贫血时,这一技术会产生错误报告。连续测定组织中氧利用的能力相当有用,特别是当危重症患者的病情忽然发生改变时,此时如应用连续监测 SvO_2 的方法,可判断氧释放的能力以及组织从血液中摄取氧的能力。SvO_2 监护可早期预测心肺功能不全,通常能在患者血流动力学出现明显变化之前报警。因而可在组织氧合受损之前,采取适当的措施,以满足组织的氧供应或降低组织的耗氧量,例如补充血容量、调整血管活性药物的剂量、使用镇静剂等。

3. 血液乳酸浓度 正常人中血液乳酸水平为 $0.5 \sim 2.2$ mmol/L,而乳酸水平的增加为组织氧合不良的有力证据。当氧供应量不足时,不能维持适当的氧化磷酸化,组织将增加糖原的酵解来维持一定的 ATP 水平,此时组织内的乳酸水平将增加。体内某些细胞和组织,如红细胞、肾脏髓质和眼内的部分组织,常规依赖于糖原酵解来获得能量。但这些组织的总乳酸生成量相当少。正常情况下,骨骼肌、脑、肠道和皮肤也产生少量的乳酸,在剧烈运动时,肌肉可产生大量乳酸,通过三羧酸循环或作为糖原异生的底物,乳酸可进一步氧化。这两个过程均需一定量的氧。在氧供应量不充分的情况下,则糖原酵解增加,此时乳酸会在组织中积累。

除缺氧外,其余几项原因也可以导致乳酸水平的增加。糖原酵解的速度超过三羧酸循环中丙酮酸利用能力时,乳酸水平也增加:例如碱中毒,过量应用胰岛素或儿茶酚胺释放过多,以及乙酰辅酶 A 水平降低(见于饥饿和糖尿病)等。脓毒血症时,代谢阻断了底物进入三羧酸循环,导致了丙酮酸的积累并使乳酸生成增多。最后,某些药物和化学物质,例如乙醇、甲醇、水杨酸盐和盐酸苯乙双胍(一种口服降血糖药物,已不再应用)等,可通过干扰糖异生而使乳酸水平增加。

肝脏能清除血循环中的大部分乳酸,实际上肝脏清除乳酸的能力比周围组织生成乳酸的能力高数倍,因而肝脏功能的任何损害都可以给血液中乳酸水平造成很大影响。此外,某一器官中生成的乳酸可为其他器官作为底物所利用。总之,除了氧合作用不良可影响乳酸水平外,其他多种因素也参与乳酸水平的调节。对于一个血流动力学基本稳定的患者,如果有动脉血乳酸的增加,则可以认为是疾病严重性的一个指标,同时提示预后不良。这些患者中血液乳酸水平的增加,与其疾病的严重程度相关,也意味着在某特异组织中存在细胞功能不全。

4. 动脉血气分析 动脉血气分析是判断机体是否存在酸碱平衡失调以及缺氧和缺氧程度的可靠指标。在临床各科低氧血症和酸碱失衡的诊断、救治中,已经成为了必不可少的检验项目。主要可用于判断:① 是否存在低氧血症;② 在危重病救治过程中,酸碱失衡是继低氧血症后最常见的临床并发症,及时诊断和纠正酸碱失衡对危重病的救治有着相当重要的意义,动脉血气分析也是唯一可靠的判断和衡量人体酸碱平衡状况的指标。

但该监测指标受如下因素影响:① 采血位置:因采血的动脉如有输液,就可能发生溶血及稀释,使 K^+ 升高,Ca^{2+} 降低。如误采为静脉血,因为静脉血不能准确地反映动脉血气状况,其 pH 在正常情况下与动脉血接近,但当机体患病时,各种代谢均有不同程度的障碍,此时动脉与静脉的 pH 就有明显的差异。② 采血量及肝素浓度:肝素浓度是准确血气分析结果的核心保证,肝素用量过多可造成稀释性误差,使 pH、PaO_2 值偏低、$PaCO_2$ 值偏高,出现假性低碳酸血症;但是肝素量过少,便起不到抗凝的作用。国际生化联合会(IFCC)推荐血气标本中肝素的最终浓度为 50 U/mL。③ 气泡:因为气泡会影响血气的 pH、$PaCO_2$、PaO_2 的检测结果,特别是 PaO_2 值。理想的血气标本,其空气气泡应低于 5%。④ 标本混匀程度:与其他抗凝标本一样,不充分的混匀会增加凝血的发生,从而影响血色素和血细胞压积结果的准确性。⑤ 标本的储存:对于检测乳酸的标本,检测前必须在冰水中保存。其他检测项目可在室温或冰水中保存 1 小时。⑥ 标本的送检时间:$PaCO_2$、PaO_2 和乳酸的检测必须在 15 分钟内完成,其余项目如 pH、电解质、BUN、血色素、血糖和红细胞比积的检测,要求在 1 小时内完成。

5. 其他脏器功能监测 呼吸衰竭常伴随多种并发症,如心功能不全、肾功能衰竭、肝功能损伤等,不同的病因导致的呼吸衰竭合并有不同的脏器功能异常,同时呼吸衰竭可继发其他脏器功能受损,因此呼吸衰竭时,需要监测其他脏器功能。

【诊断与鉴别】

(一) 诊断要点

本病病史可长可短,起病可急可缓。起病急者,多有外邪侵袭症候;起病缓者,多病史长,有慢性疾病病史。

除原发疾病、低氧血症及 CO_2 潴留所致的临床表现外,呼吸衰竭的诊断主要依靠血气分析。根据呼吸衰竭的定义,结合病史及症状、体征、动脉血气分析,呼吸衰竭的诊断并不困难,但是临床中需鉴别患者是否真的存在呼吸衰竭,这时当结合患者的症状、体征及 SPO_2 变化。其次,对于呼吸衰竭,鉴别诊断的关键还应当注意鉴别呼吸衰竭类型、病情程度、导致呼吸衰竭的基础疾病、诱发因素、患者有无伴发症和并发症及其已经进行的治疗和对治疗的反应等问题。而结合肺功能、胸部影像学和纤维支气管镜等检查,对于明确呼吸衰竭的原因至关重要。

"呼吸衰竭"是一病理生理学诊断术语,随病因、病变性质及病程的发展阶段不同,其主要病理生理改变和血气特点有所不同。

1. 根据是否需要机械通气分类 临床上根据病理生理的不同类型、有无二氧化碳潴留等,将需要机械通气治疗的呼吸衰竭患者划分为四大类型:① 低氧性呼吸衰竭,主要或全部表现为低氧血症,通常为肺内分流(Qs/Qt)增加和肺泡通气/血流(V/Q)比例失调所致。② 通气衰竭,主要表现为高碳酸血症,是呼出 CO_2 障碍,由肺泡通气(V/Q)降低所致。③ 肺不张型呼吸衰竭,是一种围手术期呼吸衰竭。④ 低灌注型呼吸衰竭,即休克型呼吸衰竭。实际上,将呼吸衰竭划分为这四种类型完全是人为的,但是有利于临床医生了解其相应的病理生理和常见的临床表现,也利于掌握相应的临床治疗措施。

(1) 低氧性呼吸衰竭(hypoxic respiratory failure, HRF):通常也称 I 型呼吸衰竭或换气性呼吸衰竭,血气特点是 $PaO_2 < 60$ mmHg,$PaCO_2$ 正常或降低。主要病理生理机制是肺内分流(Qs/Qt)增加和肺泡通气/血流(V/Q)比例失调。重症急性呼吸衰竭患者,往往存在明显的右向左的肺内分流增加,称为急性低氧性呼吸衰竭(acute hypoxaemic respiratory failure, AHRF)。其原因主要是肺泡腔内充满水肿液或肺泡塌陷所致,因

而对氧气治疗效果不佳。弥散功能障碍只是在 $PaO_2 < 50$ mmHg 时才予以参与作用。其总肺泡通气量正常或增加。常见于支气管炎、肺气肿、肺泡纤维化、支气管哮喘、肺炎、心源性肺水肿、ARDS、肺泡出血综合征及肺不张等疾病。这种难治性低氧血症常伴有肺泡通气和每分通气量（VE）的增加及 PCO_2 降低。但是，随着病情的进展或持续，可以发生呼吸肌群的衰竭，从而导致肺泡通气量下降和 $PaCO_2$ 增加。

（2）高碳酸-低氧性呼吸衰竭（hypercapnic-hypoxic respiratory failure，HHRF）：也称 Ⅱ 型呼吸衰竭，主要是有效肺泡通气量不足，血气特点除低氧血症外，$PaCO_2 > 45$ mmHg。进一步可分为两个亚型：① 总肺泡通气量下降，多发生于神经肌肉系统所致呼吸动力障碍而肺实质正常的患者；② 净肺泡通气下降，两上肺区灌注进一步减少，形成类似死腔效应，不能进行正常的气体交换，尽管总肺通气量无改变，但有效肺泡通气量却明显减少。常见病因是慢性阻塞性肺部疾病。

（3）肺不张型呼吸衰竭：即围手术期呼吸衰竭（perioperative respiratory failure），现称为 Ⅲ 型呼吸衰竭。围手术期呼吸衰竭通常是肺不张所致。一般而言，这些患者中，由于异常的腹部情况，使呼出气的肺容积（功能残气量，FRC）低于增加的关闭容积，因而导致肺下垂部位的肺泡出现进行性塌陷，其结果常常导致 Ⅰ 型急性低氧性呼吸衰竭（AHRF）。将这一肺不张类型的呼吸衰竭作为临床上一种特殊的呼吸衰竭类型来处理，其主要目的是为了引起临床的注意，预防在手术后发生肺泡塌陷、FRC 降低以及在肺容积增加的情况下发生气道的异常关闭，从而产生呼吸衰竭。由于许多 Ⅰ 型和 Ⅱ 型呼吸衰竭患者也可能存在这一类似情况，所以设法减少肺不张所致的呼吸衰竭发生是临床上处理所有呼吸衰竭患者时所必须考虑的问题之一。临床上常常需要采取的处理措施如下：① 每 1~2 小时改变体位，从仰卧位转换为侧卧位；积极采取胸部理疗，勤从气道内吸痰。② 保持 35°~45° 的端坐体位，以减少腹部的压迫。③ 机械通气时加用叹气（sighs）、CPAP、PEEP 等模式，使呼气末肺容量高于关闭容量（CV）。④ 特别关注切口疼痛以及腹痛的处理，镇痛和降低腹压。

（4）低灌注状态所致的 Ⅳ 型呼吸衰竭：临床

上某些机械通气治疗的患者并不属于上述 3 种类型的呼吸衰竭分类，尤其是低灌注状态的患者。Ⅳ 型呼吸衰竭常见于心源性休克、低容量休克或脓毒性休克患者，而并未发生肺部病变。对这些呼吸困难的患者进行通气治疗的原因，往往是为了稳定气体交换和通过减少呼吸肌群做功来降低心排出量的消耗，直到低灌注状态得以纠正为止。Ⅳ 型呼吸衰竭患者的撤机相对简便，当休克纠正，患者恢复自主呼吸并且拔除气管插管后，即可撤机。

2. 根据临床特点分类 呼吸衰竭又可分为 3 种情况。

（1）急性呼吸衰竭：既往无慢性呼吸道疾病患者，从中枢神经系统到肺泡之间任何急性损伤和功能障碍，均可致急性呼吸衰竭，通常在数分钟到数小时内发生。同样可分为 Ⅰ 型和 Ⅱ 型。

（2）慢性呼吸功能不全发展的慢性呼吸衰竭：早期可呈 Ⅰ 型特点，为低氧血症和呼吸性碱中毒；晚期发展到 Ⅱ 型，但进展缓慢，发生在几日或更长的时间内，体内已充分代偿。除 PaO_2 进一步下降外，$PaCO_2$ 升高，HCO_3^- 增加。

（3）慢性呼吸衰竭的急性发作：多见于慢性阻塞性肺部疾病患者，在低氧血症或低氧血症合并高碳酸血症的基础上，PaO_2 进一步下降，$PaCO_2$ 明显升高，酸碱代偿机制不充分，pH 改变明显，常伴有复合性酸碱紊乱。

（二）鉴别诊断

西医鉴别诊断

呼吸衰竭的鉴别，关键仍在鉴别是否真的存在呼吸衰竭，排除可能导致检测指标异常的影响因素。其次，需明确鉴别导致呼吸衰竭发生的病因、程度、基础疾病、诱发因素等病因。

中医类证鉴别

初期辨为喘证、肺胀，可与胸痹、哮病、气短等相鉴别。后期若发展为喘脱，则需辨虚实、阴阳及病变之脏腑。

1. 胸痹 胸痹以胸部闷痛，甚则胸痛彻背，短气、喘息不能平卧为主症的一种疾病。轻症者可见喘促不适；重症者可见胸痛彻背，背痛彻心，为心血痹阻导致。

2. 哮病 后者为一种发作性的痰鸣气喘疾

患,发作时喉中哮鸣有声,呼吸急促困难,甚则喘息不能平卧。病机为宿痰伏肺,遇外感等因素引触而至肺气不畅。哮病过程中会出现喘证,甚者喘脱。

3. 气短 表现为气微力弱,非喘证之气粗急迫,但气短进一步加重,可出现喘证表现。

此外,还必须对喘脱虚实、阴阳、脏腑进行鉴别。① 辨虚实:实证者突然发病,表现为气短不足以吸、张口抬肩、声高息涌、躁动不安、咳痰量多,高热畏寒等;虚证者病程冗长,动则加重,声低息弱,气短不足以吸,畏寒怕冷。② 辨阴阳:亡阴者,烦躁不安,汗出不止而黏,身热,手足及肌肤热,汗出热而味咸,口渴喜冷饮,呼吸气粗,脉浮无根,按之无力,舌红而干;亡阳者,神志淡漠,汗出清稀如珠,手足及肌肤冷,口不渴而喜热饮,呼吸微,脉浮数而空,舌白而润;病情危重者,可亡阴导致亡阳,进而阴阳离绝而死亡。③ 辨脏腑:该病涉及脏腑主要在肺,但与心、肾、肝等脏腑关系密切;肺虚者可见喘息汗出,伴面色㿠白,自汗,易感冒;伴肾虚者可见气促,静息时存在,动则加重,伴面色㿠白,颧红,怕冷,腰膝酸软;心阳不足者可见喘息持续不已,伴发绀,心悸,浮肿,脉结代。

【治疗】

(一) 西医治疗

呼吸衰竭的总体治疗原则是:积极开展呼吸支持,包括保持呼吸道通畅、纠正缺氧和改善通气等;积极处理导致呼吸衰竭的病因和诱因;加强监测,维持其他重要脏器功能,加强脏器功能的监测与支持。

1. 保持呼吸道通畅 对任何类型的呼吸衰竭,保持呼吸道通畅是最基本、最重要的治疗措施。保持气道通畅的方法主要有:① 若患者昏迷,应使其处于仰卧位,头后仰,托起下颌并将口打开。② 清除气道内分泌物及异物。③ 若以上方法不能奏效,必要时应建立人工气道。人工气道的建立一般有三种方法,即简便人工气道、气管插管及气管切开,后两者属气管内导管。简便人工气道主要有口咽通气道、鼻咽通气道和喉罩,是气管内导管的临时替代方式,在病情危重不具备插管条件时应用,待病情允许后再行气管插管或气管切开。气管内导管是重建呼吸通道最可靠的

方法。若患者有支气管痉挛,需积极使用支气管扩张药物,可选用 β_2 肾上腺素受体激动剂、抗胆碱药、糖皮质激素或茶碱类药物等。在急性呼吸衰竭时,主要经静脉给药。

2. 氧疗 通过增加吸入氧浓度来纠正患者缺氧状态的治疗方法即为氧疗。对于急性呼吸衰竭患者应给予氧疗。吸氧浓度需根据呼吸衰竭的类型确定,总的原则是在保证 PaO_2 迅速提高到 60 mmHg 以上的前提下,尽量降低吸氧浓度。

Ⅰ 型呼吸衰竭者给予较高浓度(>35%)氧气,可以迅速缓解低氧血症而不会引起 CO_2 潴留。对于伴有高碳酸血症的急性呼吸衰竭,往往需要将给氧浓度设定为达到上述氧合目标的最低值。吸氧装置可选择鼻导管或面罩,后者可相对稳定的维持吸氧浓度,缺点是可能会导致 CO_2 潴留,并影响患者咳痰、进食。

3. 增加通气量、改善 CO_2 潴留 呼吸兴奋药物主要适用于以中枢抑制为主、通气量不足引起的呼吸衰竭,不宜用于以肺换气功能障碍为主所致的呼吸衰竭。使用该类药物必须保持气道通畅,否则会促发呼吸肌疲劳,加重 CO_2 潴留。常用的药物有尼可刹米、多沙普仑,后者对于镇静催眠药过量引起的呼吸抑制和慢阻肺并发急性呼吸衰竭者,均有显著的呼吸兴奋效果。

4. 机械通气 当机体出现严重的通气和(或)换气功能障碍时,以人工辅助通气装置(有创或无创呼吸机)来改善通气和(或)换气功能,即为机械通气。该方法为抢救呼吸衰竭的重要方法。气管插管的指征因病而异,当急性呼吸衰竭患者昏迷逐渐加深,呼吸不规则或出现暂停,呼吸道分泌物增多,咳嗽和吞咽反射明显减弱,甚至消失时,应行气管插管,使用机械通气。呼吸衰竭时应用机械通气,能维持必要的肺泡通气量,降低 $PaCO_2$,改善肺的气体交换效能,使呼吸肌得以休息,有利于恢复呼吸肌功能。机械通气过程中应根据血气分析,调整呼吸机参数设置。

5. 病因治疗 如前所述,引起呼吸衰竭的原发疾病多种多样,在解决呼吸衰竭本身所致危害的前提下,针对不同病因采取适当的治疗措施十分必要,也是治疗呼吸衰竭的根本所在。

6. 一般支持疗法 电解质紊乱和酸碱平衡失调的存在,可以进一步加重呼吸系统乃至其他系统脏器的功能障碍并干扰呼吸衰竭的治疗效果,

因此应及时加以纠正。加强液体管理,防止血容量不足和液体负荷过大,保证血细胞比容(Het)在一定水平,对于维持氧输送能力和防止肺水过多具有重要意义。呼吸衰竭患者由于摄入不足或代谢失衡,往往存在营养不良,需保证充足的营养及热量供给。

7. 其他重要脏器功能的监测与支持 呼吸衰竭往往会累及其他重要脏器,因此应及时将重症患者转入ICU,加强对重要脏器功能的监测与支持,预防和治疗肺动脉高压、肺源性心脏病、肺性脑病、肾功能不全、消化道功能障碍和弥散性血管内凝血(DIC)等。特别要注意防治多脏器功能障碍综合征。

(二)中医辨证论治

如前所述,喘脱辨证当分虚实及所及脏腑。实证者,治疗主要在肺,以祛邪利气为主;虚证者治在肺肾。而以肾为主,治疗当培补摄纳。临床中该病多虚实夹杂,下虚上实,当分清主次,辨证治之。

1. 风寒袭肺

证候:咳喘气促,咳痰,痰多稀薄色白,兼见恶寒发热。舌质淡,苔薄白,脉浮紧而弦。

证机分析:风寒袭肺,肺失宣降。

治法:宣肺散寒,培补肺肾。

处理:(1)方药:麻黄汤加减。

(2)中成药:小青龙合剂。

(3)针灸:灸肺俞、天突、定喘穴、大椎穴等。

(4)其他疗法:推拿疗法。取穴天突、膻中、中府、鱼际、列缺、风池、合谷。拇指点按,力量中等,每穴半分钟。每日可做1~2次,每次30分钟。

2. 痰热郁肺

证候:喘咳,胸部胀满疼痛,痰多黏稠,或间夹血色,伴胸中烦闷,汗出,面红咽干,尿色黄,大便秘结。苔黄或黄腻,脉滑数。

证机分析:痰热郁肺,肺气不利。

治法:清泻肺热。

处理:(1)方药:桑白皮汤加减。痰多稠者可加海蛤粉;喘不能平卧者加葶苈子、生大黄;痰腥臭者加冬瓜子、鱼腥草。

(2)中成药:清气化痰丸、橘红丸。

(3)针灸:取穴尺泽、肺俞、丰隆、列缺,痰热壅盛加曲池、大椎。毫针刺,行泻法,大椎可点刺放血。列缺、尺泽为手太阴肺经的络穴和合穴,与肺俞相配可宣通肺气,清解肺热;丰隆可涤痰;曲池、大椎可清热祛邪。

(4)其他疗法:按摩疗法。取穴三关、肺俞、大椎、膻中、丰隆、中脘。患者扶抱或仰卧,医者固定患者上肢,清肺经、推六腑各300次,推三关100次;患者俯卧位,分推肩胛骨100次,按揉肺俞、大椎各1分钟;按揉膻中、丰隆穴各2分钟;退六腑300次,清心经100次;揉丰隆50次,揉中脘3分钟。

3. 痰浊阻肺

证候:喘而胸满,甚则见不能平卧,咳嗽痰多黏腻色白,咳吐不利,兼见纳呆、口黏不渴。苔厚腻,脉滑。

证机分析:痰浊壅肺,肺气不利。

治法:化痰降逆。

处理:(1)方药:二陈汤合三子养亲汤加减。

(2)中成药:蛇胆陈皮口服液。

(3)针灸:取穴肺俞、中府、天突、膻中、定喘、丰隆。毫针刺,行泻法。

(4)其他疗法:穴位贴敷治疗。取肺俞、中府、膻中,取白芥子,磨粉制备敷贴,贴于穴位。

4. 肺气郁痹

证候:喘咳胸闷,遇情绪激动加重,呼吸短促,喉中痰年,气憋,咽中如窒,失眠多梦,心悸。苔薄,脉弦。

证机分析:肺气郁痹,气机不利。

治法:开郁降气。

处理:(1)方药:五磨饮子加减。心悸失眠者,可加百合、合欢花、酸枣仁、远志等宁心安神。

(2)中成药:小柴胡颗粒。

(3)针灸:取穴百会、迎香、印堂、肺俞、膻中、合谷、列缺。患者先仰卧位,用直径0.3 mm、长25 mm毫针直刺迎香、合谷、支沟、天枢、上巨虚,向下斜刺膻中,向上斜刺列缺,向前斜刺百会,印堂向鼻尖方向斜刺,以鼻内有酸胀感为度,合谷行捻转泻法。其余腧穴行平补平泻法,留针20分钟。

(4)其他疗法:调畅情志疗法。通过听舒缓音乐、放松心情进行治疗。

5. 痰蒙神窍

证候:喘促,进而神志恍惚,谵妄,烦躁不安,或表情淡漠,嗜睡,昏迷,抽搐,咳痰不畅。苔白腻或淡黄腻,舌质暗红或淡紫,脉细滑数。

证机分析:痰浊壅塞,清窍不利。

治法:涤痰开窍醒神。

处理:(1)方药:涤痰汤加减,另服安宫牛黄丸或至宝丹。

(2)中成药:牛黄清心丸、安宫牛黄丸、涤痰丸。

(3)针灸:取穴肺俞、太渊、膻中、内关、人中、三阴交,毫针刺,行泻法。内关穴可补泻结合使用。

(4)其他疗法:麝香、冰片外用涂敷人中穴。

6. 肺脾气虚

证候:喘促短气,气怯声低,咳声低弱,痰多清稀,自汗畏风或咳呛痰少,食少便溏,腹中坠胀。舌质淡红,苔薄白,脉软而无力。

证机分析:肺脾气虚、运化失常。

治法:补肺健脾,益气养阴。

处理:(1)方药:生脉散合补肺汤、补中益气汤加减。

(2)中成药:玉屏风散、参苓白术散、归脾丸等。

(3)针灸:取穴肺俞、太白、脾俞,针刺补法,可灸。

(4)其他疗法:六字诀功法联合六君子汤治疗。六字诀功法为:预备式—起势—嘘字诀—呵字诀—呼字诀—呬字诀—吹字诀—嘻字诀—摩腹。每日1次,每次约30分钟,连续8周,锻炼强度以患者感到稍累但无呼吸困难为宜。六君子汤常规服用。

7. 肺肾两虚

证候:喘促日久,动则喘满不适,呼多吸少,气不得续,形瘦神惫,脚肿,汗出肢冷,面青唇紫,舌苔淡白或黑润,脉微细或沉弱;或喘咳,面红烦躁,口咽干燥,足冷,汗出如油,舌红少津,脉细数。

证机分析:肺肾不足,失于摄纳。

治法:益气补肾纳气。

处理:(1)方药:《金匮》肾气丸、参蛤散加减。

(2)中成药:《金匮》肾气丸、《济生》肾气丸。

(3)针灸:取穴肺俞、膏肓、肾俞、太渊、太溪、足三里、定喘,主要采用补法。

(4)其他疗法:璇玑、膻中、气海穴埋线疗法。术前嘱患者平卧。定准施术穴位,用常规消毒后铺巾,以1%普鲁卡因皮下局麻,每穴局麻范围约1.5 cm×2.5 cm;后用缝合针沿所取穴位的皮下组织或肌肉层横向埋入无菌00号羊肠线2.0 cm。将针孔涂以碘酒,敷上消毒纱布,用胶布固定。一般1个月后做第2次埋线,距第2次埋线的2个月后做第3次埋线,一个疗程共3次。

8. 阳虚水泛

证候:面浮,下肢水肿,甚则一身悉肿,腹部胀满有水,心悸,喘咳,咳痰清稀,胃脘胀闷,纳差,尿少,面唇青紫。苔白滑,舌胖质暗,脉沉细。

证机分析:肾阳不足,水饮不化。

治法:温肾健脾,化饮利水。

处理:(1)方药:真武汤合五苓散加减。

(2)中成药:《金匮》肾气丸、桂附地黄丸。

(3)针灸:取穴大椎、命门、神阙、关元、足三里,艾灸,每个穴位艾草灸10分钟,每日1次。

(4)其他疗法:取田螺4个、大蒜5枚、车前子6 g,做成饼状,涂敷于肚脐。

9. 肝肾亏损

证候:呼吸促急,或兼呕恶,恶寒,手足厥逆。脉微细,无神。

证机分析:肝肾亏损,气虚欲脱。

治法:滋补肝肾,益气固脱。

处理:(1)方药:贞元饮合人参、肉桂、煨姜。呕恶或恶寒者,加煨姜3~5片;气虚脉数至极者,加人参;肝肾阳虚、手足厥冷者,加肉桂。

(2)中成药:柴胡疏肝散、逍遥丸、《济生》肾气丸等。

(3)针灸:取穴肝俞、肾俞、关元、照海等,采用补法治疗。

(4)其他疗法:食补法。黑木耳、山药、豆腐、桑椹等。

10. 阴阳两虚

证候:喘逆迫促,有将脱之势。脉浮而微数,按之即无等。

证机分析:阴阳两虚,肾虚不摄。

治法:扶本固肾,镇潜降逆。

处理:(1)方药:参赭镇气汤。肺肾气虚外感型偏寒者,加补骨脂、细辛、麻黄;偏热者,加黄芩、桑白皮、鱼腥草;心脾阳虚水泛者,加附子、桂枝、泽泻、车前子;痰浊蔽窍者,加片仔癀、胆南星、石菖蒲;元阳欲绝者,加人参、附片;热瘀伤络者,加丹皮、丹参、赤芍、水牛角。

(2)中成药:桂附地黄丸、肾宝片、炙甘草颗粒、参茸补肾片等。

（3）针灸：取穴足三里、肾俞、神阙、关元，前两穴可采用补法，后两穴可采用灸法。

（4）其他疗法：饮食调理。可以吃补阴助阳的食物，如黑豆、黑米、桑椹、枸杞子、羊肉、狗肉、韭菜、板栗等。

【中西医协同诊疗思路】

呼吸衰竭是临床危重症，临床处理中需按照"急则治本，缓则治本"的方法进行救治。对于急性呼吸衰竭，需依靠现代抢救设备及方法进行积极抢救治疗，尤其是现代呼吸支持技术的应用，明显降低了急性呼吸衰竭的死亡率。在急性呼吸衰竭控制的同时，积极使用中医药治法，控制相关并发症；而对于慢性呼吸衰竭者，可在依靠现代呼吸支持技术的基础上，追求治病求本，积极治疗肺肾功能不足，去除诱发病因。中医学强调去除痰浊，同时注意活血化瘀，减少痰瘀病理因素的产生。这在现代呼吸衰竭中也有明确的研究，提示在化痰保持呼吸道通畅的同时，对于有发生血栓栓塞的高危患者，需开展预防性抗凝治疗。此外，中医学提出"肺与大肠相表里"，肺病常合并肠道功能失常，呼吸衰竭患者常出现便秘或菌群失调腹泻，这时就需中医介入，协调处理。（图2-15）

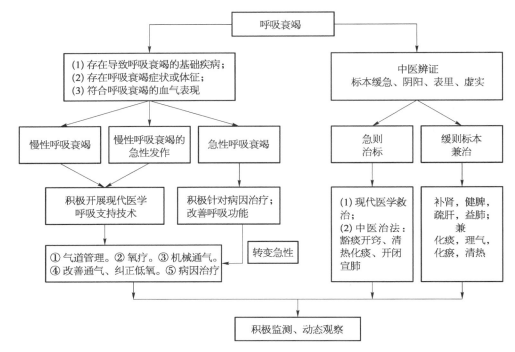

图2-15　呼吸衰竭中西医协同诊疗思路导图

【预后与进展】

血清乳酸变化是近年来与呼吸衰竭预后密切相关的判断指标。血乳酸浓度是反映全身组织灌注情况和细胞是否缺氧的敏感标志物。在组织灌注不良及低氧等情况下，血乳酸明显增多。当灌注不良得到有效控制、低氧状态迅速纠正后，体内的乳酸可很快降低。因此，乳酸清除率（Lactate clearance rate，LCR）可准确提示危重症的组织灌注和氧供改善情况。已有研究证实，LCR能准确预测器官衰竭、脓毒血症患者的预后。呼吸衰竭患者体内病理生理变化的一个主要方面就是组织细胞的氧供不足，导致血乳酸产生增多，甚至发生乳酸中毒。已有研究证明，LCR和APACHE Ⅱ评分一样，都是呼吸衰竭患者近期预后判定的重要指标。

APACHE Ⅱ评分是ICU危重患者疗效及预后的评估模型，评价内容涉及年龄、既往健康状况及12项生理参数等信息，其主要根据评价项目的加权或赋值对危重患者的病情状况进行量化评价，不仅可以评估患者病情的严重程度，还能对患者预后及死亡的危险性进行预测。相比其他评分系统，APACHE Ⅱ评分的优势较多。首先，APACHE Ⅱ评分涉及的项目较多，通过全面的量化评价，可使预测判断的准确性提升;其次,APACHE Ⅱ 评分通过了解患者既往健康状况,能够为预后的准确评价提供更多的可靠信息;最后,借助先进的软件技术,在短时间内获取患者的实验数据,快速进行 APACHE Ⅱ 评分,尽早预测预后情况,有助于进一步降低患者的死亡风险。

APACHE Ⅱ 评分虽然是重症呼吸衰竭预后预测的敏感指标,但评分共有 3 部分 16 项指标,评分复杂耗时。而 LCR 监测简便,因此更适合临床初步判断应用。研究证明,LCR 评分结合 APACHE Ⅱ 评分一起进行重症呼吸衰竭的预后判断,更能准确判断预后。

除上述评分指标外,对于慢性呼吸衰竭患者,营养状况也是重要的预后评价指标。COPD 患者常合并营养不良,患病率为 24% ~ 71%,特别是住院患者的发病率高达 50% 以上。体重进行性下降常提示预后不良,易发生肺心病和心力衰竭,增加死亡率,因而营养不良被视为重要的预后因素。营养状况不仅影响机体的免疫状况和耐消耗能力,还影响呼吸肌的运动。长期营养不良的患者,呼吸肌无力继而可出现萎缩。在低蛋白血症未纠正前,很难撤离机械通气,且能量供应不足是产生和加重呼吸肌疲劳的重要原因之一。因此,改善呼吸衰竭患者的营养,纠正低蛋白血症,补充足够的营养及热量,不仅可以提高免疫力,还能减轻和避免呼吸肌疲劳,有利于改善通气功能。

在慢性呼吸衰竭及合并高碳酸血症的呼吸衰竭患者中,CO_2 潴留程度也被证明是呼吸衰竭重要的预后影响因素。血气分析结果显示,死亡组 $PaCO_2$ 显著高于好转组,提示 $PaCO_2$ 高与病情严重程度有关,也显示改善通气在呼吸衰竭治疗中的重要性。另一方面也应考虑到不恰当的氧疗对 CO_2 潴留的影响,应持续低流量吸氧,避免高浓度氧疗致 CO_2 分压增高,加重对呼吸中枢的抑制。

其他与呼吸衰竭预后密切相关的预后指标为其他脏器功能评价指标及并发症严重程度指标,严重并发症的出现是呼吸衰竭死亡的重要影响因素,可能是呼吸衰竭加重的原因,也可能是某些不恰当治疗的结果。重视并发症的监测,并积极给予预防和治疗,有可能降低呼吸衰竭的病死率。

除了上述预测指标外,研究发现生活质量也与呼吸衰竭预后密切相关。

对于呼吸衰竭的治疗,尤其是慢阻肺导致者,

与氧疗相比,无创辅助通气治疗的早期介入,已被多项研究证实可以降低气管插管率、ICU 入住率、ICU 住院时间和死亡率。但对于其他疾病导致的呼吸衰竭,无创辅助通气治疗的获益并无充分的研究数据支持。目前对于呼吸衰竭,无创辅助通气治疗使用的强烈指征为如下四种情况:慢性阻塞性疾病加重期、急性肺水肿、慢性阻塞性肺疾病有创通气的脱机、高危患者拔管后呼吸衰竭的预防。

气管插管有创机械通气是呼吸衰竭的重要抢救治疗措施,但不同疾病所需要的机械通气模式要求不同。从去年以来,新冠病毒性肺炎的全球流行,使有创机械通气治疗变得异常迫切,有学者根据前期的临床治疗总结了部分机械通气策略。

(胡丹丹)

第三节

重症哮喘

支气管哮喘(bronchial asthma)简称哮喘,是一种以慢性气道炎症和气道高反应性为特征的异质性疾病。主要特征包括气道慢性炎症,气道对多种刺激因素呈现的高反应性,多变的可逆性气流受限,以及随着病程延长而导致的一系列气道结构的改变,即气道重构。临床表现为反复发作的喘息、气急、胸闷或咳嗽等症状,常在夜间及凌晨发作或加重,多数患者可自行缓解或经治疗后缓解。

重症哮喘(severe asthma),是指在过去的 1 年中,需要使用全球哮喘防治倡议(GINA)建议的第 4 级或第 5 级哮喘药物治疗,才能够维持控制或即使在上述治疗下仍表现为"未控制"的哮喘。分为 2 种情况:一种为第 4 级治疗能够维持控制,但降级治疗会失去控制;另一种为第 4 级治疗不能维持控制,而需要采用第 5 级治疗。前一种情况称为单纯重症哮喘,后一种情况称为重症难治性哮喘。重症哮喘控制水平差,严重影响患者生活质量,占用巨额医疗资源,加重社会经济负担,是哮喘致残、致死的主要原因。

中医病名哮病,又名哮证,因"哮必兼喘",故又称哮喘。依据本病的症状特点,中医典籍中又称呷嗽、哮吼、齁鼻合、齁䬃;依据本病的诱发因

素,尚有食哮、鱼腥哮、卤哮、糖哮、醋哮等称呼;依据本病的病理属性,还有寒哮、热哮、虚哮等不同称谓。

【病因病理】

(一)西医病因病理

1. 气道炎症异质性明显 炎症细胞与炎性介质在重症哮喘的发生、发展中起重要作用。根据诱导痰、支气管黏膜活检、支气管肺泡灌洗等检查结果,可将重症哮喘气道炎症分为嗜酸粒细胞性、中性粒细胞性、混合粒细胞性和少炎症细胞性。各炎症亚型的结构性、生理性及临床特征不同。与轻中度哮喘患者相比,重症哮喘患者诱导痰中嗜酸粒细胞及中性粒细胞数量升高更为明显,且 IL-4、IL-5、IL-13 等 Th2 型细胞因子的表达水平明显增加,高于轻中度哮喘。IL-4 可促进 Th0 细胞向 Th2 细胞分化及 B 淋巴细胞生成 IgE; IL-5 是嗜酸粒细胞成熟及活化的关键性细胞因子; IL-13 不仅可诱导 IgE 生成,促进嗜酸粒细胞向气道迁移,而且可通过作用于气道平滑肌细胞引起气道反应性升高。肥大细胞在气道平滑肌中的浸润是重症哮喘的重要病理特征之一,这可能是哮喘难以控制及气道反应性增高的重要因素(图2-16)。部分重症哮喘气道可见中性粒细胞浸润增多,Th17 细胞可调节中性粒细胞性炎症,并促进 IL-17、IL-22 及 IL-6 等细胞因子生成,不仅在激素抵抗型哮喘中发挥一定作用,且可抑制纤维细胞和上皮细胞凋亡,加重气道重塑。中性粒细胞活化伴有基质金属蛋白酶9(MMP-9)和转化生长因子β(TGF-β)表达的增加,加重气道重塑。

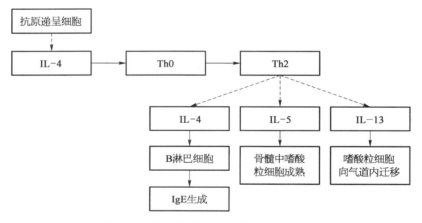

图2-16 Th 细胞分化与气道炎症关系示意图

注:IL,白细胞介素;Th,辅助 T 细胞;IgE,免疫球蛋白 E

2. 气道重塑严重 气道壁损伤和修复的重复循环可引起气道壁结构改变,即气道重塑,包括上皮损伤、杯状细胞增生、黏液腺肥大和黏液性化生、上皮下纤维化、成纤维细胞增殖和活化、基底膜增厚、细胞外基质蛋白沉积、平滑肌增生和肥大、血管生成等病理特征。气道结构性细胞(如上皮细胞、平滑肌细胞等)在重症哮喘气道重塑中发挥着重要作用,可通过释放如表皮生长因子(EGF)、TGF-β、角化生长因子、成纤维细胞生长因子(FGF)、血管内皮生长因子(VEGF)等细胞因子、趋化因子及生长因子参与气道炎症与气道重塑,引起持续性气流受限并加重气道高反应性。与轻中度哮喘相比,重症哮喘的气道重塑出现得更早,也更为严重,其上皮层及平滑肌层明显增厚,其外周血中可分化为肌成纤维细胞的成纤维细胞数量也明显高于一般哮喘患者。气道重塑使气道弹性下降,气流受限持续甚至不可逆,肺功能持续下降,气道高反应性持续,症状更严重,哮喘难以控制(图2-17)。

3. 与遗传因素相关 遗传因素和环境因素共同参与了哮喘的发生和发展,重症哮喘亦存在遗传易感性。全基因组关联分析对识别和验证决定重症哮喘易感性的基因突变和基因多态性具有重要作用,了解这些突变基因的功能生物学特征有助于发现疾病表型的生物学靶点及新型治疗药物。IL-4 受体 α 的单核苷酸多态性与持续性气

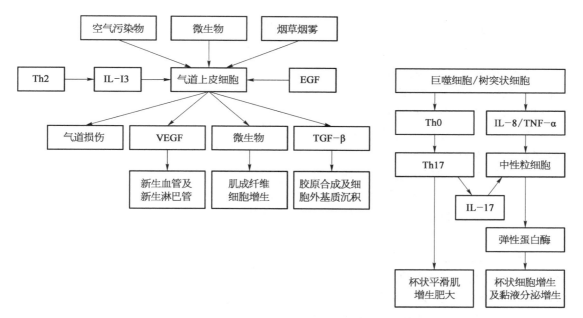

图 2-17　气道重塑的发生机制示意图

注：Th,辅助 T 细胞；IL,白细胞介素；EGF,表皮生长因子；VEGF,血管内皮生长因子；TGF,转化生长因子；TNF,肿瘤坏死因子

道炎症、重症哮喘急性加重及黏膜下肥大细胞浸润相关。IL-6 受体突变与肺功能降低和哮喘严重程度相关。重症或难治性哮喘的发生机制可能与遗传药理学相关,使部分患者对哮喘治疗的反应性发生改变或下降。如 β_2 受体单核苷酸基因多态性,Gly16 纯合子患者对支气管舒张剂的作用呈现明显钝化现象;促肾上腺皮质激素释放激素受体 1 基因多态性,与激素抵抗相关。此外,DNA 非编码区的改变,如 DNA 甲基化或染色体中组蛋白结构性改变,以及微小核糖核酸(miRNA),与重症哮喘的发生可能存在一定关联,需要进一步研究。

4. 糖皮质激素反应性降低　重症哮喘常表现为糖皮质激素反应性降低,使用糖皮质激素治疗后临床症状无明显改善且外周血或痰中嗜酸粒细胞无明显减少。糖皮质激素受体(glucocorticoid receptor, GR)本身具有基因多态性,突变 GR 与配体结合的亲和力下降,GRβ 可竞争性地抑制 GRα 发挥生物活性,并能直接或通过影响转录因子通路阻断 GRα 的核转位,GRβ 表达增加可导致激素敏感性降低。吸烟等因素诱发氧化应激反应,可导致组蛋白去乙酰化酶活性下降,丝裂原活化蛋白激酶 p38MAPK 通路在 IL-4 和 IL-13 等细胞因子作用下激活,使 GR 磷酸化,降低其与配体的亲和力,从而导致激素抵抗的发生。抑制 p38MAPK 的活性有助于改善糖皮质激素的敏感性。肥胖哮喘患者的 MAPK 磷酸酶-1 被抑制也导致糖皮质激素反应性降低。此外,促炎转录因子核因子-κB 对 GR 的阻断作用、Toll 样受体信号通路的受损,也被认为与重症哮喘患者激素反应性降低有关。糖皮质激素反应性降低的主要机制见图 2-18。

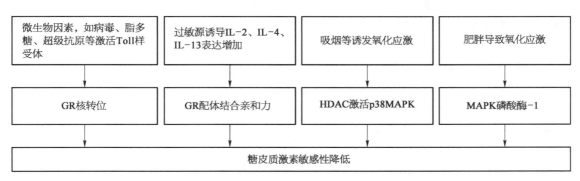

图 2-18　糖皮质激素敏感性降低的机制

注：IL,白细胞介素；GR,糖皮质激素受体；HDAC,组蛋白去乙酰化酶；MAPK,丝裂原活化蛋白激酶

（二）中医病因病机

哮病的发生，为宿痰内伏于肺，每因外感、饮食、情志、劳倦等诱因而引触，以致痰阻气道，肺失肃降，肺气上逆，痰气搏击而发出痰鸣气喘声。

1. 外邪侵袭，壅阻肺气 外感风寒或风热之邪，失于表散，邪蕴于肺，壅阻肺气，气不布津，聚液生痰。《临证指南医案·哮》说："宿哮……沉痼之病……寒入背腧，内合肺系，宿邪阻气阻痰。"吸入风媒花粉、烟尘、异味气体等，影响肺气的宣发，以致津液凝痰，亦为哮病的常见病因。

2. 饮食不当，聚湿生痰 具有特异体质的人，常因饮食不当，误食自己不能食的食物，如海鲜鱼蟹虾等发物，而致脾失健运，饮食不归正化，痰浊内生而病哮，故古有"食哮""鱼腥哮""卤哮""糖哮""醋哮"等名。

3. 体虚病后，遇感而发 体虚及病后体质不强，有因家族禀赋而病哮者，如《临证指南医案·哮》指出有"幼稚天哮"。部分哮病患者因幼年患麻疹、顿咳，或反复感冒，咳嗽日久等病，以致肺气亏虚，气不化津，痰饮内生；或病后阴虚火旺，热蒸液聚，痰热胶固而病哮。体质不强多以肾虚为主，而病后所致者多以肺脾虚为主。

上述各种病因，既是引起本病的重要原因，亦为每次发作的诱因，如气候变化、饮食不当、情志失调、劳累过度等俱可诱发，其中尤以气候因素为主。诚如《症因脉治·哮病》所说："哮病之因，痰饮留伏，结成窠臼，潜伏于内，偶有七情之犯，饮食之伤，或外有时令之风寒束其肌表，则哮喘之症作矣。"哮病的病理因素以痰为主，丹溪云"哮病专主于痰"。

痰的产生，由于上述病因影响及肺、脾、肾，肺不能布散津液，脾不能运化精微，肾不能蒸化水液，以致津液凝聚成痰，伏藏于肺，成为发病的潜在夙根，因各种诱因而引发。

哮病发作的基本病理变化为"伏痰"遇感引触，邪气触动停积之痰，痰随气升，气因痰阻，痰气壅塞于气道，气道狭窄挛急，通畅不利，肺气宣降失常而喘促，痰气相互搏击而致痰鸣有声。《证治汇补·哮病》说"因内有壅塞之气，外有非时之感，膈有胶固之痰，三者相合，闭拒气道，搏击有声，发为哮病"，《医学实在易·哮证》也认为哮病为邪气与伏痰"狼狈相因，窒塞关隘，不容呼吸，而呼吸正气，转触其痰，鼾駒有声"。由此可知，哮病发作时的病理环节为痰阻气闭，以邪实为主。由于病因不同，体质差异，又有寒哮、热哮之分。哮因寒诱发，素体阳虚，痰从寒化，属寒痰为患，则发为冷哮；若因热邪诱发，素体阳盛，痰从热化，属痰热为患，则发为热哮；或由痰热内郁，风寒外束，则为寒包火证；寒痰内郁化热，寒哮亦可转化为热哮。

若哮病反复发作，寒痰伤及脾肾之阳，痰热伤及肺肾之阴，则可从实转虚。于是，肺虚不能主气，气不布津，则痰浊内蕴，并因肺不主皮毛，卫外不固，而更易受外邪的侵袭诱发；脾虚不能转输水津上归于肺，反而积湿生痰；肾虚精气匮乏，摄纳失常，则阳虚水泛为痰，或阴虚虚火灼津生痰，因肺、脾、肾虚所生之痰上贮于肺，影响肺之宣发肃降功能。可见，哮病为本虚标实之病，标实为痰浊，本虚为肺脾肾虚。因痰浊而导致肺、脾、肾虚衰；肺、脾、肾虚衰又促使痰浊生成，使伏痰益固，且正虚降低了机体抗御诱因的能力。本虚与标实互为因果，相互影响，故本病难以速愈和根治。发作时以标实为主，表现为痰鸣气喘；在间歇期以肺、脾、肾等脏器虚弱之候为主，表现为短气、疲乏，常有轻度哮证。若哮病大发作，或发作呈持续状态，邪实与正虚错综并见，肺肾两虚而痰浊又复壅盛，严重者因不能治理调节心血的运行，命门之火不能上济于心，则心阳亦同时受累，甚至发生喘脱危候。

【临床表现】

（一）病史

反复发作喘息、气急，胸闷或咳嗽，夜间及晨间多发，常与接触变应原、冷空气、理化刺激以及病毒性上呼吸道感染、运动等有关。症状可在数分钟内发作，并持续数小时至数日，可经平喘药物治疗后缓解或自行缓解。

（二）症状与体征

典型症状为发作性伴有哮鸣音的呼气性呼吸困难，可伴有气促、胸闷或咳嗽。症状可在数分钟内发作，并持续数小时至数日，可经平喘药物治疗后缓解或自行缓解。夜间及凌晨发作或加重是哮喘的重要临床特征。有些患者尤其是青少年，其哮喘症状在运动时出现,称为运动性哮喘。此外,临床上还存在没有喘息症状的不典型哮喘,患者可表现为发作性咳嗽、胸闷或其他症状。以咳嗽为唯一症状的不典型哮喘,称为咳嗽变异性哮喘(cough variant asthma,CVA)。哮喘的具体临床表现形式及严重程度在不同时间表现为多变性。发作时典型的体征为双肺可闻及广泛的哮鸣音,呼气音延长。但非常严重的哮喘发作,哮鸣音反而减弱,甚者完全消失,表现为"沉默肺",是病情危重的表现。非发作期体检可无异常发现,故未闻及哮鸣音,不能排除哮喘。

(三)四诊要点

该病发病多与先天禀赋有关,家族中可有哮病史。常由气候突变,饮食不当,情志失调,劳累等诱发;呈反复发作性;发作时常多突然,可见鼻痒、喷嚏、咳嗽、胸闷等先兆,喉中有明显哮鸣声,呼吸困难,不能平卧,甚至面色苍白,唇甲青紫,约数分钟、数小时后缓解。平时可一如常人,或稍感疲劳、纳差,但病程日久,反复发作,导致正气亏虚,可常有轻度哮鸣,甚至在大发作时持续难平,出现喘脱。

【辅助检查】

(一)检查项目

1. 痰嗜酸性粒细胞计数 大多数哮喘患者诱导痰液中嗜酸性粒细胞计数增高(>2.5%),且与哮喘症状相关。诱导痰嗜酸性粒细胞计数可作为评价哮喘气道炎症指标之一,也是评估糖皮质激素治疗反应性的敏感指标。

2. 肺功能检查

(1)通气功能检测:哮喘发作时呈阻塞性通气功能障碍表现,用力肺活量(FVC)正常或下降,第1秒用力呼气容积(FEV_1)、1秒率($FEV_1/FVC\%$)以及最高呼气流量(PEF)均下降;残气量及残气量与肺总量比值增加。其中以 $FEV_1/FVC\%$ < 70%或 FEV_1 低于正常预计值的80%为判断气流受限的最重要指标。缓解期上述通气功能指标可逐渐恢复。病变迁延、反复发作者,其通气功能可逐渐下降。

(2)支气管激发试验(BPT):用于测定气道反应性。常用吸入激发剂为乙酰甲胆碱和组胺,其他激发剂包括变应原、单磷酸腺苷、甘露醇、高渗盐水等,也有用物理激发因素如运动、冷空气等作为激发剂。观察指标包括 FEV_1、PEF 等。结果判断与采用的激发剂有关,通常以使 FEV_1 下降20%所需吸入乙酰甲胆碱或组胺累积剂量(PD_{20}-FEV_1)或浓度(PC_{20}-FEV_1)来表示,如 FEV_1 下降≥20%,判断结果为阳性,提示存在气道高反应性。BPT 适用于非哮喘发作期、FEV_1 在正常预计值70%以上患者的检查。

(3)支气管舒张试验(BDT):用于测定气道的可逆性改变。常用吸入支气管舒张剂有沙丁胺醇、特布他林。当吸入支气管舒张剂20分钟后重复测定肺功能,FEV_1 较用药前增加≥12%,且其绝对值增加≥200 mL,判断结果为阳性,提示存在可逆性的气道阻塞。

(4)呼吸流量峰值(PEF)及其变异率测定:哮喘发作时 PEF 下降。由于哮喘有通气功能时间节律变化的特点,监测 PEF 日间、周间变异率有助于哮喘的诊断和病情评估。PEF 平均每日昼夜变异率(连续7日,每日 PEF 昼夜变异率之和/7)>10%,或 PEF 周变异率|(2周内最高 PEF 值-最低 PEF 值)/[(2周内最高 PEF 值+最低 PEF 值)×1/2]×100% | >20%,提示存在气道可逆性的改变。

3. 胸部 X 线/CT 检查 哮喘发作时胸部 X 线可见两肺透亮度增加,呈过度通气状态,缓解期多无明显异常。胸部 CT 在部分患者可见支气管壁增厚、黏液阻塞。

4. 特异性变应原检测 外周血变应原特异性 IgE 增高结合病史有助于病因诊断;血清总 IgE 测定对哮喘诊断价值不大,但其增高的程度可作为重症哮喘使用抗 IgE 抗体治疗及调整剂量的依据。体内变应原试验包括皮肤变应原试验和吸入变应原试验。

5. 动脉血气分析 严重哮喘发作时可出现缺氧。由于过度通气可使 $PaCO_2$ 下降,pH 上升,表现为呼吸性碱中毒。若病情进一步恶化,可同时出现缺氧和 CO_2 滞留,表现为呼吸性酸中毒。当 $PaCO_2$ 较前增高,即使在正常范围内,也要警惕严重气道阻塞的发生。

6. 呼出气一氧化氮(FeNO)检测 FeNO 测定可以作为评估气道炎症和哮喘控制水平的指标,也可以用于判断吸入激素治疗的反应。

依据患者临床表现,结合病理生理学、影像学等特征,目前重症哮喘主要有以下几种可能的临床表型:早发过敏性哮喘、晚发持续嗜酸粒细胞炎症性哮喘、频繁急性发作性哮喘、持续气流受限性哮喘及肥胖相关性哮喘。其临床特征详见表2-9。

(二)主要危重指标与监测

重症哮喘急性发作时的程度轻重不一(表2-10),病情加重可在数小时或数天内出现,偶尔可在数分钟内即危及生命,通过症状、体征及药物治疗的反应性,结合血气分析进行综合评估,以期给予及时有效的紧急治疗。

表2-9 重症哮喘表型的临床特征

表 型	临 床 特 征
早发过敏性哮喘	儿童早发起病 过敏性疾病病史及家族史 皮肤点刺试验阳性 肺部感染病史 Th2炎症因子、诱导痰嗜酸性细胞、FeNO、血清总IgE及骨膜蛋白水平升高 炎症的特异性靶向治疗可能获益
晚发持续嗜酸粒细胞炎症性哮喘	成人晚发起病 起病时往往病情较严重 鼻窦炎、鼻息肉病史 IL-5、IL-13、FeNO等水平可有升高
频繁急性发作性哮喘	吸烟 更差的哮喘控制水平、更低生活质量 高FeNO、痰嗜酸粒细胞水平 更快的肺功能减损
持续气流受限性哮喘	成年起病、男性 吸烟、职业接触等环境暴露 FEV$_1$基线水平低 慢性黏膜高分泌状态 持续的血、痰嗜酸粒细胞炎症 频发急性加重而缺乏ICS治疗
肥胖相关性哮喘	FVC下降 更容易合并湿疹、胃食管反流 少有鼻息肉病史 血清总IgE下降

注:Th,辅助T细胞;FeNO,呼出气一氧化氮;IL,白细胞介素;IgE,免疫球蛋白E;FEV$_1$,第一秒用力呼气容积;ICS,吸入糖皮质激素

表2-10 哮喘急性发作的病情严重度分级

临床特点	轻 度	中 度	重 度	危 重
气短	步行、上楼时	稍事活动	休息时	
体位	可平卧	喜坐位	端坐呼吸	
讲话方式	连续成句	常有中断	单字	不能讲话
精神状态	可有焦虑/尚安静	时有焦虑或烦躁	常有焦虑、烦躁	嗜睡、意识模糊
出汗	无	有	大汗淋漓	
呼吸频率	轻度增加	增加	常30次/分	

临床特点	轻 度	中 度	重 度	危 重
辅助呼吸肌活动及"三凹"征	常无	可有	常有	胸腹矛盾运动
哮鸣音	散在,呼吸末期	响亮、弥漫	响亮、弥漫	减弱,乃至无
脉率(次/分)	<100	100~120	>120	脉率变慢或不规则
奇脉(深吸气时收缩压下降,mmHg)	无,<10	可有,10~25	常有,>25	无
使用 β_2 激动剂后 PEF 预计值或个人最佳值%	>80%	60%~80%	<60%或<100 L/min 或作用时间<2 小时	
PaO_2(吸空气,mmHg)	正常	≥60	<60	
$PaCO_2$(mmHg)	<45	≤45	>45	
SaO_2(吸空气,%)	>95	91~95	≤90	
pH				降低

【诊断与鉴别】

(一)诊断要点

西医诊断要点

对重症哮喘患者,需要进行仔细和全面的评估,评估的主要内容见表2-11。

通过以下4个步骤诊断和评估重症哮喘。

1. 明确哮喘诊断

(1)典型哮喘的临床症状和体征:① 反复发作喘息、气急,胸闷或咳嗽,夜间及晨间多发,常与接触变应原、冷空气、理化刺激以及病毒性上呼吸道感染、运动等有关。② 发作时双肺可闻及散在或弥漫性哮鸣音,呼气相延长。③ 上述症状和体征可经治疗缓解或自行缓解。

(2)可变气流受限的客观检查:① 支气管舒张试验阳性。② 支气管激发试验阳性。③ 平均每日 PEF 昼夜变异率>10% 或 PEF 周变异率>20%。

符合上述症状和体征同时具备气流受限客观检查中的任一条,并除外其他疾病所引起的喘息气急胸闷和咳嗽,可以诊断为哮喘。

大多数哮喘患者通过典型的病史即可做出诊断,但重症哮喘临床表现更为复杂,往往缺乏典型哮喘的特征性,容易与其他类似哮病的疾病相混淆。诊断重症哮喘仍然必须符合 GINA 和我国哮喘诊治指南的标准,同时强调重症哮喘均

需要做支气管激发试验或(和)舒张试验、弥散功能在内的全套肺功能测定及峰流速监测,必要时还需要经过1个疗程的治疗性试验,再次复查肺功能。

2. 明确是否属于重症哮喘 哮喘控制的标准应按照 GINA 的标准进行综合、全面的评估,以下几点为重症哮喘未控制的常见特征:① 症状控制差。哮喘控制问卷(ACQ)评分>1.5,哮喘控制测试(ACT)评分<20,或符合 GINA 定义的未控制。② 频繁急性发作。前一年需要2次或以上连续使用全身性激素(每次3日以上)。③ 严重急性发作。前一年至少1次住院、进入 ICU 或需要机械通气。④ 持续性气流受限。尽管给予充分的支气管舒张剂治疗,仍存在持续的气流受限(FEV_1占预计值%<80%, FEV_1/FVC<正常值下限)。⑤ 高剂量 ICS 或全身性激素(或其他生物制剂)可以维持控制,但只要减量,哮喘就会加重。

3. 明确共存疾病和危险因素 重症哮喘多存在影响哮喘控制的共存疾病和危险因素。在评估这些因素之前,首先应当评估患者的依从性和吸入技术。除依从性外,与重症哮喘有关的共存疾病还有特异质和过敏症(包括对真菌致敏)、鼻炎-鼻窦炎、鼻息肉、肥胖、神经精神因素(特别是焦虑和抑郁)等。而主动和被动吸烟以及大气污染也是导致哮喘控制不良的重要原因。

表 2-11　重症哮喘诊断和评估的主要内容

哮喘病史
　　发病年龄
　　哮喘家族史
　　治疗经过及治疗反应
　　急性发作频次和严重程度、需要住院和入住 ICU 的急性发作次数

环境暴露
　　过敏原、职业因素、化学刺激物、空气污染
　　吸烟史

共存疾病和混杂因素
　　鼻炎-鼻窦炎,此前有无鼻息肉手术史
　　合并用药：阿司匹林、NSAIDs、β 受体阻断剂、AECI 和雌激素
　　胃食管反流
　　阻塞性睡眠呼吸暂停低通气综合征
　　月经与哮喘

治疗依从性

身心疾病史
　　心理-社会环境

体格检查要点
　　体重指数
　　有无鼻息肉等共存疾病
　　有无其他诊断的可能性,如心力衰竭

有无药物不良反应

哮喘病情评估
　　肺功能：支气管舒张试验或激发试验,肺容积和弥散功能测试
　　基线评估
　　一般健康和哮喘控制问卷
　　血清总 IgE 和外周血嗜酸粒细胞计数
　　过敏原皮肤试验
　　评估气道炎症：诱导痰嗜酸粒细胞计数和 FeNO 测定

针对共存疾病的其他检查：如食管 24 小时 pH 值监测、高分辨率 CT 等

注：NSAIDs,非甾体抗炎药;ACEI,血管紧张素转化酶抑制剂;IgE,免疫球蛋白 E

4. 区分哮喘的表型　哮喘的表型是遗传因素和环境因素相互作用的结果。不同哮喘表型对不同治疗方法的反应性有很大的差异,区分哮喘的表型有助于对患者进行更有针对性的治疗。重症哮喘的诊断和评估的流程见图 2-19。

中医诊断要点

1. 中医诊断　参照中华中医药学会发布的《中医内科常见病诊疗指南》(ZYYXH/T5-2008)。

①发作时喉中哮鸣有声,呼吸困难,甚则张口抬肩,不能平卧,或口唇指甲发绀。②呈反复发作性,常因气候突变、饮食不当、情志失调、劳累等因素而诱发。发作前多有鼻痒、喷嚏、咳嗽、胸闷等症状。③有过敏史或家族史。④两肺可闻及哮鸣音或伴有湿啰音。⑤血嗜酸性粒细胞可增高。⑥痰液涂片可见嗜酸细胞。⑦胸部 X 线检查一般无特殊改变,久病可见肺气肿征。

2. 证候诊断　可参见"中医辨证治疗"之证候。

(二) 鉴别诊断

西医鉴别诊断

1. 左心衰竭　患者多有高血压、冠状动脉粥样硬化性心脏病、风湿性心脏病等病史和体征,常咳出粉红色泡沫痰,左心界扩大,心率增快,心尖部可闻及奔马律。胸部 X 线检查可见心脏增大、

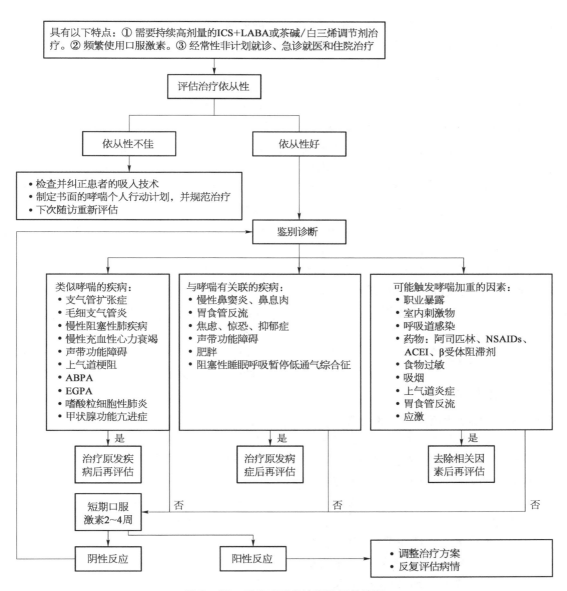

图 2-19　重症哮喘的诊断和评估流程

注：ICS，吸入糖皮质激素；LABA，长效 β 受体激动剂；ABPA，变应性支气管肺曲霉病；EGPA，嗜酸性肉芽肿性血管炎；NSAIDs，非甾体抗炎药；ACEI，血管紧张素转化酶抑制剂

肺淤血表现。若一时难以鉴别，可雾化吸入 β 受体激动剂或静脉注射氨茶碱，缓解症状后进一步检查。忌用肾上腺素或吗啡。

2. 慢性阻塞性肺疾病（COPD）　多见于中老年人，多有长期吸烟或接触有害气体的病史和慢性咳嗽史，喘息长年存在，有加重期。体检双肺呼吸音明显下降，可有肺气肿体征，两肺或可闻及湿啰音。对于中老年患者，严格将慢阻肺和哮喘区分有时十分困难，用支气管舒张剂和口服或吸入激素做治疗性试验可能有所帮助。如患者同时具有哮喘和慢阻肺的特征，可以诊断哮喘合并慢阻肺或慢阻肺合并哮喘。

3. 上气道阻塞　中央型支气管肺癌、气管支气管结核、复发性多软骨炎等气道疾病或异物气管吸入，导致支气管狭窄或伴发感染时，可出现喘鸣或类似哮喘样呼吸困难，肺部可闻及哮鸣音。但根据病史，特别是出现吸气性呼吸困难，痰细胞学或细菌学检查，胸部影像、支气管镜检查，常可明确诊断。

4. 变态反应性支气管肺曲菌病（ABPA）　常以反复哮喘发作为特征，可咳出棕褐色黏稠痰块或咳出树枝状支气管管型。痰嗜酸性粒细胞数增加，痰镜检或培养可查及曲菌。胸部 X 线呈游走性或固定性浸润病灶，CT 可显示近端支气管呈囊状或柱状扩张。曲菌抗原皮肤试验呈双相反应，曲菌抗原特异性沉淀抗体（IgG）测定阳性，血清总 IgE 显著升高。

中医类证鉴别

1. 喘病 哮病与喘病都有呼吸急促的表现，哮必兼喘，而喘未必兼哮。喘以气息言，以呼吸急促困难为主要特征；哮以声响言，以发作时喉中哮鸣有声为主要临床特征。哮为一种反复发作的独立性疾病，喘证并发于急慢性疾病过程中。

2. 支饮 支饮虽然也有痰鸣气喘的症状，但多系部分慢性咳嗽经久不愈，逐渐加重而成，病势时轻时重，发作与间歇界限不清。咳和喘重于哮鸣，与哮病间歇发作，突然发病，迅速缓解，哮吼声重而咳轻或不咳，两者有显著的不同。

【治疗】

（一）西医治疗

1. 确定并减少危险因素接触 部分患者能找到引起哮喘发作的变应原或其他非特异性刺激因素，使患者脱离并长期避免接触这些危险因素，是防治哮喘最有效的方法，包括有效减少或避免变应原，减少或避免空气中有害刺激因子，戒烟。

2. 心理治疗

（1）一般心理疗法：① 认知重建：认知过程是情感的中介，适应性不良情感与适应性不良认知有关。帮助患者改变对疾病、家庭社会及生活事件的不正确认识，可以减轻或消除患者的心理障碍。② 疏导疗法：了解患者的心理状态，使其对哮喘的病因、目前治疗水平和预后有清楚的认识，并对其进行安慰，消除顾虑，树立战胜疾病的信心。③ 家庭心理疗法：家庭成员，特别是哮喘儿童的父母或哮喘成人的配偶，应避免对患者的厌烦和歧视，但也不能对患儿过分宠爱，以免产生依赖心理。

（2）药物疗法：对于一般疗法无效的心理障碍患者，可加用抗焦虑或抗抑郁药物，以降低负面情绪，有助于哮喘的控制。

3. 药物治疗

（1）糖皮质激素（ICS）：重症哮喘患者常需要同时给予高剂量 ICS 和口服激素治疗，甚至静脉用药。① ICS：一般而言，哮喘患者吸入糖皮质激素剂量越大，抗炎作用越强。ICS 的剂量-疗效反应存在个体差异，进一步加大 ICS 剂量（超过 2 000 μg/日倍氯米松或等效剂量的其他 ICS）以及吸入超微颗粒的 ICS，对重症哮喘可能更有效，并能减少全身激素用量等，但目前支持证据还不多。对于激素依赖性哮喘患者，吸入大剂量激素可减少口服激素维持剂量，从而减少激素的全身不良反应。常用药物有倍氯米松、布地奈德、氟替卡松、环索奈德、莫米松等。通常需规律吸入 1~2 周或以上方能起效。长期吸入较大剂量 ICS（>每日 1 000 μg）者，应注意预防全身性不良反应。② 口服激素：已经使用大剂量 ICS 维持，哮喘症状仍未控制的重症哮喘患者，常需加用口服激素作为维持治疗。对于激素依赖性哮喘患者，应确定最低维持剂量，长期口服糖皮质激素。有文献报道，每日给予 ≤7.5 mg 的泼尼松或其等效剂量，对成人重症哮喘有效。可以根据痰嗜酸粒细胞和（或）FeNO 水平指导重症哮喘，但存在争议。全身糖皮质激素的使用与骨折和白内障风险增加相关。全身激素应用后的体重增加不利于哮喘的控制。因此，长期使用全身激素和大剂量 ICS 时，应对患者的体重、血压、血糖、眼、骨密度和哮喘儿童的生长状况进行监测。③ 静脉用激素：重度或严重哮喘发作时，应及早静脉给予激素。可选择琥珀酸氢化可的松，常用量每日 100~400 mg；或甲泼尼龙，常用量每日 80~160 mg。无激素依赖倾向者，可在短期（3~5 日）内停药；有激素依赖倾向者，应适度延长给药时间，症状缓解后逐渐减量，然后改口服和 ICS 维持。

（2）β₂受体激动剂：许多重症哮喘患者尽管接受 ICS 联合短效 β₂受体激动剂（SABA）和（或）长效 β₂受体激动剂（LABA）治疗，但仍存在持续的慢性气流阻塞。在联合 LABA 的基础上逐步增加 ICS 剂量，可能进一步改善哮喘的控制。不联合 ICS，仅单独应用过多 β₂受体激动剂（SABA、LABA），则可能导致哮喘恶化。当单独使用超过推荐剂量的 β₂受体激动剂时，可能使哮喘的病死率增高。皮下注射特布他林，有助于控制重症哮喘的发作和减少住院。在特殊情况下，对于 Ⅱ 型脆性哮喘患者，可以通过预先装好药的注射器自我注射肾上腺素。

重症哮喘的治疗中，LABA（沙美特罗或福莫特罗）联合 ICS 的复方吸入制剂的疗效明显优于单药。常用 ICS 和 LABA 的复方吸入制剂包括布地奈德/福莫特罗、氟替卡松/沙美特罗和丙酸倍氯米松/福莫特罗。一些每日仅需 1 次给药的 LABA，如茚达特罗、卡莫特罗、维兰特罗等，和 ICS 组成的复方制剂正在进行临床试验中。研究结果显示，丙酸氟替卡松/福莫特罗、糠酸氟替卡松/维兰特罗对重症哮喘患者有效。

（3）抗胆碱能药物：短效抗胆碱药异丙托溴铵气雾剂可减轻重症哮喘患者的气喘症状，并能减少因 β_2 受体激动剂过量使用所致的震颤和心悸等不良反应。对于已经应用中-高剂量 ICS 伴（或不伴）LABA 的重症哮喘患者，长效抗胆碱药（LAMA）噻托溴铵可减少气体陷闭，减少急性加重，改善肺功能。LABA/LAMA/ICS 的三药复方吸入剂（布地奈德、福莫特罗、噻托溴铵）已经在一些国家用于哮喘治疗。

（4）茶碱：对于重症哮喘患者，茶碱联合 ICS 治疗可使哮喘易于控制。对于吸烟伴激素不敏感的哮喘患者，茶碱联合低剂量 ICS，可明显提高呼气峰流速和哮喘控制程度。重症和危重症哮喘患者主要通过静脉给药。

（5）白三烯调节剂：多项关于未使用 LABA 中重症哮喘患者的研究结果显示，ICS 联合白三烯调节剂对改善肺功能具有一定疗效，尤适用于阿司匹林哮喘、运动性哮喘和伴有过敏性鼻炎哮喘。常用药物有孟鲁司特、扎鲁斯特。

（6）免疫抑制剂和抗代谢药物：临床试验结果显示，甲氨蝶呤可以显著减少口服激素依赖性哮喘患者口服激素的剂量。连续治疗 4～5 个月后，可使口服激素剂量平均减少 50%。这些药物具有一定的不良反应，只能在专科医生指导下使用。属于此类的其他药物包括静脉注射免疫球蛋白、氨苯砜、秋水仙碱、羟氯喹和环孢素 A 等。由于缺乏高级别循证医学研究证据，这些药物的疗效和安全性尚不明确，不宜常规使用。

（7）其他药物：抗真菌药物用于伴过敏性支气管肺曲霉病（ABPA）反复发作的重症哮喘患者，可减少急性发作风险和改善症状。对于不合并 ABPA 的重症哮喘患者，不推荐使用抗真菌药物。

4. 生物靶向药物

（1）抗 IgE 单抗：能够特异性地与 IgE 的 FcεRI 位点结合，从而阻断 IgE 与肥大细胞、嗜碱性细胞等靶细胞结合，抑制 IgE 介导的肥大细胞和嗜碱性细胞的活化和脱颗粒。奥马珠单抗是第一个在国外上市、用于哮喘治疗的抗 IgE 单抗。大多数的临床研究结果都证实，奥马珠单抗可以减少重症哮喘的急性发作率，也可以在一定程度上改善生活质量、哮喘症状和肺功能等。2006 版 GINA 就开始推荐奥马珠单抗作为哮喘的第 5 步治疗，即经过吸入大剂量糖皮质激素并联合 LABA 等其他控制药物治疗后，症状仍未控制的重症过敏性哮喘。新版 GINA 则推荐将过去的第 5 步治疗改称为"叠加"治疗，即不单独用于哮喘治疗，只作为在 ICS/LABA 等常规控制药物基础上的治疗选择。

（2）抗 IL-5 单抗：IL-5 是嗜酸性细胞在骨髓中分化、生成以及在体内增殖过程中最重要的细胞因子。抗 IL-5 单抗的作用就是通过阻断 IL-5 的作用，抑制体内的嗜酸性细胞增多，对于高嗜酸性粒细胞血症的哮喘患者治疗效果好。研究显示，抗 IL-5 单抗可以减少近 50% 的急性加重，减少约 1/3 的急诊或住院率，还可以减少口服激素剂量，改善哮喘控制和肺功能等。2015 年底抗 IL-5 单抗（美珀珠单抗）已经分别被美国和欧盟批准上市。

（3）抗 IL-13、IL-4 单抗：IL-4 和 IL-13 都是 Th2 重要的细胞因子。在哮喘炎症发生发展中起重要作用。研究表明，抗 IL-13 单抗对高 Th2 表型重症哮喘患者有较好的临床疗效。抗 IL-4 受体可以特异性地与 IL-4 受体的 α 亚基结合，从而阻断 IL-4 的生物学作用。在针对嗜酸性细胞增多的中重度患者临床研究中发现，抗 IL-4 受体可以减少近 90% 的急性发作，显示出非常好的治疗效果。不过，该研究的样本量太小，还需要扩大样本量验证其临床疗效。

此外，还有许多针对哮喘炎症不同缓解的生物靶向治疗药物都已经进入临床研究阶段，但疗效不确定。哮喘是一种高度异质性的疾病，其炎症也十分复杂。仅依靠单一的抗炎通道，很难完全控制哮喘炎症的发生发展。所以，目前的生物靶向治疗药物也只是重症哮喘治疗的一种补充，还不能替代常规的治疗药物。

5. 支气管热成形术 支气管热成形术（bronchial thermoplasty, BT）是一项新的在支气管镜下进行的非药物治疗技术，被用于哮喘治疗领域。此技术能够减少气道平滑肌的数量、降低平滑肌收缩力、改善哮喘控制水平、提高患者生活质量，并减少药物的使用。该技术目前已应用于重症哮喘的治疗,研究显示 BT 可通过减少气道平滑肌数量,从而减少血管生成因子的产生并延缓气道重塑进程。患者选择是 BT 治疗成功的前提,并影响着 BT 的近期安全性和远期疗效。目前国内临床 BT 治疗中的经验显示,对于那些规范使用 GINA 第 4 级或第 5 级治疗方案已半年或更长时间治疗后仍然不能达到良好控制的哮喘患者,以及已经规范使用 GINA 第 4 级或第 5 级治疗方案后虽然可以维持哮喘控制但在降级治疗中(尤其是口服激素减量时)反复失去控制的患者,可以考虑采用 BT 的治疗;对于那些存在很多哮喘急性发作和病情波动风险因素,以及不可避免的环境刺激和不可纠正的依从性差的特殊患者,也可以探讨 BT 治疗的可行性。

(二)中医辨证治疗

发作期

1. 寒哮

证候:呼吸急促,喉中哮鸣有声,胸膈满闷如塞,咳不甚,痰少咳吐不爽,白色黏痰,口不渴,或渴喜热饮,天冷或遇寒而发,形寒怕冷,或有恶寒,喷嚏,流涕等表寒证。舌苔白滑,脉弦紧或浮紧。

证机分析:寒痰伏肺,遇感触发,痰升气阻,肺失宣降。

治法:温肺散寒,化痰平喘。

处理:(1)方药:射干麻黄汤、小青龙汤加减。痰稠胶固难出,哮喘持续难平者,加猪牙皂、白芥子豁痰利窍以平喘;哮喘甚剧,恶寒背冷,痰白呈小泡沫,舌苔白而水滑,脉弦紧有力,体无虚象,属典型寒实证者,可服紫金丹。

(2)中成药:百令胶囊、固本咳喘片等。

(3)针灸:取穴肺俞、膻中、中脘、列缺。肺俞穴,先在穴区内按压,于最敏感点针刺,施补法,取针后以艾卷雀啄法灸之。余穴均用泻法,列缺穴须用气至法导出向肘关节部位之放射针感。留针至哮止,其间应反复间断运针。

(4)其他疗法:子午流注择时平衡火罐治疗。操作前向患者及家属解释时辰治疗的目的及意义。申时(15:00~17:00)人体的膀胱经处于工作状态,对患者进行平衡火罐治疗:调节合适的室温,嘱患者充分暴露背部。由经过专业培训的护士进行操作,选取 2 个合适的玻璃火罐,1 个玻璃罐沿左侧足太阳膀胱经从上至下进行闪罐,另 1 个玻璃罐沿右侧足太阳膀胱经从下至上进行闪罐,两侧交替进行 3 个轮回。在背部涂生姜油,使用玻璃火罐罐底沿双侧足太阳膀胱经从上至下进行柔罐 3 个轮回。应用闪火将玻璃火罐吸附于督脉下方,利用背部经络走向行 3 个轮回。将玻璃火罐吸附于左侧足太阳膀胱经上方,按照 Z 型进行斗罐,同拟右侧。最后留罐 10 分钟。起罐后清洁局部皮肤。嘱患者治疗后勿立即洗澡;若汗出,及时更换衣物;饮食宜清淡,多饮水;注意休息。隔日进行操作。

2. 热哮

证候:气粗息涌,喉中痰鸣如吼,胸高胁胀,张口抬肩,咳呛阵作,咯痰色黄或白,黏浊稠厚,排吐不利,烦闷不安,汗出,面赤,口苦,口渴喜饮。舌质红,苔黄腻,脉弦数或滑数。

证机分析:痰热蕴肺,壅阻气道,肺失清肃。

治法:清热宣肺,化痰定喘。

处理:(1)方药:定喘汤加减。气息喘促,加葶苈子、地龙泻肺清热平喘;内热壅盛,加石膏、银花、鱼腥草以清热;大便秘结,加大黄、芒硝通腑利肺;表寒里热,加桂枝、生姜兼治表寒。

(2)中成药:苏子降气丸、复方鲜竹沥口服液、痰热清注射液等。

(3)针灸:取穴肺腧、大椎、风门,取毫针点刺,取泻法。

(4)其他疗法:麻黄五味饮。麻黄 6 g,白果 9 g,五味子 6 g,黄柏 9 g,乌梅 9 g,水煎。另用白糖 32 g、细茶 3 g 为药引送服上药。

3. 风痰哮

证候:时发时止,发时喉中痰涎壅盛,声如拽锯,反复发作,止时又如常人,或鸣声如吹哨笛,喘急胸满,但坐不得卧,咯痰黏腻难出。舌苔厚浊,脉滑实。

证机分析:痰浊伏肺,风邪引触,肺气郁闭,升降失司。

治法:涤痰利窍,降气平喘。

处理:(1)方药:三子养亲汤加减。痰壅喘急、不能平卧者,加用葶苈子、猪牙皂泻肺涤痰;另吞皂荚丸以利气涤痰;必要时加大黄、芒硝以通腑泻实。若感受风邪而发作者,加苏叶、防风、苍耳草、蝉衣、地龙等祛风化痰。

(2)中成药:宣肺平喘合剂、止嗽化痰丸等。

（3）针灸：取穴合谷、太冲、丰隆等，针刺泻法。

（4）其他疗法：取鲜梨汁、鲜竹沥汁、生姜少许，水煎，代茶饮。

缓解期

1. 肺脾气虚

证候：气短声低，动则尤甚，或喉中有轻度哮鸣声，咳痰清稀色白，面色㿠白，常自汗畏风，易感冒，每因劳倦、气候变化或饮食不慎等诱发哮病，倦怠无力，食少便溏。舌淡苔白，脉细弱。

证机分析：哮病日久，肺虚不能主气，脾虚运化无权，气不化津，痰饮蕴肺，肺气上逆。

治法：健脾益气，补土生金。

处理：（1）方药：六君子汤加减。若怕冷畏风明显，加桂枝、白芍、姜、枣调和营卫；阳虚甚者，加附子助黄芪温阳益气；若气阴两虚、咳呛、痰少质黏、口咽干、舌质红者，可用生脉散加北沙参、玉竹、黄芪等益气养阴。

（2）中成药：人参保肺丸、蛤蚧定喘丸等。

（3）针灸：取穴肺俞、脾俞、足三里、关元、孔最、太渊、尺泽等，取针刺补法。

（4）其他疗法：药食调补法。取黄芪、党参、当归等炖汤口服。

2. 肺肾两虚

证候：平素短气息促，动则尤甚，吸气不利；或喉中有轻度哮鸣，腰膝酸软，脑转耳鸣，劳累后易诱发哮病；或畏寒肢冷，面色苍白，舌淡苔白，质胖嫩，脉象沉细；或颧红，烦热，汗出粘手，舌红苔少，脉细数。

证机分析：哮病久发，精气匮乏，肺肾摄纳失常，气不归原，津凝为痰。

治法：补肺益肾。

处理：（1）方药：生脉地黄汤合金水六君煎或金匮肾气丸加减。阳虚明显者，肾气丸加补骨脂、淫羊藿、鹿角片；阴虚明显者，七味都气丸加麦冬、当归、龟胶。肾虚不能纳气者，胡桃肉、冬虫夏草、紫石英等补肾纳气之品随证加入，喘甚时予人参蛤蚧散。有痰者，酌加苏子、半夏、橘红、贝母等以化痰止咳。若平时无明显症状，可用平补肺肾之剂，如党参、黄芪、五味子、胡桃肉、冬虫夏草、紫河车之类，并可酌配化痰之品。

（2）中成药：七味都气丸、《金匮》肾气丸。

（3）针灸：取穴关元、气海、神阙、肺腧、肾俞。

（4）其他疗法：山药枸杞粥、黄精老鸭汤等食补。

【中西医协同诊疗思路】

重症哮喘多发病迅速，现代医学设备的加入明显提高了重症哮喘的抢救治疗效率，但导致哮喘发生的根本病理因素仍不明确，因此现代提倡重症哮喘的治疗除呼吸支持技术外，还强调避免诱发因素或致病源的接触。除了筛查并避免接触的建议外，现代医学并无特殊有效方法预防重症哮喘。

根据中医理论，哮喘的病机主要在于患者体内伏痰，遇到外界因素诱发而导致病情产生，使患者的气机升降出纳出现紊乱，并认为伏痰的产生与患者本身脾、肺、肾功能失调存在密切相关性。因此，中医学治疗哮喘的主要原则包括：泻肺气、健脾气、温肾气，即帮助患者平气化痰、温肾补阳、健脾利湿，减少伏痰等诱发哮喘发作的病理产物产生。中医学认为，肺是人体中的储痰脏器，脾则是痰产生的源头。脾主运化，负责水液输布，若患者脾脏虚弱，则会影响水湿运化；水湿停滞，则会使痰液在患者肺部凝聚，因此健脾的主要目的是促使水湿运化恢复，从源头上杜绝痰液生成。肾为人体真元所藏之所，主全身水液，肾阳不足，导致水饮、痰浊内生，化为伏痰，从而成为重症哮喘反复发作、难以控制的根本原因。现代医学研究也发现，重症哮喘患者合并其他脏器功能异常的概率明显高于无其他脏器功能异常者。

部分患者哮喘有季节性发作规律，中医学提出"未病先防"的治疗方法，并认为冬春季节为常见发作严重咳喘的季节，患者多有肺脾肾三脏虚损体质，气、阳亏损为常见之态。病情缓解之时应注意健脾益肺补肾以培补阳气，可配合穴位贴敷等中医特色疗法缓缓图之；并按照"春夏养阳"的认识，运用冬病夏治理论，在夏季适当治疗或采用三伏天白芥子贴敷等。

此外，中医认为哮喘患者需要增强体质，平时适当进行体育锻炼，在锻炼时同时配合有节律、有深度的"腹式呼吸操"：吸气时尽量鼓肚子，呼气时尽量收肚子，以帮助吐故纳新，加强肺脏的活动，增强肺活量，维护呼吸系统的功能，改善肺功能，同时可配合服用适合自己体质的中药以扶正固本，逐步增强体质。上述这些治法可以很好地补充现代医学对于哮喘预防治疗的不足，发挥中医"治病求本""未病先防"的优势，降低重症哮喘的发作频率。（图2-20）

【预后与进展】

尽管重症哮喘具体发病机制尚未完全明确，但气道炎症高反应性被认为是其发生、发展的关键机制之一。目前临床对支气管哮喘病情的评估主要依据肺功能指标和临床症状，但有研究证实，重症哮喘的气道炎症加重出现早于肺功能指标及临床症状恶化。与哮喘密切相关的IL-6、TNF-α等细胞因子虽然与哮喘的发病和病情演变有一定相关性，但是作为判断重症哮喘患者气道炎症控制标准以及评估病情程度指标的敏感性和特异性，仍不能令人满意。

IL-13是新发现的具有较好潜在临床前景的Th2型细胞因子，其参与多种炎症疾病的免疫调节。IL-13通过激活嗜酸性粒细胞，促进IgE分泌水平，调节凋亡进程，参与小气道重塑，诱导并维持气道高反应及炎症反应，因此被认为能独立参与哮喘的发病过程，也是重症哮喘的重要调节

点之一。MIP-1α是一类趋化因子，主要由支气管哮喘气道炎症过程中激活的嗜酸性粒细胞、肥大细胞及肺泡巨噬细胞等释放。MIP-1α在哮喘的发生、发展过程中发挥重要作用，可诱导和趋化CD8+T淋巴细胞、嗜酸性粒细胞和肥大细胞等浸润，且MIP-1α水平的高低与哮喘患者病情的严重程度有密切关系。因此，动态监测哮喘患者IL-13、MIP-1α水平能有效诊断重症哮喘患者的病情严重程度以及评估预后。

近年来，国内外多项研究发现，气道黏膜中多形核中性粒细胞（polymorphonuclear neutrophils，PMN）、嗜酸性粒细胞（eosinophils，EOS）募集，活化及组蛋白去乙酰化酶2（histonedeacetylase 2，HDAC2）活性降低，与重症哮喘密切相关。同时对重症哮喘患者外周血血清粒细胞活化标志物髓过氧化物酶（myeloperoxidase，MPO）、基质金属蛋白酶9（matrix metalloproteinase 9，MMP-9）、中性粒细胞弹性蛋白酶（neutrophil elastase，NE）及嗜酸性粒细胞阳离子蛋白（eosinophil cationicprotein，ECP）浓度，外周血单个核细胞（peripheral blood mononuclear cells，PBMC）中HDAC2表达水平的观察发现，重症哮喘患者粒细胞活化指标（MPO、MMP-9、NE、ECP）升高，提示重症哮喘存在中性

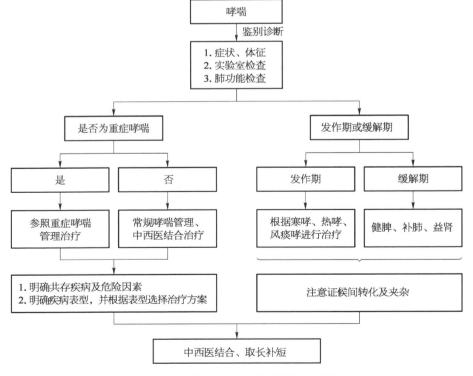

图2-20　重症哮喘中西医协同诊疗思路导图

粒细胞和嗜酸粒细胞过度活化;而 PBMC HDAC2 在重症哮喘组的表达明显降低,提示该类患者的皮质激素敏感性降低,激素治疗的效果可能不佳。

CD5L 是巨噬细胞表达的富含半胱氨酸清道夫受体超家族成员之一,可利用脂肪细胞的内吞作用结合胞浆脂肪酸合成酶,调节脂质合成。CD5L 是 Th17 细胞功能调节分子,而 Th17 细胞是重要的免疫细胞亚群,可维持组织稳态、参与抵抗细胞外病原体入侵,同时也可诱导自身免疫性疾病的发生。Th17 细胞多种致病相关分子的表达与 CD5L 具有相关性,CD5L 负性调节 Th17 致病性。已发现 CD5L 水平随哮喘患者病情加重而逐渐降低,表明 CD5L 对评估哮喘患者病情及预后具有一定的意义。对重症哮喘机械通气死亡患者的研究发现,治疗后重症哮喘机械通气死亡患者 CD5L 水平低于存活患者,APACHE II 评分与 CD5L 水平呈负相关($P<0.05$),证明血清 CD5L 水平对患者的院内生存有预测价值。

对重症哮喘呼吸衰竭死亡病例的危险因素分析发现,年龄为不可避免的因素,其他的危险因素中包括既往非急性发作期 $FEV_1\%$、既往重症发作次数和 β_2 受体激动剂使用时间,均可以通过早期治疗和规范用药而避免。年龄为独立的危险因素,年长者可能存在多种因素,老年哮喘患者的诊断常被忽略或遗漏,从而导致不恰当的治疗,以致延误病情;而且年老者机体代偿能力较差,哮喘重症发作呼吸衰竭时,容易诱使其他系统功能衰竭;同时老年患者常合并多种其他基础疾病,激素和支气管扩张剂的使用可能会加重其他疾病,反过来针对其他疾病的治疗也有可能加重哮喘的病情。哮喘的发病特点是小气道的可逆性阻塞,但是病情长期未得到控制、反复发作,也会导致哮喘患者气道不可逆的阻塞,$FEV_1\%$ 值下降,这样的患者在哮喘急性发作时更容易出现呼吸衰竭,且病情不易得到有效控制。研究表明,长期大量使用 β_2 受体激动剂与哮喘患者死亡密切相关,其机制可能为大剂量 β_2 受体激动剂致使心脏毒性和低钾血症,从而导致恶性心律失常的发生。此外,在 β_2 受体激动剂长期使用后,β_2 受体数量下调并且敏感性降低,哮喘重症发作时小气道的痉挛难以被 β_2 受体激动剂缓解,从而延长和加重了缺氧的时间和程度。

在过去的 20 年中,哮喘评估和管理经历了一场重大变革。虽然对轻度哮喘提出了一些新的治疗策略,但大多数变化发生在严重哮喘。近年来,越来越多的研究及指南推荐根据患者不同细胞表型,决定该重症哮喘患者的治疗措施,但是对于部分表型特点的患者,目前治疗措施仍有限。

重症哮喘的治疗目前仍主要局限于高剂量吸入皮质激素(ICS)联合使用长效 β 受体激动剂(LABA)。如果上述药物治疗效果不佳,其他附加疗法,如茶碱或抗胆碱能药物可尝试使用,但效果有限。有患者尝试维持口服糖皮质激素(OCS)或几个疗程的高剂量 OCS。除上述药物外,短效 β_2 受体激动剂也可考虑使用,但效果多不佳。

当哮喘不能通过包括高剂量 ICS 和 LABA 在内的最佳治疗来控制时,目前指南建议进行充分的表型分析,以便决定下一步的治疗药物。如果患者的表型指向嗜酸性炎症,可以从多种生物制剂中选择治疗药物。推荐药物如 Omalizumab,这是一种抗 IgE 单克隆抗体,通过过敏途径的各种机制发挥作用,被认为对严重的过敏性哮喘有治疗作用。另一个药物 Ligelizumab 是一种实验性的抗 IgE 抗体,其结合 IgE 的亲和力高于 Omalizumab,最初显示了有希望的结果,但其何时开始临床生产使用尚不确定。

其他针对哮喘信号通路的生物制剂也有部分已获批于临床使用,如针对 IL-5 信号通路的 mepolizumab、reslizumab。上述药物已开展多项临床研究,证明其可减轻哮喘的有效性及安全性。

另外,最近的指南建议大环内酯可以用于严重哮喘患者的治疗,但目前临床证据有限。最后,大多数指南中推荐支气管热成形术作为一种治疗选择,在有经验的临床中心开展,但只限于特定的重症哮喘患者。

(胡丹丹)

第四节

急性肺栓塞

急性肺栓塞(acute pulmonary embolism, APE)是由于内源性或者外源性的栓子阻塞肺动脉或其分支导致肺循环障碍的一种临床综合征,栓子主要来源于下肢深静脉。急性肺栓塞是全球重要的死亡原因,是住院患者中继急性心肌梗塞和中风之后心血管疾病导致死亡的第三大常见原因。早期诊断和干预至关重要,因为大多数急性肺栓塞导致的死亡发生在最初几小时到几日内,超过70%的死亡发生在第1个小时内。

由于中医诊断中并没有明确的急性肺栓塞病名,随着临床经验的积累,历代医家根据肺栓塞的症状进行归纳和分析,逐渐将肺栓塞归于胸痹、胸痛、厥证、喘证、痰饮、肺胀、血证(咯血)等范畴。以呼吸困难、气促等为主要症状者可归于喘证或肺胀范畴,以晕厥为主要症状者可归为厥证范畴,以胸痛、心悸等为主要症状者可归于胸痹、胸痛、心悸范畴,以咯血为主要症状者可归于血证(咯血)范畴,以咳痰为主要症状者可归于痰饮、支饮范畴。从病因来看,肺栓塞是直接由瘀血所致的病种,因而肺栓塞又属于脉痹或血痹的范畴。脉痹最初见于《内经》,主要描述的是下肢血管闭塞性的疾病,并衍生为血管脉络痹阻性疾病,后来也证实肺血栓栓塞症与下肢深静脉血栓形成有同根同源的关系,为应用活血化瘀药物治疗该疾病提供了依据。

虽然诊疗技术在不断地提高,但急性肺栓塞的死亡率仍然居高不下,大约仍有30%的患者死于未被诊断出的急性肺栓塞,所以明确诊断和及时治疗成为降低急性肺栓塞病死率的有效手段。目前临床常用的药物治疗方式分为溶栓治疗与抗凝治疗,疗效稳定,但患者需要面临出血风险。寻求一种疗效好、不良反应小的治疗肺栓塞的手段,成为目前临床急需解决的一个问题。

【病因病理】

(一)西医病因病理

1. 肺栓塞的栓子来源 肺栓塞的栓子通常起始于腓肠肌静脉,局限于腓肠肌 DVT 的大部分血栓较小,可自溶或退缩,使血流再通,因此很少因血栓脱落发生有临床意义的肺栓塞。但是如不进行治疗,33% 有症状的腓肠肌深静脉血栓(deep vein thrombosis,DVT)的血栓可增大并顺血流向上延伸至腘静脉、髂静脉,甚至下腔静脉,引起下肢近端 DVT;或逆血流下行,使管腔阻塞,下肢缺血。下肢近端 DVT 的血栓较大,很少能够自行发生完全溶解,因此容易使静脉管腔狭窄,局部血流停止

形成新血栓,突入管腔内较大不稳定的新鲜血栓,如不治疗,约 50% 可因血流冲击或下肢活动挤压脱落,发生有症状的急性肺栓塞,因此下肢近端 DVT 是急性肺栓塞栓子的主要来源。未完全溶解的 DVT 血栓发生机化,可引起静脉管腔狭窄或闭塞,以及静脉瓣功能不全,从而发生血栓栓塞后综合征,血栓反复形成,产生复发性 DVT。上腔静脉和右心腔血栓也可是少数急性肺栓塞的血栓来源,而下肢浅静脉炎因静脉管壁炎变增厚,血栓与管壁紧贴、不易脱落,很少发生肺栓塞。深静脉血栓脱落进入肺循环,从而造成肺栓塞,血栓脱落的原因现在还不十分清楚。有人认为,有症状的血栓性静脉炎易发生肺栓塞。当血栓尾部漂浮在血流中,而静脉内压发生急剧变化或静脉血流量明显增加(如用力大便、劳累、长期卧床后突然活动),均可造成血栓部分或完全脱落。血栓一旦脱落,即能迅速通过大静脉和右心,阻塞肺动脉。

临床上大部分肺栓塞是由于 DVT 脱落后随血循环进入肺动脉及其分支而发生的。原发血栓部位以下肢深静脉为主,如股、深股及髂外静脉血栓。在胸、腹部手术及脑血管意外及急性心肌梗死的患者中,因长期卧床,DVT 的发生率很高。于手术中或手术后 24~48 小时内,小腿腓肠肌的深静脉内可形成血栓,但活动后大部分可消失。其中 5%~20% 该处的血栓可向高位的深静脉延伸和生长,其游离端可浮悬于静脉腔内,一旦部分或整个血栓脱落,则随血流到达右心并进入肺部栓塞肺动脉。一般来说,3%~10% 于术后 4~20 日内引起肺栓塞。腋下、锁骨下静脉也常有血栓形成,但来自该处的血栓仅 1%。盆腔静脉血栓是妇女肺栓塞的重要来源,多发生于妇科手术、盆腔疾患后。极少数血栓来自右心室或右心房,肺动脉内发生血栓形成更为罕见,故可以认为肺栓塞是下肢深静脉血栓的并发症,预防 DVT 是预防肺栓塞发生的最有效方法。及时监测及治疗 DVT,有可能减少肺栓塞的发生。

2. 肺栓塞的病理 肺栓塞常见为多发及双侧性的,下肺多见于上肺,特别好发于右下叶肺,达 85%。栓子可从几毫米至数十厘米,按栓子的大小和阻塞部位可分为:① 急性巨大肺栓塞,均为急性发作(起病过程为几小时到 24 小时),肺动脉主干被栓子阻塞达 50%,相当于 2 个甚至 2 个以上的肺叶动脉被阻塞。当栓子完全阻塞肺动脉或

其主要分支时,也称骑跨型栓塞。②急性次巨大肺栓塞,不到两个肺动脉叶受阻。③中等肺栓塞,即主肺段和亚肺动脉段栓塞。④小肺动脉栓塞,即肺亚段动脉及其分支栓塞。肺栓塞的临床表现谱很广,取决于阻塞的肺血管床范围及原心肺疾病的程度。将肺塞分成不同类型或综合征,有利于临床制定治疗方案及判断预后。2000年8月欧洲心脏病学会发表了《急性肺动脉栓塞的诊断及治疗指南》,进一步明确了巨大、次巨大肺栓塞及非巨大肺栓塞的诊断标准。

(二)中医病因病机

1. 情志失调 情志不畅导致气机失和,脏腑功能紊乱,瘀血痰浊停阻肺脉。

2. 素体虚损 禀赋不足或年老体衰,气血运行不畅,劳倦内伤,脏腑失调,气血阴阳不足,气血不足,脉络失养者易发本病。久卧、久坐、产后、腹部或盆腔手术、外伤制动后,气血运行不畅,缓而致病。

3. 饮食不节 过食肥甘,或嗜烟过酒,易助生湿热,酿生痰浊,阻于肺脏,易发肺病。

4. 外邪侵袭 以阴邪为主,寒主收引,可致肺阳抑遏,血行瘀滞。

肺栓塞的病机为本虚标实,虚实夹杂。发作期以标实为主,缓解期以本虚为主。病机与深静脉瘀血有关,各种病因引起的气血运行滞缓,以致瘀血阻于络道,脉络滞塞不通,"不通则痛",病邪郁阻肺之经脉,营血回流受阻溢于脉外,瘀、毒、痰等互结于下肢,延及络脉,气血痹阻而发病。瘀、毒、痰等浊气上逆,痹阻心脉而见胸痛胸闷;肺络受损,肺气不降而见喘促,甚则咯血;气机逆乱,升降失常,阴阳气不相顺接而致厥证;或因气机闭塞,阳气暴脱于外,而致阳脱证。

【诊断与鉴别】

(一)病史

急性肺栓塞最常见的危险因素是既往有深静脉血栓形成(DVT)的病史。其次,具有潜在恶性肿瘤、近期接受过手术及有高凝状态的患者,也比一般人群具有更大的肺栓塞风险。这些危险因素可以根据DVT的发病机制来解释,通常使用Virchow三联征标准来描述,即血液淤滞、高凝状态和内皮血管壁损伤。与急性肺栓塞相关的其他风险因素包括长期制动、高龄、肥胖、吸烟、中风、充血性心力衰竭、呼吸衰竭、脓毒症、肠易激综合征、怀孕、激素替代疗法和口服避孕药的使用。

(二)症状与体征

1. 巨大肺栓塞 肺栓塞2个肺叶或以上,或小于2个肺叶伴血压下降。通常肺循环阻塞大于60%。常见的表现为明显的呼吸困难、心动过速,有时伴有低血压。晕厥、心源性休克、心脏停搏则可导致死亡。需鉴别的疾病包括急性心肌梗死、上腔静脉综合征、心包压塞、循环血容量减少。临床上以休克或低血压为主要表现:收缩压<90 mmHg或收缩压下降>40 mmHg持续5分钟以上。除外新发生的心律失常、低血容量或脓毒症所致上述情况者为巨大肺栓塞。

2. 次巨大肺栓塞 非巨大肺栓塞是指不符合巨大肺栓塞诊断标准的肺栓塞。在这类患者中,经超声心动图证实存在右心室收缩功能低下的亚组患者,定义为次巨大肺栓塞。这类肺栓塞在临床上可表现为以下三种类型。

(1)急性短暂性无法解释的呼吸困难和心动过速:如肺栓塞时肺循环阻塞小于60%,则不会出现右心衰竭,因此无右心衰竭体征、心电图亦正常。如不发生肺梗死,则无胸痛,胸片和心电图无异常发现。这种情况下,临床医师必须依靠突发性呼吸急促、心动过速和焦虑不安怀疑本病。鉴别诊断包括左心衰竭、肺炎和过度通气综合征。

(2)肺出血或梗死:肺梗死通常伴胸痛,伴和不伴呼吸困难,有时有咯血。除非胸片上出现肺部浸润,否则无法确定肺梗死的诊断。通常无右心衰竭体征,肺部体检可发现湿性啰音、哮鸣音、胸腔积液体征和胸膜摩擦音。

(3)无症状型或沉默性肺栓塞:10%的次巨大肺栓塞可无任何症状。

当肺动脉主要分支受阻时,肺动脉即扩张,右心室急剧扩大,静脉回流受阻,产生右心衰竭的病理表现。若能及时去除肺动脉的阻塞,仍可恢复正常。如没有得到正确治疗,并反复发生肺栓塞,肺血管进行性闭塞至肺动脉高压,继而出现慢性肺源性心脏病。发生肺栓塞数日内,巨大的肺栓子即开始溶解,于第10~14日可能恢复。与DVT一样,因有纤维蛋白溶解系统及组织的机化,促使血管阻塞的恢复。而肺栓塞中纤维蛋白溶解系统显示栓子的溶解较静脉血栓溶解更快。但是并非所有的栓子都能溶解,这可能因内源性纤维蛋白溶解系统有损伤,或栓子进入肺血管前已发生机化,因此既不能进一步发生纤溶及机化,且有可能再反复发生栓塞。在肺栓塞过程中,若肺动脉阻塞持续存在,使支气管动脉血流增加,几周后支气管动脉的旁路循环将形成。使血流可回流到肺毛细血管床,从而使表面活性物的产生得到修复,以维持肺的稳定性能,并使肺不张消失。

病理检查也可发现,静脉内或肺动脉内的游离和已脱落的血栓栓子,血栓通常由红细胞和血小板在纤维网上交织而成。血栓可充满整个深静脉的管腔,血栓顺着静脉血流方向而蔓延生长。

【辅助检查】

(一) 检查项目

1. **常规检查** 肺栓塞时,白细胞计数、血沉、乳酸脱氢酶、CPK、SCOT、胆红素可有升高,但对肺栓塞的诊断无特异性。而心肌酶谱明显增高,将有利于肺栓塞与急性心肌梗死的鉴别诊断。可溶性纤维蛋白复合物(SFC)和血清纤维蛋白原降解产物(FDP)的测定:SFC 提示近期凝血酶产生;FDP 提示纤维蛋白溶酶活动性。在肺栓塞中的阳性率为 55%～75%,当二者均阳性时,有利于肺栓塞的诊断。一般肺栓塞发生 10 分钟内 FDP 即升高,30～60 分钟达最高值,4～7 小时维持高水平。但 FDP 的水平受肝、肾、弥散性血管内凝血的影响,血浆中游离 DNA 于发病后 1～2 日即能测得,持续约 10 日。本测定法较快速,可增加诊断的特异性及敏感性,但当患者有血管炎或中枢神经系统损伤时,也出现阳性。

2. **血浆 D-二聚体** 血浆 D-二聚体是交联纤维蛋白在纤溶系统作用下产生的可溶性降解产物。在血栓栓塞时,因血栓纤维蛋白溶解,使其血中浓度升高。血浆 D-二聚体对肺栓塞诊断的敏感度达 92%,但其特异度较低,仅为 40%～43%。在手术、创伤、急性心肌梗死、心力衰竭、妊娠、恶性肿瘤、肺炎等时也可增加,故诊断急性肺栓塞的价值有限,尤其在老年人、住院患者或手术创伤者中。血浆 D-二聚体测定的主要价值在于能排除肺栓塞。低度可疑的肺栓塞患者首选用 ELISA 法

定量测定血浆 D-二聚体,若低于 0.5 mg/L,可排除肺栓塞。高度可疑肺栓塞的患者用此检查意义不大,因为对于该类患者,无论血浆 D-二聚体检测结果如何,都不能排除肺栓塞,均需进行肺动脉造影等手段进行评价。另外,D-二聚体也是帮助判断是否发生 DVT 复发,以及溶栓疗效的生化标志物。

3. **动脉血气分析及肺功能**

(1) 血气分析:发生肺栓塞后常有低氧血症,故血气分析是诊断肺栓塞的筛选性指标。肺栓塞时 PaO_2 平均为 62 mmHg,仅有 9%肺栓塞患者显示 $PaO_2>80$ mmHg。原有心肺疾病的患者发生肺栓塞后,其 PaO_2 更低。临床上应以患者就诊时卧位末吸氧、首次动脉血气分析的测量值为准,特点为低氧血症、低碳酸血症、肺泡动血氧分压差 $[P(A-a)O_2]$ 增大及呼吸性碱中毒。因为动脉血氧分压随年龄的增长而下降,所以血氧分压的正常预计值应按照公式 $PaO_2(mmHg)=106-0.14×年龄(岁)$ 进行计算。值得注意的是,血气分析的检测指标不具有特异性,据统计,约 20%确诊为肺栓塞的患者,血气分析结果正常,故 PaO_2 无特异性,如无低氧血症,也不能排除肺栓塞。

(2) 肺泡动脉血氧分压差 $[P(A-a)O_2]$ 梯度的测定:较 PaO_2 更有意义,因肺栓塞后,常有过度通气,因此 $PaCO_2$ 降低,而肺泡气氧分压($PaAO_2$)增高,$P(A-a)O_2$ 梯度应明显增高。当 $P(A-a)O_2$ 梯度和 $PaCO_2$ 正常,可作为除外肺栓塞的依据之一。

(3) 生理死腔增大:即死腔气/潮气量比值(VD/VT)在栓塞时增高。当患者无限制性或阻塞性通气障碍时,VD/VT>40%,提示肺栓塞可能。VD/VT<40%、临床上又无肺栓塞的表现,可排除肺栓塞。发生肺栓塞后,肺内分流量(Qs/QT)增加。

4. **心电图检查** 心电图检查主要表现为急性右心室扩张和肺动脉高压,显示心电轴显著右偏、极度顺钟向转位、不完全或完全性右束支传导阻滞及有典型的 $S_1Q_{III}T_{III}$ 波型(I 导联 S 波深、III 导联 Q 波显著和 T 波倒置),有时出现肺性 P 波,或肺-冠状动脉反射所致的心肌缺血表现,如 ST 段抬高或压低的异常。常于起病后 5～24 小时出现,大部分在数日或 2 周后恢复。有上述心电图变化的仅只有 26%的患者。大多数患者心电图正常,或仅有非特异性改变。因此,心电图正常,不能排除本病。心电图检查也是鉴别急性心肌梗死的重

要方法之一。

5. 胸部 X 线 由于肺栓塞的病理变化多端，所以胸部 X 线表现也是多样的，疑似肺栓塞的患者应连续做胸部 X 线检查，90% 以上的患者会出现某些异常改变。如正常也不能除外肺栓塞。常见改变如下：① 浸润阴影。由肺出血、水肿所造成，为圆形或密度高低不等的片状影，呈非节段性分布，多数分布两肺下叶，以右侧多见，并好发于后基底段。浸润阴影一般数天内可消失。② 局限性或普遍性肺血流减少。当一个较大的肺叶或肺段动脉栓塞时，X 线表现为阻塞区域的肺纹理减少，以及局限性肺野的透亮度增加。若是多发性肺动脉有小的肺栓塞时，可引起普遍性肺血流量减少，因此显示肺纹理普遍性减少和肺野透亮度的增加。③ 肺梗死时的 X 征象。一般于栓塞后 12 小时至 1 周出现突变阴影，典型的形态为楔状或截断的圆锥体，位于肺的外周，底部与胸膜相接，顶部指向肺门，以下肺肋膈角区多见。常见的实变阴影呈团块状或片状，大小不一，宽 3~5 cm，也可很小，或大至 10 cm 左右。阴影常见多发的，可同时发生，也可不同时发生。少数可形成空洞，若并有细菌感染，可形成脓疡。梗死的病灶消退较缓慢，平均需 20 日，有时可长达 5 周，并残留条索状纤维瘢痕。④ 肺动脉高压征象。由于较大的肺动脉或较多肺动脉分支发生栓塞时，使未被栓塞的肺动脉内血流量突然增加，高度充血及扩张，尤其在连续观察下，若右下肺动脉逐渐增粗，横径>15 mm，则诊断意义更大。一般扩张现象在发病后 24 小时出现，2~3 日达最大值，持续 1~2 周。另一个重要征象是外围的肺纹理突然变纤细，或突然终止，如残根样。如主肺动脉呈"鼠尾"状，则提示肺动脉内有机化的栓子存在。⑤ 心脏改变。一般少见，只有广泛的肺小动脉栓塞时，才有急性肺源性心脏病改变，如右侧心影扩大，伴上腔静脉及奇静脉增宽。⑥ 一侧或双侧横膈抬高及胸膜反应。发生肺栓塞后，患侧膈肌固定和升高较为有意义。⑦ 特异性 X 线表现。Hampton 驼峰征，即肺内实变的致密区呈圆顶状，顶部指向肺门，常位于下肺肋膈角区。另有 Westennark 征，即栓塞近侧血管扩张，而远侧肺血管纹理缺如。

6. CT 和磁共振

（1）影像学技术的进展：近年来应用的螺旋 CT 和电子束（超高速）CT 明显提高了扫描的时间分辨率，后者达毫秒级，前者可做一次屏气（15~20 秒），必要时可缩短至 10 秒的胸部体积（自肺尖至横膈）扫描，以快速法注入造影剂，效果更好。以造影增强 CT 可显示右、左肺动脉及其分支的血栓栓塞，表现为腔内"充盈缺损"。造影剂一次性快速（bolus）注射后，进行肺动脉动态扫描（dynamic scanning）可观察肺循环的血流动态变化，可能有助于肺栓塞的诊断。

螺旋 CT 可有效地显示中心性血栓栓塞（至肺段支），亚段支以远小分支则限度较大。一般 CT 扫描技术和诊断分析上约有 4% 和 10% 的失误。电子束 CT 能有效地消除运动伪影，对呼吸困难患者的血栓栓塞诊断更有帮助。管腔内中心或偏心性"充盈缺损"及"截断"性阻塞，为增强 CT 表现。MRI 快速成像，正常血流腔隙呈高信号，显示肺动脉及主要分支的"充盈缺损"，对肺动脉血栓栓塞的诊断更为明显。但这两种 MRI 技术对观察肺内分支均有限度。近年磁共振肺血管造影（HRPA）有相当大的进展，应用时间飞跃（TOF）和相位对比（PC）的成像技术，可以显示肺动脉及其分支，分辨率也有提高。但缺少显示段以远分支以及血栓栓塞的研究报告。CT 和 MRI 均有助于显示继发性肺动脉高压所致的右心室壁肥厚和扩大，MRI 不需对比增强为其优点。

（2）CT 肺动脉造影（CTPA）：CTPA 的临床应用在肺栓塞的诊断过程中出现了一个革命性变化。CTPA 现在日益应用普遍，已逐渐取代其他影像学检查。研究表明，CTPA 优于通气/灌注扫描。CTPA 的定量分析与肺栓塞的临床严重程度相关性密切。如果临床上能除外肺栓塞，那么 CTPA 也能有助于诊断其他疾病。2019 年 ESC 急性肺栓塞诊断和管理指南中指出，多检测器 CTPA 是对疑似肺栓塞患者肺血管系统进行成像的首选方法。肺栓塞的直接 CTPA 征象为：① 部分性血栓栓塞：血栓游离于血管腔内，周围有造影剂环绕，在 CT 扫描图上呈圆形低密度影，如与扫描层平行，可呈轨道状充盈缺损，在斜行时呈偏心缺损，此种表现多为急性肺动脉栓塞。② 完全性血栓栓塞：其远端血管不显影，管腔被栓子完全阻塞，呈杯口状、不规则的圆柱状或斜坡状。③ 环状附壁血栓：表现为附壁性充盈缺损，栓子的内侧呈环形四向或凸向血流，血栓附着于血管壁上，与血管呈钝角，尤其好发于血管分叉处，为亚急性或慢性栓塞表现。肺栓塞的 CTPA 间断征象为：① 肺梗死：表现为楔形高密度影，周缘呈磨玻璃样渗出，尖端与相应阻塞的肺动脉相连，基底靠近胸膜。② 肺动脉高压，中心肺动脉扩张。③ 肺动脉栓塞部位明显扩张，这在肺窗内较易分别，周围分支显著纤细，构成"残根征"。④ 心脏增大，右心房和右心室扩大、右心功能不全。⑤ 胸腔积液：多发生于肺梗死同侧。与同位素扫描相比较，CTPA 的优点如下：检查迅速；在肺栓塞除外后，能提供其他诊断；较容易安排进行紧急检查，在怀疑有肺栓塞的患者中，CTPA 可作为首选影像学检查方法；质量高的 CTPA 检查，如果阴性，可以不再需要做其他检查，也不需要进行肺栓塞的临床治疗；CTPA 能可靠地诊断巨大肺栓塞。在临床应用中，CTPA 应结合患者临床可能性评分进行判断。低危患者如果 CT 结果正常，即可排除肺栓塞；对临床评分为高危的患者，CTPA 结果阴性并不能除外单发的亚段肺栓塞。如 CT 显示段或段以上血栓，能确诊肺栓塞，但对可疑亚段或以远血栓，则需进一步结合下肢静脉超声、肺通气灌注扫描或肺动脉造影等检查明确诊断。

7. 超声心动图的应用 超声心动图在提示诊断、预后评估及除外其他心血管疾患方面有重要价值。超声心动图可提供肺栓塞的直接征象和间接征象。直接征象能看到肺动脉近端或右心腔血栓，但阳性率低，如同时患者临床表现符合肺栓塞，可明确诊断。间接征象多是右心负荷过重的表现，如右心室壁局部运动幅度下降，右心室和（或）右心房扩大，三尖瓣反流速度增快以及室间隔左移运动异常，肺动脉干增宽等。

（1）肺栓塞的基本超声改变（间接征象）：由于超声不能显示肺组织，因此不能评价肺组织的灌注状态，主要通过检出肺栓塞造成血流动力学改变来提供诊断信息。通常肺栓塞者有下列改变：① 心腔内径改变右心增大：尤以右心室（RV）增大显著，发生率为 67%~100%。左心室减小（38%），多数病例的左心室（LV）前后径小于 40 mm，反映肺栓塞后造成的左心充盈不良。RV、LV 的比值明显增大，多个图像均可观察，尤以胸骨左缘左室长、短轴与心尖四腔心较好。在这些断层上，可对右心室的负荷量增大与左心室的充盈不良做对比性分析。② 室壁运动异常：室间隔运动异常（42%），表现为左心室后壁的同向运动，其幅度显

著大于其他原因造成的室间隔的异常运动，随呼吸变化幅度增大；右心室游离壁功能异常与原发性肺动脉高压时各段室壁运动均减低不同，呈节段性分布，通常累及右心室中段。应采用胸左及剑突下显示右心室为主的断层观察。③ 三尖瓣环扩张：伴少至中量的三尖瓣反流，彩色多普勒检出率高，可根据反流束在右心房的分布范围确定反流程度。④ 肺动脉高压：M-mode 超声示肺动脉瓣曲线 α 波浅至消失，CD 段切迹；二维图像上肺动脉增宽，瓣关闭向右室流出道膨凸；采用三尖瓣反流的多普勒频谱测得反流压差，加上右房压得到右室收缩压，也即肺动脉收缩压。如患者既往无心肺疾患史，出现急性心肺功能异常，检出上述异常，应高度怀疑急性肺栓塞。据文献资料报告，RV/LV>0.6，室间隔收缩异常伴肺动脉收缩压升高，是巨大肺栓塞的特异性信号，但栓塞范围小时改变不明显。慢性肺栓塞者也具备上述改变，但需与原发性肺动脉高压鉴别，据临床经验，原发肺高压者右室壁与室间隔增厚显著，室间隔异常运动较轻；肺栓塞者室壁肥厚较轻，室壁运动异常显著。当上述间接征象出现于既往有心肺血管疾病者时，难于做出有无肺栓塞的确切判断，需了解直接征象，即寻找栓子。

（2）肺栓塞的直接征象检出肺动脉内栓子：对于肺栓塞，超声诊断的直接依据应是检出肺动脉内栓子。直接检出肺动脉内栓子并评估其位置、阻塞程度累及范围，有利于制定治疗方案，但超声心动图检出率较低，主要原因：① 经胸超声仅能显示左、右肺动脉主干，不能显示其远端分支，位于叶段动脉内的血栓无法观察。② 该病例新鲜陈旧血栓混合。新鲜血栓回声若趋近于无回声区时不能识别。对于肺栓塞的病例，采用右心声学造影，从外周静脉血管（一般采用左上肢肘正中静脉）快速注射声学对比剂如二氧化碳制剂，观察肺动脉及其主要分支的充盈状态，通过充盈缺损可勾画血栓区域，以提高诊断敏感性。但由于肺栓塞者血栓位于主肺动脉及左右主干者少，仍不能提高叶段动脉内血栓的检出率。检出右心内血栓或其他占位性病变；在栓子进入肺动脉前先进入右心房、右心室或原就起源于右心。当具备上述间接征象者，检出右心异常团块，可做出肺栓塞的明确诊断。

8. 肺通气灌注（V/Q）显像 肺通气/灌注显

像结果可分为正常、低度可能、中度可能和高度可能性。正常和低度可能性者基本可除外肺栓塞，高度可能性者肺栓塞的可能大于90%。同时 V/Q 显像可为选择性肺动脉造影指示病变部位。

9. **肺动脉造影（conventional pulmonary angiography，CPA）**　选择性 CPA 是目前诊断肺栓塞最正确、可靠的方法，阳性率高达85%，可以确定阻塞的部位及范围。若辅以局部放大及斜位摄片，甚至可显示直径 0.5 mm 血管内的栓子。一般不易发生漏诊，假阳性很少，错误率低。

10. **数字减影血管造影（digital subtraction anglography，DSA）**　DSA 是一种新的电子计算机为辅助的 X 线成像技术。静脉法 DSA 有周围静脉法（穿刺肘窝或股静脉注入造影剂）及中心法（通过短导管自腔静脉入口或右房内注入造影剂）。不需要高浓度的造影剂，从而减少造影剂的不良反应。由于 DSA 空间分辨率低，段以下肺动脉分支的显影远不如 CPA 的显影。然而，DSA 在肺栓塞的诊断中仍有假阳性及假阴性，特别是周围静脉法的准确性受到一定限制时，因此个别病例还要做 CPA。

（二）主要危重指标与监测

1. **APT（活化部分凝血活酶时间）**　APT 是内源性凝血功能的综合检查，正常参考值 30～45 秒，与正常对照延长 10 秒以上为异常，常用于肝素抗凝治疗时的监测，一般保持其为对照值的 1.5～2.5 倍。

2. **ACT（活化凝血时间，激活全血凝固时间）**　ACT 是一种主要用于检查内源性凝血系统某些因子的方法，其临床意义同一般全血凝血时间（CT），但较敏感，正常参考值 70～130 秒（白陶土部分凝血活酶法）。常用于肝素抗凝治疗时的监测，一般保持其为对照值的 1.5～2.5 倍。

3. **PT（凝血酶原时间）**　PT 是外源性凝血功能的综合性检查，正常参考值为 11～13 秒（一期法）。

4. **PA（凝血酶原活性）**　可通过查其（PT）标准曲线得出，也可按下列公式计算出 PA% = {[C-(C×0.6)]/[T-(C×0.6)]}×100，C 为 PT 对照值，T 为 PT 检测值，正常参考值为 80%～120%。INR（国际标准化比值），凝血酶原时间比值（PTR）= 所测患者 PT（秒）/所测正常对照 PT（秒），正常参考值为 1±0.1，INR = PTRN，ISI 为国际敏感指数，INR 正常参考值因 ISI 而异。PT、PA、INR 一般用于口服抗凝剂（华法林等）的监测，临床上将这些指标分别控制为对照值的 1.5～2.5 倍、10%～40% 及 2～4 较安全。

5. **D‐Dimer（溶栓二聚体）**　D‐Dimer 是交联纤维蛋白的降解产物，是体内继发性纤溶的标志。在肺栓塞、深静脉血形成、心肌梗死、弥散性血管内凝血等疾病时升高，也可作为溶栓治疗效果的观察指标，正常参考值为 0～0.5 mg/L（半乳胶定量法）、0～400 g/L（ELSA 法）。

【诊断】

（一）诊断要点

1. **休克和低血压**　休克和低血压是早期死亡的主要危险性标志。低血压一般定义为收缩压 <90 mmHg 或血压下降超过 40 mmHg 至少持续 15 分钟。此类急性肺栓塞患者可发生晕厥和心脏停搏，具有相当高的死亡风险，需立即积极处理。除此之外，还要考虑到右心室功能不全、右心室以及近端静脉腔内存在漂浮血栓而发生再次栓塞的严重性。

2. **超声心动图提示右心室扩张、压力超负荷**　25% 的肺栓塞患者，超声心动图提示发现其右心室功能不全。研究发现，合并右心室功能不全的患者，其病死率增加 2 倍。另外，如果肺栓塞患者的超声心动图检查正常，则临床预后相对较好，其病死率小于 1%。然而，目前超声心动图的右心室功能不全的标准还不完全相同，应该包括右心室扩张、运动功能减退、RVLV 直径比例的增加、三尖瓣反流速度的增加等。由于缺乏超声心动图关于右心室功能不全的定义，所以只有超声心动图检查完全正常时，才可以考虑肺栓塞的死亡风险较低。除了右心室功能不全之外，超声心动图还能够发现其余 2 项特异的指标，也能提示肺栓塞的死亡风险程度，即通过未闭卵圆孔产生右向左的分流和右心室栓子的存在。

3. **CT 提示右心室扩张**　研究发现，64% 的肺栓塞患者 RV/LV 直径比例 >0.9。经过其他危险因素调整，如肺炎、癌症、COPD 和年龄等，RVLV 的危险比例 >0.9 时，30 日内预计死亡率可能为 5.17%。

4. 脑钠肽(BNP)或 N 末端脑钠肽前体(NT - proBNP)升高 急性肺栓塞时,BNP 和 NT - proBNP 反映了右心室功能不全和血流动力学损伤的严重程度。BNP 和 NT - ProBNP 为右心室功能不全的指标。BNP 和 NT - proBNP 浓度的升高与预后不良相关,而 BNP 和 NT - proBNP 浓度较低则提示患者预后较好。

5. 右心室功能不全的其他指标 临床上颈静脉怒张是肺栓塞患者右心室功能不全的可靠指标。其余临床征象,例如:三尖瓣反流杂音和右心室奔马律较为主观,可能造成误导。右心室负荷增加的 ECG 改变,例如 V1～V4 导联 T 波的倒置,V1 导联出现 QR 波,典型的 $S_1Q_{III}T_{III}$ 波形等是有用的,但缺乏敏感性。右心室导管能够直接测定右心室充盈压和心排出量,但不推荐用于急性肺栓塞的危险程度分层。

6. 心肌损伤的标志物 ① 心肌肌钙蛋白:死于巨大肺栓塞的患者,尸体解剖发现右心室跨壁梗死,肺栓塞时心肌肌钙蛋白升高,其升高水平与患者的死亡风险相关,住院患者肌钙蛋白 T 阳性时,其病死率为 44%;与之相比,肌钙蛋白 T 阴性时,死亡率为 3%。血流动力学稳定的患者,其亚组分析也表明,如果肌钙蛋白增加,则伴有死亡风险的增加。② 心脏脂肪酸结合蛋白(heart type fatty acid binding, protein, H - FABP):为心肌损伤的早期标志物,优于肌钙蛋白,可以早期预测肺栓塞相关的病死率。

(二)鉴别诊断
西医鉴别诊断

1. 冠状动脉供血不足 约 19% 的肺栓塞患者可发生心绞痛,其原因为:① 巨大栓塞时心排出量明显下降,造成冠状动脉供血不足,心肌缺血。② 右心室压力升高,冠状动脉中可形成反常栓塞(或矛盾栓塞),所以诊断冠状动脉供血不足时,如发现患者有肺栓塞的易发因素时,则需考虑肺栓塞的可能性。此外,部分急性肺栓塞患者的心电图因肢体导联出现 ST - T 改变、广泛性 T 波倒置或胸前导联呈"冠状 T 波",同时存在气短、胸痛,并向肩背部放射。在血清心肌酶不升高或轻度升高时,也易被误诊为冠心病、心绞痛。临床上急性肺栓塞和急性心肌梗死的临床表现相似,都可有剧烈胸痛、休克,甚至死亡。血清 CK、CK - MB 升

高,而且常出现类似急性非 Q 波性心肌梗死心电图图形,含服硝酸甘油不能缓解,32% 患者血浆肌钙蛋白升高,所以肺栓塞极易被误诊为急性非 Q 波性心肌梗死。但心绞痛或心肌梗死多有冠心病或高血压病史,年龄较大,心肌梗死的心电图呈特征性动态演变过程,即面向梗死区导联出现异常 Q 波、ST 段抬高、T 波倒置,呼吸困难不一定明显。

2. 肺炎 可有与肺梗死相似的症状和体征,如呼吸困难、胸膜痛、咳嗽、咯血、心动过速、发热、发绀、低血压、胸片表现也可相似。临床上当急性肺栓塞患者有咳嗽、咯血、呼吸困难、胸膜炎样胸痛,胸片出现肺部阴影,尤其合并发热时,极容易误诊为肺炎。但肺炎有高热、核脓性痰、寒战、脓痰、菌血症等,并有相应肺部和全身感染的表现,如外周血白细胞增多、痰涂片及培养病原体阳性,抗感染治疗有效。而急性肺栓塞患者往往有发生 VTE 的危险因素,可发现 DVT 和呼吸循环系统的相应异常表现。

3. 胸膜炎和其他原因所致胸腔积液 约 1/3 的肺栓塞患者可发生胸腔积液,易被诊断为结核性胸膜炎。结核引起的胸腔积液,患者常有低热、盗汗、结核菌素皮肤试验呈强阳性;而并发胸腔积液的肺栓塞患者缺少结核病的全身中毒症状。此外,急性肺栓塞患者出现胸腔积液时,还需与其他原因胸腔积液鉴别,如细菌性、恶性肿瘤及心功能衰竭。细菌性胸液白细胞计数增多,常伴肺炎;恶性肿瘤性胸液可找到癌细胞,多伴有原发性肿瘤。通常急性肺栓塞胸液多为血性渗出液(少数也可因为右心功能不全引起漏出液),少或中等量,1～2 周可自然吸收,胸片显示有吸收较快的肺部浸润阴影或肺动脉高压征象,临床表现有胸痛、咯血、呼吸困难或有下肢 DVT。一旦考虑到急性肺栓塞,就不难与其他原因胸腔积液相鉴别。

4. 血管神经性晕厥 急性肺栓塞发生晕厥常被误诊为血管神经性晕厥或其他原因所致晕厥。单纯性晕厥多见于体质瘦弱的女性,多有诱因及前期症状,容易在炎热拥挤的环境、疲劳状态下发生;排尿性晕厥多见于年轻男性,发生在排尿时或排尿后;咳嗽性晕厥多见于存在慢性肺病的中老年男性;心源性晕厥多有心脏病史,晕厥发生突然,发作时心电图呈心动过缓、心室扑动或室颤,甚至停搏。对不明原因晕厥者,应注意询问有无发生 VTE 的危险因素,有无下肢 DVT 和低氧血

症,应警惕急性肺栓塞的发生。

5. 主动脉夹层动脉瘤 多有高血压史,起病急骤,疼痛呈刀割样或撕裂样,较剧烈,可向下肢放射,与呼吸无关,发绀不明显,病变部位有血管杂音和震颤,周围动脉搏动消失或两侧脉搏强弱不等。胸片常显示纵隔增宽,心血管超声和胸部CT造影检查可见主动脉夹层动脉瘤征象。

6. 急性心包压塞症状 与急性肺栓塞相似,但体格检查有心浊音界扩大,心音遥远,可出现颈静脉怒张,肝颈静脉反流征阳性;BCG呈低电压、普遍性ST段弓背向下抬高、T波改变;UCG见心包积液。

7. 特发性肺动脉高压 多见于生育期女性,可有肺栓塞相似症状,但多呈慢性病程,亦无下肢DVT、CTPA肺动脉主干及左右分支明显扩大,管壁光滑,无充盈缺损狭窄或缺支改变,也无肺动脉截断征象,肺灌注显像通常正常或缺损区呈弥漫性稀疏,肺动脉造影显示肺动脉呈"剪枝"样改变。UCG可显示右心室肥厚、扩大。

8. 高通气综合征 又称焦虑症,多见于年轻女性,一般情况好,无器质性病变,常有精神心理障碍,情绪紧张为诱因。表现为发作性呼吸困难,全身不适,过度通气,$PaCO_2$降低呈呼吸性碱中毒,心电图有时可有T波低平或倒置等。症状可自行缓解,但可反复发生。

9. 非血栓性(脂肪、羊水、空气、感染性栓子等)肺栓塞 患者有非血栓性肺栓塞的相关病史和临床表现,如脂肪栓塞,主要发生在严重创伤,特别是长骨骨折者。临床表现为呼吸衰竭、脑功能障碍及皮肤瘀斑。CTPA显示肺动脉腔内有小圆形或连续充盈缺损,移动快,可嵌顿于相应末梢肺血管。

10. 先天性肺动脉发育异常 ① 先天性一侧肺动脉缺如:多发生在右肺动脉,患侧肺纹理稀疏,肺容积减小(健侧肺血管增粗、肺血流增多),在肺动脉分嵴部呈现截断征,盲端光滑,右心房室增大,可单独发生,也可合并其他心血管畸形。患者幼年起病,活动后气短,反复肺部感染,咯血等。② 先天性肺动脉狭窄:多发性外周肺动脉分支狭窄,呈粗细不均串珠样改变,有肺动脉高压征象。

11. 肺动脉肿瘤 ① 原发性肺动脉肿瘤:胸片显示肺门呈"三叶草"征或CTPA在肺动脉腔内呈结节样充盈缺损,呈膨胀性生长,增强后不均匀强化,影像学改变与患者症状不平行,也无下肢DVT。② 子宫平滑肌瘤引起肺动脉肿瘤,见于有子宫肌瘤手术病史的成年女性患者,CTPA和CTV检查可在下腔静脉-右房-右室腔内有占位性病变(有包膜),呈现连续条索状充盈缺损。

12. 其他疾病 急性肺栓塞还需与ARDS、CTEPH或CTEPH的急性加重(患者多有慢性肺心病的相关表现)、甲状腺功能亢进、支气管哮喘、癫痫、肺动脉外肿物压迫或结核缩窄性心包炎或钙化灶引起的肺动脉扭曲变形、心肌炎、自发性气胸、肋软骨炎、纵隔气肿和术后肺不张等疾病鉴别。降主动脉瘤破裂、急性左心衰竭、食管破裂、气胸、纵隔气肿等也可表现为剧烈的前胸痛,也应与肺栓塞仔细鉴别。

13. 肺栓塞与肺梗死的区别 肺梗死与肺栓塞是两个完全不同的概念。肺梗死是指肺组织因肺动脉血流灌注和(或)静脉流出受损,导致局部组织缺血、坏死。这种血管障碍的病理基础为血栓或栓子。肺栓塞是指血栓阻塞肺动脉或肺动脉分支所造成的病理过程,因而肺血管床发生栓塞。肺栓塞后可使肺实质发生坏死,形成肺梗死,但是也可以只有肺栓塞存在而无肺梗死。尸检证明仅有10%~15%的肺栓塞患者产生肺梗死。通常无心肺疾病的患者,发生肺栓塞后,很少产生肺梗死。这主要因为肺组织的供氧来自三个方面:肺动脉系统、支气管动脉系统及局部肺野的气道。只有当支气管动脉和(或)气道受累及时才发生肺梗死,但患有慢性肺部疾病、心力衰竭、休克或恶性肿瘤时,即使小的栓子也易发生肺梗死。另外,与肺血管栓塞的程度及速度也有关。显微镜下检查也表明,急性肺栓塞时虽有肺循环阻塞,但支气管动脉吻合并不受影响。通过支气管动脉的血液供应,能维持肺实质的营养。此时肺毛细血管、肺小动脉、肺泡壁均保持正常,仅肺泡内有出血。当出血吸收后,肺组织可完全恢复正常,一旦发生肺梗死,在梗死区域肺泡或间质内出现出血性改变,肺泡腔内充满红细胞及炎性反应,肺泡壁有凝固性坏死,并累及毛细支气管和肺小动脉。邻近肺组织水肿和肺不张,梗死的区域有明确的红色实质界限,范围1~5 cm,其特征性形态呈三角形,基底部为周围肺实质,尖端指向肺门。不完全梗死时,肺泡壁不出现坏死。痊愈后,肺梗死区域内有瘢痕形成。

中医类证鉴别

1. **悬饮**　悬饮的胸痛与胸痹相似，而悬饮胸胁胀痛，持续不解，且多伴有咳唾、转侧、呼吸时疼痛加重、肋间饱满，并有咳嗽、咯痰等证候。

2. **胃脘痛**　胸痹之不典型者，其疼痛可在胃脘部，而易与胃脘痛混淆，但胃脘痛多伴有嗳气、呃逆、泛吐酸水或清涎等脾胃证候，可予以鉴别。

3. **真心痛**　真心痛症见心痛剧烈，甚则持续不解，伴有汗出、肢冷、面白、唇紫、手足青、脉微细或结代等心系疾病危重证候。

【治疗】

（一）西医治疗

肺栓塞治疗的总体目标是消除肺血管栓塞，缓解因栓塞所致的临床症状，恢复或维持足够的循环血容量，防止血栓栓塞性肺动脉高压，并预防肺栓塞再发，从而帮助患者度过急性期，降低死亡率。肺栓塞的治疗应个体化，因人而异，肺栓塞的治疗应建立在肺栓塞栓子的大小和患者病情危险分层的基础上，并考虑肺循环阻塞范围、程度大小等多种因素。治疗应有适当的实验室检查依据，要有一定的实验室监测手段。但是任何高度或中度可疑肺栓塞的患者，在实验室检查前即可给予肝素抗凝治疗，因为肺栓塞并发的危险性要超过抗凝治疗并发症的危险性。

1. **监护和对症治疗**　由于急性肺栓塞80%死亡在发病后2小时内，因此需对危重者进行及时紧急抢救，争取病情缓解。对高度疑诊或确诊急性肺栓塞的患者，应进行严密监护，监测呼吸、心率、血压、心电图及血气的变化；对巨大肺栓塞患者，可收入ICU病房。如果准备溶栓，应避免有创检查及穿刺部位出血。对于疑诊或确诊的下肢近端DVT患者，为防止栓子再次脱落，要求绝对卧床2~3周，保持大便通畅，尤其应避免患者突然用力，例如在大便时，由于腹腔压力突然增高，易使深静脉血栓脱落。必要时可酌情给予通便药或做结肠灌洗。有低氧血症的肺栓塞患者，采用经鼻导管或面罩吸氧纠正。对存在低心排出量者，应给予持续面罩或鼻导管吸氧，吸入氧浓度应使血氧饱和度达90%以上为宜。对于有焦虑和惊恐症状的患者，应予安慰并可适当使用镇静剂及小剂量抗焦虑药。胸痛者可予镇痛剂，可给予吗啡、杜冷丁。对于发热、咳嗽等症状，可给予对症治疗。下肢或上肢DVT伴有持续水肿或疼痛者，可抬高患肢，用芦丁、弹力绷带或梯度压力袜缓解症状。为预防肺部感染和治疗静脉炎，可用抗生素。

2. **呼吸循环支持治疗**　为减低迷走神经兴奋性，防止肺血管和冠状动脉反射性痉挛，可静脉内注射阿托品0.5~1 mg。如有休克，应予补液，最好在床边用漂浮导管监测中心静脉压，以防止肺水肿。对于临床表现提示肺动脉高压和急性肺源性心脏病，合并低血压或休克的患者，可给予有肺血管扩张作用和正性肌力作用的多巴酚丁胺每分钟3.5~10 μg/kg和多巴胺5~10 μg/kg，以增加心排出量及降低肺血管阻力；也可应用多巴胺200 mg加入500 mL液内静脉滴注，开始速率为每分钟2.5 ng/kg，以后调节滴速，使收缩压维持在90 mmHg。若出现血压下降，可增大剂量或使用其他血管加压药物，如间羟胺去甲肾上腺素每分钟0.2~2.0 μg/kg或肾上腺素，迅速纠正引起低血压的心律失常，如心房扑动、心房颤动等。维持平均动脉血压大于80 mmHg，心脏指数>每分钟2.5 L/m²及每小时尿量>50 mL，同时积极进行抗凝或溶栓治疗。右旋糖酐-40也可作为主选的扩容剂，而且还具有抗凝、促进栓子溶解和降低血小板活性的作用。但液体支持治疗的作用仍存在争议，一般不应超过500 mL。一般避免应用利尿剂和血管扩张剂。

3. **机械通气**　肺栓塞患者通常通过鼻导管吸氧即可纠正低氧血症，很少需要机械通气。如需机械通气，应注意避免机械通气对血流动力学的影响。机械通气所致的胸腔内正压，可使巨大肺栓塞患者的静脉回心血量减少，并加重右心衰竭。可应用小潮气量（7 mL/kg），并适当予以液体负荷。当合并严重的呼吸衰竭时，可使用经鼻（面）无创性机械通气或经气管插管机械通气治疗。应避免做气管切开，以免在抗凝或溶栓过程中局部大量出血。应用机械通气，需注意尽量减少正压通气对循环的不利影响。

4. **抗凝治疗**　绝大多数急性肺栓塞可以应用抗凝治疗，使病死率小于5%，抗凝治疗的出血发生率不足溶栓治疗的1/4（7%~26%），而且医疗费用较低，因此是急性肺栓塞的基本治疗方法。抗凝治疗能防止新的血栓形成、血栓进一步扩大和栓塞的复发,加速内源性纤维蛋白溶解,防止纤维蛋白及凝血因子的沉积,使已经存在的血栓缩小甚至溶解,但不能直接溶解已存在的血栓。肺动脉栓塞经抗凝治疗1～4周,肺血栓可被溶解25%,4个月后为50%。主要抗凝药物有普通肝素、低分子肝素和华法林。单纯抗血小板药物的抗凝作用尚不能满足肺栓塞或DVT的抗凝要求。非类固醇抗炎药治疗VTE,其疗效证据也有限。抗凝治疗适应证是不伴肺动脉高压及血流动力学障碍的急性肺栓塞-DVT和临床高度疑诊肺栓塞等待诊断性检查结果时(诊断明确后继续治疗),或已经确诊DVT但尚未治疗者,如无抗凝治疗禁忌证,均可立即开始抗凝治疗。对于有溶栓治疗适应证的确诊急性肺栓塞或DVT者,在溶栓治疗后仍需序贯抗凝治疗,以巩固加强溶栓效果,避免栓塞复发。应依据急性肺栓塞-DVT患者病情及出血风险,选择下述抗凝治疗方案:静脉或皮下注射普通肝素5日以上,然后过渡为口服华法林;或皮下注射低分子肝素至少5日,然后过渡为口服华法林;或整个疗程一直皮下注射低分子肝素。目前推荐短期皮下注射低分子肝素和静脉注射肝素治疗。

5. 溶栓治疗　① 常用药物及方法:rt-PA 50～100 mg持续静脉滴注2小时,体重<65 kg的患者给药总剂量不应超过1.5 mg/kg;或者选用尿激酶,每2小时20 000 U/kg静脉滴注。② 适应证:适用于高危肺栓塞患者和无禁忌证的中高危肺栓塞患者。③ 绝对禁忌证:出血性卒中;6个月内缺血性卒中;中枢神经系统损伤或肿瘤;近3周内重大外伤、手术或者头部损伤;1个月内消化道出血;已知的出血高风险患者。④ 相对禁忌证:6个月内短暂性脑缺血发作;口服抗凝药;妊娠,或分娩后1周;不能压迫止血部位的血管穿刺;近期曾行心肺复苏;难于控制的高血压;严重肝功能不全;感染性心内膜炎;活动性溃疡。对于危及生命的高危PE患者,大多数禁忌证应视为相对禁忌证。⑤ 时间窗:急性肺栓塞起病48小时内即开始行溶栓治疗能够取得最大的疗效;但对于有症状的急性肺栓塞患者,在6～14日内行溶栓治疗仍有一定作用。

6. 介入治疗　包括导管碎栓、吸栓和下腔静脉滤器植入术。导管碎栓、吸栓可去除肺动脉及主要分支内的血栓,改善患者预后。对有抗凝绝对禁忌证以及接受足够强度抗凝治疗后复发的肺栓塞患者,若合并下肢深静脉血栓形成,可以选择静脉滤器植入。

7. 手术治疗　手术治疗可以直接去除肺主动脉及左右肺动脉主干的血栓,适用于经积极治疗无效的高危肺栓塞,或有溶栓禁忌证等患者。

(二)中医辨证论治

应先治其标,后治其本,先从祛邪入手,然后再予扶正,必要时根据虚实标本的主次,兼顾同治。标实者,根据血瘀、寒凝、痰浊而活血化瘀、辛温通阳、泄浊,尤其重视活血通脉治法;本虚宜补,补气温阳,尤其重视补益肺气,活络通脉。

1. 阴寒凝结

证候: 胸痛彻背,喘不得卧,呼吸困难,气短,遇寒痛剧,得暖痛减。舌淡,苔薄白,脉弦紧。

证机分析: 寒凝心脉,气血痹阻。

治法: 辛温散寒,温振肺阳。

处理:(1)方药:枳实薤白桂枝汤。若阴寒极盛之胸痛重症,当用温通散寒之法,予乌头赤石脂丸加高良姜、细辛等。

(2)中成药:苏合香大蜜丸,口服,一次1丸,每日1～2次。苏合香水蜜丸,口服,一次2.5 g,每日1～2次。

(3)针灸:以毫针平补平泻法针内关、心俞、巨阙、膻中等穴,加灸肺俞、风门、气海、关元穴。

(4)其他疗法:耳针。取心、小所、交感、皮质下为主,辅以缘中、肺、肝、胸、降压沟、兴奋点。

2. 瘀阻脉络

证候: 胸部疼痛,固定不移,入夜更甚,气短,胸闷,口唇发绀。舌质紫暗,脉沉涩。

证机分析: 气虚血瘀,筋脉失养。

治法: 活血化瘀,通络止痛。

处理:(1)方药:血府逐瘀汤。瘀血痹阻重症,胸痛剧烈,可加乳香、没药、降香、丹参等;若寒凝血瘀或阳虚血瘀者,伴畏寒肢冷、脉沉细或沉迟,可加桂枝、肉桂、细辛、高良姜、薤白、人参、附子等;若气虚血瘀者,当益气活血,用人参养荣汤合桃红四物汤加减,重用人参、黄芪等益气祛瘀之品。

(2)中成药:复方丹参片,口服,一次3片,每日3次。速效救心丸,急性发作时,每次10～15粒,舌下含服;缓解期,口服,每次4～6粒,每日

3次。

（3）针灸：以毫针平补平泻法针内关、心俞、巨阙、膻中，加膈俞行气活血；背痛者加肺俞、心俞穴；短气者灸气海俞、肾俞穴；唇舌发绀可取少商、少冲、中冲点刺出血。

3. 痰热壅塞

证候：胸闷如窒而痛，气短口苦，痰多而黏，形体偏胖。舌质红，苔黄腻，脉滑数。

证机分析：痰热内结，阻遏气机。

治法：清化热痰，宣通脉络。

处理：（1）方药：桑白皮汤合黄连温胆汤。若痰浊郁而化热者，加郁金。痰浊与血往往同时并见，因此通阳豁痰合活血化瘀法亦经常用。

（2）针灸：以毫针平补平泻法针内关、心俞、巨阙、膻中，配太渊、丰隆穴。

4. 肺气亏虚

证候：胸痛隐隐，时作时休，动则气促，心悸自汗，舌质淡，苔薄白，脉濡弱。

证机分析：肺气亏虚，瘀阻肺络。

治法：补益肺气，活络通脉。

处理：（1）方药：补肺汤合丹参饮加减。兼有气滞血瘀者，加用川芎、郁金；兼见痰浊之象者，可合用茯苓、白术、白豆蔻。

（2）针灸：取内关、心俞、巨阙、膻中针刺，加

灸肺俞、风门、气海、关元穴。

【中西医协同诊疗思路】

（一）急性肺栓塞西医诊断要点

1. 分型诊断 循环衰竭型（circulatory collapse）：有低血压和（或）意识不清，可以有胸壁压榨感，四肢湿冷，面色苍白及有心衰竭体征。通常有心电图异常改变。而胸片改变并不明显。血气分析示严重低氧血症，常伴低碳酸血症。由于这一类型患者有非常广泛的血管阻塞，超声心动常显示有急性右室劳损表现。

肺出血型：临床表现有胸痛和（或）咯血，常有胸部X线异常改变，一般定位于胸痛的部位，而心电图通常正常。这一类型患者经肺动脉造影显示，栓子通常位于肺外周血管而非中央大血管，血气分析可正常。对以往无基础心肺疾病的患者，胸部异常X线表现可迅速消散，提示肺内病理改变可能为肺出血而非肺梗死。

单纯性呼吸困难型：指突发呼吸困难而无前述一些症状。栓子常位于中央血管，因而常有低氧血症。正确诊断的要点是：有静脉血栓栓塞易感因素的患者突发无法解释的呼吸困难。

不同分型的辅助检查详见表2-12。

表2-12 急性肺栓塞分型

项 目	循环衰竭型（既往体健者）	肺出血型	单纯性呼吸困难型	循环衰竭型（伴慢性心肺疾病）
发生比例	5%	60%	25%	10%
肺动脉阻塞	广泛	小或中等	中等或大血管	小或中等
体格检查	急性右心衰竭	可有局部体征	呼吸急促	无帮助
胸片	通常正常	通常对诊断有价值	常无异常	对诊断可能有帮助
心电图	急性右心衰竭表现	正常	非特异性改变	无帮助
血气分析	明显异常	可正常或异常	异常	无帮助

2. 疑似诊断 对存在危险因素或有疑似症状和体征的患者，应通过评分系统如Wells评分（表2-13）评估肺栓塞诊断的可能性，并完善D-二聚体、血气分析等实验室检查和心电图、胸片等辅助检查。

3. 确定诊断 临床疑似诊断的患者，应尽快

合理安排进一步检查，以明确肺栓塞诊断。

4. 寻找病因 对疑似或确诊肺栓塞的患者，应进一步寻找肺栓塞的成因和危险因素，采取相应的治疗和预防措施。明确肺栓塞的患者需进一步行严重程度评估（见表2-14），制定治疗策略并评估预后。

表2-13 Wells评分

指 标	评 分
既往PE或DVT病史	1.5
心率≥100次/分	1.5
过去4周内有手术或制动史	1.5
咯血	1
肿瘤活动期	1
DVT临床表现	3
其他鉴别诊断的可能性低于PE	3
PE可能性小	0~4
PE可能	≥5

表2-14 肺栓塞严重程度评分（PESI）

指 标	原始版本	简化版本
年龄	以年龄为分数	1分（年龄>80岁）
男性	+10分	—
肿瘤	+30分	1分
慢性心力衰竭	+10分	1分
慢性肺部疾病	+10分	1分
脉搏>110 bpm	+20分	1分
收缩压<100 mmHg	+30分	1分
呼吸频率>30次/分	+20分	—
体温<36℃	+20分	—
精神状态改变	+60分	—
动脉血氧饱和度<90%	+20分	1分
分级及30日死亡率	Ⅰ级：65分 Ⅱ级：66~85分 Ⅲ级：86~105分 Ⅳ级：106~125分 Ⅴ级：>125分	0分：30日死亡率1.0% ≥1分：30日死亡率10.9%

（二）中医辨证要点

1. 辨病性 肺栓塞属本虚标实，本虚为肺之气血阴阳不足，标实为痰浊、瘀血、寒凝、气滞。标实者，胸部痛，固定不移，入夜更甚，口唇紫绀，舌质紫暗，脉沉涩，多属血瘀；胸闷如窒而痛，气短口苦，痰多而黏，形体偏胖，舌质红，苔黄腻，脉滑数，多属痰浊；本虚者，胸痛隐隐，时作时休，动则气促，心悸自汗，舌质淡，苔薄白，脉濡弱，多属气虚。

2. 辨病情轻重 突发呼吸困难，面色青紫或面色苍白，汗出者，病情危重；胸痛持续时间短暂，瞬息即逝者多轻；持续时间长伴呼吸困难、气短、脉微细者重；若持续数小时甚至数日不休者，常为重症或危候。

【预后与进展】

（一）预后

急性肺栓塞仍然是一种非常严重的疾病，需要及时诊断和治疗。有几种治疗方式可供选择，从没有右心功能障碍迹象的患者全身抗凝到全身溶栓、导管定向治疗以及亚大面积和大面积肺栓塞患者的手术取栓。对于大多数肺栓塞病例，非手术方法仍然是一线治疗，但应预先将选定的患者亚组转诊为手术干预作为主要治疗方法。在过去的几十年里，手术结果有了很大的改善，现在提供了一种安全和适当的治疗选择，可以降低与急性肺栓塞相关的死亡率和发病率。

虽然与肺栓塞相关的发病率和死亡率在短期内最高，但在许多患者中，这些风险超出了急性期。急性PE的总90日死亡率估计为15%，且预后差异很大，可以根据个体患者的特征进行预测。肺栓塞严重程度指数（PESI）及其简化版本（sPESI）是经过外部验证的简单工具，可用于预测急性肺栓塞患者的30日死亡率。这些工具依赖于可以从病史和体检中获得的基本信息。PESI强调潜在恶性肿瘤和心肺疾病的病史，这些是急性肺栓塞患者最常见的长期死亡原因。在潜在肿瘤形成的情况下肺栓塞的患者预后最差。另有报道，有关预后预测因子是诊断时的肺动脉压（PAP）。平均PAP≥30 mmHg，与较高的肺动脉高压风险相关；≥40 mmHg，与70%的死亡率相关；>50 mmHg，与90%的死亡率相关。急性肺栓塞后存活的患者需要密切随访，以防止慢性血栓栓塞性肺动脉高压（CTEPH）和随后的右心衰竭的发展。

（二）现代研究进展

近年来的研究发现，中药制剂联合抗凝药物或溶栓药物较单纯抗凝或溶栓治疗具有一定优势。主要表现在以下几个方面。

1. 有效提高临床疗效　李军等选择中危肺栓塞患者 62 例，随机分为观察组和对照组，各 31 例。观察组患者予以疏血通注射液 6 mL 溶于 250 mL 的 5% 葡萄糖注射液中静脉滴注，滴注时间不短于 2 小时。诊断明确后开始皮下注射低分子肝素 100 IU/kg，每 12 小时 1 次，同时口服华法林钠片，起始剂量为每日 2.5～3.0 mg，3～4 日后开始测定国际标准化比值，当该比值稳定在 2.0～3.0 时停止使用低分子量肝素，继续予华法林钠片治疗。对照组患者单用低分子肝素抗凝联合口服华法林钠片，方法同观察组。结果发现治疗后，观察组总有效率为 96.77%，显著高于对照组的 80.65%（$P<0.05$）；两组患者动脉血氧分压（PaO_2）、动脉血二氧化碳分压（$PaCO_2$）、肺动脉收缩压（PASP）均优于治疗前，且观察组均优于对照组（$P<0.05$）；两组患者 D-二聚体、BNP、肌钙蛋白均优于治疗前，且观察组均优于对照组（$P<0.05$）；两组患者不良反应发生率相似，观察组高于对照组（$P<0.05$），但均未出现严重不良反应，不影响治疗。因此认为，疏血通注射液联合抗凝治疗中危肺栓塞，可显著提高临床疗效，改善血气指数、肺动脉收缩压及心肌功能，且不良反应不影响治疗。

向海等将 90 例肺栓塞患者作为研究对象，随机分为对照组和观察组，每组各 45 例。两组患者在入院后进行常规诊治，对照组患者给予静脉滴注疏血通注射液每日 6 mL，加入 0.9% 氯化钠注射液 300 mL 进行稀释。观察组患者在此基础上加用注射低分子肝素 5 000 U 皮下注射，1 次 12 小时，疗程 3 周。观察分析两组患者的临床疗效以及治疗前后肌钙蛋白 I（TNI）、血同型半胱氨酸（Hey）、D-二聚体（D-Dimer）水平的变化。结果发现治疗后，观察组患者临床总有效率显著高于对照组（$P<0.05$）；两组患者血二氧化碳分压（PCO_2）及氧分压（PO_2）均较治疗前明显上升，且观察组 PO_2 明显高于对照组；两组患者治疗后血清 TNI、Hey 和 D-二聚体水平均较治疗前明显下降，且观察组血清 TNI、Hey 和 D-二聚体水平明显低于对照组；治疗后，两组患者均出现不良反应，两组不良反应发生情况无明显差异（$P>0.05$）。因此认为，针对肺栓塞患者，肝素联合疏血通注射液治疗肺栓塞患者，可有效提高临床疗效，且显著降低血清肌钙蛋白 I、血同型半胱氨酸和 D-二聚体水平。

2. 有助于保护肺组织，减轻肺损伤，恢复肺血管灌注，改善肺通气功能　宫金艳在丹参注射液对肺栓塞大鼠的一项实验中发现，丹参注射液可能通过降低肺栓塞时血浆内皮素的含量以及血管内皮细胞 P 选择素蛋白的表达水平来减轻炎症水平，保护肺组织。多项临床疗效观察显示，临床肺栓塞的抗凝治疗中，在常规抗凝药物（低分子肝素、华法林）的使用上加用丹参类注射液（包括丹参多酚酸盐、复方丹参注射液、丹红注射液），疗效相比单纯使用常规抗凝药物明显提升。张建初等通过大鼠实验发现，血管内皮细胞间黏附分子-1（ICAM-1）和 P 选择素分别在建模后 3 小时和 1 小时升高；使用红花注射液后，能够使 ICAM-1 和 P-选择素水平下降，提示红花注射液可减轻大鼠的肺损伤，这种作用可能是通过下调血管内皮上的黏附分子来实现的。

宋淑清将 99 例大面积肺栓塞患者作为观察对象，将患者根据随机入院顺序标号分为联合组 50 例与参考组 49 例，参考组给予抗凝药物治疗，即静脉注射低分子肝素 3 000 U 左右，之后皮下注射 5 000 U，12 小时/1 次，3 日之后给予华法林口服，初始剂量为每日 4.0 mg，测定国际标准化比率（INR）到 2.5 时，停止应用低分子肝素，并调整华法林的使用剂量。连续治疗 5 个月左右，联合组在参考组基础上给予疏血通注射液 6 mL/次，加入 250 mL 生理盐水中，静脉滴注，每日 1 次，观察疏血通联合抗凝药物治疗大面积肺栓塞的疗效。结果发现，在低分子肝素联合华法林治疗的基础上加用疏血通注射液，其治疗有效率为 92%，而低分子肝素联用华法林的治疗有效率为 69.39%，两组疗效差异具有统计学意义。因此认为，疏血通联合抗凝药物治疗大面积肺栓塞，疗效显著，可迅速改善临床症状，使患者肺通气功能恢复，安全可靠。孙为勤等发现在低分子肝素联用华法林治疗的基础上加用疏血通注射液组的 7 日治疗有效率（83.33%）同样高于低分子肝素联合华法林组（66.64%）；14 日后的三药联用组治疗有效率虽然高于两药联用组，但差异无统计学意义。因此提示，疏血通注射液抗凝与溶栓作用或能够溶解肺动脉中的血栓，迅速恢复肺血管灌注，改善肺通气功能。

3. 能够改善纤溶-凝血系统,减轻炎症损伤

刘艳洁等将急性肺栓塞患者 97 例,依据治疗方式的不同分为研究组和对照组,研究组 49 例,对照组 48 例。对照组入院后均给予氧气吸入、镇痛、检测心率、血压等常规治疗,并采用大剂量 t-PA 溶栓,将 100 mg 阿普替酶加入 50 mL 注射用水中,采用静脉输注,并 2 小时内输注完。研究组在对照组治疗的基础上,口服祛痰救肺汤治疗(组方如下:全瓜蒌 20 g,丹参 15 g,半夏 10 g,陈皮 10 g,延胡索 10 g,枳壳 10 g,薤白 10 g,桃仁 10 g,红花 10 g,益母草 6 g。每日 1 剂,水煎后分早晚 2 次服用)。两组均治疗 2 周,观察祛痰救肺汤辅助重组织型纤溶酶原激活剂(recombinant tissue-type plasminogen activator,PA)溶栓对急性肺栓塞的治疗效果及对比两组治疗前后 PaO_2、$PaCO_2$ 和 HR 水平、凝血指标、TNF-α 及 D-Di 水平的影响,比较两组治疗前后中医症候积分和临床疗效。结果发现,研究组治疗总有效率为 87.76%(43/49),高于对照组总有效率的 70.83%(34/48)($P<0.05$);研究组治疗后气短、胸痛、心悸、咳嗽和疲惫乏力等中医证候积分低于对照组($P<0.05$)。研究组治疗后 PaO_2、$PaCO_2$ 水平高于对照组,HR 水平低于对照组($P<0.05$);研究组治疗后凝血功能指标 PT、APTT 和 TT 水平高于对照组($P<0.05$);研究组治疗后 TNF-α 和 D-Di 水平低于对照组($P<0.05$)。因此证明祛痰救肺汤结合 t-PA 溶栓治疗急性肺栓塞疗效显著,可有效地改善患者的临床症状,纠正患者的低氧血症和血气功能,改善急性肺栓塞患者纤溶-凝血系统,减轻炎症损伤,提高治疗疗效,值得临床推广应用。

4. 联合中药或中药制剂治疗具有一定安全性

胡梦玮等将 72 例急性次大面积肺栓塞的患者随机分为治疗组和对照组各 36 例,对照组给予低分子肝素和华法林治疗。具体方法:第 1、2 日给予低分子肝素注射,每日 2 次,每次 5 000 U;第 3 日起给患者服用法华林,一次剂量 3.7 g,与低分子肝素配合使用。治疗过程中检测国际化标准比值(INR),当 INR 大于 2.0~3.0 并且持续 2 日,停止低分子肝素,仅口服法华林,并同步检测 INR;待 INR 稳定达到 2.0~3.0 之间,可以继续口服低分子肝素。治疗 12 日时复检心脏彩色多普勒。治疗组给予中药联合低分子肝素和法华林治疗。中成

药治疗为川芎嗪 160 mg 加 0.28 mL/LCS 250 mL 静脉滴注;有心绞痛和下肢肿胀患者,给予双柏水蜜外敷疼痛部位。中医治疗方案:血瘀、血行不畅,给予红花、桃仁、当归、川芎、柴胡、生地黄、赤芍、牛膝、桔梗、枳壳、甘草等治疗;痰瘀互结型患者,给予《千金》苇茎汤合桃红四物汤加减。中医药治疗总疗程为 1 个月。另外,治疗组与对照组一致,第 1、2 日给予低分子肝素注射,每日 2 次,每次 5 000 U;第 3 日起给患者服用法华林,一次剂量 3.7 g,与低分子肝素配合使用。治疗过程中检测国际化标准比值(INR),当 INR 大于 2.0~3.0 并且持续 2 日,停止低分子肝素,仅口服法华法林,并同步检测 INR;待 INR 稳定达到 2.0~3.0 间,可以继续口服低分子肝素。治疗 12 日时复检心脏彩色多普勒,比较两组患者治疗效果,并对患者的危险因素、症状、体征及辅助检查资料进行分析。结果发现,实验组患者临床疗效明显优于对照组,动脉血气分析指标变化情况、脑钠肽(BNP)水平改善情况均优于对照组,两组比较差异具有统计学意义($P<0.05$),由此证明中药联合肝素钠及华法林溶栓治疗急性次大面积肺栓塞是一种安全有效的方法。

综上,目前西医在急性肺栓塞的治疗中,根据栓塞面积和严重程度可选择溶栓或者抗凝治疗作为基本治疗方案,虽然其治疗效果已经得到认可,但仍然存在出血及其他不良反应。活血化瘀中药尽管抗血栓抗凝作用相对平和,但具有多途径、多靶点且不良反应少等优点。中药活血化瘀药物临床上通常与西医抗凝药物联用,提高治疗效果,但不会增加出血风险,其机制可能通过抗血栓,降低血浆内皮素、缩血管物质 ET-1 和 TXB2、炎症细胞因子 COX-2.CD54 及血管内皮细胞间黏附分子 1(ICAM-1)和 P-选择素的水平,从而减轻肺组织水肿损伤、恢复肺灌注,改善通气功能。活血化瘀中药制剂在治疗肺栓塞的应用上前景广阔。

(黄 怡)

第五节

咯血

咯血(hemoptysis)是指喉及喉以下的呼吸道任何部位的出血,经口腔排出者。20 世纪初,咯血

是晚期肺结核的特征性表现,随着肺结核得到有效控制,肺癌和慢性炎症性肺病是目前发达国家咯血最常见的原因。本病为内科常见危重症,也是内科常见临床症状之一。引起咯血的原因除呼吸系统疾病外,还常见于循环系统、血液系统等疾病。据报道,老年咯血患者病因中,肺癌占34.1%,支气管扩张占25.7%,肺结核占12.5%。老年咯血患者多合并有高血压、糖尿病、心肺功能不全等基础疾病。

咯血属中医学"血证""咳血""唾血""嗽血"等范畴,其主要病机多概括为外邪犯肺,肝火上炎,阴虚火旺或气不摄血等原因,导致肺络受损,血液妄行,溢入气道而形成。肺朝之百脉功能的失衡,内毒蕴结于肺,肺不能助心有效行血,以至于血行瘀滞,离经而出产生咯血。咯血尤其是大咯血是一种内科急症,可以导致多种并发症,危及患者生命,且死亡率高。因此,其在临床诊断和治疗方面均具有一定挑战性。

【病因病理】

(一)西医病因病理

咯血病因主要包括疾病原因,如支气管疾病、肺部疾病、循环系统疾病、血液系统疾病、传染性疾病、结缔组织疾病和风湿病等;医源性原因,如抗凝治疗、支气管-肺活检、纤维支气管镜检查损伤、导管及手术治疗等。此外,还包括一些其他特殊原因,如慢性肾功能衰竭、肺出血肾炎综合征(Goodpasture综合征)、外伤、吸入毒性气体、药物、子宫内膜异位症、替代性月经等。约10%的咯血患者经痰液、X线支气管镜检查、支气管造影等多种检查,均未能发现引起咯血的原发疾病,可能与非特异性支气管炎症有关。具体病因分类见表2-15。

表2-15　病因分类

病因分类	疾病
支气管和肺部疾病	支气管扩张、支气管肺癌、支气管内膜结核、支气管炎、支气管腺瘤、支气管结石、支气管囊肿、支气管黏膜非特异性溃疡、支气管静脉曲张、支气管异物等;肺结核、肺炎、肺脓肿、肺淤血、肺梗死、肺真菌病、肺寄生虫病(吸虫病、肺阿米巴病、肺包虫病等)、肺动脉发育不全、肺囊肿、肺隔离症、肺转性肿瘤、肺含铁血黄素沉着症、尘肺等
医源性	抗凝治疗(即肝素、华法林、达比加群、依诺肝素、阿哌沙班) 抗血小板药(即氯吡格雷、替卡格雷、普拉格雷、贝伐单抗) 支气管肺活检 纤维支气管镜检查损伤、导管及手术治疗等 肺移植 纵隔或肺部放射治疗 射频消融术后肺静脉狭窄溶栓治疗 气管切开术后气管无名动脉瘘 经支气管肺活检或冷冻活检经胸针抽吸
循环系统疾病	心内膜炎、先天性心脏病如房间缺损、动脉导管未闭、Eisenmenger综合征、肺动静脉瘘、遗传性出血性毛细血管扩张等血小板减少性紫癜、肺动脉瘤,胸腔裂隙性动脉瘤,白血病、再生障碍性贫血血友病、弥散性血管内凝血等血液系统疾病
传染性疾病	曲霉病和其他肌瘤 细菌和病毒性支气管炎 肺炎肺吸虫、寄生虫坏死性肺炎、肺脓肿结核 流行性出血热、肺钩端螺旋体病、肺型鼠疫等
结缔组织病和风湿病	结节性多动脉炎、贝赫切特(Behcet)综合征、血管炎、系统性红斑狼疮、韦格纳肉芽肿等
其他	慢性肾功能衰竭、肺出血肾炎综合征(Goodpasture综合征)、外伤、吸入毒性气体、药物(如青霉胺引起的肺出血和肾小球性肾炎)、子宫内膜异位症、替代性月经等

咯血的病理机制各不相同,常见咯血机制有:支气管肺毛细血管损伤、血管壁通透性增高或黏膜下血管破裂造成咯血;炎症、结核、肿瘤等亦侵及血管,破坏支气管黏膜或病灶处的毛细血管,使黏膜下的血管破裂或毛细血管的通透性增加,一般咯血量较小;病变侵袭小血管引起血管破溃常常出现中等量的咯血;病变引起小动脉、小动静脉瘘或曲张的膜下静脉破裂,或因为严重而广泛的毛细血管炎症造成血管的破坏或通透性增加,往往表现为大咯血。痰肺动静脉压力增高导致动静脉血管瘤形成破裂;凝血因子缺陷或凝血机制障等也可造成咯血。另外,一些疾病咯血机制尚未明确,如 Goodpasture 综合征、替代性月经等。少量到中等量咯血大多可以自行终止,所以咯血很少引起严重失血。即使是大咯血患者,一般也可以将呼吸道内的血咯出,在体质虚弱的患者则容易发生窒息。

(二) 中医病因病机

中医认为,咯血总由肺络受损所导致。以肺为娇脏,又为脏之华盖,当内外之邪干扰及肺,肺气上逆,损伤肺络,则导致咯血。

1. 外邪袭肺　肺主气,司呼吸,开窍于鼻,外合皮毛,故易受外邪侵袭。外邪袭肺,则壅遏肺气,使肺气失于肃降而上逆,损伤肺络,血溢气道,引起咯血。在外邪之中,以热邪、燥邪引起者居多。如《临证指南医案·吐血》中言:"若夫外因起见,阳邪为多,盖犯是证者,阴分先虚,易受天之风热燥火也。至阴邪为患,不过其中之二耳。"

2. 肝火犯肺　多由肺气素虚,复因情志不遂,肝郁化火,肝火上逆犯肺,损伤肺络而咯血;或因暴怒气逆,致使肝气横逆,气有余便是火,血随火动,肝火上逆犯肺而咯血。

3. 肺肾阴虚　由于瘵虫侵蚀肺系,动热伤阴,或他病日久不愈,耗伤气阴,以致阴虚肺燥,虚火内炽,灼伤肺络而导致咯血。此外,肺肾之间存在着金水相生的关系,因此,或先病肺阴亏虚,日久病及于肾;或先病肾水不足,以致肺失滋润,均可形成肺肾阴虚、水亏火旺、火灼肺金的咯血。

4. 气虚不摄　或因劳倦过度,或因饮食失节,或因情志内伤,或因外邪不解,耗伤人体正气,以致气虚而血无所主,血不循经而错行,从肺络溢出而形成咯血。

在上述病因病机中,由外邪袭肺及肝火犯肺所致者,属于实证;由肺肾阴虚及气虚不摄所致者,属于虚证。但实证咯血,若病久不愈,也可转化为虚证。

【临床表现】

(一) 病史

咯血患者既往幼年有麻疹或百日咳病并长期反复咳嗽、咳脓痰者,应考虑支气管扩张;有食生蟹等海鲜史者,应考虑肺吸虫病可能;有去疫区史者,应除外流行性出血或钩端螺体病等;咯血与月经有关,应考虑子宫内膜异位症及替代月经等;有长期有害粉尘作业史者,应考虑肺尘埃沉着病可能。

(二) 症状与体征

1. 呼吸系统疾病　① 肺结核为临床上咯血的最常见原因。患有结核病史,表现为低热、乏力、盗汗和消瘦等结核中毒症状,以及慢性咳嗽、咳痰、咯血和胸痛等呼吸系统症状;约半数患者有不同程度的咯血,部分患者以咯血为首发症状,出血量多少不一;病变多位于双上肺野,该处有时可听到湿性啰音,X 线胸片和痰液结核杆菌检查对诊断具有重要意义。② 支气管扩张往往表现为长期咳嗽、咳痰,反复咯血,常有杵状指(趾),病变多位于双肺下部,可闻及固定性湿啰音。部分患者无咳嗽、咳痰,而仅表现为反复咯血,称为干性支气管扩张。咯血的特点为咯血量由少变多,咯血间隔由长变短,咯血间期全身情况较好。③ 支气管肺癌多见于 40 岁以上的患者,症状主要为咳嗽、咳痰、胸痛和咯血。咯血的特点是小量到中量,多为痰中带血,续性或间断性,晨间较多,大咯血者较为少见。X 线胸片、胸部 CT、PET、纤维或电视支气管镜、痰脱落细胞检查等有助于诊断。④ 肺部感染各种肺炎均可引起咯血。一为少量到中量咯血,根据典型的临床表现如畏寒、发热、胸痛、咳嗽、咳脓性痰等及影像学检查可以做出诊断。急性肺脓肿起病急,早期有如肺炎的症状,继之出现大量脓痰,可痰中带血,大量咯血者极少。慢性肺脓肿有长期脓血痰或有大量咯血,并有杵状指(趾)表现。⑤ 慢性支气管炎患者有慢性咳嗽、咳痰,冬季较明显,以清晨为甚。痰量多少不一,为黏液或泡沫状,痰中可带血,一般不致大量咯血。⑥其他呼吸系统疾病如过敏性肺炎、肺栓塞、肺梗死、肺真菌病、肺寄生虫病、肺尘埃沉着病、肺囊肿及支气管内膜结核、支管结石、支气管异物等，都可引起咯血。应根据临床表现和客观检查予以鉴别。

2. 循环系统疾病 ①二尖瓣狭窄咯血量可多可少，以中青年者多见，有心脏病史和心脏杂音等。咯血的特点为起初肺淤血时咯血量少，一般为暗红色，并发肺水肿时咳大量浆液性粉红色泡沫样血痰。②高血压病在血压过高时，可引起肺毛细血管破裂出血。③先天性心脏病并发肺动脉高压时，可发生咯血。

3. 其他 其他少见血液系统疾病如血小板减少性紫癜、白血病、血友病、再生障碍性贫血等，传染病如流行性出血热、钩端螺旋体病及肺吸虫病等，风湿性疾病如结节性动脉周围炎等，以及尿毒症、肺出血肾炎综合征和呼吸道内子宫内膜异位症等。

（三）四诊要点

咳嗽、咯血，或痰中带血，或咯吐鲜血，或伴胸胁疼痛，疾病初期，常有恶寒发热，后期因气随血脱，常伴面色无华、神疲乏力等症状。风寒犯肺者，舌质淡，苔白，脉浮紧；风热犯肺者，舌红苔黄，脉浮数；燥气犯肺者，舌红少津，苔薄黄，脉数；肝火犯肺者，舌质红，舌苔薄黄，脉弦数；阴虚火旺者，舌质红少苔或无苔，脉细数；气不摄血者，舌质淡，苔薄白，脉虚细或芤，或细弱无力。

【辅助检查】

（一）检查项目

1. 实验室检查 血常规、出血和凝血时间检测有助于血液系统疾病和出血性疾病的诊断，红细胞计数和血红蛋白测定可用于判断出血的程度及有无活动性出血，外周血中嗜酸性粒细胞增多提示寄生虫感染，如肺吸虫病，外周血检测白细胞总数及中性粒细胞增高提示肺、支气管化脓性感染性疾病，如肺脓肿、支气管扩张。降钙素原升高常支持细菌性感染。红细胞沉降率、抗结核抗体及结核菌素纯蛋白衍生物及T-SPOT A、B检测有助于结核病的诊断。肺部肿瘤标志物的检测有助于肺癌的诊断。自身抗体、类风湿因子、抗中性粒

细胞胞浆抗体等免疫指标检测有助于风湿性疾病和ANCA相关性血管炎引起的咯血的诊断。D-二聚体检测有助于肺血栓栓塞的诊断，必要时建议进行全套血凝分析，脑钠肽及N端脑钠肽前体的检测有助于心力衰竭的诊断。痰液检查有助于发现肺结核、肺真菌感染、支气管肺癌、肺吸虫病和心力衰竭。尿常规检查发现血尿常提示肺出血肾炎综合征、韦格纳肉芽肿、流行性出血热等。

2. 胸部X线检查 到目前为止这仍是一项重要的检查手段，可以发现咯血的病因和部位。咯血患者均应进行胸部X线检查并拍摄正侧位片，以了解肺内出血病变的部位、性质和可能的原因。从胸部X线片上可以发现肺部肿瘤或咯血后引起的肺不张、肺结核、肺炎、曲霉球。严重的左心衰竭或二尖瓣狭窄，胸部X线片上也可有相应的征象。双侧弥漫性肺泡浸润，提示肺泡出血，如肺出血肾炎综合征。但是应当注意某些重要的咯血原因，如支气管内膜腺癌、支气管扩张、支气管结核，其胸部X线片表现可不明显，容易引起误诊。如肺出血吸入到肺内，可形成类似于肺炎和肺水肿的X线征象；如果误吸到对侧肺，可使出血部位更难以确定。

3. 胸部CT检查 ①胸部CT检查可以发现肺内细小的病灶和隐匿性病灶，特别是普通X线检查难以发现的病灶，如纵隔旁、心脏前后部位的病变，有助于咯血病因的确定，尤其是对诊断肺癌、肺脓肿很有帮助。②高分辨率CT检查对诊断支气管扩张、肺动静脉瘘和肺癌引起的咯血有独到之处。③增强CT检查可进一步显示肺血管结构的改变，有助于发现出血部位，是诊断肺血栓栓塞肺动脉高压和肺动脉畸形的重要手段，同时还有助于发现血管炎。④咯血原因不明的患者还可在CT引导下经皮肺活检，或进行经支气管镜肺活检，以明确诊断。

4. 支气管镜检查 这项检查可以快速准确诊断出血的原因和部位，并且可以直视气道中出血的部位。当发现出血是由某段支气管涌出时，即可确定出血部位源于哪支周边支气管。镜下观察还可发现气管和支气管黏膜的非特异性溃疡，以及黏膜下层静脉曲张、肺结核病灶、肿瘤等病变，并可进一步进行病原体和病理组织学检查。对于咯血者，应尽早考虑支气管镜检查，在确保患者生命安全的前提下快速进行支气管镜检查具有诊断

和治疗的双重意义。

5. 超声心动图检查和右心导管检查 可发现心脏疾病和大血管异常，并评价心功能，以除外先天性心脏病、其他心脏病和肺动脉高压引起的咯血。

6. 支气管动脉造影 当胸部 X 线或 CT 检查阴性而咯血量较大，临床上疑有支气管动脉受累时可考虑进行此项检查。如发现支气管动脉异常，可同时进行支气管动脉栓塞手术。

（二）主要危重指标与监测

咯血量和咯血速度是其主要监测指标，应通过询问病史及查体初步判断。血量大小的标准尚无明确的界定，但一般认为 24 小时内咯血量在 100 mL 内为小量咯血，100～500 mL 为中等量咯血，500 mL 以上或一次 300 mL 以上为大量咯血，严重时可导致窒息。大量咯血多见于支气管扩张、空洞性肺结核或动脉瘤破裂。持续痰中带血应考虑支气管肺癌可能。引起临床后果的任何程度的咯血，例如由于气道阻塞或低血压引起的呼吸衰竭，都被视为危及生命的咯血。咯血最严重的并发症是气道阻塞窒息，表现为咯血突然终止，呼吸微弱，明显发绀，牙关紧闭，抽搐，二便失禁；其次还有肺不张、失血性休克、感染播散和继发性感染等。此外，还应注意患者有无头晕、心悸、口唇苍白、血压下降等急性失血表现。急性失血性休克患者出血量>1 000 mL，血容减少，血压迅速下降，患者面色苍白，大汗淋漓，四肢冰冷，可出现意识障碍。

【诊断与鉴别】

（一）诊断要点

1. 确定性质 诊断咯血，需除外口腔、鼻咽部出血或呕血。咯血前常有喉部痒感胸闷、咳嗽等，血色鲜血，血中混有痰液及泡，呈碱性，出血后常有血痰数日，如咯血咽下，可有黑粪。鼻出血多自前鼻孔流出，常在鼻中隔前下方发现出血灶；鼻腔后部出血经后鼻孔沿咽后壁下流，可用鼻咽镜检查确诊；喉部炎症及肿瘤出血、口腔溃疡、牙龈出血等不难诊断。呕血为上消化道出血，常见病因有消化性溃疡、肝硬化、急性胃黏膜病变、胆管出血等，呕血前常有上腹部不适、恶心、呕吐，可为喷射状呕出，血色呈棕黑、暗红，有时亦呈鲜红，血中

常混有食物残渣及胃液，反呈酸性，常伴黑粪及柏油样粪，呕血停止后仍持续数日，有时与咯血鉴别较为困难。

2. 咯血量 咯血量多少取决于原发疾病病变性质，不一定与疾病的严重程度一致。24 小时内咯血量在 100 mL 内为小量咯血，100～500 mL 为中等量咯血，500 mL 以上（或一次 300 mL 以上）为大量咯血。大量咯血多见于支气管扩张、空洞性肺结核或动脉瘤破裂。持续痰中带血应考虑支气管肺癌可能。

3. 病史 既往幼年有麻疹或百日咳病并长期反复咳嗽、咳脓痰者，应考虑支气管扩张；有食生蟹等海鲜史者，应考虑肺吸虫病可能；有去疫区史者，应除外流行性出血或钩端旋体病等；咯血与月经有关，应考虑子宫内膜异症及替代月经等；有长期有害粉尘作业史者，应考虑肺尘埃沉着病可能。大咯血常发生于结核空洞、支气管扩张和慢性肺脓肿等疾病以及二尖瓣重度狭窄，痰中带血持续数周或数个月应警惕肺癌，慢性支气管炎患者剧烈咳嗽时可偶有血性痰，同时反复咯血者应考虑是否有呼吸系统疾病，如肺结核和支气管扩张和心源性疾病的病史。

4. 年龄及性别因素 青壮年咯血多见于结核、支气管扩张、肺源性心脏病等。40 岁以上有长期大量吸烟史者，应警惕支气管肺癌可能。青年女性反复咯血应考虑支气管内膜结核、支气管腺瘤等，周期性咯血者应考虑子宫内膜异位症等。

5. 咯血的颜色和性状 咯血为鲜红色，常见于肺结核、支气管扩张、肺脓肿、支气管内膜结核、出血性疾病等；暗红色，多见于二瓣狭窄；粉红色泡沫样血痰，常见于左心衰竭肺水肿时；黏稠暗红色血痰，见于并发肺梗死时；铁锈色痰，主要见于大叶性肺炎或肺吸虫病；砖红色胶冻样血痰，主要见于克雷白菌肺炎。

6. 咯血的伴随症状 咯血伴发热，见于肺结核、支气管扩张、肺脓肿、流行性出血热、肺梗死等；伴胸痛，见于肺炎、肺梗死、结核、支气管肿瘤等；伴呛咳，见于支气管肺癌、支原体肺炎等；伴脓痰，见于肺脓肿、支气管扩张、空洞性肺结核并发感染、化脓性肺炎等；伴皮肤黏膜出血，见于血液系统疾病流行性出血热、肺出血型钩端螺旋体病、风湿病等；伴黄疸，见于肺出血型钩端螺旋体病中毒性肺炎、肺梗死等；伴口腔及外生殖器黏膜溃

疡,见于结缔组织疾病等。

7. 咯血的并发症 大咯血可引起严重并发症,应提高警惕,及时发现及治疗。常见有肺不张、吸入性肺炎、失血性休克、窒息等。

(二) 鉴别诊断

西医鉴别

1. 呕血 呕血前常有恶心,呕血,常混有胃内容物,呈酸性,色泽可呈咖啡色、暗红色,呕血后数日内有黑便,无血痰。咯血前常有咽喉发痒感,咯血呈鲜红色,常混有痰液、泡沫,呈弱碱性,大咯血停止后数日内常有痰内带血。咯血被吞入消化道后可出现黑便。

2. 鼻腔、口腔出血 鼻腔、口腔疾病出血时,血液也可从口腔流出或者血液被吞下后出现黑便,可根据有无口腔和鼻咽部疾病病史加以识别。

中医类证鉴别

1. 吐血 吐血是血由胃来,经食道从口而出,在吐血前,多伴有肝郁气滞、胃脘疼痛、胃气失和等症状。血随呕吐而出,血中夹有食物残渣,血量较多,血色紫暗。吐血患者,大多可伴有黑便症状。

2. 肺痈 肺痈虽亦见咳血,但为脓血相间。肺痈初期,亦可见风热袭于卫表的症状,但肺痈演变至脓血时,多有壮热、烦渴、胸痛、咳嗽、脉滑数、舌质红、苔黄腻等症,吐痰量多,气味腥臭,脓血相兼。

【治疗】

(一) 西医治疗

咯血时应迅速止血,维持生命体征,防止窒息,快速明确病因,治疗原发病。预防咯血窒息应视为大咯血治疗的首要措施,大咯血时首先应保证气道通畅,改善氧合,稳定血流动力学状态。咯血量少时应安抚患者,缓解其紧张情绪,嘱其患侧卧位卧床休息。出现窒息时应将患者置于头低足高45°俯卧位,用手挖出其口中的血块,轻拍健侧背部,促进其气管内的血液排出。若采取上述措施无效时,应迅速进行气管插管,必要时行气管切开。

1. 病因治疗 如病因明确,应积极治疗原发疾病。

2. 一般处理 若仅痰中带血或小量咯血,可予休息、止咳、镇静,但禁用强镇静剂如吗啡,以防抑制咳嗽反射致血液不能咯出而发生窒息。中等或大量咯血时应严格卧床休息,可取患侧卧位,保证气道开放,注意防止窒息,并配血备用。如咯血量较多,可予输血。给予吸氧,加强护理,保证排便通畅。大咯血时一般不用镇咳剂,如剧咳妨碍止血,在血液咳出后临时使用可待因15~30 mg 口服或皮下注射,每日1~3次;亦可选用喷托维25 mg,或苯丙哌林20~40 mg,或右美沙芬15~30 mg,每日3次口服。

3. 应用止血药物

(1) 对年轻患者,可用血管升压素5~10 U,于20~30 mL 生理盐水或葡萄糖液中缓慢静脉推注(15~20分钟),然后以10~20 U 于5%葡萄糖液500 mL 中静脉滴注。由于该药可收缩平滑肌及子宫,故高血压、冠心病及妊娠患者忌用。注射过快可引起恶心、胃肠不适、心悸等不良反应。

(2) 用酚妥拉明10~20 mg,加入5%葡萄糖液100 mL 中缓慢静脉滴注,其止血机制推测是酚妥拉明有直接扩张血管平滑肌作用,使肺血管力降低,肺动静脉压降低,肺淤血减轻而使咯血停止。其他血管扩张药物如硝酸异山梨酯、阿托品、消旋山莨菪碱(654-2)等亦有一定疗效。

(3) 大量咯血不能使用血管升压素者,可使用普鲁卡因。0.5%普鲁卡因10 mL(50 mg),用25%葡萄糖液40 mL 稀释后缓慢静脉注射,每日1~2次,或以150~300 mg 溶于5%葡萄糖液500 mL 静脉点滴,具有扩张血管、降低肺循环压力的作用。用药前应行皮试,有该药过敏史者禁用;用药量不能太大,输注速度不宜过快,否则可引起颜面潮红、谵妄、兴奋、惊厥,如出现惊厥可用异戊巴比妥或苯巴比妥钠解救。

(4) 经一般治疗及应用血管升压素无效者,可加用肾上腺皮质激素,对浸润性肺结核、肺炎所致咯血效果较好,具有抗非特异性炎症、稳定细胞膜、降低体内肝素水平、缩短凝血时间等作用。如无禁忌证,可用泼尼松每日30 mg 口服,见效后减量,疗程一般不超过2周;或用氢化可的松每日100~300 mg 治疗。

(5) 卡巴克络(安络血)、维生素 K、酚磺乙胺(止血敏)、6-氨基己酸、巴曲酶(立止血)、口服云南白药等主要适用于因凝血功能障碍所致的咯血,其他病因引起的咯血亦可应用,但疗效不确切。

其他药物如催产素、西咪替丁等亦有一定疗效。

（6）对凝血功能异常或肝功能不全者，可用鱼精蛋白注射液 50～100 mg，加入 25% 葡萄糖液 40 mL 中缓慢静脉注射，每日 2 次，连续使用时间不能超过 3 日。

（7）对过敏性肺炎、结核性咯血及纤维素性支气管炎，糖皮质激素治疗有效。一般在其他止血药物治疗无效时，选用泼尼松 30 mg/dL，连用 2 周。需与其他药物，如抗结核药物和抗感染药物合用。

4. 输血 大量咯血造成血流动力学不稳定，收缩压低于 90 mmHg 以下者或血红蛋白明显降低者，应考虑输血。如果患者存在凝血基因异常，可考虑给予新鲜冻干血浆或重组凝血因子Ⅶa；如果患者血小板减少，也可以考虑单纯补充血小板。

5. 抗感染治疗 当考虑存在肺部感染时，应同时给予抗感染治疗。

6. 处理并发症 如防止窒息，抗休克治疗应用有效抗生素治疗肺部感染；发生肺不张时可适当湿化治疗；必要时可以支气管镜清理气道内血凝块及分泌物等。

7. 大咯血窒息的抢救 ① 保持呼吸道通畅，立即清除气道内血凝块，用吸引器吸血，无设备时可用手抠出血块，使患者保持头低足高 45° 俯卧位，并轻拍健侧背部，以利于血液流出。② 紧急情况时，应考虑进行气管插管或气管切开，以较粗内径的鼻导管经气管导管内吸引。③ 大流量吸氧，对伴呼吸功能衰竭者，在呼吸道通畅的情况下，应用呼吸兴奋剂，如尼可刹米 0.75～1.25 g，静脉注射；或洛贝林 3～9 mg，静脉注射。④ 对呼吸心脏骤停者，则应立即进行心肺复苏。

8. 非药物治疗

（1）支气管动脉栓塞治疗：如常规治疗无法控制大咯血或因心肺功能不全不宜开胸手术者，可采用支气管动脉栓塞治疗。这是一种较好的治疗方法，目前已广泛用于大咯血的治疗。栓塞治疗通常在选择性支气管动脉造影确定出血部位的同时进行。如果患者无法进行支气管动脉造影，可先行支气管镜检查，以明确大咯血的原因及出血部位。一旦明确出血部位后，即可用明胶海绵、氧化纤维素、聚氨基甲酸乙酯或无水乙醇等材料，将可疑病变的动脉尽可能全部栓塞。近年来，也有应用含纤维铂金弹簧圈、电解可脱性弹簧圈，或合用聚乙烯醇颗粒进行选择性支气管动脉栓塞的

报告。必须注意的是，当脊髓动脉是从出血的支气管动脉发出时，此项治疗是禁忌证，因为这样有可能造成脊髓损伤和截瘫。如果在支气管动脉栓塞后仍有咯血，需要考虑肺动脉出血可能，最多见的是侵蚀性假性动脉瘤、肺脓肿、肺动脉畸形和动脉破裂，此时需要进行肺动脉造影。一旦明确诊断，需要做相应的支气管动脉栓塞治疗。支气管动脉栓塞治疗咯血主要适用于：① 任何原因所致的急性大咯血，病因一时无法去除，为缓解病情，创造条件进行手术时。② 不适合手术，或者患者拒绝手术，内外科治疗无效者。③ 咯血量不大，但反复发生者。相关的禁忌证包括：① 导管不能有效和牢固插入支气管动脉内，栓塞剂可能反流入主动脉者。② 肺动脉严重狭窄或闭锁的先天性心脏病，肺循环主要靠体循环供血者，在不具备立即手术矫正肺动脉畸形时。③ 造影发现脊髓动脉显影极有可能栓塞脊髓动脉者。

（2）经支气管镜治疗：尽管大咯血时进行支气管镜操作可能有加重咯血的风险，但在必要时仍不失为有效的诊断治疗措施。其优点为可以清除气道内的积血，防治窒息、肺不张和吸入性肺炎等并发症；并能发现出血部位，有助于诊断，在直视下对于出血部位进行局部药物治疗或其他方法止血，效果明显。因此，对于持续性咯血、诊断及出血部位不明者、常规治疗无效，或有窒息先兆者，如没有严重心肺功能障碍、极度衰竭等禁忌证时，可考虑在咯血暂时缓解期间进行此项检查，既可明确出血部位，又可局部止血。经支气管镜或硬质支气管镜止血，可采用去甲肾上腺素、巴曲酶、凝血酶、0.9% 的生理盐水局部滴注或灌洗，也可采用激光、微波和气囊导管、弹簧圈压迫止血。操作中应注意防止因气囊过度充气或留置时间过长，引起支气管黏膜缺血性损伤和阻塞性肺炎。支气管镜下处理是大咯血治疗的重要手段，其主要的治疗目的是清除积血、防止窒息、进行局部止血。支气管镜操作可能会刺激患者呼吸道黏膜，导致剧烈咳嗽，从而加重咯血。如果出血量大，容易导致视野模糊，无法找到出血部位，从而无法进行治疗，这些均可能给患者带来风险。因此，支气管镜操作前应做好充分的救治准备，应保证气道的畅通，最好建立可靠的人工气道。操作中尽可能避免诱发咳嗽。

根据出血的部位不同，处理有所区别。不同

的部位,支气管镜止血的方法不一。如果是小的支气管远端出血,除局部灌注冰盐水、1：10 000 肾上腺素、凝血酶等止血药物外,还可将支气管镜头端向远端推送,直接嵌顿在出血的支气管进行止血。应用止血酶后,一定要注意吸出形成的凝血块。此外,确认嵌顿部位的准确,也可使用止血球囊阻塞支气管进行止血。对于管腔直径超过支气管镜的气道,可以使用球囊进行止血。气管部位的出血由于不能长时间中断通气,因此止血球囊压迫止血常难以奏效,可采用气管插管,利用球囊直接对出血部位进行压迫,或将气管插管插过出血部位远端,对球囊进行充气,利用插管球囊保护远端气道不被血液充填。对于左右主支气管出血,或单侧大量出血,部位一时难以界定的,可以通过支气管镜引导,插入双腔气管插管,隔离出血侧气道,保护非出血侧气道通畅;也可利用止血球囊对出血侧支气管进行压迫和阻塞出血侧支气管,保证对侧气道畅通。

硬质气管支气管镜是处理大咯血的有力武器,其管腔宽大,吸引方便,且可进入多种器械,在操作时能进行通气,因此在处理大咯血时有很多优势。可通过硬镜的活检钳、冷冻探头,非常便利地取出血块,防止窒息的发生。对于单侧大出血,可以利用纱布或明胶海绵直接将左侧或右侧支气管阻塞,终止出血,防止对侧气道被血液充填。出血停止后 48～72 小时,应在硬镜下小心取出纱布填塞物,以防发生阻塞性肺炎。对于气道壁可见的出血,可考虑用氩等离子体凝固术、电凝、激光等热治疗进行局部止血,但需注意这些治疗可能引起气道内着火、气道穿孔及后续的气道瘢痕狭窄。

（3）手术治疗：对于反复大咯血经积极保守治疗无效,24 小时内咯血量超过 1 500 mL,或一次咯血量达到 500 mL,有引起窒息先兆而出血部位明确且没有手术禁忌证者,可考虑急诊手术止血。手术的禁忌证包括双肺广泛性弥漫性病变、出血部位不明确、凝血功能障碍者,以及全身情况或心肺功能差、不能耐受手术者。手术时机最好选择在咯血间歇期,以减少手术并发症。

（二）中医辨证论治

实证

1. 风寒犯肺证

证候：咳嗽,咯血或痰中带血,恶寒、发热,口

不渴,胸痛。舌质淡,苔白,脉浮紧。

证机分析：风寒袭表,卫阳被遏,故恶寒、发热、头痛;风寒束闭肺气,肺气不宣,故咳嗽、鼻塞;咳嗽不止,损伤肺络,则痰中带血;苔白、脉浮或浮缓,均为风寒之邪侵于肺卫之征。

治法：疏风散寒,肃肺止血。

处理：（1）方药：金沸草散加减。药用金沸草、前胡、荆芥、细辛、生姜、茯苓、半夏、仙鹤草、茜草根、茅根、蒲黄等止血化瘀。

（2）中成药：云南白药、三七粉。

（3）针灸：针刺用泻法,取穴太渊、大椎、肺俞、膈俞。

（4）其他疗法：穴位封闭。用 0.25% 普鲁卡因 1～2 mL 进行穴位封闭,常选双侧内关、尺泽、孔最、膻中穴。

2. 风热犯肺证

证候：咳嗽,咯血或痰中带血,口干,口渴,可伴发热恶寒,胸痛,大便结,小便黄。舌红苔黄,脉浮数。

证机分析：风热袭表,表卫失和,故见恶寒发热;风热犯肺,肺失消肃,因而咳嗽痰黄;热伤阳络,血溢于肺,随痰而出,则见咳血;热邪耗津,津液内伤,以致口渴;苔薄黄、脉浮数,均为风热之邪在表之象。

治法：清宣肺热,凉血止血。

处理：（1）方药：银翘散加减。方中金银花、连翘、竹叶、芦根、牛蒡子、荆芥、薄荷,或加贝母、杏仁肃肺止咳,旱莲草、茅根、藕节、茜草根凉血止血。痰热壅肺而见发热、痰多、咯痰黄稠、苔黄腻、脉滑数者,加黄芩、鱼腥草,或合千金苇茎汤清热肃肺化瘀。表邪已解而津伤较甚,干咳无痰或痰少而黏、舌红少津者,去荆芥、薄荷,加天冬、麦冬、玄参、天花粉养阴润燥。

（2）中成药：清肺抑火丸。

（3）针灸：针刺用泻法,取穴合谷、曲池、太渊、天突、肺俞。十宣,用刺络放血。

（4）其他疗法：验方。生地黄汁、大蓟汁,混匀,适量内服。

3. 燥气犯肺证

证候：喉痒咳嗽,呛咳少痰,痰中带血,气短神倦,自汗,口燥咽干。舌红少津,苔薄黄,脉数。

证机分析：燥热犯肺,肺失清润,肺气上逆,故见身热、咳嗽痰少等症;燥热损伤肺络,则致咳血;

燥热上灼气道,则致鼻燥咽干;燥热耗津,故见口渴;苔薄白而燥、脉浮数,为燥热之邪伤及肺卫之象。

治法:清肺润燥,宁嗽止血。

处理:(1)方药:桑杏汤加减。药用桑叶、杏仁、沙参、川贝、香豆豉、栀子皮、梨皮等,可加生地炭、藕节炭、旱莲草、十灰散等凉血止血。燥热已退而咳嗽不已,痰中带血,治疗当滋阴润肺、宁嗽止血,用沙参麦冬汤加凉血止血药;若鼻衄者,加白茅根、旱莲草凉血止血;皮肤干燥、口渴甚者,加芦根、天花粉清热生津。

(2)中成药:天门冬丸、天地丸等。

(3)针灸:针刺用补法,取穴合谷、曲池、太渊、肺俞、鱼际、尺泽等。

(4)其他疗法:① 穴位敷贴。取穴肺俞、太溪。② 耳穴压丸。取穴肾上腺、缘中。③ 食疗。猪肺三汁汤:猪肺煮熟,配梨汁、藕汁、莱菔汁服用。④ 验方。天冬30 g,甘草、茯苓、阿胶各15 g,杏仁、贝母各20 g,共研细末,炼蜜为丸,每服9 g,每日3次。

4. 肝火犯肺证

证候:咳嗽,咯黄色脓痰,咯血,烦躁易怒,胸胁疼痛,口干,口苦。舌质红,舌苔薄黄,脉弦数。

证机分析:肝火炽盛,上炎犯肺,灼伤血络,则致咳嗽咯血;热势亢盛者,则可咳吐纯血;胸胁为肝之分野,肝火内盛肝经失和,故见胸胁疼痛;肝火上扰清空,到头痛、眩晕;上扰心神,则致烦躁易怒;口干苦、舌质红、苔黄、脉弦数,均肝火内盛之征。

治法:泻肝清肺,凉血止血。

处理:(1)方药:泻白散合黛蛤散加味。黛蛤散凉肝止血,泻白散清热泻肺,药用青黛、栀子、海蛤粉、桑白皮、地骨皮、黄芩、丹皮、赤芍、郁金、粳米、甘草等,可加藕节、茅根、旱莲草、茜草根等凉血止血。头晕、目赤者,可加龙胆草、代赭石清热平肝;瘀热互结,可加大黄、黄芩。

(2)中成药:三七粉、苦胆草片。

(3)针灸:针刺泻法,选穴太冲、阳陵泉、太渊、行间、肺俞、尺泽。

(4)其他疗法:① 穴位敷贴。取穴孔最、肺俞。② 耳穴压丸。取穴肾上腺、耳尖。

虚证

1. 阴虚火旺证

证候:咳嗽、痰少或干咳无痰,痰中带血或反复咯血,口干咽燥,潮热、盗汗,面赤颧红。舌质红少苔或无苔,脉细数。

证机分析:由于肺脏气阴亏虚,肺燥火盛,失于清肃,故干咳痰少,口干咽燥;虚火灼伤肺络,则致痰中带血或反复咳血;水亏不能济火,火热扰动,逼津液外泄,易为盗汗;阴虚生内热,阳气怫郁于外,故致颧红、午后潮热;肾开窍于耳,腰为肾之外府,肾阴亏虚,则出现耳鸣、腰膝酸软等症;舌质红、少苔、脉细数,为阴虚火旺之象。

治法:养阴清热,凉血止血。

处理:(1)方药:百合固金汤加减。药用熟地黄、生地黄、当归、白芍、甘草、贝母、麦冬、天冬、玄参、桑白皮、百合,可加茅根、藕节、旱莲草、侧柏叶或十灰散凉血止血。潮热甚者,加地骨皮、秦艽、白薇清退虚热;盗汗显著者,加煅牡蛎、浮小麦、糯稻根固表敛汗;若肾阴亏虚、虚火内动者,可再加知母黄柏坚阴清火。

(2)中成药:月华丸、养阴清肺丸等。

(3)针灸:针刺补法,选穴太渊、复溜等。灸涌泉穴。

(4)其他疗法:① 穴位敷贴。取穴孔最、肺俞。② 耳穴压丸。取穴肾上腺、神门。③ 穴位注射。鱼腥草注射液1~2 mL,于单侧孔最穴穴位注射,每日1~2次,左右交替注射;或仙鹤草素2 mL,孔最、侠白穴注射。④ 新鲜大蒜去皮,捣成泥状,称取9 g,加硫黄末6 g,肉桂末3 g、冰片3 g,研匀后分两份,敷贴双侧涌泉穴。

2. 气不摄血证

证候:痰中带血,或咯吐纯血,血色较淡,神疲乏力,面色无华,头晕目眩,耳鸣心悸,气短,或肢冷畏寒,冷汗淋漓;或兼见衄血、便血。舌质淡,苔薄白,脉虚细或芤,或细弱无力。

证机分析:禀赋不足,或劳倦过度,或饮食不节,损伤脾胃,或大病久病之后失于调养,以致正气不足、气血亏虚。气血亏耗,不能上荣于面,则面色少华;筋脉百骸失于濡养,放神疲乏力;脑海失养则头晕、目眩、耳鸣;心失所养,则致心悸;气虚不能摄血,血无所主而妄行,血溢于肺,则致痰中带血或咳纯血;妄行甚者,则可并见衄血、便血;舌质淡、脉虚细,为气虚血弱之象;若出血过多,则见芤脉。

治法:益气摄血,健脾养血。

处理:(1)方药:拯阳理劳汤加减。药用人参、黄芪、白术、甘草、当归、陈皮、肉桂、熟地黄等，可加仙鹤草、白及、阿胶珠、三七粉等，以收敛止血、养血止血。

（2）中成药：参麦注射液、参附注射液、补中益气丸等。

（3）针灸：针刺用补法，选穴太渊、太溪、气海等；灸气海、关元穴。

【中西医协同诊疗思路】

（一）咯血的中西医协同诊断

咯血的病位在肺，血由肺来，经咳嗽而出，或纯血鲜红、间夹泡沫，或痰血相兼，或痰中带血。因此，首先可根据以上两点对咯血做出诊断。

诊断大致流程为：① 评估患者是否合并危及生命的大咯血。② 详细询问患者的症状、特征及相关病史，包括耳鼻咽喉和消化系统疾病病史，除外上气道出血或呕血。③ 根据影像学、支气管镜检查结果，逐步排查病因。所有咯血患者均应首先进行"ABC"评估，即气道（airway）、呼吸（breathing）、循环（circulation），以除外危及生命的大咯血。其次，通过辅助检查进一步明确诊断，如实验室检查血小板计数、凝血功能、血气分析、痰培养、类风湿因子等；胸部 X 线片对于明确咯血，尤其是大咯血病因具有重要作用，如支气管扩张、肺部空洞和二尖瓣狭窄等，多数可以通过胸部 X 线片进行诊断或为诊断提供重要线索。对于胸部 X 线片无法发现的支气管扩张，高分辨 CT（HRCT）是有效的诊断手段。疑诊肺栓塞时可行 CT 肺动脉造影。疑诊支气管动脉畸形时可进行支气管动脉造影以明确，同时可栓塞相关血管达到止血的目的。怀疑循环系统疾病时，应检查超声心动图等；同时对于小量到中等量咯血，支气管镜检查是确定咯血部位和病因的主要手段。④ 对咯血进行中医辨证施治，先辨外感内伤，引起咯血的原因不外乎外感及内伤，两者在起病、临床表现、治疗及预后等方面各不相同，应予鉴别。一般外感咯血起病急、病程短，初起多有表证；内伤咯血则起病缓、病程长，一般均有脏腑、阴阳、气血虚衰表现，如肺肾阴虚、正气亏虚等。然后辨火之虚实有无，咯血由火热熏灼肺络引起者为多，但火有实火、虚火之别。

（二）咯血的中西医协同治疗

在治疗方面，首先针对咯血进行一般处理，包括绝对卧床、高流量吸氧、镇静与镇咳、输血等，其次应采取防止窒息并采用药物治疗、介入及手术治疗、控制感染，并保持呼吸道通畅等措施（详见治疗）。

在中医治疗方面，可针对咯血的中医辨证来进行辨证施治。风寒犯肺，治宜疏风散寒、肃肺止血；风热犯肺，治宜清宣肺热、凉血止血；燥气犯肺，治宜清燥润肺、宁嗽止血；肝火犯肺，治宜泻肝清肺、凉血止血；阴虚火旺，治宜养阴清热、凉血止血；气不摄血，治宜益气摄血、健脾养血。

外感咯血经治血止之后，多不再复发。内伤咯血则在血止之后，还应针对引起咯血的病因病机进行较长时间的治疗，以巩固疗效。平时应注意保暖，防止外邪犯肺因咳嗽而引起出血。饮食方面，宜少食或不食辛辣炙煿及生痰动火之物。吸烟及饮酒易使咯血复发，故宜戒除。护理方面，要注意解除患者的思想负担，积极配合治疗。仅痰中带血者，可进行适当的室内及户外活动，但应避免疲劳。咯血量多的患者，则应绝对卧床休息。应备有痰盂，存贮痰血，一则可观察血量多少，借以了解病情变化；二可减少患者活动，有利于止血。保持室内空气新鲜、流通。此外，应常备中药人参、三七粉等药品，以应急需。（图 2-21）

【预后与进展】

（一）预后

咯血是一个以症状为名的病证，其转归及预后决定于引起咯血的原因、病情的轻重及咯血量的多少。外感咯血一般预后良好，在祛除外邪之后，咯血即可治愈。但若反复发作或经久不愈，血液亏耗，气阴伤损，则易转为阴虚火旺、气阴亏虚或气不摄血等内伤咳血。内伤咯血则病程较长，多有反复发作的病史，往往需要较长时间才能治愈。而有的病例在咯血停止之后，仍有复发的可能，尤其是在复感外邪或情志内伤时，容易引发咯血。

尽管咯血是呼吸科门诊就诊和住院的常见原因，但大咯血相对较少见。结核、支气管扩张、肌瘤和癌症是大咯血的主要病因。在世界上结核病高负担地区中，它是咯血的主要原因，并且仍然是

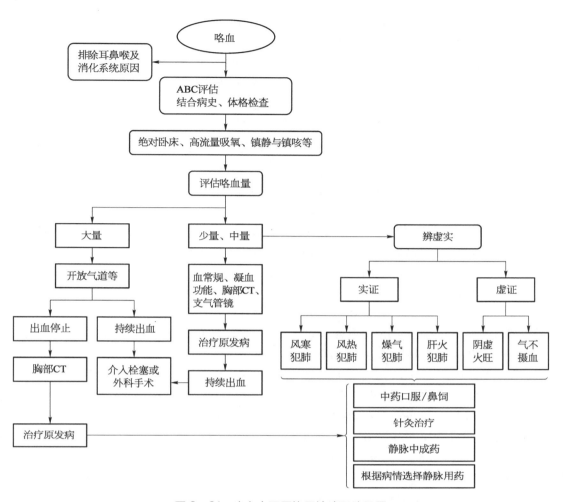

图 2-21 咯血中西医协同诊疗思路导图

全世界大规模咯血的最常见原因,包括保留肺功能和基础器官衰竭在内的基线医学状况,对威胁生命的咯血的死亡率具有重大影响。

由于反复咯血的风险增加,曲霉菌病、支气管扩张和癌症等疾病也伴随着咯血相关的死亡率而更高。

(二)现代研究进展

目前应用中西医结合疗法在治疗多种原因引起的咯血方面取得了许多进展和成就,如对肺结核、支气管扩张、肺癌等疾病引起的咯血,治疗方面的效果较为满意。

1. 在治疗肺结核咯血方面 兰森宁将 103 例肺结核急性大咯血患者分为两组,给予对照组患者常规西药治疗,规范抗结核治疗方案基础上给予抗感染、止血等治疗,给予肌注立止血静脉滴注,每日 1 次。观察组患者在对照组常规西药治疗基础上加用滋阴止血方加减(方药包括生地黄、

熟地黄、沙参、麦冬、玄参、百合、白术、白及、阿胶、百部、三七粉、侧柏叶、仙鹤草、川贝母、甘草)。根据症状不同加减,如痰多者加鱼腥草,有胸痛者加用三七粉及丹皮。以水煎服,1 剂,分 2 次早晚服用,7 日为 1 个疗程,连续服用 2 个疗程。结果发现,在止血时间方面,观察组患者止血时间为 3.7±1.1 日,明显低于对照组的 5.3±1.6 日,两组止血时间比较,差异有统计学意义($P<0.05$)。

薛娜娜等将肺结核咯血患者 80 例,随机分为对照组和治疗组,每组 40 例。对照组给予常规西药治疗,包括给予异烟肼 600 mg、吡嗪酰胺 2 000 mg、乙胺丁醇 1 250 mg,此 3 种药物的服用方法为隔日口服 1 次,同时给予隔日肌内注射链霉素 750 mg。轻度或者中度咯血患者给予口服卡巴克络 10 mg,每日 3 次,同时给予止血芳酸 0.4 g 加入 5%生理盐水注射液中进行静脉滴注,每日 1 次;重度咯血患者则同时给予静脉滴注垂体后叶素 10~20 U,每日 1 次,7 日为 1 个疗程。治疗组在对照组的基础

上给予益肺止血汤(方药组成:沙参25 g,玄参20 g,生地黄20 g,仙鹤草15 g,桔梗15 g,百合15 g,人参20 g,三七粉2 g,白及20 g,蒲黄炭15 g,血余炭3 g。每日1剂,每次100 mL,早晚各服用一次)治疗。结果发现,治疗组有效率为95.00%,对照组有效率为70.50%,治疗组显著优于对照组($P<0.05$),说明益肺止血汤治疗肺结核咯血疗效显著。

刘香臣等将117例肺结核大咯血患者以随机数字表法分为对照组和观察组两组。对照组58例给予西医常规治疗,即在规范抗结核治疗方案(2HRSE/4HR)基础上给予抗感染、吸氧、止咳、镇静、增强免疫等对症治疗,同时采取止血敏0.25 g肌注,每日2次;10 U脑PTT加入500 mL 5%葡萄糖注射液中静脉滴注,每日1次。观察组59例在对照组治疗基础上加用滋阴止血方:生地黄20 g,熟地黄20 g,沙参20 g,麦冬15 g,玄参15 g,百合30 g,白术15 g,白及15 g,阿胶12 g(烊化),百部15 g,三七粉6 g(冲服),侧柏叶15 g,仙鹤草15 g,川贝母6 g(冲服),甘草3 g。盗汗甚者,加浮小麦30 g,煅牡蛎30 g,五味子10 g;咳嗽甚者,加浙贝母20 g,桔梗15 g,杏仁10 g;气虚,加党参30 g或太子参20 g;骨蒸潮热,加青蒿10 g,银柴胡10 g,地骨皮10 g;烦躁易怒,加龙胆草15 g;痰稠色黄,加鱼腥草15 g,桑白皮10 g,减白及。每日1剂,水煎服,分早晚用,1周为1个疗程,连续用药2个疗程,比较两组临床疗效、咯血完全停止时间及不良反应。结果发现,治疗后,观察组总有效率为96.61%,显著高于对照组的81.03%($P<0.01$);观察组咯血时间明显减少,咯血完全停止时间、PT日平均用量、平均PTT总量均明显少于对照组($P<0.01$);观察组不良反应发生率为10.17%,显著低于对照组的24.14%($P<0.05$)。因此证明,采取滋阴止血方加减辅助西药治疗肺结核大咯血疗效好,可加强止血作用,见效快、疗程短,明显降低西药治疗不良反应,患者更易接受。

陈子昂等将肺痨咯血患者属肺阴亏损证者138例随机分成两组。治疗组72例在基本治疗基础上加用:① 山莨菪碱10 mg,双侧内关各5 mg穴位注射。② 煎服中药。月华化血丹:天冬12 g,麦冬12 g,生地黄12 g,熟地黄10 g,炒山药15 g,百部20 g,北沙参10 g,川贝母10 g,阿胶10 g(烊化),三七10 g,仙鹤草30 g,白及10 g,花蕊石10 g,或加云南白药1瓶冲服。每日1剂,煎2次分服。如咳嗽痰黏难咯,加瓜蒌仁、紫菀、桔梗;干咳无痰,加枇杷叶、甜杏仁;潮热重,加地骨皮、银柴胡;盗汗,加炒浮小麦、牡蛎、龙骨;胸痛,加桃仁、丹参、郁金、延胡索;食欲不振,加太子参、麦芽、谷芽、鸡内金等。对照组66例在基本治疗基础上加用对羧基苄胺10 mg/kg加入10%葡萄糖150~250 mL中静脉滴注,隔6小时重复1次;阳服安特诺新5 mg,每日3次。观察比较其疗效,结果发现在止血疗效方面,治疗组总有效率为95.83%,对照组为75.76%,治疗组显著优于对照组($P<0.001$)。肺痨治愈率中初治涂阳治愈率治疗组为98.1%,对照组为83.3%,治疗组显著优于对照组($P<0.01$)。因此证明,中西医结合治疗肺痨咯血较单纯西医治疗疗效更佳。

2. 在治疗支气管扩张咯血方面 牟艳林等将60例符合西医支气管扩张咯血诊断标准及中医咯血诊断标准的患者随机分为治疗组30例及对照组30例。对照组采用抗感染、化痰止咳临床常规治疗:开始据病情经验性选药,常规静滴盐酸左氧沙星注射液;静滴盐酸氨溴索;获得痰培养、药敏试验结果后酌情调整。根据咯血情况予以止血治疗,若24小时内咯血量小于100 mL者,给予口服云南白药胶囊0.5 g,每日3次;24小时内咯血量为100~500 mL,给予静滴垂体后叶素。治疗组则在对照组基础上服用经验方清肺止血汤(生地黄20 g,百合15 g,麦冬5 g,白奶参15 g,黄芩9 g,栀子9 g,血三七10 g,蜈蚣七10 g,血当归10 g,白及10 g,侧柏叶10 g,甘草10 g),临证加减以水煎服,每次100 mL,分早晚两次饭后温服,2周为一个疗程。对比两组治疗前后患者临床症状(咳嗽、咳痰、咯血、胸闷)、体征、重要炎性标志物(WBC、NE%、CRP、ESR)、痰培养的变化情况。结果显示,治疗组临床疗效总有效率(96.67%)显著高于对照组(90%)($P<0.05$)。治疗后两组症状、体征有显著改善($P<0.05$),治疗组症状、体征改善均与对照组有统计学意义的差异。治疗组的主要临床症状,如咯血、咳嗽、咳痰及胸闷恢复时间,均较对照组短。由此表明在治疗支气管扩张咯血方面,治疗组在临床症状、体征、炎症改善、痰培养转阴率方面优于西药治疗对照组,且安全、无毒副作用,为我们在以后的临床研究进一步发扬中西医结合治疗支气管扩张咯血的优势提供一条新思

路,不仅可减少抗菌药物的使用,还可以改善患者症状、提高生活质量,并在一定程度上减轻患者经济负担。

武百强等将支气管扩张咯血患者 74 例,按 1：1 的比例随机分为两组。对照组给予西药治疗,包括予以甲磺酸酚妥拉明注射液 20 mg、垂体后叶素 10 U 静脉治疗,并接受广谱抗生素抗感染治疗。治疗组在对照组的治疗基础上给予白及枇杷汤,药物组成为白及 30 g、炙枇杷叶 15 g、藕节炭 15 g、生地黄 15 g、阿胶 15 g、炒蛤粉 15 g,加水 500 mL,大火煮开后,改小火煎至 100 mL,口服,每日 2 次;加白及雾化,操作方法：取白及 50 g,加水 300 mL 煎煮 30 分钟,取其上清液 20 mL,冷却至 37℃时进行超声雾化,每次雾化吸入 15 分钟,每日 2 次。两组均于治疗 72 小时后判定疗效。治疗组痊愈 18 例,好转 17 例,未愈 2 例,有效率为 94.59%;对照组痊愈 12 例,好转 15 例,未愈 10 例,有效率为 72.97%。治疗组可缩短凝血酶原时间,止血效果明显优于单纯西药治疗。两组对比,差别有统计学意义(P<0.05)。治疗后 PT 对比,治疗组优于对照组(P<0.01)。由此说明,白及雾化吸入合中药汤剂口服联合西药治疗支气管扩张咯血,疗效确切。

周佐涛等将 98 例支气管扩张伴咯血患者随机分为鱼腥草穴注组和止血敏穴注组各 49 例,分别采用鱼腥草注射和酚磺乙胺穴注双侧孔最穴治疗,鱼腥草穴注组采用鱼腥草注射液穴位注射治疗,双侧穴位等量注入鱼腥草注射液各 4 mL,每日 1 次,连续 7 日;酚磺乙胺穴注组采用酚磺乙胺穴位注射治疗。酚磺乙胺用量为 8 mL,选穴、操作方法及治疗时间同鱼腥草穴注组。7 日后根据咯血症状的改善程度评定疗效,观察穴位注射治疗支气管扩张咯血的临床疗效。结果发现,鱼腥草穴注组临床治愈 38 例,好转 8 例,无效 3 例,总有效率 93.88%,临床治愈率 77.55%;酚磺乙胺穴注组临床治愈 36 例,好转 11 例,无效 2 例,总有效率 95.92%,临床治愈率 73.47%。2 组总有效率、临床治愈率比较,差异均无显著性意义(P>0.05)。因此说明,穴位注射孔最穴治疗支气管扩张咯血简便、安全、疗效确切,其治疗机制中起关键作用的是经穴,而药物则处于次要地位。

涂长英等将 54 例支气管扩张咯血患者分为观察组与对照组,各 27 例,观察组在常规治疗和护理的基础上采用穴位贴敷治疗,贴敷膏配制：白及、川牛膝、吴茱萸各一份,碾为细末,加蜂蜜、醋制成膏剂。贴敷药饼：取贴敷膏做成直径为 1 cm、厚为 0.5 cm 的药饼。贴敷穴位：孔最穴和涌泉穴。操作方法：患者取舒适体位,评估贴敷处皮肤情况,询问贴敷过敏史,解释中药贴敷的作用,取得患者配合。运用同身寸取穴法,定好孔最穴、涌泉穴的穴位,使用 75% 酒精棉球消毒皮肤,待干,取贴敷药饼贴于穴位上,用胶带固定,交代患者注意事项,观察患者贴敷处皮肤,视患者年龄及皮肤敏感程度贴 2~4 小时,患者自觉贴敷处有灼热、疼痛、瘙痒等症状,可提前揭除。每日 1 次,7 日为一疗程。对照组采用常规治疗和护理。观察穴位贴敷治疗支气管咯血的临床效果,结果观察组总有效率明显高于对照组。

3. 在治疗肺癌咯血方面　陆承勇等自拟益肺抑癌方治疗肺癌晚期咯血,并观察其临床疗效。收治肺癌晚期咯血患者 90 例,按病理类型分为：鳞状上皮细胞癌 48 例,腺癌 25 例,小细胞未分化癌 17 例;按咯血量分为：大量咯血(>500 mL)16 例,中等量咯血(100~500 mL)50 例,小量咯血(<100 mL)24 例;中医辨证分型为肺肾阴虚型 38 例,肝火犯肺型 30 例,气血亏虚型 12 例,燥热伤肺型 10 例。将以上患者随机分为两组各 45 例。对照组给予常规西医止血治疗,除给予镇静、休息及对症治疗外,根据咯血量多少选择止血药物治疗,如垂体后叶素、安络血、氨基己酸、氨甲苯酸、肾上腺皮质激素、酚磺乙胺等止血药物。观察组在常规西医止血治疗基础上给予自拟益肺抑癌方(方药组成：党参 50 g,黄芪 15 g,白术 15 g,砂仁 15 g,重楼 15 g,桔梗 10 g,浙贝母 10 g,瓜蒌壳 15 g,僵蚕 10 g,白花蛇舌草 20 g,半枝莲 20 g,侧柏叶炭 10 g,茜草 10 g,当归 10 g,甘草 10 g)治疗。比较两组临床疗效。结果发现,观察组治疗总有效率明显高于对照组,止血时间明显短于对照组,差异均有统计学意义(P<0.05)。由此证明自拟益肺抑癌方治疗肺癌晚期咯血效果显著,具有补气、清热化痰、利湿解毒、凉血止血的功效。

李自全等选取 53 例肺癌咯血患者为对照组,中医辨证分型,属阴虚肺热型 24 例,肝火犯肺型 17 例,燥热伤肺型 7 例,气血双亏型 4 例。给予巴曲停、止血敏等静脉滴注,同时选取 53 例肺癌咯血患者为观察组,中医辨证分型,属阴虚肺热型 25

例,肝火犯肺型 18 例,燥热伤肺型 8 例,气血双亏型 2 例。在对照组治疗的基础上给予青蒿鳖甲汤加减治疗(组方:青蒿 30 g,鳖甲 30 g,地骨皮 20 g,丹皮 15 g,知母 10 g,生地黄 20~30 g,桑叶 20 g,茜草炭 20 g。易腹泻者,加山药 30 g,炙甘草 15 g,生地黄改熟地黄,加石榴皮 20 g;肝火盛者,加青黛 10 g;燥热盛者,加北沙参 30 g;气血亏虚者,加西洋参 10 g,阿胶 10 g)。1 周为 1 个疗程,连服 2 个疗程。观察青蒿鳖甲汤加减对肺癌所致咯血的临床疗效,结果发现观察组有效率为 90.57%(48/53),对照组为 73.58%(39/53),两组患者有显著性差异($P < 0.05$)。说明青蒿鳖甲汤加减对肺癌并咯血具滋阴润肺、凉血止血的功效。

总而言之,临床各家应用中医咯血的理论及治法,对不同的肺部疾病导致的咯血进行治疗,效果满意。临床实践的结果又丰富了中医咯血的理论并充实了治疗方药。

(黄 怡)

第六节

急性肺损伤与呼吸窘迫综合征

各种肺内或肺外原因,如严重感染、创伤、休克及烧伤等,导致肺毛细血管内皮细胞和肺泡上皮细胞炎症损伤,引起弥漫性肺间质和肺泡水肿,导致急性低氧性呼吸功能不全,称为急性呼吸肺损伤(acute lung injury,ALI)/急性呼吸窘迫综合征(acute respiratory distress syndrome,ARDS)。

ALI/ARDS 是指由心源性以外的各种肺内、肺外致病因素导致的急性、进行性呼吸衰竭。ALI/ARDS 是 ICU 常见的临床病症之一,也是导致重症患者呼吸衰竭的重要原因之一,其发生率和病死率一直居高不下。近 10 年来的数据显示,欧洲 ARDS 的年发病率基本保持在(5.0~7.2)/10 万人之间,美国 ARDS 的年发病率亦高达 33.8/10 万人。全球调查数据显示,ICU 中重症 ARDS 的发生率在 10% 左右,而 ARDS 的病死率仍然在 40% 左右。其主要病理特征为肺微血管通透性增高,肺泡渗出富含蛋白质的液体,进而导致肺水肿及透明膜形成,可伴有肺间质纤维化。病理生理改变

以肺容积减少、肺顺应性下降和严重的通气/血流比例失调为主。临床表现为呼吸窘迫和顽固性低氧血症,多于原发病起病后 5 日内发生,约半数发生于 24 小时内。除原发病的相应症状和体征外,最早出现的症状是呼吸加快,并呈进行性加重的呼吸困难、发绀,常伴有烦躁、焦虑、出汗等。其呼吸困难的特点是呼吸深快,费力,患者常感到胸廓紧束、严重憋气,即呼吸窘迫,不能通过常用的吸氧疗法改善,亦不可用其他原发心肺疾病(如气胸、肺气肿、肺不张、肺炎、心力衰竭)解释。早期体征可无异常,或仅在双肺闻及少量细湿啰音;后期多可闻及水泡音,可有管状呼吸音。肺部影像学表现为非均一性的渗出性病变。

ALI 和 ARDS 为同一疾病过程的两个阶段,ALI 代表早期和病情相对较轻的阶段,而 ARDS 代表后期病情较严重的阶段,55% 的 ALI 在 3 日内会进展成为 ARDS。ALI 概念的提出主要有 3 个意义:① 强调了 ARDS 的发病是一个动态过程。致病因子通过直接损伤,或通过机体炎症反应过程中细胞和相应介质间接损伤肺毛细血管内皮和肺泡上皮,形成 ALI,逐渐发展为 ARDS。② 可在 ALI 阶段进行早期治疗,提高临床疗效。③ 按不同发展阶段,对患者进行分类(严重性分级),有利于判断临床疗效。

在第二次世界大战的伤员中,人们首次认识了急性呼吸窘迫综合征,当时被称为"创伤性湿肺"。自从 1967 年 Lancet 杂志发表了一篇关于 12 名 ARDS 患者的描述性报道以来,ARDS 受到了重视。1972 年开始将这种综合征称为成人呼吸窘迫综合征(adult respiratory distress syndrome,ARDS),以便与新生儿的呼吸窘迫综合征相区别。然而多年的临床实践表明,该综合征绝不仅限于成人,已有大量儿童和青少年患病的报道,故已将这种呼吸衰竭按其发病特点正式改称为急性呼吸窘迫综合征,其英文缩写"ARDS"中的"A"代表"急性的(acute)"。2012 年柏林标准按严重程度将急性呼吸窘迫综合征分为轻度、中度、重度三个亚型,并除去急性肺损伤的概念。

中医认为,急性肺损伤/急性呼吸窘迫综合征主要表现为呼吸喘促,属于中医学"暴喘""喘脱"的范畴,主要与温病、外伤、失血、产后、痈疽等因素有关,由内伤或外感疾病导致的肺不主气及肾不纳气的现象,发病诱因明确,治疗方法可

有解毒祛瘀、补虚固脱、清热化痰、益气利水及泻肺通腹等。

【病因病理】

（一）西医病因病理

1. 病因 引起 ALI/ARDS 的原因或高危因素有很多（表 2-16），可以分为肺内因素（直接因素）和肺外因素（间接因素）。肺内因素是指对肺的直接损伤，包括：① 化学性因素，如吸入毒气、烟尘、胃内容物及氧中毒等。② 物理性因素，如肺挫伤、放射性损伤等。③ 生物性因素，如重症肺炎。肺外因素包括严重休克、感染中毒症、严重非胸部创伤、大面积烧伤、大量输血、急性胰腺炎、药物或麻醉品中毒等。

表 2-16 急性肺损伤和急性呼吸窘迫综合征的高危因素

肺内因素	吸入性肺损伤（胃内容物、烟雾、可卡因、腐蚀性气体、氧中毒） 肺炎（细菌、病毒、真菌） 溺水 高原性肺水肿 肺挫伤 放射性肺损伤
肺外因素	神经系统病变（蛛网膜下腔出血、创伤、缺氧、癫痫、颅内压升高） 革兰阳性或阴性菌引起的感染中毒症（sepsis） 休克 非胸部创伤 烧伤 急性重症胰腺炎 尿毒症 糖尿病酮症酸中毒 白细胞凝集反应（leukoagglutination reactions） 弥散性血管内凝血（DIC） 大量输血 体外循环 药物中毒（镇痛药、抗肿瘤药、噻嗪类利尿剂、乙酰水杨酸） 肺栓塞（血栓、脂肪、空气栓塞） 妊娠并发症 肿瘤扩散

在导致直接肺损伤的原因中，国外报道胃内容物吸入占首位，而国内以重症肺炎为主要原因。

若同时存在两种或三种危险因素，或危险因素长时间暴露，均可显著增加 ALI/ARDS 的发生率。

2. 发病机制 ALI/ARDS 的发病机制较为复杂，目前尚未完全阐明。除有些致病因素对肺泡膜的直接损伤外，更重要的是多种炎症细胞（巨噬细胞、中性粒细胞、血小板）及其释放的炎性介质和细胞因子间接介导的肺炎症反应，最终引起肺泡膜损伤、毛细血管通透性增加和微血栓形成；并可造成肺泡上皮损伤，表面活性物质减少或消失，加重肺水肿和肺不张，从而引起肺的氧合功能障碍，导致顽固性低氧血症。

目前参与 ALI/ARDS 发病过程的细胞学与分子生物学机制，尚有待深入研究。各种损伤因素引起的炎症反应是导致 ALI/ARDS 的重要机制，微循环障碍、细胞凋亡、肺泡水肿液的清除以及一些信号通路也共同参与了 ALI/ARDS 的发生。

（1）钙离子浓度：ALI/ARDS 的发病机制可能与细胞内钙离子的增加和结合钙降低有关。正常情况下，细胞内钙离子浓度维持在一定范围，在内毒素和其他致病因素的作用下，引起细胞兴奋性增强和钙离子浓度升高，导致细胞损伤或死亡。

（2）炎症反应在 ALI/ARDS 中的作用：单核巨噬细胞诱导炎症反应：在毒素因子作用下，除了中性粒细胞以外，单核巨噬细胞、血管内皮细胞可分泌 100 余种细胞因子或炎症介质，包括 TNF-α、IL-1、IL-8、血小板活化因子（platelet activating factor，PAF）等炎性介质，并可释放各种氧自由基、蛋白酶和细胞因子，对启动早期炎症反应与维持炎症反应有重要的作用，直接或间接参与肺损伤，从而对血管内皮细胞和肺泡上皮细胞产生损害作用。

中性粒细胞激活：通常中性粒细胞（polymorphonuclear，PMN）在肺内聚集、激活，并通过"呼吸暴发"释放氧自由基、蛋白酶和炎性介质，引起肺部内皮细胞受损，是 ALI/ARDS 发病的重要细胞学机制。生理情况下，肺间质内中性粒细胞数量相当少，在各种原因引起的 ALI/ARDS 早期，肺细胞能产生 PAF、TNF-α、补体 C5a 等许多物质，激活中性粒细胞形成，使大量中性粒细胞迁移并滞留在肺循环中，黏附在肺毛细血管表面并释放一系列损伤内皮细胞的有害物质，直接进入肺泡腔，引起肺泡上皮损伤和肺泡炎症。内皮和上皮损伤后，引起肺泡-毛细血管膜通透性增加，使富含蛋白的液体渗漏入间质和肺泡腔。

正常情况下,衰老的中性粒细胞以凋亡的形式被吞噬细胞清除。但研究发现,很多导致 ALI/ARDS 发生的因素能够延迟中性粒细胞凋亡,使中性粒细胞持续发挥作用,引起过度和失控的炎症反应,因此促进中性粒细胞凋亡有可能成为 ALI/ARDS 颇具希望的治疗手段之一。

炎症介质和抗炎介质的平衡失调:肺内炎性介质和抗炎介质的平衡失调,是 ALI/ARDS 发生、发展的关键环节。TNF-α 是引起 ALI/ARDS 的启动因子,是最常见的炎性介质之一。它的增加可通过诱导一氧化氮、内皮素、氧自由基、多肽递质、脂质递质和黏附分子等的产生而发挥作用,使中性粒细胞黏附并停留在肺组织的受损部位,并和内皮细胞结合,再转移至肺实质。研究表明,中性粒细胞黏附于肺毛细血管内皮是导致 ALI/ARDS 的一条重要途径。除 TNF-α 的增加以外,还有 IL-4、IL-10、IL-13 等抗炎介质释放不足。新近研究表明,体内一些神经肽/激素也在 ALI、ARDS 中具有一定抗炎作用,如胆囊收缩素(cholecystokinin, CCK)、血管活性肠肽(vasoactive intestinal peptide, VIP)和生长激素等。因此加强对体内保护性机制的研究,实现炎性介质与抗炎介质的平衡亦十分重要。

磷脂酶 A_2 激活:磷脂酶 A_2(phospholipase A_2, PLA_2)的激活在 ALI/ARDS 的发病机制中起到重要的作用。由 PLA_2 催化膜磷脂生成的溶血卵磷脂、花生四烯酸、血小板活化因子、白三烯及各种前列腺素(如血栓素等)为较强的致炎因子。TNF-α 和 IL-1 可诱导多种细胞合成和向细胞外分泌 PLA_2,PLA_2 又可诱导 PMN 脱颗粒,产生和释放毒性自由基,使肺泡-毛细血管膜通透性增加。

(3)微循环障碍:ALI/ARDS 的发生与凝血、纤溶、补体系统的触发激活密切相关:革兰阴性菌内毒素、细胞损伤等可直接激活凝血因子XII,引起凝血系统的内源性激活,导致高凝倾向和微血栓形成,是 ALI/ARDS 发生的重要原因。XII可使激肽释放酶原转化为激肽释放酶,引起缓激肽的大量释放,诱导肺毛细血管扩张和通透性增高,是介导 ALI/ARDS 的重要介质。内毒素及免疫复合物等均可激活补体系统,终产物直接损伤细胞,同时中间产物 C3a、C5a 可诱导毛细血管痉挛和通透性增加,并对中性粒细胞、巨噬细胞具有趋化、激活

作用,亦可能诱导肺损伤。

(4)肺泡水肿液的清除:肺组织水肿液的清除主要是通过激活钠离子通道和 Na^+-K^+-ATP 酶,近期也证实氯离子转运与液体清除有关。在动物实验和 ALI/ARDS 患者中均发现,肺泡上皮细胞的液体清除功能受损,而患者的死亡率与肺泡液体清除率显著相关。通过使用增加细胞内 aAMP 的药物,如 β_2 肾上腺素激动剂可促进肺泡上皮细胞的液体转运。水通道蛋白(aquaporins, AQPs)是最近发现的一组与水通透性有关的细胞膜转运蛋白。目前从哺乳动物中鉴定出 10 种水通道蛋白,其中分布于肺组织的水通道蛋白有 6 种。AQPs 可能不参与肺泡大量液体的转运,但在 ARDS 水肿液的吸收中发挥一定的作用。

(5)基因易感性:由于 ALI/ARDS 是一种多病因、多基因引起的急性肺损伤,目前许多研究人员正试图采用基因芯片技术,从基因易感性角度探讨该病的发病机制,并为预防和治疗打下基础。

3. 病理生理

(1)肺容积减小:ALI/ARDS 患者早期由于肺毛细血管内皮细胞和肺泡上皮细胞损伤,肺泡膜通透性增加,引起肺间质和肺泡水肿;肺表面活性物质减少,导致小气道限闭和肺泡萎陷不张,肺容积减少,表现为肺总量、肺活量、潮气量和功能残气量明显低于正常,其中以功能残气量减少最为明显。严重 ARDS 患者实际参与通气的肺泡可能仅占正常肺泡的三分之一。因而称 ALI/ARDS 为"婴儿肺"(baby lung)或"小肺"(small lung)。

(2)肺顺应性下降:肺顺应性降低是 ALI/ARDS 的特征之一,表现为肺泡压力-容积(P-V)曲线呈现"S"形改变,以及机械通气时需要较高气道压力,才能达到所需的潮气量。主要与肺泡表面活性物质减少引起的表面张力增高、肺不张、肺水肿导致的肺容积减少有关。亚急性期,肺组织如出现广泛的纤维化,可使肺顺应性进一步降低。

ALI/ARDS 由于肺泡大量萎陷,肺顺应性下降,故 P-V 曲线向右侧位移。严重的 ARDS 时,P-V 曲线则近似直线(图 2-22)。在 ARDS 的纤维化期,肺组织广泛纤维化使肺顺应性进一步降低。

(3)通气/血流比例失调:通气/血流比例失调是导致 ALI/ARDS 低氧血症的主要原因。ARDS 由于肺部病变的不均一性,通气/血流比值升高和

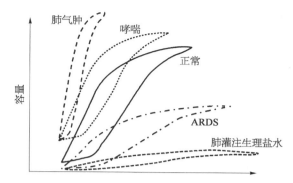

图2-22 不同病理条件下的肺泡压力-
容积曲线环（P-V曲线图）

通气/血流比值降低可能同时存在于不同的肺部病变区域中。① 通气/血流比值（V/Q）降低及分流：肺间质水肿压迫小气道、小气道痉挛收缩和表面活性物质减少，均导致肺泡部分萎陷，使相应肺单位通气减少，通气/血流比值<0.8，产生功能性分流。另外，广泛肺泡不张和肺泡水肿引起局部肺单位只有血流而没有通气，导致真性分流，是导致顽固低氧血症的重要原因。ARDS早期肺内分流率（Qs/Qt）可达10%~20%，甚至更高，后期可高达30%以上。② 通气/血流比值升高及无效腔样通气：肺微血管痉挛或狭窄、广泛肺栓塞和血栓形成，使部分肺单位周围的毛细血管血流量明显减少或中断，导致正常通气区出现部分肺泡过度膨胀，可引起无效腔样通气，V/Q>0.8。无效腔分数与患者病情严重程度和预后相关，重度ARDS无效腔分数可高达60%。

（4）对CO_2清除的影响：ARDS早期，由于低氧血症刺激，致肺泡通气量增加，且CO_2弥散能力为O_2的20倍，故CO_2排出增加，引起低碳酸血症。但到ARDS后期，随着肺组织纤维化，毛细血管闭塞，通气/血流比值升高的肺泡数量增加，通气/血流比值降低的肺泡数量减少。无效腔通气增加，有效肺泡通气减少，均可导致CO_2排出障碍，动脉血CO_2分压升高，出现高碳酸血症。

（5）肺循环改变：① 肺毛细血管通透性明显增加：由于大量炎症介质释放及肺泡内皮细胞、上皮细胞受损，肺毛细血管通透性明显增加。通透性增高性肺水肿是ARDS肺循环的主要改变，也是ARDS病理生理改变的特征。② 肺动脉高压：ARDS患者常合并肺动脉高压。低氧血症是导致ARDS早期肺动脉高压的主要原因，而肺泡塌陷、容积减少或局部肺过度膨胀可导致肺泡外血管压迫或肺泡血管受压迫，使总的肺血管阻力增加，同时缩血管介质（TXA2、TNF-α等）引起肺动脉痉挛及一氧化氮生成减少，均是导致肺动脉高压的原因。ARDS早期肺动脉高压是可逆的，但后期的肺动脉高压为不可逆的，除上述原因外，主要与肺小动脉平滑肌增生和非肌性动脉演变为肌性动脉等结构性改变有关。一方面，肺动脉高压会增加右心后负荷，右心的容积或压力的升高均通过室间隔传递给左心，进一步损伤右心功能；另一方面，左心的前负荷减少，影响左心的射血。值得注意的是，ARDS患者尽管肺动脉压力明显增高，但肺动脉嵌顿压一般为正常，这是与心源性肺水肿的重要区别。

上述病理和肺形态改变引起严重的通气/血流比例失调、肺内分流和弥散障碍，造成顽固性低氧血症和呼吸窘迫。呼吸窘迫发生的机制主要有：① 低氧血症刺激颈动脉体和主动脉体化学感受器，反射性刺激呼吸中枢，产生过度通气。② 肺充血、水肿刺激毛细血管旁J感受器，反射性使呼吸加深、加快，导致呼吸窘迫。

（二）中医病因病机

中医学根据ARDS患者临床所见的呼吸困难、张口抬肩、咳逆喘促、鼻翼煽动、胸闷发绀、尿少便秘等症状，把ARDS归属于"暴喘""喘脱"等疾病范畴，是临床常见难治与危重病之一。本病病位在肺，与心、肾、大肠密切相关，涉及肝脾。

1. 感受外邪 急性呼吸窘迫综合征的发病原因首先与肺感受外邪有关。《温热论》说："温邪上受，首先犯肺。"本病具有起病急、变化快、病情重的特点，因此所感之外邪多致病性极强。如温邪中炎热性质较盛者，如暑热病邪、伏寒化温之温热病邪等；时行之邪，如风热时邪、燥热时邪等；疫毒病邪，如风热疫、暑热疫、燥热疫、暑湿疫、湿热疫等；或四时温邪侵袭后蕴郁成毒者。这些病邪侵袭人体，在肺内邪正剧争，造成肺主气、司呼吸及宣降功能的失常，肺气郁闭，气机不畅，逆乱在内，发为本病。

2. 正气亏虚 "邪之所凑，其气必虚。"外邪侵袭机体后是否发病及发病的形式，取决于机体正气与所感邪气的力量对比。对于ARDS患者，因感染的病邪多强盛，如存正气不足或者正气尚可，但邪气太过强盛时，都有可能导致邪气发挥致病的作用。

3. 他脏传变 本病由多种内、外因素影响下导致正虚邪入,肺失宣降,使其产生"痰饮"的同时导致肺气运行不畅,气机逆乱,致使诸邪聚生,又反作用于肺,诸邪交织,相互影响,发为此病。《灵枢·九针论》提出"肺者,五脏六腑之盖也",ARDS病位在肺。肺脏位于上焦,在人体的高处,上通鼻窍,外合皮毛,故易受外邪侵袭,易感邪毒。邪毒首当袭肺,肺脏的直接损伤是一切病机发展的基础。《素问·五脏生成》说"诸气者,皆属于肺",肺的宣发与肃降是肺主气的主要表现。邪毒袭肺,致使肺气宣降失司,从而出现呼吸功能的异常,临床可见胸闷、憋喘等症状。《素问·咳论》曰"五脏六腑皆令人咳,非独肺也",指出他脏病变可传于肺而致病。如现代医学中的血源性感染播散和胃肠道细菌移位所致,各种感染如静脉导管感染、肠道感染等造成脓毒血症,可形成继发性肺部感染合并ARDS的发生。

【临床表现】

(一) 病史

ALI/ARDS多于原发病起病后5日内发生,约半数发生于24小时内。ALI/ARDS病因复杂,除了原发肺部疾病以外,部分患者存在严重创伤,如多发性重度创伤、严重胸部外伤、多发肋骨骨折、血气胸或连枷胸、颅脑外伤等,或脑出血、肺栓塞、糖尿病痛症酸中毒、失血性休克大量输血等肺外因素。

(二) 症状与体征

急性起病,呼吸频速,呼吸窘迫,口唇及指端发绀进行性加重是ARDS的主要临床表现。通常在ARDS起病1~2日内,发生呼吸频速,呼吸频率大于20次/分,并进行性加快,可达30~50次/分。随着呼吸频率增快,呼吸困难也逐渐明显,危重者呼吸频率可达60次/分以上,呈现呼吸窘迫症状。随着病情发展,缺氧症状也愈加明显,患者可表现出烦躁不安、心率加速、唇及指甲发绀。而缺氧症状用鼻导管或面罩吸氧等常规氧疗方法无法缓解。在疾病后期,多伴有肺部感染,表现为发热、畏寒、咳嗽和咳痰等症状。

疾病初期除呼吸频数外,可无明显的呼吸系统体征。随着病情进展,出现唇及指甲发绀,吸气时锁骨上窝及胸骨上窝下陷,患者两肺可闻及干湿性啰音、哮鸣音,后期可出现肺实变体征,如呼吸音减低或水泡音等。

(三) 四诊要点

突然出现的逐渐加重的气急喘促,烦躁不安,面色青紫或口唇、指甲青紫。早期呼吸急促,壮热烦躁,肌肤发斑或呕血、便血,或大便秘结,或腹胀,神昏谵语,舌红或红绛或紫黯,舌苔厚腻或干燥,脉象沉实。中期高热渐退,汗出渐多,呼吸急促,神疲倦怠,甚者神昏日重,四末不温,舌质逐渐开始变淡,舌苔腻或水滑苔,虚脉。晚期呼吸急促,神疲淡漠,声低息微,汗漏不止,四肢微冷,舌淡,苔白腻,脉微弱;或突然大汗不止,或汗出如油,神情恍惚,四肢逆冷,二便失禁,舌卷而缩,脉微欲绝。

【辅助检查】

(一) 检查项目

1. X线胸片 早期可无异常,或呈轻度间质改变,表现为边缘模糊的肺纹理增多。继之出现双肺纹理增加和斑片状,甚至融合成大片状的浸润阴影,大片阴影中可见支气管充气征。其演变过程符合肺水肿的特点,快速多变;后期可出现肺间质纤维化的改变。有研究发现,ARDS发生后3日仍有约50%的患者胸片无明显异常,因而X线改变常较临床症状延迟4~24小时。胸片的改变受治疗干预的影响很大,为纠正休克而大量液体复苏时,常使肺水肿加重,X线胸片上斑片状阴影增加,而加强利尿使肺水肿减轻,阴影减少;机械通气,特别是呼气末正压(positive end-expiratory pressure,PEEP)和其他提高平均气道压力的手段,也增加肺充气程度,使胸片上阴影减少,但气体交换异常并不一定缓解。而2012年柏林标准规定,影像学改变为双侧浸润影不能完全用肺不张、肺实变或胸腔积液解释,较原有诊断标准的特异性增加。

2. CT 在ARDS急性期,胸部CT主要表现为肺水肿、间质炎症浸润和肺泡塌陷、肺容积减少。根据CT表现,ARDS患者的形态学改变可以分为双肺弥漫性病变(白肺)和局限性病变(重力依赖区的肺病变),不同的肺形态学改变对呼气末正压及肺复张的反应是不同的,可用于指导 ARDS 的治疗。ARDS 的后期 CT 可表现为弥漫性肺纤维化和肺大泡形成。

另外,CT 扫描可发现气压伤及局灶性的肺部感染。但要注意评估患者病情可能存在的转运风险,需要充分预防 CT 的转运及检查中的相关风险。

3. 超声 经胸超声是一种无创、可反复实时进行的床旁监测技术,其对于肺泡间质症状、肺实变、胸腔积液和气胸的诊断优于 X 线检查。超声有助于 ARDS 的诊断与鉴别诊断。美国胸科医师协会推荐意见推荐,出现以下超声征象提示 ARDS 的诊断,有助于鉴别:前壁胸膜下实变,存在肺滑动征减弱或消失;存在正常的肺实质(病变未侵及部位);胸膜线异常征象(不规则的胸膜线节段增厚);非匀齐的 B 线分布。超声还有助于评估 ARDS 肺复张的情况,指导呼气末正压的选择,除能对肺部病变做出诊断,超声检查还可评价心脏及膈肌功能,有助于 ARDS 治疗过程中相应部位的功能评估与保护,指导脱机。而超声检查虽然具有便捷、安全的优点,但对操作者的要求较高,需要充分的训练和实践,且对于肥胖、皮下气肿、胸部敷料覆盖的患者,超声的使用存在一定受限性。

4. 肺气体交换功能的监测 肺气体交换评估对 ARDS 的诊断和治疗具有重要价值。血气分析是评价肺气体交换的主要临床手段。ARDS 早期常表现为呼吸性碱中毒和不同程度的低氧血症,肺泡-动脉氧分压差[$(A-a)DO_2$]升高,高于 $35 \sim 45$ mmHg。由于 ARDS 肺内分流增加($>10\%$),因而常规氧疗往往难以纠正低氧血症。对于严重的肺损伤、低氧血症进行性加重而实施机械通气的患者,PaO/FiO_2进行性下降,可反映 ARDS 低氧血症程度,与 ARDS 患者的预后直接相关,该指标也常常用于肺损伤的评分系统。另外,除表现为低氧血症外,ARDS 患者的换气功能障碍还表现为无效腔通气增加,在 ARDS 后期往往表现为动脉血二氧化碳分压升高。

5. 呼吸力学监测 呼吸力学监测是反映呼吸系统机械特征改变的重要手段,可通过床边呼吸机或呼吸功能监测仪监测。主要改变包括顺应性降低和气道阻力增加,其中呼吸系统顺应性下降反映了肺容积的降低程度。

6. 肺功能检测 肺容量和肺活量、功能残气量均减少;无效腔增加,无效腔量/潮气量>0.5;静-动脉分流量增加。增加的无效腔通气在 ARDS 患者中十分常见,并且与死亡率的增加密切相关。但由于无效腔通气的测量存在很大困难,新的柏林标准中专家组选取经 $PaCO_2$(40 mmHg)标化的分钟通气量(VECORR = 分钟通气量$\times PaCO_2/$40 mmHg)作为替代,在重度 ARDS 中常常有低呼吸系统顺应性(<0 mL/cm)和高 VECORR(每分钟>10 L),或两者同时存在。

7. 血流动力学监测 血流动力学监测对 ARDS 的诊断和治疗具有重要意义。以往认为 ARDS 的血流动力学常表现为肺动脉嵌顿压正常或降低。监测肺动脉嵌顿压有助于与心源性肺水肿的鉴别,同时可直接指导 ARDS 的液体治疗,避免输液过多或容量不足。但由于肺动脉导管的使用少,肺动脉嵌顿压监测困难,加上心力衰竭或液体容量负荷过重引起的静水压增高性肺水肿常与 ARDS 并存,所以新柏林标准中去除肺动脉嵌顿压标准。

8. 纤维支气管镜 支气管灌洗及保护性支气管刷是诊断肺部感染病原学检查的重要手段,可直接从下呼吸道取材,而不易被上呼吸或口腔分泌物污染。支气管肺泡灌洗液病原菌培养定量>104 cfu/mL 或保护性毛刷结果>103 cfu/mL 考虑为致病菌可能。同时 ARDS 患者肺泡灌洗液的检查常可发现中性粒细胞明显增高(非特异性改变),可高达 80%(正常小于 5%),有利于临床诊断。

9. 肺泡毛细血管屏障功能和血管外肺水评估 肺泡毛细血管屏障功能受损是 ARDS 的重要特征。测定屏障受损情况,对评价肺损伤程度具有重要意义。测定肺泡灌洗液中蛋白浓度或肺泡灌洗液蛋白浓度与血浆蛋白浓度比值,可反映从肺泡毛细血管中漏入肺泡的蛋白量,是评价肺泡毛细血管屏障损伤的常用法。肺泡灌洗液中蛋白含量与血浆蛋白含量之比>0.7,应考虑 ARDS,而心源性肺水肿的比值一般<0.5。血管外肺水增加也是肺泡毛细血管屏障受损的表现。肺血管外含水量测定是 ARDS 的独立预测因素,对 ARDS 预后的判断及 ARDS 治疗具有重要意义。正常人血管外肺水含量不超过 500 mL,ARDS 患者的血管外肺水可加到 $3\,000 \sim 4\,000$ mL。利用脉搏指示连续

心排血量监测术（PiCCO）通过热稀释法获得的EVLWI，可以床旁评估ARDS患者的血管外肺水。

10. 电阻抗断层成像技术 电阻抗断层成技术（electrical impedance tomography，EIT）由于无辐射、无创伤、床旁实时监测等优点，被认为是有广泛应用前景的床旁呼吸监测技术。EIT是根据生物体不同组织及同一组织在不同状态下具有不同电导率的现象，通过在生物体表面施加安全电流，并测量表面电流，重建生物体内部的电阻抗分布图的成像技术，借此能够较准确地反映不同区域气体分布状态和容积改变。EIT可以在床边实时直观地监测肺通气的变化，可以实现ARDS床旁个体化潮气量选择、实施肺复张和指导PEEP选择。

（二）主要危重指标与监测

1. 床边肺功能监测 ARDS时肺顺应性下降，无效腔通气量比例（VD/VT）增加，但无呼气流速受限。顺应性的改变，对严重性评价和疗效判断有一定的意义。

2. 心脏超声和Swan-Ganz导管检查 该检查有助于明确心脏情况和指导治疗。通过置入Swan-Ganz导管，可测定肺动脉楔压（PAWP），这是反映左心房压较可靠的指标。PAWP一般<12 mmHg；若>18 mmHg，则支持左心衰竭的诊断。

3. 动脉血气分析 典型的改变为PaO_2降低，pH升高。根据动脉血气分析和吸入氧浓度，可计算肺氧合功能指标，如肺泡-动脉氧分压差$[P(A-a)O_2]$、肺内分流（Qs/QT）、呼吸指数$[P(A-a)O_2/PaO_2]$、PaO_2/FiO_2等指标，对建立诊断、严重性分级和疗效评价等均具有重要意义。

目前在临床上以PaO_2/FiO_2最为常用，其具体计算方法为PaO_2的mmHg值除以吸入氧比例（FiO_2，吸入氧的分数值）。如某位患者在吸入40%氧（吸入氧比例为0.4）的条件下，PaO_2为80 mmHg，则PaO_2/FiO_2为$80÷0.4=200$。PaO_2/FiO_2降低是诊断ARDS的必要条件。正常值为400~500，在ALI时≤300，ARDS时≤200。

在早期，由于过度通气而出现呼吸性碱中毒，pH可高于正常，$PaCO_2$低于正常。在后期，如果出现呼吸肌疲劳或合并代酸，则pH可低于正常，甚至出现$PaCO_2$高于正常。

【诊断与鉴别】

（一）诊断要点

2012年在德国柏林，来自全世界的重症医学专家再次修订了ARDS诊断标准（表2-17）。新的诊断标准具有可靠、简便易行等优点。

表2-17 ARDS诊断标准

	ARDS		
	轻度	中度	重度
时间	一周内急性起病		
低氧血症	PaO_2/FiO_2：<201~300 mmHg，PEEP/CPAP≥5 cmH₂O	PaO_2/FiO_2：≤200 mmHg，PEEP≥5 cmH₂O	PaO_2/FiO_2：<100 mmHg，PEEP≥5 cmH₂O
器官水肿	呼吸衰竭不能完全用心功能衰减或液体负荷来解释，排除心功能衰竭需要客观的手段（如心脏超声）		
X线检查	双肺斑片状浸润影，不能用胸腔积液、结节来解释		

柏林标准不再保留ALI的概念，而是依据改良的氧合指数，将ARDS进行轻、中、重度分层诊疗。分层有利于早期发现ARDS，又可反映患者疾病的严重程度，为临床分层治疗提供了依据。

中华医学会呼吸病学分会1999年制定的诊断标准：① 有ALI/ARDS的高危因素。② 急性起病、呼吸频数和（或）呼吸窘迫。③ 低氧血症：ALI时动脉血氧分压（PaO_2）/吸入氧分数值（FiO_2）≤300；ARDS时PaO_2/FiO_2≤200。④ 胸部X线检查显示两肺浸润阴影。⑤ PAWP≤18 mmHg或临床上能除外心源性肺水肿。同时符合以上5项条件者，可以诊断为ALI或ARDS。

（二）鉴别诊断

西医鉴别

上述 ARDS 的诊断标准并非特异性的，建立诊断时必须排除大片肺不张、自发性气胸、上气道阻塞、急性肺栓塞和心源性肺水肿等。通常能够通过详细询问病史、体检和 X 线胸片等做出鉴别。心源性肺水肿患者卧位时呼吸困难加重，咳粉红色样泡沫痰，肺湿啰音多在肺底部，用强心、利尿等治疗效果比较好；鉴别困难时，可通过测定 PAWP、超声心动图检测心室功能等做出判断并指导此后的治疗。

中医类证鉴别

与哮病鉴别：支气管哮喘属于中医学"哮病"范畴，哮指声响言，为喉中有哮鸣音，是一种反复发作的疾病。哮病的病理因素主要为痰，脏腑阴阳失调，再加外感、饮食、久病等因素作用，津液运行输布失常，停聚而为痰。哮病常因气候、饮食、劳倦等诱发。疾病过程分为缓解期与发作期，气机不畅、气滞血瘀常诱发哮病发作。一般说来，哮必兼喘，喘未必兼哮。ALI/ARDS 以呼吸加快，并呈进行性加重的呼吸困难、发绀，常伴有烦躁、焦虑、出汗等症状为主要表现，与哮病的发病特点不同。

【治疗】

（一）西医治疗

治疗原则与一般急性呼吸衰竭相同。但在诊断 ARDS 后首先需要对 ARDS 患者进行严重程度的评估，这是 ARDS 分层治疗的基础。评估主要依据诊断标准，将患者分为轻、中、重度，在治疗 24 小时后依据 PEEP 及氧合情况再次评估，以便调整治疗措施。主要治疗措施包括：积极治疗原发病，呼吸支持治疗，体外膜氧合技术、液体管理、营养支持与监护及其他治疗等。

1. 原发病的治疗 原发病治疗是治疗 ALI/ARDS 首要原则和基础，应积极寻找原发病灶并予以彻底治疗。感染是导致 ALI/ARDS 的常见原因，也是 ALI/ARDS 的首位高危因素；而 ALI/ARDS 又易并发感染，所以对于所有患者，都应怀疑感染的可能，除非有明确的其他导致 ALI/ARDS 的原因存在。治疗上应积极控制感染，包括感染灶的充分引流、选用广谱抗生素、改善微循环、控制全身炎症反应等。

2. 呼吸支持治疗 采取有效措施，尽快提高 PaO_2，纠正低氧血症，提高氧输送，改善组织供氧，一般需高浓度给氧目标，使 $PaO_2 \geqslant 55 \sim 60$ mmHg 或 $SaO_2 \geqslant 88\% \sim 92\%$。一旦氧合改善，就要尽快调整吸入氧浓度，使氧浓度尽可能低于 60%，以防止过高的氧气浓度带来继发性损伤。

（1）氧疗：根据低氧血症的程度和治疗反应调整氧疗方式，首先应使用鼻导管，当需要更高的氧气浓度时，可使用文丘里面罩或带储氧袋的非重吸式氧气面罩给氧。

高流量氧疗能够提供超过或大致等于患者自主吸气的气体流速（可达 60 L/分），并能提供加热以及湿化功能，有利于减小解剖无效腔及二氧化碳的排出，同时可产生 PEEP 效应、抵消内源性 PEEP，减少吸气期上气道阻力，增强呼气期气道开放，降低呼吸做功，且具有较好的舒适性和耐受性，能够减轻患者的焦虑和呼吸困难。

ARDS 患者往往低氧血症严重，大多数患者一旦诊断明确，常规的氧疗常常难以奏效。机械通气仍然是最主要的呼吸支持手段。

尽管 ARDS 机械通气的指征尚无统一的标准，多数学者认为一旦诊断为 ARDS，应尽早进行机械通气。ALI 阶段的患者可试用无创正压通气，无效或病情加重时应尽快气管插管或行气管切开有创机械通气。机械通气的目的是提供充分的通气和氧合，以支持器官功能。

（2）无创正压通气（noninvasive positive pressure ventilation，NPPV）：无创正压通气是治疗呼吸衰竭的有效手段，其具有无创伤、避免人工气道建立、减少机械通气并发症等优点。可向肺泡内提供正压以复张塌陷的肺泡，并能改善氧合、减轻肺水肿。NPPV 在应用过程中，要严格把握适应证和禁忌证。对于神志清楚、血流动力学稳定、合并有免疫功能低下或预计病情能够短期缓解的轻度 ARDS 患者，在能严密监测的情况下，可尝试 NPPV 治疗。应用无创机械通气治疗 ARDS 期间，要注意密切监测患者的氧合情况、生命体征，评估患者对治疗的反应。如 NPPV 治疗后低氧血症不能改善、自主呼吸努力过强，导致潮气量过大、跨肺压过高或出现休克等，提示 NPPV 治疗失败，应及时改为有创通气。

（3）有创机械通气：① 机械通气的时机选择：ARDS 患者经传统氧疗或无创通气仍不能改善低氧血症时，应及时气管插管进行有创机械通气，以有效地促进塌陷肺泡复张、改善通气/血流失调和低氧血症，并缓解呼吸窘迫、降低呼吸功，另外有利于防止肺外器官功能损害。② 肺保护性通气：由于 ARDS 存在大量肺泡塌陷，肺容积明显减少，常规或大潮气量通气易导致肺泡过度膨胀和气道平台压过高，加重肺及肺外器官的损伤，因而小潮气量通气是 ARDS 病理生理结果的要求，也是 ARDS 肺保护性通气策略的重要措施。目前认为，潮气量设置为 6 mL/kg（理想体重），同时需要维持气道平台压<30 cmH$_2$O。但对于部分患者，即使潮气量 6 mL/kg 时，仍有肺泡过度膨胀，需将潮气量进一步降低至 4 mL/kg 左右，并将平台压限制在 25～28 cmH$_2$O，防止肺泡过度扩张，以减轻肺损伤。

当实施小潮气量肺保护性通气策略的同时，往往不可避免地导致肺泡通气量下降。当肺泡通气量下降，不能通过增加呼吸频率代偿时，出现高碳酸血症，即所谓的允许性高碳酸血症。允许性高碳酸血症是肺保护性通气策略的不良反应之一，并非 ARDS 的治疗目标，要注意保持 pH>7.20。

（4）肺复张：充分复张塌陷肺泡是纠正低氧血症和保证 PEEP 效应的重要手段。为限制气道平台压而被迫采取的小潮气量通气往往不利于 ARDS 塌陷肺泡的膨胀，因此需要进行肺复张，使塌陷肺泡充分充张，同时给予一定水平的 PEEP，维持肺泡处于充张状态，减少肺泡反复开放与萎陷所致的剪切损害。

肺可复张性评估是评估 ARDS 患者是否需要肺复张及 PEEP 设置的前提。可复张性是指肺组织具有的可被复张并且保持开放的能力。若 ARDS 患者存在高可复张性，则通过积极的肺复张和高 PEEP，改善氧合和肺顺应性。反之，对于可复张性低的 ARDS 患者，即使采用肺复张手法，也很难实现塌陷肺组织的开放，且积极的肺复张还可能导致过度膨胀、无效腔增加及呼吸机相关肺损伤的发生，因此无须设置高 PEEP 以及肺复张。ARDS 可复张性受到多种因素的影响，不同患者肺组织可复张性差异很大。肺外源性、早期、弥漫性病变的 ARDS 肺可复张性高。CT 法仍是评价肺可

复张性的金标准，一般认为，可复张肺组织超过 10% 为高可复张性，但临床实施相对困难。而根据肺复张后患者氧合是否改善进行初步判断肺可复张性，称之为氧合法，其具有操作简单的特点，广泛应用于临床。肺复张后氧合改善的患者，肺可复张性较高。此外，床旁还可以通过 P－V 曲线、超声、功能残气量进行评估。

目前临床常用的肺复张手法包括控制性肺膨胀（sustained inflation，SI）、PEEP 递增法及压力控制法。① SI 法是在机械通气时采用持续气道内正压的方式，一般设置呼气末正压水平 30～45 cmH$_2$O，持续 30～40 秒，然后调回常规通气模式。② PEEP 递增法是指在压力通气模式下，设定气道上限在 35～40 cmH$_2$O，然后将 PEEP 和高压每 30 秒递增 5 cmH$_2$O；当高压上升到 35 cmH$_2$O 时，只每 30 秒升高 5 cmH$_2$O 的 PEEP，直至呼末正压上升到 35 cmH$_2$O，维持 30 秒后，再逐渐递减 PEEP 和气道高压各 5 cmH$_2$O，直至复张前水平。③ 压力控制法是在压力通气模式下，同时提高气道高压和 PEEP；一般高压 40～45 cmH$_2$O，PEEP 15～20 cmH$_2$O，维持 1～2 分钟，再调整回常规通气模式。三种方法都能有效改善氧合和复张塌陷肺组织。比较而言，PEEP 递增法对跨肺压的作用较为缓慢，平均气道压更低，导致的过度膨胀和对血流动力学的影响更小，释放炎症因子和对肺泡上皮细胞的影响也最小。

值得注意的是，肺复张手法可能减少心排血量，使平均动脉压下降，因此对于血流动力学不稳定的患者实施肺复张手法应格外慎重，必须首先保证充足的容量状态，由于 SI 法对心排血量的影响明显高于其他方法，故容量相对不足者应尽量避免使用 SI 法进行肺复张。在实施肺复张手法的过程中，如 SBP 降低到 90 mmHg 或较复张前下降 30 mmHg，心率增加到 140 次/分，或较复张前增加 20 次/分，SpO$_2$ 降到 90% 以下或较复张前下降超过 5% 及出现新发的心律失常时，要及时终止肺复张。另外，复张压力过高可能导致气压伤，要注意避免复张压力过高。

（5）PEEP 的选择：ARDS 广泛肺泡塌陷不仅可导致顽固的低氧血症，而且因部分可复张的肺泡周期性塌陷开放而产生剪切力，会导致或加重呼吸机相关肺损伤。充分复张塌陷肺泡后应用适当水平 PEEP 防止呼气末肺泡塌陷，使萎陷的小

气道和肺泡再开放,维持肺复张后肺开放效应持续时间,改善低氧血症,并避免剪切力,使呼气末容量增加,并可减轻肺损伤和肺泡水肿,从而改善肺泡弥散功能和通气/血流比例,减少肺内分流,达到改善氧合和肺顺应性的目的。

但由于 ARDS 肺部病变的不均一性,过高的 PEEP 可能导致非塌陷肺泡的过度膨胀。PEEP 可增加胸腔内压,减少回心血量,从而降低心排出量,并有加重肺损伤的潜在危险。

因此,PEEP 的选择需要临床医生在维持肺泡开放及避免过度膨胀间进行权衡,采用能防止肺泡塌陷的最低 PEEP。临床常用的滴定 PEEP 的方法包括:ARDSnet 的 PEEP/FiO$_2$ 表法、最大肺顺应性法、最佳氧合法、肺牵张指数法、跨肺压法、低位转折点法等,临床应用各有利弊,可根据自身情况灵活选择应用。

1) ARDSnet 的 PEEP/FiO$_2$ 表法:根据 ARDSnet 的 PEEP/FiO$_2$ 表(表 2-18),从 PEEP 5 cmH$_2$O 开始交替提高 PEEP 和吸氧浓度,并设定潮气量 6 mL/kg 理想体重,平台压 ≤30 cmH$_2$O,以使 SaO$_2$ 达到 88%~92%,PaO$_2$ 达到 55~80 mmHg。此法简单快捷,但是缺乏个体化。

表 2-18 ARDSnet 推荐 PEEP/FiO$_2$ 表

FiO$_2$	0.3	0.4	0.4	0.5	0.5	0.6	0.7	0.7	0.7	0.8	0.9	0.9	0.9	1.0	1.0	1.0	1.0
PEEP(cmH$_2$O)	5	5	8	8	10	10	10	12	14	14	14	16	18	18	20	22	24

2) 最大肺顺应性法:在充分肺复张的基础上,通过 PEEP 递减观察肺动态顺应性变化,选择肺动态顺应性突然下降前的 PEEP 水平作为最佳 PEEP,重新复张后将 PEEP 放于该水平,操作较复杂且需要呼吸机能监测肺动态顺应性的功能。

3) 最佳氧合法:在充分肺复张基础上,PEEP 从较高水平(20 cmH$_2$O)递减(3~5 分钟降低 2 cmH$_2$O)直到 PaO$_2$/FiO$_2$<400 mmHg 或降低大于 5%,重新复张后将 PEEP 设置在该 PEEP+2 cmH$_2$O 水平,由于过程中需要频繁抽取血气,限制了其临床应用。

4) 肺牵张指数法:指容控恒流的压力-时间曲线吸气支,用曲线回归法计算 Y = a×t^b+c 中的 b 值。肺牵张指数法是在充分复张后,PEEP 递减中将 PEEP 滴定在 b=1 的水平。由于精确技术,b 值需要特殊工具或软件,可根据容控恒流下压力时间曲线进行初步判断,患者压力上升曲线呈现一直线(即 b=1)的 PEEP 为最佳,该曲线向上突起(即 b<1)提示有肺泡塌陷,PEEP 可能不足;如该曲线下凹(即 b>1),提示肺泡过度膨胀,PEEP 过高。虽然不够准确,但临床上有较好的操作性。

5) 跨肺压法:以监测的食管压替代胸腔内压,通过呼气屏气计算呼气末正压与食管内压的差值即跨肺压,如果前次跨肺压<0,通过增加 PEEP,使跨肺压逐渐升高至 ≥0,所对应 PEEP 即为滴定 PEEP。因其需要留置食管压监测导管和设备,临床应用受到一定的限制。

6) 低位转折点法:该法是在描记 ARDS 患者肺静态压力-容积(P-V)曲线基础上,在小潮气量通气的同时,以静态 P-V 曲线吸气支低位转折点压力+2 cmH$_2$O 作为 PEEP。

7) 其他:目前还可通过超声或 EIT 直接观察不同 PEEP 水平对肺塌陷和膨胀的影响,以选择最佳 PEEP。

(6) 保留自主呼吸与镇静、镇痛、肌松治疗:机械通气患者应考虑使用镇静镇痛剂,以缓解焦虑、疼痛。ARDS 患者呼吸窘迫,可使呼吸肌肉的氧耗从平静呼吸时占全身总氧耗的 3%~5% 增加至 50% 以上,加重机体缺血、缺氧,镇静镇痛能降低呼吸肌氧耗。其次,ARDS 患者实施小潮气量通气,会加重患者呼吸窘迫,必须给予合适的镇痛、镇静,才能实现保护性肺通气。同时,镇静、镇痛能改善 ARDS 患者人机同步性,减少人机对抗,减少主动吸气导致的胸腔压明显下降,降低跨肺压,实现肺保护。镇痛、镇静作为 ARDS 治疗的一部分,也应根据不同严重程度、不同的病理生理状态,给予不同的治疗策略。重度 ARDS 早期,由于牵张反射引起过强的自主呼吸,可能导致跨肺压过大,使应力增加并导致肺损伤。因此,重度 ARDS 早期充分镇静并应用神经肌肉阻滞剂抑制自主呼吸,可能改善患者人机同步性,降低跨肺压,避免自主呼吸努力过强导致的肺损伤,从而改善患者预后。

研究发现，严重 ARDS（$PaO_2/FiO_2 < 150$ mmHg）在发病早期（<48 小时）给予充分镇痛、镇静联合肌松后，能显著改善 ARDS 患者 28 日病死率。但要注意重症患者应用肌松药后，可能延长机械通气时间，导致肺泡塌陷及增加 VAP 发生率，并可能延长住院时间。因此，在肌松药物使用过程中，应监测肌松水平，病情好转后及时减量甚至停用肌松剂。

对于轻、中度 ARDS 患者而言，适当保留自主呼吸，可通过膈肌主动收缩增加 ARDS 患者肺重力依赖区的通气，改善通气血流比例失调，改善氧合，可减少机械通气时间和 ICU 住院时间。ARDS 病情改善或呼吸窘迫不明显者，可给予中度镇痛、镇静，以 Ramsay 评分 3~4 分，RASS 评分 -2~1 分或脑电双频指数 60~70 分作为镇静目标。当 ARDS 患者病情显著改善，准备脱机拔管的患者，可考虑轻度镇痛、镇静，以 Ramsay 评分 2~3 分为目标。

患者在拔除气管导管后仍然可能需要间断无创机械通气，或由于存在疼痛、焦虑、谵妄、不安静的环境和持续强光刺激，会伴随不安、激动和无法睡眠，甚至躁动。轻度镇痛、镇静，可使患者在安静状态下接受有效的治疗并有助于维持患者睡眠。

（7）俯卧位通气：俯卧位通气是重症 ARDS 肺保护及肺复张的重要手段，是经典肺复张手法的延伸和补充。俯卧位通气通过改变体位降低胸腔内压力梯度、减少背侧肺泡塌陷、改善肺通气均一性、降低应力和应变，有利于改善氧合、减轻呼吸机相关肺损伤，并促进分泌物引流，帮助感染控制。特别对于严重低氧血症（$PaO_2/FiO_2 < 150$ mmHg）的 ARDS 患者，早期长时间俯卧位治疗，能显著降低病死率。可见，对于常规机械通气治疗无效的中重度 ARDS 患者，可考虑早期采用俯卧位通气，且尽可能延长俯卧位时间。

严重的低血压、室性心律失常、颜面部创伤及未处理的不稳定性骨折，为俯卧位通气的相对禁忌证。当然，体位改变过程中可能发生如气管插管及中心静脉导管意外脱落等并发症，需要予以预防，但严重并发症并不常见。

（8）高频振荡通气：通过基础气流产生持续气道内正压，电驱动隔膜振动产生振荡波，使气管内气体产生高频往返运动，将气体主动送和吸出气道。应用一定的驱动压，可保持肺泡持续处于膨胀状态，避免了常规通气模式呼气时的反复塌陷复张导致的肺损伤，同时也避免了肺泡塌陷导致的分流，有助于改善氧合。此通气方式具有呼吸次数的频率高、潮气量极低的特点，对肺组织起到一定保护作用。但目前尚无证据支持其较传统的肺保护性通气策略更能改善 ARDS 患者的病死率，不作为 ARDS 的常规治疗选择。

3. 体外膜氧合技术 体外膜氧合技术（extracorporeal membrane oxygenators，ECMO）已成为 ARDS 规范化治疗中重要的治疗手段。通过建立体外循环后在肺外进行气体交换，减轻肺负担、减少呼吸机相关肺损伤的发生，有利于肺功能恢复。在保护性通气基础上，充分肺复张等措施仍然无效的重症 ARDS 患者，若病因可逆，应尽早考虑 ECMO 治疗，可能改善预后。

ARDS 患者的 ECMO 指征目前尚无定论，主要包括：① 可逆性呼吸衰竭患者严重低氧血症 6 小时或以上［例如尽管在高 PEEP（15~20 cmH_2O）情况下 $PaO_2/FiO_2 < 80$ mmHg］。② 在最优化常规治疗及机械通气设置的情况下仍存在顽固性二氧化碳升高及酸血症（pH<7.15）。③ 在最优化的常规治疗及机械通气设置的情况下，吸气末平台压>35~45 cmH_2O（根据患者体重设置潮气量）。相对禁忌证包括高水平机械通气超过 7 日、恶性病变或器官衰竭难以逆转、气道出血或凝血功能障碍无法使用抗凝剂、血管通路置入受限等。

4. 液体管理 为减轻肺水肿，应合理限制液体入量，以可允许的较低循环容量来维持有效循环，保持肺脏于相对"干"的状态。在血压稳定和保证组织器官灌注的前提下，液体出入量宜轻度负平衡，可使用利尿剂促进水肿的消退。关于补液性质尚存在争议，由于毛细血管通透性增加，胶体物质可渗出至肺间质，所以在 ARDS 早期，除非有低蛋白血症，否则不宜输注胶体液。对于创伤出血多者，最好输新鲜血；用库存 1 周以上的血时，应加用微过滤器，以免发生微栓塞而加重 ARDS。

5. 营养支持与监护 ARDS 时机体处于高代谢状态，应该补充足够的营养。静脉营养可引起感染和血栓形成等并发症，应提倡全胃肠营养，不仅可以避免静脉营养的不足，而且能够保护胃黏膜，防止肠道菌群移位。ARDS 患者应入住 ICU，动态监测呼吸、循环、水电解质、酸碱平衡以及其他重要脏器的功能，以便及时调整治疗方案。

6. 其他治疗 糖皮质激素、表面活性物质、鱼油和一氧化氮等在 ALI/ARDS 中的治疗价值尚不能确定。

（二）中医辨证论治

急性呼吸窘迫综合征在自主呼吸消失或自主呼吸极微弱的紧急情况下，应采用简易人工呼吸器做手捏辅助呼吸。必要时，可行气管插管或气管切开，生命体征相对稳定时，可予以中药汤剂服用，并强调祛痰、救脱、针灸、辨证施治相结合的方法挽救生命。

1. 早期

证候：呼吸急促，壮热烦躁，肌肤发斑或呕血、便血，或大便秘结，或腹胀，神昏谵语。舌红或红绛或紫黯，舌苔厚腻或干燥，脉象沉实。

证机分析：毒瘀内阻，热入营血。

治法：解毒清营，凉血通腑。

处理：（1）方药：犀角地黄汤合大承气汤。药用犀角（水牛角代替）、生地黄、芍药、丹皮、大黄、厚朴、枳实、芒硝等。阳明腑实者，重用大黄；瘀血明显者，加地鳖虫、水蛭；神昏者，合用安宫牛黄丸。

（2）中成药：血必净注射液 50 mL，加入 0.9% 生理盐水 100 mL 中静脉点滴，每次点滴时间 30～40 分钟，每日 2 次。病情重者，可每日 3 次。

（3）针灸：选穴肺俞、中府、太渊、定喘、膻中，或加电针刺激（电压 6 V，频率 100 次/分）。

（4）其他疗法：耳针。针刺肺、大肠、神门，留针 30 分钟。

2. 中期

证候：高热渐退，汗出渐多，呼吸急促，神疲倦怠，甚者神昏日重，四末不温。舌质逐渐开始变淡，舌苔腻或水滑苔，虚脉。

证机分析：瘀毒伤正，邪退正衰。

治法：扶正祛邪。

处理：（1）方药：生脉散合犀角地黄汤。药用人参、麦门冬、五味子、犀角（水牛角代替）、生地黄、芍药、丹皮等。气虚、阳虚明显者，加炮附子、肉桂；有阳脱之象者，重用人参，加炮附子、山萸肉；阴伤重者，加鲜石斛、生山药、白茅根或五味子、山萸肉。

（2）中成药：参麦注射液 100 mL，加入 5% 葡萄糖注射液 250 mL 中静脉滴注，每日 1 次。

（3）针灸：针刺关元、内关、肾俞、三阴交穴，或加电针刺激（电压 6 V，频率 100 次/分）。

3. 晚期

证候：呼吸急促，神疲淡漠，声低息微，汗漏不止，四肢微冷，舌淡，苔白腻，脉微弱；或突然大汗不止，或汗出如油，神情恍惚，四肢逆冷，二便失禁，舌卷而缩，脉微欲绝。

证机分析：正气耗散，阴阳欲竭。

治法：扶正固脱。

处理：（1）方药：生脉散合参附汤。药用人参、麦门冬、五味子、附子等。偏于阳虚者，重用人参、炮附子，加肉桂粉；偏于阴虚者，重用山萸肉、麦冬，减附子用量。

（2）中成药：参附注射液 20 mL 静脉注射，继用参附注射液 100 mL，加入 5% 葡萄糖注射液 250 mL 中静脉滴注。黄芪注射液 50 mL，加入 5% 葡萄糖注射液 250 mL 中静脉滴注。

【中西医协同诊疗思路】

近年来临床研究发现，在西医常规治疗基础上运用大黄联合丹参注射液或血必净注射液联用大黄，能减少患者体内 TNF-α 等炎症介质的产生，从而发挥抗炎作用，减轻肺组织损伤，提高患者氧合指数，降低病死率，改善预后。

中医药可通过多途径、多靶点治疗 ARDS，改善临床症状，降低病死率，改善预后，显示出中医学的巨大潜力。中医药治疗 ARDS 机制方面的研究主要从炎症反应介导学说、改善凝血功能、免疫调节等方面入手。

中医药治疗 ARDS 仍以实验研究为主，临床应用还处于探索阶段。今后在临床治疗及研究中，可以在现代医学技术运用的同时，采用中西医结合治疗，不断探索中西医结合治疗 ARDS 的大样本量临床研究，将会对中医药治疗 ARDS 提供更全面的依据。（图 2-23）

【预后与进展】

（一）预后

ARDS 发病迅速，极易继发混合型感染，导致患者病情加重，预后极差，病死率较高。特别是当患者存在高龄、难以脱离机械通气治疗、重症监护室住院时间长等情况，ARDS 的预后更差。

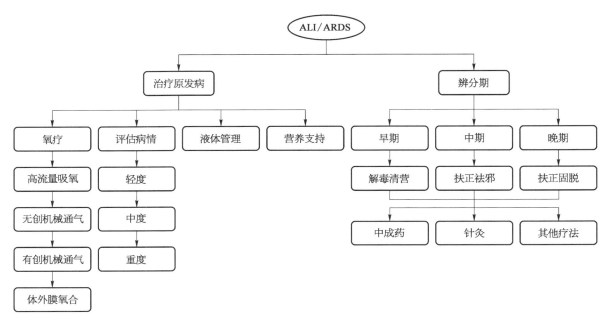

图 2-23 急性肺损伤与呼吸窘迫综合征中西医协同诊疗思路导图

（二）现代研究进展

随着 ARDS 研究的不断深入，其发病机制、病理生理的探索也更加深入，但仍不能完全阐释 ARDS 的发病机制；当前 ARDS 治疗仍以去除病因、治疗原发病、器官支持等为主，缺乏对 ARDS 的特效药物。近年来出现的肺移植、干细胞移植等非传统治疗方法，有望从根源上治疗 ARDS，终止病情的进程，是比较有前景的治疗措施。肺移植、干细胞移植、俯卧位通气、糖皮质激素等治疗仍颇有争议或支持证据少，其治疗作用及不良反应还需要更深入的研究。临床中采用中西医结合方法治疗 ARDS 也取得了一定的临床疗效。

重症急性胰腺炎是临床常见危重急症，常伴有全身炎症反应，极易诱发多器官功能障碍，早期最易受累的组织就是肺脏。邵某采用清胰通腹调肺饮联合西药治疗重症急性胰腺炎合并 ARDS，清胰通腹调肺饮组成有生大黄、生石膏、枳实、木香、芒硝、苦杏仁、瓜蒌皮、厚朴、延胡索、黄芩、丹参、川牛膝等，功效为清热祛湿、通腹调肺。观察发现，清胰通腹调肺饮联合西药治疗组，能够减轻患者炎症反应，改善血气分析指标，促进胃肠道功能恢复，缩短住院时间。

杨某等研究宣肺渗湿汤结合针刺治疗肺内源性 ARDS，宣肺渗湿汤组成为葶苈子、桑皮、丹参、郁金、桂枝、杏仁、赤芍、当归、黄芪、血竭，针刺选穴膻中和气海，采用平补平泻法。观察发现，中西医结合治疗 ARDS 患者的氧合指数、PEEP 及免疫球蛋白 A、免疫球蛋白 G、免疫球蛋白 G 水平均得到了改善，且不良反应发生率较西医治疗组更低。

（木其尔）

[1] 任继学.中医急诊学[M].上海：上海科学技术出版社,2010：17.

[2] 陆再英.内科学[M].北京：人民卫生出版社,2008：229.

[3] 陈灏珠,林果为,王继耀.实用内科学[M].北京：人民卫生出版社,2013：1673.

[4] 张永涛.中西医结合内科学[M].北京：学苑出版社,2005：89.

[5] 杨少芬,李素.降钙素原、C-反应蛋白及 D-二聚体在重症肺炎患者中的表达及其与预后的关系[J].广东医科大学学报,2021,39(3)：284-286.

[6] Fine M J, Auble T E, Yealy D M, et al. A prediction rule to identify low-risk patients with community-acquired pneumonia [J]. N Engl J Med, 1997, 336：243-250.

[7] 中华医学会呼吸病学分会.中国成人社区获得性肺炎诊断和治疗指南（2016 年版）[J].中华结核和呼吸杂志,2016,39(4)：241-242.

[8] 余学庆,谢洋,李建生.社区获得性肺炎中医诊疗指南（2018修订版）[J].中医杂志,2019,60(4)：350-360.

[9] 李志刚,郑太祖,张银军,等.贞芪扶正颗粒在老年重症肺炎呼吸衰竭抢救治疗中的临床意义[J].中国老年学杂志,2019,39(19)：4740-4742.

[10] 窦莉,陈剑,奚肇庆.奚肇庆教授治疗外感高热(社区获得性肺炎)经验总结[J].中国中医急症,2018,27(4):709-711.

[11] 汪晖,张国强.解毒祛瘀代表中成药血必净注射液辅助治疗重症肺炎临床疗效的 Meta 分析[J].中国中西医结合急救杂志,2021,28(1):24-30.

[12] 史丽花.中西医结合辨证治疗重症肺炎的疗效观察[J].中西医结合心血管病电子杂志,2019,7(10):173.

[13] 赖昇.乳酸清除率在呼吸衰竭患者近期预后判定中的作用[J].重庆医科大学学报,2011,36(7):878-880.

[14] 殷永平,陶娟,段治国,等.APACHEⅡ评分用于评价急诊危重患者预后的价值研究[J].当代医学,2019,25(27):85-87.

[15] Réveillère C. Quality of life: a predictor of mortality in severe respiratory failure[J]. Med Sci (Paris), 2019, 35 Hors série n° 2: 49.

[16] Keenan S P, Sinuff T, Cook D J, et al. Which patients with acute exacerbation of chronic obstructive pulmonary disease benefit from noninvasive positive-pressure ventilation? A systematic review of the literature[J]. Ann Intern Med, 2003, 138: 861-870.

[17] Caples S, Gay P C. Noninvasive positive pressure ventilation in the intensive care unit: a concise review[J]. Crit Care Med, 2005, 33: 2651-2658.

[18] Keenan S P, Kernerman P D, Cook D J, et al. Effect of noninvasive positive pressure ventilation on mortality in patients admitted with acute respiratory failure: a meta-analysis[J]. Crit Care Med, 1997, 25: 1685-1692.

[19] Peter J V, Moran J L, Phillips-Hughes J, et al. Noninvasive ventilation in acute respiratory failure: a meta-analysis update[J]. Crit Care Med, 2002, 30: 555-562.

[20] Ram F S, Picot J, Lightowler J, et al. Non-invasive positive pressure ventilation for treatment of respiratory failure due to exacerbations of chronic obstructive pulmonary disease[J]. Cochrane Database Syst Rev, 2004, (3): CD004104.

[21] Antón A, Güell R, Gómez J, et al. Predicting, the result of noninvasive ventilation in severe acute exacerbations of patients with chronic airflow limitation[J]. Chest, 2000, 117: 828-833.

[22] Meduri G U, Cook T R, Turner R E, et al. Noninvasive positive pressure ventilation in status asthmaticus[J]. Chest, 1996, 110: 767-774.

[23] Medoff B D. Invasive and noninvasive ventilation in patients withasthma[J]. Respiratory care, 2008, 53: 740-748.

[24] Fernandez M M, Villagra A, Blanch L, et al. Non-invasive ventilation in status asthmaticus[J]. Intensive Care Med, 2001, 27: 486-492.

[25] Honrubia T, García López F J, Franco N, et al. Noninvasive vsconventional mechanical ventilation for acute respiratory failure: amulticenter, randomized controlled trial[J]. Chest, 2005, 128: 3916-3924.

[26] Schwaiberger D, Karcz M, Menk M, et al. Respiratory Failure and Mechanical Ventilation in the Pregnant Patient[J]. Crit Care Clin, 2016, 32(1): 85-95.

[27] Lentz S, Roginski M A, Montrief T, et al. Initial emergency department mechanical ventilation strategies for COVID-19 hypoxemic respiratory failure and ARDS[J]. Am J Emerg Med, 2020, 38(10): 2194-2202.

[28] 中华医学会呼吸病学分会哮喘学组,中国哮喘联盟.重症哮喘诊断与处理中国专家共识[J].中华结核和呼吸杂志,2017,40(11):813-829.

[29] Salmeron S, Robin M L, Kettaneh L, et al.Severe acute asthma [J]. Rev Prat, 2003, 53(9): 945-949.

[30] 吴皓,李萍.重症哮喘呼吸衰竭死亡危险因素分析[J].基层医学论坛,2007,11(9):786-787.

[31] 杨祎.CD5L/AIM 调节脂质生物合成限制 Th17 细胞致病性[J].生理科学进展,2016,47(4):封3.

[32] 战海涛,刘丰遂,范志强,等.CD5L 及 PaCO2 检测在重症哮喘机械通气患者预后判断中的应用研究[J].国际检验医学杂志,2017,38(11):1505-1509.

[33] Buzney C D, Gottlieb A B, Rosmarin D, et al. Asthma and atopic dermatitis: a review of targeted inhibition of interleukin-4 and interleukin-13 as therapy for a topic disease[J]. Drugs Dermatol, 2016, 15(2): 165-171.

[34] Sugai K, Kimura H, Miyaji Y, et al. MIP-1alpha level in nasopharyngeal aspirates at the first wheezing, episode predicts recurrent wheezing[J]. J Allergy Clin Immunol, 2016, 137(3): 774-781.

[35] Lefaudeux D, De Meulder B, Loza M J, et al. U-BIOPRED clinical adult asthma clusters linked to a subset of sputum omics [J]. J Allergy Clin Immunol, 2017, 139(6): 1979-1807.

[36] Modena B D, Tedrow J R, Milosevic J, et al. Gene expression in relation to exhaled nitric oxide identifies novel asthma phenotypes with unique biomolecular pathways[J]. Am J Respir Crit Care Med, 2014, 190(12): 1363-1372.

[37] Sullivan P W, Ghushchyan V H, Globe G, et al. Oral corticosteroid exposure and adverse effects in asthmatic patients[J]. J Allergy Clin Immunol, 2018, 141(1): 110-116.e7.

[38] Solèr M, Matz J, Townley R, et al. The anti-IgE antibody omalizumab reduces exacerbations andsteroid requirement in allergic asthmatics[J]. Eur Resp J, 2001, 18(2): 254-261.

[39] Busse W W, Bleecker E R, FitzGerald J M, et al. Long-term safety and efficiency of benralizumab in patients with severe, uncontrolled asthma: 1-year results from the BORA phase 3 extension trial[J]. Lancet Respir Med, 2019, 7(1): 46-59.

[40] Khurana S, Brusselle G G, Bel E H, et al. Long-term Safety and Clinical Benefit of Mepolizumab in Patients With the Most Severe Eosinophilic Asthma: The COSMEX Study[J]. Clin Ther, 2019, 41(10): 2041-2056.e5.

[41] Lugogo N, Domingo C, Chanez P, et al. Long-term Efficiency and Safety of Mepolizumab in Patients With Severe Eosinophilic Asthma: A Multi-center Open-label, Phase IIIb Study[J]. Clin Ther, 2016, 38(9): 2058-2070.

[42] 蔡柏蔷,李龙芸.协和呼吸病学(第二版)[M].北京:人民卫生出版社,2011:1316-1361.

[43] Martinez Licha C R, McCurdy C M, Maldonado S M, et al. Current Management of Acute Pulmonary Embolism[J]. Ann Thorac Cardiovasc Surg, 2020, 26(2): 65-71.

[44] Konstantinides S V, Meyer G, Becattini C, et al. 2019 ESC Guidelines for the diagnosis and management of acute pulmonary embolism developed in collaboration with the European Respiratory Society (ERS): The Task Force for the diagnosis and management of acute pulmonary embolism of the European Society of Cardiology (ESC)[J]. Eur Respir J, 2019, 54(3): 1901647.

[45] 李军,王海英,章艳菊,等.疏血通注射液联合抗凝治疗中危肺栓塞31例临床评价[J].中国药业,2015,24(24):46-47.

[46] 向海,苟会君,罗进,高冬梅.肝素联合疏血通注射液治疗肺栓塞患者的临床疗效及对血清 TNI Hcy D-二聚体水平的影响[J].河北医学,2019,25(1):151-155.

[47] 宫金艳.丹参注射液对肺栓塞大鼠内皮素及 P 选择素表达水平的影响[J].血栓与止血学,2013,19(1):14-16.

[48] 宋淑清.疏血通联合抗凝药物治疗大面积肺栓塞的疗效观察[J].中西医结合心血管病电子杂志,2015,3(29):67,69.

[49] 刘艳洁,刘雪莲,白洁,等.祛痰救肺汤辅助 rt-PA 溶栓对急性肺栓塞的治疗效果及对凝血指标、TNF-α 及 D-Di 水平的影响[J].中华中医药学刊,2020,38(12):171-174.

[50] 胡梦玮,张思泉.中药联合华法林治疗急性次大面积肺栓塞的临床疗效[J].中华中医药学刊,2019,37(8):2029-2032.

[51] 北京医师协会呼吸内科专科医师分会咯血诊治专家共识编写组.咯血诊治专家共识[J].中国呼吸与危重监护杂志,2020,19(1):1-11.

[52] 兰森宁.滋阴止血方加减治疗肺结核急性大咯血的效果观察[J].中国冶金工业医学杂志,2020,37(6):637-638.

[53] 薛娜娜,马京华.益肺止血汤治疗肺结核咯血 40 例[J].河南中医,2015,35(9):2213-2214.

[54] 刘香臣.滋阴止血方加减辅助西药治疗肺结核大咯血临床观察[J].中国中医急症,2015,24(7):1262-1264.

[55] 陈子昂,熊志华,陈立荣,等.中西医结合治疗肺痨咯血 72 例临床观察[J].北京中医药大学学报(中医临床版),2006(1):14-16,18.

[56] 牟艳林.自拟清肺止血汤治疗支气管扩张咯血的临床观察[D].武汉:湖北民族大学,2019:31-33.

[57] 武百强.白及雾化吸入合中药汤剂口服联合西药治疗支气管扩张咯血 37 例[J].中医研究,2019,32(4):30-32.

[58] 周佐涛,林晓山.穴位注射治疗支气管扩张咯血 98 例疗效观察[J].新中医,2006(3):63-64.

[59] 涂长英,彭红星.穴位贴敷辅助治疗支气管咯血 27 例[J].中国中医药现代远程教育,2016,14(22):110-111.

[60] 陆承勇,叶强,黄春英.自拟益肺抑癌方治疗肺癌晚期咯血的

临床观察[J].中国社区医师,2019,35(34):83-84.

[61] 李自全.青蒿鳖甲汤加减治疗肺癌咯血 53 例临床观察[J].四川中医,2016,34(4):129-130.

[62] 刘大为,邱海波,于凯江.中国重症医学专科资质培训教材[M].3 版.北京:人民卫生出版社,2019.

[63] 刘大为,邱海波,许媛,等.实用重症医学[M].2 版.北京:人民卫生出版社,2018:558-561.

[64] 刘源,张晓琪,董妍,等.急性呼吸窘迫综合征中医药治疗研究进展[J].河北医药,2020(2):298-302.

[65] 戴林峰,陈明祺,庄燕,等.血必净注射液治疗急性呼吸窘迫综合征临床疗效的 Meta 分析[J].世界最新医学信息文摘,2019,92:32-34.

[66] 耿耘,魏星.急性肺损伤、急性呼吸窘迫综合征的中医发病机理探讨[J].江西中医药,2002,33(5):11-12.

[67] 赖芳,曾瑞峰,任阳,等.急性呼吸窘迫综合征高危患者中医辨证要素与预后的相关性研究[J].世界科学技术-中医药现代化,2020(7):2436-2446.

[68] 李玉娟,贾元萍,张誉腾,等.基于文献的中医药治疗急性肺损伤、急性呼吸窘迫综合征用药规律研究[J].世界中医药,2020,12:1756-1761.

[69] 谷鑫.中医药治疗急性呼吸窘迫综合征的研究进展[J].中医临床研究,2019,35:132-135.

[70] 邵兴,童洪杰,向晶,等.清胰通腑调肺饮联合西药治疗重症急性胰腺炎合并急性呼吸窘迫综合征临床研究[J].新中医,2021(7):81-84.

[71] 杨娟利,王玉珍,郭晓雅,等.宣肺渗湿汤结合针刺治疗肺内源性急性呼吸窘迫综合征疗效及安全性观察[J].四川中医,2020(7):114-117.

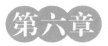

神经系统危重症

第一节
急性脑梗死

急性脑梗死(acute cerebral infarct)是指由于脑部供血不足,导致脑组织功能障碍及坏死。有 4 个原因可导致缺血性中风:即血栓(脑部形成阻塞血块)、栓塞(栓塞从其他地方形成)、系统性供血不足(一般性系统性供血不足,如休克)和大脑静脉窦血栓。其中脑血栓形成是脑梗死最常见的类型,约占全部脑梗死的 60%。急性脑梗死,起病急,病情严重,若在发病急性期内未能得到及时规范的治疗,容易导致终生性残疾,甚至死亡,对患者及家庭造成极大的影响。

急性脑梗死属于中医学"中风"范畴,脑卒中的临床表现与中医学中的"偏枯""大厥""薄厥""昏仆"等疾病相似,多表现为薄仆而厥、昏迷不醒、口眼歪斜、言语謇涩、半身不遂等。根据是否具有神志异常改变,分成中经络与中脏腑两类。中经络实证主要致病因素为风邪入中,患者大多表现为肌肤不仁,手足麻木,突然口眼㖞斜,语言不利,口角流涎,甚则半身不遂,或兼见恶寒发热、肢体拘急、关节酸痛等症,苔薄白,脉浮数等风邪致病特征;中脏腑大多存在神志的突然丧失,临床主要表现为突然晕厥,昏迷不醒,实证以闭证为主,闭证临床主要以猝然昏仆,不省人事,牙关紧闭,口噤不开,双手握固,二便闭,肢体强痉等为主,气闭于内,不能外达之象。

【病因病理】

(一)西医病因病理

关于急性脑梗死致病机制,经过这些年大量学者反复研究证明,缺血-再灌注损伤是其致病的主要因素。科技工作者们针对脑缺血再灌注损伤(CIRI)的病理机制,提出了能量代谢阻滞、细胞钙离子超载、兴奋性氨基酸毒性、线粒体损伤、一氧化氮大量合成、炎症损伤、氧化应激、多巴胺和神经细胞凋亡等一系列学说。

1. 能量代谢阻滞　由于脑部组织对氧气的需求量大,因此需要局部脑血流不间断的循环供给足量氧和葡萄糖,以维持其正常的生理机能。脑缺血时,局部脑组织血流量急剧减少甚至完全断流,神经元的氧气与能量供给在短时间内急剧减少,此时缺血区的脑组织获取能量的方式主要靠葡萄糖的无氧酵解,脑组织代谢需要的能量供应严重不足,线粒体结构异常及功能改变,继之导致整个脑细胞内细胞器的功能受损,进一步加剧缺血性脑损伤。

2. 钙离子超载　脑缺血时,脑细胞能量代谢受到阻滞,神经细胞无氧代谢,使产氢离子增加,促进钠离子内流,细胞内钙离子浓度过高,钙离子积聚于线粒体,损伤线粒体膜,抑制 ATP 的合成,继而导致能量合成障碍,细胞内离子分散的不均衡,将破坏脑细胞防御体系。另外钙离子含量过高,使钙调蛋白含量增长,继而促进弹性蛋白酶、5-羟色胺释放,致使脑血管痉挛,加重缺血性脑损害。

3. 一氧化氮合成过多　一氧化氮与神经元损伤紧密相关,有研究指出一氧化氮可诱发神经元毒性、线粒体能量代谢异常以及抗氧化损伤等。过量一氧化氮能立即与 O_2 发生反应,产生强氧化剂硝基阴离子等过氧化物,可大量透过血脑屏障,损伤脑组织,造成细胞膜脂质过氧化和细胞蛋白质损害,打乱 DNA 链结构,导致直接严重的神经细胞损伤。一氧化氮作用于含铁蛋白引发毒性作用,使含铁酶失活,从而阻滞线粒体呼吸,导致 ATP 产生减少,引起神经元损伤。一氧化氮介导炎性反应,病理情况下大量一氧化氮具有炎性介质作用,可介导炎性细胞在缺血区浸润。

4. 兴奋性氨基酸毒性 兴奋性氨基酸主要有谷氨酸、天冬氨酸、甘氨酸,是重要的兴奋性神经递质。

脑缺血时,兴奋性氨基酸对脑细胞产生毒性作用。兴奋性氨基酸包括天冬氨酸及谷氨酸等。脑缺血时,谷氨酸起主要作用。谷氨酸是脑缺血后造成神经元损伤的关键。正常状态下,谷氨酸主要存留于神经元突触末梢。而当脑损伤发生后,谷氨酸被大量释放到突触间隙,大量谷氨酸激活 AMPA 谷氨酸受体,致使细胞的通透性改变,引起大量钠离子内流,水也被动性地进入细胞,引发神经元水肿,最终诱导脑细胞凋亡。因此,谷氨酸等兴奋性氨基酸是诱发缺血再灌注大脑神经元受损及死亡的主要因素。

5. 氧化应激损伤 氧化应激是由于体内细胞受外界影响,使活性氧产生过多,从而导致机体氧化与抗氧化系统失调,而造成细胞损伤的病理生理现象。在脑缺血再灌注损伤中,活性氧会通过直接损伤作用,包括对细胞膜中脂质过氧化造成膜的破坏,蛋白质类的酶被氧化而失活,染色体内碱基被修饰等,直接影响细胞的生存与发育,导致缺血脑组织损伤;通过改变线粒体孔通透来间接激活线粒体介导的凋亡途径及影响转录因子 NF-κb,在脑缺血再灌注损伤中对神经造成损伤。

6. 炎性损伤 脑缺血-再灌注损伤发生时,大量白细胞穿过血脑屏障侵入脑实质是脑缺血再灌注后炎症反应发生或加重的重要因素,其作用机制为脑缺血再灌注初期白细胞与血管内皮细胞黏附,释出大量炎性因子,加剧血管通透性,从而损害血脑屏障,造成脑水肿。中性粒细胞与内皮细胞结合,释放大量的白细胞、血小板、受损的内皮细胞以及纤维蛋白等物质,黏附于微血管,造成毛细血管堵塞,除此之外释放白三烯和前列腺素等生物活性物质而导致血管收缩,造成缺血区血流供应继发性减少甚至停滞,使组织损伤加重。研究指出,细胞信号传导在缺血后激发的炎症效应中起重要作用。脑缺血再灌注初期即呈现细胞因子和黏附分子表达,促发炎症级联反应。

7. 细胞凋亡 细胞凋亡(Apoptosis)是基因支配的细胞主动性死亡,是一种程序性细胞死亡(programed cell death, PCD),具有选择性、主动性、可逆性等特征,是缺血再灌注损伤的主要病理

生理机制之一。CIRI 诱导神经细胞凋亡在内的机制主要有 3 种:内质网(应激、死亡受体)途径和线粒体途径。许多凋亡相关基因和信号通路介入了这一过程,主要包含 *P53* 基因、*Fas* 基因、Bcl-2 蛋白家族、Caspase 家族等。*P53* 基因是调控细胞增殖的重要基因,脑缺血发生时,*P53* 基因被活化,使其表达上调,通过上调促凋亡基因如 *Bax* 基因,下调抗凋亡基因如 *Bcl-2* 基因的表达,而增进促细胞凋亡作用。Caspase 家族在细胞凋亡中起着至关重要的作用,它是一类同源性半胱氨酸蛋白酶,能降解靶蛋白,其中 Caspase-3(死亡蛋白酶)的激活在激发细胞凋亡过程中起主导作用,线粒体和死亡受体介导的凋亡途径均可由激活 Caspase-3 途径进而直接分解细胞内大多元素,诱导细胞凋亡。*Fas* 是促进细胞凋亡基因中的一种,是细胞表面表达死亡的一种受体,同样经过激活 Caspase 家族而导致细胞凋亡。

(二)中医病因病机

中风病,发病急,且病因病机复杂,难于辨治,中医传统认为中风病的病理基础为本虚标实,病之本为肝肾阴虚,标为风、火、痰、瘀等,不外从虚(阴虚,气虚)、火(肝火,心火)、风(肝风,外风)、痰(风痰,湿痰)、气(气逆)、血(血瘀)六端论治,加之"毒邪"因素共同作用导致,病位中心为脑与五脏关联紧密,而与肝、肾、心、脾的关系最为密切,尤以肝、肾最为密切。中医临床处方用药法则总不离虚、火、风、痰、气、血六端病理因素作为辨证论治的基础。其基本病机是机体阴阳失调,气血逆乱,致使火、痰、风、气、瘀等实邪闭阻脑络,致使脑窍闭塞。可因情志所伤或年老肾衰,致阴阳失调,发为本病;或因暴怒伤肝,肝阳暴动,引起心火,风火相搏,气血并走于上,心神昏蒙而发病;或过食肥甘或劳倦伤脾;或肝阳素旺,横逆犯脾,脾失健运,痰湿内生;或肝火内灼,烁液成痰,痰郁化火,蒙蔽清窍,流窜经络而猝然发病;或脉络空虚,风邪内侵,中于经络气血痹阻,肌肉筋脉失于濡养;或形盛气衰,痰湿素盛,外风引动痰湿,闭阻经络而致半身不遂。

【临床表现】

(一)病史

① 起病情况:头痛,眩晕、恶心、呕吐等。② 病

因和危险因素：患者的年龄、性别，既往有无颈动脉狭窄、高血压、糖尿病、高脂血症及 TIA 病史。目前的用药情况，是否遵医嘱正确服用。③ 生活方式与饮食习惯：营养摄入是否合理，是否缺乏运动，是否长期摄入高钠盐、高动物脂肪饮食，有无烟酒嗜好。④ 心理-社会状况：患者及照顾者对疾病的认识程度，家庭条件与经济状况，患者的心理反应，家属对患者的关心程度和对疾病治疗的支持情况。

（二）症状与体征

① 生命体征：T、BP、R、P、SpO_2。② 意识与精神状态：意识清醒或欠清或昏迷不醒。③ 头颈部检查：观察瞳孔大小及对光反射是否正常；有无听力下降或耳鸣，有无饮水呛咳、吞咽困难，有无失语等。④ 四肢躯干检查：半身不遂，可以是单个肢体或一侧肢体，可以是上肢比下肢重或下肢比上肢重，起病突然，常于安静休息或睡眠时发病，起病在数小时或 1~2 日内达到高峰。

（三）四诊要点

以突然意识障碍或无意识障碍、半身不遂为主要临床表现。临床上根据意识有无障碍而分为中经络、中脏腑两类。

中经络见半身不遂，舌强语塞，口㖞而无意识障碍。风痰阻络者兼见肢体麻木或手足拘急，头晕目眩，舌苔白腻或黄腻，脉弦滑；肝阳暴亢者兼见眩晕头痛，面红目赤，心烦易怒，口苦咽干，便秘尿黄，舌红或绛，苔黄或燥，脉弦有力；痰热腑实者兼见口黏痰多，腹胀便秘，午后面红烦热，舌红，苔黄腻或灰黑，脉弦滑大；气虚血瘀者兼见肢体软弱，偏身麻木，手足肿胀，面色淡白，气短乏力，心悸自汗，舌质暗淡，苔薄白或白腻，脉细缓或细涩；阴虚风动者兼见肢体麻木，心烦失眠，眩晕耳鸣，手足拘挛或蠕动，舌红苔少，脉细数。

中脏腑以半身不遂，神志恍惚、迷蒙，嗜睡或昏睡，甚至昏迷为主症，分闭证、脱证。闭证兼见神昏面赤，呼吸急促，喉中痰鸣，牙关紧闭，口噤不开，肢体强痉，两手握固，二便不通，舌苔黄腻，脉洪大而数；脱证兼见面色苍白，瞳神散大，气息微弱，手撒口开，汗出肢冷，二便失禁，舌痿，脉细弱或脉微欲绝。

【辅助检查】

（一）检查项目

1. **血液检查** 如包括血小板聚集率、血液黏滞性、血糖、血脂、高同型半胱氨酸血症、高脂血症等，通过生化、实验室检查，可以提供诊断依据。

2. **影像学检查** 头部 CT 和 MRI、脑血管造影等。

（1）头颅 CT 扫描：该检查是诊断脑梗死较方便、价廉的检查，可明确脑组织坏死（即脑梗死）的部位、大小、脑水肿的程度等，对治疗有指导意义，但在发病 24 小时以内常不能发现病灶。此外，CT 的不足在于对脑干、小脑的病灶显示不良。

（2）头颅 MRI：该检查可弥补头颅 CT 在 24 小时内不能发现病灶及对某些部位病灶显示不良的缺陷，尤其是磁共振血管成像尚能显示较大的闭塞血管。其不足之处在于价格较贵，而且有些患者由于体内有不能取出的金属物品，如心脏起搏器、金属牙齿、骨折钉等而不能进行此项检查，限制了它的使用。

（3）脑血管造影：该检查可发现血管狭窄和闭塞的部位，在早期（发病 6 小时以内）尚可直接将溶栓药物注入狭窄或闭塞处进行溶栓，缺点是有一定的损伤和并发症。

（二）主要危重指标与监测

1. **血压的监测** 高血压是急性缺血性脑梗死最重要的危险因素之一，80%以上的急性脑卒中患者入院时存在高血压，卒中又加重原有高血压，甚至诱发高血压。卒中后高血压的治疗一直存在争论，急性脑卒中时血管自主调节机能受损，脑血流很大程度取决于动脉压，明显降低平均动脉压可能对缺血脑组织产生不利影响。Yamagnchi 提出，缺血性脑卒中急性期的血压只有在平均动脉压超过 17.3 kPa 或收缩压超过 29.3 kPa 时才需降压，其理由是：① 缺血灶及其周围的脑循环自动调节发生障碍，这些区域的局部脑血流只能被动地随着灌注压而变化。② 大多数脑卒中病例的血压升高，在 1~2 周内明显下降。③ 临床试验证明，血压降得过快、过低会使脑梗死面积扩大，症状加重。降压幅度一般应降到比卒中前稍高的水平，收缩压维持在 20.0~21.3 kPa，舒张压维持在 13.0 kPa 左右。

2. **心脏指标的监测** 脑卒中和冠心病常常并

存,而脑卒中又可影响心脏。急性缺血性脑梗死后常出现心律失常和伴有心肌酶谱水平升高的心肌复极异常,包括 Q－T 间期延长,U 波、T 波异常,ST 段上升或下降以及心肌细胞灶性溶解等,这些改变可能是卒中患者发生猝死的主要原因,其发生机制不能单用伴随的心肌缺血解释,岛叶皮质及皮质下联系纤维的损害导致自主神经功能失调和血浆儿茶酚胺升高,可能起着重要的作用。由于急性缺血性脑梗死时心脏的改变往往没有明显的临床表现,心电图的改变与病情又有着密切关系,因此对急性缺血性脑梗死患者宜全部进行心电图检查,必要时行持续心电监护,以便及时采取防治措施。

3. 脑功能的监护

(1)意识水平的监护:意识障碍是脑功能受损的一种突出表现,意识障碍程度的评定,对指导抢救、判断预后具有重要的意义。习惯上将意识障碍分为嗜睡、昏睡、浅昏迷、中度昏迷、深昏迷。虽简单明确,但各级间标准较宽,易受主观因素的影响,故多用格拉斯哥昏迷计分法和格拉斯哥－匹斯伯格(Glasgow－Pittsuburgy)昏迷观察表来评定,尤以前者应用最为广泛。格拉斯哥昏迷计分法是以睁眼(觉醒水平)、言语(意识内容)和运动反应(病损平面)三项指标的 15 项检查来判断患者昏迷和意识障碍的程度,意识状态正常应为满分(15分),凡积分低于 8 分预后不良;5~7 分预后恶劣;积分少于 4 分者罕有存活。

(2)颅内压的监测:脑血栓形成后,因脑缺血、缺氧而出现脑水肿,脑水肿的出现时间一般在起病后 24 小时,高峰在 3~6 日,大面积脑梗死可致广泛而严重的脑水肿,如不及时处理,可并发脑疝,使脑干及丘脑下部受压而死亡,因此必须加强颅内压的监测,及时对病情做出判断并采取积极合理的措施。目前用于颅内压监测的装置有两类:一类为损伤性的(接触脑脊液),另一类为非损伤性的(不接触脑脊液)。损伤性的监测方法有脑室内压监护、脑脊液压监护、硬膜下压监护;非损伤性测压法有硬膜外压监护、脑组织内压监护。目前多数认为,硬膜外压监护最适合于临床,因它易于操作,测量精确。由于硬膜保持完整,不易感染,可较长时间监护。积极处理颅内压增高很重要。所有颅内压增高的患者都应采取头高足低位(20°~30°)。过度换气使血清和脑脊液碱性化,从而使脑血管收缩,脑血流量及容积减少,颅内压

降低。二氧化碳分压降至 3.7~4.4 kPa 时,可降低颅内压达 25%~30%,但此法不宜超过 12~36 小时,因过度通气的延长可使脑脊液中二氧化碳的缓冲力丧失,延缓神经功能的恢复。此种方法也不宜用于平均动脉压和脑灌注压较低的患者,这时降低脑血流量是危险的。药物降颅内压是临床上常用的方法,通常选用 20% 甘露醇 125~250 mL,静脉快速滴注,每 6~12 小时 1 次,一般应持续 1~2 周。20% 甘露醇不仅能减轻脑水肿,而且能增加血容量,降低红细胞压积和红细胞的聚集性,增加红细胞的变形能力,此外尚有清除自由基作用,主要不良反应有循环负荷过重而致心力衰竭或急性肺水肿,剂量过大、应用时间长可出现肾功能损害并可出现反跳现象。为减少其上述不良反应,在患者脑水肿较重时可与呋塞米联用,呋塞米常用剂量为每次 20~40 mg。复方甘油注射液具有良好的降颅内压作用,且无明显的反跳作用,常用量500 mL,静脉滴注,每日 1~2 次。

(3)电生理学监测:具有脊髓和皮层电极的正中神经体感诱发电位(MSEP)、脑干听觉诱发电位(BAEP)、视觉诱发电位(VEP)可用于重症患者的监测,对广泛大脑半球梗死、基底动脉血栓形成患者,BAEP 及 MSEP 有助于观察和判断病情。

(4)血管与神经放射学监测:有条件时利用正电子发射断层扫描及单电子发射计算机断层扫描测定局部脑血流量和代谢,大多数急性缺血性脑梗死患者需重复进行 CT 或磁共振扫描,观察病情的变化。

4. 电解质、酸碱平衡及葡萄糖代谢的监测
部分急性缺血性脑梗死患者由于存在意识障碍、吞咽困难、呕吐及应用脱水药,易导致水、电解质、酸碱平衡失调。若病变累及丘脑下部,可使失调进一步加重,老年患者由于内环境调节机制不稳定、渴感减弱、肾脏浓缩和稀释功能低下,卒中后易出现紊乱。

(1)失水:急性脑卒中期间的失水可分为低渗性、高渗性、混合性三类,其中以高渗性为最常见。高渗性失水大多是由于意识障碍、吞咽困难等而摄入不足,以脱水药的应用所致;而呕吐、腹泻、渴感减弱、出汗过多、钠摄入不足及不适当地输入低渗溶液,常导致低渗性或混合性失水。无论是高渗性或低渗性失水,对脑梗死而言都是不利的,失水可使血黏度及红细胞比容增高,使梗死灶扩大。

（2）电解质：脑卒中急性期大多有不同程度的电解质紊乱，特别是钠和钾的代谢失调，无论是高钠、高氯或低钠、低氯，均可引起中枢神经系统内环境的紊乱而致高级神经功能障碍，出现意识和精神方面的改变。卒中患者发生低血钾可以在发病的超早期或在治疗过程中。

（3）酸碱平衡：脑卒中早期可出现代偿性或部分代偿性的呼吸性碱中毒、失代偿性酸中毒、呼吸性碱中毒并代谢性碱中毒、呼吸性碱中毒并代谢性酸中毒。脑水肿过程中出现呼吸性碱中毒并代谢性酸中毒者病死率高。

（4）葡萄糖代谢：急性脑卒中患者常出现反应性高血糖和糖尿病性高血糖，高血糖可扩大脑梗死面积，影响卒中的预后。处理：首先应定期监测血电解质、血糖、血气、尿比重、尿量及中心静脉压，每日尿量应保持在 1 000～1 500 mL；若不能口服时，24 小时内应输入 1 500～2 000 mL 液体；有高热、出汗过多、腹泻或呕吐时，应适当增加输液量。非肠道营养者每日葡萄糖不应多于 40 g，每日补充钠 50～70 mmol 和钾 20～60 mmol，严重低钠血症患者首选高渗氯化钠溶液，但过快纠正低钠血症可引起脑桥中央髓质溶解。代谢性酸中毒可适当补充碳酸氢钠。

（5）肾功能的监测：急性脑梗死患者发病前往往有高血压、糖尿病，影响肾脏功能。若病变累及丘脑下部，直接损害下丘脑功能，使神经体液调节紊乱，导致脑-肾综合征出现。病情重者由于长期应用 20%甘露醇脱水，可进一步加重肾功能损害。因此，脑梗死早期应定期监测血肌酐、血尿素氮、血钾及尿量。

（6）止血及凝血功能的监测：缺血性脑梗死急性期予溶栓或抗凝治疗时，必须监护患者的止血与凝血功能，包括出血、凝血时间，血小板计数，血小板黏附、聚集试验，部分凝血活酶时间，凝血酶原时间，纤维蛋白原，因子Ⅷ测定及纤维蛋白（原）降解产物的测定等，动态监测有利于早期诊断凝血功能障碍并指导治疗，也有利于判断治疗效果。

【诊断与鉴别】

（一）诊断要点

动脉粥样硬化性血栓性脑梗死常于安静状态下发病，大多数发病时无明显头痛和呕吐。发病较缓慢，多逐渐进展或呈阶段性进行，多与动脉粥样性硬化有关，也可见于动脉炎、血液病等。意识清楚或轻度障碍颈内动脉系统和（或）椎-基底动脉系统症状和体征。头部 CT 或 MRI 检查可发现与症状和体征一致的责任病灶，影像学表现须符合缺血性改变，腰椎穿刺检查脑脊液可正常。

脑栓塞急性发病，在数秒、数分钟内到达高峰，多数无前驱症状，意识清楚或有短暂性意识障碍，大块栓塞时可伴有病侧头痛、恶心和呕吐，偶有局部癫痫样表现；或有颈动脉系统或椎-基底动脉系统症状和体征，腰椎穿刺脑脊液检查正常或血性；若有红细胞，可考虑出血性脑梗死。头部 CT 或 MRI 检查可发现梗死灶。

腔隙性梗死发病多由于高血压动脉硬化所引起，呈急性或亚急性起病，多无意识障碍，可进行 MRI 检查以明确诊断。临床神经症状较轻腰椎穿刺脑脊液（CSF）正常。

（二）鉴别诊断

西医鉴别

与脑出血鉴别：特别是少量脑出血易与脑梗死混淆。但由于头部 CT 的普遍应用，使缺血性脑卒中与出血性脑卒中的鉴别诊断已不再困难。如患者有意识障碍，则应与其他引起昏迷的疾病相鉴别（如代谢性脑病、中毒等）。

中医类证鉴别

1. 痫证　痫证是一种发作性的神志异常的疾病，发作前可一如常人，其大发作的特点为突然仆倒，昏不知人，口吐涎沫，两目上视，四肢抽搐，或口中如作猪羊叫，大多发作片刻即可自行缓解，醒后一如常人。鉴别要点是：痫证多为突然发病，其抽搐、痉挛症状发作片刻可自行缓解，既往有类似病史；痉证的抽搐、痉挛发作多呈持续性，不经治疗难以自行恢复，痉证多有发热、头痛等伴发症状。

2. 颤证　颤证是一种慢性疾病过程，以头颈、手足不自主颤动、振摇为主要症状，手足颤抖动作幅度小，频率较快，多呈持续性，无发热、神昏等症状。

3. 厥证　厥证由于阴阳失调，气机逆乱，以突然昏倒，不省人事，四肢逆冷为主要表现，但无项背强硬，四肢抽搐等表现。

4. 破伤风　破伤风因金创破伤，伤口不洁，感受风毒之邪,临床表现为项背强直、四肢抽搐,角弓反张,发痉多始于头面部,肌肉痉挛,口噤,苦笑面容,逐渐延及四肢或全身。现属外科疾病的范畴。

【治疗】

(一)西医治疗

1. 治疗原则 急性脑梗死的治疗与"时间窗"密切相关。急性脑梗死可分为三个阶段,即超早期(指发病1~6小时以内)、急性期(1~2周)和恢复期(>2周至6个月)。要特别重视超早期和急性期的处理,要注意全身综合治疗与个体化相结合,针对不同病情、不同病因采取有针对性的治疗措施,如尽早恢复脑缺血区的血液供应,防治缺血性脑水肿,加强监护和护理,预防和治疗并发症,早期给予系统化及个体康复治疗。

2. 具体治疗方案

(1)急性期的一般治疗:① 保持呼吸道通畅,减轻脑缺氧,监测血气,预防和治疗压疮、呼吸道感染及尿路感染,预防肺栓塞、下肢深静脉血栓形成等。② 调整血压:脑梗死急性期要慎用降压药。如平均动脉压(收缩压加舒张压乘以2除以3)>130 mmHg 或收缩压<220 mmHg,参考患者原先血压和治疗情况,可慎用降压药物,并应密切观察,注意避免血压过低或血容量不足。③ 血糖:急性期血糖过高或过低血糖对脑组织皆有害,可参考原先血糖情况给予相应的处理,一般维持血糖在 6.7 mmol/L(120 mg/dL)水平为宜。④ 颅内高压和脑水肿:脑水肿一般在发病后3~5日达到高峰。脑水肿的处理原则:减轻颅内压,维持足够的脑血液灌注,避免缺血恶化,预防脑疝。脑梗死急性期应限制液体用量,5%葡萄糖液可能加重脑水肿,故应慎用。对可能增加颅内压的某些因素(如缺氧、高二氧化碳血症及高热等),应予以纠正。降低颅内压常用的方法有甘露醇、甘油果糖、速尿(具体使用参考脑出血章节)。皮质激素治疗脑梗死后脑水肿及颅内压增高尚有争议。大脑半球或小脑大面积梗死压迫脑干时,应及时进行去骨瓣减压,可挽救生命。⑤ 体温控制:无论何种原因引起的体温增高,都应积极处理,维持体温在正常范围。亚低体温治疗的效果和不良效应有争论,不宜常规应用。⑥ 大脑主干动脉梗死造成的

脑梗死常有癫痫发作。有癫痫发作者可用抗癫痫药,如苯妥英钠和卡马西平。⑦ 加强护理:加强全身和皮肤护理,防治压疮;床头保持30°~45°以防止吸入性肺炎;保证充足的热量及均衡的营养,保持正常的水、电解质及酸碱平衡。⑧ 伴发疾病和合并症的处理:可伴发急性或慢性心脏病、糖尿病、慢阻肺、睡眠呼吸暂停综合征、肥胖、肾病以及某些使脑血流量下降的疾患,如对低血压、休克、心衰等均应积极进行相应的处理。

(2)溶栓治疗:包括静脉溶栓及动脉内溶栓,药物有尿激酶和TPA。治疗的"时间窗"应严格控制在3小时之内,并应按要求严格在3小时内,并应按要求严格选择适应证(参考相关原始文献)。该治疗法可引发脑出血和其他副作用。有条件的医院,在严格选择适应证和筛选患者标准的情况下,可以试用和观察。不推荐常规临床应用。

(3)抗凝治疗:适用于短暂性脑缺血发作反复发生者;进展性卒中;椎-基底动脉血栓形成;反复发作的脑栓塞(心房颤动引起者)及静脉系统血栓形成。禁忌证:有消化性溃疡病史;有出血倾向;血压高于 180/100 mmHg;有严重肝、肾疾患者;临床不能排除外脑出血者。方法:① 一般急性脑梗死,原则上不推荐使用抗凝治疗。② 溶栓治疗患者,溶栓24小时后可开始使用抗凝治疗。③ 心源性脑梗死(人工瓣膜、心房颤动、心壁血栓形成者)使用抗凝治疗,首选华法林制剂每日4~6 mg,逐步调整 INR,使之控制在 2.0~3.0 之间。不能使用华法林时,可用抗血小板药物氯吡格雷每日 75 mg。④ 低分子肝素和肝素治疗脑梗死的临床疗效尚无肯定结论,一般不优先推荐,但动脉狭窄或静脉血栓时推荐使用。

(4)抗血小板凝聚:抗血小板凝聚药治疗急性脑梗死的价值不能肯定,但作为二级预防药物减少复发的价值可以肯定。常用的一线药物有肠溶阿司匹林每日 100 mg,二线药有氯吡格雷每日 75 mg 和西洛他唑(培达)每日 100~200 mg。盐酸塞氯匹定有血小板减少的不良事件,所以不予推荐。发病24小时后推荐阿司匹林每日 100~150 mg。

(5)降纤酶治疗:国内应用降纤酶治疗急性脑梗死较广泛,肯定有降低纤维蛋白原的效果,但应用的时间窗、剂量及纤维蛋白原降低是否与临床改变一致,近期和远期疗效、不良反应等尚有待进一步研究。

（6）外科治疗：大脑半球动脉主干造成的脑梗死，出现严重的脑水肿危及生命，或小脑大面积梗死压迫脑干时，手术减压可以降低病死率，但远期疗效待定。

（7）血管危险因素的处理：发现血管危险因素应给予相应的处理，如供应脑的大血管和脑动脉病变、血液成分异常、心脏疾病及血流动力学异常的原因；常见的血管危险因素主要有高血压、心脏病、高血脂、糖尿病、吸烟、肥胖等。病因和危险因素多为数种并存，应同时处理。

（8）尽早进行神经功能障碍的康复治疗。

（二）中医辨证论治

辨证要点：① 辨中经络与中脏腑。中经络病情较轻，一般无神志昏蒙症状；中脏腑常有神志昏蒙表现，病情重。病程中，中脏腑和中经络可相互转化，病由中脏腑转向中经络，病势为顺，预后多好；若病由中经络转向中脏腑，则病情加重，预后不良。② 辨中脏腑之闭证与脱证。闭证乃邪毕于内，属实证，症见牙关紧闭，口噤不开，两手握固，肢体强痉，若兼见面赤身热，气粗口臭，躁扰不宁，脉弦而数，则为阳闭证；若兼见面白唇黯然，静卧不烦，四肢不温，痰涎壅盛，舌苔白腻，脉沉滑缓，则为阴闭证。脱证乃阳气外脱，症见目合口张，肢体瘫软，手撒肢厥，气息微弱，面色苍白，瞳神散大，而便自遗，脉微欲绝等，属中风危候，病性以虚为主，病势危急，预后凶险。

中经络

1. 风痰入络

证候：肌肤不仁，手足麻木，突然发生口眼㖞斜，口角流涎，舌强言謇，甚则半身不遂，或手足拘挛，关节酸痛。舌苔薄白，脉浮数。

证机分析：肝风夹痰，上扰脑窍。

治法：祛风化痰通络。

处理：（1）方药：真方白丸子加减。

（2）中成药：天龙息风颗粒，开水冲服，一次2袋，每日3次；或中风防治灵颗粒，口服，每次5粒，日3次。

2. 风阳上扰

证候：平素头晕头痛，耳鸣目眩，突然发生口眼㖞斜，舌强语謇；或手足重滞，甚至半身不遂等症。舌质红苔黄，脉弦。

证机分析：肝火偏旺，阳亢化风。

治法：平肝潜阳，活血通络。

处理：（1）方药：天麻钩藤饮加减。

（2）中成药：天麻钩藤颗粒，开水冲服，一次1袋（5 g），每日3次，或遵医嘱；或天麻素注射液，每次0.6 g，用5%葡萄糖注射液或0.9%氯化250~500 mL稀释，静脉滴注，每日1次，或遵医嘱。

3. 阴虚风动

证候：平素头晕耳鸣，腰酸，心烦失眠，突然发生口眼㖞斜，言语不利，手指蠕动，甚或半身不遂。舌质红，苔腻，脉弦细数。

证机分析：肝阴亏虚，虚风内动。

治法：滋阴潜阳，息风通络。

处理：（1）方药：镇肝熄风汤加减。

（2）中成药：天龙息风颗粒，开水冲服，一次2袋，每日3次。

4. 气虚血瘀

证候：半身不遂，肢体软弱，偏身麻木，舌强语謇，手足肿胀，面色淡白，气短乏力，心悸自汗。舌质黯淡，苔薄或白腻，脉细缓或细涩。

证机分析：元气不足，瘀血阻络。

治法：益气活血。

处理：（1）方药：补阳还五汤。

（2）中成药：中风康胶囊，口服，每次4粒，每日3次。丹红注射液，静脉滴注，一次20~40 mL，加入5%葡萄糖注射液100~500 mL稀释后缓慢滴注，每日1~2次。

中脏腑

1. 闭证——痰热腑实

证候：素有头痛眩晕，心烦易怒，便秘，突然发生口眼㖞斜，舌强不语，半身不遂，肢体强急，神识欠清或昏糊，痰多而黏。舌质黯红，苔黄腻，脉弦滑。

证机分析：痰热腑实，风痰上扰。

治法：通腑泄热，息风化痰。

处理：（1）方药：桃仁承气汤加减。

（2）中成药：醒脑静注射液，每次10~20 mL，加入5%~10%葡萄糖注射液或氯化钠注射液250~500 mL中静脉滴注，每日1次。安宫牛黄丸，口服或鼻饲，每次2丸（每丸1.5 g）或1丸（每丸3 g），每日1次。

（3）适宜技术：昏迷中药灌肠法，取生大黄30 g、枳实30 g、厚朴30 g、石菖蒲30 g、郁金30 g、玄明粉 12 g、黄芩 30 g，水煎取汁 250 mL，左侧卧位，抬高臀部灌肠，插入肛管 15～20 cm，保留灌肠 40 分钟，药温 37℃ 左右。每日 1 次，连续 14 次。

2. 闭证—痰火瘀闭

证候：突然昏倒，不省人事，牙关紧闭，口噤不开，两手握固，大小便闭，肢体强痉，面赤身热，气粗口臭，躁扰不宁。苔黄腻，脉弦滑数。

证机分析：痰火壅盛，闭塞清窍。

治法：息风清火，豁痰开窍。

处理：（1）方药：羚角钩藤汤加减。

（2）中成药：苦碟子注射液，一次 10～40 mL，用 0.9% 氯化钠或 5% 葡萄糖注射液稀释至 250～500 mL 稀释后静脉滴注，每日 1 次；或紫雪丹，口服或鼻饲，每次 1.5～3 g，每日 2 次。

3. 闭证—痰浊瘀闭

证候：突然昏倒，不省人事，牙关紧闭，口噤不开，两手握固，大小便闭，肢体强痉，面白唇黯，静卧不烦，四肢不温，痰涎壅盛。苔白腻，脉沉滑缓。

证机分析：痰浊盘踞，气机痹阻。

治法：化痰息风，宣郁开窍。

处理：（1）方药：涤痰汤加减。

（2）中成药：苏合香丸，口服或鼻饲，一次 1 丸，每日 1～2 次。

4. 脱证—阴竭阳亡

证候：突然昏倒，不省人事，目合口张，鼻鼾息微，手撒肢冷，多汗肤凉，二便自遗，肢体软瘫。舌痿，脉细弱或脉微欲绝。

证机分析：正不胜邪，元气衰微，阴阳欲绝。

治法：回阳救阴，益气固脱。

处理：（1）方药：参附汤合生脉散加味。

（2）中成药：参附注射液静脉滴注，一次 20～100 mL，用 5%～10% 葡萄糖注射液 250～500 mL 稀释后使用，每日 1 次；或生脉注射液静脉滴注，一次 20～60 mL，用 5% 葡萄糖注射液 250～500 mL 稀释后使用，或遵医嘱；或参脉注射液静脉滴注，一次 20～100 mL，用 5% 葡萄糖注射液 250～500 mL 稀释后使用，或遵医嘱，也可直接滴注。

恢复期

1. 风痰瘀阻

证候：口眼㖞斜，舌强语謇或失语，半身不遂，肢体麻木。舌质紫黯，苔滑腻，脉弦滑。

证机分析：风痰瘀血，痹阻脉络。

治法：息风化痰，行瘀通络。

处理：（1）方药：解语丹加减。

（2）中成药：天龙息风颗粒，开水冲服，一次 2 袋，每日 3 次。

（3）针灸：缺血性卒中患者只要血压稳定，可用百会，头针取运动区、感觉区。有语言障碍者加语言区，以及配相应的体针，如风池、曲池、合谷、内关、足三里、三阴交、太冲等。

2. 气虚络瘀

证候：肢体偏枯不用，肢软无力，面色萎黄。舌质淡紫，苔薄白，脉细涩或细弱。

证机分析：气血不通，脉络瘀阻。

治法：益气养血，化瘀通络。

处理：（1）方药：补阳还五汤加减。

（2）中成药：脑心通胶囊，口服。一次 2～4 粒，每日 3 次。

（3）针灸：治疗肢体功能障碍以阳明经为主，辅以太阳、少阳经穴；也可以阳经为主，辅以阴经腧穴。在手法针刺的基础上用电针治疗。上肢偏瘫，可取曲池、手三里、外关、合谷等穴；下肢偏瘫，用环跳、阳陵泉、足三里、解溪、昆仑等穴。针刺头针时可取运动区、感觉区、足运感区等。

3. 肝肾亏虚

证候：半身不遂，患肢僵硬，拘挛变形，舌强不语，或偏瘫，肢体肌肉萎缩。舌红脉细，或舌淡红，脉沉细。

证机分析：肝肾失养，脉络空虚。

治法：滋养肝肾。

处理：（1）方药：左归丸合地黄饮子加减。

（2）中成药：左归丸，口服，水蜜丸，一次 9 g，每日 2 次。

（3）针灸：半身不遂者，针灸可取患侧的井穴，予三棱针点刺放血等。

【中西医协同诊疗思路】

中西医结合方法是目前临床上用于大部分患者错过溶栓最佳治疗时间的主要治疗方法。由于中医药的发展，涌现出许多治疗急性脑梗死的中药制剂，往往在应用抗血小板聚集、抗凝、降纤及脑保护治疗同时应用中药制剂，如当前临床应用较广泛的丹参注射液、醒脑静注射液等，且大量临床研究发现中西医结合治疗急性脑梗死较单一，应用常规药物效果更显著。有临床观察研究发现,丹红注射液联合常规西药治疗,从神经功能改善情况和血浆黏度水平变化等指标上看较单纯应用西药治疗改善明显。闫瑞云等研究醒脑静联合丁苯酞治疗缺血再灌注损伤大鼠实验研究发现,醒脑静可以增强丁苯酞的表达,减轻缺血再灌注损伤;两者联合较单一用药治疗取得的效果更佳。近年来苦碟子注射液对急性脑梗死的治疗作用引发众多学者的关注,并有大量临床观察发现,苦碟子注射液联合临床常用西医基础药物治疗急性脑梗死的临床疗效,收到了较单一应用西药治疗更加明显的效果。陈文军临床观察发现苦碟子注射液联合依达拉奉注射液,可起到显著抑制急性脑梗死患者炎性因子释放,改善脑血管内皮功能的作用,临床疗效突出。综上所述,急性脑梗死不仅

很难治愈,且大部分患者在各种原因下恢复血流后的缺血再灌注损伤已成为急性脑梗死治疗过程中影响预后的关键。其中缺血再灌注损伤后的病理产物超过了人体正常组织的清除调节能力而转化为对人体有害的物质,体现了中医"毒邪内生""毒损脑络"在缺血再灌注损伤中的致病机制。急性脑梗死血瘀毒损证是导致病情加重、恶化乃至死亡的重要标志。对此,诊治急性脑梗死先应根据状况及早做出诊断,并防治急性脑梗死血瘀毒损证的转化及恶化对改善患者预后尤为重要。随着中医药的不断发展,许多有效制剂广泛应用于临床,且收到较好的治疗效果,寻求针对血瘀毒损证急性脑梗死作用最有效的药物应继续不断探索。中西医结合方法治疗急性脑梗死可取得更显著的治疗效果,值得临床推广应用。(图2-24)

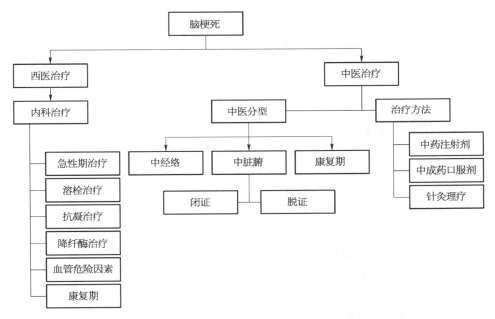

图2-24 急性脑梗死中西医协同诊疗思路导图

【预后与进展】

急性脑梗死具有发病急、致残致死率高、预后差等特点,该病多并发运动及神经功能相关后遗症,导致康复进程缓慢,严重影响患者健康,增加了社会和家庭负担。在时间窗内给予静脉溶栓、抗血小板治疗、卒中单元治疗是急性脑梗死的主要干预措施,但由于致病因素复杂、病理特点差异等影响,不同患者治疗后效果差异明显。入院时正确评估患者病情程度有助于判断患者预后,对临床制定合理干预措施有积极作用。脑梗死是由

于脑供血不足导致脑组织缺氧缺血而导致的急性坏死,其病理基础为动脉粥样硬化,而动脉粥样硬化属炎性反应性疾病,其诱导的炎性反应在急性脑梗死发生发展过程中有推动作用。另外,经多因素分析发现NIHSS评分、梗死体积是影响急性脑梗死患者预后的独立危险因素且与急性脑梗死预后不良呈正相关。NIHSS评分是评估患者病情程度的重要标准,梗死体积是分析急性脑梗死患者病情程度的直观指标,两者与患者预后水平有直接关系。

(朱　晖　侯文艳)

第二节

急性脑出血

脑出血（intracerebral hemorrhage，ICH）是指源于脑实质内血管的非创伤性自发性出血。脑出血的发生率、死亡率和致残率均较高，至今仍无特别有效的治疗方法。脑出血血肿周围组织损伤机制包括诸多方面，如脑出血血肿的扩大、血肿周围组织缺血、血肿周围组织脑水肿、炎症反应、细胞凋亡等一系列病理生理变化。脑出血是一种起病急并且致死率较高的疾病，脑出血的发病率较高，在所有脑卒中疾病中能占15%左右。进入21世纪以来，随着医疗技术水平的发展，脑出血疾病的发生率逐渐下降，但是急性期的脑出血患者仍具有较高的死亡率，死亡率高达30%~50%，是一种致死率较高的疾病。不仅如此，脑出血急性期同时具有较高的致残率，有统计学资料显示，脑出血急性期的致残率高达75%。急性期的积极治疗对于脑出血的预后有至关重要的意义。

【病因病理】

（一）西医病因病理

本章所述脑出血是指脑实质内的出血，出血的原因需排除外伤所引起的脑出血，其中80%左右的脑出血为原发性的脑出血，无明确的诱因。另外还有20%左右的脑出血为继发性的脑出血，继发于其他疾病而发生。引起脑出血的所有疾病中，高血压占所有疾病的一半以上。有30%的患者是因为动脉瘤及动脉畸形，或是因为其他疾病而口服抗凝药物引起的。病理生理学对于脑出血的研究发现，原发性的损害是指当血肿对周围的组织神经发生影响，这是通过占位效应所产生的影响。而继发性的损害是由于其他疾病所引起的炎症反应，周围水肿的发生所产生的自由基是引发炎症反应的重要原因。炎症反应会引发细胞毒性，这会对血肿周围的细胞产生严重的降解作用。对于脑出血的病理生理学研究，可以为脑出血的临床治疗提供突破口，从多个途径提升对于脑出血的治疗效果，当脑出血处于不同时期时，需进行不同的治疗，以保证治疗的效果。

1. 脑出血后脑内血肿形成的直接损害 脑出血后急剧膨胀的血肿造成对脑组织的破坏，因机械压迫可造成局部微血管缺血性痉挛或梗阻、组织坏死，导致神经功能缺失；血肿对周围组织产生直接压迫，使神经组织和纤维的联系中断，并可使血肿周围神经束和脑组织受压造成移位和变形，甚至形成脑疝。以往认为，活动性脑出血多是一次性的，脑动脉破裂后仅存在短暂性活动性出血，近年的临床观察和连续影像学表明，20%~38%的脑出血血肿在发病后36小时内增大，体积大于25 cm的血肿，更易在发病后6小时内增大。Brott等对103例超急性期（<3 h）脑出血患者进行初次、1小时，20小时头颅CT扫描，有38%的患者存在继续出血，导致血肿扩大，且血肿大于33%，患者病情也相应加重。血肿继续扩大多发生于以下情况：① 年龄较轻。② 病变部位较深，如丘脑、壳核和脑干。③ 高血压未能得到有效控制。④ 急骤过度脱水治疗。⑤ 病前服用阿司匹林或其他抗血小板药。⑥ 血肿不规则。既往认为，源于脑内血肿的脑损伤是血肿本身压迫周围脑组织的微循环，产生血肿周围区域的脑缺血和水肿所致。Kingman 等认为，血肿的占位压迫作用在脑出血后血肿占位形成的瞬间已经出现，并称之为"剪切效应"（shear effect），也不因血肿清除而好转，但 Lopez 等用气囊模拟人脑出血模型，观察早期清除血肿是否能减轻血肿周围组织神经损伤，结果显示移除气囊越早，脑损伤越轻。但目前认为，除血肿本身的占位性损害外，尚有周围脑组织血液循环障碍、代谢紊乱（如酸中毒）、血管运动麻痹、血脑屏障受损和血液分解产物释放多种生物活性物质对脑组织的损害。

2. 脑出血血肿周围组织缺血 实验研究发现，脑出血血肿周围组织甚至远隔区域出现广泛的局部脑血流量下降，从而可引起脑缺血性损害，加速脑出血后脑水肿的发生和发展。脑血流下降程度与血肿大小成正相关。Yang 等的研究发现，脑出血1小时后，血肿同侧脑血流（CBF）下降50%，对侧下降73%。Mayer 用 SPECT、CT 对 23 例急性脑出血患者进行动态对照研究发现，急性期血肿周围血流量明显减少，72小时恢复正常，但脑水肿更明显，认为脑水肿与缺血再灌注有关，提出了缺血与脑水肿并存的观点。Mendelow 等在脑一侧尾壳核分别注入自体血、相同体积的脑脊液、及矿物油制成不同类型的脑出血模型,用放射自显影法和氢清除法测试 r CBF,发现随着血肿量的增加,大鼠尾壳核的 r CBF 和同侧额叶的 r CBF 明显减少。缺血损害的程度随着血肿量的增大而加重血肿周围组织广泛 r CBF 下降的机制可能与以下几个方面有关:①血肿的占位压迫,造成微循环的障碍。②血肿周围组织缺血性改变,使血浆中的水分子和离子移入血管周围组织,致血管腔狭窄或闭塞,出现"无复流"现象。③诸多血管活性物质(如肾上腺素)释放并吸收。④脑血流自动调节障碍。血肿占位、颅内压升高及脑水肿等原因可造成自动调节功能丧失。⑤颅内压持续升高。血肿周围组织的低灌注符合缺血性半暗带的几乎所有特征,并且在这个低灌流区内,组织的水肿及神经元损害与原发性缺血性脑损害时极为相似。Sinar 为排除血液成分的干扰,用微球囊冲排气的方法研究血肿占位与清除血肿对脑缺血的影响,结果显示即使早期血肿完全吸收或手术清除血肿后,脑血流量的下降仍持续相当长的时间。

3. 血肿周围组织水肿 脑水肿的发生发展机制仍然没有阐明,临床治疗尚缺乏有效的方法。近年研究发现,脑出血周围组织水肿不仅与血肿压迫造成微循环障碍有关,而且与脑出血血肿释放出的某些活性物质和血液本身的成分有关。许多机制参与了脑出血后脑水肿形成,这一过程至少包括三个阶段:超早期(最初几小时内),主要由于流体静压力和血凝块回缩所致;第二阶段包括最初 2 日以内,由于激活凝血级联反应和凝血酶产生;第三阶段 3 日以后,主要是红细胞溶解和血红蛋白诱导的神经毒性。在脑实质中补体系统激活在第 2 和第 3 阶段也起着重要的作用。由此可见,脑出血后脑损伤效应是由脑组织血液成分的毒性作用(包括血块回缩、凝血酶释放、红细胞溶解、血红蛋白毒性、补体激活、占位效应和血脑屏障破坏等)所引起。脑出血后脑水肿使颅内压升高,造成脑疝,是脑出血致死的常见原因,也是脑损伤的重要标志。

(1)凝血酶:近年来,在脑出血后脑水肿形成的机制中,凝血酶成为人们最为关注的一个焦点。凝血酶是由凝血酶原转变而来,有 3 个相互独立的结合位点,即催化位点、阴离子位点和肝素结合位点。凝血酶通过这些位点与其他分子或其受体相互作用。人凝血酶原基因位于 11 号染色体

(11p11-q12),在肝细胞中合成,凝血酶相对分子量为 36 000,是一种血浆丝氨酸蛋白酶,凝血酶的血管外作用是通过蛋白酶激活受体(protease-activated receptor,PAR),即 G 蛋白偶联的 7 个跨膜区受体(STDR)实现的。该受体有 7 个疏水性螺旋状跨膜区域,形成 3 个胞外环状结构和 3 个胞内环状结构,还有一个胞内 C 末端和胞外 N 末端。到目前为止,已有 4 种 PAR 的 c DNA 被克隆。体外实验证实,高浓度的凝血酶(大于 50 nmol/L)有神经毒性,主要通过增加神经兴奋性毒性、激活基质金属蛋白酶(MMP)和刺激细胞因子的释放而实现,凝血酶在脑内产生的过程可能是一个持续的过程,直至凝血酶原耗尽。尽管血凝块中凝血酶的产生总量和时间还不清楚,但研究已证明,1 mL 全血可产生 260~360 IU 凝血酶。大鼠脑内注射 5 U 凝血酶可引起明显的脑水肿。Lee 等在大鼠基底节注射凝血酶或生理盐水,用放射性同位素法测定 BBB 的通透性,24 小时后凝血酶组 BBB 的通透性明显大于生理盐水组。脑水肿最早于脑出血后 4 小时出现,于 3~5 日达高峰,随后逐渐消失,水肿可被具有抗凝和凝血酶抑制作用的水蛭素抑制。血浆、血清、纤维蛋白原及其降解产物的单独作用均不能引起脑水肿,但若与凝血酶共同作用,则引起明显的脑水肿。红细胞在 3 日后才使脑组织含水量增加,而凝血酶单独作用 4 小时即可引起脑血肿。早期脑水肿(出血后 24 小时)是由于凝血酶对脑细胞的毒性作用所致,后期则主要是凝血酶引起的 BBB 破坏所致的血源性水肿。另外凝血酶还可刺激小胶质细胞的活化和增生,使之转化为吞噬细胞,释放 TNF-α、IL-6、IL-12 等炎性因子和一氧化氮(NO)引起炎症反应,造成对细胞的间接损害。Kitaoka 等研究显示,给予大剂量 Argatroban(凝血酶的抑制剂)可减轻脑出血血肿周围组织的水肿。

(2)血红蛋白:近年研究发现,脑内注入浓缩血细胞或红细胞并不能产生明显的水肿。Xi 等分别将全血、压积红细胞、溶解红细胞、鼠血红蛋白和凝血酶注入大鼠基底节区,然后取不同时间点处死,检测脑组织中水和盐离子含量,结果发现注射溶解红细胞后 24 小时可见明显脑水肿,注入血红蛋白可以模拟这种脑水肿的形成,注入凝血酶后 24~48 小时出现脑水肿的高峰期,注入浓缩红细胞 3 日后才出现明显的水肿。这说明:① Hb

有明显的神经毒性作用。②注入红细胞出现迟发性脑水肿可能是因为红细胞逐渐破坏，释放 Hb 达到一定水平才引起明显脑水肿。红细胞溶解后，释放出的血红蛋白分解出铁离子和血红素，可诱导产生大量溶酶体，后者被氧自由基破坏后，各种水解酶释放至胞浆中，使神经细胞进一步损坏或坏死。铁离子和脑出血后迟发性脑水肿有关系。脑内铁超载可通过多种途径引起脑损伤，其中公认的途径是通过脂质过氧化形成自由基，自由基攻击 DNA 和引起脑氧化损伤。血红素加氧酶（hemeoxygenase，HO）可降解亚铁血红素产生铁，脑出血后 HO 表达上调，而 HO 抑制剂可减轻脑水肿。

（3）补体：补体系统至少由 30 余种可溶性蛋白和膜结合蛋白组成，广泛参与机体抗微生物防御反应和免疫调节，也可介导免疫病理的损伤性反应。正常情况下，由于血脑屏障的存在，补体不能进入脑组织。脑出血后血脑屏障的破坏使补体进入脑组织，引起脑水肿。Hua 等研究发现，自体动脉血注入脑内后，血肿周围组织补体 C3d、C9 沉积增加，同时凝聚素（补体抑制剂）也相应增加，应用 N-乙酰肝素（一种没有抗凝活性的肝素同形体）可显著减轻水肿。该实验证实，脑出血可引起脑内补体系统激活，而补体系统激活可促进脑出血后脑水肿的形成。补体激活可产生大量 C3a 和 C5a，后者刺激炎症细胞合成 TNF-α 激活细胞分泌细胞因子，并增加黏附分子的表达，从而使中性粒细胞进入脑组织，释放蛋白酶和氧化酶，引起继发性脑损伤。Xi 等发现，C3a 和 C5a 能使白细胞和其他细胞脱颗粒，从而破坏血脑屏障，致使 IgG 和其他血浆大分子物质进入脑组织，引起脑组织免疫反应。脑缺血后脑内一些神经细胞可以产生黏附因子，引起炎症反应，通过抑制 P38MAPK 级联反应，可以减少 IL-1 和 TNF-α 的分泌，这是一个非常有前景的方法。

4. 炎症反应 近年研究发现，脑出血后血肿周围组织发生炎症反应并且比非出血性脑损伤更加明显，以中性粒细胞、巨噬细胞和活化的小胶质细胞渗出为特征。脑组织出血后出现炎症反应时，可引起局部脑血流下降，诱导细胞因子的基因表达及蛋白产物的生成，激活并趋化炎症细胞向损伤区游走、浸润并释放多种生物活性物质。脑出血后 6 小时，多型核细胞在小血管内积聚，2 日

后在出血处脑实质内浸润，脑出血后 1~7 日，血肿周围均可见大量多型核细胞、单核细胞浸润。Xue 等将自体全血、自体血清、红细胞、白细胞、血浆、石蜡油、生理盐水注入脑皮质，发现注入自体全血、白细胞后 48 小时，中性粒细胞黏附在血管或从毛细血管和小静脉内游出。渗出的中性粒细胞能够释放出多种细胞因子，如 TNF-α、IL-6、INF-γ 和氧自由基等。这些因子可加重脑损伤。白细胞和内皮细胞相互作用可阻塞微血管，引起局灶性脑缺血。另外，小胶质细胞也是脑内炎症反应的关键细胞，激活后可分泌补体蛋白、IL-1β、IL-6 和 TNF 等促炎性因子。这些因子参与了小胶质细胞介导的神经损伤。IL-1 是促炎症细胞因子，主要由单核巨噬细胞和淋巴细胞产生，分为 IL-1α、IL-1β 两种构型。IL-1 与细胞膜上受体 IL-1R 结合，通过 G 蛋白发挥作用，IL-1 促进 IL-2R 的表达以及 IL-2、IL-4 和 IL-6 等细胞因子的分泌，诱导 B 细胞对 IL-2、IL-4、IL-5 和 IL-6 反应的能力。IL-1β 主要由内皮细胞、活化的小胶质细胞、星形细胞和神经元产生，可激活巨噬细胞和星形细胞，促使内皮细胞激活血液中的凝血酶原进入炎症状态，增强白细胞反应，加重脑水肿和局部缺血程度，并诱发神经元凋亡的作用。内毒素、创伤和缺血均可诱导脑内的 IL-1β 基因的表达。在缺血区皮质内 IL-1β 的表达是在缺血后 3~6 小时，12 小时到达高峰，5 日后仍保持较高水平。而且在大脑中动脉持久性缺血的高血压大鼠明显高于非高血压大鼠，表明卒中危险因素（高血压）有加强炎性介质 IL-1β 反应性的作用。机械性脑损伤 24 小时后，IL-1β 的水平明显升高，7 日后则明显减低，与 IL-1β mRNA 表达的时相变化相吻合。Kitaoka 等发现脑出血后血肿释放出的血液成分，如凝血酶、铁和亚铁血红素等可以引起细胞因子 IL-1、IL-6 和 TNF-α 等的产生。脑出血急性期 IL-1 的表达水平和白细胞的激活都增强，与出血时伴随的神经组织缺血和炎症过程有关。研究发现，IL-1 可使血脑屏障通透性增加，导致血管源性脑水肿，也可加重白细胞反应及局部缺血程度。TNF 也是促炎症细胞因子，有 TNF-α 和 TNF-β 两种构型，TNF-α 为其主要构型。中枢神经系统内星形细胞、血管内皮细胞、小胶质细胞和神经元均可产生 TNF-α，TNF-α 既可诱导白细胞表达黏附分子，也可诱导内皮细胞

表达细胞间黏附因子-1(ICAM-1),使炎症反应加重,TNF-α在中枢神经系统还有神经毒性作用中,其表达增加可加速神经细胞死亡。TNF-α神经毒性和促神经细胞死亡的作用可使血脑屏障(BBB)被破坏,通透性增加,引起脑水肿。Zhu等研究发现,TNF-α能增强内皮细胞中NO的毒性,增加血管内皮细胞通透性,发挥对BBB的破坏作用。在短暂性大脑中动脉缺血模型中的缺血再灌注早期即可观察到TNF-α水平的升高。而在持久性大脑中动脉缺血模型中,缺血后1~3小时TNF-α mRNA开始表达,12小时到高峰,持续5日。TNF-α mRNA表达及时间演变过程与白介素(IL-6和IL-1β)时相相似,可能两者有相同的基因转录机制。Mayen等用胶原酶加肝素制作大鼠脑出血模型,发现脑出血24小时后血肿周围组织TNF-α mRNA表达升高,中性粒细胞、巨噬细胞和小胶质细胞中TNF-α表达也升高。在脑出血前15分钟和脑出血后3小时,将TNF-α特异性反义脱氧寡核普酸(ORF4-PE)直接注入纹状体出血部位,结果发现血肿周围组织的TNF-α mRNA降低,凋亡细胞数量减少,出血后24小时大鼠神经功能缺损明显改善。黏附分子是一类能介导细胞与细胞、细胞外基质相互黏附的膜表面糖蛋白,在炎症和免疫反应等过程中起着非常重要的作用。目前研究证实,血液中白细胞与血管内皮细胞的黏附和外渗是启动炎症反应的关键步骤,而白细胞在血管内皮细胞上滚动、结合及跨内皮细胞转运等过程均需黏附分子的参与。这主要由3组细胞黏附分子调节,分别是选择素家族、免疫球蛋白家族和整合素家族。其中ICAM-1是免疫球蛋白超家族的重要成员,主要由激活的内皮细胞合成后释放入血,是白细胞所表达的整合素CD11a/CD18和CD11b/CD18的配体,因此能造成白细胞和血管内皮细胞的牢固黏附,继之对白细胞的深处和炎症反应起重要的中介作用。白细胞可阻塞血管腔,减少血流量,进到血管外的白细胞可释放自由基、蛋白水解酶及其他毒性物质,引起血管损伤和出血。Kraus等研究发现,脑出血患者CSF中可溶性ICAM-1和VCAM-1浓度高者预后不良。关景霞等用胶原酶Ⅶ脑立体定向注射制作脑出血模型,应用RT-PCR技术检测ICAM-1 mRNA表达,发现脑出血后6小时ICAM-1 mRNA表达开始增加,48小时到达高峰,说明ICAM-1

参与了脑出血周围组织的继发性损伤。Gong等发现大鼠脑出血血肿周围存在炎症反应,并伴有细胞表面的ICAM-1免疫活性增强,在血管内和同侧的脑组织活化的小胶质细胞和神经元中表达明显增加。在神经细胞中的表达于脑出血后12小时开始出现,3日到达高峰,持续10日后渐下降,在血管内的表达于脑出血后第1日开始出现,第7日达高峰,持续2周。

MMP是主要的基质降解蛋白酶,研究表明内皮细胞能够分泌MMP,参与ICH。后脑水肿的主要是MMP-9,其参与机制主要有两方面。一是MMP被释放和激活后能够降解ECM所含胶原成分(如Ⅳ、Ⅴ型胶原)和层黏蛋白、弹性蛋白及纤维蛋白,使其完整性遭受破坏,BBB通透性增加,由此造成血液中水分和中性粒细胞游出,造成血肿边缘的脑组织含水量增加。Rosenberg等研究表明ICH后24小时MMP-9含量升高,脑组织含水量亦增高,给予MMP-9的抑制剂BB1101后,脑组织含水量显著减轻,说明MMP-9与脑水肿的形成关系密切。另外,MMP-9参与炎症反应,其与中性粒细胞从血管中溢出有关。匡良洪等研究发现,在ICH后12~24小时中性粒细胞表达MMP-9,免疫组化及HE染色揭示在ICH后12~24小时,血肿周围有中性粒细胞浸润。也有研究指出,中性粒细胞、巨噬细胞均要借助于MMP-9游出血管外,中性粒细胞表达MMP-9有助于其游出血管外并浸润到脑组织。

5. 氧自由基与脑损害 氧自由基学说于20世纪70年代初提出。Yamato等发现大鼠脑缺血后早期自由基升高并明显,而再灌注后自由基明显升高,水肿也更加严重。Nakamura等发现脑出血后自由基可直接造成细胞DNA的损伤,同时降低DNA修复蛋白Ku-70,Ku-80含量。陈氏在探讨高血压性脑出血后脑水肿、自由基变化规律时,发现海马MDA脂质过氧化物在脑出血后有明显升高,并随时间的延长而逐渐升高。这可能由于:① 缺血引起的自由基反应增强。脑出血后由于血肿对周围脑组织的直接压迫,造成海马区的缺血,氧供不足,高血压大鼠由于长期高血压造成脑血管的硬化狭窄,继发性脑缺血使自由基升高更明显。② 脑出血后金属离子的影响。微量铁离子作为有机或有机复合物,被认为具有很强的脂质自由基反应的催化作用,红细胞释放的铁离子催化自由基反应,而引起 MDA 的生成增加。

6. 细胞凋亡 作为一种基因调控的细胞死亡形式,细胞凋亡也参与了脑出血后神经细胞损伤过程。Qureshi 等对 12 例脑出血患者血肿样本进行研究发现,10 例患者出现明显凋亡细胞,血肿周围凋亡细胞约占 38%,5 日后尚可见凋亡细胞。Matsushita 等通过胶原酶诱导脑出血模型,用末端脱氧核糖核酸介导的缺口末端标记法(TUNEL)标记凋亡细胞,造模后 24 小时在出血中心和血肿周围区可见凋亡细胞,且 TUNEL 阳性细胞为神经元和星形细胞。Sinn 等发现脑出血后 4 小时出现大量细胞凋亡,使用 geranylacetone 可增加热休克蛋白含量,降低细胞凋亡和炎症反应。Holmin 等在大鼠脑内注入少量 TNF-α 和 IL-1β,发现 IL-1β 诱导了短暂的炎症反应并出现凋亡细胞。近来 Hickenbottom 等研究发现 NF-κB 参与了脑出血后的细胞凋亡。在大脑皮质和海马神经元内构建型 NF-κB 的活性较高,在神经元胞体、突触和突触后致密区可见诱导型 NF-κB。研究发现,损伤因子激活 NF-κB 可诱导神经细胞分泌促凋亡因子,如 P53、C-myc、Fas、COX-2 和 i NOS 等,经过级联反应,最后激活蛋白酶胱冬酶引发神经细胞凋亡。Bcl-2 和 Bax 蛋白也参与了脑出血后的神经细胞凋亡。Bax 是 Bcl-2 基因家族中的重要凋亡促进基因。Bax 主要作用于凋亡基因的后期。Rodrigues 研究发现牛磺脱氧胆酸可以减少 Bcl-2 的表达,减轻神经细胞凋亡。

7. 其他 脑出血时,水通道蛋白(AQP4)在脑组织内高表达。AQP4 表达升高和 MMP9 表达升高,血脑屏障通透性增加和脑水肿有明显关系;内源性阿片肽、神经肽 Y(neuropeptide,NPY)和降钙素基因相关肽(calcitonin gene related peptide,CGRP)释放增多(两者均能作用于内皮细胞产生 NO 和 ET);血浆 ET 浓度增加和血浆 NO 浓度的改变,白细胞三烯(cys-LT)等都是加剧脑出血后 BE 的因素之一,所以脑出血后继发 BE 产生机制的研究主要集中在两方面:缺血因素和血肿成分的影响。炎症、其他因素是继发于前二者发生的。脑出血后病理损害中起启动和关键作用的是血肿。在上述诸多因素中究竟是某一因素,还是复合因素导致 BE 的存在,是一个值得进一步探讨的问题。

(二)中医病因病机

本病为本虚标实之证,本虚为气虚亏虚,标实为瘀血阻络。其发病与风、火、痰、气、血有密切关系,尤以肝风为主。病因可为年老体衰、气血亏虚、气血阴阳失调,加之七情忧思、饮食不节、寒热失调及过度劳累等,均可导致肝肾阴虚,肝阳暴亢,阳化风动,气血逆乱的病理状态;或逆乱的气血上冲脑部,并溢于脉外,脑髓受损,出现舌强语謇,肢体偏瘫,或神志昏蒙。气血升降逆乱是出血性卒中的主要发病机制。

【临床表现】

(一)病史

① 起病情况:头痛,眩晕、恶心、呕吐等。② 病因和危险因素:患者的年龄、性别,既往有无颈动脉狭窄、高血压、糖尿病、高脂血症及 TIA 病史。目前的用药情况,是否遵医嘱正确服用。③ 生活方式与饮食习惯:营养摄入是否合理,是否缺乏运动,是否长期摄入高钠盐、高动物脂肪饮食,有无烟酒嗜好。④ 心理-社会状况:患者及照顾者对疾病的认识程度,家庭条件与经济状况,患者的心理反应,家属对患者的关心程度和对疾病治疗的支持情况。

(二)症状与体征

(1)生命体征:包括基础生命体征,如体温、血压、呼吸、脉搏、血氧饱和度等。

(2)意识与精神状态:意识清醒或欠清或昏迷不醒。

(3)头颈部检查:观察瞳孔大小及对光反射是否正常;有无听力下降或耳鸣,有无饮水呛咳、吞咽困难,有无失语等。

(4)四肢躯干检查:半身不遂,可以是单个肢体或一侧肢体,可以是上肢比下肢重或下肢比上肢重,起病突然,常于安静休息或睡眠时发病,起病在数小时或 1~2 日内达到高峰。

(三)四诊要点

本病病情进展迅速,可在数分钟或数小时内出现偏侧肢体瘫痪,感觉异常,言语不清或不能,严重者甚至昏迷、中枢性高热、呼吸不规则,还可伴有头痛、呕吐等症状,结合其舌苔,脉象以及不同的表现,临床可分为不同证型。肝阳暴亢,头晕头痛,面红目赤,烦躁易怒,呕吐呃逆,半身不遂,语言不利,肢体震颤,筋脉拘急,舌红苔黄,脉弦数;痰浊内阻形体肥胖,胸腹痞满,神识昏蒙,半身不遂,口眼歪斜,四肢不温,喉中痰鸣,舌质暗淡,苔腻,脉弦滑;气虚血瘀头晕心悸,面黄神疲,气短乏力,半身不遂,舌强语謇,偏身麻木,舌胖淡暗,或有瘀斑,苔薄白或白腻;元气暴脱(亦称为正气暴脱)的临床表现为突然昏仆,肢体瘫软,手撒肢冷汗多,重则周身湿冷,二便自遗,舌质暗紫,苔白腻,脉细弱。

【辅助检查】

(一)检查项目

1. **脑脊液检查**　诊断明确者,一般不做脑脊液检查,以防脑疝发生,但在无条件做脑 CT 扫描或脑 MRI 检查时,腰穿仍有一定诊断价值,脑出血后由于脑组织水肿,颅内压力一般较高,80%患者在发病 6 小时后,脑脊液呈血性或黄色,但腰穿脑脊液清亮时,不能完全排除脑出血的可能,术前应给予脱水剂降低颅内压,有颅内压增高或有脑疝的可能时,应禁忌做腰穿。

2. **血常规、尿常规和血糖**　重症患者在急性期血常规检查可见白细胞增高,可有尿糖与蛋白尿阳性,脑出血急性期血糖增高由应激反应引起,血糖升高不仅直接反映机体代谢状态,而且反映病情的严重程度,血糖越高,应激性溃疡、脑疝、代谢性酸中毒、氮质血症等并发症发生率越高,预后越差。

3. **神经影像学检查**

(1)CT 检查:颅脑 CT 扫描可清楚显示出血部位、出血量大小、血肿形态、是否破入脑室以及血肿周围有无低密度水肿带和占位效应等。病灶多呈圆形或卵圆形均匀高密度区,边界清楚,脑室大量积血时多呈高密度铸型,脑室扩大。1 周后血肿周围有环形增强,血肿吸收后呈低密度或囊性变。动态 CT 检查还可评价出血的进展情况。

(2)MRI 和 MRA 检查:对发现结构异常,对检出脑干和小脑的出血灶和监测脑出血的演进过程优于 CT 扫描,对急性脑出血诊断不及 CT。

(3)数字减影脑血管造影(DSA):可检出脑动脉瘤、脑动静脉畸形、Moyamoya 病和血管炎等。

4. **心电图检查**　脑血管病患者因为脑-心综合征或心脏本身就有疾病,可有心脏功能和血管功能的改变:① 传导阻滞,如 P-R 间期延长,结性心律或房室分离。② 心律失常,房性或室性期前收缩。③ 缺血性改变,S-T 段延长、下降,T 波改变。④ 其他假性心肌梗死的心电图改变等。

5. **经颅多普勒超声(TCD)检查**　有助判断颅内高压和脑死亡,当血肿>25 mL,TCD 显示颅内血流动力学不对称改变,表示颅内压力不对称,搏动指数较平均血流速度更能反映颅内压力的不对称性。

6. **其他检查**　包括血液生化、凝血功能和胸部 X 线摄片检查。外周白细胞和尿素氮水平可暂时升高,凝血活酶时间和部分凝血活酶时间异常提示有凝血功能障碍。

(二)主要危重指标与监测

1. **血压的监测**　高血压是急性脑出血最重要的危险因素之一,监测血压可预防再次出血。

2. **心脏指标的监测**　脑出血和冠心病常常并存,然而脑出血又可影响心脏。脑出血常出现心律失常和伴有心肌酶谱水平升高的心肌复极异常,包括 Q-T 间期延长,U 波、T 波异常,ST 段上升或下降以及心肌细胞灶性溶解等,这些改变可能是脑出血患者发生猝死的主要原因,其发生机制不能单用伴随的心肌缺血解释,岛叶皮质及皮质下联系纤维的损害导致自主神经功能失调和血浆儿茶酚胺升高可能起着重要的作用。由于急性缺血性脑出血时心脏的改变往往没有明显的临床表现,心电图的改变与病情又有着密切关系。因此对急性缺血性脑出血患者宜全部进行心电图检查,必要时行持续心电监护,以便及时采取防治措施。

3. **脑功能的监护**

(1)意识水平的监护:意识障碍是脑功能受损的一种突出表现,意识障碍程度的评定,对指导抢救、判断预后具有重要的意义。习惯上将意识障碍分为嗜睡、昏睡、浅昏迷、中度昏迷、深昏迷。虽简单明确,但各级间标准较宽,易受主观因素的影响,故多用格拉斯哥昏迷计分法和格拉斯哥-匹斯伯格(Glasgow-Pittsuburgy)昏迷观察表来评定,尤以前者应用最为广泛。格拉斯哥昏迷计分法是以睁眼(觉醒水平)、言语(意识内容)和运动反应

（病损平面）三项指标的 15 项检查来判断患者昏迷和意识障碍的程度，意识状态正常应为满分（15分），凡积分低于 8 分预后不良；5~7 分预后恶劣；积分少于 4 分者罕有存活。

（2）颅内压的监测：脑出血后可出现脑水肿，脑水肿的出现时间一般在起病后 24 小时，高峰在3~6 日，大面积脑出血可致广泛而严重的脑水肿，如不及时处理，可并发脑疝，使脑干及丘脑下部受压而死亡，因此必须加强颅内压的监测，及时对病情做出判断并采取积极合理措施。目前用于颅内压监测的装置有两类：一类为损伤性的（接触脑脊液），另一类为非损伤性的（不接触脑脊液）。损伤性的监测方法有脑室内压监护、脑脊液压监护、硬膜下压监护；非损伤性测压法有硬膜外压监护、脑组织内压监护。目前多数认为，硬膜外压监护最适合于临床，因它易于操作，测量精确。由于硬膜保持完整，不易感染，可较长时间监护。积极处理颅内压增高很重要。所有颅内压增高的患者都应采取头高足低位（20°~30°）。过度换气使血清和脑脊液碱性化，从而使脑血管收缩，脑血流量及容积减少，颅内压降低。二氧化碳分压降至 3.7~4.4 kPa 时，可降低颅内压达 25%~30%，但此法不宜超过 12~36 小时，因过度通气的延长可使脑脊液中二氧化碳的缓冲力丧失，延缓神经功能的恢复。此种方法也不宜用于平均动脉压和脑灌注压较低的患者，这时降低脑血流量是危险的。药物降颅内压是临床上常用的方法，通常选用 20% 甘露醇 125~250 mL，静脉快速滴注，每 6~12 小时 1 次，一般应持续 1~2 周。20% 甘露醇不仅能减轻脑水肿，而且能增加血容量，降低红细胞压积和红细胞的聚集性，增加红细胞的变形能力，此外尚有清除自由基作用。主要不良反应有循环负荷过重而致心力衰竭或急性肺水肿，剂量过大、应用时间长可出现肾功能损害并可出现反跳现象。为减少其上述不良反应，在患者脑水肿较重时可与呋塞米联用，呋塞米常用剂量为每次 20~40 mg。复方甘油注射液具有良好的降颅内压作用，且无明显的反跳作用，常用量 500 mL，静脉滴注，每日 1~2 次。

（3）电生理学监测：具有脊髓和皮层电极的正中神经体感诱发电位（MSEP）、脑干听觉诱发电位（BAEP）、视觉诱发电位（VEP）可用于重症患者的监测，对广泛大脑半球梗死、基底动脉血栓形成患者，BAEP 及 MSEP 有助于观察和判断病情。

（4）血管与神经放射学监测：有条件时利用正电子发射断层扫描及单电子发射计算机断层扫描测定局部脑血流量和代谢，大多数急性缺血性脑出血患者需重复进行 CT 或磁共振扫描，观察病情的变化。

4. 电解质、酸碱平衡及葡萄糖代谢的监测
部分急性脑出血患者由于存在意识障碍、吞咽困难、呕吐及应用脱水药，易导致水、电解质、酸碱平衡失调。若病变累及丘脑下部，可使失调进一步加重，老年患者由于内环境调节机制不稳定，渴感减弱、肾脏浓缩和稀释功能低下，脑出血后易出现紊乱。

（1）失水：急性脑出血期间的失水可分为低渗性、高渗性、混合性三类，其中以高渗性为最常见。高渗性失水大多是由于意识障碍、吞咽困难等而摄入不足以及脱水药的应用所致；而呕吐、腹泻、渴感减弱、出汗过多、钠摄入不足及不适当地输入低渗溶液常导致低渗性或混合性失水。无论是高渗性或低渗性失水，对脑出血而言都是不利的，失水可使血黏度及红细胞比容增高，使梗死灶扩大。

（2）电解质：脑出血急性期大多有不同程度的电解质紊乱，特别是钠和钾的代谢失调，无论是高钠、高氯或低钠、低氯，均可引起中枢神经系统内环境的紊乱而致高级神经功能障碍，出现意识和精神方面的改变。脑出血患者发生低血钾可以在发病的超早期或在治疗过程中。

（3）酸碱平衡：脑出血早期可出现代偿性或部分代偿性的呼吸性碱中毒、失代偿性酸中毒、呼吸性碱中毒并代谢性碱中毒、呼吸性碱中毒并代谢性酸中毒。脑水肿过程中出现呼吸性碱中毒并代谢性酸中毒者病死率高。

（4）葡萄糖代谢：急性脑出血患者常出现反应性高血糖和糖尿病性高血糖，高血糖可扩大脑出血面积，影响脑出血的预后。处理：首先应定期监测血电解质、血糖、血气、尿比重、尿量及中心静脉压，每日尿量应保持在 1 000~1 500 mL；若不能口服时，24 小时内应输入 1 500~2 000 mL 液体；有高热、出汗过多、腹泻或呕吐时应适当增加输液量。非肠道营养者每日葡萄糖不应多于 40 g，每日补充钠 50~70 mmol 和钾 20~60 mmol；严重低钠血症患者首选高渗氯化钠溶液，但过快纠正低钠血症可引起脑桥中央髓质溶解。代谢性酸中毒可适当补充碳酸氢钠。

5. 肾功能的监测 急性脑出血患者发病前往往有高血压、糖尿病,影响肾脏功能,若病变累及丘脑下部,直接损害下丘脑功能,使神经体液调节紊乱,导致脑-肾综合征出现,病情重者由于长期应用20%甘露醇脱水,可进一步加重肾功能损害。因此,脑出血早期应定期监测血肌酐、血尿素氮、血钾及尿量。

6. 止血及凝血功能的监测 脑出血急性期必须监护患者的止血与凝血功能,包括出血、凝血时间,血小板计数,血小板黏附、聚集试验,部分凝血活酶时间,凝血酶原时间,纤维蛋白原,因子Ⅷ测定及纤维蛋白(原)降解产物的测定等,动态监测有利于早期诊断凝血功能障碍并指导治疗,也有利于判断治疗效果。

【诊断与鉴别诊断】

(一)诊断要点

1. 高血压性脑出血 ① 年龄>50岁以上。② 高血压病史。③ 活动或情绪激动时起病,数分钟至数小时达高峰。④ 血压明显升高、剧烈头痛、呕吐、失语、肢体瘫痪和意识障碍等局灶定位和全脑症状。⑤ CT常作为首选检查,早期出血表现为高密度灶。

2. 脑血管畸形出血 ① 年轻人多见,多在20~40岁发病。② 常见出血部分是脑叶。③ 影像学CT平扫可发现点条状钙化,增强可发现血管异常现象。伴发急性血肿时平扫呈高密度,也可为低密度及低等高混合密度灶,常提示为慢性血肿,病灶周围可显示畸形血管团,部分病例病灶周围呈环状强化。④ 确诊需依据CTA或血管造影。

3. 脑淀粉样血管病 ① 多见于老年患者或家族性脑出血患者。② 多无高血压病史。③ 常见出血部分是脑叶。④ 常有反复发作的脑出血病史。⑤ 确诊需要做病理组织学检查。

4. 溶栓治疗所致脑出血 ① 近期曾用溶栓药物治疗。② 出血多位于脑叶或原有的脑梗死病灶附近。

5. 抗凝治疗所致脑出血 ① 近期曾用抗凝剂治疗。② 出血多位于脑叶。③ 多有继续出血

的倾向。

6. 脑肿瘤卒中 ① 脑出血前即有神经系统局灶症状。② 出血常位于高血压性脑出血的非典型部位。③ 影像学上早期出现灶周明显水肿,增强有助于诊断。

7. 寄生虫感染出血 ① 多为儿童患者。② 脑出血前即有神经系统局灶症状,如头痛、发热等。③ 血常规嗜酸性粒细胞增高。④ 脑出血为肺吸虫脑病的主要表现,灶周水肿明显。⑤ CTA检查排除血管性病变。

(二)鉴别诊断

西医鉴别

1. 蛛网膜下腔出血 起病急,多见于青少年,常有意识障碍、颈强直、克氏征阳性,可有动眼神经瘫痪,脑脊液压力增高,呈血性,脑血管造影可发现有动脉瘤等,可助诊断。

2. 脑栓塞 起病急,多见于风湿性心脏病患者,可突然发生意识丧失,但恢复较快,脑脊液检查正常,CT脑扫描可见低密度影,可资鉴别。

3. 脑肿瘤 起病缓慢,常有头痛、呕吐且进行性加重症状,体检可有视神经乳头水肿及局灶性神经体征等,可助鉴别。

4. 其他原因所致昏迷 如药物中毒、低血糖及乙型脑炎等,均有各自病例特征,一般可与脑出血昏迷区别开来。

中医类证鉴别

1. 痫证 痫证是一种发作性的神志异常的疾病,发作前可一如常人,其大发作的特点为突然仆倒,昏不知人,口吐涎沫,两目上视,四肢抽搐;或口中如作猪羊叫,大多发作片刻即可自行缓解,醒后一如常人。鉴别要点是:痫证多为突然发病,其抽搐、痉挛症状发作片刻可自行缓解,既往有类似病史;痉证的抽搐、痉挛发作多呈持续性,不经治疗难以自行恢复,痉证多有发热、头痛等伴发症状。

2. 颤证 颤证是一种慢性疾病过程,以头颈、手足不自主颤动、振摇为主要症状。手足颤抖动作幅度小,频率较快,多呈持续性,无发热、神昏等症状。

3. 厥证 厥证由于阴阳失调,气机逆乱,以突然昏倒,不省人事,四肢逆冷为主要表现,但无项

背强硬,四肢抽搐等表现。

4. 破伤风 破伤风因金创破伤,伤口不洁,感受风毒之邪,临床表现为项背强直、四肢抽搐,角弓反张,发痉多始于头面部,肌肉痉挛,口噤,苦笑面容,逐渐延及四肢或全身。现属外科疾病的范畴。

【治疗】

(一)西医治疗

1. 外科治疗 外科手术以其快速清除血肿、缓解颅高压、解除机械压迫的优势,成为脑出血治疗的重要方法。可根据自身情况选择开颅血肿清除术、微创手术、去骨瓣减压术等。

对于高血压引起的继发性脑出血,当患者出现危害患者生命健康的高危因素时,应积极地采取手术治疗。高血压的高危因素包括:① 当小脑出血范围大于 3 cm 时,患者的神经功能出现严重受损并且不断恶化,患者有脑干受损的情况,抑或是患者发生严重的脑室梗阻进而引发的脑积水。② 当患者脑出血的体积大于 30 mL,并且脑叶如果有血肿且距离脑表面的距离小于 10 mm。

2. 内科治疗

(1)控制血压:脑出血的患者,在急性发作期处于生理应激状态下,会使脑灌注压急速提升,对患者机体起到一定的保护作用。但是由于血压的升高,同样会大大增加患者脑出血再次发生的概率,并对患者的预后产生严重的影响,所以对于脑出血急性期的患者,进行血压的控制对于患者的预后有重要的影响。血压过高可加重脑水肿诱发再出血,血压降低的程度应根据每个患者的具体情况而定,原则上应逐渐降到脑出血前的水平。如果舒张压大于 180 mmHg 或平均动脉压大于 130 mmHg,要考虑静脉给药,如拉贝洛尔、乌拉地尔等。

(2)降颅压治疗:脑出血导致的颅内高压,会对患者的脑出血后生存率以及致残率有明确的相关性。颅内血压的升高,以及快速出现的血肿,会对患者的颅内压造成严重的影响,损伤患者的脑组织,易并发脑疝,并易造成患者的死亡。常应用的药物是甘露醇,甘露醇应用时应注意避免血容量减少以及急性肾功能衰竭等。甘露醇静脉快速滴注,与呋塞米合用,可增加脱水降颅压疗效。相对于甘露醇,甘油果糖药性较平缓,对肾脏毒性较小,适用于轻症患者,以及肾功能不全者。对于出血量较多,病情较重者,可以采用甘露醇(每次 125 mL)联合甘油果糖的方案。对老年患者以及伴有肾功能不全者,甘露醇禁用者,可以采用甘油果糖联合利尿剂的方案,治疗过程中,均应严密监测电解质,以免出现电解质紊乱。对于病情较重、营养不良出现低蛋白患者,可静脉滴注入血白蛋白,一方面补充白蛋白,另一方面又起到脱水降颅压的效果。

(3)止血治疗:一般高血压导致的脑出血,无需使用止血剂,由于动脉瘤导致的蛛网膜下腔出血,酌情使用止血剂。但是使用何种药物以及药物剂量存在较大争议。为了防止脑血肿的不断扩大,可以采用止血剂重组激活因子,但是这类药物的使用对于患者的 3 个月死亡率、致残率无明显的相关性。

(4)防治并发症:积极防治呼吸道阻塞和感染、心血管病和消化道出血、尿路感染、压(褥)疮、水电解质紊乱等。部分脑出血患者可有继发性癫痫发作,可选用抗癫痫药物,如丙戊酸钠;高热者可给予物理降温和(或)药物降温。

3. 康复治疗 脑出血有可能会引起肢体功能障碍、语言功能障碍等。脑出血患者病情稳定后,应尽早开展康复治疗,有利于功能障碍的恢复,提高生存质量。

(二)中医辨证论治

脑出血中医仍以"中风"辨治,辨证要点参见"急性脑梗死"章节。

【中西医协同诊疗思路】

近年来,脑出血急性期的中医药研究进展迅速,除了理论探讨和临床观察外,实验研究的兴起并逐渐深化是一个大趋势。理论上突破了明清以来的开闭和平肝息风,实验方面借用脑出血动物模型来评价中药和阐述中药的疗效机制,并达到了较高的水平。中国大量的中医和西医在研究和使用活血化瘀的单味中药如水蛭、三七或复方治疗急性脑出血,不仅没有发现加重出血,反而有利于患者的恢复。国内的学者也指出,活血化瘀是中医药治疗脑出血的重大进展。同时也应该指出中医药学的临床研究对方法学的应用仍不够重视,临床试验的规范性也较差,在一定程度上影响了研究结论的真实性和重复性,研究结果难以得到国外医学界的承认,导致研究结果难以得到推广、应用。脑出血应当采用综合治疗方法,根据病程的发展转归、病势的变化,选择理想方药。规范化、分阶段、分期、分型、个体化、综合治疗脑出血是目前的研究方向。(图2-25)

【预后与进展】

(1)年龄越大,预后越差。60岁以下的病死率较低,约占30%;70岁以上的病死率可高达70%以上。

(2)高血压病史越长,血压越高,预后越差。血压在200/120 mmHg以上者,死亡率为30.07%。

(3)发病越急越重,起病时血压越高或血压下降,预后越差。

(4)昏迷越深,时间越长,预后越差。深昏迷者94%死亡。病后无意识障碍,或意识障碍逐渐好转者,预后较好。嗜睡时间越长,预后越差。

(5)病情进展越快,高颅压症状出现越早,表现越重,预后越差。有视乳头水肿者死亡率59%,乳头水肿出现越早,死亡率越高。在发病后3小时内出现者,100%死亡。48小时出现者,50%死亡。腰穿压力在200 mmHg以上者,死亡率占64.5%。

(6)出血量较大者,预后较差。有血肿形成,中线结构移位明显者,预后较差。腰穿脑脊液无色透明者,预后较好。

(7)神经体征与死亡率的关系:两侧瞳孔不等大者死亡率64%,瞳孔对光反应消失者死亡率88%,角膜反射消失者死亡率92%。有眼球分离斜视或眼球浮动者,或去皮质强直、去大脑强直者,大多数死亡。偏瘫完全或四肢全瘫,肌张力低下者,预后较差。

(8)生命指征与死亡率的关系:体温在38℃以上者死亡率71%,脉搏在100次/分以上者死亡率75%,呼吸在30次/分以上者死亡率76%。

(9)伴有癫痫发作者,预后较差。因为可能加重脑水肿或脑出血。

(10)伴有内脏功能紊乱者,预后较差。常见者为消化道出血,死亡率达80%。

(11)合并有代谢障碍者,如酸中毒、电解质紊乱者,预后较差。

(12)有丘脑下部损害症状,如周围白细胞增高,血中嗜酸性粒细胞显著减少,空腹血糖超过200 mg/dL者,预后较差。

(13)脑电图改变进行性加重者,预后较差。

(14)反复发作者,预后较差。

(15)脱水、降压等治疗效果越差,预后越差。

(朱　晖　丁利建)

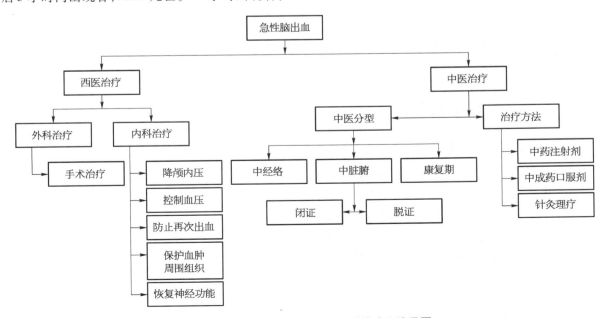

图2-25　急性脑出血中西医协同诊疗思路导图

第三节

急性蛛网膜下腔出血

蛛网膜下腔出血（subarachnoid hemorrhage，SAH）指脑底部或脑表面的病变血管破裂，血液直接流入蛛网膜下腔引起的一种临床综合征，又称为原发性蛛网膜下腔出血，约占急性脑卒中的 10%，是一种非常严重的常见疾病。根据发病的原因不同，将其分为外伤性和非外伤性两大类。内科研究范围主要是非外伤性（即自发性）SAH，并进一步将其分为以下两种：脑表面或脑底部的血管破裂而使血液直接流入或主要地流入蛛网膜下腔时，称为原发性 SAH；而脑实质内出血，形成血肿、溃破后，血液穿过脑组织而流入脑室及蛛网膜下腔者，称为继发性 SAH。本病发病仅次于脑梗死和脑出血，占脑血管病的第 3 位。据 2019 年数据统计，美国非创伤性 SAH 的发病率为（7.2～9.0）/10 万人年，该数据在过去 30 年中保持稳定。世界卫生组织调查显示，每年中国发病率约为 2.0/10 万人，亦有报道为每年 6～20/10 万人。在非创伤性 SAH 中，病因主要是动脉瘤，约占全部病例的 85%。SAH 患者病死率较高。MONICA 研究提示，SAH 发病后 24 小时、48 小时、7 日和 28 日的病死率分别为 37%、60%、75% 和 41.7%。60 岁以上者患 SAH 后 1 日、7 日和 30 日的死亡风险较 60 岁以下者更高。

蛛网膜下腔出血在中医中并无此病名，普遍认为该病属于中医中风范畴，以中经络、中脏腑辨证。中经络方面常见肝阳上亢、阴虚风动、气虚血瘀、痰热腑实等证型；中脏腑方面常见为痰热内闭证，以及气血或阴阳虚脱出现的脱证。

【病因病理】

（一）西医病因病理

1. 发病原因　凡能引起脑出血的病因均能引起本病。常见的病因有：① 颅内动脉瘤占 50%～85%，其中先天性粟粒样动脉瘤约占 75%，还可见高血压动脉粥样硬化引起梭形动脉瘤、感染所致的真菌动脉瘤等。好发于脑底动脉环的大动脉分支处，以该环的前半部较多见。② 脑血管畸形主要是动静脉畸形，多见于青少年，占 2% 左右，动静脉畸形多位于大脑半球，特别是大脑中动脉供应

区。③ 脑底异常血管网病（moyamoya 病）约占 1%。④ 其他夹层动脉瘤、血管炎、颅内静脉系统血栓形成、结缔组织病、血液病、颅内肿瘤、凝血障碍性疾病、抗凝治疗并发症等。⑤ 部分患者出血原因不明，如原发性中脑周围出血。

蛛网膜下腔出血的危险因素主要是导致颅内动脉瘤破裂的因素，包括高血压、吸烟、大量饮酒、既往有动脉瘤破裂病史、动脉瘤体积较大、多发性动脉瘤等。与不吸烟者相比，吸烟者的动脉瘤体积更大，且更常出现多发性动脉瘤。

2. 发病机制　动脉瘤是动脉壁因局部病变（可因薄弱或结构破坏）而向外膨出，形成永久性的局限性扩张。动脉瘤的形成可能是由动脉壁先天性肌层缺陷或后天获得性内弹力层变性或两者联合作用导致。所以动脉瘤的发生一定程度上有遗传倾向和家族聚集性。在蛛网膜下腔出血患者的一级亲属中，约 4% 患有动脉瘤。但颅内动脉瘤不完全是先天异常造成的，相当一部分是后天生活中发展而来的，随着年龄增长，动脉壁的弹性逐渐减弱，在血流冲击等因素下向外突出形成动脉瘤。

无论是动脉瘤破裂、动静脉畸形病变、血管破裂，还是血压突然增高使血管破裂等情况，均导致血流入脑蛛网膜下腔，通过围绕在脑和脊髓周围的脑脊液迅速扩散，刺激脑膜，引起头痛和颈强直等脑膜刺激征。血液进入蛛网膜下腔后，还会使颅腔内容物增加，压力增高，并继发脑血管痉挛。后者系因出血后血凝块和围绕血管壁的纤维索之牵引（机械因素），血管壁平滑肌细胞间形成的神经肌肉接头产生广泛缺血性损害和水肿。另外，大量积血或凝血块沉积于颅底，部分凝集的红细胞还可堵塞蛛网膜绒毛间的小沟，使脑脊液的回流吸收受阻，因而可发生急性交通性脑积水或蛛网膜粘连，使颅内压急骤升高，进一步减少了脑血流量，加重了脑水肿，甚至导致脑疝形成。以上均可使患者病情稳定好转后，再次出现意识障碍或局限性神经症状。后交通动脉瘤的扩张、出血，可压迫邻近动眼神经，产生不同程度的动眼神经麻痹（表现为眼球活动障碍）；也可能因血液刺激下丘脑，引起血糖升高、发热等内分泌和自主神经功能紊乱。

（二）中医病因病机

中风的发生主要因内伤积损、情志过激、饮食

不节、体态肥盛等,引起虚气留滞;或肝阳上亢,或痰热内生,或气虚痰湿,引起内风旋动,气血逆乱,横窜经脉,直冲犯脑,导致血瘀脑脉或血溢脉外,发为中风。

1. 内伤积损 随着年龄老化,正气自虚,或久病迁延,或恣情纵欲,或劳逸失度,损伤五脏之气阴,气虚则无力运血,脑脉瘀滞;阴虚则不能制阳,内风动越,突发本病。如明代李东垣《医学发明·中风有三》云"凡人年逾四旬,多有此疾";明代张介宾《景岳全书·非风》指出"非风一证,即时人所谓中风证也。此证多见卒倒,卒倒多由昏愦。本皆内伤积损颓败而然,原非外感风寒所致"。

2. 情志过极 七情所伤,肝气郁结,气郁化火;或暴怒伤肝,肝阳上亢,内风动越;或心火暴甚,风火相扇,血随气逆,引起气血逆乱,上冲犯脑,血溢脉外或血瘀脑脉而发为中风,尤以暴怒引发本病者最为多见,即《素问·生气通天论》所谓"大怒则形气绝,而血菀于上,使人薄厥"。

3. 饮食不节 过食肥甘厚味醇酒,伤及脾胃,酿生痰热,痰瘀互阻,积热生风,导致脑脉瘀滞而发中风。如《素问·通评虚实论》所云"仆击、偏枯……膏粱之疾也";近人张山雷《中风斠诠·论昏瞀猝仆之中风无一非内因之风》所谓"肥甘太过,酿痰蕴湿,积热生风,致为暴仆偏枯,猝然而发,如有物击使之者,故仆击而特著其病源,名以膏粱之疾。"

4. 体态肥盛 肥盛之人多气衰痰湿,易致气血郁滞,因风阳上扰而致血瘀脑脉,发为中风。如元王履《医经溯洄集·中风论辨》所云"凡人年逾四旬气衰之际,或因忧喜忿怒伤其气者,多由此疾,壮年之时无有也,若肥盛则兼有之";清代沈金鳌《杂病源流犀烛·中风源流》也云"肥人多中风……人肥则腠理致密而多郁滞,气血难以通利,故多卒中也。"

本病一年四季均可发生,但与季节变化有关。入冬猝然变冷,寒邪入侵,可影响血脉运行。《素问·调经论》谓"寒独留,则血凝泣,凝则脉不通",是以容易发中风。现代研究发现,寒冷等环境因素也是导致中风高发的诱因,即古人所谓中风之外因。但从临床来看,本病以内因为主。

中风的主要病机概而论之,有风、火(热)、痰、瘀、虚五端,在一定条件下相互影响,相互转化,引起内风旋动,气血逆乱,横窜经脉,直冲犯脑,导致血瘀脑脉或血溢脉外而发中风。风痰入络,血随气逆,横窜经脉,瘀阻脑脉,则发中风,甚则阳极化风,风火相扇,气血逆乱,直冲犯脑,血溢脉外,神明不清,可致中风神昏。此外,气虚而无力帅血,导致血液留滞不行,血瘀脑脉而发中风,即所谓"虚气留滞";阴虚则不能制阳,内风动越,上扰清窍,也发本病。临床上,五端之间常互相影响,或兼见或同病,如气虚与血瘀并存,痰浊和瘀血互结等。

本病的病变部位在脑,涉及心、肝、脾、肾等多个脏腑。中风急性期,以半身不遂、口舌歪斜、肌肤不仁为主症而无神昏者,为病在经络,伤及脑脉,病情较轻;初起即见神志昏蒙或谵语者,为病入脏腑,伤及脑髓,病情较重。如果起病时神清,但三五日内病情逐渐加重,出现神志昏蒙或谵语者,则是病从经络深入脏腑,病情由轻转重;反之亦然。诚如《金匮要略·中风历节病脉证并治》云:"夫风之为病,当半身不遂……邪在于络,肌肤不仁;邪在于经,即重不胜;邪入于腑,即不识人;邪入于脏,舌即难言,口吐涎。"然而,若风阳痰火,上冲于脑,导致气血逆乱,蒙蔽清窍,则见猝然昏倒,不省人事,肢体拘急等中脏腑之闭证;若风阳痰火炽盛,耗灼阴精,阴损及阳,阴竭阳亡,阴阳离决,则出现口开目合,手撒肢冷,气息微弱等中脏腑之脱证。这些都是中风的重证,可危及患者生命。

本病的病机演变常见于本虚标实之间。急性期以风、火(热)、痰、瘀为主,常见风痰上扰、风火相煽,痰瘀互阻,气血逆乱等"标"实之象。恢复期及后遗症期则以虚中夹实为主,多见气虚血瘀、阴虚阳亢,或血少脉涩、阳气衰微等"本"虚之征。通常情况下,若病情由实转虚,为病情趋于稳定;若病情由虚转实,常见外感或复中之证,则提示病情波动或加重。

此外,中风后可因气郁痰阻而出现情绪低落、寡言少语等郁证之象,也可因元神受损而并发智能缺损或神呆不慧、言辞颠倒等中风神呆表现,还可因风阳内动而出现发作性抽搐、双目上视等痫证表现。凡此种种,都是中风的并病或变证。

【临床表现】

(一) 病史

任何年龄均可发病,青壮年更常见,动脉瘤破裂所致者好发于 30~60 岁,女性多于男性,血管畸形多见于青少年。

突然起病，以数秒钟或数分钟速度发生的头痛是最常见的起病方式。患者常能清楚地描述起病的时间和情景。发病前多有明显诱因，如剧烈运动、情绪激动、用力、排便、咳嗽、饮酒等；少数可在安静情况下发病。约 1/3 患者动脉瘤破裂前数日或数周有头痛、恶心、呕吐等症状。

SAH 患者就诊后，应全面采集病史，了解有无 SAH 危险因素（如吸烟、酗酒等）、药物滥用史（年轻患者应予毒物筛查）、可能影响预后的相关因素，如年龄、既往高血压史、就诊时间、入院时血压等，并完善体格检查。

（二）症状与体征

SAH 典型临床表现为突然发生的剧烈头痛、恶心、呕吐和脑膜刺激征，伴或不伴局灶体征。剧烈活动中或活动后出现爆裂性局限性或全头部剧痛，难以忍受，呈持续性或持续进行性加重，有时上颈段也可出现疼痛，其始发部位常与动脉瘤破裂部位有关。常见伴随症状有呕吐、短暂意识障碍、项背部或辖制疼痛、畏光等。绝大多数病例发病后数小时内出现脑膜刺激征，以颈强直最明显，Kernig 征、Brudzinski 征可阳性。眼底检查可见视网膜出血、视乳头水肿，约 25% 的患者可出现精神症状，如欣快、谵妄、幻觉等；还可有癫痫发作、局灶神经功能缺损体征，如动眼神经麻痹、失语、单瘫或轻偏瘫、感觉障碍等。部分患者，尤其是老年患者头痛、脑膜刺激征等临床表现常不典型，而精神症状较明显。原发性中脑出血的患者症状较轻，CT 表现为中脑或脑桥周围脑池积血，血管造影未发现动脉瘤或其他异常，一般不发生再出血或迟发型血管痉挛等情况，临床预后良好。常见并发症有以下几种。

（1）再出血：再出血是 SAH 的急性严重并发症，病死率约为 50%。出血后 24 小时内再出血风险性最大，发病 1 个月内再出血的风险都较高。2 周内再出血发生率为 20%～30%，1 个月为 30%。再出血原因多为动脉瘤破裂。入院时昏迷、高龄、女性、收缩压超过 170 mmHg 的患者再出血的风险较大。临床表现为：在病情稳定或好转的情况下，突然发生剧烈头痛、恶心呕吐、意识障碍加深、抽搐、原有症状及体征加重或重新出现等。确诊主要依据上述表现、CT 显示原有出血的增加或腰椎

穿刺脑脊液含血量增加等。

（2）脑血管痉挛：脑血管痉挛是死亡和致残的重要原因。20%～30% 的 SAH 患者出现脑血管痉挛，引起迟发性缺血性损伤，可继发脑梗死。早发性脑血管痉挛出现于出血后，历时数分钟或数小时缓解；迟发性脑血管痉挛始发于出血后 3～5 日，5～14 日为高峰，2～4 周逐渐减少。临床表现为意识改变、局灶神经功能损害（如偏瘫、失语等），动脉瘤附近脑组织损害的症状通常最严重。

（3）脑积水：15%～20% 的 SAH 患者会发生急性梗阻性脑积水。急性脑积水于发病后 1 周内发生，由于血液进入脑室系统和蛛网膜下腔形成血凝块，阻碍脑脊液循环通路所致，属畸形阻塞性脑积水；轻者表现为嗜睡、精神运动迟缓和记忆损害，重者出现头痛、呕吐、意识障碍等。急性梗阻性脑积水大部分可随出血被吸收而好转。迟发性脑积水发生于 SAH 后 2～3 周，为交通性脑积水，表现为进行性精神智力障碍、步态异常及尿便障碍。脑脊液压力正常，故也称正常颅压脑积水，头 CT 或 MRI 显示脑室扩大。

（4）其他：5%～10% 患者可发生抽搐，其中 2/3 发生于 1 个月内，其余发生于 1 年内。5%～30% 患者可发生低钠血症和血容量减少的脑耗盐综合征，或者发生抗利尿激素分泌增多所致的稀释性低钠血症和水潴留，上述两种低钠血症需要在临床上进行鉴别；还可出现脑心综合征和急性肺功能障碍，与儿茶酚胺水平波动和交感神经功能紊乱有关。

SAH 患者最突出的临床症状是头痛，无论在重体力活动时或情绪激动状态下，还是正常活动期间均可发病，发病时还可伴有恶心、呕吐、意识障碍、局灶性神经功能缺损、癫痫发作和脑膜刺激征。

（三）四诊要点

1. 辨中经络与中脏腑 两者的根本区别在于有无神志改变。中经络者，病位较浅，病情较轻，一般无神志改变，表现为不经昏仆而突然发生的口眼㖞斜，语言不利，半身不遂；中脏腑者，病位较深，病情较重，表现为突然昏仆，不省人事，㖞僻不遂，多留有后遗症。如《景岳全书·诸风》云："经病者，病连肢体；脏病者，败在神气。"

2. 中脏腑辨闭证与脱证 中脏腑有闭证、脱

证之分。闭证乃邪闭于内，以牙关紧闭、口噤不开、两手紧握、肢体强痉、大小便闭为主症；脱证乃阳气外脱，以目合口开、鼻鼾息微、手撒肢软、二便自遗、汗出肢冷、脉微细欲绝为主症。闭证多见于中风暴起，病性以实为主；脱证则多由闭证恶化转变而成，病性以虚为主，病势危笃，预后凶险。

3. 闭证辨阳闭与阴闭 闭证根据热象的有无，又有阳闭与阴闭之分。阳闭者症见面赤身热，气粗口臭，躁扰不宁，舌苔黄腻，脉弦滑而数；阴闭者症见面白唇暗，静卧不烦，四肢不温，痰涎壅盛，舌苔白腻，脉沉滑缓。

4. 辨病期 中风的病期可分为急性期、恢复期、后遗症期三个阶段。急性期指发病后2周以内，中脏腑可至1个月；恢复期指发病2周后或1个月至半年以内；后遗症期指发病半年以上。

5. 辨病势顺逆 先中脏腑，如神志渐渐转清，半身不遂，未再加重或有恢复者，病由中脏腑向中经络转化，病势为顺，预后多好。若属中脏腑的重证，如神昏偏瘫症状在急性期，仍属顺境；如见呃逆频频，或突然神昏，四肢抽搐不已，或背腹骤然灼热而四肢发凉及至手足厥逆，或见戴阳证及呕血证，均属病势逆转。

6. 辨证结合临床辅助检查 中风与西医急性脑血管病相近，临床需做脑脊液、眼底及CT MRI等检查以明确疾病性质。

蛛网膜下腔出血具有以下特点：① 急性起病，发展迅速，具备"风性善行而数变"的特点。② 具备突发半身不遂、肌肤不仁、口舌歪斜、言语謇涩、神志昏蒙主症中2项，或主症1项加次症2项，如头晕、目眩、头痛、行走不稳、呛水呛食、目偏不瞬。③ 症状和体征持续24小时以上。④ 多发于年龄在40岁以上者。

头颅MRI或CT扫描发现责任病灶，有助于本病的诊断。根据病灶性质，可分为缺血性中风和出血性中风；根据病情程度，可分为中经络（符合中风诊断标准但无神志异常）和中脏腑（符合中风诊断标准但有神志异常）；根据病程时间，可分为急性期（发病后2周以内，中脏腑可至1个月）、恢复期（2周到6个月内）和后遗症期（6个月以上）。

推荐意见：① 对于突发剧烈头痛伴脑膜刺激征阳性的患者，应高度怀疑aSAH诊断（Ⅰ级推荐，B级证据）。② 对可疑SAH患者，应首选CT检查，并建议发病后尽快完善头颅CT检查（Ⅰ级推荐，A级证据）。③ 若CT结果阴性时，腰椎穿刺检查有助于进一步明确诊断（Ⅰ级推荐，B级证据）。④ SAH评分有助于评估预后及采取不同的治疗手段。SAH早期应该使用GCS等工具进行评价（Ⅱ级推荐，B级证据）。Hunt-Hess量表简单方便，临床常用于选择手术时参考。在预后评估方面，PAASH量表比WFNS量表的效能更好（Ⅱ级推荐，B级证据）。⑤ CTA可以作为aSAH的主要的辅助诊断检查，并帮助指导制定动脉瘤治疗方案；若CTA未发现出血病因，推荐应进行DSA检查（Ⅱ级推荐，B级证据）。⑥ 建议有条件时进行高质量的旋转造影和3D-DSA检查，以进一步明确出血病因及确定治疗方案（Ⅰ级推荐，B级证据）。⑦ 在DSA不能及时实施时，可予CTA或MRA检查（Ⅱ级推荐，B级证据）。⑧ 对于无明显诱因出现头痛、癫痫或局灶性神经功能障碍的可疑SAH患者，建议完善CT平扫、CTA和（或）MRI及MRA等检查，必要时行DSA检查以排除动脉瘤以外的其他病因（Ⅰ级推荐，B级证据）。⑨ 首次CTA或DSA未发现动脉瘤或其他责任病灶时，可以在发病后2~4周复查血管影像学检查（Ⅲ级推荐，D级证据）。

（四）分级分类

与动脉瘤性SAH预后密切相关的3项因素：患者入院时的神经功能状态、年龄和颅脑计算机断层扫描（computed tomography，CT）上显示的出血量。决定SAH预后的最重要因素是神经功能状态，尤其是患者的意识水平。由于神经功能在SAH患者病程中会有所改变，因此为了清晰和明确地记录，可靠且有效的分级系统非常重要（可靠是指观察者之间和观察者前后评定的高度一致性；有效是指与预后有较好的相关性）。用于SAH患者初始评价的几个分级系统，多数情况下将其严重程度分为5级。一项目前仍广泛使用的评分量表为Hunt和Hess量表：除了意识水平（分为嗜睡、昏睡和昏迷），还包括头痛（轻度、中度、重度）、颈强直（轻度和明显颈强直）以及局灶性神经功能缺损（轻度、中度、重度偏瘫）。由于其对神经系统功能状态定义不明确，该量表的可靠性及有效性均较差。格拉斯哥昏迷量表（Glasgow Coma Scale，GCS）在观察者间有较好的一致性，世界神经外科医师联盟（World Federation of Neurological Surgeons，WFNS）

提出了一项基于 GCS 的 5 级分级量表,GCS 评分为 14 分或 13 分,同时合并局灶性神经系统功能缺损的患者为新增的 1 级。

WFNS 量表中的分界值是由专家共识制定,而不是基于正式的研究。另一项基于 GCS 的量表仅进行了回顾性评估,显示其效果优于 Hunt 和 Hess 量表和 WFNS 量表。动脉瘤性蛛网膜下腔出血入院时的预后评分(Prognosis on Admission of Aneurysmal Subarachnoid Haemorrhage, PAASH)完全基于 GCS,该评分将 6 个月时预后出现显著性差异的 GCS 评分作为其 2 个连续分级间的分界值。PAASH 量表在评估临床预后方面有较好的观察者之间和观察者自身前后的一致性。在一项比较对预后评估准确性的研究中,WFNS 量表和 PAASH 量表对评价患者的预后均有较好的预测价值。而 PAASH 量表中不良预后患者的比例随评价级别升高而逐渐增加,因此稍优于 WFNS 量表(表 2 - 19)。

推荐应用基于 GCS 的评分系统,对 SAH 患者进行初始评价,即临床状态的分级评价。

PAASH 量表稍优于常用的 WFNS 量表(Ⅲ类证据,C 级推荐)。

表 2 - 19　两种 SAH 量表分级标准和预后的关系

量表	分级	标　准	预后不良患者所占比例	不良预后 OR 值
WFNS	Ⅰ	GCS 15 分	14.8%	对照
	Ⅱ	GCS 13 ~ 14 分且无局灶性神经系统缺损症状体征	29.4%	2.3
	Ⅲ	GCS 13 ~ 14 分伴局灶性神经系统缺损症状体征	52.6%	6.1
	Ⅳ	GCS 7 ~ 12 分	58.3%	7.7
	Ⅴ	GCS 3 ~ 6 分	92.7%	69
PAASH	Ⅰ	GCS 15 分	14.8%	对照
	Ⅱ	GCS 11 ~ 14 分	41.3%	3.9
	Ⅲ	GCS 8 ~ 10 分	74.4%	16
	Ⅳ	GCS 4 ~ 7 分	84.7%	30
	Ⅴ	GCS 3 分	93.9%	84

注:不良预后的定义为格拉斯哥预后评分 1 ~ 3 分或改良 Rankin 量表评分 4 ~ 6 分。WFNS,世界神经外科医师联盟蛛网膜下腔出血分级;PAASH,动脉瘤性蛛网膜下腔出血入院时的预后评分;GCS,格拉斯哥昏迷量表;OR,比值比。该表中的数据来源于 van Heuvere。

【辅助检查】

(一) 检查项目

1. 脑脊液(CSF)检查　通常 CT 检查已确诊者,腰穿不作为临床常规检查。如果出血量少或者起病时间较长,CT 检查可无阳性发现;而临床可疑下腔出血,需要行腰穿检查 CSF。最好于发病 12 小时后进行腰椎穿刺,以便于穿刺误伤鉴别。均匀血性脑脊液是蛛网膜下腔出血的特征性表现,且示新鲜出血,如 CSF 黄变或者发现吞噬红细胞、含铁血黄素或胆红素结晶的吞噬细胞等,则提示已存在不同时间的 SAH。

2. 血液检查　应完善血常规、血糖、凝血功能、血气分析、心肌酶谱、肌钙蛋白等检查。有研究提示,肌钙蛋白升高、脑利钠肽升高均与 SAH 后迟发脑缺血(delayed cerebral ischemia, DCI)预后不良及死亡相关,应重视检测上述指标。

3. 心电图　SAH 后常常合并心肌损伤,异常心电图(如 P 波高尖、QT 间期延长和 T 波增高等)常提示 SAH 患者合并心肌损伤。与单纯 SAH 患者相比,SAH 伴神经源性肺水肿患者发生心电图异常改变的可能性更大,心电图异常改变在某种程度上可预测 SAH 患者 24 小时内神经源性肺水肿的进展。

4. 影像学检查

(1) 头颅 CT: 头颅 CT 是诊断 SAH 的首选方法,CT 显示蛛网膜下腔内高密度影可以确诊 SAH。根据 CT 结果可以初步判断或提示颅内动脉瘤的位置：如位于颈内动脉段，常是鞍上池不对称积血；大脑中动脉段多见外侧裂积血；前交通动脉段则是前间裂基底部积血；而出血在脚间池和环池，一般无动脉瘤。动态 CT 检查还有助于了解出血的吸收情况，有无再出血、继发脑梗死、脑积水及其程度等。CT 对于蛛网膜下腔出血诊断的敏感性在 24 小时内为 90%～95%，3 日为 80%，1 周为 50%。

（2）头 MRI：当病后数日 CT 的敏感性降低时，MRI 可发挥较大作用。4 日后 T1 像能清楚地显示外渗的血液，血液高信号可持续至少 2 周，在 FLAIR 像则持续更长时间。因此，当病后 1～2 周，CT 不能提供蛛网膜下腔出血的证据时，MRI 可作为诊断蛛网膜下腔出血和了解破裂动脉瘤部位的一种重要方法。

（3）脑血管造影（DSA）：DSA 是诊断颅内动脉瘤最有价值的方法，阳性率达 95%，可以清楚显示动脉瘤的位置、大小、与载瘤动脉的关系、有无血管痉挛等，血管畸形和烟雾病也能清楚显示。条件具备、病情许可时，应争取尽早行全脑 DSA 检查以确定出血原因和决定治疗方法、判断预后。但由于血管造影可加重神经功能损害，如脑缺血、动脉瘤再次破裂出血等，因此造影时机宜避开脑血管痉挛和再出血的高峰期，即出血 3 日内或 3～4 周后进行为宜。

（二）主要危重指标与监测

SAH 患者可出现呼吸、体温、血压和血糖异常、心电图改变、电解质紊乱及其他影响预后的并发症，因此对患者密切的监测和及时的治疗是必要的。

1. **呼吸监测** 气道梗阻在 SAH 患者中不常出现，一旦出现，其后果严重，因此呼吸监护是治疗方案的重要部分。应保持气道通畅，必要时予吸氧。呼吸功能障碍明显的患者，必要时可行气管插管或气管切开术辅助通气，并通过血气分析等检查监测血氧饱和度等重要指标。

2. **发热** 发热与患者的预后不良相关，亚低温治疗可能改善预后。2005 年 IHAST 研究显示，WFNS 分级 I～III 级的患者，术中低温不能较术中正常体温更好地改善 SAH 患者的神经功能预后，有关亚低温的研究仍在不断开展。2017 年的一项小样本的单中心随机对照研究显示，术后亚低温治疗可能改善评分不良（Hunt－Hess 量表 4～5 分

以及改良 Fisher 量表 3～4 分）的 SAH 患者的神经功能结局并降低病死率。目前的研究尚不足以证明亚低温治疗的临床疗效，其可行性和安全性仍需进一步的研究证实。

3. **血压监测** 动脉瘤再出血后病死率和致残率极高。有研究显示，收缩压>160 mmHg（1 mmHg＝0.133 kPa）与动脉瘤再出血相关。因而对于 aSAH 患者来说，采取积极降压治疗似乎是合理的。但有研究指出，对 aSAH 患者进行积极降压治疗以降低再出血风险的同时，会增加继发性脑缺血的风险。由于目前尚无 aSAH 后控制血压对预后影响的随机对照试验或病例对照研究，对于 aSAH 患者高血压的降压治疗一直存在很大争议。临床上可用于静脉滴注的降压药物有很多，结果各不相同。与拉贝洛尔和硝普钠相比，尼卡地平似乎更能平稳控制血压，但仍缺乏该药与 SAH 预后相关的临床资料。虽然降低脑灌注压的同时可能会导致脑缺血，但是也有研究表明在 SAH 等急性脑疾病的患者中，尼卡地平的应用不影响脑组织氧分压。综上所述，血压管理与 SAH 患者的预后关系尚不明确，目标血压及降压药物选择尚无统一标准，因此需个体化、综合评估患者病情，再确定具体控制血压的方案。对于非动脉瘤性 SAH 的血压管理，目前仍缺乏相关研究证据。

4. **血糖监测** 临床研究显示，约 1/3 的 SAH 患者可发生高血糖，血糖升高是转归不良的独立危险因素。一项纳入 17 个研究（共 4 095 例患者）的荟萃分析指出，aSAH 后血糖增高与临床预后不良风险增加有关。其他相关研究指出，严格控制血糖可改善预后，建议空腹血糖应控制在 10 mmol/L 以下，但血糖过低亦可导致病死率增加。

5. **心电监护** SAH 患者存在神经源性心肌损伤，这可能与急性脑损伤后交感神经系统激活有关。另外，心电异常改变（如心动过缓、相对性心动过速、非特异性 ST 和 T 波异常）与 SAH 的 3 个月病死率密切相关。因此，在 SAH 患者的管理过程中，通过心电监测及时发现患者心脏电生理的变化尤为重要，必要时还可根据患者病情检测心肌酶、肌钙蛋白、脑利钠肽等指标进一步评估病情，以指导治疗。

6. **水电解质平衡** 尿排钠增多常引起 aSAH 患者的低钠血症，还可因渗透性利尿降低血容量而导致症状性脑血管痉挛（SCV）、加重脑水肿、升

高颅内压、增加癫痫发作和神经损害。此外,由于 aSAH 患者常需要高渗液体治疗来控制颅内压,且有研究表明高钠血症的 aSAH 患者预后比低钠血症的更差,所以应积极治疗低钠血症和高钠血症。现有研究认为,氢化可的松可能有助于预防低钠血症,但该研究与另一项 Cochrane 系统评价均不支持类固醇可改善患者预后。

7. 血常规监测 部分 SAH 患者在病程中会出现贫血,并可能因为脑血流量和氧输送受限导致 DCI。为进一步调查贫血与 DCI 患病率的关系,有研究对 27 篇(共 4 394 例患者)关于 SAH 患者贫血和输血的原始研究文献进行分析,发现约 50% 的 SAH 患者发病后合并贫血,且多在发病后 3 日内出现。红细胞输注对脑生理功能有积极作用,但可能与 SAH 后的并发症、感染、血管痉挛、预后不良等有关。由于纳入的研究缺乏随机对照试验,输血能否改善患者预后仍无定论。

8. 脑电图监测 癫痫及 DCI 是 SAH 患者常见的严重并发症,其中非惊厥性癫痫持续状态与高病死率、高 DCI 发生率相关,需严密监测,积极诊疗。有病例对照研究指出,连续动态的脑电监测能及时识别更多的癫痫亚临床发作,并可能提前数小时预测 DCI。但由于各地连续脑电图监测方法学和判读质量存在差异,连续脑电监测诊断癫痫的准确性和评估预后的价值仍有待前瞻性随机对照试验进一步验证。推荐意见:① 注意保持呼吸道通畅(Ⅰ级推荐,B 级证据)。② 注意监测血压,保持在收缩压<160 mmHg 和平均动脉压>90 mmHg(Ⅰ级推荐,C 级证据)。③ 重视心电监护,采取积极的预防措施,保护心功能(Ⅱ级推荐,B 级证据)。④ 注意诊治低钠血症(Ⅰ级推荐,B 级证据)。⑤ 空腹血糖需控制在 10 mmol/L 以下,同时应避免低血糖(Ⅱ级推荐,C 级证据)。⑥ 发热时予对症处理,但是亚低温(33℃)治疗存在争议(Ⅱ级推荐,B 级证据)。⑦ 连续脑电监测有助于预测迟发性脑缺血发生(Ⅲ级推荐,C 级证据)。

【诊断与鉴别】

(一)诊断要点

突然发生的剧烈头痛、恶心、呕吐和脑膜刺激征阳性的患者,无局灶性神经缺损体征,伴或不伴

意识障碍,应高度怀疑本病,结合 CT 证实脑池与蛛网膜下腔内有高密度征象,可诊断为蛛网膜下腔出血。如果 CT 检查未发现异常或没有条件进行 CT 检查时,可根据临床表现结合腰穿 CSF 呈均匀一致血性、压力增高等特点做出蛛网膜下腔出血的诊断。

(二)鉴别诊断

西医鉴别

1. 脑出血 脑出血深昏迷时与 SAH 不易鉴别,脑出血多于高血压,伴有偏瘫、失语等局灶性神经功能缺失症状和体征。原发性脑室出血与重症 SAH 临床难以鉴别,小脑出血、尾状核头出血等因无明显肢体瘫痪,易与 SAH 混淆,仔细的神经功能检查、头颅 CT 和 DSA 检查可资鉴别。

2. 颅内感染 各种类型的脑膜炎如结核性、真菌性、细菌性和病毒性脑膜炎等,虽有头痛、呕吐和脑膜刺激征,但常先有发热,发病不如 SAH 急骤,CSF 形状提示感染而非出血,头 CT 无蛛网膜下腔出血表现等特点可以鉴别。

3. 瘤卒中或颅内转移瘤 约 1.5% 脑肿瘤可发生瘤卒中,形成瘤内或瘤旁血肿合并 SAH,癌瘤颅内转移、脑膜癌病或 CNS 白血病有时可谓血性 CSF,但根据详细的病史、CSF 检出瘤/癌细胞及头部 CT 可以鉴别。

4. 其他 有些老年人 SAH 起病以精神症状为主,起病较缓慢,头痛、颈强直等脑膜刺激征不明显,或表现为意识障碍和脑实质损害症状较重,容易漏诊或误诊,应注意询问病史及体格检查,并行头颅 CT 或 CSF 检查以明确诊断。

中医类证鉴别

1. 口僻 以口眼歪斜、口角流涎、言语不清为主症,常伴外感表证或耳背疼痛,并无半身不遂、口舌歪斜等症。不同年龄均可罹患。

2. 厥证 昏仆不省人事时间一般较短,多伴有面色苍白、四肢逆冷,一般移时苏醒,醒后无半身不遂、口舌歪斜、言语不利等症。

3. 痉证 以四肢抽搐、颈项强直,甚至角弓反张为特征,甚至昏迷,但无半身不遂、口舌歪斜、言语不利等症状。

4. 痿证 一般起病缓慢,多表现为双下肢痿躄不用,或四肢肌肉萎缩,痿软无力,与中风之半

身不遂不同。

【治疗】

（一）西医治疗

1. 一般性治疗　SAH 一经确诊，应进行密切监护，监测生命体征与神经系统体征，维护气道通畅、稳定呼吸与循环功能，保持生命体征稳定；降低颅内压，适当限制液体入量、防治低钠血症，临床上常用脱水剂有甘露醇、速尿、甘油果糖或甘油氯化钠、白蛋白等。当脑内血肿体积较大时，需尽早清除血肿，降低颅内压以抢救生命；纠正水、电解质紊乱，注意静脉补液中晶体、胶体的比例，有效地预防低钠血症、低钾血症。对于烦躁者，予镇静药；头痛者予镇痛药。阿司匹林可影响凝血功能，吗啡、杜冷丁可影响呼吸功能，需注意应用。痫性发作时，可短期应用抗癫痫药，如安定、卡马西平或丙戊酸钠等。

加强护理，就地诊治，绝对卧床，减少探视，避免声光刺激。给予高纤维、高能量饮食，保持尿便通畅。意识障碍者给予鼻饲，慎防窒息和吸入性肺炎。注意预防尿路感染、褥疮、肺不张和深静脉血栓形成等并发症。影像学已证实动脉瘤引起的SAH，或动脉瘤已行手术夹闭或介入栓塞，无再出血危险，可适当缩短卧床时间。

2. 防治再出血　安静休息，需绝对卧床 4~6 周，镇静、镇痛，避免用力和情绪刺激。特别注意血压管理，2012 年 AHA 指南推荐将收缩压控制在 160 mmHg 以下，以降低再出血及神经功能恶化风险。在去除疼痛等诱因后，如果平均动脉压>125 mmHg 或收缩压>180 mmHg，可在血压监测下使用短效降压药物，使血压下降，保持血压稳定在正常或者起病前水平。可选用钙离子通道阻滞剂、β 受体阻滞剂或 ACEI 类等。但强化降压要注意降压幅度过大，可能导致脑梗死。美国西北大学一项研究发现，积极地降压可降低动脉瘤再出血风险，但可能会增加脑梗死的风险，因此推荐进行常规的灌注脑扫描。

抗纤溶药物的应用，SAH 不同于脑出血，出血的部位没有脑组织压迫止血的作用，为了防止动脉瘤周围的血块溶解引起再度出血，可适当运用止血药物，以抑制纤维蛋白溶解原的形成。常用：① 6 - 氨基己酸（EACA），初次剂量 4~6 g 溶于 100 mL 生理盐水或者 5% 葡萄糖中静滴（15~30 分钟）后一般维持静滴 1 g/小时，每日 12~24 g，使用 2~3 周或到手术前。② 氨甲苯酸（PAMBA）或氨甲环酸。抗纤溶治疗可以降低再出血的发生率，但同时也增加 CVS 和脑梗死的发生率，建议与钙离子通道阻滞剂同时使用。新近的证据提示，早期短程（<72 小时）应用抗纤溶药结合早期治疗动脉瘤，随后停用抗纤溶药并预防低血容量和血管痉挛，包括同时使用尼莫地平，是较好的治疗策略。如果血管痉挛风险低和推迟手术产生有利影响，可以考虑抗纤溶药预防再出血。

3. 预防脑动脉痉挛与脑缺血　早期使用尼莫地平，常用剂量每日 10~20 mg，静脉滴注每小时 1 mg，共 10~14 日，注意引起低血压的副作用。血压偏高，给予降压治疗；在动脉瘤处理后，如血压偏低者，应考虑出现的诱因，是否减少或停用脱水剂、降压药物等，并可给予白蛋白、血浆等胶体扩容升压，或使用升压药物如多巴胺静滴。腰穿放 CSF 或 CSF 置换术：多年来即有人应用此等方法，但缺乏多中心、随机、对照研究。在早期（起病后 1~3 日）行脑脊液置换可能有利于预防脑血管痉挛，减轻后遗症状。剧烈头痛、烦躁等严重脑膜刺激征的患者，可考虑酌情选用，适当放 CSF 或行 CSF 置换治疗。需注意诱发颅内感染、再出血及脑疝的风险。

4. 脑积水的防治　轻度的急性、慢性脑积水都应先行药物治疗，给予醋氮酰胺等药物，减少 CSF 分泌，酌情选用甘露醇、呋塞米等；脑室穿刺 CSF 外引流术适用于 SAH 脑室积血扩张或形成铸型，出现急性脑积水，经内科治疗后症状仍进行性加剧，有意识障碍者；或患者年老、心、肺、肾等功能障碍，不能耐受开颅手术者。紧急脑室穿刺外引流术可降低颅内压、改善脑脊液循环，减少梗阻性脑积水和脑血管痉挛的发生，能使 50%~80% 患者的症状得到改善。引流术后应尽快夹闭动脉瘤，CSF 外引流术可与 CSF 置换术联合应用。CSF 分流术，慢性脑积水多数经内科治疗可逆转，如内科治疗无效或脑室 CSF 外引流效果不佳，CT 或 MRI 见脑室明显扩大者，推荐进行永久性的 CSF 分流术。及时行脑室-心房或脑室-腹腔分流术，以防加重脑损害。

5. 动脉瘤及 AVM 的处理　早期 72 小时内处理动脉瘤显著降低了动脉瘤再破裂出血的风险，主要的方式有血管介入填塞和外科手术夹闭。

血管内介入无须开颅和全身麻醉,对循环影响小,已广泛应用于颅内动脉瘤治疗。术前须控制血压,使用尼莫地平预防血管痉挛,行 DSA 检查确定动脉瘤部位及大小形态,选择栓塞材料行瘤体栓塞或载瘤动脉的闭塞术。有适应证的 AVM 也可采用介入闭塞病变动脉。

外科手术,需综合考虑动脉瘤的复杂性、手术难易程度以及临床情况分级等,以决定手术时机。动脉瘤性 SAH 倾向于早期手术(3 日内)夹闭动脉瘤;一般 Hunt 和 Hess 分级≤Ⅲ级时多主张早期手术。Ⅳ、Ⅴ级患者经药物保守治疗情况好转后,可行延迟性手术(10~14 日)。对反复出血的 AVM、病变局限的年轻患者,首选显微手术切除。两种动脉瘤处理方式的疗效,一般认为对于老年性未破裂动脉瘤患者,血管内治疗发生急性不良事件少,新发颅内出血风险更小。目前自膨式支架已越来越广泛地用于处理复杂颅内动脉瘤。美国一项研究评价了颅内支架的安全性和效果,并寻找影响并发症、动脉瘤再通(recanalization)与临床结局的因素,认为支架辅助弹簧圈处理颅内破裂及未破裂动脉瘤是安全有效的,且动脉瘤闭塞时间较持久。在弹簧圈之前置入支架,能降低术中并发症,弹簧圈的类型不会影响治疗结局。

6. 蛛网膜下腔出血动脉瘤的手术治疗

(1)手术时机:国际蛛网膜下腔出血动脉瘤研究(international subarachnoid aneurysm trail, ISAT)对 2 106 例 aSAH 患者治疗时机选择与预后的关系进行分析发现:SAH 发病 10 日内进行治疗(栓塞或夹闭)的患者,其 DCI 发生率和临床结局均优于≥11 日开始治疗者。不管选择哪种动脉瘤治疗方式,对有条件在 5~10 日内治疗的 aSAH 患者,均不建议推迟治疗时间。另外,破裂 bAVM 再出血风险以及致残率和病死率较高,也应早期积极治疗。

(2)动脉瘤治疗方式:动脉瘤治疗的目标包括尽可能完全阻断瘤内血流、防止动脉瘤复发及减少并发症以改善预后。

血管内治疗:动脉瘤血管内治疗主要包括两类:其中一类为动脉瘤栓塞术,即通过在动脉瘤内释放弹簧圈,致局部血栓形成,从而将动脉瘤与循环阻隔,该类治疗手段主要包括单纯弹簧圈动脉瘤栓塞术、支架辅助弹簧圈动脉瘤栓塞术、球囊辅助弹簧圈动脉瘤栓塞术等;另一类为血流导向装置(flowdiverter, FD)置入术,即通过置入覆膜或密网孔的血流导向装置,使动脉瘤瘤体内血液淤滞,形成血栓而使动脉瘤闭塞。

外科手术夹闭治疗:动脉瘤夹闭术是指通过外科手术的方式,充分暴露经影像检查明确位置的破裂动脉瘤,使用夹持装置夹闭瘤颈,从而达到阻断瘤内血流的目的。

7. 并发症及处理

(1)血管痉挛:脑血管造影检查发现有近 2/3 的 SAH 患者发生脑血管痉挛,约半数患者可以没有症状。血管痉挛常在动脉瘤破裂后 3~4 日内出现,7~10 日达到高峰,14~21 日逐渐缓解。脑大动脉痉挛的严重程度与神经功能缺损严重程度呈正相关,微小的脑血管痉挛患者不仅会出现临床症状,甚至会进展为脑梗死。脑血管造影是诊断脑血管痉挛的"金标准"。一项基于 17 个研究(共 2 870 例患者)的系统评价指出,经颅多普勒(trans cranial doppler, TCD)诊断血管痉挛具有高敏感度和阴性预测值,是理想的监测设备。

(2)DCI:DCI 通常被定义为一种局灶性神经功能缺损综合征,一直被认为是导致 aSAH 患者死亡和残疾的主要原因之一。DCI 的主要病因是血管痉挛。此外,微循环痉挛、微血栓、皮质扩散去极化及脑自主调节障碍等因素,亦被认为与 DCI 的发生有关。DCI 可发生于近 1/3 的 SAH 患者,且好发于动脉瘤破裂后 3~14 日。TCD 对 DCI 具有较高预测价值,一项纳入 15 个研究(共 5 463 例患者)的荟萃分析指出,TCD 较脑血管造影具有更高的诊断敏感度、特异度和阴性预测值,能更好地识别血管痉挛及预测 DCI。除 TCD 外,CTA、CTP 检查虽能更清晰准确地显示血管结构和低灌注区域,有助于明确 DCI 的诊断,但因需使用肾毒性对比剂、反复搬动转运患者等因素而限制了其在临床的应用。

(3)脑血管痉挛和 DCI 的处理:国内外大多数指南均推荐使用尼莫地平治疗血管痉挛,以改善 aSAH 患者的预后(口服,60 mg,每 4 小时 1 次,3 周)。但使用尼莫地平后未在患者的血管造影中显示明确血管扩张效果,其改善预后的机制尚不清楚。其他钙离子拮抗剂如尼卡地平,针对血管痉挛的防治无确切疗效。CONSCIOUS-3 研究主要评估克拉生坦能否降低栓塞术后血管痉挛相关的发生率和全因病死率,该研究指出克拉生坦(每小时 15 mg)可降低术后血管痉挛相关的发生率/全因病死率。既往研究指出,他汀类药物可能降低脑血管痉挛的发生,但最近一项基于4项随机安慰剂对照研究(共190例患者)的系统评价结果提示,他汀类药物对aSAH患者的有效性有待进一步研究明确。镁治疗未能降低DCI的风险。内皮素-1在血管痉挛的发生过程中起着重要的调节作用,虽理论上可能可以减少血管痉挛的发生,但目前没有证据表明其能改善预后。既往治疗血管痉挛主要使用血液稀释、高血压、高血容量方法(3H疗法),但进一步的观察发现等容量、高血压方法似乎更为有效。升血压治疗一直被应用于治疗aSAHDCI,但文献报道其有效性仅基于未设置对照组的病例。最新的采用诱导升血压治疗SAH后DCI的随机对照研究结果提示,尚无任何证据支持诱导性升压有效,也没有证据表明这种治疗方式可导致严重的不良事件,应慎重选择。

推荐意见:① 推荐使用尼莫地平以改善SAH的预后(Ⅰ级推荐,A级证据),其他钙拮抗剂,无论是口服还是静脉注射,疗效均不确切。② 建议维持体液平衡和正常循环血容量,以预防迟发性脑缺血(Ⅰ级推荐,B级证据)。③ 可采用TCD技术检测血管痉挛的发生(Ⅱ级推荐,B级证据)。④ 脑灌注成像有助于识别DCI的发生(Ⅱ级推荐,B级证据)。

(二)中医辨证论治

中经络

1. 脉络空虚,风邪入中

证候:平素经常肌肤不仁,手足麻木,突然口眼㖞斜,语言不利,口角流涎,甚则半身不遂;或兼见恶寒,平素经常发热,肢体拘急,关节酸痛等症。苔薄白,脉浮数。

治法:祛风化痰,养血通络。

处理:方药:大秦艽汤合半夏白术天麻汤加减。前方中秦艽、羌活、防风、白芷、细辛解表祛风;地黄、当归、川芎、赤芍养血行血,即取"血行风自灭"之意;后方半夏、陈皮燥湿化痰;天麻息风通络;白术、茯苓健脾祛湿;两方相和,共奏祛风化痰息风之功。无内热者可去生石膏、黄芩,加白附子、全蝎祛风痰、通经络;若有风热表证者,可去羌活、防风、当归等辛温之品,加桑叶、菊花、薄荷以疏风清热;若呕逆痰盛,苔腻脉滑,可去地黄,加半夏、南星、橘红、茯苓以祛痰燥湿;若手足麻木,肌肤不仁,加指迷茯苓丸以通利经络;年老体衰者,加黄芪以益气扶正。

2. 肝肾阴虚,风阳上扰

证候:平素头晕头痛,耳鸣目眩,少寐多梦,突然发生口眼㖞斜,舌强语謇;或手足重滞,甚则半身不遂等症。舌质红或苔腻,脉弦细数或弦滑。

治法:滋阴潜阳,息风通络。

处理:方药:镇肝熄风汤加减。方中白芍、玄参、天冬滋阴柔肝息风,龙骨、牡蛎、龟甲、代赭石镇肝潜阳,重用牛膝引血下行,加天麻、钩藤、菊花以增强平肝息风之力。痰热较重者,加胆星、竹沥、川贝母以清化痰热;心中烦热者,加栀子、黄芩以清热除烦;头痛较重者,加羚羊角、石决明、夏枯草以清息风阳;失眠多梦者,加珍珠母、龙齿、夜交藤、茯神以镇静安神。

中脏腑

中脏腑的主要表现是突然昏倒,不省人事。根据正邪情况,有闭证和脱证的区别。闭证以邪实内闭为主,属实证,急宜祛邪。闭证主要症状是突然昏仆,不省人事,牙关紧闭,口噤不开,两手握固,大小便闭,肢体强痉。根据有无热象,又有阳闭和阴闭之分。脱证以阳气欲脱为主,属虚证,急宜扶正。闭证、脱证均为危急重证,治法不同,所以必须分辨清楚,以便正确进行临床救治。

1. 闭证——阳闭

证候:除上述闭证的症状外,还有面赤身热,气粗口臭,躁扰不宁。苔黄腻,脉弦滑而数。

治法:清肝息风,辛凉开窍。

处理:(1)方药:先灌服(或用鼻饲法)《局方》至宝丹或安宫牛黄丸以辛凉透窍,并用羚羊角汤加减以清肝息风,育阴潜阳。方中羚羊角为清肝息风主药,配菊花、夏枯草、蝉衣,使火降风熄,则气血下归;龟甲、白芍、石决明育阴潜阳;丹皮、生地黄凉血清热。如有抽搐,可加全蝎、蜈蚣、僵蚕;痰多者,可加竹沥、天竺黄、胆南星;如痰多昏睡者,可加郁金、菖蒲以增强豁痰透窍之力。

(2)针灸:取督脉和十二井穴为主。毫针刺用泻法或点刺出血,可息风、豁痰、清火。取穴水沟、十二井、太冲、丰隆、劳宫。

2. 闭证——阴闭

证候:除上述闭证的症状外,还有面白唇暗,静卧不烦,四肢不温,痰涎壅盛。苔白腻,脉沉滑缓。

治法：豁痰息风，辛温开窍。

处理：方药：急用苏合香丸温开水化开灌服，（或用鼻饲法）以温开透窍，并用涤痰汤煎服。方中以半夏、橘红、茯苓、竹茹燥湿化痰；菖蒲、胆南星开窍豁痰；枳实降气以利风痰下行。可加天麻、钩藤以平肝息风。治疗闭证，可同时配合针灸疗法，收效更快。

3. 脱证

证候：突然昏仆，不省人事，目合口张，鼻鼾息微，手撒肢冷，汗多，大小便自遗，肢体软瘫。舌痿，脉细弱或脉微欲绝。

治法：益气回阳，救阴固脱。

处理：（1）方药：立即用大剂参附汤合生脉散。方中以人参、麦冬、五味子大补气阴，附子回阳救逆。如汗多不止者，可加黄芪、龙骨、牡蛎、山萸肉以敛汗固脱。

中风昏倒，不省人事，首先要辨清闭证与脱证。临床以闭证较多见，脱证较少见。但是闭证与脱证既可互相转化，又可同时并见。闭证治不及时或误治，或正不胜邪，可转为脱证，脱证经过治疗，正气渐复，症状逐渐消失，亦可有好转之机，所以在闭脱转化的过程中，往往出现闭、脱两证互见的证候。因而在治疗时要随时掌握标本缓急和扶正祛邪的原则。一般情况下，闭证以开闭祛邪，治标为主；脱证以固脱扶正，治本为主。闭脱互见者，要权衡主次，标本兼顾。闭证如出现脱证症状，是病情转重的趋势，在祛邪的同时，应注意扶正。

（2）针灸：取任脉经穴为主。用大艾炷灸之，扶正固脱。

（3）其他疗法：关元、神阙隔盐灸。

后遗证

中风经过救治，神志清醒后，多留有后遗证，如半身不遂，言语不利，口眼㖞斜等。要抓紧时机，积极治疗。同时配合针灸、推拿按摩等综合疗法，并适当活动锻炼，以提高疗效。

1. 半身不遂

气虚血滞，脉络瘀阻：由于气虚不能运血，气血瘀滞，脉络痹阻，而致肢体废不能用。在症状上除半身不遂，肢软无力外，并伴有患侧手足浮肿，语言謇涩，口眼㖞斜，面色萎黄；或暗淡无华，苔薄白，舌淡紫；或舌体不正，脉细涩无力等。治宜补气活血通经活络，方用补阳还五汤加味。该方重

用黄芪补气，桃仁、红花、当归、赤芍、地龙养血活血化瘀，加全蝎、乌梢蛇、川牛膝、桑枝、地鳖虫、川断等以增强通经活络之力。如小便失禁者，可加桑螵蛸、山萸肉、肉桂、益智仁、五味子等补肾收涩之品；如下肢瘫软无力甚者，加桑寄生、鹿筋等补肾壮筋之品；如上肢偏废者，加桂枝以通络；如患侧手足肿甚者，可加茯苓泽泻、薏苡仁、防己等淡渗利湿；如兼见语言不利者，加郁金、菖蒲、远志以祛痰利窍；兼口眼㖞斜者，加白附子、全蝎、僵蚕等以祛风通络；如肢体麻木者，加陈皮、半夏、茯苓、胆南星以理气燥湿而祛风痰；大便秘结者，加火麻仁、郁李仁、肉苁蓉等润肠通便。

肝阳上亢，脉络瘀阻：肝阳上亢，火升风动，气血并逆于上，络破瘀溢，经脉阻塞，而半身不遂。患侧僵硬拘挛，兼见头痛头晕，面赤耳鸣，舌红绛，苔薄黄，脉弦硬有力，治宜平肝潜阳，息风通络。方用镇肝熄风汤或天麻钩藤饮加减。

（1）针灸：取手足阳明经穴为主，辅以太阳、少阳经穴，滋养肝肾，通经活络。一般均刺病侧穴，也有先针健侧，后针病侧，即"补健侧，泻患侧"的治法，适用于病程较久者。上肢取穴肩髃、曲池、手三里、外关、合谷，下肢取穴环跳、阳陵泉、足三里、解溪、昆仑。

（2）其他疗法：① 电针。选取上述四肢穴位2~3对，进针后作提插行针，使针感向远端扩散，然后用电针机通电，采用疏波或断续波，电流刺激量逐渐加强。通电时间约半分钟，稍停后再通电半分钟，可重复3~4次，使患者产生酸麻感，并使有关肌群出现节律性收缩。② 水针。选取上述四肢穴位2~4穴，采用灯盏花注射液或复方当归注射液2~4 mL，每穴注射1 mL，隔日一次10次为1个疗程，疗程结束，停7~10日，继续第2个疗程。③ 拔罐法。采用小口径火罐，选取肩髃、臂臑、曲池、阳池、秩边、环跳、风市、伏兔、阳陵泉、丘墟等穴，分组轮换应用。

2. 语言不利

风痰阻络：风痰上阻，经络失和，故舌强语謇，肢体麻木，脉弦滑。治宜祛风除痰，宣窍通络。方用解语丹，方中天麻、全蝎、胆南星、白附子等以平肝息风祛痰，远志、菖蒲、木香等以宣窍行气通络，羌活祛风。

肾虚精亏：肾虚精气不能上承，故音暗失语，心悸、气短及腰膝酸软。治宜滋阴补肾利窍。方

用地黄饮子去肉桂、附子,加杏仁、桔梗、木蝴蝶开音利窍。

肝阳上亢,痰邪阻窍:可予天麻钩藤饮或镇肝息风汤加石菖蒲、远志、胆南星、天竺黄、全蝎以平肝潜阳、化痰开窍。

3. 口眼㖞斜　多由风痰阻于络道所致,治宜祛风、除痰、通络,方用牵正散。方中白芥子祛风、化痰、通络,僵蚕、全蝎息风、化痰、镇痉。本方用散剂吞服较用汤剂疗效为佳。口眼瞤动者加天麻、钩藤、石决明以平肝息风。

针灸:取手足阳明经穴为主,疏调阳明,通经活络。初起单刺病侧,病久可左右均刺。取穴地仓、颊车、合谷、内庭、太冲。

【中西医协同诊疗思路】

1. 分清阶段,兼顾标本　本病的基本病机为肝肾阴虚,痰火气血逆行,阻络闭窍。因此,滋补肝肾,潜阳息风,豁痰祛瘀为主要治则。根据不同阶段而分别施治,如中经络以平肝息风,化痰祛瘀通络为主。中脏腑闭证,治当息风清火,豁痰开窍,通腑泄热;脱证急宜救阴回阳固脱;对内闭外脱之证,则须醒神开窍与扶正固脱兼用。恢复期及后遗症期,多为虚实兼夹,当扶正祛邪,标本兼顾,平肝息风,化痰祛瘀与滋养肝肾,益气养血并用。

2. 正确使用通下之法　中腑因瘀热内阻,腑气不通,邪热上扰,神机失用,应及时使用通腑泄热之法,有助于邪从下泄。中腑阳闭证,风阳痰火炽盛,内闭神机,有时因邪热搏结,亦可出现腹泻、便秘、小溲不通,苔黄腻,脉弦实有力,亦应配合通下之法,使大便畅通,痰热下泄,则神识可清,危象可解。但正虚明显,元气欲脱者忌用。

中风急性期,当急则治其标,以祛邪为主,常用平肝息风、化痰通腑、活血通络等治法。中脏腑者,当以醒神开窍为治则;闭证宜清热开窍或化痰开窍;脱证则回阳固脱;如内闭外脱并存,则醒神开窍与扶正固本兼用。

多数患者经过积极治疗后,病情可逐渐恢复或缓解。但也有部分患者留有半身不遂、肌肤不仁、言语不利、吞咽困难等后遗症,辨证多见虚实夹杂,宜攻补兼施。如中风瘫痪可见肢体强痉而屈伸不利之硬瘫,为阴血亏虚、筋膜拘急所致,常用建瓴汤,以育阴息风、养筋缓急;若肢体瘫软而活动不能之软瘫,为气虚血瘀、筋膜弛缓所致,常用补阳还五汤,以益气活血,强筋振痿;若两者兼夹,宜虚实并治,如大活络丹,调理气血,滋补肝肾,祛瘀化痰,息风通络;若舌强言謇,或言语不清,或舌喑不语,伸舌多偏斜,属风痰入络,舌窍不利,可用神仙解语丹以祛风除痰开窍。

对于考虑蛛网膜下腔出血的患者需注意以下几点:①突然剧烈头痛、呕吐,应怀疑有蛛网膜下腔出血的可能,应及时送医院就诊。②尽量让患者保持头高侧侧卧位,避免舌根后坠阻碍通气,及时清理口中呕吐物,以免误吸入气道。③尽量避免长途转送,选就近有条件的医疗单位治疗。④转送患者时应有医务人员护送并随时观察病情变化,随时采取必要措施。⑤转运前应给予脱水、降压等治疗,给予镇静、止痛药,并绝对卧床休息。⑥运送过程中尽量避免震动。⑦出血量大时可行脑室穿刺引流,或腰椎穿刺放出血性脑脊液;头颅CT或腰椎穿刺可确认。⑧积极查找原因,对颅内动脉和颅内静脉畸形者,确认后行手术根治。⑨随时注意血压变化。⑩保持患者心情愉快,避免情绪紧张。(图2-26)

【预后与进展】

(一) 预后

约10%的患者在接受治疗以前死亡。30日内病死率约为25%或更高。再出血的病死率约为50%,2周内再出血率为20%~25%,6个月后的年复发率为2%~4%。影响预后最重要的因素是发病后的时间间隔及意识水平,死亡和并发症多发生在病后2周内,6个月时的病死率在昏迷患者中是71%,在清醒患者中是11%。其他因素,如老年的患者较年轻患者预后差,动脉瘤性SAH较非动脉瘤性SAH预后差。

(二) 现代研究进展

动脉瘤治疗方式的选择:临床医生在为具体患者制定个性化的最佳治疗方案时,需综合考虑各治疗方式的特点、患者年龄、一般情况、动脉瘤特点(位置、形态以及载瘤血管弯曲度和邻近的重要分支等)及治疗机构等因素。动脉瘤栓塞术及夹闭术的选择,以及治疗结局对比,一直是神经科学领域研究的热点。

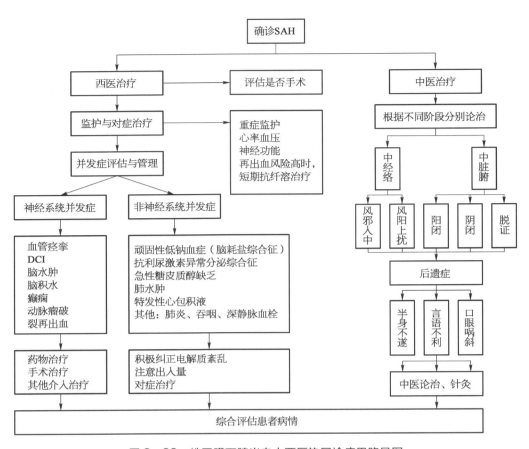

图2-26 蛛网膜下腔出血中西医协同诊疗思路导图

动脉瘤夹闭术与栓塞术的比较：ISAT(International Subarachnoid Aneurysm Trail)和BRAT(Barrow Ruptured Aneurysm Trial)是两项国际大型多中心随机对照研究,均旨在比较动脉瘤夹闭术和栓塞术治疗aSAH的安全性和有效性。ISAT纳入了2 143例aSAH患者,随机分配到栓塞术组(1 073例)及夹闭术组(1 070例)进行治疗,并对患者进行连续随访。其5年随访数据显示,栓塞组病死率为11%(112/1 046),显著低于夹闭组的14%(144/1 041),但两组存活者中能独立生活的患者比例没有明显差异(栓塞组83%,夹闭组82%)。此外,对其中英国队列10年随访的数据显示,栓塞组及夹闭组的病死率分别为17%、21%(135/809、178/835),栓塞组的病死率显著低于夹闭组;两组间独立生活率无明显差异(82%与78%),但夹闭组致死、致残率高于栓塞组(22%与18%)。此外,33例患者在首次出血1年多后出现复发性SAH(17例为责任动脉瘤:栓塞组14例,夹闭组3例;16例为非责任动脉瘤),该数据提示栓塞组再出血风险似乎高于外科夹闭组,但该风险很小,且再出血患者中栓塞组的预后较夹闭组好。BRAT将SAH患者随机分配到栓塞术组(233例)及夹闭术组(238例),其6年随访数据显示,在动脉瘤闭塞率的比较上,夹闭组高于栓塞组。但尽管栓塞组再治疗率高于夹闭组,该研究6年随访中也未发现患者栓塞术后再出血。接受上述两种方式治疗的前循环动脉瘤患者预后相似,但后循环动脉瘤患者栓塞治疗优于夹闭治疗。

FD置入术:FD于2008年被首次报道用于治疗颅内动脉瘤,并逐渐成为治疗复杂动脉瘤的重要治疗方法。近年来,关于FD的临床研究及应用正逐步开展,FD中的PED装置(pipeline embolization device)受到国内外研究者的广泛关注。一项基于2个前瞻性队列研究、1个回顾病例对照研究的荟萃分析(共1 092例患者)显示,患者(共1 221个颅内动脉瘤)使用PED治疗的1年治愈率为85.5%,再治疗率为3%。使用传统材料栓塞的动脉瘤,随着时间的延长,其复发率和再治疗率增加。得益于其密网设计,接受PED治疗的动脉瘤治愈率随着时间延长而逐渐提高,长期随访的数据也证明了这一点。由于 PED 需要特殊的释放技术和操作经验,早期报道的并发症发生率高于传统治疗方法。但随着经验积累,其疗效和安全性亦得到进一步提高。与常规介入栓塞动脉瘤的材料比较,PED 的优势尚需要更有循证医学价值的前瞻性随机对照研究证实。全球第一项比较 FD 与传统方法治疗颅内动脉瘤的随机对照研究 FIAT(flow diversion in the treatment of intracranial aneurysm trial)因安全性问题被提前终止。新的前瞻性研究如 PREMIER 等值得我们期待。

栓塞材料进展:新型栓塞材料的相关研究也在不断开展。前瞻性多中心随机对照研究 HELPS 纳入了 499 例患者,结果提示水凝胶弹簧圈与传统的裸铂弹簧圈相比降低了动脉瘤的复发率,但似乎可能增加脑积水的风险。此外关于 Cerecyte 弹簧圈、Matrix2 弹簧圈与传统的裸铂弹簧圈对比的研究均提示相似的复发率和再治疗率。另一项 AMERICA 研究提示,Axium MicroFX PGLA 弹簧圈在颅内动脉瘤治疗中是安全有效的。总的来说,目前尚无足够的证据证实新材料显著优于其他常规材料。

脑蛛网膜下腔出血后的病程及预后取决于其病因、病情、血压情况、年龄及神经系统体征。动脉瘤破裂引起的蛛网膜下腔出血预后较差,脑血管畸形所致的蛛网膜下腔出血常较易恢复。原因不明者预后较好,复发率较低。年老体弱者,意识障碍进行性加重,血压增高和颅内压明显增高或偏瘫、失语、抽搐者,预后均较差。

(姜春雷)

第四节

癫痫持续状态

癫痫持续状态(epilepticstatus,SE)是临床上常见的神经科急危重症,具有较高的致死、致残风险,各发作类型的癫痫均可发生持续状态,但临床以强直-阵挛发作持续状态最常见。癫痫发作是由大脑皮层神经元异常超同步放电所致的发作性脑功能异常,在临床上具有发作性、自限性的特点,大多持续时间短暂,但如果神经元抑制异常放电的自限能力受限,癫痫发作的持续时间就长,成为癫痫持续状态。

美国癫痫持续状态发病率为 18~41 人/10 万人/年,欧洲全面性惊厥性持续状态(GCSE)发病率为 3.6~6.6/10 万人/年,非惊厥性持续状态(NCSE)发病率为 2.6~7.8/10 万人/年。各地区关于 SE 的死亡率文献报道不一,死亡率从 3.45%~39% 不等。在中国 4%~16% 的癫痫患者一生中至少经历一次 SE,老人(60~65 岁)和新生儿、婴幼儿 SE 发病率明显高于普通人群,婴幼儿发生率为 10%~25%。

西医学的癫痫与中医痫证的临床表现基本相同,无论大发作、小发作,还是局限性发作或精神运动性发作等,均可参照痫病辨证论治。

痫证,又称为癫痫,是以发作性神情恍惚,甚则突然仆倒,昏不知人,口吐涎沫,两目上视,肢体抽搐,或口中怪叫,移时苏醒,一如常人为主要临床表现的一种病证。发作前可伴眩晕、胸闷等先兆,发作后常有疲倦乏力等症状。春秋战国时期,有关本病始称"巅疾",属"胎病"。如《素问·奇病论》曰:"人生而有病癫疾者……病名为胎病,此得之在母腹中时,其母有所大惊,气上而不下,精气并居,故令子发为癫疾也。"隋唐时期,首次提出"癫痫"或"痫"病名,对痫证的病名及症状有更明确的记载。巢元方《诸病源候论·痫候》曰"其发病之状,或口眼相引而目睛上摇,或手足瘛疭,或背强直,或颈项反折",并按不同病因分为风痫、惊痫、食痫等。宋金元时期,对本病的病因病机有较深刻的认识。如陈言《三因极一病证方论·癫痫叙论》云"夫癫痫病,皆由惊动,使脏气不平,郁而生涎,闭塞诸经,厥而乃成,或在母胎中受惊,或少小感风寒暑湿,或饮食不节,逆于脏气",其指出惊恐、痰涎、外感、饮食不节等多种因素导致脏气不平,阴阳失调,神乱而病。明清时期,逐渐完善本病的理法方药。明代王肯堂《证治准绳·癫狂痫总论》将癫狂痫三者加以区别,是痫证认识上的大飞跃。叶天士《临证指南医案·癫痫》云:"痫之实者,用五痫丸以攻风,控涎丸以劫痰,龙荟丸以泻火;虚者当补助气血,调摄阴阳,养营汤、河车丸之类主之",主张从虚实论治本病;王清任《医林改错·痹症有瘀血说》则认为,痫证的发生与"元气虚"和"脑髓瘀血"有关,并创龙马自来丹、黄芪赤风汤治疗本病证属气虚血瘀者,至今对本病的治疗仍具有参考价值。

【病因病理】

(一)西医病因病理

1. 病因 由多种脑部病损和代谢障碍引起,其中常见的有颅内感染、脑血管病、颅脑外伤、颅内肿瘤、代谢性脑病、脑发育不全、脑寄生虫病等。突然停药、减药、或换药、感染、疲劳、精神刺激、饮酒、妊娠等是常见的诱发因素。

病因是影响预后的主要因素,主要分为已知病因(热性、急性症状性、进展性脑病性、慢性症状性)及未知病因。不同于惊厥性癫痫持续状态,非惊厥性癫痫持续状态的诊断及分类依赖于脑电图表现,故根据脑电图特点分类为空间分布特点、发作模式、波型形态、时间特点、发作起始方式、干预相关反应。不同年龄阶段的患者,发病率、病因、治疗及预后均不相同,分类包括新生儿、婴幼儿、青少年、成人及老年人。但临床上通常不能完全确定这几种因素,患者年龄、临床症状通常能被迅速确定,探索病因需要借助相关辅助检查,而重点需要强调的是脑电图应尽早在所有患者中实施,协助诊治及预后判断。

2. 发病机制 癫痫发作的发生机制十分复杂,迄今尚未完全阐明。许多研究结果表明它的电生理本质是神经元过度同步放电的结果,与神经生化、神经生理、神经生物学、免疫学等均密切相关。

(1)神经元痫性放电的发生:正常情况下,每一种神经元都有节律性地自发放电活动,但频率较低,一般为 $10\sim20$ Hz。在癫痫病灶的周围部分,其神经元的膜电位与正常神经元有不同,在每次动作电位发生之后出现,称为"阵发性去极化偏移"(PDS)的持续性去极化状态,并产生高幅高频(可达 500 Hz)的棘波放电。在历时数十至数百毫秒之后转入超极化状态。

(2)癫痫性放电的传播:当异常放电仅局限于大脑皮质的某一区域时,表现为部分性发作。若在此局部的反馈回路中长期传导,则导致部分性发作持续状态。通过电场效应及传播通路,也可扩及同侧其他区域甚至一侧半球,表现为杰克逊发作。当异常放电不仅扩及同侧半球而且扩及对侧大脑半球时,引起继发性全身性发作。当异常电位的起始部分在中央脑(丘脑和上部脑干)而不在大脑皮质并仅扩及脑干网状结构上行激活系统时,则表现为失神发作;而广泛投射至两侧大脑

皮质和网状脊髓束受到抑制时,则表现为全身强直-阵挛性发作。

(3)癫痫性放电的终止:其机制未明,可能脑内存在主动的抑制机制。即在癫痫发作时,癫痫灶内巨大突触后电位,通过负反馈的作用而激活抑制机制,使细胞膜长时间处于过度去极化状态,抑制放电过程的扩散,并减少癫痫灶的传入性冲动,促使发作放电的终止。此外,在此过程中,抑制发作的代谢产物的积聚,神经胶质细胞对钾及已经释放的神经介质的摄取也起重要作用。

(4)影响癫痫性放电的因素:癫痫性放电的发作、传播和终止,与遗传、生化、电解质、免疫和微量元素等多种因素有关。具有癫痫遗传素质者的膜电位稳定性差,在后天因素及促发因素作用下容易引起癫痫性放电及临床发作。癫痫性放电与神经介质关系极为密切,正常情况下兴奋性与抑制性神经介质保持平衡状态,神经元膜稳定。当兴奋性神经介质过多或抑制性介质过少,都能使兴奋与抑制之间失衡,使膜不稳定并产生癫痫性放电。细胞内外钠、钾的分布也影响膜的稳定性。血清钙、镁离子减少,可使神经元兴奋性增强;微量元素铁、锌、铜、锰、锂等在癫痫发作中也起一定的作用。近年来,对癫痫发作与免疫因素的关系也进行过许多研究,认为在致癫痫病因作用下,血脑屏障破坏,脑组织抗原进入血液循环可产生抗脑抗体,后者作用于突触,封闭抑制性受体,减少抑制性冲动,亦可促成癫痫性放电。

(二)中医病因病机

痫证的病因可分为先天因素和后天因素两大类。先天因素主要为先天禀赋不足或禀赋异常,后天因素包括情志失调、饮食不节、跌仆外伤或患他病致脑窍损伤等。二者均可造成脏腑功能失调,风、火、痰、瘀闭塞清窍,积痰内伏,偶遇诱因触动,则脏气不平,阴阳失衡而致气机逆乱,元神失控而发病。

1. 禀赋异常 痫证之始于幼年者多见,与先天因素有密切关系,所谓"羊癫风,系先天之元阴不足"。胎儿在母腹时,母亲突受惊恐而致气机逆乱,精伤肾亏;或妊娠期间母体多病、过度劳累、服药不当等原因损及胎儿,使胎儿出生后发育异常,发为本病。另外,父母体质虚弱致胎儿先天禀赋不足,或父母本患痫证而脏气不平,胎儿先天禀赋

异常,后天亦容易发生痫证。

2. 情志失调 七情中主要责之于惊恐,如《证治汇补·痫病》:"或因卒然闻惊而得,惊则神出舍空,痰涎乘间而归之。"由于突受惊恐,致气机逆乱,痰浊随气上逆,蒙蔽清窍;或五志过极化火生风,或肝郁日久化火生风,风火夹痰上犯清窍,元神失控,发为本病。小儿脏腑娇嫩,元气未充,神气怯弱,更易因惊恐而发生本病。

3. 饮食不节 过食肥甘厚味,损伤脾胃,脾失健运,聚湿生痰,痰浊内蕴;或气郁化火,火邪炼津成痰,积痰内伏,一遇诱因,痰浊蒙蔽元神清窍,发为本病。

4. 脑窍损伤 由于跌仆撞击,或出生时难产,或患他病,如温疫(颅内感染)、中毒等导致脑脉瘀阻或脑窍损伤,而致神志逆乱,昏不知人,而发为本病。

本病病位在脑,与心、肝、脾、肾等脏密切相关,基本病机为积痰内伏,经风火触动,痰瘀互结,上蒙清窍而发病。《医学纲目·癫痫》所云"癫痫者,痰邪逆上也"即是此意。病位在脑,与心、肝、脾、肾等脏密切相关。

病理因素涉及风、火、痰、瘀等,尤以痰邪作祟最为重要。痫证之痰,具有随风气而聚散和胶固难化两大特点,痰聚气逆,闭阻清窍,则痫证发作;痰降气顺,则发作休止;若风阳痰火逆而不降,则见痫证大发作。至于发作时间的久暂,间歇期的长短,则与气机顺逆和痰浊内聚程度有密切关系。因痰胶固难化,故痫证久发难愈,反复不止。

本病的病理性质属虚实夹杂。早期以实为主,主要表现为风痰闭阻,或痰火阻窍,或痰瘀互结。后期因病情迁延,正气损伤,多为虚实夹杂。幼年即发病者多为先天禀赋不足,病性多属虚或虚中夹实。痫证发作期多实或实中夹虚,休止期多虚或虚中夹实。休止期仅是风、火、痰、瘀等邪气暂时安静,但由于病因未除,宿痰未净,脏腑功能未能恢复,随时可能再次发作。本病的病机转化取决于正气的盛衰及痰邪的深浅。发病初期,痰瘀阻窍,肝郁化火生风,风痰闭阻或痰火炽盛等,因正气尚足,痰邪尚浅,瘀血尚轻,易于康复;若日久不愈,痰瘀凝结胶固,损伤正气,可转为虚实夹杂之证,痰邪深伏难去,治愈较难。因本病常时发时止,且时有反复,若久治不愈,必致脏腑愈虚,痰浊愈深,而成顽痰;顽痰难除,则痫证反复发作,乃成痼疾。

【临床表现】

(一) 病史

1. 系癫痫发作 须明确是颅内还是颅外疾病引起。

一般由颅外疾病引起者都有以下特点:① 无集中、持久的定位体征。② 癫痫发作前有明显的病因。③ 常有颅外器官或全身性疾病的体征和辅助检查所见。④ 脑电图检查常呈弥散性高幅慢波,局灶性病理波少见。⑤ 有关病因消除时,癫痫持续性发作亦随之消失。

2. 系颅内疾病引起 须明确是原发性还是继发性。

(1) 原发性癫痫有下列几个特点:① 发病年龄以 30 岁前多见,6~9 岁、13~16 岁为两个高峰。② 不能查到原因,部分患者有遗传史。③ 无客观体征或检查所见。④ CT 扫描或可见到脑弥散性萎缩。⑤ 以大发作或失神小发作为主,局限性或精神运动性发作都属继发性。⑥ 脑电图为双侧对称性癫痫波。

(2) 继发性癫痫一般应具备下列四个特征之一才可诊断:① 临床发作有定位表现,可为局限性发作。② 神经或各项检查如脑电图、颅脑 CT、MR、SPECT、脑血管造影等显示有局灶脑病变者。③ 在发作前后出现一侧体征者。④ 能找到引起癫痫发作的明确病因。

(二) 症状与体征

约 60% 患者存在前驱期,表现为意识不清、疲劳、头痛、近期轻度发热性疾病等。典型临床病程分为急性期及慢性期,两者无明显时间间隔。

急性期主要表现为首次发作的难治性癫痫,可表现为局灶性或多灶性癫痫发作、部分性继发全面性发作、全面强直、痉挛发作等。在一项系统评价中,急性期局灶性发作最为常见,部分性发作继发全面性发作次之。在首次癫痫发作以后,癫痫发作次数明显增多或发作加重而进展为 RSE,需进入重症监护病房治疗。急性期持续时间为数日到数月不等,大部分患者进展为 SRSE。

慢性期主要表现为 SRSE 及不同程度的神经功能缺损症状。患者出现耐药性癫痫、认知功能下降、行为异常,甚至死亡。

GCSE 是动态过程,其临床和放电特征随着时间而演变。最初,惊厥是明显的强直阵挛性癫痫发作,若 GCSE 未得到治疗或治疗不充分而进展时,运动活动变得越来越微小,最终完全终止。重点强调的是,GCSE 不是必然以明显的痫性发作开始。有时为微小的惊厥活动,甚至完全没有运动活动(有时被称作非惊厥 SE),如果 SE 引起的伤害十分严重,大脑不能支持明显的运动惊厥,这可成为 GCSE 的最初表现。

(三) 四诊要点

1. 辨不同临床类型 痫证发作时的临床表现,除上述典型者(俗称大发作)外,其他类型(表现)还有很多,且常易被漏诊、误诊,得不到正确的治疗,故应予以重视。部分患者发作时间短暂,表现为数秒至数分钟的失神,临床无惊厥性的四肢抽搐症状。有些患者的发作往往局限于或从一侧手指、足趾、口角开始,若扩展到全身也可有厥扑。部分患者以意识障碍为突出性表现,发作时神情模糊,并进行一些无意识的动作如吞咽、行走等。

2. 辨证邪之轻重 证之轻重决定于三个方面:一是发作持续时间之长短,一般来说,时间长则病重,短则病轻。二是发作频率之高低,即发作频者病重,疏则病轻。三是脑部损伤之轻重,伤重则病重,伤轻则病轻。痫证临床表现的轻重与痰浊之轻重和正气之盛衰密切相关。一般初起正气未衰,痰浊不重。如反复发作,则正气渐衰,痰浊日重,愈发愈频,使正气也愈衰,两者互为因果。

3. 辨证候之虚实 痫证发作期多实,多由风痰闭阻,痰火或瘀热扰动神明;间歇期多虚,或虚中夹实,常由心脾两虚,肝肾阴虚,夹风夹痰瘀所致,当宜分而治之。

4. 辨证结合临床辅助检查 对小发作与不典型痫证患者应提高警惕,脑电图对于本病的诊断具有特异性的价值,头颅 CT、MRI 检查有助于脑部瘀血、肿瘤等继发性病症的诊断。

(四) 分级分类

癫痫病因众多,临床发作表现亦复杂多样,具有多种分类方式。2017 年 3 月,ILAE 发布了最新的癫痫发作及癫痫分类修订指南,这是继 ILAE 提出的 1981 年癫痫发作分类体系、1989 年癫痫综合征分类体系及 Engel 等于 2001 年提出的癫痫发作分类修订建议之后,ILAE 基于临床实践的又一革新之作。该版指南将意识状态存在与否作为局灶性癫痫发作的分类要点,将癫痫发作(seizure)分为局灶性起源(focal onset)、全面性起源(generalized onset)、未知起源(unknown onset)三大类。依据新版指南建议,既往的“简单部分性发作”现被推荐称为“意识清楚的局灶发作”,“复杂部分性发作”则被称为“伴意识障碍的局灶发作”,“部分继发全面发作”更新为“局灶性进展为双侧强直-阵挛”,并在局灶性起源分类中单独列出。依据 ILAE 新版癫痫发作及癫痫分类指南,新的局灶性起源的癫痫包括自动症、行为终止发作、过度运动发作、自主神经发作及情绪发作,新的全面性起源的癫痫包括眼睑肌阵挛伴失神、肌阵挛发作、肌阵挛-失张力、肌阵挛-强直-阵挛发作。另外值得注意的是,失张力发作、阵挛发作、癫痫性痉挛、肌阵挛及强直性发作既可能为局灶起源,也可能为全面性起源,临床医师应依据患者发作时表现、脑电图及头部影像学等资料进行合理判断(表 2 - 20)。对于癫痫的病因分类,2017 年 ILAE 推荐的癫痫发作及癫痫分类指南则将病因分类为遗传性、结构性、感染性、免疫性、代谢性及未知病因六大类,替换既往的特发性、症状性及隐源性癫痫病因分类。对于多种病因共存且病因明确的癫痫患者,除常规的抗癫痫治疗外,更应积极控制病因。

表 2 - 20　2017 国际抗癫痫联盟新版癫痫发作分类

局 灶 性 起 源	全 面 性 起 源	未 知 起 源
自动症、失张力发作、阵挛发作、癫痫性痉挛、过度运动发作、肌阵挛发作、强直发作	强直-阵挛发作、阵挛发作、强直发作、肌阵挛发作、肌阵挛-强直阵挛发作、肌阵挛-失张力发作、失张力发作、癫痫性痉挛	强直-阵挛发作、癫痫性痉挛

非 运 动 性	非运动性（失神发作）	非运动性
自主神经发作、行为终止、认知发作、情绪发作、感觉性发作	典型发作、非典型发作、肌阵挛发作、眼睑肌阵挛伴失神	行为终止
局灶性进展为双侧强直阵挛		其他无法分类

【辅助检查】

（一）检查项目

1. **血常规检查**　可除外感染或血液系统疾病导致症状性持续状态。

2. **血液生化检查**　可排除低血糖、糖尿病酮症酸中毒、低血钠，以及慢性肝肾功能不全。

3. **脑脊液检查**　脑脊液检查主要包括脑脊液生化检查和微生物培养等，癫痫持续状态患者可以通过生化检查得到颅内压增高、脑脊液蛋白增高、细胞数增多等结果。

4. **其他检查**

（1）常规 EEG、视频 EEG 和动态 EEG 监测：可显示尖波、棘波、尖-慢波、棘-慢波等癫痫性波型，有助于癫痫发作和癫痫状态的确诊。

（2）心电图检查：可排除大面积心肌梗死、各种类型心律失常导致广泛脑缺血、缺氧后发作。

（3）持续脑电图监测：持续脑电图监测对于癫痫持续状态患者来说是非常重要的一种检查方式，是诊断以及监测疾病的一种重要手段。该检查方式还可以为下一步的治疗提供重要的依据，为后续的治疗决策提供参考。

（4）颅脑 CT：颅脑 CT 不仅可以帮助癫痫持续状态患者诊断疾病，同时还可以帮助患者找到发病的病因。颅脑 CT 可以帮助患者找到多发性脑梗死、颅脑外伤、脑白质脱髓鞘、颅脑术后改变、脑萎缩以及软化灶等病因。

（5）颅脑 MRI：癫痫持续状态患者可以通过颅脑核磁检查明确病因，因此患者也绝对不能忽视了该检查方式的重要性。

（二）主要危重指标与监测

对于癫痫持续状态的监测，国际上共有 4 个评分：癫痫持续状态严重程度评分（STESS）、基于流行病学死亡率的癫痫持续状态评分（EMSE）、改良癫痫持续状态严重程度评分（mSTESS）及 END - IT 评分。

1. **癫痫持续状态严重程度评分**　STESS 是针对癫痫持续状态预后的第一个评分，由 ROSSETTI 等人发表于 2006 年。STESS 评分主要包括 4 个入院指标：意识水平、发作类型、年龄及癫痫病史。前期研究发现年龄、意识水平、发作类型及病因是癫痫持续状态患者死亡的独立危险因素，但是由于患者刚入院时病因常常不能立即确定，因此在评分体系中舍弃了病因这一项，而将既往是否有癫痫病史作为代替纳入评分系统。

有癫痫病史的患者多因漏服药物或者药量不够而诱发癫痫持续状态，这部分患者大多预后良好，而既往无癫痫病史的患者多因存在较严重的颅脑疾病而继发癫痫持续状态，通常预后不良。STESS 评分通过建立 3 种赋值模型计算相应的准确度、特异度、敏感度，从而选择最佳的赋值方法，最终建立了一个总分为 6 分（节点值为 3 分）的癫痫持续状态严重程度评分。

2. **基于流行病学死亡率的癫痫持续状态评分**　EMSE 评分是由 LEITINGER 等人于 2015 年根据流行病学资料设计的预测住院期间死亡率的评分。EMSE 评分参考文献报道中与癫痫持续状态死亡结局相关的独立危险因素，最终选取病因、年龄、合并症以及脑电图特征作为评价项目，每个项目中包含 4~15 个分值不等的细化指标。不同于 STESS 评分采用较为武断的赋值方法，EMSE 评分是根据大型流行病学研究提供的死亡率结合少量人为调整来对每个指标进行赋值，最终设计出一个最低分为 27 分（节点值为 64 分）的癫痫持续状态临床评分。

与 STESS 相比，EMSE 评分每一类评价指标里有更细化的分层，如在 STESS 评分中，年龄以 65 岁为界划分为两类，而 EMSE 评分中年龄被细分为 7 个不同风险层次。老年患者随着年龄的增长，死亡率也明显增长,60~79 岁的死亡率为 38%,80 岁的死亡率为 50%。因此,与风险分层较细的 EMSE 相比,STESS 对于年龄超过 65 岁并且无癫痫病史的患者预测准确性不高。

3. 改良癫痫持续状态严重程度评分 mSTESS 将入院时的改良 Rankin 评分(mRS)与 STESS 评分相结合,并且将年龄的节点值提高到 70 岁,提高了 STESS 评分预测的准确性,降低了对年龄超过 65 岁且无癫痫史患者的预测误差。

不足之处是,mSTESS 评分与 STESS 评分都没有将病因纳入评分系统,而病因在癫痫持续状态的预后中起至关重要的作用。如果不考量病因而推测预后,其准确性会大大降低,尤其在进行回顾性分析时,病因大多已经明确,却不能纳入评分体系。此外,癫痫持续状态的患者在入院时常常不伴有肢体残疾。与入院时 mRS 评分相比,出院时 mRS 评分可能对长期预后更有预测意义。

4. END-IT 评分 END-IT 评分由高琼等人发表于 2016 年,是目前唯一一个预测癫痫持续状态患者出院 3 个月后肢体功能恢复情况的评分。该评分的建立是基于 132 例惊厥性癫痫持续状态患者的临床资料,全面纳入了人口学、临床表现、影像学特征、癫痫持续状态的演变及对治疗的反应性等数据,通过多因素回归分析得出 5 个与出院后 3 个月预后不良(mRS>2 分)相关的独立危险因素,进而以此 5 项参数作为预测模型的评价指标,设计出针对癫痫持续状态的临床评分。

不同于 STESS 评分赋值的武断性,ENDIT 评分的每一项指标都是根据多因素回归分析中相应的 β 系数进行赋值。END-IT 评分总分为 6 分,其节点值(3 分)的敏感度为 83.87%,特异度为 68.57%。受试者工作特征曲线(ROC)分析表明,与 STESS、EMSE 评分相比,END-IT 评分的预测能力更强[曲线下面积(AUC)0.833,95%可信区间(CI)0.766~0.900]。

END-IT 评分包括脑炎与否、是否合并非惊厥性癫痫持续状态、是否有地西泮抵抗、神经影像学特征以及是否进行气管插管 5 项内容,取各项指标首字母组合而命名。其中地西泮抵抗是指两次静脉给予足量地西泮(0.2 mg/kg,一剂最高 10 mg,间隔 5 分钟)仍不能缓解发作。神经影像学指标中的病灶是指引起本次发作的责任病灶。

【诊断与鉴别】

(一)诊断要点

西医诊断要点

根据癫痫病史、临床特征、常规或视频 EEG 检查等。GTCS 持续状态发作间期意识丧失才能诊断;部分性发作持续状态可见局部持续性运动发作长达数小时或数日,无意识障碍;边缘叶癫痫持续状态、自动症持续状态均有意识障碍,可伴精神错乱等。

(1)病史及临床表现:患者有癫痫发作史,其他病史,目击者提供详细发作过程及表现,对诊断有重要意义(满足诊断标准)。

(2)脑电图:可见尖波、棘波、尖慢波或棘慢波等癫痫样放电,在诊断、鉴别诊断、分类、监护、疗效判断等方面有重要价值。

(3)神经影像学检查:确定脑结构异常或病变,有时可做出病因诊断。

(4)鉴别诊断其他类似于癫痫持续状态的发作是很重要的,如低血糖、A-S 综合征。

① 微小性 SE:诊断较困难,需依靠脑电图来确诊。临床上,长时间昏迷和仅有肢体、面部或腹肌微小抽搐,或眼球震颤的患者,脑电图可显示有节律地发作性放电。死亡率 65%。临床表现和脑电图可能是平行的,也可能差异很大。② 癫痫电持续状态:以脑电发作性放电为特征,没有抽搐或阵挛发生。③ 不典型 EEG 改变:构成 EEG 上一次放电的原因往往难以确定,如果有典型的 EEG 改变,则诊断不难,很可能通过临床即可诊断。④ 当突发放电连续而没有明显的演变,脑电图诊断变得更加让人疑惑,可依靠观察节律性棘波、尖波,甚至三相慢波或棘-慢放电而确诊。⑤ 临床常见的微小或电持续状态可在 EEG 中显示三相波,需与肝性昏迷鉴别。此时,病史和其他临床资料就尤为重要。

中医诊断要点

(1)慢性、反复发作性、短暂性神情恍惚,甚则突然仆倒,昏不知人,口吐涎沫,两目上视,肢体抽搐;或口中怪叫,移时苏醒,一如常人,且苏醒后对发作时情况全然不知。

(2)任何年龄、性别均可发病,但多在儿童期、青春期或青年期发病。

（3）发作前可有眩晕、胸闷、叹息等先兆症状,发作后常伴疲乏无力。

（4）多有家族史或产伤史或脑部外伤史,老年人可有中风史,每因惊恐、劳累、情志过激等诱发。脑电图是诊断痫证的主要方法,可检测到发作间期较慢的不规则棘-慢波或尖-慢波。脑CT、MRI等可以排除中风、占位等病变。根据发作特征,可分为大发作、小发作、局限性发作。大发作以神志障碍、全身抽搐为特点;小发作临床表现为短暂意识丧失,多见于儿童和少年期;局限性发作,可见多种形式,如口、眼、手等局部抽搐而不伴意识障碍,多数在数秒至数分钟即止。

（二）鉴别诊断

西医鉴别

1. 晕厥 晕厥系短暂的意识丧失,多因血管舒张功能不稳定、体质虚弱或其他疾病所致暂性低血压引起的脑缺血而产生,和癫痫小发作较难鉴别。下列几点可作参考:① 晕厥有身体虚弱、心血管疾病史。② 晕厥常先有头昏、胸闷、眼黑、恶心等先兆。③ 晕厥持续时间较长,约数分或更长;而癫痫小发作每次仅数秒,常突然停止活动,双目凝视发呆。④ 晕厥时大都血压降低。⑤ 脑电图检查晕厥无变化。

2. 癔病痉挛性发作 须和大发作鉴别,① 癔病青年女性多见,常由精神、情绪因素诱发。② 发作形式不规则,而癫痫一般先强直后痉挛,有规律。③ 癔病患者双眼紧闭,被动睁眼时有自主抵抗,且瞳孔反射正常;而癫痫患者双眼微睁,眼球固定直视前方,瞳孔散大,光反射消失,面色发绀。④ 癔病发作时多无外伤;而癫痫有舌咬伤,尿失禁。⑤ 癔病对周围事物有所了解,癫痫有逆行性健忘。⑥ 癔病暗示治疗效果显著。⑦ 癫痫患者脑电图有癫痫样放电。

3. 短暂性脑缺血发作 ① 年龄多在50岁以上,并有高血压、动脉硬化症病史。② 为突然意识障碍,并伴有偏侧运动感觉障碍,24小时内完全恢复。③ 脑电图无痫性活动。

4. 偏头痛 应与头痛性癫痫鉴别。后者有:① 明显发作史。② 青少年期发病。③ 脑电图有痫性活动。④ 抗癫痫药物治疗有效。

5. 低血钙症 低血钙症出现手足搐搦、喉头痉挛时,须和癫痫鉴别。① 前者往往有脂肪痢,甲状腺手术或甲状旁腺疾病史。② 血清钙、磷测定可以明确诊断。

6. 其他 某些麻醉药物和镇痛药物给药后可引起与痫性发作类似的肌阵挛,但持续时间常短于CSE。有些假性(精神源性)惊厥性持续状态往往难以与CSE鉴别,若缺乏脑电图检查则难以诊断。若惊厥性发作后或短暂停止期,脑电图上立即出现α节律,则提示假性惊厥性持续状态。有CSE患者发作后期可能无运动症状,而是表现为意识障碍,此时需完善脑电图检查,通常显示普遍的短暂爆发多棘波或周期性痫样放电,而一些无癫痫发作病史的尿毒症或缺氧后的严重脑病患者可能出现类似脑电图。

中医类证鉴别

1. 中风 痫证典型大发作与中风均有突然仆倒、昏不知人等症状,但痫证有慢性、反复发作史,发时口吐涎沫、两目上视、四肢抽搐;或口中怪叫,可自行苏醒,无半身不遂、口舌歪斜等症状。而中风无口吐涎沫、两目上视、四肢抽搐;或口中怪叫等症状,醒后常有半身不遂等后遗症。

2. 厥证 厥证除见突然仆倒、昏不知人等症状外,还有面色苍白、四肢厥冷,而无痫证之口吐涎沫、两目上视、四肢抽搐和口中怪叫等症状,临床上不难区别。痉证两者都具有时发时止、四肢抽搐拘急症状,但痫证多兼有口吐涎沫、口中怪叫,醒后如常人,多无发热;而痉证多见身体强直、角弓反张、不能自止,常伴发热,多有原发疾病的存在。

【治疗】

（一）西医治疗

癫痫持续状态发作超过1小时,大脑容易造成不可逆性损伤,因此,首要任务是争取在发作1~2小时内控制发作。2015年国际抗癫痫联盟对癫痫发作提出两个关键性时间点 t_1、t_2,癫痫发作达到 t_1 后,持续发作的可能性很大,建议开始治疗;而达到 t_2 后,则可出现远期损伤,包括神经元损伤、死亡以及神经网络的改变。因此,应努力在达到 t_2 前控制癫痫发作,从而予以癫痫持续状态更新定义。

1. 治疗原则 ① 强调早期治疗。② 将SE分为非难治性、难治性和超难治性。③ 难治性 SE 主张在重症监护室治疗，首选药物为咪达唑仑、丙泊酚。④ 强调脑电监测的作用。⑤ 药物治疗选择向病因倾斜。⑥ 初始治疗失败者，常因持续抽搐发作过长而出现多种严重并发症，如高热、低氧血症、高碳酸血症、肺水肿、心律失常、低血糖、代谢性酸中毒和横纹肌溶解等。⑦ AED 或麻醉药物的应用也可引起多种药物不良反应，如呼吸抑制、循环抑制、肝功能损伤和骨髓功能抑制等。因此，须对 GCSE 患者加强生命体征监测，加强脑电图监测，加强重要器官功能检测，并予以生命支持与器官保护。⑧ 已有相关指南建议：将 GCSE 患者收入 NICU 或 ICU，以加强监护与治疗。⑨ 由于没有强有力的证据证实首选麻醉药，因而麻醉剂几乎都在治疗失败后才应用。⑩ 目前使用最多的麻醉药物包括巴比妥类、咪达唑仑和异丙酚。⑪ 持续脑电图监测到发作间期癫痫放电、周期性放电或 NCSE 时，6 小时内存在复发趋势。⑫ 持续脑电图监测在获得痫性放电证据、指导调整药物治疗策略，尤其是判断麻醉药物剂量是否达到脑电图目标方面极具优势。⑬ GCSE 患者反复惊厥发作后期可致临床发作不典型（抽搐局限化、幅度减弱），或临床发作控制后处于 NCSE 状态，而其仍有可能影响预后。因此，有必要持续脑电图监测，以发现脑内异常放电。

2. 癫痫持续状态治疗药物及评价 目前认为劳拉西泮是 SE 治疗的理想首选。劳拉西泮半衰期较长（7～26 小时），起效快，无活性代谢产物，毒性聚积少于地西泮，而抗癫痫作用时间长于地西泮。在大多数的实际应用中剂量不足，负荷剂量 0.1 mg/kg，缓慢注射（每分钟≤2 mg），成人推荐剂量 4 mg/次，第 1 次静推后 10 分钟未终止可重复 1 次。

（1）地西泮：起效迅速（静脉注射后 3 分钟，直肠给药 5～7 分钟起效）而广泛应用于临床。地西泮为脂溶性药物，使用初期快速分布于脂肪组织，因此在 10～20 分钟后症状可出现反跳。地西泮的呼吸抑制作用较强，与苯巴比妥或副醛联用时更明显。由于其疗效维持约 30 分钟，建议与作用时间长的药物（如苯妥英或磷苯妥英等）联用，联用时疗效与劳拉西泮相似。当无法建立静脉通道或不能使用咪达唑仑时，可直肠给予地西泮。

（2）氯硝西泮：较地西泮作用强、呼吸抑制风险低、半衰期长（19～60 小时），可与等渗盐水配制，临床使用便捷广泛。多中心前瞻性队列研究结果表明，氯硝西泮的疗效与咪达唑仑及劳拉西泮类似。自 1963 年以来，欧洲就用氯硝西泮治疗 SE，其疗效优于地西泮。氯硝西泮的负荷剂量 0.015 mg/kg。因美国及欧洲部分国家无氯硝西泮静脉剂型，且缺乏相应的循证医学证据，所以氯硝西泮不是国际指南推荐的 CSE 治疗首选用药。氯硝西泮可导致记忆障碍、支气管分泌液增多、镇静、运动协调障碍等，但发生率较低，但其呼吸抑制作用需重视。

（3）咪达唑仑：在 pH<4 的环境中稳定，遇碱性溶液易析出，与丙戊酸钠同时经同一静脉通道给药时可结晶堵塞血管，联用需建立独立的静脉通道。SE 早期咪达唑仑肌注与劳拉西泮静推的效果相当；静脉给予咪达唑仑治疗 RSE 的疗效优于硫喷妥钠。咪达唑仑的负荷剂量为 0.2 mg/kg。发生呼吸及心血管抑制的概率较低，且这些不良事件与咪达唑仑治疗持续的时间无关。

（4）苯巴比妥：治疗 CSE 的疗效与劳拉西泮相仿，起效迅速，与地西泮和苯妥英联合使用的安全性相当，发生低血压、呼吸抑制及过度镇静的风险较低，初始剂量不足时继续加量直至 20 mg/kg（每分钟 50～75 mg）被认为是安全的。为避免静脉注射引起的局部刺激，应选择较粗的静脉。硫喷妥钠治疗 RSE 的疗效与丙泊酚类似，但由于半衰期长而需要更久的机械通气。体内清除慢及高脂溶性易导致药物蓄积，从而引起意识障碍、呼吸抑制和低血压，因此，选择硫喷妥钠治疗 RSE 时需机械通气和血压监测。其亦有引起肠麻痹及肠缺血坏死的报道。开始使用时 100～200 mg 静脉团注（>20 秒），后每 2～3 分钟团注 50 mg 直至控制发作，维持时滴注速度为每小时 3～5 mg/kg。

（5）戊巴比妥：硫喷妥钠的活性代谢产物，半衰期较短，不良反应与之相似。戊巴比妥治疗 RSE 安全有效，疗效约 77%，复发率 22%；还用于超级难治性癫痫持续状态的治疗。戊巴比妥滴注速度可由每小时 0.5～1 mg/kg 逐渐增至每小时 1～3 mg/kg，总量约 20～30 mg/kg。

（6）苯妥英：治疗 SE 的第二推荐药物，当地西泮不能控制发作或出现呼吸抑制时可在心电监护下使用苯妥英，能够弥补地西泮作用时间短的弱点，两者联用与劳拉西泮的疗效相似。不良反应主要包括心律失常、低血压等，与给药速度相关(应每分钟<50 mg)；临床使用时需心电监护。磷苯妥英是苯妥英的前体，属新型AEDs，治疗SE的疗效确切，安全性高于苯妥英，负荷剂量为25 mg/kg，最大输注速度每分钟3 mg/kg；有研究表明，最大剂量2 000 mg(60分钟)也是安全的。一般无呼吸抑制和意识改变，价格昂贵，中国指南未予推荐。

(7)丙戊酸钠：可用于苯二氮草类治疗无效的SE，通常20～30 mg/kg静脉滴注(约每分钟100 mg)，日维持剂量可达2 500 mg；负荷剂量25～45 mg/kg，给药速度每分钟6 mg/kg。其疗效与苯妥英无明显差异，对心血管及呼吸系统的影响很小，偶可导致低血压或心动过缓等。联合用药时可提高地西泮、苯巴比妥及苯妥英的血清浓度。Rener-Primec等报道1例脑炎后耐药性癫痫，丙戊酸钠治疗后出现丙戊酸钠脑病。丙戊酸钠脑病以意识障碍为主要表现，伴或不伴高氨血症，肝酶及丙戊酸钠血药浓度正常。

(8)左乙拉西坦：2006年美国FDA批准左乙拉西坦为可静脉使用的新型AEDs。随机开放队列研究结果表明，左乙拉西坦20 mg/kg静注(每分钟>15)的疗效和劳拉西泮0.1 mg/kg相当。苯二氮草类药物无效时，添加左乙拉西坦的疗效虽不如添加丙戊酸钠，但仍需进一步的前瞻性研究证实。负荷量至少1 g，维持量每日2 g，然而维持量每日3 g并不能改善疗效。目前多数报道认为，左乙拉西坦无明显不良反应，但有左乙拉西坦治疗脑外伤后癫痫出现粒细胞减少症的个案报道。

(9)拉科酰胺：通过降低钠离子通道活性以控制癫痫发作。有报道认为拉科酰胺治疗SE的疗效不亚于与苯妥英钠，静脉予以负荷剂量10～12 mg/kg，后以每分钟0.4 mg/kg的速度维持耐受性好，不良反应罕见，报道有皮肤过敏。Sutter等也认为拉科酰胺作为RSE辅助治疗的效果良好，且可降低死亡率，持续视频脑电监测拉科酰胺治疗可改善患者的意识状况，但这些仍需随机对照研究来进一步证实。

(10)丙泊酚：可作为RSE治疗的一线药物，先静脉推注2 mg/kg，后再以每小时2～10 mg/kg的速度持续静脉滴注维持，低血压及心脏抑制的发生率少于咪达唑仑和硫喷妥钠。但大剂量的丙泊酚可引起难以纠正的代谢性酸中毒、横纹肌溶解、难治性心衰及急性肾衰等。

(11)利多卡因：是局部麻醉药及抗心律失常药，主要通过调节细胞内外Na^+-K^+平衡而维持膜电位稳定，从而阻断异常放电，迅速控制抽搐发作。由于临床研究的局限性，其治疗成人SE的证据较微弱(C级证据)。约70.7%的成人SE/RSE经利多卡因治疗有效，其中64.6%发作完全终止，6.1%的发作频率下降超过50%，但需更充分的前瞻性研究来证明。CSE合并室性心律失常时利多卡因治疗优势更明显。值得注意的是，大剂量利多卡因可加剧癫痫发作。

(二)中医辨证论治

急则治其标，缓则治其本，痫证治疗首当分清标本虚实，轻重缓急。

判断本病之轻重，可从以下几个方面加以区分。从时间方面看，一是病发持续时间之长短，一般持续时间长则病重，短则病轻；二是发作间隔时间之久暂，即间隔时间短则病重，间隔时间长则病轻。从症状方面看，轻者仅有呆若木鸡，不闻不问，不动不语，可无抽搐；或见筋惕肉，可突然中断活动，手中物体突然落下；或头突然向前倾下而又迅速抬起；或短暂时间眼睑上翻，或两目上视，经数秒钟或数分钟后即可恢复。重者则来势迅急，猝倒嚎叫，四肢抽搐，小便自遗，昏不知人。从病机方面看，病情轻重与痰浊浅深和正气盛衰密切相关，病初正气未衰，痰浊不重，病情相对较轻，多易愈。如若反复发作，正气衰弱，痰浊不化，愈发愈频，正气更衰，互为因果，病情亦渐重。

辨病性虚实痫证发病初期多属实证，反复发作日久则为虚实夹杂。

发作期多实或实中夹虚，休止期多虚或虚中夹实。阳痫发作多实，阴痫发作多虚。实者当辨风、痰、火、瘀之别，如来势急骤，神昏猝倒，不省人事，口噤牙紧，颈项强直，四肢抽搐者，属风；发作时口吐涎沫，气粗痰鸣，呆木无知，发作后或有情志错乱，幻听错觉，或有梦游者，属痰；如猝倒啼叫，面赤身热，口流血沫，平素或发作后有大便秘结，口臭苔黄者，属火；发作时面色潮红、紫红，继则青紫，口唇发绀，或有颅脑外伤、产伤等病变者，属瘀。虚者则当区分脾虚不运、心脾两虚、心肾两虚、肝肾阴虚等不同。

辨阳痫、阴痫，痫证发作时有阳痫、阴痫之分。发作时牙关紧闭，伴面红、痰鸣声粗、舌红、脉数有力者多为阳痫；面色晦暗或萎黄、肢冷、口无怪叫或叫声低微者多为阴痫。阳痫发作多属实，阴痫发作多属虚。

发作期开窍醒神定痫以治其标，发作时急以针刺人中、十宣、合谷等穴以醒神开窍，继之灌服汤药，旨在缓解发作，治宜清泻肝火，豁痰息风，开窍定痫。若有持续发作状态，可配合抗癫痫西药。休止期祛邪补虚以治其本，治宜健脾化痰，滋补肝肾，养心安神等。投以滋补肝肾之品，既可育阴潜阳息风，又可柔筋，对防治痫证反复发作具有一定作用。

发作期

1. 阳痫

证候：突然昏仆，不省人事，面色潮红、紫红，继之转为青紫或苍白，口唇青紫，牙关紧闭，两目上视，项背强直，四肢抽搐，口吐涎沫，或喉中痰鸣，或发怪叫，甚则二便自遗，移时苏醒；病发前多有眩晕、头痛而胀，胸闷乏力，喜欠伸等先兆症状；平素多有情绪急躁，心烦失眠，口苦咽干，便秘尿黄等症。舌质红，苔白腻或黄腻，脉弦数或弦滑。

证机分析：痰火扰神。

治法：急以开窍醒神，继以泻热涤痰息风。

处理：（1）方药：黄连解毒汤合定痫丸。黄连解毒汤由黄芩、黄连、黄柏、栀子组成；定痫丸由天麻、川贝母、半夏、茯苓、茯神、胆南星、石菖蒲、全蝎、甘草、僵蚕、琥珀、陈皮、远志、丹参、麦冬、辰砂、生姜、竹沥组成。前方能清上、中、下三焦之火；后方能化痰开窍、息风定痫。二方合用，共奏清热息风、涤痰开窍之功。热甚者可选用安宫牛黄丸或紫雪丹；大便秘结，加生大黄、芒硝、枳实、厚朴。

（2）针灸：以手厥阴经、督脉及足少阴经穴为主。主穴取内关、水沟、大椎、百会、后溪、腰奇，加水沟、十宣、涌泉。毫针泻法。水沟用雀啄手法，以眼球充泪为度。正在发作时手法宜重。

2. 阴痫

证候：突然昏仆，不省人事，面色晦暗青灰而黄，手足清冷，双眼半开半合，肢体拘急，或抽搐时作，口吐涎沫，一般口不啼叫，或声音微小，醒后周身疲乏，或如常人；或仅表现为一过性呆木无知，不闻不见，不动不语，数秒至数分钟即可恢复，恢复后对上述症状全然不知，多则每日数次或十数

次发作；平素多见神疲乏力，恶心泛呕，胸闷咳痰，纳差便溏等症。舌质淡，苔白腻，脉多沉细或沉迟。

证机分析：气血亏虚，风痰上扰。

治法：急以开窍醒神，继以温化痰涎，顺气定痫。

处理：（1）方药：五生饮合二陈汤。五生饮由生南星、生半夏、生白附子、川乌、黑豆组成；二陈汤由橘红、半夏、茯苓、甘草、生姜、乌梅组成。前方温阳散寒化痰；后方理气化痰。时有恶心欲呕者，加生姜、苏梗、竹茹；胸闷痰多者，加瓜蒌、枳实、胆南星；纳差便溏者，加党参、炮姜、诃子。痫证重症，持续不省人事，频频抽搐者，属病情危重，应予以中西医结合抢救治疗，注意及时防治其急性并发症。偏阳衰者，见面色苍白，汗出肢冷，鼻鼾息微，脉微欲绝等表现，可辅以参附注射液静脉滴注；偏阴虚者，见面红身热，躁动不安，息粗痰鸣，呕吐频频等表现，可辅以参麦注射液静脉滴注；抽搐甚者，可予紫雪丹，或配合针灸疗法，促其苏醒。

（2）针灸：主穴取内关、水沟、大椎、百会、后溪、腰奇，加神门、神庭。

休止期

1. 肝火痰热

证候：平时急躁易怒，面红目赤，心烦失眠，咳痰不爽，口苦咽干，便秘溲黄；发作时昏仆抽搐，吐涎，或有吼叫。舌红，苔黄腻，脉弦滑而数。

证机分析：肝失调达，火痰相结，侵犯心脑。

治法：清肝泻火，化痰宁心。

处理：（1）方药：龙胆泻肝汤合涤痰汤。龙胆泻肝汤由龙胆草、黄芩、栀子、泽泻、木通、车前子、当归、生地黄、柴胡、生甘草组成；涤痰汤由制半夏、制南星、橘红、枳实、茯苓、人参、石菖蒲、竹茹、甘草、生姜、大枣组成。前方以清泻肝火为主；后方涤痰开窍见长。有肝火动风之势者，加天麻、钩藤、地龙、全蝎；大便秘结者，加大黄、芒硝；彻夜难寐者，加酸枣仁、柏子仁、五味子。

（2）针灸：以督脉、任脉及手足厥阴经穴为主。主穴取印堂、大椎、鸠尾、间使、太冲、丰隆，加曲池、神门、内庭。

2. 脾虚痰盛

证候：平素神疲乏力，少气懒言，胸脘痞闷，纳差便溏；发作时面色晦滞或白，四肢不温，蜷卧拘急，呕吐涎沫，声音低怯。舌质淡，苔白腻，脉濡滑

或弦细滑。

证机分析：脾胃损伤，痰浊阻络。

治法：健脾化痰。

处理：（1）方药：六君子汤。本方由人参、半夏、茯苓、陈皮、白术、甘草组成。痰浊盛，呕吐痰涎者，加胆南星、瓜蒌、旋覆花；便溏者，加薏苡仁、炒扁豆、炮姜等；脘腹胀满，饮食难下者，加神曲、谷芽、麦芽；兼见心脾气血两虚者，合归脾汤加减；若精神不振，久而不复，宜服河车大造丸。

（2）针灸：以督脉、任脉及手足厥阴经穴为主。主穴取印堂、大椎、鸠尾、间使、太冲、丰隆，加心俞、脾俞、足三里。

3. 肝肾阴虚

证候：痫证频发，神思恍惚，面色晦暗，头晕目眩，伴两目干涩，耳轮焦枯不泽，健忘失眠，腰膝酸软，大便干燥。舌红，苔薄白或薄黄少津，脉沉细数。

证机分析：肝肾亏虚，虚热内扰。

治法：滋养肝肾，填精益髓。

处理：（1）方药：大补元煎。本方由人参、山药、熟地黄、杜仲、当归、山茱萸、枸杞子、炙甘草组成。若神思恍惚，持续时间长者，可合酸枣仁汤加阿胶、龙眼肉；恐惧、焦虑、抑郁者，可合甘麦大枣汤；若水不制火，心肾不交者，合交泰丸；大便干燥者，加玄参、肉苁蓉、火麻仁。

（2）针灸：以督脉、任脉及手足厥阴经穴为主。主穴取印堂、大椎、鸠尾、间使、太冲、丰隆，加肝俞、肾俞、太溪、三阴交。

4. 瘀阻脑络

证候：平素头晕头痛，痛有定处，常伴单侧肢体抽搐，或一侧面部抽动，颜面口唇青紫。舌质暗红或有瘀斑，舌苔薄白，脉涩或弦。多继发于中风、颅脑外伤、产伤、颅内感染性疾患后。

证机分析：瘀血扰神，阻滞脑络。

治法：活血化瘀，息风通络。

处理：（1）方药：通窍活血汤。本方由麝香、桃仁、红花、赤芍、川芎、老葱、红枣、鲜姜、黄酒组成。临证多加用石菖蒲、远志、全蝎、地龙、僵蚕、龙骨、牡蛎。肝阳上亢者，加钩藤、石决明、白芍；痰涎偏盛者，加半夏、胆南星、竹茹；纳差乏力、少气懒言、肢体瘫软者，加黄芪、党参、白术。

（2）针灸：以督脉、任脉及手足厥阴经穴为主。主穴取印堂、大椎、鸠尾、间使、太冲、丰隆，加膈俞、内关。

【中西医协同诊疗思路】

由于癫痫临床表现多种多样，致病原因又十分繁杂，因此在诊断上要注意遵循适当的步骤，以便尽快明确诊断，控制病情发展。根据反复发作的病史、典型的临床表现，诊断并不困难，应立即予以抗痫治疗，控制抽搐后再行下一步处理，包括脑电图、明确病因等。但如果患者就诊时抽搐症状不典型，或抽搐已停止，此时则要根据详细的病史、陪同之人对患者发作情形的描述以及仔细的体格检查来综合判断，必要时行脑电图检查。往往癫痫都有至少一次以上类似的发作史，陪同之人的描述符合癫痫的典型症状，体格检查尤其要注意有无神经系统的局灶性体征、视乳头水肿、眼底出血等。中医方面：

（1）治疗遵循"间者并行，甚者独行"原则。发作时应"急则治其标""甚者独行"，采用豁痰顺气法，顽痰胶固需辛温开导，痰热胶着需清化降火，治疗着重在风、痰、火、虚四个字上。当控制病情后，一般不应随意更改方药，否则易致大发作。在痫证发作缓解后应"缓则治其本""间者并行"，坚持标本并治，守法守方，坚持服药，服药3~5年后再逐步减量，方能避免或减少发作。

（2）巧用辛热开破法。痰浊闭阻，气机逆乱是本病的主要病机，故治疗多以涤痰、行痰、豁痰为大法。然痫证之痰，异于一般痰邪，具有深遏潜伏，胶固难化，随风气而聚散之特征，非一般祛痰与化痰药物所能涤除。辛热开破法是针对痫证顽痰难化这一特点而制定的治法，采用大辛大热的川乌、半夏、南星、白附子等具有振奋阳气、推动气化作用的药物，以开气机之闭塞，破痰邪之积聚，捣沉痼之胶结，从而促进顽痰消散，痫证缓解。

（3）注重虫类药及芳香开窍药的应用。小发作为病邪入络称为"络风"，虫类药具较好的入络搜风、祛风化痰止痉之功，其力非草本药所能代替，临床实践证明其具有良好减轻和控制发作的效果。在各类证候中均可在辨证基础上酌情使用虫类药，常用药有全蝎、蜈蚣、地龙、僵蚕、蝉衣等，并可配合应用平肝镇潜药物，如钩藤、石决明等。如另取研粉吞服效果尤佳，每服1~1.5 g，每日2次，小儿剂量酌减。芳香开窍类药物性多辛散走窜，能通善开，是醒神开窍佳品。芳香药物气味芳香，且有解内生痰毒之功，临证时应酌情选用，尤

其是在发作期需紧急缓解病情时,常用药有人工麝香、冰片、人工牛黄、菖蒲、郁金等。(图2-27)

【预后与进展】

痫证多因先天禀赋不足或禀赋异常,骤受惊恐,情志失调,饮食不节,脑部跌仆外伤或患他病致脑窍损伤等,致使脏腑功能失调,风火痰瘀等邪闭塞清窍,积痰内伏,偶遇诱因触动,则气血逆乱,蒙蔽清窍而引发痫证。病位在脑,与心、肝、脾、肾等脏密切相关。治疗当急则开窍醒神以治其标,控制其发作,多以开窍定痫、豁痰息风、清泻肝火、通络镇惊等法治之;缓则祛邪补虚以治其本,多以健脾化痰、滋养肝肾、宁心安神等法治之。突然发作或持续不得缓解者,以针刺及外治法开窍醒神以促苏醒,再投以煎剂。平日当根据疾病症状辨证论治,调其脏腑气血阴阳,以求根治,防止复发。加强生活的调理及发作的护理,以免发生意外,这

点至关重要。

(一) 预后

2016版AHA/ASA指南建议,患者一旦发生癫痫,应积极寻找原因,并开始抗癫痫药物治疗(Ⅰ级证据,C级推荐),但不推荐常规进行预防性癫痫治疗(Ⅲ级证据,C级推荐);2011国内版指南在此方面未给出指导意见。

NORSE相对罕见且临床预后不佳,临床管理极其困难,对病因、病程和治疗方法的探究仍在继续。目前对FIRES的IL-1受体信号通路研究揭示了新的发病机制,且针对性细胞因子拮抗剂治疗已取得满意疗效。由重症监护脑电图监测研究联盟启动的对NORSE和FIRES的前瞻性观察性研究正在进行中,该研究致力于对病因、发病机制及治疗方法的探索令人期待,也希望将来有更多致力于NORSE机制的研究,从而进一步指导NORSE的规范诊疗。

病情转归的预判:以下3个评分可用来预判

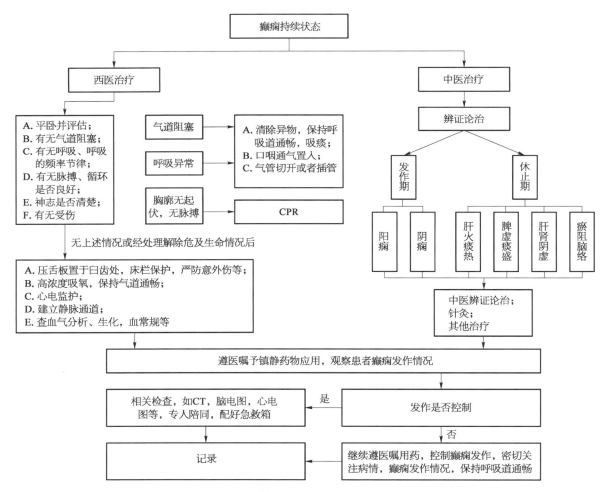

图2-27 癫痫持续状态中西医协同诊疗思路导图

癫痫持续状态预后。

（1）STESS 评分（癫痫持续状态严重程度评分）：主要包括4项指标，即意识水平、发作类型、年龄、癫痫病史。STESS 评分操作简便，并且可在患者刚入院时完成评估，目前已广泛地用于癫痫持续状态患者病情轻重程度分级以及结局预测。此外，一项多中心研究表明 STESS 评分还可用于指导癫痫持续状态早期治疗策略：对于 STESS 评分提示预后较好（0~2分）的患者，由于他们本身就具有很高的生存可能性，因此可以不考虑应用早期强化的抗癫痫发作治疗（如药物诱导昏迷）。STESS 评分阴性预测值较高，能够比较准确地预测良好结局（即生存）。但是由于 STESS 评分的阳性预测值较低，不能准确地预测出死亡结局，因此不能用于决策是否应该终止治疗。

（2）EMSE 评分（基于流行病学死亡率的癫痫持续状态评分）：有病因、合并症、年龄、脑电图特征4个评价项目，每个项目里面包含4~15个分值不等的细化指标。EMSE 评分基于不同地域的流行病学研究，因此能够广泛适用于世界上不同的地区。但是，随着时间的推移，人口模式变化、生活方式改变、医疗水平提高等多种原因，不同年龄阶段、病因及合并症的死亡率也会发生变化，因而 EMSE 评分中各项指标的权重可能需要进一步调整以提高预测准确性。

EMSE 评分也存在自身的缺陷。首先，该评分没有把发作类型作为评价项目。不同的发作类型的死亡率有很大不同，比如当惊厥性癫痫持续状态合并非惊厥性癫痫持续状态时，死亡率会显著升高。微小抽动型癫痫持续状态死亡率为65%，而全面惊厥性癫痫持续状态死亡率为27%。其次，EMSE 评分较为细化的指标分层在提高预测准确性的同时，使计算变得繁琐，不利于临床使用，但在回顾性研究中可作为癫痫持续状态患者死亡风险分层的有力工具。

（3）END-IT 评分优点是加入了影像学特征，操作简便，可预测出院3个月神经功能。无论是哪种评分标准，SE 预后危险因素有病因、年龄、发作类型、意识障碍、癫痫病史（+）、血清低白蛋白、SE 持续时间、麻醉药的使用、并发症、EEG 放电模式。由于脑电图、血清标志物的复杂性和不确定性，END-IT 预测模型没有纳入生物学标志物。虽然 END-IT 评分已从临床多个角度对癫痫

持续状态的结局进行预测，但由于该评分的建立是基于单中心惊厥性癫痫持续状态患者的数据，今后仍需要多中心的研究进行外部验证，并且对非惊厥性癫痫持续状态预后预测的准确性也有待进一步验证。

目前癫痫持续状态的临床评分虽各有优劣，但是随着研究的不断深入，相关预后评分也在不断改进。未来研究者还需要利用不同地域资料对这些评分进行更多的外部验证、发掘能准确评价预后风险的生物学标志物、设计能够适用于非惊厥持续状态的预后评分、优化评价因子的权重，从而帮助临床医师更准确地预测癫痫持续状态结局，将患者根据预后风险进行分层以调整治疗策略，同时也为临床研究提供更有力的患者分层工具。

（二）现代研究进展

1. 癫痫持续状态机制新认识和治疗新靶点

在基础实验领域，来自伦敦大学医学院的 Dimitri Kullmann 报道了病毒载体介导的基因治疗疗法在癫痫急性发作及 SE 中的应用：除既往已经报道的电压门控钾通道 Kv1.1 基因注射可能长期抑制癫痫发作，团队还应用设计师受体技术（designer receptor technology）这一化学遗传学工具，进一步发现抑制性设计者受体（inhibitory designer receptors，IDRs）可以在外源药物或内源性神经递质激活后按需抑制癫痫发作，而不影响受体所在区域以外的神经组织。通过对离子通道的进一步研究，团队还发现了可以自主调节的、强化的谷氨酸门控氯离子通道（the enhanced glutamate-gatedchloride，eGluCl）靶点，通过导入突变的、对癫痫发作时的高谷氨酸水平敏感 eGluCl，可以显著降低癫痫发作频率，而不对正常脑功能产生影响。尽管在过去20年里涌现出大量抗癫痫药物（AEDs），但仍有1/3的患者耐药，基因治疗这一新技术可能为癫痫治疗带来重大突破。目前，Kullmann 团队已经开始计划在癫痫手术患者中验证这一疗法的安全性和耐受性。

SE 的产生可能是由终止癫痫发作的机制失效或异常超长发作起始机制激活两方面作用所致。

目前，对延长发作的起始和维持的机制还知之甚少。来自弗吉尼亚大学的 Jaideep Kapur 团队通过测试发现海马 α-氨基-3-羟基-5-甲基-4-

异恶唑丙酸（AMPAR）受体介导的信号传导通路在持续状态过程中有所增强，在维持边缘性持续状态的动物模型中，其 CA1 椎体神经元中记录到的 AMPA 诱发的兴奋性电位高于对照组。这些 CA1 椎体神经中含有 GluA1 亚基的 AMPAR 表达增加，而在 S831 和 S845 残基上 GluA1 亚基磷酸化减少，但齿状颗粒细胞中 GluA1 和 AMPAR 受体介导的信号传导未改变。针对这一机制的认识可能为难治性癫痫的治疗提供新的靶点。该团队还通过毛果芸香碱诱导 SE 动物模型发现谷氨酸能突触中 GluA1 亚基的插入可能导致 AMPAR 受体介导的神经传递增强，导致癫痫发作的扩散和维持，并在发作开始后 10 分钟，应用 N-甲基-D-天冬氨酸（NMDAR）受体拮抗剂 MK801 联合地西泮，终止了单独用药无法终止的 SE 发作。该团队还将进一步通过无 GluA1 亚基表达的小鼠深入了解这一亚基在 AMPAR 受体可塑性与 SE 维持中的作用机制。

为了进一步在临床实践中预防癫痫发作，降低发作严重程度及改善发作预后的治疗需求，来自伦敦大学医学院的 Matthew Walker 团队报道了氧化应激作为潜在分子靶点的意义。通过对癫痫大鼠模型生化和组织学靶点的研究发现，在癫痫发生过程中神经元和星形胶质细胞均出现氧化应激。这一发现也在 SE 导致死亡的人类脑组织海马区中得到证实。癫痫发生过程中的氧化应激与脑组织和血液中新生成的二硫化物高迁移率组 1 物质（High mobile group box 1，HMGB1）有关。药物诱导的氧化应激减少可阻止二硫化物 HMGB1 的产生，从而突出了一种有助于治疗效果的潜在新机制。应用 N-乙酰半胱氨酸和萝卜硫素瞬时处理癫痫发作的动物模型，可以显著降低氧化应激。该疗法主要通过互补机制增加谷胱甘肽水平而起作用。

癫痫发作期间短期使用 2 周该药物组合比单独用药对氧化应激的抑制作用更为显著，延缓了 SE 后 2~5 个月的疾病进展，并显著降低了 SE 后 5 个月的自发性癫痫发作频率。该疗法还减少了海马神经元丢失，挽救了认知缺陷。脑损伤导致过量活性样物质产生，继而导致线粒体衰竭，是海马硬化的主要机制。该团队应用 RTA408 激活核因子红系相关因子 2（nuclear factor erythroid 2-related factor 2，Nrf2）在体外模型成功抑制了活性氧产生、线粒体去极化和细胞死亡。在活体模型应用 RTA408 可预防神经元死亡并显著减少 SE 后至少 4 个月的自发性癫痫发作。氧化应激是癫痫发展过程中的关键事件和潜在的重要治疗靶点。

针对二线药物治疗失败的 SE，来自加州大学洛杉矶分校的 Claude Wasterlain 报告了联合苯二氮唑类药物、氯胺酮和丙戊酸治疗耐药性 SE 的机制与前期数据。他们发现 SE 过程中，GABAAR 受体、NMDAR 受体、AMPAR 受体间相互传导是最终导致癫痫持续状态治疗过程中 AED 耐药的核心机制，通过同时阻止受体的后续反应，剩余 GABAAR 受体激活、非 GABAAR 受体抑制，NMDAR 受体和 AMAPAR 受体抑制等，可以达到癫痫无发作并减少 SE 长期后果，而传统续序贯疗法可能导致耐药进展。该团队在甲氟磷酸异己酯诱导的 SE 动物模型中选用新型三联药物联合苯二氮䓬类（咪达唑仑）、氯胺酮和丙戊酸钠联合治疗，结果显示联合治疗疗效明显优于单药治疗和传统的苯二氮唑类（咪达唑仑）、苯妥英钠和丙戊酸钠联合治疗；并显著减少了 SE 后的神经元损伤、后续癫痫发作频率、空间学习障碍等。联合治疗未显著增加药物毒性，但最低有效剂量明显降低，提升了疗效/毒性比。这一结果尚需进一步临床研究证实。

2. 癫痫持续状态治疗新方法 麻省总医院的 Andurew Cole 团队作为 Sage-547 临床研究的组织者，更新了 2017 年 Sage 试验在 SE 中的最新进展及经验教训。目前，针对超难治性癫痫持续状态的临床 1/2 期试验已经结束，主要纳入了三线麻醉药物治疗失败的超难治性癫痫状态患者 25 例，验证了药物的安全性、耐受性和药代动力学。该试验已经进入临床 3 期随机、双盲、安慰剂对照研究阶段，主要纳入了一线、二线药物治疗失败且至少一种麻醉药物撤药失败（24 小时撤药期）的患者。在撤药失败后，随机纳入 Sage-547 注射组或安慰剂组，并在第 7 日、21 日对患者脑电图（EEG）进行评估。研究共纳入了 132 例患者，其中实验组 67 例。初步数据显示，存在结构性损伤患者中及血管相关病因的患者中，Sage-547 较对照组反应率高；但在麻醉药物撤药次数不同的患者之间无明显差异。Sage 试验显示了在难治性癫痫持续状态患者中开展随机对照试验的可行性,这一探索也提示了大量在罕见且存在巨大异质性的疾病中开展试验的经验:这一类型研究中的开放性设计可能影响试验结果;亚组量大使研究效能的计算较为困难;临床实践中患者之间的微妙差异与研究者的行为异质性可能导致最终结果不一致。

基于既往多中心回顾性研究提示的氯胺酮可能是难治性癫痫持续状态相对安全、有效的药物选择,来自麻省总医院的 Eric Rosenthal 代表团队展示了即将开展的氯胺酮临床随机对照试验设计,进一步探索这一争议性问题。试验将纳入 24 小时后麻醉药物撤除失败的超难治性癫痫患者。患者撤药前需要完成标准化评估,并联合麻醉团队评估撤药风险。入组后经过 1∶1 随机设计进入重复咪达唑仑治疗组或氯胺酮治疗组,并在此后评估临床、电生理特性。试验的主要终点为 48 小时内 SE 是否停止(临床及电生理证实),次要终点为在院期间的无呼吸机支持天数。

物理治疗,如低温治疗及神经刺激治疗,是近年来热议的 SE 新型治疗方法。法国凡尔赛医院的 Stephane Legrial 教授代表 HYBERNATUS 研究团队针对在 SE 的低温治疗进展进行了报告。目前,在基础实验中,有大量团队在不同温度设定下发现了低温治疗的神经保护价值和抗惊厥价值。

HYBERNATUS 研究团队就低温治疗的神经保护意义在法国 11 个中心进行了 3 期临床试验,共纳入 270 例患者,随机分配为标准治疗组和标准治疗联合低温治疗组,研究的主要终点为 90 日时的格拉斯哥预后(GOS)评分,次要终点包括 EEG 中 SE 的进展、第 1 日进展为难治性持续状态、第 2~3 日进展为超难治性持续状态、发作总持续时间、重症监护单元(ICU)总住院天数等。研究结果显示,低温治疗组中 67 例患者 GOS 评分为 5 分,占比高于对照组,而低温治疗也显著降低了 EEG 中 SE 进展。

Legrial 教授认为目前在动物模型中观察到了低温治疗的神经保护、抗惊厥作用,但在人类临床试验中,特别是抗惊厥作用的证据较为缺乏,但在超难治性癫痫患者中 32~35℃ 低温治疗可以作为辅助的抗惊厥治疗手段。

神经刺激治疗近年来在难治性癫痫治疗中取得了一系列进展,来自帕拉塞尔苏斯大学的 Eugen Trinka 教授通过系统评价方法总结了神经刺激,特别是迷走神经刺激术(VNS)在难治性癫痫持续状态中应用的证据。通过在 EMBASE、CENTRAL、Opengre. eu、Clinical Trials. gov、PubMed 等数据库检索,目前共有 45 例难治性癫痫持续状态患者应用 VNS 治疗,其中 38 例(74%)急性期植入的患者发作得到控制。其他神经刺激治疗方法在持续状态的应用较少,如:1 例超难治性持续状态中应用反应性神经刺激术(responsive neuro-stimulation)控制发作,8 例难治性持续状态患者中 87% 在直接皮质刺激术(direct cortical stimulation)后发作控制,1 例超难治性持续状态中应用丘脑前核刺激术(electrical stimulation of anterior nucleus of thalamus),总计 4 例丘脑刺激术(thalamicstmulation)中 3 例患者达到发作控制,21 例患者应用经颅磁刺激(transcranial magnetic stimulation, TMS)中 47.5% 发作控制,但 73.3% 患者复发。目前大多数神经刺激治疗仍缺乏长期预后数据报道。

鲁汶大学的 Lieven Lagae 教授分享了芬氟拉明(fenfluramine)在 SE 中的潜在应用价值,Lagae 团队此前报道了该药物在 Dravet 综合征患儿中作为添加治疗可有效降低发作频率,且耐受性强。团队进一步在 Lennox - Gastaut 综合征进行了该药物的开放性预试验,结果显示芬氟拉明降低了绝大多数患者的惊厥性发作频率(>50%),且耐受良好。

3. 癫痫持续状态登记研究新证据 针对 SE 的治疗,一直存在证据缺乏的问题,仅有少数大型随机对照试验符合 Ⅰ 类证据要求,且这些研究往往针对的院前治疗。在欧洲,难治性癫痫持续状态大型试验都存在盲法问题、获得知情同意以及在试验过程中平衡定义的标准问题。来自德国奥斯纳布吕克医院的 Christoph Kellinghaus 教授代表德语国家 SE 非正式工作组汇报了 SENSE(sustained effort network for treatment of status)前瞻性注册研究及其成果。该登记研究目前纳入了 1 079 例患者的 1 179 次 SE 发作,中位年龄为 70 岁,症状学中 44% 为全面性惊厥性,27% 为局灶运动型,30% 为非惊厥性,仅少数患者未出现相关合并症。

患者发作起到初始治疗的间隔时间中位数为 1 小时,32% 患者在发病后 30 分钟内接受治疗,初始注射剂量在 76% 的惊厥性患者和 78% 非惊厥性患者中低于目前指南的推荐剂量。多变量 Cox 分析显示,初始治疗应用苯二氮䓬类药物及初期使用抗惊厥药物在两组患者中均与更快发作控制相关,提示应在初始治疗中选用足量的苯二氮䓬类药物治疗。

第七届伦敦-因斯布鲁克癫痫持续状态与急性发作研讨会深入讨论了 SE 诊疗相关的核心问题,除了上述科学进展,还分享了 epiCARE 欧洲癫痫诊疗网络建设的成果,在 SE 中的姑息治疗及孕期治疗策略,热烈讨论了神经类固醇、二代测序等

在 SE 诊疗过程中的意义。本次大会显示了未来在 SE 基础研究领域可能涌现更多从机制、受体层面对 SE 治疗的分子生物学、神经药理学进展,而在临床领域将有新型药物、技术在这一疾病中的应用及药物管理应用的新模式证据,进一步规范和完善对 SE,特别是难治性、非难治性癫痫持续状态的认识和临床诊治。

（姜春雷）

参考文献

[1] 彭斌,吴波.中国急性缺血性脑卒中诊治指南 2018[J].中华神经科杂志,2018,51(9):666-682.

[2] 杨海涛,张冬,谢天,等.中风病名溯源[J].中国社区医师,2014,30(6):10-11.

[3] 周晓明,贺涓涓,尚文锦,等.不同年龄段脑梗死患者危险因素、病因分型及远期预后的对比分析[J].广东医学,2014,35(13):2108-2111.

[4] 和青松,王文彪,杨来福,等.非老年脑梗死患者发病的相关因素研究[J].中国实用神经疾病杂志,2016,19(17):16-18.

[5] Singhal A B, Biller J, Elkind M S, et al. Recognition And Management Of Stroke In Young Adults And Adolescents [J]. Neurology, 2013, 81(12):1089-1097.

[6] Bearaer N, Giaud G, Clark W, et al. Diabetes Hypertension And Erythrocyte Aggregation In Acute Stroke [J]. Cerebrovasc Dis, 1997, 7(1):144.

[7] 李育英,陈英道,张岐平,等.急性脑梗死患者脑动脉狭窄的分布特点及影响因素[J].中国老年学杂志,2017,37(4):869-871.

[8] Hustad S, Midttun O, Schneede J, et al. The Methylenetetrahydro FolateReductase 677C-T Polymorphism As A Modulator Of A B Vitamin Network With MajorEcts On Homocysteine Metabolism [J]. Am J Hum Genet, 2016, 80(5):846-855.

[9] 方兴,江颖,欧俐羽,等.脑梗死患者同型半胱氨酸与血脂相关性及其诊断价值[J].实用医学杂志,2017,33(22):3819-3821.

[10] 周芸,刘德军.苦碟子注射液对脑梗死患者血清炎症因子、疗效及生活质量的影响[J].中国老年杂志,2016,34(4):900-903.

[11] 张琪,戴启荷,陈立.急性脑梗死患者神经功能恢复情况与炎症因子的相关性分析[J].安徽医学,2016,37(5):578-581.

[12] 郅青,杨帆,杜江川,等.绝经后女性高血压患者的雌二醇水平与高敏 C-反应蛋白、血同型半胱氨酸及纤维蛋白原的关系[J].中国循环杂志,2014,29(4):269-271.

[13] 刘焕,耿爱香,田海娃,等.血浆雌二醇水平与绝经后急性脑梗死发病的关系[J].中国妇幼保健,2017,32(4):775-777.

[14] 吕静,姜慧萍,王腾飞,等.脑缺血再灌注损伤主要发病机制的研究进展[J].滨州医学院学报,2015,38(4):291-293.

[15] 王红梅,贺永贵,伊红丽,等.脑缺血再灌注损伤发生机制及治疗进展[J].河北联合大学学报(医学版),2014,16(2):186-188.

[16] 邹伟,孙晓伟,于学平,等.血脑屏障与脑缺血再灌注损伤研究进展[J].中华中医药学刊,2009,27(3):466-469.

[17] Bolanos J P, Herrem-Mendez A, Fernandez-Feraandez S, et al.

[18] 林生.右美托咪定对大鼠脑缺血再灌注损伤的保护作用及机制[D].济南:山东大学,2013.

[19] Paniker N V, Srivastava S K, Beutler E. Glutathuone metabolism of the cells effect of glutathione reductase deficiency on the stimulation of hexose monophosphate shunt under oxidative stress[J]. Biochim Biophys Acta, 1970, 215(3):456-460.

[20] Li M, Qu Y Z, Zhao Z W, et al. Astragaoloside IV protects against focal cerebral ischemia reperfusion injury correlating to suppression of neutrophils, adhesion related molecules [J]. Neurochem Int, 2012, 60(5):458-65.

[21] 杨柳,陈蓓蕾,于海龙,等.JAK2/STAT3 信号通路与脑缺血-再灌注损伤相关性的研究进展[J].东南大学学报(医学版),2018,37(1):169-173.

[22] 郭谢,倪光夏.从“醒脑开窍”针刺法探讨石学敏院士科研思想与方法[J].中华针灸电子杂志,2018,7(4):133-135.

[23] 李媛媛,张伦忠.开窍法治疗急性脑梗死的研究进展[J].中西医结合心脑血管病杂志,2016,14(4):388-390.

[24] 叶江琳.益气活血法干预卒中前状态预防脑卒中的研究[D].广州:广州中医药大学,2015:1-36.

[25] 王立超,吴明华.通脑饮治疗急性脑梗死临床研究[J].中国中医急症,2015,24(11):1929-1931.

[26] 华荣.国医大师李振华教授治疗中风病临床经验[J].辽宁中医药大学学报,2011,12(12):26-28.

[27] 万智,赵翠霞.沈宝藩教授治疗中风临床经验介绍[J].新疆中医药,2013,31(4):53-55.

[28] 沈鹏英,程绍民,熊英琼.浅析急性脑梗死的中医病因病机[J].江西中医药,2017,48(5):7-9.

[29] 常学辉.涂晋文教授治疗急性脑梗死临床经验[J].中国中医急症,2006,15(1):66-67.

[30] 吕晶.脑梗死(中风)中医“肝肾阴虚,脑络瘀滞”病机理论探析[J].环球中医药,2015,8(2):168-172.

[31] Xi G H, Keep R F, Hoff J T. Mechanism of brain injury after intracerebral hemorrhage [J]. Lancet Neurology, 2006, 5(1):53-63.

[32] Herbstein D J, Schaumbrg H H. Hypertensive intracerebral hematoma. An investigation of the initial hemorrhage and rebleeding, usingchromium Cr 51-labeled erythrocytes[J]. Arch Neurol, 1974, 30(5):412-414.

[33] Brott T, Broderick J, kothari R, et al. Early hemorrhage growth inpatients with intrcerebral hemorrhage [J]. Stroke, 1997,

Linking glycolysis with oxidative stress in neural cells: a regulatory role for nitric oxide [J]. Biochem Soc Trans, 2007, 35(5):1224-1227.

28(1): 1 - 5.

[34] Kingman T A, Mendelow A D, Graham D I, et al. Experimental intracerebral mass: time-related effects on local cerebral blood flow[J]. J Neurosurg, 1987, 67(3): 732 - 738.

[35] Lopez Valdes E, Hernandez Lain A, Calandre L, et al. Time window for clinical effectiveness of mass evacuation in a rat balloon model mimicking, an intraparenchymatous hematoma[J]. J Neurol Sci, 2000, 174(1): 40 - 46.

[36] Nath F P, Jerkins A, Mendelow A D, et al. Early hemodynamic changes in experimental intracerebral hemorrhage [J]. J Neurosurg, 1986, 65(5): 697 - 703.

[37] Mayer S A, Lignelli A, Fink M E, et al. Perilesional blood flow and edema formation in acute intracerebral hemorrhage: a SPECT study[J]. Stroke, 1998, 29(9): 1791 - 1798.

[38] Hua Y, Schallert T, Keep R F, et al. Behavioral tests after intracerebral hemorrhage in the rat[J]. Stroke, 2002, 33(10): 2478 - 2484.

[39] Nath F P, Kelly P T, Jerkins A, et al. Effects of experimental intracerebral hemorrhage on blood flow, capillary permeability, and histochemistry[J]. J Neurosurg, 1987, 66(4): 555 - 562.

[40] Maeshima S, Funahashi K, Ogura M, et al. Unilateral spatial neglect due to right frontal lobe haematoma [J]. J Neurol Neurosurg Psychiatry, 1994, 57(1): 89 - 93.

[41] Shibata M, Einhaus S, Schweitzer J B, et al. Cerebral blood flow decreased by adrenergic stimulation of cerebral vessels in anesthetized newborn pigs with traumatic brain injury [J]. J Neurosurg, 1993, 79(5): 696 - 704.

[42] Sinar E J, Mendelow A D, Graham D I, et al. Experimental intracerebral haemorrhage: the effect of nimodipine pretreatment [J]. J Neurol Neurosurg Psychiatry, 1988, 51(5): 651 - 662.

[43] Xi G, Keep R F, Hoff J T, et al. Pathophysiology of brain edema formation[J]. Neurosurg Clin N Am, 2002, 13(3): 371 - 383.

[44] Wang H, Reiser G. Thrombin signaling, in the brain: the role of protease-activated receptors [J]. Biol Chem, 2003, 384(2): 193 - 202.

[45] Lee K R, Colon G P, Betz A L, et al. Edema from intracerebral hemorrhagea: the role of thrombin [J]. Neurosurg, 1996, 84(1): 91 - 96.

[46] Kitaoka T, Hua Y, Xi Q, et al. Delayed argatroban treatment reduces edema in a rat model of intracerebral hemorrhage [J]. Stroke, 2002, 33(2): 3012 - 3018.

[47] Xi G, Wagner K R, Keep R F, et al. Role of blood clot formation on early edema development after experimental intracerebral hemorrhage [J]. Stroke, 1998, 29(12): 2580 - 2586.

[48] Nakamura T, Keep R F, Hua Y. Iron-induced oxidative brain injury after experimental intracerebral hemorrhage [J]. Acta Neurochir (Suppl), 2006, 96: 194 - 198.

[49] Hua Y, Keep R F, Hoff J T, et al. Brain injury after intracerebral hemorrhage: the role of thrombin and iron [J]. Stroke, 2007, 38(2 Suppl): 759 - 762.

[50] Wu J, Hua Y, Keep R F, et al. Oxidative brain injury from extravasated erythrocytes after intracerebral hemorrhage [J]. Brain Res, 2002, 953(1 - 2): 45 - 52.

[51] Hall N C, Packard B A, Hall C L, et al. Protein oxidation and enzyme susceptibility in white and gray matter with in vitro oxidative stress: relevance to brain injury from intracerebral hemorrhage[J]. Cell Mol Biol (Noisy-le-grand), 2000, 46(3): 673 - 683.

[52] Hua Y, Xi G, Keep R F, et al. Complement activation in the brain after experimental intracerebral hemorrhage [J]. J Neurosurg, 2000, 92(6): 1016 - 1022.

[53] Wang, J, Doré S. Inflammation after intracerebral hemorrhage [J]. J Cereb Blood Flow Metab, 2007, 27(5): 894 - 908.

[54] Yang S X, Nakamura T, Hua Y, et al. The role of complement C3 in intracerebral hemorrhage-induced brain injury[J]. J Cereb Blood Flow Metab, 2006, 26(12): 1490 - 1495.

[55] Bhasin R R, Xi G, Hua Y, et al. Experimental intracerebral hemorrhage: effect of lysed erythrocytes on brain edema and blood-brain barrier permeability [J]. Acta Neurochir Suppl, 2002, 81: 249 - 251.

[56] Xi G, Hua Y, Keep R F, et al. Systemic complement depletion diminishes perihematomal brain edema in rats[J]. Stroke, 2001, 32(1): 162 - 167.

[57] Barone F C, Feuerstein G Z, et al. Inflammatory mediators and stroke: new opportunities for novel therapeutics [J]. J Cereb Blood Flow Metab, 1999, 19(8): 819 - 834.

[58] Huang F P, Xi G, Keep R F, et al. Brain edema after experimental intracerebral hemorrhage: role of hemoglobin degradation products[J]. J Neurosurg, 2002, 96(2): 287 - 293.

[59] Schroeter M, Kury P, Jander S. Inflammatory gene expression in focal cortical brain ischemia: differences between rats and mice [J]. Brain Res Mol Brain Res, 2003, 117(1): 1 - 7.

[60] Zhu D Y, Li R, Liu G Q, et al. Tumor necrosis factor alpha enhances the cytotoxicity induced by nitric oxide in cultured cerebral endothelial cells[J]. Life Sci, 2000, 66(14): 1325 - 1335.

[61] Hua Y, Wu J, Keep R F, et al. Tumor necrosis factor alpha increases in the intracerebral hemorrhage and thrombin stimulation [J]. Neurosurgery, 2006, 58(3): 542 - 550.

[62] Fang H Y, Ko W J, Lin C Y, et al. Inducible heat shock protein 70(HSP70), Interleukin - 18 and tumor necrosis factor alpha correlate with outcomes in spontaneous intracerebral hemorrhage [J]. J Clin Neurosci, 2007, 14(5): 435 - 441.

[63] Buttini M, Appel K, Sauter A. Expression of tumor necrosis factor alpha after focal cerebral ischaemia in the rat[J]. Neuroscience, 1996, 71(1): 1 - 16.

[64] Gong C, Hoff J T, Keep R F, et al. Acute inflammatory reaction following, experimental intracerebral hemorrhage in rat[J]. Brain Res, 2000, 871(1): 57 - 65.

[65] Kraus J, Oschmann P, Leis S, et al. High concentrations of sVCAM - 1 and s ICAM - 1 in the cerebrospinal fluid of patients with intracerebral haemorrhage are associated with poor outcome [J]. J Neurol Neurosurg Psychiatry, 2002, 73(3): 346 - 347.

[66] 关景霞,孙圣刚,曹学兵,等.脑血肿周围细胞间黏附分子-1 mRNA 表达及白细胞浸润的实验研究[J].临床神经病学杂志,2004,17(6): 432 - 434.

[67] Qureshi A I, Ling, G S, Khan J, et al. Quantitative analysis of injured, necrotic, and apoptotic cells in a new experimental model of intracerebral hemorrhage [J]. Crit Care Med, 2001, 29(1): 52 - 57.

[68] Rosenberg G A, Navratil W. Metalloproteinase inhibition blocks edema in incerebral hemorrhage in the rat[J]. Neurology, 1997, 48(4): 921 - 926.

[69] 匡良洪,秦秀燕.脑出血灶周组织 ICAM - 1 与 MMP - 9 表达的实验研究[J].中国实用神经疾病杂志,2006,9(3): 6 - 7.

[70] Tang, J, Liu J, Zhou C, et al. MMP - 9 deficiency enhances collagenase-induced intracerebral hemorrhage and brain injury in mutant mice[J]. J Cereb Blood Flow Metab, 2004, 24(10):

1133 - 1145.

[71] Tejima E, Zhao B Q, Tsuji K, et al. Astrocytic induction of matrix metalloproteinase‐9 and edema in brain hemorrhage[J]. J Cereb Blood Flow Metab, 2007, 27(3): 460 - 468.

[72] Shen D C, Dong Q I, Bian L H. AHA/ASA Guideline: Guidelines for the Management of Aneurysmal Subarachnoid Hemorrhage(Part 1). 2012.

[73] Mackey J, Khoury J C, Alwell K, et al. Stable incidence but declining, case-fatality rates of subarachnoid hemorrhage in a population[J]. Neurology, 2016, 87(21): 2192 - 2197.

[74] Philipp L R, McCracken D J, McCracken C E, et al. Comparison Between CTA and Digital Subtraction Angiography in the Diagnosis of Ruptured Aneurysms[J]. Neurosurgery, 2017, 80(5): 769 - 777.

[75] Bechan R S, vav Rooij S B, Sprengers M E, et al. CT angiography versus 3D rotational angiography in patients with subarachnoid hemorrhage[J]. Neuroradiology, 2015, 57(12): 1239 - 1246.

[76] Derdeyn C P, Zipfel G, J, Albuquerque F C, et al. Management of Brain Arteriovenous Malformations: A Scientific Statement for Healthcare Professionals From the American Heart Association/ American Stroke Association[J]. Stroke, 2017, 48(8): e200 - e224.

[77] Zhang L, Zhang B, Qi S. Impact of echocardiographic wall motion abnormality and cardiac biomarker elevation on outcome after subarachnoid hemorrhage: a meta-analysis[J]. Neurosurgical Review, 2020, 43(1): 59 - 68.

[78] Chen W L, Huang, C H, Chen J H, et al. ECG, abnormalities predict neurogenic pulmonary edema in patients with subarachnoid hemorrhage[J]. American Journal of Emergency Medicine, 2016, 34(1): 79 - 82.

[79] Wong J, Slomovic A, Ibrahim G, et al. Microsurgery for ARUBA Trial (A Randomized Trial of Unruptured Brain Arteriovenous Malformation)—Eligible Unruptured Brain Arteriovenous Malformations[J]. Stroke, 2017, 48(1): 136.

[80] Ding D, Starke R M, Kano H, et al. Radiosurgery for Cerebral Arteriovenous Malformations in A Randomized Trial of Unruptured Brain Arteriovenous Malformations (ARUBA)—Eligible Patients: A Multicenter Study[J]. Stroke, 2015, 47(2): 342.

[81] Nerva J D, Mantovani A, Barber J, et al. Treatment outcomes of unruptured arteriovenous malformations with a subgroup analysis of ARUBA (A Randomized Trial of Unruptured Brain Arteriovenous Malformations)—eligible patients [J]. Neurosurgery, 2015, 76(5): 563 - 570.

[82] 吴江,贾建平. 神经病学[M]. 3 版. 北京: 人民卫生出版社, 2015.

[83] 朱海英,宿英英. 脑血管病并发低钠血症的研究进展[J]. 中国脑血管病杂志, 2006, 3(9): 429 - 432.

[84] 刘强晖,耿晓增. 高血压高血容量及血液稀释治疗(3H 治疗) 在蛛网膜下腔出血治疗中的应用[J]. 中国急救医学, 2003 (7): 481 - 482.

[85] 鲍远程.《蛛网膜下腔出血中西诊疗指南》解读[J]. 中医药临床杂志, 2013, 25(11): 946 - 949.

[86] 姜睿璇,张娟,边立衡. 2013 年欧洲卒中组织关于颅内动脉瘤及蛛网膜下腔出血的管理指南(第二部分)[J]. 中国卒中杂志, 2014, 9(7): 605 - 613.

[87] 张建民.动脉瘤性蛛网膜下腔出血诊治热点问题及展望[J]. 浙江大学学报(医学版), 2015, 44(4): 357 - 360.

[88] 中华医学会神经病学分会,中华医学会神经病学分会脑血管病学组,中华医学会神经病学分会神经血管介入协作组. 中

国蛛网膜下腔出血诊治指南 2019[J]. 中华神经科杂志, 2019, 52(12): 1006 - 1021.

[89] 刘煜,常婷,林宏,等. 对癫痫持续状态定义的再认识和治疗流程的建议[J]. 国际神经病学神经外科学杂志, 2012(6): 523 - 525.

[90] Fisher R S, Acevedo C, Arzimanoglou A, et al. ILAE Official Report: A practical clinical definition of epilepsy[J]. Epilepsia, 2014, 55(4): 475 - 482.

[91] 中国抗癫痫协会.临床诊疗指南癫痫病分册(2015 修订版) [M].北京: 人民卫生出版社, 2015: 15 - 16.

[92] Fisher R S, Cross J H, French J A, et al. Operational classification of seizure types by the International League Against Epilepsy: Position Paper of the ILAE Commission for Classification and Terminology[J]. Epilepsia, 2017, 58(Suppl): 522 - 530.

[93] Tao J X, Davis A M. Management of an Unprovoked First Seizure in Adults[J]. Jama, 2016, 316(15): 1590.

[94] Trinka E, Cock H, Hesdorffer D, et al. A definition and classification of status epilepticus — Report of the ILAE Task Force on Classification of Status Epilepticus [J]. Epilepsia, 2015, 56(10): 1515 - 1523.

[95] Glauser T, Shinnar S, Gloss D, et al. Evidence-Based Guideline: Treatment of Convulsive Status Epilepticus in Children and Adults: Report of the Guideline Committee of the American Epilepsy Society[J]. Epilepsy Currents, 2016, 16(1): 48 - 61.

[96] 詹青,王丽晶. 2016 AHA/ASA 成人脑卒中康复治疗指南解读 [J]. 神经病学与神经康复学杂志, 2017, 13(1): 1 - 9.

[97] 董军,张鹏,陈阳美. 新发难治性癫痫持续状态研究进展[J]. 癫痫杂志, 2019, 5(1): 30 - 33.

[98] 宿英英,黄旭升,潘速跃,等. 惊厥性癫痫持续状态监护与治疗(成人)中国专家共识[J]. 中国现代神经疾病杂志, 2015, 15(11): 844 - 851.

[99] 王学峰,王康,肖波. 成人全面性惊厥性癫痫持续状态治疗中国专家共识[J]. 国际神经病学神经外科学杂志, 2018, 45(1): 5 - 8.

[100] Fisher R S, Cross J H, French J A, et al. Operational classification of seizure types by the International League Against Epilepsy: Position Paper of the ILAE Commission for Classification and Terminology[J]. Epilepsia, 2017, 58(4): 522 - 530.

[101] Lieb A, Weston M, Kullmann D M. Designer receptor technology for the treatment of epilepsy [J]. EBioMedicine, 2019, 43: 641 - 649.

[102] Lieb A, Qiu Y, Dixon C L, et al. Biochemical autoregulatory gene therapy for focal epilepsy[J]. Nat Med, 2018, 24(9): 1324 - 1329.

[103] Joshi S, Rajasekaran K, Sun H, et al. Enhanced AMPA receptor-mediated neurotransmission on CA1 pyramidal neurons during, status epilepticus[J]. Neurobiology of Disease, 2017, 103: 45 - 53.

[104] Joshi S, Kapur J. Mechanisms of status epilepticus: α‐Amino‐3‐hydroxy‐5‐methyl‐4‐isoxazolepropionic acid receptor hypothesis[J]. Epilepsia, 2018, 59(Suppl 2): 78 - 81.

[105] Pauletti A, Terrone G, Shekh-Ahmad T, et al. Targeting, oxidative stress improves disease outcomes in a rat model of acquired epilepsy[J]. Brain, 2019, 142(7): e39.

[106] Shekh-Ahmad T, Eckel R, Dayalan Naidu S, et al. KEAP1 inhibition is neuroprotective and suppresses the development of epilepsy[J]. Brain, 2018, 141(5): 1390 - 1403.

[107] Legriel S, Lemiale V, Schenck M, et al. Hypothermia for Neuroprotection in Convulsive Status Epilepticus [J]. New

England Journal of Medicine, 2016, 375(25): 2457－2467.

[108] M Dibué-Adjei, Brigo F, Yamamoto T, et al. Vagus nerve stimulation in refractory and super-refractory status epilepticus— A systematic review [J]. Brain Stimulation, 2019, 13(3): 286－289.

[109] Boon P, De Cock E, Mertens A, et al. Neurostimulation for drug-resistant epilepsy: a systematic review of clinical evidence for efficacy, safety, contraindications and predictors for response [J]. Current Opinion in Neurology, 2018, 31(2): 198－210.

[110] Lagae L, Schoonjans A S, Gammaitoni A R, et al. A pilot, open-label study of the effectiveness and tolerability of low-dose ZX008 (fenfluramine HCl) in Lennox-Gastaut syndrome [J]. Epilepsia, 2018, 59(10): 1881－1888.

[111] Kellinghaus C, Rossetti A O, Trinka E, et al. Factors predicting, cessation of status epilepticus in clinical practice: Data from aprospective observational registry (SENSE) [J]. Ann Neurol, 2019, 85(3): 421－432.

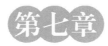

第七章

消化系统危重症

第一节
急性消化道出血

急性消化道出血分为上消化道出血、下消化道出血。上消化道出血（upper gastrointestinal bleeding, UGIB）系指 Trietz 韧带以上的消化道，包括食管、胃、十二指肠、胆管和胰管等病变引起的出血。根据出血的病因分为非静脉曲张性出血和静脉曲张性出血两类。临床工作中大多数急性上消化道出血是非静脉曲张性出血（80%~90%），其中最常见的病因包括胃十二指肠消化性溃疡（20%~50%）、胃十二指肠糜烂（8%~15%）、糜烂性食管炎（5%~15%）、贲门黏膜撕裂（8%~15%）、动静脉畸形/移植动静脉内瘘（5%），其他原因有 Dieulafoy 病变、上消化道恶性肿瘤等。

下消化道出血（lower gastrointestinal bleeding, LGIB）的定义为 Trietz 韧带以远的肠道出血，包括小肠出血和结直肠出血。下消化道出血临床常见，占全部消化道出血的 20%~30%。其发病率远低于 UGIB，但诊断和治疗也更为复杂。

急性上消化道出血临床主要表现为呕血与黑粪，故见于中医学吐血、呕血、便血病证范畴。

【病因病理】

（一）西医病因病理

1. 上消化道出血常见病因

（1）急性消化性溃疡出血：是上消化道出血最常见的病因。当溃疡累及较大血管、血管硬度较高或并发凝血功能障碍时，可在短时间内大量出血。

（2）食管胃底静脉曲张（esophageal-gastric varices bleeding, EGVB）：EGVB 是由曲张静脉壁张力超过一定限度后发生破裂造成的，是上消化道出血致死率最高的病因。

（3）恶性肿瘤：主要是上消化道肿瘤局部缺血坏死，或侵犯大血管所致。研究显示，肿瘤性出血占全部上消化道出血的 5%。79% 肿瘤患者的首发症状表现为出血，其中 75% 在出血时已有转移病灶。

（4）合并凝血功能障碍的出血：合并凝血功能障碍的出血是急性上消化道出血死亡的独立危险因素。药物：抗凝药物、抗血小板药物、非甾体类抗炎药等；血液病：血友病、白血病、恶性组织细胞增多症、再生障碍性贫血、血小板减少性紫癜、弥散性血管内凝血（DIC）；其他可导致凝血机制障碍的疾病：肝功能障碍、肾功能障碍、败血症、流行性出血热等。

（5）慢性肝病：慢性肝病患者肝脏合成凝血因子、肝功能异常致维生素 K 依赖相关因子缺乏和代谢纤溶酶原的能力减弱，导致凝血功能障碍，加重了出血治疗的难度。出现腹水的患者，若出血得不到及时处理，容易出现细菌性腹膜炎、呼吸衰竭，由急性肾小管坏死、低灌注或肝肾综合征导致的肾功能障碍，使肝功能进一步恶化，甚至出现肝性脑病。

2. 下消化道出血常见病因

（1）恶性肿瘤：恶性肿瘤是下消化道出血最常见的原因，占半数以上，尤其是结直肠（大肠）的出血更是以恶性肿瘤为多。恶性肿瘤所致的出血以慢性出血多见，但以急性大出血为首发表现者并不罕见，其中最具代表性的是肠道恶性淋巴瘤、小肠平滑肌瘤（肉瘤）、青年人的结直肠癌。

（2）息肉类疾病：肿瘤性、错构瘤性息肉较易发生出血，但息肉所致的明显肉眼血便以小儿直肠的幼年型息肉最多见。

（3）炎症性疾病：肠结核（特别是溃疡型）、

克罗恩病与溃疡性结肠炎等均可并发急性消化道大出血。若病理改变不甚典型，往往术前的特殊检查甚至术中的探查均有鉴别诊断上的困难。

（4）憩室：肠道憩室是欧美人群中下消化道出血的多见病因，但国人的发病及出血率均较低。憩室出血的原因在于：① 多有异位的胃腺泌酸引发溃疡（小肠的憩室多因此出血）。② 憩室内潴留物不易排出而诱发炎性溃烂（多累及结肠憩室）。

（5）血管畸形（血管结构发育不全）：近年来，选择性血管造影广泛开展，消化道动静脉解剖结构畸形所致的消化道出血病例的报道也日益增多。

（6）全身系统性疾病累及肠道：① 白血病和出血性疾病；风湿性疾病如系统性红斑狼疮、结节性多动脉炎、Behcet 病等；恶性组织细胞病；尿毒症性肠炎。② 腹腔邻近脏器恶性肿瘤浸润或脓肿破裂侵入肠腔可引起出血。

（二）中医病因病机

古代及现代中医对消化道出血早有认识，其中《景岳全书·血证》对血证的内容做了比较系统的阐述，将引起出血的病机概括为火盛及气虚两个方面。现代中医认为，上消化道出血是由外感六淫、内伤七情、饮食不节、体虚血瘀、药物或外物损伤等各种原因导致热盛伤络，瘀血阻络，气不摄血及瘀血凝滞而致络伤血溢，最终发为本病。其病机主要责之于热、瘀、虚、郁，治疗上总以止血、消瘀、宁血、补血为治疗大法。总结其病机特点为"火热熏灼，迫血妄行；气虚不摄，血溢脉外；血脉瘀阻，血不循经"。

1. 感受外邪 凡外感风热燥火之阳邪，或风寒之邪郁而化热，热伤营血，气血沸腾，邪热迫血妄行，血随胃气上逆而吐血。如《症因脉治·外感吐血》："外感吐血之因，内有积热，诸经火盛，外有风寒，束其肌表，血络热甚，不得外越，妄行上冲，从口呕出，故外感吐血，责之邪热妄行。"

2. 饮食不节 如饮酒过度，或过食酸辣煎炸之品，均可导致热蕴胃肠；或燥热伤阴，虚火扰动血络，血因火动而产生出血。《金匮要略·惊悸吐衄下血胸满瘀血病》："夫酒客咳者，必致吐血，此因急饮过度所致也。"

3. 情志不和 忧思恼怒，情志失和则可致肝郁化火，横逆犯胃，损伤胃络，火载血升，气逆血奔，从而产生吐血。如《景岳全书·血证》："血动

之由，惟火惟气。"

4. 劳倦过度 脾主统血，脾气健旺则血循行于脉道；若劳倦过度，或肝病、胃病日久导致脾胃虚弱，统摄无权，则血不循经，溢于脉外。如《景岳全书·血证》说："血主营气，不宜损也，而损则为病。损者多由于气，气伤则血无以存。"

5. 久病之后 肝主藏血，性喜条达疏泄，若肝病日久迁延不愈，则见气滞与血瘀，造成瘀血阻络，血行失常；或因胃病反复不愈，久病入络，从而使血不循经而外溢。

上述各种病因均可导致呕血、便血，其病机可归纳为火热熏灼、迫血妄行及气虚不摄、血溢脉外两类。外邪侵袭，或因热病伤络而引起出血，其中以邪热及湿热所致者为多。情志不遂，恼怒过度，肝郁化火，横逆犯胃则引起呕血；饮酒多度及过食辛辣厚味，湿热内生，热伤脉络，致呕血、便血；或损伤脾胃，血失统摄，引起呕血、便血；神劳伤气，体劳伤脾，房劳伤肾，或久病体虚，导致心脾肾气阴损伤。若损伤于气，则气虚不能摄血，致血溢脉外而形成呕血、便血。

【临床表现】

（一）病史

病史是诊断消化道疾病的主要依据之一，多数患者可有致消化道出血的原发病典型病史，如消化性溃疡出血，常有慢性节律性、周期性上腹痛病史；在右上腹剧烈绞痛缓解之后出现呕血与便血，有利于胆道出血的诊断；中老年患者伴有慢性上腹痛，疼痛无明显规律性并有纳差、厌食、消瘦、贫血及呕血、黑粪，且出血后上腹痛仍无明显缓解，常见于胃癌；食管静脉曲张破裂出血往往突然发作，血色新鲜，涌吐而出，甚至呈喷射状；进行性吞咽困难合并呕血、消瘦，常考虑食管癌或食管溃疡；近期服用非甾体类抗炎药（NSAIDs）如阿司匹林、吲哚美辛等制剂，或存在某些急性应激因素如大手术、大面积烧伤、休克或颅内病变等，多为急性胃黏膜病变；某些药物如肾上腺皮质激素、水杨酸制剂、萝芙木制剂治疗引起的上消化道出血，往往突然发生，通常见于用药剂量大、疗程较长的病例；慢性肝炎、黄疸、血吸虫病或长期嗜酒病史，有利于食管与胃底静脉曲张破裂出血的诊断；如有饮酒，或服药后剧烈呕吐史，应考虑 Mallory -

Weiss 综合征可能;起病急而无腹痛先兆,呕血量大且颜色鲜红,常致失血性休克者,应想到 Dieulafoy 病的可能;有胃手术史,提示吻合口溃疡出血可能;消化道出血伴发热、黄疸及全身皮肤、黏膜有出血倾向者,见于某些感染性疾病,如败血症、钩端螺旋体病等;消化道出血合并皮肤、黏膜出血,常与血液系统疾病及有凝血机制障碍的疾病有关。

详细询问病史有助于对出血病因做出初步判断。应注意以下情况:① 既往消化道疾病及消化道出血病史。② 此次发病时的消化道症状。③ 出血的特点。④ 既往治疗消化道疾病以及此次发病后使用的药物。⑤ 对消化系统有影响的药物使用情况,如阿司匹林、氯吡格雷等。⑥ 抗凝药物的使用情况。⑦ 生活习惯。⑧ 并发症。⑨ 其他相关病史等。因此,要仔细、全面地采集病史,以求得到正确的病因诊断。

(二)症状与体征

1. 上消化道出血

(1)大量呕血与黑便是上消化道出血的特征性表现。呕血可为暗红色甚至鲜红色伴血块。如果出血量大,黑便可为暗红色甚至鲜红色,应注意与下消化道出血鉴别。

(2)失血性周围循环衰竭的程度决定于出血量大小、出血速度以及机体代偿功能是否完好等因素。出血量>400 mL 时可出现头晕、心悸、出汗、乏力、口干等症状;>700 mL 时上述症状显著,并出现晕厥、肢体冷感、皮肤苍白、血压下降等;出血量>1 000 mL 时可产生休克。

(3)氮质血症依据发生机制,可分为以下三种:① 肠源性氮质血症:是在大量出血后,血液蛋白的分解产物在肠道被吸收,以致血中氮质升高。② 肾前性氮质血症:是由于失血性周围循环衰竭造成肾血流暂时性减少,肾小球滤过率和肾排泄功能降低,以致氮质潴留。在纠正低血压、休克后,BUN 可迅速降至正常。③ 肾性氮质血症:是由于严重而持久的休克造成肾小管坏死(急性肾衰),或失血加重了原有肾病的肾脏损害所致。在出血停止、补足血容量、纠正休克而 BUN 不能降至正常者,应考虑肾性氮质血症存在。

(4)发热大量出血后,多数患者在24小时内常出现低热,体温多在 38.5℃ 以下,可能与分解产物吸收、体内蛋白质破坏、循环衰竭致体温调节中枢不稳定有关,一般 3~5 日,随后自行恢复正常。

(5)血象变化红细胞计数、血红蛋白、血细胞比容初期可无变化,数小时后可持续降低。

2. 下消化道出血

(1)小肠出血临床表现:根据出血的部位、速度、出血量及相关病因,可表现为缺铁性贫血、粪便隐血试验阳性、黑便、血便、呕血或全身循环衰竭表现,如头晕、乏力、心悸、晕厥等。肿瘤及小肠钩虫病引起的出血多表现为缺铁性贫血、粪便隐血试验阳性或黑便,恶性肿瘤可同时伴有消瘦、腹部包块及肠梗阻;血管病变引起的出血多以无痛性血便及黑便为主;炎性病变多为间歇性大出血或慢性少量出血,常伴有发热、腹痛或腹泻,其中克罗恩病可同时伴有腹部包块及瘘管形成;息肉、肠套叠及憩室则常表现为腹痛及血便。

(2)结肠出血临床表现:典型临床表现为突然发作的便血,即暗红色或鲜红色血液通过直肠排出,出血量较大时可以伴有头晕、黑蒙、面色苍白、心率增快、血压下降等周围循环衰竭征象。然而,在少数情况下,来自右半结肠的出血患者可表现为黑便。此外,便血也可能在急性上消化道出血患者中发现,约 15% 的假定急性下消化道出血患者最终发现出血来源于上消化道。痔疮、肛裂等肛门疾病引起的出血在临床上也非常常见,诊断急性下消化道出血(结直肠)时需除外肛门疾病引起的出血。结肠恶性肿瘤常有乏力、消瘦、大便习惯改变等表现,药物相关的结直肠出血患者多有明确的用药史,缺血性结肠炎患者在便血前多有突发的痉挛性腹痛。

在进行全面查体时,应当重点注意下列情况:① 血流动力学状态——心动过速、脉搏细弱、低血压或直立性低血压、缺氧的临床表现,末梢湿冷,意识状态改变。② 腹部查体——肠鸣音是否活跃,腹部是否有压痛、移动性浊音等。③ 慢性肝脏疾病或门脉高压的体征——肝大、脾大、肝掌、蜘蛛痣、水母状脐周静脉突起、外周性水肿。④ 直肠指诊——直肠肛周情况及是否有血便或黑便。

(三)四诊要点

消化道出血以中医血证,"吐血"或"便血"等论治。或胃热炽盛,络破血溢,吐血色红或紫黯,常夹有食物残渣,伴脘腹胀闷,甚则作痛,口臭,便秘,大便色黑,舌质红,苔黄腻,脉滑数;或脾不统血,血溢脉外,症见吐血或黑便缠绵不止,时轻时重,血色暗淡,伴食少,体倦,面色萎黄,神疲乏力,心悸气短,面色苍白,舌质淡,脉细弱;或气不摄血,气随血脱,见呕血或黑便不止,伴呼吸微弱而不规则,昏迷,汗出不止,面色苍白,口开目合,手撒身软,二便失禁,脉微欲绝,舌淡白,苔白润。

【辅助检查】

(一) 检查项目

1. 一般检查　① 血细胞分析:通常急性大量出血后患者均有失血性贫血,但在出血早期,患者血红蛋白浓度、红细胞计数与血细胞比容可无显著变化;上消化道大量出血 2~5 小时,白细胞计数可升高达到 $(10~20)×10^9/L$,血止后 2~3 日可恢复正常。但伴有脾功能亢进的肝硬化患者,白细胞计数可不增高。② 肝功能检查:能够帮助评估患者的病情和预后。③ 肾脏功能和电解质:上消化道大量出血后,由于大量血液分解产物被肠道吸收,引起血尿素氮浓度增高,称为肠源性氮质血症。血尿素氮常于出血后数小时开始上升,24~48小时达高峰,3~4 日后降至正常。若活动性出血已停止,且血容量已基本纠正而尿量仍少,同时伴有尿素氮居高不下,则应考虑由于休克时间过长或原有肾脏病变基础而发生肾功能障碍的可能。电解质检查有助于病情判断。④ 凝血功能:判断是否存在原发凝血功能障碍或继发因素。⑤ 血型:即使病情稳定的急性上消化道出血患者也应当建议测定血型,以备不时之需。⑥ 心电图:能够帮助除外心律失常和急性冠脉综合征引起的低血压,也可以帮助诊断由于低血红蛋白而诱发的急性冠脉综合征。⑦ 胸片:除外肺炎(特别是误吸引起的吸入性肺炎)、肺水肿。⑧ 腹部超声:明确肝、胆、脾等脏器情况。

2. 内镜检查　目前,内镜检查已成为诊断出血来源最为有力的手段,检查同时可对出血病灶进行相应的内镜下治疗,内镜提供的资料还能协助评估患者预后。

根据内镜下溃疡的表现,出血性溃疡内镜表现可分为活动性出血(可为喷血或渗血)、基底部有血管显露、底部附着凝血块、底部有平坦的出血点(可为红色、黑色、紫色或褐色)、基底部干净伴有或无近期出血性血痂(stigmate of recent hemorrhage, SRH),如基底部干净且无 SRH 的溃疡,再出血的概率<5%,实际死亡率为零,一般不需行积极的内镜下止血治疗。

对急性消化道出血患者,内镜检查的时机非常重要。一方面,内镜检查必须在患者生命体征平稳、血流动力学稳定的条件下进行,同时需配备急救设备及人员;另一方面,内镜检查拖延时间过久,可能会降低诊断的准确率。对 UGIB,应尽可能在出血后 48 小时内进行胃镜检查。48 小时后消化性溃疡出血患者内镜下发现 SHR 的可能性将由 75%降至 50%以下,胃炎和 Mallory – Weiss 综合征导致的出血的诊断率也有下降。急性 UGIB 的胃镜检查应从上段食管开始逐渐深入寻找出血病灶,如胃内存血过多,常规检查体位下(左侧卧位)大弯侧可能会被血淹没而影响观察,可先观察小弯侧,然后让患者改变体位暴露大弯侧,再继续观察。另一选择是在胃镜检查前给患者插入鼻胃管,用冰盐水反复洗胃,等出血停止、胃管抽吸液体颜色变清亮后再行胃镜检查,但反复地抽吸也可能损伤胃黏膜,造成胃炎出血的假象。

大部分 LGIB 患者经支持治疗后便血都可自行停止,传统认为 LGIB 患者应在出血基本停止后再行结肠镜检查。然而,随着急诊结肠镜开展越来越多,现在认为清洁肠道后的急诊结肠镜检查对诊断急性 LGIB 的阳性率能够高达 72%~86%,显著高于血管造影等放射学检查方法,并发症也比血管造影更低(仅为 0.1%~0.3%),且对急性出血患者可行内镜下止血治疗,需要注意的是出血量过大患者肠腔内血迹可能会影响内镜的观察。目前认为,在血流动力学稳定后进行肠道清洁。目前认为,口服灌肠液经口灌肠是肠道准备的最佳方法,可以让患者口服或通过鼻胃管灌注,在 3~5 小时内用 5~8 L 灌肠液充分清洁肠道,同时给予甲氧氯普胺等促动力药物能够加快胃排空。对于严重的 LGIB 患者,建议收入 ICU,在严格的监护下进行肠道清洁,同时静脉补充血容量。鲜血便患者在结肠镜检查前应该先行肛镜检查,以除外痔疮出血。出血量不大的 LGIB 患者也可以在出血停止后择期进行结肠镜检查。

如果胃镜和结肠镜都未发现出血病灶,考虑出血来源于小肠,则可以进行小肠出血的相关特殊检查,包括小肠镜和胶囊内镜检查。① 小肠镜:

包括双气囊小肠镜和单气囊小肠镜,是小肠疾病的主要检查手段,可经口或/和经肛途径检查,能直接观察小肠腔内的病变,可进行组织活检和内镜下治疗。双气囊小肠镜和单气囊小肠镜对可疑小肠出血的诊断率分别为 60% ~ 80% 和 65% ~ 74%,且对显性小肠出血的诊断阳性率高于隐性出血。虽然对小肠出血的诊断率高,但同时也存在一些缺点,如检查时间较长,患者耐受性较差,技术要求高,有一定并发症危险(如肠出血及穿孔),且无法检测小肠浆膜面生长的肿瘤,即使经口和经肛两次小肠镜检查仍有部分患者不能完成对全小肠的检查而出现漏诊。目前研究报道,双气囊小肠镜对小肠出血的诊断率能够达到 70% 以上,在发现出血病灶的同时还可以取活检。② 胶囊内镜为小肠疾病的常用及主要检查技术,特别是小肠出血的主要诊断方法之一,2002 年 10 月正式在国内临床使用,是一种无创的检查方法,对可疑小肠出血的诊断率为 38% ~ 83%,胶囊内镜检查阴性者再出血率为 6% ~ 27%,重复检查能提高诊断率。诊断率与出血状况密切相关,显性出血和持续性出血的诊断率较高,但急性出血期因视野不佳会影响观察,建议择期胶囊内镜的最佳时机为出血停止后 3 日,最长不应超过 2 周。应用复方聚乙二醇联合二甲硅油进行肠道准备,可显著提高小肠图像质量。尽管诸多临床研究都提示胶囊内镜对小肠出血的诊断率要明显高于其他影像及内镜检查,但是在以下情况不宜行此检查:消化道梗阻、小肠狭窄或瘘管形成、小肠憩室、双小肠畸形等引起的消化道出血以及消化道出血量比较大,或伴有吞咽困难,或患者情况不适宜行手术时。胶囊内镜存在以下不足:每秒钟仅输出 2 帧图像,可能会造成出血病灶遗漏;对急性期消化道出血的诊断率高于非急性期,但在出血量较多或有血凝块时视野不清,易漏诊;对出血病灶的定位诊断不如小肠镜精确,获取的图像质量亦不如小肠镜,且不能进行组织活检,检查时间长,内镜在肠道内的移动无法控制,部分滞留在肠道内需经手术取出等;由于肠道蠕动过慢,约 35% 的病例可因胶囊内镜电池电量耗尽而无法顺利完成全小肠检查。

胃镜和结肠镜初次检查时,可能造成漏诊,原因可能包括病灶微小、位置为观察盲区、检查者经验不足等,大多数初诊为"潜在的小肠出血"的患者在常规胃肠镜检查中漏掉了出血部位,通过重复内镜检查后可明确出血部位,其中重复胃镜检查的患者的诊断率从 2% 提高至 25%,重复结肠镜检查的诊断率从 6% 提高至 23%,大多数明显出血可以通过二次检查进行明确。

急性消化道出血患者,如果各种定位方法都未能明确出血部位,药物治疗又不能有效止血,可以进行急诊手术结合术中内镜检查以判定出血部位及原因,并进行针对性手术治疗。术中内镜可以使用胃镜或结肠镜,经口或者经手术的肠切口插入,由手术者用手控制内镜插入深度,内镜医生调节镜头方向,操控送气送水和吸引按钮,并进行观察。然而,术中内镜检查出现肠黏膜溃疡、穿孔和迟发性小肠出血等并发症的概率较高,患者术后肠梗阻的发生率也有所增加。对于消化道出血患者,还是应尽可能利用各种诊断方法在术前明确出血部位。

3. 全消化道钡餐造影 由于急诊内镜检查的普及,目前不提倡在消化道出血活动期进行消化道造影检查,这是由以下原因决定的:① 内镜检查可以发现几乎所有消化道造影能够提供的信息。② 内镜检查可以观察到黏膜病变、溃疡基底部状况并发现血管畸形,优于消化道造影。③ 对于怀疑恶性病变患者,内镜检查同时能够取标本进行活检。④ 老年 LGIB 患者即便消化道造影发现憩室存在,也不能据此判定出血源于憩室,还需要进一步内经或血管造影检查证实。⑤ 消化道造影会导致钡剂在胃肠道残留,影响后面可能需要进行的内镜或血管造影检查。

4. 血管造影 选择性插管血管造影操作迅速、定位准确,对消化道大出血有一定诊断价值,部分患者还可以通过介入治疗止血,因而有一定治疗意义。根据出血血管不同,消化道出血可分为动脉出血、毛细血管性出血和静脉出血。动脉性出血可以通过腹腔动脉、肠系膜上动脉和肠系膜下动脉分别插管造影发现出血部位,表现为增粗的供血动脉分支有造影剂外溢并滞留于消化道内;毛细血管性出血表现为动脉造影的实质期胃肠道黏膜染色加深并且消散延迟;静脉性出血相对较难发现。血管造影受消化道出血速度影响:当出血速度达到每分钟 0.5 mL 以上时,其对出血部位的检出率达 50% ~ 72%;而当出血速度低于每分钟 0.5 mL 时,检出率则下降到 25% ~ 50%;在非出血期或出血减慢时,可显示血管发育不良、血管瘤、动静脉畸形及富血供的肿瘤等疾病。因而血管造影前需停止使用垂体后叶素和生长抑素类药物的使用,以提高检查的阳性率。

对于 UGIB,尽管胃镜检查能够直接观察食管、胃和部分十二指肠,发现并处理决定大部分病变,当出血迅猛、患者血流动力学状态不允许进行胃镜检查或者视野暴露不满意情况下,血管造影将是另一种选择,可以协助定位出血,并能够像血管紧张素或进行出血血管栓塞治疗,达到止血目的,为进一步处理赢得宝贵的时间。不同研究报道的血管造影检查的诊断阳性率不同,基本在 40%~78% 之间。相对而言,血管造影在 LGIB 定位中的应用更加广泛。一方面,血管造影可以准确定位出血部位;另一方面,血管造影还能发现有异常血管结构的病变,如血管畸形和肿瘤。血管造影发现的最常见 LGIB 病因为憩室和血管畸形,其他可以诊断的疾病包括肿瘤和血管肠瘘等。

血管造影的缺点在于是有创性的操作,存在并发症的可能(包括肾功能衰竭及缺血性肠病等),对造影剂过敏、严重凝血功能障碍、严重高血压及心功能不全者应慎用,同时有辐射暴露风险。

5. 核素显像(emission computed tomography, ECT)　主要用于出血病变的初筛和大致定位。ECT 常运用 99mTc 标记的红细胞进行扫描,对微量慢性出血有其他方法不可替代的作用。适用于出血量介于每分钟 0.1~0.5 mL 的慢性反复性出血,不适于大出血患者,怀疑憩室出血、疑似小肠出血的患者可考虑应用 ECT,其对小肠出血的检出率为 15%~70%,对于 Meckel 憩室的诊断阳性率为 75%~80%。与内镜和血管造影相比,其敏感性更高,但对检查的设备、技术和结果分析的要求更为严格。

(二) 主要危重指标与监测

1. 出血量判断　根据症状可以大致估计失血量。上消化道快速出血>300 mL 的患者可出现呕血;出血量>50~100 mL 可出现黑便;而短时间内 UGIB>1 000 mL 的患者也会出现血便,同时常会伴随血容量不足的临床表现。

2. 意识判断　首先判断患者的意识状态。意识障碍既是急性失血严重程度的重要表现之一,

也是患者呕吐误吸,导致窒息死亡和坠积性肺炎的重要原因。根据格拉斯哥昏迷评分(GCS)可以对患者的意识情况做出判断。GCS 评分<8 分表示患者昏迷,应当对呼吸道采取保护措施。

3. 气道评估　评估患者气道是否通畅,如存在任何原因的气道阻塞时,应当采取必要的措施,保持其开放。

4. 呼吸评估　评估患者的呼吸频率、呼吸节律是否正常,是否有呼吸窘迫的表现(如三凹征),是否有氧合不良(末梢发绀或血氧饱和度下降)等。如患者出现呼吸频速、呼吸窘迫、血氧饱和度显著下降,特别是当使用高流量吸氧仍不能缓解时,应及时实施人工通气支持。对于伴有意识障碍的上消化道出血患者,因无创通气会增加误吸的危险,故不提倡应用。

5. 血流动力学状态　对疑有上消化道出血的患者应当及时测量脉搏、血压、毛细血管再充盈时间,借以估计失血量,判断患者的血流动力学状态是否稳定。出现下述表现提示患者血流动力学状态不稳定,应立即收入抢救室开始液体复苏:心率>100 次／分,收缩压<90 mmHg(或在未使用药物降压的情况下收缩压较平时水平下降>30 mmHg),四肢末梢冷,出现发作性晕厥或其他休克的表现,以及持续的呕血或便血。

【诊断与鉴别】

(一) 诊断要点

患者出现呕血、黑便症状及头晕、面色苍白、心率增快、血压降低等周围循环衰竭征象,UGIB 诊断基本可成立。必须注意以下几点:① 呕血与黑便首先应与鼻、咽喉、口腔等部位出血吞下血液或进食禽畜血液所致者相区别;与口服骨炭、铁剂或铋剂、某些中药等出现黑便相区别。② 少数 UGIB 患者首发症状为晕倒、出冷汗、心慌、四肢发冷等休克或休克前期表现,虽未出现呕血或黑便,但易被误诊和漏诊。因此,凡患者有急性周围循环衰竭,排出中毒性休克、过敏性休克、心源性休克或重症急性胰腺炎,以及子宫异位妊娠破裂、动脉瘤破裂、胸腔出血等疾病外,还是要考虑急性消化道大出血可能。体检有肠鸣音过度活跃提示有消化道出血,直肠指检有助于早期诊断。

LGIB 诊断要点:① 病史中多伴有下腹部痛

或腹部有包块,排便异常伴便血史,出血前常有中下腹不适、下坠或便意。② 大便常为鲜红色、暗红色、果酱样,少数为黑便,无呕血。③ 来自高位小肠出血可能有血 BUN 升高,而结肠出血不升高。④ 结直肠出血常为鲜血便或暗红的血便,血与大肠相混,可有便后滴血,亦可表现为脓血便,伴有腹痛腹泻、里急后重感。小肠出血常为暗红酱样便,亦可为黑便,偶有血水样便,伴有脐周疼痛。

(二) 鉴别诊断

西医鉴别

上消化道出血与下消化道出血呕血提示上消化道出血,黑便大多数来自上消化道出血,而血便大多来自下消化道出血。但是,上消化道短时间大量出血亦可表现为暗红色甚至鲜红色血便,此时如不伴呕血,常难与下消化道出血鉴别,应在病情稳定后即做急诊胃镜检查。高位小肠乃至右半结肠出血,如血在肠腔停留时间久,亦可表现为黑便,这种情况应先经胃镜检查排除上消化道出血后,再行下消化道出血相关检查。

中医类证鉴别

1. 呕血与咯血 呕血自胃而来,随呕吐而出,常夹杂食物残渣等胃内容物,血色呈咖啡色或紫暗色,甚至鲜红色,常伴黑便。呕血之前可有胃脘不适或胃痛、恶心等症状。咯血由肺、气道而来,经咳嗽而出;或觉喉痒胸闷,一咯即出,血色鲜红;或夹泡沫,或瘀血相兼,痰中带血。

2. 呕血与鼻腔、口腔及咽喉出血 呕血经呕吐而出,血色紫暗,夹有食物残渣,常有胃病史。鼻腔、口腔及咽喉出血,常为纯血或随唾液而出,血量少,不夹食物残渣,并有口腔、鼻咽部病变的相应症状,于五官科检查可明确出血部位。

3. 便血与痢疾 痢疾多见夏秋季节和痢疾患者接触史,初起有发热、恶寒等症,大便呈脓血相兼,具有腹痛、里急后重、肛门灼热等症。便血无里急后重,无脓血相兼。

4. 远血与近血 便血之远近是指出血部位距肛门的远近而言。远血其病位在胃、小肠,血与粪便相混,血色如黑漆色或暗紫色。近血来自乙状结肠、直肠、肛门,血便分开,或是便外裹血,血色多鲜红或暗红。

【治疗】

(一) 西医治疗

1. 紧急处置

(1) 紧急评估:对紧急评估中发现意识障碍或呼吸循环障碍的患者,应常规采取"OMI",即吸氧(oxygen,O)、监护(monitoring,M)和建立静脉通路(intravenous,I)的处理。心电图、血压、血氧饱和度持续监测可以帮助判断患者的循环状况。对严重出血的患者,应当开放两条甚至两条以上的通畅的静脉通路,必要时采用中心静脉穿刺置管,并积极配血,开始液体复苏。意识障碍、排尿困难及所有休克患者均需留置尿管,记录每小时尿量。所有急性上消化道大出血患者均需绝对卧床,意识障碍的患者要将头偏向一侧,避免呕血误吸。意识清楚、能够配合的患者可留置胃管并冲洗,对判断活动性出血有帮助,但对肝硬化、EGVB 及配合度差的患者下胃管时应慎重,避免操作加重出血。EGVB 的治疗:① 限制性液体复苏策略。② 血红蛋白<70 g/L 是输注浓缩红细胞的阈值,但要结合患者的合并症、年龄、血流动力学情况和出血情况。③ EGVB 患者应用血管活性药物,推荐使用抑酸药物(质子泵抑制剂、H_2 受体拮抗剂)、生长抑素联合治疗 5 日。④ 入院后尽早进行上消化道内镜(12 小时内)检查。⑤ 对治疗失败的高危患者,可考虑尽早行经颈静脉肝内门-体静脉支架分流术(TIPS)或使用自膨式支架。⑥ 预防性应用广谱抗菌药物。

(2) 容量复苏:常用的复苏液体包括生理盐水、平衡液、人工胶体和血液制品。无论是否可以立即得到血液制品或胶体液,通常主张先输入晶体液。合并感染的患者应禁用或慎用人工胶体。在没有控制消化道出血情况下,应早期使用血液制品。

大出血时,患者的血红蛋白大量丢失,血液携氧能力下降导致组织缺氧。这时单纯补充晶体液或人工胶体液不能代替血液。因此,在病情危重、危急时,输液、输血应当相继或同时进行。多数上消化道出血的患者并不需要输入血液制品,但是存在以下情况时应考虑输血:收缩压<90 mmHg 或较基础收缩压下降>30 mmHg;血红蛋白<70 g/L;血细胞比容<25%;心率>120 次/分。需要注意的是,不宜单独输血而不输晶体液或胶体液,因患者急性失血后血液浓缩,此时单独输血并不能有效地改善微循环缺血、缺氧状态。输注库存血较多时,每输 600 mL 血时应静脉补充葡萄糖酸钙 10 mL。对肝硬化或急性胃黏膜损伤的患者,尽可能采用新鲜血液。需要基于全面的临床状况决定是否输血,要有输血过多与输血不足同样有害的意识。对活动性出血和血流动力学稳定的患者不要输注血小板;对活动性出血和血小板计数 <50×10⁹/L 的患者输注血小板;对纤维蛋白原浓度 <1 g/L 或活化部分凝血酶原时间(国际标准化比)>1.5 倍正常值的患者,给予新鲜冰冻血浆。

(3)限制性液体复苏:对于门脉高压食管静脉曲张破裂出血的患者,血容量的恢复要谨慎,过度输血或输液可能导致继续或再出血。在液体复苏过程中,要避免仅用生理盐水扩容,以免加重或加速腹水或其他血管外液体的蓄积。必要时根据患者具体情况补充新鲜冷冻血浆、血小板、冷沉淀(富含凝血因子)等。对高龄、伴心肺肾疾病的患者,应防止输液量过多,引起急性肺水肿。对急性大量出血患者,应尽可能施行中心静脉压监测,以指导液体的输入量。

(4)血管活性药物的使用:在积极补液的前提下如果患者的血压仍然不能提升到正常水平,为了保证重要脏器的血液灌注,可以适当地选用血管活性药物,以改善重要脏器的血液灌注。血管活性药物的使用方法参见相关指南。

(5)血容量充足的判定及输血目标:进行液体复苏及输血治疗需要达到以下目标:收缩压 90~120 mmHg;脉搏 <100 次/分;每小时尿量 >40 mL;血 Na⁺<140 mmol/L;意识清楚或好转;无显著脱水貌。对大量失血的患者,输血达到血红蛋白 80 g/L,血细胞比容 25%~30% 为宜,不可过度,以免诱发再出血。血乳酸盐是反映组织缺氧高度敏感的指标之一,血乳酸盐水平与严重休克患者的预后及病死率密切相关,不仅可作为判断休克严重程度的良好指标,而且还可用于观察复苏的效果,血乳酸恢复正常是良好的复苏终点指标。

2. 上消化道出血常规治疗 常见急性 UGIB 的病因包括消化性溃疡、食管静脉曲张破裂、Mallory-Weiss 综合征和胃癌。除胃癌之外,前三种大多数可以通过药物或(和)内镜治疗使出血停止并预防再次出血发生,在患者没有合并症或其他严重共患病的情况下,推荐以下治疗方案。

(1)药物治疗

1)抑酸药物:抑酸药物的最佳抑酸水平为胃内 pH>4 每日达到 8 小时以上,pH>6 达到 20 小时以上。抑酸药物能提高胃内 pH,还可促进血小板聚集和纤维蛋白凝块的形成,避免血凝块过早溶解,有利于止血和预防再出血,同时治疗消化性溃疡。在明确病因前,推荐静脉使用质子泵抑制剂进行经验性治疗。质子泵抑制剂的止血机制:胃酸和胃蛋白酶干扰内外源性凝血系统,抑制血小板因子Ⅲ的活性及血小板聚集,并可破坏血凝块,有效的抑酸治疗使胃内 pH>6,促进血小板聚集和局部凝血功能。临床常用质子泵抑制剂和 H₂ 受体拮抗剂抑制胃酸分泌,提高胃内的 pH。在各种质子泵抑制剂类药物中,埃索美拉唑是起效较快的药物。大剂量埃索美拉唑被推荐为急性上消化道大出血紧急处理的药物选择之一。使用方法:埃索美拉唑 80 mg 静脉推注后,以每小时 8 mg 的速度持续静脉泵入或滴注。常规剂量质子泵抑制剂治疗:埃索美拉唑 40 mg 静脉滴注,每 12 小时一次。质子泵抑制剂针剂还有泮托拉唑、奥美拉唑、兰索拉唑、雷贝拉唑等,都是有效的抑酸止血药物。常用的 H₂ 受体拮抗剂针剂有法莫替丁、雷尼替丁等。注射用法莫替丁 20 mg+生理盐水 20 mL 静脉推注,每日 2 次;雷尼替丁每次 50 mg,稀释后缓慢静脉推注(超过 10 分钟),每 6~8 小时给药 1 次。

2)止凝血治疗:对血小板缺乏患者,避免使用阿司匹林联合氯吡格雷强化抗血小板治疗;对血友病患者,首先输注凝血因子,同时应用质子泵抑制剂;对凝血功能障碍患者,目前的治疗观点:① 输注新鲜冰冻血浆。② 首先给予氨甲环酸补充纤维蛋白原。③ 血栓弹力图监测引导下的成分输血。凝血功能障碍患者的止血治疗规范:新型口服抗凝剂增加胃肠道出血的风险,但经治疗纠正后国际标准化比值(INR)在 1.5~2.5,可进行内镜检查治疗。输血的阈值仍存在较大争议,但较一般指南中推荐指征有所放宽。对有凝血功能障碍者,可静脉注射维生素 K,为防止继发性纤溶,可使用氨甲苯酸等抗纤溶药;云南白药等中药也有一定疗效。对插入胃管者,可灌注硫糖铝混悬液或冰冻去甲肾上腺素溶液(去甲肾上腺素 8 mg,加入冰生理盐水 100~200 mL)。在肝硬化患者和急性上消化道出血的患者中,预防性应用抗生素显著减少细菌感染,减少全因死亡率、细菌感染死亡率、再出血事件和住院事件。

3）生长抑素及其类似物：生长抑素是由多个氨基酸组成的环状活性多肽，能够减少内脏血流，降低门静脉压力，抑制胃酸和胃蛋白酶分泌，抑制胃肠道及胰腺肽类激素分泌等，是肝硬化急性食管胃底静脉曲张出血的首选药物之一，也被用于急性非静脉曲张出血的治疗。使用生长抑素可显著降低消化性溃疡出血患者的手术率，预防早期再出血的发生。同时，使用此类药物可有效预防内镜治疗后肝静脉压力梯度的升高，从而提高内镜治疗的成功率。生长抑素静脉注射后在1分钟内起效，15分钟内即可达峰浓度，半衰期为3分钟左右，有利于早期迅速控制急性上消化道出血。使用方法：首剂量250 μg快速静脉滴注（或缓慢推注），继以每小时250 μg静脉泵入（或滴注），疗程5日。对于高危患者，选择高剂量（每小时500 μg）生长抑素持续静脉泵入或滴注，在改善患者内脏血流动力学、控制出血和提高存活率方面均优于常规剂量。对难以控制的急性上消化道出血，可根据病情重复250 μg冲击剂量快速静脉滴注，最多可达3次。奥曲肽是人工合成的8肽生长抑素类似物。皮下注射后吸收迅速而完全，30分钟血浆浓度可达到高峰，消除半衰期为100分钟，静脉注射后其消除呈双相性，半衰期分别为10分钟和90分钟。使用方法：急性出血期应静脉给药，起始快速静脉滴注50 μg，继以每小时25~50 μg持续静脉泵入或滴注，疗程5日。伐普肽是新近人工合成的生长抑素类似物，50 μg静脉推注后，以每小时50 μg维持。

4）抗菌药物：肝硬化急性静脉曲张破裂出血者活动性出血时常存在胃黏膜和食管黏膜炎性水肿，预防性使用抗菌药物有助于止血，并可减少早期再出血及感染，提高生存率。

5）血管升压素及其类似物：包括垂体后叶素、血管升压素、特利加压素等。静脉使用血管升压素的疗效已在一些临床试验中得到证实，其可显著控制静脉曲张的出血，但不能降低病死率，且不良反应较多（心脏及外周器官缺血、心律不齐、高血压、肠缺血等）。临床上多联合硝酸酯类药物减轻其副作用。但在治疗急性上消化道大出血时，应用垂体后叶素和血管升压素联合硝酸酯类药物的不良反应仍高于单独使用特利加压素。为减少不良反应，静脉持续应用高剂量血管升压素

的时间限定不应超过24小时。垂体后叶素用法同血管升压素，每分钟0.2~0.4 U持续静脉泵入，最高可加至每分钟0.8 U；治疗过程中应根据患者的心血管疾病情况以及对药物的反应联合静脉输入硝酸酯类药物，并保证收缩压>90 mmHg。特利加压素是合成的血管升压素类似物，可持久有效地降低肝静脉压力梯度，减少门静脉血流量，且对全身血流动力学影响较小。特利加压素的推荐起始剂量为每4小时2 mg，出血停止后可改为每日2次，每次1 mg，一般维持5日，以预防早期再出血。

（2）三腔二囊管（balloon tamponade，BT）压迫止血：可有效控制出血，但复发率高，可出现吸入性肺炎、气管阻塞等并发症，是药物难以控制的大出血的急救措施，为内镜或介入手术止血创造条件。进行气囊压迫时，根据病情8~24小时放气1次，拔管时机应在血止后24小时，一般先放气观察24小时，若仍无出血即可拔管。放置BT管绝对禁忌证包括出血停止和近期胃食管连接部手术史，相对禁忌证有：充血性心力衰竭、心律失常、呼吸衰竭、不能肯定曲张静脉出血的部位（肝硬化患者上消化道大出血例外）。

（3）内镜检查和治疗：内镜检查在上消化道出血的诊断、危险分层及治疗中有重要作用。尽管专家们一致认为，急性上消化道大出血的患者应当尽快完成内镜检查，而且药物与内镜联合治疗是目前首选的治疗方式，但是由于各个医院的运行方式和条件不同，能够完成急诊内镜检查的时间尚不能完全统一。内镜治疗方法的选择请参考消化专业有关指南。对无法行内镜检查明确诊断的患者，可进行经验性诊断评估及治疗。对内镜检查阴性者，可行小肠镜检查、血管造影、胃肠钡剂造影或放射性核素扫描。

内镜治疗时机：相对12小时内出现的静脉曲张破裂出血，成功复苏后24小时内早期内镜检查适合大多数上消化道出血患者。在出血24小时内，血流动力学情况稳定后，无严重合并症的患者，应尽快行急诊内镜检查。对有高危征象的患者，应在12小时内进行急诊内镜检查。对怀疑肝硬化静脉曲张出血的患者，应在住院后12小时内行急诊内镜检查。内镜下止血后再次出血的预测指标包括：血流动力学不稳定，胃镜检查有活动性出血，溃疡大小>2 cm，溃疡部位在胃小弯或十二指肠后壁，血红蛋白<100 g/L，需要输血。

（4）介入治疗：急性大出血无法控制的患者应当及早考虑行介入治疗。临床推荐等待介入治疗期间可采用药物止血，持续静脉滴注生长抑素+质子泵抑制剂控制出血，提高介入治疗成功率，降低再出血发生率。选择性胃左动脉、胃十二指肠动脉、脾动脉或胰十二指肠动脉血管造影，针对造影剂外溢或病变部位经血管导管滴注血管升压素或去甲肾上腺素，使小动脉和毛细血管收缩，进而使出血停止。无效者可用明胶海绵栓塞。介入治疗包括选择性血管造影及栓塞（TAE）经颈静脉肝内门-体静脉支架分流术（TIPS）：主要适用于出血保守治疗（药物、内镜治疗等）效果不佳、外科手术后再发静脉曲张破裂出血或终末期肝病等待肝移植术期间静脉曲张破裂出血。其特点为：能在短期内显著降低门静脉压，与外科门-体分流术相比，TIPS 具有创伤小、成功率高、降低门静脉压力效果可靠、可控制分流道直径、能同时行断流术（栓塞静脉曲张）、并发症少等优点。TIPS 对急诊静脉曲张破裂出血的即刻止血成功率达 90%～99%，但远期（≥1 年）疗效不确定。影响疗效的主要因素是术后分流道狭窄或闭塞。

（5）外科手术治疗：尽管有以上多种治疗措施，但是仍有约 20% 的患者出血不能控制，此时及时请外科进行手术干预。外科分流手术在降低再出血率方面非常有效，但可增加肝性脑病风险，且与内镜及药物治疗相比并不能改善生存率。

3. 下消化道出血常规治疗 下消化道出血的基本处理原则为快速评估，稳定血流动力学，定位及定性诊断，按需治疗。治疗措施包括支持治疗、药物治疗、内镜下治疗、血管栓塞治疗及外科治疗等。

（1）药物治疗：小肠出血的药物治疗出血病变部位不明或病变弥漫，不适用内镜治疗、手术治疗或血管造影栓塞治疗和治疗无效者，可考虑采用药物治疗。针对小肠出血的药物治疗研究有限，性激素类药物已被证实无效，生长抑素及其类似物和沙利度胺有一定疗效。

1）生长抑素及其类似物：生长抑素及其类似物在急性消化道出血治疗中的短期应用较为广泛。长期应用对胃肠道毛细血管扩张和蓝色橡皮大疱痣综合征引起的慢性肠道出血有一定的治疗作用，其机制包括通过抑制血管生成，减少内脏血流量，增加血管阻力和改善血小板聚集来减少出血。推

荐用法：先用奥曲肽 100 μg 皮下注射，每日 3 次，共 4 周，第 2 周起采用长效奥曲肽 20 mg 每月肌内注射 1 次，疗程 6 个月；或兰瑞肽（lanreotide，一种长效生长抑素八肽类似物）90 mg 每月肌内注射 1 次。一项纳入 98 例患者的回顾性研究显示，长效奥曲肽对胃肠道血管扩张性病变导致的出血有一定治疗作用，在 78 个月的平均随访期内输血的需求减少；其中 40% 完全有效、32% 部分有效；多因素分析显示，年龄>65 岁、男性、应用抗血小板药物、慢性阻塞性肺疾病、慢性肾功能衰竭可能是长效奥曲肽无效的独立相关因素。一项多中心、随机对照、前瞻性研究评估了奥曲肽在小肠血管畸形引起的消化道出血中的疗效，另有一项荟萃分析综合了 4 项生长抑素治疗胃肠道血管畸形的回顾性研究，结果均显示奥曲肽有效。

2）沙利度胺为谷氨酸衍生物：对血管扩张引起的小肠出血有效，可能与其抑制表皮生长因子的抗血管生成作用有关。推荐用法：沙利度胺 100 mg，每日 1 次或分次服用。目前仅有一项随机对照临床研究，共纳入 55 例胃肠道血管畸形导致的出血患者，结果显示沙利度胺（每日 100 mg）治疗 4 个月的有效率为 71.4%，显著高于铁剂对照组（3.7%）。沙利度胺治疗组患者表皮生长因子水平明显降低。沙利度胺的不良反应主要有便秘、疲劳、眩晕和周围水肿等，其他还有周围神经病变、深静脉血栓等。沙利度胺对胎儿有严重的致畸性，禁用于妊娠期女性。结直肠出血的药物治疗临床上常用的止血药物有生长抑素、垂体后叶素、蝮蛇蛇毒血凝酶（巴曲亭）、去甲肾上腺素等，但目前尚缺乏科学的临床研究评价药物止血的疗效。

（2）内镜治疗

1）热凝固治疗：对于血管畸形病变出血，氩离子凝固术是目前常用的方法。在内镜止血治疗后，小肠出血会有复发率，尤其是血管扩张性病变的发生率更高。有报道，小肠血管扩张性病变在内镜下止血后，平均随访 22 个月的再出血率为 45%。小肠血管扩张性病变再出血的风险因素包括病变数量、年龄>65 岁、病变位于空肠、合并心血管疾病、合并慢性肾脏病、应用抗凝药和输血等。结直肠血管畸形常见于老年人和右半结肠。如有急性或慢性出血的证据，应给予内镜下止血治疗。非接触热凝固治疗使用简便、安全且效果更好，能够有效提高患者血红蛋白水平并减少输

血的频次。对于肠壁较薄的右半结肠，建议选用 30～45 W 的较低功率，氩气流速控制在每分钟 1 L，以减少穿孔的风险。探头距离黏膜面的距离应保持在 1～3 mm 且发射1～2秒脉冲。对于面积较大（>10 mm）以及位于右半结肠的血管扩张，可在行凝固治疗之前使用生理盐水进行黏膜下注射。对于一些息肉切除术后或内镜黏膜下剥离术后出血的患者，由于出血部位有溃疡形成，有时金属夹夹闭止血无效或者一些病例很难释放金属夹，可以考虑使用非接触式的热凝固治疗止血。

2）金属夹止血：小肠溃疡表面裸露血管所致的活动性出血及 Dieulafoy 溃疡，应用内镜下钛夹止血的效果较好。结肠憩室出血在我国并不多见，但在西方国家结肠憩室发病率高。憩室出血为动脉性出血，通常表现为无痛性便血，出血部位通常位于憩室颈部或穹窿部。内镜下金属夹止血是憩室出血的有效治疗方法。与热凝固治疗相比，金属夹止血能够避免透壁性损伤和穿孔的风险。另外，金属夹设计的改进，如闭合力量的增加，可旋转以及在释放前能够开闭的能力，都使其可更简易地用于止血。使用金属夹治疗憩室出血时可以直接夹闭出血部位，也可以"拉链"的方式封闭憩室开口来达到止血的目的。当有活动性出血时，可以使用稀释的肾上腺素于憩室内或憩室旁注射以减慢出血速度，获得更好的视野，从而方便金属夹的止血。息肉切除术后出血可发生在切除术后即刻或术后数日至数周内。息肉切除术后出血的危险因素包括息肉大小（>2 cm）、粗蒂、位置（右半结肠）和服用抗凝药物。息肉切除术后出血的止血方法包括金属夹止血、热凝固法、黏膜下注射稀释的肾上腺素及套扎治疗。热凝固法止血组织损伤较大，因此对于息肉切除术后出血更推荐使用金属夹止血。此外，由镍钛合金制成的 OTSC 也可作为息肉切除术后出血的挽救性治疗方法。OTSC 装置可安装于内镜头端，其工作的原理类似于套扎器。

3）黏膜下注射：对于较局限的小出血病灶，尤其是血管性病变，或者视野不清晰无法进行镜下治疗时，可经结肠镜插入注射针进行局部黏膜下注射治疗。1：10 000 肾上腺素是黏膜下注射最常用的药物。其作用机制有两个方面：① 直接作用于血管，引起血管收缩；② 局部组织扩张引起的压迫作用。通常黏膜下注射治疗需与其他方法联合使用，否则止血成功率较低且再出血风险大。

联合方法：研究证实，对于一些高危的下消化道出血患者，尤其是憩室出血和息肉切除后出血的患者，两种或多种内镜下止血方法联合应用，能够显著降低再出血、手术及死亡的风险。

（3）介入治疗：血管栓塞治疗适用于下消化道活动性出血，尤其是常规内科止血治疗无效者。目前常用微小线圈、聚乙烯醇颗粒或水溶性明胶进行超选择性栓塞治疗，从而提高治疗成功率并减少肠坏死等不良事件的发生。一项荟萃分析表明，将血管栓塞作为一线方法可以有效治疗憩室出血，止血成功率为 85%，而血管栓塞对其他原因的下消化道出血的止血成功率仅为 50%（P<0.01）。但是，血管造影栓塞治疗下消化道出血后的早期再出血发生率却达到了 22%。血管造影栓塞的疾病诊断率和治疗成功率均低于内镜下。血管造影栓塞的主要并发症包括肠坏死、肾毒性和血肿，发生率可高达 17%。与憩室出血相比，使用血管造影栓塞的方法治疗血管扩张更加困难，再出血率可高达 40%。有关血管造影下栓塞治疗小肠出血的报道较少，一项纳入 15 项研究、共 309 例下消化道出血患者的研究报道，血管造影下栓塞治疗的成功率为 82%，但其中多数病例并非小肠出血。

（4）外科手术：随着内镜技术的不断发展，外科手术已不再是治疗小肠出血的重要手段，但小肠肿瘤、经保守治疗无效的大出血、小肠穿孔、小肠梗阻和不明原因的小肠反复出血等仍是手术治疗的指征。手术探查的困难在于难以发现小肠腔内微小的病灶，尤其是血管扩张性病变，因而可能发生术后再出血。术中内镜检查有助于明确病因，提高小肠出血的疗效。腹腔镜探查在小肠出血诊治中是一种较为高效、安全的方法，若辅以术中内镜检查，则可进一步提高小肠出血的确诊率，缩短手术时间，并减少小肠切除的长度。大部分结直肠出血患者经过恰当的药物治疗、内镜治疗或血管栓塞治疗后都能成功止血，复发率也较低，只有那些反复发生的难治性憩室出血需要行手术治疗。对于已经明确病变部位和性质的患者，如有手术适应证，应择期手术。急诊手术适应证包括：① 急性大量出血合并肠梗阻、肠套叠、肠穿孔、腹膜炎者。② 出现失血性休克，血流动力学不稳定，经正规内科治疗后仍不能纠正者。③ 反复多次不明原因出血导致患者贫血,再次出血者。术前确定出血部位十分重要,以避免盲目的结肠切除。急诊手术死亡率高,应慎重选择患者进行手术治疗。

(二)中医辨证论治

呕血、便血具有明确突出的证候特征,即表现为血液从口或肛门外溢。

首辨病证的不同。呕血是从口中吐出的血液,有吐血与咳血之分,需加以区别。大便下血则有便血、痔疮之分,临床应根据临床表现、病史等加以鉴别。次辨脏腑病变之异及既往病史。吐血有病在胃及病在肝之别,便血则有远血、近血之分。再辨证候之虚实。一般初病多实,久病多虚;由火热迫血所致者属实;由阴虚火旺,气虚不摄,甚至阳气虚衰所致者属虚。

治疗血证,应针对各种血证的病因病机及损伤脏腑不同,结合证候虚实及病情轻重而辨证论治。火盛逼血妄行者,或上或下,必有火脉火证可据,以清火为先,火清而血自安。凡火不盛,气不逆,而血动不止者,乃其元阴受损,营气失守,病在根本而然,治此之法,但宜纯甘至静之品培之养之,以完固损伤,则营气自将宁谧,不待治血而自安。

急性呕血、便血辨证分型

1. 实证

证候:胃脘胀痛,呕吐频作,呕血色红或紫暗,常夹有食物残渣,便血紫黑,口苦或口臭,烦躁,大便次数长增加。舌红,苔黄,脉滑数。

证机分析:主要病机为胃热炽盛,灼烧阳络,脉膜破溢;或肝火横逆,胃络损伤;或湿热下注,熏灼阴络,迫血妄行。

治法:清热泻火,凉血止血。

处理:(1)方药:泻心汤合石灰散加减。药用黄芩、黄连、大黄、丹皮、栀子、大蓟、小蓟、侧柏叶、茜根、白茅根、棕榈皮等。胃气上逆者,可合旋覆代赭汤和胃降逆;热伤胃阴者,加麦冬、石斛、天花粉养胃生津;呕血量多,可加用犀角地黄散以清热凉血止血。便血为主,改用地榆汤合槐角丸加减;若便血日久,湿热未尽而营阴已亏,应清热除湿与补益阴血并用,可酌情选用清脏汤或脏连丸。

(2)中成药:大黄粉,清热凉血止血,每次3g,口服,每日3次。十灰散,凉血止血,每次5g,

口服,每日3次。三七粉,活血止血,每次3g,口服,每日3次。白及粉,收敛止血,每次3g,口服,每日3次。云南白药,止血活血,每次0.25~0.5g,口服,每日3次,重时服保险子1粒。紫地宁血散:凉血止血,每次8g,每日4次,口服;或用本药120g加入1500mL冰水中,每次经胃管注入胃内500mL,反复冲洗2~3次,然后再注入200mL胃内保留,每日1~3次,出血停止后改为口服。大黄注射液,清热凉血,每次100mL加入5%葡萄糖注射液250mL中静滴,每日1次。

(3)其他疗法:① 针灸。针刺上脘、足三里、神门,便血者加三阴交、大肠俞,用泻法。② 外敷疗法。以蒜泥敷涌泉穴,引热下行。③ 内镜下局部止血。找到出血灶,选用云南白药、三七粉、大黄粉、白及粉等止血药,通过胃镜活检孔,由塑料管注入。

2. 虚证

证候:呕血缠绵不止,时轻时重,或下血紫暗,或色黑如漆,胃脘疼痛隐隐,面色苍白,体倦乏力,心悸气短。舌质淡,脉细弱。

证机分析:主要病机为中气亏虚,统血无权,血液外溢。

治法:健脾益气摄血。

处理:(1)方药:归脾汤加减。药用党参、茯苓、白术、甘草、当归、黄芪、木香、阿胶、仙鹤草、炮姜炭、白及、乌贼骨等。若气损及阳,脾胃虚寒者,宜温经摄血,改用柏叶汤或黄土汤。

(2)中成药:白及粉,收敛止血,每次3g,口服,每日3次。三七粉,活血止血,每次3g,口服,每日3次。云南白药,止血活血,每次0.25~0.5g,口服,每日3次。归脾丸,益气健脾,摄血,每次1丸,口服,每日2次。生脉注射液,益气养阴,用于气阴两虚者,60~120mL加入5%葡萄糖氯化钠注射液250~500mL中静脉滴注,每日1~2次。

(3)其他疗法:① 针灸。针刺上脘、足三里、神门,便血者加三阴交、大肠俞,用补法。② 内镜下局部止血。方法同实证,药选用云南白药、三七粉、白及粉等止血药。

中医急救措施

针刺治疗,呕血可单独选用人迎穴,用梅花针从穴位中心向外周圆圈叩击,先叩右侧再叩左侧,每侧 3~15 分钟。便血可针刺足三里、地机穴。口服云南白药保险子，根据出血情况灵活调整用量和用药间隔时间。呕血、便血起初，出血势急，可用冰水（或鲜藕汁、芦茅根水）调服三七粉、白及粉、大黄粉。凡失血过多，出现气虚欲脱，汗出肢冷，脉微细，急用人参 30~60 g，生甘草 15~30 g，水煎频服；或静脉予生脉注射液、参附注射液益气固脱，可 1~2 小时重复给药一次，以脱证得到控制为度。

【中西医协同诊疗思路】

依据"急则治标"原则，急性出血期常给予口服止血药物，如云南白药粉、白及粉、化瘀止血散

等；内镜检查时，根据情况镜下喷洒止血散、白及粉、炮姜灰、乌贼骨、微米大黄炭等止血药物；或若气随血脱，有休克表现者，加用扶正、固脱治疗，静脉滴注益气生脉之中药针剂等。而在出血的静止期（未见明显活动性出血期）及恢复期（出血完全停止期），中医辨证的优势明显，可辨证给予中药汤剂口服，能够改善患者症状，提高临床疗效，缩短住院天数。

呕血、便血主要是病因治疗，治疗及时得当，出血能够控制者，病症多能痊愈。若出血难以控制，出血量大，出现循环衰竭，或者出血原因不明者，预后极差，可能出现死亡。出现出血难以控制或不明原因出血者，必要时请相关科室会诊或转诊。（图 2-28）

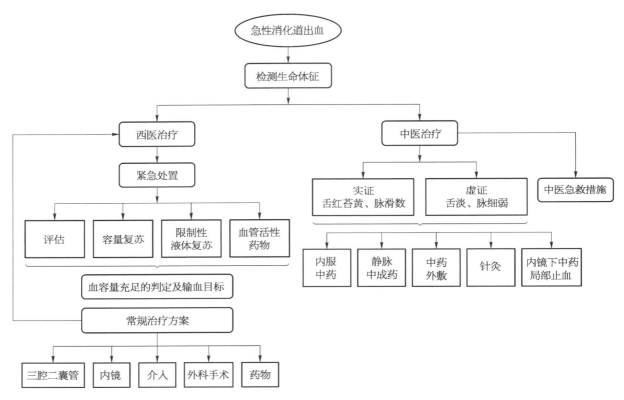

图 2-28　急性消化道出血中西医协同诊疗思路导图

【预后与进展】

急性消化道出血患者预后相关的重要因素包括：初次出血的严重程度，患者的年龄，共患病，是否发生再出血等。一般而言，UGIB 的死亡率大约为 5%~14%，LGIB 的死亡率为 4%~10%。

初次出血量对预后有很大影响，输血超过 2 个单位的 LGIB 患者死亡率升高到 15%。相对而言，LGIB 比 UGIB 患者手术率要高，如果在出血开始的 24 小时内输血>4 个单位，LGIB 患者的手术率接近 50%。另外，出血初期血红蛋白水平在 80 g/L 以下、红细胞比容<35%、积极支持治疗 1 小时后血流动力学不能恢复稳定和鲜血便等提示大量失血的指标都属于预后不良因素。年龄和共患病都会影响患者的预后，60 岁以下没有严重共患病 UGIB 患者的死亡率只有 0.6%；而住院患者如

发生 UGIB，死亡率会上升 3 倍；同样，非住院 LGIB 患者的死亡率仅为 5%，住院患者可以升高到 23%。再出血是影响预后的最重要的危险因子，老年且有严重共患病患者如果发生再出血，死亡率将由原先的 28% 升至 53%。由于高龄和共患病等都属于不可逆转的危险因素，因而预防再出血对于改善 GIB 患者的预后具有重要意义。再出血率和初始止血率一样，都属于评价各种治疗方法疗效的重要指标。

（韩　丹）

第二节
肝功能衰竭

肝衰竭是多种因素引起的严重肝脏损害，导致合成、解毒、代谢和生物转化功能严重障碍或失代偿，出现以黄疸、凝血功能障碍、肝肾综合征、肝性脑病、腹水等为主要表现的一组临床症候群。是肝功能损伤的病理生理极端表现。我国引起肝衰竭的主要病因是肝炎病毒，以乙型肝炎病毒（HBV）为主，其次是药物及肝毒性物质（如乙醇、化学制剂等），细菌及寄生虫等病原体严重或持续感染，肝移植并发症，儿童肝衰竭还可见于遗传代谢性疾病（如 Wilson 病等）。肝衰竭可分为急性肝衰竭（ALF）、亚急性肝衰竭（SALF）、慢加急性肝衰竭（ACLF）和慢性肝衰竭（CLF）。临床上，肝功能衰竭患者肝功能通常快速恶化，累及肝外器官，导致较高的短期病死率。

肝功能衰竭属于中医"急黄病"范畴，是以病势暴急凶险、面目、皮肤、小便骤然发黄，伴高热、烦渴，甚则神昏、谵语或嗜睡、舌红绛、苔黄燥、脉弦洪或脉数为主要表现的危急重证。"急黄"之名始见于《诸病源候论·黄疸诸候·急黄候》："脾胃有热，谷气郁蒸，因为热毒所加，故卒然发黄，心满气喘，命在顷刻，故云急黄也。"

【病因病理】

（一）西医病因病理

1.病因　在我国引起肝衰竭的主要病因是肝炎病毒（尤其是乙型肝炎病毒），其次是药物

及肝毒性物质（如乙醇、化学制剂等）。儿童肝衰竭还可见于遗传代谢性疾病。肝衰竭的常见病因见表 2-21。

表 2-21　肝衰竭常见病因

病　因	常见分类
肝炎病毒	甲型，乙型，丙型，丁型，戊型
其他病毒	巨细胞病毒，EB 病毒，肠道病毒，疱疹病毒，黄热病毒等
药物	对乙酰氨基酚，抗结核药物，抗肿瘤药物，部分中草药，抗风湿病药物，抗代谢药物等
肝毒性物质	乙醇，毒蕈，有毒的化学药物等
细菌及寄生虫等	严重或持续感染（如脓毒症，血吸虫病等）
肝脏其他疾病	肝脏肿瘤，肝脏手术，妊娠急性脂肪肝，自身免疫性肝病，肝脏移植术后等
胆道疾病	先天性胆道闭锁，胆汁淤积性肝病等
代谢异常	肝豆状核变性，遗传性糖代谢障碍等
循环衰竭	缺血缺氧，休克，充血性心力衰竭等
其他	创伤，热射病等
原因不明	

2.病理　肝衰竭患者肝组织中的大量肝细胞死亡是导致肝衰竭的直接原因，肝细胞的死亡方式以坏死为主，且细胞凋亡、自噬、焦亡等多种细胞死亡方式共存。ALF、SALF 和 ACLF 肝组织中往往浸润大量的炎症细胞，包括淋巴细胞、中性粒细胞、活化的 Kupffer 细胞或巨噬细胞，炎症坏死的程度及类型是决定肝衰竭临床发展和预后的重要因素。一方面，大量的肝细胞死亡引发免疫细胞激活和炎细胞的肝脏募集，刺激免疫介导的肝损伤；另一方面，炎症反应过激后导致全身炎症反应综合征，致使 MODS 和抗微生物反应缺陷。因此，ALF 和 ACLF 可显示出"败血症样"免疫麻痹。Kupffer 细胞在肝损伤后，通过感知肝细胞介导的警报素释放，大量激活并瀑布式释放细胞因子及炎症介质，从而将中性粒细胞和单核细胞从血液、骨髓等肝外募集到损伤部位，进一步加重炎症损伤反应。肝衰竭的病理学基础为广泛的肝坏死

（大块、亚大块或桥接坏死）和肝细胞再生（生理性或病理性），贯穿于各型肝衰竭的临床病理过程，肝细胞的坏死范围、程度与各型肝衰竭的预后密切相关。肝细胞的死亡方式以坏死为主，且与细胞凋亡、焦亡及自噬等细胞死亡方式并存。

肝衰竭的基本病变包括：① 急性广泛肝坏死（大块、亚大块或桥接坏死）伴或不伴重度肝细胞变性，坏死以肝腺泡 3 带为主，向小叶周边发展，其中药物引起和病毒引起的坏死类型有差异。② 多腺泡坏死，波及全小叶者称大块坏死，Scheuer 称之为多腺泡坏死。③ 桥接坏死，坏死融合沿 3 带扩展，连接于汇管区及中央静脉，则称桥接坏死。④ 宽阔的桥接坏死，即广泛的 3 带坏死也称亚大块坏死，亚大块坏死的范围一般小于肝实质的 2/3。死亡病例多系大块坏死，坏死范围多大于肝实质的 2/3，肝衰竭存活病例多为不同程度的桥接坏死或亚大块坏死，坏死范围往往<1/2，此外患者预后还取决于残存肝细胞的变性严重程度及肝脏再生能力，以及患者的年龄及治疗措施等因素。

（二）中医病因病机

肝功能衰竭属于中医学"急黄病"范畴。急黄是指以病势暴急凶险，面目、皮肤、小便骤然发黄，伴高热、烦渴，甚则神昏、谵语或嗜睡、舌红绛、苔黄燥、脉弦洪或脉数为主要表现的危急重证。本病是因脾胃素有积热，湿热之毒炽盛，灼伤津液，内陷营血，邪入心包所致。湿热夹毒，郁而化火是其主要病机。热毒炽盛，故发病急骤，高热烦渴。热毒迫使胆汁外溢肌肤，则黄疸迅速加深，身面均黄，其色如金。热毒内盛，气机失调，故胁痛腹满。神昏谵语，为热毒内陷心营。如热毒迫血妄行，则见衄血、便血，或肌肤出现瘀斑。舌质红绛，苔黄而燥，脉弦滑数或细数，均为肝胆热盛，灼伤津液之象。其病后期，由于热毒炽盛，湿毒壅盛，导致毒瘀胶着，肝体用俱损，最终使脾肾气阴或阴阳两伤。

急黄病机上多属于正虚邪实，基本病机集中在毒、热、湿、虚、瘀等几方面，其病机演变具有由湿毒-瘀-虚的本虚标实的病理特点。

【临床表现】

（一）病史

肝功能衰竭不同分型具有不同的病史特点。

急性肝衰竭主要就是急性起病，并且患者没有基础病史，在 2 周内出现 Ⅱ 度以上的肝性脑病为特征的肝衰竭临床表现。急性肝衰竭属于典型的急性病症，多数时候就与生活中的刺激因素有关系，常见的就是药物引起的肝衰竭或者是甲肝感染引起的肝衰竭。但是这一类急性肝衰竭大部分时候可以快速治疗，甚至是起到治愈的效果。而有一部分急性肝衰竭则存在着巨大危害，比如急性肝损伤，造成的肝衰竭或者是外伤，引起肝实质病变的肝衰竭，通常预后就较差。

亚急性肝衰竭在临床中的定义是起病较急，没有基础病史，而在 2 周到 26 周左右出现肝衰竭的临床表现。亚急性肝衰竭属于急性肝衰竭的一种类型，但是没有大部分急性肝衰竭那么严重，临床表现并不是那么剧烈。亚急性肝衰竭的主要原因，就和继发性疾病或者是长期的慢性病治疗有关系，毒素堆积或者是持续加重肝脏负担，在后期就会诱发亚急性肝衰竭。

慢加急性肝衰竭在临床中是比较特殊的一种肝衰竭类型，主要是在慢性病的基础上出现了急性病症，这会在短时间内导致肝功能失代偿的表现，但是又有一定的逆转可能性。慢加急性肝衰竭，通常属于慢性病的急性发作期，所以患者就存在较大的风险，甚至有时候带来的伤害比急性肝衰竭更大。如果不能够及时治疗或者错过最佳的治疗时机，患者面临的就是永久性的损伤，甚至会造成肝硬化和肝癌的问题。

慢性肝衰竭属于临床上比较常见的肝衰竭，就是在肝硬化基础上出现了肝功能进行性减退，引起多种并发症为主要表现的慢性肝功能失代偿期问题，也属于临床中最危险的肝衰竭类型。虽然是慢性肝衰竭，但是肝硬化带来的问题会持续加重，比起其他的肝衰竭更加难以控制。而一旦出现了慢性肝衰竭问题，患者就需要加强对疾病的控制，尽可能地延缓肝衰竭发展的进程，否则往往就会在短时间内危及生命安全。

（二）症状与体征

（1）肝性脑病：又称肝昏迷，为最具有特征性的表现。初期有行为和性格改变，不能正确回答询问，辨向力和计算能力下降，逐渐发展为兴奋或嗜睡，出现扑击样震颤，脑电图异常，终至昏迷。

（2）黄疸：开始见尿色加深，很快出现皮肤、黏膜及巩膜的黄染,并迅速加深。因肝细胞大块坏死,肝脏可迅速缩小,在叩诊时肝浊音界缩小,B型超声检查可进一步证实。患者呼出气中有一种霉烂的臭味,即肝臭,其浓淡与肝细胞坏死的程度一致。

(3)出血:由于肝脏制造凝血因子功能障碍,内毒素血症激活凝血系统等因素,可出现皮肤出血点、瘀斑、呕血、便血、衄血等。

(4)脑水肿、肺水肿:可能与不适当地大量补液、缺氧等有关,易造成脑疝、呼吸衰竭。

(5)腹水:门静脉高压、血浆白蛋白降低等因素可使30%的患者出现少至中量的腹水。

另外,还可出现继发感染、肝肾综合征、休克等严重并发症。慢性肝衰竭发生在慢性活动性肝病的基础上,一般有原慢性肝病的各种表现,可逐渐发生肝功能衰竭;也可在病程中因某些损肝因素而突然出现肝功能衰竭的征象。

(三)四诊要点

病势凶险,面目、皮肤、小便骤然发黄,可伴高热、烦渴,甚则神昏、谵语或嗜睡,舌红绛、苔黄燥,脉弦洪或脉数。后期可见舌有瘀斑,脉沉迟。

(四)分期

根据临床表现的严重程度,亚急性肝衰竭和慢加急性(亚急性)肝衰竭可分为早期、中期和晚期。在未达到标准时的前期要提高警惕,须密切关注病情发展。

(1)前期:极度乏力,并有明显厌食、呕吐和腹胀等严重消化道症状;丙氨酸转氨酶(ALT)和/或天冬氨酸转氨酶(AST)大幅升高,黄疸进行性加深(85.5≤TBil<171 μmol/L)或每日上升≥17.1 μmol/L;有出血倾向,40%<PTA≤50%(INR<1.5)。

(2)早期:极度乏力,并有明显厌食、呕吐和腹胀等严重消化道症状;ALT和/或AST继续大幅升高,黄疸进行性加深(TBil≥171 μmol/L或每日上升≥17.1 μmol/L);有出血倾向,30%<PTA≤40%(或1.5≤INR<1.9);无并发症及其他肝外器官衰竭。

(3)中期:在肝衰竭早期表现基础上,病情进一步发展,ALT和/或AST快速下降,TBil持续上升,出血表现明显(出血点或瘀斑);20%<PTA≤30%(或1.9≤INR<2.6),伴有1项并发症和/或1

个肝外器官功能衰竭。

(4)晚期:在肝衰竭中期表现基础上,病情进一步加重,有严重出血倾向(注射部位瘀斑等),PTA≤20%(或INR≥2.6),并出现2个以上并发症和/或2个以上肝外器官功能衰竭。

【辅助检查】

(一)检查项目

1.病因检查 包括肝炎病毒、巨细胞病毒和EB病毒等嗜肝病毒,可通过免疫学检查与分子生物学技术等方法,发现病原感染的证据及病毒复制状态。自身免疫性肝病可以通过免疫学检查诊断,血清抗核抗体(ANA)、抗平滑肌抗体(SMA)、抗肝细胞胞质1型抗体(抗LC1抗体)、肝肾微粒体(LKM-1)抗体等自身抗体阳性,球蛋白,γ-球蛋白或IgG为正常上限的1.5倍。血清铜蓝蛋白降低,ATP7B基因突变检测等可以诊断肝豆状核变性。

2.肝脏功能的监测 包括合成功能,表现为前白蛋白、凝血酶及胆碱酯酶等下降;排泄功能,表现为胆红素、γ-谷氨酰转肽酶(γ-GT)、总胆汁酸及碱性磷酸酶(AKP)等升高;肝细胞破坏,表现为谷丙转氨酶(ALT),谷草转氨酶(AST)明显升高(后期下降);肝细胞合成,变现为AFP升高等。

3.凝血功能检查 包括凝血酶原时间(PT)、活化部分凝血活酶时间(APTT)、凝血酶原活动度(PTA)、纤维蛋白原(FIB)、凝血酶时间(TT)及国际标准化比值(INR)等。肝衰竭时凝血酶原时间(PT)延长,凝血酶原活动度(PTA)≤40%,或国际标准化比值(INR)≥1.5。

4.血氨测定 肝衰竭时尿素代谢异常,体内氨不能被清除,或门体分流使来自肠道的氨直接进入体循环,血氨升高。

5.血清电解质、酸碱平衡与肾功能检查 肝衰竭可引起电解质紊乱,以低钾血症、低钠血症及低氯血症最为常见;酸碱平衡失调以呼吸性碱中毒常见,其次为代谢性碱中毒;肾功能障碍则可出现尿素氮和或肌酐升高、高钾血症及代谢性酸中毒症等。

6.影像学检查 B超、CT、MRI等影像学检查可监测肝、脾、胆囊、胆管等器官大小、超声影像以及腹水等。肝脏衰竭时常出现肝脏缩小表现。

7.其他 脑电图肝性脑病早期,可能有特异性脑电图波形,如慢波、三相波,且持续时间较长,有助于早期发现肝性脑病。肝活体组织病理学检查具有重要价值,但肝穿刺具有一定的风险,在临床工作中应慎重。

(二)主要危重指标与检测

总胆红素、凝血功能(INR、PT 等)、血浆乳酸反映了肝脏新陈代谢、分泌和合成的功能,是评判肝衰竭危重程度和预测预后的重要指标。此外,血肌酐、血气分析、血氨等指标也是了解肝衰竭危重程度的重要指标。

【诊断与鉴别】

(一)诊断要点

1. 组织病理学表现 组织病理学检查在肝衰竭诊断、分类及预后判定上具有重要价值,但由于肝衰竭患者的凝血功能严重降低,实施肝穿刺具有较高的风险,在临床工作中应特别注意。肝衰竭发生时(慢性肝衰竭除外),肝脏组织学可观察到广泛的肝细胞坏死,坏死的部位和范围因病因和病程的不同而不同。按照坏死的范围程度,可分为大块坏死(坏死范围超过肝实质的 2/3),亚大块坏死(约占肝实质的 1/2~2/3),融合性坏死(相邻成片的肝细胞坏死)及桥接坏死(较广泛的融合性坏死并破坏肝实质结构)。在不同病程肝衰竭肝组织中,可观察到一次性或多次性的新旧不一肝细胞坏死病变。

(1)急性肝衰竭:肝细胞呈一次性坏死,可呈大块或亚大块坏死,或桥接坏死,伴存活肝细胞严重变性,肝窦网状支架塌陷或部分塌陷。

(2)亚急性肝衰竭:肝组织呈新旧不等的亚大块坏死或桥接坏死;较陈旧的坏死区网状纤维塌陷,或有胶原纤维沉积;残留肝细胞有程度不等的再生,并可见细小胆管增生和胆汁淤积。

(3)慢加急性(亚急性)肝衰竭:在慢性肝病病理损害的基础上,发生新的程度不等的肝细胞坏死性病变。

(4)慢性肝衰竭:弥漫性肝脏纤维化及异常增生结节形成,可伴有分布不均的肝细胞坏死。

2. 临床诊断 肝衰竭的临床诊断需要依据病史、临床表现和辅助检查等综合分析而确定。

(1)急性肝衰竭:急性起病,2 周内出现 Ⅱ 度

及以上肝性脑病(按Ⅳ级分类法划分)并有以下表现者:① 极度乏力,并伴有明显厌食、腹胀、恶心、呕吐等严重消化道症状。② 短期内黄疸进行性加深,血清总胆红素(TBil)≥10×正常值上限(ULN)或每日上升≥17.1 μmol/L。③ 有出血倾向,凝血酶原活动度(PTA)≤40%,或国际标准化比值(INR)≥1.5,且排除其他原因。④ 肝脏进行性缩小。

(2)亚急性肝衰竭:起病较急,2~26 周出现以下表现者:① 极度乏力,有明显的消化道症状。② 黄疸迅速加深,血清 TBil ≥10×ULN 或每日上升≥17.1 μmol/L。③ 伴或不伴肝性脑病。④ 有出血表现,PTA≤40%(或 INR≥1.5)并排除其他原因。

(3)慢加急性(亚急性)肝衰竭:在慢性肝病基础上,由各种诱因引起以急性黄疸加深、凝血功能障碍为肝衰竭表现的综合征,可合并包括肝性脑病、腹水、电解质紊乱、感染、肝肾综合征、肝肺综合征等并发症,以及肝外器官功能衰竭。患者黄疸迅速加深,血清 TBil≥10×ULN 或每日上升≥17.1 μmol/L;有出血表现,PTA ≤40%(或 INR≥1.5)。根据不同慢性肝病基础分为 3 型:A 型在慢性非肝硬化肝病基础上发生的慢加急性肝衰竭;B 型在代偿期肝硬化基础上发生的慢加急性肝衰竭,通常在 4 周内发生;C 型在失代偿期肝硬化基础上发生的慢加急性肝衰竭。

(4)慢性肝衰竭:在肝硬化基础上,缓慢出现肝功能进行性减退和失代偿。① 血清 TBil 升高,常<10×ULN。② 白蛋白(Alb)明显降低。③ 血小板明显下降,PTA≤40%(或 INR≥1.5),并排除其他原因。④ 有顽固性腹水或门静脉高压等表现。⑤ 肝性脑病。

(二)鉴别诊断

西医鉴别

1. 急性和慢性肝功能衰竭的鉴别诊断

(1)急性肝功能衰竭的诊断主要依据:① 无慢性肝病史及临床表现。② 发病快,发现肝病到肝性脑病出现所历时间较短。③ 存在不同程度上述临床表现及相应辅助检查异常。

(2)慢性肝功能衰竭的诊断主要依据:① 有多月或多年发展慢性肝病史及临床表现。② 存在复发性肝性脑病、进行性代谢紊乱(低蛋白血症、血钠减低、酸中毒、高胆红素血症、低血糖症等)、门脉高压加剧及其危及生命的合并症(静脉曲张出血、

腹水、自发性细菌性腹膜炎）、血液学异常（凝血障碍、白细胞减少、血小板减少、贫血）、内源性激素和药物代谢改变的发生等。③ Child - Pugh 分类是评估慢性肝功能衰竭程度的重要指标。

2. 病因的鉴别诊断

（1）病毒性肝炎：目前病毒性肝炎仍是我国引起肝功能衰竭的主因，确诊依赖血清肝炎病毒学检测（主要有甲、乙、丙、丁、戊型五类）。

（2）中毒性肝炎：中毒性肝炎是欧美引起肝功能衰竭的主因，常见有乙醇、扑热息痛、异烟肼、卤化麻醉剂、苯妥英、磺胺药、误服毒蕈等。诊断根据职业、化学药物接触及服用史，必要时需行毒理学检测。

（3）其他病因：Budd - Chiari 综合征、Wilson氏病、妊娠急性脂肪肝、缺血性肝细胞坏死、自身免疫性肝病、原发性移植肝无功能等。

中医类证鉴别

1. 萎黄　黄疸与萎黄均有身黄，故需鉴别。黄疸的病因为感受时邪，饮食所伤，脾胃虚弱，砂石、积块瘀阻等；萎黄的病因为大失血，久病脾虚等。黄疸的病机是湿浊阻滞，脾胃肝胆功能失调，胆液不循常道，随血泛溢；萎黄的病机是脾虚不能化生气血，或失血过多，致气血亏虚，肌肤失养。黄疸以目黄、身黄、小便黄为特征；萎黄以身面发黄且干萎无泽为特征，双目和小便不黄，伴有明显的气血亏虚证候，如眩晕耳鸣，心悸少寐等。二者的鉴别以目黄的有无为要点。

2. 黄胖　黄胖多与虫证有关，诸虫尤其是钩虫居于肠内，久之耗伤气血，脾虚生湿，致肌肤失养，水湿渐停而引起面部肿胖色黄，身黄带白，但眼目不黄。《杂病源流犀烛·诸疸源流黄胖》对此论述颇详："黄胖宿病也，与黄疸暴病不同。盖黄疸眼目皆黄，无肿状；黄胖多肿，色黄中带白，眼目如故，或洋洋少神。虽病根都发于脾，然黄疸则由脾经湿热郁蒸而成；黄胖则湿热未甚，多虫与食积所致，必吐黄水，毛发皆直，或好食生米茶叶土炭之类。"两者的鉴别也以目黄的有无为要点。

【治疗】

（一）西医治疗

目前肝衰竭的内科治疗尚缺乏特效药物和手段。原则上强调早期诊断、早期治疗，采取相应的病因治疗和综合治疗措施，并积极防治并发症。肝衰竭诊断明确后，应动态评估病情，加强监护和治疗。

内科综合治疗

1. 一般支持治疗　① 卧床休息，减少体力消耗，减轻肝脏负担，病情稳定后加强适当运动。② 加强病情监护：评估神经状态，监测血压、心率、呼吸频率、血氧饱和度，记录体重、腹围变化、24 小时尿量、排便次数及性状等；建议完善病因及病情评估相关实验室检查，包括 PT/INR、纤维蛋白原、乳酸脱氢酶、肝功能、血脂、电解质、血肌酐、尿素氮、血氨、动脉血气和乳酸、内毒素、嗜肝病毒标志物、铜蓝蛋白、自身免疫性肝病相关抗体检测、球蛋白谱、脂肪酶、淀粉酶、血培养、痰或呼吸道分泌物培养，尿培养；进行腹部超声波（肝、胆、脾、胰、肾，腹水）、胸片、心电图等物理诊断检查，定期监测评估。有条件单位可完成血栓弹力图、凝血因子 V、凝血因子 Ⅷ、人类白细胞抗原（HLA）分型等。③ 推荐肠内营养，包括高碳水化合物、低脂、适量蛋白饮食。进食不足者，每日静脉补给热量、液体、维生素及微量元素，推荐夜间加餐补充能量。④ 积极纠正低蛋白血症，补充白蛋白或新鲜血浆，并酌情补充凝血因子。⑤ 进行血气监测，注意纠正水电解质及酸碱平衡紊乱，特别要注意纠正低钠、低氯、低镁、低钾血症。⑥ 注意消毒隔离，加强口腔护理、肺部及肠道管理，预防医院内感染发生。

2. 对症治疗

（1）护肝药物治疗的应用：推荐应用抗炎护肝药物、肝细胞膜保护剂、解毒保肝药物以及利胆药物。不同护肝药物分别通过抑制炎症反应、解毒、免疫调节、清除活性氧、调节能量代谢、改善肝细胞膜稳定性、完整性及流动性等途径，达到减轻肝脏组织损害，促进肝细胞修复和再生，减轻肝内胆汁淤积，改善肝功能。

（2）微生态调节治疗：肝衰竭患者存在肠道微生态失衡，益生菌减少，肠道有害菌增加，而应用肠道微生态制剂可改善肝衰竭患者预后。建议应用肠道微生态调节剂、乳果糖或拉克替醇，以减少肠道细菌易位或内毒素血症。有报道粪便菌群移植（Faecal microbiota transplantation，FMT）作为一种治疗肝衰竭尤其是肝性脑病的新思路,可能优于单用益生菌,可加强研究。

(3)免疫调节剂的应用:肾上腺皮质激素在肝衰竭治疗中的应用尚存在不同意见。非病毒感染性肝衰竭,如自身免疫性肝炎及急性酒精中毒(重症酒精性肝炎)等,可考虑肾上腺皮质激素治疗(甲泼尼松龙,每日 1.0~1.5 mg/kg),治疗中需密切监测,及时评估疗效与并发症。其他原因所致的肝衰竭前期或早期,若病情发展迅速且无严重感染、出血等并发症者,可酌情短期使用。胸腺肽 α_1 单独或联合乌司他丁治疗肝病合并感染患者可能有助于降低 28 日病死率。胸腺肽 α_1 用于慢性肝衰竭、肝硬化合并自发性腹膜炎、肝硬化患者,有助于降低病死率和继发感染发生率。对肝衰竭合并感染患者建议早期应用。

3. 病因治疗 肝衰竭病因对指导治疗及判断预后具有重要价值,包括发病原因及诱因两类。对其尚不明确者,应积极寻找病因,以期达到正确处理的目的。

(1)去除诱因:如重叠感染、各种应激状态、饮酒、劳累、药物影响、出血等。

(2)针对不同病因治疗:① 肝炎病毒感染。对 HBV-DNA 阳性的肝衰竭患者,不论其检测出的 HBV-DNA 载量高低,建议立即使用核苷(酸)类药物抗病毒治疗。在肝衰竭前、早、中期开始抗病毒治疗,疗效相对较好;对慢加急性肝衰竭的有关研究指出,早期快速降低 HBV-DNA 载量是治疗的关键,若 HBV-DNA 载量在 2 周内能下降 2 次方,患者存活率可提高。抗病毒药物应选择快速强效的核苷(酸)类药物。建议优先使用核苷类似物,如恩替卡韦、替诺福韦。HCV-RNA 阳性的肝衰竭患者,可根据肝衰竭发展情况选择抗病毒时机及药物治疗。若 MELD 评分<18~20,可在移植术前尽快开始抗病毒治疗,部分患者经治疗后可从移植列表中退出;若 MELD 评分≥18~20,可先行移植术,术后再行抗病毒治疗。如果等待移植时间超过 6 个月,可在移植术前行抗病毒治疗。所有移植术后 HCV 再感染患者应在移植术后早期开始治疗,理想的情况是患者稳定后(通常为移植术后前 3 个月)尽早开始,因为移植术后进展期肝病患者 12 周持续病毒学应答(SVR)会降低。抗病毒治疗首选无干扰素的直接抗病毒药物(Direct-acting, antiviral agents, DAAs)治疗方

案,并根据 HCV 基因型、患者耐受情况等进行个体化治疗。蛋白酶抑制剂是失代偿期肝硬化患者的禁忌证。在治疗过程中应定期监测血液学指标、HCV-RNA 及不良反应等。甲型、戊型病毒性肝炎引起的急性肝衰竭,目前尚未证明病毒特异性治疗有效。② 其他病毒感染。确诊或疑似疱疹病毒或水痘-带状疱疹病毒感染导致急性肝衰竭的患者,应使用阿昔洛韦(5~10 mg/kg,1 次/8 小时,静脉滴注)治疗,且危重者可考虑进行肝移植。③ 药物性肝损伤。因药物肝毒性所致急性肝衰竭,应停用所有可疑的药物。追溯过去 6 个月服用的处方药、某些中草药、非处方药、膳食补充剂的详细信息(包括服用数量和最后一次服用的时间)。尽可能确定非处方药的成分。已有研究证明,N-乙酰半胱氨酸(NAC)对药物性肝损伤所致急性肝衰竭有效。其中,确诊或疑似对乙酰氨基酚(APAP)过量引起的急性肝衰竭患者,如摄入 APAP 在 4 小时内,在给予 NAC 之前应先口服活性肽。摄入大量 APAP 患者,血清药物浓度或转氨酶升高提示即将或已经发生了肝损伤,应立即给予 NAC。怀疑 APAP 中毒的急性肝衰竭患者也可应用 NAC,必要时进行人工肝治疗。在非 APAP 引起的急性肝衰竭患者中,NAC 能改善轻度肝性脑病的急性肝衰竭成人患者的预后。确诊或疑似毒蕈中毒的急性肝衰竭患者,考虑应用青霉素 G 和水飞蓟素。④ 急性妊娠期脂肪肝/HELLP 综合征导致的肝衰竭。建议立即终止妊娠,如果终止妊娠后病情仍继续进展,需考虑人工肝和肝移植治疗。⑤ 肝豆状核变性。采用血浆置换、白蛋白透析、血液滤过,以及各种血液净化方法组合的人工肝支持治疗,可以在较短时间内改善病情。

4. 并发症的内科综合治疗

(1)脑水肿:① 有颅内压增高者,给予甘露醇 0.5~1.0 g/kg 或者高渗盐水治疗。② 袢利尿剂,一般选用呋塞米,可与渗透性脱水剂交替使用。③ 应用人血白蛋白,特别是肝硬化白蛋白偏低的患者,提高胶体渗透压,可能有助于降低颅内压,减轻脑水肿症状。④ 人工肝支持治疗。⑤ 肾上腺皮质激素不推荐用于控制颅内高压。⑥ 对于存在难以控制的颅内高压急性肝衰竭患者,可考虑应用轻度低温疗法和吲哚美辛,后者只能用于大脑高血流灌注的情况下。

(2)肝性脑病:① 去除诱因,如严重感染、出

血及电解质紊乱等。② 调整蛋白质摄入及营养支持，一般情况下蛋白质摄入量维持在每日 1.2～1.5 g/kg，Ⅲ度以上肝性脑病者蛋白质摄入量为每日 0.5～1.2 g/kg，营养支持能量摄入在危重期推荐每日 25～35 kcal/kg，病情稳定后推荐每日 35～40 kcal/kg。一旦病情改善，可给予标准饮食。告知患者在白天少食多餐，夜间也加餐复合碳水化合物，仅严重蛋白质不耐受患者需要补充支链氨基酸（BCAA）。③ 应用乳果糖或拉克替醇，口服或高位灌肠，可酸化肠道，促进氨的排出，调节微生态，减少肠源性毒素吸收。④ 视患者电解质和酸碱平衡情况酌情选择精氨酸、门冬氨酸-鸟氨酸等降氨药物。⑤ 酌情使用 BCAA 或 BCAA 与精氨酸混合制剂以纠正氨基酸失衡。⑥ Ⅲ度以上的肝性脑病患者建议气管插管。⑦ 抽搐患者可酌情使用半衰期短的苯妥英或苯二氮䓬类镇静药物，不推荐预防用药。⑧ 人工肝支持治疗。⑨ 对于早期肝性脑病患者，要转移至安静的环境中，并密切评估其病情变化，防止病情进展恶化。⑩ 常规评估患者的颅内压，轻度体温降低、吲哚美辛可以考虑应用于难控制的颅内高压患者。

（3）感染：① 推荐常规进行血液和体液的病原学检测。② 除肝移植前围手术期患者外，不推荐常规预防性使用抗感染药物。③ 一旦出现感染征象，应首先根据经验选择抗感染药物，并及时根据病原学检测及药敏试验结果调整用药。④ 应用广谱抗感染药物，联合应用多个抗感染药物，以及应用糖皮质激素类药物等治疗时，应注意防治继发真菌感染。

（4）低钠血症及顽固性腹水：低钠血症是常见并发症，而低钠血症、顽固性腹水与急性肾损伤（AKI）等并发症相互关联。水钠潴留所致稀释性低钠血症是其常见原因，托伐普坦作为精氨酸加压素 V_2 受体阻滞剂，可通过选择性阻断集合管主细胞 V_2 受体，促进自由水的排泄，已成为治疗低钠血症及顽固性腹水的新措施。对顽固性腹水患者：① 推荐螺内酯联合呋塞米起始联用，应答差者可应用托伐普坦。② 特利加压素每次 1～2 mg，每 12 小时 1 次。③ 腹腔穿刺放腹水。④ 输注白蛋白。

（5）AKI 及肝肾综合征：① 防止 AKI 的发生：纠正低血容量，积极控制感染，避免肾毒性药物，需用静脉造影剂的检查者需权衡利弊后选择。

AKI 早期治疗：a. 减少或停用利尿治疗，停用可能造成肾损伤的药物，血管扩张剂或非甾体消炎药。b. 扩充血容量可使用晶体或白蛋白或血浆。c. 怀疑细菌感染时应早期控制感染。后期治疗：停用利尿剂或按照每日 1 g/kg 剂量连续 2 日静脉使用白蛋白扩充血容量，无效者需考虑是否有肝肾综合征，可使用血管收缩剂（特利加压素或去甲肾上腺素），不符合者按照其他 AKI 类型处理（如肾性 AKI 或肾后性 AKI）。② 肝肾综合征治疗：a. 可用特利加压素（每 4～6 小时 1 mg）联合白蛋白（每日 20～40 g），治疗 3 日血肌酐下降<25%，特利加压素可逐步增加至每 4 小时 2 mg。若有效，疗程 7～14 日；若无效，停用特利加压素。b. 去甲肾上腺素（每小时 0.5～3.0 mg）联合白蛋白（10～20 g/L）对 1 型或 2 型肝肾综合征有与特利加压素类似效果。

（6）出血：① 常规推荐预防性使用 H_2 受体阻滞剂或质子泵抑制剂。② 对门静脉高压性出血患者，为降低门静脉压力，首选生长抑素类似物或特利加压素，也可使用垂体后叶素（或联合应用硝酸酯类药物）；食管胃底静脉曲张所致出血者可用三腔管压迫止血；或行内门体支架分流术（TIPS）。③ 对弥漫性血管内凝血患者，可给予新鲜血浆、凝血酶原复合物和纤维蛋白原等补充凝血因子；血小板显著减少者可输注血小板，可酌情给予小剂量低分子肝素或普通肝素；对有纤溶亢进证据者可应用氨甲环酸或氨甲苯酸等抗纤溶药物。④ 在明确维生素 K_1 缺乏后，可短期使用维生素 K_1（5～10 mg）。

（7）肝肺综合征：PaO_2<80 mmHg 时给予氧疗，通过鼻导管或面罩给予低流量氧（每分钟 2～4 L），对于氧气量需要增加的患者，可以加压面罩给氧或者气管插管。

非生物型人工肝支持治疗

1. 概述 人工肝是治疗肝衰竭的有效方法之一，其治疗机制是基于肝细胞的强大再生能力，通过一个体外的机械、理化和生物装置，清除各种有害物质，补充必需物质，改善内环境，暂时替代衰竭肝脏的部分功能，为肝细胞再生及肝功能恢复创造条件或等待机会进行肝移植。

人工肝支持系统分为非生物型、生物型和混合型三种。非生物型人工肝已在临床广泛应用并被证实有一定疗效。根据病情不同进行不同组合治疗的李氏非生物型人工肝系统地应用和发展了血浆置换(plasma exchange，PE)/选择性血浆置换(fractional PE，FPE)、血浆(血液)灌流(plasma-or-hemoperfusion，PP/HP)/特异性胆红素吸附、血液滤过(hemofiltration，HF)、血液透析(hemodialysis，HD)等经典方法。组合式人工肝常用模式包括血浆透析滤过(plasmadiafiltration，PDF)、血浆置换联合血液滤过(plasma exchange with hemofiltration，PERT)、配对血浆置换吸附滤过(coupled plasma exchange filtration adsorption，CPEFA)、双重血浆分子吸附系统(double plasma molecules adsorption system，DPMAS)，其他还有分子吸附再循环系统(molecular absorbent recycling，system，MARS)、连续白蛋白净化治疗(continuous albumin purification system，CAPS)、成分血浆分离吸附(fractional plasma separation and absorption，FPSA)等。推荐人工肝治疗肝衰竭方案采用联合治疗方法为宜，选择个体化治疗，注意操作的规范化。

2. 适应证 ① 各种原因引起的肝衰竭前、早、中期，PTA 介于 20%～40% 的患者为宜；晚期肝衰竭患者也可进行治疗，但并发症多见，治疗风险大，临床医生应权衡利弊，慎重进行治疗，同时积极寻求肝移植机会。② 终末期肝病肝移植术前等待肝源、肝移植术后出现排异反应、移植肝无功能期的患者。③ 严重胆汁淤积性肝病，经内科治疗效果欠佳者；各种原因引起的严重高胆红素血症者。

3. 相对禁忌证 ① 严重活动性出血或弥散性血管内凝血者。② 对治疗过程中所用血制品或药品如血浆、肝素和鱼精蛋白等高度过敏者。③ 循环功能衰竭者。④ 心脑梗死非稳定期者。⑤ 妊娠晚期。

4. 并发症 人工肝治疗的并发症有出血、凝血、低血压、继发感染、过敏反应、失衡综合征、高枸橼酸盐血症等。需要在人工肝治疗前充分评估并预防并发症的发生，在人工肝治疗中和治疗后严密观察并发症。随着人工肝技术的发展，并发症发生率逐渐下降，一旦出现，可根据具体情况给予相应处理。

肝移植

肝移植是治疗各种原因所致的中晚期肝功能衰竭的最有效方法之一，适用于经积极内科综合治疗和/或人工肝治疗疗效欠佳，不能通过上述方法好转或恢复者。

1. 适应证 ① 对于急性/亚急性肝衰竭、慢性肝功能衰竭患者，MELD 评分是评估肝移植的主要参考指标，MELD 评分在 15～40 分是肝移植的最佳适应证。② 对于慢加急性肝衰竭，经过积极的内科综合治疗及人工肝治疗后分级为 2～3 级的患者，如 CLIF－C 评分<64 分，建议 28 日内尽早行肝移植。③ 对于合并肝癌患者，应符合肿瘤无大血管侵犯；肿瘤累计直径≤8 cm 或肿瘤累计直径>8 cm、术前 AFP≤400 ng/mL 且组织学分级为高/中分化。

2. 禁忌证 ① 4 个及以上器官功能衰竭(肝、肾、肺、循环、脑)。② 脑水肿并发脑疝。③ 循环功能衰竭，需要 2 种及以上血管活性物质维持，且对血管活性物质剂量增加无明显反应。④ 肺动脉高压，平均肺动脉压力(mPAP)>50 mmHg。⑤ 严重的呼吸功能衰竭，需要最大限度的通气支持[吸入氧浓度(FiO₂)≥0.8，高呼气末正压通气(PEEP)]或者需要体外膜肺氧合(ECMO)支持。⑥ 持续严重的感染，细菌或真菌引起的败血症，感染性休克，严重的细菌或真菌性腹膜炎，组织侵袭性真菌感染，活动性肺结核。⑦ 持续的重症胰腺炎或坏死性胰腺炎。⑧ 营养不良及肌肉萎缩引起的严重的虚弱状态需谨慎评估肝移植。

(二)中医辨证论治

本病属内科急危重症，多属虚实夹杂，湿毒为其根本病因，多夹杂正虚血瘀之象，解毒化湿祛瘀为其主要治则。

1. 毒热瘀结

证候：发病急骤，身黄、目黄，颜色鲜明甚至其色如金；困倦乏力，呕恶厌食或脘腹胀满。可伴有口干口苦，或口渴但饮水不多；大便秘结，尿黄赤而短少；皮肤瘙痒，或抓后有出血点，或皮肤灼热；或见壮热、神昏谵语；或有出血表现(吐血、衄血、便血、肌肤瘀斑)。舌质红，或红绛，或紫暗，或有瘀斑、瘀点，苔黄干燥或灰黑，脉数有力。

证机分析：湿毒内盛，热炽血瘀。

治法：解毒凉血，健脾化湿。

处理：(1)方药：犀角散加减。药用水牛角、黄连、升麻、栀子、茵陈、板蓝根、生地黄、玄参、丹皮、土茯苓等。

(2)中成药：赤丹退黄颗粒，口服，每次 1 袋，每日 3 次,8 周为 1 个疗程。神昏者可用安宫牛黄丸,口服,1 丸/次,每日 1 次。

2. 湿热蕴结

证候:身目黄染,小便短黄;肢体困重,乏力明显;口苦泛恶,脘腹胀满。可伴有大便黏滞秽臭或先干后溏;口干欲饮或饮而不多;高热或身热不畅。舌质红,舌苔黄腻,脉弦滑或弦数。

证机分析:湿热内蕴,气滞血瘀。

治法:清热利湿,健脾化瘀。

处理:(1)方药:甘露消毒丹加减。药用滑石、黄芩、茵陈、石菖蒲、川贝母、木通、藿香、连翘、白蔻仁、薄荷、射干等。

(2)中成药:茵栀黄注射液,静脉滴注,每次 10~20 mL,每日 1 次;也可用苦黄注射液,静脉滴注,每次 60 mL,每日 1 次。

3. 脾肾阳虚

证候:身目黄染,色晦暗;畏寒肢冷,或少腹腰膝冷痛;神疲,纳差;可伴有腹胀,恶心呕吐,食少便溏或饮冷则泻,头身困重,口干不欲饮,下肢浮肿,或朱砂掌、蜘蛛痣,或有胁下痞块。舌质淡胖,或舌边有齿痕,舌苔腻或滑,舌苔白或稍黄,脉沉迟或弱。

证机分析:脾肾阳虚,湿毒内蕴。

治法:健脾温阳,化湿解毒。

处理:茵陈四逆汤加减。药用茵陈、炮附子(先煎)、干姜、炙甘草等。

4. 肝肾阴虚

证候:身目晦暗发黄或黄黑如烟熏;头晕目涩,腰膝酸软;口干,口渴;可伴有全身燥热或五心烦热,少寐多梦;胁肋隐痛,遇劳加重;腹壁青筋,朱砂掌及赤缕红丝;腹胀大如鼓,水肿;形体消瘦。舌红少津,脉细数。

证机分析:肝肾阴虚,湿热蕴结。

治法:滋补肝肾,健脾化湿。

处理:(1)方药:一贯煎合六味地黄丸加减。药用北沙参、麦冬、当归、生地黄、枸杞子、川楝子、熟地黄、山药、茯苓、丹皮、泽泻、山茱萸等。

(2)灌肠:大黄煎剂保留灌肠。药物组成:醋制大黄 30 g,乌梅 30 g。7 日为 1 个疗程,治疗 2 个疗程。

(3)针刺疗法:主穴选用:①肝俞、胆俞、行间、足三里。②大椎、至阳、医明、内关。③肝俞、脾俞、太冲、阳陵泉。每日选用一组穴。配穴:昏迷加人中、合谷、涌泉、十宣(放血);烦躁加内关、神门;呃逆加内关、合谷、足三里、膈俞、中脘;腹胀加足三里。此外,退黄可选肝俞、合谷、内关;止血可选血海、水泉;清热解毒可选曲池、合谷、大椎。

【中西医协同诊疗思路】

目前肝衰竭的内科治疗尚缺乏特效药物和手段。原则上强调早期诊断、早期治疗,采取相应的病因治疗和综合治疗措施,并积极防治并发症。中西医结合治疗在没有特效药物治疗的情况下,发挥中医药辨证施治优势进行中西医结合治疗显得尤为重要,而中医配伍用药强调辨证施治的整体观念,通过多种有效成分对人体整体调节作用,适用于肝衰竭病变的多证候和复杂性。因此,中医药在肝衰竭的治疗方面具有独特的优势。辨证治疗以凉血解毒、祛湿化瘀为要点。(图 2-29)

【预后与进展】

肝功能衰竭预后评估应贯穿诊疗全程,尤其强调早期预后评估的重要性。多因素预后评价模型以及单因素指标如年龄、肝性脑病的发生、TBil、凝血酶原(PT)或 INR、血肌酐、前白蛋白、胆碱酯酶、甲胎蛋白(AFP)、乳酸、血糖、血清钠、血小板等对肝衰竭预后评估有一定价值,临床可参考应用。吲哚菁绿(ICG)清除试验可动态观察受试者有效肝功能或肝储备功能,对肝衰竭及肝移植前后预后评估有重要价值。但目前肝功能衰竭仍然缺乏可靠的预后指标或体系,但总体来说这是一类预后较差的疾病。不同治疗方法的预后情况也不同,一般而言,内科综合治疗病死率 60%~80%,应用李氏人工肝治疗早、中期肝衰竭可将病死率可下降至 40% 以下。

肝衰竭的发病机制十分复杂,目前研究主要涉及肝细胞大量死亡与再生能力不足,细胞因子风暴或全身系统炎症反应与免疫功能障碍,从而引起脏器组织结构与功能障碍,导致脏器功能不全,严重者出现多器官衰竭。其中,肝细胞死亡与再生是研究的重要热点之一。近些年来,更加关注急性肝衰竭、ACLF 的早期预警以及疾病进展的动态演变过程。这对于进一步降低疾病的病死率具有十分重要的意义。研究发展了一些多因素预

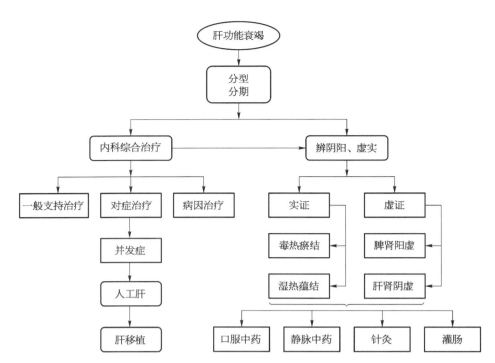

图 2-29　肝功能衰竭中西医协同诊疗思路导图

后评价模型,如终末期肝病模型(MELD)、MELD 联合血清 Na(MELD-Na)、iMELD、皇家医学院医院(KCH)标准、序贯器官衰竭评估(SOFA)、慢性肝功能衰竭联盟-器官功能衰竭评分(CLIF-COFs)、CLIF-CACLF 等。细胞治疗、新型组织工程肝脏与生物型人工肝领域也有很大进展,国内外不少团队已取得良好的前期结果。有关种子细胞(如人源性肝细胞、肝细胞来源的肝前体细胞、人源性成纤维细胞分化而成的功能肝细胞等)、生物反应器等正不断完善。目前肝衰竭的研究尽管仍有不少问题尚待解决,但已展现出良好的前景。

目前中药治疗肝衰竭的研究机制已经深入到细胞分子层面,比如宋金玥等研究发现山奈酚可能通过抑制 NF-κB 途径,下调炎症因子的产生,减轻肝细胞凋亡,对肝损伤起到保护作用;马

文校等发现三黄茵赤汤可以通过抗氧化应激作用抑制肝细胞凋亡,起到保护肝细胞作用;孙新锋等研究发现凉血解毒化瘀法配合大黄、乌梅煎保留灌肠可以减轻患者肠源性内毒素血症,改善患者的肝功能,提高肝衰竭患者的生存率等。但各个中药的研究机制仅局限于一个或几个方面及某一信号通路的一个或少量几个分子,对于完整信号通路各个上下游分子的研究较为浅显,对各个信号通路之间的网络联系研究更少,无法系统、全面地体现其作用机制。今后,利用系统生物学研究方法对中药治疗肝衰竭多方面、多信号传导体系进一步研究,将更全面揭示中药治疗肝衰竭的作用机制,从而提高中药治疗肝衰竭的有效率。

(包竹筠)

[1] 林果为,王吉耀,葛均波.实用内科学[M].15 版.北京:人民卫生出版社,2017.

[2] 张文武.急诊内科手册[M].2 版.北京:人民卫生出版社,2019.

[3] 刘大伟.实用重症医学[M].2 版.北京:人民卫生出版社,2018.

[4] 徐军,戴佳原,尹路.急性上消化道出血急诊诊治流程专家共识[J].中国急救医学,2021,41(1):1-10.

[5] 刘畅,刘亚军.急性非静脉曲张性上消化道出血中西医结合诊治共识(2019 年)[J].中国中西医结合杂志,2019,39(11):1296-1302.

[6] 李鹏,王拥军,吕富靖,等.下消化道出血诊治指南(2020)[J].中国实用内科杂志,2020,40(10):818-828.

[7] 周荣斌,林霖.《急性上消化道出血急诊诊治流程专家共识(修订稿)》的阐释[J].中国全科医学,2015,18(33):4021-4024.

[8] 中华医学会感染病学分会肝衰竭与人工肝学组,中华医学会肝病学分会重型肝病与人工肝学组·肝衰竭诊治指南(2018

年版)[J].中华肝脏病杂志,2019,27(1): 18 - 26.

[9] 王宪波.慢加急性肝衰竭中医诊疗临床指南[J].北京中医药,
2019(3): 200 - 206.

[10] 张晓云,袁维真.中西医临床危重病学[M].北京:中国医药科
技出版社,2012.

[11] 闫敬来.急症中西医诊疗技术[M].北京:科学出版社,2009.

[12] 宋金玥,任锋,张向颖,等. 山柰酚干预对 D -氨基半乳糖/脂
多糖诱导小鼠急性肝衰竭的保护作用[J].中国中西医结合杂
志,2017,37(5): 569 - 574.

[13] 马文校,杨运高,刁建新,等. 三黄茵赤汤防治大鼠急性肝衰
竭的机制[J].南方医科大学学报,2014,34(4): 482 - 486.

[14] 孙新锋,韩志毅,张卫,等. 中西医结合疗法对慢加急性肝衰
竭患者内毒素的影响 [J]. 时珍国医国药, 2016, 27(8):
1923 - 1924.

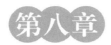

内分泌代谢系统危重症

酮症酸中毒（ketoacidosis）是由于糖尿病患者体内的胰岛素严重不足、大量饮酒、饥饿而引起的与酮体蓄积相关的代谢性酸中毒。临床表现为口渴、多饮、多尿、消瘦症状，并出现全身倦怠、乏力，呕吐、嗜睡、呼吸深快，甚至昏迷，呼气中有烂苹果味。血糖严重或轻度升高，尿中出现酮体，血酮体升高，动脉血气分析检查显示代谢性酸中毒。

酮体是肝脏中脂肪分解成脂肪酸的中间代谢产物，包括乙酰乙酸、β-羟丁酸和丙酮三种成分。正常情况下，机体会分解糖作为能量来源，血液中仅含有少量酮体。当机体无法利用糖或可用的葡萄糖有限时，如糖尿病体内胰岛素不足、饥饿、禁食、严重的妊娠反应呕吐，机体就会分解脂肪作为能量来源，导致酮体浓度增高，一部分酮体可通过尿液排出体外，形成酮尿，称为酮尿症。当肝内酮体生成的量超过肝外组织的利用能力，血酮体浓度升高，称为酮血症。酮体中的乙酰乙酸和β-羟丁酸都是酸性物质，在血液中积蓄过多时，可使血液变酸而引起酸中毒，称为酮症酸中毒。主要包括糖尿病酮症酸中毒、酒精性酮症酸中毒和饥饿性酮症酸中毒。

糖尿病酮症酸中毒（diabetic keto acidosis，DKA）指糖尿病患者在各种诱因的作用下，胰岛素分泌重度不足，升糖激素不适当升高，引起糖和脂肪代谢紊乱，以高血糖、高血酮、酮尿、脱水、电解质紊乱、代谢性酸中毒为主要改变的临床综合征，是内科常见的糖尿病急性并发症之一。酒精性酮症是由于大量饮酒后，抑制糖异生引起酮体生成增多而导致。饥饿性酮症是正常人和糖尿病患者严重饥饿时，体内能量供应主要依靠脂肪分解，而脂肪分解过多即可造成酮体的堆积。

糖尿病酮症酸中毒

【病因病理】

1. **诱因** ① 糖尿病酮症酸中毒最常见的诱因为各种感染，尤其是糖尿病患者伴发急性全身性感染，如肺炎、化脓性皮肤感染、胃肠道感染、急性胆囊炎、急性胰腺炎、腹腔感染、泌尿道感染等。② 降糖药物应用不规范诱发 DKA，如自行停用胰岛素、胰岛素或口服降糖药物减量等。③ 某些影响糖代谢的药物，如糖皮质激素、噻嗪类利尿剂、多巴酚丁胺等。④ 心肌梗死、脑血管意外、胃肠道疾病尤其是伴有严重呕吐、腹泻等。⑤ 手术、创伤、妊娠、分娩。⑥ 饮食不当和心理障碍是 1 型糖尿病患者 DKA 反复发作的重要诱因。

2. **病因病理** 胰岛素活性的重度或绝对缺乏和升糖激素过多（如胰高血糖素、儿茶酚胺类、皮质醇和生长激素）是 DKA 发病的主要原因。胰岛素和胰高血糖素比率下降促进糖异生、糖原分解和肝酮体生成，肝的酶作用底物（游离脂肪酸、氨基酸）产生增加，导致高血糖、酮症和酸中毒。

（1）高血糖：胰岛素作为一种贮能激素，在代谢中起着促进合成、抑制分解的作用。当胰岛素的分泌相对或绝对不足时，拮抗胰岛素的激素增多而促进了体内分解代谢，肝糖原合成受到抑制，肝脏生成葡萄糖迅速增加，周围组织对葡萄糖的利用减少，血循环中葡萄糖浓度显著升高。

（2）酮症和代谢性酸中毒：酮症是由于脂肪细胞生成游离脂肪酸增多，肝酮体合成增加所致。胰岛素严重缺乏时，脂肪分解加速，生成大量脂肪酸。脂肪酸进入肝脏，但不能彻底氧化，生成大量酮体，酮体在血循环中的浓度显著升高，而肝外组织对酮体的利用大大减少。血浆中乙酰乙酸和 β 羟丁酸大量增加，使血浆 pH 降低到 7.3~6.8，CO_2 结合力也明显降低，表现为代谢性酸中毒。

（3）脱水：DKA 时，血糖和血酮浓度升高，使血浆渗透压增高，细胞外液高渗时细胞内液向细胞外转移，细胞脱水伴渗透性利尿，尿量增加，水分丢失；酸中毒失代偿时出现厌食、恶心、呕吐，也使水摄入量减少及丢失过多，这些因素相互累加作用，脱水可达体重的 10%，严重者血容量不足，血压下降，甚至出现循环衰竭。

（4）电解质平衡紊乱：酮体排出时是与钾、钠离子结合成盐类从尿中排出的，因此血浆钾、钠离子减少。渗透性利尿、呕吐及摄入减少、细胞内外水分及电解质的转移以及血液浓缩等因素，均可导致电解质平衡紊乱，血钾和血钠的测定值可能不低，但总体钾、钠仍然是低的。

【临床表现】

（一）病史

DKA 起病急，病程通常小于 24 小时，有糖尿病药物使用不当或感染诱因。根据酸中毒的程度，可以将其分为轻度、中度和重度。轻度 pH<7.3 或碳酸氢根<15 mmol/L，只有酮症，无酸中毒（糖尿病酮症）；中度 pH<7.2 或碳酸氢根<10 mmol/L，除酮症外，伴有轻至中度酸中毒；重度 pH<7.1 或碳酸氢根<5 mmol/L，DKA 伴意识障碍，或虽无意识障碍，但二氧化糖结合力低于 10 mmol/L。

（二）症状与体征

（1）糖尿病症状加重：多数患者有糖尿病症状加重，或起病时有多尿、烦渴多饮和乏力等症状首次出现，伴体力及体重下降。

（2）胃肠道症状：如未及时治疗，患者病情恶化，可出现恶心、呕吐、食欲减退等症状，少数患者可出现腹痛等症状，腹痛可能由酮症本身或原发病引起，腹痛与酸中毒的严重程度有关，50%~75% 的腹痛患者疼痛剧烈似急腹症，临床上容易误诊。DKA 的患者如有胃肠道出血可表现为呕血。

（3）呼吸改变：出现深大呼吸（Kussmaul 呼吸），部分患者呼吸中可有类似烂苹果气味的酮臭味。

（4）脱水与休克症状：中、重度酮症酸中毒患者常有脱水症状，脱水超过体重 15% 时则可有循环衰竭、休克症状，严重者可危及生命。

（5）神志改变：神志改变的临床表现个体差异较大，约 30% DKA 患者可同时伴有高渗状态。发病早期患者神志多清楚，伴着病情的进展，常出现不同程度的意识障碍，嗜睡、昏睡或昏迷。造成昏迷的原因包括乙酰乙酸过多，脑缺氧，脱水，血浆渗透压升高，循环衰竭。

（6）其他：注意患者有无诱发疾病的表现，如呼吸道、消化道或泌尿道等感染的症状，有无咳嗽、发热、寒战，冠心病患者近期胸痛情况等。

【辅助检查】

（一）检查项目

1. **尿液检查** 尿糖、尿酮常呈强阳性。

2. **血糖和血酮** 血糖升高，一般在 16.7~33.3 mmol/L（300~600 mg/dL），超过 33.3 mmol/L 时多伴有高渗状态或有肾功能障碍。血酮体增高，多在 4.8 mmol/L（50 mg/dL）以上。但需注意，丙酮和 β-羟丁酸的生成速度是乙酰乙酸 3 倍以上，而我们通常使用的酮体检测试剂（硝普盐）主要检测乙酰乙酸，测量血清或血浆的 β-羟丁酸能更准确地反映体内酮体的水平。某些药物如卡托普利或青霉胺可能会引起假阳性，应注意询问相关病史以免误诊。

3. **血电解质及尿素氮（BUN）、肌酐（Cr）** 入院时患者血钠水平多降低，但由于血液浓缩，血钠可升高。酸中毒时钾向细胞外转移，虽然总体钾水平下降，但患者血钾可表现为升高、正常或降低。而胰岛素治疗和纠正酸中毒后，钾离子向细胞内转移，出现低血钾。血尿素氮（BUN）和肌酐可轻、中度升高，经治疗后仍高者提示肾功能受损。

4. **血酸碱度** 代谢性酸中毒，血 pH 和二氧化碳结合力（CO_2CP）及 HCO_3^- 阴离子间隙明显增大 $[AG=Na^+-(Cl^-+HCO_3^-)]$。DKA 时大量呕吐使氢离子丢失过多，出现代谢性碱中毒，血清氯离子浓度下降，碳酸氢盐浓度正常。

5. **其他** DKA 患者血常规检查白细胞可增多。16%~25% 的 DKA 患者血淀粉酶和脂肪酶可有非特异性的增高，如同时伴随明显腹痛，还需与急性胰腺炎鉴别。胸部 CT 或 X 线有利于寻找诱发或继发疾病。心电图检查有利于寻找诱因(如心肌梗死)并可帮助了解血钾水平。

(二)主要危重指标与监测

① 每小时监测生命体征、尿量和血糖。② 每2~4 小时监测血气分析和电解质,每 4 小时监测肌酐、尿素氮。③ 每日监测血酮体、尿酮体、血常规、肝功能、中心静脉压、血浆渗透压、血乳酸。④ 心电图、胸部 CT 或 X 线、尿常规、中段尿培养、血培养、心彩超等。

【诊断与鉴别】

(一)诊断要点

详细地询问病史和发病过程,有感染或降血糖药物使用不当等诱因,"三多一少"症状加重,伴胸闷、呼吸急促、腹痛、恶心呕吐、意识障碍、Kussmaul 呼吸、脱水、休克等临床表现。实验室检查示尿糖和酮体强阳性,血糖、血酮明显升高,且血 pH 和二氧化碳结合力降低,血气分析示代谢性酸中毒。

(二)鉴别诊断

意识障碍要与低血糖昏迷、脑血管意外相鉴别;急腹痛要与胰腺炎、胆囊炎相鉴别;代谢性酸中毒要与乳酸酸中毒相鉴别;酮症阳性要与酒精性酮症、饥饿性酮症相鉴别。

1. 高糖高渗状态、乳酸性酸中毒、低血糖
DKA 主要包括高血糖、酮症和代谢性酸中毒三联征,而糖尿病其他急性并发症如高糖高渗状态、乳酸性酸中毒、低血糖,也可有这些代谢紊乱,出现类似 DKA 的表现。DKA 与其他急性并发症的鉴别见表 2 - 22。

表 2 - 22　DKA 与其他并发症鉴别

临床特点/指标	DKA	高糖高渗状态	乳酸性酸中毒	低 血 糖
病史	糖尿病及感染、胰岛素停药或中断诱因史	年龄较大的糖尿病患者,常有呕吐、腹泻史	肝肾功能不全、休克、服双胍类药物病史	糖尿病史、进餐少、活动过度或注射胰岛素后未进食
症状	数小时起病,有恶心、呕吐	起病慢,口渴明显、嗜睡、昏迷	起病较急,厌食、恶心、原发病症状	起病急,以小时计算,有交感神经兴奋表现
体征				
皮肤	失水、干燥	严重脱水	失水、潮红	潮湿、多汗、苍白
呼吸	深、快(Kussmaul)	快	深、快	正常
脉搏	细速	细速	细速	速而饱满
血压	下降或正常	下降	下降	正常或稍高
检查				
尿糖	+++++	++++	阴性	阴性
尿酮	+~+++	阴性或+	阴性	阴性
血糖	升高,多为 16.7~33.3 mmol/L	显著升高,多为 >33.3 mmol/L	正常或升高	显著降低,<2.5 mmol/L
pH	降低	正常	降低	正常
阴离子间隙	升高	正常	升高	正常或轻度升高
血浆渗透压	升高	显著升高,>330 mOsm/(kg·H_2O)	正常	正常
乳酸	升高	正常	显著升高	正常

2. 酒精性酮症　有酗酒习惯，多在大量饮酒后发病，患者因剧吐致血 β-羟丁酸升高，血酮可出现阳性，但在有酸中毒和阴离子隙增加的同时，其渗透压亦升高。

3. 饥饿性酮症　饥饿性酮症是一种类似糖尿病酮症的相关症候群，因进食不足造成患者脂肪分解。和糖尿病酮症酸中毒相比，饥饿性酮症的特点为血糖正常或偏低，尿糖阴性，血酮呈阳性，酸中毒多不严重。饭后 1 小时，尿中酮体基本消失。

4. 脑血管意外　患者可有高血压病史，部分因情绪激动而诱发，突发言语不利、口角歪斜、一侧偏瘫，重者出现昏迷，病理征阳性，头颅 CT 或 MRI 检查提示脑梗死或脑出血。

5. 急性胰腺炎　有暴饮暴食、胆石症或高脂血症病史，腹部疼痛剧烈，血尿淀粉酶显著升高，腹部 CT 提示胰腺肿胀、渗出、坏死，血糖正常或轻度升高，血酮体阴性。

【治疗】

DKA 一经诊断，应立即治疗，并启动代谢和心、肾功能监护，观察神态变化。治疗重点是纠正病理生理变化、补充液体和电解质，控制血糖，纠正酸碱失衡，去除诱因，防止可能导致复发的因素。具体治疗方案应根据患者病情轻重决定。对于轻度 DKA 患者，应鼓励进食进水，补充胰岛素，以利血糖的下降和酮体的消除；中重度酮症酸中毒，应用小剂量胰岛素疗法，纠正水、电解质及酸碱平衡紊乱。

1. 胰岛素治疗　DKA 发病的主要因素是胰岛素缺乏，因此迅速补充胰岛素是治疗的关键。目前多采用小剂量普通胰岛素维持静脉滴注的方法，可以有效抑制脂肪分解和肝糖异生，且并发症（如低血糖、低血钾、低血磷、低血镁症、高乳酸血症和渗透压失调）发生率低。

绝大多数患者在补液的同时即应开始胰岛素治疗，先给予 0.1 U/kg 的普通胰岛素静脉负荷量，随后采用普通胰岛素生理盐水溶液，以每小时 0.1 U/kg 速度持续静脉滴注或微量泵静脉注射，成人通常每小时 5~7 U，一般不超过每小时 10 U。如患者合并休克或血钾低于 3.3 mmol/L，在使用胰岛素治疗之前需先补液或补钾，待休克纠正，血钾升至 3.3 mmol/L 以上后，尽快使用胰岛素。静脉滴注胰岛素后其血浓度足以抑制脂肪分解、蛋白分解、酮体生成和肝糖异生，可使血糖每小时下降 4.2~5.6 mmol/L。每 1~2 小时密切监测血糖、血酮、血钾和其他电解质水平，必要时查肾功能和血气分析，及时调整治疗措施。一旦血糖降至 13.9 mmol/L 以下，可改用 5% 葡萄糖或糖盐水，按葡萄糖与胰岛素比例（2~4）：1 加入胰岛素，如 5% 葡萄糖 500 mL 中加入胰岛素 6~12 U，胰岛素滴注率下调至每小时 0.05 U/kg 持续静脉滴注或微量泵静脉注射。当患者饮食恢复，神志清醒，血糖降至 11.1 mmol/L 以下，碳酸氢盐>18 mmol/L，pH>7.3，酮体阴性，脱水、酸中毒及电解质紊乱纠正后，可以开始皮下注射胰岛素治疗方案。皮下注射短效胰岛素后，静脉胰岛素仍需继续维持 1~2 小时防止血糖回升。

2. 补液　大多数 DKA 患者存在液体和电解质的丢失，补液不仅能纠正失水，还有助于血糖下降和酮体的清除。先快速静脉输注生理盐水，补充细胞外容量，恢复肾灌注，最初可每小时静脉滴注 15~20 mL/kg。补液应先快后慢，如无心力衰竭，在开始 1 小时内输入 1 000~1 500 mL，以后根据血液、心率、每小时尿量、周围循环状况决定输液量和速度；在第 3~6 小时输入 1 000~2 000 mL，第 1 个 24 小时输液总量一般为 4 000~5 000 mL，严重失水者可达 6 000~8 000 mL。如治疗前已有低血压和休克，快速补液不能有效升高血压时，应输入胶体溶液，并采用其他抗休克措施。老年患者、充血性心衰或肾功能不全患者，需酌情调整补液速度和液体种类。儿童患者的补液速度为前 4 小时每小时 10~20 mL/kg，一般不超过每小时 50 mL/kg，补液速度需控制，在 48 小时以上纠正脱水。脱水和渗透压纠正过快易导致脑水肿，且后果严重。

3. 纠正电解质紊乱　通过输注生理盐水，低钠、低氯血症一般可以纠正。DKA 时总体钾丢失严重（估计损失量 3~5 mmol/kg）。补液、胰岛素治疗和纠正酸中毒使钾离子向细胞内转移，血钾水平更低。为了防止低血钾，在开始治疗时，只要患者血钾<5.5 mmol/L，且尿量足够（每小时>40 mL），即可开始补钾，并注意血钾和心电监测。如治疗前已有高血钾，等血钾降至正常范围开始补钾。每升液体需加入 20~40 mmol 钾。为了防止血氯增加，可用磷酸钾或醋酸钾替代氯化钾治疗。通过治疗要使血钾>3.5 mmol/L。如治疗前血钾低于3.3 mmol/L,在使用胰岛素之前需先补钾,血钾升至3.3 mmol/L以上后,再开始使用胰岛素。病情稳定后,患者能进食,则可改为口服补钾,每日3~6 g。为补充细胞内缺钾,口服补钾一般需要维持1周以上。

4. 补碱 DKA患者经上述治疗后,酸中毒随代谢紊乱的纠正而恢复,通常不需要补碱。而当血pH低至6.9~7.1时,则应予以补碱治疗,但过多过快补碱会产生不良反应,包括碱中毒、脑脊液pH降低、低钾血症、容量负荷过量、组织氧化作用改变和酮体生成过多。如pH在6.9~7.0时,以50 mmol/L碳酸氢钠(5%碳酸氢钠84 mL)稀释于0.45%盐水200 mL中,1小时内滴完;如pH<6.9,以100 mmol/L碳酸氢钠稀释于0.45%盐水400 mL中,2小时内滴完。30分钟后复查血pH,如pH仍低于7.0,可再次补充碳酸氢钠;如pH升至7.2,即可停止补碱。

5. 诱因和并发症治疗

(1)感染:既可是诱因,也可是并发症,常因DKA的重度症状而被忽略。应积极寻找感染部位和病原体,及时合理使用敏感抗生素治疗。

(2)肺水肿、呼吸窘迫:常见于老年人,可能是补液速度过快、左心室功能不全或毛细血管瘘综合征。

(3)心力衰竭、心律失常:年老或合并冠心病,尤其是急性心肌梗死、输液过多等可导致心力衰竭和肺水肿,应注意预防。一旦出现,及早治疗。

(4)肾衰竭:DKA时失水、休克,或原来已有肾病变及治疗延误等,均可引起急性肾衰竭,需及时处理,必要时血液透析。

(5)脑水肿:约占儿童患者的1%,成人少见。儿童DKA患者在治疗过程中突发神志改变,需警惕脑水肿可能。一旦发现,应采用脱水治疗。

【预后与进展】

(一)预后

糖尿病酮症酸中毒为糖尿病急性并发症,具有一定的致死率,故一旦发现,需立即就医,通过积极的药物治疗,一般预后好,但日后仍需控制血糖在理想水平。

如治疗不及时,DKA进一步发展,可能会出现低血糖、低钾血症、脑水肿、低血容量性休克、急性肾损伤等严重并发症,甚至死亡。

(二)现代研究进展

(1)补液:在严重脱水及血容量明显不足的情况下,应尽快补足液体量。然而,对于有充血性心力衰竭、慢性或急性肾功能衰竭、严重低血压或重大肺部疾病史的患者,特别是老年患者,补液时密切监测患者渗透压、神志、出入量及心、肺、肾功能等情况,应考虑早期侵入性血液动力学监测,以避免医源性液体过量,避免肺水肿和血浆渗透压的快速下降。

(2)胰岛素及胰岛素类似物治疗:胰岛素治疗是DKA的主要治疗方法。研究证实,小剂量持续胰岛素输注在降低血糖、消除酮体方面与大剂量胰岛素(每小时≥50 U)相比同样有效,同时可以有效避免后者带来的低血糖及严重低钾血症。无论何种胰岛素给药方式,在酮症酸中毒的治疗中均有效。有前瞻性随机研究已经证明,通过静脉内输注小剂量常规胰岛素,足以成功治疗DKA。

使用皮下速效胰岛素类似物的治疗已被证明是使用静脉输注普通胰岛素治疗DKA的有效替代方案;赖脯胰岛素、门冬胰岛素和谷赖胰岛素具有非常类似的药代动力学特征,这些类似物以单体形式或较弱的六聚体形式存在。皮下注射后,均在30分钟内迅速吸收,1小时胰岛素浓度达到峰值,作用时间持续3~4小时。研究发现,对轻度和中度DKA患者每1~2小时皮下注射速效胰岛素类似物治疗,与重症监护病房(ICU)中静脉输注普通胰岛素的治疗具有同样的有效性和安全性。具体方法为先皮下注射0.2~0.3 U/kg的负荷剂量,再给予赖脯胰岛素或门冬胰岛素(每小时0.1 U/kg或每2小时0.2 U/kg)皮下注射,一旦血糖浓度达到13.9 mmol/L,皮下注射胰岛素的剂量应该减半,并以相同的间隔继续注射直到DKA完全缓解。一项系统评价纳入了5项随机对照研究共201例DKA患者,研究结果表明,在成年受试者中,皮下注射速效胰岛素类似物(赖脯胰岛素或门冬胰岛素)和静脉内常规胰岛素治疗相比,其DKA纠正时间、低血糖的发生率和平均住院时间方面均没有显著性差异。但目前尚无前瞻性、随机对照研究对重症DKA患者皮下注射胰岛素类似物与静脉输注常规人胰岛素的疗效进行比较,因此重症

DKA、低血压或合并其他严重疾病的患者仍应在 ICU 中静脉注射普通胰岛素治疗。

（3）干细胞移植：干细胞是一种有多向分化的细胞，它可以定向分化为我们所需要的细胞，具有自觉修复破损组织的功能。干细胞治疗糖尿病的机制：① 更新与分化。干细胞能直接分化成胰岛 β 细胞。② 旁分泌作用。干细胞与胰岛共移植增强胰岛存活。③ 免疫调节。免疫抑制 T 细胞增殖，降低炎症反应。④ 改善功能。改善胰岛 β 细胞功能，改善胰岛素抵抗。多年的基础研究发现，间充质干细胞有部分作用可使胰岛细胞得到修复，大量研究证明干细胞对胰岛素抵抗改善是一个重要的因素。因为干细胞回输 2～3 周之后就很难在人体中找到，说明干细胞已经凋亡或者是破坏了，它可能是通过改变了某些细胞因子或者炎症使胰岛素的敏感性增加，从而改善血糖。科学家试图用效能更高的干细胞，如胚胎干细胞，它可以更好诱导分为胰岛 β 细胞或者胰岛，通过某些特殊的技术把它包裹起来，让它到体内之后不受到免疫的破坏，保留胰岛 β 细胞的功能，如葡萄糖依赖的降糖作用，能够持续长期分泌胰岛素功能，但目前还有待临床上进一步研究。

酒精性酮症

酒精性酮症是指患者在大量饮酒后出现呕吐、中断饮食或伴发其他疾病，从而引起脱水、酮症酸中毒等。酒精性酮症酸中毒（alcoholic ketoacidosis，AKA）是酒精中毒的一种表现形式，在酒精中毒患者中约有 10% 表现为 AKA，其更多见于肝病、酗酒等有胰岛素分泌潜在损害的患者。同时，AKA 可能会伴有轻度血糖升高、急性胰腺炎、急性上消化道出血等疾病，不伴有血液乙醇含量升高。一旦误诊为糖尿病酮症酸中毒而一味地使用胰岛素，可导致患者出现低血糖昏迷。

【病因病理】

AKA 常见的病因是乙醇过量、饥饿、反复呕吐。其引起酮症酸中毒的机制主要是胰高血糖素和儿茶酚胺分泌增加，胰岛素分泌减少，使脂肪动员加强，脂肪酸 β 氧化增加，酮体生成增多，糖异生减少。此外，乙醇在肝脏可直接变成酮体，酮体堆积后产生酸中毒。

乙醇过量还可引起胃炎、肝功能损害和胰腺炎。胃炎影响进食，肝功能损害引起代谢紊乱，胰腺炎可使胰岛素分泌下降。乙醇在肝细胞中氧化为乙醛和乙酸，使辅酶 I（NAD）还原为 NADH（还原辅酶 I），从而生成大量 NADH，破坏 NADH/NAD 平衡，使细胞内还原氧化比增高，发生代谢异常，使酮体蓄积，从而导致酸中毒。乙醇抑制糖异生，使肝糖原耗竭，导致低血糖，进而降低胰岛素及胰高糖素，推动脂肪分解，形成酮症。此外，乙醇在肝脏内可直接转化成酮体，导致酸中毒。饥饿可使肝糖原减少，造成脂肪分解增加，胰岛素/胰高糖素之比降低，酮体生成增多。反复呕吐可引起脱水、肾功能损害、酮体积聚和胰岛素拮抗激素分泌增加，部分酒精性酮症酸中毒的患者胰岛素是降低的。

【临床表现】

（一）病史

大量饮酒引起呕吐，不能进食或饮酒超过 24 小时。饥饿期间，出现反复呕吐、腹痛、血糖可轻度升高，

（二）症状与体征

酒精性酮症酸中毒可表现为恶心、呕吐、腹痛、头晕、心悸、气促、发热、呕吐咖啡样物、黄疸、黑便、腹泻和昏厥等症状，其中以腹痛、恶心、呕吐和精神状态改变者最为常见，发生率为 25%～37%。个别患者出现乙醇戒断症状。精神状态改变者，多无明确神经系统定位，少数可引起胖胀体变性、坏死。

查体可表现为昏迷、心动过速、呼吸急促、皮肤黄染、低血压、低体温、脱水貌、腹部压痛和肝肿大。

【辅助检查】

（一）检查项目

1. **血、尿酮体检测** 尿酮体、血酮体阳性，少数患者酮体呈阴性。

2. **血气分析** 酸碱平衡紊乱，由呕吐引起的

代谢性碱中毒以及由于腹痛和震颤性谵妄引起的过度通气造成的呼吸性碱中毒,在有酸中毒和阴离子隙增加时,其渗透压亦可升高。

3.血糖 血糖可正常、轻度升高或偏低,大多数患者糖耐量正常。营养不良、肝糖原储备减少、糖异生减少会导致低血糖;胰岛素分泌受抑制、肝糖原分解过多、脱水、组织利用葡萄糖减少可导致高血糖,大约10%的患者血糖大于13.9 mmol/L。

4.血常规及肾功能 血红蛋白、血肌酐、尿素氮升高,多由脱水所致;部分患者伴高尿酸血症。

5.血乙醇浓度 血乙醇浓度一般正常,少数患者可明显升高。

6.肝功能 肝功能异常,胆红素、转氨酶升高。

(二)主要危重指标与监测

1.症状体征 临床表现有重度脱水酸中毒呼吸和昏迷。

2.血气分析 主要是评估酸碱平衡,酒精性酮症酸中毒属代谢性酸中毒,碳酸氢根会有明显的减少,所以需要监测血气分析来评估。

3.血糖 多在16.7~33.3 mmol/L,也有低血糖的发生,需要监测相关指标。

4.电解质 容易出现电解质紊乱,如血钾过高或过低。

【诊断与鉴别】

(一)诊断要点

发病与饮酒有明显的因果关系,大部分患者无糖尿病史,临床表现为呕吐、腹痛、腹泻、胸闷气促、黄疸、黑便、意识障碍等。尿酮体、血酮体阳性,少数患者酮体呈阴性。血pH多降低,血糖可正常、轻度升高或偏低,大多数患者糖耐量正常。

(二)鉴别诊断

酒精性酸中毒易伴发急性胃炎、上消化道出血、急性酒精性肝炎、急性肠炎、肺炎、急性胰腺炎、脓毒症(sepsis)和急性呼吸窘迫综合征(ARDS)等疾病。医生易误诊为糖尿病酮症酸中毒、急性胰腺炎、上消化道出血、急性胃肠炎、肺炎、病毒性肝炎等,误诊率在50%以上。部分患者的临床表现与糖尿病酮症酸中毒的临床表现完全相同。

1.糖尿病酮症酸中毒 既往有糖尿病病史,

有感染或降糖药物使用不当,口干、多饮、多尿、消瘦、乏力症状加重,伴胸闷、气促、腹痛、恶心呕吐,意识障碍、Kussmaul呼吸、脱水等症状体征,实验室检查示尿糖和酮体强阳性,血糖、血酮明显升高,且血pH和二氧化碳结合力降低,血气分析提示代谢性酸中毒。

2.乳酸性酸中毒 起病急,有感染、休克、缺氧史,有酸中毒、呼吸深快和脱水表现。虽可有血糖正常或升高,但其血乳酸显著升高(超过5 mmol/L),阴离子间隙超过18 mmol/L。

3.上消化道出血 患者有呕血、黑便,既往可有消化道溃疡或肝硬化病史。出血严重者出现休克,明显贫血貌,血红蛋白降低,血糖多正常,血尿酮体阴性。

【治疗】

酒精性酮症酸中毒治疗的目的主要是纠正脱水、电解质紊乱以及酸碱平衡紊乱,常用5%葡萄糖溶液和0.9%氯化钠溶液静脉滴注补液扩容,补充维生素B$_1$以预防Wernicke脑病,出现严重高血糖的患者可使用胰岛素。

1.扩容 应尽快输入葡萄糖和盐,及时补液扩容,防止低血糖,改善肾功能,促进β-羟丁酸和乙酰乙酸排泄。补充葡萄糖对纠正脱水来说比盐水更好,给予葡萄糖可以刺激胰岛素分泌,抑制酮体生成。单独补盐易出现高氯血症。

2.补钾 由于酒精性酮症酸中毒时的饥饿、尿钾排泄增多等因素常都有钾缺乏,肾功正常的患者应补充氯化钾。

3.补充维生素B$_1$ 由于有些患者有维生素B$_1$的缺乏和维生素B$_1$缺乏继发的乳酸性酸中毒,可出现Wernicke脑病,因此补充维生素B$_1$是必需的,推荐静脉给予维生素B$_1$ 50~100 mg。

4.应用碳酸氢钠 多数患者无须使用碳酸氢钠,对pH降至7.0~7.1的患者,可给予5%碳酸氢钠100~250 mL静滴。

5.应用胰岛素 单纯酒精性酮症酸中毒无须使用胰岛素,对原有糖尿病或酒精性酮症酸中毒治疗期间出现严重高血糖的患者,可使用胰岛素治疗。

6.应用磷与镁 酒精性酮症酸中毒患者有磷的缺失,但用磷治疗可引起低钙抽搐,通常不应用磷来治疗,证实有低镁的患者用硫酸镁 2 g 加入 50 mL 生理盐水缓慢静脉推注。

7. 防止或控制谵妄 可应用地西泮 5～10 mg 肌注或静注。

8. 血液透析治疗 血液净化疗法能迅速清除毒物及代谢产物,更有效地维持机体内环境的稳定,合并乳酸性酸中毒、癫痫持续状态、消化道出血、严重心律失常、急性肾衰。多器官功能障碍者可行血液透析治疗。

【预后与进展】

未经处理的 AKA 可猝死,给予治疗后,酮症酸中毒和胃肠道症状通常会迅速好转,平均恢复时间大约 6 小时,明显短于糖尿病酮症酸中毒患者。只有轻微的并发症时预后良好,有严重并发症者病死率不足 2%。

饥饿性酮症

较长时间的饥饿,如节食减肥、妊娠呕吐、灾难等致使能量摄入严重不足,人体动员体内脂肪、蛋白质水解提供能量,使代谢产物中丙酮类物质增加,出现类似糖尿病酮症酸中毒的相关症候群。

【病因病理】

患者不能进食,引起饥饿状态,容易使肝脏内糖原逐渐降低而致耗竭。这样一方面缺乏食物碳水化合物补充,另一方面自身贮存于肝的葡萄糖耗竭,机体所需的能源就要另辟"途径",即由体内储存的脂肪取代之。但脂肪分解代谢增强时往往伴随氧化不全,容易产生过多中间产物,如丙酮、乙酰乙酸、β-羟丁酸等,统称为酮体。正常情况下,血中酮体极微,若因长期饥饿,血中酮体过高,并出现尿中酮体时,便会发生饥饿性酮症。进一步发展,血液中酸性物质增多而出现代谢性酸中毒。与糖尿病酮症酸中毒相比,饥饿性酮症特点为血糖正常或偏低,有酮症,但酸中毒多不严重。饭后 1 小时,尿中酮体基本消失。中重度饥饿性酮酸中毒,可出现类似糖尿病酮症酸中毒的临床表现。

【临床表现】

(一) 病史

患者有长期饥饿、节食或反复呕吐病史。

(二) 症状与体征

饥饿性酮症轻者仅血中酮体增高,尿中出现酮体,临床上可无明显症状。中重症饥饿性酮症酸中毒患者可出现嗜睡、昏迷,深大呼吸,呼气有烂苹果味,低血压,脱水貌。

【辅助检查】

(一) 检查项目

1. **血糖** 血糖低,且尿糖阴性。
2. **酮体** 血酮体增高,尿酮体阳性。
3. **血 β-羟丁酸水平** 血 β-羟丁酸水平增高。
4. **血气分析** 阴离子间隙升高的代谢性酸中毒,$HCO_3^- > 18 \text{ mmol/L}$。

(二) 主要危重指标与监测

主要危重症指标包括血酮体、尿酮体及血糖的监测,血气分析、血乳酸水平及电解质的检测等。

【诊断与鉴别】

(一) 诊断要点

① 患者有长期饥饿、节食或反复呕吐病史。② 血酮体、尿酮体增高,血气分析示代谢性酸中毒。③ 部分患者出现脱水、深大呼吸、嗜睡、昏迷。

(二) 鉴别诊断

1. **糖尿病酮症** 患者有糖尿病史(部分以酮症起病的糖尿病患者可述无糖尿病史),随机血糖一般超过 13.9 mmol/L,血尿酮体阳性,尿糖强阳性,血 pH 降低,阴离子间隙增加,可鉴别。

2. **酒精性酮症** 多见于肝病和酗酒者,也可见于甲醇中毒者。常有大量饮酒史,大部分患者无糖尿病史,以腹痛、恶心呕吐和精神状态改变最常见,血尿酮体阳性。少数患者可呈阴性,血 pH 多降低,阴离子间隙增加,随机血糖正常、升高或降低。恢复后大多糖耐量正常,没有糖尿病的证据。

3. 乳酸酸中毒 缺氧;双胍类、山梨醇等醇类药物、扑热息痛以及水杨酸盐的应用;患糖尿病、恶性肿瘤、肝病、严重感染、尿毒症、惊厥、胰腺炎及胃肠病等可引起机体肝肾功能障碍的疾病者;先天性葡萄糖 6－磷酸酶缺陷、丙酮酸脱氢酶及羧化酶缺陷、果糖 1,6 二磷酸酶缺陷和氧化磷酸化缺陷等,都可引起机体乳酸代谢异常而导致乳酸酸中毒。可见血乳酸>5 mmol/L,有时可达 35 mmol/L;丙酮酸亦相应增高达 0.2～1.5 mmol/L;乳酸/丙酮酸≥30/1;血 pH<7.0;血糖常增高;酮体增加不明显。

4. 低血糖 可出现出汗、饥饿、感觉异常、流涎、颤抖、心悸、紧张、焦虑、软弱无力、面色苍白、心率加快、四肢冰凉等症状,血糖低于 2.8 mmol/L,供糖后症状可迅速缓解。

5. 高血糖高渗昏迷 患者常有糖尿病史,血糖一般超过 33.3 mmol/L,有效血浆渗透压超过 320 mOsm/L。可有严重的脱水和神经精神症状。尿酮体阴性或弱阳性,一般无酸中毒。

【治疗】

由于不同疾病或不恰当治疗引起的酮症需要区别对待,积极治疗原发病。由于持续空腹或肥胖患者在减肥手术期间持续低热量低蛋白饮食所引起的单纯性饥饿性酮症,首先应解除诱因,调整饮食,注意碳水化合物摄入。轻者在口服葡萄糖或摄食后即能缓解病情,糖尿病患者也无须刻意调节降糖方案;重者应予葡萄糖和胰岛素静滴、大量补液、纠正电解质及酸碱平衡失调。注意纠正脱水、电解质紊乱以及酸碱平衡紊乱,常用 5% 葡萄糖溶液和 0.9% 氯化钠溶液静脉滴注补液扩容,保证每日摄取足够的热量。

【预后与进展】

轻症饥饿性酮症,饭后 1 小时,尿中酮体基本消失。中重症饥饿性酮症酸中毒患者,如治疗及时得当,会自然缓解。极少数病情进展,治疗不及时,可因严重的酸中毒或休克不能纠正,并发感染、多器官功能衰竭而死亡。

酮症酸中毒(消渴)

酮症酸中毒属于中医学"消渴"范畴。病因主要表现为胃热上蒸,外邪犯胃,饮食不节等三个方面,治宜审证求因,中西医并重。

消渴是由先天禀赋不足、饮食不节、情志失调、劳倦内伤等导致阴虚内热,以多饮、多尿、乏力、消瘦或尿有甜味为主要症状的病证。《素问·奇病论》首先提出消渴之名。根据病机及症状的不同,《内经》还有消瘅、肺消、膈消、消中等名称的记载,认为五脏虚弱、过食肥甘、情志失调是引起消渴的原因,而内热是其主要病机。《素问·腹中论》中强调"热中消中,不可服膏粱、芳草、石药"等,指出本病应禁食燥热伤津之品。东汉张仲景《金匮要略》立专篇讨论,认为胃热、肾虚是消渴的主要病机,并最早提出白虎加人参汤、肾气丸、文蛤散等治疗方药。隋代巢元方《诸病源候论·消渴候》明确指出了本病易发痈疽和水肿。唐代孙思邈《备急千金要方》强调生活调摄对消渴的治疗意义,首次提出节制饮食、劳欲者,"虽不服药而自可无他"。唐代王焘《外台秘要·消中消渴肾消》最先记载了消渴病小便甜,并以此作为判断本病是否治愈的标准,同时论述了"焦枯消瘦"是本病的临床特点。在并发症方面,金代刘完素在《宣明论方·消渴总论》中有进一步的论述,言消渴一证"可变为雀目或内障"。此外,元代张子和《儒门事亲·三消论》也云:"夫消渴者,多变聋盲、疮癣、痤痱之类","或蒸热虚汗,肺痿劳嗽"。刘完素、张子和等发展了宋代提出的"三消"理论,提倡"三消"燥热学说,主张治当以清热泻火、养阴生津为要。元代朱震亨《丹溪心法》则指出,治消渴应以"养肺、降火、生血为主"。明清时期进一步深化了脾肾在消渴中的地位,强调命门火衰不能蒸腾水气而致口渴溲多,故治多注重健脾益气以复阴生津,补益命门以蒸液润燥。在临床分类方面,明代戴思恭《证治要诀》明确提出上、中、下之分类。明代王肯堂《证治准绳·消瘅》对"三消"的临床分类做了规范:"渴而多饮为上消(经谓膈消),消谷善饥为中消(经谓消中),渴而便数有膏为下消(经谓肾消)。"明清至现代,中医学对消渴的治疗原则及方药,有了更多更广泛深入的研究。

【中医病因病机】

1. **禀赋不足**　肾为先天之本,寓元阴元阳,主藏精。肾阴亏虚是消渴病机中最为关键的因素,先天禀赋不足,阴虚体质者最易罹患本病。肾阴亏虚,水竭火烈,上燔心肺则烦渴多饮,中灼脾胃则胃热消谷。肾失濡养,开阖固摄失权,则水谷精微直趋下泄,随小便排出体外,故尿多甜味。

2. **饮食失节**　常因长期过食肥甘、醇酒厚味、辛辣香燥之品,导致脾胃损伤。胃主腐熟水谷,脾主运化,为胃行其津液。燥热伤脾胃,胃火炽盛,脾阴不足,则口渴多饮,多食善饥;脾气虚,不能转输水谷精微,则水谷精微下流注入小便,使小便味甘;水谷精微不能濡养肌肉,则形体日渐消瘦。《素问·奇病论》云"此肥美之所发也,此人必数食甘美而多肥也,肥者令人内热,甘者令人中满,故其气上溢,转为消渴",即指脾胃损伤可致运化失职,积热内蕴,化燥伤津,消谷耗液,进而发为消渴。

3. **情志失调**　长期过度的情志刺激,如郁怒伤肝,肝气郁结不得疏泄,或劳心竭虑,营谋强思等郁久化火,消灼肺胃阴津而发为消渴。正如《临证指南医案·三消》云:"心境愁郁,内火自燃,乃消证大病。"肺为水之上源,主敷布津液,若木火刑金,燥热伤肺,则津液不能敷布而口渴多饮;津液直趋下行,随小便排出体外,故小便频数量多。

4. **劳欲过度**　《外台秘要》曰"房室过度,致令肾气虚耗,下焦生热,热则肾燥,肾燥则渴",指的是房劳过度,损伤肾精,可致虚火内生,火因水竭益烈,水因火烈而益干,终致肾虚、肺燥、胃热俱现,发为消渴。

消渴病机主要在于阴津亏损,燥热偏盛,阴虚为本,燥热为标。肺、胃、肾为主要病变脏腑,尤以肾为关键。三脏之间,既互相影响,又有所偏重。如《医学纲目·消瘅门》云:"盖肺藏气,肺无病则气能管摄津液之精微,而津液之精微者收养筋骨血脉,余者为溲。肺病则津液无气管摄,而精微者亦随溲下,故饮一溲二。"肺为水之上源,敷布津液,燥热伤肺,则津液不能敷布而直趋下行,随小便排出体外,故小便频数量多;肺不布津,则口渴多饮。胃主腐熟水谷,脾主运化,为胃行其津液。燥热伤脾胃,胃火炽盛,脾阴不足,则口渴多饮,多食善饥;脾气虚不能转输水谷精微,则水谷精微下

流注入小便,使小便味甘;水谷精微不能濡养肌肉,则形体日渐消瘦。肾为先天之本,寓元阴元阳,主藏精。肾阴亏虚则虚火内生,上燔心肺则烦渴多饮,中灼脾胃则胃热消谷。肾失濡养,开阖固摄失权,则水谷精微直趋下泄,随小便而排出体外,故尿多味甜。病变脏腑常相互影响,如肺燥津伤,津液敷布失调,可导致脾胃失去濡养,肾精不得滋助;脾胃燥热偏盛,上可灼伤肺津,下可耗伤肾阴;肾阴不足则阴虚火旺,亦可上灼肺胃,终致肺燥胃热肾虚,故"三多"之症常可相互并见。

消渴病日久,易发生以下病变:一是阴损及阳,导致阴阳俱虚。阴虚为本,燥热为标是消渴基本病机特点,由于阴阳互根,若病程日久,阴损及阳,可致阴阳俱虚,其中以肾阳虚及脾阳虚较为多见。严重者可因阴液极度耗损,虚阳浮越,而见烦躁、头痛、呕恶、呼吸深快等症,甚则出现昏迷、肢厥、脉细欲绝等阴竭阳亡危象。二是病久入络,血脉瘀滞。消渴病是一种病及多个脏腑的疾病,气血运行失常,阴虚内热,耗伤津液,又可导致血行不畅、血脉瘀滞。

消渴病病变影响广泛,涉及多个脏腑,未及时医治以及病情严重的患者,常可并发其他多种病证。如肺喜润恶燥,肺失濡养,日久可并发肺痨;肾阴亏损,肝失濡养,肝肾精血不足,不能上承耳目,可并发圆翳内障、雀目、耳聋等;燥热内结,脉络瘀阻,毒蕴成脓,可发为疮疖痈疽;阴虚燥热,血脉瘀滞,可致胸痹、脑脉闭阻或血溢脉外,发为中风等。

病情进展,可出现糖尿病酮症酸中毒,此时患者阴虚燥热至极,煎熬脏腑,火因水竭而益烈,水因火烈而益干,脏腑功能严重失调,水谷精微代谢紊乱愈甚,瘀浊毒邪肆虐,故毒蕴血分是本病的主要病理环节。酮症酸中毒的前期一般表现为阴津亏损,随着病情的加重出现燥热内盛,表现为"三多一少"症状加重,病位在中上二焦,出现酮体及渗透压升高阶段。当失治或误治出现恶心呕吐、便秘、口有秽臭、大渴引饮时,提示上焦津枯,中焦燥火炼液成痰,秽浊燔烁,肠燥腑实,升降失司,浊气上逆,病情由肺传胃,治宜清热养阴润燥、芳香辟秽。若高渗性脱水明显,代谢性酸中毒程度加重,出现消化道症状,此时患者阴虚燥热至极,煎熬脏腑,火因水竭而益干,脏腑功能严重失调,水谷精微代谢紊乱愈甚,瘀浊毒邪肆虐,故毒蕴血分

是本病的主要病理环节。消渴患者因脾失健运，精气不升，生化无源，其人虽多饮多食，但脾虚不能为胃行其津液，血中之精不能输布，积蓄过多则为邪毒。日久毒入络脉，邪伤阳气，渐至阴虚燥热，气阴两虚，气滞血瘀，脾肾阳虚，痰浊中阻等症。

消渴厥是因消渴发展至严重阶段，脏气衰败，阴津亏竭，痰湿浊毒内蕴，虚火上扰，清窍被蒙，神明失主。在消渴症状基础上，出现以神识昏蒙为主要表现的脾病及脑的厥病类疾病。消渴厥多发生于消渴严重患者，亦有发病前无消渴病史者。多有饮食不节、治疗中断或不当、感受邪毒、创伤、手术、妊娠和分娩等诱因。多尿、口渴、多饮、疲倦等症状加重，病情迅速恶化，出现软弱疲乏、食欲减退、恶心、呕吐、烦渴，尿量显著增多，常伴有头痛、嗜睡、烦躁、呼吸深快，或呼气中含有烂苹果味。后期患者出现亡阴症状如尿量减少，皮肤黏膜干燥、弹性差、眼球下陷，声音嘶哑，脉细数，血压下降，四肢厥冷，甚则发展至神昏、抽搐等动风之症，为真阴化源耗竭之象，病邪深入足厥阴肝经，病位在肝肾。病情发展到最后，患者昏迷不醒，大汗不止，四肢厥逆，脉微欲绝，出现阴脱阳亡的危候，多见于糖尿病酮症酸中毒发展到循环衰竭的最后阶段，当急予回阳救逆，益气固脱，育阴生脉。

【鉴别诊断】

1. **消渴厥与中风**　两者均可出现神志昏迷，不省人事，消渴厥有脱水貌，深大呼吸，血糖、血酮体升高，伴代谢性酸中毒。中风以中老年人为多见，素体常有肝阳亢盛，其中脏腑者，突然昏仆，并伴有口眼㖞斜、半身不遂等症，神昏时间较长，苏醒后有偏瘫、失语等后遗症。

2. **腹痛与外科、妇科腹痛**　酮症酸中毒的腹痛一般疼痛不剧，痛无定处，腹部柔软。而外科腹痛，一般先腹痛，后发热，疼痛较剧，痛有定处，压痛明显，常伴有腹肌紧张或反跳痛。妇科腹痛多在小腹，常与经、带、胎、产有关。

【中医辨证论治】

辨证论治要点

1. **辨病位**　消渴病的"三多"症状，往往同时存在，但根据其程度的轻重不同，而有上、中、下三

消之分，以及肺燥、胃热、肾虚之别。通常以肺燥为主，多饮症状较突出者，称为上消；以胃热为主，多食症状较为突出者，称为中消；以肾虚为主，多尿症状较为突出者，称为下消。糖尿病酮症酸中毒前期病在肺脾，表现为阴津不足，当注意养护脾肺之阴。早期病变在肺胃，表现为燥热伤及肺胃，热盛明显，当清肺泻胃为主。糖尿病酮症酸中毒进一步恶化病及心肾，常表现为邪陷心包，热入血分，治当芳香开窍，清热凉营。邪毒日久，病及肝肾，为真阴耗竭，邪入肝经，阴虚动风，甚则出现亡阴亡阳之危候，此时当回阴救阳固脱。

2. **辨标本**　本病以阴虚为主，燥热为标，两者互为因果。常以病程长短及病情轻重的不同，而阴虚和燥热之表现各有侧重。一般初病多以燥热为主，病程较长者则阴虚与燥热互见，日久则以阴虚为主，进而由于阴损及阳，导致阴阳俱虚。在治疗过程中要始终注意养护阴津。

3. **辨本证与并发证**　多饮、多食、多尿和乏力、消瘦为消渴病本症的基本临床表现，其显著程度有较大的个体差异，临证当注意细心分析辨别。本病的另一特点是易发生诸多并发症。一般以本症为主，并发症为次。多数患者，先见本症，随病情的发展而出现并发症。但亦有少数患者与此相反，如少数中老年患者，"三多一少"的本症不明显，常以痈疽、眼疾、心脑病证等为线索，最后确诊为本病。瘀血为患是消渴并发症的发病基础，如消渴眼疾、消渴肾劳、消渴脉痹、中风等。

在治疗上要辨证审证求因，标本兼顾。抓住热瘀浊毒这些标实因素，"急者治其标"，兼顾阴虚，治以清热解毒，凉血活血，养阴生津，降逆化浊。

辨证分型及治疗

消渴的基本病机是阴虚为本、燥热为标，故清热润燥、养阴生津为本病的基本治疗原则。由于本病常发生血脉瘀滞及阴损及阳的病变，以及易并发痈疽、眼疾、劳嗽等症，故还应针对具体病情，及时合理地选用活血化瘀、清热解毒、健脾益气、温补肾阳等治法。消渴容易发生多种并发症，应在治疗本病的同时，积极治疗并发症。白内障、雀盲、耳聋，主要病机为肝肾精血不足，不能上承耳目所致，宜滋补肝肾、益精补血，可用杞菊地黄丸或明目地黄丸。对于并发疮毒痈疽者，则治宜清热解毒、消散痈肿，用五味消毒饮化裁。在痈疽的

恢复阶段,治疗上应重视托毒生肌。

1. 燥火伤肺

证候: 患者常常烦渴引饮,渴饮无度,随饮随消,四肢倦怠,纳食泛恶。舌黯红苔薄黄或黄腻,脉细数或滑数。

证机分析: 燥热壅肺,损伤气阴。

治法: 清泻肺胃,生津止渴。

处理:(1) 方药:白虎汤合玉女煎。

(2) 中成药:生脉注射液 60~80 mL,加入生理盐水 500 mL 中静脉滴注。

(3) 其他疗法:① 耳针。取穴胰、屏间、肾、三焦、肝、神门、心、耳迷根,每次选 2~5 穴,轻刺激,留针 20 分钟,或用耳穴埋压王不留籽法,每日 1 次,并嘱患者轻轻按压。② 梅花针疗法。肺热伤津(属上消)患者取后颈部、胸椎 1~5 两侧、气管两侧、骶部、太渊、合谷、肺俞、大椎、廉泉、阳性物处。胃燥阴伤(属中消)患者取后颈部、骶部、乳突区、胸椎 5~12 两侧、内关、曲池、足三里、中脘、大椎、阳性物处。肾虚精亏(属下消)患者取胸椎 9~12 两侧、腰、骶部、小腿内侧、肾俞、关元、太溪、三阴交、百会、阳性物处。手法一般采用轻度或中等度刺激。在阳性物处和阳性反应区,则采用较重刺激手法。③ 茶疗法。天冬、枸杞子各 20 g,党参、五味子各 10 g。上药放入砂锅,加水 1 000 mL,煎沸 20 分钟,取汁倒入茶杯,代茶饮用。每日 1 剂,分 2 次饮服。

2. 浊毒中阻

证候: 患者口燥咽干,烦渴引饮,皮肤干燥,精神萎靡,嗜睡,胸闷纳呆,恶心呕吐,口有秽臭,时有少腹痛如绞,大便秘结。舌红苔黄燥,脉沉细而数。

证机分析: 浊毒互结,津不得布。

治法: 清热化浊,健脾利湿。

处理:(1) 方药:黄连温胆汤。

(2) 中成药:清开灵注射液 40~60 mL,加入生理盐水 250 mL 中静脉滴注。

(3) 针灸:针刺水沟、承浆、金津、玉液、曲池、劳宫、太冲、行间、商丘、然谷、隐白有清热化浊的作用,每次留针 20 分钟。

(4) 其他疗法:敷脐疗法。生萝卜适量,鲜藕适量,天花粉 30 克。天花粉研末,生萝卜、鲜藕捣汁调花粉面成糊。以药糊敷脐部,外盖塑料薄膜,胶布固定,每日换药 1 次。

3. 浊毒闭窍

证候: 患者口干微渴,心烦不寐,烦躁不安,或嗜睡,甚则昏迷不醒,呼吸深快,食欲不振,口臭呕吐,小便短赤。舌黯红而绛,苔黄腻而燥,脉细数。

证机分析: 秽浊邪毒,蒙闭心神。

治法: 芳香开窍,清营解毒。

处理:(1) 方药:安宫牛黄丸合紫雪丹加减。

(2) 中成药:醒脑净注射液 40 mL,加入生理盐水 250 mL 中静脉滴注,每日 2 次。

(3) 针灸:取穴手十二井穴、百会、水沟、涌泉、承浆、关元、四神聪、绝骨。着重补涌泉、关元、绝骨,其余穴平补平泻,有清营解毒之功能。每次留针 20 分钟。

4. 邪毒内陷

证候: 患者高热,躁扰发狂,或见有吐血、衄血、便血、尿血,或见神昏,或见抽搐。舌质深绛,脉虚数,或细促。

证机分析: 毒邪走散,客于营血,内传脏腑。

治法: 滋阴清热,凉血息风。

处理:(1) 方药:偏血热邪入营分方用犀角地黄汤;肝阴不足,肝风内动以凉肝息风为主,方用羚羊角钩藤汤。

(2) 中成药:清开灵注射液 40~60 mL,加入生理盐水 250 mL 中静脉滴注。

5. 阴脱阳亡

证候: 患者高热,汗多而黏,渴喜冷饮,口干唇焦,肌肤干瘪,或面色苍白,自汗不止,四肢厥逆,呼吸低微。舌黯淡无津,脉微细欲绝。

证机分析: 阴竭阳脱,阴阳离决。

治法: 治以益气回阴,回阳救脱。

处理:(1) 方药:生脉饮合参附汤。

(2) 中成药:参附注射液 40 mL,加入生理盐水 250 mL 中静脉滴注,用于本虚明显者。

(3) 针灸:重灸神阙、关元,用"烧山火"针涌泉、足三里,有回阳救逆的作用,适用于本病呈现亡阳证者。重灸神阙,用凉泻法针涌泉穴,有回阳固阴的作用,适用于本病阴阳俱亡证。

【中西医协同诊疗思路】

酮症酸中毒起病急,有糖尿病药物使用不当或感染诱因,临床表现为口干多饮多尿、体力及体重下降、恶心呕吐、胸闷气促、腹痛、意识障碍、

Kussmaul 呼吸、脱水等症状体征,实验室检查示尿糖和酮体强阳性,血糖、血酮明显升高,且血 pH 和二氧化碳结合力降低,血气分析提示代谢性酸中毒。

中医辨脏腑,辨虚实,审证求因,标本兼顾。抓住热瘀浊毒这些标实因素,"急者治其标",兼顾阴虚,治以清热解毒,凉血活血,养阴生津,降逆化浊。

由于中医对酮症酸中毒有了新的认识,打破了以西医为主的治疗方法,目前中西医结合治疗酮症酸中毒收到了良好的效果。其中胰岛素降糖降酮作用快,但持续时间短,酮症易复发。中药降糖降酮作用起效慢,但作用持久,改善消渴症状、防治并发症方面较西医有明显优势,能从整体上调节人体各组织器官的生理机能,降低胰岛素拮抗激素,改善机体对胰岛素的敏感性和反应性,使胰岛素能正常发挥其生物效应,抑制酮体的生成,促使酮体的排泄,清除氧自由基,改善内环境,与西药合用可起到协同增效作用,且能降低复发率,对长远治疗十分有益。(图 2-30)

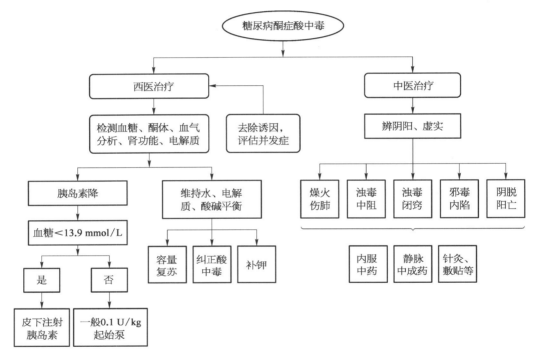

图 2-30　糖尿病酮症酸中毒中西医协同诊疗思路导图

【预后与进展】

徐州市中医院内分泌科陈军主任根据现代人群糖尿病发病特点,确立了"消渴"病从肝论治为核心的治疗理念。这一理念的确立主要基于中医理论认为情志失调、肝气郁结是消渴病主要发病原因之一,现代医学认为肝脏在糖代谢过程中有举足轻重作用,现代生活方式使人们始终处于一种高度紧张、高度压力之下,极易导致内分泌功能紊乱,故而大量糖尿病患者表现为紧张、焦虑、恐惧、抑郁等精神异常。根据这一理论,遂把不同时期糖尿病患者辨证分为三型,肝气郁结型、肝郁化火型、肝火伤阴型。治疗以疏肝理气,清热泻火,滋阴潜阳为主。其中肝气郁结型主要治以疏肝理气,方选逍遥汤加味;肝郁化火型治疗以疏肝泻火为主,处方以丹栀逍遥散加味;肝火伤阴型以疏肝清热、滋阴生津为主,方用丹栀逍遥散合五汁饮加味。

现代中药药理研究显示,黄芪可通过调节抑制氧化应激和晚期糖基化终产物(AGE)的形成,促进糖类代谢,降低胰岛素水平,有效预防胰岛素抵抗,提高机体的胰岛素的敏感性。黄连具有阻断糖异生和提高糖原分解速率等作用,用于胰岛素抵抗大鼠,可改善其对胰岛素的敏感性,并升高肝糖原;黄连总苷能够降低血糖水平。石膏中的有效成分能够提高机体二氧化碳结合力水平。柴胡皂苷有助于减轻酮症酸中毒的症状,维持电解质和酸碱平衡。丹参可提高外周组织对于胰岛素敏感性。麦冬可改善机体细胞功能、拮抗肾上腺素升血糖作用、抑制糖原分解、促进肝糖原合成、保护机体胰岛细胞。葛根在降血糖、抑制蛋白质非酶糖基化、提高胰岛素受体的敏感性等方面均有明显作用。大黄可使肝糖原明显增加。其他药物如生地黄、地骨皮、天花粉、黄芩、玄参、赤芍、黄精、丹皮、石斛、五味子，均具有一定的降糖作用。

中成药研究发现，参麦注射液在老年 DKA 患者中可协助胰岛素降糖并减少胰岛素剂量，同时有稳定血压、纠正心衰、保护肾功能、减少感染及心律失常作用。参麦注射液为人参和麦冬提取物制成的复方制剂，现代药理研究认为该制剂中人参所含人参皂苷及麦冬所含皂苷均有降血糖，促进胰岛细胞恢复，增加肝糖原合成作用；麦冬多糖可明显降低正常小鼠的血糖，同时对葡萄糖、肾上腺素、四氧嘧啶所致的小鼠高血糖具有明显的抑制作用。

（方　荣）

第二节

高渗高血糖综合征

高渗高血糖综合征（hyperglycemic hyperosmolar syndrome，HHS）是糖尿病的严重急性并发症之一，多发生于那些已有数周多尿、体重减轻和饮食减少的老年 2 型糖尿病患者中，指上述患者最终出现的精神错乱、昏睡或昏迷的状态。临床以严重高血糖而无明显糖尿病酮症酸中毒（diabetic ketoacidosis，DKA）、血浆渗透压显著升高、脱水和意识障碍为特征。Von Frerichs 和 Dreschfeld 描述了 19 世纪 80 年代第 1 例 HHS 患者，患者患有"不寻常的糖尿病昏迷"，特征是在没有 Kussmaul 呼吸的情况下出现严重的高血糖和糖尿，并伴有水果呼吸气味或尿液中丙酮试验呈阳性。HHS 发病率低于 DKA，多见于 60 岁以上老年人，男女发病率大致相同，约 2/3 患者过去有糖尿病病史，且多为 2 型糖尿病。HHS 患者几乎需要住院治疗，不仅因为达到代谢稳定通常需要超过 24 小时的治疗，还因为需要诊断和治疗诱因。

HHS 的常见诱因有感染、急性胃肠炎、胰腺炎、脑血管意外、严重肾损伤、血液或腹膜透析、水摄入不足、大量摄入含糖饮料等。许多药物也可成为 HHS 的诱因，包括糖皮质激素（尤其是肾移植患者）、利尿药（如噻嗪类和呋塞米）、免疫抑制剂、氯丙嗪等。大量输注葡萄糖、长期静脉内营养支持亦可诱发或促进 HHS 的发生。

HHS 与以前所称"高渗性非酮症性糖尿病昏迷"略有不同，因为部分患者并无昏迷，部分患者可伴有酮症。

HHS 归属于中医学"消渴"之兼变证，属于"厥证""脱证""神昏"等范畴。《医学衷中参西录·医方·治消渴方》开篇即说："消渴，即西医所谓糖尿病。"从病因病理与临床表现而言，消渴病与现代医学之糖尿病颇相类同，故而糖尿病之并发症或合并症，大体可与消渴病之兼变证类同视之。而 HHS 的症状，当归属中医学"厥证""脱证""神昏"等范畴。

【病因病理】

（一）西医病因病理

1. 危险因素　① 诱发因素：存在感染、外伤、脑血管意外等诱发因素的情况下，胰岛素的分泌进一步减少，对抗胰岛素的激素水平升高，血糖明显升高。② 年龄：HHS 多发生于老年患者。老年患者口渴中枢不敏感，加上主动饮水的欲望降低和肾功能不全，失水常相当严重，而钠的丢失少于失水，致血钠明显增高；脱水和低血钾一方面能引起皮质醇、儿茶酚胺和胰高血糖素等升糖激素的分泌增多，另一方面进一步抑制胰岛素分泌，继而造成高血糖状态的继续加重，形成恶性循环，最终导致 HHS 发生。

2. 病因　胰岛素相对不足、液体摄入减少是 HHS 的基本病因。HHS 患者体内胰岛素相对缺乏，使血糖升高，并进一步引起脱水，最终导致严重的高渗状态。胰岛素缺乏促进肝葡萄糖输出（通过糖原分解和糖异生），损伤了骨骼肌对葡萄糖的利用，高血糖的渗透性利尿作用导致血容量不足，如补液不充分，则患者病情进一步加重。另外，HHS 的发生发展还受到一系列因素的影响。

3. 病理　HHS 的特点是血糖浓度极端升高和高渗透压，没有明显的酮症。这些代谢紊乱是协同因素造成的，包括胰岛素缺乏和反调节激素（胰高血糖素、儿茶酚胺、皮质醇和生长激素）水平升高。高血糖是由于糖异生增加，糖原加速转化为葡萄糖(糖原分解),以及外周组织(主要是肌肉)对葡萄糖的利用不足所致。从定量的角度来看,肝脏葡萄糖生成增加是导致 DKA 高血糖的主要致病因素。当细胞外液的葡萄糖浓度和渗透压增加时,就会产生渗透压梯度,将水分吸出细胞。肾小球滤过率最初增加,导致葡萄糖尿和渗透性利尿。只要肾小球滤过率正常,初始血糖可预防严重高血糖的发生。然而,随着持续的渗透性利尿,最终会出现低血容量,从而导致肾小球滤过率进行性下降,并使高血糖恶化。

HHS 患者的肝脏和循环胰岛素浓度高于酮症酸中毒患者,而胰高血糖素水平低于酮症酸中毒患者。较高的胰岛素/葡萄糖循环比与酮症的发生和酮症酸中毒的发生密切相关。这一概念得到了动物和人类临床研究的支持,研究表明,用于降脂作用的胰岛素的半数最大浓度低于外周组织使用葡萄糖的浓度。最后,高渗透压通过抑制脂肪组织中的脂肪分解和游离脂肪酸的释放,在实验动物中显示出直接作用。

严重的高血糖与严重的炎症状态相关,表现为促炎细胞因子(TNF-α、IL-β、IL-6 和 IL-8)和活性氧的升高,并伴有胰岛素的分泌和作用。高血糖导致氧化应激标志物增加,如脂质过氧化。糖尿病患者体内脂质过氧化程度与血糖浓度成正比,这被认为是通过几个已被充分研究的机制发生的,包括增加多元醇途径流量,增加细胞内晚期糖基化终产物的形成,激活蛋白激酶 C,或通过线粒体电子传输链产生过量的超氧化物。令人感兴趣的是,胰岛素治疗和血糖浓度恢复正常后,循环中促炎症细胞因子的升高会迅速降低到正常水平。

HHS 与 DKA 都是由于胰岛素缺乏而引起的糖尿病急性并发症,DKA 主要表现为高血糖、酮症和酸中毒,而 HHS 以严重高血糖和高渗透压为特征。这两种代谢紊乱在临床表现上的差别原因可能为:① HHS 时胰岛素只是相对缺乏,分泌的胰岛素虽足以抑制脂肪分解和酮体生成,但却不能抑制糖异生,故主要为血糖的明显升高;但在 DKA 胰岛素是高度缺乏的,已不能抑制酮体生成。② 胰高血糖素等升糖激素升高较轻,促进脂肪分解和生酮作用较弱。③ HHS 时失水严重,不利于酮体产生。④ 部分 HHS 患者血浆非酯化脂肪酸水平高而无酮症,提示肝生酮功能障碍。⑤ 严重高血糖和酮体生成之间可能存在拮抗作用。由此可见,HHS

与 DKA 是不同程度的胰岛素缺乏所导致的两种状态,两者可能同时存在。实际上,约 1/3 的高血糖患者可同时表现出 HHS 和 DKA 二者的特征。

(二)中医病因病机

消渴发展至严重阶段,脏器衰败,阴津亏竭,痰湿浊毒内蕴,虚火上扰,清窍被蒙,神明失主,在消渴症状基础上,出现以神识昏蒙为主要表现的脾病及脑的厥类疾病,是为消渴厥。HHS 当属此病,其相关中医内容散见于"厥证""脱证""神昏"等中医相当典籍中。

1. 外感实邪 在消渴病迁延日久基础上,外感热毒,致使湿毒、热毒、瘀毒内盛,营阴被灼,甚或热毒扰动心神,而见神志不清。

2. 亡血失津 亦因消渴病迁延日久,或因暴饮暴食,或因剧烈吐泻,或严重金疮跌扑、出血等,进一步耗伤阴血津液,阴液极度耗损,导致阴竭阳亡,而见皮肤干燥,四肢厥冷,脉微细欲绝等危候。如《伤寒论·辨少阴病脉证并治》中"大汗出,热不去,内拘急,四肢疼,又下利厥逆而恶寒者……"的失津致厥之论。

病变所属脏腑主要在心,涉及肺、胃、肾。病理转归主要有三:一是阴阳气血相失,进而阴阳离决,发展为一厥不复之死证。二是阴阳气血失常,或为气血上逆,或为中气下陷,或气血痰浊内闭,气机逆乱而阴阳尚未离决。此类厥证之生死,取决于正气来复与否及治疗措施是否及时、得当。若正气来复,治疗得当,则气复返而生;反之,气不复返而死。三是表现为各种证候之间的转化。如气厥和血厥之实证,常转化为气滞血瘀之证;失血致厥的血厥虚证,严重者转化为气随血脱之脱证等。厥证的预后,主要取决于正气的强弱、病情的轻重,以及抢救治疗是否及时、得当。发病之后,若经积极救治,气息转平,脉象有根,表示正气有回旋之地,尚有转危为安之机;反之,若气息微弱,或昏聩不语,或手冷过肘、足冷过膝,或脉象沉伏如一线游丝,或如屋漏,或散乱无根,或人迎、寸口、跌阳之脉全无,多属危候,预后不良。

【临床表现】

(一)病史

HHS 起病隐匿,一般从开始发病到出现意识障碍需要 1~2 周,偶尔急性起病。HHS 好发于 2 型糖尿病伴合并症的老年患者,但这并不是绝对的,约 30%~40% 的患者既往无明确的糖尿病病史。引起血糖增高和脱水的因素为常见诱因,包括:急性感染、外伤、手术、脑血管意外等应激状态,使用糖皮质激素、免疫抑制剂、利尿剂、甘露醇等药物,水摄入不足或失水,透析治疗,静脉高营养疗法等。有时患者在病程早期因误诊而输入大量葡萄糖液或因口渴而摄入大量含糖饮料,亦可诱发本病或使病情恶化。

临床上,如遇有以下情况,要警惕 HHS 的可能:① 凡中老年患者,无论有无糖尿病病史,如发生原因不明的进行性意识障碍与明显脱水表现,而不能用其他疾病满意解释者,均应考虑本病的可能性。② 已诊断为糖尿病的患者,特别是中老年 2 型糖尿病,当有上述诱因于近期内发生多尿、多饮症状突然加重,精神萎靡,嗜睡者,也应警惕 HHS 的发生。③ 怀疑有脑血管意外、脑炎、癫痫,但临床表现难以用一种疾病全面解释或相应治疗无效者。④ 术后患者有意识障碍表现以及脑血管意外、开颅术后患者在治疗过程出现意识障碍加重者,慎重使用脱水剂,应及时监测血糖、尿糖、酮体、血电解质,以防止漏诊。⑤ 在未排除 HHNS 前,尽量避免给患者输注葡萄糖液、糖皮质激素,以免误治。

(二)症状与体征

患者起病初期多有口渴、多饮、多尿、乏力等糖尿病症状出现或加重,可同时伴有恶心、呕吐、食欲减退、反应迟钝、表情淡漠等临床表现,随着病情进展,逐渐出现典型的 HHS 临床表现,主要表现为严重脱水和中枢神经系统损害。

HHS 患者常有严重的脱水征,体格检查可见皮肤黏膜干燥、弹性减退,眼球凹陷,唇舌干裂,随着病情进展,可出现脉细速,卧位时颈静脉充盈不全,直立性低血压等周围循环衰竭表现。不少患者就诊时已处于休克状态,但因脱水严重,体检时可无冷汗。部分患者虽有严重脱水,但因血浆的高渗状态促使细胞内液外出,补充了血容量,可能掩盖了失水的严重程度,而使血压仍然维持正常。

HHS 患者中枢神经系统损害的症状非常突出,患者意识水平主要决定于血浆渗透压升高的程度。通常患者血浆有效渗透压超过 320 mOsm/(kg·H₂O)时,即可出现精神症状,如淡漠、嗜睡

等;而当患者血浆有效渗透压超过 350 mOsm/(kg·H₂O)时,可有定向力障碍、幻觉、上肢拍击样粗震颤、癫痫样抽搐、失语、偏盲、肢体瘫痪、昏迷及锥体束征阳性等表现。这些体征提示患者可能有因脱水、血液浓缩或血管栓塞而引起的大脑皮质或皮质下损害。经治疗后,上述神经系统症状、体征多可完全恢复正常,但少数患者可能在 HHS 纠正后一段时间内仍遗留部分中枢神经系统损害表现。

HHS 常由严重的并发疾病,如心肌梗死或脑卒中等诱发,败血症、肺炎和其他一些感染也是 HHS 常见的诱因。另外,一些导致机体抵抗力下降的因素如痴呆等对 HHS 的发生、发展则有促进作用。所以在处理 HHS 患者时,也应注意有无诱发疾病的临床表现,及时给予相应的积极治疗。

(三)四诊要点

烦躁、头痛、呕恶、呼吸深快等症,甚则出现昏迷、肢厥、脉细欲绝等阴竭阳亡危象。外感热毒,致使湿毒、热毒、瘀毒内盛,营阴被灼,甚或热毒扰动心神,而见神志不清。亦有亡血失津者,或因消渴病迁延日久,或因暴饮暴食,或因剧烈吐泻,或严重金疮跌扑、出血等,耗伤阴血津液,阴液极度耗损,导致阴竭阳亡,而见皮肤干燥,四肢厥冷,脉微细欲绝等危候。

【辅助检查】

(一)检查项目

1. 尿液检查 尿液检查尿糖强阳性,肾功能不全可使肾糖阈值升高,但尿糖阴性者罕见;尿酮体阴性或弱阳性;可有蛋白尿和管型,与肾小管功能受损有关。

滤过钠排泄分数下降。由于血糖升高引起渗透压升高时,除细胞外液等渗调节机制外,正常机体可以通过增加尿钠排泄,降低血钠浓度,对血渗透压进行调节。该调节机制异常是患者发生 HHS 的可能机制之一。滤过钠排泄分数 =(尿 Na/尿 Cr)/(血 Na/血 Cr)×100%,是肾小球滤过而未被肾小管重吸收的钠的百分率,反映机体对血钠的调节能力,也反映机体对渗透压变化的调节能力。测定患者尤其是高龄患者的滤过钠排泄分数,进行早期干预可能防止 HHS 发生,进而降低其死亡率。

2. 血液检查　HHS 患者主要的血生化指标检查与 DKA 的比较见表 2-23。最显著的特征是高血糖、高血渗透压和肾前性氮质血症。血酮体正常或略高，半定量测定多不超过 1.8 mmol/L（50 mg/dL）。另外，因血糖每升高 5.6 mmol/L，血钠下降 1.6 mmol/L 左右，HHS 时存在严重高血糖，可造成血钠水平假性降低。渗透压可直接测定，也可用公式计算，即血浆总渗透压[mOsm/（kg·H_2O）] = 2×（Na^+ + K^+）+血糖（mmol/L）+ BUN（mmol/L）。因 BUN 能自由通过细胞膜，不构成细胞外液的有效渗透压，故略去 BUN 的值即为有效血浆渗透压。HHS 时，有效血浆渗透压明显升高，一般在 350 mOsm/（kg·H_2O）以上。

表 2-23　糖尿病酮症酸中毒（DKA）和高渗高血糖综合征（HHS）实验室检查

项　　目	DKA	HHS
血糖*[mmol/L（mg/dL）]	13.9~33.3（250~600）	33.3~66.6（600~1 200）
血钠（mmol/L）	125~135	135~145
血钾*（mmol/L）	正常或升高**	正常
血镁*（mmol/L）	正常**	正常
血氯*（mmol/L）	正常	正常
磷酸盐*（mmol/L）	降低	正常
血肌酐[μmol/L（mg/dL）]	轻度升高	中度升高
血浆渗透压[mOsm/（kg·H_2O）]	300~320	330~380
血酮*	++++	+/-
碳酸氢盐*（mmol/L）	<15 mmol/L	正常或轻度减低
动脉血 pH	6.8~7.3	>7.3
动脉血 PCO_2（mmHg）	20~30	正常
阴离子间隙*[Na^-－（Cl^-+HCO_3^-）]（mmol/L）	明显增高	正常或轻度升高

注：*治疗过程中会发生极大变化；**血浆水平表现为正常或增高，机体的储备量减少

HHS 会并发横纹肌溶解综合征。肌酸激酶的升高是肌细胞膜破坏的重要标志，也是诊断横纹肌溶解综合征最特异的指标。

3. HHS 的实验室诊断参考标准　① 血糖 ≥ 33.3 mmol/L。② 有效血浆渗透压 ≥320 mOsm/L。③ 血清 HCO^{-3} ≥18 mmol/L 或动脉血 pH ≥7.30。④ 尿糖呈强阳性，而血酮体及尿酮阴性或为弱阳性。⑤ 阴离子间隙<12 mmol/L。

（二）主要危重指标与监测

1. 临床症状体征监测　患者 24 小时出入量，呼吸、血压、心率、血氧饱和度、瞳孔大小及对光反射、意识状态的改变，记录格拉斯哥昏迷评分。

2. 检测　血糖、电解质，计算血浆渗透压。

3. 无创心功能监测　有学者等应用无创心功能监测（ultrasonic cardiac output monitors，USCOM），对重症监护病房（ICU）高血糖高渗综合征患者进行补液指导。与传统应用 CVP 进行补液指导相比，USCOM 组在入住 ICU（24、48 小时）后补液量更少、肺水肿及胸腔积液发生率均较低、入住 ICU 时间缩短，差异均有统计学意义（$P<0.05$），表明 USCOM 指导 ICU 高血糖高渗综合征患者补液可减少补液量，降低肺水肿或胸腔积液发生率，缩短入住 ICU 时间，提高补液安全性。

【诊断与鉴别】

（一）诊断要点

HHS 的诊断依据是：① 中、老年患者，血糖 ≥ 33.3 mmol/L。② 有效血浆渗透压 ≥320 mOsm/（kg·H_2O）。③ 血清碳酸氢根 ≥15 mmol/L 或动脉血 pH≥7.30。④ 尿糖强阳性，血酮体阴性或弱阳性。另外，要注意诊断依据中的①、③和④不符合时，不能作为否定诊断的依据。但 HHS 患者均存在明显的高渗状态，如昏迷患者血浆有效渗透压低于 320 mOsm/（kg·H_2O），应考虑到其他疾病引起昏迷的可能性。

（二）鉴别诊断

西医鉴别

1. 脑血管意外　中年以上糖尿病患者常有动脉硬化，可并发脑血管意外。有时还可诱发酮症酸中毒或高渗性昏迷，须详查血糖、血酮及神经系统体征等以资鉴别。同时注意脑卒中可伴有应激性高血糖。

2. **缺血缺氧性脑病**（hypoxic-ischemic encephalopathy，HIE）　指大脑缺血缺氧后造成的脑损害和由此引发的一系列神经精神症状的一种临床综合征。脑组织得不到代谢中所需最低水平的氧气供应，出现不同程度的脑功能障碍时，称为脑缺氧。因脑缺氧引起的弥漫性脑部病变称为缺氧性脑病。严重时可出现意识模糊、共济失调、幻觉等症状，进一步加重时表现为昏迷、脑干反射消失、脑水肿，直至脑组织细胞死亡。常见于 CPR 术后患者、新生儿窒息等。实验室检查中 NSE、S100 可协助诊断，判断预后；辅助检查中 CT、MRI、加权成像（diffusion weighted imaging，DWI）、灌注成像（perfusion weighted imaging，PWI）可见脑实质，尤其是脑白质区低密度的特征性改变，经颅多普勒（transcranial doppler，TCD）、脑电图（electroencephalogram，EEG）均可协助诊治。

3. **肝性脑病**（hepatic encephalopathy，HE）指由于急、慢性肝功能严重障碍或门静脉-体循环分流异常所致，以代谢紊乱为基础的中枢神经系统功能失调综合征，常表现为程度不同的神经精神症状，是失代偿期肝硬化最常见的并发症之一，常提示患者预后较差。按肝病类型，可将 HE 分为 A、B 和 C 型 3 种类型。A 型为急性肝衰竭相关肝性脑病；B 型为门静脉、体循环分流相关的肝性脑病，无肝细胞损伤相关肝病；C 型为肝硬化相关的肝性脑病，伴门静脉高压或门静脉-体循环分流。有肝功能失调或障碍的患者出现神经精神症状，在排除其他脑病后，就可诊断为 HE。血氨升高、脑电图及诱发电位改变可辅助诊断，影像学检查无特异性。曾有研究认为，动脉血氨可反映 HE 的程度，但目前学界普遍认为血氨水平与 HE 严重程度无确切关系，对 HE 诊断、分级和预后无明显价值，但是如果患者血氨正常，则 HE 的诊断应慎重。

4. **肺性脑病**（pulmonary encephalopathy，PE）　指慢性胸肺疾病伴有呼吸衰竭、出现缺氧、二氧化碳潴留所引起的神经精神症状综合征，是慢性肺心病的严重并发症之一，是肺心病患者死亡的主要原因之一，多见于 COPD 的老年患者。临床表现主要是患者呼吸困难呈进行性加重并伴有神经精神障碍，如神志模糊、兴奋、躁狂、谵妄、嗜睡、昏睡、昏迷等。动脉血气提示 PCO_2 增高、PO_2 低、pH 降低。近年来研究表明，肺性脑病患者脑电图表现异常，脑电图检查可以作为肺性脑病患者监测病情变化的重要手段，其结果可以作为肺性脑病患者病情评估的一项诊断指标。损伤脑血管和脑细胞是 PE 最根本的发病机制。当机体缺氧、CO_2 潴留、酸中毒可引起颅内神经元肿胀、水肿、脑血管扩张、毛细血管内皮受损、通透性增加，甚至凝血功能障碍出现出血、坏死等，引起脑水肿、颅内压增高等神经精神症状。PE 是在慢性肺心病基础上出现呼吸功能衰竭后发生的，如果不存在呼吸衰竭，也不会出现肺性脑病。

5. **肾性脑病**（nephro-encephalopathy，NE）也称尿毒症脑病（uremic encephalopathy，UE），指尿毒症患者出现的神经精神症状的综合征。临床表现复杂多样，早期表现为注意力不集中、易疲劳、失眠、情感淡漠及全身不适等，后期出现语言、意识、运动障碍、精神行为异常、癫痫发作、不自主运动、扑翼样震颤及幻觉等，常见于急、慢性肾衰竭患者。有研究表明，患者性别、饮酒史、吸烟史、高血压以及透析时间等并非 NE 的危险因素，与肾性脑病密切相关的高危因素包括患者年龄、尿毒症原发病、是否定期进行灌流或血液滤过、血液透析频率、血红蛋白、甲状旁腺激素、血液尿氮素等指标检测值。

6. **糖尿病酮症酸中毒**（diabetic ketoacidosis，DKA）　指糖尿病患者在各种诱因的作用下，胰岛素明显不足，升糖激素不适当升高所造成的高血糖、高血酮、酮尿、脱水、电解质紊乱、代谢性酸中毒等病理改变的症候群。临床患者出现深大呼吸，呼气中有酮味，实验室检查可见血糖与血酮的明显升高。

7. **乳酸性酸中毒**　当血浆乳酸>2 mmol/L（18 mg/dL，正常范围 6～16 mg/dL），乳酸及丙酮酸之比明显增高>15∶1（正常<10∶1），且血 pH<7.35 时可诊断为乳酸性酸中毒。常见于休克、严重感染、严重缺氧、肝肾衰竭、白血病或糖尿病等疾病，尤其是口服苯乙双胍者易并发此症。有时与酮症酸中毒并存，如有代谢性酸中毒而血酮不高或增高不多者，应考虑本病的可能。

8. **低血糖昏迷**　起病急，临床有饥饿、多汗、心悸、手抖、皮肤苍白、血压轻度升高等交感神经兴奋表现，进而出现头晕、视力障碍、昏迷等中枢神经系统功能障碍。根据病史、药物治疗史不难鉴别。如鉴别有困难，可急查血糖、血酮，即刻注入 50% 葡萄糖 20~40 mL,可迅速纠正由低血糖引起的症状。

HHS 与糖尿病其他急性重症并发症鉴别,可参见表 2-24。

表 2-24 HHS 与糖尿病其他急性重症并发症鉴别

临床特点、指标	HHS	DKA	乳酸性酸中毒	低 血 糖
病史	年龄较大的糖尿病患者,常有呕吐、腹泻史	糖尿病及感染、胰岛素停药或中断诱因史	肝肾功能不全、休克、服双胍类药物病史	糖尿病史,进餐少,活动过度或注射胰岛素后未进食
症状	起病慢,口渴明显、嗜睡、昏迷	数小时起病,有恶心、呕吐	起病较急,有厌食、恶心、原发病症状	起病急,以小时计算,有交感神经兴奋表现
体征				
• 皮肤	严重脱水	失水、干燥	失水、潮红	潮湿、多汗、苍白
• 呼吸	快	深、快(Kussmaul)	深、快	正常
• 脉搏	细速	细速	细速	速而饱满
• 血压	下降	下降或正常	下降	正常或稍高
检查				
• 尿糖	++++	+++++	阴性	阴性
• 尿酮	阴性或+	+~+++	阴性	阴性
• 血糖	显著升高,多为 >33.3 mmol/L	升高,多为 16.7~33.3 mmol/L	正常或升高	显著降低, <2.5 mmol/L
• pH	正常	降低	降低	正常
• 阴离子间隙	正常	升高	升高	正常或轻度升高
• 血浆渗透压	显著升高 >330 mOsm/(kg·H_2O)	升高	正常	正常
• 乳酸	正常	升高	显著升高	正常

中医类证鉴别

1. **中风** 又称卒中,以中老年人为多见,常有素体肝阳亢盛。以半身不遂、肌肤不仁、口舌歪斜、言语不利,甚则突然昏仆、不省人事为主要表现的病证。因其发病骤然,变化迅速,有"风性善行而数变"的特点,故名中风。中风发病率高、病死率高、致残率高。诊断要点:① 急性起病,发展迅速,具备"风性善行而数变"的特点。② 具备突发半身不遂、肌肤不仁、口舌歪斜、言语謇涩、神志昏蒙主症中 2 项,或主症 1 项加次症 2 项,如头晕、目眩、头痛、行走不稳、呛水呛食、目偏不瞬。③ 症状和体征持续 24 小时以上。④ 多发于年龄在 40 岁以上者。头颅 MRI 或 CT 扫描发现责任病灶,有

助于本病的诊断。

2. **痫证** 痫证的病因可分为先天因素和后天因素两大类。先天因素主要为先天禀赋不足或禀赋异常,以青少年为多见。后天因素包括情志失调、饮食不节、跌仆外伤或患他病致脑窍损伤等。二者均可造成脏腑功能失调,风、火、痰、瘀闭塞清窍,积痰内伏,偶遇诱因触动,则脏气不平,阴阳失衡而致气机逆乱,元神失控而发病。病情重者,虽亦为突然昏仆、不省人事,但发作时间短暂,且发作时常伴有号叫、抽搐、口吐涎沫、两目上视、小便失禁等。痫证常反复发作,每次症状均相类似,苏醒缓解后可如常人。消渴厥证之昏倒,仅表现为四肢厥冷,无叫吼、吐沫、抽搐等症。可做脑电图

检查,以资鉴别。

3. 痉证 以四肢抽搐、颈项强直,甚至角弓反张为特征,昏迷,但无半身不遂、口舌㖞斜、言语不利等症状。起病急骤,病情危重,可伴发于高热、昏迷等病症过程中。痉证的发生主要因外邪壅络、热盛津伤、痰瘀壅滞、阴血亏虚等,导致气血运行不利;或热盛动风,消灼津液;或痰瘀内生,滞塞筋脉;或气血亏虚,阴津不足,进而筋脉失于濡养,筋脉拘急,发为痉证。多对应于西医学中的流行性脑膜炎、流行性乙型脑炎、癫痫、破伤风及各种原因引起的高热或无热惊厥。

【治疗】

(一)西医治疗

HHS 病情危重、并发症多。血容量不足和高血糖是 HHS 和 DKA 的共同主要特征,但 HHS 患者由于病程长、年龄比较大,液体丢失和脱水的情况较 DKA 更加显著。因此,即使予以及时治疗,HHS 患者的死亡率仍然比 DKA 要高(临床统计显示死亡率可高达 15%),故要特别强调预防、早期诊断和治疗。对明确诊断的患者,需要积极启动代谢、心、肾功能监护,并密切观察神经系统症状和体征变化。

HHS 治疗原则与 DKA 相似,主要包括积极补液,纠正脱水;小剂量胰岛素静脉输注以控制血糖;纠正水、电解质和酸碱失衡以及去除诱因和治疗并发症。

1. 补液 HHS 患者均有严重脱水,而高渗状态引起的脑细胞脱水是威胁患者生命的主要原因,单纯补液即可使血糖每小时下降 1.1 mmol/L(20 mg/dL),可使血浆渗透压下降,减轻脑细胞水肿。因此,积极补液在治疗中至关重要,对预后起决定性作用。补液是治疗 HHS 的首要措施,原则上先快后慢。HHS 失水比 DKA 更严重,24 小时总的补液量一般应为 100~200 mL/kg。推荐 0.9% 氯化钠溶液作为首选。因为生理盐水的渗透压为 308 mOsm/(kg·H$_2$O),相对于 HHS 情况下的血浆高渗透压而言是低渗的。输注生理盐水能迅速有效地补充血容量,改善肾功能并降低血糖。如治疗前已有休克,可先补充生理盐水和适量胶体溶液,以尽快纠正休克。如无休克,经输注生理盐水 1 000~2 000 mL 后,血浆渗透压仍>350 mOsm/

(kg·H$_2$O),血钠>155 mmol/L,可谨慎给一定量的低渗溶液(0.45%~0.6%盐水),并在中心静脉压及血浆渗透压监测下调整补液量和速度;当渗透压降到 330 mOsm/(kg·H$_2$O)时,再改为等渗溶液。治疗过程中应注意大量使用生理盐水,可使患者的血钠和血氯升高,导致高氯血症。

5%葡萄糖的渗透压为 278 mmol/L,虽为等渗,但糖浓度约为正常血糖的 50 倍,5%葡萄糖盐水的渗透压为 586 mmol/L。因此,在治疗早期,两者均不适用,以免加剧高血糖、高血钠及高渗状态。HHS 患者补液本身即可使血糖下降,当血糖下降至 16.7 mmol/L(300 mg/dL)时,可开始输入 5%葡萄糖液并酌情加用胰岛素,直到血糖得到控制。

补液速度与 DKA 治疗相仿,第 1 小时给予 1.0~1.5 L,随后补液速度根据脱水程度、电解质水平、血渗透压、尿量等调整。治疗开始时应每小时检测或计算血有效渗透压以监测治疗反应,血有效渗透压 = 2×(Na$^+$ + K$^+$)(mmol/L) + 血糖(mmol/L),并据此调整输液速度,以使其逐渐下降,速度为每小时 3~8 mOsm/L。当补足液体而血浆渗透压不再下降或血钠升高时,可考虑给予 0.45%氯化钠溶液;或者可在开始 2 小时内输入 1 000~2 000 mL,前 12 小时给予输液总量的 1/2 再加上当日尿量的液体量,其余在 24 小时内输入。输液过程中要观察尿量、心功能、神经系统表现和体征变化,必要时监测中心静脉压。

目前胃肠补液越来越受到重视,因其存在以下优点:① 胃肠道对水有强大的吸收调节功能,肠道可根据机体的状况进行水吸收,故胃肠道补水适合于高渗状态的纠正。② 胃肠内补液明显减少静脉输液量,可减轻心肺负荷,尤其适合老年患者。③ HHS 患者丢失体液成分,约 50%来自细胞内液,静脉应用生理盐水不能提供补充细胞内液需要的游离水,而胃肠道补充的温开水,能提供游离水,可纠正细胞内脱水,促使各脏器功能的恢复。因此,胃肠内补液弥补了大量静脉补液的不利因素,可迅速补充低渗液,在及时补充血容量的同时降低血浆渗透压,纠正细胞内脱水,增加循环血量及肾小球滤过率,改善外周循环,是 HHS 患者一举两得的抢救武器,特别适用于存在心肺疾病、输液速度不宜过快的老年患者。有学者认为,尚未昏迷的患者应鼓励主动饮水,已经昏迷的患者应采用鼻饲补充温白开水,每次量约 200~300 mL,鼻饲补水量可达全日总补液量的 1/3~2/5。亦有学者按每小时 100 mL 胃肠道补液，血钠下降正常后拔除胃管。

HHS 常合并血钠异常。高血糖造成高渗透压，使细胞内水转移至细胞外，导致血钠稀释性下降，胰岛素治疗后，随着血糖下降，水从细胞外重新回到细胞内，如果补液不充分，此时血钠测定值可能比治疗前更高。为了确定体内脱水程度，应计算校正后血钠。血糖超过 5.6 mmol/L 时，按血糖每升高 5.6 mmol/L，血钠下降 1.6 mmol/L。校正后的血钠>140 mmol/L 提示严重脱水。也可通过公式进行纠正假性低钠血症，纠正的 Na$^+$=测得的 Na$^+$(mmol/L) + 1.6×[血糖(mg/dL) −100]/100。

2. 胰岛素治疗 胰岛素使用原则与治疗 DKA 大致相同，尽管最初的补液和容量扩张可以降低血糖，但 HHS 患者仍需要使用胰岛素治疗。一般来说，HHS 患者对胰岛素较为敏感，胰岛素用量相比 DKA 患者时较少。

目前多主张小剂量胰岛素治疗方案。推荐以每小时 0.1 U/kg 持续静脉输注普通胰岛素。当血糖降至 16.7 mmol/L 时，应减慢胰岛素的滴注速度至每小时 0.02~0.05 U/kg，同时续以葡萄糖溶液静滴，治疗过程中需严密监测血糖，并不断调整胰岛素用量和葡萄糖浓度，使血糖维持在 13.9~16.7 mmol/L，直至 HHS 高血糖危象缓解。HHS 缓解主要表现为血渗透压水平降至正常、患者意识状态恢复正常。

也有学者提出先静脉推注普通胰岛素 5~10 U，继续用静脉滴注维持治疗（每小时 3~7 U）。每 1~2 小时密切监测血糖、血酮、血钾和其他电解质水平，必要时行肾功能和血气分析检查，及时调整治疗措施。当患者血糖降到 16.7 mmol/L、血浆渗透压<330 mOsm/(kg·H$_2$O)时，转为第 2 阶段治疗，改用 5% 葡萄糖或糖盐水，按葡萄糖与胰岛素比例 2:1~4:1 加入胰岛素，若此时血钠低于正常值，用 5% 葡萄糖盐水效果更佳。

在 HHS 得到解决后，所有患者都需要从静脉注射胰岛素转为皮下胰岛素治疗。为了防止反跳高血糖，在停止静脉注射胰岛素之前至少 2 小时，需要注射长效基础胰岛素（如果在前 24 小时内没有给药）和短效或速效胰岛素。需要这种重叠主要是因为静脉注射胰岛素的半衰期很短（大约 10 分钟）。当在用餐前计时时，每日应用短效或速效

胰岛素和基础胰岛素，可以在 1 小时内停止静脉注射胰岛素。美国糖尿病协会（American Diabetes Association，ADA）指南建议，如果确定合适，以前接受皮下胰岛素治疗的患者可以重新开始入院前的胰岛素剂量。否则，可以开始基于体重的皮下胰岛素方案，按每日 0.5~0.7 U/kg 计算总剂量，给予总剂量的 50% 作为每日 1 次基础胰岛素，并将其余 50% 平均分配给患者。

3. 补钾 HHS 患者存在缺钾，补钾原则与 DKA 相同。在开始补液及胰岛素治疗后，若患者的尿量正常，血钾<5.2 mmol/L，即应开始进行静脉补钾。一般在每升输入溶液中加氯化钾 1.5~3.0 g，以维持血钾水平在 4~5 mmol/L 之间。治疗前已有低钾血症，每小时尿量≥40 mL 时，在补液和胰岛素治疗同时必须补钾。严重低钾血症可危及生命，若发现血钾<3.3 mmol/L，应优先进行补钾治疗，当血钾升至 3.3 mmol/L 时，再开始胰岛素治疗，以免发生致死性心律失常、心脏骤停和呼吸肌麻痹。静脉补钾过程中需要监测血钾和心电图，如患者肾功能不全，补钾时尤其应当注意。另外应积极鼓励患者同时进行口服补钾。

4. 连续性肾脏替代治疗（CRRT） 早期给予 CRRT 治疗，能有效减少并发症的出现，减少住院时间，降低患者病死率，其机制为 CRRT 可以平稳有效地补充水分和降低血浆渗透压。另外，CRRT 可清除循环中的炎性介质、内毒素，减少多器官功能障碍综合征等严重并发症的发生。但 CRRT 治疗 HHS 仍是相对较新的治疗方案，还需要更多的研究以进一步明确 CRRT 的治疗作用和远期预后。

5. 其他治疗 注意纠正电解质紊乱，积极去除诱因，输氧，纠正休克，防治低血糖和脑水肿，预防压疮等。值得注意的是，本病一般不补碱，对于合并 DKA 的患者，应按 DKA 治疗原则纠正酸中毒。对昏迷患者需加强护理，留置导尿管以观察尿量变化，并选用适当抗生素以预防和控制感染，密切观察患者病情变化。密切观察从脑细胞脱水转为脑水肿的可能。对于 HHS 患者，在治疗过程中将血糖浓度维持在不低于 13.9~16.6 mmol/L（250~300 mg/dL）几个小时是避免脑水肿的潜在方法。及早发现潜在的神经恶化，如新发或加剧的头痛，意识水平下降，反复呕吐，大小便失禁，易怒，呼吸异常，治疗后血清钠延迟升高，或有脑神经功能障碍的证据。一旦考虑脑水肿的诊断成

立,应立即给予甘露醇治疗,剂量为 0.5~1 g/kg,持续 20 分钟,有助于阻止神经进一步恶化。

HHS 可并发 RM,RM 可进一步导致高钾血症、心律失常、高尿酸血症、肌红蛋白尿,损害肾小管,甚至引起急性肾衰竭。因此,RM 一旦明确诊断,应及早补液、碱化尿液治疗,促进肌红蛋白和代谢性废物从尿液中清除,预防相关并发症的发生。静脉补液首选等渗盐水,起始可达每日 10 L,每小时尿量维持在 200~300 mL。因为 RM 患者常常伴有低白蛋白血症,注意补液过程中患者水肿情况,必要时边补边利尿;同时使用碳酸氢钠纠正代谢性酸中毒、碱化尿液,使尿液 pH 维持在 7.0~8.0。一旦发现合并急性肾衰竭,及早进行血液透析治疗。有学者对 1 例糖尿病同时出现 HHS、DKA、RM,以及胰酶升高的患者,采用使用人工肝治疗,认为人工肝治疗不仅可以清除炎症介质、血清淀粉酶,还能纠正电解质紊乱,一举多得,取得较好效果。但在 HHS 上应用人工肝治疗的病例极为少见,疗效尚需进一步研究。

6. 预防 HHS 的复发　HHS 会出现反复发作的状况,但这种状况在许多情况下都是可以预防的。应该确定 HHS 每一次发作的原因,以便为患者提供有针对性的教育和干预,以防止复发。为了防止再次住院和去急诊科就诊,应该在出院前根据患者的需要进行教育。这种教育,有时被称为"生存技能"教育,可以包括对所患糖尿病的原因、体征和症状的回顾。向患者及其家属提供有关在急性疾病期间如何管理他们的糖尿病药物的信息,能够减少因患者不适当地减少或遗漏胰岛素用量而发生的血糖代谢失调。所有糖尿病患者都应该在社区环境中接受糖尿病的初步和持续的教育,这有助于预防本病的再次住院。建议所有 1 型糖尿病患者和许多接受胰岛素治疗的 2 型糖尿病患者都应该在家中配备一台血糖仪。

(二)中医辨证论治

HHS 为消渴病兼变证,诊疗思路上首先应明辨标本。无论兼证变证,其与消渴病共存,则应以消渴为本,兼变为标。兼变之证一旦发生,虽必遵循其内在规律而为进退,然与消渴本病之病机息息相关,互为影响。消渴本病始终存在,一般难以根除,而兼变之证,或久或暂,尚有可逆之机,故从整体与局部之关系而论,则消渴为全局之本,兼变

证为局部之标。因之消渴兼变证之治,当分缓急。大略而言,标病多新发而急骤,其治宜急;本证常久羁而缠绵,其治可缓。如本病消渴厥证,自是急则从标;而本病之治,固宜从缓。

HHS 与《金匮要略》所谓"厥阴消渴"实际上也很类似。发病是在内热伤阴、阴虚燥热等基础上,液竭津枯、气脱阳亡,或阴虚液竭血瘀、气阴两虚血瘀所致。总的病机不外真阴不足,阴虚而燥热内生,变生他证。明代《证治要诀·三消》指出:"三消得之,气之实,血之虚也,久久不治,气尽虚,则无能为力矣。""气之实"即是指燥热为患,"久久不治,气尽虚"则是燥热伤津耗气的结果,最终导致患者口干喜饮、神差嗜睡、眼眶凹陷、皮肤干燥、弹性差、手指干瘪、舌红苔焦燥干裂、脉细,为气阴两虚,津液耗竭的表现。

HHS 辨证要点主要是辨虚实,虚主要分清是否出现阳脱证、气随津脱证,实主要辨毒热和瘀血主次。治疗原则为养阴清热,解毒活血,扶正固脱。

实证

1. 毒热内盛

证候:高热,烦躁,神昏,恶心呕吐。舌质红绛,脉数。

证机分析:热毒化火,气血两燔。

治法:清热解毒。

处理:(1)方药:清瘟败毒饮。药用生石膏、生地黄、水牛角、黄连、栀子、桔梗、黄芩、知母、赤芍、玄参、连翘、竹叶、丹皮、甘草等。热重者,加大黄以泻实热;发黄者,加茵陈、大黄以清热祛湿退黄;疔疮肿毒者,加蒲公英、金银花、连翘增清热解毒之力。

(2)中成药:热毒宁注射液 20 mL,加入 5% 葡萄糖注射液或生理盐水 250 mL 稀释后静脉滴注,每日 1 次。热毒宁注射液成分为青蒿、金银花、栀子。

2. 热扰心神

证候:神昏谵语,躁扰不宁,口渴,面赤,心悸失眠。舌红苔黄,脉数。

证机分析:热毒内陷,蒙蔽心窍。

治法:清热解毒开窍。

处理:(1)方药:安宫牛黄丸。药用牛黄、麝香、犀角(或代用品)、黄连、黄芩、栀子、冰片、郁金、朱砂、珍珠、雄黄、金箔衣、蜂蜜等。可用金银

花、薄荷或银翘散煎汤送服本丸,以增强清热透解作用;若邪陷心包,兼有腑实,症见神昏舌短,大便秘结,饮不解渴者,宜开窍与攻下并用,以安宫牛黄丸2粒化开,调生大黄末9 g内服,先服一半,不效再服;热闭证见脉虚,有内闭外脱之势者,急宜人参煎汤送服本丸。

(2)中成药:醒脑静注射液10~20 mL,稀释于5%~10%葡萄糖注射液或生理盐水250~500 mL中静脉滴注,每日1次。醒脑静注射液成分为人工麝香、栀子、郁金、冰片。

虚证

1. 气随津脱

证候:面色苍白,口唇青紫,汗出肢冷,呼吸微弱。舌淡,脉细数等。

证机分析:气随汗泄,气津两脱。

治法:益气救阴固脱。

处理:(1)方药:生脉散。药用人参、麦冬、五味子等。虚阳上浮而见潮热、心悸,加生牡蛎、鳖甲、五味子以滋阴摄阳;口干咽燥,加石斛、天花粉、玄参养阴生津;便秘,加麻仁、玄参、生地增液润肠。

(2)中成药:生脉注射液20~60 mL,稀释于5%葡萄糖注射液250~500 mL中静脉滴注,每日1次。生脉注射液成分为红参、麦冬、五味子;参麦注射液20~100 mL,稀释于5%葡萄糖注射液250~500 mL中静脉滴注,每日1次。参麦注射液成分为红参、麦冬。

2. 阳脱

证候:冷汗淋漓,身凉肢厥,神倦息微,面色苍白。脉微欲绝,舌淡苔润。

证机分析:阳气暴脱,阴液外溢。

治法:回阳固脱。

处理:(1)方药:参附汤。药用人参、制附片等。若汗脱不止,加五味子、煅龙骨、煅牡蛎;四肢逆冷,加桂枝、当归;气促,加五味子、黄芪、山萸肉。

(2)中成药:参附注射液20~100 mL,稀释于5%葡萄糖注射液250~500 mL中静脉滴注,每日1次。参附注射液成分为红参、附片(黑顺片),有回阳救逆、益气固脱之功效。

在HHS的治疗过程中,不论辨证为何,均需注意是否存在血瘀兼证,酌情可加用血栓通注射液。血栓通活血化瘀,通脉活络,主要成分为三七

总皂苷,有活血化瘀和通筋活络之效,能降脂、抗凝和抑制过氧化反应,减轻血管内皮损伤,可发挥溶栓、抗栓作用,还可增加外周血流量,降低毛细血管通透性,改善心脑缺血缺氧症状。

愈后调理

证机分析:壮火食气、气阴两伤。

治法:清热生津,益气和胃。

处理:(1)方药:竹叶石膏汤合增液汤。药用竹叶、石膏、半夏、麦冬、人参、甘草、粳米、元参、麦冬、生地等。若胃阴不足、胃火上逆、口舌糜烂、舌红而干,加石斛、天花粉等以清热养阴生津;胃火炽盛、消谷善饥、舌红脉数者,可加知母、天花粉以增清热生津之效;气分热盛者,可加知母、黄连以增清热之力。

(2)中成药:消渴丸。成分:黄芪、生地黄、天花粉、优降糖(每丸含0.25 mg,即10丸消渴丸含一片优降糖)。

既已发病,医生需要加强提示患者注重生活调摄,节制饮食具有基础治疗的重要作用。在保证机体合理需要的情况下,应限制粮食、油脂的摄入,忌食糖类,养成定时定量进餐的习惯。戒烟、酒、浓茶及咖啡等。生活起居规律,适当运动。确诊后,患者易出现紧张、焦虑、悲观、恐惧等情绪,医生及家属应劝慰开导,解除其思想顾虑,使患者保持情志平和。对于并发痹证、痿证患者,应注意衣着宽松、舒适、吸湿、柔软,保护患肢,防止冻伤、烫伤及生活中的其他意外伤害;并发痈疽者,应保持患处清洁,促进局部血液循环。

【中西医协同诊疗思路】

HHS临证因病情危重,常需借助现代医学手段,中西结合,综合施治。2020版《中国2型糖尿病防治指南》中也进一步明确肯定了中医药在糖尿病防治中的地位和作用。在现代临床实践中,借鉴现代医学技术,能够更加全面准确地认识消渴兼变证的病机本质及演化规律,尤其在病情隐匿"无证可辨"的情况下,其借鉴意义更为突出。

任何事物都不是绝对静止的,而是处于不断发展变化中,人的健康和疾病也如此,有其独特的演变规律或者发展趋势。由于急危重症发病及转归特点,辨治时机稍纵即逝,临证必须在危势之萌

芽,或是正虚邪陷前,及时识别并予以有效处理,才能实现将急变缓和转危为安的效果。病理趋势早识别,抓主要病机是关键。急危重症的发病机制是邪正斗争对机体破坏和修复的过程。由于正邪交争剧烈,往往表现为病势急,发展快,常常短时间内分出病势方向。决定急危重症病理趋势形成和发展的决定因素是主要病机。如果能抓住疾病的主要病机,就可以准确预测疾病发展的趋势和方向,这正是急危重症辨证论治的关键所在。不同疾病的特征性的病理机制、病理演变、预后转归是预测病理趋势的基石,而这需要综合中西医对疾病的共同认知,才能够真正理解疾病,准确治疗。

HHS 的急危重症的特点更要求医生干预要早,措施有力,才能阻断病势,化急为缓,转危为安。正如"上工救其萌芽……下工救其已成"

(《素问·八正神明论》)所言,早,才能占得先机,赢得时间。中医辨证论治,重在症状,而 HHS 症状缺乏特异性,故需要结合西医学实验室检查,才能在第一时间明确诊断,及时治疗。(图2-31)

综上所述,HHS 的西医治疗方法大体可概括为补液、胰岛素使用、纠正电解质、维持酸碱平衡、去除诱因、防治各种并发症等治疗。虽然西医在 HHS 的治疗上有主力军的作用,但通过中医药的积极参与、协同治疗,在改善 HHS 患者的症状,减缓病情发展,促进疾病恢复方面,治疗效果可有显著提升。因此,中西医结合治疗能够更好地为患者服务。目前 HHS 死亡率仍然较高,进一步探索更优良的治疗方法仍是临床的迫切需求,但关于 HHS 的中西医结合治疗目前还缺乏大样本系统性的研究,因此还有待临床医师进一步深入挖掘和探讨。

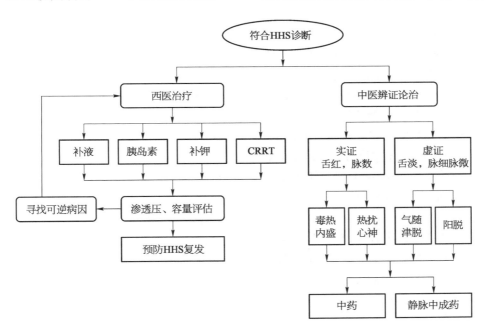

图2-31 高渗高血糖综合征中西医协同诊疗思路导图

【预后与进展】

HHS 是糖尿病患者严重的急性并发症之一,诊断与治疗不及时易引起患者死亡,死亡率高达40%~70%。此外,37.5%~50%的 HHS 患者可发生横纹肌溶解综合征,而4%~33%的 RM 患者可出现急性肾功能衰竭,死亡率为3%~50%,因此及时地抢救、治疗和护理,对保障患者生命安全尤为重要。

中华医学会糖尿病学分会发表了《中国2型糖尿病防治指南》(2020年版),中华中医药学会在2020年也出版了《中医糖尿病临床诊疗指南》,

ADA 和欧洲糖尿病研究学会(European Association for the Study of Diabetes, EASD)在2019年发布了《2型糖尿病患者高血糖的管理(更新版)》。以上新出版的指南系统而详尽地总结了糖尿病以及 HHS 的诊疗,但目前对 HHS 的病理的进一步深入研究及临床随机对照试验研究尚缺乏。医生更多地将精力集中在对 HHS 患者的临床观察上。Mizuguchi 遇到一名64岁的男性 HHS 患者,该患者伴发突然发作的同系右下象限盲症。这是高渗性高血糖综合征中此类现象的首次记录。Mizuguchi 认为这是高血糖高渗综合征患者偏盲的一种变异。Yeddi 在治疗一名 22 岁女性 2 型糖尿病患者时，为改善大脑假瘤症状而应用乙酰唑胺 250 mg，每日 2 次，患者血糖进行性升高至 600 mg/dL（80～180 mg/dL），考虑发生 HHS。停用乙酰唑胺 48 小时后，血糖水平逐渐下降至 180 mg/dL 以下，胰岛素用量恢复至既往水平。当该患者再次应用乙酰唑胺后，同样再次发生 HHS。故此，作者建议在对糖尿病患者进行乙酰唑胺治疗时，应仔细监测血糖水平和 HHS 发生的潜在可能性。

（王　庆）

第三节

低血糖

低血糖症（hypoglycemia）是一组多种病因引起的，以静脉血浆葡萄糖浓度过低，临床上以交感神经兴奋和脑细胞缺氧为主要特点的综合征。其特征为：① 血糖低于极限。② 出现以神经、精神症状为主的症候群。③ 给予葡萄糖后，症状立即缓解。一般血浆葡萄糖浓度在 2.8 mmol/L 以下，老年人血糖低于 3.0 mmol/L 时认为低血糖。在糖尿病患者中，血糖低于 3.9 mmol/L 时被认为是血糖过低，胰岛素过量或口服降糖药是引起低血糖的主要原因。

中医学中低血糖无相应名称，根据低血糖患者的不同症状表现，如轻症可表现为心慌、饥饿感、乏力、出冷汗等，进食糖水后可恢复等，将其归入"心悸"范畴。

【病因病理】

（一）西医病因病理

人体中的糖具有极其重要的生理功能，它不仅是机体的主要能量来源，也是结构物质的重要组成部分。在生理状况下，葡萄糖是大脑必需的唯一的能量代谢燃料。大脑不能合成葡萄糖，储存的糖原仅能供几分钟所需，因此需要持续不断从动脉循环中得到葡萄糖供应。一旦血浆葡萄糖浓度降低至生理浓度之下，血-脑葡萄糖转运就不足以满足大脑能量代谢所需和正常功能。但机体有充分有效的反调节机制来预防或快速纠正低血糖。

人体系统的血糖平衡——维持血糖水平正常，是基于激素、神经通路和底物作用的网络精确调节内源性葡萄糖生成及大脑外组织对葡萄糖的摄取利用而实现的。进食后，胰岛 β 细胞分泌的胰岛素逆转上述过程。糖原分解和糖异生受抑，肝肾葡萄糖输出减少；外周葡萄糖摄取和利用增加；脂肪和蛋白质分解受限；通过底物向糖原、肾上腺素、生长激素和皮质醇等其他激素在正常生理状况下对葡萄糖的调节作用相对较弱。但这些激素在机体对低血糖的防御反应中起着非常重要的作用。

一旦血糖水平低于生理范畴，对抗低血糖的反调节激素就会升高。这些升糖激素中，胰岛 α 细胞分泌的胰高血糖素是最主要的激素，促进肝糖原的分解。胰高糖素是第二道低血糖防御机制。肾上腺髓质分泌的肾上腺素可以促进肝糖原分解和糖异生，在正常情况下不是最重要的，但在胰高血糖素缺乏时极其重要。肾上腺素是第三道低血糖防御机制。一旦低血糖超过 4 小时，皮质醇和生长激素也促进内源性葡萄糖生成并减少葡萄糖利用，但作用只有肾上腺素的 1/5。

临床上按照低血糖发生与进食的关系分为空腹低血糖症，即吸收后低血糖症，以及餐后低血糖症，即反应性低血糖症。吸收后低血糖症的主要病因是不适当的高胰岛素血症，反应性低血糖症是胰岛素反应性释放过多。在临床上，反复发生吸收后低血糖症提示可能存在器质性病变，而餐后引起的反应性低血糖症则多见于功能性疾病。

1. 低血糖的临床分类

（1）空腹（吸收后）低血糖症：① 胰岛 β 细胞疾病。如胰岛素瘤、胰岛增生；胰岛素分泌过多，促胰岛素分泌剂如磺脲类、苯甲酸类衍生物所致；自身免疫性低血糖，如胰岛素抗体、胰岛素受体抗体、胰岛 β 细胞抗体所致；异位胰岛素分泌。② 药物性。如外源性胰岛素、磺酰脲类及饮酒、喷他脒、奎宁、水杨酸盐等。③ 重症疾病。如肝衰竭、心力衰竭、肾衰竭、脓毒症、营养不良等。④ 胰岛素拮抗激素缺乏。如胰高血糖素、生长激素、皮质醇及肾上腺单一或多种激素缺乏。⑤ 胰外肿瘤。

（2）餐后（反应性）低血糖症：糖类代谢酶的先天性缺乏，如遗传性果糖不耐受、半乳糖血症；特发性反应性低血糖；滋养性低血糖症（包括倾倒综合征);功能性低血糖症;肠外营养(静脉高营养)治疗;2 型糖尿病早期出现的进餐后期低血糖症;低血糖症的中心发病环节为血糖的来源小于去路,包括机体的葡萄糖摄入减少、肝糖原分解和糖异生减少,机体组织消耗葡萄糖增多两个方面。在临床中,这两方面因素常同时发生。

(3) 糖尿病相关性低血糖:低血糖常见于糖尿病治疗过程中,是糖尿病患者控制血糖的限制因素。首先,它导致多数 1 型糖尿病患者、很多中晚期 2 型糖尿病患者反复生病,有时甚至是致命的;其次,它阻碍了糖尿病患者终身维持血糖正常及其已被证实的血管获益;再次,低血糖相关的自主神经损害导致低血糖反复发作成恶性循环,自主神经损害表现为低血糖防御机制缺失和低血糖感知障碍(hypoglycemia unawareness)。

低血糖是 1 型糖尿病患者生活的一部分,平均每周发作两次症状性低血糖,每年至少有一次严重的低血糖发作,至少导致短期功能障碍。估计 6% ~ 10% 的 1 型糖尿病患者死于低血糖。2 型糖尿病患者发生低血糖相对较少,但在用胰岛素治疗者中低血糖的发生率超过我们的想象。有针对胰岛素泵或每日多次注射治疗者的调查研究结果显示,低血糖发生率近 70%。二甲双胍、噻唑烷二酮、α-糖苷酶抑制剂、GLP - 1 受体激动剂和DPP - 4 抑制剂不会导致低血糖,但它们与促胰岛素分泌剂(如磺脲类或格列奈类)或胰岛素联用时增加低血糖风险。值得注意的是,当 2 型糖尿病患者发展到胰岛素绝对缺乏、需要复杂的胰岛素治疗时,其低血糖发生率与 1 型糖尿病相似。

2. 传统危险因素　糖尿病患者的低血糖传统危险因素基于一个前提,即相对或绝对的胰岛素过多是唯一的危险决定因素。相对或绝对胰岛素过多发生于:① 胰岛素(或胰岛素促泌剂)剂量过大、时间不当或剂型错误。② 外源性葡萄糖摄入减少(如空腹或误餐)。③ 非胰岛素依赖的葡萄糖利用增加(如运动中)。④ 胰岛素敏感性增加(如有效的强化治疗、午夜、运动后、减重)。⑤ 内源性葡萄糖生成减少(如饮酒后)。⑥ 胰岛素清除减慢(如肾功能不全)。但这些传统的危险因素只能解释一小部分低血糖发作,尚存在其他危险因素。

虽然仅胰岛素过量单一因素即可导致低血糖,糖尿病患者的医源性低血糖是相对或绝对治疗性胰岛素过量与血糖反调节缺陷(低血糖防御

缺陷)的生理性防御机制和行为防御障碍共同的结果,低血糖防御机制缺陷包括生理性防御(特别是胰岛素减少和胰高血糖素和肾上腺素增加)缺失和低血糖感知障碍带来的行为防御(摄入糖类)缺失。

(1) 低血糖防御:缺陷内源性胰岛素绝对缺乏的情况下,胰岛素水平不随血糖水平的降低而下降,抗低血糖的第一道防线缺失。此外,可能由于正常情况下胰岛内胰岛素水平的降低是刺激胰高血糖素释放的信号,随着血糖水平的进一步降低,胰高血糖素未能升高,对抗低血糖的第二道防线缺失。最后,对抗低血糖的肾上腺素反应减弱,低血糖的第三道防线变得薄弱。在这种情况下,兴奋交感肾上腺(肾上腺髓质产生肾上腺素、交感神经产生去甲肾上腺素)的血糖阈值降低。这通常是由于近期曾发生过医源性低血糖所致。在胰岛素生成无法减少且胰高血糖素生成无法增加的情况下,肾上腺素生成的减少就会导致低血糖防御缺陷的临床综合征。这类患者在强化降糖治疗中发生严重医源性低血糖的概率是肾上腺素反应正常患者的 25 倍甚至更多。这是一种功能性的、可逆的障碍,不同于器质性的、不可逆的糖尿病性自主神经病。

(2) 低血糖感知障碍:交感肾上腺(主要是交感神经)对低血糖的反应减弱会导致低血糖感知障碍,主要表现为缺乏能警告患者的交感能和胆碱能的症状。对于交感肾上腺反应正常的患者,这些警告症状能使患者认识到低血糖的发生并摄入糖类,从而及时中止低血糖的发作。而无法意识到低血糖发生的患者,在进行糖尿病强化降糖治疗时发生严重医源性低血糖的风险增加6 倍。

(3) 低血糖相关自主调节障碍:糖尿病患者的低血糖相关自主调节障碍(hypoglycemia-associated autonomic failure, HAAF)的概念认为,近期发作的医源性低血糖(或睡眠中或运动中的低血糖)既可以导致低血糖防御缺陷(在胰岛素和胰高血糖素反应缺失的情况下,肾上腺素反应的血糖阈值降至低血糖水平),也可以导致低血糖感知障碍(交感肾上腺反应的血糖阈值降至低血糖水平)。这些反应受损可形成一个恶性循环,导致医源性低血糖反复发生。大多数患者中,只要 2 ~ 3 周谨慎避免低血糖发作,低血糖感知障碍和低血糖防御

障碍中的肾上腺素反应性减弱是可逆的。

根据这些病理生理情况,糖尿病患者发生低血糖的危险因素还包括:① 胰岛素绝对缺乏,在这种情况下当血糖降低时,胰岛素水平无法下降,胰高血糖素水平无法升高。② 曾发生过严重低血糖或曾发生过低血糖感知障碍(提示近期曾发生过医源性、运动后或睡眠中低血糖,从而使交感肾上腺反应减弱)。③ 在其他因素相同的情况下,HbA1c水平较低或血糖目标较低的患者近期发生过低血糖的可能性较大。

3. 控制低血糖危险因素 有几项多中心、随机对照试验显示,在采取严格的血糖控制的住院患者及门诊患者中,严重低血糖的患病率较高。在 NICE - SUGAR 研究中,努力控制住院患者的血糖至生理水平将导致死亡率升高。ADVANCE、ACCORD、VADT 研究也报道了在 2 型糖尿病患者中严重低血糖的发生率较高。令人惊讶的是,三项研究都发现,在 2 型糖尿病患者中,强化血糖控制甚少或不能降低大血管事件的发生。实际上,为了降低强化降糖组的死亡率,ACCORD 试验被提前终止。死亡率增加是否由医源性低血糖所致,目前还不清楚。根据以上的研究结果,已形成了新的建议和规范:住院患者需要降糖治疗,这是毋庸置疑的,而血糖的维持目标已调整为 140～180 mg/dL,减少低血糖的发生,胰岛素治疗及降低血糖的益处方可以显现。

4. 非糖尿病的低血糖 导致低血糖的病因有多种。一方面,由于低血糖常见于胰岛素或胰岛素促泌剂治疗的糖尿病患者,可以认为相关的临床症状发作是由低血糖导致的;另一方面,低血糖在非糖尿病患者中相当少见,因此我们可以得出这样的结论:仅对符合 Whipple 三联征的患者考虑低血糖症。

(1)药物:胰岛素和胰岛素促泌剂能抑制葡萄糖的生成、促进葡萄糖的利用,而乙醇则能阻断糖异生但不影响糖原分解。因此,典型的酒精性低血糖常见于患者数日多次饮酒但进食极少,此时糖原耗竭而糖异生受阻,从而发生低血糖。这种低血糖症病情往往较重,死亡率高达 10%。由于低血糖发生在饮酒后且常妨碍进一步饮酒,在诊断时血糖水平和血液中乙醇浓度相关性弱。由于糖异生是长时间低血糖过程中葡萄糖生成的主要途径,乙醇可以导致胰岛素治疗的糖尿病患者发生低血糖。

大量其他药物也可诱发低血糖症,包括常用药物如血管紧张素转化酶抑制剂和血管紧张素受体拮抗剂、β 肾上腺素受体拮抗剂、喹诺酮类抗生素、吲哚美辛、奎宁、磺胺类药物等。

(2)严重系统性疾病:在住院患者中,严重系统性疾病是仅次于药物的第二大低血糖病因,如肾、肝或心力衰竭,败血症,营养不良。由于肝是内源性葡萄生成的关键场所,急性和广泛的肝细胞破坏(如中毒性肝炎)可导致空腹低血糖症,心力衰竭患者低血糖发生的机制未明,可能和肝淤血、缺氧有关。尽管肾也是生成葡萄糖的场所之一,胰岛素清除减慢、糖异生前体动员缓慢参与肾衰竭患者低血糖的发生。败血症也是低血糖的常见原因。富含巨噬细胞的组织,如肝、脾和肺产生的细胞因子增加葡萄糖利用。如果葡萄糖生成不能保持相应增加,即诱发低血糖。营养性糖原耗竭情况下,细胞因子抑制糖异生,同时肝肾低灌注,都有可能参与诱发低血糖。

肝功能衰竭:常见于重症肝炎、肝硬化、肝癌晚期。可能是由于肝细胞广泛损害致肝糖原合成储备严重不足,糖原分解减少、糖异生障碍;肝细胞对胰岛素的分解灭活减少,使血浆胰岛素水平增高;肝癌或肝硬化时对葡萄糖消耗增多,癌组织产生胰岛素样物质;肝内雌激素灭活减弱,血中含量增高,拮抗生长激素及胰高血糖素的作用。

肾脏在正常情况下糖异生能力只有肝脏的 1/10,长期饥饿时肾糖异生能力则可大大增加,也是拮抗低血糖的主要器官之一。肾功能衰竭时,肾糖异生减少,肾脏清除胰岛素能力减低而易发生低血糖。慢性肾功能衰竭时糖代谢紊乱机制是多方面的,主要包括血浆丙氨酸水平降低,导致了糖异生底物不足,肝葡萄糖输出增加,胰岛素分泌异常,肾脏对胰岛素清除率下降,肾性糖尿者由尿路失糖过多。

低血糖也可见于长期饥饿。长期饥饿可使机体缺乏脂肪储存,随之糖异生前体(如氨基酸)耗竭,后者促使葡萄糖消耗进一步增加。还有各种原因引起的营养不良,导致机体脂肪大量消耗后,肝糖原储备减少,易导致低血糖症的发生;严重肌肉萎缩的患者,由于肌肉蛋白含量减低,不能为肝脏的糖异生提供足够原料,较难维持正常的血糖浓度;神经性厌食症患者病情发展出现严重肝功能损害时,可出现自发性低血糖。

（3）升糖激素缺乏：无论是皮质醇还是生长激素,对低血糖的防御来说不是必需的,至少对成人而言。但是,原发性肾上腺皮质功能减退（Addison's disease）或垂体功能减退患者在空腹时间延长时会发生低血糖。食欲缺乏和体重降低是慢性肾上腺皮质功能减退的典型症状,可能导致糖原耗竭。皮质醇缺乏与低水平的糖异生前体相关,提示在糖原耗竭的情况下,糖异生底物供应受限是皮质醇缺乏患者低血糖的原因。生长激素缺乏会导致青少年患者发生低血糖。空腹时间过长、运动或妊娠时葡萄糖消耗增加、饮酒后葡萄糖生成速度减慢等可诱发先前未诊治的成人垂体功能减退患者发生低血糖。

1）胰高血糖素缺乏：胰高血糖素对低血糖的反应性下降,负反馈调节机制受损,引起低血糖症。其中机制是肝细胞膜受体激活以来 cAMP 的蛋白激酶活性下降。胰高血糖素与受体结合障碍,使糖原合成酶活性增高而抑制磷酸化酶,肝糖原分解减少,血糖减低;增加 2,6-二磷酸果糖的合成,糖酵解被激活,糖异生减少;抑制磷酸烯醇式丙酮酸羧基酶的合成,激活肝 L 型丙酮酸激酶,抑制肝摄取血中的氨基酸,从而抑制糖异生;通过抑制脂肪组织内激素敏感性脂肪酶,减少脂肪动员。如特发性低血糖,可能与胰高血糖素受体的降解和受体敏感性下降及分泌障碍有关。

2）糖皮质激素缺乏：肾上腺皮质激素功能减退,糖皮质激素分泌减少,引起抑制肌蛋白分解,氨基酸产生减少,肝脏糖异生原料减少,糖异生途径的关键酶——磷酸烯醇式丙酮酸羧基酶的合成减少;促进肝外组织摄取和利用葡萄糖;抑制脂肪组织动员,血中游离脂肪酸减少,也可间接促进周围组织摄取葡萄糖,引起低血糖症。

3）肾上腺素缺乏：肾上腺素主要在应激状态下发挥其调节血糖的作用,可以加速糖原的分解,升高血糖水平。肾上腺素减少可以引起应激性低血糖。如前所述,胰高糖素和肾上腺素缺乏参与胰岛素缺乏的糖尿病患者发生医源性低血糖。低血糖症的鉴别诊断中通常不需要考虑这两种激素的缺乏。

（4）非胰岛 β 细胞肿瘤：非胰岛 β 细胞肿瘤性低血糖,偶见于巨大间质细胞瘤或上皮细胞肿瘤（如肝癌、肾上腺皮质癌、类癌）患者的空腹低血

糖。在这种情况下,葡萄糖的代谢模式类似于高胰岛素血症,但低血糖时胰岛素分泌受抑。多数情况下,这些患者发生低血糖与加工不完全的胰岛素样生长因子 Ⅱ（大 IGF-Ⅱ）的大量分泌有关。这种形式的 IGF-Ⅱ 不能和循环中的结合蛋白正常形成复合物,因此更容易作用于靶组织。这些肿瘤通常临床表现明显,血浆 IGF-Ⅱ/IGF-Ⅰ 比率增高,游离 IGF-Ⅱ［即 IGF-Ⅱ前体（E1-E2）］水平也升高。依靠手术治愈低血糖的可能甚微,但是减小肿瘤体积仍有助于改善低血糖。此外,也有糖皮质激素、生长激素或二者联合治疗减轻低血糖的报道。有异位 IGF-Ⅰ 生成导致低血糖症的报道,但较为罕见。

（5）内源性高胰岛素血症：导致内源性高胰岛素血症性低血糖的原因有：① 原发性胰岛 β 细胞异常,最典型的病因是 β 细胞瘤（胰岛素瘤）,该肿瘤有时为多发;也可见于 β 细胞肥大或增生引起 β 细胞功能性异常。② 胰岛素抗体或胰岛素受体抗体。③ 胰岛素促泌剂,如磺脲类药物。④ 异位胰岛素分泌。以上这些情况均不多见。

原发性 β 细胞异常和胰岛素促泌剂引起内源性胰岛素分泌过多的基本病理生理改变是：当发生低血糖时,胰岛素的分泌量不能相应地减少至极低水平。这一改变可以通过测定低血糖发作时的血浆胰岛素、C 肽（胰岛素原转换成胰岛素时解离下来的链接肽）、胰岛素原及血糖水平来评价。胰岛素、C 肽和胰岛素原的水平并不一定高于血糖正常时所对应的参考值,而只是在低血糖时不适当地升高。非常关键的诊断线索是有低血糖症状时血糖<3 mmol/L（<55 mg/dL）,而血浆胰岛素水平>18 pmol/L（>3 μU/mL）,血浆 C 肽≥0.2 nmol/L（≥0.6 ng/mL）,血浆胰岛素原≥5.0 pmol/L。静脉给予胰高血糖素（1 mg）后若血浆 β-羟基丁酸低于 2.7 mmol/L 且血糖浓度上升幅度超过 1.4 mmol/L（25 mg/dL）,提示胰岛素（或胰岛素样生长因子）的活性升高。

胰岛素瘤,一种可分泌胰岛素的胰岛 β 细胞肿瘤,是内源性高胰岛素血症最典型的病因,因此对有相应的临床表现的患者,均应排查是否有胰岛素瘤。但胰岛素瘤并非内源性高胰岛素血症的唯一病因。一些内源性高胰岛素血症性低血糖的患者有弥漫性的胰岛病变,出现 β 细胞肥大,有时也伴有 β 细胞增生,该情况称为胰岛细胞增生症

（即使不一定能找到胰管上长出的 β 细胞），其他患者有类似的胰岛病变，但表现为餐后低血糖，这种情况称为非胰岛素瘤性胰源性低血糖症。胃旁路术后餐后低血糖尤常见于 Roux en Y 胃旁路术后，其发生机制也涉及弥漫性胰岛病变和内源性高胰岛素血症。有人提出进食后过度的 GLP - 1 反应可能是引起高胰岛素血症和低血糖的原因，但其机制尚未完全阐明。如果药物治疗（如 α -糖苷酶抑制剂或奥曲肽）无效，则可能需要切除部分胰腺。自身免疫性低血糖，如胰岛素抗体引起的低血糖：当胰岛素与抗体逐渐解离，引起迟发性餐后低血糖。此外，胰岛素受体抗体亦可以发挥受体激动剂的作用，从而导致低血糖。胰岛素促泌剂如磺酰脲类或格列奈类引起的临床和生化改变与胰岛素瘤很类似，但可以通过测定血液中的胰岛素促泌剂来鉴别。最后，一些引起内源性高胰岛素血症的极罕见的病因包括：异位胰岛素分泌、胰岛素受体高功能性突变和运动诱发的高胰岛素血症。

胰岛素瘤并不常见，估计年发病率为 1/250 000，但由于超过 90% 的胰岛素瘤是良性的，所以它是可能致死的低血糖症的一种可治愈的病因。散发病例的中位发病年龄为 50 岁，但当它作为多发性内分泌腺瘤 1 型的组分时，则常见于 30～40 岁。99%患者的胰岛素瘤在胰腺内，通常较小（90%的胰岛素瘤<2.0 cm）。因此，胰岛素瘤被发现往往是因为低血糖症而非肿瘤的占位效应。CT 或MRI 可发现近 70%～80% 的胰岛素瘤，约 10% 的胰岛素瘤患者有转移病灶，这种胰岛素瘤为恶性的。经腹超声常能发现胰岛素瘤，内镜超声的敏感度更是达到了 90%。生长抑素受体显像可检出约50% 的胰岛素瘤。选择性胰腺动脉钙剂注射是一种检测胰岛素瘤的高度敏感的方法，其阳性终点事件是肝静脉内胰岛素浓度剧增，但通常不需要进行这种侵入性检查，除非是为了确认弥漫性胰岛病变时的内源性高胰岛素血症。术中超声几乎可以定位出所有不易被外科医师触摸到的胰岛素瘤病灶。对于孤立的胰岛素瘤病灶行手术切除，即可达到治愈效果。对无法切除的胰岛素瘤，可选用抑制胰岛素分泌的二氮嗪或生长抑素类似物奥曲肽来控制低血糖。除此以外，mTOR（哺乳动物西罗莫司靶蛋白）抑制剂依维莫司是一种颇有前景的新药。

血液中胰岛素增加：① 胰岛素自身抗体和抗胰岛素自身抗体形成：抗胰岛素抗体可与胰岛素结合，形成无生物活性的复合物，使胰岛素的降解减少，当胰岛素与抗体突然解离时释放出大量游离胰岛素而即刻造成低血糖症，如胰岛素自身免疫综合征（insulin autoimmunity syndrome，IAS），可能是继胰岛素瘤和胰腺外巨大肿瘤（分泌异常的胰岛素样生长因子-Ⅱ）之后，引起自发性低血糖的第三大原因；健康胰岛素受体具有很轻的胰岛素活性，其活性比胰岛素强 10 倍，抗胰岛素受体抗体与胰岛素受体抗体结合产生类胰岛素作用也可引起低血糖。② 自主神经功能紊乱：如特发性功能性低血糖症，主要见于情绪不稳定和神经质的中年女性，精神刺激、焦虑常常诱发。其发病可能是由于自主神经功能紊乱时，迷走神经紧张性增高，使胃排空加速以及胰岛素分泌过多引起。③ 与饮食相关的反应性低血糖：可能与进食后神经体液对胰岛素分泌或糖代谢调节欠稳定有关。胃切除术后食物从胃排空至小肠速度加快，葡萄糖吸收过快；肝硬化患者营养物质的快速消化吸收，刺激胰岛素大量分泌，其分泌高峰晚于血糖高峰，多于进食后 2 小时左右出现；早期 2 型糖尿病患者胰岛素快速分泌相出现障碍，胰岛素从胰腺 β 细胞释放延迟，表现为葡萄糖耐量试验（oral glucose tolerance test，OGTT）的早期为高血糖，继之发生迟发性低血糖。

（6）胰岛素-葡萄糖偶联机制缺陷：胰岛 β 细胞磺脲类药物受体或谷氨酸脱羧酶缺乏引起胰岛 β 细胞内的胰岛素-葡萄糖偶联机制缺陷，胰岛 β 细胞的 K^+ 通道由磺脲类药物受体（sulfonylurea receptor 1，SUR1）和内向整流钾通道（kir6.2）两种亚单位组成。SUR1 和 kir6.2 基因突变后，SUR1 对 Mg^{2+}- ADP 兴奋性反应下降，ADP 拮抗 ATP 对 K^+ 通道的抑制作用减弱，导致 K^+ 通道关闭，细胞处于除极状态，Ca^{2+} 通道自动开放，胰岛 β 细胞内 Ca^{2+}，诱发胰岛素持续分泌，导致低血糖发生。

5. 引起低血糖的其他原因　哺乳期妇女、剧烈运动或长时间重体力劳动后的患者，尤其是自主神经不稳定或糖原储备不足者。临床还见于重度腹泻、高热和重症甲状腺功能亢进患者。

失误、人为或恶意的低血糖。由于药房失误或其他医疗差错等原因，错误使用胰岛素促泌剂或胰岛素的情况确有发生。擅自使用甚至恶意给予胰岛素或胰岛素促泌剂所引起的人为低血糖有许多临床和实验室检查特点与胰岛素瘤类似。这些情况最常见于医疗工作者、糖尿病患者或其家属，或既往曾诈病者。然而，当面对任何病因不明的低血糖患者时，此类特殊原因都应被纳入考虑范围。胰岛素促泌剂引起低血糖时会伴有 C 肽水平的升高；而外源性胰岛素引起低血糖时，胰岛素分泌受抑，C 肽水平降低。

血糖的测量很少会有误差。但是要注意，用来指导糖尿病治疗的血糖监测仪并不是十分准确的测量工具，特别是在血糖水平偏低时，因此不能用于低血糖的诊断。即便是使用准确的定量方法测到血糖值偏低，也可能是人为因素所致，如葡萄糖被离体的血液有形成分所分解后，会导致血糖测量值偏低，特别是在白细胞增多症、红细胞增多症或血小板增多症情况下，或未及时分离血浆时（假性低血糖）。

（二）中医病因病机

低血糖可见于各类人群，且不同病患的病症表现各有差异，以饥饿感、脸色苍白、心悸、脉速、冷汗、四肢麻木或震颤、恐惧感或精神错乱，甚则晕厥等为主要临床特征。低血糖的产生，是因某种原因导致机体血糖浓度过低，并由此引发的交感神经过度兴奋及脑功能障碍为主的症候群，低血糖症属中医学"厥证""虚风"等范畴。

中医学认为，本病是由于多为禀赋素弱，或病后体虚，脾胃不健，气血乏源，致心肝失养，元神失主，各种原因导致肺气不足，肺卫失调；阳气式微，阳不敛阴，卫外不固；气血亏虚，肾精不足，脑失所养；甚至元气耗竭，亡阴亡阳，阴阳离决，神气耗散而导致脱汗、心悸眩晕，甚至昏迷等。

低血糖的病理变化为脾胃两虚，胃主受纳，脾主运化，胃虚谷气不充，则饥饿时作；脾虚无以化生气血，升运精微，则五脏失充。心主血脉，其华在面，主神志，心血不足，则面色苍白，心悸脉速，甚则无神失主而精神错乱。肝血不足，虚风内动，则四肢麻木或震颤，甚则抽搐。气血大亏，形神失养，则全身瘫软，精神不振。阳气暴脱，汗失固摄，清宫失充，则冷汗频出，神昏晕厥。此外，酒癖暴饮后，伤及脾胃，清气不升，痰热浊气不降，上蒙清窍，亦致血糖骤降，嗜睡神昏。肺气失调，脾肾两虚，卫气不足，肺卫失于护表而汗出不止。阳气式微，久病重病，耗伤阳气，不能敛阴，汗液外泄。气血亏虚，久病、失血，脾虚生化乏源，以致气血亏虚，气虚而清阳不展，血虚而心脑失其所养，因而发为心悸眩晕。肾精不足，禀赋不足，肾阴不充，或年老久病、房劳伤肾，致肾精不足，髓海不充，故脑转耳鸣。元气耗散，久病重病体弱、过汗、过吐、过下或大失血，致元气耗散，亡阴亡阳，阴阳离决，神气涣散而昏迷。

【临床表现】

（一）病史

有糖尿病家族史者；既往有糖尿病史，并且通过服用胰岛素促泌剂，或皮下注射胰岛素来控制血糖的患者；有严重心、肝、肾功能不全病史等，应当考虑低血糖的可能。

出现以下情形时应怀疑患者有低血糖：典型的低血糖症状；精神错乱、意识改变或癫痫发作时；或当患者处于某种已知会发生低血糖的临床情况时。在给予患者葡萄糖之前，应尽可能先抽血以帮助确诊低血糖症。低血糖症最可靠的确诊标准是存在 Whipple 三联征。因此，测量血糖的最佳时机是症状发作时；若血糖正常，则可确定症状发作并非低血糖；若测得血糖偏低，且血糖回升后症状缓解，则可确认低血糖为症状发作的缘由。如果低血糖的原因不明，在给予治疗前、患者的血糖尚处于低水平时，应及时抽血测定血浆胰岛素、C 肽、胰岛素原和 β-羟基丁酸，并注意筛查血液中的口服降糖药。此外，还应对血糖纠正过程中和纠正后的症状进行评估。

如果患者有明确的低血糖发作史，但病因不明，诊断策略为：抽血测定上述指标，同时评估患者低血糖发作时和发作后症状是否符合 Whipple 三联征。反过来，另一种不可忽视的情况：患者的血糖测量值明显偏低却无相应的症状，提示人为可能（假性低血糖）。对确诊低血糖的患者，通过询问病史、体格检查和实验室检查，通常可以找到一个合理的机制来解释低血糖。即使患者没有明确的相关用药史，也应首先排除药物（尤其是降糖药和乙醇）所致低血糖，因为低血糖完全有可能是擅自用药、错误用药或恶意给药引起的。此外，还应关注患者是否有相关严重疾病、少见的升糖激素缺乏及更少见的非 β 细胞肿瘤，一旦发现有相关迹象,应进一步探究病因。对于那些缺乏以上病因且看起来与健康人无异的患者,应考虑内源性高胰岛素血症的可能,接下来应行进一步的检查,并在患者自发性低血糖发作时或低血糖可能被诱发时评估其症状。

(二) 症状与体征

低血糖呈发作性,时间及频率随病因不同而异,非特异性症状千变万化。低血糖的神经缺糖症状是中枢神经系统葡萄糖耗竭的直接后果。症状包括行为异常、昏迷、乏力、抽搐、意识丧失,如果低血糖严重并持续,可导致死亡。低血糖引起交感神经症状是低血糖触发中枢导致的交感肾上腺激素释放的结果。其中,肾上腺能症状如心悸、震颤和焦虑,主要由交感神经节后神经元释放的去甲肾上腺素和肾上腺髓质释放的肾上腺素介导的,而胆碱能症状如出汗、饥饿感和感觉异常,由交感神经节后神经元释放的乙酰胆碱介导。很明显,这些并非特异性症状。

1. 交感神经过度兴奋表现 低血糖发作时由于交感神经和肾上腺髓质释放肾上腺素、去甲肾上腺素和一些肽类物质,临床表现为出汗、饥饿、感觉异常、流涎、颤抖、心悸、紧张、焦虑、软弱无力、面色苍白、心率加快、四肢冰凉、收缩压轻度升高等。

2. 脑功能障碍的表现 也称为神经低血糖症状,是大脑缺乏足量葡萄糖供应时功能失调的一系列表现。初期为精神不集中,思维和语言迟钝,头晕、嗜睡、视物不清、步态不稳,可有幻视、躁动、易怒、行为怪异等精神症状。皮层下受到抑制可出现躁动不安,甚至强直性惊厥、锥体束阳性征。波及延髓、脑桥时进入昏迷状态,各种发射消失。如低血糖持续得不到纠正,常不易逆转,甚至死亡。

低血糖时临床表现的严重程度取决于:低血糖的程度;低血糖发生的速度及持续时间;机体对低血糖的反应性;年龄。低血糖时机体的反应个体的差别很大,低血糖症状在不同的个体变异性较大,但在同一个体上基本相似。长期慢性低血糖的患者多有一定的适应能力,临床表现不大显著,以中枢神经功能障碍表现为主。糖尿病患者由于血糖快速下降,即使血糖高于 2.8 mmol/L,也可能会出现明显的交感神经兴奋的症状,称为“低血糖反应”(reactive hypoglycemia)。部分患者虽然低血糖,但无明显症状,往往不被察觉,极易进展成严重低血糖症,陷于昏迷或惊厥,称为“未察觉低血糖症”(hypoglycemia unawareness)。

低血糖症对大脑的早期发育有害,5 岁以下儿童反复发生低血糖症会对智商产生永久性损伤。对于病情笃重的患者,有肝脏、肾脏、心脏、脑等多器官功能损害者,应重视低血糖的发生;患者可能因年老衰弱、意识能力差,常无低血糖症状;慢性肾上腺皮质功能减退、营养不良、感染、败血症等,均有导致低血糖症的风险,当格外重视。

(三) 四诊要点

大汗淋漓、心悸、紧张焦虑、软弱无力、面色苍白、四肢冰凉、反应迟钝,甚至昏迷。心脾两虚者,舌淡苔薄,脉细;肝虚风动证者,舌淡红,苔薄,脉细弦;痰热蒙窍者,舌红,苔黄腻,脉滑数;气虚阳脱者,舌质淡红,苔薄,脉细数或微弱。

【辅助检查】

(一) 检查项目

1. 血浆胰岛素测定 低血糖发作时,应同时测定血浆葡萄糖、胰岛素、C 肽水平,以证实有无胰岛素和 C 肽不适当的分泌过多。血糖<2.8 mmol/L 时相应的胰岛素浓度 ≥36 pmol/L(≥6 mU/L;放射免疫法,灵敏度为 5 mU/L)或胰岛素浓度 ≥18 pmol/L(≥3 mU/L;ICMA 法,灵敏度≤1 mU/L),提示低血糖为胰岛素分泌过多所致。

2. 胰岛素释放指数 为血浆胰岛素(mU/L)与同一血标本测定的血糖值(mg/dL)之比。正常人该比值<0.3,多数胰岛素瘤患者>0.4,甚至 1.0以上;血糖不低时,此比值>0.3 则无临床意义。

3. 血浆胰岛素原和 C 肽测定 参考 Marks 和 Teale 诊断标准:血糖<3.0 mmol/L,C 肽>300 pmol/L,胰岛素原>20 pmol/L,应考虑胰岛素瘤。胰岛素瘤患者血浆胰岛素原比总胰岛素值常大于20%,可达 30%~90%,说明胰岛素瘤可分泌较多胰岛素原。

4. 48~72 小时饥饿试验 少数未觉察的低血糖或处于非发作期以及高度怀疑胰岛素瘤的患者,应在严密观察下进行,试验期应鼓励患者活动。开始前取血标本测血糖、胰岛素、C 肽,之后每 6 小时一次,若血糖<3.3 mmol/L 时,应改为每

1~2 小时一次；血糖<2.8 mmol/L 且患者出现低血糖症状时结束试验；如已证实存在 Whipple 三联征，血糖<3.0 mmol/L 即可结束，但应先取血标本，测定血糖、胰岛素、C 肽和 β-羟基丁酸浓度。必要时可以静推胰高血糖素 1 mg，每 10 分钟测血糖，共 3 次。C 肽>200 pmo/L（ICMA）或胰岛素原>5 pmol/L（ICMA），可认为胰岛素分泌过多。如胰岛素水平高而 C 肽水平低，可能为外源性胰岛素的因素。若 β-羟基丁酸浓度水平<2.7 mmol/L 或注射胰高血糖素后血糖升高幅度<1.4 mmol/L，为胰岛素介导的低血糖症。

5. 延长（5 小时）口服葡萄糖耐量试验　主要用于鉴别 2 型糖尿病早期出现的餐后晚发性低血糖症。方法：口服 75 g 葡萄糖，测定服糖前、服糖后 30 分钟、1 小时、2 小时、3 小时、4 小时和 5 小时的血糖、胰岛素和 C 肽。该实验可判断有无内源性胰岛素分泌过多，有助于低血糖症的鉴别诊断。

（二）主要危重指标与监测

如果长时间的低血糖状态未得到纠正，可导致脑细胞不可逆的损伤，甚至患者的死亡。

以下情况的患者若出现脑功能障碍表现时，应严密监测患者生命体征，血糖水平，肝肾功能、电解质、凝血功能等生化指标，同时部分低血糖患者可能会出现脑卒中类似症状，当需鉴别并积极对症治疗：① 有较为明显的低血糖症状。② 有惊厥或发作性神经精神症状。③ 有不明原因的昏迷。④ 在相同的环境条件下，如禁食、体力活动或餐后数小时，出现类似的综合性症状。⑤ 有发生低血糖症的危险者，如用胰岛素或者口服降糖药治疗的糖尿病患者，以及酗酒者等。

【诊断与鉴别】

（一）诊断要点

追问病史，有低血糖诱因，出现交感神经兴奋以及脑功能障碍者，急查血糖。无糖尿病患者血糖低于 2.8 mmol/L，糖尿病患者血糖低于 3.9 mmol/L 者即可诊断。

（二）鉴别诊断

西医鉴别

低血糖的表现并非特异，表现以交感神经兴奋症状为主的易于识别，以脑缺糖为主要表现者，有时可误诊为精神病、神经疾患（癫痫、短暂脑缺血发作）或脑血管意外。药物是低血糖最常见的原因。除胰岛素和胰岛素促分泌剂外，其他可引起低血糖的药物还包括乙醇。低血糖有时还见于败血症和其他重症疾病，如肝或肾功能衰竭，偶可见于皮质醇缺乏。由非胰岛细胞瘤或内源性高胰岛素血症引起的低血糖很少见，可为偶发性、隐匿性、甚或为恶性。胰岛素抗体也可引发低血糖。

中医类证鉴别

1. 中风　中风以口舌歪斜、半身不遂，甚至突然昏仆不省人事为特征。

2. 痫病　痫病是一种发作性的神志异常，甚至突然昏仆，昏不识人，口吐白沫，双目上视，四肢抽搐，或口中如做猪羊叫声，移时苏醒。病有宿根，反复发作，每次发作，症状类似。

【治疗】

（一）西医治疗

当发生低血糖事件时，首先应就诊低血糖，密切观察病情变化，待病情平稳后再积极寻找病因，预防严重低血糖事件的发生。

1. 纠正低血糖　首先应快速给予葡萄糖，如果患者能够并愿意进食，则应给予其口服葡萄糖片或含葡萄糖的饮料、糖果或食物。合理的起始量为 20 g 葡萄糖。如果患者出现神经缺糖症状以致其不能够或不愿意进食糖类，则应行胃肠外治疗。先静脉给予 20~30 g 葡萄糖，通常情况下 10~15 分钟后患者可恢复意识，必要时可重复使用，直到患者清醒并且能够进食，随后以 10% 的葡萄糖液静脉滴注，以维持血糖水平在 6~10 mmol/L，治疗期间连续监测血糖，大约每 15 分钟监测一次，待平稳后间隔时间可酌情放宽，血糖水平的监测至少需要维持 24 小时。

如果无法实现静脉给药，可皮下或肌内注射胰高糖素（成人用量为 1.0 mg，儿童剂量为 0.5 mg），该方法尤适用于 1 型糖尿病患者。因为胰高血糖素通过刺激糖原分解而发挥作用，所以胰高血糖素治疗适用于有足够糖原而无肝病的患者，而对糖原耗竭的患者（如乙醇所致低血糖症）无效。由于胰高血糖素可同时刺激胰岛素的分泌，因此对 2

型糖尿病患者的低血糖症效果欠佳。氢化可的松或地塞米松对于低血糖的治疗可起到辅助作用,这类药物可以促进肝糖异生和输出,起到升糖作用。如若患者血糖恢复正常,而神志经过半小时没有恢复者,应考虑脑水肿,可给予 20% 甘露醇 125～250 mL 静滴。

这些治疗措施只能使血糖暂时性升高,应鼓励患者尽可能尽快进食,以储备糖原。

2. 低血糖的病因治疗

(1)药物性低血糖:临床上主要见于糖尿病患者使用磺脲类药物和胰岛素治疗过程中,因此合理应用这些药物是防治这类低血糖的最有效措施。在用这类药物治疗时一定要从小剂量开始,并准备好低血糖发作时的应急含糖饮食,密切监测血糖,并且根据血糖水平逐渐增加药量。由于大约有 20% 的患者可在无明显低血糖警觉症状的情况下突然发生低血糖昏迷和抽搐,故要仔细观察患者对降糖治疗的反应,以发现一些隐匿征象而及时采取防治手段。如若患者合用一些可促发低血糖的药物如水杨酸盐、心得安等时,更要警惕发生低血糖。

(2)胰岛素瘤:手术切除肿瘤是本病最有效的治疗方法。单发小肿瘤位置表浅者,可行腺瘤摘除术;单发肿瘤位置处于胰腺实质内者,多行胰腺部分切除术;胰岛细胞增生,胰体尾部小而多发肿瘤或大而深的肿瘤,可采取胰体尾部切除术;胰头部恶性胰岛素瘤,常行胰-十二指肠切除术。

(3)滋养性低血糖症:患者应少吃多餐,避免高糖饮食,以进食消化较慢的碳水化合物、吸收较慢的脂肪和蛋白质食物为宜。餐前半小时口服抗胆碱药物如普鲁苯辛 15 mg,每日 4 次,可降低迷走神经张力,使胃排空减慢。

(4)早期糖尿病性反应性低血糖:患者应限制热能的摄入,多摄入粗纤维饮食,禁食糖类食品。如饮食控制无效,可根据患者病情选用双胍类,α-糖苷酶抑制剂或磺脲类药物辅助治疗。

(5)特发性餐后低血糖症:由于本症发病机制不明,可能与组织对正常量的胰岛素反应过度有关,多见于自主神经不稳定的年轻女性,故治疗上包括少吃多餐、高蛋白低碳水化合物饮食、忌食含糖食物,必要时给予自主神经调节剂和镇静剂如谷维素、安定等。

(6)其他原因所致空腹低血糖症:肝病性低血糖可随肝病的改善而好转,故保肝治疗是基础,患者应进食高碳水化合物食物,最好在睡前或半夜加餐,以免发生清晨低血糖。对于乙醇性低血糖、自身免疫性低血糖和升血糖激素不足性低血糖,在补充葡萄糖的同时,适当补充糖皮质激素有利于病情的迅速恢复和稳定。乙醇性低血糖仅在低血糖时短期使用糖皮质激素即可,病情恢复后可立即停药。

3. 低血糖的预防 预防低血糖复发需要充分了解低血糖的原因。对可能引起低血糖的药物应停用或减量。磺脲类药物所致低血糖可持续数小时甚至数日。应积极治疗潜在的严重系统性疾病。如果缺乏皮质醇和生长激素,则予以相应补充。对非胰岛细胞肿瘤患者,手术、放疗或化疗即使不能治愈肿瘤,也可改善低血糖症状;对此类患者,糖皮质激素和生长激素治疗亦可减少低血糖发作。胰岛素瘤通过手术切除可治愈。对无法切除的胰岛素瘤或非肿瘤性 β 细胞病变,可选用二氮嗪或奥曲肽治疗;非肿瘤性 β 细胞病变患者可能需要行部分胰腺切除术。自身免疫性低血糖的治疗(如使用糖皮质激素或免疫抑制剂)相对比较麻烦,但该病有时呈自限性。如这些治疗均无效,频繁进食和避免空腹可减少低血糖的发作。部分患者可能需要在睡前进食生玉米粉或胃内整夜滴注葡萄糖,以预防低血糖。

对于糖尿病患者,反复出现的低血糖增加严重低血糖的风险,也会发展为无症状低血糖和低血糖相关自主神经功能衰竭。降低医源性低血糖风险的有效方法包括患者教育、改变饮食、运动方式和药物的调整,患者详细的血糖监测以及临床医师的认真检测。

(二)中医辨证论治

1. 心脾两虚

证候:起病多缓,头晕,汗出,面色苍白,心慌心悸,恐惧健忘,甚则精神异常。舌淡苔薄,脉细。

证机分析:心脾两虚气血两亏,无以上荣,则头晕、面色苍白;气虚失摄则汗出,心血不足,血不藏神,则心悸心慌,恐惧健忘,甚至精神失常;舌淡苔薄,脉细,均为心脾两虚之证。

治法:补益心脾。

处理:(1)方药:归脾汤合天王补心丹加减。药用黄芪、党参、当归、酸枣仁、远志、麦冬、五味子、柏子仁、龙眼肉、炙甘草等。兼阴虚烦热者,加生地黄、玄参、知母、天冬以滋阴清热;精神亢奋者,加磁石、生龙齿以镇静安神。

(2)中成药:归脾丸,每次 6 g,每日 3 次。益气口服液(由黄芪、当归、熟地等提取制成),每日 3 次,每次 10 mL。生脉注射液 6 mL,加入 50% 葡萄糖注射液 60 mL 中静脉推注;或取生脉注射液 10 mL,加增液针剂 1 000～2 000 mL 中静脉滴注。

(3)针灸:针刺内关、足三里、三阴交。灸中脘、关元、气海、足三里、三阴交,用艾条灸 20 分钟。

(4)其他疗法:食疗法。人参 100 g,龙眼肉 100 g,白糖 500 g。人参煎汤去渣(渣可另用),与龙眼肉同煮,再与白糖一起熬成龙眼糖。低血糖常发者可于餐后 1 小时左右服用,每次 10 g,阴虚有热者不宜。

2. 肝虚风动

证候:头晕,视物不清,肢体麻木或震颤,甚则晕厥,或抽搐、两目上翻、口吐白沫。舌淡红,苔薄,脉细弦。

证机分析:肝血不足,不荣上窍,则头晕、视物不清;虚风内动,则肢体麻木或震颤,甚至晕厥;或抽搐、两目上翻及口吐白沫等;舌淡红,苔薄,脉细弦,均为肝血不足,虚风内动之证。

治法:养肝息风。

处理:(1)方药:补肝散加减。药用当归、山茱萸、五味子、白药、黄芪、川芎、木瓜、熟地黄、山药、枸杞子、甘草、大枣等。癫痫样发作者,加制南星、白附子以化痰祛风;胸闷、太息、精神抑郁者,加柴胡、郁金以疏肝理气。

(2)中成药:参附青注射液(由红参、附子、青皮提取物制成)20 mL,静脉推注。生脉散口服液,每次服 20～40 mL,每日 2～3 次。

(3)针灸:针刺水沟、素髎、神阙、关元、涌泉、足三里。

3. 痰热蒙窍

证候:酒癖暴饮后,多汗,嗜睡,神昏谵语。舌红,苔黄腻,脉滑数。

证机分析:酒酿痰热,暴饮之后,痰热内盛,伤及脾胃;脾气不健,清阳不升,胃气不降,痰热浊邪上蒙清窍,故嗜睡、神昏谵语;湿热内迫,则多汗;舌红,苔黄腻,脉滑数,均为痰热内盛之象。

治法:清热化痰,开窍醒神。

处理:(1)方药:菖蒲郁金汤合玉枢丹加减。药用菖蒲、郁金、鲜竹沥、山栀子、连翘、竹叶、木通、丹皮、玉枢丹等。烦躁口渴头痛者,加生地黄、知母、葛花以养阴清热、除烦醒脑;呕吐不止者,加黄连、姜半夏、竹茹以清胃降逆。

(2)中成药:至宝丹,每次 1 丸,口服或鼻饲。

(3)针灸:针刺十二井穴、百会、水沟、涌泉、承浆、四神聪等穴。

4. 气虚阳脱

证候:心慌饥饿感、精神恍惚,面色苍白,冷汗频出,甚则神昏晕厥。舌质淡红,苔薄,脉细数或微弱。

证机分析:气血大亏,形神不养,则心慌饥饿感、精神恍惚,面色苍白;阳气暴脱,汗失固摄,清宫失充,则冷汗频出,神昏晕厥;舌淡红,苔薄,脉细数或微弱,均为气虚阳脱之证。

治法:益气回阳固脱。

处理:(1)方药:参附汤合生脉散。药用人参、附片、太子参、麦冬、五味子、山茱萸、龙骨、牡蛎等。肢冷明显者,加干姜、肉桂粉;烦躁而肢冷不显者,去附片,加淮小麦、炙甘草、大枣以养心安神。

(2)中成药:麝香保心丸,主要成分为麝香、蟾酥、人参提取物等,功效为芳香温通、益气强心,每次 1～2 粒,含服。参附注射液 4～6 mL,加入 50% 葡萄糖注射液 40 mL 中静脉推注。

(3)针灸:取人中、百会、足三里、内关等穴,针灸并用,针用补法,灸至病情缓解为止。灸百会、神门、中脘、关元、涌关、神阙,用药卷悬灸 10～20 分钟。

(4)其他疗法:耳针。针刺下屏尖、脑、枕、心,轻刺激,间歇运针,留针 1～2 小时。

【中西医协同诊疗思路】

低血糖症是一种危急症,如果低血糖昏迷超过 6 小时以上,可造成大脑实质的损害,常不易逆转,甚至死亡。而早期治疗效果较好,因而一旦疑有低血糖症,应立即抽血做血糖检查,并注射高渗葡萄糖做治疗性诊断,而不必等待验血结果。特别应警惕无症状性低血糖的发生。

血糖症的病因复杂,在低血糖危象得到控制后,应积极寻找病因做进一步治疗,以避免低血糖症再次发生。若由于胰岛素瘤或胰外肿瘤引起的低血糖症,应明确肿瘤的位置而行手术切除肿瘤;肝源性低血糖一般与肝病经过相平行,因而保肝治疗十分重要;自身免疫性低血糖可应用糖皮质激素治疗;而酒精性及胃大切术后低血糖,则应注意饮食,避免空腹饮酒。

治疗后即使患者意识完全清醒,仍有可能再度昏迷,尤其老年人口服降糖药引起的低血糖,可在数小时或十数小时后再发,故应继续严密观察病情,并酌情继续补充5%~10%的葡萄糖。

中医学认为,本病的发生主要是由于气血不足、阴阳平衡失调所致,因而补益气血、调和阴阳是治疗本病的根本大法,同时谨守病机、灵活运用中医应急处理措施,应能及时挽救患者生命,有效降低死亡率。(图2-32)

【预后与进展】

低血糖症最重要的是防重于治。预防低血糖,应加强对患者的教育,定期监测血糖。降糖药在与磺脲类、水杨酸类、吲哚美辛、青霉素、β受体阻滞剂、ACEI制剂等联用时,要调整降糖药物剂量。对特殊人群,如老年人应根据自身疾病、肝肾功能状况调整用药,适当控制饮食,选用短效及非强力降糖药,不要求过分控制血糖。出现神经症状,应警惕低血糖反应。在临床上,必须对每一位

糖尿病患者及其家属进行低血糖的普及教育,让患者和家属充分认识低血糖防治的重要性和基本防治知识,并要求他们掌握必需的防治知识和具体防治措施,特别是老年患者多缺乏对低血糖的认识,加之认知功能因年龄增长而不断减退,糖尿病及低血糖教育不可或缺。

机体在运动状态时肾上腺素、去甲肾上腺素和交感神经活性降低,胰高糖素、生长激素反应性下降,对低血糖的感知能力下降,特别是1型糖尿病患者更容易出现低血糖。因此,要告知糖尿病患者,运动宜开始于餐后1~3小时,运动前宜检测血糖;如果血糖<5.6 mmol/L(100 mg/dL),应警惕低血糖的发生;对于频繁发作低血糖的患者,应少量多餐,多进低糖、高蛋白、高脂饮食,以减少对胰岛素分泌的刺激作用,减少或避免低血糖的发生。有时为避免清晨低血糖昏迷,患者夜间亦需加餐。糖尿病患者反复发作低血糖时,应及时调整治疗方案,改变治疗模式。

低血糖需要根据病因来判断预后,如果是功能性低血糖,它是一个良性过程,较易纠正,预后良好;如果是器质性病变,如果不及时纠正,预后不好,可能还会出现昏迷,甚至死亡。因此,无论是生理性低血糖,还是病理性低血糖,只要及时纠正、去除病因,总体预后效果理想。

糖尿病患者是低血糖发生的主要群体,有研

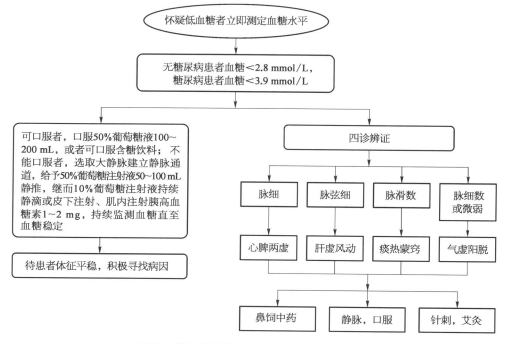

图2-32 低血糖中西医协同诊疗思路导图

究显示,病程越长,自我血糖监测越不充分,使用胰岛素促泌剂或皮下注射胰岛素的患者罹患低血糖的风险越大。

近年来,糖尿病患者可供选择的降糖药物越来越多,除了一线药物二甲双胍、传统口服降糖药α-糖苷酶抑制剂,胰岛素促泌剂等以外,越来越多的降糖药物走进患者视线。肠促胰素是一种经食物刺激后由肠道细胞分泌入血、能够刺激胰岛素分泌的激素,其引起的胰岛素分泌能力约占全部胰岛素分泌量的 50%~70%。胰高血糖素样肽1(GLP-1)受体激动剂属于肠促胰素类药物,它是以葡萄糖浓度依赖性方式促进胰岛素分泌,参与机体血糖稳态调节,因此单用引起低血糖的风险很低。而内源性肠促胰素通常会在肠道内被二肽基肽酶 4 作用而失去活性,因此二肽基肽酶 4 抑制剂(DPP-4 抑制剂)能够通过抑制二肽基肽酶 4 活性,从而延长内源性肠促胰素 GLP-1 持续作用时间。钠-葡萄糖协同转运蛋白 2 抑制剂(SGLT2 抑制剂)通过增加肾脏葡萄糖的排出量而改善糖尿病患者的高血糖状态,且降糖效果不依赖于胰岛 β 细胞功能。除降低血糖外,SGLT2 抑制剂还具有减轻体质量、降低血压、耐受性良好、低血糖风险低等特点。另外,超长效的胰岛素使用也能够大大降低低血糖的发生。

糖尿病是一项管理性疾病,对于血糖的良好管理,无论是对防治并发症的发生还是低血糖事件的发生,都有着很大的益处。近年来出现的技术上的发展为患者提供了更加便捷的实时监测血糖的工具。血糖监测仪能够通过测定组织间液的血糖浓度,从而反映患者的实时血糖水平,通过实时监测血糖,低血糖事件的发生率也可大大降低。

（王之心）

第四节

甲状腺危象

甲状腺危象又称为甲状腺功能亢进危象,简称甲亢危象,是指危及生命的甲状腺功能亢进状态,是在甲状腺功能亢进病情尚未得到控制时,由于一些诱发因素,使原有的甲亢症状突然加剧的综合征。

甲状腺危象的发病率约占甲状腺功能亢进患者的 1%~2%,其中中老年人较青壮年多,女性较男性多,病死率为 20% 以上。甲亢危象起病急、病情危重,可导致多器官功能衰竭,甚至死亡。早期诊断、及时正确治疗是抢救甲亢危象的关键,而积极预防甲亢危象的发生则是重中之重。

中医学认为,甲亢是一种涉及多个脏腑的整体性病变,本病中医学称之为"瘿气",为颈前积聚的病证。其病机与肝的关系甚为密切。其病程缠绵,易反复发作,多由情志、饮食、水土等因素致肝气郁结不畅,久而化火,耗气伤阴而致。

【病因病理】

（一）西医病因病理

1. 甲状腺激素的生理及甲状腺疾病的发病机制 甲状腺产生两种相关的激素——甲状腺素(T_4)和三碘甲状腺原氨酸(T_3)。通过甲状腺受体 α 和 β,对发育阶段的细胞分化起重要作用,并能维持成年人的产热和代谢平衡。

（1）甲状腺激素的合成、代谢和作用:甲状腺激素的合成:甲状腺激素来源于甲状腺球蛋白(TG),一种大分子的碘化糖蛋白。TG 分泌入甲状腺滤泡后,其酪氨酸残基部位选择性地被碘化,然后通过醚键进行耦联。甲状腺滤泡细胞重吸收 TG,并进行蛋白水解,释放新合成的 T_3 和 T_4。

碘的代谢和转运:对碘化物的摄取是甲状腺激素合成的首要步骤。被摄取的碘与血清蛋白(主要是白蛋白)结合,未结合的碘则从尿中排出。甲状腺高效能地从血循环中摄取碘,经过 24 小时,正常甲状腺可吸收 10%~25% 的放射性示踪物($如^{123}I$);Graves 病时,这一数值升至 70%~90%。对碘化物的摄取是通过钠碘同向转运体(NIS)完成的,NIS 在甲状腺滤泡细胞基底侧膜表达。NIS 在甲状腺高表达,而在唾液腺、乳腺及胎盘中,其表达程度很低。为适应饮食中碘摄入的变化,碘转运机制会有相应的严密调节。低碘可增加 NIS 的数量,刺激对碘的摄取,而高碘可抑制 NIS 的表达及对碘的摄取。NIS 在甲状腺中选择性地表达,利用这一机制,可进行核素扫描、放射性核素碘治疗甲状腺功能亢进症及清除甲状腺癌,而不影响其他器官。NIS 基因突变是先天性甲状腺功能减退症的罕见原因,可见 NIS 在甲状腺激素合成中的重要性。Pendrin 是另一种碘转运体,位于甲状腺滤泡细胞的顶端,协助碘流入滤泡腔。Pendrin 基因突变引起 Pendred 综合征,一种以碘有机化功能缺陷、甲状腺肿大和感觉神经性耳聋为特征的病症。

碘的相对缺乏,使甲状腺肿的发生率升高,碘的严重缺乏则导致甲状腺功能减退症和克汀病(cretinism)。通过食物添加剂或富含碘的食物(如贝壳类、昆布)导致的碘摄入过多又与自身免疫性甲状腺疾病的发生率上升相关。推荐的日摄碘量为:成人 $150 \sim 200 \ \mu g/$ 日,儿童 $90 \sim 120 \ \mu g/$ 日,孕妇和哺乳期 $250 \ \mu g/$ 日。碘摄入充足人群的尿碘 $>10 \ \mu g/dL$。

有机化、耦联、储存、释放:碘化物进入甲状腺后,被甲状腺滤泡细胞捕获并被转运到顶膜,在甲状腺过氧化物酶(TPO)和过氧化氢参与的有机化反应中被氧化为活性碘。活性碘与 TG 中的酪氨酸残基选择性地结合,TG 是一种大分子(660 kDa)的二聚体蛋白,含 2 769 个氨基酸。TG 中的碘化酪氨酸通过醚键进行耦联,这一过程也是由 TPO 催化完成的。T_3 或 T_4 的产生取决于碘化酪氨酸上碘原子的数目。耦联后 TG 回到甲状腺细胞,在溶酶体作用下释放 T_3 和 T_4。未耦联的单碘酪氨酸(MIT)和双碘酪氨酸(DIT)在脱卤酶的作用下脱碘,未参与合成甲状腺激素的碘化物可被再循环利用。

TSH 作用:促甲状腺激素(TSH)通过促甲状腺激素受体(TSH-R)调节甲状腺功能。TSH-R 是具有 7 个跨膜区的 G 蛋白耦联受体(GPCR),TSHR 与激动型 G 蛋白的 α 亚基(G_{sa})耦联后,激活腺苷酸环化酶,使环磷酸腺苷(cAMP)的产生增加。TSH 通过激活磷脂酶 C,刺激磷脂酰肌醇转换。基因自然突变的结果印证了 TSH-R 的这一功效。隐性遗传的功能缺失性的突变引起甲状腺发育不全和先天性甲状腺功能减退症。显性遗传的功能获得性突变可引发散发性或家族性甲状腺功能亢进症,其特征为甲状腺肿、甲状腺细胞增生及功能自主。这些激活性突变大多发生于受体的跨膜区域,模仿诸如 TSH 结合或 Graves 病中甲状腺刺激免疫球蛋白(TSI)作用时的构象变化。激活性 TSH-R 突变在体内发生,导致受累的甲状腺滤泡细胞的克隆选择和扩展及引起自主功能性甲状腺结节。

影响激素合成和释放的其他因素:尽管 TSH 是甲状腺生长和功能的主要激素调节剂,是多由甲状腺局部产生的大量生长因子,也影响甲状腺激素的合成。这些生长因子包括胰岛素样生长因子 I(IGF-I)、表皮生长因子、转化生长因子 β(TGF-β)、内皮缩血管肽类和各种细胞因子。这些因子的量效作用还不清楚,但在某些特定的病理状态下可以显得非常重要。如肢端肥大症中生长激素和 IGF-I 的升高与甲状腺肿有关,易发生多结节性甲状腺肿(MNG)。与自身免疫性甲状腺疾病有关的某些细胞因子和白细胞介素(IL)的产生,可诱导甲状腺的生长,而其他因子则诱导细胞凋亡。碘的缺乏增加了甲状腺的血流,上调 NIS,刺激甲状腺更高效地摄碘。过多的碘化物可一过性抑制甲状腺碘有机化,这一现象被称为 Wolff Chaikoff 效应。正常甲状腺对这种抑制效应存在脱逸现象,能恢复碘化物的有机化过程。但潜在自身免疫性甲状腺疾病的患者中,这种高碘的抑制作用可以持续存在。

(2)甲状腺激素的转运和代谢:血清结合蛋白:甲状腺分泌的 T_4 比 T_3 高至少 20 倍,两种激素都与血清蛋白结合,血清蛋白包括甲状腺素结合球蛋白(TBG)、转甲状腺素蛋白(TTR,以前被称为甲状腺素结合前白蛋白-TBPA)和白蛋白。血清结合蛋白提高了循环池中激素的含量,延迟对激素的清除,可调节激素进入特定组织。TBG 的浓度相对较低($1 \sim 2 \ mg/mL$),但它对甲状腺激素有高亲和力($T_4>T_3$),可以运载 80% 的结合甲状腺激素。白蛋白对甲状腺激素的亲和力相对较低,但其血清浓度高(约 $3.5 \ g/mL$),可结合 10% 的 T_4 和 30% 的 T_3。TTR 运载 10% 的 T_4 以及极少的 T_3。

汇总各种结合蛋白的作用,约 99.98% 的 T_4 和 99.7% 的 T_3 是以蛋白结合形式存在。由于 T_3 的结合能力不如 T_4,未结合 T_3 含量 $>T_4$。但是,由于 T_3 产量少并且清除率 $>T_4$,血循环中未结合 T_3 含量较少。未结合或游离激素浓度,T_4 约 $2 \times 10^{-11} \ M$,T_3 约 $6 \times 10^{-12} \ M$,与甲状腺激素受体的结合常数大致相对应。目前认为是未结合激素对组织发挥生物活性,所以调节甲状腺轴的稳态机制直接针对维持游离激素的正常浓度。

甲状腺激素结合蛋白异常:许多遗传性或获得性异常可影响甲状腺激素结合蛋白。X-连锁的 TBG 缺乏，使总 T_4 和 T_3 水平降低。因为未结合激素水平正常，患者的甲状腺功能及 TSH 水平均正常。认识这一病症的重要性在于避免对总 T_4 水平的纠正性治疗，否则会引起甲状腺毒症；何况在缺乏 TBG 时，激素被快速清除，这样的治疗也是无效的。雌激素使 TBG 酰基化，对 TBG 的清除时间延迟，使 TBG 水平升高，所以妊娠或服用含雌激素类避孕药的妇女，其 TBG 升高，使总 T_4 和 T_3 水平也升高，而未结合 T_4 和 T_3 水平正常。妊娠或雌激素治疗会引起 TBG 水平升高，这也就解释了甲状腺功能减退症女性在妊娠期间需要增加左甲状腺激素的替代剂量。TBG、TTR 和白蛋白的突变导致其对 T_4 和（或）T_3 的亲和力增加，引起甲状腺功能正常的高甲状腺素血症或家族性异常白蛋白高甲状腺素血症（FDH），这些异常导致总 T_4 和（或）T_3 升高，未结合激素水平正常。如果有该病的家族史，TSH 正常，而不是被抑制，则需考虑此病的诊断。FDH 时未结合激素水平（较理想方法的是经过透析分离后检测）正常，可以通过测定放射标记的激素与特异性转运蛋白的亲和力，或对异常转运蛋白基因进行 DNA 序列分析来诊断此病。

某些药物如水杨酸盐类、双水杨酯，可以将甲状腺激素从结合蛋白中置换出来。尽管这些药物通过升高游离甲状腺激素水平，短暂干扰了甲状腺轴，但在新稳态建立前，TSH 是被抑制的，如此才能使甲状腺功能恢复正常。与急性病相关的循环因子也可能从结合蛋白中置换出甲状腺激素。

脱碘酶：T_4 被认为是更具生物活性的 T_3 的前体，T_4 经脱碘酶的作用转化为 T_3。主要存在于甲状腺、肝和肾中的 I 型脱碘酶对 T_4 的亲和力相对较低。II 型脱碘酶对 T_4 的亲和力较高，主要位于垂体、大脑、棕色脂肪组织和甲状腺中。II 型脱碘酶可调节组织局部的 T_3 浓度，这一特性在左甲状腺素（T_4）替代治疗中有重要意义。II 型脱碘酶也受甲状腺激素的调节，甲状腺功能减退症时对酶的诱导促使脑、垂体组织中的 T_4 向 T_3 转化，禁食、全身性病症或急性创伤、口服造影剂和一系列药物（如丙硫氧嘧啶、普萘洛尔、胺碘酮、糖皮质激素）可阻碍 T_4 向 T_3 转化。III 型脱碘酶使 T_4 和 T_3 失活是产生反 T_3（rT_3）的关键所在。表达 III 型脱碘酶的大血管瘤是导致婴儿甲状腺功能减退症的罕见原因。

（3）甲状腺激素的作用：甲状腺激素转运：甲状腺激素通过特异性转运体如单羧酸 8（MCT8）被动转运进细胞。在 X 连锁精神发育迟滞和甲状腺功能异常（低 T_4、高 T_3 和高 TSH）患者中已经鉴定出 MCT8 基因突变。进入细胞后，甲状腺激素主要通过核受体起作用，此外也可通过刺激胞膜和线粒体酶促反应发挥非基因组作用。

甲状腺激素核受体：甲状腺激素通过高亲和力结合核受体（TR）α 和 β 起作用。多数组织均能表达 TRα 和 TRβ，只是在不同器官中表达程度有所不同。TRα 在大脑、肾、性腺、肌肉和心脏中尤为丰富，TRβ 在垂体和肝中表达相对较高。由于剪接上的差异，各受体又有不同的亚型。TRβ2 有其特异的氨基端，选择性地在下丘脑和垂体中表达，对甲状腺轴的反馈调节起重要作用。TRα2 含特定的羧基端，可阻止甲状腺激素的结合，可能起到阻断其他 TR 亚型活性的作用。

TR 中含位于中央的 DNA 结合域、C-末端的配体结合域，TR 结合特异的 DNA 序列，即靶基因起始位点上的甲状腺激素应答元件（thyroid responseelements，TRE），更常见的受体之间的结合形成同源二聚体、受体与视黄醇类 X 受体（RXR）结合成异二聚体。激活的受体可刺激基因转录（如肌球蛋白重链 α）或抑制转录（如 TSHβ 亚基基因），这取决于靶基因中调节元素的性质。

甲状腺激素（T_4 和 T_3）对 TRα 和 TRβ 的亲和力相似。甲状腺激素受体的配体结合结构域的结构差异，可用于开发选择性受体激动剂或拮抗剂。T_3 的亲和力比 T_4 高 10~15 倍，所以 T_3 的生物活性更高。尽管 T_4 的合成多于 T_3，但受体主要被 T_3 占用，反映出 T_4 是在外周组织中转化为 T_3，血清中 T_3 有更大的生物利用度，T_3 与受体的亲和力更大。与 TR 结合后，甲状腺激素诱导受体中构象的变化，从而影响其与辅助转录因子的相互作用。在没有甲状腺激素结合的情况下，受体与辅助抑制子（corepressor proteins，CoR）蛋白结合，抑制基因转录。激素的结合使辅助抑制子得以解离，这样就能接纳辅助激活子，加强转录过程。可见 TR 与辅助抑制子的相互作用解释了这样的事实：在无激素结合时，TR 能够抑制基因表达，所以激素缺乏会通过基因阻遏和激素诱导刺激的丧失而严重影响基因的表达。事实证明，靶向破坏小鼠 TR 基因所引起的表型变化比激素缺乏要轻微。

甲状腺激素抵抗：甲状腺激素抵抗（RTH）是以甲状腺激素水平升高、TSH 不适当地分泌（升高或正常）为特征的常染色体显性遗传病。RTH 患者一般没有甲状腺功能减退症的典型症状或体征，因为是部分激素抵抗，而且可通过升高的甲状腺激素水平得以代偿。RTH 的临床特征包括甲状腺肿大、注意缺陷障碍、IQ 轻度降低、骨骼成熟延迟、心动过速和对甲状腺激素的代谢反应受损。

RTH 是由 TRB 受体基因突变所引起，这些突变位于配体结合域的局限区域中，使受体功能丧失。但由于突变受体保留了与 RXR 的二聚化功能，也能够结合 DNA 和接纳辅助抑制子蛋白，所以它们对其余正常的 TRβ 和 TRα 受体具有拮抗作用，这就是所谓的"显性失活"效应，是传递过程中的常染色体显性模式。当未结合甲状腺激素水平升高，而 TSH 不被抑制时，需考虑 RTH 的诊断。在患者家族的其他成员中也可以发现类似的激素异常现象，但这些患者中发生 TRB 突变约占 20%，对 TRB 基因的 DNA 序列分析可以明确诊断。RTH 必须与其他原因引起的甲状腺功能正常的高甲状腺素血症（如 FDH）、由分泌 TSH 的垂体瘤引起的 TSH 不适当分泌相鉴别。多数患者无须治疗。诊断的关键是为了避免因误诊为甲状腺功能亢进症而得到不适当的治疗，并提供遗传咨询。

2. 诱因 任何原因引起的甲状腺毒症在一定诱因作用下都可以发展为甲状腺危象，最常见的是 Graves 病，也可发生于多结节性甲状腺肿伴甲亢、自主性高功能腺瘤、亚急性甲状腺炎、高分化甲状腺癌等。甲状腺危象的发生往往都有诱因。

（1）感染：是最常见的病因，严重感染时血中甲状腺激素结合蛋白减少，大量甲状腺激素成为有生物活性的游离激素，加上感染时机体对甲状腺激素清除能力下降，因此甲状腺毒症在严重感染未能及时控制时可发展为甲状腺危象。常见的感染部位是呼吸道，其次为胃肠道和泌尿系感染，其他感染比较少见。

（2）应激：应激情况下可导致甲状腺激素大量释放入血，引起甲状腺危象。常见的应激有情绪激动、过度劳累、高温、饥饿、药物反应（如过敏、洋地黄中毒）、心绞痛、心力衰竭、糖尿病酮症酸中毒、低血糖、高钙血症、肺栓塞、分娩和妊娠、急性脑血管意外、各种非甲状腺的外科手术、烧伤、创伤、麻醉等。

（3）药物过量：阿司匹林或其他非甾体类抗炎药、化疗药物、抗甲状腺药物不适当应用、医源性甲状腺激素摄入过多等，都能诱发甲状腺危象。外源性摄入甲状腺激素过多引起的甲状腺危象比较少见。曾有报道，一年轻女孩为了减肥每日摄入大量甲状腺激素长达 6 个月，最终发展为甲亢危象。

（4）碘过多：术前准备碘剂服用时间过长、含碘造影剂摄入过多、胺碘酮的长期应用都可诱发甲状腺危象。碘化物可以抑制甲状腺激素结合蛋白的水解，使甲状腺激素的释放减少。此外，细胞内碘化物浓度超过临界浓度时，可使甲状腺激素的合成受到抑制，当突然停用碘剂，甲状腺滤泡上皮细胞内碘浓度减低，抑制效应消失，甲状腺内原来储存的碘被利用合成激素，释放入血的激素明显增多，导致病情加重，诱发甲状腺危象的发生。

（5）甲状腺组织破坏：导致大量甲状腺激素释放入血，颈部及甲状腺手术、放射性碘治疗甲亢、甲状腺活检、过多过重触摸甲状腺等，导致甲状腺组织内的甲状腺激素大量释放入血，诱发危象的发生。甲亢患者术后 4～16 小时内发生危象者，要考虑危象的发生与手术有关，16 小时以后发生者，尚需寻找感染灶或其他原因。手术引起甲亢危象的原因有：① 术前准备不充分：术前甲亢没有控制，或者术前准备不充分，或虽然术前已经应用抗甲状腺药物但停用时间过长，手术时甲状腺功能仍处于亢进状态，或者术前用碘剂准备时间过长，作用脱逸，甲状腺利用这些碘剂合成大量甲状腺激素释放入血。② 手术与麻醉时的应激：麻醉导致机体应激反应，手术过程中挤压甲状腺，以及手术对甲状腺的损伤，导致储存在甲状腺组织内的甲状腺激素短时间内大量释放入血液中。

3. 甲亢危险的发病机制 甲亢危象的发病机制目前还不是很清楚，参与的因素很多，任何一种说法很难圆满解释甲亢危象发生的整个过程，其发病机制可能与细胞因子的释放以及在各种诱因作用下诱导的急性免疫紊乱有关。下面几个方面可能参与甲亢危象的发生。

（1）大量甲状腺激素释放至循环血液中，一部分甲亢患者服用大量甲状腺激素可产生危象；甲状腺手术、不适当地停用碘剂以及放射性碘治疗后，患者血中甲状腺激素升高，引起甲亢危象，这些均支持本病的发生是由于大量甲状腺激素骤然释放入血所致。

（2）血中游离甲状腺激素增加：感染、甲状腺以外其他部位手术应激，可使血中甲状腺激素结合蛋白浓度减少，与其结合的甲状腺激素解离，血中游离甲状腺激素增多，这可以解释部分甲亢危象患者的发病原因。

（3）机体对甲状腺激素反应的改变：由于某些因素的影响，使甲亢患者各系统的脏器及周围组织对过多的甲状腺激素适应能力降低，从而诱发危象。临床上见到甲亢危象时有多系统器官的功能衰竭，但血中甲状腺激素水平却不升高，以及在一些患者死后尸检时并未发现特殊病理改变等，这些现象均支持这种观点。

（4）肾上腺素能的活力增加：甲亢患者交感神经阻断，或者服用抗交感神经或 β 肾上腺素能阻断剂，均可使甲亢的症状和体征得到改善，说明甲亢的许多表现是由于患者血中甲状腺激素增多，儿茶酚胺的作用增强所致。甲亢危象时产热过多是由于脂肪分解加速，甲状腺激素可直接或通过增加儿茶酚胺的作用使脂肪分解。危象患者若采用 β_2 肾上腺素能阻断剂，血中增高的游离脂肪酸水平可迅速下降，甲亢危象的临床征象同时得到改善。

（5）甲状腺素在肝中清除降低：手术前后和其他的非甲状腺疾病的存在或进食热量的减少，均引起 T_4 清除减少，有报道感染时常伴发 50% 以上的 T_4 清除减少，这些都能使血中的甲状腺激素量增加。

（二）中医病因病机

中医学认为，甲亢是一种涉及多个脏腑的整体性病变，其病机与肝的关系甚为密切。临床常见肝郁气滞、肝火内动、肝火乘胃、肝强脾弱，乃至肝火下汲肾阴、肝肾阴精亏损等病理变化。病位以肝为主，涉及心、胃、脾、肾等脏。总的病机特点是"阳常有余，阴常不足"，病变过程由实转虚，或虚实夹杂之候。甲亢患者若突然遭受剧烈的精神创伤；或五志郁极化火，或劳倦过度、耗血伤阴、阴火内生；或外感六淫，热毒炽盛，传里化火；阳强阴弱之体心肝之火暴张，心火亢盛，因而高热、大汗、心烦、心悸、怔忡、子病及母或肝气横逆脾土，则见恶心呕吐、腹泻，热扰心包则神昏，甲亢危象出现，其病理是气阴两伤。若病情进展，邪气愈盛，正气愈虚，最后出现阴竭阳脱，心气衰竭，而见神志淡漠或昏不知人，心悸气短或气息微弱，大汗淋漓，四肢微温或四肢冷等候。

【临床表现】

（一）病史

既往已确诊 Graves 病、毒性多发性结节甲状腺肿、功能甲状腺癌、毒性甲状腺腺瘤等引起原发性甲状腺功能亢进的疾病；曾有大量摄入碘剂的经历，包括长期服用胺碘酮或进行过碘造影剂检查、接受 ^{131}I 放射治疗甲状腺功能亢进者；因甲状腺功能减退或其他原因长期大剂量服用甲状腺素者；近期有接受甲状腺手术者。

（二）症状与体征

1. 原有甲状腺毒症的临床表现　甲状腺毒症患者尽管食欲亢进，但常出现不明原因的体重减轻。由于食物摄入增加，5% 的患者体重增加。其他症状包括多动、神经过敏及易激动，以致患者感觉易疲劳。常见失眠与注意力集中下降。在老年患者中，淡漠型甲状腺毒症有时被误诊为抑郁症。体格检查常见双手细微震颤，让患者两手向前平举时可见指尖震颤。神经系统的表现包括腱反射亢进、肌萎缩，不伴肌束震颤的近端肌病，舞蹈症罕见。亚洲男性可出现低血钾性周期性麻痹。

最常见的心血管表现为窦性心动过速、心悸，偶有室上性心动过速。心排血量增加导致脉搏增强、脉压增宽，可闻及主动脉收缩期杂音，老年人和有基础性心脏病患者可出现心绞痛或心力衰竭恶化。50 岁以上患者易出现心房颤动，纠正甲状腺毒症后，恢复正常窦性节律的患者不足 50%，提示其余患者可能存在基础性心脏疾病。

皮肤常温暖、湿润，患者主诉怕热、多汗，尤其在温暖季节。可出现手掌红斑、指端粗厚；皮肤瘙痒，荨麻疹较少见，偶见广泛性色素沉着。40% 以上患者出现毛发纤细及脱发等症状，且可持续到甲状腺功能恢复正常后数月。胃肠道蠕动亢进以致排便次数增加，常出现腹泻，偶有轻度脂肪泻。女性患者月经过少或闭经，男性患者性功能障碍，偶见乳房发育。因甲状腺激素直接影响骨的再吸收，长期甲状腺毒症可导致骨量减少；约 20% 的患者出现轻度的高钙血症，尿钙增高较常见。甲状腺毒症病史的患者，其骨折发生率有所增加。

2.甲亢危象的临床表现

（1）典型表现：甲亢危象的典型症状表现在四个方面，即高热、心血管系统、消化系统和中枢神经系统症状。① 高热是甲亢危象的特征性表现，也是与重症甲亢的重要鉴别点。表现为体温急剧升高，高达39℃以上，大汗淋漓、皮肤潮红，继而可汗闭、皮肤苍白和脱水。② 心血管系统表现为心动过速，心率常在160次/分以上，与体温升高不成比例。可出现心律失常，室上性心律失常和心房纤颤最常见，严重的出现充血性心力衰竭、肺动脉高压、肺水肿，治疗不及时出现血压下降、心源性休克，最终因循环衰竭而死亡，尤其是本来就有甲亢性心脏病的患者，更容易发生甲亢危象。一旦发生病情凶险，预后差。③ 消化系统表现为食欲极差、恶心、呕吐频繁、腹泻明显、恶心和腹痛常是本病早期表现。病后体重下降明显，可出现肝脾大、肝功能异常，随病情的发展出现肝功能衰竭、黄疸，黄疸的出现是预后不良的征象。④ 中枢神经系统有精神变态，常见焦虑、震颤、极度烦躁不安、谵妄、嗜睡，最后陷入昏迷。

（2）不典型表现：像淡漠型甲亢一样，有些患者甲状腺危象的症状并不典型，没有以上所述的典型表现，而表现为表情淡漠、木僵、嗜睡、反射降低、低热、极度乏力、心率减慢、脉压减小、恶病质、最后陷入昏迷，甚至死亡。这种类型的甲状腺危象称之为"淡漠型甲状腺危象"，这部分患者如果既往没有甲亢病史，往往容易漏诊误诊。

（3）并发症：除以上典型和不典型表现外，临床上可以见到一些少见的临床表现与甲状腺危象相伴发，在临床上须引起注意，如果诊断不及时或者处理不当，往往会导致病情加重，延误治疗。① 电解质紊乱：常由于进食差、频繁呕吐和腹泻、大汗，电解质摄入减少，排出增多所致。约半数患者有低钾血症，1/5的患者血钠减低。如果患者合并充血性心力衰竭使用排钾利尿剂，往往会加重低血钾，造成严重心律失常，甚至心脏骤停。② 低血糖：甲亢危象合并高血糖比较常见，低血糖少见。但甲亢病史长、控制差的患者往往继发严重的营养不良，加上发生危象时食欲下降、恶心、呕吐，可能出现营养不良性低血糖。低血糖时的神经系统表现往往掩盖了甲状腺危象的临床表现，如果把治疗的重点放在低血糖上，会延误甲亢危象的诊断和治疗，失去最佳治疗时机；

如果没有注意到低血糖，即使甲状腺危象治疗及时，低血糖得不到纠正，也会引起严重后果。因此，对于不明原因就诊的昏迷患者，都应常规监测血糖。③ 黄疸和肝功异常：黄疸和肝功能衰竭与甲状腺危象可以互为因果，严重甲状腺毒症及继发的充血性心力衰竭，可以发生肝细胞内胆汁淤积性黄疸及肝功能进行性下降，甚至发展为急性肝功能衰竭、肝性脑病，出现意识改变；另一方面，因为肝脏功能下降、肝脏合成甲状腺素结合蛋白的能力下降、肝脏对甲状腺激素的清除减少，导致血液内游离甲状腺激素增多，可以诱发甲亢危象的发生。④ 多器官功能衰竭：甲亢危象过程中发生感染、极高热、休克等病理过程，如果就诊不及时，往往会发展为多器官功能衰竭，表现为心力衰竭、肝功能衰竭、肾衰、呼吸衰竭，病情凶险，预后极差。⑤ 血栓栓塞性疾病：甲状腺危象时高热、大汗、腹泻、呕吐，导致血容量不足，机体处于高凝状态；甲亢危象时凝血因子Ⅷ活性增高，通过因子Ⅷ介导的高凝状态导致血栓栓塞性疾病发病率增加。国外有年轻的甲亢危象患者发生脑静脉血栓形成的报道。⑥ 横纹肌溶解综合征：甲亢危象时极高热、严重低氧血症、电解质紊乱及酸碱失衡都是发生肌溶解的常见原因，患者表现为肌肉疼痛、肌红蛋白尿和血肌酸激酶的极度升高，可发展为急性肾衰竭。⑦ 肾上腺皮质功能不全：甲亢时肾上腺皮质激素的合成、分泌和分解代谢加速，久之使肾上腺皮质功能减退。甲亢危象发生时，机体处于应激状态，肾上腺储备功能不足，不能满足机体的需要可以诱发肾上腺危象的发生。有肾上腺皮质功能不全与甲亢危象同时发生的报道。

（三）四诊要点

原有甲亢症状突然加重，并出现体温急剧上升，大汗淋漓，皮肤潮红继而汗闭，皮肤苍白，神志异常，心动过速，恶心呕吐、腹泻。肝阳暴涨、心火亢盛者，见舌红苔黄、脉象弦数；阴竭阳脱、心气衰竭者，见舌淡、脉虚数无根。

【辅助检查】

（一）检查项目

甲状腺危象的实验室检查

1.常规检查 血常规可表现为感染血象、血液浓缩、白细胞减少;尿常规可有蛋白尿,合并急性肾衰时可见病理管型,肌溶解时为浓茶色或酱油色尿,潜血阳性而镜下见不到红细胞;合并感染时大便常规可有脓细胞、白细胞,潜血试验可阳性。

2. 生化检查 可有肝酶、肌酶、尿素氮、肌酐、B型利钠肽的升高,血钾、血钠可降低。

3. 甲状腺功能 表现为甲状腺功能亢进,FT_3、FT_4升高,TSH降低,但甲状腺功能的高低与疾病的严重程度并不成比例。有的作者认为,在甲亢危象时,患者血中甲状腺激素水平明显高于无危象的甲亢患者,也有作者见到甲亢危象时甲状腺激素含量并不明显升高,所以测定血中甲状腺激素对甲亢危象的帮助不大,而当检测甲状腺激素水平显著高于正常时,对诊断和判断预后有一定的意义。

4. 超声检查 甲状腺弥漫性或结节性肿大,血流丰富,可见火海征,频谱多普勒示甲状腺动脉的频谱为高速低阻频谱。

甲状腺疾病的实验室检查

1. 甲状腺激素的测定 高敏感性和高特异性的TSH测定,极大改善了对甲状腺功能的实验室评估。因为TSH随着T_4和T_3的变化而发生动态改变,对甲状腺的合理判定首先是确定TSH是否被抑制、TSH正常或升高。除外个别病例,通常情况下TSH水平正常可排除甲状腺功能的原发性异常。做出如此判断的前提是用免疫化学发光测定(ICMA)TSH,使其敏感度达到足以识别正常参考值的低限和甲状腺毒症时的TSH被抑制。超敏感度(第4代)的方法可测定TSH值≤ 0.004 mU/L,但TSH值≤ 0.01 mU/L已足以满足临床所需。TSHIRMA的广泛应用意味着TRH兴奋试验已过时,因为$200 \sim 400$ μg TRH静脉注射后TSH不能上升的情况,等同于用ICMA所测得的TSH被抑制的基值。

发现TSH异常时,需进一步测定循环中甲状腺激素水平,以明确甲状腺功能亢进症(TSH被抑制)或甲状腺功能减退症(TSH升高)的诊断。放射免疫法被广泛用于测定血清中的总T_4和总T_3。T_4和T_3与蛋白高度结合,许多因素(疾病、药物、遗传因子)可影响蛋白结合,所以测定游离(即未结合)激素水平较有意义,这与激素的生物学效应相符合。两种直接方法被用于测定未结合甲状腺激素水平:① 未结合甲状腺激素与放射标记的T_4

(或类似物)竞争性地结合固相抗体;② 用超速离心或平衡透析法物理分离结合的激素部分。早期未结合激素的免疫测定受人为因素的影响,新测定方法的结果与技术需求更高和更昂贵的物理分离测定结果有很好的相关性。测定未结合甲状腺激素水平的间接方法是从总T_4或T_3浓度和甲状腺激素结合率(THBR)中计算游离T_4或游离T_3指数。THBR来自T_3树脂摄取试验,这一试验是测定样本中被树脂吸附和未被甲状腺激素结合蛋白占用的放射标记T_3的分布情况。当未占用的蛋白结合位点减少(如TBG缺乏)或样本中总甲状腺激素升高时,放射标记T_3与树脂的结合是升高的;相反情况下这一指标则降低。从THBR、总T_3或T_4中可以得到游离T_3或T_4指数。事实上,游离T_4指数纠正了因激素蛋白结合异常而引起的总激素水平的测定误差。

雌激素作用(妊娠、口服避孕药、激素治疗、三苯氧胺)使TBG升高时,总甲状腺激素水平升高。雄激素、肾病综合征引起TBG结合能力的降低,所以总甲状腺激素水平也降低。基因异常、急性病症也会引起甲状腺激素结合蛋白异常,许多药物(如苯妥英、卡马西平、水杨酸盐类和非类固醇类抗炎药)可以干扰甲状腺激素的结合。由于未结合甲状腺激素水平正常,患者的甲状腺功能是正常的,所以未结合甲状腺激素的测定优于总甲状腺激素的测定。

通常未结合T_4水平足以诊断甲状腺毒症,但$2\% \sim 5\%$的患者仅有T_3升高(T_3毒症),所以TSH被抑制、未结合T_4正常时,需测定患者的未结合T_3水平。

在一些临床情况中,测定TSH作为筛选试验有可能导致误诊,尤其是未能同时测定未结合T_4时。任何严重的非甲状腺病症可引起TSH水平异常。尽管甲减是TSH升高最常见的原因,但引起TSH升高的罕见原因还包括分泌TSH的垂体瘤、甲状腺激素抵抗和检验误差。相反,TSH受抑,尤其是TSH<0.1 mU/L时,通常提示甲状腺毒症,但妊娠早期(由于hCG的分泌)、甲状腺功能亢进症治疗后(因为TSH的抑制状态持续数周)、某些药物应用(如大剂量糖皮质激素或多巴胺)时也可出现TSH被抑制的情况。重要的是,下丘脑-垂体疾病所致的继发性甲状腺功能减症时TSH水平不一,可以降低,也可以正常高值,其值与低T_4水平

不一致,所以不能单独使用 TSH 评价疑有垂体疾病患者的甲状腺功能。

测定基础代谢率、血清胆固醇等可反映甲状腺激素过多或缺乏时靶器官的变化,但在临床上不能作为判断甲状腺功能的指标。

2. 甲状腺功能障碍的病因判断 通过测定循环中 TPO 和 TG 抗体,很容易发现自身免疫性甲状腺疾病。TG 抗体极少单独出现,因而单独测定 TPO 抗体更合理。甲状腺功能正常者中 5%~15% 的女性和 2% 的男性存在甲状腺抗体,抗体阳性者患甲状腺功能不全的风险增加。几乎所有自身免疫性甲状腺功能减退症患者和 80% 的 Graves 病患者 TPO 抗体阳性,而且抗体滴度较高。

TSI 是 Graves 病患者中刺激 TSH-R 的抗体,可以用生物技术或检测 TSH 结合抑制免疫球蛋白(TBI)的间接方法来测定 TSI,妊娠晚期孕妇升高的 TSI 预示着新生儿有可能发生甲状腺毒症,这是检查 TSI 的主要目的之一。

除服用甲状腺激素造成人为甲状腺毒症外,其他所有类型甲状腺毒症的患者血清中 TG 水平升高。尤其在甲状腺炎时 TG 水平明显升高,反映了甲状腺组织的破坏和 TG 的释放。测定 TG 主要用于甲状腺癌的随访。甲状腺全切除术后以及放射治疗后,应检测不到 TG;在 TGAb 阴性的情况下,TG 可被测量到提示甲状腺清除不完全或甲状腺癌复发。

3. 放射碘摄取和甲状腺扫描 甲状腺选择性地转运放射性核素标记的碘(^{123}I、^{125}I、^{131}I)和 ^{99mr}Tc 过锝酸盐,使甲状腺显像并定量测定放射性示踪物的摄取分数。

Graves 病的核影像学表现为甲状腺肿大,对示踪物的摄取增加,而且分布均匀。毒性腺瘤表现为局部区域的摄取率升高,在腺体的其他区域摄取率受抑制。MNG 表现为腺体增大伴内部结构紊乱,存在多部位的相对升高或降低的示踪物的摄取。亚急性甲状腺炎因为滤泡细胞的破坏及 TSH 被抑制,所以其摄取率极低。人为甲状腺毒症也伴有低摄取率。

尽管细针穿刺(FNA)活组织检查的开展和使用已经减少了甲状腺扫描在孤立性甲状腺结节评价中的应用,但后者对判别甲状腺结节的功能性质仍有帮助。对示踪物的摄取值降低的"冷结节"通常是良性的,但"冷结节"中有 5%~10% 的恶变倾向,而"热结节"几乎无恶变。

甲状腺扫描还用于对甲状腺癌的随访。甲状腺切除术后和 ^{131}I 清除后,腺体对放射性碘的摄取是降低的,而甲状腺癌的转移部位仍有转运碘的功能。通常在停用甲状腺激素使 TSH 升高或使用重组人 TSH 后,进行 111~185 MBq(3~5 mcCi)^{131}I 全身扫描。

4. 甲状腺超声 由于体格检查的局限性,随着超声技术的发展,超声检查在结节性甲状腺疾病辅助诊断中的运用日趋扩大。10 MHz 的超声设备使空间分辨率和影像质量达到完美,可以发现 >3 mm 的结节和囊肿。

(二)主要危重指标与监测

不论是甲亢危象还是危象前期,一经诊断,应立即处理,切不必等待甲状腺激素水平的检测结果。治疗的目的是纠正严重的甲状腺毒症和诱发甲亢危象的疾病,保护脏器功能,支持生命体征。当患者出现超高热、惊厥、昏迷、严重心律失常和心力衰竭、休克、体温不升、极度衰弱等这些情况时,可能表明患者目前情况危急,应当监测患者生命体征,保护机体脏器,防治重要脏器功能的衰竭。注意监测患者的血常规、心肝肾功能、血清电解质、血糖,若患者出现神经系统异常,当监测患者头颅 CT,排除出现脑血管意外可能。甲亢危象常伴有心血管功能异常,当监测患者心电图情况。

【诊断与鉴别】

(一)诊断要点

患者既往有甲亢病史,出现病情的加重,伴有高热、心动过速、恶心、呕吐及神志的改变,诊断并不困难。但对于既往无甲亢病史,症状又不典型的患者,诊断存在一定困难。详细地询问病史,仔细地体格检查,突眼征、甲状腺肿大伴血管杂音、胫前黏液性水肿有助于诊断。临床上怀疑甲亢危象时,应立即采血备查甲状腺功能,有条件可以在急诊行甲状腺 B 超检查。

国内外对甲亢危象没有统一的诊断标准。北京协和医院根据他们的临床实践,将甲亢危象大体分为两个阶段,即体温 <39℃ 和脉率在 160 次/分以下、多汗、烦躁、嗜睡、食欲减退、恶心以及大便次数增多等,为甲亢危象前期;而当患者体温 >39℃、脉率>160次/分,大汗淋漓或躁动、谵妄、昏睡和昏迷,呕吐及腹泻显著增多等,定为甲亢危象。当病情处于危象前期时,如未得到及时处理,会发展为危象。甲亢患者因各种原因使甲亢病情加重时,只要存在上述半数以上危象前期诊断标准,即按危象处理。

(二)鉴别诊断

西医鉴别

1. 恶性极高热的鉴别

(1)中枢性高热:常见于颅内感染和脑血管病变损伤下丘脑体温调节中枢,导致机体散热、产热、保温中枢功能障碍。患者体温可高达41～42℃,但皮肤干燥少汗,皮肤温度分布不均,四肢低于躯干;心率升高不明显,没有与体温改变相应的心率改变,体温易随外界环境变化而波动,白天稍低,夜间高,有体温倒错现象。

(2)败血症:败血症可表现为高热及意识改变,与甲亢危象有相似的临床表现,但其发热多为弛张热,热起急骤,伴有畏寒、寒战,热退时伴出汗;其心率多与体温相一致。血培养有细菌生长,甲状腺功能正常或者表现为低 T_3 综合征,可与甲亢危象相鉴别。

2. 昏迷的鉴别

(1)低血糖昏迷:低血糖时可有大汗、心率快及精神症状,甚至昏迷,但其多有引起低血糖的原因,如糖尿病患者正在接受胰岛素促泌剂或胰岛素治疗,或既往曾经有反复发作的低血糖 Whipple 三联征。一般不伴有体温升高,血糖常<2.8 mmol/L,给葡萄糖后病情立刻改善,可与甲亢危象鉴别,但应注意排除甲亢危象同时合并低血糖。

(2)肝性脑病:甲亢危象时往往伴有黄疸和肝功损害,加上神志和意识的改变,如果既往没有甲亢病史,很容易误诊为肝性脑病。但肝性脑病患者大多有慢性肝病病史及诱发脑病的因素,伴有扑翼样震颤和肝硬化腹水,血氨升高,一般不伴高热和明显心动过速,甲状腺功能多正常或表现为正常甲状腺功能病态综合征(ESS)。

(3)肾上腺危象:多数患者伴有高热,体温可达40℃以上,有低血压、低血容量休克、心动过速、恶心、呕吐及神志、意识的改变。但多有引起肾上腺皮质功能不全原发病症的症状和体征,可伴有低血糖、顽固性低钠血症,血钾一般正常,血皮质

醇和 ACTH 测定有助于诊断。

(4)嗜铬细胞瘤危象:嗜铬细胞瘤可有头痛、心悸、多汗三联征,但出现高血压危象时可伴有神志不清及意识改变,常有多器官功能衰竭,多不伴高热,血尿儿茶酚胺及其代谢产物明显升高,肾上腺影像学检查可发现肿瘤、结节或增生。

(5)妊娠期合并 Wernicke 脑病:妊娠早孕反应重的患者,因为频繁呕吐、进食差,导致维生素 B_1 缺乏,影响体内糖的代谢,导致神经细胞变性坏死,临床表现为精神症状,如意识不清、谵妄、昏迷、心动过速等。妊娠合并甲亢,以及正常妊娠时可以伴有甲状腺轻度肿大,HCG 升高可以模拟 TSH 的作用,引起轻度甲状腺毒症症状,当其因为意识障碍就诊时往往会考虑妊娠合并甲亢危象,忽视 Wernicke 脑病的诊断。详细询问病史及甲状腺 B 超,颅脑的磁共振检查有助于诊断。

当患者出现各种感染、心脏病、胃肠炎、精神病、严重消耗性疾病等表现时,鉴别诊断的关键是对上述疾病的患者均应提高甲亢危象发生的警惕性。只要想到本病的可能,不片面地强调某一系统的突出表现,即不易与其他疾病相混淆。其临床表现不典型者可结合血清 T_3、T_4,测定以鉴别诊断。

中医类证鉴别

内伤发热 内伤发热起病较缓慢,病程较长,且多为低热,或自觉发热,而体温并不升高,表现为高热者较少。不恶寒,或虽有怯冷,但得衣被子则温。常兼见头晕、神疲、自汗、盗汗、脉弱等症。

【治疗】

(一)西医治疗

甲亢危象前期或甲亢危象诊断以后,不需要等待化验结果,应尽早开始治疗。治疗的目的是纠正严重的甲状腺毒症和诱发疾病,其中占很重要的地位是加强支持治疗,保护机体重要脏器,防止脏器功能衰竭。如有条件,应在内科 ICU 进行监护治疗。

1. 抑制甲状腺激素的继续合成 硫脲类抗甲状腺药可以抑制甲状腺激素的合成,常用的有甲巯咪唑(MM)和丙硫氧嘧啶(PTU),口服或经胃管鼻饲给药。常用剂量为首次给予 PTU 600 mg 或 MM 60 mg,以后 PTU 200 mg 或 MM 20 mg,每 6～8

小时一次，待症状减轻后减为常规量。PTU 和 MM 相比，首选 PTU，因为 PTU 起效快，而且有抑制外周组织中 T_4 向 T_3 转化的作用，能迅速降低血液中 T_3 水平。

2. 抑制甲状腺激素的释放　硫脲类抗甲状腺药只能抑制甲状腺激素的合成，不能抑制已经合成的甲状腺激素的释放。碘剂能迅速抑制甲状腺结合蛋白水解，从而减少甲状腺激素的释放，大剂量碘剂还能抑制 T_3 与细胞受体的结合，尤其对由甲状腺炎或者外源性甲状腺激素摄入过多引起的甲亢危象患者，碘剂往往比抗甲状腺药物更有效，因此在给予抗甲状腺药物 1 小时后开始给碘剂。

常用复方碘溶剂（Lugol 液），首剂 30 滴，以后每 6～8 小时给予 5～10 滴；或静脉滴注碘化钠 1～2 g（或每小时 0.25 g），或复方碘溶液 3～4 mL/1 000～2 000 mL 溶液，病情改善后逐渐测量，一般用药 3～7 日。如果对碘剂过敏，可改用碳酸锂每日 0.5～1.5 g，分 3 次口服。碘化物的浓度过高或滴注过快易引起静脉炎，静脉滴注时应该倍加小心。过去未用过碘剂者，使用碘剂效果好。

碘剂一般在给予 PTU 或 MM 1 小时后再给，能够完全抑制由所用碘产生的额外的甲状腺激素的产生，但在临床应用时，经常两种药同时期使用，不需要等待。有报道在碘化物中碘番酸钠盐更有效，能更迅速降低血循环中甲状腺激素水平。

3. 迅速降低血液中甲状腺激素的水平　硫脲类抗甲状腺药物和碘化物只能减少甲状腺激素的合成和释放，不能迅速降低血中 T_3 和 T_4 的水平，尤其是 T_4 的半衰期为 6.1 日，而且大部分是与血浆蛋白结合的。文献中介绍的迅速清除血中过多的甲状腺激素，成功抢救甲亢危象的方法有血液透析、腹膜透析、血浆置换等。

4. 抑制 T_4 向 T_3 转化，降低周围组织对甲状腺激素的反应　常用的有 β 受体阻断剂，利血平或胍乙啶，糖皮质激素等。

（1）β 受体阻断剂：β 受体阻断剂有拮抗交感神经兴奋的作用，能够降低周围组织对儿茶酚胺的敏感性，常用的是普萘洛尔。普萘洛尔不仅具有抑制甲状腺激素对交感神经的作用，还可较快地减少末梢组织中 T_4 转变为 T_3。甲亢患者使用普萘洛尔后，虽然甲状腺功能无改善，但用药后兴奋、多汗、发热、心率增快等症状均有明显改善。甲亢危象时一般每 6～8 小时给予普萘洛尔 30～

50 mg，或 1 mg 稀释后缓慢静脉推注，视病情需要可重复用药 3～5 次，用药后数小时内心率下降，继而体温、精神症状，甚至心律失常也可有明显改善。值得注意的是，病程长、甲亢控制不良的患者往往容易合并甲亢性心脏病、心功能不全。β 受体阻断剂具有负性肌力、负性传导、收缩支气管平滑肌的作用，因此对心功能不全，尤其是心排血量减少的心功能不全、心脏传导阻滞、心房扑动、支气管哮喘等患者应慎用或禁用。短效及选择性 $β_1$ 受体阻断剂，如拉贝洛尔、艾司洛尔，比普萘洛尔更安全，且治疗效果在临床中也得到认可。

（2）糖皮质激素：甲亢时肾上腺皮质激素清除增快，随着病程的延长可能出现肾上腺储备功能不足，甲亢危象时机体处于应激状态，对肾上腺皮质激素的需要量进一步增加，此时往往出现肾上腺皮质功能不全，需要外源性补充糖皮质激素。糖皮质激素可以抑制外周组织 T_4 转化为 T_3、抑制甲状腺激素的释放、降低周围组织对甲状腺激素的反应性；可以增强机体的应激能力，为疾病的治疗赢得时间。因此，甲亢危象时可以给予糖皮质激素，常用氢化可的松 100 mg 加入 5%～10% 的葡萄糖溶液中静脉滴注，每 6～8 小时一次，待病情好转后逐渐减量。

（3）利血平和胍乙啶：利血平和胍乙啶能够消耗组织内的儿茶酚胺，高剂量时有阻断交感神经作用，减轻甲亢引起的交感神经兴奋症状。利血平首次可肌内注射 5 mg，以后每 4～6 小时注射 2.5 mg，约 4 小时以后甲亢危象的临床表现可以减轻。如能口服，胍乙啶剂量为每日 1～2 mg/kg，用药 12 小时后开始起效。利血平可抑制中枢神经系统，影响病情观察；胍乙啶不能通过血脑屏障。

5. 对症支持治疗

（1）保护机体脏器功能，防止功能衰竭：密切监测心、脑、肾等重要脏器功能，防治多器官功能衰竭。一旦发生，临床抢救成功率极低。

（2）补液，防治电解质紊乱：高热、呕吐及大量出汗，易发生脱水及高钠血症，需要补液及纠正电解质紊乱。甲亢危象时机体处于严重高代谢状态，需要补充葡萄糖、维生素，不能进食者要给予鼻饲或胃肠外营养，保证每日的热量供应，提高机体的抗病能力。

（3）氧疗：甲亢危象时的高代谢状态使机体处于相对缺氧状态，低氧血症及电解质紊乱，可以诱发心、脑、肾等脏器功能受损,严重者导致急性肝功能衰竭、急性横纹肌溶解综合征,因此氧疗是必要的。

(4)控制高热:高热时给予物理降温,如乙醇擦浴、冰袋、降低环境温度等,必要时给予解热药物,如对乙酰氨基酚(扑热息痛),但禁用乙酰水杨酸类制剂,因为此类药物能与T_3、T_4竞争结合甲状腺结合蛋白,使FT_3、FT_4浓度进一步升高,加重病情。如果高热迟迟不退,可给予人工冬眠疗法,哌替啶100 mg、氯丙嗪及异丙嗪各50 mg,混合后静脉持续泵入。

(5)去除诱因,防治并发症:由感染引起者应在留取标本进行病原学检查的同时,根据临床用药经验选用高效抗生素,以后根据药敏结果调整用药;由其他疾病引起的应给予相应治疗。

6. 外科手术治疗 甲亢危象时患者一般情况较差,手术耐受性差,而且麻醉、甲状腺组织的挤压和破坏、手术本身的应激本来就是甲亢危象发生和加重的诱因,因此手术的风险较大,临床上很少采用。当甲状腺危象药物不能控制时,应选择手术。手术进行得越早,病情相对较轻的预后良好。曾有报道对14例甲状腺危象患者在确诊后18小时内实施手术,术后12例病情迅速好转,有2例死于严重并发症,如充血性心力衰竭和多器官功能衰竭。

(二)中医辨证论治

1. 肝阳暴涨,心火亢盛

证候:高热烦躁,心悸多汗,恶心呕吐,谵妄抽搐。舌红苔黄、脉象弦数。

证机分析:肝肾阴虚,水不涵木,阴不维阳,阳亢于上。

治法:泻火解毒,清心平肝。

处理:(1)方药:清瘟败毒饮。药用生石膏、生地黄、黄连、栀子、黄芩、水牛角、丹皮、石决明、赤芍、连翘、玄参、桔梗、竹叶、知母、甘草等。肝火旺盛、烦躁易怒、脉弦数者,可加龙胆草、黄芩、青黛、夏枯草清泻肝火;手指颤抖者,加石决明、钩藤、白蒺藜、天麻平肝息风;兼见胃热内盛而见多食、易饥者,可加生石膏、知母养阴清热;火郁伤阴、阴虚火旺而见烦热、多汗、消瘦乏力、舌红少苔、脉细数等症者,可用二冬汤加减。

(2)中成药:安宫牛黄丸,每次1丸,口服或鼻饲。牛黄清热散,主要成分为牛黄、黄连栀子等,功效为清热凉血,醒神开窍,每次1~3 g,口服或鼻饲。大黄注射液100 mL,加入生理盐才500~1 000 mL中静脉滴注。醒脑静注射液主要成分为牛黄等,功效为清热除烦、醒脑开窍,每次40 mL加入5%葡萄糖盐水500 mL中静脉滴注。清开灵注射液20~40 mL,加入500 mL液体中静脉点滴。

(3)针灸:针刺臑会、气舍、间使、太冲、太溪,可滋阴降火、平肝潜阳,适用于阳亢火旺者。若突眼者,可加取天柱、风池;失眠者,加胆俞、心俞;潮热者,加大椎、劳宫;盗汗者,加阴郄、后溪;易饥、消瘦者,加三阴交、足三里。每次留针20分钟。心悸、怔忡者,加取内关、神门;便溏、呕吐者,加取内关、公孙、脾俞、天枢,每次留针15分钟。

(4)其他疗法:① 穴位注射。取穴天柱。操作:进针后向前方深入1~1.5寸,待针感向同侧眼部或头部放散时,缓慢推入透明质酸酶1 500 U及醋酸氢化可的松25 mg的混合药液,隔日1次,10次为1个疗程。② 推拿。点按肝俞、心俞;揉拿手三阳经,点按内关、合谷、臑会;分推胸胁,点按天突、天鼎、天容,适用于气郁痰结型。

2. 阴竭阳脱,心气衰竭

证候:大汗淋漓,呕吐泄泻,心悸气促,继而汗出湿冷,怔忡,气短息微,四肢厥逆,面色苍白,昏迷不醒。舌淡,脉虚数无根。

证机分析:津液亡脱,肝阳灼阴,阴竭阳亡,阴阳绝离。

治法:益气养阴,回阳固脱。

处理:(1)方药:生脉散、参附汤、四逆汤。药用人参、西洋参、麦冬、五味子、熟附子、炙甘草、干姜等。虚风内动,手指及舌体颤抖者,加钩藤、白蒺藜、鳖甲、白芍平肝息风;脾胃运化失调致大便稀溏、便次增加者,加白术、薏苡仁、山药、麦芽健脾和胃;肾阴亏虚而见耳鸣、腰酸膝软者,酌加龟板、桑寄生、牛膝、女贞子滋补肾阴;病久正气伤耗、精血不足而见消瘦乏力,妇女月经量少或经闭,男子阳痿者,可酌加黄芪、太子参、山茱萸、熟地黄、枸杞子、制首乌等补肾填精。

(2)中成药:生脉注射液,功效为生津复脉止汗,每次8~10 mL,加入增液盐水200 mL中静脉滴注。

(3)针灸:取穴足三里、关元、气海,用艾条灸20分钟,有回阳救逆的作用,适用于阳气暴脱的危象。

（4）其他疗法：耳针。神门、脑、屏间、心、脾、肝、缘中，每次取 2~3 穴，每日 1 次，留针 20 分钟，或埋压王不留行籽，每 2 日 1 次。

【中西医协同诊疗思路】

（1）甲状腺危象起病急、发展快、死亡率高。当临床怀疑患者有危象时，不能等待完整的实验室资料具备后再肯定诊断，尤其是当难以判断伴有并发症的甲亢患者，除积极控制并发症外，可在抽血送检甲状腺激素（T_3、T_4）后立即按甲亢危象治疗原则处理。

（2）甲亢危象时应采取综合用药，碘、硫氧嘧啶、肾上腺皮质激素等药物的作用是协同的。这些药物联合应用时可 24~48 小时内使甲亢高水平的 T_3、T_4 降到正常。

（3）积极防治并发症，包括心力衰竭、休克、肝、肾功能不全等，这些并发症皆为甲亢危象的晚期表现。一旦发生，治疗十分困难，故应密切观察，以便及时采取相应措施，防止其进一步发展。对于老年患者，原来心肾功能即有减退，更易发生

上述并发疾病。

（4）由于大多数心脏方面的症状和体征与肾上腺素能兴奋性增高有关，故甲亢危象发生时心力衰竭常与持续的心动过速有关，在此情况下 β 受体阻滞剂类药物仍可使用。在决定使用 β 受体阻滞剂之前可先采取常规措施纠正心力衰竭后，再给予 β 受体阻滞剂，这一点对年龄较大者尤为重要。

（5）中医学认为，甲亢危象属于脏腑功能亢奋之病证。热毒炽盛，气阴两伤为主要病机，辨证要点在于分清证候之虚实、气阴两伤之程度。病之初起多实，以热毒炽盛、心肝之火暴涨为主；后期火热伤阴伤气，由实转虚，甚或阴竭阳脱之危候。本病的治疗原则，病初火旺应直折其火，后期则以益气养阴、回阳固脱。由于起病急，发展快，病情险，故在危象先兆，即危象前期，原甲亢患者症状加重，发热、心悸、汗多、恶心、纳减、烦躁或嗜睡，此时可在中医辨证的基础上用中药治疗，直折其火，益气护阴，截断病势，控制发展。但当病情进展，肝阳暴涨、心火亢盛，甚或气阴两虚、阴竭阳脱、心气衰竭时，必须立即配合西医西药治疗，各自发挥优势，大部分患者可抢救成功。（图 2-33）

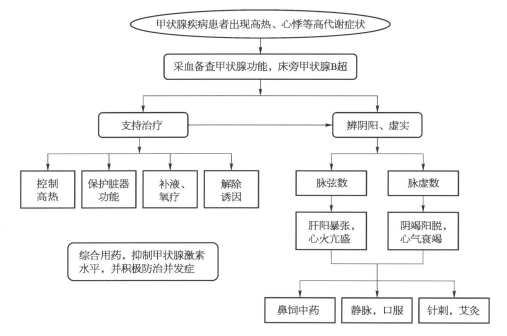

图 2-33　甲状腺疾病中西医协同诊疗思路导图

【预后与进展】

甲状腺危象的预防：向患者讲解甲亢的有关知识，指导正确的饮食和合理治疗。指导患者学

会进行自我心理调节，增强应对能力，做到劳逸结合。向患者家属提供甲亢的有关知识，让家属理解患者的病情，多关心、多爱护、多理解患者。指导患者正确治疗甲亢，向患者说明药物治疗的重

要性和必要性,药物治疗的疗程和药物调整方案,让患者坚持服药,避免临床症状好转后误以为已经治愈而随便停药。告诉患者药物的不良反应,指导患者定期复查血常规、肝功能和甲状腺功能;对于药物治疗效果不好的患者,要及时向患者提供其他治疗方法,以利病情尽快控制,防止并发症的出现。选择正确的治疗方法对甲亢症状较重或者甲状腺明显肿大者,应先给予抗甲状腺药物治疗,待病情平稳后再给予^{131}I 治疗,防止因甲状腺破坏、大量甲状腺激素释放入血,诱发甲状腺危象。手术的时机和准备术前准备要充分,严格掌握手术适应证和手术时机。术后严密观察病情变化,做好甲亢危象的急救准备。避免一切诱发甲亢危象的因素,如感染、劳累、精神创伤。一旦合并其他疾病,要及时治疗,防止诱发危象发生。

甲亢危象的预后与甲亢危象是否得到及时处理,是否采用综合治疗,以及有无并发症的存在有关。以往甲亢危象死亡率较高,近年来采用综合治疗后,并发症的发生率和病死率明显下降。大部分患者对积极的综合治疗反应迅速,12 小时内心动过速、烦躁、大汗等症状迅速改善,72 小时内高热消退,神志转清而脱离危险。病程 1~8 日,平均 3 日。死亡患者中,外科危象常在症状出现后 6~54 小时内死亡。而内科危象常在症状出现后一周内死亡。患者常合并心律失常、心力衰竭、感染、脱水、休克、酸中毒、肝功能衰竭、肾功能衰竭等。早在 20 世纪,血液净化与腹膜透析两种方式是甲状腺危象急救方案首选,但这些方法都不能够达到高效的急救成功率以及临床治疗效果。现如今,对于甲状腺危象患者首要采取的是口服抗甲状腺素药物和 β 受体拮抗剂以缓解,这种治疗方式对于病情急的患者来说是相对有效的急救手段,在药物急救的条件下同时配合综合性的辅助急救策略,更加可以大幅度提升患者的救治效果。

甲状腺危象时,大量的甲状腺激素释放入血,多靶器官造成了持续性的损害,在现有治疗方法中,血浆置换能够迅速降低循环中甲状腺激素的水平,减轻持续性的器官衰竭。血浆置换是严重甲状腺毒症的有效替代疗法,它通过去除与血浆蛋白结合的大分子物质,从而快速恢复甲状腺素水平,改善临床症状。其在临床上更多地用于治疗严重甲亢、不耐受抗甲状腺药物及甲状腺危象的患者。

现有研究显示,大多数甲状腺疾病的发生与碘摄入量呈 U 形曲线关系,碘摄入过多或过少均能导致甲状腺疾病,如自身免疫性甲状腺炎、多结节性甲状腺肿、弥漫性甲状腺肿、自主高功能腺瘤、Graves 病、甲状腺结节,甚至甲状腺癌等。甲状腺功能亢进症影响着凝血功能,伤及血管内皮细胞的完整性,血管损伤的指标物质 vWF、TM、ET-1.P 选择素等水平在甲状腺功能亢进症患者体内升高。甲状腺功能亢进症也影响凝血因子、血小板、纤维蛋白等,使血栓形成风险增加。临床上因栓塞所致疾病增多,慢性栓塞性肺动脉高压(CTEPH)的危险因素已有报道。实验室检查显示,10.5%患者存在甲状腺功能障碍,甲状腺激素增多还可引起血管痉挛,使管腔变窄,在合并基础疾病的患者中会触发严重的心脑血管事件。

随着对甲亢的研究逐步深入,抗甲状腺激素药物种类越来越丰富,治疗效果逐步明确。目前,中医药在甲状腺功能亢进的治疗方面有了很多进展,并体现出了中医药治疗的优势。以往甲状腺功能亢进的西医治疗方法比较局限,疗程久,且副作用大,治疗方法主要以抗甲状腺药物、碘-131、手术治疗,每种方法各有利弊。中医药对本病的治疗优势在于中药的多靶点治疗,以及整体调理,相对西药而言,在改善症状的同时可综合调理,治疗方法个体化、疗效好、疗程短。但西医治疗疗程较长,服药副作用较多,且易复发。单纯中医治疗虽然也有明显的效果,但疗程较长,难以在短时间内控制症状,加重病情。近年来,中西医结合治疗甲亢已经在临床广泛运用,其疗效也得到了认可。

(王之心)

第五节

水盐电解质酸碱失衡

生物细胞的活动和代谢都必须在液态环境中进行。正常情况下,机体体液及其组分的波动范围很小,以保持体液容量、电解质、渗透压和酸碱度等的相对恒定;炎热、高温作业、剧烈运动、某些疾病、创伤、感染等因素可引起机体内外紊乱,造成水、电解质和酸碱平衡失调,重者危及生命。正常人的总体液量占体重的百分比随年龄增长而下降(新生儿占体重的 75%~80%,成人为 55%~60%,男性比女性约高 5%)。总体液量分为细胞内液和细胞外液两种。细胞内液对维持细胞生理功能具有重要作用,但细胞内液的量及其中所含物质的交换均需细胞外液才能进行。细胞外液包括血管内液和组织间液,两者维持动态平衡,其中血管内液是血容量的主要成分。

水盐电解质酸碱失衡在中医学中并无确切病名,根据症状表现,如心悸、心率加快、尿量急剧下降、口渴、皮肤干燥、皮肤苍白发绀、四肢寒冷、四肢肌肉运动不良、胸腹不适、烦躁等症状,甚至高热、昏迷,而归为"心悸""消渴""中风"等范畴。

【病因病理】

(一) 西医病因病理

成人每日需水量 1 500~2 500 mL,机体摄入的水分绝大部分来源于饮水及食物中产生的内生水,少量来源于体内代谢过程产生的内生水(每日 300 mL)。水摄入主要依赖于神经调节。当有效循环血容量减少、体液高渗或口腔黏膜干燥时,刺激下丘脑的渴感中枢,引起口渴而增加水的摄入,当摄入量达到一定程度后,渴感消失。水的排泄主要依赖于抗利尿激素、醛固酮和肾的调节,肾的日排水量 800~1 000 mL,皮肤排出量约 500 mL,肠道排出量约 100~150 mL,呼吸道排出量约 350 mL。在上述调节机制作用下,机体每日摄入量与排出量达到平衡。体液中的溶质分为电解质和非电解质两类。细胞外液的主要电解质有 Na^+、Cl^-、HCO_3^-;细胞内液的主要电解质有 K^+ 和 HPO_4^{2-}。体液的渗透压,主要由单位体积水中所含溶质多少而定。细胞外液以 Na^+ 为主,细胞内液则以 K^+、蛋白和有机酸为主,临床上以 mOsm/(kg·H_2O)为单位。血浆渗透压一般以下列公式计算:血浆渗透压[mOsm/(kg·H_2O)]=2(Na^++K^+)+葡萄糖+尿素氮(mmol/L)。正常范围为 280~310 mOsm/(kg·H_2O),一般低于 280 mOsm/(kg·H_2O)或高于 310 mOsm/(kg·H_2O),分别称为低渗或高渗血症。Na^+ 为血浆中的主要阳离子,占血浆阳离子总量的 92%,其含量占总渗透比例的 50%,是维持血浆渗透压平衡的主要因素。

人体主要通过体液缓冲系统调节、肺调节、肾调节和离子交换调节等四组缓冲对来维持及调节酸碱平衡。其中体液缓冲系统最敏感,它包括碳酸氢盐系统、磷酸盐系统、血红蛋白及血浆蛋白系统,尤其以碳酸氢盐系统最重要,正常时的碳酸氢盐[HCO_3^-]/碳酸[H_2CO_3]为 20:1。肺调节一般在 10~30 分钟发挥作用,主要以 CO_2 形式排出挥发性酸。离子交换调节一般在 2~4 小时之后发挥作用。肾调节最慢,多在数小时之后发生,但其作用强而持久,且是非挥发性酸和碱性物质排出的唯一途径。体液缓冲系统和离子交换是暂时的,过多的酸或碱性物质需最终依赖肺和肾的清除。如体内酸和(或)碱过多或不足,引起血液氢离子浓度改变,可导致酸碱平衡失常。

失水是指体液丢失所造成的体液容量不足。根据水和电解质(主要是钠离子)丢失的比例和性质,临床上将失水分为高渗性失水、等渗性失水和低渗性失水三种。

(1) 高渗性失水:水的丢失大于电解质的丢失,细胞外液容量减少而渗透压增高,抗利尿激素、醛固酮分泌增加。① 如昏迷、创伤、拒食、饮水减少等引起水摄入不足,脑外伤、脑卒中等致渴感中枢迟钝或渗透压感受器不敏感。② 水丢失过多:如经肾丢失,中枢性或肾性尿崩症、非溶质性利尿剂应用;各种脱水剂治疗,或因未控制好的糖尿病、糖尿病酮症酸中毒等致大量水分从尿中排出;或长期鼻饲高蛋白饮食,致渗透性利尿引起失水;或肾外丢失,高温、高热、剧烈运动等大量出汗;哮喘、过度换气、气管切开等使肺中水分呼出较多;烧伤开放性治疗,丢失大量低渗液;或水向细胞内转移。

(2) 等渗性失水:水和电解质以血浆正常比例丢失,有效循环容量减少。① 胃肠道丢失:呕吐、腹泻、胃肠梗阻等。② 经皮肤丢失:如大面积烧伤的早期等渗出性皮肤病变。③ 组织间液贮积:胸腹膜炎性渗出液的引流,大量放胸、腹水等。

(3) 低渗性失水:电解质的丢失大于水的丢失,细胞外液渗透压降低至 280 mOsm/(kg·H_2O)以下,水向细胞内转移,导致细胞内液低渗、细胞水肿。① 补充水分过多:高渗或等渗性失水时,补充过多的水分。② 肾丢失:过量使用噻嗪类、呋塞米等排钠性利尿剂;肾小管内存在大量不被吸收的溶质,抑制水和钠的重吸收。③ 急性肾衰竭、肾小管酸中毒、糖尿病酮症酸中毒等。④ 肾上腺皮质功能减退。

水过多是水在体内过多地潴留的一种病理状态,若过多的水进入细胞内,导致细胞内水过多,则称为水中毒。水过多和水中毒是稀释性低钠血症的病理表现。

临床上多因水调节机制障碍,而又未限制饮水或不恰当补液引起。① 抗利尿激素(ADH)代偿性分泌增多:其特征是毛细血管静水压升高和(或)胶体渗透压下降,总容量过多,有效循环容量减少,体液积聚在组织间隙。常见于右心衰竭、缩窄性心包炎、下腔静脉阻塞、门静脉阻塞、肾病综合征、低蛋白血症、肝硬化等。② 抗利尿激素分泌失调综合征:内源性抗利尿激素(即精氨酸加压素,简称 AVP)持续性分泌,使水排泄发生障碍,当水摄入过多时,可引起低钠血症与有关临床表现。本综合征可由多种原因引起。③ 肾排水功能障碍:肾血流量及肾小球滤过降低,而摄入水分未加限制。水、钠滤过率低而肾脏近曲小管重吸收增加,水、钠进入肾脏远曲小管减少。其特征是有效循环血量大致正常。④ 肾上腺皮质功能减退症:盐皮质激素和糖皮质激素分泌不足,使肾小球滤过率降低。⑤ 渗透阈重建:肾排泄水的功能正常,但能兴奋 ADH 分泌的渗透阈降低。⑥ 抗利尿激素用量过多:治疗中枢性尿崩症时,应用过量。

急性低钙血症

1. 甲状旁腺功能减退症　甲状旁腺功能减退症(PTH 降低)是由甲状旁腺素分泌减少引起的异常,包括各种不同的情形,因此病因学鉴别对 PTH 降低的诊断很关键,从而可有效预防并发症。

2. 甲状旁腺激素水平升高

对 PTH 作用抵抗:① 假性甲状旁腺功能减退、严重低镁血症。② 维生素 D 缺乏、代谢障碍及作用抵抗:维生素 D 缺乏、维生素代谢障碍、对维生素 D 作用抵抗。③ 碱中毒:低钾血症、过度换气可导致碱中毒,增加游离钙与血白蛋白结合,使血游离钙下降。如原发性醛固酮增多症或癌症发作时可导致手足搐搦。④ 高磷血症:挤压损伤性急性横纹肌坏死溶解及对化疗高度敏感的肿瘤,如淋巴瘤、急性淋巴细胞性白血病等被破坏后释放细胞磷增加所致。此外口服、灌肠及静脉使用过多的磷酸盐及慢性肾功能不全均可使血磷升高,引起低钙血症。⑤ 急性胰腺炎:急性胰腺炎

时,受损胰腺组织释放游离脂肪酸,与钙结合形成不溶解的钙皂;同时可伴血白蛋白减少;加之饮酒、摄入减少、呕吐导致低镁血症等,均可导致低血钙。也有研究显示胰腺炎时可能释放某些全身性因子如蛋白酶等,可抑制 pH 分泌或使循环中 PTH 降解。总之,伴发低钙血症的胰腺炎往往病情严重,预后不良。⑥ 钙螯合剂使用:含枸橼酸盐血的输入或换血;含 EDTA 盐(乙二胺四乙酸盐)造影剂的使用,均可导致低钙血症。⑦ 快速过量骨矿化:由于骨矿沉积率明显超过骨吸收率,可导致低钙血症,见于下面几种情况:骨饥饿综合征、广泛成骨性骨转移、维生素 D 缺乏的佝偻病或软骨病患者、超剂量氟化物使用。⑧ 中毒性休克综合征:革兰阴性菌脓毒血症和中毒性休克均可导致低钙血症,机制尚不清楚。⑨ 危重疾病:急性危重病时,20%的患者出现低钙血症,这种低钙血症的发生通常是多因素的,如低白蛋白血症、低镁血症、胰腺炎及慢性肾衰竭、药物治疗、输血及换血疗法等造成低血钙的原因都可同时在危重病的发生和治疗过程中出现。⑩ 远端肾小管性酸中毒:肾远曲小管泌氢不足导致从尿中丢失大量钠、钾、钙,引发继发性甲状旁腺功能亢进,骨质脱钙,常伴有代谢性酸中毒、多尿、碱性尿(尿 pH>6)、低血钙、低血磷,此外血钾亦低,血氨增高,并有低血钾症状。⑪ 肾性佝偻病:由于先天或后天原因所致的慢性肾功能障碍,导致钙磷代谢紊乱,血钙低,血磷高,甲状旁腺继发性功能亢进,骨质普遍脱钙,骨骼呈佝偻病改变。⑫ 肝性佝偻病:肝功能不良可能使 25 -(OH)D$_3$ 生成障碍,若伴有胆道阻塞,不仅影响维生素 D 吸收,而且由于钙皂形成,进一步抑制钙的吸收。急性肝炎、先天性肝外胆管缺乏或其他肝脏疾病时,循环中 25 -(OH)D$_3$ 可明显降低,出现低血钙性抽搐,甚至佝偻病的体征。⑬ 抑制破骨细胞的药物:二磷酸盐、酮康唑、抗惊厥剂、抗肿瘤药物(阿糖胞苷、顺铂)等。⑭ 新生儿低钙血症。

急性高钙血症

1. 病因　通常引起高血钙危象的最常见原因为原发性甲状旁腺功能亢进和恶性肿瘤,占总致病因素的90%,而筛查出的无症状患者高血钙原因多为甲状旁腺功能亢进,住院患者的高血钙往往由肿瘤所致,其他引起高钙血症的疾病或因素

有：① 大剂量摄入维生素 D。② 其他内分泌疾病：如甲状腺功能亢进症、嗜铬细胞瘤、肾上腺皮质功能减退症、肢端肥大症、血管活性肠肽瘤（VIP瘤）。③ 药物治疗：维生素 A 中毒常见，此外噻嗪类利尿药、碳酸锂、雌激素和抗雌激素制剂、雄激素和他莫昔芬、茶碱、生长激素、铝中毒（慢性肾衰竭时）也可导致高血钙。④ 肉芽肿疾病：结节病、组织胞浆菌病、球孢子菌病、结核、Wegener 肉芽肿、放线菌病、念珠菌病、嗜酸细胞肉芽肿。

2. 诱因 已报道的诱因有甲状旁腺腺瘤内出血、甲状旁腺手术、过度挤压甲状旁腺、急性乙肝、妊娠、制动、急性肾衰、颈部放疗、甲状旁腺瘤细针穿刺等。有报道乙肝急性阶段抗 HBV 抗体可以改变钙调节位点引起 pH 合成和释放增多，从而引起高钙血症。

急性低血磷

血清磷的浓度取决于以下几种因素：食物中磷的摄入，生长发育阶段和血磷节律。低磷血症与磷酸盐摄入减少、磷从细胞外至细胞内的重新分布、肾脏磷的丢失增加或同时存在以上几种情况有关。

1. 磷摄入减少 仅有一些患者在禁食或低磷静脉营养时造成摄入量不足，而在磷摄入不足的情况下机体处于代谢分解状态，促使组织细胞内的磷向外释放，并由尿排出，造成血磷进一步降低。单纯磷摄入减少很少引起低磷血症，机体可通过增加肾脏磷重吸收来补偿磷摄入的减少。磷吸收不良或磷吸附剂均能导致肠道磷吸收减少并引起低磷血症。

2. 磷重新分布 体内磷分布异常导致的低磷血症大多发生于呼吸性碱中毒和再进食综合征患者。急性呼吸性碱中毒和代谢性碱中毒均可降低血磷，呼吸性碱中毒较代谢性碱中毒血磷下降更为显著，出现呼吸性碱中毒时细胞内 CO_2 减少导致细胞内 pH 升高，后者刺激糖酵解途径，尤其是糖酵解关键限速酶-磷酸果糖激酶活化，促使血清磷进入细胞内，从而导致血清磷浓度下降。

3. 磷排泄增加 肾脏是维持正常磷平衡的重要脏器。正常情况下 90% 磷经肾小球滤过，其中 85%~90% 在近端肾小管重吸收。有下列征象时应及时、定期检测血磷浓度，以期能早期发现低磷血症：① 患有消耗性疾病，处于营养不良状态，特别是老年人。② 不能进食，每日胃肠液丢失量较多，输入葡萄糖持续多日。③ 有多种电解质紊乱者。④ 已发现的感染不易控制或出现新的感染灶。⑤ 患有动脉硬化，糖尿病性肾病等，每日尿量明显增多，持续较长时间者。病史采集、体检和实验室检查有助于区分低磷血症的原因。

急性镁低血症

1. 胃肠道疾病 ① 长期胃肠引流。② 吸收不良综合征。③ 广泛肠切除。④ 急、慢性腹泻。⑤ 肠瘘或胆瘘。⑥ 蛋白质营养不良。⑦ 急性出血性胰腺炎。⑧ 新生儿原发性低镁。

2. 肾脏丢失 如长期静脉高营养、渗透性利尿、高血钙、嗜酒、药物利尿剂、氨基糖苷抗生素、顺铂、环孢素、两性霉素等所致的肾小管损伤、代谢性酸中毒饥饿、酮症、酒精中毒、肾脏疾病慢性肾盂肾炎、间质性肾炎、肾小球肾炎、急性肾衰多尿期、肾小管酸中毒、肾移植后、肾后梗阻。

3. 原发性低镁血症 由于肠道特异性镁吸收缺陷导致肠黏膜不能转运镁离子，仅当肠管内镁的浓度高于正常时，才有镁的明显净吸收，而肠道对糖、脂肪等的吸收功能均正常。

4. 内分泌代谢疾病 如糖尿病、低磷酸酶血症、原发性甲旁亢、甲旁减、甲亢、原发性醛固酮增多症、骨饥渴综合征及泌乳综合征。

高镁血症

1. 肾排镁减少 ① 肾衰竭高镁的程度及患病率与肾衰竭的严重程度有关。② 严重脱水及少尿导致高血镁。③ 甲状腺功能减退。④ 肾上腺皮质功能减退。

2. 细胞内镁大量移出 糖尿病酸中毒时，由于缺乏胰岛素，组织分解代谢增强，细胞内镁大量移出。

3. 服用镁制剂过多 服用过多的含镁泻药及抗酸药，用含镁制剂（如硫酸镁）静脉注入或灌肠治疗新生儿手足搐搦、甲状腺功能亢进、心律失常及洋地黄中毒等应用过多。

4. 骨镁释出过多 骨的破坏性肿瘤或恶性肿瘤骨转移时，由于骨镁释放入血，可引起高镁血症。

低钠血症

1. 肾上腺疾病 肾上腺皮质功能减退症是由

于肾上腺皮质病变,使肾上腺皮质激素缺乏所致的肾小管对钠重吸收减少。常见病因:① 双侧肾上腺切除术后、一侧肾上腺肿瘤切除术及对侧肾上腺萎缩。② 大量类固醇激素长期替代治疗:长期接受皮质激素治疗的患者,遇应激时如不及时补充或增加激素剂量,易产生急性肾上腺皮质功能减退。③ 肾上腺危象:肾上腺皮质功能减退的患者遇到各种应激时,不能相应地增加皮质醇的分泌。④ 艾迪生(Addison)病:由于自身免疫、结核等原因破坏了90%以上的肾上腺。⑤ 垂体功能减退如希恩综合征与糖皮质激素缺乏有关。缺乏糖皮质激素主要影响血流动力学,包括减少了心脏对血管阻力的反应所能保持血压的能力。⑥ 恶性肿瘤。⑦ 甲状腺功能减退症。⑧ 醛固酮不敏感综合征。

2. 肾病综合征 时常有水、钠潴留,其原因主要是肾小管对水、钠的重吸收增加所致。为了控制水肿而长期忌盐或限盐,致使钠的摄入减少;不适当使用强力利尿剂,频繁恶心、呕吐(尤其是使用环磷酰胺时)及合并肠道感染,给予低盐液甚或无盐液体;部分患者可能合并肾上腺皮质功能不全致肾性失钠等,均促使低钠血症的产生。

3. 失盐性肾病 可以是先天性或获得性后者多见于慢性肾盂肾炎,主要是肾小球肾小管对钠的滤过与重吸收的失平衡。肾小管对 ALD 不敏感和钠重吸收功能的缺陷,造成尿中钠盐的丢失。

4. 运动相关性低钠血症(EAH) 通常发生在马拉松、铁人三项运动及其他的耐力运动时,可能与水的过度摄入、激素(特别是抗利尿激素)和肾脏对水的排泄异常有关,可导致严重的危及生命的低钠血症。

5. 药物 ① 利尿剂:碳酸酐酶抑制剂、噻嗪类、依他尼酸(利尿酸)、呋塞米(速尿)都能使大量钠离子从尿中排出。利尿的患者血钾排泄导致的低钾血症,使钠进入细胞内,加重低钠血症。高尿钠的排泄是肾性溶质丢失的特点,尿钠浓度常>20 mmol。② 长春新碱:作为化疗药物治疗肿瘤时细胞毒性影响视上核和室旁核神经元,刺激 ADH 分泌引起抗利尿激素分泌不当综合征(SIADH)。③ 利福平:可致急性肾衰,发生在间断用药治疗或再次用药时,第 1 次与第 2 次用药的时间间隔可能是几年,再次用药后 1 周或 2 周可发生少尿或无尿。

此外,如肝硬化腹水、心力衰竭、急性血卟啉病、抗利尿激素分泌不当综合征等疾病也会引起低钠血症的发生。

高钠血症

引起体液总量与体内钠的总量比相对缺乏、体液呈高渗状态的任何原因,都可导致高钠血症。

1. 中枢性疾病 许多中枢神经系统损伤的患者,水调节受损导致高钠血症,如脑部肿瘤、颅脑外伤、脑血管意外、病毒性脑炎、下丘脑综合征、渴感缺失综合征、尿崩症伴渴感减退症、精神分裂症等,这种脑源性高钠血症见于额叶、下丘脑、脑干损害。

2. 手术后 气管切开术后、开胸手术后、肝移植术后。

3. 意外摄入 盐、海水、漂白剂、25% 次氯酸钠。

4. 医源性 高碳酸氢钠、高张生理盐水、利尿剂或脱水剂、催吐剂、锂剂、烧伤。

5. 肾衰竭 急性和慢性肾衰竭患者有多种酸碱及电解质的紊乱,其中包括高钠血症。

6. 糖尿病 糖尿病酮症酸中毒及糖尿病高渗性昏迷,均可因渗透性利尿引起大量失水或失水多于失钠而产生高钠血症。

低钾血症

1. 甲亢 低钾性周期性瘫痪内分泌系统疾病中最常见的导致低钾的原因,部分甲亢患者可以首发表现为低钾周期性瘫痪症状。甲亢合并周期性瘫痪时,血钾常降低,但也有血钾正常者。

2. 糖尿病酮症酸中毒 糖尿病酮症酸中毒(DKA)患者由于体内的胰岛素严重缺乏,致使血中葡萄糖不能被组织利用,从而加速了脂肪和蛋白质的分解,产生大量酮体,超过了肾脏的排泄能力,导致酮症酸中毒,此时尿糖和酮体排出量增加,在高血糖所致渗透性利尿的情况下,钾离子也随尿排出增加,从而导致低血钾。同时,酮症酸中毒引起厌食、恶心、呕吐,摄入量减少,排出量增多,也是造成低血钾的原因之一。

3. 干燥综合征 干燥综合征患者可继发远端肾小管酸中毒,导致肾皮质集合管上皮细胞 H^+ 泵功能减退,肾小管泌氢减少,排钾增多,进而尿 pH 升高,尿钾、钙排出增多并多尿,最终血 pH 值降低,血钾减少。此外,常合并继发醛固酮增多,更加重低血钾。

4. 范科尼综合征 范科尼综合征指包括多种病因所致的多发性近端肾小管再吸收功能障碍的临床综合征,因肾近曲小管重吸收缺陷,尿中丢失大量葡萄糖、氨基酸、磷酸盐、重碳酸盐等,而导致酸中毒,电解质紊乱(低血钾、低血钠、低血磷),佝偻病及生长发育落后等。

5. 肾小管酸中毒 肾小管酸中毒(RTA)是由于近端肾小管对碳酸氢盐离子的重吸收障碍和/或远端肾小管分泌铵或氢离子的能力受损,造成机体酸碱平衡紊乱,致高氯血性代谢性酸中毒的一组常见的临床综合征。RTA 由多种疾病引起,可继发于各种肾脏疾病,多为后天获得性,先天性 RTA 较少见。少数 RTA 病因不明,称为原发性 RTA。

6. 特殊疾病 Bartter 综合征、Andersen 综合征、家族性低钾周期性瘫痪。

7. 药物诱导 临床上有些药物能够导致低血钾,最常见的就是利尿剂,其次如依他尼酸、呋塞米、氢氯噻嗪等可以抑制亨利襻肾小管对钾的再吸收,而又抑制亨利襻上升支及远端肾小管对钠、氯等的重吸收,促进水和钠的大量丢失,导致继发性醛固酮分泌增多,促使远端肾小管钾的排泌增加。

8. 醛固酮增多症 原发性醛固酮增多症(PA)是 1954 年由 Conn 首次报道的一种以高血压、低血钾、低血浆肾素活性及高醛固酮水平为主要特征的临床综合征,又称 Conn 综合征。此症是由于肾上腺皮质发生肿瘤或增生,使醛固酮分泌过多而导致的综合征,约占所有高血压人群的 1%。PA 患者由于醛固酮增多,使肾小管对钠离子的重吸收增强,而对钾离子及氢离子的排泌增加,导致高尿钾、低血钾及代谢性碱中毒。继发性醛固酮增多症是由于各种病理原因影响肾脏的血流灌注而引起有效血容量减少,刺激肾素血管紧张素醛固酮系统,使肾上腺皮质球状带分泌醛固酮明显增多。常见的原因有肾血管性高血压、恶性高血压、肾素分泌瘤、妊娠、充血性心力衰竭、肝硬化腹水、肾病综合征、慢性肾衰竭、Bartter 综合征等。由于盐皮质激素增多,临床上可表现为低血钾、碱中毒。

9. Cushing 综合征 Cushing 综合征为各种病因造成肾上腺皮质分泌过多糖皮质激素(主要是皮质醇)所致病症的总称,分为 ACTH 依赖性 Cushing 综合征和非 ACTH 依赖性 Cushing 综合征,前者占 80%~85%,主要包括 Cushing 病和异位 ACTH 综合征;后者占 15%~20%,主要包括肾上腺皮质腺瘤和肾上腺皮质癌。

10. Liddle 综合征 又称假性醛固酮增多症,为一种常染色体显性遗传病,临床特点是高血压、低钾、低肾素、低醛固酮血症,对上皮钠通道抑制剂阿米洛利或氨苯蝶啶敏感而对醛固酮受体拮抗剂螺内酯不敏感。

11. 促甲状腺激素分泌瘤 促甲状腺激素分泌瘤(TSH 瘤)是一种少见的垂体腺瘤,占所有垂体腺瘤的 1% 以下。腺瘤组织分泌过多的 TSH,引起甲状腺肿和甲状腺功能亢进。本病也可引起低血钾及低钾周期性瘫痪,机制同甲亢。

12. 继发于胃肠道的钾丢失 胃肠道钾丢失主要见于严重长期的呕吐、腹泻及长期胃肠引流术,因为消化液中钾的含量一般比血浆高得多,而且大量消化液丢失可导致代谢性碱中毒,进而导致尿钾大量丢失,并引起细胞外钾进入细胞内。

13. 发热 恶性极高热的患者以及部分呼吸道感染发热的患者可出现低血钾,其原因可能为:① 大量出汗可从汗液中丢失钾。② 病毒感染致细胞外钾向细胞内转移。③ 发热患者多有食欲下降、恶心而食量减少,致钾摄入减少。④ 人体中消化液的含钾量最高,伴有呕吐、腹泻的患者从消化道失钾增多。⑤ 输不含钾液体引起低血钾,一方面为稀释性;另一方面输液后尿量增多,从泌尿系统失钾增多;第三方面输入葡萄糖,血清钾随葡萄糖代谢进入细胞内。⑥ 应用激素等药物(包括甘草类)引起低血钾。

高钾血症

1. 钾过多高钾血症 主要由于摄入钾过多,如饮食钾过多、静脉补钾过多、过快或大量输入库存血,和(或)肾排钾减少。一般只要每日尿量>500 mL,很少引起高钾血症。肾排钾减少主要由肾小球滤过率下降,肾小管排钾减少所致。

2. 转移性高钾血症 主要是由细胞内钾释放或转移到细胞外。① 组织破坏:如溶血、烧伤、组织创伤、炎症坏死、肿瘤化疗时,出现肿瘤细胞破坏、横纹肌溶解综合征等;② 细胞膜转运功能障碍:代谢性酸中毒时钾离子转移到细胞外,氢离子转移到细胞内;严重失水、休克致组织缺氧等;剧烈运动、癫痫持续等,均可使细胞内释放或转移到细胞外致高钾血症。

3. 浓缩性高钾血症 严重失水、休克、失血等使有效循环容量减少，血液浓缩而钾浓度相对升高。但同时伴有肾前性少尿，排钾减少。

代谢性酸中毒

代谢性酸中毒是由细胞外液的 H^+ 相对过多，或者是 HCO_3^- 丧失过多而引起的。临床上常见病因是饥饿性酮症酸中毒、乙醇中毒性酮症酸中毒、乳酸中毒、肾衰竭、腹泻等。可分为阴离子间隙（AG）增大和正常两类。① 阴离子间歇增大的代谢性酸中毒：体内酸性物质产生过多、排泄障碍，摄入酸性物质过多等。② 阴离子间隙正常的代谢性酸中毒：碱性物质丢失过多如因剧烈腹泻、呕吐及胆胰、肠道引流，肾小管性酸中毒、排 H^+ 障碍或过量应用含盐酸性物质。

代谢性碱中毒

代谢性碱中毒是由体内酸性物质经胃肠、肾脏丢失过多，或从体外进入体内的碱过多而导致的原发性血 HCO_3^- 升高和 pH 升高的一种酸碱平衡紊乱。常见病因是各种原因引起的呕吐，胃液抽离、利尿剂的使用，原发性及继发性醛固酮增多症，碳酸氢钠使用过量等。根据对氯化物治疗的反应性，可分为对氯化物反应性代谢性碱中毒（补充 Cl^- 能纠正代谢性碱中毒）及对氯化物耐受性代谢性碱中毒（补充 Cl^- 不能纠正代谢性碱中毒）两种。

1. 对氯化物反应性代谢性碱中毒（补充 Cl^- 能纠正代谢性碱中毒） 丢失过多如严重呕吐、胃肠减压、先天性高氯性腹泻、原发性及继发性醛固酮增多症。不吸收阴离子进入体内过多，主要见于大量口服及输入碱性药物，如碳酸氢钠。

2. 氯化物耐受性代谢性碱中毒（补充 Cl^- 不能纠正代谢性碱中毒） 各种原因所致的盐皮质激素过多，促进 H^+ 和 K^+ 的分泌，HCO_3^- 产生过多。

呼吸性酸中毒

呼吸性酸中毒是由因为呼吸功能障碍，使 CO_2 产生过多。常因呼吸中枢受抑制或呼吸肌麻痹、周围性肺通气或换气障碍引起。

呼吸性碱中毒

呼吸性碱中毒是因为 CO_2 从肺中排出过多

所致。

1. 呼吸中枢兴奋，换气过度 可见于癔病、焦虑（过度通气）、代谢性脑病；中枢神经病变，如脑肿瘤、脑炎、脑血管意外；水杨酸中毒刺激呼吸中枢；高温环境、高空缺氧等兴奋呼吸中枢。

2. 肺功能异常 严重贫血、低血压、氨茶碱等亦使呼吸过度增快；各种肺病可能通过反射机制引起换气过度；呼吸机辅助呼吸不当。

（二）中医病因病机

水电解质酸碱代谢失常对应中医中津液代谢失常，其原因主要是由于津液的生成不足或消耗过多，而致津液不足；其次是由于津液的运行、输布和排泄障碍，而致体内的津液滞留，形成湿、痰、饮、水等病理产物。

1. 津液不足 指体内津液在数量上的减少，导致内则脏腑，外则皮肤，孔窍缺乏津液，失其濡润滋养，产生一系列干燥失润的病理现象。多由于燥热之邪，或脏腑之火、五志过极化火灼伤津液；或因久病，精血不足而致津液枯竭；或过用燥热之剂，耗伤阴液所致。一般来说，如炎夏多汗，高热时的口渴引饮，气候干燥季节中常见的口、鼻、皮肤干燥等，均属于伤津的表现；如热病后期或久病精血不足等，可见舌质光红无苔，形体瘦削等，均属于液枯的临床表现。

2. 津液的运行输布障碍 指津液得不到正常的向全身输布，因而形成津液在体内的环流缓慢，或是津液停滞于体内某一局部，以致湿从内生，或酿为痰，或成饮，或水泛为肿等。其成因甚多，除了外邪因素外，主要的有气、血和有关脏腑的功能失调。津液的正常输布，有赖于肺、脾、肝、肾、三焦等脏腑的正常生理功能，一旦脏腑的功能失调，则津液不能外输于皮毛和下输于膀胱，而致痰壅于肺，甚则发为水肿；脾的运化功能减退，则可使津液在体内环流减弱，而痰湿内生；肝失疏泄，则气机不畅，气滞则津停；肾失蒸腾气化，则气不化津而致津液停滞；三焦的水道不利，影响了津液在体内的环流和气化功能。

3. 津液的排泄障碍 主要是指津液转化为汗液和尿液的功能减退，而致水液潴留，溢于肌肤而为水肿。水停气阻指水液停贮，导致气机阻滞的病理状态。如水饮阻肺，则可见胸满咳嗽、喘促不能平卧；水气凌心，则可见心悸、心慌，甚至胸闷心痛等症;水饮停滞中焦,则可见头昏困倦、脘腹胀满、纳食呆滞,甚则恶心、呕吐、腹胀、腹泻等症;水饮阻滞于经脉,则可见肢体困倦、沉重等症出现。气随液脱主要指由于津液大量丢失,气失依附而随津液外泄,从而导致阳气暴脱的危候,多由高热、大汗,或严重吐泻所致的气随津脱。津枯血燥主要指津液亏耗,血脉中的津液干涸,称为血燥。多因大热伤津,或烧伤灼液,或阴虚劳热等,可导致津枯血燥,常见心烦、鼻咽干燥,或五心烦热、形体消瘦、小便短少、舌红少津、脉细数等症。

【临床表现】

(一) 病史

失水的病史

昏迷、创伤、拒食、饮水减少等水供应不足;脑外伤、脑卒中等致渴感中枢迟钝或渗透压感受器不敏感。各种脱水剂治疗,或因未控制好的糖尿病、糖尿病酮症酸中毒等致大量水分从尿中排出;或长期鼻饲高蛋白饮食,致渗透性利尿引起失水。高温、高热、剧烈运动等大量出汗;哮喘、过度换气、气管切开等使肺中水分呼出较多;烧伤开放性治疗丢失大量低渗液。胃肠道丢失,如呕吐、腹泻、胃肠梗阻等。经皮肤丢失,如大面积烧伤的早期等渗出性皮肤病变。组织间液贮积,如胸腹膜炎性渗出液的引流、大量放胸、腹水等。高渗或等渗性失水时,补充过多的水分;过量使用噻嗪类、呋塞米等排钠性利尿剂。肾小管内存在大量不被吸收的溶质,抑制水和钠的重吸收。急性肾衰竭、肾小管酸中毒、糖尿病酮症酸中毒等。肾上腺皮质功能减退。

水中毒和水过多的病史

常见于右心衰竭、缩窄性心包炎、下腔静脉阻塞、门静脉阻塞、肾病综合征、低蛋白血症、肝硬化等。内源性抗利尿激素(即精氨酸加压素,简称AVP)持续性分泌,使水排泄发生障碍,当水摄入过多时,可引起低钠血症与有关临床表现。本综合征可由多种原因引起。肾上腺皮质功能减退症,如盐皮质激素和糖皮质激素分泌不足使肾小球滤过率降低;抗利尿激素用量过多,如治疗中枢性尿崩症时,应用过量。

低钙血症的病史

详细询问病史,应注意询问有无慢性肾功能不全,甲状腺功能亢进经手术或放射治疗,其他甲状腺和颈部手术,肝脏疾病,肠道吸收不良,摄入不足,缺乏光照,多次妊娠,长期哺乳的历史。长期应用抗癫痫药(如扑米酮、苯妥英钠、苯巴比妥、卡马西平等)或鱼精蛋白、肝素、反复输入含枸橼酸钠的血液,均可导致低钙血症。此外,应询问有无手足搐搦发作和感觉异常,以及骨质钙化障碍的病史。

高钙血症的病史

大剂量摄入维生素 D,其他内分泌疾病如甲状腺功能亢进症嗜铬细胞瘤、肾上腺皮质功能减退症、肢端肥大症、血管活性肠肽瘤(VIP 瘤),药物治疗(维生素 A 中毒常见)。此外,噻嗪类利尿药、碳酸锂、雌激素和抗雌激素制剂、雄激素和他莫昔芬、茶碱、生长激素、铝中毒(慢性肾衰竭时)也可导致高血钙、肉芽肿疾病(结节病、组织胞浆菌病、球孢子菌病、结核、Wegener 肉芽肿、放线菌病、念珠菌病、嗜酸细胞肉芽肿)。

低磷血症的病史

① 患有消耗性疾病,处于营养不良状态,特别是老年人。② 不能进食,每日胃肠液丢失量较多,输入葡萄糖持续多日。③ 有多种电解质紊乱者。④ 已发现的感染不易控制或出现新的感染灶。⑤ 患有动脉硬化,糖尿病性肾病等,每日尿量明显增多,持续较长时间者。

低镁血症的病史

胃肠道疾病:长期胃肠引流、吸收不良综合征、广泛肠切除、急慢性腹泻、肠瘘或胆瘘、蛋白质营养不良、急性出血性胰腺炎、新生儿原发性低镁。肾脏丢失:长期静脉高营养、渗透性利尿、高血钙、嗜酒、药物利尿剂、氨基糖苷抗生素;代谢性酸中毒饥饿、酮症、酒精中毒、肾脏疾病慢性肾盂肾炎、间质性肾炎、肾小球肾炎、急性肾衰多尿期、肾小管酸中毒、肾移植后、肾后梗阻;原发性低镁血症、内分泌代谢疾病糖尿病、低磷酸酶血症、原发性甲旁亢、甲旁减、甲亢、原发性醛固酮增多症、骨饥渴综合征及泌乳综合征。

高镁血症的病史

询问是否有肾衰竭、甲状腺功能减退、肾上腺皮质功能减退、糖尿病酸中毒等病史,应注意有无肾功能不全的病史及含镁制剂的使用。

低钠血症的病史

既往肾上腺皮质功能减退症、垂体功能减退、恶性肿瘤、甲状腺功能减退症、醛固酮不敏感综合征、肾病综合征、肝硬化腹水、心力衰竭、急性血卟啉病、抗利尿激素分泌不当综合征、失盐性肾病、运动相关性低钠血症、药物。药物包括利尿剂,如碳酸酐酶抑制剂、噻嗪类、依他尼酸(利尿酸)、呋塞米(速尿),长春新碱,利福平。

高钠血症的病史

脑部肿瘤、颅脑外伤、脑血管意外、病毒性脑炎、下丘脑综合征、渴感缺失综合征、尿崩症伴渴感减退症、精神分裂症等,这种脑源性高钠血症见于额叶、下丘脑、脑干损害。手术后,如气管切开术后、开胸手术后、肝移植术后,急性和慢性肾衰竭、糖尿病酮症酸中毒及糖尿病高渗性昏迷,均可因渗透性利尿引起大量失水或失水多于失钠产生高钠血症。

低钾血症的病史

甲亢低钾性周期性瘫痪,糖尿病酮症酸中毒,干燥综合征,范科尼综合征,肾小管酸中毒,Bartter综合征,Andersen综合征,家族性低钾周期性瘫痪,药物诱导,醛固酮增多症,Cushing综合征,Liddle综合征,促甲状腺激素分泌瘤,继发于胃肠道的钾丢失,发热。

高钾血症的病史

饮食钾过多、静脉补钾过多、过快或大量输入库存血,和(或)肾排钾减少。如溶血、烧伤、组织创伤、炎症坏死、肿瘤化疗时肿瘤细胞破坏、横纹肌溶解综合征等;代谢性酸中毒、严重失水、休克致组织缺氧等;剧烈运动、癫痫持续等,严重失水、休克、失血。

代谢性酸中毒的病史

饥饿性酮症酸中毒,乙醇中毒性酮症酸中毒,乳酸中毒,肾衰竭,腹泻,呕吐及胆胰,肠道引流,肾小管性酸中毒或过量应用含盐酸性物质。

代谢性碱中毒的病史

各种原因引起的呕吐,胃液抽离,利尿剂的使用,原发性及继发性醛固酮增多症,碳酸氢钠使用过量等。

呼吸性酸中毒的病史

呼吸中枢受抑制或呼吸肌麻痹,周围性肺通气或换气障碍引起。

呼吸性碱中毒的病史

癔病、焦虑(过度通气)、代谢性脑病;中枢神经病变,如脑肿瘤、脑炎、脑血管意外;水杨酸中毒刺激呼吸中枢;高温环境、高空缺氧等兴奋呼吸中枢。肺功能异常,如严重贫血、低血压、氨茶碱等亦使呼吸过度增快;各种肺病可能通过反射机制引起换气过度;呼吸机辅助呼吸不当。

(二) 症状与体征

失水的症状与体征

1. **高渗性失水**　① 轻度失水:当失水量相当于体重的2%~3%时,出现口渴、尿量减少、尿比重增高。② 中度失水:当失水量相当于体重的4%~6%时,出现口渴严重、声音嘶哑、咽下困难,有效血容量不足,代偿性心率增快,血压下降,出汗减少,皮肤干燥、弹性下降,烦躁等。③ 重度失水:当失水量相当于体重的7%~14%时,出现神经系统异常症状如躁狂、谵妄、幻觉、晕厥,体温中枢神经细胞脱水,出现脱水热,当失水量超过15%时,可出现高渗性昏迷、低血容量性休克,严重者可出现急性肾衰竭。

2. **等渗性失水**　有效血容量和肾血流量减少而出现口渴、尿少、乏力、恶心、厌食;严重者血压下降,但渗透压基本正常。

3. **低渗性失水**　无口渴感是低渗性失水的特征。① 轻度失水:每千克体重缺钠8.5 mmol/L(血浆钠在130 mmol/L左右),血压可在100 mmHg以上,患者出现疲乏无力、尿少、口渴、头晕等。尿钠极低或测不出。② 中度失水:每千克体重缺钠8.5~12 mmol/L时(血浆钠在120 mmol/L左右),血压可在100 mmHg以下,患者出现恶心、呕吐、肌肉挛痛(以腓肠肌明显)、四肢麻木及体位性低血压。尿钠测不出。③ 重度失水：每千克体重缺钠 12.8~21.0 mmol/L 时（血浆钠在 110 mmol/L 左右），血压可在 80 mmHg 以上，以神经精神症状如神志淡漠、昏厥、木僵甚至昏迷为突出，伴有四肢发凉、体温低、脉细弱等。

水过多和水中毒的症状与体征

1. 急性水过多及水中毒 起病急骤，患者有头痛、视力模糊、嗜睡、凝视失语、定向失常、共济失调、肌肉抽搐、意识障碍或精神失常等精神神经症状，重者惊厥、昏迷。

2. 慢性水过多及水中毒 发展缓慢，轻者症状大多轻微，缺乏特异性症状，常被原发病所掩盖，仅有体重增加。当血浆渗透压低于 260 mOsm/（kg·H_2O）（血钠 125 mmol/L）时，有疲倦、表情淡漠、恶心、食欲减退等表现和皮下组织肿胀。当血浆渗透压下降至 240~250 mOsm/（kg·H_2O）（血钠 115~120 mmol/L）时，出现头痛、嗜睡、神志错乱、谵妄等神经精神症状。当血浆渗透压下降至 230 mOsm/（kg·H_2O）（血钠 110 mmol/L）时，可发生抽搐、昏迷。血钠在 48 小时内迅速降低至 108 mmol/L 以下，可致神经系统永久性损伤或死亡。

低钙血症的症状与体征

本症的临床表现是否发生取决于游离钙浓度而与血总钙并不呈密切关系。典型表现有下列两种。

1. 神经肌肉系表现 神经肌肉应激性增高的表现。当 1.75 mmol/L<血钙<2.25 mmol/L，可仅有感觉异常，如唇周和四肢发麻、刺痛而无明显抽搐，Chvostek 征和 Trousseau 征；当血钙<1.75 mmol/L 时，可引起手足搐搦，以紧张性收缩为特征，伴有感觉异常。抽搐发作时，腕与掌指关节屈曲，指间关节伸直，大拇指向掌心内收，形成鹰爪状，双足呈强直性伸展而转向内侧。严重者全身骨骼肌与平滑肌均呈痉挛状态；当喉与支气管痉挛，可致喉鸣、哮喘、呼吸暂停甚至窒息；腹腔内平滑肌痉挛可酷似外科急腹症；全身骨骼肌痉挛可酷似癫痫大发作，但无大小便失禁及昏迷等，一般历时数秒以至数十分钟缓解。

2. 中枢神经系统表现 疲倦无力、迟钝、烦躁、焦虑、抑郁，有时有颅内高压症、头痛、呕吐和视乳头水肿与手足抽搐症同时出现。

高钙血症的症状与体征

高钙血症的临床表现与血钙升高幅度和速度有关。

1. 神经精神症状 轻者只有乏力、倦怠、淡漠；重者有头痛、肌无力、腱反射减弱、抑郁、易激动、步态不稳、语言障碍、听力、视力和定向力障碍，或丧失、木僵、行为异常等精神神经症状。高钙危象时可出现谵妄、惊厥、昏迷。神经精神症状的发生主要是高钙对脑细胞的毒性，可干扰脑细胞电生理活动。

2. 心血管和呼吸系统症状 可引起血压升高和各种心律失常。心电图可见 Q-T 间期缩短、ST-T 改变、房室传导阻滞和低血钾性 U 波，如未及时治疗，可引起致命性心律不齐。因高钙血症可引起肾排尿增多和电解质紊乱，使支气管分泌物黏稠，黏膜细胞纤毛活动减弱，支气管分泌物引流不畅，易导致肺部感染、呼吸困难，甚至呼吸衰竭。

3. 消化系统症状 表现为食欲减退、恶心、呕吐、腹痛、便秘，重者发生麻痹性肠梗阻。钙可刺激胃泌素和胃酸分泌，故高钙血症者易发生消化性溃疡。钙异位沉积于胰腺管，且钙刺激胰酶大量分泌，故可引发急性胰腺炎。

4. 泌尿系统症状 高血钙可致肾小管损害，使肾小管浓缩功能下降，加之大量钙从尿中排出，从而引起多尿、烦渴、多饮，甚至失水、电解质紊乱和酸碱失衡。钙在肾实质中沉积可引起间质性肾炎、失盐性肾病、肾钙质沉积症，最终发展为肾功能衰竭，也易发生泌尿系感染和结石。

5. 钙的异位沉着表现 高钙血症易发生异位钙沉着，可沉着于血管壁、角膜、结合膜、鼓膜、关节周围和软骨，可分别引起肌肉萎缩、角膜病、红眼综合征、听力减退和关节功能障碍等。

6. 血液系统症状 因钙离子可激活凝血因子，故可导致广泛性血栓形成。

7. 其他 高血钙危象是血钙增高至 4 mmol/L 以上时，表现为多饮、多尿、严重脱水、循环衰竭、氮质血症。如不及时抢救，患者可死于肾衰竭和循环衰竭。少数严重的病例可有神经系统的表现，包括嗜睡、乏力和反射减弱。心电图 Q-T 间期缩短提示高钙血症。心动过缓和Ⅰ度房室传导阻滞也有报道。急性高钙血症可出现明显的血压升高。胃肠道表现包括无力性便秘和厌食,在严重病例可有恶心和呕吐,不同原因的高钙血症都可伴随急性胰腺炎。

低镁血症的症状与体征

1. **神经、肌肉及中枢神经系统功能亢进** 与钙缺乏类似。

2. **次要表现** 面色苍白、肌震颤、手足抽搐及Chvostek征阳性、记忆力减退、精神紧张、易激动,严重者有烦躁不安、谵妄及惊厥等。

高镁血症的症状与体征

1. **神经系统症状** 过量的镁可阻断神经传导及在末梢神经部位阻断乙酰胆碱释放,降低神经肌肉接头的冲动传导,并使触突后膜反应性减低和轴索兴奋阈值增高,从而使神经肌肉功能减低。血浆镁为2 mmol/L时,可出现镁中毒的早期表现,如恶心、呕吐、尿潴留、深腱反射减弱以至消失。血镁2.5~5.0 mmol/L时,可出现嗜睡、木僵、精神错乱;超过5 mmol/L时,可出现随意肌麻痹、反射减退、肌无力、呼吸抑制和昏迷。

2. **心血管系统症状** 血浆镁为2 mmol/L时,可出现镁中毒的早期表现,如心动过缓、皮肤血管扩张,可引起体位性低血压。镁浓度2.5~5.0 mmol/L时,可发生心电图改变,出现PR间期延长和室内传导阻滞,伴有QRS波时限增宽和QT间期延长,P波低平;如超过7.5 mmol/L时,可发生完全性传导阻滞,并可抑制心脏收缩而致心脏停搏。

低钠血症的症状与体征

取决于血钠降低的程度和速度,缺钠性低钠血症和稀释性低钠血症的临床表现可参见低渗性失水,出现多系统表现为主,如出现神经系统的表现如神经疲乏、表情淡漠,甚则精神错乱、谵语、昏迷;泌尿系统的表现如尿少,甚则发生急性肾衰竭;心血管系统的表现如心动过速、体位性低血压,甚则血压下降、休克;皮肤弹性消失,重则口舌干燥、眼眶下陷等。特发性低钠血症的低钠程度较轻,患者可有原发病的表现,一般无因血钠降低引起的症状。

高钠血症的症状与体征

浓缩性高钠血症的临床表现参阅"高渗性失水",潴钠性高钠血症以神经精神症状为主要临床表现,症状的轻重与血钠升高的速度和程度有关。急性高钠血症的临床表现比缓慢发展的高钠血症明显,初期症状不明显,病情发展则表现为神志恍惚,易激动,烦躁不安,或表情淡漠,嗜睡,肌张力增高,腱反射亢进,抽搐,癫痫样发作,昏迷以至死亡。特发性高钠血症临床表现一般较轻,甚至可无症状。

低钾血症的症状与体征

取决于低钾血症的发生速度、程度和细胞内外钾离子浓度异常的轻重。缺钾性低钾血症取决于低钾的程度,但不呈平行关系。一般血清钾<3.0 mmol/L时出现症状。

1. **骨骼肌表现** 一般血清钾<3.0 mmol/L时,表现为活动困难、疲乏、软弱,严重者血清钾<2.5 mmol/L时,可发生软瘫、全身肌无力、腱反射迟钝或消失,甚至膈肌、呼吸肌麻痹,呼吸困难,吞咽困难。病程长者伴有肌纤维溶解、坏死、萎缩和神经退变等。

2. **中枢神经系统表现** 症状轻者表现为萎靡不振,重者反应迟钝、定向力障碍、嗜睡,甚至意识障碍、昏迷。

3. **消化系统表现** 口苦、恶心、呕吐、厌食、腹胀、便秘、肠蠕动减弱或消失、肠麻痹等,严重者肠黏膜下组织水肿。

4. **循环系统表现** 早期由于心肌应激性增强、心动过速,可发生各种心律失常,严重者呈低钾性心肌病、肌纤维横纹消失、心肌坏死、纤维化。血管平滑肌麻痹可引起血压下降、休克。更严重者因心室扑动、心室颤动、心脏骤停或休克而死亡。

5. **泌尿系统表现** 长期失钾可导致肾小管上皮细胞变性坏死、尿浓缩功能下降而出现大量低比重尿、口渴多饮、夜尿多、蛋白尿、管型尿等。

6. **代谢紊乱表现** 代谢性碱中毒、细胞内酸中毒、反常酸性尿。

7. **转移性低钾血症** 亦称为周围性瘫痪。常在半夜或凌晨突然起病,主要表现为发作性软瘫或肢体软弱乏力,多数以双下肢为主,少数累及上肢;严重者累及颈部以上部位和膈肌,1~2小时达到高峰,一般持续数小时,个别达到数日。常见于注射大量葡萄糖、碱中毒、急性应激状态和周期性瘫痪等。

8. 稀释性低钾血症 主要见于水过多或水中毒时。

高钾血症的症状与体征

神经系统症状如疲乏无力,四肢松弛性瘫痪,手足、口唇麻木,腱反射消失,也可出现动作迟钝、嗜睡等中枢神经症状。心血管系统主要表现为对心肌的抑制作用,心肌收缩功能低下,心音低钝,可使心脏停搏于舒张期;各种心律失常如心率减慢、室性期前收缩、房室传导阻滞、心室颤动至心脏骤停。血压早期升高,晚期降低,出现血管收缩的类缺血症如皮肤苍白、湿冷、麻木、酸痛等。消化系统症状见恶心、呕吐、腹胀与肠麻痹等。

代谢性酸碱中毒的症状与体征

代偿阶段可无症状,只有化验值改变。失代偿后,除原发病表现外,轻者可仅感头痛、乏力、心率加快、呼吸加深、胃纳不佳。呼吸增加是代谢性酸中毒的重要临床表现。重者可出现呼吸深而快(Kussmaul 呼吸)、心律失常、烦躁、嗜睡、感觉迟钝,甚则引起呼吸衰竭、血压下降、昏迷,以致心力衰竭、呼吸停止。

1. 代谢性碱中毒的临床表现 代谢性碱中毒可以抑制呼吸中枢,表现为呼吸浅慢;组织中的乳酸生成明显增多,游离钙下降,常出现神经肌肉兴奋性增高,如面部及手足搐搦,口周及手足麻木;伴低血钾时,可有软瘫、腹胀;脑缺氧导致烦躁不安、头昏、嗜睡,严重者引起昏迷;有时伴室上性及室性心律失常或低血压。

2. 呼吸性酸中毒的临床表现 呼吸性酸中毒除原发病特点外,多伴有低氧血症(发绀)及意识障碍。

3. 急性呼吸性酸中毒 患者因急性缺氧和 CO_2 潴留,表现为发绀、气促、躁动不安,呼吸常不规则或呈潮式呼吸,可因脑水肿而呼吸骤停。酸中毒和高钾血症可引起心律失常,甚则心室纤颤或心脏骤停。

4. 慢性呼吸性酸中毒 临床表现每为原发性疾病所掩盖。患者感到倦怠、头痛、兴奋、失眠;若 $PaCO_2>75$ mmHg 时,出现 CO_2 麻醉,患者嗜睡、半昏迷或昏迷;可伴视神经乳头水肿、震颤、抽搐、瘫痪。

5. 呼吸性碱中毒的临床表现 呼吸性碱中毒主要表现为呼吸加快和过度换气,急性呼吸性碱中毒时,血钙总量虽属正常,但血浆中游离钙含量减少,神经肌肉兴奋性亢进,可出现口角周围感觉异常、手足发麻,甚至手足搐搦等低钙血症表现。严重者往往伴有呼吸困难、眩晕、视力模糊及意识改变,但发绀可不明显。慢性呼吸性碱中毒时,血红蛋白对氧的亲和力大大增加,血氧饱和度虽属正常,但氧和血红蛋白在组织中难于解离,所以常见持续性低氧血症,一般神经系统症状不如急性者突出。

(三)四诊要点

因水电解质酸碱平衡包含疾病种类多、临床表现复杂,难以归属于中医中某一个疾病或证型,总的诊断原则是总不离阴阳虚实。其具体辨证需根据其疾病主要临床表现参考中医诊断学进行辨证。

【辅助检查】

(一)检查项目

失水的检查项目

1. 高渗性失水 血钠>150 mmol/L,血浆渗透压 > 310 mOsm/(kg·H_2O)或可达 400 mOsm/(kg·H_2O),或更高。尿量减少而尿比重增高,但肾小管浓缩功能失常及肾上腺皮质功能减退时,尿比重可不高。尿钠增高或正常。平均红细胞体积(MCV)缩小,血红蛋白升高。

2. 等渗性失水 血钠及血浆渗透压正常,尿钠减少或正常。

3. 低渗性失水 血钠<130 mmol/L,血浆渗透压<280 mOsm/(kg·H_2O),或尿比重低于正常,尿钠明显减少。MCV 增大,红细胞压积增高。

水过多和水中毒的检查项目

血浆渗透压和血钠明显降低,严重时前者可降至<230 mOsm/(kg·H_2O),后者可降至<110 mmol/L。尿钠增多。血清钾、氯及血浆蛋白降低。平均红细胞血红蛋白浓度(MCHC)、红细胞压积均降低,平均红细胞体积(MCV)增大。

低钙血症的检查项目

1. 血钙测定 血清蛋白浓度正常时,血清钙<

2.2 mmol/L（8.5 mg/dL），称为低钙血症。

2. 血清磷测定 血清磷增高而血钙降低多由于急慢性肾功能衰竭或特发性、假性甲状旁腺功能亢进所致，而血清磷降低的低钙血症多见于吸收不良、维生素 D 缺乏、急性胰腺炎和急性肾衰竭的多尿期。

3. 尿磷测定 低血钙而尿磷增高多见于维生素 D 缺乏、吸收不良等，尿磷降低多为特发性或假性甲状旁腺功能减退和镁缺乏等。

4. 血清 PTH 测定 血清 PTH 增高多见于维生素 D 缺乏、吸收不良、急性或慢性肾衰竭、假性甲状旁腺功能亢进等，血清 PTH 降低多为特发性甲状旁腺功能亢进、急性胰腺炎和镁缺乏等。

5. 25-羟胆骨化醇测定 此正常参考值为 15～80 ng/mL。肝胆系统疾病时，$25(OH)D_3$ 生成减少，维生素 D 缺乏性软骨病的主要生化学特征就是血浆 $25(OH)D_3$ 缺乏，而假性维生素 D 缺乏症患者血中的 $25(OH)D_3$ 浓度正常。

6. 体格检查 ① 低血钙时神经肌肉兴奋性增高，可出现手足抽搐、肌痉挛、喉鸣、惊厥，以及易激动、情绪不稳、幻觉等精神症状。低钙血症患者可表现 Chvostek 和 Trousseau 征阳性，但约 1/3 的患者可为阴性。② 低钙血症伴体内钙缺乏时，可引起骨质钙化障碍，小儿可出现佝偻病、囟门迟闭、骨骼畸形，成人可表现为骨质软化、纤维性骨炎、骨质疏松等。③ 新生儿低血钙严重者可并发心力衰竭。

高钙血症的检查项目

1. 测定钙浓度 ① 多次测定血浆中钙浓度，因为血清总钙受人血白蛋白的干扰，因此有人认为测定血浆离子钙比测定血浆总钙为优。但是血浆钙离子受血 pH 的影响，故也可发生误差。② 测定血清总钙时应同时测定人血白蛋白，测定离子钙时应同时测血 pH，以便纠正所测结果。另外在测离子钙时注意压脉带不宜压迫时间过长，压迫时间过长可使血 pH 发生改变而使血离子钙有假性升高。

2. 其他辅助检查： 依据病史、症状，选做 B 超、X 线检查、核素扫描、CT 等检查。① 心电图检查：低钙血症心电图表现主要为 QT 时间延长、ST 段延长、T 波低平或倒置。② CT 扫描和 X 线检查多无特殊发现，偶见骨硬板增厚。如显示脑钙化、基底结钙化多为特发性或假性甲状旁腺功能减退。

低镁血症的检查项目

1. 血清镁测定 血清镁<0.75 mmol/L 时可诊断低镁血症，但它并不能作为反映体内镁缺乏的可靠指标。此外，血镁还受酸碱度、蛋白和多种因素的影响。

2. 尿镁测定 如临床估计有缺镁，而血镁正常者，应做尿镁测定。24 小时尿镁排出量低于 1.5 mmol，可诊断为镁缺乏症。

3. 组织细胞内镁的测定 可测红细胞镁和肌肉内的镁。后者比前者更准确反映体内镁的变化，但检查方法复杂。

4. 静脉内镁负荷试验 在 12 小时内滴注 500 mL 葡萄糖液，其中含有 30 mmol 硫酸镁，收集 24 小时尿液，测定尿镁排出量。若输入的镁>50% 保留在体内为缺镁，<30% 保留可排除缺镁。此试验不能应用在有肾功能不全、心脏传导障碍或呼吸功能不全的患者。

5. 心电图检查 低镁血症的患者可显示 P-R 及 Q-T 间期延长，QRS 波增宽，ST 段下移，T 波增宽、低平或倒置，偶尔出现 U 波。与低钾表现类似。

6. 体格检查 缺镁早期常有恶心、呕吐、厌食、衰弱。缺镁加重常发生神经肌肉及行为异常，如纤维颤动、震颤、共济失调、抽搐和强直、眼球震颤、反射亢进，易受声、光、机械刺激而诱发。患者常有明显的痛性腕足痉挛，Trousseau 症或 Chvostek 证阳性。有时精神方面失常，失去定向力。

高镁血症的检查项目

1. 血镁测定 轻度高血镁常无临床症状表现，一般血浆镁达到 2 mmol/L 时，才开始出现症征，血镁达 2.5～5.0 mmol/L 时出现反射减退、嗜睡等精神神经症状。血镁超过 5 mmol/L 时，才出现随意肌麻痹、传导阻滞等。

2. 红细胞镁的测定 一般患者在血浆镁升高以前，体内镁的含量已增加，测定红细胞镁有助于早期诊断。

3. 心电图测定 一般血镁浓度升高达 2 mmol/L 时可出现心动徐缓，达 2.5～5.0 mmol/L 时出现 P-R 间期延长和室内传导阻滞，QRS 增宽和 Q-T 间期延长,P 波低平,超过 7.5 mmol/L 时可发生完全性传导阻滞,甚至心脏停搏。

4. 体格检查 本症最多见于肾功能障碍已发展至尿毒症的患者。高镁血症主要引起神经肌肉突触传递阻滞。其神经肌肉病症的早期表现与尿毒症相似,容易被忽略。如出现体位性低血压、心动过缓、深腱反射减弱以至消失、肌无力以至肌麻痹、心脏传导阻滞以至心脏停搏、嗜睡、昏迷时,应考虑高镁血症。

低钠血症的检查项目

1. 血液检查 血清钠浓度<135 mmol/L 者为低钠血症。最好多次测定以排除实验误差并进行追踪观察。血液的检查还应包括血清钾、氯化物、血糖、血浆蛋白、肌酐、尿素氮等。还应做红细胞计数、血红蛋白测定及血细胞压积,提示血液稀释及血容量的变化。低钠血症常伴有低渗,血浆渗透压<275 mmol/L 尿钠测定有助于鉴别肾性和肾外性失钠,前者尿钠常 > 20 mmol/L,后者尿钠常<20 mmol/L。

2. 尿常规检查 有助于了解肾脏是否有病变,对尿量多而尿相对密度高者必须检查尿糖和酮体。对疑有肾小管酸中毒的患者应做氯化铵负荷试验。

3. 体格检查 ① 低钠血症轻者可无明显症征表现,或只表现疲乏无力、厌食、恶心、嗜睡,重者可出现神志不清、谵妄、喷射性呕吐、惊厥、昏迷。② 体格检查应注意体重和皮肤的改变,如皮肤的弹性、水肿或脱水的各种症征。③ 如出现心率、颈静脉充盈度和血压的变化,提示已有循环功能的障碍,说明病情已发展到严重阶段。

高钠血症的检查项目

1. 实验室检查 ① 血钠浓度增高,一般多在 150 mmol/L 以上,血浆渗透压也增高。② 要进行每日尿量、尿常规及尿相对密度的测定。③ 肾功能的检查包括尿素氮、肌酐、PSP 及尿的浓缩和稀释试验等。④ 对可疑有糖尿病、原发性醛固酮症、Cushing 综合征的患者还要进行有关内分泌功能的测定。

2. 体格检查 ① 高钠血症早期突出的症状是口渴,重症患者由于脑细胞脱水而主要表现神经系统的症状如烦躁、嗜睡、腱反射亢进、肌张力增高,后期出现抽搐、惊厥、昏迷。② 查体时应注意患者神志表现,皮肤脱水的症状,有无循环衰竭。

低钾血症的检查项目

血清钾<3.5 mmol/L,血清钾测定最为可靠。心电图:血清钾降至 3.5 mmol/L 时,T 波宽而低,Q-T 间期延长,出现 U 波;重者 T 波倒置,ST 段下降;出现多源性期前收缩或房、室性心动过速,心室扑动、颤动,心脏骤停。

高钾血症的检查项目

血清钾>5.5 mmol/L,常伴二氧化碳结合力降低,pH<7.35;心电图血清钾>6 mmol/L 时,可表现基底窄而高尖的 T 波;当血清钾>7~9 mmol/L 时,PR 间期延长,P 波消失,QRS 波群渐宽,R 波渐低,S 波渐深,ST 段与 T 波融合;当血清钾>9~10 mmol/L 时,增宽的 QRS 波可与 T 波融合而呈正弦波,此时可出现各种心律失常的心电图表现,进而心室颤动。

代谢性酸中毒的检查项目

血 pH 下降及 HCO_3^- 减少,BE 负值增大,AB、SB、BB 减少。

代谢性碱中毒的检查项目

血 pH>7.45,CO_2CP>29 mmol/L(须除外呼吸因素影响),SB、AB、BB 均升高,BE 呈正值增大。血清 Cl^-、血清 K^+ 常降低,血清 Na^+ 正常或升高。尿 Cl^- 10~15 mmol/L 为对氯化物反应性代谢性碱中毒,尿 Cl^->20 mmol/L 为对氯化物耐受性代谢性碱中毒。

呼吸性酸中毒的检查项目

血 pH<7.35,急性呼吸性酸中毒时,pH 可在数分钟内降低至 7.0;慢性呼吸性酸中毒时,血 pH 可接近正常。$PaCO_2$>48 mmHg,SB 及 AB 升高,AB>SB,血清钾升高,血清氯降低。

呼吸性碱中毒的检查项目

可有以下表现:血 pH > 7.45;血 $PaCO_2$ < 35 mmHg;SB 降低,AB>SB;CO_2结合力<22 mmol/L,另需除外代谢性酸中毒。

（二）主要危重指标与监测

1. 血电解质检测　如血钾＜2.8 mmol/L、＞6.2 mmol/L；血钠＜120 mmol/L 且＞160 mmol/L；血钙＜1.5 mmol/L 且＞3.2 mmol/L，属于危急电解质。

2. 血气分析　如 PO_2（动脉血氧分压）＜41.1 mmHg；PCO_2（动脉二氧化碳分压）＜21 mmHg 或＞72.2 mmHg；pH＜7.2 或＞7.6，均属于危急值。

【诊断与鉴别】

（一）诊断要点

失水的诊断要点：① 有引起失水的病史。② 有失水的临床表现，如口渴、尿少、皮肤黏膜干燥、血压下降等。③ 实验室检查结果可辨别失水的性质。

水过多和水中毒的诊断要点：① 有引起水过多和水中毒的病因和程度（体重变化、出入水量、血钠浓度等）。② 水过多和水中毒的临床表现。③ 辅助检查：血浆渗透压降低、血钠降低、MCV 增大。

低钙血症的诊断要点：① 发现低钙血症时，首先须测量血白蛋白浓度，如血白蛋白＜40 g/L 时，则可通过公式计算出真实的血钙水平：校正钙（mmol/L）＝总钙＋0.02×（47 -白蛋白 g/L）；若白蛋白＜47 g/L 时，白蛋白每低 5 g/L，总钙得到 0.1 mmol 的校正。有条件时必须测定血中游离钙水平，尤其在那些有过度换气或低钾血症的碱中毒患者，其总钙浓度虽然正常，但可出现急性低钙血症表现。② 反复测定血清钙：若多次血清钙＜2.2 mmol/L（每日 8.8 mg）者，可认为存在低钙血症。有症状者，血清总钙一般≤1.88 mmol/L（7.52 mg/dL），血清游离钙≤0.95 mmol/L（3.8 mg/dL）。③ 病史采集与体格检查：颈部手术史、放疗史、外伤、饮酒、腹泻、肝肾衰竭、抗癫痫药物的使用，其他自身免疫性内分泌病史及家族遗传史等，均有助于低钙血症的病因诊断；体检及 X 线检查对于假性甲状旁腺功能减退、成骨性骨转移癌、佝偻病或软骨病的诊断也有帮助。

急性高钙血症的诊断要点：① 详细询问病史、用药史。② 高钙危象的临床表现。③ 血清钙＞10.5 mg/dL（2.63 mmol/L）或血清游离钙＞5.6 mg/dL（1.4 mmol/L）可诊为高钙血症；血清钙＞14 mg/dL（3.5 mmol/L）可诊为高钙危象。④ 检测 iPTH 水平与查血钙同时检测 iPTH 水平，此刻 iPTH 水平升高提示高血钙由原发性甲状旁腺功能亢进引起，降低提示由恶性肿瘤引起。

低镁血症的诊断要点：① 血清镁浓度：镁主要在细胞内，细胞外的镁不足总体镁的 1%。和血清中磷酸根及钾一样，血清镁不反映细胞内镁。尽管如此，测定血清镁仍然是评价镁平衡最经常用的试验。正常血清镁浓度为 0.8 ~ 1.2 mmol/L。如果血清镁小于 0.8 mmol/L，通常表示镁缺乏。儿茶酚胺可使血清镁略微下降约 0.1 mmol，这可能是急性病和应激期间低血镁的原因之一。血液浓缩和肌溶解可使血清镁增加，可掩盖细胞内镁缺乏。② 细胞内镁含量：细胞内总镁和离子镁的含量仍在研究中。骨骼中镁含量能很好地反映细胞内镁的水平状态，但是不宜作为临床常规判定指标。骨骼中镁的可洗脱部分占骨骼中总镁的 1/3，这部分镁是血清镁的储备。许多组织，如红细胞、骨骼肌和周围淋巴细胞总的镁含量可作为镁状态的指标。周围淋巴细胞的镁正在研究中，已发现它和骨骼及心肌镁含量密切相关。但是它的正常值范围太大，因此不是诊断镁缺乏的最好办法。

高镁血症的诊断要点：详细询问病史，应注意有无肾功能不全的病史及含镁制剂的使用。

低钠血症的诊断要点：低钠血症的临床表现多不具特征性，故常被原发病掩盖，病史及体格检查对低钠血症的诊断就比较重要。最初的实验室评估应包括电解质浓度、血糖、尿素氮、肌酐、尿渗透压和尿钠的测定，同时评估肾功能。此外，要判断病情严重性，包括血钠和血浆渗透压下降程度、有效血容量状态的判断。

高钠血症的诊断要点：从病史中可以了解到缺水或失水过多，或摄入钠盐过多的情况，结合口渴、口腔黏膜干燥、尿量减少、尿渗透压及尿比重增高，或过去有多尿症而现在尿量减少，能较快地做出临床初步诊断。但由于高钠血症的临床表现缺乏特异性，对意识不清或已昏迷的患者，也不能获得确切病史，且轻度及缓慢形成的高钠血症可无症状，其诊断依赖于血清钠的测定。

血清钠＞150 mmol/L 时即应诊断高钠血症，血清钠升高的幅度对判断高渗状态和程度是一个重要指标。根据程度不同分为轻、中、重度，血钠 150~160 mmol/L 为轻度增高,161~170 mmol/L 为中度增高,>170 mmol/L 为重度增高。当血钠>190 mmol/L 时,称为致命性高钠血症。

高钠血症的诊断确立后需要进一步明确其病因,详细询问病史、细心体检及全面的实验室检查是明确病因的关键。

对于诊断上有困难者(特别是昏迷患者,由于长期灌注高蛋白或高浓度的流质饮食而发生溶质性利尿所造成的高渗综合征),须考虑到各种原因引起的高钠血症、高渗综合征。

低钾血症的诊断要点:诊断低血钾患者症状的出现及严重程度与血清钾下降的速度有关,低钾血症仅靠内分泌科急症与重症诊疗学临床表现难以诊断,须结合化验等辅助手段确定诊断。

(1)生化检查:监测血清钾是临床诊断低钾血症的重要依据,血清钾测定血钾<3.5 mmol 时,即可做出诊断。但在缺水或酸中毒时,血清钾可不显示降低。为保证结果的准确性,应掌握正确的采血方法,如采血时应注意患者的体位,直立位可使血清钾浓度偏高;握拳可显著提高静脉血钾浓度。标本采集后应及时送检,切忌振荡,避免浴血。杜绝在输钾管道采血,预防假性高钾血症。

(2)心电图:血清钾的浓度不代表机体总钾量,只反映细胞外液的钾离子浓度,因此应结合其他辅助诊断手段,心电图对低血钾的诊断有特殊价值。心电图能反映细胞内钾的含量,受血液浓缩程度影响小,在细胞内钾含量下降、细胞外暂不缺钾的情况下,心电图比血生化检查更能准确地反映机体缺钾情况。低血钾的心电图特点为:T 波低平、U 波振幅增高>0.1 mV、超过同一导联 T 波1/2,以 V3、V4 导联多见,ST 段下移,T-U 融合,并有 QT 间期延长;严重者出现房室传导阻滞、室上性心律失常、室性期前收缩、室性心动过速、尖端扭转型室速,甚至是危及生命的心室颤动。低血钾时心电图表现的 U 波增高有较高的特异性,是发现、监测、诊断低血钾的重要指标。

(3)肠电图:低钾血症患者肠电图的频率和振幅均显著低于血钾正常者,低血钾患者在补钾前后肠电图的各项指标均有显著性差异,故肠电图可作为低血钾疗效判断及肠运动功能评价的一个客观指标,且操作方便,信息灵敏,对人体无创。

(4)训练试验:在周期性瘫痪患者中训练试验可起到辅助诊断的作用,但只有在近期发作过低钾周期性瘫痪的患者中,电生理表现才会异常。训练试验电生理变化在甲亢低钾周期性瘫痪的患者甲状腺功能异常时,电生理损害加重,而甲状腺功能正常后电生理损害也改善。

(5)葡萄糖诱发试验:对个别疑似周期性瘫痪病例在心电图监护下,进行葡萄糖诱发试验可有助诊断。试验前患儿血钾及心电图正常,然后患儿口服葡萄糖 50 g(2 g/kg),同时皮下注射胰岛素 10 U(0.4 U/kg)后每隔 1 小时观察肌力、血钾及心电图变化。如果在观察过程中,患儿出现肢体无力,血清钾递减至 3.5 mmol/L 以下,说明本试验结果阳性。该法简便易行,安全可靠。但实验结果阴性也不能完全除外本病,因试验时某些患儿可不对葡萄糖和胰岛素产生反应。

(6)基因组扫描:对于已明确的离子通道基因突变进行扫描,可以协助家族性低钾周期性瘫痪患者的诊断。

(7)低血钾危象的诊断:血钾低于正常(尤其<2.5 mmoL)的患者,如出现下列情况,又不能用原发病或其他疾病进行解释,应诊断为低血钾危象。① 突然出现胸闷、心慌、烦躁不安或神志模糊,以及面色苍白或口唇发绀。② 呼吸困难,过度换气或屏气。③ 声音嘶哑或发不出音。④ 阿-斯综合征。⑤ 血压下降或休克。⑥ 心音低钝或伴有各种心律失常。⑦ 严重的肠胀气或肠麻痹。⑧ 心脏骤停。

(8)病因诊断:低钾血症依据血清钾即可做出诊断,但病因复杂,明确失钾的病因才能做出正确的治疗。诊断时一般先要结合病史,明确有无引起失钾的病因,如胃肠道失钾、排钾利尿剂失钾、使用大量葡萄糖同时应用胰岛素、糖尿病酮症酸中毒、棉籽油食用史等。以上排除后再结合患者的特殊面容及特征,如甲亢面容、Cushing 综合征的体征等,依据可能病因行相关检查,包括血、尿电解质、肝肾功能、血糖、血气分析、ACTH、血尿皮质醇、甲状腺功能等;对于合并高血压者,行过夜地塞米松试验及大、小剂量地塞米松抑制试验,或者立卧位肾素、血管紧张素 II、醛固酮浓度测定等。尿钾测定对判断病因常有帮助,肾外失钾者尿钾一般<15 mmol/L,>20 mmol/L 多提示经肾丢失,合并代谢性酸中毒者多为腹泻、糖尿病酮症酸中毒、肾小管酸中毒引起;合并代谢性碱中毒者往往与利尿剂应用、呕吐或胃肠减压、盐皮质激素过多有关。一般说来,肾小管酸中毒及 Bartter 综合征血钾最低。如同时合并高血压,则应注意原发性醛固酮增多症、Cushing 综合征、肾动脉狭窄、肾素瘤、Liddle 综合征等引起。同时结合相关部位如甲状腺、肾上腺、垂体等的超声、CT、MRI 等检查,做出综合判断分析,最终得出正确诊断。

高钾血症的诊断要点:有导致血钾增高,特别是肾排钾减少的基础病,血清钾>5.5 mmol/L 可确诊。临床表现常与原发病表现混淆在一起,故仅供诊断参考。心电图所见可作为诊断、判断程度和观察疗效的重要指标。确定高钾血症后,重要的是还要寻找和确定导致高钾血症的原因。血钾水平与体内总钾含量不一定呈平行关系。钾过多时可因细胞外液水过多或碱中毒,使血钾不高;反之,钾缺乏时,可因血液浓缩或酸中毒,使血钾升高。

代谢性酸中毒的诊断要点:① 存在有饥饿性酮症酸中毒、乙醇中毒性酮症酸中毒、乳酸中毒、肾衰竭、腹泻等常见病因者。② 血气分析:血 PH 及 HCO_3^-、AB、SB 下降,BE 负值增加是代谢性酸中毒的典型表现。CO_2CP 降低,AG>16 mmol/L,在排除呼吸因素后,可诊断代谢性酸中毒。对于高 AG 性代谢性酸中毒者,可根据有无糖尿病、缺氧、营养不良、肾脏疾病、消化道疾病等,选择血糖、血酮、血乳酸、尿素氮、肌酐等检查来协助诊断。

代谢性碱中毒的诊断要点:积极寻找导致 H^+ 丢失或潴留的原因。HCO_3^-、AB、SB、BE 增加即可考虑;如果能除外呼吸因素的影响,CO_2CP 升高有助于诊断。失代偿期血 pH>7.45,H^+ 浓度<35 mmol/L;缺钾性碱中毒者血清钾降低,尿呈酸性;低氯性者的血清氯降低,尿 $Cl^->10$ mmol/L。

呼吸性酸中毒的诊断要点:急性呼吸性酸中毒常伴有明确的原发病,呼吸加深加快,心率加快。慢性呼吸性酸中毒多存在慢性阻塞性肺病,结合辅助检查:血 pH<7.35,急性呼吸性酸中毒时,pH 可在数分钟内降低至 7.0;慢性呼吸性酸中毒时,血 pH 值可接近正常。$PaCO_2>48$ mmHg,SB 及 AB 升高,AB>SB,血清钾升高,血清氯降低,即可确诊。

呼吸性碱中毒的诊断要点:各种原因所致的呼吸性碱中毒的共同特点是换气过度。癔症引起的过度换气综合征常易引起注意,确诊依赖于实验室检查:血 pH>7.45;血 $PaCO_2<35$ mmHg;SB 降低,AB>SB;CO_2 结合力<22 mmol/L,除外代谢因素。

(二)鉴别诊断

西医鉴别

1. 失水的鉴别诊断 根据病史(钠摄入不足、呕吐、腹泻、多尿、大量出汗等)可推测失水的类型和程度。如高热、尿崩症,应多考虑高渗性失水;呕吐、腹泻,应多考虑低渗性或等渗性失水;昏迷、血压下降等提示为重度缺水,但应进行必要的实验室检查。

2. 水过多和水中毒的鉴别诊断 根据病史,结合临床表现及必要的实验室检查,一般可做出诊断。并应诊断:水过多的病因和程度(体重变化、出入水量、血钠浓度等);有效循环血容量和心、肺、肾功能状态;血浆渗透压。应注意与缺钠性低钠血症鉴别。水过多和水中毒时尿钠一般>20 mmol/L,而缺钠性低钠血症的尿钠明显减少或消失。

3. 低钙血症的鉴别诊断 低钙血症的鉴别诊断很大程度上依靠血 PTH 和血磷水平同时测定血钙、血 PTH 和血磷水平并结合其他的临床和实验室数据,有助于低钙血症的鉴别诊断。PTH 水平的测定可区分源于甲状旁腺功能受损的低血钙;血磷高常提示甲状旁腺功能减退、假性甲状旁腺功能减退、肾衰竭,而低血磷常见于过度骨矿化、维生素 D 代谢紊乱;应同时测定血镁、25 -(OH)D_3、1,25 -(OH)$_2D_3$ 和尿钙等,并进一步明确病因。

(1)特发性甲状旁腺功能减退引起的低钙血症:常有手足搐搦反复发作史,Chvostek 征与 Trousseau 征呈阳性,血钙<2.0 mmol/L 且能排除肾功能不全者,诊断基本上可以确定;如同时血清 PTH 测定结果明显降低或者不能测得,或静注外源性磷后尿磷与尿 cAMP 显著增加,诊断可以肯定。对特发性甲状旁腺功能减退的患者,临床上常无明显病因,但有阳性家族史。手术后甲状旁腺功能减退常发生于甲状腺或甲状旁腺手术后。

(2)假性甲状旁腺功能减退症(PHP)引起的低钙血症:本病是一种具有以低钙血症和高磷血症为特征的显性遗传性疾病,典型患者可伴发育异常、智力发育迟缓、体态矮胖、脸圆,可见掌骨(跖骨)缩短,特别是对称性第4与第5掌骨缩短。由于 PTH 受体或受体后缺陷,周围器官对 PTH 无反应(PTH 抵抗)致甲状旁腺增生 PTH 分泌增加,易与特发性甲状旁腺功能减退鉴别。

(3)严重低镁血症(血清镁<0.4 mmol/L):患者也可出现低钙血症与手足搐搦,血清 PTH 可降

低或不能测得,但低镁血症纠正后,低钙血症迅速恢复,血清 PTH 也随之正常。

（4）其他:如代谢性或呼吸性碱中毒,维生素 D 缺乏,肾功能不全,慢性腹泻、钙吸收不良等。

4. 急性高钙血症鉴别诊断 高钙血症一经确立,便可进行以下鉴别:首先从临床表现观察,由于 90% 以上的原因为原发性甲状旁腺功能亢进和恶性肿瘤,因此临床表现为无症状或慢性过程的很可能为甲状旁腺功能亢进。而高血钙通常是癌症病情恶化的表现,一般高钙血症出现后,患者仅能存活数周或数月,因此如果临床表现重症、呈急性过程,很可能是恶性肿瘤。此外,结合血 PTH 测定来考虑:如果 PTH 测定值高,则诊断为原发性甲状旁腺功能亢进,当然要注意除外恶性肿瘤异位分泌 PTH,但罕见;如果 PTH 测定值低,则需根据病史、体征、各种实验室化验及影像学检查仔细筛查恶性肿瘤,确定是否结节病等其他少见原因导致的高钙血症。

（1）原发性甲状旁腺功能亢进:据统计,其中甲状旁腺腺瘤占 80%,甲状旁腺增生占 15%～20%,甲状旁腺癌占 1%～2%。青年人是原发性甲状旁腺功能亢进发生高钙危象的危险因素,其中嗜酸细胞瘤与高钙危象的相关性比其他类型甲状旁腺瘤要大。甲状旁腺功能亢进症是由于甲状旁腺肿瘤和增生分泌过多的甲状旁腺素,促进破骨细胞活性增加,动员骨钙释放入血,近端肾小管对钙的回吸收增加,并间接促进肠钙吸收而形成高钙血症。在原发性或继发性甲状旁腺功能亢进（如慢性肾功能不全引起）发生发展过程中,血钙升高,iPTH 升高或正常。

（2）多发性内分泌腺瘤和Ⅱ型多发性内分泌腺瘤（MEN）:为一种多种内分泌组织发生肿瘤综合征的总称,有 2 个或 2 个以上的内分泌腺体病变。MEN 可分为两种类型:MENI 及 MEN MEN 可有多种临床表现,其中甲状旁腺功能亢进症为最常见并最早出现的病变,在病理上表现为多个甲状旁腺增生,可导致高钙血症。

（3）继发性甲状旁腺功能亢进:多见于维生素 D 缺乏或慢性肾衰等所致的长期低血钙,刺激甲状旁腺代偿性增生,继而导致 PTH 过多,促进溶骨、肾重吸收钙和维生素 D 活化,引起高钙血症。

（4）恶性肿瘤:10%～20% 的肿瘤患者有高钙血症,包括局部溶骨性高钙血症（LOH）、恶性肿瘤

体液性高钙血症（HHM）、异位甲状旁腺激素分泌及 HHM 不常见的原因。

（5）维生素 D 中毒:维生素 D 的生理需要量为 400～600 U/d,正常人发生高钙血症所需摄入维生素 D 量通常为生理需要量的 10 倍以上。在治疗骨质疏松、甲状腺功能减退、骨软化和肾性骨病时,由于维生素 D 使用不当或个体敏感性不同,可导致高钙血症。

（6）内分泌疾病甲状腺功能亢进:通过增加骨吸收引起轻度高钙血症;肾上腺皮质功能不全引起高钙血症的机制可能与血容量减少、血液浓缩、血浆清蛋白升高致血总钙增多有关。此外,PTH、PTHrP、1,25-(OH)$_2$D$_3$ 均受抑制,扩容和糖皮质激素治疗很快就可使血钙恢复正常;嗜铬细胞瘤通过分泌 PTHrP 引起高钙血症,多与合并原发性甲状旁腺功能亢进的多发性内分泌腺瘤Ⅱa（MENⅡa）型有关;其他如肢端肥大症、血管活性肠肽瘤（VIP 瘤）也可引起高钙血症,机制不明。

（7）肉芽肿疾病:研究发现伴有高血钙的肉芽肿病患者血中 1,25-(OH)$_2$D$_3$ 水平增高,可能是结节病和其他肉芽肿组织中巨噬细胞产生过量 1,25-(OH)$_2$D$_3$ 的结果。

（8）药物治疗:噻嗪类利尿剂可增加肾小管对钙的重吸收,引起轻度高钙血症,停药后恢复;少见疾病乳碱性综合征在服用大量碳酸钙后会导致高钙血症、高磷血症、代谢性碱中毒、肾功能不全;锂剂可通过增加 PTH 引起高钙血症;大剂量维生素 A 及其类似物可通过增加刺激破骨细胞骨吸收引起高钙血症。

（9）家族性低尿钙性高钙血症（FHH）:FHH 是常染色体显性遗传性疾病,多数病例由钙敏感受体基因突变引起,患者幼年时期即有中度高钙血症伴尿钙排泄降低,其 PTH 水平多正常或轻度升高,测 24 小时尿钙排泄量有助于诊断,原发性甲状旁腺功能亢进尿钙水平升高而 FHH 尿钙降低。

5. 急性低磷血症的鉴别诊断 肾脏磷排泄增多需与以下四种疾病鉴别:X 连锁低磷酸盐血症、常染色体显性遗传低磷血症性佝偻病、肿瘤相关性骨软化症和纤维性结构不良症。X 连锁低磷酸盐血症和常染色体显性低磷血症性佝偻病,分别和 X 染色体上与内肽酶同源的 PHEX 基因错义或无义突变,以及成纤维细胞生长因子 23（FGF23）

的活性变异有关;肿瘤相关性骨软化症临床罕见,即出现骨软化症的临床体征和症状、低磷血症、高磷酸盐尿和低 1,25 -(OH)$_2$D$_3$ 血症;纤维性结构不良症患者由于磷排泄增加,导致出现低磷血症性佝偻病和骨软化症,结缔组织产生的 FGF23 可能导致低磷血症的发生。

6. 低镁血症的鉴别诊断

(1)肠吸收障碍:原发病症状表现明显易于诊断,往往为综合因素所致。肠吸收障碍者除低血镁外,多伴有低血钾、低钙、低钠、低氯、低磷和代谢性酸中毒。

(2)肾脏疾患:低镁血症主要见于伴有肾小管重吸收功能降低的肾脏疾患,由于多尿而致镁的丢失增多,且尿镁与尿钠之间存在正相关。

(3)甲状腺功能亢进:患者低血镁常伴有负氮平衡,与代谢增强有关。由于细胞内代谢增强,细胞内镁含量可增高,尿镁排泄也增多。

(4)甲状旁腺功能障碍:原发性甲状旁腺功能亢进患者,由于高钙血症使肾脏保镁功能降低,故在低镁血症的同时尿镁却增加。甲状旁腺摘除后,亦可发生低镁血症,是由于镁沉积于骨组织的结果。因此,尿镁并不增多,后者低镁血症合并低钙,且低钙发生手足抽搐时,需要补镁。如果只补钙则很难控制。

(5)原发性醛固酮增多症:醛固酮分泌增多,尿镁排出增多,导致低镁血症,原发病有明显特征,一般诊断不难。

(6)糖尿病酮症酸中毒:是糖尿病最常见的严重急性并发症之一,是高血糖危象的一种,是以高血糖、酮症、酸中毒为主要表现,可予以鉴别。

(7)心脏疾病:见于充血性心力衰竭、慢性肺心病、酒精性心肌病、急性心肌梗死及体外循环手术中和手术后。

7. 高镁血症的鉴别诊断

(1)肾衰竭:急性肾衰竭少尿期和慢性肾衰竭的晚期尿毒症期一般诊断不难,但当上述患者出现神经肌肉症状及心电图显示传导障碍,不能用血钾、钙磷异常解释时,应想到本症。

(2)甲状腺功能减退(黏液性水肿):本病除特异性症状外,通过甲状腺功能检查,血清 TT$_4$、TT$_3$、FT$_4$、FT$_3$ 低于正常值,血清 TSH 值等可鉴别。

(3)肾上腺皮质功能减退(Addison 病):可见有周身乏力、精神不振、食欲减退、体重减轻等

症状,实验室检查见血嗜酸粒细胞淋巴细胞增多,轻度正色素性贫血,少数合并有恶性贫血;中性粒细胞减少;低血钠高血钾低血糖;血浆皮质醇及 24 小时尿游离皮质醇降低;24 小时尿 17 羟皮质类固醇,17 酮类固醇含量减低;血浆 ACTH 增高;肾上腺 CT 磁共振检查可发现病变等可鉴别。

(4)糖尿病酮症酸中毒:结合病史,实验室检查,血糖大于 16.7 mmol/L;尿酮体为阳性;血气分析 pH 降低等可助鉴别。

(5)骨肿瘤或恶性肿瘤骨转移:通过病史及影像学检查可鉴别。

8. 低钠血症的鉴别诊断

(1)排除假性低钠血症:当血浆中非溶质物质增多时,如高脂血症、高球蛋白血症,此时血钠低而血浆渗透压不低;高渗性物质在血浆中增加,如葡萄糖、甘露醇、甘油等,此时血清钠低但渗透压升高。

(2)原发病的鉴别诊断:① 尿钠有助于鉴别胃肠、肾性失钠疾病,同时对血容量的判断也有帮助,有效渗透压减低,尿钠<30 mmol/L,多见于胃肠、皮肤丢失,血容量不足。② 尿钠>30 mmol/L 多见于服用利尿剂早期、肾上腺皮质功能不全、失盐性肾炎、渗透性利尿。③ 血容量正常或增加,尿钠>30 mmol/L 多见于 AP 不适当分泌综合征、精神性烦渴、慢性肾衰竭。④ 低钾性代谢性碱中毒多因呕吐或利尿剂引起,伴低钠血症。高钾性代谢性酸中毒伴低钠血症,而肾功能正常患者多提示肾上腺皮质功能不全。⑤ SIADH 的实验室检查:血尿素氮、血肌酐、血尿酸低或者低于正常值,尿钠排泄率>30 mmol/L,尿渗透压>100 mmol、通常>300 mmol,甲状腺功能、肾上腺功能正常。⑥ CSWS 的临床诊断主要集中于以下几点:患颅内疾病的患者出现负钠平衡,出现在低钠血症之前或伴随低钠血症发展,尿钠升高;出现血容量下降、血浆渗透压降低(<270 mmol/L);对钠和血容量的补充治疗有效;肾脏、甲状腺、肾上腺功能正常;排除其他原因引起的低钠血症,如水肿和利尿治疗。

9. 高钠血症的鉴别诊断

(1)尿崩症:又称垂体性尿崩症,是神经垂体分泌 ADH 缺乏所致,其发病原因不明。临床特征为烦渴、多饮、多尿(日尿量可达 5~10 L)、尿相对比重低(1.001~1.005)、尿渗透压低(50~200 mmol/L)。

临床上又分为特发性尿崩症和继发性尿崩症,后者是由于下丘脑垂体的肿瘤、脑部创伤、手术、炎症引起,当病变累及下丘脑口渴中枢而丧失口渴感时,往往因不能及时补充水分而致严重脱水、高钠,甚至死亡。当怀疑尿崩症时,应行禁饮加压素试验及血浆 ADH 测定以明确诊断,必要时应做头颅 CT 和 X 线检查以排除垂体肿瘤。

（2）肾性尿崩症:为遗传性疾病,临床表现与尿崩症相似,患者多为男孩,出生后数月发病。此病注射加压素后尿量不减,尿比重亦不增加,血浆 ADH 浓度明显升高,可与垂体性尿崩症相鉴别。

（3）间质性肾炎及肾浓缩功能严重障碍:引起的病因众多,除肾盂肾炎外,药物（锂盐、地美环素等）、低钾、高钙、尿路梗阻痛风等都可引起本病,表现为高钠血症、多尿、脱水。根据病史,肾功能检查及血清电解质测定可鉴别诊断。

（4）糖尿病高渗性昏迷:多见于老年患者发病前有轻度糖尿病甚至不知有糖尿病,常因感染、应用利尿剂或糖皮质激素等诱发临床表现。除有高钠血症、脱水外,主要为神经系统症状,如神志不清、嗜睡、偏瘫、失语、抽搐等,易与脑血管意外相混淆。本症应与渗透性利尿剂所致的高钠血症鉴别。

（5）原发性高钠血症:病因不明,临床少见,其诊断标准为:① 持续性高钠血症;② 无明显脱水和口渴感;③ 禁饮时尿液变为高渗,说明机体仍有分泌 ADH 的能力;④ 肾小管对 ADH 仍有反应,应用加压素时可致水潴留。此外,还应与原发性醛固酮症、皮质醇增多症等内分泌性疾患相鉴别。

10. 低钾血症的鉴别诊断

（1）甲苯中毒:部分慢性甲苯吸入中毒的患者可表现四肢乏力症状,血钾也可能降低,可能被误诊为低钾周期性瘫痪,但甲苯中毒患者合并严重的低磷血症以及肝功能损害等表现,通过询问接触史,血液、尿液中毒性物质的测定,可协助明确诊断。

（2）Guillain - Barre 综合征（吉兰巴雷综合征,GBS）:又称炎症性脱髓鞘性多发性神经病,多见于儿童和青壮年,是以急性或亚急性起病的周围神经病变。本病表现为多发性对称性周围神经麻痹或脑神经麻痹,严重者可导致呼吸肌麻痹而危及生命。该病患者均可出现双下肢及四肢无力,但多有明确感染病史,多合并脑神经损害,脑

脊液穿刺检查可协助明确诊断。少部分吉兰巴雷综合征患者可伴有低血钾,应注意避免误诊。

（3）棉酚中毒:即摄入棉酚引起的中毒。生棉籽榨油时,大部分棉酚会移到油中,其含量可达 1%~1.3%,产棉区常食用粗制棉籽油的人群可发生慢性中毒。该病在夏季多发,日晒及疲劳常为发病诱因,俗称烧热病、干烧病等。临床上可分为:烧热型及低血钾型,前者以皮肤灼热但无汗为特征,可伴有头晕、乏力、烦躁、恶心、瘙痒等;低血钾型以肢体无力、麻木、口渴、心悸、肢体软瘫为主,部分患者心电图异常;女性、青壮年发病较多。其低血钾的原因与棉酚等化学物质通过变态反应或免疫过程,使肾小管功能受损,引起肾小管性失钾有关。低血钾型若治疗不及时,可致死亡。治疗以对症治疗为主,如保肝、补钾、解毒等。

11. 高钾血症的鉴别诊断

（1）其他影响高钾血症的心电图表现的原因:碱中毒、心室肥大、心肌缺血、心包炎、洋地黄中毒、束支传导阻滞可掩盖高钾血症的心电图表现,低血钙、低血钠、酸中毒可加重心电图的高钾血症表现,高镁血症可产生类似高钾血症的心电图表现,通过相关辅助检查可明确。

（2）假性高钾血症:多见于血小板增多、抽血时试管内溶血,可使血清钾测定结果增高。

中医类证鉴别

因水电解质酸碱平衡包含疾病种类多、临床表现复杂,难以归属于中医中某一个疾病或证型。因其类证鉴别,也因其疾病及证型归属不同而异,具体参考中医内科学。

【治疗】

（一）西医治疗

1. 失水的治疗 治疗原则:注意患者每日出入水量,监测电解质指标变化。积极治疗原发病,避免不适当的脱水、利尿、鼻饲高蛋白饮食等。重度急性失水需积极抢救,不宜等待血清电解质检查结果,应立即静脉滴注 5% 葡萄糖溶液 1 000 mL,于 1~2 小时内注完,后再根据血清电解质或临床情况估计补液量。已发生失水时,应根据失水的类型、程度和机体的情况,决定补液量、种类、途径和速度。

（1）补液总量：应包括已丢失的液体量、目前继续丢失液量（如呕吐物、肠道引流液等）及每日生理必需的液体量（约 1 500 mL）。

（2）补液种类：轻度失水：一般补充生理盐水或复方生理盐水，中度以上则应按失水类型补液。高渗、等渗和低渗性失水均有失水和失钠，仅程度不一，均需补充钠和水。一般来说，高渗性失水补液中含钠液体约占 1/3，等渗性失水补液中含钠液体约占 1/2，低渗性失水补液中含钠液体约占 2/3。高渗性失水：补水为主，补钠为辅，经口、鼻饲者，可直接补充水分。经静脉者，初期给予 5% 葡萄糖溶液，待血钠回降尿比重降低，可给予 5% 葡萄糖生理盐水。等渗性失水：以补充等渗溶液为主，首选 0.9% 氯化钠溶液，但长期使用可引起高氯性酸中毒。可选用 0.9% 氯化钠溶液 1 000 mL＋5% 葡萄糖溶液 500 mL＋5% 碳酸氢钠溶液 100 mL 配成溶液使用。低渗性失水：以补充高渗性溶液为主。可在上述等渗性失水所配的溶液中，使用 10% 葡萄糖液 250 mL 替换 5% 葡萄糖溶液 500 mL，如缺钠明显（Na^+＜120 mmol/L），为避免水分过多使心脏负担过重，在心肾功能允许的条件下，可小心静脉缓慢滴注 3%～5% 氯化钠溶液。

（3）补液的途径和速度：轻度失水一般可口服或鼻饲，中、重度失水或伴明显呕吐、腹泻以及急需扩容者，可静脉补给。补液速度，原则上先快后慢。中、重度失水，一般在开始 4～8 小时内输入补液总量的 1/2～1/3，其余 1/2～2/3 在 24～48 小时内补足，具体视患者补液速度考虑年龄，并根据病情及心肺肾功能予以调整。

2. 水过多及水中毒的治疗　预防和控制水过多主要是积极去除病因，治疗原发病。记录 24 小时出入量，控制水的摄入量和避免补液过多，可预防水过多和病情的加重。

（1）轻症水过多和水中毒：限制进水量，使入水量少于尿量，形成水的负平衡状态，每日可失水约 1 500 mL，多可自行恢复水平衡；如有心、肝、肾慢性病者应适当限制钠盐，并适量给予祛利尿剂。

（2）急重症水过多和水中毒：保护心肺功能，纠正低渗状态（如利尿脱水）。① 高容量综合征：以脱水为主，减轻心脏负荷。严禁摄入水分，首选呋塞米、依他尼酸等祛利尿剂，如呋塞米 20～60 mg，每日口服 3～4 次。急性者可用 20～80 mg，每 6 小时静脉注射 1 次。② 低渗血症：如出现惊厥、昏迷时，应立刻纠正低渗状态。除利水、利尿外，应慎用高渗溶液。③ 肾衰竭或难以处理的急性水中毒，可采用腹膜透析或血液透析治疗，疗效确实、迅速。

3. 低钙血症的治疗　目前针对低钙血症尤其是甲状旁腺功能减退的治疗，主要采用维生素 D 与补充钙剂。治疗目的：增加血钙至正常或接近正常，控制临床症状和与低血钙直接有关的并发症的发生，避免治疗后继发的高尿钙、高血钙；避免维生素 D 中毒，尽可能用小剂量的维生素 D，使血清钙基本接近正常，血清磷下降；防止手足搐搦发作与异位钙化，保证儿童的正常生长发育。需强调在低钙血症治疗前，首先注意纠正低白蛋白血症和低镁血症。

（1）急性低钙血症的治疗：对于有手足搐搦等低血钙症状及体征的患者，无论其低钙血症处于何种程度，均需积极采取静脉补钙治疗，其目的是阻断症状，防止喉痉挛以及保持总的血钙水平在 1.75～1.85 mmol/L，离子钙＞0.7 mmol/L。当出现高磷血症，碱中毒和低镁血症时必须予以纠正。

① 当发生低钙血症性手足搐搦、喉痉挛、哮喘、痉挛或癫痫样大发作时，立即静脉注射 10% 的葡萄糖酸钙 10～20 mL，缓慢静推，10 分钟内静脉推注的最大量为每分钟 30 mg（93～279 mg 元素钙），必要时 4～6 小时后重复注射。② 若发作严重，可短期内辅以地西泮或苯妥英钠肌内注射，以迅速控制搐搦与痉挛。③ 对于症状反复多次出现难以缓解者，可持续静脉点滴钙剂，每日 500～1 000 mg 元素钙将 10% 葡萄糖酸钙 100 mL，稀释于 5% 葡萄糖液 1 000 mL 内，按每小时 50 mL 速度静脉点滴。钙剂溶液的最高浓度最好控制在每 100 mL 溶液内元素钙小于＜200 mg，即 100 mL 溶液稀释不超过 20 mL 的 10% 葡萄糖酸钙，否则会刺激血管，如果溶液外渗，则可刺激周围软组织。④ 输液中需定期复查血钙及进行心电图监测，尤其是使用洋地黄类药物者，因为血钙水平升高可以诱发洋地黄中毒。⑤ 如果低血钙仍持续存在，症状不缓解，则可每日口服补充 1 000 mg 元素钙的基础上，联合服用快速起效的 1, 25 -（OH）$_2D_3$（罗盖全）或双氢速固醇（AT - 10）。⑥ 应该尽早将静脉用药过渡成口服用药。

（2）慢性低钙血症的治疗：慢性低钙血症的治疗通常是长期或终身的过程，因此必须根据低血钙的病因及患者的经济情况、耐受能力,选择不同类型的维生素 D 及其衍生物和钙剂。由于治疗的持久性,许多患者的依从性较差,因而对患者的教育也相当重要,随意中断治疗或治疗不充分,均可使低钙血症的并发症发生或者加重。

1) 钙剂:口服钙剂的目的是尽可能减少维生素 D 的用量,保证最大限度发挥维生素 D 对肠钙的利用。轻度无症状的慢性低钙血症患者,单纯口服钙剂就能使血钙恢复正常,每日需元素钙 $1.0 \sim 1.5$ g,孕妇、乳母酌加,小儿也需要多些。钙剂在小剂量和酸性环境中吸收好,故宜少量多次,并在进食时服用。① 碳酸钙含钙量虽较多(约占 40%),但其需要胃酸来溶解和吸收,胃肠道不良反应比其他钙剂要多见,而且长期服用后可引起碱中毒,从而加重低钙血症,不宜多用。② 氯化钙容易吸收,但亦对胃有刺激作用。③ 血钙升高后,磷肾阈相应降低,尿磷排出增加,血磷随之下降,常不需要降磷的药物。④ 饮食中应当适当限制含磷高的食物,如乳制品与肉类,在钙剂治疗过程中饮食钙含量尽可能保持恒定。

2) 维生素 D 及其衍生物:甲状旁腺功能减退和假性甲状旁腺功能减退患者除必须服用钙剂外,同时需使用维生素 D 或其衍生物。治疗目标是保持游离钙水平在正常范围内以避免高尿钙,同时抑制假性甲状旁腺功能减退症患者的 PTH 水平。维生素 D_2 或 D_3 起效较慢,作用时间长,长期使用可因药物剂量的累积发生毒性反应,停药后恢复较慢,而 $1,25-(OH)_2D_3$ 和 AT-10 起效较快,作用维持时间短,停药后作用迅速减弱,大部分患者通过使用骨化三醇,即活性维生素 D,都可以得到控制,一般 0.2 μg,每日 2 次,最大剂量为 0.5 μg,每日 4 次,但由于价格较贵,多数患者难以承受,故临床上仍常用大剂量维生素 D_2 或 D_3 长期治疗,可以使用大剂量的口服维生素 D_3,每日 5 万 ~ 10 万 IU,但由于其半衰期长,治疗数年后中毒的风险性增加。当然肾功能不全的患者最好选用 $1,25-(OH)_2D_3$,而肝功能不全的患者使用 $25-(OH)D_3$ 及 $1,25-(OH)_2D_3$ 较为合适。

轻度甲状旁腺功能减退患者:经补充钙与限制磷的治疗后,血清钙可基本保持正常,症状得以控制;较重患者,则需加用维生素 D 制剂,较为常用的为维生素 D_2。甲状旁腺功能减退患者由于缺乏 PTH,肾小管对钙的重吸收减少,经维生素 D 和

钙剂治疗后,血钙如果升达正常范围,尿钙排量可能明显增高,长久以往可导致肾钙化、肾结石,从而使肾功能受损。因此,维生素 D 制剂需从小剂量开始补充,每日口服 2 万 IU(0.5 mg),以后逐渐增加,一般需要每日 4 万 ~ 12 万 IU($1 \sim 3$ mg)。

甲状旁腺功能减退患者:由于 PTH 缺乏,肾活化维生素 D 的羟化酶活性低,如维生素 D 效果不佳,可给骨化三醇,初始口服剂量为每日 0.5 μg,以后按需要调整,每日每次增加 $0.25 \sim 0.5$ μg,每日 ≤ 4.0 μg。此外,还有双氢速固醇(AT-10),初次口服每日 0.2 mg,以后按需要调整,每日最大剂量 1 mg。甲状旁腺功能减退时羟化作用减弱,外源性维生素 D 转变为活性维生素 D 的过程受到障碍,故需要较大剂量,起效慢且在体内的清除亦慢,停药后作用消失需 2 周至 4 个月,而羟化的活性维生素 D 疗效迅速且较稳定,口服较方便,停药后 $3 \sim 6$ 日作用即消失,但价格较贵。

维生素 D 与钙剂的剂量可以互相调节,增加维生素 D 剂量可以加速肠道钙的吸收,钙剂可相应减少;反之,增加钙剂也可以增加肠道钙的吸收,可相应减少维生素 D 的补充。根据维生素 D 及衍生物各自达到最大作用时间,应定期复查($1 \sim 4$ 周)血和尿钙水平,将维生素 D 和钙剂的使用量调整到合适的剂量,既使血钙接近正常,又可将尿钙排量维持在每 24 小时 350 mg 以下。一旦达到这个平衡点,就可保持维生素 D 和钙剂的使用量数年不变,同时必须 $3 \sim 6$ 个月复查血和尿钙浓度,以免发生维生素 D 中毒性高钙血症。

噻嗪类利尿剂:用于高尿钙患者,可增加肾小管钙的重吸收,从而升高血钙,同时可加用非吸收性抗酸剂以减少高磷血症和预防转移性钙化,故常用于低钙血症的辅助治疗,以减少维生素 D 和钙剂的剂量。有一部分甲状旁腺功能减退患者用维生素 D 和钙剂治疗后,血钙未达到 2 mmol/L,症状未完全缓解,但尿钙已超出正常,可加用双氢克尿噻 $25 \sim 50$ mg,每日 2 次,使用时注意适当补充钾盐。

补镁:对伴有低镁血症者应立即补镁,如 25 mg 硫酸镁 $10 \sim 20$ mL 加入 5% 葡萄糖盐水 500 mL 中静脉滴注;或用 10% 溶液肌内注射,剂量视血镁过低程度而定。低镁血症纠正后,低钙血症也能随之好转。

PTH 治疗:PTH 治疗的优势在于可以使血钙

正常而不增加尿钙,降低了肾钙质沉着和肾功能不全的风险。甲状旁腺功能减退患者理想的治疗方法是 PTH 替代治疗,但重组 PTH 价格昂贵,且其作用机制、合理而有效的给药时间、剂量,以及其长期应用的临床安全性等问题均有待进一步研究。此外,从理论上讲,钙离子感受器受体拮抗药可能促进受体失活并促进 PTH 分泌,但尚缺乏充分的研究予以证实。

甲状旁腺移植:对药物治疗无效或者已发生各种并发症的甲状旁腺功能减退患者,可考虑同种异体甲状旁腺移植治疗,但寻找供体颇为困难。

4. 急性高钙血症治疗

(1) 扩容:大量滴注 0.9% 氯化钠溶液,根据失水情况每日给 2 000 ~ 4 000 mL,可连续应用 3 日。大量生理盐水既可补充血容量纠正脱水,又能抑制肾小管再吸收钙,随着尿钠排出增加,尿钙的排出亦增加。

(2) 利尿剂:大量滴注生理盐水后给予呋塞米 20 ~ 40 mg 静脉注射,抑制肾远曲小管对钠和钙的重吸收,促使尿钙排出。禁用噻嗪类利尿剂,因可加重高钙血症。谨防液体过量和心力衰竭的发生,应监测血钾和血镁,注意低血钾和低血镁发生,必要时补充钾和镁。

(3) 抑制骨吸收:① 双磷酸盐:双磷酸盐可直接抑制破骨细胞活性如帕米膦酸钠 60 mg,静脉滴注,仅用 1 次,或 30 mg 每日滴注 1 次,连用 2 日;应用时以 10 mL 注射用水稀释,加入 1 000 mL 液体(生理盐水或 5% 葡萄糖液)中静脉滴注。不可用含钙的液体,如林格(Ringer)注射液。② 降钙素:可抑制骨质吸收,较安全,有中等程度的立刻降钙作用,4 ~ 8 IU/kg 皮下或肌内注射,每 6 小时 1 次,连续应用 24 小时;少数患者有恶心、脸部潮红等反应。③ 普卡霉素:15 ~ 25 μg/kg 持续静脉滴入 46 小时,几小时之内即有抑制骨吸收、降低血钙的作用,可持续有效 2 ~ 5 日,72 小时后再重复应用;其毒性作用有血小板减少,肝肾损害。

(4) 抑制维生素 D 转化:糖皮质激素如氢化可的松静滴,连用 3 日,可作为针对维生素 D 中毒、恶性肿瘤、肉芽肿病引起高血钙危象的首选措施。

(5) 血液透析或腹膜透析:伴肾功能不全的患者应给予低钙透析,目标是使血清钙降至 3.25 mmol/L 以下,而此时患者则相对较安全。

(6) 手术治疗:对于原发性甲状旁腺功能亢进引起的高钙危象,经扩容、利尿等内科治疗效果不佳时应立即行手术治疗。有报道早期(72 小时内)手术治疗可降低 5% 的死亡率,术后 10 分钟 PTH 水平降至正常,术后 3 日血钙水平正常。

5. 急性低磷血症的治疗 防治原则为及时诊断,适当补磷。由于大多数磷储存在细胞内,因此血清磷浓度可能不是反映机体总磷的可靠指标。低磷血症的治疗首先要判断血磷浓度减低是机体总磷的缺乏,还是磷向细胞内转移的结果。检测细胞内磷和 ATP 有助于鉴别这两种情况,但这些检测都比较困难;也有通过 P 磁共振显像和选择性化学分析检测人肌细胞和细胞内正磷酸盐浓度,结果显示当细胞外磷浓度改变时,细胞能缓冲或调整细胞内磷的浓度。

治疗由原发病和低磷血症的严重度所决定轻度和中度慢性 PO 缺乏,已有口服磷酸钠和磷酸钾,但一般由于腹泻难以耐受。摄入 1 L 低脂或脱脂乳汁提供 PO 1 g,并且易于接受。应尽可能消除低磷血症原因,如停止磷结合止酸剂,或利尿剂,或矫正低镁血症。

无症状患者口服 PO 替代治疗一般足够,即使当血浆 PO 浓度低至 0.48 ~ 0.65 mmol/L,口服磷酸盐剂量可达每日 3 g,采用磷酸钠或磷酸钾片剂。当血浆 PO 下降 <0.16 mmol/L(0.5 mg/dL),可有横纹肌溶解综合征、溶血或中枢神经系统症状,或由于原发病不易口服治疗,应采用肠道外补 PO。若肾功能良好,静脉给予磷酸钾相对安全。一般肠道外剂量是 2 mg/kg,静脉滴注 6 小时,嗜酒者肠道外营养期间可能每日需要 ≥1 g。糖尿病酮症酸中毒在最初 24 小时需要 3 g 或更多 PO。任何情况下,特别是当 PO 静脉补给,或给予有肾脏损害患者时,在治疗期间应监测血浆钙以及 PO4 水平,在大多数病例 6 小时补给 PO 不应 >7 mg/kg(70 kg 成人约 500 mg)。低钙血症、高磷血症、异位钙化、高钾血症可通过密切监测而避免,同时避免过快补给 PO,磷酸钠(而非磷酸钾)制剂一般用于肾功能损害患者。

目前认为,中度低磷血症不会导致严重临床后果,故不需要积极静脉补磷。由于机械通气患者纠正低磷血症后呼吸指数有所改善,因此机械通气患者必须监测血磷并补充至正常范围。对重度低磷血症患者需积极治疗以避免出现严重后果,推荐予静脉补充磷酸钾或磷酸钠治疗各种原因的低磷血症，急性且病因较单一者初始剂量为（2.5 mg/kg），慢性且病因较复杂者（5 mg/kg），但输注时间必须>6小时。近来有研究推荐轻、中、重度低磷血症静脉输注磷剂量分别为 10 mg/kg（0.32 mmol/kg）、20 mg/kg（0.64 mmol/kg）、31.25 mg/kg（1 mmol/kg），速度为每小时 7.5 mmol，第 2 日根据血磷浓度决定是否再次静脉补磷，3 日后所有患者血磷均恢复正常。也有报道发现，静脉补磷可导致血钙浓度急剧下降、低血压和急性肾功能不全。

6. 低镁血症的治疗 有缺镁症状或体征的患者及有缺镁危险的患者，都应当用镁治疗。有症状的中重度镁缺乏，应当通过胃肠外给药进行治疗。有效治疗方案是给 2 g MgSO$_4$·7H$_2$O（8.1 mmol镁），以 50% 的溶液每 8 小时肌内注射一次。由于 50% 的硫酸镁肌内注射非常疼痛，所以要静脉滴注，24 小时滴注 24 mmol。无论用哪一种方法，都可使血清镁水平恢复到正常或稍高于正常；也可大剂量注射（每 24 小时 50 mmol），但可能使血清浓度大于 1.5 mmol/L，这将增加镁中毒的危险。外源进入体内的镁并不能很快在所有组织内达到平衡。因此，血清镁浓度恢复正常并不意味着身体镁储备恢复正常。为此，治疗至少应持续 3～7 日。通过这种治疗，症状可以恢复，低血钙和低血钾可以纠正。有低血镁或抽搐的患者，或有急性心律失常的患者，可每次静推 4～8 mmol/L 的镁（5～10 分钟），每日 24 mmol/L。对反拗性心律失常者，可给大剂量镁，治疗应持续更长时间。一旦补足后，如果低镁原因已经纠正，正常饮食即可保证正常血镁浓度。如果补足缺失的镁后患者仍然不能进食，每日应额外补充 4 mmol/L 的镁。

现在可用的镁盐有硫酸镁、乳酸镁、氢氧化镁、氯化镁、甘油磷酸镁或门冬氨酸钾镁。

对有肾功不全的患者，用镁治疗时应特别小心。如果肾小球滤过率已有降低，镁的剂量应减半，每日监测血镁浓度，如果出现高镁血症，应立即停止治疗。镁中毒的表现有低血压、潮红、恶心、昏睡及腱反射减弱。当血清镁浓度大于 4.5 mmol/L 时，可出现显著的肌无力、呼吸抑制及心跳停止。在 5～10 分钟内静脉注射钙 100～200 mg，可拮抗镁中毒的严重不良反应。轻度高镁血症只要终止镁治疗就足够了。

7. 高镁血症的治疗 ① 治疗原发病，改善肾功能，限制镁盐摄入。② 葡萄糖酸钙液，静脉缓注。③ 必要时行血液透析。④ 对出现呼吸麻痹或心脏骤停患者，应及时做好相应抢救措施。

8. 低钠血症的治疗

需治疗原发病，积极去除病因，同时纠正低血钠。病因治疗：肾上腺皮质功能减退症、垂体功能减退、甲状腺功能减退症，需应用激素替代治疗；恶性肿瘤可行手术、放疗、化疗。肾病综合征、肝硬化、心力衰竭、急性血卟啉病、失盐性肾病、脑性盐耗损综合征等，需治疗原发病；抗利尿激素分泌不当综合征，需积极去除病因。药物引起的低钠需停药。运动相关低钠血症重在预防，避免运动中饮用大量低渗液。

（1）急性低钠血症

1）高容量性低钠血症：① 首先限制摄水，通过水的负平衡改善低钠血症：重症的低钠血症（血钠浓度小于 118 mmol/L，在 36～48 小时内发生）会出现意识不清、癫痫发作甚至死亡。低渗性脑病患者应用 3% 的高渗盐水持续静脉注射，直到患者意识恢复或癫痫发作停止。昏迷或癫痫的患者以每小时 3～5 mmol/L 快速注入 1～2 小时，可以纠正低钠而不引起脑疝。对于呼吸困难的患者，在治疗的前 4 个小时，血钠浓度应该提高 8～10 mmol/L，但前 48 小时不应>18～25 mmol。一般血钠浓度要>125～130 mmol，必要时可同时加用呋塞米、血管扩张剂及肾上腺皮质激素等以降低心脏负荷，减轻脑水肿，缓解临床症状，从而有利于低渗状态的纠正。② 把握提升血钠的节奏：在人和动物实验中缓慢补钠可减少中心性脑桥脱髓鞘的风险。如低钠血症纠正后 26 日出现严重的神经系统症状，嗜睡、发声困难或失语，甚至四肢瘫痪、假性球麻痹等严重并发症，这些变化可能是不可逆的。急性低钠血症纠正过程中，应该每 2～4 小时测量钠浓度，以确保钠浓度以适当的速度增加。

2）等容量性低钠血症：轻度低钠及缓慢出现的无症状的患者，限水、鼓励适当增加食盐的摄入、利尿剂的应用，均可提高血钠浓度。严重的有症状的患者可输注高渗盐水。限水是纠正低钠的主要方法，每日大约进水 0.8 L。如果每日尿量加不显性失水总量是 1 L，这种液体限制可导致体液负平衡，从而增加血钠浓度，但增加得很慢，患者的依从性差。

3）低血容量低钠血症：对于低血容量低钠血

症,首选注射等渗盐溶液,可以减少压力感受器对 ADH 分泌的刺激,从而使肾脏排泄多余的水分。

4)运动相关低钠血症:无症状的低钠血症仅仅需要限水,然后观察直到出现自发性利尿。出现明显的临床血容量不足的患者,可静注生理盐水,同时密切监测血钠水平。能排泄自由水的运动员可以不静脉注射生理盐水,但水的排泄呈负平衡的患者有可能还存在胃肠道过多水分的吸收,若再注射 0.9%生理盐水会加重低钠血症,需密切监测。

5)重症低钠血症(血钠<120 mmol/L):需要给予高渗性生理盐水,通常可给予 3%的盐水 100 mL,输注时间>10 分钟,可在短期内升高血钠浓度 23 mmol/L。一般 3%的生理盐水可以以每小时 12 mL/kg 的速度给予,但须密切监测血电解质、尿钠和钾的排泄。在抗利尿严重的患者中,注射速度可以增加到每小时 34 mL/kg。一旦出现利尿作用,注射速度要减慢或停止。

(2)慢性低钠血症

1)限水是纠正低钠的主要方法:如果尿钠加尿钾/血钠=1,每日限制液体的摄入 500~700 mL。对重症监护患者限水很困难,因为不同的治疗和非胃肠道营养经常超出限定的标准。对蛛网膜下腔出血患者限水有脑梗死的风险,且会加重脑梗死和低血压,一般不主张在蛛网膜下腔出血患者中限水。慢性低钠血症每日血钠升高应<12 mmol/L,血钠接近 134 mmol/L 时应减慢或停止治疗,以避免发生渗透性脱髓鞘。

2)运用药物诱导肾性尿崩症可能纠正低钠血症:碳酸锂中的锂是抑制 ADH 诱导集合管主细胞产生腺苷酸环化酶的抑制剂。锂可以对抗 ADH 引起的低渗,但锂有肾毒性,必须密切监测血浆浓度。尽管这些治疗在有些患者中有效,但一些患者特别是出现水肿的充血性心衰和肝硬化患者不能耐受和这些治疗相关的盐负荷,AVP 受体拮抗药是新的治疗方法。

3)许多研究证明血管升压素 V_2 受体(APV_2R)拮抗剂可通过剂量依赖性诱发利尿,增加血钠浓度来纠正低钠血症。

9. 高钠血症的治疗 高钠血症应以预防为主,危重病患者尤其伴意识障碍者,应早期插胃管,以便可根据临床状况补充食物和水分;若有发热,则每升高 1℃需增加 10%葡萄糖 500 mL;应注意

高渗脱水剂的应用时间和剂量;皮质类固醇只能短期使用,以免钠潴留。

对于已经出现的高钠血症,根据病因为失水、低渗液体丢失,或钠中毒而治疗有所不同。失水的治疗原则是早期应补充足量的水分以纠正高渗状态,然后再酌量补充电解质;钠中毒则需要补水利钠;低渗液体丢失则需要及时纠正循环衰竭,再酌情给予低渗盐水。另一个重要原则是纠正高钠血症不能操之过急,补液过速、降低高渗状态过快,可引起脑水肿、惊厥、神经损害,甚至死亡。有研究报道,当血渗透压变化幅度为 30~35 mmol/L 时,可引起有临床症状的脑容积改变。因此,为了减少发生脑水肿的危险,血浆钠浓度每 8 小时内降低应<15 mmol/L,即每小时降低<0.5~2 mmol/L 为宜。合理的治疗原则是:输入液体张度不宜过低;可提供部分钾盐,既可提高输入液的渗透压,又不增加钠负荷,而且钾可进入细胞内,有利于细胞内脱水的纠正;输液速度不宜过快。

(1)补液及失水量的计算:单纯失水的治疗除迅速纠正病因外,失水量可按下列公式估算,总体水(TBW)分别以男、女体重 60%和 50%计算。

实际 TBW = 正常 TBW×正常 Na^+(mmol/L)/测得血 Na^+(mmol/L)

水缺乏 = 0.6×失液前体重(kg)×[1~140(mmol/L)]/测得血 Na(mmol/L)

估算的水的正平衡是使血浆钠浓度恢复至 140 mmol/L 所需的量,不包括另外的等渗液的欠缺。另外,计算补液时还应包括每日生理必须补充的液体,约为 1 500 mL,以及目前继续额外丢失的液量。如果不知道原有体重而只知现有的体重,则可以按另一计算公式推算。

男性所需水量 = 4×体重(kg)×欲降的钠量(mmol/L)

女性所需水量 = 3×体重(kg)×欲降的钠量(mmol/L)

所补液体经口服或静脉滴注。轻症者只需多饮水,口服或鼻胃管灌注的优点是水分一般能较快吸收,比较安全。但在重度脱水或急需补液扩容量时,或患者有明显呕吐、梗阻、腹泻时,则必须静脉补液,可补给 0.45%或 0.6% NaCl 溶液。中度(失水占体重的 5%,失水 4 000~5 000 mL)、重度

（失水占体重 10%，失水量 8 000~10 000 mL）失水时，应在开始的 4~8 小时内补充所计算液量的 1/3~1/2，剩余的液量可以在 24~48 小时内继续补充。同时应密切观察临床的变化，根据补液后的反应，包括尿量是否增多，血清钠是否下降，尿渗透压、尿比重是否降低等，综合判断补液量是否充足，而不能机械地按计算数字补液。

1）丢失低渗液的治疗：应首先设法恢复血液循环及尿量，因为这种类型失钠引起的细胞外液容量减缩远较高渗状态本身的威胁为大。如果患者血压过低，则开始治疗时应使用等渗盐水。当有严重循环衰竭时，可给予白蛋白、血浆和其他扩容剂。在这种情况下，最迫切的需要是恢复组织灌注，输给等渗生理盐水能获得最满意的效果。这种溶液也能够降低血浆钠浓度，因为该溶液对高钠血症患者来说是低渗的。一旦组织灌注充足，循环衰竭纠正后，可考虑给予低渗盐水液（1：1 的 5% 葡萄糖液和 0.9% 盐水液），其中葡萄糖的作用可以省略不计，因为它在非糖尿病患者体内迅速代谢为二氧化碳和水。因此，5% 葡萄糖溶液虽具有 278 mmol/L 的渗透浓度，但在体内与游离水是等值的。

2）盐过多的治疗：钠中毒使细胞外液容量扩张，导致肺水肿。治疗上应立即输注不含 NaCl 的等渗溶液（如 5% 葡萄糖溶液），这样既可降低血钠浓度，又可降低血浆渗透压。限制钠盐摄入，应用排钠利尿剂，可使用呋塞米、依他尼酸（利尿酸），但这种利尿剂的排水作用强于利钠，故应及时补水，以免失水而使血钠更增高，加重高渗状态。补液量可参照下列公式估算。

过剩盐量 = 0.6×失液前体重（kg）×[测得血钠（mmol/L）- 140]

缺水量 = 过剩盐量/140 =（0.6×失液前体重 kg）×[测得血钠（mmol/L）- 140]/140 = 0.6×失液前体重（kg）×{[测得血 Na（mmol/L）/140 mmol/L]-1}

这种血容量扩张的钠中毒患者，如果单纯用水降低血浆钠浓度，将会促使心力衰竭的发生，因此需同时输入低渗液，如 1/8~1/3 的电解质液。输液量及速度应根据利尿多少而定，并以消除过多的钠为宜。

（2）口服补液：口服或鼻胃管灌注的优点是水分一般能较快吸收，比较安全。清水口服或鼻饲对肠道功能要求不高，在肠鸣音极弱的情况下仍可使用，能刺激胃肠道蠕动，保护黏膜屏障功能，且方法简单、实用、价廉，具有肯定的疗效，可广泛应用于临床。

1）轻症者只需多饮白水，重症昏迷者不能通过口渴感来调节摄水，人工给予清水鼻饲恰恰是顺应生理性需求、补充生理性水分，并阻止疾病病理性发展的一种手段。尽量给予胃肠道补液，可占总补液量的 1/3~1/2。不足部分或中重度失水需经静脉补充。采用清水（白开水）口服或鼻饲，除常规输液补充生理需要量外，鼻饲量按如下公式计算。

鼻饲量 = [血清钠测定值（mmol/L）- 142]×体重（kg）×常数（男性常数为 4，女性为 3，儿童为 5）

当日补给计算量的 1/3，平均分成 4~6 次鼻饲，以后再根据血钠值来计算调整，直到血钠恢复正常界限为止（<148 mmol/L）。

2）注意事项

体位与方法：高钠血症合并昏迷患者，为防止患者反流和误吸，鼻饲时采用侧卧位，且当日量应少量分多次鼻饲，每次以 100~150 mL 为宜，间隔时间 2~3 小时，鼻饲 30 分钟后变侧卧位为仰卧位。

观察护理：在肠鸣音极弱的情况下仍可使用，但对于肠鸣音消失患者，鼻饲则应慎用。因此在每次鼻饲前后观察肠鸣音有无，如肠鸣音消失，可暂缓使用鼻饲。对明显颅内高压患者，在补充清水后注意观察患者有无躁动不安、呕吐、抽搐等症状。如出现上述症状，应加强脱水，一般在鼻饲 1.5~2 小时后使用脱水剂为佳。抽血测血钠时间以鼻饲后 1.5~2 小时为宜。

在重度脱水或急需补液扩容量时，或患者有明显呕吐、梗阻、腹泻及消化道出血时，则必须静脉补液。

（3）血液透析

1）血液透析滤过（HDF）：HDF 是血液透析与血液滤过的联合，兼有两者的优点，是种理想的高效短时透析模式，可以显著改善患者的预后，提高患者的生存率。

适应证：因肾功能欠佳，不宜输入过多水分，利尿剂效果差等，常规方法治疗均不满意，且病情危重。

注意事项：① 治疗前先测定中心静脉压

（CVP），依据 CVP 值来确定滤出水分的量，即出入量的差值。② 在治疗过程中应动态地观察血气分析、血电解质及凝血功能情况，及时调整碳酸氢钠、电解质及肝素的用量。③ 对于置换液：减少钠的入量，适当增加糖的入量，并用注射用水加以补充。④ 整个过程需注意监测血糖，如血糖值过高，此时应给予胰岛素治疗以稳定血糖水平，避免出现或加重神经系统症状。⑤ 如果糖的入量过多，虽然胰岛素的使用可稳定血糖，但胰岛素可使血清 K、葡萄糖进入细胞内，而交换 Na 至细胞外，升高血清 Na。⑥ 注射用水有低渗、降低血浆渗透压的作用，可以稀释血中的离子浓度，使高血清钠水平下降，但过多使用注射用水有使细胞破坏、裂解的可能，反而使病情更加危重。⑦ 有研究表明，高钠引起的血浆渗透压持续异常和急剧变化与患者发生中心型脑桥髓鞘破坏有密切关系，所以治疗过程中应避免外周血浆渗透压发生急剧变化，防止由此产生的组织细胞水肿。

2）连续性血液净化（CBP）：即连续性肾脏替代治疗（CRRT），CBP 是指所有连续、缓慢清除水分和溶质治疗方法的总称，现已广泛用于临床上常见危重病例包括脑水肿的治疗。与传统的血液透析相比，其最大的优点在于稳定的血流动力学以及对中分子物质的清除。在脑水肿时行血液透析治疗可有致命性危险，而 CBP 可以维持脑灌注压，不仅不会引起颅内压升高，而且其等渗性的脱水可以减轻脑水肿，其清除中分子物质的能力有助于清除血液中的炎症介质。大剂量的 CBP 可以使患者体温下降，降低机体代谢率，这对于脑损伤后脑水肿的患者无疑是有益的。CBP 可采用无肝素前置稀释法，避免了因使用肝素而诱发出血的危险。

CBP 治疗对纠正高钠血症则是非常理想的一种方法，血钠浓度可完全按照医师设定的速度下降，既不用担心纠正过快，也不用担心过慢。采用 CBP 治疗后纠正高钠血症，通过调整置换液 Na 浓度有计划地降低血 Na^+，避免了血 Na 降低过快或过慢。CBP 同时可清除氮质产物、全面纠正电解质及酸碱紊乱，维持内稳态，还可按临床要求调整容量负荷，避免体内水过多而引起肺水肿或脑水肿。

（4）烧伤患者高血钠的处理：烧伤高钠血症需采用综合措施治疗，即纠正高钠应与创面覆盖、营养支持、脏器功能（特别是保护脑、肾功能）辅助和抗感染等结合起来，不能偏废任何一个环节，但就高钠血症和高渗状态本身来讲，首要的是限制进钠量。目前一般主张给予等渗葡萄糖液，降低血钠的速度不宜过快，以免造成脑脊液与血液中的渗差逆向性增大，使血中的渗透压过度降低，脑细胞和脑脊液间的自身调节功能丧失，出现水中毒，从而使病情更加严重。对于顽固性的高钠，采用无肝素的血液透析有良好的效果。此外彻底切除创面无生机的坏死组织也是防治烧伤高钠血症的一种方法。

（5）颅脑疾患继发高钠血症的治疗

1）治疗原发病高钠血症的治疗首先要处理原发病，去除高钠血症的原因，如停止胃肠液体的丢失、控制发热、控制血糖、控制颅脑损伤或手术引起的中枢性尿崩症，有计划地使用祥利尿剂，纠正高盐饮食并严格禁用含钠盐输液等。

2）补液在治疗原发病的基础上，必须根据患者发生高钠血症的速度进行补液调整，补充合适的水量是迅速控制高钠血症的关键。

补液首选的途径是口服或胃肠营养管内输入：肖淑珍等采用"胃管注水法"治疗了 30 例颅脑疾患继发高钠血症的患者，均获得满意疗效。但危重患者救治时，这种途径难以使用或不能满足治疗要求。

对于不能口服或经胃肠管补液者，应静脉补充：给予 5% 葡萄糖液体全量补水可获得满意的治疗效果，也可根据每日血钠的测定值，通过公式计算每日的补水量。补液速度根据中心静脉压（CVP）调控，CVP 过低时可快速补液，既可迅速提升 CVP 值，维持循环稳定，又可快速控制高钠血症。当患者每小时尿量 >200 mL 时，补液量不能有效稀释高血钠，即以垂体后叶素控制多尿；当补液过程中 CVP 过高时又需应用呋塞米，通过利尿降低 CVP 并排出钠盐。在此过程中 CVP 监测是不可或缺的安全监护装置，记录每小时尿量也是必需的。高钠血症治疗过程中最主要的并发症是脑肿胀，快速纠正血钠会导致永久性的神经损害，应缓慢降低血钠水平，每日纠正不应 >12 mmol/L。

脑损伤后高钠血症与高血糖症并存现象较为普遍，且高血糖的存在更进一步增加了高钠血症对预后的危险性，因此在补液治疗中当血糖 >8 mmol/L，应适当给予胰岛素治疗，尽量使血糖水平控制在正常范围。同时还应注意补钾，若出现低钾血症，且测血醛固酮明显增高，予以螺内酯

（安体舒通）治疗可取得一定疗效。

在积极治疗原发疾病及补液治疗后高钠血症难以纠正或纠正过于缓慢，为减轻高钠血症对中枢神经系统的损伤，应考虑进行血液透析或持续血液净化治疗。

（6）如何监控治疗

1）严密观察病情变化：观察神志、瞳孔、血压、脉搏、呼吸、皮肤弹性、尿量的变化，准确记录24小时出入量，必要时心电监护。高钠血症与脑血管病的神经系统表现无特异性，很容易混淆，所以一旦出现与原发病不符的症状体征，如原发病灶无加重甚至好转的情况下昏迷加深，或神志清者出现烦躁或昏迷，要仔细观察，及时查电解质。由于血液浓缩，血液黏稠度增高，再梗死的危险性增加，需注意预防。此外肾脏功能损害是最常见并发症。

2）监测血液生化：密切监测电解质变化及酸碱平衡，每2~4小时查血钾、钠、氯、二氧化碳结合力、肾功能、血浆渗透压及pH等，注意观察动态变化，以便及时调整治疗方案。由于严重脱水，可使血钾浓度正常和偏高，但机体内钾总量显著减少，因此要注意补钾，并注意肝功能、ECG等检查。伴有心功能不全者监测中心静脉压，以指导输液速度和补液量。

10. 低钾血症的治疗 低血钾治疗：首先应该设法除去致病因素和尽早恢复患者的日常饮食。若治疗不当可致低血钾危象而危及生命，因此及时而适量地补钾是治疗本病的关键。

（1）病因治疗：甲亢患者应用抗甲状腺药物控制甲亢，应用普萘洛尔治疗对甲亢导致的低钾周期性瘫痪可能比补钾治疗更有效。腹泻和不能进食者积极给予输液；上呼吸道感染并食欲下降者输液并控制感染；劳累引起者避免在劳累后进食过量碳水化合物；饮酒诱发者应戒酒等。

（2）补钾治疗：

1）补钾量计算：根据程度估计，轻度缺钾可补钾100 mmol（相当于10%氯化钾80 mL），中度可补钾300 mmol，重度可补钾500 mmol。

2）补钾原则：体现"及时、足量、够浓"。轻度者首先口服10%氯化钾液10~30 mL，每日3次；中、重度及不能口服者以静滴补钾为主，浓度不宜>40 mmol/L（相当于0.3%氯化钾），最高60 mmol/L；速度宜慢，20 mmol/h（10%氯化钾约

15 mL/h），一般每日40~60 mmol（3~6 g），至多每日240~300 mmol。

3）补钾方法：① 饮食补钾：对于能进食的患者，通过饮食补钾是最安全的补钾方法，应指导患者进食含钾高的食物（如海藻、肉、冬瓜、马铃薯、西瓜等），补充机体所需；但这些食物含磷酸较多而氯少，故对低氯性低钾血症效果不佳。② 口服补钾：除不能吞咽、剧烈呕吐及必须静脉补钾抢救的危重患者外，均以口服10%氯化钾溶液的方法为佳，但直接口服氯化钾对胃刺激性较大，且口感不佳，可同时配果汁、牛奶于饭后服用，也可以口服氯化钾片剂或其他含钾片剂。③ 雾化吸入补钾：采取雾化吸入方法，经气道吸入含钾药物能有效提高血清钾浓度，超声波声能把含钾药液变成直径5 μm以下的雾滴，随患者吸气吸至终末支气管和肺泡，肺的有效吸收面积达65 m^2，通过肺泡膜进入血液循环达到给药目的。动物实验证明，雾化吸入补钾对气道和肺泡无明显损害。此法不仅给药方便，无不良反应，而且可以避免口服或静脉补钾对胃肠道和静脉血管的刺激，尤其适合须控制入液量的患者，如心力衰竭、肺水肿等。④ 肛注补钾：肝炎、肝硬化患者以及心力衰竭的患者，可采用肛注补钾，治疗效果与静脉补钾治疗效果相同，且肛注补钾时患者无明显不良反应，更无用药浓度和液体入量严格限制之虞。但插管时应注意动作轻柔，插管深度在20~25 cm，达乙状结肠处为好。有下消化道疾病如肠炎、腹泻的患者不宜肛注补钾。⑤ 静脉补钾：为临床最常用的方法，一般采用10%氯化钾注射液，用生理盐水或葡萄糖盐水稀释至0.3%的浓度缓慢静滴，禁用高渗葡萄糖稀释钾盐，因高渗葡萄糖可增加胰岛素释放，使钾向细胞内转移而加重低钾血症。随着心电监护、血钾快速测定及输液泵的普及应用，使因严重低钾血症（<2.5 mmol/L）而危及生命的患者接受超常规高浓度快速静脉补钾成为可能。有报道在心电监护及严密测定血钾（每小时1次）时，采用0.4%~0.6%浓度的氯化钾静滴或1%浓度的氯化钾微量泵输入，取得了良好疗效。

4）补钾时间：由于钾进入细胞内较慢，一般需补4~6日，重者10~20日。

5）补钾时注意事项：① 尿量：每小时尿量必须在30 mL以上时，方考虑补钾，否则可引起血钾过高。② 密切观察病情：注意神经肌肉、心电图、

血钾及尿量的变化。有严重的心律失常、呼吸麻痹或肠麻痹等危急情况而肾功能良好者,可在血钾、心电监护下,加快补钾速度至每小时 40 ~ 80 mmol/kg,同时处理心律失常,确保呼吸道通畅。绝对禁用 10% 氯化钾直接静脉注射,以防血钾骤然升高而引起心脏骤停。有部分患者在补钾后出现高钾血症,其机制可能是在补钾过程中出现钾离子快速向细胞外转移所致,故在补钾过程中应严密观察患者肌力变化。如有肌力改善,心电图有高钾表现时,及时复查血钾,减慢或终止补钾,避免医源性高钾血症的发生。③ 首选液体:补钾时首选应用生理盐水、林格液作稀释液,也可应用 5% 葡萄糖作稀释液,因胰岛素、葡萄糖使细胞外钾进入细胞内而加重缺钾,故不宜同时应用能量合剂和葡萄糖液;糖皮质激素易使钾丢失,使低血钾加重而不宜使用,否则可诱发低血钾危象。④ 疗程与节奏:由于钾进入细胞内的速度很慢,需 15 小时才达到细胞内、外平衡,而在细胞功能不全如缺氧、酸中毒等情况下,钾的平衡时间更长,甚至 1 周或更长,所以纠正缺钾需历时数日,切勿操之过急或中途停止补给。病情缓解后仍需 10% 氯化钾 10 mL,每日 3 次,口服,维持数日。伴有酸中毒者血钾可正常,必须先补钾再补碱,以防细胞外钾进入细胞内加重缺钾而发展成低血钾危象。低血钾合并代谢性酸中毒而不伴有低氯者,可用 31.5% 谷氨酸钾 20 mL 加入生理盐水 500 mL 中静滴。低钾血症伴低镁血症,适当补镁治疗以利于纠正低血钾。低血钾与低血钙并存时,后者的症状常被掩盖,补钾后出现手足抽搐,应注意及时补钙。短期内大量补钾或长期补钾时,需定期观察,测血清钾及心电图,以免发生高血钾。

11. 高钾血症的治疗

(1) 积极治疗原发病:如纠正酸中毒、休克,有感染或组织创伤者应及时使用抗生素及彻底清创以去除病因。控制钾摄入。

(2) 紧急处理:血钾>6.0 mmol/L 或心电图有典型高钾表现者,需紧急处理。因为高钾血症对机体的主要威胁是心脏抑制,治疗原则是保护心脏,降低血钾。

1) 对抗钾的心脏抑制作用:① 促进钾进入细胞内,碱化细胞外液:选用乳酸钠或碳酸氢钠液,多因钠离子拮抗钾离子的心脏抑制作用,增加肾远端小管中钠钾的交换,增加尿钾排出,同时钠离子还有增加血浆渗透压,抗迷走神经的作用。急重症予以 11.2% 乳酸钠液 40 mL 或 5% 碳酸氢钠液 80 ~ 100 mL 于 5 分钟内静脉缓慢注射,可继以乳酸钠 60 ~ 100 mL 或 5% 碳酸氢钠液 100 ~ 200 mL 静脉滴注;10% 葡萄糖液 500 mL,按 3 ~ 4 g 葡萄糖用 1 个单位胰岛素的比例加入普通胰岛素,充分混匀,静脉滴注。② 利用钙对钾的拮抗作用:钙能减轻钾对心肌的毒性,但不能长期使用,对已用或拟用洋地黄治疗的患者不宜使用。常用 10% 葡萄糖酸钙 10 ~ 20 mL,加 25% ~ 50% 葡萄糖液等量稀释,静脉缓慢注射。

2) 促进排钾:① 肠道排钾:降钾树脂(环钠树脂)口服,10 ~ 20 g,每日 2 ~ 3 次;或加入温水或 0.5% 山梨醇液 100 ~ 200 mL 保留灌肠,时间 0.5 ~ 1 小时,每日 2 ~ 3 次。② 肾排钾:高钠饮食,应用排钾利尿剂、盐皮质激素等,可按具体情况选用。③ 透析疗法:血液透析和腹膜透析均可选用。特别适用于肾功能不全且排钾有困难者。

12. 代谢性酸中毒的治疗

治疗原则不外乎两个方面,即纠正水与电解质紊乱,纠正酸碱失衡,同时治疗原发病。具体用药如下。

碳酸氢钠:目前临床最常用,疗效确切,作用迅速,浓度有 1.25%、4%、5%。如补液量不宜太多,可用 4% 或 5% 溶液;1.25% 溶液适用于高渗性失水而需补液多者。

乳酸钠:需在有氧条件下经肝转化为 HCO_3^- 起作用。已不作为一线补碱药,主要用于伴有高钾血症、心脏骤停及药物性心律失常的酸中毒患者,严重缺氧、肝肾功能不全及乳酸酸中毒时不宜使用。

氨丁三醇(THAM,三羟甲基氨基甲烷):为不含钠的碱性氨基缓冲剂,在体液中能与 H^+ 结合而增加 HCO_3^- 浓度,效力强于碳酸氢钠。可用于代谢性和呼吸性酸中毒特别需要限钠的患者,因迅速透过细胞膜,故更有利于纠正细胞内酸中毒。使用时勿过量、过快,否则易导致呼吸抑制、低血糖、低血压、低血钙伴高血钾。

注意事项:轻症患者可口服碳酸氢钠 1.2 g,每日 3 次。难治性代谢性酸中毒可做透析治疗。纠正酸中毒后,钾离子则进入细胞内,故要注意发生低血钾的可能。

13. 代谢性碱中毒的治疗

应积极治疗原发病,轻症及中等程度碱中毒一般不需要特殊处理。

对氯有反应的碱中毒,只需补给足够的生理盐水,即可使肾排出 HCO_3^- 而得以纠正;血钾低者,则需补充氯化钾,补钾量参阅"低钾血症"节。重症患者($CO_2CP>40$ mmol/L):对氯反应性代谢性碱中毒者,除给予补充足量的生理盐水补充血容量外,可给予氯化钠 $1\sim2$ g,每日 3 次,口服;必要时按每千克体重用 2%氯化铵 1 mL 能降低 CO_2CP,约 0.45 mmol/L 计算得出给予氯化铵量,以 5%葡萄糖液稀释成 0.9%的等渗液,分 $2\sim3$ 次静脉滴入。但静滴氯化铵可引起失 K^+、失 Na^+,过量可引起酸中毒;如滴注速度太快,超过了肝脏转变氨为尿素的能力时,会发生氨中毒,故必要时可用精氨酸治疗,将 20%精氨酸加入 $500\sim1\,000$ mL 配液中缓慢静滴(持续 4 小时以上)。

14. 呼吸性酸中毒的治疗

(1)急性呼吸性酸中毒:去除病因,清理呼吸道,保持其通畅,必要时气管插管或切开,建立人工气道,面罩加压给氧,神经肌肉病变可选用非侵入性机械通气。呼吸中枢抑制者可适当选用可拉明、洛贝林等呼吸中枢兴奋剂。

(2)慢性呼吸性酸中毒可采用吸氧(氧浓度 $30\%\sim40\%$,使 $PaO_2>60$ mmHg)、排出 CO_2(抗感染、祛痰、扩张支气管、补充有效血容量、改善循环)等治疗。必要时可使用呼吸兴奋剂,机械辅助呼吸。一般不主张使用碱性药物,因通气未改善时,用碱性药物将使 PaO_2 升高更明显,且增加肾脏重吸收 HCO_3^- 的负担,并使氧离曲线左移,加重组织缺氧。

15. 呼吸性碱中毒的治疗 对一般轻症患者,常无须特殊治疗,可以在原发疾病的治疗过程中逐步恢复。对癔病性的患者须耐心解释,试用纸袋罩于患者口鼻,增加"死腔",使其吸回呼出二氧化碳,症状可得到控制。对器质性心脏病、神经系统疾病、热病等所致者,除外治疗原发疾病外,可试用吸入含 5%二氧化碳的氧气。严重者可用药物阻断自主呼吸,然后气管插管辅助呼吸,但须对血 pH 及血 $PaCO_2$ 进行严密检测。

(二)中医辨证论治

因水电解质酸碱平衡包含疾病种类多、临床表现复杂,难以归属于中医中某一个疾病或证型,总的治疗原则是去除病因、补其不足、泻其有余、恢复阴阳协调平衡为要。具体论治需根据其疾病主要临床表现,参考中医内科学进行辨证论治。

【中西医协同诊疗思路】

中医认为,人体是一个有机整体,脏器、组织、器官在生理上相互联系,保持协调平衡。正常的生理活动一方面要靠脏腑组织发挥自己的功能,另一方面又要靠它们之间相辅相成的协同作用和相反相成的制约作用,才能维持生理平衡。"中医绿色平衡疗法"认为精神分裂症是由于情志以及其他一些因素引起气、火、痰、瘀等病理产物,造成阴阳的偏盛偏衰,不能相互维系,以致神明逆乱的结果。治疗精神分裂症强调"天人合一""人体各脏腑之间是有机的整体",即从整体着眼,"治病必求其本""补其不足,泻其有余,调其虚实"。

一般说来,辨证论治是中医学的特点,它体现了中医的整体恒动观,重视人体内在的抗病能力,强调具体情况具体分析。西医以辨病为主,重视局部的器质和功能变化,运用现代科学技术和手段,在诊断和治疗方面也有许多特长。在西医诊断的前提下进行中医辨证论治,是目前中西医结合临床诊疗经常采用的方法。通过这种方式观察的大量病例,确定了许多种病的中医治疗效果。在总结辨证论治的规律时,我们就会归纳出各种病的常见证型,这样就发展成了西医的辨病与中医的辨证分型相结合。但在大多数情况下,中医和西医的分型依据是不同的,例如西医常以病理组织学变化,局部的功能变化或致病微生物的不同属性作为分型的主要依据,而中医则常依据整体的反应性或功能变化。但由于中医西医的着眼点和依据等各不相同,所以在疾病分型中中医和西医的证型只能相互补充而不能相互代替。祝世讷在其著作《中西医学差异与交融》中提到辨证和辨病相结合的理论意义在于,不是把证与病一一对应地合并起来,而是要科学地阐述各自特定的内容与特点,客观地将其放在恰当的位置,阐明它们之间的关系,交叉的就是交叉的,相关的就是相关的,无关的就是无关的;进一步还应理清证、病与现在尚未认识清楚的、将来会认识清楚的新病的关系;把所有这些都融合到新的疾病概念和疾病谱系中,走向一种新的更高水平的统一。(图 2-34)

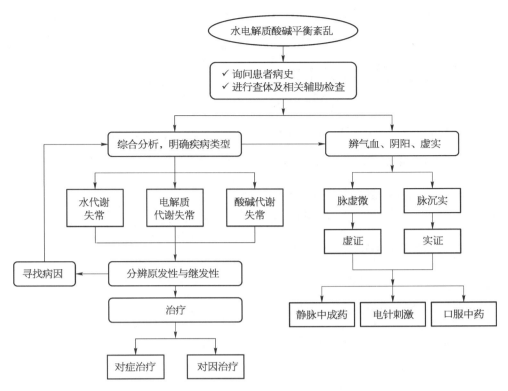

图 2-34 水电解质酸碱平衡紊乱中西医协调诊疗思维导图

【预后与进展】

水电解质和酸碱平衡失常是临床工作中十分常见的一组病理生理状态,可存在于多种疾病的发展过程中,这些代谢紊乱使原有病情更加复杂。在诊疗过程中我们应详细分析病史、体征和实验室检查结果等,做到正确判断,早期防治;分清缓急、主次、轻重,给予恰当而及时的处理,及时调整方案,一般情况预后良好。若诊断治疗不及时,可致患者死亡。

（王倍倍）

参考文献

[1] 中华医学会糖尿病学分会.中国 2 型糖尿病防治指南（2020 年版）[J].中华糖尿病杂志,2021,13(4)：346-347.

[2] Buse J B, Wexler D J, Tsapas A, et al. 2019 Update to: Management of Hyperglycemia in Type 2 Diabetes, 2018. A Consensus Report by the American Diabetes Association (ADA) and the European Association for the Study of Diabetes (EASD) [J]. Diabetes Care, 2020, 43(2)：487-493.

[3] 中华中医药学会.中医糖尿病临床诊疗指南[M].北京：中国中医药出版社,2020.

[4] Lian F, Ni Q, Shen Y, et al. International traditional Chinese medicine guideline for diagnostic and treatment principles of diabetes[J]. Ann Palliat Med, 2020, 9(4)：2237-2250.

[5] 张晓云,袁维真.中西医临床危重病学[M].北京：中国医药科技出版社,2019：226-227.

[6] 仝小林.糖尿病中医药临床循证实践指南[M].北京：科学出版社,2016.

[7] Karslioglu French E, Donihi A C, Korytkowski M T. Diabetic ketoacidosis and hyperosmolar hyperglycemic syndrome：review of acute decompensated diabetes in adult patients[J]. BMJ, 2019, 365：l1114.

[8] Pasquel F J, Umpierrez G E. Hyperosmolar hyperglycemic state：a historic review of the clinical presentation, diagnosis, and treatment[J]. Diabetes Care, 2014, 37(11)：3124-3131.

[9] 雷淑慧,赵仿,周连君,等.无创心功能监测对高血糖高渗综合征补液的指导作用研究[J].现代医药卫生,2018,34(20)：3122-3127.

[10] 陈东晖,罗良平,关春丽.高渗高血糖综合征的人工肝治疗一例[J].罕少疾病杂志,2015,22(5)：60-61.

[11] 黄娟.中西医结合救治糖尿病高血糖高渗综合征 1 例[J].中国中西医结合肾病杂志,2016,17(7)：631-632.

[12] 王建梅,王邦才.中西医结合治疗高血糖高渗状态合并糖尿病酮症酸中毒 1 例[J].浙江中医杂志,2016,51(5)：383-383.

[13] 李萍,孔媛,梁琳琅. 高血糖高渗状态和糖尿病酮症酸中毒合并横纹肌溶解综合征 1 例[J]. 内科急危重症杂志,2019,25(3)：261-264.

[14] Mizuguchi C, Sato Y, Imai H, et al. Homonymous quadrantanopia associated with hyperosmolar hyperglycemic syndrome[J]. J Diabetes Investig, 2020, 11(5)：1374-1375.

[15] Yeddi A, Shah P, Awad O, et al. Acetazolamide-Associated Hyperosmolar Hyperglycemic Nonketotic Syndrome[J]. Am J

Ther, 2020, 27(6): e690 - e692.

[16] 葛均波,徐永健.内科学[M].9 版.北京:人民卫生出版社, 2018.

[17] 滕卫平,刘超,单忠艳.美国内分泌学会内分泌代谢疾病相关指南与解读[M].北京:中华医学电子音像出版社,2017.

[18] 王建枝,钱睿哲.病理生理学[M].9 版.北京:人民卫生出版社,2018.

[19] Jameson J L, et al. Harrison's Endocrinology[M]. translated by Hu Renming, Li Yimin. Science Press, 2018.

[20] 吴勉华,王新月.中医内科学[M].9 版.北京:中国中医药出版社,2012.

[21] 闫敬来.急症中西医诊疗技术[M].北京:科学出版社,2009.

[22] 陈镜合,周海平.中西医结合急症诊治[M].北京:人民卫生出版社,2003.

[23] 胡新磊,苏军红,祁建华,等.内分泌代谢急诊与重症诊疗学.[M].北京:科学技术文献出版社,2013.

[24] 赵家利,吴先正.内分泌代谢急症——实例分析[M].北京:人民卫生出版社,2015.

[25] 林果为,王吉耀,葛均波.实用内科学[M].15 版.人民卫生出版社,2017,11:2412-2417.

[26] 张文武.急诊内科手册[M].2 版.人民卫生出版社,2019:636-641.

[27] 翟笑,肖新华.糖尿病酮症酸中毒的救治及进展[J].临床内科杂志,2017,34(3):152-154.

[28] 张伯礼,吴勉华.中医内科学[M].新世纪第四版.中国中医药出版社,2017,8:471-480.

[29] 韩冬瑞,李文宝,李士华.酒精性酮症酸中毒的治疗进展[J].临床急诊杂志,2014,15(12):772-774.

[30] 熊佳.中医药治疗 2 型糖尿病酮症酸中毒的研究进展[J].中华中医药学会糖尿病分会 2019 全国中青年中医糖尿病论坛论文集,2019:178-180.

[31] 葛均波,徐永健.内科学[M].8 版.北京:人民卫生出版社,2013.

[32] 胡新磊,苏军红,齐建华,等.内分泌科急症与重症诊疗学[M].北京:科学技术文献出版社,2013.

[33] Scoglio M, Bronz G, Rinoldi P O, et al. Electrolyte and Acid-Base Disorders Triggered by Aminoglycoside or Colistin Therapy: A Systematic Review[J]. Antibiotics (Basel), 2021, 10(2): 140.

[34] Bossong O, Rudin C, Szinnai G, et al. Severe Disruption of Water and Electrolyte Balance After Appendectomy: A Case Report[J]. A A Pract, 2018, 11(11): 299-303.

[35] Gottfriedová H, Horáčková M, Čáslavská M, et al. Disorders of water and electrolyte metabolism and changes in acid-base balance in patients with ascitic liver cirrhosis[J]. Cas Lek Cesk, 2017, 156(3): 150-152.

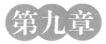

第九章

泌尿系统危重症

第一节

急性肾功能衰竭

急性肾功能衰竭（acute renal failure，ARF）是由多种病因引起肾脏排泄功能在短时间内（数小时至数周）急剧下降而出现的一组临床综合征，表现为血尿素氮（BUN）及血清肌酐（SCr）水平升高、水电解质和酸碱失衡以及全身各系统症状，可伴有少尿（<400 mL/24 h 或 17 mL/h）或无尿（<100 mL/24 h）。

急性肾功能衰竭按照病因可分为肾前性、肾性和肾后性 3 类。急性肾功能衰竭是临床常见疾病，可发生于临床多个学科，占住院患者的 1%~5%，重症监护病房中可高达 20%~30%。20 世纪50 年代，急性肾功能衰竭的死亡率为 50%~60%；近年来，尽管血液净化治疗技术持续发展，连续性血液净化临床应用日益广泛，多器官功能障碍综合征伴急性肾功能衰竭的死亡率仍高达 40%~80%。早期诊断、明确病因和积极治疗，才能提高患者的生存率。

尽管急性肾功能衰竭概念明确，但并无统一的诊断标准。文献中有关急性肾功能衰竭的定义多达 30 余种，重者需要透析治疗，轻者只有 SCr 微小变化。鉴于此，2002 年 ADQI（acute dialysis quality initiative）研究组重新提出了急性肾功能衰竭的定义和分期，即 RIFLE 标准：风险（risk）、损伤（injury）、衰竭（failure）、丧失（loss）和终末期肾病（end stage renal disease，ESRD）的定义和分级标准，得到了国际肾脏病学界的重视。在此基础上，2004 年 9 月，ADQI 研究组联合美国肾脏病学会、国际肾脏病学会、美国肾脏病基金会、欧洲重症监护医学会及危重症监护医学会共同创建了急性肾损伤信息网，并提出了"急性肾损伤"（acute kidney injury，

AKI）的概念，对急性肾损伤的分期进行了更新，使其更符合实际。急性肾损伤已成为急性肾功能衰竭研究的热点。急性肾损伤指急性肾小管损伤导致的肾功能减退，但循环血容量不足（肾前性）、急性尿路梗阻及肾实质疾病除外。KDIGO 指南定义的急性肾损伤标准是：48 小时内血肌酐（SCr）增高≥26.5 μmol/L；或 SCr 增高至≥基础值的 1.5 倍，且明确或经推断其发生在之前 7 日之内；或持续 6 小时尿量每小时<0.5 mL/kg。

既往急性肾功能衰竭诊断标准中，SCr 升高88~177 μmol/L（1~2.0 mg/dL）和尿量（每日尿量持续<400 mL）的变化，已达到急性肾损伤 2~3 期标准，急性肾损伤 1 期患者有可能被漏诊。研究发现，即使是 SCr 轻微上升，也会导致严重并发症，并影响患者预后。因此，急性肾损伤是指急性肾功能衰竭的全过程，而传统的急性肾功能衰竭仅指肾功能严重损害的一个时期。采用急性肾损伤诊断，可有助于早期识别和诊断急性肾功能衰竭，以便及早采取治疗措施。

急性肾损伤的提出，为急性肾功能衰竭的诊断研究提供了新的客观标准。但有关急性肾损伤的程度，目前只是一个尝试，其临床应用价值、适用范畴还在探索之中，而且一般仅指急性肾小管坏死（acute tubular necrosis，ATN）。由于绝大多数临床医师还是习惯使用原来的"急性肾功能衰竭"的定义。因此，为了表述方便，本节仍沿用急性肾功能衰竭这一名称，部分引用急性肾损伤概念。

急性肾功能衰竭是西医学病名，属中医学"癃闭""水肿""关格"诸范畴。《证治汇补》云："既关且格，必小便不通，旦夕之间，陡增呕恶，此因浊邪壅塞三焦，正气不得升降，所以关应下而小便闭，格应上而呕吐，阴阳闭绝，一旦即死，最为危候。"《素问·宣明五气论》云"膀胱不利为癃"，指出癃闭是以小便点滴而出，甚至闭塞不通为主症之疾

患。《景岳全书·癃闭》云"水道不通,则上侵脾胃而为胀,外侵肌肉而为,泛及中焦则为呕,数日不通,则奔迫难堪,必致危殆",其症状的描述及预后与急性肾衰竭非常相似。急性肾衰竭的病因大多为外感六淫邪毒、饮食不当、情志内伤、瘀浊内停、体虚久病、中毒虫咬、药毒伤肾等有关。引起急性肾衰竭的诸种原因归纳起来可分为三大类,即化源不足,溺窍闭阻,邪气隔拒三焦。

【病因病理】

(一)西医病因病理

根据病变部位和病理类型不同,急性肾功能衰竭可分为肾前性、肾性和肾后性三大类,各有不同病因和发病机制。狭义急性肾功能衰竭是指由缺血或中毒所致的急性肾小管坏死。

肾前性急性肾功能衰竭

肾前性急性肾功能衰竭又称为肾前性氮质血症,是指有效循环血量下降所致的功能性肾小球灌注压下降,肾实质的结构并无异常变化;在肾脏血供和肾小球灌注压恢复之后,肾小球滤过率(GFR)可迅速恢复正常。但是,如果导致肾脏灌注不足的肾前性因素持续不缓解,肾前性急性肾功能衰竭会进展为肾性急性肾功能衰竭。

1. 病因 低血容量、心排血量下降、全身血管扩张或肾动脉收缩等引起有效循环血容量减少时,即可导致肾前性急性肾功能衰竭。一些血管活性介质和药物,如高钙血症、内毒素、造影剂、钙神经蛋白抑制剂(环孢素、他克莫司)、两性霉素 B、肾上腺素和去甲肾上腺素、麦角胺以及大剂量多巴胺等,可导致肾脏血管收缩,引起肾小球低灌注,其功能、临床表现和尿液改变均类似肾前性急性肾功能衰竭,上述情况持续存在或严重者可引起肾小管坏死。

2. 发病机制 有效循环血量不足,导致全身动脉血压下降,进而激活动脉(如颈动脉窦)和心脏的压力感受器,引发一系列的神经和体液反应,包括交感神经和肾素-血管紧张素-醛固酮系统活化,释放血管升压素[AVP,也称血管升压素、抗利尿激素(ADH)]等。为达到维持血压、保持心脏和脑灌注的目的,去甲肾上腺素、血管紧张素Ⅱ和血管加压素通过以下机制调节:① 收缩包括皮肤、肌肉和内脏器官等"次要脏器"的血管床。② 减少汗腺分泌和盐的丢失。③ 刺激口渴和摄盐中枢。④ 增加肾脏盐和水潴留。

当肾灌注不足时,首先依赖其自身调节机制,以维持正常 GFR:① 入球小动脉壁的牵张感受器受刺激,使入球小动脉平滑肌细胞舒张和血管扩张。② 肾脏扩血管性前列腺素(如前列环素、前列腺素 E_2)、激肽释放酶、激肽以及一氧化氮(NO)合成增加。③ 肾素-血管紧张素-醛固酮系统兴奋,使出球小动脉收缩。平均动脉压(MAP)达 80 mmHg 时,肾脏的调节机制发挥达极限,入球小动脉最大程度扩张,以保持肾小球的灌注压和滤过压、肾血浆滤过分数增加,从而维持正常 GFR。但 MAP<80 mmHg 或肾小球灌注压超出肾血管自身调节范围,GFR 下降则可导致氮质血症。MAP>80 mmHg 时,也可能发生肾前性急性肾功能衰竭,如以下几种情况:① 老年患者。② 肾血管和小动脉疾病(如高血压肾小动脉硬化、糖尿病肾病)。③ 血管紧张素Ⅱ持续升高,使出球和入球小动脉同时收缩,导致肾小球灌注压降低。④ 肾脏自身调节机制受损:如服用非甾体抗炎药(NSAIDs)、环氧化酶-2(COX-2)抑制剂、血管紧张素转化酶抑制剂(ACEI)和血管素Ⅱ受体拮抗剂(ARB)。NSAIDs 和 COX-2 抑制剂,可抑制肾脏前列腺素合成,不影响正常人 GFR,但在血容量不足或有效循环血量下降时,可诱发肾前性急性肾功能衰竭。慢性肾功能衰竭(chronic renal failure,CRF)的残存肾单位依赖前列腺素的作用,维持代偿性高灌注和GFR;抑制前列腺素类药物,可使代偿机制丧失而导致 GFR 下降。双侧肾动脉狭窄或孤立肾肾动脉狭窄的患者,服用 ACEI 和 ARB 后可削弱其代偿机制,30%患者会出现可逆性急性肾功能衰竭。

肾性急性肾功能衰竭

肾性急性肾功能衰竭是由于各种肾脏疾患所致,或由于肾前性因素持续存在而使病情进展所致,占急性肾功能衰竭的 5%~50%。按病变部位及性质不同,肾性急性肾功能衰竭分为:① 肾血管疾病。② 肾脏微血管和肾小球疾病。③ 急性间质性肾炎。④ 缺血和中毒性急性肾小管坏死。

1. 肾血管疾病 由肾脏动脉或静脉疾病导致急性肾功能衰竭较少见。本病多为双侧血管受累,原有慢性肾脏疾病或孤立肾者可为单侧受累。

急性肾动脉闭锁,可见于粥样硬化栓子、血栓形成或血栓栓塞、主动脉夹层和大动脉炎(极为罕见)及经典型结节性多动脉炎。其中在血管造影、血管成形术或主动脉手术中,从动脉粥样硬化斑块上脱落的粥样硬化栓子造成的动脉栓塞最为常见;胆固醇栓子可栓塞在中型或小型肾动脉分支处,引起炎症反应,特征性表现为内膜增厚、血管壁增厚和巨噬细胞浸润、纤维化及血管腔不可逆性闭锁。肾动脉血栓多来源于心脏,患者可伴发房性心律失常和附壁血栓,导致急性肾梗死。肾动脉粥样硬化患者在发生创伤性内膜撕裂或肾移植手术吻合血管时,在原有粥样斑块的基础上,可形成血栓。除了在肾移植术后,由肾静脉血栓导致的急性肾功能衰竭极为罕见,仅见于成人肾病综合征或严重脱水的儿童。

2. 肾小球疾病 伴有肾小球大量新月体形成的急进性肾小球肾炎和严重塌陷性肾小球疾病,尤其在肾脏灌注减少时,可出现急性肾功能衰竭,也可伴严重肾小管急性损伤,但其临床表现和实验室检查不同于肾前性急性肾功能衰竭和急性肾小管坏死,在某些情况下需要行肾活检,以明确诊断。

3. 肾脏微血管疾病 任何影响肾脏微血管供血的疾病,都可导致急性肾功能衰竭,如溶血性尿毒症综合征/血栓性血小板减少性紫癜(hemolytic-uremic syndrome/thrombotic thrombocytopenia purpura,HUS/TTP)、恶性高血压和高黏血症等。

4. 急性间质性肾炎 病因包括药物性过敏性间质性肾炎、严重感染、自身免疫性疾病、移植肾排斥反应以及肾脏肿瘤细胞浸润(如类肉瘤、淋巴瘤和白血病等)。

5. 急性肾小管坏死

(1)缺血性急性肾小管坏死:肾前性急性肾功能衰竭和缺血性急性肾小管坏死,均以肾脏低灌注为特征,但前者低灌注程度较轻,而后者低灌注程度更重,且持续时间更长,通常与其他损伤肾脏的因素同时存在。缺血性急性肾小管坏死常见于以下情形:① 手术。心脏手术后缺血性急性肾小管坏死的风险与心肺旁路时间以及术前、术后心功能相关,急诊腹主动脉瘤破裂修补术后以及需要长时间(>60分钟)夹闭肾动脉上段腹主动脉手术后,急性肾小管坏死发生率最高。但有50%手术后的急性肾小管坏死患者并未发生明确的低血压。② 创伤。严重创伤后急性肾功能衰竭常为

多因素所致,与低血容量、肌红蛋白血症及其肾毒性药物等有关。③ 烧伤。超过体表面积15%的严重烧伤时,有20%~40%发生急性肾小管坏死,早期发生者多与低血容量有关,病程中发生的急性肾功能衰竭则与脓毒症、横纹肌溶解综合征和肾毒性抗生素等多因素相关。④ 脓毒症。可引起全身性血管扩张和肾血管收缩,从而导致急性肾小管坏死。此外,内毒素可增加肾组织对缺血损伤的敏感性。

(2)肾毒性急性肾小管坏死:多种药物、外源性及内源性毒素,可导致急性肾小管坏死,尤其以一些新型抗生素和抗肿瘤药物最为突出;一些内源性物质在高浓度时,也可导致急性肾小管坏死。肾毒性急性肾小管坏死的发生机制,主要与肾内血管收缩、直接小管毒性和肾小管梗阻有关。由于肾脏血流丰富(占心排血量的25%),肾髓质间质(通过逆流倍增机制)和肾小管上皮细胞(通过特殊的转运子)具有浓缩毒素的特点。此外,肾脏也是机体内重要的代谢场所,许多相对无毒的内源性或外源性物质,都在肾脏被分解成毒性代谢产物;同时在并发缺血、低灌注、脓毒症、老年人及其他损伤因素时,肾脏对毒素的敏感性显著增加,均有可能造成肾脏损害。

肾后性急性肾功能衰竭

肾后性急性肾功能衰竭见于各种原因引发的急性尿路梗阻,肾脏以下尿路梗阻,使梗阻上方的压力升高,甚至出现肾盂积水。因肾实质受压,致使肾脏功能急剧下降,故又称为急性梗阻性肾病。由于肾脏具有强大的代偿能力,故导致急性肾功能衰竭的梗阻部位常见于尿道(尿道外口至膀胱颈之间)或双侧输尿管。慢性肾功能衰竭或孤立肾单侧输尿管梗阻时,也会导致急性肾功能衰竭。膀胱颈是导致肾后性急性肾功能衰竭最常见的梗阻部位,常继发于前列腺疾病(如增生、肿瘤、感染等)、神经源性膀胱及抗胆碱能药物治疗后。其他少见的原因包括急性下尿路梗阻(结石、血块)和痉挛性尿道炎。输尿管梗阻可发生在腔内(结石、血块、坏死脱落的肾乳头)、管壁(肿瘤)或腔外压迫(腹膜后纤维化、肿瘤或脓肿、手术误结扎)等。梗阻早期阶段(数小时至数日)由于持续产生尿液,导致梗阻以上部位腔内压升高,逐渐引起近端输尿管、肾盂和肾盏扩张,最终使GFR下降。最初

梗阻时,肾血流量可中度增加,但随后动脉收缩,使 GFR 进一步下降。肾后性急性肾功能衰竭也可见于结石、前列腺肥大、神经源性膀胱、肿瘤、血块堵塞等,或见于肿瘤压迫和腹膜后纤维化、粘连等引起的输尿管外梗阻。从总体上看,肾后性急性肾功能衰竭在急性肾功能衰竭中的比例并不高,占整个急性肾功能衰竭的 2%~10%。然而,这种类型急性肾功能衰竭,尤其多见于儿童及老年两种人群中,后者常常由于前列腺肥大、后腹膜和盆腔肿瘤而发生梗阻。随着尿路梗阻的解除,肾后性急性肾功能衰竭亦可随之而得以恢复,因而在临床上正确诊断肾后性急性肾功能衰竭的意义重大。引起梗阻性急性肾功能衰竭的原因很多,大体上可区分为肾内、肾外和尿道梗阻三大类。

急性肾小管坏死的发病机制

急性肾小管坏死是医院获得性急性肾功能衰竭的最主要原因,通常由缺血或肾毒性因素所致,但在多数情况下两者兼而有之。在 ICU 中,2/3 的急性肾功能衰竭为肾缺血、脓毒症及肾毒性因素共同所致,与缺血导致的细胞内三磷酸腺苷(ATP)缺乏和中毒导致的直接肾小管上皮细胞损伤有关。急性肾小管坏死时伴有肾实质结构的改变,在肾脏灌注恢复之后,肾功能通常不会立即恢复。严重的急性肾小管坏死,可出现双侧肾皮质坏死和不可逆性肾功能衰竭。迄今为止,急性肾小管坏死的确切发病机制并不十分清楚,造成急性肾小管坏死的病因复杂,发病机制存在差异,但均涉及肾小管上皮细胞损伤和 GFR 下降两个方面,并影响肾小管上皮细胞修复过程和预后。

(二)中医病因病机

急性肾功能衰竭的产生原因很多,中医学认为其发病与人体水液代谢异常密切相关。正常人体内的水液代谢有赖于三焦的决渎,而三焦水道通调又靠肺气的肃降、脾的运化输布、肾气的蒸腾开合、小肠的下渗、膀胱的气化等诸脏腑相互配合协调共同完成。如《素问·经脉别论》说:"饮入于胃,游溢精气,上输于脾,脾气散精,上归于肺,通调水道,下输膀胱,水精四布,五经并行,合于四时五脏阴阳,揆度以为常也。"这段话基本概括了津液的生成、输布及排泄的全过程。其中尤以肺、脾、肾三脏功能最为重要,任何原因影响其中的某个脏器功能,会使脏腑功能失调,三焦气化失司,病势凶险,病情危重。引起癃闭的无论是外感六淫、意外伤害,还是脏腑气机失调,均有可能影响三焦通调水道的功能,正气不得升降,浊邪壅滞而成癃闭。急性肾功能衰竭的产生与肺、脾、肾、小肠、膀胱诸脏腑密切相关,其病因病机虽各有所异,但诸种原因归纳起来可分为三大类,即化源不足、溺窍闭阻、邪气隔拒三焦。治当祛邪安正为主。

【临床表现】

(一)病史

详细的病史常可提供急性肾功能衰竭的病因,例如应用肾毒性药物史、近期动脉造影史或发现容量耗竭等均提供了重要的诊断信息。急性肾功能衰竭早期症状隐匿,可被原发疾病所掩盖,即使尿量开始减少,也容易被忽视。典型急性肾小管坏死一般经过为少尿期、移行期、多尿期和恢复期。

(1)少尿期:此期一般持续 1~2 周,少数仅持续数小时,延长者可达 3~4 周。少尿期长,则肾损害重;如超过 1 个月,提示有广泛的肾皮质坏死。

(2)移行期:患者度过少尿期后,每日尿量超过 400 mL 即进入移行期。这是肾功能开始好转的信号。

(3)多尿期:尿量可多达每日 4 000~6 000 mL,此期的早期阶段 BUN 尚可进一步上升。此后,随着尿量的继续增加,水肿消退,血压、BUN 和 SCr 逐渐趋于正常,尿毒症及酸中毒症状随之而消失。本期一般持续 1~3 周,可发生脱水、低血压(低血容量性)、低钠和低钾血症,应注意监测和纠正。约有 1/4 的患者死于多尿期,原因多为感染,其次为电解质失衡。当 BUN、SCr 降到正常时,多数患者肾功能得到恢复。

(4)恢复期:肾功能完全恢复需 6 个月至 1 年时间,少数患者肾功能不能完全恢复,而遗留永久性肾损害。

(二)症状与体征

1.尿量减少 通常发病后数小时或数日出现少尿(每日尿量<400 mL)或无尿(每日尿量<50 mL)。无尿,通常提示完全性尿路梗阻,但也可见于严重

的肾前性或肾性急性肾功能衰竭（如肾动脉阻塞、血管炎）。但非少尿型急性肾功能衰竭者，尿量可正常甚至偏多。

2. 氮质血症 急性肾功能衰竭时，摄入蛋白质的代谢产物不能经肾脏排泄而潴留在体内，可产生中毒症状，即尿毒症。尿毒症的严重程度与 BUN 的上升速度有关。据统计，BUN 每日上升 17.85 mmol/L（50 mg/dL）者，死亡率约为 20%；若 BUN 每日上升 25.0 mmol/L（70 mg/dL），则死亡率可高达 50% ~ 70%。BUN 每日上升 >8.93 mmol/L（25 mg/dL）者，称为高分解代谢。少尿型急性肾功能衰竭患者通常有高分解代谢，BUN 和 SCr 平均每日增加分别可达 7 ~ 35 mmol/L（20 ~ 100 mg/dL）和 200 ~ 300 μmol/L（2.3 ~ 3.4 mg/dL），表明肾脏组织和功能损害均十分严重，蛋白质分解代谢增加，或蛋白质摄入过多，热量供应不足。此外，BUN 升高并非都是高分解代谢，胃肠道大出血、血肿等积血被吸收后，也会加重氮质血症。

3. 液体平衡紊乱 由于盐和水排出减少致使水、钠潴留，常常导致全身水肿、脑水肿、肺水肿及心力衰竭、血压增高和低钠血症。大量输液，特别是输注低张液体，以及未限制水摄入也是容量负荷过重、低钠血症的原因。患者可表现为嗜睡，进行性反应迟钝，甚至癫痫发作（因脑水肿所致）。

4. 电解质紊乱

（1）高钾血症：高钾血症是急性肾小管坏死最严重的并发症之一，也是少尿期的首位死因。引起高钾血症的原因如下：① 肾脏排钾减少。② 并发感染、溶血及大量组织破坏，钾离子由细胞内释放入细胞外液。③ 酸中毒致使氢钾交换增加，钾离子由细胞内转移到细胞外。④ 摄入富含钾的食物、使用保钾利尿剂或输注库存血，均可加重高钾血症。

血钾 <5.5 mmol/L 时，心电图可正常；血钾在 5.5 ~ 6.5 mmol/L 时，心电图表现为 T 波高尖、Q-T 间期延长；血钾在 6.6 ~ 7.5 mmol/L 时，QRS 综合波变宽，且与 T 波融合，P 波振幅降低，P-R 间期延长，房室结传导减慢，可见室性心动过缓等心律失常表现。严重时，出现心室纤颤或停搏。严重高钾血症，可以出现神经肌肉系统的异常，如感觉异常、反射功能异常和上行性迟缓性呼吸麻痹。

（2）低钠血症：低钠血症主要是由于水过多所致的稀释性低钠血症。此外，恶心、呕吐等胃肠道失钠，以及对大剂量呋塞米治疗有反应的非少尿型患者也可出现失钠性低钠血症。因血渗透降低，导致水向细胞内渗透，出现细胞水肿，严重者可表现为脑水肿。

（3）高磷血症：高磷血症是急性肾功能衰竭常见的并发症，在高分解代谢或急性肾功能衰竭伴大量细胞坏死者（如横纹肌溶解、溶血或肿瘤溶解）中，高磷血症可能更明显 [3.23 ~ 6.46 mmol/L（10 ~ 20 mg/dL）]。

（4）低钙血症：转移性磷酸钙盐沉积，可导致低血钙。由于 GFR 降低，导致磷潴留，骨组织对甲状旁腺激素抵抗和活性维生素 D_3 水平降低，低钙血症极易发生。由于患者往往存在酸中毒，游离钙水平并不降低，患者可出现无症状性低钙血症。但是在横纹肌溶解综合征、急性胰腺炎、酸中毒经碳酸氢钠纠正后，患者可出现低钙血症的症状，表现为口周感觉异常、肌肉抽搐、癫痫发作、出现幻觉和昏睡等症状，心电图提示 Q-T 间期延长和非特异性 T 波改变。在高危患者中可出现 Chvostek 征（轻叩面神经支配的颌骨，引起面部表情肌收缩）和 Trousseau 征（用血压袖带阻断上肢动脉血供之后而产生的腕痉挛），这些往往是手足搐搦的前驱症状。

（5）高镁血症：急性肾小管坏死时常常出现高镁血症，可引起心律失常，ECG 示 P-R 间期延长。

（6）低镁血症：常见于顺铂、两性霉素 B 和氨基糖苷类抗生素所致的肾小管损伤，可能与髓袢升支粗段镁离子重吸收部位受损有关。低镁血症常无症状，但有时可表现为神经肌肉痉挛、抽搐和癫痫发作，或持续性低血钾或低血钙。

5. 代谢性酸中毒 正常蛋白质饮食每日可代谢产生非挥发性固定酸 50 ~ 100 mmol（主要是硫酸和磷酸），通过肾脏排泄而保持酸碱平衡。急性肾小管坏死时，肾脏不能排出固定酸是引发代谢性酸中毒的主要原因。临床表现为深大呼吸（Kussmaul 呼吸），血 pH、碳酸氢根（HCO_3^-）和二氧化碳结合力（CO_2CP）降低，由于硫酸根和磷酸根潴留，常伴阴离子间隙（AG）升高。酸中毒对代谢和血流动力学可产生一系列不良影响。例如，严重的酸中毒可抑制心肌收缩力，进一步加重低血压，导致胰岛素抵抗，碳水化合物利用不良，蛋白质分解增加。输注碳酸氢钠不能纠正的严重酸中毒，应立即行肾脏替代治疗。

6. 消化系统 通常为急性肾功能衰竭首发症状，主要表现为厌食、恶心、呕吐、腹泻、呃逆，约25%的急性肾小管坏死患者并发消化道出血，出血多由胃黏膜糜烂或应激性溃疡引起。因为肾脏淀粉酶排出减少，血淀粉酶升高，一般不超过正常值的2倍。反之，提示急性胰腺炎的可能。在死亡的急性肾小管坏死病例中，尸检证明35%有胰腺损伤。

7. 呼吸系统 可有呼吸困难、咳嗽、咳粉红色泡沫痰、胸闷等，与体液潴留、肺水肿和心力衰竭有关。急性肾功能衰竭往往并发难治性肺部感染，偶见急性呼吸窘迫综合征。

8. 循环系统 可有充血性心力衰竭、心律失常、心包炎和高血压等。容量超负荷、氮质血症、高钾血症、贫血和酸中毒等因素，是引起心肌抑制、心力衰竭的原因。高钾血症等电解质失衡和地高辛中毒，也可引发心律失常。心包炎是尿毒症晚期的严重并发症，随着早期透析的开展，其发生率已有所降低。但一旦发生，则是紧急透析的指征。应采用小剂量肝素、低分子肝素或无肝素连续性血液净化（CBP）治疗，可以减少心包出血和心脏压塞的危险。

9. 神经系统 可有昏睡、精神错乱、木僵、激动、精神病等精神症状，以及肌阵挛、反射亢进、不安腿综合征、癫痫发作等。早期常表现为肌肉阵挛和肌肉抽搐。随着病情进展，可发生人格改变、意识模糊、进行性意识不清、癫痫发作或昏迷（尿毒症脑病），重者可死亡。其发生机制与毒素潴留、水电解质紊乱及酸碱失衡有关，血液净化治疗可使其缓解。

10. 血液系统 可表现为贫血、白细胞升高、血小板功能缺陷和出血倾向。急性肾小管坏死发生10日后，即可出现贫血，与促红细胞生成素水平降低和骨髓抑制所致的红细胞生成减少、出血、血液稀释和红细胞寿命缩短有关。出血倾向主要由血小板功能异常所致，也与毛细血管脆性增加和贫血有关。白细胞升高，可能与感染和急性应激有关，但白细胞趋化功能减弱。

11. 营养和代谢异常 尿毒症患者常处于高分解代谢状态，蛋白质分解代谢加快，肌肉分解率增加，重者每日丢失肌肉1kg或1kg以上，其原因是：① 与蛋白质和碳水化合物分解代谢有关的激素水平升高，如胰高血糖素、儿茶酚胺和糖皮质激素。② 代谢性酸中毒，加速蛋白质分解。③ IL-1和TNF-α等细胞因子参与蛋白质分解过程。④ 营养成分摄入不足。

12. 感染 50%~90%急性肾小管坏死患者可并发感染，是少尿期常见且严重并发症之一，多见于严重外伤所致高分解代谢型急性肾小管坏死，预防性应用抗生素并不能减少发生率。最常见的感染部位依次为肺部、泌尿道、伤口和全身。细胞免疫功能低下、白细胞趋化功能不足、淋巴细胞相对减少、营养不良、创伤性检查和暴露的伤口等，都是感染的重要原因。

13. 其他 如横纹肌溶解综合征时可见上肢或下肢缺血征象；肾后性ARF可能出现无尿；紫癜性肾炎可能伴有皮疹；动脉血栓引起的肾功能衰竭可能伴有网状青斑及下肢栓塞的征象等。另外，老年ARF患者伴有骨骼疼痛，应警惕多发性骨髓瘤的可能；由系统性血管炎引起的肾小球肾炎所导致的ARF可能出现紫癜、肺出血、鼻黏膜炎症、溃疡等。

（三）四诊要点

初期主要为火热、湿毒、浊瘀之邪壅滞三焦，水道不利，后期以脏腑虚损为主。以火热邪为主，少阳郁热者，多见苔薄腻，脉弦滑；以湿度为主，湿浊壅滞者，多见舌苔黄腻，脉弦滑而数；浊瘀邪为主，瘀血内阻者，多见舌瘀紫，苔腻，脉涩。后期以脾肾气虚为主，多见舌质淡，苔薄白或微腻，脉沉弱。

【辅助检查】

（一）检查项目

1. 血液检查 急性肾功能衰竭患者可出现轻、中度贫血，部分和体液潴留、血液稀释有关；BUN和SCr可进行性上升，高分解代谢者上升速度较快，横纹肌溶解综合征引起的肌酐上升较快；血钾浓度可升高（>5.5 mmol/L），部分正常，少数偏低；血pH常低于7.35，碳酸氢根离子浓度多低于20 mmol/L，甚至低于13.5 mmol/L；血清钠浓度可正常或偏低；血钙可降低，血磷升高。自身抗体阳性（抗核抗体、抗中性粒细胞胞浆抗体、抗GBM抗体和抗"O"），补体水平降低，常提示可能为急性感染后肾小球肾炎和狼疮性肾炎等肾实质性疾病。如果患者有感染，应行血培养，排除急性肾功能衰竭伴发脓毒症。

2. 尿液检查

（1）尿常规：尿液外观多呈浑浊，尿色深。根据病情不同，可分别为尿蛋白定性−～+++。

（2）尿沉渣检查：可以发现肾小管上皮细胞、上皮细胞管型、颗粒管型、红细胞、白细胞和晶体存在，有助于急性肾功能衰竭的鉴别诊断，对区分肾前性、肾性和肾后性具有重要价值。

肾前性：典型表现为尿沉渣阴性，或仅有透明管型。透明管型可能由正常尿液成分浓缩而成，通常以髓袢上皮细胞分泌的 Tamm-Horsfall 蛋白为主要成分。

肾性：棕色颗粒状管型和小管上皮细胞管型，是缺血和肾毒性急性肾小管坏死的特征，但 20%～30% 的缺血或中毒性急性肾小管坏死患者可无管型尿。多形性红细胞管型，常提示为急性肾小球损伤和肾脏微血管疾病，也可见于急性间质性肾炎。白细胞管型和颗粒状管型，提示为间质性肾炎。粗大颗粒状管型是慢性肾脏疾病的特征，可能反映间质纤维化和肾小管扩张。90% 药物过敏性间质性肾炎，可见嗜酸细胞尿（占总细胞数 1%～50%）。尿酸盐结晶多见于尿酸性肾病患者。草酸盐（膜型）和马尿酸盐（针型）结晶的出现，可提示为乙二醇中毒。

肾后性：尿沉渣可为阴性，均一型血尿和脓尿，提示有尿路腔内梗阻（结石、脱落的肾乳头、血凝块）或前列腺疾病。

3. 尿液生化检测

尿液生化检测对于鉴别肾前性急性肾功能衰竭和急性肾小管坏死具有重要意义，但必须在输液、使用利尿剂或高渗药物前留取标本，否则结果不可靠。

（1）尿钠（UNa）：正常情况下，尿钠的排泄量取决于机体的容量状态。血容量不足所致肾前性急性肾功能衰竭时，尿钠排泄量下降（<10 mmol/L），肾小管坏死时，小管重吸收钠发生障碍，尿钠明显上升（>20 mmol/L）。研究证实，在少尿性急性肾功能衰竭患者中，90% 以上尿钠<20 mmol/L 者为肾前性急性肾功能衰竭，而>40 mmol/L 者多为急性肾小管坏死，故尿钠浓度是判断肾小管坏死的重要指标，敏感性达 90% 以上，但受袢利尿剂、多巴胺、甘露醇及盐水等因素影响，特异性不高。

（2）钠滤过分数（fraction of excretion of sodium，FENa）：钠滤过分数（FENa）是测定尿排泄钠占肾小球滤过钠的百分率，即肾小球滤过而未被肾小管重吸收钠的百分率，其计算方法：FENa（%）=（尿量×尿钠）/（GFR×血钠）×100%=（尿钠×SCr）/（尿肌酐×血钠）×100%。公式中的尿钠、尿肌酐是指任何一次尿标本的测定，血钠和 SCr 是指留取尿标本同时采集血标本的测定值。FENa 对于鉴别肾前性急性肾功能衰竭与急性肾小管坏死的敏感性及特异性高达 90%，90% 肾前性急性肾功能衰竭时 FENa<1%，而急性肾小管坏死时通常 FENa>2%，FENa<1% 者仅占 4.2%～9.7%。一般认为，FENa<1% 常提示肾小管功能完好，主要是细胞外液容量丢失和（或）心排血量下降所致，补足血容量可使肾功能逆转。

（3）肾衰指数（renal failure index，RFI）：RFI=（尿钠×SCr）/尿肌酐。同样，公式中尿钠、尿肌酐是指任何一次尿标本的测定，SCr 是留取尿标本同时采集血标本的测定值。RFI 的意义与 FENa 相类似，急性肾小管坏死时，RFI>2（平均值为 5～10），肾前性急性肾功能衰竭时小于 1。

（4）尿/血渗量：尿渗量鉴别肾前性急性肾功能衰竭和急性肾小管坏死的敏感性仅为 60%～70%，观察尿/血渗量比值对鉴别诊断更有帮助。急性肾小管坏死时，丧失了尿浓缩功能，尿渗量明显下降，几乎接近血渗量；而功能正常的肾脏并发血容量下降时，尿渗量增加或变化不大，至少不小于 600 mOsm/（kg·H_2O），所以测定尿/血渗量比值较为准确。尿/血渗量比值大于 1.5，可以确诊为肾前性急性肾功能衰竭。

（5）尿和血尿素氮或肌酐比值：从尿和血 BUN 或 SCr 比值的变化中，也曾用以判断肾小管的功能。尿肌酐/血肌酐比值>40，多见于肾前性急性肾功能衰竭，但敏感性和特异性低。

4. 早期肾损伤的生物学标志

对于一些发生急性肾小管坏死的高危人群（如脓毒症、多器官功能障碍综合征、使用抗生素和大手术者），早期诊断急性肾小管损伤，及时调整治疗方案，防止肾损伤进一步加重，对改善预后至关重要。但目前临床常用评估肾功能损伤的指标（如 BUN、SCr 和尿量等）都不敏感，也不能反映肾功能受损的部位。近年研究证明，检测尿液中肾小管上皮细胞损伤的生物学指标，可早期诊断肾小管损伤。以下分别介绍这些标志物。

（1）尿酶：尿酶增高，预示着早期肾小管损伤,包括谷胱甘肽-S-转移酶(GSTs)、γ-谷氨酰基转移酶(γ-GT)、碱性磷酸酶(AKP)、N-乙酰-β-D-氨基葡萄糖苷酶(NAG)等,可以作为预测急性肾损伤的重要标志物。在一项前瞻性研究中,从患者入住 ICU 开始连续 7 日采集尿液标本,最终发生急性肾损伤的 4 例患者尿酶明显升高,其中 GSTs 及 γ-GT 预测急性肾损伤最敏感,其次为 AKP 和 NAG。GSTs 是在近曲小管和远曲小管中表达的可溶性酶,在各类肾脏损伤患者的尿液中,都可以先于 SCr 升高出现。AKP、γ-GT 都是刷状缘酶,分泌增加意味着刷状缘受损。NAG 是近曲小管刷状缘溶酶体特异性酶,是近端小管损伤的标志,但仍不如肾损伤分子-1(KIM-1)敏感。尿 NAG 升高,提示小管细胞损伤,预示着急性肾小管坏死患者需要肾脏替代治疗,且预后不良。但一些重金属和肾毒性物质可直接抑制 NAG 活性,因此不能反映这些因素导致的肾脏损害。

(2)低分子蛋白:正常情况下,低分子蛋白几乎完全被肾小球滤过,并被肾小管重吸收。因此,血液中低分子蛋白水平升高,可以作为近曲小管细胞受损的标志。这些蛋白包括胱抑素 C(cystatinC,CysC)、α₁-微球蛋白、β₂-微球蛋白和视黄醇结合蛋白(RBP)。CysC 是内源性半胱氨酸蛋白酶抑制剂,在正常情况下,有核细胞以恒定的速率合成,并释放入血液中,可从肾小球自由滤过,并在近端肾小管重吸收,且不能被肾小管分泌,血液 CysC 水平不受年龄、性别、种族和肌肉含量的影响。因此,在急性肾损伤时,能比 SCr 更好地反映 GFR 变化。研究发现,尿 CysC 可提早 1 日预测患者是否需要行肾脏替代治疗;在 ICU 中,CysC 可早于 SCr 升高 1~2 日,升高率为 50%。CysC 可先于 ADQI-RIFLE 标准 1~2 日检测出急性肾损伤,但不能鉴别急性肾损伤的病因。由于 CysC 在机体中稳定存在,不受其他因素(如炎症)的影响,故其灵敏性和实用性常常优于其他低分子蛋白。

(3)中性粒细胞明胶酶相关性脂质运载蛋白(neutrophil gelatinase-associated lipocalin,NGAL):NGAL 是脂质运载蛋白(lipocalin)家族的成员,是急性肾损伤早期敏感性和特异性较高的生物学标志物。NGAL 是分子量为 25 000 的蛋白质,以共价键结合于中性粒细胞明胶酶,在人类许多组织(如肾脏、肺)上均呈低表达状态,但在上皮细胞受到刺激时会显著高表达,损伤的肾小管上皮细胞表

达的 NGAL 可诱导肾小管间质中浸润的中性粒细胞发生凋亡,以保护肾组织免于炎性细胞损害。在 ICU 中,由脓毒症、缺血或肾毒性药物导致的成人急性肾功能衰竭患者(定义为 SCr 在 5 日内增倍者),其血浆和尿 NGAL 水平分别较正常对照增加 10 倍和 100 倍,并与 SCr 高度相关。

5. 影像学检查 急性肾功能衰竭患者应行影像学检查。① 明确肾脏大小:急性肾功能衰竭通常双肾增大。若双肾已缩小,常提示为慢性肾功能衰竭。但某些慢性肾脏疾病(如糖尿病肾病、肾淀粉样变性和多囊肾)例外。② 排除尿路梗阻。③ 明确有无血管病变。肾脏 B 超是首选的检查方法。必要时,可行 CT 等辅助检查。

(1)肾脏超声检查:① 诊断尿路梗阻。超声是诊断梗阻或慢性肾脏疾病的重要手段,也是发现梗阻的最敏感手段(阳性率 98%)。尿路梗阻常常导致泌尿系管腔扩张,表现为肾盂、肾盏及输尿管的扩张(肾盂积水),但在慢性进行性梗阻、腹膜后纤维化和输尿管肉瘤时,集合管系统扩张可不明显。超声检查不能精确确定梗阻的解剖位置。② 判断肾脏大小。无尿路梗阻、积水时,若肾脏体积增大,提示可能有急进性肾小球肾炎、淀粉样变性、肿瘤浸润、糖尿病肾病和肾静脉栓塞;肾脏体积缩小和回声增强,是慢性肾功能衰竭的一个可靠征象。但即使肾脏的体积缩小,也不能排除在慢性肾脏病基础上并发肾前性急性肾功能衰竭和急性肾小管坏死的可能性。

(2)腹部 X 线平片:检查简单、方便,高质量的腹部 X 线平片可以显示肾、输尿管和膀胱等部位的结石,以及超声难以发现的小结石,是怀疑梗阻性急性肾功能衰竭必需的检查。

(3)CT 扫描:对于评估尿道梗阻更具优势,还有助于确定梗阻部位和明确腹膜后感染组织(腹膜后纤维化)或腹膜后恶性肿瘤。

(4)肾血管造影:当怀疑肾动脉梗阻(栓塞、血栓形成、动脉瘤)时,可以行 CT 血管造影(CTA)和核磁共振血管造影(MRA),以确定梗阻部位。

6. 肾组织活检 肾前性、肾后性、肾血管性急性肾功能衰竭和典型急性肾小管坏死,无须肾活检明确诊断,但在下列情形下应当行肾活检:① 存在缺血和肾毒性因素之外的肾性急性肾功能衰竭,可能需要特殊治疗,如急进性肾炎综合征、溶血性尿毒症综合征/血栓性血小板减少性紫癜和急性

间质性肾炎等。②原有肾脏疾病的患者发生急性肾功能衰竭。如狼疮性肾炎患者出现急性肾功能衰竭时,应当鉴别新月体性狼疮性症性血管坏死、血管炎、缺血性或药物中毒性急性肾小管坏死以及药物过敏性急性间质性肾炎等。③伴有系统性受累表现的患者,如伴有贫血、长期低热、淋巴结肿大等。④临床表现不典型者,肾活检鉴别是缺血/中毒性急性肾小管坏死或急性间质性肾炎。⑤临床诊断缺血或中毒性急性肾小管坏死,4~6周后肾功能不恢复。⑥肾移植后移植肾功能延迟恢复,已排除外科并发症者。

(二)主要危重指标与监测

根据急性肾损伤定义,临床依据 SCr 和尿量变化幅度,将急性肾损伤分为 3 期。在不考虑肾脏替代治疗对 AKI 分级影响的前提下,KDIGO - AKI_{SC} 标准诊断:

1 期:①1a 期:48 小时内 SCr 上升值≥26.5 $\mu mol/L$(0.3 mg/dL)。②1b 期:7 日内 SCr 达到基线水平 1.5~1.9 倍。若患者在住院 48 小时内达到 1a 期,但在此后的 7 日内达到 1b 期,则诊断为 1b 期。③连续 6~12 小时每小时尿量<0.5 mL/kg。

2 期:① SCr 达到基线水平 2.0~2.9 倍。②连续 12 小时以上每小时尿量小于 0.5 mL/kg。

3 期:①3a 期:Scr≥353.6 $\mu mol/L$(4.0 mg/dL)且急性升高≥44.2 $\mu mol/L$。②3b 期:SCr 达到基线水平 3 倍。③年龄<18 岁,eGFR<35 $mL/(min \cdot 1.73 m^2)$。④或开始 RRT 治疗。⑤连续 24 小时尿量<0.3 L。⑥连续 12 小时以上无尿。

【诊断与鉴别】

(一)诊断要点

急性肾功能衰竭是一组临床综合征,而非单一疾病。若存在急性肾功能衰竭的诱因,临床表现出下列征象时,应考虑为急性肾功能衰竭:①突发性少尿或无尿。②原因不明的充血性心力衰竭、急性肺水肿。③电解质紊乱和代谢性酸中毒。④全身水肿或水肿加重。

监测尿量和 BUN、SCr 变化,是早期诊断急性肾功能衰竭最关键的手段。按照急性肾损伤诊断标准,当 SCr 绝对值增加≥26.5 $\mu mol/L$(0.3 mg/dL),或 SCr 上升至基础值 150%~200%,或每小时尿量<0.5 mL/kg,持续时间>6 小时即为急性肾损伤。既往无肾脏病史的患者,内生肌酐清除率(Ccr)<60 mL/min 和(或)SCr、BUN 明显升高(SCr>133 $\mu mol/L$,BUN>20 $mmol/L$),双肾增大,要考虑急性肾功能衰竭。

(二)鉴别诊断

西医鉴别

1.鉴别急性肾功能衰竭还是慢性肾功能衰竭

后者通常有慢性肾脏病史,双肾体积缩小,BUN(mg/dL)/SCr(mg/dL)≤10,伴有严重贫血(睑结膜苍白)、钙磷代谢紊乱和肾性骨病等表现。前者通常有明确诱因或用药史,肾脏体积明显肿大,BUN(mg/dL)/SCr(mg/dL)>10,贫血程度较轻,钙磷代谢紊乱程度轻,无肾性骨病的表现。但轻链沉积病、肾脏淀粉样变性、多囊肾及糖尿病肾病等疾病,引起的慢性肾功能衰竭,其肾脏体积可不缩小或反而增大,易被误认为是急性肾功能衰竭,须加以鉴别。

2.鉴别肾前性、肾后性急性肾功能衰竭或肾血管疾病

(1)肾前性:患者病史中存在循环血容量不足和(或)肾脏灌流量不足的诱因,则应考虑是否为肾前性急性肾功能衰竭。下列检查结果支持肾前性急性肾功能衰竭的诊断。①尿比重>1.015。②尿渗量>500 $mOsm/(kg \cdot H_2O)$。③尿钠浓度<10 $mmol/L$。④ BUN(mg/dL)与 SCr(mg/dL)比值>20。⑤钠滤过分数<1%。

疑诊肾前性急性肾功能衰竭的患者,在 30 分钟内快速静脉滴注等渗盐水 500 mL 后,如果尿量增多,则更加支持肾前性急性肾功能衰竭的诊断;反之,如果补充液体后患者尿量无明显增多,SCr 和尿素氮轻微或无明显下降,则应考虑为肾前性肾损伤已经转变为肾性急性肾功能衰竭,或在肾性肾功能不全基础上已存在肾前性加重因素。

(2)肾后性:所有疑诊急性肾功能衰竭的患者,均应实施肾脏超声检查。如肾脏超声提示有双侧肾盂积水和(或)双侧输尿管扩张,则说明存在肾后性梗阻,此时应首先考虑为肾后性急性肾功能衰竭。但是,长期的肾后梗阻也可导致肾实质性损害。因此,在解除肾后性梗阻后未出现尿量明显增多和肾功能好转,则应考虑在肾后性梗阻的基础上并发肾实质性功能损害。

（3）肾血管疾病：如果患者病史中有长期心房纤颤或近期有心肌梗死病史，或既往有动脉粥样硬化性疾病史，近期行过主动脉手术者，要考虑血栓或粥样硬化斑块脱落形成的肾动脉栓塞。而肾病综合征（膜性肾病）、高凝倾向、长期卧床的患者，突然出现腰腹痛，伴恶心、呕吐时，要考虑肾静脉栓塞。临床上表现为肾区绞痛、血尿和突发性少尿或无尿者，应实施肾动脉和（或）肾静脉血管超声检查。必要时，实施血管造影、CT 或磁共振血管造影，以明确诊断。

3. 肾性急性肾功能衰竭的原因和性质不同

（1）急性肾小管坏死：患者病史中有明确血容量不足、低血压过程，或曾使用肾毒性药物或毒物，肾脏病理可见肾小管上皮细胞坏死、脱落。

（2）肾小球疾病：有血尿甚至肉眼血尿、蛋白尿、高血压等表现，有些疾病还伴有特殊的肾外表现（如鼻窦炎、肺出血、皮疹、关节痛等），可通过血清学检查（ASO、补体、抗 GBM 抗体、抗中性粒细胞胞浆抗体、抗核抗体、抗 dsDNA 抗体、冷球蛋白）和肾活检肾脏病理示肾小球毛细血管内细胞明显增生性病变，毛细血管袢受压、管腔塌陷和（或）新月体形成等表现，加以明确诊断。

（3）微血管疾病：近期有胃肠道感染和腹泻史的患者，出现发热、恶性高血压、微血管病性溶血性贫血、皮肤瘀斑、血小板减少等表现，要考虑溶血性尿毒症综合征/血栓性血小板减少性紫癜等疾病，可行血涂片、乳酸脱氢酶等检查和肾活检（肾脏病理可见血栓性微血管病等血管病变），以明确诊断。

（4）急性间质性肾炎：有感染或药物过敏等病史，临床上伴有发热、皮疹及关节痛等症状，血和尿嗜酸细胞增多，可行淋巴细胞转化试验和肾活检（肾脏病理可见肾间质炎性细胞浸润和水肿），以明确诊断。

中医类证鉴别

淋证以小便频数短涩，滴沥刺痛，欲出未尽为特征，其小便量少，排尿困难与癃闭相似，但尿频而疼痛，且每日排出小便的总量多为正常。癃闭则无刺痛，每日排出的小便总量少于正常，甚则无尿排出。《医学心悟·小便不通》篇对癃闭与淋证早就做了明确的鉴别："癃闭与淋证不同，淋则便数而茎痛，癃闭则小便点滴而难通。"

【治疗】

（一）西医治疗

肾前性急性肾功能衰竭

肾脏灌注不足导致的功能性肾小球滤过率（GFR）下降，肾组织结构并无损害，尿检正常，因此治疗的重点是改善肾脏灌注。导致肾注不足的原因可分为 4 类：① 血管内血容量不足。② 有效动脉血容量不足，如心功能衰竭或血管扩张。③ 药物影响肾血流量的自身调节功能，如血紧张素转换酶抑制剂（ACEI）或非类固醇类消炎药（NSAIDs）等。④ 肾血过度收缩，全身循环血流量正常，但肾血管过度收缩，如服用环孢素、他克莫司（tacrolimus，也称 FK506），或使用造影剂等药物及高钙血症时。肾前性急性肾功能衰竭持续存在，可进展为缺血性急肾功能衰竭而延迟恢复。

1. 血管内容量不足 导致血管内容量不足的常见原因包括：① 液体摄入过少，见于不能正常进食和饮水的患者。② 容量丢失过多（包括出血、腹泻、呕吐等）。③ 细胞外液再分布，如液体从血管内向血管外（第三间隙）转移，常见于胰腺炎、横纹肌溶解综合征、低白蛋白血症、肝源性腹水及脓毒症等。

（1）补足容量：失血患者可通过输血、补充等张生理盐水溶液或其他等张溶液（如乳酸盐林格液）纠正血容量不足。非出血患者首选等张生理盐水，直至血流动力学状态稳定。液体的张力可根据患者的情况加以调整，以维持血管内容量、血清渗透压与 pH、电解质在正常范围。高钠血症患者可选择葡萄糖溶液，因为葡萄糖可被机体迅速代谢，相当于补充水分。低钾和酸中毒的患者可分别补充钾和碳酸氢盐。对于是否需要使用胶体来补充血容量，目前仍有争议，有研究发现胶体治疗组患者死亡的风险性反而增高。

（2）促进液体向血管内转移：细胞外液从血管内向血管外间隙再分布时，虽然总体细胞外水、钠负荷增加，但血管内容量却明显减少，治疗难度大。患者常有水肿，需要清除细胞外第三间隙中过多的水钠负荷，而血管内容量缺乏，极易发生肾前性急性肾功能衰竭。此时，应在补钠的同时利尿（排水），白蛋白、血浆等胶体溶液作为具有渗透活性的物质，促使液体向血管内转移，增加血管内容量、肾血流量和 GFR，在严重低白蛋白血症时，可用于减轻水肿、腹水、胸腔积液等症状。

（3）清除血管外过多液体：在白蛋白溶液中加入呋塞米（速尿）可增强利尿效果。呋塞米与白蛋白结合后，更易从血液中转运到近端小管细胞，近端小管细胞通过有机酸转运子将药物分泌至小管腔中，有利于药物到达髓袢升支粗段的作用位点而发挥利尿作用。利尿剂的用量可根据每日的尿量、体重变化及血液生化检查结果加以调整，以达到最佳利尿效果而不影响 GFR。袢利尿剂效果不佳时可联合使用噻嗪类利尿剂，在服用袢利尿剂前 30 分钟先口服长效噻嗪类（如美托拉宗 2.5～5 mg 或氢氯噻嗪 25～50 mg）或静脉注射噻嗪类（如氯噻嗪 250～500 mg）。过度使用利尿剂可导致血管内容量不足及肾前性急性肾功能衰竭，清除水、钠负荷的速度不宜过快，应与容量从血管外向血管内转移的速度相当，通常每日净脱水量不宜超过 1 L。

2. 有效动脉血容量下降　动脉血容量取决于心排血量和外周动脉阻力，必须积极治疗原发疾病，而非单纯补充血容量。

（1）心功能衰竭：主要治疗措施是增加心排血量、减轻后负荷。增加心排血量的方法有：① 使用扩血管药物（如硝酸酯类）减轻心脏前负荷。② 通过利尿或超滤清除过多容量负荷，以减轻左心室容积和左心室舒张末压力，提高心内膜下心肌灌注，间接降低肺毛细血管楔压，从而改善肺氧合功能，减轻由低氧血症所导致的升压物质的释放，减轻心脏后负荷。③ 使用正性肌力药物，增加心肌收缩力。④ 使用 ACEI 或血管紧张素 II 受体拮抗剂（ARB）等，减轻心脏后负荷。

（2）外周动脉过度扩张：外周动脉过度扩张所导致的肾前性急性肾功能衰竭，应停用扩血管药物，输注等张 NaCl 溶液和应用收缩血管的药物，如去甲肾上腺素，有效剂量范围 0.1～1.3 pg/（kg·min）。脓毒症时全身外周血管扩张，但内脏血管收缩；肝肾综合征时外周血管扩张，但肾血管持续收缩，需要使用加压素类似物（如特利加压素）等缩血管药物以增加 GFR。

3. 肾脏代偿反应机制受损　轻度低血容量时，通过代偿调节机制可使肾血流量维持在正常范围，以保证肾小球灌注压和 GFR。肾脏的代偿机制包括：① 血管壁内局部肌源性反射：肾内扩血管性前列腺素导致入球小动脉扩张。② 血管紧张素 II 选择性收缩出球小动脉：在这种情况下使用 NSAIDs、ACEI 或 ARB 类药物，可加重肾脏低灌注状态并导致肾前性急性肾功能衰竭，停用上述药物后 GFR 可迅速恢复。因此，血容量不足或有效动脉血容量不足（如心功能衰竭）时，使用上述药物应非常谨慎，高危患者在用药后近期（7～10 日内）应监测血清肌酐和血尿素氮。

4. 肾血管过度收缩　某些疾病和药物虽然不影响体循环血流动力学，但能直接导致肾血管收缩和急性肾功能衰竭，如肝肾综合征、造影剂、高钙血症、环孢素 A 和他克莫司等。这些诱因均可影响内皮细胞功能，导致内皮细胞释放强效的缩血管物质内皮素-1。迄今为止，尚无针对肾血管收缩的治疗措施，以往广泛使用的小剂量多巴胺，也称肾脏剂量多巴胺 [1～3 μg/（min·kg）] 并不能改善 GFR。对这类急性肾功能衰竭治疗的重点是避免血容量不足、调整药物剂量（如环孢素和他克莫司）、减少造影剂用量。高钙血症则首先要明确原因，根据病因不同可分别给予大剂量生理盐水加袢利尿剂、糖皮质激素、二磷酸盐、普卡霉素、降钙素及透析治疗等。

肾性急性肾功能衰竭

支持治疗是处理肾性急性肾功能衰竭的基础。不论是否需要血液净化，都必须给予支持治疗，以维持内环境、容量、电解质和酸碱平衡，保证营养供给。血液净化治疗是维持内环境稳定的重要手段。同时应寻找病因，积极治疗原发病，如肾血管血栓性疾病应给予抗凝和溶栓治疗；急进性肾小球肾炎给予大剂量激素、细胞毒药物治疗，必要时行血浆置换或免疫吸附；急性间质性肾炎应停用有关药物、给予激素治疗；溶血性尿毒症综合征/血栓性血小板减少性紫癜可给予血浆置换治疗；恶性高血压给予积极降压治疗等。

1. 支持治疗及并发症处理　不管何种原因导致的急性肾功能衰竭，都必须积极给予支持治疗，预防各种并发症，保证患者顺利度过急性期，同时为急性肾功能衰竭的恢复创造条件，促进肾脏功能恢复。

肾脏是排泄代谢产物，调节水、电解质和酸碱平衡的主要器官，急性肾功能衰竭常导致氮质血症、容量失衡、高钾血症、代谢性酸中毒和高磷血症等。临床应当密切评估病变程度，积极寻找并去除可能的诱因和加重因素，及时调整治疗。病情较轻的患者通过调整饮食，合理使用利尿剂、磷结合剂、碳酸氢钠等药物，即可避免上述并发症。但重症患者尤其是少尿型急性肾功能衰竭，常需要血液净化治疗才能维持内环境稳定。

（1）保持容量平衡：在急性肾功能衰竭时，低血容量将进一步加重急性肾损害；而高容量又可能造成肺水肿。因此，急性肾功能衰竭时应正确评估患者的血容量状态。临床征象和血流动力学指标（如中心静脉压、平均动脉压等）有助于评估血容量，指导补液量，避免容量过多或不足。急性肾功能衰竭时中心静脉压应 >0.49~0.79 kPa（5~8 cmH_2O），平均动脉压 >80 mmHg。

1）血容量不足：可在30分钟内快速补充500~1 000 mL晶体（低蛋白血症者可补充300~500 mL胶体），之后视病情变化可继续给予补液治疗，直至出现明显的利尿反应或容量过多的表现。

2）血容量过多：急性肾功能衰竭时肾脏维持容量平衡能力下降或丧失。少尿型的急性肾功能衰竭容易发生容量负荷过多，临床表现为颈静脉怒张、水肿、体重增加、胸腔积液或腹水、第三心音、肺底部湿性啰音及肺水肿等。血管内液体向血管外大量转移的急性肾功能衰竭患者（如脓毒症、胰腺炎、烧伤、低白蛋白血症及肝硬化腹水等），以及合并心脏疾病时，很容易出现肺水肿等并发症，但容量不足又可加重肾损害。

限制钠和水的摄入：容量过多但无明显临床症状的患者，可通过限水限盐减轻容量负荷。通常口服液体摄入量可控制在每日500~1 000 mL，钠摄入量控制在每日1~2 g，但不应为了限制容量而减少必要的治疗，如营养、抗生素、碳酸氢钠等。肾脏功能不足以维持机体容量平衡时，就应及时行血液净化治疗。非少尿性急性肾功能衰竭患者的容量控制相对放宽，以免容量不足。

利尿剂：急性肾功能衰竭时，联合多种利尿剂比单用袢利尿剂的效果更好。袢利尿剂［如呋塞米或布美他尼（丁尿胺）］先从常规剂量开始，如利尿效果不佳可在2小时内增大剂量（呋塞米200 mg，或布美他尼10 mg），或改持续静脉注射（呋塞米每小时10~40 mg，每小时最大剂量≤160 mg）。在口服（如氢氯噻嗪）或静脉注射噻嗪类利尿剂（如美托拉宗）30分钟之后静脉推注袢利尿剂，可通过多点阻断肾单位钠离子重吸收（袢利尿剂：髓袢；

噻嗪类：皮质远端肾单位）增加利尿作用。48小时内曾使用氨基糖苷类药物的患者则应避免使用袢利尿剂，以免加重氨基糖苷类的肾毒性和耳毒性。利尿剂治疗反应不佳时应及时停药，以避免长期用药导致耳毒性。

急性肺水肿的治疗：容量过多导致急性肺水肿时，应按以下步骤处理：① 立即将患者改为坐位，改善肺换气功能。② 静脉注射小剂量吗啡（2.5 mg，必要时可重复用药），具有扩张血管和抗焦虑作用。③ 静脉注射硝酸酯类（如硝酸异山梨醇每小时2~10 mg），具有扩张血管、减轻肺毛细血管压作用。④ 静脉推注呋塞米40~80 mg，减少血管内容量负荷。⑤ 血液净化治疗，无高钾血症和严重酸中毒者可予床边超滤，但血液透析（hemodialysis，HD）和连续性血液净化（continuous blood purification，CBP）更为有效。少尿型急性肾功能衰竭出现肺水肿者应立即行CBP。

（2）纠正电解质紊乱

1）低钠血症：急性肾功能衰竭时可出现水排泄障碍，加之进食中必然要摄入一些液体，故多数患者会出现稀释性低钠血症。少尿或无尿患者，适当应用利尿剂，水摄入量控制在每日500~1 000 mL，避免输注葡萄糖等低渗溶液，可避免稀释性低钠血症。

2）高钠血症：大量非显性失水、胃肠道失液以及不能进水（如机械通气）的急性肾功能衰竭患者可合并高钠血症，此时应当缓慢补充低渗液体，肠道功能正常的患者首选经口或鼻胃管补液，不能进食者可以静脉注射低渗盐水或葡萄糖溶液加胰岛素。

3）高钾血症：急性肾功能衰竭时肾脏排钾减少，同时受损伤的组织不断释放钾离子，脓毒症、横纹肌溶解综合征、肿瘤溶解、创伤时，血清钾离子浓度每日上升的速度一般为0.5 mmol/L，严重组织损伤时每日可达1~2 mmol/L，酸中毒可进一步加重高钾血症。限制钾的摄入、停止补钾及停用ACEI和保钾利尿剂等药物，可预防高钾血症。

高钾血症的处理取决于血钾升高速度和程度，以及高钾血症对心脏的影响。轻至中度高钾血症（血钾5.5~6.5 mmol/L）时，如患者无高钾血症的临床表现及心电图改变，可予限制钾的摄入和使用排钾利尿剂。有高钾血症的临床和心电图改变或重度高钾血症时（血钾 >6.5 mmol/L）需要急诊处理。在血液净化治疗之前应先给予药物处理：① 在 5 分钟内静脉推注 10% 葡萄糖酸钙或氯化钙溶液 10 mL，以拮抗高钾血症对心脏和神经系统的抑制作用，避免心脏骤停，但该措施并不能降低血钾水平。② 酸中毒时可给予 5% 碳酸氢钠，在 5 分钟内静脉推注 50 mmol 碳酸氢钠可快速促进钾离子向细胞内转移（15 分钟内起效，作用时间持续 1~2 小时），常与胰岛素–葡萄糖同时使用。③ 静脉推注 60 分钟内促进钾离子从细胞外向细胞内转移，暂时降低血清钾但不影响总体钾含量。④ 非少尿患者可予静脉推注呋塞米 40~60 mg，促进肾脏钾排泄。⑤ β_2 受体激动剂，如沙丁胺醇可以静脉注射或吸入，促进钾离子向细胞内转移，但有可能出现心动过速、震颤、焦虑和面部潮红等不良反应；如果同时使用 β_2 受体阻滞剂则会影响其疗效。少尿型急性肾功衰竭伴高钾血症者，在药物治疗无效时应立即施行血液净化治疗。在药物治疗高钾血症过程中应密切监测血糖、血清钾、钠和碳酸氢根水平。聚苯乙烯树脂为阴离子交换树脂，经肠道给药可与肠壁内的钾离子发生交换，但起效较慢，服药 4 小时后血钾才开始下降，故不能用于高钾血症的急救，仅适用于无条件行血液净化治疗者，并建议与缓泻剂一同使用。由于聚苯乙烯磺酸钠和碳酸氢钠都含有较高浓度的钠离子，在少尿患者应谨慎使用，以免血容量过多。

4）低钾血症：尽管急性肾功能衰竭时钾平衡紊乱主要是高钾血症，但部分急性肾功能衰竭患者也可发生低钾血症，多见于急性肾功能衰竭多尿期及恢复期，碳酸氢钠、胰岛素和 β_2 受体激动剂治疗及透析治疗后，以及不能进食又未及时补钾者。低钾血症可导致心律失常，影响肾小管上皮细胞代谢及出现神经肌肉症状。可能发生心律失常的高危（如心脏手术后）患者，应提高透析液钾离子浓度（如 4 mmol/L），以免发生低钾血症。急性肾功能衰竭时应密切监测血钾，尽量避免低血钾，一旦发生则应及时补钾纠正。

5）磷平衡：由于磷排泄减少和细胞分解代谢释放增多，急性肾功能衰竭时常合并轻度高磷血症。高磷血症通过低磷饮食和口服磷结合剂（如口服碳酸钙 0.5 g，一日 3 次）、减少胃肠道磷的吸收即可纠正。严重高分解代谢的患者可发生重度高磷血症，当钙磷沉积>5.6 mmol/L（70 mg/dL）可发生钙磷的异常沉积，如果通过饮食限磷和使用磷结合剂不能使血磷下降，建议行血液净化治疗。急性肾功能衰竭时低磷血症罕见，主要见于病程迁延、营养支持不足、同时接受血液净化治疗的患者。持续低磷血症可影响呼吸肌肌力，使呼吸机脱机延迟。低磷血症时可补充复方磷酸盐。

6）钙、镁平衡：急性肾功能衰竭时常见轻低钙血症，可能与 α-羟基维生素 D_3 减少、甲状旁腺激素抵抗、钙在受损伤的组织中滞留等因素有关（如横纹肌溶解综合征），仅在极少数情况下与异位钙磷沉积有关。低钙血症通常无须治疗，以免发生钙磷沉积。高镁血症通常症状轻，因而无须治疗。引起反射减弱和呼吸抑制等表现者罕见。

（3）维持酸碱平衡：正常饮食摄入的蛋白质可每日代谢产生非挥发性酸根 50~100 mmol，需要通过肾脏排泄以维持酸碱平衡，在急性肾功能衰竭时常表现为阴离子间隙增大的代谢性酸中毒。如果患者还合并存在其他产生氢离子的代谢异常，则可导致更严重的酸中毒，如乳酸酸中毒、复杂性循环衰竭、癫痫、肝脏疾病或脓毒症时。轻度代谢性酸中毒无须特殊处理；如血清碳酸氢根，浓度<15 mmol/L，血 pH<7.2，应口服或静脉注射碳酸氢钠纠正酸中毒。碳酸氢根的补充量应根据估计的清碳酸氢根的缺失量来确定：

碳酸氢根缺失量（mmol）= 0.4×体重（kg）×（碳酸氢根目标值–碳酸氢根实测值）

血清碳酸氢根浓度应维持在 15~20 mmol/L 以上，血液净化治疗者一般不主张补充碳酸氢钠，避免过度纠正代谢性酸中毒而导致代谢性碱中毒。

急性肾功能衰竭时，其他严重酸碱平衡紊乱少见。合并肺部疾病时（如机械通气时）可发生呼吸性酸中毒或呼吸性碱中毒，合并胃肠道功能异常（如呕吐或鼻胃管引流时）可发生代谢性碱中毒。

（4）血液系统并发症及处理

1）出血：急性肾功能衰竭患者出血时间延长，同时部分患者行血液净化治疗需要使用抗凝剂。血管升压素、纠正贫血、雌激素等治疗可暂时缓解出血倾向。应激性黏膜糜烂或溃疡并发上消化道出血时，可通过常规剂量的抑酸剂、组胺 H_2 受体拮抗剂和质子泵抑制剂加以预防。含铝或镁的抑酸剂应慎用，以免蓄积中毒。严重出血倾向患者在行血液净化治疗时，应避免使用抗凝剂或采用体外局部抗凝（如枸橼酸抗凝）。

2）贫血：急性肾功能衰竭患者可合并贫血，多数患者无须特殊治疗，症状严重时可予输注全血或红细胞悬液。既往认为，促红细胞生成素（EPO）起效慢，在急性肾功能衰竭时应用效果欠佳，且危重患者的骨髓对其反应不敏感。然而，有动物实验研究发现，缺血性急性肾功能衰竭大鼠使用小剂量EPO后可促进肾小管上皮细胞再生，减轻细胞凋亡，减少氧化应激和脂质过氧化，促进肾功能恢复。

（5）防治感染：急性肾功能衰竭感染的发生率可达50%~90%，且感染是急性肾功能衰竭的主要死亡原因。感染与尿毒症导致的免疫缺陷以及各种有创性操作（静脉置管、膀胱穿刺或导尿、气管插管）破坏皮肤黏膜完整性等因素有关。预防感染的措施包括：提高对感染的警惕性，加强各种导管和其他有创通路的护理，避免长期卧床、误吸等导致肺部感染，密切观测临床和生化参数的变化以及根据培养和药敏试验的结果选择敏感抗生素。

急性肾功能衰竭一般不主张预防性应用抗生素。因为大量广谱抗生素不仅不能降低感染的发生率，还可增加细菌耐药机会。已并发感染者，在等待药敏结果之前，一般应使用广谱抗生素作为经验性治疗，并根据病原菌及药敏试验结果及时调整抗生素。

（6）尿毒症处理：病程迁延的少尿性急性肾功能衰竭患者通常可因大量氮质废物潴留而导致尿毒症，临床表现为：① 胃肠道症状，如食欲不佳、呃逆、恶心、呕吐以及肠梗阻等。② 神经精神异常，如昏睡、意识模糊、木僵、昏迷、易激惹、精神病、扑翼样震颤、肌痉挛、腱反射亢进、不安腿综合征、局限性神经功能缺陷和癫痫等。③ 心脏症状，如心包炎、心包积液及心脏压塞。临床医师应每日评价患者精神状态的变化，观察有无扑翼样震颤、恶心、呕吐及心包炎的表现。如有上述表现，常需要血液净化治疗。

（7）营养支持

1）营养不良发生机制：营养不良是急性肾功能衰竭常见的难治性并发症，病情严重及病程迁延者营养不良更常见，并影响患者预后。多数急性肾功能衰竭患者表现为蛋白质分解代谢，与原发病（如脓毒症、横纹肌溶解综合征、创伤等）、尿毒症毒素、内分泌功能紊乱、代谢性酸中毒和炎症反应等多种因素有关，蛋白质每日分解量可高达200 g。此外，因急性肾功能衰竭患者往往食欲不佳或不能进食，使其蛋白质和热量摄入不足，血液净化治疗过程中也可丢失氨基酸和小分子蛋白质、肌肉降解导致肝脏糖异生增加等更加重了蛋白质营养不良。

在急性肾功能衰竭时营养支持治疗的目的是：① 通过提供足够的热量和蛋白质维持或改善患者营养状况，尽量避免加重代谢紊乱。② 促进原发病愈合。③ 改善机体免疫功能。研究发现，急性肾功能衰竭时氮平衡与能量消耗成反比，即能量消耗越高，患者达到正氮平衡的可能越小，而氮平衡每日增加1.0 g，患者的生存概率即增加21%。

2）急性肾功能衰竭的代谢特点：① 热量。肾脏重量虽然只占体重的0.5%，但正常情况下消耗的热量占静息能耗量的10%。急性肾功能衰竭时，热量需求受分解代谢程度、原发病因及血液净化治疗的影响，其中原发疾病是最主要影响因素。单纯急性肾功能衰竭并不增加热量需求。与伴轻度肾功能损害的多器官功能障碍综合征（MODS）患者相比，需要血液净化治疗的重度急性肾功能衰竭者的高代谢状态相对并不突出，但伴有脓毒症时，热量需要量则增加30%。② 蛋白质。急性肾功能衰竭时蛋白质分解代谢增加，呈负氮平衡，肝脏糖异生增加，导致肌肉消耗和受体组织减少，同时蛋白质合成也明显减少。由于氨基酸转运障碍，以及胰岛素抵抗和氮质血症的影响，骨骼肌降解产生的氨基酸并不能直接用于合成蛋白质。CBP治疗时机体对蛋白和氨基酸需要量更高［约增加0.2 g/（kg·d）］。③ 糖代谢。急性肾功能衰竭时机体对葡萄糖的利用可降至正常量的50%以下，增加了控制血糖的难度，而密切控制血糖可降低急性肾功能衰竭并发症的发生率和死亡率。④ 脂代谢。急性肾功能衰竭时脂代谢发生显著变化。受代谢性酸中毒的影响，外周脂蛋白酶和肝脏三酰甘油脂肪酶的作用被抑制，脂质降解下降50%以上。由于脂肪乳剂中的脂肪颗粒也以相同的方式降解为极低密度脂蛋白胆固醇，因此外源性脂肪乳剂的利用度下降，但脂肪酸的氧化不受影响。

3）急性肾功能衰竭的营养支持治疗

营养补充：单纯急性肾功能衰竭热量需要量并不增加（除非合并感染），因此热量供给量应适中。有研究发现，非高分解代谢者给予109 kJ（26 kcal）/（kg·d）相对较低热量时，较给予147 kJ

（35 kcal）/（kg·d）高热量时的氮平衡效果更好；而极度负氮平衡和高分解代谢者，热量供应量可达 167 kJ（40 kcal）/（kg·d）。患者的热量供应量由基础能耗量（basal energy expenditure，BEE）决定，可根据 Harris-Benedict 计算公式进行计算：

男性：BEE=66.5+[13.8×体重（kg）]+[5.0×身高（cm）]-[6.8×年龄]

女性：BEE=655.1+[9.6×体重（kg）]+[1.8×身高（cm）]-[4.7×年龄]

BEE 的单位为 kcal/d（1 kJ=4.184 kcal），体重以估计的干体重或理想体重来计算，实际热量供给量可由 BEE 乘以疾病应激因子：急性肾功能衰竭为 1.2~1.3[通常为 30~35 kcal（kg·d）]，合并脓毒症时热卡消耗增加 30%。CBP[如连续性静脉-静脉血液滤过（continuous veno-venous hemofiltration，CVVH）]治疗中丢失热量使体温和耗氧量下降，热量需要量平均增加 56 kcal/d，HD 者能量消耗增加 15%~20%。急性肾功能衰竭时葡萄糖摄入量为 4~5 g/（kg·d），脂肪摄入量应降至 0.8~1.0 g/（kg·d），蛋白质需要量取决于分解代谢程度和血液净化治疗方式：非透析时蛋白质的摄入量应控制在 0.6~1.0 g/（kg·d），且以高生物价（即富含必需氨基酸）的蛋白质为主。血液净化治疗的高分解代谢者摄入量可达 1.0~1.5 g/（kg·d），给予过多蛋白质并不能纠正负氮平衡。在治疗中应常规监测血糖和血脂。血糖超过 12 mmol/L 者必须减少葡萄糖用量或加用胰岛素。营养不良、轻度应激者，葡萄糖与胰岛素的比例为 10（g）：1（U），高分解代谢者为 4（g）：1（U）~5（g）：1（U）；严重胰岛素抵抗者用微量泵以 1~3 U/h 的速度注射胰岛素则更为安全；注射脂肪溶液后 8 小时后，血浆三酰甘油应控制在 4 mmol/L 以下，以免脂肪过量引起脂肪肝和肝功能异常。急性肾功能衰竭者维生素需要量与正常人相似，但血液净化可增加维生素丢失，特别是水溶性维生素。补充水溶性维生素一般不会导致中毒，但维生素 C 除外，非血液净化者补充量为 30~50 mg/d，血液净化治疗时补充量为 100 mg/d，剂量过大时可能引起继发性草酸盐沉积症。一般无须补充维生素 A，以免蓄积中毒，但必须补充维生素 D、维生素 K、维生素 E、维生素 B_6 和叶酸。急性肾功能衰竭时易出现硒和锌的缺乏，特别是 CVVH 治疗者，其超滤液中可检测出铜、铬、镁、硒和锌等微量元素，提示可能需要加以补充。谷氨酰胺虽属非必需氨基酸，但它对维持肠黏膜屏障的稳定性、预防细菌和内毒素移位具有重要作用，并且是谷胱甘肽的重要来源，肠道淋巴组织免疫活性细胞以谷氨酰胺为前体合成嘌呤和嘧啶。在高代谢时谷氨酰胺转化速度加快（尤其是肠道、肾脏和淋巴细胞等），导致谷氨酰胺缺乏。如果不经肠道营养补充谷氨酰胺，可引起肠黏膜屏障破坏。因此，在急性肾功能衰竭者营养配方中，宜添加谷氨酰胺。

营养支持途径：包括肠内营养和肠外营养。

肠内营养：优点在于肠内营养配方价格便宜，浓度高，可减少液体摄入量，尤其适用于少尿患者，能降低急性肾功能衰竭患者的病死率，为首选营养支持途径。营养物质直接经门静脉输送至肝脏，有利于肝脏蛋白质合成和代谢调节，保持胃肠黏膜完整性，减少细菌和内毒素移位，改善胃肠道的免疫功能，降低感染发生率。呕吐者可通过胃管进食；上消化道出血者也应首先考虑通过鼻十二指肠或鼻腔肠管进食，其次才是肠外营养。

肠外营养：患者在休克、肠梗阻、高位大量（>0.5 L/h）肠瘘、呕吐和严重腹泻等情况下，不能行肠内营养者才考虑肠外营养；单纯肠内营养不能满足需求者，可同时行肠内和肠外营养。多数情况下可通过外周静脉留置针输注营养液，但有可能或必须限制液体入量时（通常全胃肠外营养要求 2 500~3 000 mL 液体），可选择锁骨下静脉和颈静脉路径，短期肠外营养也可选择腋静脉。血液净化治疗使用的中心静脉导管，一般不作为营养支持途径。

2. 血液净化治疗 急性肾功能衰竭时血液净化治疗的目的是：① 维持内环境稳定，降低死亡率。② 度过少尿期，为原发病治疗提供条件和时机。③ 清除致病因子，促进肾小管损伤恢复。急性肾功能衰竭行血液净化治疗，应遵循以下原则：① 强调早期进行，尤其是伴多器官功能障碍综合征者和少尿型急性肾功能衰竭时，应尽早进行血液净化治疗。② 根据患者病情选择不同类型的血液净化方式，如血液透析（HD）、连续性血液净化（CBP）、持续缓慢血液透析（SLED）、腹膜透析（PD）。③ 治疗处方应因人而异，根据具体情况选择不同的透析剂量、透析器和抗凝剂等。

（1）血液净化治疗的指征和时机：急性肾功

能衰SCr上升≥176.8 μmol/L,应考虑行血液净化治疗。有研究认为,SCr上升至>基础值300%以上(或SCr≥353.6 μmol/L),或尿量<0.3 mL/(kg·h),持续24小时以上或无尿>12小时(即急性肾损伤3级)即可考虑行血液净化治疗,心脏手术后和中毒所致的少尿型急性肾功能衰竭,以及合并多器官功能障碍综合征和脓毒症者血液净化治疗的指征可进一步放宽。已经出现尿毒症综合征或BUN≥31.5 mmol/L,SCr≥442.0~707.2 μmol/L;或出现临床并发症时,如血容量超负荷、高钾血症或严重酸中毒等,必须立即行血液净化治疗。血液净化治疗的时机可影响急性肾功能衰竭患者的预后。事实上,BUN水平受蛋白质分解代谢、营养状况以及分布容积的影响,不能以BUN水平来评判急性肾功能衰竭的病程早晚,更不能以BUN水平作为是否行血液净化治疗的决策依据,重点要考虑其他器官功能状态、原发病因以及是否存在并发症等。

(2)血液净化治疗方式及处方:急性肾功能衰竭血液净化治疗的方式包括血液透析(HD)、连续性血液净化(CBP)、持续缓慢血液透析(SLED)、腹膜透析(PD)等。每种血液净化治疗方式都具有清除尿毒症毒素、纠正水及电解质紊乱和保持酸碱平衡的作用。单纯性急性肾功能衰竭时,4种治疗方式均可选择,而脓毒症、多器官功能障碍综合征的急性肾功能衰竭患者通常在ICU中治疗,病情复杂,必须选择CBP或SLED。由于CBP对氮质血症控制更好,具有中分子溶质清除率高、治疗中血流动力学稳定等特点。因此,条件允许时,急性肾功能衰竭患者均可考虑行CBP治疗。

1)血液透析(HD):HD仍是最常用的血液净化治疗方式,尤其是在医疗条件较差、经济相对落后的地区。通常根据患者氮质血症、血钾和血磷水平以及分解代谢程度,选择每日或隔日透析1次,每次3~4小时。其原则和方法同慢性肾功能衰竭的HD治疗。

透析治疗的指征和剂量:急性肾功能衰竭时常有高分解代谢及其他器官的功能异常,故经典参数(如尿素Kt/V)并不能准确反映急性肾功能衰竭的透析充分性,因而很难确定透析剂量。荟萃分析发现,与隔日行HD相比,每日HD能更好地控制尿毒症症状,透析中低血压的发生率更低,肾功能恢复更快,可降低患者死亡率。

血管通路:通常选择中心静脉单针双腔导管,插管部位首选颈内静脉,其次为股静脉和锁骨下静脉。颈内静脉操作相对简单、并发症少;股静脉置管后患者活动受限制,且感染和出血的发生率相对较高,仅用于病情较重、不能配合行颈内静脉置管的患者;锁骨下静脉置管难度较高,出血、气胸及静脉狭窄等并发症发生率较高,临床较少选用。

透析膜:纤维素膜、铜仿膜等低通透性、非生物相容性膜,对水的超滤系数(Km)<10(mL/hr)×mmHg/m²,可活化补体和白细胞,特别是中性粒细胞和单核细胞,可加重肾脏缺血和中毒性损伤,延长急性肾功能衰竭病程;而合成的非纤维素性透析膜(如聚砜膜、聚碳酸酯膜、聚甲基丙烯酸甲酯膜、聚酰胺膜、聚丙烯腈膜等)对水的通透性高[Km>30(mL/hr)×mmHg/m²],活化补体和白细胞的作用较弱,生物相容性更好,对肾脏的继发性损伤较少,少尿及非少尿性急性肾功能衰竭患者使用合成的非纤维膜行HD时肾功能恢复更快,故急性肾功能衰竭患者行HD时必须使用生物相容性更好的合成膜。

透析液:醋酸盐及其代谢产物具有直接的心肌抑制作用和扩血管作用,会导致透析过程中血流动力学状态不稳定。与醋酸盐透析液相比,碳酸氢盐透析液显著提高了血流动力学稳定性,增强了患者对HD的耐受性。

抗凝剂:急性肾功能衰竭患者使用抗凝剂时,出血并发症发生率可达5%~26%,因此有出血倾向的高危患者应尽量采用低分子量肝素抗凝或无肝素透析。低分子量肝素分子量为4 000~6 000,它作用于凝血因子Xa、XIa和血管舒缓素,而对凝血酶、凝血因子IX和XI无影响,出血机会较少,无须常规监测凝血酶原时间和活化部分凝血活酶时间。常用剂量为50~100 U/kg(总量4 000~6 000 U),可维持4小时的抗凝作用。低分子量肝素抗凝时,透析器可以预充肝素溶液(3 000 U/L)。

无肝素透析过程中需要保持较高的血流量,并间断用生理盐水冲洗透析器和管路以维持透析器的效能。其他适用于出血倾向患者的抗凝方法包括:局部肝素化以及应用枸橼酸、前列环素、重组水蛭素及丝氨酸蛋白酶抑制剂等,但这些抗凝方式效果尚未得到证实。

并发症:急性肾功能衰竭HD的并发症与维持性HD相似,低血压最常见,患者常因此而不能完成透析计划,影响溶质清除率,并可能影响肾脏的血流灌注、加重急性肾功能衰竭,使肾功能恢复延迟,死亡率上升。低血压的发生与超滤过快、过多有关,与第三间隙液体向血管内转移缓慢致血容量相对不足有关,尤其是正常调节机制受损的患者,如糖尿病、使用血管扩张药物。营养不良、低白蛋白血症、脓毒症及毛细血管通透性增加时可导致第三间隙液体增加。为避免透析中发生低血压,在透析前应当仔细评价血管内的容量状况,必要时应行中心静脉压等有创血流动力学监测,制定切实可行的透析处方和脱水量,可行序贯超滤、透析;在透析过程中密切观察有无心动过速等低血压征象,及时调整透析处方。如患者发生了低血压,应将患者体位改为头低脚高仰卧位,从静脉回路快速补充生理盐水或高渗葡萄糖,并停止超滤。对于血流动力状态不稳定或在透析中发生低血压的患者,应改行CBP。

2)连续性血液净化(CBP):近年来,伴多器官功能障碍综合征的重型急性肾功能衰竭比例明显增加。这些患者通常伴有高分解代谢和血流动力学紊乱,需要接受大量药物和积极营养支持治疗,HD难以满足治疗的需求,必须行CBP治疗。CBP是指所有连续、缓慢地清除溶质、水分、致病介质和毒素,调节内环境,对器官功能起保护和支持作用的各种血液净化技术。CVVH和连续性高容量血液滤过(CHVHF)是治疗复杂性急性肾功能衰竭最常用的治疗模式。

特点:CBP的主要优势包括:① 血流动力学稳定。② 可持续、稳定地控制氮质血症及维持水、电解质平衡。③ 能够更有效清除循环中存在的毒素或中分子物质。④ 为营养支持及液体治疗提供条件。⑤ 在脓毒症等疾病时具有调节机体免疫内稳态的作用。

指征:急性肾功能衰竭患者并发以下情形,则应选择CBP治疗:① 血流动力学不稳定,如休克、低血压、心功能不全及心脏手术后等。② 合并全身性炎症反应综合征/脓毒症。③ 合并多器官功能障碍综合征。④ 脑水肿或颅内高压。⑤ 合并急性呼吸窘迫综合征等。

剂量:CVVH置换液量设定为1~2 L/h时[相当于15~30 mL/(kg·h)],一般可维持急性肾功能衰竭患者的电解质、酸碱平衡,控制氮质血症。但2000年以后的大量研究表明,CBP的剂量与患者的预后之间具有相关性,CVVH置换量35 mL/

(kg·h)和45 mL/(kg·h)两组的预后明显好于置换量20 mL/(kg·h)治疗组。目前认为,传统置换量20~35 mL/(kg·h)适用于单纯性急性肾功能衰竭的治疗;伴有高分解代谢及其他并发症的急性肾功能衰竭患者,置换液量应>35 mL/(kg·h)。

抗凝剂:CBP治疗时间长,而患者往往病情危重,常有不同程度的组织损伤、缺血-再灌注及炎症反应,影响凝血状态,初期可表现为凝血因子过度激活、纤溶抑制和血栓形成(高凝倾向),但最终可出现消耗性血小板减少及凝血因子缺乏(出血倾向)。因此,抗凝技术是危重患者行CBP治疗的瓶颈之一。普通肝素的半衰期和蛋白结合率个体差异大,在CBP中可发生蓄积,剂量难以掌握,在危重患者CBP中应用已越来越少。低分子量肝素导致出血的风险明显降低,CBP中首量15~20 U/kg,追加量每小时5~10 U/kg,控制抗Xa因子活性为0.3~0.6 U/mL,可达到理想抗凝效果而出血风险小。目前枸橼酸置换液抗凝法可安全应用于绝大多数患者。枸橼酸的用量与血流量有关:血流量为200 mL/min时,枸橼酸的输注速度为25.8~26.6 mmol/h,钙离子的补充速度为4.3 mmol/h。一组严重出血倾向的重危患者使用枸橼酸抗凝进行CVVH治疗,滤器平均使用时间为(40.5±7.6)小时,无一例患者出血加重。在枸橼酸抗凝治疗过程中,应定时检查血清总钙、离子钙、动脉血气分析和全血活化凝血时间,并以此作为调整枸橼酸和补钙量的依据。肝功能不全和严重低氧血症者,应慎用这种抗凝方式。此外,体外枸橼酸抗凝还可与小剂量低分子量肝素联合应用,抗凝效果更好。

疗效:CBP治疗急性肾功能衰竭的疗效明显优于HD。南京军区南京总医院解放军肾脏病研究所报道,与HD相比,CBP治疗中血流动力学稳定,容量状态稳定,氮质血症控制更为理想,需要血液净化治疗的时间缩短。尽管CBP治疗组病情明显重于HD组,但CBP组和中HD组的存活率差异无统计学意义(59.4%和64.1%,$P>0.05$)。急性肾功能衰竭并发多器官功能障碍综合征时,功能障碍的器官数目越多,患者死亡率越高,器官障碍数目相同的情况下,CBP治疗后患者死亡率低于HD。一项多中心、随机、对照临床研究发现,尽管CVVH治疗组患者病情较重,但肾功能恢复正常率达92.3%,而HD组仅为59.4%。另一项研究也发现,CBP 治疗组肾功能的恢复率显著高于 HD 治疗组。

并发症:CBP 治疗过程中血流动力学状态稳定,故低血压、抽搐、失衡综合征等并发症的发生率较低,不会额外加重肾脏缺血。同时,CBP 通常使用生物相容性较好的滤器,活化补体和白细胞,从而加重肾损害的不良反应较少,血管通路相关并发症的发生则与 HD 相似。

3)持续缓慢血液透析(SLED):SLED 虽然是一种间歇性血液净化方式,但其性质更接近于 CBP,兼有 CBP 和 HD 的优点。治疗时间为每日 8~12 小时,透析液流量为每分钟 100 mL,故总溶质清除率高,且血流动力学状态稳定、患者耐受好。另外,患者在夜间可以活动,也相应减少了夜间的医护工作量。

4)腹膜透析(PD):由于腹膜透析需要置入腹膜透析管,且在短时间内(3~4 小时)清除小分子毒素的能力较差,对容量状况的控制亦不及 HD,可能发生漂管、堵管致液体出入不畅和感染等并发症,腹透液中丢失较多的氨基酸和蛋白质可加重营养不良,尤其不利于高分解代谢患者的病情恢复,故其临床应用受到一定限制。但在 HD 和 CBP 尚未普及的地区以及对于儿童急性肾功能衰竭患者,腹膜透析仍可在临床上发挥重要作用。

急诊 PD 可在床边急诊放置腹透管,或在手术室直视及腹腔镜辅助条件下置入带有涤纶套的 Tenchkoff 型腹透管。每日更换透析液 4 次,每次留置 6 小时,或通过自动腹透机每小时更换腹透液(灌液 10 分钟,留置 30 分钟,放液 20 分钟),后一种透析方式的溶质清除率优于前者。通过调整腹透液的渗透压(如葡萄糖浓度)可控制超滤率。高分解代谢的患者可通过增大腹透液交换量而增加溶质清除。PD 治疗的优势在于:操作相对简便,无须全身抗凝和特殊的血管通路;溶质清除较缓慢,血流动力学变化幅度相对较小,清除中分子毒素的效果好,同时避免了生物不相容反应,有利于肾功能恢复。目前应用的营养腹透液,如氨基酸腹透液有利于改善患者的营养状况。

3. 促进肾小管上皮细胞再生 促进肾小管上皮细胞再生仍是急性肾小管坏死治疗研究的重点。一些在体外或动物实验中被认为具有防治肾小管坏死的措施,其疗效并未得到临床研究证实。

南京军区南京总医院解放军肾脏病研究所多年研究发现,中药冬虫夏草可促进肾小管上皮细胞再生,预防和治疗氨基糖苷类导致的急性肾功能衰竭,促进肾功能恢复。

(1)冬虫夏草:南京军区南京总医院解放军肾脏病研究所首次发现,冬虫夏草在防治肾毒性药物所致肾损害中具有确切疗效。体外细胞培养和动物模型发现,冬虫夏草可促进肾小管上皮细胞生长,减轻氨基糖苷类抗生素、环孢素和马兜铃酸的肾毒性及缺血性肾小管损伤,其可能的机制为:① 拮抗氨基糖苷类抗生素所致肾脏氧耗量下降,提高肾小管 Na^+-K^+-ATP 酶活性。② 减轻氨基糖苷类抗生素对溶酶体的损伤和脂质过氧化损伤。③ 降低细胞内钙离子含量。④ 通过诱导原癌基因 c-myc mRNA 持续高表达,以及损伤状态下肾组织表皮生长因子的表达,从而促进肾小管细胞再生和修复,促进急性肾功能衰竭的恢复。

(2)促红细胞生成素(EPO):由于多种原因导致的急性肾功能衰竭可伴有贫血,因此 EPO 在急性肾功能衰竭治疗中日益广泛。体外研究发现,EPO 具有对抗肾小管上皮细胞凋亡的作用,抑制毒素及缺血再灌注诱导的肾小管细胞凋亡。体内研究证实,EPO 能促进损伤的肾小管上皮细胞再生,且其促进急性肾功能不全恢复的作用并不依赖于其促红细胞生成的作用。临床研究发现,EPO 治疗虽然未能减少危重急性肾功能衰竭患者的输血量、提高其肾功能恢复率,但 EPO 治疗组患者的存活率更高。因此,EPO 治疗急性肾功能衰竭的剂量和疗效尚有待随机、对照临床研究的证实,并且在用药过程中要注意。

4. 其他药物治疗

(1)血管扩张药:"肾脏剂量"多巴胺曾被认为可扩张肾脏血管而广泛用于缺血性或中毒性急性肾小管坏死的治疗,但近年来大量的前瞻性、对照临床研究未能证实"肾脏剂量"多巴胺 1~3 pg/(kg·min)能促进急性肾小管坏死恢复、提高患者生存率,其反而显著增加急性肾功能衰竭患者的肾血管阻力,导致心源性猝死及其他血管和代谢并发症。对于肾上腺素能受体已经活化和存在代谢异常的危重患者,小剂量多巴胺即可活化肾上腺素受体,导致心动过速、心律失常、心排血指数增加等不良反应。小剂量多巴胺还可抑制呼吸中枢,导致肺循环动静脉分流,加重低氧血症。

非诺多巴：是一种新型选择性多巴胺-1受体激动剂，不影响 α 和 β 肾上腺素能受体以及多巴胺-2受体，可扩张肾血管，降低肾血管阻力，增加外髓的血流量和 GFR，促进尿钠和水排泄，并能减轻造影剂的肾毒性，保护脓毒症患者的肾功能。持续静脉注射非诺多巴 0.1 pg/（kg·min），可降低需要肾脏替代治疗的患者比例和死亡率。但部分患者可能发生低血压，抵消了肾血流量增加的作用，通过一些新型给药装置将药物直接注射至肾动脉，可避免全身性低血压。

（2）肾小管上皮细胞保护剂：N-乙酰半胱氨酸（N-acetylcysteine）可清除活性氧，并能穿越细胞膜，在细胞内生成谷胱甘肽，可以对抗一些药物的毒性（如对乙酰氨基酚）。动物研究中发现，N-乙酰半胱氨酸可保护肾小管免于缺血性损伤，减少巨噬细胞和淋巴细胞浸润，提高 GFR，已广泛用于预防造影剂相关急性肾功能衰竭。

（3）其他：近年来随着对急性肾功能衰竭细胞和分子发病机制认识的深入，细胞凋亡、氧化应激和铁介导的损伤以及炎症反应的作用逐渐受到重视，一些新的治疗措施已在研究中，如一氧化氮复合物（扩张血管作用）、脱铁转铁蛋白（铁螯合剂）、中性因子（抗凋亡作用等）、α-黑素细胞刺激素（抗炎及抗凋亡作用等）。许多药物和制剂（如内皮素-1拮抗剂）的疗效仍有待评价或尚未进入临床研究；有些药物尽管在动物实验或理论上具有较好的疗效，但在临床应用时都不能预防急性肾功能衰竭的发生或促进急性肾功能衰竭的恢复。由于急性肾功能衰竭是一种复杂的临床综合征，涉及肾血流量、肾小管完整性和白细胞迁移等多个方面，故未来的研究将致力于综合性治疗，针对急性肾功能衰竭病理生理中的两个以上关键性作用点，但其研究需要生物技术、药剂、制剂等多个学科的协作，具有很大的挑战性。

5. 恢复期处理 急性肾功能衰竭从缺血或中毒开始计算，其恢复时间通常需要 7~21 日，少数情况下可延迟至 6 个月。尿量突然增多（24 小时尿量 3~4 L）预示多尿期到来，表明肾脏神经体液调节功能恢复，水和盐的排泄增多以达到容量平衡。少数情况下由于氮质代谢产物的渗透性利尿效应，肾小管重吸收功能相对于 GFR 的恢复延迟，出现明显多尿，24 小时尿量甚至可达 10~12 L，可导致血容量不足和高钠血症，在液体摄入量不足

时更易发生。恢复期肾小球滤过功能尚未恢复正常，氮质血症仍可持续，各种并发症尤其是感染、电解质紊乱发生率仍较高，因此应密切监测，必要时增加补液量，补充等张或低张盐水，以维持正常血清渗透压和血容量。少数患者可因一过性甲状旁腺功能亢进和（或）受损组织中的钙离子释放（如横纹肌溶解综合征）而导致一过性高钙血症，通常无须特殊治疗。

（二）中医辨证论治

早期、少尿期多表现为实证，以热证居多，故治疗以通为原则，通腑泄热、通络祛瘀、通淋泄浊等是基本方法。而中期、恢复期则以正伤不复为主，中期多见脾肾两虚，恢复期则为肝肾阴虚或气阴两虚，治疗上多以补益脾肾、益气养阴为主，兼以祛邪。

1. 湿浊壅滞

证候：少尿或尿闭，全身浮肿，口苦黏腻，口中秽臭，胸闷腹胀，恶心呕吐，纳呆便秘，皮肤瘙痒或四肢抽搐，或神昏谵语，或吐、衄、便血。舌苔黄腻，脉弦滑而数。

证机分析：湿热内结，腑气不通。

治法：通腑导浊。

处理：（1）方药：调胃承气汤合五苓散加减。药用大黄、玄明粉、猪苓、茯苓、泽泻、苍术、藿香、半夏、佩兰等。泛恶、呕吐者，加紫苏、黄连；小便赤涩者，加炒栀子、白茅根、连翘；血络损伤，吐衄便血者，去五苓散合清热地黄汤加减。

（2）针灸：中极、水沟、膀胱俞、阴陵泉针灸。

（3）其他疗法：灌肠。用大黄 30 g、丹参 30 g、牡蛎 30 g、蒲公英 30 g、槐花 30 g、地榆炭 30 g，加水 400 mL，浓煎至 200 mL，保留灌肠，每日 2 次。取大黄 30 g、黄芪 30 g、丹参 30 g、红花 15 g，加水 400 mL，浓煎 100 mL，加 4% 碳酸氢钠 20 mL 保留灌肠，每日 6 次。至病情好转后减少次数或停药。

2. 瘀血内阻

证候：严重外伤及挤压伤后出现血尿、尿少、尿闭，瘀斑累累，全身疼痛，恶心呕吐。舌瘀紫，苔腻，脉涩。

证机分析：瘀血内阻，腑气不通。

治法：祛瘀活血，通腑泄浊。

处理：（1）方药：桃核承气汤合四逆散加减。药用大黄、芒硝、桂枝、桃仁、炙甘草、柴胡、赤芍、

枳壳、䗪虫、六月雪等。血尿明显者,可加蒲黄、三七粉;血瘀内阻,胸痛明显者,加郁金、牛膝、当归;恶心呕吐者,加紫苏、黄连。

(2)中成药:10%葡萄糖250 mL,加入川芎嗪150 mL 中静脉滴注,每日 1 次。

(3)其他疗法:贴熨。用丹参30 g、桃仁15 g、佩兰 15 g、赤芍 15 g、木香 15 g、细辛 5 g、二花藤15 g、车前子 15 g、桂枝 15 g,分装 2 只布袋中,加水煎煮 30 分钟,置双肾区热敷。

3. 少阳郁热

证候:多因抗炎或化疗使用肾毒性药物,或误服有肾毒性的中草药造成肾功能急剧恶化,尿少、尿闭,恶心呕吐。舌质暗红,苔薄腻,脉弦滑。

证机分析:湿热瘀结,少阳不利。

治法:疏利少阳,化瘀泄浊。

处理:(1)方药:大柴胡汤合当归芍药散加减。药用柴胡、黄芩、半夏、赤芍、枳实、当归、川芎、猪苓、泽泻、茯苓、白术、大黄、六月雪、生甘草等。脾肾气虚者,加炙黄芪、党参、炒白术;脾肾阳虚者,去半夏,加炮附子、干姜、巴戟天;肝肾阴虚者,加生地黄、山萸肉、女贞子、旱莲草;阴阳俱虚者,去半夏,加炮附子、干姜、生地黄、山萸肉等。

(2)中成药:可加用川芎嗪、灯盏花注射液静滴。

4. 脾肾气虚

证候:腰膝酸软,头晕耳鸣,食欲不振,神疲体倦,少气懒言。舌质淡,苔薄白或微腻,脉沉弱。多见于急性肾衰竭恢复期。

证机分析:脾肾亏虚,肾关不开,脾不运化。

治法:健脾益气补肾。

处理:(1)方药:四君子汤合肾气丸加减。药用党参、白术、茯苓、甘草、熟地黄、山药、山茱萸、制附子、桂枝、牡丹皮、泽泻等。若纳差明显者,加砂仁、麦芽;恶心腹胀者,加川朴、姜半夏、陈皮;夜尿清长者,加芡实、金樱子。

(2)针灸:补益脾肾。针刺大椎、气海、肾俞、关元、三阴交、足三里、三焦俞等穴位。

【中西医协同诊疗思路】

西医诊断标准:①急性肾衰竭综合征是由多种病因引起的肾功能在短时间内急骤恶化,血肌酐(SCr)水平与日俱增,平均每日增加≥44.2～88.4 μmol/L。②急性肾衰竭综合征可由肾前性、肾后性和肾性急性肾衰竭引起。其中肾性急性肾衰竭,包括有急进性肾炎、肾微细血管疾病、双侧肾大血管闭塞、急性间质性肾炎及急性肾小管坏死(ATN)。因各种病因的治法不同,应予以仔细鉴别,尽早明确诊断,必要时需做肾活检。③急性肾衰竭综合征中以 ATN 为最常见。ATN 可分为少尿型(每日尿量 400 mL)和非少尿型(每日尿量>400 mL)。如果每日 SCr 上升>177 μmol/L、血清钾上升>1 mmol/L、HCO_3^-下降>2 mmol/L,则可拟为高分解代谢型 ATN。若病情迅速恶化,应积极治疗,达透析指标时,应积极采用透析疗法抢救。早期透析对本病预后能否改善,尚无定论。透析绝对的适应证是:有尿毒症的症状(持续呕吐、烦躁、嗜睡)、较严重的酸中毒或体液潴留(眼结膜水肿、心音呈奔马律、中心静脉压增高、急性肺水肿等)。

急性肾衰竭属于中医学"癃闭""关格""水肿"等范畴。中医学认为,急性肾衰竭病位在肾,涉及肺、脾(胃)、三焦、膀胱,病机主要为肾失气化,水湿浊瘀潴留。初期主要为火热、湿毒、浊瘀之邪壅滞三焦,水道不利,以实热居多;后期以脏腑虚损为主。早期、少尿期多表现为实证,以热证居多,故治疗以通为原则,通腑泄热、通络祛瘀、通淋泄浊等是基本方法。而中期、恢复期则以正伤不复为主,中期多见脾肾两虚,恢复期则为肝肾阴虚或气阴两虚,治疗上多以补益脾肾、益气养阴为主,兼以祛邪。但运用攻伐之药不宜过度,以防伤正;调补脏腑气血应把握时机,以防留邪,攻补适宜,方可收到较好效果。应先确定急性肾衰竭的类型及证候,再确定治法。治疗急性肾衰竭,应注意类型及证候不同选择药物,做到辨证施治,对证用药。热毒炽盛证型,宜采用泻火解毒药物;火毒瘀滞证型,宜采用清热解毒、活血化瘀药物;湿热蕴结证型,宜采用清热利湿、降逆泄浊药物;气脱津伤证型,宜采用益气养阴、回阳固脱药物;气阴两虚证型,宜采用益气养阴、扶正固本药物。中医药配合治疗,如口服中药,要坚持"量出为入"的原则,一般以中药灌肠治疗较安全。(图 2-35)

【预后与进展】

影响急性肾功能衰竭患者预后的因素包括:原发病、基础健康状况、急性肾功能衰竭的严重程

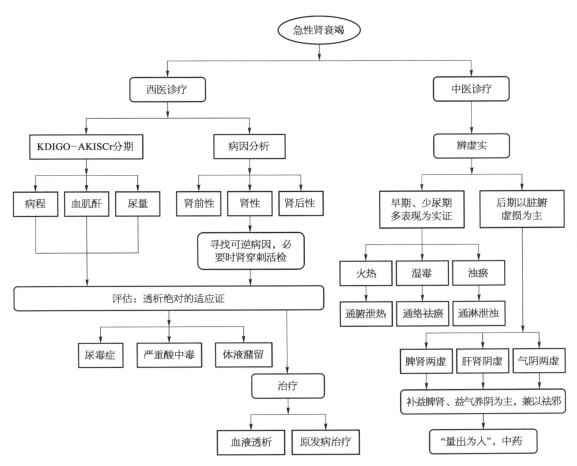

图2-35 急性肾衰竭中西医协同诊疗思路导图

度、治疗时机以及并发症等。老年患者、并发脓毒症、多器官功能障碍综合征及心脏手术后发生的急性肾功能衰竭死亡率高。

急性肾功能衰竭的死亡原因也发生了显著变化：早年患者主要死于尿毒症并发症，如高钾血症、肺水肿和出血等，但近年来则主要死于原发病、基础疾病或并发症，而非急性肾功能衰竭本身。急性肾小管坏死，通常在2~3周内逐渐恢复。但一旦出现并发症，则会延迟恢复，如在透析治疗过程中发生低血压，可在肾脏发生新的缺血灶，影响肾功能恢复。

尽管危重病救治和肾脏支持治疗手段不断进步，医院内获得性急性肾小管坏死的预后并无显著改观，死亡率仍高达46%~88%，主要与老年患者以及并发症增多有关。存活的急性肾小管坏死患者中，多数肾功能恢复正常，少数患者可遗留慢性肾功能损害，尤其是老年患者，可高达16%，可能与其原有的肾血管病变有关。另有约5%的患者肾功能虽然恢复，但将逐渐发生慢性肾功能损

害，表现为SCr虽恢复至正常水平，但可出现持续性高血压，伴或不伴有蛋白尿，可能与肾小球代偿性肥大和继发性局灶节段肾小球硬化有关。

寻找能早期、灵敏、特异地诊断肾毒性的生物标志物已成为目前药物临床前研究的热点。传统标志物包括SCr；低分子蛋白，如视黄醇结合蛋白（RBP）、β_2-微球蛋白（β_2-MG）、N-乙酰-β-D-葡萄糖苷酶（NAG）、半胱氨酸蛋白抑制蛋白C（CysC）；细胞因子，如白细胞介素-18（IL-18）等。目前也有相关肾毒性的新型生物标志物的报道，例如：尿液中性粒细胞明胶酶相关脂质运载蛋白（NGAL）、肾损伤分子（KIM-1）、钠氢交换蛋白3（NHE-3）、高半胱氨酸蛋白（Cyr61）、心钠肽（ANP）、人精脒/精胺N-乙酰基转移酶（SSAT）、基质金属蛋白酶2（TIMP-2）和胰岛素样生长因子7（IGFBP-7）、基因CANT1和RAB37等，综述列举如下。

有大量研究发现，尿液中性粒细胞明胶酶相关脂质运载蛋白（NGAL）对肾损伤的诊断效能优于传统生物标志物血清肌酐和尿素氮。肾损伤分

子(KIM-1)是由科研学者在1998年采用表象差异分析法在缺血-再灌注的大鼠肾损伤模型中识别发现的一种新的Ⅰ型跨膜糖蛋白。正常情况下,该蛋白少量表达于肾脏,但在缺氧时肾近曲小管的上皮组织中则大量出现,并可经尿液检查发现,是检查肾脏缺氧、缺血损伤的有效指标。有学者以肾移植后6年为监测时间,发现尿KIM-1排泄与移植肾功能丧失的发生率存在正相关关系,说明尿KIM-1可用于评估肾移植后肾功能丧失情况。有研究发现,尿KIM-1在心脏术后(6~12小时)检测更利于AKI的诊断。这些研究结果均说明了KIM-1可作为评价AKI严重程度及预后的诊断标志物。钠氢交换蛋白3(NHE-3)是肾小管中含量最丰富的一种离子交换体,在氯化钠的重吸收中起重要作用,在ARF患者中,肾小管的损害会导致钠离子通过胞吐作用进入尿液,从而降低钠的吸收。有研究通过对54例ICU患者进行前瞻性研究发现,在肾小管发生损伤时,NHE-3的升高水平与SCr一致,ATN患者明显高于肾前性氮质血症患者,而肾实质性ARF患者则无明显升高。与其他两种肾损伤标志物钠排泄分数(FeNa)和RBP相比,NHE-3能更好地区分出肾损伤的性质。因此,NHE-3可作为区分肾损伤性质的诊断指标。但由于目前尚不清楚各种病因所导致的AKI尿中NHE-3的阈值,仍需要进一步的研究来验证该结论。高半胱氨酸蛋白(Cyr61)是一种富含半胱氨酸的低分子量分泌蛋白,具有促进细胞黏附、趋化、增殖、细胞外基质重构和新血管生成等作用,参与多种因素诱发的起始基因反应。近年来有研究通过建立动物肾脏缺血模型发现,Cyr61表达出现明显上调,在肾缺血3~6小时后在尿液标本中可检出Cyr61,直至缺血6~9小时后达到表达高峰,其后24小时内仍可被持续检测到。但当机体血容量过低时,则不易在尿中被测出。心钠肽(ANP)及其他生物标志物的主要作用是使血管平滑肌舒张和促进肾脏排钠、排水。有学者通过研究ANP裂解后的产物前心钠肽发现,前心钠肽比CysC更适合预测AKI的发生。人精脒/精胺N-乙酰基转移酶(SSAT)在早期急性缺血性肾损伤发生时可出现大量表达,且能作为区分肾实质和肾小管损伤的标志物。胎球蛋白A也被证实可预测早期缺血性AKI的发生。此外有研究表明,基质金属蛋白酶2(TIMP-2)和胰岛素样生长

因子7(IGFBP-7)可早期预测急诊危重患者AKI 2~3级的发生,对非脓毒症患者预测的准确性高于脓毒症,提示疾病种类和采样时间可能对标志物的预测效能有所影响。但基质金属蛋白酶2和胰岛素样生长因子7在不同病因AKI中的代谢机制和病理生理作用仍需进一步明确。有研究采用WGCNA和STEM聚类等生物信息学方法,利用GEO数据库研究了全身炎症反应综合征相关急性肾损伤患者的相关基因,并发现了CANT1和RAB37的低表达与全身炎症反应综合征相关急性肾损伤发生相关,以及CANT1可以较好地预测全身炎症反应综合征相关急性肾损伤是否需行血液透析治疗。上述的CANT1和RAB37有可能成为新的分子标志物,有助于全身炎症反应综合征患者个性化治疗及临床干预判断。

急性肾衰竭病情发展快、诊治难度大,早期正确评估病情并给予积极处理十分关键。有研究发现,刚入ICU时测量的血乳酸水平可以预测AKI发生和应用RRT,这不仅对临床病情、住院费用预估和与家属沟通有帮助,而且血乳酸作为常用指标在临床较方便获取,适合推广应用。研究发现,高乳酸组患者AKI发病率高于低乳酸组、中乳酸组。调整自变量后,多因素分析结果显示,血乳酸每升高1 mmol/L,脓毒症患者发生AKI的概率提高23%,对3个模型逐步调整变量后,进一步确认脓毒症患者入ICU时血乳酸与入ICU 12小时后发生AKI存在有统计学意义的预测相关性。APACHEⅡ评分是评估ICU患者病情严重程度的一种常用方法,与患者病情严重程度相关,有研究将血清SCr、RBP、CysC分别与APACHEⅡ评分进行相关性分析发现,三者均与APACHEⅡ评分呈正相关,进一步证实了联合APACHEⅡ评分及相关血清学指标检测,不仅能早期发现ICU脓毒症患者发生AKI,还能预测患者结局,对指导临床进行及时有效的液体复苏、抗感染、合理使用肾毒性药物以及启动肾替代治疗等具有一定意义。PICCO是一项脉波轮廓连续心排血量与经肺温度稀释心排血量联合应用技术。其创伤与危险性小,仅用一个中心静脉和动脉导管,就能简便、精确、连续监测心排血量、外周血管阻力、心搏量等变化,使危重患者血流动力学监测与处理得到进一步提高。有研究表明,PICCO监测急性肾衰竭患者血流动力学指标,能够更好地评价患者液体负荷及全身灌注情况,

精准地控制液体复苏,是一种更经济、高效的检测手段。此外,脓毒症患者血小板早期下降对预测脓毒症患者并发急性肾衰竭具有重要价值。

急性肾衰竭重症患者病情危急,而且病情比较复杂,存在酸碱失衡、水电解质紊乱、内分泌失调、毒素物质聚集等多种表现,临床中部分患者往往合并多器官功能衰竭,治疗十分棘手,患者病死率较高。血液净化治疗可通过体外循环系统迅速清除血液中的毒素物质和垃圾,减轻肾脏负担,并逐步促进肾功能的恢复,对于肾衰竭的治疗效果较好。持续性血液净化治疗置换液量大、透析时间长,并且对患者血流动学的影响较小,具有较高的安全性。而间歇性血液净化治疗溶质清除速度过快,可能引起灌注障碍,从而导致多种不良反应,加重患者病情。近几年,血液透析治疗技术水平不断提升,可以更为彻底地清除小分子毒素物质,疗效显著升高,采用连续性血液净化并不会过分增加患者躯体负担,因此疗效更佳。此外,连续性血液净化治疗在安全性方面也更具优势。连续性血液净化维持了患者血流动力学的稳定,对患者躯体影响较小。而间歇性血液净化治疗下,患者体征波动明显,不适感更强。连续性血液净化用于老年急性肾衰竭危重症患者的治疗综合效果更好,安全性高。血液灌流是指应用体外循环法,将患者的有毒血液引流至具有固态吸附剂的灌流器,通过其强大的吸附能力和有效的血液相容性,进而吸附清除掉患者体内的有毒物质,然后利用体外循环将干净血液重新输回患者体内,从而达到清除患者血液毒素的效果。有研究表明,如果对患者同时应用此两种方法,可以有效避免血液透析机存在的单一缺陷,同时发挥血液灌流的优势,全方位、多角度、深层次地消除患者体内血液大小、脂溶水溶等有害毒物,有效恢复肾功能,维护肾脏环境水电解质平衡,清除炎症,改善患者体质,帮助患者加速恢复,有效缩短医治疗程,保证患者医治效果。

（吴琪琪）

第二节

泌尿道感染

泌尿道感染,简称尿感,是细菌直接侵入尿路而引起的炎症,引起泌尿系炎症的致病菌 80% 是肠道的大肠埃希菌、变形杆菌。尿路感染根据感染部位不同,可分为肾盂肾炎、膀胱炎、尿道炎;根据炎症的性质不同,可分为急性和慢性尿路感染;根据有无尿路功能或器质上的异常,又有复杂性和非复杂性尿路感染之别。尿感的临床表现为尿频尿急尿痛,膀胱或会阴部不适及尿道烧灼感,甚者血尿、乳糜尿。患侧或双侧腰痛,患侧脊肋角有明显的压痛或叩击痛等。急性期炎症患者往往有明显的尿路刺激征,但在老年人、小儿及慢性尿路感染患者中,则通常尿路刺激症状较轻,如轻度的尿频,或尿急,或排尿不适等。病情反复出现,应认真查找原因,反复感染者,多伴有泌尿系结构异常或有结石。慢性及反复感染者可导致肾损害,反复感染可导致肾间质病变,最终会发展为肾衰病。

绝大多数尿路感染是由上行感染引起的,细菌经尿道口上行至膀胱甚至肾盂引起感染,少数为血行感染和淋巴道感染。膀胱炎和尿道炎,即指下尿路感染,占尿路感染总数的 $50\% \sim 70\%$,临床表现为尿频、尿急、尿痛、排尿不适、下腹部坠胀感或不适等,可有尿液混浊或血尿,一般无明显全身感染症状。少数患者可有腰痛、低热(不超过 $38℃$)。小儿尿路感染的临床表现无特征性,主要有发热、食欲不佳、呕吐和腹部不适。肾盂肾炎多见于育龄妇女,临床表现除上述下尿路症状外,并有腰部或肋脊角痛和叩击痛,肾区疼痛可放射至腹部,全身感染症状有寒战、高热、头痛、肌痛;或有恶心、呕吐、腹泻等胃肠道症状。尿常规有大量脓细胞或者有白细胞管型,则可作为区别肾盂肾炎及下尿路感染的根据,尿路感染的诊断关键在于发现真性菌尿,清洁中段尿培养菌落计数大于或等于 10^5 /mL 连续 2 次培养均大于等于 10^5 /mL 为同一种细菌。

泌尿系感染诊断依据:① 膀胱刺激症状(尿频、尿急、尿痛),全身感染症状(寒战、发热、头痛等),尿常规白细胞>5 个/HP,清洁中段尿培养细菌> 10^5 /mL。② 具有上述两项而发热 $>38℃$,腰痛、肾区叩击痛,尿中有白细胞管型者,多为肾盂肾炎。③ 尿感病史在一年以上,抗生素治疗效果不好,反复发作,多次尿细菌培养阳性者,为慢性肾盂肾炎,肾盂造影显示肾盂肾盏变形。

泌尿道感染属于中医学“淋证”范畴。淋之名称,始见于《内经》,《素问·六元正纪大论》称"淋",即《金匮要略·五脏风寒积聚病》的"淋秘"。《金匮要略·消渴小便不利淋病》篇对本病的症状做了描述,"淋之为病,小便如粟状,小腹弦急,痛引脐中",说明淋病是以小便不爽、尿道刺痛为主证淋证的分类。《中藏经》已有冷、热、气、劳、膏、砂、虚、实八种,为淋证临床分类的雏形。《诸病源候论》把淋证分为石、劳、气、血、膏、寒、热七种,而以"诸淋"统之。《备急千金要方》提出"五淋"之名,《外台秘要》具体指明五淋的内容"集验论五淋者,石淋、气淋、膏淋、劳淋、热淋也"。现代临床仍沿用五淋之名,但有以气淋、血淋、膏淋、石淋、劳淋为五淋者,亦有以热淋、石淋、血淋、膏淋、劳淋为五淋者。按之临床实际,热淋、气淋均属常见,故本篇分为气淋、血淋、热淋、膏淋、石淋、劳淋六种。

《金匮要略》中称"淋秘",描述其病为热胀、小便黄赤,甚则淋,将淋证的病机归结为"热在下焦"。《诸病源候论》描述其病机为:"诸淋者,由肾虚膀胱热故也。膀胱与肾为表里,俱主水,水入小肠,下于胞,行于阴,为溲便也,若饮食不节,喜怒不时,虚实不调,脏腑不和,致肾虚而膀胱热,肾虚则小便数,膀胱热则水下涩,数而且涩,则淋沥不宣。故谓之淋";又谓:"淋病必由热甚生湿,湿生则水液浑,凝结而为淋",指出病因是湿热。由于湿热邪毒侵入膀胱和肾而发病,肾与膀胱表里相连,病邪可由表及里,由膀胱入侵至肾,另一种情况病邪可由肾下传至膀胱。膀胱为湿热之邪蕴阻,致气化失常,水道不利而出现小便频数,淋沥涩痛,腰为肾之府,湿热之邪阻滞经络,气血运行不畅,不通则痛,而腰痛或不适,足厥阴肝经脉循少腹,络阴器,湿热蕴阻,肝经气滞而小腹胀痛或不适,小便淋沥不爽,邪毒盛正邪相搏而寒热作;或兼外感风邪而出现表里同病,或由于邪热蕴积肺胃,以温热病表现为主,尿路症状不明显。本病易于感染,特别女性,若不注意阴部卫生,易于感染而反复发作;或由于治疗不及时、不彻底,病邪羁留不除而病情迁延不愈,致正气亏虚,出现虚实夹杂病症,由于正气亏虚或劳累过度,湿热之邪更易侵入;或新感风邪再引发宿疾,由于邪热灼伤血脉或病久入络而出现尿血,舌紫点或舌暗红等瘀血证。而《中藏经》认为淋证是一种"五脏不通,六腑不和,三焦痞涩,营卫耗失"的复杂的病机。此

病多系由于湿热下注,侵犯肾与膀胱,下焦气化不利所致。

【病因病理】

(一)西医病因病理

1. 病原体 尿路感染最常见的病原体为大肠埃希菌,其次为腐生葡萄球菌。复杂性尿路感染虽然也以大肠埃希菌最为多见,但不足5%,葡萄球菌属、克雷白杆菌属、假单胞菌属、沙雷菌属和肠杆菌属的细菌明显增多,且病原体多对抗生素耐药。不同人群尿路感染与病原体之间有一定的关联,如腐生葡萄球菌尿路感染主要见于年轻、育龄期妇女,很少见于男性;变形杆菌尿路感染主要见于1~12岁的男孩。厌氧菌尿路感染多与尿路梗阻有关。类杆菌尿路感染多见于泌尿生殖道恶性肿瘤患者。神经源性膀胱、脊髓损伤患者易罹患耐多种药物、多重病原体感染。社区获得性尿路感染与医院获得性尿路感染病原体谱也存在明显差异。近年,随着抗生素和免疫抑制剂的广泛应用和人口老龄化,尿路感染病原体谱发生了明显变化,革兰阳性(G^+)菌与真菌性尿路感染发病率增多,耐药甚至耐多药病原体也呈现明显增加的趋势。

2. 感染途径

(1)上行性感染:上行性感染是指病原体经尿道进入膀胱、输尿管和肾盂肾盏导致的感染,是尿路感染最常见的感染途径,占95%以上,最常见的细菌是大肠埃希菌。大肠埃希菌表面配体可以与胃肠道、泌尿生殖道黏膜受体结合,由肠道移行至前尿道、尿道周围组织和女性阴道、前庭。也有学者认为,某些致病菌的纤毛可附着于尿路黏膜,上行至肾盂。女性尿路感染多见,与女性尿道和肛门接近密切相关。尿路有创性诊治操作如膀胱镜、泌尿外科手术、Foley导管等,均可将致病菌导入膀胱引起尿路感染。正常情况下,膀胱可在2~3日清除微生物,可能机制包括:①排尿。可以清除绝大多数病原体,神经源性膀胱或其他原因导致的尿路梗阻,尿路感染的概率明显增高。②尿液及其所含成分具抗菌作用。如尿素、无机酸、盐、低分子聚氨、低pH尿、低渗或高渗均可抑制细菌生长。③膀胱黏膜固有的防御机制。覆盖膀胱黏膜的黏多糖可阻止细菌表面配体与膀胱黏膜受

体结合。细菌一旦与膀胱黏膜黏附,可激活腺苷酸环化酶信号传导系统,直接介导膀胱上皮细胞分泌杀菌物质。因此,残余尿过多、排尿不畅、膀胱内异物或结石等,均有利于细菌在尿液中繁殖,引起尿路感染。除了膀胱可以清除微生物外,正常阴道菌群对尿路感染也有预防作用。阴道局部寄生的乳酸杆菌,可以维持局部酸性环境,抑制大肠埃希菌生长和大肠埃希菌与黏膜黏附,通过产生过氧化氢杀灭大肠埃希菌。绝经期后妇女,由于雌激素水平下降,局部乳酸杆菌减少,容易罹患尿路感染;由于壬苯醇醚杀精子剂能够抑制乳酸杆菌,服用此类避孕药的妇女也容易发生尿路感染,改用其他避孕措施,可减少尿路感染发生。

(2)血行感染:病原体以金黄色葡萄球菌、沙门菌、铜绿假单胞菌、念珠菌多见。病原体能否介导肾脏感染取决于两个方面:① 病原体毒力。正常情况下,大肠埃希菌并不导致血行性感染,而金黄色葡萄球菌、变形杆菌可介导血行性感染。② 肾脏本身对细菌的清除能力。当合并泌尿系梗阻、肾组织缺血、失血性低血压、高血压、低血钾、应用止痛剂、多囊肾、糖尿病等疾病状态下,可以发生大肠埃希菌血行感染。

(3)其他:是否存在淋巴道感染和直接感染途径尚存在很大分歧,多数学者认为没有这两种途径,即使有也极为罕见。少数学者认为下腹部和盆腔器官与肾脏,尤其是升结肠与右肾的淋巴管相通,因此有盆腔器官炎症、阑尾炎或结肠炎时,细菌可通过淋巴管入侵肾脏,介导尿路感染。肾外伤或泌尿系统周围脏器炎症时,病原菌可以直接入侵,引起感染。

3. 病原菌的致病能力

(1)大肠埃希菌:导致尿路感染的大肠埃希菌具有在肠道内移行、在阴道局部滞留、入侵和沿正常泌尿道逆行的能力。大肠埃希菌的菌体抗原(O 抗原)和荚膜抗原(K 抗原)与细菌毒力有关。O 抗原主要成分为脂多糖,具有细胞毒性与免疫原性,可引起机体的炎症反应,引起尿路感染的大肠埃希菌 O 抗原主要为 O1、O2、O4、O6、O7、O50和 O75 等。K 抗原可以通过抑制吞噬作用和补本的杀菌作用与细菌毒力直接相关。菌毛为细菌表面的细丝状细胞器,主要分布在革兰阴性菌如大肠埃希菌、沙门菌。菌毛内含黏附素,致病菌借助黏附素与尿道上皮表面特殊的受体结合。依据致

病菌与尿路上皮细胞黏附能否被甘露糖阻断,分为 1 型菌毛(甘露糖敏感)与 2 型菌毛(甘露糖抵抗)。1 型菌毛主要分布于革兰阴性菌,可与 T-H 糖蛋白的甘露糖残基、分泌型 IgA、层黏连蛋白、纤维连接蛋白和吞噬细胞等结合,与尿路上皮细胞结合的能力低,因此一般不介导急性肾盂肾炎,但由于能与吞噬细胞结合,介导吞噬细胞释放活性氧和其他酶,所以一旦出现感染,可介导肾脏损害进一步加重,瘢痕形成。T-H 糖蛋白与 1 型菌毛结合,可阻止其与泌尿道上皮组织黏附,因此有保护作用。2 型菌毛也称为 P 菌毛或肾盂肾炎相关菌毛,是大肠埃希菌最具毒力的因素之一,可与尿路上皮组织、肾脏和肠道糖脂受体结合,且不与宿主多形核白细胞结合,介导肾盂肾炎。

(2)其他细菌:导致尿路感染的奇异变形杆菌具有甘露糖抵抗/变形杆菌样菌毛。变形杆菌的菌毛与大肠埃希菌的 P 菌毛具有很大程度的同源性,可介导奇异变形杆菌与尿路上皮细胞结合。一旦奇异变形杆菌与尿路上皮细胞结合,分泌 3 种酶(尿素酶、溶血素、蛋白酶)的能力与细菌毒力有关。介导肾盂肾炎的克雷白杆菌能够正常拮抗正常血清的杀菌活性。

4. 易感因素

(1)泌尿道解剖或功能异常

⊙尿路梗阻:尿路梗阻可显著增加肾组织对致病菌的易感性。动物实验证实结扎输尿管后,给大鼠静脉注射大肠埃希菌,几乎 100% 诱发肾组织感染。膀胱以下梗阻可以通过以下机制干扰膀胱对细菌的清除:① 残余尿增加,膀胱内残留细菌数量增加。② 膀胱扩张,膀胱黏膜面积/总容积比下降,黏膜杀菌物质的效应降低。③ 膀胱壁扩张,减少膀胱黏膜血流量。

⊙膀胱输尿管反流:排尿期膀胱输尿管瓣膜的完整性可阻止尿液从膀胱逆行至输尿管和肾盂。存在反流时,膀胱内细菌可逆行至肾盂,引起肾盂肾炎。

(2)有创性操作:任何有创性尿路系统的操作均可增加感染的风险,临床最常见的是留置尿管。与留置尿管相关尿路感染有关的因素有:尿管留置时间、糖尿病、女性、泌尿系统解剖异常、肾功能异常、护理不当等。研究发现,留置尿管尿路感染细菌分为两类,一类是浮游型细菌,在尿液中运动,对抗生素敏感;另一类是生物膜型细菌,其

所致感染特点：① 对抗生素敏感性差。② 常规细菌培养往往阴性。③ 病程延长，容易复发长期留置尿管的患者约 40% 出现尿管堵塞。尿管堵塞如果未及时发现，可导致肾盂肾炎、脓毒症，甚至休克。一项研究显示，留置尿管细菌生物膜阳性率与留置时间有关，3 日者无一例发生，4 周时发生率为 100%。预防性使用抗生素并不能降低导尿管生物膜型细菌阳性率。

（3）妊娠：妊娠是尿路感染的重要诱因。妊娠早期雌激素和孕酮水平升高，引起输尿管平滑肌松弛，之后由于子宫增大、压迫输尿管造成尿路梗阻。妊娠期肾小球滤过率增加，葡萄糖、氨基酸、水溶性维生素滤出也增加，加之妊娠期肾小管对这些物质重吸收减少，因此尿中营养物质增加，是妊娠期易发生尿路感染的另一重要原因。

（4）糖尿病：糖尿病女性患者无症状菌尿及有症状尿路感染的发生率为非糖尿病女性的 3~4 倍，而男性、学龄期少女、妊娠期女性糖尿病患者，其无症状菌尿和有症状尿路感染的发生率与对照组无明显差异。糖尿病患者尿路感染发生率高的原因：① 尿中葡萄糖浓度增高，有利于细菌繁殖。② 细胞吞噬、细胞内杀菌、细胞免疫等多种免疫功能低下，尤其是血糖控制不满意者。③ 继发神经源性膀胱、尿潴留，有利于细菌滞留与繁殖，同时泌尿道有创性操作概率增加。

（5）高龄：除了肾脏退行性病变、肾组织硬化和瘢痕形成、血液供应差、贮备功能下降和免疫功能低下外，老年患者因脑血管疾病神经功能减退、逼尿肌功能低下、腹壁松弛以及尿潴留发生率增高。老年男性多因前列腺肥大或挛缩导致排尿不畅。老年女性尿路感染概率增加，原因更多：① 卵巢功能衰退，雌激素水平下降。② 盆腔组织张力减退，盆腔器官脱垂，排尿自控机制障碍，易于发生尿潴留。③ 阴道上皮糖原含量下降，pH 升高，菌群失调，致病菌过度生长。

（6）免疫缺陷：免疫功能低下者，如接受免疫抑制剂治疗、糖尿病、肝硬化和营养不良者，不仅与尿路感染发生概率增加有关，而且与尿路感染反复发作有关。有研究对反复发作尿路感染患者和健康对照组的中性粒细胞炎性应答反应研究发现，细菌刺激后两组人群中性粒细胞黏附受体和补体受体表达没有明显差异，但是尿路感染反复发作者中性粒细胞 IgG 受体 CD16 表达、细菌吞噬

作用、活性氧产生较对照组明显降低。

（二）中医病因病机

至于病因病机，多认为是下焦有热。《金匮要略·五脏风寒积聚病》曰："热在下焦，则尿血，亦令淋秘不通。"《丹溪心法·淋》亦认为："淋有五，皆属乎热"；《诸病源候论·诸淋病候》指出："诸淋者，由肾虚而膀胱热故也""膀胱与肾为表里，俱主水，水入小肠与胞行于阴，为溲便也。若饮食不节、喜怒失常、虚实不调、脏腑不和，致肾虚膀胱热，肾虚则小便数，膀胱热则水下涩，数而且涩，则淋沥不宣，故谓之淋"；《景岳全书·淋浊》亦谓："淋病之初病，则无不由乎热剧，无言辨矣。"从而进一步明确提出了淋证的病位是在肾与膀胱，并论述了两者间的关系和发病机制。后世医家在此基础上，认为本病急性期多属湿热蕴结膀胱，多由饮食不节、过食辛热肥甘厚味，或情志不畅、气郁化火或外阴不洁、秽浊污染，或房劳过度、脾肾亏虚等原因致湿热内生、蓄于下焦、水道不利、气化失常，而见尿急、尿频、尿痛、腰痛等症。根据历代医家论述，兹归纳为以下几方面。

1. 膀胱湿热 多食辛热肥甘之品，或嗜酒太过，酿成湿热，下注膀胱；或下阴不洁，秽浊之邪侵入膀胱，酿成湿热，发而为淋。若小便灼热刺痛者，为热淋；若湿热蕴积，尿液受其煎熬，日积月累，尿中杂质结为砂石，则为石淋；若湿热蕴结于下，以致气化不利，无以分清泌浊，脂液随小便而去，小便如脂如膏，则为膏淋；若热盛伤络，迫血妄行，小便涩痛有血，则为血淋。

2. 脾肾亏虚 久淋不愈，湿热耗伤正气，或年老，久病体弱，以及劳累过度，房事不节，均可导致脾肾亏虚。脾虚则中气下陷，肾虚则下元不固，因而小便淋沥不已。如遇劳即发者，则为劳淋；中气不足，气虚下陷者，则为气淋；肾气亏虚，下元不固，不能制约脂液，脂液下泄，尿液浑浊，则为膏淋；肾阴亏虚，虚火灼络，尿中夹血，则为血淋。

3. 肝郁气滞 恼怒伤肝，气滞不宣，气郁化火，或气火郁于下焦，影响膀胱的气化，则少腹作胀，小便艰涩而痛，余沥不尽，而发为气淋。此属气淋的实证，中气下陷所致气淋，是为气淋的虚证，所以《医宗必读·淋证》篇指出："气淋有虚实之分。"综上所述，可见淋证病在膀胱和肾，且与肝脾有关。其病机主要是湿热蕴结下焦，导致膀胱

气化不利。若病延日久，热郁伤阴，湿遏阳气，或阴伤及气，可导致脾肾两虚，膀胱气化无权，则病证从实转虚，而见虚实夹杂。

【临床表现】

（一）病史

尿路感染是女性最常见的细菌感染，约50%的妇女一生中会发生尿路感染。性生活活跃期青年女性尿路感染发生率高，膀胱炎发生率约为0.5人次/年，复发率可高达27%～44%。50岁以下的成年男性单纯性膀胱炎的发病率明显低于同龄女性，为5～8人/（万人年）。无症状性菌尿发生率在青年女性中约为5%，男性发生率极低。老年人群发病率明显上升，生活能够自理的65岁以上老年女性和男性增高至21%和12%，长期卧床的老年女性和男性发病率可高达53%和37%。留置尿管相关的尿路感染是最常见的医院内获得性感染，发生率约为5%，其中2%～4%可发展为革兰阴性（G^-）菌脓毒症。

（二）症状与体征

尿路感染临床表现多种多样，常有尿急、尿频、尿痛等膀胱刺激征。急性肾盂肾炎时，可伴腰痛，或向阴部放射的腹痛，严重者有肾绞痛，以及高热、恶寒、乏力、食欲减退、腹胀等全身症状，严重患者可并发败血症及休克。尿频指排尿次数增加，正常人平均排尿4～6次/白天和0～2次/夜尿。尿急是指一有尿意即要排尿，常常出现尿失禁。尿痛是由于排尿时病损部位受刺激产生疼痛或烧灼感。不同种类尿路感染临床表现上有所差别，一些患者可以没有典型尿路刺激症状。

1. 分类 尿路感染有不同的分类：① 依据感染部位，可分为上尿路感染和下尿路感染。前者是指感染累及输尿管、肾盂和肾实质，又称肾盂肾炎。后者是指感染仅累及尿道和膀胱。② 依据有无基础疾病与尿路异常，分为复杂性尿路感染和单纯性尿路感染。前者是指伴有机体抵抗力低下的基础疾病如糖尿病、肝硬化、使用免疫抑制剂，或有泌尿道解剖或功能异常造成尿路梗阻和泌尿系统畸形等。后者是指不伴上述情况的尿路感染。③ 依据有无症状，分为有症状性尿路感染和无症状菌尿。前者指有临床症状，同时清洁中段

尿培养细菌菌落计数≥10^5/mL。后者指无临床症状，但在排除尿液污染后，连续两次清洁中段尿培养细菌菌落计数均≥10^5/mL，且为相同菌株。结合患者的临床表现、感染部位、是否存在泌尿系统解剖/功能异常等将尿路感染分类。

2. 不同类型尿路感染的临床表现

（1）急性单纯性膀胱炎：常见于健康年轻女性，临床主要表现为尿频、尿急、尿痛、排尿不畅、下腹部不适等尿路刺激症状和耻骨上疼痛。一般无明显的全身感染症状，常有白细胞尿，约30%有血尿，尿后尿道滴血是较为特征性的症状，偶有肉眼血尿。

（2）反复发作性膀胱炎：膀胱炎反复发作主要源于重新感染，少数为复发。重新感染是合理的抗感染治疗后细菌消失，停止治疗后由不同的致病菌重新引起的感染，与复发有时难以区别。一般在停药6周或在细菌学检查和尿液检查持续正常3周后发生的再次感染，支持重新感染。复发是指治疗后细菌消失，但停药6周内复发，致病菌与前次相同复发往往合并存在其他因素。

（3）急性单纯性肾盂肾炎：患者可以出现明显全身感染症状，表现为寒战、发热，可伴恶心、呕吐，体温多在38～39℃，甚至高达40℃，伴或不伴腰痛、尿路刺激症状。急性单纯性肾盂肾炎可合并菌血症，但很少出现革兰阴性菌脓毒症。体检可以发现肋脊角区或季肋点压痛和肾区叩击痛。

（4）复杂性尿路感染：可表现为无症状菌尿、膀胱炎、肾盂肾炎。主要见于泌尿系统解剖和（或）结构异常、基础肾脏病变和全身性病变导致机体抵抗力降低的个体。复杂性尿路感染病原体谱更广，更容易出现耐药菌株的感染。

（5）无症状菌尿：患者无任何尿路感染症状，排除尿液污染后，连续2次清洁中段尿培养细菌菌落计数均≥10^5/mL，且为相同菌株。常在外科术前检查或尿检异常而进一步检查时发现。致病菌多为大肠埃希菌，主要见于糖尿病、孕妇、老年患者、肾移植受者和留置尿管者的患者。

（6）特殊情况下的尿路感染：留置尿管相关感染：导尿后3%～10%的患者会出现菌尿，长期留置导尿（>30日）患者几乎都出现菌尿。由于合并基础疾病或生物膜形成，抗生素和其他杀灭细菌物质不易到达靶细菌，因而留置尿管相关感染治疗困难。

糖尿病患者的尿路感染：以下两种情形多见。① 肾盂肾炎并发症——如肾乳头坏死发生率增加：主要源于糖尿病血管病变、尿路内压力增加、高血糖等因素共同作用。② 气肿性肾盂肾炎/膀胱炎：临床上比较少见，主要发生于糖尿病患者，病原菌以大肠埃希菌最为常见。此外肠球菌、溶血性链球菌、念珠菌也可导致气肿性肾盂肾炎/膀胱炎。其确切的机制尚未完全阐明，其发生至少需要产气细菌入侵、组织局部高浓度葡萄糖、组织灌注受损 3 种因素。

老年尿路感染：老年患者尿路感染有以下特点。① 易发生两种以上的病原菌感染，以变形杆菌、葡萄球菌等多见。② 尿频、尿急和尿痛等症状不明显，或无症状，部分患者直至出现肾功能不全或高血压时才被发现。③ 感染难以控制。由于致病菌种类多、常伴有多种慢性疾病、暴露于抗生素机会多、耐药菌株感染概率增加，加上免疫功能减退，因而治愈率低，容易复发。

泌尿系结核：发病年龄多为 20~40 岁，男性约为女性的 2 倍。早期常无特殊不适，仅尿常规检查发现异常。首发症状常为尿频、血尿、尿痛，尿路刺激症状更加突出。此外，患者多伴肺结核或肺外结核，50%~80%男性肾结核患者伴生殖系统结核。几乎所有患者都有不同程度的全身中毒症状，如低热、盗汗、贫血等。因此，典型患者诊断并不困难。对可疑患者应进行 24 小时尿沉渣直接涂片抗酸染色查找抗酸杆菌，纯化蛋白质衍生的结核菌素（PPD）试验，影像学检查进一步明确诊断。

气肿性肾盂肾炎：是由产气微生物导致的急骤起病、坏死性和危及生命的泌尿系感染，90%见于糖尿病和尿道梗阻患者。致病菌包括大肠埃希菌、铜绿假单胞菌和奇异变形杆菌等。除了全身感染中毒症状外，患者常出现脱水和酮症酸中毒。对可疑患者应进一步行影像学检查明确气体部位。影像学检查包括腹部平片、超声、CT，其中以CT 检查定位最佳。单纯药物治疗病死率高达60%~80%，外科干预后病死率降至 20%以下。治疗首选急诊肾切除联合广谱抗生素。

泌尿系软化斑：是累及泌尿生殖道、胃肠道、皮肤和肺脏等系统的慢性肉芽肿性炎症。致病菌多为革兰阴性菌，与单核-巨噬细胞杀菌能力降低有关。泌尿生殖道软化斑多数侵犯膀胱，临床上常出现发热、胁腹痛、白细胞尿、血尿和菌尿。特征性病理改变为钙化的细菌碎片——Michaelis - Gutmann 小体沉积在吞噬细胞。

黄色肉芽肿性肾盂肾炎：是与泌尿系梗阻相关的、罕见的重症慢性肾脏感染。以肾实质被泡沫细胞（含脂质的巨噬细胞）代替为特征。患者多为中年女性，临床表现为胁腹痛、发热、寒战。体检可有胁腹部触痛，可扪及包块。CT 显示肾脏增大、巨大结石、低密度肿块。致病菌多为大肠埃希菌，也可是其他革兰阴性菌、金黄色葡萄球菌。单独应用抗生素常无效，常需部分或全肾切除。

前列腺炎：是成年男性常见疾病，绝大多数是由于前列腺长期充血、腺泡郁积、腺管水肿所致，少数患者也可由细菌感染引起。本病多呈慢性发作，也可以急性发作。急性发作时可出现脓尿，甚至终末血尿，可伴畏寒、发热；如炎症累及尿道或膀胱三角区，可出现明显尿路刺激症状；常伴会阴部、腰骶部及直肠内胀痛及剧痛。慢性期症状较轻，白细胞尿较少，甚至完全正常，常伴不同程度的性功能异常和变态反应性疾病如关节炎、神经炎、眼虹膜炎等。直肠指检在急性期可触及前列腺肿胀、压痛；在慢性期则腺体较硬，表面不规则。前列腺液检查为白细胞显著增加或成堆分布，而卵磷脂小体减少。对于怀疑为急性细菌性前列腺炎患者，切忌按摩前列腺，以免发生菌血症。

泌尿系寄生虫病：① 丝虫病。当丝虫病引起乳糜尿时，乳糜尿可刺激尿路引起尿路梗阻，常合并感染而出现乳糜脓尿，在血或尿中找到微丝蚴可确诊。② 肾包虫囊肿。本病少见，国内仅有少数病例报道，多伴有身体其他脏器包虫囊肿。肾包囊向肾盂穿破或继发感染时，可出现脓尿及尿路刺激症状。其主要特征为腹部可触及肿大的肾脏，偶尔尿中出现包囊蚴头节可确诊。一般结合流行病学史、皮内抗原试验、超声波、腹部平片及肾盂造影可明确诊断。③ 泌尿系阿米巴病。患者有阿米巴痢疾史，出现发热、尿路刺激症状，尿呈果酱色，镜检大量白细胞，并有阿米巴滋养体。

慢性肾盂肾炎：本病常伴有持续肾小管功能异常如尿酶升高、尿浓缩功能减退、肾小管酸中毒等，常有尿路感染反复发作。诊断慢性肾盂肾炎影像学检查必须有肾盂肾盏瘢痕形成、变形、积水、肾脏外形不光滑或双肾大小不等。

3. 并发症 肾盂肾炎进一步扩散可以导致肾脏脓肿和肾周脓肿，但比较少见，肾髓质、皮髓质脓肿及肾周脓肿发生率为 1~10 人次/万人,既往见于金黄色葡萄球菌血行感染,目前主要见于肾结石、泌尿系梗阻等并发的复杂性尿路感染。临床表现为发热、体重下降、盗汗和畏食,常伴腰背痛。体检可发现肋脊角触痛,甚至可扪及包块。尿液检查可见尿白细胞增加和蛋白尿。CT 和 B 超检查有助于诊断及定位。一方面,尿路结石可以引起尿路梗阻,易于发生尿路感染;另一方面,尿路感染尤其是变形杆菌导致的尿路感染可产生尿素酶分解尿素,尿液碱化,尿中磷酸盐易于析出结晶,形成结石。反复尿路感染形成的瘢痕和结石可引起和加重尿路梗阻。复杂性尿路感染患者可以合并革兰阴性菌脓毒症。

4. 体检 除一般查体外,应进行全面的泌尿系统体检,男性患者行外生殖器和直肠指诊检查。急性膀胱炎患者可有耻骨上区压痛,但缺乏特异性。发热、心动过速、肋脊角压痛对肾盂肾炎的诊断特异性高。盆腔和直肠检查对鉴别是否同时存在的合并疾病有意义。女性慢性、复发性、难治性尿路感染必须行盆腔检查。当患者存在不明原因的发热、严重的低血压、感染中毒性休克时,要考虑存在肾盂肾炎的可能。

(三)四诊要点

一般说来,初起或在急性发作阶段属实,以膀胱湿热、砂石结聚、气滞不利为主,久病多虚,病在脾肾,以脾虚、肾虚、气阴两虚为主。热淋者多见苔黄腻,脉濡数。石淋初期舌红,苔薄黄,脉弦或带数;若病久砂石不去,或见舌淡边有齿印,脉细而弱;或舌红少苔,脉细数。气淋实证多见苔薄白,脉多沉弦。气淋虚证多见舌质淡,脉虚细无力。血淋实证多见苔黄,脉滑数。血淋虚证多见舌淡红,脉细数。膏淋实证多见舌红,苔黄腻,脉濡数。膏淋虚证多见舌淡,苔腻,脉细弱无力。劳淋多见舌质淡,脉虚弱。

【辅助检查】

(一)检查项目

1. 尿液检查

(1)标本采集和一般检查:尿标本采集方法及质量是影响尿液检查,尤其是尿液微生物学检查结果的关键。应采用清洁中段尿、膀胱穿刺尿

或引流尿。尿外观一般浑浊伴腐败味,40%~60% 急性尿路感染的患者出现少量镜下血尿,甚至出现肉眼血尿。尿蛋白定性与定量检查一般正常。白细胞尿即尿沉渣白细胞增多,清洁尿沉渣中白细胞超过 5/HP,或不沉淀尿涂片中白细胞超过 3/HP。如尿沉渣镜检正常或处于临界值者,须进一步测定尿白细胞排泄率。过去沿用 Addis 计数法,需留 12 小时尿,尿白细胞>10^6 视为异常,较费时。目前计数 1 小时(一般准确收集 2 小时清洁尿)尿白细胞排出率。正常人尿液中可含少量白细胞,每小时计数不超过 $2×10^5$,超过 $3×10^5$ 为阳性,$(2~3)×10^5$ 为可疑。下列因素可以加速破坏尿液中白细胞,从而影响检查结果:① 尿 pH≥6.8。② 大量饮水、尿液稀释及尿渗透压过低。③ 尿标本放置温度过高或放置时间过长。④ 白细胞易于与尿路上皮细胞和女性生殖道脱落细胞混淆,应注意鉴别。白细胞酯酶主要存在于中性粒细胞,可与试条内的酯酶试剂反应呈红色(阳性)。测定酯酶活性实际上反映了尿中中性粒细胞的数量。敏感性为 87%,特异性为 67%。假阳性主要源于阴道分泌物的污染,假阴性主要源于蛋白尿、尿中含庆大霉素和(或)尿白细胞检测的临床意义:① 临床表现为尿路刺激症状,若尿液检查同时发现白细胞,即可初步诊断为急性尿路感染。② 明显尿路刺激症状者,尿液在膀胱内停留时间短,尿培养阴性而白细胞增多可协助诊断。③ 抗生素治疗有效,细菌学检查阴转,白细胞尿仍可持续数日。④ 有尿路感染全身症状,若尿沉渣镜检发现白细胞管形有助于肾盂肾炎的诊断。

(2)病原体检查

1)直接涂片镜检:取混匀新鲜清洁中段尿 10 mL,离心(每分钟 1 000 r,5 分钟)后取沉淀涂片。包括一般细菌涂片、淋病奈瑟菌涂片、假丝酵母菌涂片和结核分枝杆菌涂片。革兰染色用油镜,计算 10 个视野细菌数,取其平均值,若每个视野下可见 1 个或更多细菌,则相当于 10^5/mL,表示存在菌尿,敏感性 80%~90%。尿涂片镜检容易受到生殖道炎性分泌物污染,此时尿沉渣中镜检可观察到较多扁平上皮细胞。

2)清洁中段尿培养:正常人清洁中段尿培养也可有少量大肠埃希菌生长,但菌落计数一般不超过 10^5/mL。传统标准将清洁中段尿培养细菌菌落状,则要求连续 2 次培养菌落计数均≥10^5/mL,

且2次菌株相同,方可称为有意义的菌尿。临床上少数尿路感染患者,清洁中段尿培养菌落计数可以<10^5/mL,可能与早期抗感染治疗或膀胱冲洗有关。在下列情况下,清洁中段尿培养菌落计数<10^5/mL,也可认为是真性菌尿而非污染:① 已接受抗感染治疗。② 男性。③ 病原体为假单胞菌、克雷白-肠杆菌-沙雷菌、摩拉克菌。

3) 膀胱穿刺尿细菌培养:是诊断尿路感染最准确的方法,符合率为100%。穿刺点在耻骨联合上1cm处,常规消毒局部麻醉后,穿刺针在穿刺点垂直插入,抽取尿20~30mL送培养。如发现细菌为有意义菌尿,表明存在尿路感染。

4) 浸渍片法:最常用的浸渍片法是将涂有琼脂的塑料片浸入尿液,滴干多余尿液,过夜孵育。塑料片一面涂有选择性革兰阴性菌生长的琼脂(MacConkey琼脂),另一面涂有非选择性琼脂,适合大多数细菌生长。过夜培养后,两面菌落计数与标准片对比,进行半定量分析。阳性者送相关实验室进行细菌鉴定和药敏试验。国内学者在国外浸渍片法基础上进行了改良,先用两块普通载玻片,一块涂上普通琼脂培养基,另一块涂上能抑制革兰阳性球菌生长的伊红-亚甲蓝培养基,接种时将玻片浸入新鲜清洁中段尿标本中,滴干多余尿液,培养24小时,进行菌落计数。菌落计数>200个/cm² 为阳性,30~200个/cm² 为可疑,<30个/cm² 为阴性。如两种培养基上细菌生长情况相同则为杆菌感染;仅琼脂培养基上有菌生长,则为球菌感染;如两种培养基菌落计数相差大,且琼脂培养基菌落明显增多,菌落形态大小不一,则为污染。

5) 化学方法:尿液化学检查不是直接检测病原体,而是通过化学反应间接证实存在病原体,简便易行,有助于尿路感染的快速诊断,但阳性率低不能代替尿细菌培养。目前临床应用最广的是Griess硝酸盐还原试验。此方法采用清晨第1次尿,尿液在膀胱内停留时间过短、患者处于利尿期间或饮食中缺乏硝酸盐,均可能产生假阴性。① 亚硝酸盐还原试验:基本原理为大肠埃希菌等革兰阴性菌,可使尿液内硝酸还原为亚硝酸盐,亚硝酸盐与α萘胺和对氨基苯磺酸发生重氮化偶联反应,生成红色的可溶性偶氮色素(1-萘胺-4-偶氮苯对磺酸)。优点是易行,缺点是仅对革兰阴性菌敏感,无法检测尿中肠球菌及假单胞菌。饮食中亚硝酸盐含量过少或利尿情况下也可呈假阴

性。② 氯化三苯四氮唑试验:基本原理是当尿中有氧化作用的细菌存在时,尿在37℃温箱孵育4小时后,可将氯化三苯四氮唑还原成红色三苯四氮唑。假阳性主要为试剂变质,链球菌、假单胞菌和某些肠球菌感染。③ 葡萄糖氧化酶试验:可检出微量葡萄糖(0.6~0.8 mmol/L),正常人空腹尿含微量葡萄糖(1.1~11.1 mmol/L),本试验呈阳性反应。如果尿液中存在细菌必然消耗尿液中葡萄糖,尿液葡萄糖含量减少或缺如,结果则阴性。葡萄糖氧化酶试验不如亚硝酸盐还原试验敏感,不适用于糖尿病患者。④ 过氧化物酶试验:尿路感染时尿液中有大量细菌和白细胞,这些物质含过氧化物酶,能分解过氧化氢产生气泡,故又称发泡试验,试验阳性提示可能存在菌尿。

6) 其他方法:① Bac-T-Screen法。利用细菌不能透过滤膜,将尿液标本过滤,细菌便集中在滤膜上,然后再染色,用比色计进行定量检测。当尿液中细菌≥10^4/mL时,可呈阳性。此法敏感性为88%,但特异性低仅为66%,主要易受尿液中某些色素的影响。② 生物发光法。尿标本中加入萤光素/萤光素酶系统,菌体内的能量——ATP可以转变成光能。尿液中细菌含量≥10^5/mL可呈阳性反应。此法敏感性为97%,特异性为70%~80%。也可直接测定尿三磷酸腺苷含量,若尿三磷酸腺苷含量超过50 mmol/L,可协助诊断尿路感染。无论何种检查,对尿细菌学检查结果的判断,必须结合临床。应注意尿液检测结果存在假阳性与假阴性。假阳性主要源于:① 尿液被粪便、白带等污染。② 尿标本放置时间超过1小时。假阴性主要见于:① 近2周内使用过抗生素。② 尿液在膀胱内停留时间不足6小时,病原体没有足够的时间繁殖。③ 消毒剂污染。④ 过多尿液稀释。⑤ 感染灶与尿路不通。⑥ 间歇性排菌。⑦ L型菌。L型菌是指致病菌在抗菌药物或补体、抗体及溶菌酶等作用下,胞膜破裂,仅存原质,但仍长期保持生命力,一旦环境适合,可恢复原形,导致尿路感染。L型菌仅生长于髓质高渗环境,普通培养基中不能生长。⑧ 某些特殊细菌引起的感染,如腐生寄生菌。由于抗生素的广泛使用,导致耐药菌株的大量出现。因此,尿液细菌培养的同时,应常规行细菌药物敏感试验。

2. 尿路感染定位诊断检查

(1) 尿酶测定:肾盂肾炎患者尿乳酸脱氢酶、

尿β-葡萄糖醛酸酶、NAG 酶高于膀胱炎患者，但存在假阳性与假阴性，且在肾盂肾炎与膀胱炎患者之间有重叠。

（2）肾脏浓缩功能：肾盂肾炎常伴肾脏浓缩功能减退，且双侧感染较单侧感染更为明显。这种肾脏浓缩功能减退可以被前列腺素合成抑制剂所阻断，推测肾盂肾炎可介导前列腺素分泌增加。其缺点在于膀胱炎、单侧肾盂肾炎和双侧肾盂肾炎患者之间肾脏浓缩功能减退程度上存在重叠，敏感性差。

（3）抗体包裹细菌：肾盂肾炎为肾实质感染，机体可产生针对致病菌的抗体。膀胱炎为黏膜浅表感染，机体不产生针对致病菌的抗体。利用这一原理有助于鉴别上尿路感染与下尿路感染。目前最常用的是免疫荧光法检测尿中抗体包裹细菌。临床应注意：① 假阳性见于标本被阴道分泌物或粪便污染，大量蛋白尿、细菌侵犯肾脏以外的上皮组织如前列腺炎、出血性膀胱炎，伴膀胱肿瘤或膀胱留置尿管的感染。② 绝大多数儿童及16%～38%成人上尿路感染可以出假阴性，主要源于肾脏感染与出现 ACB 阳性结果之间存在 10～15日的潜伏期。③ 女性急性单纯性上尿路感染 ACB 阳性率在不同的人群之间存在差异。④ ACB 阳性人群对治疗反应存在异质性，这一点不同于 ACB 阴性人群。

（4）膀胱冲洗后尿培养：置入 Foley 导管，排空尿液，用含抗生素（常为新霉素或多黏菌素）的溶液冲洗膀胱，在膀胱冲洗后留取数次尿标本。若膀胱冲洗后数次尿标本均为阴性，则为下尿路感染；相反为上尿路感染。其优点在于便宜、简单、安全；缺点在于无法区分是单侧还是双侧肾脏感染，且本身为有创性操作，故仅在临床与常规实验室检查无法判断上、下尿路感染时才考虑应用此法。

（5）输尿管导尿法：直接置入输尿管导管以确定感染部位，但属创伤性检查，目前仅限于有肾切除手术适应证患者的术前检查，确定何侧感染。

3. **影像学检查**　复杂性尿路感染，尤其临床怀疑存在泌尿道畸形和（或）梗阻时，应行影像学检查。适应证：① 对治疗反应缓慢，需住院治疗的肾盂肾炎患者。② 儿童第 1 次或第 2 次，尤其是 5 岁以下儿童尿路感染。③ 男性尿路感染。④ 女性尿路感染反复发作、少见细菌介导的肾盂肾炎、妊娠期曾有无症状性细菌尿或尿路感染持续存在者，根据不同情况选用 B 超、静脉肾盂造影、逆行造影、CT、磁共振或放射性核素肾显像等。

（二）主要危重指标与监测

导管相关尿路感染（CAUTI）是重症监护病房（ICU）常见的一种医院获得性感染。因为有很多原因使 ICU 患者很难表述传统的尿路感染症状，对于 ICU 患者，有症状的 CAUTI 的诊断尤为困难。

美国感染病学会制定的《导管相关尿路感染预防指南——2009》诊断标准：留置尿管或拔除尿管后 48 小时内出现的尿路感染；对于尿道内、耻骨弓上或间断留置导尿管的患者，CAUTI 被定义为具有符合一般尿路感染的症状或体征而没有其他感染来源，同时单次导管内或中段尿标本培养出至少 1 种细菌菌落数大于 10^3/mL。对于尿道内、耻骨弓上或间断留置导尿的患者，无症状 CAUTI 被定义为单次导管内尿标本培养出至少 1 种细菌菌落数大于 10^5/mL，同时无一般尿路感染的症状或体征。符合 CAUTI 的临床症状和体征：包括新发的或逐渐加重的发烧、寒战、意识改变、无其他明确原因的嗜睡，侧腹痛，肋脊角压痛，急性血尿，盆腔部不适，在已经拔除导管的患者中还可能出现排尿困难、尿急或尿频，或耻骨弓上疼痛或压痛。

美国医疗机构流行病学会及美国感染病学会等机构联合制定的《导尿管相关的泌尿道感染的预防策略——2014》，该指南提出了监测 CAUTI 的策略，该指南推荐了监测 CAUTI 的方法：① 通过审查微生物实验室的检验结果监控尿培养的方案，常被用来筛查可能存在泌尿系感染的患者。然后，评估尿培养阳性的患者是否有留置导尿管，并且用监测标准判断其是否为 CAUTI。留置导尿管的菌尿症患者通常是无症状的。微生物学诊断的常规要求是从导尿管收集的 1 份尿液样本培养显示 1 种病原菌生长 ≥10^5/mL；有症状的感染患者可能偶尔表现为较低的菌落计数，但其发生率并不确定。在未接受抗生素治疗的留置尿管患者中，较低的菌落计数可能反映了导尿管生物膜形成。② 采用导尿管留置天数而非患者住院天数。

【诊断与鉴别】

（一）诊断要点

典型的尿路感染结合临床表现、尿沉渣与尿

细菌学检查诊断并不困难,在诊断尿路感染时应考虑以下几个问题:① 尿路刺激症状是尿路感染还是急性尿道综合征。② 真性白细胞尿还是假性白细胞尿。③ 是有意义菌尿还是污染。④ 尿路感染部位。⑤ 尿路感染病原体。⑥ 有无机体抵抗力下降的因素。前 3 个问题主要明确是否存在尿路感染,后 3 个问题主要进一步明确感染的性质以指导治疗。

1. 确定尿路感染 首先要规范留取尿标本,避免污染。临床表现、一般尿液检查、尿液病原体检查均支持尿路感染时,可以明确诊断。若没有临床症状,须重复行尿液细菌学检查,若 2 次为同一病原体,可以明确诊断。若仍有疑问,可以考虑膀胱穿刺留取尿标本,以明确诊断。

2. 确定尿路感染部位 上尿路与下尿路感染均可以表现尿路刺激征,但上尿路感染出现明显全身感染症状如寒战、发热,可伴恶心、呕吐,体检可以有腰痛、肋脊角压痛。尿沉渣镜检可以检出白细胞管型,肾小管功能异常。

3. 确定病原体 明确病原体性质依赖尿细菌学检查,尿细菌学检查结合药敏试验,不仅对诊断有帮助,对治疗也有指导意义。

4. 潜在致病因素 对于反复发作的尿路感染、难治性尿路感染或伴持续肾小管功能异常者,应积极寻找是否存在泌尿系统畸形、梗阻、糖尿病或机体抵抗力下降等因素。

5. 诊断问诊要点 ① 尿频程度:如排尿次数、每次排尿间隔时间及尿量。② 尿频是否伴有尿急和尿痛:伴有尿急和尿痛时称为膀胱刺激征,多由感染引起,单纯尿频应分析其病因。③ 尿痛的部位和时间:排尿时耻骨上区痛多为膀胱炎;排尿结束时尿道内或尿道口疼痛多为尿道炎。④ 其他伴随症状:膀胱刺激征存在但不剧烈,伴有双侧腰痛,可见于肾盂肾炎;伴有会阴部、腹股沟和睾丸胀痛,可见于急性前列腺炎;尿频、尿急伴有血尿、午后低热、乏力、盗汗,可见于尿系结核;尿频、尿急伴无痛性血尿、尿线变细及进行性排尿困难,可见于膀胱癌;老年男性尿频伴有尿线变细及进行性排尿困难,可见于前列腺增生;伴有排尿时尿流突然中断,可见于膀胱结石堵住出口或后尿道结石嵌顿。⑤ 出现尿频、尿急、尿痛前是否有明显原因:如劳累,受凉或月经期,是否接受导尿、尿路器械检查或流产术,这些常为尿路感染的诱因。

⑥ 有无慢性病史:如结核病、糖尿病、肾炎和尿路结石,这些疾病本身可以出现尿路刺激症状,也是尿路感染的易发和难以治愈的因素。⑦ 有无尿路感染的反复发作史:发作间隔有多长,是否做过尿培养,如尿培养阳性细菌种类有哪些以及药物使用的种类和疗程。

(二)鉴别诊断

西医鉴别

1. 全身感染性疾病 上尿路感染的全身症状较突出,易误诊为流行性感冒、疟疾、脓毒症、伤寒等。上述全身感染同时有各自特异的临床特征、细菌学及免疫学异常。通过详细询问病史,注意有无尿路刺激症状、肾区压痛、叩击痛、尿沉渣及尿细菌学检查,血液细菌学及免疫学检测可以鉴别。

2. 肾乳头坏死 缺血到一定程度能引起肾乳头坏死。半数以上肾乳头坏死发生在糖尿病患者,多继发于尿路感染;也常见于镰状细胞病、滥用非类固醇类消炎药及尿路梗阻患者,与肾小动脉血流缓慢、肾乳头对缺血更为敏感有关。肾乳头坏死的临床表现与典型肾盂肾炎相似,但坏死组织脱落从尿中排出可引起肾绞痛、肾功能不全,甚至肾功能衰竭,梗阻也可引起严重的脓毒症。肾盂肾炎并发肾乳头坏死表现为白细胞尿和尿细菌培养阳性。致病菌与复杂性尿路感染的致病菌相同。首选诊断方法是逆行肾盂造影,影像上可见肾乳头不规则、肾盂(肾盏)扩张和造影剂侵入肾实质围绕肾乳头形成月牙形,称为"环形征"。治疗首选广谱抗生素。若坏死组织堵塞输尿管,需通过输尿管膀胱镜取出或置入输尿管支架解除梗阻。

3. 急性尿道综合征 在尿路刺激症状中,约 2/3 源于尿路感染,另外 1/3 左右源于性交相关损伤、局部刺激或过敏及其他原因导致的急性尿道综合征(也称无菌性尿频排尿不适综合征)。下尿路感染与急性尿道综合征临床症状极其相似,但后者尿沉渣镜检正常,尿细菌学检查阴性。急性尿道综合征约占尿路刺激症状的 30%,病因不明,可能与局部刺激、性生活导致的创伤、外用避孕药有关,部分患者可能与焦虑性神经官能症有关。

4. 肾结核 膀胱刺激症状明显,一般抗生素治疗无效,尿沉渣可找到抗酸杆菌,尿培养结核分枝杆菌阳性。静脉肾盂造影可发现肾实质虫蚀样缺损等表现。部分患者伴有肾外结核,抗结核治疗有效。

5. 慢性肾小球肾炎 慢性肾盂肾炎当出现肾功能减退、高血压时,应与慢性肾小球肾炎相鉴别。后者多为双侧肾脏受累,且肾小球功能受损较肾小管功能受损明显,并有蛋白尿、血尿和水肿病史;而慢性肾盂肾炎常有尿路刺激征,细菌学检查阳性,影像学检查可表现为双肾不对称性缩小。

中医类证鉴别

1. 淋证与癃闭 相同点:小便量少、排尿困难之症。不同点:淋证尿频而尿痛,且每日排尿总量多为正常;癃闭则无尿痛,每日排尿量少于正常,严重时甚至无尿。但癃闭复感湿热,常可并发淋证,而淋证日久不愈,亦可发展为癃闭。

2. 血淋与尿血 相同点:血淋与尿血都有小便出血、尿色红赤,甚至溺出纯血等症状。其鉴别的要点是有无尿痛。不同点:尿血多无疼痛之感,虽亦间有轻微的胀痛或热痛;但血淋的小便滴沥而疼痛难忍,故一般以痛者为血淋,不痛者为尿血。

3. 膏淋与尿浊 相同点:膏淋与尿浊在小便浑浊症状上相似。不同点:膏淋有疼痛感;尿浊在排尿时无疼痛涩滞感,可资鉴别。

4. 六种淋证 六种淋证均有小便频涩,滴沥刺痛,小腹拘急引痛。此外各种淋证又有不同的特殊表现。热淋:起病多急骤,小便赤热,溲时灼痛,或伴有发热,腰痛拒按。石淋:以小便排出砂石为症状,或排尿时突然中断,尿道窘迫疼痛,或腰腹绞痛难忍。气淋:小腹胀满较明显,小便艰涩疼痛,尿后余沥不尽。血淋:为溺血而痛。膏淋:症见小便混浊,如米泔水或滑腻如膏脂。劳淋:小便不甚赤涩,溺痛不甚,但淋沥不已,时作时止,遇劳即发。

【治疗】

(一) 西医治疗

尿路感染治疗目的在于缓解症状、清除潜在感染源、预防和治疗全身脓毒症、预防并发症。一般来说,尿路感染的治疗应根据细菌培养及药敏结果选择抗生素,且应选择肾毒性小、不良反应少、尿液内有较高药物浓度的抗生素。还应根据病变的部位、病情的严重程度及是否存在复杂因

素而合理用药和确定疗程,病情严重者应联合用药。疗效的判断标准为:① 有效——治疗后复查尿沉渣镜检与细菌学检查阴性。② 治愈——抗生素疗程结束后,尿沉渣镜检与细菌学检查尿阴性,在停止抗菌药物后 2 周、4 周和 6 周追踪复查尿细菌学检查仍为阴性。③ 失败——在治疗后仍持续有菌尿。

1. 急性单纯性膀胱炎 抗生素首选喹诺酮类或复方磺胺甲噁唑,这两类药物在阴道分泌物和尿液中具有较高浓度,足以消灭大肠埃希菌与其他致病菌,同时并不影响阴道内正常厌氧菌及微需氧菌。相反,β-内酰胺类药物可以促进致病菌在阴道内增殖。可选单剂治疗或 3 日疗程,两种方法均可有效地杀灭膀胱内致病菌。单剂疗法则使用方便、依从性好、疗效确切,医疗费用低,不良反应小、耐药菌株产生率低。但大样本临床对照研究证明,单剂疗效不及 3 日疗法,且治疗后复发率相对较高,其主要原因是单剂疗法不能够根除生殖道和下消化道的致病微生物。与传统的 7~14 日疗法相比,3 日疗法疗效与之相近,但不良反应较少、复发率低。

2. 反复发作膀胱炎

(1) 重新感染:首先应改变个人行为如性交后立即排尿,采用子宫帽和服用杀精虫剂避孕药的妇女应更换避孕药具。若上述行为改变后仍不能奏效,应采取下列措施:① 酸化尿液。可选用孟德立胺或马尿酸多洛托品联合维生素 C(抗坏血酸)。② 呋喃妥因 50 mg 睡前服用。③ 复方磺胺甲噁唑半片(每片含磺胺甲基异噁唑 200 mg,三甲氧苄胺嘧啶 40 mg),每周 3 次,睡前服用,最为常用。也可选用小剂量喹诺酮类药物,预防尿路感染。

(2) 复发:主要源于潜在的深部组织感染,且 14 日疗程并不能清除这种感染,同时常合并泌尿道结构异常。若为敏感菌株感染,抗菌治疗应持续 6 周。若为耐药菌株感染,依据药敏试验,选择敏感抗生素,14 日短程治疗,继续以长期小剂量抗生素预防。同时行影像学检查,了解有无解剖上的尿路异常。

3. 老年女性急性单纯性膀胱炎 老年女性尿路感染的病原体谱与年轻患者不同。对有症状、白细胞尿,而尿普通细菌培养阴性的患者,应考虑泌尿系结核、全身真菌感染、膀胱或尿道憩室病或

憩室脓肿。除了抗菌治疗外,局部和(或)全身雌激素替代治疗可降低尿道 pH,恢复局部乳酸杆菌,抑制肠球菌增殖。

4. 急性单纯性肾盂肾炎 治疗目的是为控制或预防脓毒症的发生,消灭入侵致病微生物,预防复发。治疗前应做尿细菌培养及药敏试验。治疗上可分为两部分,首先静脉应用敏感的、可在血循环中很快达到有效浓度的抗生素,迅速控制感染。如果在用药 48~72 小时仍未见效,则应根据药敏试验选用有效药物治疗。其次在热退后 24 小时(常在治疗后 72 小时内)改用口服抗生素,消除组织内感染和胃肠道内残留的致病菌群。静脉用药可选择氨苄西林、羟氨苄西林和头孢菌素,口服药物可选用复方磺胺甲噁唑、喹诺酮类药物。轻症患者也可选用生物利用度好、抗菌能力强的抗生素,如复方磺胺甲噁唑、喹诺酮类药物完成整个疗程。若致病菌为革兰阳性菌或来源不明,可选用氨苄西林或万古霉素加用氨基糖苷类抗生素。若致病菌为革兰阴性菌,可选用复方磺胺甲噁唑、喹诺酮类药物或氨基糖苷类抗生素。对于既往有肾盂肾炎、新近有泌尿道操作者可选用广谱抗生素如头孢曲松、β-内酰胺/β-内酰胺酶抑制剂合成制剂[氨苄西林-舒巴坦、替卡西林-克拉维酸、哌拉西林-他唑巴坦、亚胺培南/西拉司丁(泰能)]等。治疗后应追踪复查。如在治疗 14 日后仍有菌尿,则可参考药敏试验改用有效药物,药物再用至 6 周。如果患者于近 1 年内已有多次症状性尿路感染发作,则应直接给予 6 周疗程。

5. 妊娠期尿路感染 妊娠期妇女无症状菌尿和下尿路感染治疗同非妊娠期妇女下尿路感染,也选用短程治疗——3 日疗法。其不同点在于,出于对婴儿安全性考虑,能够选用的抗生素受到一定的限制。妊娠早期可选用磺胺类药物、呋喃妥因、氨苄西林和头孢氨苄。临产期应避免使用磺胺类药物,以免诱发胆红素脑病。喹诺酮类药物与四环素可影响胎儿软骨发育,不宜选用。

6. 男性尿路感染 50 岁以下的男性尿路感染少见,主要见于同性恋、获得性免疫缺陷患者。这类患者可选用复方磺胺甲噁唑或喹诺酮类药物治疗,疗程 10~14 日。50 岁以上的男性可罹患前列腺感染,前列腺感染难以治疗:① 许多抗生素不能通过前列腺上皮到达感染灶。② 可能合并前列腺内结石。③ 前列腺肿大引起膀胱颈梗阻致尿潴留。目前认为至少要 4~6 周强化治疗,必要时延长至 12 周。可选用复方磺胺甲噁唑,磺胺增效剂联合喹诺酮或头孢类抗生素。男性尿路感染复发多有解剖异常、腐生葡萄球菌或铜绿假单胞菌感染。对于复发患者可选:① 长程抑菌治疗。② 复发时重复 4~12 周治疗。③ 在全身抗感染的情况下,外科手术纠正解剖异常。

7. 儿童尿路感染 儿童肾盂肾炎患者开始时应选用广谱抗生素,根据药敏试验再选用窄谱、毒性小的抗生素,体温降至正常 24~48 小时改用口服治疗,总疗程 1~3 个月。急性单纯性下尿路感染患儿,疗程 7~14 日。青春期少女例外,可选用短程治疗。儿童尿路感染应注意排除有无输尿管反流与肾脏疾病。抗生素不宜选用喹诺酮类。

8. 复杂性尿路感染 对于存在复杂因素的下尿路感染患者,如尿路梗阻或结石、医院内获得性感染、接受免疫抑制剂或近期曾做尿道器械检查等,应考虑给予 7 日疗法或更长程治疗,同时应于感染控制后清除结石和纠正尿路畸形等,以避免复发。轻症肾盂肾炎患者可选用复方磺胺甲噁唑或喹诺酮类药物,疗程 2 周,必要时延长至 4~6周。明显的肾盂肾炎或脓毒症患者应选用强有力的抗生素,如氨苄西林加氨基糖苷类抗生素、哌拉西林-他唑巴他。同时尽可能纠正潜在的解剖和(或)功能异常。尿路感染经首次治疗后症状消失,应于停药后 1~2 日、第 2 周、第 6 周进行复查,可先查尿常规,如尿沉渣检查异常则应做尿细菌培养。如果随访观察期间尿菌落数>10^5 cfu/mL 则需继续治疗。复杂性尿路感染抗菌治疗的疗程至少 10~14 日,治疗后停药 10~14 日需行中段尿培养以明确细菌是否清除。

对于反复发作,经内科抗菌治疗经久不愈,同时出现以下几种情况,可考虑外科手术治疗:① 尿路解剖或功能异常引起尿路梗阻,包括结石、肿瘤、狭窄、先天性畸形或神经源性膀胱等。② 一侧肾脏无功能,但术前应慎重考虑另一侧肾脏是否也有感染,其肾功能如何。③ 重度反流(Ⅳ级)引起肾盂积水,输尿管口狭窄伴肾损害者;一侧严重的膀胱输尿管反流和先天畸形者为手术适应证,对严重膀胱输尿管反流引起的膀胱壁增厚、纤维化者,手术疗效差。

9. 留置尿管相关的尿路感染 预防留置尿管相关医院获得性尿路感染的最有效方法是限制尿

管使用,尽可能地缩短保留时间,耻骨上造口和避孕套式尿管可能比一般尿管留置方式发生尿路感染的概率低。为避免长期留置尿管、尿管堵塞和严重的尿管相关医院获得性尿路感染,应经常检查留置尿管,当有膀胱炎或尿管堵塞时,及时更换尿管。预防性抗生素的使用尚有争议,抗生素冲洗膀胱和引流袋,频繁清洗尿道口无明显预防效果。对准备进行手术或有创性泌尿生殖道操作的患者,应预防性应用抗生素。

留置尿管相关性菌尿一般无症状,仅不足5%并发菌血症,因此对无症状菌尿不用抗生素。对于留置尿管伴明显的全身感染症状如寒战、发热、低血压,应立即给予有效的抗菌治疗(同复杂性尿路感染)。由于细菌可隐藏在导尿管表面的生物膜中,从而逃逸抗生素作用,故需更换导尿管。

10. 特殊类型尿路感染的治疗

(1)糖尿病并发尿路感染:① 严格控制血糖。② 合理使用抗生素。对无症状性菌尿不宜长期使用抗生素,如发生肾盂肾炎则必须应用抗生素。抗生素使用原则以药物敏感试验为指导,在留取清洁中段尿标本后,立即开始治疗,并予以足量、足够疗程。严重尿路感染者应予静脉给药、联合用药。当临床表现为高热、剧烈腰痛和血尿,尤其是发生肾绞痛,有坏死组织从尿中排出,提示可能合并肾乳头坏死,宜加强抗菌药物治疗和解除尿路梗阻。

(2)肾脓肿:肾皮质脓肿常由金黄色葡萄球菌血行播散至肾脏引起,抗生素治疗一般有效,治疗反应不佳时给予引流。肾髓质脓肿多系尿路解剖异常(如尿路梗阻、输尿管反流)引起的上行感染所致,常见致病菌为大肠埃希菌及其他肠道杆菌,脓肿可侵及肾实质,穿破肾脂肪囊形成肾周脓肿。有些肾脏脓肿患者需要穿刺抽脓,脓肿弥漫扩散或严重脓毒症患者甚至需要行肾切除术。

(3)肾周脓肿:常存在尿路梗阻或其他复杂因素,可因肾内脓肿破裂、血行感染或邻近感染所致,常见致病菌与复杂性尿路感染致病菌类似,包括金黄色葡萄球菌、肠球菌,常为混合性感染,也有为厌氧菌或结核菌感染。基本治疗为穿刺抽脓,有时甚至需要行肾切除术,早期诊断和及时治疗可明显降低病死率。

(4)无症状菌尿:除合并高危因素如孕妇、肾移植受者、中性粒细胞减少,以及存在泌尿系统解剖或功能上异常、糖尿病和解脲酶的细菌(铜绿假单胞菌、克雷白菌等)感染需抗生素治疗外,无症状菌尿一般不需要治疗。

11. 预防 尿路感染容易复发,应加以预防,女性尿路感染约25%会再发,危险因素包括存在基础疾病和行为两方面。导致尿路感染复发的因素为使用杀精子剂类避孕药。欧洲泌尿学指南推荐再发性尿路感染预防性抗生素给药可以采用两种不同方法。一种为小剂量长期预防用药,另一种在性交后预防性用药。通常选用氟喹诺酮类和头孢菌素类。糖尿病患者要增加日常饮水量、注意个人卫生、加强盆底肌群的训练(床上抬腿运动和肛门会阴收缩运动)、膀胱功能训练(在膀胱区适度地叩打,再用力加压)、加强留置尿管护理可有效降低尿路感染发生率。绝经后妇女由于缺少雌二醇致病菌而更易定植,雌二醇替代治疗的结果不一。

留置尿管相关尿路感染是最为常见的医院获得性感染之一,以下措施可以减少留置尿管相关尿路感染:① 严格掌握适应证,及时拔除尿管。② 由训练有素的医护人员操作,避免不必要的操作。③ 必须有密闭的无菌引流系统。④ 尿管碘仿(碘伏)消毒后,必须从尿管中吸取尿液行尿细菌培养。⑤ 引流袋必须低于膀胱水平面,定期排空引流袋。⑥ 及时处理导尿管堵塞与粘连。⑦ 注意隔离和严格无菌操作。

(二)中医辨证论治

在区别各种不同淋证的基础上,还需审察证候的虚实。一般说来,初起或在急性发作阶段属实,以膀胱湿热、砂石结聚、气滞不利为主;久病多虚,病在脾肾,以脾虚、肾虚、气阴两虚为主。同一种淋证,由于受各种因素的影响,病机并非单纯划一,如同一气淋,既有实证,又有虚证,实证由于气滞不利,虚证缘于气虚下陷,一虚一实,迥然有别。又如同一血淋,由于湿热下注,热盛伤络者属实;由于阴虚火旺,虚火灼络者属虚。再如热淋经过治疗,有时湿热尚未去尽,又出现肾阴不足或气阴两伤等虚实并见的证候。

1. 热淋

证候:小便短数,灼热刺痛,溺色黄赤,少腹拘急胀痛,或有寒热、口苦、呕恶,或有腰痛拒按,或有大便秘结。苔黄腻,脉濡数。

证机分析：湿热蕴结下焦，膀胱气化失司，是热淋的主要病机，故见小便短数，灼热刺痛，溺色黄赤；腰为肾之府，若湿热之邪侵犯于肾，则腰痛拒按；若热内蕴，邪正相争，可见寒热起伏、口苦、呕恶；热甚波及大肠，则大便秘结；苔黄腻，脉濡数，均系湿热之象。

治法：清热利湿通淋。

处理：（1）方药：八正散为主方。方中萹蓄、瞿麦、木通、车前子、滑石以通淋利湿；大黄、山栀、甘草梢以清热泻火。若大便秘结、腹胀者，可重用生大黄，并加用枳实，以通腑泄热；若伴见寒热、口苦呕恶者，可合小柴胡汤以和解少阳；若湿热伤阴者，去大黄，加生地黄、知母、白茅根以养阴清热。

（2）中成药：二妙丸。药物组成：苍术、黄柏。每服 6~9 g，每日 3 次。

（3）针灸：针刺取中极、次髎、阳陵泉穴，发热配大椎、外关穴，以重泻法清泄热邪。

（4）其他疗法：耳针。取肾、膀胱、枕、肾上腺穴，每次取 2~3 穴，留针 20~30 分钟，中间捻针 1~2 次。

2. 石淋

证候：尿中时挟砂石，小便艰涩，或排尿时突然中断，尿道窘迫疼痛，少腹拘急，或腰腹绞痛难忍，尿中带血，舌红，苔薄黄，脉弦或带数。若病久砂石不去，可伴见面色少华，精神委顿，少气乏力，舌淡边有齿印，脉细而弱，或腰腹隐痛，手足心热，舌红少苔，脉细数。

证机分析：湿热下注，煎熬尿液，结为砂石，故为石淋。砂石不能随尿排出，则小便艰涩，尿时疼痛；如砂粒较大，阻塞尿路，则尿时突然中断，并因阻塞不通而致疼痛难忍，结石损伤脉络，则见尿中带血；初起阴血未亏，湿热偏盛，故舌质红，苔薄黄，脉弦或数。久则阴血亏耗，伤及正气，或为阴虚，或为气虚，而表现为虚实夹杂之证，阴虚者，腰酸隐痛，手足心热，舌红少苔，脉细数；气虚者，面色少华，精神委顿，少气乏力，舌淡边有齿印，脉细而弱。

治法：清热利湿，通淋排石。

处理：（1）方药：石苇散为主方。药用芍药、白术、滑石、葵子、瞿麦、石苇（去毛）、木通、王不留行、当归（去芦）、甘草（炙）等。本方有清热利湿、通淋排石的功效，并可加金钱草、海金砂、鸡内金等以加强排石消坚的作用。腰腹绞痛者，可加芍

药、甘草以缓急止痛；如见尿中带血，可加小蓟草、生地黄、藕节以凉血止血；如兼有发热，可加蒲公英、黄柏、大黄以清热泻火；如石淋日久，证见虚实夹杂，当标本兼顾；气血虚亏者，宜二神散合八珍汤；阴液耗伤者，宜六味地黄丸合石苇散。

（2）中成药：六一散。药物组成：滑石、甘草。功能：清热解暑、利水通淋。每服 6~9 g，每日 1~2 次。

3. 气淋

证候：实证：小便涩滞，淋沥不宣，少腹满痛，苔薄白，脉多沉弦。虚证：少腹坠胀，尿有余沥，面色白。舌质淡，脉虚细无力。

证机分析：少腹乃足厥阴肝经循行之处，情志抑郁，肝失条达，气机郁结，膀胱气化不利，故见小便涩滞，淋沥不宣，少腹满痛。脉沉弦为肝郁之征。此属气淋之实证。如病久不愈，或过用苦寒疏利之品，耗伤中气，气虚下陷，故见少腹坠胀，气虚不能摄纳，故尿有余沥。面色白，舌淡，脉虚细，均为气血亏虚之征。此属气淋之虚证。

治法：实证宜利气疏导，虚证宜补中益气。

处理：方药：实证用沉香散加味。药用沉香、黄芪、陈橘皮、滑石、黄芩、榆白皮、瞿麦、韭子、甘草等。胸闷胁胀者，可加青皮、乌药、小茴香以疏通肝气；日久气滞血瘀者，可加红花、赤芍、川牛膝以活血行瘀。虚证用补中益气汤，以补益中气，药用黄芪、炙甘草、人参、当归、橘皮、升麻、柴胡、白术等。若兼血虚肾亏者，可用八珍汤倍茯苓加杜仲、枸杞子、怀牛膝，以益气养血、脾肾双补。

4. 血淋

证候：实证：小便热涩刺痛，尿色深红，或夹有血块，疼痛满急加剧，或见心烦，苔黄，脉滑数。虚证：尿色红，尿痛涩滞不显著，腰酸膝软，神疲乏力，舌淡红，脉细数。

证机分析：湿热下注膀胱，热盛伤络，迫血妄行，以致小便涩痛有血，血块阻塞尿路，故疼痛满急加剧。如心火亢盛，则可见心烦，苔黄，脉数，为实热之象。病延日久，肾阴不足，虚火灼络，络伤血溢，则可见尿色淡红，涩痛不明显，腰膝酸软，为血淋之虚证。

治法：实证宜清热通、凉血止血，虚证宜滋阴清热、补虚止血。

处理：（1）方药：实证用小蓟饮子合导赤散。方中小蓟草、生地黄、蒲黄、藕节凉血止血，小蓟草

可重用至30 g,生地黄以鲜者为宜,木通、竹叶降心火、利小便,栀子清泄三焦之火,滑石利水通淋,当归引血归经,生甘草梢泻火而能走达经中以止痛。若血多痛甚者,可另吞参三七、琥珀粉,以化瘀通淋止血。可用知柏地黄丸以滋阴清热,并可加墨旱莲、阿胶等以补虚止血。

（2）中成药：知柏地黄丸。药物组成：知母、黄柏、熟地黄、山茱萸、丹皮、山药、茯苓、泽泻。每服1丸,早晚各一次。

（3）其他疗法：外治法。蓟坤煎：小蓟60 g、益母草30 g、牛膝15 g、车前子9 g,发灰煎汤抹小腹。

5. 膏淋

证候：分实证和虚证。实证：小便混浊如米泔水,置之沉淀如絮状,上有浮油如脂,或夹有凝块,或混有血液,尿道热涩疼痛,舌红,苔黄腻,脉濡数。虚证：病久不已,反复发作,淋出如脂,涩痛反见减轻,但形体日渐消瘦,头昏无力,腰酸膝软,舌淡,苔腻,脉细弱无力。

证机分析：湿热下注,气化不利,脂液失于约束,故见小便混浊如米泔水、尿道热涩疼痛等实证。如日久反复不愈,肾虚下元不固,不能制约脂液,脂液下泄,故见淋出如脂、形瘦、头昏乏力、腰酸膝软等虚证。

治法：实证宜清热利湿、分清泄浊,虚证宜补虚固涩。

处理：（1）方药：实证用程氏萆薢分清饮加减。方中萆薢、菖蒲清利湿浊,黄柏、车前子清热利湿,白术、茯苓健脾除湿,莲子心、丹参以清心活血通络,使清浊分、湿热去、络脉通、脂液重归其道。若少腹胀、尿涩不畅者,加乌药、青皮;小便夹血者,加小蓟草、藕节、茅根。虚证用膏淋汤。方中党参、山药补脾,地黄、芡实滋肾,龙骨、牡蛎、白芍固涩脂液。若脾肾两虚、中气下陷、肾失固涩者,可用补中益气汤合七味都气丸益气升陷、滋肾固涩。

（2）中成药：分清五淋丸。药物组成：木通、车前子、黄芩、茯苓、猪苓、黄柏、大黄、萹蓄、瞿麦、知母、泽泻、栀子、甘草、滑石。每服9 g,每日1～2次。

6. 劳淋

证候：小便不甚赤涩,但淋沥不已,时作时止,遇劳即发,腰酸膝软,神疲乏力。舌质淡,脉虚弱。

证机分析：诸淋日久,或过服寒凉,或久病体虚,或劳伤过度,以致脾肾两虚;湿浊留恋不去,故小便不甚赤涩,但淋沥不已,遇劳即发;气血不足,故舌淡脉弱。

治法：健脾益肾。

处理：（1）方药：无比山药丸加减。方中山药、茯苓、泽泻以健脾利湿,熟地黄、山茱萸、巴戟天、菟丝子、杜仲、牛膝、五味子、苁蓉以益肾固涩。如脾虚气陷、少腹坠胀、小便点滴而出,可配合补中益气汤以益气升陷。

（2）中成药：如肾阴亏虚,面色潮红,五心烦热,舌质红,脉细数,可配合知柏地黄丸以滋阴降火。肾阳虚衰者,可配合右归丸以温补肾阳;或用鹿角粉3 g,分2次吞服亦佳。

【中西医协同诊疗思路】

1. 确立诊断的标准 尿路感染的诊断不能单纯依靠临床症状和体征,而要依靠实验室检查。凡是有真性细菌尿者,均应诊断为尿感。

真性细菌尿是指：膀胱穿刺尿定性培养有细胞生长,或清洁中段尿定量培养细菌数多于10^5/mL,但如临床上无尿感症状,则要求2次中段尿定量培养,结果细菌数均多于10^5/mL,且为同一菌种,才能确定为真性细菌尿。必须指出,有明显尿频、排尿不适的妇女,尿中有较多的白细胞,如中段尿含菌数多于10^2/mL,亦可诊为尿感,并等待培养报告。

2. 定位诊断的方法及标准 真性细菌尿的存在,只表明有尿路感染,但细菌尿究竟是来自上尿路(肾盂肾炎)还是下尿路(膀胱炎),则需要进一步确定,即进行尿感的定位诊断。临床上,可用下述方法作定位：① 有下述情况,即可诊断为急性肾盂肾炎：尿急、尿频或(及)尿痛的患者,如同时发热超过38℃,有明确的肋脊角疼痛、叩痛及(或)压痛。② 以尿频、尿急、尿痛为主要主诉,而无全身症状,外表上看起来是"健康"的妇女,可先给予3日疗法,例如可服复方磺胺甲噁唑2片,每日2次,共3日,如能治愈,则为膀胱炎;如在停止治疗后1周至1个月内复发(大多数在1周时复查中段尿定量培养和尿常规时发现复发),则为肾盂肾炎。慢性肾盂肾炎的诊断,要求有X线静脉肾盂造影的特殊征象。它应有局灶的粗糙的皮质瘢痕,伴有附属的肾乳头收缩和肾盏的扩张和变钝才能诊断。③治疗注意事项应按膀胱炎、肾盂肾炎等各种不同情况,给予不同处理,例如膀胱炎可用喹诺酮类抗菌药3日疗程,而肾盂肾炎则需用14日疗程。

3. 疗效评定标准 ①见效:治疗后复查细菌尿阴转。②治愈:完成抗菌药物疗程后,细菌尿阴转,在停止抗菌药物后1周和1个月再追踪复查1次,如没有细菌尿,或虽有细菌尿,但仅为重新感染,则可认为原先的尿感已治愈。③治疗失败:在治疗后仍持续有细菌尿或在追踪期间内复发。

中医诊疗在区别各种不同淋证的基础上,还需审察证候的虚实。一般说来,初起或在急性发作阶段属实,以膀胱湿热、砂石结聚、气滞不利为主,久病多虚,病在脾肾,以脾虚、肾虚、气阴两虚为主。同一种淋证,由于受各种因素的影响,病机并非单纯划一,如同气淋,既有实证,又有虚证,实证由于气滞不利,虚证缘于气虚下陷,一虚一实,迥然有别。又如同血淋,由于湿热下注,热盛伤络者属实,由于阴虚火旺,虚火灼络者属虚。再如热淋经过治疗,有时湿热尚未去尽,又出现肾阴不足或气阴两伤等虚实并见的证候。实则清利,虚则补益,是治疗淋证的基本原则。实证以膀胱湿热为主者,治宜清热利湿;以热伤血络为主者,治宜凉血止血;以砂石结聚为主者,治宜通淋排石;以气滞不利为主者,治宜利气疏导。虚证以脾虚为主者,治宜健脾益气;以肾虚为主者,治宜补虚益肾。所以徐灵胎评《临证指南医案·淋浊》指出:"治淋之法,有通有塞,要当分类。有瘀血积塞住溺管者,宜先通。无瘀积而虚滑者,宜峻补。"淋证的治法,古有忌汗、忌补之说,如《金匮要略》说:"淋家不可发汗";《丹溪心法·淋》说:"最不可用补气之药,气得补而愈胀,血得补而愈涩,热得补而愈盛",按之临床实际,未必都是如此。淋证往往有畏寒发热,此并非外邪袭表,而是湿热熏蒸、邪正相搏所致。发汗解表,自非所宜,因淋证多属膀胱有热,阴液常感不足,而辛散发表,用之不当,不仅不能退热,反有劫伤营阴之弊。若淋证确由外感诱发,或淋家新感外邪,症见恶寒、发热、鼻塞流涕、咳嗽、咽痛者,仍可适当配合运用辛凉解表之剂。至于淋证忌补之说,是指实热之证而言,诸如脾虚中气下陷、肾虚下元不固,自当运用健脾益气、补肾固涩等法治之,不必有所禁忌。(图2-36)

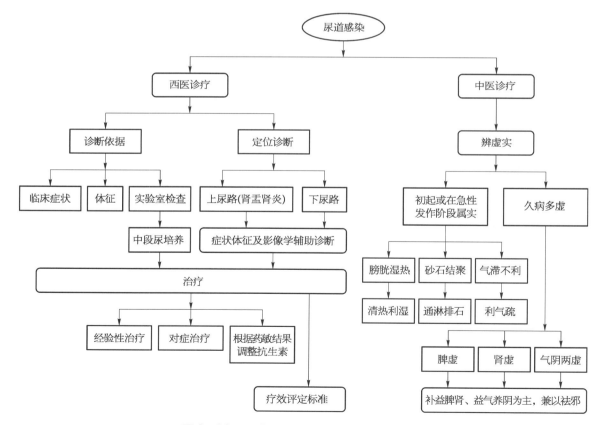

图2-36 尿道感染中西医协同诊疗思路导图

【预后与进展】

若干前瞻性研究发现,尿路感染患者一般不会造成肾功能损害及使血压升高。即使有肾脏瘢痕形成,也没有出现肾脏损害进行性加剧,除非同时伴有高血压、梗阻、糖尿病或滥用止痛药等。很少有证据说明,在成年人发生的尿路感染可导致进行性的肾脏损害,因此在成人中细菌尿的筛选应限制在其他原发因素的肾脏或尿道病变或多发性症状性尿路感染的患者中进行。与成人的预后相反,细菌尿可明显损害儿童肾脏。大多数尿路感染引起的肾脏损害发生在儿童中,这主要是与儿童的尿路解剖或功能异常有关。蛋白尿可以作为预测继发性肾小球硬化程度的一种指标。继发性肾小球硬化会引起残余的肾单位进行性损害,导致蛋白尿增加和进行性加剧的氮质血症。慢性肾盂肾炎是儿童最常见的高血压原因,约占儿童高血压中的 30%,也是成人继发性高血压的常见原因。以前诊断为细菌尿和肾脏内有瘢痕形成的学龄期女孩,当成年和怀孕时,她们患高血压的危险性比其他儿童要高出 3 倍,患子痫的危险性也高出 7 倍,可见其危害性。研究证明,未治疗的无症状细菌尿孕妇,约一半患者随后会出现症状性尿路感染,25%~30% 的孕妇表现为急性肾盂肾炎,这可能使孕妇发生成人呼吸窘迫综合征(ARDS)和弥散性血管内凝血(DIC)。通过治疗孕妇细菌尿,可以减轻贫血,改善高血压、肾小球滤过功能和尿液浓缩功能。孕妇并发细菌尿是否可增加毒血症的发生、使胎儿早产、低体重和增加孕妇在产褥期死亡率,仍有很多争论。McFadyen 报道,合并细菌尿的孕妇自动流产率可增加,低体重、早产儿的出生率也增加,特别是伴有高血压或未根除细菌的孕妇,还可增加胎儿的死亡率。有些革兰阴性菌尿路感染即使经过最好的治疗,也可能会使患者死亡。一些报道提示,细菌尿,尤其是老年人的细菌尿,可增加死亡率,但针对细菌尿的抗菌治疗对于患者本身的长期疗效并不明显。因此,对无症状性细菌尿的成人,特别是老年人无须进行抗生素治疗。

中医药治疗淋证,预后往往与其类型和病情轻重有关,一般说来淋证初起,多较易治愈,但少数热淋、血淋有时亦可湿热弥漫三焦,温热传入营血,而出现高热、神昏、谵语等重危证候。淋证日久不愈,或反复发作,可以转为劳淋,导致脾肾两虚,甚则脾胃衰败,肾亏肝旺,肝风上扰,而出现头晕肢倦,恶心呕吐,不思纳食,烦躁不安,甚则昏迷抽筋等证候。至于血淋日久,尿血缠绵不止,患者面色憔悴,形体瘦削,或见少腹有肿块扪及,此乃气滞血瘀,进而导致瘀积形成。临证时在处方中,可佐以化瘀软坚之法,选用丹参、蒲黄、赤芍、红花、石见穿、白花蛇舌草、山慈姑、夏枯草之类。

PCR 扩增 16SrRNA 区间多态性已在多种疾病研究中应用于细菌的快速检测与鉴定。随着对 16SrRNA 的基础理论和临床研究不断深入,实时 PCR 检测尿路感染病原菌作为补充诊断证实是可行的,其本身的优势是可以迅速鉴定尿路感染患者尿路中的微生物,通过对比确定致病菌。随着分子生物学理论和科学技术的迅速发展,从分子水平对尿路感染致病菌进行分类及鉴定将成为一种趋势,将来可能成为尿路感染极有价值的诊断方法。

泌尿外科随着医源性操作的增多、国人年龄结构老龄化致基础疾病繁杂、细菌耐药等因素的影响,尿源性脓毒血症近年来有上升趋势,早期及时确诊和早期的敏感抗生素使用、液体复苏、激素冲击、手术介入内外引流等综合治疗是本病的主要治疗措施,其中控制原发感染灶、阻断 SIRS 炎症介质连锁反应是治愈成功的关键所在。有临床报道总结经验:① 高危群体判断:尿脓毒血症高危人群包括高龄、糖尿病患者、长期留置尿管患者、肿瘤患者、女性患者,合并泌尿系畸形、梗阻患者也是高危人群,因此对该类群体应该引起高度重视。② 手术指征:术前应常规查尿常规、尿培养,根据检查结果术前使用敏感抗生素控制感染后方可手术,术中严格遵守无菌原则;经皮肾镜碎石、输尿管镜和软镜碎石一定要保持低压灌注;如遇到术中穿刺液呈脓性或混浊液体,应暂时引流改行二期碎石术,同时应留取尿液或引流液、结石标本送病检,如果结石较大或手术过程长,术中应追加敏感抗生素。③ 中西结合治疗:对脓毒血症患者在使用敏感抗生素的同时,加用血必净静脉注射治疗,这样中西结合治疗可以增强疗效。④ 早期液体复苏:应尽可能早期液体复苏,尿脓毒症患者早期容易出现血容量降低,组织器官出现低灌注或灌注不足状态,及时进行有效液体复苏成为脓毒症治疗的关键措施,液体复苏过程中注意监测中心静脉压和尿量变化。⑤ 积极支持治疗：对重症感染、微循环淤滞引起血细胞和凝血因子消耗所导致进行性贫血及血小板降低患者,应积极输血、血小板或其他血制品。⑥ 特殊替代治疗：由于脓毒血症过程中肺功能、肾功能最易、最早出现受损改变,因此临床中一旦出现相应指标异常,或出现呼吸困难、少尿或无尿,则须尽早呼吸机支持通气和床旁连续肾替代治疗,往往越早开始效果越好。

中成药在女性反复发作性泌尿道感染中有很好的应用,如血尿安对泌尿系感染作用良好,并能快速有效地清除尿中白细胞、迅速缓解膀胱刺激征,临床疗效显著。三金片联合敏感抗生素组治疗泌尿道感染疗效优于单用抗生素组,且细菌清除率、副作用等方面具有一定的优势。肾舒颗粒可缓解尿频、尿急、尿痛、腰痛等临床症状,实验室指标中如尿白蛋白、尿β-微球蛋白、尿N-乙酰-β-氨基葡萄糖苷酶水平均下降,且优于对照组,并能提高患者免疫力,降低复发率,改善肾小管的功能。宁泌泰具有利尿、抗炎、镇痛、松弛膀胱平滑肌的功效,每次服用3~4粒,每日3次,可以有效抑制大肠埃希菌及金黄色葡萄球菌的繁殖。热淋清制剂联合抗生素治疗泌尿道感染可以明显降低不良反应的发生率,提高安全性及有效率。八正片可以利尿通淋、清热祛湿,有效降低尿中白细胞总量,抑制细菌在尿路中增生及繁殖,并可以明显改善各临床症状,有效治疗湿热下注型的下尿路感染。

治疗女性反复发作性泌尿道感染中医特色疗法包括：针灸、中药熏洗、中药外敷、中药坐浴、穴位敷贴等。这些治疗方法都能治疗女性反复发作泌尿道感染,可以改善患者临床症状,提高患者生活质量,减少使用抗生素的毒副作用,延缓疾病进展等。近年有相关临床研究报道如下：针刺中极、关元、气海、三阴交穴,配合阴陵泉、照海、百会、大椎等,治疗反复尿路感染,治疗后患者排尿灼急、小便频数、涩痛、腰酸乏力、小腹坠胀等临床症状均较治疗前有明显改善。关黄柏、蛇床子、花椒、百部、黄精、马齿苋等煎汤外敷治疗阴虚湿热型尿路感染,治疗后2周后,患者膀胱刺激征消失,尿培养转阴,腰酸乏力较治疗前明显好转。针刺关元、中极、气海、太溪、阴陵泉、丰隆、三阴交、足三里等配合频率为40.68 MHz、功率为200 W的超短波对尿路感染进行治疗,治疗后患者免疫力、体内抗体补体水平、吞噬白细胞能力、抑制细菌繁殖、控制炎症发展等方面均较治疗前明显提高,值得临床推广。苦参、当归、山萸肉、穿山甲、山药、巴戟天、粉萆薢、车前子等温水坐浴,配合针刺中极、肾俞、三阴交膀胱俞等穴治疗该病,治疗后患者膀胱刺激症状明显减轻,精神症状明显缓解。中极、上髎、关元、次髎、中髎、三阴交、下髎、会阳、阴陵泉、肾俞等穴配合艾灸关元、中极治疗尿路感染,治疗4周后治疗组的总有效率、痊愈率都明显好于对照组,且无针灸治疗的副作用。针刺双侧膀胱俞联合抗生素对尿路感染进行治疗,治疗后患者临床症状明显好转,且简便、有效、安全,值得在基层医院开展及应用。内服肾气丸联合穴位敷贴(党参、黄芪、牛膝、附子、当归、丹参、红花、寄生、肉桂、金钱草、车前子等加入姜汁,医用黄酒制成),贴于患者命门、气海、双侧三阴交、双侧膀胱俞、双侧肾俞,治疗4周后可明显提高治疗效果。

（吴琪琪）

参考文献

［1］董桂英.成人ICU患者KDIGO-AKI_(SCr)标准进一步细化分期分型必要性探索［D］.北京：北京协和医学院,2020.

［2］叶任高,陈裕盛,方敬爱.肾脏病诊断与治疗及疗效标准专题讨论纪要［J］.中国中西医结合肾病杂志,2003,4(6)：355-357.

［3］张伯臾.中医内科学［M］.上海：上海科学技术出版社,2017：233-243.

［4］胡品津,谢灿茂.内科疾病鉴别诊断学［M］.6版.北京：人民卫生出版社,2014：695-757.

［5］黎磊石,刘志红.中国肾脏病学［M］.北京：人民军医出版社,2008：1160-1257.

［6］梅长林,余学清.内科学肾脏内科分册［M］.北京：人民卫生出版社,2015：270-277.

［7］张训,侯丹丹.危重症肾脏病学［M］.北京：人民卫生出版社,2009：134-171.

［8］郑绍周,袁海波.中医内科急症临床［M］.北京：中国医药科技出版社,1993：366-377.

［9］车妙琳,严玉澄,张芸,等.上海市药物性急性肾衰竭临床现况分析［J］.中华医学杂志,2009,89(11)：744-749.

［10］刘宏宝,陈威,王汉民,等.不同急性肾损伤分期的MODS患者连续肾脏替代治疗预后分析［J］.中国血液净化,2007,6(11)：587-589.

［11］急性肾损伤专家共识小组.急性肾损伤诊断与分类专家共识［J］.中华肾脏病杂志,2006,22(11)：661-663.

[12] 王质刚.血液净化时机的选择[J].实用医院临床杂志,2005,2(1):5-7.

[13] 张文,陈楠,任红,等.急性肾功能衰竭流行病学调查[J].肾脏病与透析肾移植杂志,2002,11(4):323-327.

[14] 李飞平,王天济,陈柏康,等.上尿路梗阻性无尿的原因及处理[J].临床泌尿外科杂志,2001,16(1):15-16.

[15] 邱海波,周韶霞,杨毅,等.医院获得性急性肾功能衰竭的病死危险因素分析调查及临床对策[J].中国危重病急救医学,2001,13(1):39-44.

[16] 严林.冬虫夏草的药理学研究进展[J].青海医学院学报,2000,21(4):37-41.

[17] 陈惠萍,曾彩虹,黎磊石.急性肾功能衰竭的病理类型分析[J].中国危重病急救医学,2000,12(4):228-231.

[18] 王海燕.急性肾功能衰竭诊断治疗最新进展[J].中国实用内科杂志,2000,20(1):22-24.

[19] 季大玺,谢红浪,黎磊石,等.连续性肾脏替代疗法在重症急性肾功能衰竭治疗中的应用[J].中华内科杂志,1999,38(12):9-12.

[20] 丁小强,叶志斌,蔡金根,等.连续肾脏替代疗法治疗急性肾功能衰竭伴多脏器衰竭[J].中华肾脏病杂志,1998,14(5):307-310.

[21] 汪关煜,董德长.我国急性肾衰的现状[J].中华内科杂志,1994,33(8):566-569.

[22] 叶任高,谢桐.急性肾功能衰竭的诊断标准[J].新医学,1983,14(1):4,8.

[23] 金魁,高志凌,罗会锁,等.新型肾损伤标志物 TIMP-2 * IGFBP-7 对急诊危重患者急性肾损伤的预测价值[J].中国急救医学,2021,41(8):669-675.

[24] 王超,白玉杰,周晓冰.尿液 NGAL 作为药物诱导急性肾毒性生物标志物的研究进展[J].药物评价研究,2021,44(8):1806-1810.

[25] 刘新园,阳光,程青.基于加权基因共表达网络分析筛选全身炎症反应综合征相关急性肾损伤基因[J].华中科技大学学报(医学版),2021,50(4):446-453.

[26] 武道荣,方磊,李睿,等.APACHE Ⅱ 评分联合血清 RBP 和 Cys-C 在 ICU 脓毒症性急性肾损伤患者中的评估价值[J].临床急诊杂志,2021,22(8):563-568.

[27] 陶丽丽,杨其霖,陈维校.入重症监护室时血乳酸水平对脓毒症患者急性肾损伤发生的预测价值[J].实用临床医药杂志,2021,25(14):41-44,53.

[28] 刘芳.急性肾衰竭患者开展血液灌流与血液透析联合治疗的临床疗效分析[J].山西医药杂志,2021,50(2):241-243.

[29] 周彪,陈友莲,黄霞.脓毒症早期血小板变化与并发急性肾衰竭的关系[J].广州医科大学学报,2020,48(5):36-39.

[30] 张华伟,方明星,黄庆生,王智勇.连续血流动力学监测在急性肾衰竭患者早期抢救中的价值[J].中国老年学杂志,2019,39(1):111-112.

[31] 曾凡智,肖创清.急性肾衰竭早期诊断标志物的研究进展[J].国际检验医学杂志,2016,37(17):2434-2436.

[32] 邱海波.重症监护病房中急性肾衰竭的早期诊断与防治[J].中华内科杂志,2006,45(9):708-710,5.

[33] 姜领,林少华,张军伟.血清降钙素原对重症泌尿系感染预后判断价值分析[J].社区医学杂志,2019,17(11):668-670.

[34] 唐雅茹.ICU 患者泌尿系感染的相关因素及预防[J].当代护士(中旬刊),2013(10):14-17.

[35] 吴敏.重症监护病房泌尿系医院感染原因分析及预防[J].临床护理杂志,2010,9(1):60-62.

[36] 赵霞,王力红,张京利,等.急诊与神经内科重症监护病房医院泌尿系感染的危险因素[J].中华医院感染学杂志,2009,19(21):2854-2856.

[37] 刘贵建,程实.尿路感染的实验室诊断进展[J].中华检验医学杂志,2009,32(6):616-620.

[38] 高磊,肖永红.Mohnarin 2006~2007 年度报告:尿标本细菌耐药监测研究[J].中国抗生素杂志,2008,33(10):586-591,634.

[39] 杨健.医院真菌感染 117 例临床分析[J].中华医院感染学杂志,2000,10(5):29-30.

[40] 丁仁彧,马晓春.导管相关泌尿系感染的各种诊断标准:哪一个更适合重症监护病房?[J].中华重症医学电子杂志(网络版),2017,3(2):133-137.

[41] 李霞,王艳,唐一琳,等.16SrRNA 基因 PCR 扩增在尿路感染诊断中的应用进展[J].青岛大学医学院学报,2017,53(3):366-368.

[42] 郑鑫,陈熠,邓跃毅.中医药治疗女性反复性泌尿道感染研究进展[J].中国中西医结合肾病杂志,2019,20(10):919-921.

第十章

血液系统危重症

第一节

血栓性血小板减少性紫癜

血栓性血小板减少性紫癜（thrombotic thrombocytopenic purpura, TTP）是一种血栓性微血管病，由血管性血友病因子（Von Willebrand factor, VWF）切割蛋白酶（ADAMTS 13，其是一种具有血小板反应蛋白 1 型基序的解聚素和金属蛋白酶）严重缺乏或活性严重降低引起。ADAMTS 13 作为一种金属蛋白酶，可切割内皮细胞释放的超大血管性血友病因子（VWF）多聚体，它的特点是小血管富含血小板的血栓会导致血小板减少、微血管病性溶血性贫血（microangiopathic hemolytic anemia, MAHA），有时还会导致器官损伤。本病临床上以典型的三联症多见，即血小板减少、微血管病性溶血性贫血、神经系统症状。如同时伴有肾功能急性损伤和发热，为 TTP 五联症，但临床不常见。TTP 如果临床早期发现，其死亡率可大大降低。

中医学将本病归为"紫癜""紫斑"范畴，根据发病病因、病机，多由气不摄血、阴虚火旺、脾肾两虚等引起，从而选择不同方法辨证论治。

【病因病理】

（一）西医病因病理

TTP 可分为遗传性和获得性，其中获得性 TTP 又分为特发性和继发性。遗传性 TTP：为 ADAMTS 13 基因突变导致酶活性降低或者缺乏，常于感染、妊娠等应激情况下诱发。特发性 TTP：主要系机体存在抗 ADAMTS 13 自身抗体，导致 ADAMTS 13 活性降低或缺乏，临床上 TTP 多见此类型。继发性 TTP：系感染、药物、肿瘤、自身免疫性疾病（多为系统性红斑狼疮）、造血干细胞移植等因素引起。

1. ADAMTS 13 活性与 TTP   TTP 和其他原发性血栓性微血管病（thrombotic microangiopathy, TMA）的组织病理学与全身性疾病（例如全身感染和恶性疾病）的组织病理学不同。当 ADAMTS 13 的酶活性由于获得性或先天性缺陷而缺失时，VWF 多聚体在内皮表面积聚，有利于血小板黏附、聚集和随后在代表血栓性微血管病（TMA）形式的小血管内形成微血栓。TTP 是由 ADAMTS 13 蛋白酶活性的严重缺乏所致，临床定义为该蛋白酶的活性水平小于 10%；ADAMTS 13 即是去整合素和金属蛋白酶与血小板反应蛋白 1 型基序成员 13（A Disintegrin And Metalloproteinase with a Thrombospondin type 1 motif, member 13）。ADAMTS 13 是一种血浆蛋白酶，最初是通过其作为 VWF 裂解酶的功能定义的，其裂解超大的绳索状 VWF 分子；VWF 分子由内皮细胞合成并分泌至血浆，但仍附着于内皮表面。正常情况下，ADAMTS 13 将超大 VWF 分子裂解为较小多聚体，可阻止超大多聚体积聚，尤其是在剪应力较高的区域（如较小微动脉和毛细血管）。剪应力导致较大 VWF 多聚体发生构象改变，使 ADAMTS 13 裂解部位暴露。蛋白酶活性降低时，超大 VWF 多聚体聚积于内皮表面，这是血小板附着和积聚处。

金属蛋白酶是指 ADAMTS 13 中具有金属依赖性的酶活性结构域，可裂解 VWF。金属锌（和钙离子）可促进其催化活性。去整合素是指 ADAMTS 13 中妨碍细胞间相互作用的结构域，可能影响到包括血小板和内皮细胞之间的相互作用。血小板反应蛋白是类似于血小板反应素的结构域，血小板反应素具有抗血管生成的特性。ADAMTS 13 是 ADAMTS 家族的第 13 位成员。ADAMTS 13 主要由肝星状细胞合成，也可由内皮细胞和巨核细胞合成。几乎所有急性 TTP 患者都可见 ADAMTS 13

活性严重降低(通常降至不足正常的 10%),但往往需结合临床和实验室检查结果来做出诊断。相反,许多躯体疾病(如脓毒症或肝脏疾病)可发生 ADAMTS 13 活性轻度降低,而轻度的降低并未被认为可引起临床疾病。然而,仅有 ADAMTS 13 活性严重缺乏并不足以引起 TTP。

2. 遗传性 ADAMTS 13 缺乏 遗传性 ADAMTS 13 缺乏的患者可能要在暴露于诱发因素(如感染或妊娠)之后,才出现 TTP 的症状或体征。遗传性 TTP 是常染色体隐性遗传疾病。ADAMTS 13 基因的两个等位基因都必须出现问题才可造成足以引起遗传性 TTP 临床综合征的严重缺陷。ADAMTS 13 基因的纯合性突变或复合杂合性突变可能是致病原因。相比之下,那些杂合性 ADAMTS 13 基因突变(即只有一个等位基因受累)的个体似乎不会出现双等位 ADAMTS 13 缺陷患者中的情况,不会引发 TTP 的发作。已报道了多种 ADAMTS 13 基因突变,包括插入、缺失、错义与无义点突变,以及剪接位点突变。

3. ADAMTS 13 缺乏的原因 自身抗体导致获得性 ADAMTS 13 严重缺乏的部分患者在缓解期仍有 ADAMTS 13 严重缺乏,但无临床表现。临床表现可能是由其他因素引起的,如急性炎症性或促血栓形成性刺激。

ADAMTS 13 严重缺乏的主要原因是获得性自身抗体,少数其他病例的原因是遗传性基因突变。其他情况也可能降低 ADAMTS 13 活性,包括脓毒症、心脏手术、胰腺炎和肝脏疾病。但这些情况极不可能将 ADAMTS 13 活性降至可能引起疾病的水平。

ADAMTS 13 活性在妊娠中期和晚期似乎也有下降,在 36~40 孕周及产褥期早期降至最低。较高的 VWF 水平似乎也可降低 ADAMTS 13 活性,对健康人使用去氨加压素的动力学研究说明了这一点;去氨加压素可使 VWF 从内皮细胞释放,同时降低 ADAMTS 13 活性(可能是因为消耗)。对于本来就有抗 ADAMTS 13 自身抗体或遗传性 ADAMTS 13 缺乏的患者,这种 ADAMTS 13 活性的进一步降低和/或炎症性刺激可能成为 TTP 急性发作的触发因素。若循环中游离血红蛋白水平较高(如严重溶血性贫血时)或采集血样后样本溶血,则可能影响 ADAMTS 13 活性的实验室检测结果,导致误判为严重缺乏。

4. 抗 ADAMTS 13 的抑制性抗体 绝大多数 TTP 病例(约 95%)的病因是获得性的,源于 ADAMTS 13 抑制性自身抗体的形成。引起机体产生自身抗体的危险因素尚不明确,但获得性 TTP 更常见于年轻女性。获得性 TTP 的发病率在其他自身免疫性疾病患者中也可能增加,例如系统性红斑狼疮(Systemic Lupus Erythematosus,SLE)或存在某些类型人类白细胞抗原(human leukocyte antigen,HLA)的患者,但大多数患者并无风湿性或免疫性基础疾病。对有 ADAMTS 13 自身抗体患者的分析表明,许多这些抗体与 ADAMTS 13 蛋白上富含半胱氨酸的间隔性结构域有反应,但其他 ADAMTS 13 自身抗体会与其他结构域产生反应。值得注意的是,有些自身抗体抑制酶活性,而其他自身抗体可能增加蛋白质清除;后一种抗体称为"非中和性"抗体,并非所有商业性 ADAMTS 13 活性测定都能够检测到此类抗体,这可能是对某些患者无法证实存在抑制性抗体的原因。

5. 药物诱导性 TTP 使用某些类型的药物、违禁物质和非处方疗法(如奎宁等)后,可发生致病,其机制可能为免疫介导性(自身抗体介导性)或非免疫性。在免疫介导型 TTP 中,药物可诱导形成与多种细胞(包括血小板、中性粒细胞和内皮细胞)发生反应的抗体,但只在药物(或药物代谢产物)存在的情况下才发生强结合。这些抗体被称为药物依赖性抗体。药物依赖性抗体与血小板的结合类似药物诱导的免疫性血小板减少症(drug-induced immune thrombocytopenia,DITP),但在 DITP 中,血小板是抗体唯一的细胞靶点。而在 DITMA 患者中,可能有多种细胞靶点导致微血管损伤和血小板微血栓形成。现认为血小板减少是由于微血栓形成消耗了血小板。与其他免疫介导的药物反应一样,抗体的生成需要患者之前使用过或正在使用药物,并且反应的严重程度与药物剂量无关。因此,暴露于极小剂量的药物(如极少量奎宁水)也可迅速诱发严重的反应。免疫介导型 DITMA 的抗体对相关药物的结构可能具有高度特异性。免疫介导型 DITMA 的抗体只在有药物(或药物代谢产物)的情况下才能引起细胞破坏。因此,一旦药物从血液循环中清除(大多数药物的清除时间为数小时至数日),便不会发生新的器官损害。然而,组织损伤(特别是肾脏损伤)的恢复可能缓慢和/或不完全。因此,MAHA 和血小板减少可能恢复缓慢。非免疫介导型（即非抗体介导型）DITMA 的发生可能有多种机制，可能只在长时间用药出现较高的药物累积剂量时才发生，也可能在单次用药后发生。前者常见的例子有癌症细胞毒性化疗，如血管内皮生长因子（vascular endothelial growth factor，VEGF）抑制剂；后者常见的例子有羟吗啡酮口服缓释片被静脉使用而非口服，则在单次用药后可导致 DITMA。非免疫介导型 DITMA 通常可归因于相关致病药物直接损伤组织。以下三种药物的作用机制已经明确：① 肾小球内皮细胞中的 VEGF 抑制损害了这些细胞独特的渗透特性，并促进微血管损伤。② Ⅰ型干扰素可导致剂量依赖性全身性 TMA。③ 缓释型羟吗啡酮和羟考酮的毒性由高分子量惰性成分聚氧乙烯介导。

（二）中医病因病机

目前血栓性血小板减少性紫癜的相关中医文献报道极少，且其中医诊疗指南如同凤毛麟角。随着现代医学的研究进展，血栓性血小板减少性紫癜的主要临床表现为皮肤黏膜的出血，中医学将其划入到中医学"血证""紫斑"范畴，包括紫斑、鼻衄、尿血、便血、吐血等。基于中西医理论在血液循环系统上的高度相关性，因此，结合患者的症状及体征，以外合内，从中医的角度探讨其发病机制。

发病初期，各种外邪（包括各种病毒、细菌及其他毒素）侵犯机体，正邪交争，导致机体发热（患者发病初期多有发热反应及各种免疫复合物的产生）；随后邪气郁而化热，聚于血络，热灼阴血，导致瘀血产生（表现为血小板血栓形成）。疾病进一步发展，一方面，急性期热迫血行、瘀血阻络，均可导致血不循经，溢于脉外而出血，离经之血继而又形成瘀血，在皮肤黏膜则形成瘀点瘀斑（表现为紫癜）；另一方面，慢性期邪气渐盛，正不敌邪，日久导致正气虚弱，主要为脾气受损（表现为血小板减少），血失统摄，亦导致血液外溢而出血不止（表现为紫癜及各器官出血）。疾病继续发展，一方面，热结于内，易耗气伤津，导致脉中营气不足（发生红细胞溶血）、津液亏乏；另一方面，脾胃为气血生化之源，今中焦脾虚，生化乏源，导致气血俱亏（表现为血小板、血细胞均减少）；第三方面，疾病出血不止，补充不及，如此诸多原因，导致血量血色

出现异常（表现为微血管病性溶血性贫血，血细胞减少）。《内经》云"心为君主之官，心主神明"，今阴血减少，心失所养，神无所依，加之热陷心包，热扰神明，故出现精神异常（表现为脑部损坏、精神症状为主）。从五行相生相克理论来讲，脾属土，心属火，肾属水，肝属木。火生土，脾为心之子，脾有病，则会累及心，心主神明功能失常，即"子病及母"；土克水，脾不运化，则会过分克制肾水，脾虚累及肾虚，肾气化功能不足，则会导致少尿、无尿，最终肾脏功能失调（表现为肾功能衰竭）；同时，木克土，说明该病发生与肝也有一定的关联，反过来，脾土亦可反侮肝（胆）木，脾虚生湿，湿热蕴蒸肝胆则发为黄疸（表现为部分患者可出现黄疸症状）。

综上所述，从中医脏象学说、气血津液及五行生克学说角度出发，认为血栓性血小板减少性紫癜的病因病机可概括为：外邪入侵，正邪交争，进而邪郁化热，煎灼阴血，瘀血内生；急性期热迫血行，瘀血阻络，导致血不循经，溢于脉外，同时热陷心包，扰乱神明；慢性期耗伤气阴，脾气受损，统摄无权，出血不止；中焦亏虚，病及肝肾，引起各脏器并发症。其中，热盛血瘀、脾气受损为其中关键环节，与西医中血小板血栓形成、继发血小板减少性出血的病机相吻合。

【诊断与鉴别】

（一）病史

获得性 TTP 通常表现为既往体健的个体发生严重 MAHA 和血小板减少。存在其他自身免疫性疾病（如 SLE）的患者也可能发生获得性 TTP；这可能是因为它们有共同的人口统计学特征和/或相似的病理生理学。典型患者为年轻成人，但其他人群（如儿童、妊娠女性和年龄较大成人）也可能受累。这些人群发生 TTP 时，其临床特征类似于非妊娠成人的临床特征。MAHA 和血小板减少症的首发症状可能包括乏力、呼吸困难、瘀点或其他出血症状。然而，值得注意的是，并非所有 TTP 患者的病情都很危重。他们可能自己走到临床医生的办公室，主诉无力和头晕、腹痛、易发瘀斑或恶心和呕吐等轻微不适。在某些患者，可能直到全血细胞计数检查显示严重血小板减少和 MAHA 才考虑到 TTP。

遗传性 TTP 患者可有与获得性 TTP 患者相似的发病症状，但遗传性 TTP 常在新生儿或儿童期发病。在成年人中，妊娠期发病较常见。急性发作的典型特点是无法用其他原因来解释的血小板减少和 MAHA；其他的特征（如神经系统异常和/或肾功能不全）可能也会出现。近一半患者出生时即发病。这表明新生儿期是该疾病的一段生理应激期。新生儿可能会发生需要换血疗法的重度黄疸。裂体细胞可能不会被识别，其原因是新生儿脾功能没有完全发育成熟，这使新生儿存在基线水平的异常血红细胞形态。在婴儿期或儿童期发病的患者中，男性和女性病例均衡分布。部分患者（16%）在儿童期被诊断。一些儿童有反复发作的血小板减少，并被错误地认为患有免疫性血小板减少症（immune thrombocytopenia, ITP）。其他患者在 15 岁以后被确诊。很多患者最初被误诊。在婴儿期发病的患者中，婴儿常被误诊为有新生儿同种免疫性血小板减少症及胎儿及新生儿溶血性疾病。儿童常被误诊为 ITP。妊娠女性的病例系列研究也显示了妊娠期的高诊断率，这些女性在妊娠期出现了血小板减少和 MAHA，并被发现存在严重 ADAMTS 13 缺陷。

（二）症状与体征

1. 一般临床表现

（1）出血：以皮肤、黏膜为主，严重者可有内脏或颅内出血。

（2）微血管病性溶血性贫血：多为轻中度贫血，可伴黄疸，反复发作者可有脾肿大。

（3）神经精神症状：表现为意识紊乱、头痛、失语、惊厥、视力障碍、谵妄、偏瘫以及局灶性感觉或运动障碍等，以发作性、多变性为特点。从轻度头痛到更严重的表现，包括谵妄、意识模糊、性格改变、意识水平下降、四肢瘫痪、抽搐等。神经系统表现通常在严重程度和位置上波动，并且经常在血浆置换后显著改善。据报道，50%～79% 的 TTP 患者有神经系统受累。

（4）肾脏损害：可出现蛋白尿、血尿、管型尿，血尿素氮及肌酐升高。严重者可发生急性肾功能衰竭。但大部分患者肾损害可能表现为轻微的改变，仅涉及隐血或尿蛋白阳性，而更严重的病例可能涉及血清肌酐水平升高。在大多数情况下，血清肌酐水平 <2 mg/dL。需要立即进行血液透析的严重急性肾功能障碍提示 HUS。

（5）发热：发热 TTP 患者可能表现为轻度（37～39℃）或高热（>39℃）。有 30%～72% 的 TTP 患者发热。

2. 特殊临床表现

（1）TTP 患者中的受累器官常为中枢神经系统和/或胃肠系统。肾活检可见肾脏受累，但急性肾损伤并不常见。其他器官（如心脏）也可能受累。罕见肺部受累。值得注意的是，33% 的患者没有神经系统症状，此外，仅 10% 的患者出现发热伴寒战。可能出现血清肌钙蛋白升高，这可能是早期死亡的预兆。

（2）MAHA、血小板减少、发热、急性肾衰竭以及严重神经系统表现全部出现（即"五联征"）的情况也很罕见（<5%）。在常规使用治疗性 TPE 前，大多数患者发生了进行性 TMA 和因疾病未治疗而死亡，所以当时常见"五联征"。因此，现已不再采用"五联征"进行诊断，而是以 MAHA 和血小板减少为 TTP 的主要特征，对于任何出现这些特征且没有明显其他解释的患者，都应评估 TTP 的可能性。进行外周血涂片检查才能证实这 2 个特征。自动化检测仪器及经验不足的医生可能将其他红细胞异常（如不均性红细胞异形、巨幼红细胞性改变、泪滴状细胞）误认为微血管病性改变。

（3）MAHA－MAHA 是一种溶血性贫血，由红细胞通过微血管中富血小板微血栓时被机械性剪切（破碎）引起；在外周血涂片中观察到裂体细胞（包括盔形细胞和三角形细胞）为主可证实 MAHA。与网织红细胞增多相一致的多染色性红细胞较常见；还可见微球形红细胞和有核红细胞，微球形红细胞在存在温抗体型自身免疫性溶血性贫血的患者中更显著，存在很多有核红细胞则可能提示类似于 TTP 临床特征的骨髓痨性（myelophthisic）病程，如转移性恶性肿瘤。MAHA 患者通常存在溶血性贫血的其他特征，包括血清间接胆红素浓度升高以及血清结合珠蛋白浓度降低。网织红细胞计数通常升高，以代偿红细胞的加速破坏。血清乳酸脱氢酶（lactate dehydrogenase, LDH）水平通常极高，反映了溶血和全身性缺血所致组织损伤。与 MAHA 中红细胞破碎的机械性性质相一致，免疫溶血检测[如抗红细胞抗体检测，包括直接抗球蛋白试验（direct antiglobulin testing, DAT）和间接抗球蛋白试验（Coombs 试验）]的结果为阴性。由于溶血发生在血管内，患者可能出现血红蛋白尿所致深色尿。

（4）获得性 TTP 患者中裂体细胞的数量各不相同，可能受到疾病持续时间和血涂片制备质量的影响。在适当的临床情况下，在放大率为 100倍的油浸物镜下观察到每高倍镜视野存在 2 个或更多裂体细胞，则提示 MAHA。一项病例系列研究报道了 TTP 患者中裂体细胞的数量，该研究纳入 TTP 患者和存在通常与 MAHA 相关的其他疾病的患者，发现 TTP 患者中裂体细胞平均占红细胞的 8%。该百分比远高于存在其他 MAHA 相关疾病（如硬皮病肾危象和其他严重肾病、子痫前期以及机械心脏瓣膜）的患者，后者的裂细胞百分比都小于 0.5%。然而，值得注意的是，目前尚未确定可排除 TTP 的裂体细胞数量阈值。单个视野中存在 1 个或 2 个裂体细胞诊断 TTP 的特异性非常低。然而，可能观察到更细微的红细胞破碎征象，尤其是在疾病出现早期；鼓励早期咨询血液学专家和/或血液病理学专家。极少情况下，早期 TTP患者可能不会被发现裂体细胞；被密切随访的处于复发早期阶段的患者可能存在这种情况。

获得性 TTP 中的血小板减少被认为是由血小板在微血栓中沉积引起的；严重血小板减少很常见。根据外周血涂片证实血小板减少。

（5）神经系统和其他器官受累：神经系统表现——获得性 TTP 患者中常见神经系统表现，尤其是意识模糊和头痛等轻微改变；还可发生短暂性局灶性神经系统表现（如言语困难或短暂麻木及无力）、癫痫发作及昏迷。如果进行 CT 或 MRI等影像学检查，结果往往正常，但也可能显示符合小面积无症状性梗死或可逆性后部白质脑病综合征[reversible posterior leukoencephalopathy syndrome，RPLS，也称可逆性后部脑病综合征（posterior reversible encephalopathy syndrome，PRES）]的改变。

胃肠道症状——获得性 TTP 患者中常见胃肠道症状，可能包括腹痛、恶心、呕吐或腹泻。如果可能，确定腹泻与其他 TMA 症状的时间关系十分重要。在志贺毒素诱导的 TMA 患者中，腹痛、呕吐及腹泻等前驱胃肠道疾病通常比 MAHA 和血小板减少早几日出现。

肾功能不全——TTP 患者可发生肾功能不全，但罕见无尿和急性肾衰竭。

心脏症状——TTP 患者可能发生心脏受累，但确切发病率可能难以确定。患者存在胸痛、心律失常、心脏性猝死、心肌梗死、心源性休克和/或心力衰竭。肌钙蛋白升高与死亡率独立相关。

还可能观察到其他器官受累，包括胰腺、甲状腺、肾上腺和其他器官受累。罕见肺部受累。

诊断不需要行组织活检，但如果进行组织活检，其可能显示 TMA 的典型改变，包括微动脉或毛细血管中形成血小板微血栓，或血管壁内及周围出现玻璃样改变。组织活检没有可鉴别 TTP 与其他原发性 TMA 的特异性表现。

相对于这些与微血管血栓形成有关的表现，大血管血栓形成[如动脉血栓栓塞或静脉血栓栓塞症（venous thromboembolism，VTE）]不是公认的 TTP 临床表现。出现这些表现时，应评估有无血栓形成的其他危险因素。

ADAMTS 13 活性降低——急性发作期间 ADAMTS 13 活性严重降低（一般<10%）为获得性 TTP 的标志。然而，这些结果并非都能立即获得。无论是否得到结果，都不应该仅根据 ADAMTS 13活性来诊断 TTP，或者指导开始或停止治疗。

非典型表现——TTP 的非典型表现很罕见，但可能出现。例如，已有几篇报道称，存在神经系统症状但无 MAHA 及血小板减少的患者随后（数日到数周内）出现了 TTP 的典型临床特征。曾有病例报道 1 例年轻女性患者存在短暂左侧无力但血常规正常，4 周后发生了右侧无力伴失语，此时该患者出现 MAHA、血小板减少和 ADAMTS 13 活性小于 10%，且检测发现存在抑制因子。因此，神经系统异常可能先于血液学异常出现。其他症状（如严重腹痛）也可能先于血液学异常出现，且可能在使用 TPE 后迅速缓解。

遗传性 TTP 患者可有与获得性 TTP 患者相似的发病症状，但遗传性 TTP 常在新生儿或儿童期发病。在成年人中，妊娠期发病较常见。急性发作的典型特点是无法用其他原因来解释的血小板减少和 MAHA；其他的特征（如神经系统异常和（或）肾功能不全）可能也会出现。遗传性 TTP 患者存在严重 ADAMTS 13 缺陷且不伴明显抑制物（自身抗体），这种情况会终身存在（即在急性发作和无症状时均存在）。然而，这一信息在急性发作初期通常无法获取，在等待检查结果时不应延迟对急性发作的恰当治疗，因为延迟治疗可能危及患者生命。

（三）四诊要点

中医以"紫斑"辨治，紫斑虽在肌肤，但其发生与血脉及脾胃有密切关系，外感与内伤均可致病。可见肌肤见青紫斑点或斑块，或伴有鼻衄、齿衄、便血、尿血，或有发热、口渴、便秘，舌红苔黄，脉弦数；或皮肤青紫斑点，时发时止，常伴有鼻衄、齿衄或月经过多，颧红、心烦、口渴、手足心热，或有潮热、盗汗，舌红少苔，脉细数；或久病不愈，反复发生肌衄，神疲乏力，头晕目眩，面色苍白，纳差，舌淡，脉细弱；或肌肤瘀点紫暗，面色晦暗，胸或腰腹固定疼痛，舌质紫暗或有瘀斑，脉涩。

【辅助检查】

（一）检查项目

1. 血常规检查 不同程度贫血，外周血涂片可见异形红细胞及碎片（>1%），网织红细胞计数大多增高，血小板计数显著降低，半数以上患者PLT<20×10⁹/L。

2. 血液生化检查 血清游离血红蛋白和间接胆红素升高，血清结合珠蛋白下降，血清乳酸脱氢酶明显升高，尿胆原阳性，血尿素氮及肌酐不同程度升高。肌钙蛋白 T 水平升高则见于心肌受损。

3. 凝血检查（APTT、PT 与纤维蛋白原等）及纤溶检查（3P 试验、FDP 及 D-二聚体等） 基本正常。偶有纤维蛋白降解产物轻度升高。

4. 血浆 ADAMTS 13 活性及 ADAMTS 13 抑制物检查 采用残余胶原结合试验或 FRET—VWF 荧光底物试验方法。遗传性 TTP 患者 ADAMTS 13 活性缺乏（活性<5%）且不伴明显抑制物（自身抗体）；特发性 TTP 患者 ADAMTS 13 活性多缺乏且抑制物阳性；继发性 TTP 患者 ADAMTS 13 活性多无明显变化。

5. Coombs 试验 阴性。有条件的医院可做血管性血友病因子蛋白裂解酶（VWF-CP）活性。TTP 患者的 VWF-CP 活性降低，并出现超大分子VWF 多聚体。

（二）主要危重指标与监测

1. APACHE Ⅱ APACHE 评分工具需要输入大量临床变量，从而得出严重程度评分。随后将得到的严重程度评分输入计算机生成的 logistical 回归方程进行计算，则可预测院内死亡率，某些情况下还可预测住院时长。不同版本所需的变量不同，但一般包括以下因子：年龄、疾病诊断、既往治疗地点，以及许多急性生理和慢性健康变量。

2. D 二聚体检测 可见 D-dimer 升高。

3. 血常规 血小板急剧减少，血小板<20×10⁹/L 提示有严重自发性出血可能。

4. 心肌酶谱 心肌肌钙蛋白升高（>0.20 ng/mL）和乳酸脱氢酶高于 1 000 U/L 与死亡风险增加有关。由于有迅速恶化的风险，患者必须在重症监护室接受治疗。

【诊断与鉴别】

（一）诊断要点

（1）具备 TTP 临床表现。如微血管病性溶血性贫血、血小板减少、神经精神症状"三联征"，或具备"五联征"。力争早期发现与治疗。

（2）典型的血细胞计数变化和血生化改变。贫血、血小板计数显著降低，尤其是外周血涂片中红细胞碎片明显增高；血清游离血红蛋白增高，血清乳酸脱氢酶明显升高。凝血功能检查基本正常。

（3）血浆 ADAMTS 13 活性显著降低，在特发性 TTP 患者中常检出 ADAMTS 13 抑制物。部分患者此项检查正常。

（4）排除溶血尿毒综合征（HUS）、弥散性血管内凝血（DIC）、HELLP 综合征、Evans 综合征、子痫等疾病。典型者具备以上五联征。具备前三项且能除外 DIC 等疾病时，应高度怀疑本病。在有条件的单位，测定 VWF-CP 与 VWF 多聚体有助于诊断。

（5）可使用成人血栓性微血管病快速筛查（PLASMIC 评分）来计算发生 TTP 的概率。本评分表能快速筛查 ADAMTS 13 酶缺乏导致的血栓性微血管病，其敏感性与特异性非常高，ROC 高达0.96。评分共 7 项：血小板计数<30×10⁹/L；溶血变量（网织红细胞计数>2.5%，或结合珠蛋白检测不到，或间接胆红素>2.0 mg/dL）；有无活动性癌症；有无实体器官或干细胞移植史；平均红细胞体积（MCV）<90 fL；国际标准化比值（INR）<1.5；肌

酐<2.0 mg/dL（或<118 μmol/L）。每项 1 分,0~4 分低风险,5 分中风险,6~7 分高风险。

（二）鉴别诊断

西医鉴别

TTP 的主要鉴别诊断是溶血性尿毒症综合征（HUS）,其发病机制与产志贺毒素的大肠埃希菌（STEC）或补体旁路途径（非典型 HUS,aHUS）的蛋白异常有关。TTP 的另一个鉴别诊断是其他类型的血栓性微血管病（如癌症、器官移植、败血症或妊娠先兆子痫以及 HLLP 综合征相关的血栓性微血管病）,这些疾病也都有血液学异常和自身免疫性疾病相关的缺血表现。做好 TTP 与其他类型血栓性微血管病的鉴别诊断至关重要,因为对于大多数 TTP 患者,TPE 效果较好;而那些无 ADAMTS 13 严重缺乏的血栓性微血管病患者,往往需要 TPE 以外的治疗方法。

1. 溶血尿毒综合征（hemolytic uremic syndrome,HUS） 是指同时发生微血管病性溶血性贫血、血小板减少和急性肾损伤。它是儿童急性肾损伤的主要原因之一。虽然所有儿科 HUS 病例都会表现出该病的典型三联征,但 HUS 病因较多,可导致不同的临床表现、处理和结局。HUS 的临床诊断基于存在典型三联征：微血管病性溶血性贫血、血小板减少和急性肾损伤,确诊三联征需要行实验室检查,包括全血细胞计数（如血红蛋白和血小板计数）和外周血涂片、肾功能检查和尿液分析。TTP 肾脏损伤常常较晚发生,TTP 与 HUS 的区别在于前者 ADAMTS 13 活性异常低下。

2. 弥散性血管内凝血（disseminated intravascular coagulation,DIC） 也称为消耗性凝血病或去纤维蛋白综合征,它是一种能够导致血栓形成和出血的全身性疾病。DIC 可表现为急性、危及生命的急症,也可表现为慢性、亚临床病程,这取决于疾病的严重程度和进展速度以及基础病因对发病的影响。TTP 由于微血管血栓导致血小板消耗,表现为 MAHA 和血小板减少。和 DIC 一样,患者可能病情危急,出现血小板减少,外周血涂片可见破碎红细胞。和 DIC 不一样,TTP 患者的微血管血栓主要富含血小板且缺乏纤维蛋白,不会引起消耗性凝血病（即在 TTP 和其他 TMA 中 PT、APTT、纤维蛋白原和 D 二聚体正常）,所以凝血试验结果正常。一个罕见的例外情况是 TTP 引起器官缺血,进而导致 DIC。此外,与 DIC 不同,TTP 的血涂片上往往有更严重的微血管病相关表现,其他实验室异常也更严重,TTP 中 ADAMTS 13 活性<10%。

3. HELLP（hemolysis, elevated liver enzymes, and a low platelet, HELLP） 是指以溶血伴血涂片显示微血管病变、肝酶升高和血小板计数降低为特征的综合征,发生于妊娠和产后女性。ADAMTS 13 的检测可做鉴别。

4. Evans 综合征 特征是自身免疫性溶血性贫血（autoimmune hemolytic anemia,AIHA）、免疫性血小板减少症（immune thrombocytopenia,ITP）和/或自身免疫性中性粒细胞减少。部分患者最初表现为单纯性 AIHA,在数月甚至数年后再出现其他血细胞减少。其他患者最初发生 ITP,随后发生 AIHA。Evans 综合征占儿科 AIHA 病例的 15%~30%。与单独的 AIHA 相比,Evans 综合征更难治疗,临床病程往往为慢性复发性。这些患者还更可能存在或出现系统性自身免疫性。Coombs 试验可鉴别。

5. 胎儿和新生儿溶血性疾病（hemolytic disease of the fetus and newborn,HDFN） 是针对抗胎儿红细胞抗原的母体同种抗体所致,从而引起不同严重程度的新生儿溶血性贫血。Rh（D）阳性婴儿与 Rh（D）阴性母亲之间的 Rh（D）不相容性是典型病因。与遗传性 TTP 一样,婴儿可能急性起病,表现为溶血性贫血及新生儿黄疸,并且其可能有受累的同胞。与遗传性 TTP 不同,HDFN 婴儿通常没有血小板减少,他们的疾病可通过恰当的支持治疗（如红细胞输注、红细胞换血疗法、补充水分、光照疗法）而获得缓解。HDFN 患者没有严重的 ADAMTS 13 缺陷,这也与遗传性 TTP 有所不同。

6. 遗传性血小板疾病 一些遗传性血小板缺陷已有报道。与遗传性 TTP 一样,患者可能有血小板减少,其同胞可能有受累。不同于 TTP,遗传性血小板疾病患者并没有溶血性贫血或 ADAMTS 13 缺陷。

中医类证鉴别

血证的主要类证鉴别

1. 热盛破血证 多发生在血证的初期。大多起病较急骤,出血的同时,伴有发热、烦躁、口渴欲饮水、便秘、尿黄、舌质红、苔黄少津、脉弦数或滑数等症。

2. 阴虚血热证 一般起病较缓,或由热盛迫血证迁延转化而成。表现为反复出血,伴有口干咽燥、颧红、潮热盗汗、头晕耳鸣、腰膝酸软、舌质红,苔少,脉细数等症。

3. 气虚不摄证 多见于病程较长,久病不愈的出血患者。表现为起病较缓,反复出血,伴有神情倦怠、心悸、气短懒言、头晕目眩、食欲不振、面色苍白或萎黄,舌质淡,脉弱等症。

紫癜的类证鉴别

1. 出疹 紫癜与出疹均有局部肤色的改变,紫癜呈点状者需与出疹的疹点区别。紫癜隐于皮内,压之不褪色,触之不碍手;疹高出于皮肤,压之褪色,摸之碍手。两者成因、病位均有不同。

2. 温病发斑 紫癜与温病发斑在皮肤表现的斑块方面,有时虽可类似,但两者病情、病势、预后迥然有别。温病发斑发病急骤,常伴有高热烦躁、头痛如劈、昏狂谵语、四肢抽搐、鼻衄、齿衄、便血、尿血、舌质红绛等,病情险恶多端。杂病发斑(紫癜)一般不如温病发斑急骤,常有反复发作史,也有突然发生者,虽时有热毒亢盛表现,但一般舌不红绛,不具有温病传变急速的特点。

3. 丹毒 丹毒属于外科皮肤病,以皮肤色红如红丹得名,轻者压之退色,重者压之不褪色,但其局部皮肤灼热肿痛,与紫癜有别。

【治疗】

(一)西医治疗

1. 血浆置换 目前来看,血浆置换(therapeutic plasma exchange,TPE)仍然是获得性 TTP 的一线治疗方案。TPE 和利妥昔单抗联合治疗对大多数患者有较好的疗效,但仍有少部分难治性患者在达到治疗反应之前就死亡或形成不可逆的神经功能损伤。近年来,对 TTP 发病机制的深入研究发现了许多治疗靶点:包括抑制 B 细胞功能的利妥昔单抗,抑制浆细胞功能的硼替佐米,以 TPE 为主的抗体清除,通过输注重组 ADAMTS 13 直接提高 VWF 剪切效率,依赖于 N -乙酰半胱氨酸的强还原性从而降解 VWF 多聚体以及通过卡帕珠单抗直接剪切 VWF 多聚体等。

(1)TPE:目前仍是 TTP 治疗的一线方案,应在 TTP 诊断确立甚至拟诊时立即开始应用。在治疗初期,TPE 应每日进行,直到与器官受累相关的症状缓解、血小板计数恢复、溶血停止。部分研究建议在 3 周内逐步减少 TPE 治疗频率,以防止病情加重。然而,这种方案目前仍有争议,特别是在联合利妥昔单抗的情况下,寻找最合适的 TPE 治疗频率仍有待于进一步研究。

(2)激素治疗:TTP 的自身免疫性质为激素治疗的有效性提供了理论基础。研究表明,在新诊断的 TTP 患者中,大剂量甲基泼尼松龙(每日 10 mg/kg,3 日后改为每日 2.5 mg/kg)作为 TPE 的辅助治疗比标准剂量(每日 1 mg/kg)的缓解率更高。尽管给药方式仍有争议,但激素仍然在 TTP 的治疗中占有一席之地。

(3)利妥昔单抗:人源化抗 CD20 单克隆抗体利妥昔单抗被推荐用于治疗难治性 TTP 患者。一项回顾性研究显示,57 例对 TPE 治疗反应不佳的 TTP 患者,在接受利妥昔单抗治疗后(375 mg/m^2,0 日,3 日,7 日和 14 日分别输注),有 51 例(89%)患者在 4 周内达到缓解,6 例患者对治疗无反应,其中 3 例死亡。两项总共涉及 47 例难治性或复发性 TTP 患者的前瞻性研究显示,在 2～3 周内给予利妥昔单抗治疗后,98% 的患者在第 1 个月内达到缓解。且在这两项研究中,利妥昔单抗均未出现明显的不良反应。我们对近年来的 7 项针对利妥昔单抗治疗 TTP 的前瞻性研究做了基于治疗缓解率的荟萃分析,结果发现利妥昔单抗的总体有效率高达 90%。目前利妥昔单抗已被推荐作为一线治疗方案。

(4)新药治疗:近年来,随着对 TTP 分子机制的深入了解,涌现了许多针对新治疗靶点的药物。这些药物包括 N -乙酰半胱氨酸(NAC):它通过减小内皮细胞锚定的可溶性超大型 VWF 多聚体的大小来抑制血小板的黏附;硼替佐米:一种旨在消耗血浆细胞的蛋白酶体抑制剂;重组 ADAMTS 13(BAX930):其作用主要为直接提高 ADAMTS 13 水平,目前其临床试验正在进行中(NCT02216084)。最近,在 TITAN 试验中报告了一种与 VWF -糖蛋白 Ib 相互作用的抑制剂卡帕珠单抗(caplacizumab,原名 ALX - 0081)的疗效。TITAN 试验是一项针对获得性 TTP 患者的多中心、随机、安慰剂对照的 II 期临床研究,使用卡帕珠单抗后,血小板恢复的时间明显缩短,反映缺血性器官损伤的生物标志物趋于更快地恢复正常;病情加重的发生率也有所降低,且出血事件轻微。鉴于卡帕珠单抗不能解决潜在的自身免疫病理生理问题,若在最后一次 TPE 疗程结束后 30 日内停用卡帕珠单抗,患者的复发率很高。

2. 血浆输注 治疗遗传性 TTP 患者急性发作的原则简单明了:进行血浆输注,以补充缺乏活性的 ADAMTS 13 酶。尽管在怀疑获得性 TTP 时使用血浆置换,其可有效替换 ADAMTS 13,但遗传性 TTP 不需要进行血浆置换,因为遗传性 TTP 患者并没有需要去除的 ADAMTS 13 抑制物。通常初始血浆剂量为 $10 \sim 15$ mL/kg,假设血浆容量为 40 mL/kg,这将产生 $25\% \sim 37\%$ 的 ADAMTS 13 活性。我们每日输注该剂量血浆来治疗患者,直到血小板计数恢复正常,这可能仅需要 $1 \sim 3$ 日。ADAMTS 13 在循环中的半衰期约为 2.5 日。我们关于使用血浆输注而不是血浆置换的推荐,其强度取决于患者为遗传性而非获得性 TTP 的确定性。对于有急性发作的已知遗传性 TTP 患者,我们推荐血浆输注,而不是血浆置换。而某些临床情况下遗传性 TTP 的可能性极高,对于这些群体中的 TTP 患者,我们也建议进行血浆输注,而不是血浆置换。这些临床情况包括以下:有重症溶血性贫血和血小板减少的新生儿,有血小板减少和 MAHA 反复发作史的 10 岁以下儿童,遗传性 TTP 患者的家庭成员出现 TTP 急性发作且其尚未进行基因检测,患者既往有 TTP 发作且血浆输注迅速起效($1 \sim 2$ 日内),症状、血小板减少及 MAHA 完全缓解,ADAMTS 13 活性恢复正常。能够对确诊遗传性 TTP(或强烈怀疑遗传性 TTP)的患者使用血浆输注而不是血浆置换具有重要优势,包括避免了放置中心静脉导管和消除了对调动血浆分离置换相关工作人员和/或转移患者到有能力进行血浆置换的机构的需要。然而,血浆输注不能充分治疗获得性 TTP。因此,对于存在获得性 TTP 合理可能性的患者,需要血浆置换。有一点需注意,采用非血浆置换液进行血浆置换对遗传性 TTP 和获得性 TTP 均无作用。

遗传性 TTP 是一种终身疾病,应用血浆输注对急性发作进行快速治疗,监测急性发作,预防性血浆输注;所有妊娠期患者进行预防性血浆输注。

3. 恢复预期 血小板计数可反映 TTP 活动性。如果血小板计数 $< 150 \times 10^9$/L,必须要假定 TTP 处于活动期且正发生微血管血栓形成;这种情况下,需进行血浆输注以补充 ADAMTS 13。与获得性 TTP 患者相比,遗传性 TTP 患者在血浆输注后会出现迅速和完全的缓解。血小板计数通常可在血浆输注后的 $1 \sim 2$ 日内上升。如果患者经血浆输注后病情缓解迅速且完全,我们会继续监测血小板计数,并进行基因检测以明确诊断。如果患者的临床表现符合 TTP 但血浆输注未能迅速起效,我们会按照获得性 TTP 来进行推定性治疗,并继续评估其他可能的诊断。如上所述,已从遗传性 TTP 急性发作中缓解的部分患者可能会继续存在细微症状,这提示其疾病仍然处于活动期,即使是当血小板计数正常时。这些患者可能获益于预防性血浆输注,但关于使用定期预防性血浆输注的决定需要深思熟虑且同患者进行深入讨论。

4. 常规监测 遗传性 TTP 显然是一种永久性疾病,患者需要终身了解并注意可能提示正在发生微血管血栓形成的任何症状。这些包括头痛,尤其是头痛前有偏头痛先兆;短暂性注意力丧失;或晕厥发作。对于出现了这些症状的患者,血小板计数测量可能有帮助,尤其是当计数较低时,但即使血小板计数大于 150×10^9/L,患者仍可能出现 TTP 引起的症状,并且可能通过血浆输注缓解。因此,发现患者有血小板减少或不明原因的神经系统症状时,应迅速给予血浆输注治疗。在没有症状的情况下,仅需要常规内科治疗。仅当患者出现疾病(如上呼吸道感染、尿路感染)或可能由 TTP 引起的任何症状时,才需要进行全血细胞计数。对于有生育能力的女性,应将生育计划作为治疗的常规组成部分。

5. 复发预防 遗传性 TTP 是一种终身疾病,一些患者可能终身需要通过 ADAMTS 13 补充来进行预防性治疗。ADAMTS 13 的传统来源是血浆,故存在输血反应风险[如输血相关的急性肺损伤(transfusion-related acute lung, injury, TRALI)、变态反应]和输血传播感染风险,这虽然在发达国家极不可能发生,但在理论上有这种可能。预防性血浆输注需要建立静脉通道和隔周一次去往医疗机构,这对某些患者可能造成很大的负担和(或)成本。另外,一旦决定使用预防性治疗,则大多数个体可能需要终身进行这种疗法。因此,决定是否开始预防性血浆输注在很大程度上取决于患者的价值观和意愿。对于有持续性 TTP 活动证据(如偶尔出现的神经系统症状、频繁的急性发作)的遗传性 TTP 患者,我们建议预防性血浆输注。对于妊娠患者,我们建议整个妊娠期进行预防性血浆输注,从确定妊娠开始并持续至产后 6 周,而无须等待急性发作时才开始。预防性血浆输注也可能适用于以下患者:接受外科手术的患者、遭受创伤的患者、住院治疗或治疗急性疾病的患者、频繁发生诱发事件(如生理应激或感染)的患者;或者这类患者可选择密切观察是否出现症状,并在 TTP 发作最早征象出现时就诊。这些决策应当个体化,需考虑患者病史、生理应激程度、既往发作、价值观及意愿。若诱发事件频率减低,则患者可能选择停止使用常规预防性输注。预防性血浆输注为每 2 周输注 10~15 mL/kg 血浆。对于普通身材成人,这种剂量相当于 2~3 个单位血浆(500~750 mL)。成人剂量可取最接近的整数血浆单位。给药和剂量改变应根据症状和/或血小板计数决定,而不是根据 ADAMTS 13 活性,因为症状(和血小板计数)是疾病活动性最可靠和直接的指标。间隔时间依据的是 ADAMTS 13 的半衰期(为 2.5 日)。使用这种给药方案时出现症状的个体可能获益于增加剂量和/或缩短剂量间隔时间。虽然我们并不会常规测量 ADAMTS 13 活性,但对于不清楚症状是否由 TTP 所致或在研究条件中的特定患者,测量 ADAMTS 13 活性可能会有帮助。这种情况下,根据对获得性 TTP 的观察结果,我们推断活性应维持在 10% 以上。

6. 妊娠 不应劝阻遗传性 TTP 患者尝试妊娠,但妊娠应被视为极高风险,并由擅长母胎医学的血液科医生和产科医生来进行管理。妊娠是遗传性 TTP 首次发作或复发的极强触发因素,必须要认识到妊娠可导致母体和/或胎儿死亡。然而,根据我们和其他人的经验,许多女性经过恰当治疗后可获得成功妊娠。TTP 疾病活动可能发生在妊娠任何阶段,中期和晚期妊娠时风险最高。因此,对于所有遗传性 TTP 妊娠患者,我们建议一旦确定妊娠,则即刻开始预防性血浆输注。妊娠期血浆输注的剂量和频率由血小板计数决定,每次产前就诊时应进行血小板计数测量。我们以每 2 周 10 mL/kg 开始输注。如果血小板计数下降到 150×10⁹/L 以下,实际上在中期或晚期妊娠时常出现这种情况,则将血浆输注剂量增至 15 mL/kg;如果血小板计数在血小板输注间隔期继续下降,则输注频率可能需要增至每周 1 次。对于产后的患者,我们建议产后继续预防性血浆输注,每 2 周 1 次,总共持续 6 周,这时我们较为确信发作的风险已降至基线水平。患者在血浆输注的这 6 周期间可哺乳其婴儿。

(二)中医辨证论治

辨证要点

① 辨急性期、慢性期。急性期发病时间较短,病情较急骤,来势凶猛,以血热妄行、瘀血阻络为主;慢性期发病时间较长,病情较缓和,多以病久中气亏虚,统摄无力,血液外溢;或热结郁久,气津亏虚;或中焦脾虚,气血俱亏,病情危重者甚至出现气随血脱、阴阳离决变证。② 辨证候之虚实。一般初病多实,久病多虚;由火热迫血所致者属实,由阴虚火旺气虚不摄,甚至甚至气随血脱、阴阳离决属虚。③ 辨脏腑病变。同一血证可由不同的脏腑病变而引起。血栓性血小板减少性紫癜,其病症主要涉及肝、脾和肾。中医脏象学说认为,心主血脉,肺朝百脉,肝藏血,肾藏精,精血同源;脾胃为后天之本,气血生化之源,脾统血。无论是血小板减少导致的出血,还是血小板功能缺陷导致的出血,都与"脾不统血"密切相关。从五行相生相克理论来讲,脾土克水,脾不运化,则会过分克制肾水,脾虚及肾,肾主水功能失调,故致血栓性血小板减少性紫癜的肾损害表现;脾土亦可反侮肝(胆)木,脾虚生湿,湿热蕴蒸肝胆则发为黄疸(即部分患者可出现黄疸)。④ 辨轻重缓急。血证的预后,主要与下述三个因素有关:一是引起血证的原因。一般来说,外感易治,内伤难治,新病易治,久病难治;二是与出血量的多少密切相关。出血量少者病轻,出血量多者病重,甚至形成气随血脱的危急重病;三是与兼见症状有关。出血而伴有发热、咳喘、脉数等症者,一般病情较重。正如《景岳全书·血证》说:"凡失血等证,身热脉大者难治,身凉脉静者易治,若喘咳急而上气逆,脉见弦紧细数,有热不得卧者死。"

治疗原则

外感内伤的多种病因均会导致血证。其基本

病机可以归纳为火热熏灼及气虚不摄两大类。在火热之中有实火、虚火之分；在气虚之中有气虚和气损及阳之别。治疗血证，应针对血证的病因病机及损伤脏腑的不同，结合证候虚实及病情轻重而辨证论治。正如《景岳全书·血证》："凡治血证，须知其要，而血动之由，惟火惟气耳。故察火者，但察其有火无火，察气者，但察其气虚气实，知此四者而得其所以，则治血之法无余义矣。"血证的治疗可归纳为治火、治气、治血三个原则。实火当清热泻火，虚火当滋阴降火；实证当清气降气，虚证当补气益气。各种血证均应酌情选用凉血止血、收敛止血或活血止血的药物。严密观察病情，做好调摄护理，对促进血证的治愈有重要意义。

（1）治火：火热熏灼，损伤脉络，是血证最常见的病机。根据证候虚实不同，实火当清热泻火，虚火当滋阴降火，并应结合受病脏腑的不同，分别需选用适当的方药。如《景岳全书·血证》言："火盛逼血妄行者，或上或下，必有火脉火证可据，乃可以清火为先，火清而血自安矣。宜芩、连、知、柏、玄参、栀子、童便、犀角、天花粉、生地、芍药、龙胆草之属，择而用之。"

（2）治气：气为血帅，气能统血，血与气休戚相关。实证当清气降气，虚证当补气益气。正如《医贯·血证论》曰："血随乎气，治血必先理气。"《景岳全书·血证》也言："气逆于脏，则血随气乱而错经妄行，然必有气逆喘满，或胸胁痛胀，或尺寸弦强等证，此当以顺气为先，宜陈皮、青皮、杏仁、白芥子、泽泻之属主之。有火者，宜栀子、芍药之类，兼以平肝；无火者，宜香附、乌药、干姜、郁金之属用行阴滞。然此必气实多逆者，乃堪用此。盖气顺则血自宁也。其或实中有虚，不堪消耗者，则或宜暂用，或酌其佐使，不可拘也。"

（3）治血：《血证论·吐血》曰："存得一分血，便保得一分命。"要达到治血的目的，最主要的是根据各种证候的病因病机进行辨证论治，其中包括凉血止血、收敛止血或祛瘀止血的方药。《景岳全书》言："治血之药，凡为君为臣，或宜专用，或宜相兼，病有浅深，方有轻重。其间参合之妙，固由乎人，而性用之殊，当知其类，故兹条列于下：血虚之治有主者。宜熟地、当归、枸杞、鹿胶、炙甘草之属。"

有医家提出基于血栓性血小板减少性紫癜的

病因病机，可采用清热凉血，益气摄血，活血化瘀等方法治疗。其中，急性期以清热凉血为主，慢性期以健脾益气为主。当然，具体治法还应依据临床症状的不同，进行辨证论治。同时，因该病的发生与免疫机制有关，故在选择用药时，选用适当的免疫抑制作用的中药，辨病与辨证结合。目前已有许多中药被研究证明具有治疗血小板减少性紫癜的药理作用，如大黄、黄芪、仙鹤草、当归、三七、桃仁、鸡血藤、茜草、红枣、花生衣等，临床可以适当采用。

证治分类

1. 血热妄行

证候：皮肤出现青紫斑点或斑块，或伴有鼻衄、齿衄、便血、尿血，或有发热，口渴，便秘。舌质红，苔黄，脉弦数。

证机分析：热壅经络，迫血妄行，血溢肌腠。

治法：清热解毒，凉血止血。

处理：十灰散加减。大蓟、小蓟、侧柏叶、茜根草、白茅根凉血止血，棕榈皮收敛止血，丹皮、栀子清热凉血，大黄通腑泄热。出血广泛者，可加生石膏、龙胆草、紫草，冲服紫雪丹；热壅胃肠、气血郁滞，症见腹痛、便血者，加白芍、甘草、地榆、槐花，缓急止痛、凉血止血；邪热阻滞经络，兼见关节肿痛，酌加秦艽、木瓜、桑枝等舒筋通络。

2. 阴虚火旺

证候：皮肤出现青紫斑点或斑块，时发时止，常伴鼻衄、齿衄或月经过多，颧红，心烦，口渴，手足心热，或有潮热，盗汗。舌质红，苔少，脉细数。

证机分析：虚火内炽，灼伤脉络，血溢肌腠。

治法：滋阴降火，宁络止血。

处理：茜根散加减。茜草根、黄芩、侧柏叶清热凉血止血，生地黄、阿胶滋阴养血止血，甘草和中解毒。阴虚较甚者，可加玄参、龟板、女贞子、旱莲草养阴清热止血；潮热者，可加地骨皮、白薇、秦艽清退虚热；肝肾不足亏虚、虚火不甚者，可改用六味地黄丸滋阴补肾，酌加茜草根、大蓟、槐花、紫草等凉血止血、化瘀消斑。

3. 气不摄血

证候：反复发生肌衄，久病不愈，神疲乏力，头晕目眩，面色苍白或萎黄，食欲不振。舌质淡，脉细弱。

证机分析：中气亏虚，统摄无力，血溢肌腠。

治法：补气摄血。

处理：归脾汤加减。党参、茯苓、白术、甘草补气健脾，当归、黄芪益气生血，酸枣仁、远志、龙眼肉补心益脾，安神定志，木香理气醒脾，仙鹤草、棕榈炭、地榆、蒲黄、茜草根、紫草止血消斑。若兼肾气不足而见腰膝酸软者，可加山茱萸、菟丝子、续断补益肾气。

【中西医协同诊疗思路】

以现代医学的认识为基础，在使用活血化瘀、清热解毒的同时，选用适当的免疫抑制作用的中药，辨病与辨证结合。

（1）TTP早期死亡率高，随着认识加深，血浆置换等方法的应用，死亡率由90%降至10%。本病早期多是热毒壅盛、瘀热互结或湿热内盛，应以清热解毒、化瘀利湿为主，血浆置换无疑是祛除邪毒的最好方法，有条件者应积极应用。

（2）血小板的聚集在本病发展过程中有重要作用，由于血小板参与微小血栓形成，形成中医之"瘀血阻络"，血小板消耗又引起出血加重，因而在活血化瘀与凉血止血之间应注意孰轻孰重，最好选用既活血又止血的中药，如常用的活血止血药物血余炭、三七、茜草、花蕊石、生蒲黄、生艾叶、生藕节等。西药宜选用血浆输注、利妥昔单抗、卡帕珠单抗等药物，降解VWF，从根源上减少血小板消耗，减少血栓形成。

（3）疾病后期多为邪热未尽而营阴正气大伤，治疗当扶正勿忘祛邪，用益气养阴同时给予清热化瘀之品。由于本病1/4可能复发，平素可服用益气活血、养阴清热之品。根据病情，西药可选用泼尼松等免疫抑制剂控制病情，减少和防止复发。

【预后与进展】

完全缓解是指血小板计数超过$150×10^9$/L，并持续2个月，同时LDH水平正常，并达到临床康复。在停用TPE后缓解状态至少持续30日以上则定义为持久缓解，在达到治疗效果后30日内病情加重定义为恶化，而达到治疗反应后30日或更长时间内病情出现反复则定义为复发。难治性TTP定义为30日内无治疗反应和（或）60日内无

持久治疗反应。在缓解期间，每月或每两个月ADAMTS 13检测有助于TTP的管理，下降20%~40%通常是即将复发的迹象。因此，重要的是要确定TPE结束时ADAMTS 13的水平，以便有一个基准作为参考。其他数据，如全血细胞计数、乳酸脱氢酶、结合珠蛋白、血清肌酐和血液中裂细胞的搜索，是在随访期间协助临床医生的简单而快速的措施。已经记录了神经认知障碍、抑郁和头痛等晚期影响，这限制了患者的生活质量。

ADAMTS 13自身抗体的滴度可能对治疗和预后有提示意义。例如：在获得性TTP患者的血浆中，恢复正常ADAMTS 13活性所需的重组ADAMTS 13浓度与抑制性抗体的滴度密切相关。另一项研究发现，初始抑制性抗体滴度较高与难治性疾病发病率较高相关，还与初始治疗期间抑制性抗体"增量"（即抑制性抗体滴度增加）可能性较大相关。其他研究表明，抑制性抗体滴度较高与疾病复发可能性较大和/或生存率降低相关。

ADAMTS 13是遗传性TTP患者中出现缺乏的酶，恢复ADAMTS 13活性可纠正这种疾病。因此，重组ADAMTS 13有望能够治疗遗传性TTP。一项前瞻性研究纳入15例遗传性TTP个体，发现在哺乳动物细胞培养系统［中国仓鼠卵巢（Chinese hamster ovary, CHO）细胞］中制备的重组ADAMTS 13具有良好的耐受性，不会引起严重的不良事件或产生抗ADAMTS 13抗体。这项研究（以及较早的临床前研究）表明，重组ADAMTS 13可裂解VWF并减少超大型VWF多聚体；它可消除TTP小鼠模型中的症状。在最高剂量水平时（40 U/kg），效果似乎可持续大约1周。

目前TTP的诊断、治疗已经取得很大进步，挽救了患者的生命。TTP属于中医血证范畴，血证涉及多个脏腑组织，而临床又极为常见的一类病证。血证的预后主要涉及三个因素，即病因、出血量多少、兼症。一是引起血证的原因，一般来说，外感易治，内伤难治，新病易治，久病难治。二是与出血量的多少密切相关。出血量少者病轻，出血量多者病重，甚至形成气随血脱的危急重病。三是与兼见症状有关。出血而伴有发热、咳喘、脉数等症者，一般病情较重。临床应积极治疗引起血证的原发疾病，注意饮食有节，起居有度，劳逸适度，避免情志过激，注意休息，重者应卧床休息，严密观察病情的发展和变化，若出现头晕、心慌、

汗出、面色苍白、四肢湿冷、脉芤或细数等,应及时救治,以防产生厥脱之证。

有研究指出,慢性特发性血小板减少性紫癜患者应用归脾汤加减方进行治疗的总有效率为90.21%左右。现代药理研究亦表明补气养血类中药能提高造血水平,促进巨核系祖细胞增殖、分化、成熟,抑制抗血小板抗体,提高外周血小板水平及血红蛋白,改善 T 淋巴细胞亚群。

(欧阳洋)

第二节

弥散性血管内凝血

弥散性血管内凝血(disseminated intravascular coagulation, DIC)是在许多疾病基础上,致病因素损伤微血管体系,导致凝血活化,全身微血管血栓形成、凝血因子大量消耗并继发纤溶亢进,引起以出血及微循环衰竭为特征的临床综合征。DIC 不是一种独立的疾病,而是许多疾病在进展过程中产生凝血功能障碍的最终共同途径,是一种临床病理综合征。一方面,由于血液内凝血机制被弥散性激活,促发小血管内广泛纤维蛋白沉着,导致组织和器官损伤;另一方面,由于凝血因子的消耗引起全身性出血倾向。两种矛盾的表现在 DIC 疾病发展过程中同时存在,并构成特有临床表现。在 DIC 已被启动的患者中引起多器官功能障碍综合征将是死亡的主要原因。在 DIC 的发生、发展过程中,其始动环节是由于某些促凝物质大量入血,使机体凝血系统被激活,进而引起机体凝血-抗凝血功能平衡紊乱。在微血管内广泛地形成主要由纤维蛋白(fibrin, Fbn)和聚集血小板构成的微血栓过程中,消耗了大量凝血因子和血小板,加上继发性纤维蛋白溶解功能增强,导致患者出现明显的出血、休克、器官功能障碍及贫血。DIC 患者发病的严重程度不一,有的临床症状十分轻微,甚至是"隐蔽"(occult)的,患者体征也不明显,只有用比较敏感的实验室检查方法才能发现;但也可以比较严重,如急性 DIC 患者发病急、预后差,死亡率高达 50%~60%。

中医学认为,本病系指由于血运不畅,瘀结凝滞,或离经之血停积体内所致的"血瘀证",可由热毒、血虚、气虚、阴虚、血热等原因引起。

【病因病理】

(一) 西医病因病理

1. 病因 DIC 的病因来自基础疾病。感染性疾病和恶性疾病约占 2/3,产科灾难和外伤也是 DIC 的主要病因。

诱发 DIC 的基础疾病包括:① 全身感染/严重感染,包括细菌、病毒、寄生虫、立克次体等。② 外伤,包括多发性创伤、大面积烧灼伤、脂肪栓塞等。③ 器官损害,见重症胰腺炎等。④ 恶性肿瘤,包括各种实体瘤、白血病、骨髓增生性疾病等。⑤ 产科灾难,包括羊水栓塞、胎盘早剥、死胎综合征等。⑥ 其他,如严重肝衰竭、严重中毒或蛇咬伤、输血反应、器官移植排异反应等。参见表 2-25。

表 2-25 DIC 的病因分类

类 型	主 要 疾 病
感染性疾病	革兰阴性或阳性菌感染、病毒性肝炎、流行性出血热、病毒性心肌炎等
肿瘤性疾病	转移性癌、肉瘤、恶性淋巴瘤等
血液性疾病	急慢性白血病、溶血性疾病、异常蛋白血症等
妇产科疾病	感染流产、死胎滞留、妊娠毒血症、羊水栓塞、胎盘早剥等
创伤及手术	严重软组织损伤、挤压伤综合征、大面积烧伤、大手术等

2. DIC 的发病机制 DIC 发生、发展的机制十分复杂。

(1)凝血系统的激活:关于凝血系统活化机制,过去一直认为血液中存在以XII因子激活作为始动环节启动的内源性凝血系统在血凝过程中起着关键作用。但近来研究表明,组织因子(tissue factor, TF)的表达、释放在凝血启动过程中起到十分重要的作用。因此,关于组织因子在 DIC 发病机制中作用,越来越受到重视。DIC 时引起凝血系统激活的主要机制可归纳为以下四个方面。

组织严重损伤:临床上严重创伤和烧伤、外科手术、产科意外、病变器官组织的大量坏死、癌组织坏死或广泛血性转移等病因,都可促使 TF 大量释放入血,导致 DIC 发生(TF 是由 263 个氨基酸残基构成的跨膜糖蛋白,主要存在于细胞的内质网中,在血管外层的平滑肌细胞、成纤维细胞以及周细胞、星形细胞、足状突细胞可恒定地表达 TF)。当组织、血管受到损伤时,TF 从损伤的细胞中释放入血,TF 含有带负电荷的 γ-羧基谷氨酸(γ-carboxyglutamate,GLA)能与 Ca^{2+} 结合。因子Ⅶ通过 Ca^{2+} 与 TF 结合形成复合物(Ⅶa-TF),Ⅶa-TF 使大量因子Ⅹ激活(传统通路,classical pathway),从而形成因子 Ⅹa-Ⅴa-Ca^{2+}-PL 复合物;也可通过因子Ⅸ激活(选择通路,alternative pathway)形成因子 Ⅸa-Ⅷa-Ca^{2+}-PL 复合物。两者继而产生凝血酶原激活物,导致凝血酶生成。凝血酶又可以正反馈加速因子Ⅴ、因子Ⅷ、因子Ⅸ激活,从而也加速了凝血酶的生成,并加速凝血反应以及血小板活化、聚集过程,在微血管内形成大量微血栓。

血管内皮细胞(VEC)损伤:细菌、病毒、内毒素、抗原-抗体复合物、持续性缺氧、酸中毒、颗粒或胶体物质进入体内时,都可以损伤 VEC,尤其是微血管的 VEC。① 损伤的 VEC 表达、释放大量 TF 并激活凝血系统,导致 DIC 的发生。② 损伤暴露的内皮下胶原等组织可以直接激活因子Ⅻ或因子Ⅺ启动内源性凝血系统。③ 触发血小板活化,产生黏附、聚集和释放反应,加剧微血栓形成。

另外,各种炎症性细胞释放 TNF、IL-1、IFN、血小板活化因子(platelet-activating,factor,PAF)、补体成分 C3a、C5a 和氧自由基等体液因子又加剧 VEC 损伤和刺激 TF 表达,进一步促进和加速凝血反应过程。

血细胞大量破坏,血小板被激活,其机制有三种。

其一,血小板和红细胞损伤使存在于细胞膜内侧的酸性磷脂暴露,从而触发 DIC。对血小板在 DIC 发生机制中的作用有两种不同的认识。一种观点认为血小板损伤可能是 DIC 的结果而不是 DIC 的产生机制,因为有研究证明血小板无力症的动物仍能发生由内毒素引起的 DIC。另一种观点认为血小板在 DIC 的发生发展过程中起到重要的作用。

当外伤等原因导致 VEC 损伤,暴露出胶原后,血小板膜糖蛋白 GPⅠb 通过血管假血友病因子 Von Will-ebrand 因子(Von Will-ebrand factor,vWF)与胶原结合,产生黏附作用。同时胶原、凝血酶、ADP、TXA2、PAF 等作为激活剂分别与黏附的血小板表面的相应受体结合,通过 G 蛋白介导作用,使血小板内产生第二信使(cAMP、IP3、dG 等)发挥一系列生理效应和变化。血小板的这些变化,通过生物信号传导系统由内向外传导,使血小板膜糖蛋白 GPⅡb/Ⅲa 复合物(αⅡbβ)被激活。活化的 GPⅡb/Ⅲa 是血小板膜上的纤维蛋白受体,纤维蛋白原作为二聚体可与两个相邻的血小板膜上 GPⅡb/Ⅲa 结合,产生"搭桥"作用,使血小板聚集。聚集的血小板进一步引起结构变化,并表达"配体"诱导的结合部位(ligand-induced binding,sites,LIBS)产生某种由外向内的信号传导,引起血小板细胞骨架蛋白的再构筑,导致血小板扁平和伸展等变形改变。活化血小板表面出现的磷脂酰丝氨酸或肌醇磷脂等带负电荷磷脂(phospholipid,PL),使各种凝血因子在血小板磷脂表面被浓缩、局限,从而产生大量凝血酶原激活物,使凝血酶原被激活,进而形成纤维蛋白网,网罗其他血细胞形成血凝块。血小板有伪足伸入纤维蛋白网中,由于血小板中肌动蛋白收缩,使血凝块发生回缩,逐渐形成较坚固的血栓。

其二,白细胞大量破坏时,可释出大量活性较高的促凝物质(表达 TF 和释放溶酶体酶)。例如,激活中性粒细胞释放的各种细胞因子导致 VEC 和血管壁损伤;释放的胰蛋白酶能降解和灭活因子Ⅴ、因子Ⅷ、AT-Ⅲ、TFPI 和 PAI 等,引起凝血-抗凝血平衡紊乱,造成 DIC 发生。

其三,异型输血、恶性疟疾、输入过量库存血等因素造成红细胞大量被破坏时,可以释放出大量 ADP 和红细胞素。ADP 具有激活血小板作用,导致血凝;红细胞素具有 TF 样作用,激活凝血系统。

其他激活凝血系统的途径:① 急性出血性胰腺炎时胰蛋白酶大量入血,由于胰蛋白酶具有直接激活凝血酶原作用,导致大量微血栓形成。② 蜂毒、蛇毒是一种外源性促凝血物质,它们能直接激活因子Ⅹ、凝血酶原或直接使纤维蛋白原(fibrinogen,Fbg)转变为纤维蛋白单体(FM)。③ 某些肿瘤细胞能分泌特有的促凝血蛋白(CP),可直接激活因子Ⅹ,激活凝血系统。

(2)纤溶功能失调:纤维蛋白溶解功能(纤溶功能)是人体重要的抗凝血功能,它在清除血管和腺体排泄管道内形成和沉积的纤维蛋白(Fbn),防止血栓形成中起到重要的作用。

纤溶功能降低:VEC 受损是 DIC 发生、发展的关键。损伤的 VEC 失去了正常的抗凝功能,有利于 Fbn 在局部沉积和微血栓形成。例如 VEC 表面负电性降低,生成 TFPI 和吸附 AT－Ⅲ等抗凝物质减少,使微血管局部抗凝功能降低;同样,受损的 VEC 膜上的血栓调节蛋白(TM)表达减少,使其促进蛋白 C(protein,PC)活化的能力降低,也导致局部抗凝和纤维蛋白溶解功能(简称"纤溶功能")降低。受影响 VE 产生纤溶酶原活化素抑制物(PAI－1)增加和分泌组织型纤溶酶原活化素(t－PA)减少,使纤溶功能降低,这均有利于 Fbn 在局部沉积和微血栓形成。另外,微血管部位的纤溶活性可能无明显降低,但由于微血管内凝血亢进和大量 Fbn 形成,超过了纤溶酶及时清除的能力,使 Fbn 沉淀并形成微血栓。因此,微血管局部的抗凝活性降低和纤溶活性绝对或相对降低,是透明微血栓形成和保留的又一个重要条件。

继发性纤溶功能增强:继发性纤维蛋白溶解(继发性纤溶)是指在凝血系统活化之后相继引起的纤维蛋白溶解系统激活,并发挥溶解 Fbn 以及 Fbg 作用的过程。继发性纤溶是 DIC 的一个非常重要的病理过程,也是急性 DIC 的重要病理特征之一。继发性纤溶功能增强可以在凝血功能亢进的同时发生;也可以在出现于凝血功能亢进之后呈相继发生。

其机制是:① 凝血系统被激活时,产生大量的凝血酶、因子Ⅺa、激肽释放酶(KK)和由凝血酶激活的Ⅻa,这些活化的因子都能促使 Plg 转变为 Pln。Pln 可降解 Fbg、Fbn 和其他的凝血因子(补体、Ⅴ、Ⅷ、Ⅹ、Ⅺ、Ⅱ),使血液处于继发性低凝状态。② 微血管内相对正常的 VEC 在 Fbn、BK 等刺激下释放 t－PA;PK 与 VEC 膜上的 HMK－K 结合,在 HMK－K 作用下 PK 被转化为 KK。KK 能使单链 u－PA 转化为高活性的双链 u－PA(tcu－PA)。t－PA 和 u－PA 都能作用于 Plg 生成 Pln。③ TM 是 VEC 膜上凝血酶受体之一。与凝血酶结合后,降低其凝血活性,但明显增强其激活 PC 作用。APC 通过阻止因子Ⅷa 和因子Ⅸa 组成的因子 X 激活物形成、阻止因子Ⅴa 和因子Ⅹa 组成的凝血酶原激活物的形成、阻止因子Ⅹa 与血小板的

结合以及刺激 PA 的释放促纤溶的作用。

因此,继发性纤溶功能亢进在促使微血管中微血栓溶解的同时,也加剧了机体止血、凝血功能的障碍而引起出血。

3. 影响弥漫性血管内凝血发生发展的因素
临床上影响 DIC 发生、发展的因素很多,比如,在同等促凝因子入血时,有的发生 DIC、有的未发生 DIC,这表明机体的状态对 DIC 的发生起着很大的作用。

(1)单核-巨噬细胞系统功能受损:单核-巨噬细胞系统具有吞噬和清除功能,可以吞噬清除血液中一定量的促凝物质,使凝血与抗凝血之间保持动态平衡。单核-巨噬细胞可以吞噬清除细菌内毒素、组织细胞碎片、免疫复合物、细胞因子和 ADP 等促凝物质。另外,在凝血系统被激活过程中,单核-巨噬细胞也能对凝血酶、Fbg、Fbn、FM、FDP、Pln、补体等形成的复合物进行吞噬、清除。因此,当单核-巨噬细胞系统功能严重障碍(如长期大量应用糖皮质激素、严重肝脏疾病)或由于过量吞噬(如细菌、内毒素、脂质、坏死组织)导致细胞功能受封闭时,单核-巨噬细胞对血液中促凝物质清除减少,大量促凝物质堆积,极易诱发 DIC 发生。

(2)严重肝功能障碍:① 肝脏合成抗凝物质减少:抗凝血物质 PC、AT－Ⅲ和 Flg 是由肝脏合成的,所以慢性迁移性肝炎和肝硬化时,肝脏合成抗凝物质减少,血液处于高凝状态,易诱发 DIC。② 肝脏灭活活化凝血因子减少:在凝血系统激活过程中,活化的凝血因子Ⅸa、因子Ⅺa、因子Ⅹa、TAT、PAP 均在肝脏内被清除和灭活,在急性重症肝炎、肝硬化时灭活活化凝血因子减少,血液处于高凝状态,易诱发 DIC。③ 急性肝坏死时可大量释放 TF。④ 肝功能障碍的某些病因(病毒、某些药物)激活凝血因子。

这些因素在 DIC 的发生、发展中均有一定作用。

(3)血液的高凝状态:血液的高凝状态是指在某些生理或病理条件下,血液凝固性增高,有利于血栓形成的一种状态。

原发性高凝状态:原发性高凝状态见于遗传性 AT－Ⅲ、PC、PS 缺乏症和因子 V 结构异常引起的 PC 抵抗症。

继发性高凝状态:继发性高凝状态见于各种

血液和非血液疾病,如肾病综合征、恶性肿瘤、白血病、妊娠中毒等。妊娠期可有生理性高凝状态,从妊娠三周开始孕妇血液中血小板及凝血因子(Ⅰ、Ⅱ、Ⅴ、Ⅶ、Ⅸ、Ⅹ、Ⅻ等)逐渐增加,而 AT-Ⅲ、t-PA、u-PA 降低;胎盘产生的纤溶酶原激活物抑制物(PAI)增多,使血液渐趋高凝状态,到妊娠末期最明显。当产科意外引起 DIC 的机制是:① 羊水栓塞、胎盘早剥时,羊水具有类凝血活酶、TF 和类血小板因子作用,具有较强促凝作用,可以激活 X 因子引起血凝。② 人工流产后感染、产后感染,这主要由于子宫内具有凝血活性的 TF 进入血液导致 DIC。③ 宫内死胎,死胎也能释放组织因子入血,启动外源性凝血系统。

酸中毒可诱发 DIC 的发生,其发生机制为:① 导致 VEC 的损伤,启动凝血系统,诱发 DIC 的发生。② 血液 pH 降低使凝血因子的酶活性升高,肝素的抗凝活性减弱。③ 促使血小板聚集性增强,聚集后血小板可释放一系列促凝因子,使血液处于高凝状态。

血液中凝血因子有随年龄增加而逐渐增多的趋势,年龄大者可出现生理性高凝状态。

(4)微循环障碍:休克导致的严重微循环障碍,微循环内血流缓慢,出现血液涡流或淤滞,血细胞聚集,促使 DIC 形成。

(5)纤溶系统功能受抑制:临床上不恰当地应用纤溶系统功能的抑制剂如 6-氨基己酸(6-aminocaproic acid,EACA)或对羧基苄胺(p-aminomethyl benzoic acid,PAMBA)等,在过度抑制机体纤溶功能的情况下,若一旦发生感染、创伤等事件,容易引起 DIC。

此外,DIC 的发生、发展还与促凝物质进入血液的数量、速度和途径有关。促凝物质进入血液少而慢时,如机体代偿功能(吞噬功能)健全,不发生或仅表现为症状不明显的慢性型 DIC;促凝物质入血过多过快,超过机体代偿能力时,则可引起急性 DIC。另外,促凝物质入血的途径与微血栓形成的部位有重要的关系,静脉系统入血,DIC 分布以肺为主;动脉入血以肾为主。

(二)中医病因病机

弥漫性血管内凝血归属于中医学的"血瘀证"的范围内。血瘀证是由于血液运行不畅、瘀积凝滞,或离经之血停于体内所致的疾病总称。形成瘀血的原因主要有以下四种:一是血液在体内运行不畅,有所停聚;二是血液的成分或性质发生异常变化,从而导致血运不畅;三是常提及的"久病入络",即由于脉络受损而全血运行涩滞;四是已离经脉尚未排出体外的血液。DIC 的病机错综复杂,或热毒深入营血,煎熬血液,血行不畅,甚至瘀塞;或热邪迫血妄行,离经之血停滞而为瘀;或耗伤正气,气虚不能统血,血不归经,发为出血,离经之血停滞而为瘀血;或血虚耗伤,阴血不足,血涩不行,瘀滞于内,旁出经外,发为出血,因虚而瘀,因瘀出血,离经之血又为瘀血,形成恶性过程。病机关键是瘀阻脉络,气血运行障碍。病理特点为瘀血内停,血不归经,气随血脱,虚实夹杂,变证丛生。瘀血贯穿于 DIC 的全过程。

【诊断与鉴别】

(一)病史

DIC 是在各种疾病基础上发生的,是各种疾病处于危重状态的一个中间环节,其中感染因素引起的 DIC 约占 DIC 发生率的 30%,如细菌性败血症是引起急性 DIC 的常见病因;恶性肿瘤、急性早幼粒细胞白血病发生 DIC 占 20%~28.3%;外科手术及广泛组织损伤导致的 DIC 占 12.7%~15%;产科意外并发急性 DIC 占 8%~20%。因此,在临床上遇到存在易发 DIC 基础性疾病的患者,并出现了无法以现有临床证据解释其出血症状时,应想到发生 DIC 的可能。

(二)症状与体征

DIC 不是一个独立的疾病,而是众多疾病复杂病理过程中的中间环节,其主要基础疾病或诱因包括:严重感染、恶性肿瘤、病理产科、手术及外伤等。除原发疾病临床表现外,尚有 DIC 各期的临床特点,故临床表现复杂且差异很大。

DIC 早期高凝状态期,可能无临床症状或轻微症状,也可表现为血栓栓塞、休克;消耗性低凝期以广泛多部位出血为主要临床表现;继发性纤溶亢进期,出血更加广泛且严重,会出现难以控制的内脏出血;脏器衰竭期可表现为肝肾功能衰竭,呼吸循环衰竭是导致患者死亡的常见原因。DIC 典型的临床表现如下。

1. 出血 自发性、多部位(皮肤、黏膜、伤口及穿刺部位)出血,严重者可危及生命。

2. 休克或微循环衰竭 急性 DIC 常伴有休克发生;慢性、亚急性 DIC 可有休克,也可无休克。DIC 与休克之间互为因果,可以形成恶性循环。DIC 引起的休克常有以下几个特点:① 突然出现或与病情不符;② 伴有严重广泛的出血及四肢末梢的发绀;③ 有多器官功能不全综合征出现;④ 对休克的综合治疗缺乏反应,病死率高。

3. 微血管栓塞 DIC 时微血管内广泛的微栓形成,阻塞微血管,引起不同脏器不同部位组织细胞缺血缺氧,从而发生代谢、功能障碍或缺血坏死,严重者可导致脏器功能不全甚至衰竭。临床患者脏器功能障碍的范围与程度是多样的,轻者仅表现出个别脏器部分功能异常,但重者常会同时或相继出现两种或两种以上脏器功能障碍,形成多器官功能衰竭(MODS)。MODS 是 DIC 引起患者死亡的重要原因。

例如:① 肺内广泛微血栓形成,可引起肺泡-毛细血管膜损伤,出现成年人呼吸窘迫综合征(ARDS)一类急性呼吸衰竭的临床症状。② 如肾内广泛微血栓形成,可引起两侧肾皮质坏死和急性肾功能衰竭,临床表现为少尿、血尿和蛋白尿等。③ 消化系统出现 DIC 可引起恶心、呕吐、腹泻、消化道出血。④ 肝内微血栓形成可引起门静脉高压和肝功能障碍,出现消化道淤血、水肿、黄疸和其他相关症状。⑤ 累及心脏导致心肌收缩力减弱,心排血量降低,心脏指数减低,肌酸磷酸激酶和乳酸脱氢酶明显增高。⑥ 累及肾上腺时可引起皮质出血性坏死和急性肾上腺皮质功能衰竭,具有明显休克症状和皮肤大片瘀斑等体征,称为华-佛综合征;垂体发生坏死,可引起希恩综合征(sheehan syndrome)。⑦ 神经系统病变则出现神志不清、嗜睡、昏迷、惊厥等非特异性症状。

4. 微血管病性溶血 较少发生,表现为进行性贫血、贫血程度与出血量不成比例,偶见皮肤、巩膜黄染。其贫血特征是:外周血涂片中可见一些带刺的收缩红细胞,可见新月体、盔甲形等形态各异的红细胞碎片,称为裂体细胞(schistocyte)。由于裂体细胞脆性高,很容易发生溶血。DIC 早期溶血较轻,不易察觉,后期在外周血中易发现有特殊的裂体细胞。外周血破碎红细胞数大于2%,对 DIC 有辅助诊断意义。慢性 DIC 和有些亚急性 DIC 往往可以出现溶血性贫血症状。这种 RBC 碎片并非仅见于 DIC,也可见于恶性高血压、血栓性血小板减少性紫癜等。

(三)四诊要点

本病以各种失血,斑色紫黑,神昏谵语,身热舌绛为辨证要点。或突然高热,头痛,身热,瘀斑密布,甚则神昏谵语,各种失血等,舌质红绛或紫暗,苔黄,脉洪数或数;或起病缓慢,瘀斑瘀点常为逐渐发起,舌胖苔薄,脉濡;或皮肤瘀斑,面色白无华,心悸,舌淡或有瘀点,苔白,脉细数无力;也可见皮肤瘀斑,失血,面色苍黄而暗,腹大肢肿,舌淡紫有瘀斑,脉沉细涩。

【辅助检查】

(一)检查项目

反映凝血因子消耗的检查

1. 血小板计数 DIC 时血小板明显减少者占90%以上,有人认为若血小板数正常,DIC 的诊断几乎难以成立,故此项简单的实验室检查具有很大的实用价值。必须强调指出,动态观察血小板计数更有意义。凡有可能发生 DIC 的患者,应立即进行血小板计数,为以后的变化作对照。因为某些患者的血小板数在正常值的高限,发生 DIC 后虽有明显下降,但仍在正常值的低限以上而造成判断错误。应该注意的是,白血病、肝病患者的血小板数在发生 DIC 前已明显减少,因此这一指标失去了判断意义。

2. 凝血时间 可反映内源性凝血过程中各凝血因子的综合水平。在 DIC 早期的高凝阶段,凝血时间可明显缩短,有时在抽血过程中血液即迅速凝固,此对诊断早期 DIC 有很大价值。随着凝血因子的消耗及纤溶亢进,凝血时间逐渐延长。

3. 激活的部分凝血活酶时间(APTT) 也反映内源性凝血过程中各凝血因子的综合水平。白陶土部分凝血活酶时间(KPTT)的意义和 APTT 相似,DIC 时大部分有不同程度的延长。在 DIC 早期,APTT 和 KPTT 也均可缩短。

4. 凝血酶原时间(PT) 反映外源性凝血过程中各凝血因子的综合水平。DIC 时90%以上有不同程度的延长,但部分病例早期可正常,甚至缩短。

5. 纤维蛋白原 DIC 早期常正常,部分亚急性或慢性 DIC 患者纤维蛋白原的消耗和合成可大致平衡,无明显减少,故只有一部分 DIC 患者降低不是一个敏感的指标,尤其不能用于早期诊断。

6. **抗凝血酶Ⅲ活性测定** 抗凝血酶Ⅲ(AT-Ⅲ)是抗凝系统中最重要的成分,它由肝脏合成,为一种多功能的丝氨酸蛋白酶抑制物,可抑制凝血酶生成。AT-Ⅲ占血浆抗凝酶活性的 70%,其水平降低是诊断 DIC 的重要指标。

7. **因子Ⅷ测定** DIC 时因子Ⅷ中的凝血活性部分,即Ⅷ:C 常明显降低,而因子Ⅷ抗原部分,即 vWF:Ag 常正常,甚或升高,故Ⅷ:C/vWF:Ag 比值明显降低。

反映继发性纤溶亢进及纤维蛋白降解产物的检查

1. **纤溶酶原含量及活性测定** 纤溶酶原是血浆纤维蛋白水解酶无活性的前体。由组织激活物 t-PA、尿激酶或凝血接触阶段多种酶激活,外源性激活物如链激酶也可起激活作用。正常血浆中含有丰富的纤溶酶原,DIC 时被活化素活化,纤溶酶原转变成纤溶酶,含量明显降低。纤溶酶降解纤维蛋白和纤维蛋白原。

2. **纤维蛋白降解产物(FDP)测定** 纤维蛋白降解产物是纤维蛋白原和纤维蛋白被血浆素分解后产生的降解产物(FDP)。血浆纤维蛋白降解物检测是测定血清中 FDP 的含量。FDP 含量反映体内纤溶活性的强度。FDP 对于诊断 DIC 的继发性纤溶期较为敏感,但特异性不高。

3. **血浆鱼精蛋白副凝试验(3P 试验)** 3P 试验可用于 DIC 早中期、继发性纤溶等疾病的诊断、治疗监测和预后判断。但由于 3P 试验受溶血、脂血、黄疸等标本因素的影响,近年来有被血浆 D-二聚体试验取代的趋势。血浆 D-二聚体试验敏感度高,特异性强,较血浆 3P 试验临床实用价值高。

4. **乙醇凝胶试验** 由于 DIC 时血浆中存在解离的纤维蛋白,纤维蛋白早期降解产物与纤维蛋白单体形成复合物,纤维蛋白单体可被 50% 的乙醇解离而释放,又可自行聚合形成纤维蛋白胶冻状物,且可在 1 分钟内出现。因此,在人血中加入乙醇胶,此试验检查血浆中有无纤维蛋白单体及分解产物(FDP)。

5. **凝血酶时间(TT)** 如肝素治疗前测定可反映血浆纤维蛋白原和 FDP 水平;如纤维蛋白原水平正常或测定时加入一定量纤维蛋白原于受检血浆中,则可间接反映 FDP 水平。

6. **D-二聚体检测** D-二聚体来源于纤溶酶溶解的交联纤维蛋白凝块,是最简单的纤维蛋白降解产物,主要反映纤维蛋白溶解功能。D-二聚体水平升高说明体内存在高凝状态和继发性的纤维蛋白溶解亢进。DIC 中微小血栓形成的血栓形成疾病中 D-二聚体浓度升高。D-二聚体测定提示与凝血块的溶解直接相关,这些结果不受可能存在系统的纤溶影响。D-二聚体被认为是诊断 DIC 最有价值的指标之一。

重要的分子标志物水平的测定

1. **反映血管内皮细胞损伤的分子标志物** 血管内皮细胞(VEC)的损伤会激活凝血系统,活化血小板,加剧微血栓,是导致 DIC 发生的机制之一。目前相关检测主要有内皮素-1(EF-1),组织因子(TF),凝血酶调节蛋白(TM),血管性血友病因子(vWF)等。

2. **反映血小板激活的分子标志物** 近年来研究发现,血管内皮损伤、免疫复合物、凝血酶等可刺激和激活血小板,并释放激活物质,如 β 血栓球蛋白(β-TG)、血小板第 4 因子(PF4)、血栓素 A2 和 B2(TXA2、TXB2)等,称之为血小板激活的分子标志物。目前临床已可应用放射免疫法测定 β-TG、PF4 和 TXB2,以此作为体内高凝状态的敏感指标,DIC 时均有明显的升高。血浆正常值,β-TG 为 $20\sim40~\mu g/L$,PF4 为 $10\sim20~\mu g/L$,TXB2 为 $0\sim5~ng/L$。

反映凝血系统激活的分子标志物

1. **凝血酶原片段 1+2(F1+2)** 凝血酶原片段 1+2 是凝血酶原激活转化为凝血酶过程中释放的稳定的降解产物,血液中的凝血酶原片段 1+2 含量可以准确地反映凝血酶早期激活水平,可用于诊断血栓前状态和血栓性疾病,以及针对相关疾病及时治疗和监测疗效。

2. **纤维蛋白肽 A(FPA)** 纤维蛋白肽 A 是在凝血酶作用下,释放出由 $1\sim16$ 个氨基酸组成的纤维蛋白肽 A。血浆 FPA 含量增高反映凝血系统激活和凝血酶的生成,是反映体内凝血活性及纤维蛋白最终形成血栓的可靠指标。

3. **可溶性血纤蛋白单体复合体（soluble fibrinmonomer complex，SFMC）** 可溶性血纤蛋白单体复合体是血纤维蛋白单体与 FDP 中的 X、Y 部分，或血纤维蛋白原，或 β-球蛋白形成的聚合物，在中性附近（pH 7.4）不形成凝块。其中血纤维蛋白单体与血纤维蛋白原的聚合物具有为凝血酶凝固的性质，而血纤维蛋白单体与 FDP 的聚合物是不被凝血酶凝固的，加入硫酸精蛋白可形成沉淀物。

4. **纤维蛋白单体（Fibrin monomer，FM）** 纤维蛋白原（Fbg）在凝血酶（Thrombin）的作用下，脱掉肽 A（Fp A）与肽 B（Fp B）后，形成纤维蛋白单体（FM）。纤维蛋白单体和可溶性纤维蛋白是血栓前状态的标志物。FM 反映了凝血酶的活性，是凝血功能增强的早期分子标志物。正常人血液中仅有微量或不存在 FM，当 FM 水平升高，即是血液中有凝血酶生成的标志，表示凝血机制已活化。

5. **血浆凝血酶-抗凝血酶复合物（TAT）检测** 单独测定血浆中凝血酶比较困难，但它可与 AT 以 1∶1 的比例形成复合物，这种复合物的存在是体内潜在抗凝作用的体现，也是凝血酶大量生成、凝血激活的特异性指标，它是早期诊断 DIC 的敏感指标之一。

反映抗凝系统活化的分子标志物

1. **蛋白 C 活化肽（PCP）** 蛋白 C 在凝血酶调节蛋白复合物作用下变成活化蛋白 C，在此过程中在蛋白 C 重链氨基端释放一个酸性蛋白肽段（PCP），其升高反映了蛋白 C 活化增强。

2. **组织因子途径抑制物（TFPI）** 组织因子途径抑制物（TFPI）是控制凝血启动阶段的一种体内天然抗凝蛋白，它对组织因子途径（即外源性凝血途径）具有特异性抑制作用，它能与 FXa 直接结合并抑制其活性，形成的 FXa/TFPI 复合物既可以与启动外源性凝血途径的 FVIIa/TF 复合物结合，同时可抑制其活性，从根本上阻止外源性凝血途径的活化。TFPI 水平升高标志抗凝系统活化。

反映纤溶系统活化的分子标志物

1. **组织型纤溶酶原激活物（t-PA）和纤溶酶原激活物抑制物-1（PAI-1）** 组织型纤溶酶原激活物是一种单链糖蛋白，主要由血管内皮细胞合成、分泌、不断释放入血液，广泛存在于机体的各种组织内，肝脏是组织纤溶酶原激活物灭活的主要场所。血浆组织型纤溶酶原激活物检测可分为活性与含量测定，可反映纤溶活性。纤溶酶原激活物抑制物-1（PAI-1）是内源性纤溶酶原激活物主要的生理性抑制剂，并且为纤溶系统外激活途径的重要活性物质和体内最重要的纤溶活性调节剂。t-PA 和 PAI-1 相互制约以维持正常血浆纤溶活性。t-PA 增高或 PAI-1 降低常见于原发性或继发性纤溶亢进，如 DIC 以及组织损伤、严重肝病等。

2. **纤溶酶-抗纤溶酶复合物（PIC 或 PAP）** 血浆纤溶酶-抗纤溶酶复合物测定是对人体内的血浆纤溶酶-抗纤溶酶复合物进行含量测定，用于诊断纤溶活性，确诊血栓类疾病。DIC 时含量增高。

（二）主要危重指标与检测

血浆纤维蛋白原含量和血小板计数是 DIC 危重程度判别的重要指标，一般血浆纤维蛋白原 >1 g/L、血小板 >50×10⁹时，DIC 通常是轻度的；血浆纤维蛋白原 0.5～1 g/L、血小板（20～50）×10⁹时，DIC 往往是中度的；血浆纤维蛋白原 <0.5 g/L、血小板 <20×10⁹时，DIC 是重度的。此外 PT、TT、FDP、D-D、PTT 也是 DIC 的重要危重指标。

【诊断与鉴别】

（一）诊断要点

在 DIC 诊断中，基础疾病和临床表现是两个很重要的部分，不可或缺，同时还需要结合实验室指标来综合评估，任何单一的常规实验诊断指标用于诊断 DIC 的价值十分有限。

1. **存在易致 DIC 的基础疾病** 无论是国内，还是国外的诊断标准，是否存在基础疾病极为重要。若没有明确诱发 DIC 的基础疾病，诊断应慎重，如感染、恶性肿瘤、大型手术或创伤、病理产科等。

2. **有下列 2 项以上的临床表现** ① 严重或多发性出血倾向。② 不能用原发病解释的微循环障碍或休克。③ 广泛性皮肤黏膜栓塞、灶性缺血性坏死、脱落及溃疡形成，或不明原因的肺、肾、脑等器官功能衰竭。④ 抗凝治疗有效。

3.实验室符合下列条件

（1）同时有下列 3 项以上实验异常：① PLT<100×10⁹（白血病、肝病<50×10⁹）或进行性下降，或下列 2 项以上血小板活化分子标志物血浆水平上升，即 β－TG、PF4、TXB_2、GNMP－140。② Fib<1.5 g/L 或进行性下降（肿瘤<1.8，肝病<1.5）或>4.0 g/L。③ 3P 试验阳性，或 FDP>20 mg/L（肝病>60 mg/L），或 D－二聚体>正常 4 倍。④ PT 延长或缩短>3 秒（肝病>5 秒），APTT 延长或缩短>10 秒。⑤ AT Ⅲ 活性<60%，或蛋白 C 活性下降（不适用于肝病）。⑥ 血浆纤溶酶原抗原（PLg：Ag<200 mg/L）。⑦ 因子Ⅷ：C<50%。⑧ 血浆内皮素-1（ET－1）>8 ng/L，或凝血酶调节蛋白（TM）>正常 2 倍。

（2）疑难或特殊病例应有下列 2 项以上异常：① 血浆凝血酶原碎片 1+2（F1+2），凝血酶-抗凝血酶复合物（TAT），或纤维蛋白肽 A（FPA）水平上升。② 血浆可溶性纤维蛋白单体（SFMC）水平上升。③ 血浆纤溶酶-纤溶酶抑制物复合物（PIC）水平上升。④ 血浆组织因子（TF）水平增高（阳性）或组织因子途径抑制物（TFPI）水平下降。

中华医学会血液学分会血栓与止血学组于 2014 年起通过多中心、大样本的回顾性与前瞻性研究，建立了中国弥散性血管内凝血诊断积分系统（Chinese DIC scoring,system, CDSS）（表 2－26）。该系统突出了基础疾病和临床表现的重要性，强化动态监测原则，简单易行，易于推广，使有关 DIC 诊断标准更加符合我国国情。此外，DIC 是一个动态的病理过程，检测结果只反映这一过程的某一瞬间，利用该积分系统动态评分将更有利于 DIC 的诊断。

表 2－26　中国弥散性血管内凝血
诊断积分系统（CDSS）

积 分 项	分数
存在导致 DIC 的原发病	2
临床表现	
不能用原发病解释的严重或多发出血倾向	1
不能用原发病解释的微循环障碍的休克	1
广泛皮肤、黏膜栓塞，灶性缺血性坏死、脱落及溃疡形成，不明原因的肺、肾、脑等脏器功能衰竭	1

积 分 项	分数
实验室指标	
血小板计数	
非恶性血液病	
·≥100×10⁹/L	0
·（80~100）×10⁹/L	1
·<80×10⁹/L	2
·24 小时内下降≥50%	1
恶性血液病	
·<50×10⁹/L	1
·24 小时内下降≥50%	1
D－二聚体	
·<5 mg/L	0
·5~9 mg/L	2
·≥9 mg/L	3
PT 及 APTT 延长	
·PT 延长<3 秒且 APTT 延长<10 秒	0
·PT 延长≥3 秒或 APTT 延长≥10 秒	1
·PT 延长≥6 秒	2
纤维蛋白原	
·≥1.0 g/L	0
·<1.0 g/L	1

注：非恶性血液病：每日计分 1 次，≥7 分时可诊断为 DIC；恶性血液病：临床表现第一项不参与评分，每日计分 1 次，≥6 分时可诊断为 DIC

（二）弥散性血管内凝血的分期和分型

1.DIC 的分期　根据 DIC 的发病机制和临床特点，典型的 DIC 病程可分为以下三期。

（1）高凝期：其系发病之初，机体的凝血活性增高，各脏器微循环可有严重程度不同的微血栓形成。部分患者可无明显临床症状，尤其在急性 DIC 时，该期极短，不易发现。该期实验室检查的特点为凝血时间和复钙时间缩短，血小板的黏附性增高。

（2）消耗性低凝期：该期患者已有严重程度不等的出血症状，也可能有休克或某脏器功能障碍的临床表现。机体的凝血功能障碍主要由于大量凝血因子的消耗和血小板减少引起，也可与继发性纤溶功能增强有关。实验室检查可见血小板明显减少，血浆 Fbg 含量明显减少，凝血和复钙时间明显延长。部分患者有纤溶功能指标的异常。

（3）继发性纤溶亢进期：该期大多有严重程度不同的临床出血症状，严重患者有休克及 MSOF 的临床症状。该期除仍有前一期实验室指标变化的特征外，继发性纤溶功能亢进相关指标的变化十分明显。

2. DIC 分型

（1）按 DIC 发生快慢分型

1）急性型：常见于严重感染和休克、严重创伤、羊水栓塞、血型不合的输血、急性移植排异反应等。其特点是 DIC 可在数小时或 1~2 日内发病。临床表现以休克和出血为主，病情迅速恶化，分期不明显。急性 DIC 患者可出现实验室检查明显异常，血小板计数减少、FDP 升高、PT 延长、TT 延长、PTT 延长和 Fbg 浓度下降。由于急性 DIC 患者在没有严重的肝炎情况下，常出现因子 V 和 Fbg 的后天性缺乏，所以当 Fbg<100 mg/dL 时，应与出血症状相联系，考虑急性 DIC 的存在。

2）慢性型：常见于恶性肿瘤、结缔组织病、慢性溶血性贫血等，其特点是发病缓慢、病程较长，机体可以通过肝脏合成凝血因子增加进行代偿。所以慢性 DIC 时，凝血因子消耗程度往往被掩盖，结果在筛选性实验检测中，只有少数指标出现异常，如血小板计数降低，但 Fbg 可以正常。因此，如果患者出现凝血酶明显升高，应在结合临床症状基础上，可以诊断为慢性 DIC 患者；如果患者单核吞噬细胞系统功能较为健全，临床表现较轻或不明显时，就会给诊断带来一定困难，患者常以某器官功能不全为主要表现。慢性 DIC 在一定条件下可转为急性型。

3）亚急性型：常见于恶性肿瘤转移、宫内死胎等患者。其特点是数日内渐形成 DIC。患者的临床表现介于急性与慢性之间。

（2）按 DIC 的代偿情况分型

1）代偿型（非显性 DIC）：主要见于轻症 DIC（或前 DIC），其特点是凝血因子和血小板的消耗与其代偿基本上保持平衡。患者临床表现不明显或只有轻度出血和血栓形成症状，易被忽视，也可转为失代偿型 DIC。实验室检查常无明显异常，也可仅有轻度出血或血栓形成的症状，诊断较困难。

2）失代偿型（显性 DIC）：主要见于急性 DIC。此型特点是凝血因子和血小板的消耗超过生成，机体来不及代偿。实验室检查：可见血小板和纤维蛋白原等凝血因子明显减少。患者常有明显的出血和休克等。

3）过度代偿型：主要见于慢性 DIC 或恢复期 DIC。其特点是患者机体的代偿功能较好，经代偿凝血因子（Fbg、F V、F Ⅶ、F Ⅷ、F Ⅹ）和血小板生成增加，甚至超过消耗。实验室检查 Fbg 等凝血因子有暂时性增高；血小板计数减少但有时并不明显。患者临床出血及血栓症状不明显。

（三）鉴别诊断

西医鉴别

1. 血栓性血小板减少性紫癜（TTP） TTP 是一组以血小板血栓为主的微血管血栓出血综合征，其主要临床特征包括微血管病性溶血性贫血、血小板减少、神经精神症状、发热和肾脏受累等。遗传性 TTP 系 ADAMTS 13 基因突变导致酶活性降低或缺乏所致；特发性 TTP 因患者体内存在抗 ADAMTS 13 自身抗体（抑制物）而导致 ADAMTS 13 活性降低或缺乏；继发性 TTP 由感染、药物、肿瘤、自身免疫性疾病等因素引发。

2. 溶血性尿毒症综合征（HUS） HUS 是以微血管内溶血性贫血、血小板减少和急性肾功能衰竭为特征的综合征。病变主要局限于肾脏，主要病理改变为肾脏毛细血管内微血栓形成，少尿、无尿等尿毒症表现更为突出，多见于儿童与婴儿，发热与神经系统症状少见。HUS 分为流行性（多数有血性腹泻的前驱症状）、散发性（常无腹泻）和继发性。实验室检查：尿中大量蛋白、红细胞、白细胞、管型、血红蛋白尿、含铁血黄素及尿胆素，肾功能损害严重；HUS 患者血小板计数一般正常，血涂片破碎红细胞较少，血浆 ADAMTS 13 活性无降低。

3. 原发性纤溶亢进 严重肝病、恶性肿瘤、感染、中暑、冻伤可引起纤溶酶原激活物抑制物（PAI）活性减低，导致纤溶活性亢进、纤维蛋白原减少，其降解产物 FDP 明显增加，引起临床广泛、严重出血，但无血栓栓塞和微循环衰竭表现。原发性纤溶亢进时无血管内凝血存在，无血小板消耗与激活，因此，血小板计数正常。由于不是继发性纤溶亢进，故 D-二聚体正常或轻度增高。

4. 严重肝病 多有肝病病史，黄疸、肝功能损害症状较为突出，血小板减少程度较轻、较少，凝血因子Ⅷ活性（FⅧ：C）正常或升高，纤溶亢进与微血管病性溶血表现少见，但需注意严重肝病合并 DIC 的情况。

5. 原发性抗磷脂综合征（APS） 临床表现包括：血栓形成，习惯性流产，神经症状（脑卒中发作、癫痫、偏头痛、舞蹈症），肺高压症，皮肤表现（网状皮斑、下肢溃疡、皮肤坏死、肢端坏疽）等。实验室检查：抗磷脂抗体（APA）阳性，抗心磷脂抗体（ACA）阳性，狼疮抗凝物质（LA）阳性，BFP-STS相关抗体假阳性，Coomb试验阳性，血小板数减少及凝血时间延长。

中医类证鉴别

1. 血热证 血热证是指脏腑火热炽盛，热迫血分所表现的证候。本证多因烦劳，嗜酒，恼怒伤肝，房事过度等因素引起。临床表现可见咳血、吐血、尿血、衄血、便血、妇女月经先期、量多、血热、心烦、口渴、舌红绛、脉滑数。本证以出血和全身热象为辨证要点。血热逼血妄行，血络受伤，故表现为各种出血及妇女月经过多等。火热炽盛，灼伤津液，故身热、口渴。火热扰心神则心烦。热迫血行，壅于脉络则舌红绛，脉滑数。

2. 血寒证 血寒证是指局部脉络寒凝气滞、血行不畅所表现的证候，常由感受寒邪引起。临床表现为手足或少腹冷痛，肤色紫暗发凉，喜暖恶寒，得温痛减，妇女月经愆期，痛经，经色紫暗，夹有血块，舌紫暗，苔白，脉沉迟涩。本证以手足局部疼痛，肤色紫暗为辨证要点。寒为阴邪，其性凝敛，寒邪客于血脉，则使气机凝滞。血行不畅，故见手足或少腹冷痛。血得温则行，得寒则凝，所以喜暖怕冷，得温痛减。寒凝胞宫，经血受阻，故妇女经期推迟，色暗有块。舌紫暗，脉沉迟涩，皆为寒邪阻滞血脉，气血运行不畅之征。

【治疗】

（一）西医治疗

DIC的临床治疗并无常规遵循的固定模式。即使是被公认为的DIC最佳方案，目前也有争论。从整体战略而言，治疗DIC的原发病是最根本的措施。此外，对病理生理学的干预亦为明智之举。这些措施包括：抗凝治疗、凝血因子补充、抗纤溶、溶栓及对症处理等。

1. 基础疾病及诱因处理 如控制感染，治疗肿瘤，处理产科疾病及外伤，纠正休克、缺氧、酸中毒等。这是终止DIC病理过程的关键。

2. 抗凝治疗 抗凝的疗效与DIC基础病、抗凝治疗时机、剂量及方法有关。

（1）肝素：肝素在DIC治疗中存在争议。虽然DIC分高凝、出血、继发纤溶亢进三个阶段，但实际上这三个阶段相互重叠，共同导致出血、微循环障碍、缺血性器官损害。

在大量临床对比研究中，未能证实肝素的效果，甚至有致出血的危险性。肝素的应用关键在于适应证的选择、剂量的调控及疗程的安排。

产科DIC有不同于其他DIC的特点。羊水栓塞DIC肝素抗凝应为首选，早期、足量应用。胎盘早剥与重度妊高征DIC不宜用肝素。死胎滞留可用小剂量肝素。产科病因多能去除，因此，多主张肝素间歇、小剂量给药。大多数DIC高凝期历时较短，临床上常未被发现。发觉时已经是高凝与低凝交界，或低凝向纤溶期发展。此时，虽见出血不凝，但血中尚有大量不凝物质，只要不是纤溶亢进期，仍可用肝素抗凝。

肝素可与抗凝血酶Ⅲ中的赖氨酸残基结合成复合物，抑制Ⅸa、Ⅺa、Ⅻa等凝血活性。刺激血管内皮细胞释放t-PA，促进纤溶。抗血小板聚集，主要是防止凝血因子的进一步消耗，但对已经形成的血栓无溶解作用。

肝素治疗DIC的适应证：不合血型的输血；羊水栓塞；急性白血病和其他肿瘤；感染性流产、爆发性紫癜；中暑；存在高凝状态的基础疾病如子痫、肾病、肺心病、糖尿病等；亚急性或慢性DIC；急性DIC的早期。禁忌证：手术或创伤创面未经充分止血者；近期有咯血、活动性溃疡或出血性中风；蛇毒DIC；DIC晚期。

肝素50%由肾脏代谢。肝、肾功能不良者应减量或延长给药时间。一般5~15 U/kg持续静滴；或0.5~1 mg/kg于30~60分钟滴完，以后每4~6小时静脉滴注一次。近年主张每6小时一次，皮下注射。对于高凝状态而未诊断者，0.25~0.5 mg/kg皮下注射，每12小时一次。近年来，DIC治疗倾向于小剂量肝素每日<100 mg（每日<1 500 U），可明显降低死亡率，不必监测实验室指标，且出血副作用明显减少。近年来，低分子肝素在临床上逐渐得到了应用。低分子肝素与普通肝素比较，有以下优点：抗凝作用可预测，无须监测；半衰期长，每日给药1~2次；肝素诱导的血小板减少性紫癜少见；对抗凝血酶Ⅲ依赖性小，抗Ⅹa作用强，抗凝血

酶作用弱;每日 75～150 U/kg,连续用 3～5 日,每 6 小时一次,皮下注射。尽管低分子肝素有一定的优势,但似乎尚不能完全取代普通肝素在 DIC 治疗中的作用,特别是在急性、爆发性 DIC 中的作用。以上剂量是就一般而言。临床上患者对肝素的反应极具个体化,且其有效浓度及作用效应尚受多种因素制约,包括肝、肾功能、血浆 AT 浓度、是否合并酸中毒等。使用肝素应监测下列指标:① 监测活化部分凝血酶时间(APTT)。应使肝素延长抗凝血酶Ⅲ活性至正常的 1.5～2.5 倍;血浆肝素浓度 0.2～0.5 U/mL,较为安全、有效;② 抗凝血酶Ⅲ活性。肝素必须与抗凝血酶Ⅲ活性结合,才能发挥抗凝作用。正常范围为 80%～120%。如果<70%,肝素抗凝活性降低;<50%,肝素活性明显降低;<30%,肝素失去抗凝作用。此时,应补充新鲜血浆或抗凝血酶Ⅲ活性浓缩剂。临床症状好转、实验室指标正常后再用 3～5 日。一般而言,实验室指标的改善先于临床症状的消除,但也应看病情去除的情况而定。某些慢性 DIC 病因无法去除,实验室指标可经年累月呈阳性。肝素可逐渐减量,不可骤然停药致复发。最好在停药 6～8 小时复查凝血指标一次,以后每日监测一次,共 3～5 日。如肝素应用过程中出现过量表现,如出血,APTT 延长 100 秒以上,应立即予以鱼精蛋白 25～50 mg 缓慢注射,于 5～10 分钟内注射完。

(2)抗凝血酶Ⅲ:应用抗凝血酶Ⅲ 1 500～3 000 U,每日 2～4 次,持续 5～7 日。如无抗凝血酶Ⅲ,可用全血或血浆,每毫升分别含抗凝血酶Ⅲ 1 U、2 U。

(3)水蛭素:水蛭素是不依赖于抗凝血酶Ⅲ的特异性抗凝剂。水蛭素和凝血酶以高亲和力形成复合物,抑制与血块结合的凝血酶活性,且不被血小板释放的 PF4 所中和。水蛭素持续静滴,可降低 D-二聚体、FDP、凝血酶-抗凝血酶复合物、纤溶酶-α2 纤溶酶抑制物复合物浓度。水蛭素对凝血酶的抑制作用明显高于抗凝血酶Ⅲ。水蛭素的出血、过敏等副作用小,在临床上具有较大的开发潜力,但最适用法还有待于进一步探讨。

(4)合成抗凝剂:加贝酯、FUT、MD-805 等低分子量的人工合成物均不依赖于抗凝血酶Ⅲ。加贝酯、FUT 为蛋白水解酶抑制剂,可抑制 FⅡa、FXa、FⅫa、激肽释放酶、纤溶酶、血小板聚集等。

两者比较,抗凝作用加贝酯大于 FUT,而抗纤溶作用 FUT 大于加贝酯。因此,DIC 早期高凝状态时,用加贝酯;晚期纤溶亢进时,FUT 较适宜。MD-805 为精氨酸衍生物,主要抑制凝血酶的活性。对肝素无效的 DIC,MD-805 有效,且出血副作用小。推荐剂量:加贝酯每日 20～30 mg/kg,持续静脉滴注 24 小时。FUT 0.06～02 mg,持续静脉滴注 24 小时。MD-805 每日 20～30 mg,分两次给药,每次 10～15 mg,持续静脉滴注 2～3 小时。

(5)其他抗凝剂及血小板抑制剂:如复方丹参液、低分子右旋糖酐等。

3. 补充凝血因子及血小板 由于 DIC 低凝期凝血因子和血小板大量消耗,应补充凝血因子和血小板。根据病情可连续输入,但应注意防止循环的超负荷。单个的凝血因子较少使用,常用者仅为纤维蛋白原。常用剂量为 2～4 g,根据疗效及检查结果决定是否继续输入。凝血酶原复合物含有多种凝血因子,但因其含有凝血因子活化型,会加重 DIC 的病情,故不主张应用。血小板输注液每次至少需 8 U,为维持其在血浆中水平,必须隔日重复一次。输入是否有效,主要看出血是否停止,而实验室检测仅作为参考。有人认为控制 DIC 的出血症状,血小板$>20\times10^9$/L,纤维蛋白原>1.0 g/L;但也有人认为使血小板$>50\times10^9$/L,纤维蛋白原>1.5 g/L 较为安全。但实际上这些指标的应用常差强人意。因为 DIC 病情是否控制,并不取决于替代疗法。凝血因子的补充是否能达到平衡也不能用常规方法去衡量。即使 DIC 得到控制,实验室指标也常在 1～5 日后恢复正常。其适应证有:① 有明显凝血因子和血小板的减少。② 已进行病因及抗凝治疗,病情不能控制。主要制剂包括新鲜全血、新鲜血浆、血小板悬液、纤维蛋白原、凝血因子Ⅷ及凝血酶原复合物等。

4. 抗纤溶治疗 DIC 进入纤溶亢进期,凝血与纤溶失平衡,应给予抗纤溶治疗。其适应证有:① 有明显临床、实验室纤溶亢进的 DIC 患者。② DIC 晚期。主要制剂包括 6-氨基己酸 4.0～10.0 g,分次静脉注射或滴注,休克患者慎用。对羧基苄胺,每日 0.2～2.0 g,分次静脉注射或滴注。氨甲环酸每日 500～700 mg,分次静脉注射或滴注。抑酶肽,首剂 5 万 U,随后以每小时 1 万 U 持续静脉滴注。应用抗纤溶药物时应注意:① 剂量不宜太大。② 注意有无休克,如有休克可引起血栓。

③ 注意尿量,尿量少时可引起血栓。

5. 溶栓治疗 由于 DIC 发生时,体内即出现了纤溶过程,故体内纤溶治疗较少用。但在下列情况下可酌情使用:① 脏器功能不全表现突出,经前述治疗未能有效纠正者。② DIC 末期,凝血及纤溶过程已终止,而脏器功能恢复缓慢或欠佳者。③ 有明显血栓栓塞的临床和实验室证据者。主要药物有:① 尿激酶,首剂 4 000 U/kg,静脉注射,然后以每小时 4 000 U 的速度持续静脉滴注,疗程 2~3 日。由于本药可使纤维蛋白原降解,已逐渐少用。近年开发的单链尿激酶,副作用小,特异性强,疗效好。② 组织型纤溶酶原激活剂(t-PA),常用剂量 90~150 万 U,30~60 分钟内静脉注射;或每小时 5 000/kg,持续静脉滴注。③ 酰基化的纤溶酶原链激酶激活剂复合物(APSAC),是新型高效溶栓药物。在体外无溶栓活性,进入血液后与纤维蛋白结合,发生脱酰基水解反应,使纤溶酶原活性中心暴露,激活血栓纤溶酶原,形成纤溶酶,促进纤维蛋白溶解。与尿激酶、链激酶及组织型纤溶酶原激活剂比较,半衰期长,与纤维蛋白亲和力强,过敏反应少,是有效的溶栓药物。用法:每次 30 mg,每日 2~3 次,持续 3~5 日。

6. 其他治疗 ① 糖皮质激素:以下情况可考虑应用:基础疾病需要皮质激素治疗者;感染中毒性休克并 DIC,已经抗感染治疗者;并发肾上腺皮质功能不全者;血小板重度减少,出血症状严重者。② 山莨菪碱:有助于改善微循环及纠正休克。DIC 早期、中期可应用。每次 20 mg,每日 2~3 次,静脉滴注。

(二) 中医辨证论治

1. 热盛血瘀

证候:突然高热,头痛,身热口渴,瘀斑密布,甚则神昏谵语,吐血、衄血、咯血、便血、尿血等。舌质红绛或紫暗,苔黄,脉洪数或数。

治法:清热凉血,解毒化瘀。

处理:犀角地黄汤(《备急千金要方》)加味。药用水牛角、牡丹皮、赤芍、生地黄等,可加紫草、丹参增强凉血活血之效。若热毒较甚,可用清瘟败毒饮合血府逐瘀汤化裁以清热解毒、活血化瘀;神昏者,可予安宫牛黄丸以清心开窍。

2. 气虚血瘀

证候:起病缓慢,瘀斑瘀点常为逐渐发起,出血也不严重;或有咯血、呕血、便血、尿血等,伴见神疲懒言,气短自汗。舌胖苔薄,脉濡。

治法:活血化瘀,益气止血。

处理:四君子汤(《太平惠民和剂局方》)合血府逐瘀汤(《医林改错》)加减。药用人参、白术、茯苓、甘草、当归、生地黄、桃仁、红花、牛膝、川芎、枳壳、桔梗、柴胡、赤芍等。若气虚较甚,可加黄芪补气行瘀。

3. 血虚血瘀

证候:皮肤瘀斑,呕血、咯血或便血、尿血,面色白无华,心悸,头晕眼花。舌淡或有瘀点,苔白,脉细数无力。

治法:活血化瘀,生血止血。

处理:当归补血汤(《内外伤辨惑论》)合血府逐瘀汤(《医林改错》)。药用当归、黄芪、桃仁、红花、生地黄、牛膝、枳壳、川芎、桔梗、柴胡、赤芍、甘草等。若出血明显,可去赤芍、桃仁活血之品。

4. 阳衰血瘀

证候:皮肤瘀斑,呕血、咯血、便血、尿血,面色苍黄而暗,唇紫,腹大肢肿,按之如泥,喜暖畏寒,四肢不温。舌淡紫有瘀斑,脉沉细涩。

治法:温阳益气,活血化瘀。

处理:急救回阳汤(《医林改错》)。药用党参、附子、干姜、白术、桃仁、红花、甘草等。

【中西医协同诊疗思路】

DIC 疾病过程中往往既有高凝,血栓表现又有凝血因子及血小板消耗,继发性纤溶亢进导致出血变现。病情复杂,治疗困难。中西医协同治疗的要点在于,西医治疗及时补充凝血因子,把握抗凝治疗的指征与时机;中医治疗应抓住瘀阻脉络,气血运行障碍的病机,以活血化瘀为要点辨证论治。

【预后与进展】

DIC 的预后取决于原发疾病严重程度,DIC 代偿情况及机体重要系统器官功能障碍程度。引起 DIC 的原发病若能够迅速得到治疗或完全控制,则 DIC 通过积极治疗也可痊愈。如大多是感染引起的 DIC,只要及时有效地控制感染,甚至无须使用抗凝药,亦可自行停止。再如妊娠并发症引起的 DIC,只要取出死胎或异常胎盘,DIC 也易于控制。一般来说,DIC 严重程度越高,预后越差,急性失代偿性的 DIC,其预后往往凶险。原发病和 DIC 均不能控制的患者,往往短期内死亡。

长期以来人们对 DIC 的基础和临床进行了大量的研究。近年来随着凝血基础、临床与药理研究的发展,强调了某些环节在 DIC 发病中的重要意义,如细胞因子是 DIC 的始动因素,外源性凝血途径介导 DIC 的凝血活化,血管内皮细胞在 DIC 发生发展中的重要作用等。非显性 DIC(non-overt DIC,又称 pre - DIC)也引起人们的极大注意。非显性 DIC 的凝血功能紊乱处于代偿阶段,患者的出血现象较轻,但微血管系统内已有广泛血栓。一般的凝血试验结果处于异常值的临界水平,敏感性很低,需要用一些特异的标志物检测(如抗凝血酶、蛋白 C 与凝血酶-抗凝血酶复合物等)。非显性 DIC 的早期诊治,对提高治愈率具有关键性意义。随着对 DIC 认识的深入,人们开展了一些新的治疗方法的研究。血栓调节蛋白(TM)对凝血参数的影响小,出血的危险性也小得多。TM 在日本已用于 DIC 的临床试验治疗并取得了满意的效果。活化的蛋白 C(APC)除有抗凝作用外,还可作为一种丝氨酸蛋白抑制剂抑制白细胞的功能。APC 能减轻凝血障碍和脏器功能损害,降低死亡率。水蛭素不依赖于肝素,有直接抗凝血酶作用,对肿瘤和白血病并发 DIC 也有治疗效果。基因重组的组织因子途径抑制物(TFPI)已成功试用于临床 DIC 的治疗。此外,从钩虫中提取的重组线虫抗凝蛋白(rNAPc2)等药物也已用于 DIC 的治疗。随着对某些细胞因子在 DIC 发生与发展中作用的认识,近年来已开始试用抗细胞因子治疗 DIC。如己酮可可碱(Pentofylline)可抑制 TNF-α、IL-6 与组织因子基因的早期即刻活化。血小板活化因子(PAF)拮抗剂能阻断内毒素引起的 TNF-α 水平升高。

DIC 是由多种病因引起的动态病理过程,包括多种凝血因子和血小板的激活与大量消耗,全身性微血栓形成以及纤溶的异常。不同的病因在 DIC 的发生上有各自的特点,并且同一患者在不同时间有不同的病理改变。目前的研究成果确定了炎症因子、内皮细胞损伤、外源性凝血途径和纤溶异常在 DIC 发病中的关键作用。强调凝血-抗凝-纤溶系统之间以及各种血细胞与内皮细胞之间的相互联系和制约。实际上可以把 DIC 看成是炎症与止血网络失控的结果。

DIC 病情常十分凶险,患者若不及时治疗,可能导致严重的后果。有关 DIC 治疗的文献虽多,但极少有前瞻性、有对照比较的研究能客观反映在减轻病情与降低死亡率方面的效果。去除原发病因是治疗的关键。适当和适时地应用抗凝药物和补充凝血因子有助于止血功能的恢复。但治疗要个体化,依具体情况不断调整。近年来随着对 DIC 发病机制研究的进展,一些新的药物已在临床上试用于 DIC 的治疗,并且 DIC 的治疗有从以抗凝为主向调节止血过程发展的趋势,这将可能进一步提高疾病的治疗效果。

(包竹筠)

附 重症监护患者中的凝血与纤溶

凝血是一个复杂的生物学过程,包括在损伤部位形成血凝块或血栓,达到止血效果。简单地说,凝血包括血小板的直接激活、血小板黏附和聚集(初级止血)以及纤维蛋白网格的沉积和成熟(次级止血)。

凝血障碍可定义为血液凝结能力受损。但是对于临床医生来说,该疾病的定义中还应包括血栓溶解功能异常。同时,由于止血途径的多样性,这两种情况可同时出现在临床治疗中。一些临床医生认为,如果患者存在轻度凝血异常,即使没有出血症状,也可诊断为凝血障碍。

危重症患者常见出凝血异常,其严重程度可从实验室检测结果异常到弥散性血管内凝血(DIC)。DIC 是影响危重症患者死亡风险的独立预测因子,一直受到临床医生的重点关注。本文将对危重患者凝血紊乱的机制、诊断和处理的研究进展做相关阐述。

(一)凝血紊乱的机制

1. 生理性凝血系统 血管内皮损伤造成内皮层连续性破坏,内皮下基质暴露,凝血系统开始启动。

血小板在损伤部位与细胞外基质(ECM)紧密黏附,形成最初的血小板血栓(白色血栓),同时激活二期止血的凝血级联反应。活化的血小板从致密颗粒(血小板颗粒有两种:特殊颗粒和致密颗粒)中释放出多种化合物,如二磷酸腺苷(ADP)、血清素、血小板活化因子、血管性血友病因子(vWF)、血小板因子Ⅳ和血栓素A2等,这些化合物作为血小板促进剂或激动剂参与正反馈级联反应,导致血小板大量快速激活和聚集。

在凝血因子通过暴露在表面的促凝磷脂酰丝氨酸(PS)结合和黏附后,血小板成为凝血因子(如因子Ⅴ和ⅩⅢ)以及凝血调节成分(如凝血酶原和多磷酸盐)的重要来源。当循环中的血小板遇到损伤部位时,胶原和凝血酶介导的血小板活化引起PS外化。血小板、内皮细胞和白细胞可能组成产生凝血酶的重要PS表达支架。在血栓环境中,血小板颗粒释放的可溶性激动剂激活血小板G蛋白偶联受体(GPCR)介导的信号级联,导致血小板内胞浆钙浓度增加,进而激活蛋白激酶C和磷脂酶A2(PLA2),并最终修饰整合素膜糖蛋白Ⅱb/Ⅲa,增加其与纤维蛋白原(FBG)结合的亲和力。

二期止血,基于凝血级联反应,通过凝血因子导致纤维蛋白凝块的形成,纤维蛋白凝块包裹并增强血栓。传统上,二期止血的特点是有两种途径(外源性和内源性),都导致不溶性和交联纤维蛋白的形成激活因子,特别是凝血酶。凝血级联通过:① 内源性凝血途径:血小板与受损的内皮血管壁以及暴露的内皮下胶原层接触,激活凝血因子Ⅸ和Ⅷ,或② 外源性凝血途径:血管损伤后成纤维细胞和平滑肌细胞暴露,释放组织因子(TF)激活凝血因子Ⅶ。这两种途径都会激活因子Ⅹ(共同途径),在血小板分泌钙和磷脂的情况下,凝血因子Ⅹ与活化因子Ⅴ结合,产生凝血酶。凝血酶是一种将凝血蛋白FBG的可溶性形式转化为不溶性纤维蛋白的酶,它聚集并最终决定了血块的强度。

初期止血和二期止血的过程相互作用,活化的血小板促进凝血酶的生成,促进活化因子Ⅴ(FVa)的激活。此外,血小板也会从细胞内释放纤维蛋白原和因子ⅩⅢ,所形成的纤维蛋白原紧密地插入血小板并与之结合,从而形成稳定的纤维蛋白凝块。

2. 天然抗凝系统 天然抗凝系统包括蛋白C、抗凝血酶(AT)、组织因子途径抑制因子(TFPI),可通过切割活化凝血因子Ⅴa和活化凝血因子Ⅷa,抑制凝血酶和活化凝血因子Ⅹa,避免血栓过度形成。如果机体受到的损伤超过凝血系统的生理调节能力,便导致全身性凝血与炎症反应失控,诱发DIC。

传统上认为,纤溶酶的主要功能是清除血凝块,但实际上这一系统也执行许多其他重要功能。最近的临床研究表明,纤溶酶的激活可以通过其调节细胞因子表达的能力导致免疫抑制。几乎所有的免疫细胞都含有十几种纤溶酶原受体中的至少一种,这些受体使细胞表面形成纤溶酶,进而调节免疫细胞的行为。类似地,许多病原体也能表达自己的纤溶酶原激活剂,或表达一些含有提供宿主纤溶酶原结合位点的表面蛋白。在这种情况下形成的纤溶酶,使这些病原体也能够调节宿主的免疫防御机制。

3. 危重症患者的凝血与纤溶异常 重症患者的凝血异常通常包括促凝机制的过度激活、天然抗凝系统抑制、纤溶亢进或抑制、微血管血栓形成、凝血物质急速消耗等情况,其严重程度可从实验室检测结果异常到弥散性血管内凝血(DIC)。同时,一些外源性因素也可影响凝血系统:如严重低体温(32℃)可以削弱凝血因子活性,减慢酶促反应及纤维蛋白原合成;严重酸中毒可以抑制凝血酶生成并加快纤维蛋白原降解;液体复苏及输注红细胞可以通过非特异性稀释和特异性抗凝副作用影响凝血过程,其中特异性抗凝副作用可由右旋糖酐、明胶、羟乙基淀粉和白蛋白引起,抑制血小板聚集和黏附,抑制纤维蛋白多聚化并降低纤维蛋白原水平。

(1)组织因子活性增高和凝血酶生成增加:凝血和纤溶机制是多因素的,但无论原发病情况如何,凝血级联反应的主要诱发因素还是在巨噬细胞和其他细胞上表达的组织因子(TF)。组织因子活性增加,激活凝血因子Ⅶ和FX,导致凝血酶生成。在凝血因子中,凝血酶被认为是脓毒症相关DIC发病的中心因素。凝血酶可诱导血小板活化、放大凝血级联反应和影响纤维蛋白形成。凝血酶除了使血液凝块形成外,还有多种作用,它可以通过结合内皮表面表达的蛋白酶激活受体1(PAR-1)和血小板来激活内皮细胞,从而放大炎症。

已有研究表明,内毒素血症可导致血单核细胞中组织因子mRNA水平增加125倍,从而激活凝血。除了单核细胞外,受损的上皮细胞也可能是组织因子的来源。组织因子还可能存在于其他白细胞,特别是中性粒细胞的表面,不过这些细胞是否能够产生组织因子尚不确定。其他白细胞也有可能从外源性获得表面结合的组织因子,例如从活化的单核细胞和可能的内皮细胞中脱落的微粒中获得。

（2）血小板激活:血小板可直接被促炎介质（例如血小板活化因子）激活。组织因子的表达会导致凝血酶的产生,凝血酶可能进一步激活血小板。活化的血小板膜形成一个完美的支架,在这个支架上可以发生进一步的凝血激活。

活化血小板刺激凝血酶的另一途径涉及产生P-选择素。血小板表面表达P-选择素,调节血小板与白细胞和血管内皮细胞的黏附,血小板与单核细胞结合以及随后的核因子-κB（NF-κB）活化,促进单核细胞上组织因子的表达。随后P-选择素从血小板表面释放,因此可溶性P-选择素可作为全身炎症反应程度的一个标志物。此外,内皮细胞的破坏既增强了血小板与血管壁的相互作用,也使内皮细胞大量释放超大血管性血友病因子（vWF）多聚体。vWF是血小板黏附和凝血的重要介质,其降解通常需要具有血小板反应蛋白基序13（ADAMTS 13）的去整合素和金属蛋白酶催化。由于ADAMTS 13的消耗,vWF多聚体的切割相对不足,继而可能导致DIC的发生。在一些研究中,在DIC和ADAMTS 13缺乏的患者中已经检测到超大vWF多聚体,并且证实ADAMTS 13低水平与脓毒症DIC严重程度之间具有关联。

（3）内皮破坏和抗凝系统抑制:在正常生理情况下,内皮细胞表面会增强内源性抗凝蛋白——抗凝血酶和蛋白C的作用,覆盖于血管内皮细胞顶膜表面的多糖蛋白复合物（即血管内皮糖萼）中的硫酸乙酰肝素能够增强抗凝血酶对凝血酶的抑制作用。当创伤或炎症出现时,这些刺激会导致内皮细胞损伤,增加血管通透性,使内皮下的组织因子和胶原暴露于血液中。内皮细胞损伤后,糖萼和表面蛋白被蛋白酶从内皮细胞中切割出来并进入循环,因此内皮细胞会失去抗凝特性。血浆内皮蛋白（包括可溶性血栓调节蛋白、syndecan-1和硫酸乙酰肝素）的高水平与凝血障碍和脓毒症死亡率增加有关。此外,由于消耗、肝脏合成减少和中性粒细胞弹性蛋白酶降解,抗凝血酶、蛋白C和蛋白S的血浆水平降低,导致抗凝系统抑制。

在严重感染发生时,血管内皮细胞是脓毒症相关DIC的主要损伤靶点,多形核中性粒细胞被激活后,释放中性粒细胞胞外杀菌网络（NET）、活性氧和其他促炎介质。NET由DNA、组蛋白和其他细胞毒性物质组成,可固定和根除入侵的病原体,还能将血管内皮的抗凝特性转化为促凝作用。研究显示在脓毒症相关DIC中,中性粒细胞的NETs形成能力增强,由此也增强了促凝作用。

（4）纤溶系统紊乱:原发疾病不同,危重患者的纤维蛋白溶解可能出现减弱或亢进。血管内皮受损时,组织型纤溶酶原激活剂（tPA）和纤溶酶原激活剂抑制剂-1（PAI-1）从激活的内皮中释放。PAI-1也能在血小板中合成,并在血小板活化时释放。纤溶系统异常的程度取决于疾病的严重程度,脓毒症时纤溶系统大多减弱,但也有例外。除了循环中PAI-1水平升高外,导致低纤溶性DIC的因素还包括纤溶酶原的产生减少和消耗增加,以及纤维蛋白溶解抑制剂（TAFI）活性升高。相反,癌症往往与纤溶活性增加有关,可能继发于促凝血活性和纤维蛋白形成增加,进而导致纤溶酶活性增加。

（5）弥散性血管内凝血（DIC）:19世纪开始首次对弥散性血管内凝血（DIC）进行描述,DIC被认为是影响凝血系统的严重和威胁生命的疾病。DIC源于凝血系统的全身性激活导致微血管血栓形成,同时血小板和凝血因子被大量消耗,最终导致危及生命的广泛出血。DIC的临床表现取决于微血管内血栓形成与凝血因子和血小板消耗程度之间的动态平衡。根据DIC的严重程度和分期,DIC可分为非显性（代偿）和显性（失代偿）两类。一般来说,DIC患者可同时伴有出血和血栓形成,尽管血栓形成通常并不明显,因为血栓形成主要累及微血管。DIC中凝血系统的普遍激活可能导致消耗性凝血病,出现多部位出血,例如皮肤出血（瘀点和瘀斑）、胃肠道出血、呼吸道出血、泌尿生殖道出血和手术部位附近出血,伴随出现的浆膜腔出血特别提示DIC的发生。脓毒症相关的DIC出血较少见（15%）,而微血栓形成导致器官功能障碍往往占主导地位（70%）。

DIC的发生率差异很大,取决于医院类型、地理范围、研究参与者的选择、诊断标准、潜在疾病和严重程度、医生对DIC的态度以及凝血异常的诊断范围。例如,并非所有医院都系统地实施了DIC诊断评分系统,而且对DIC的诊断采用了不同的标准。DIC在脓毒症患者中相当常见,其发生率可达30%~60%。还有研究表明,DIC在院外心脏骤停复苏的患者（10%~30%）和头部外伤患者（30%~40%）中相对较多。DIC的患病率在妊娠期和一般分娩妇女中相当低（<0.5%），但在妊娠并发症如胎盘早剥或羊水栓塞的患者中明显增加。

DIC 中微血管血栓的产生和播散导致器官缺血和缺血-再灌注损伤，进而导致非特异性的机体反应，并伴有炎症和进一步的凝血激活，促进恶性循环，从而导致多器官功能障碍。因此，DIC 过程中多器官功能障碍的发展与凝血酶生成的全身性播散直接相关。

（6）多器官功能障碍中的免疫血栓形成和 DAMPs：虽然凝血机制与活化凝血因子、纤维蛋白和血小板的功能相关，但目前认为凝血还涉及活化的中性粒细胞和单核细胞，即所谓的"免疫血栓形成"。从单核细胞中释放的组织因子被认为是免疫血栓形成的重要介质。

研究显示，受损或坏死组织激活的免疫细胞所释放的损伤相关分子（DAMPs）在系统性细胞的激活和死亡起着关键作用，例如 NETs 的单个成分（组蛋白和 DNA）不仅介导免疫血栓形成，而且还有直接细胞毒性可导致器官损伤和多器官功能障碍；循环组蛋白在体内直接诱导血栓形成和 DIC，并介导特定器官，如肺、心脏、肝脏、肾脏和内皮损伤。在 DIC 患者中可观察到循环组蛋白水平升高，组蛋白-DNA 复合物（核小体）可能是 DIC 患者多器官功能障碍和死亡率的重要临床预后标志物和预测因子。

（二）实验室检查与评分

1. 传统的实验室检查及评分系统　凝血功能紊乱的诊断主要基于原发疾病、临床症状和异常的实验室检查结果。传统的实验室检查包括血小板计数、活化部分凝血活酶时间（APTT）、凝血酶原时间（PT）、纤维蛋白原、纤维蛋白分解产物以及抗凝血酶活性（ATⅢ）。血小板计数低或迅速下降，PT 和 aPTT 延长，纤维蛋白原和抗凝血酶水平降低，反映凝血功能减弱。纤维蛋白、D-二聚体和其他纤维蛋白分解产物升高，反映纤维蛋白形成和降解增加。正常的 D-二聚体水平对 DIC 虽无特异性，但有较高的阴性预测价值。

为了促进早期诊断，一些国际学会开发了失代偿性 DIC 的评分系统（表 2-27）。其中大多数包括一系列不同的凝血试验，并根据生物标志物结果为患者进行 DIC 评分。因此，通常建议综合使用一个或多个评分系统。危重患者每日在不同的时间点进行实验室检查，也会导致 DIC 评分的改变。

表 2-27　弥散性血管内凝血和脓毒症相关凝血病最常用的诊断评分系统

评分系统	参　　　数	显性 DIC 诊断
国际血栓与止血学会（ISTH）评分	基本 ·血小板计数水平 ·凝血酶原时间 ·纤维蛋白相关标志物 ·纤维蛋白原 怀孕 ·血小板计数水平 ·凝血酶原时差 ·纤维蛋白原（与上述不同的水平和重量） 脓毒症致凝血病（SIC）评分 ·血小板计数水平 ·凝血酶原时间 ·总序贯器官衰竭评估（SOFA）评分	≥5
日本教育协会血栓形成和止血（JSTH）	基本 ·血小板计数水平 ·PT 比率 ·纤维蛋白相关标志物 ·纤维蛋白原 ·抗凝血酶活性 ·凝血酶-抗凝血酶复合物/可溶性纤维蛋白/凝血酶原 F1+2 ·肝衰竭	≥6

评分系统	参　　数	显性 DIC 诊断
日本教育协会血栓形成和止血（JSTH）	造血障碍 · PT 比率 · 纤维蛋白相关标志物 · 纤维蛋白原 · 抗凝血酶活性 · 凝血酶-抗凝血酶复合物／可溶性纤维蛋白／凝血酶原 F1+2 · 肝衰竭	≥4
	感染 · PT 比率 · 纤维蛋白相关标志物 · 抗凝血酶活性 · 凝血酶-抗凝血酶复合物／可溶性纤维蛋白／凝血酶原 F1+2 · 肝衰竭	≥6
	脓毒症相关 DIC 的简化标准 · 血小板计数水平 · PT 比率 · 纤维蛋白相关标志物 · 抗凝血酶活性	≥4
日本卫生部劳动福利部 DIC 得分	· 血小板计数水平 · PT 比率 · 纤维蛋白相关标志物 · 纤维蛋白原 · 潜在疾病 · 临床症状（出血和器官衰竭）	≥7
中国血栓止血学会 DIC 评分系统（CDSS）	· 临床表现（异常出血、原因不明的器官衰竭、休克、与原发疾病无关） · PT 和 aPTT · 纤维蛋白 D-二聚体 · 纤维蛋白原 · 血小板计数	≥7 血液系统恶性肿瘤评分有修改
日本急性胰腺炎协会医学（JAAM）评分	基本 · 血小板计数水平或变化 · 凝血酶原时间 · 纤维蛋白相关标志物 · 全身炎症反应综合征标准	≥6
	修订 JAAM（R-JAAM） · 血小板计数水平或变化 · PT 公司 · 纤维蛋白相关标志物 · 抗凝血酶	≥4
	基于 JAAM 准则的统一准则 · 血小板计数水平 · 凝血酶原时间 · 纤维蛋白相关标志物 · 全身炎症反应综合征标准 · 蛋白质 C 活性 · 纤溶酶原激活物抑制剂	≥9
韩国血栓与止血学会（KSTH）评分	· 血小板计数 · PT 或 aPTT · 纤维蛋白 D-二聚体 · 纤维蛋白原	≥3

一些临床情况也可能影响 DIC 评分中的实验室检查结果。在急症患者中，血小板减少可能是由出血、胶体、复苏、药物治疗以及并发的情况（如肝硬化、骨髓抑制或妊娠相关血小板减少）引起的。据统计，20%~50% 的 ICU 患者在入院时出现一定程度的血小板减少。DIC 与其他血栓性微血管病，如血栓性血小板减少性紫癜（TTP）、溶血性尿毒综合征（HUS）和肝素诱导的血小板减少症（HIT）的鉴别诊断也具有挑战性。DIC 早期血小板计数可能在参考值范围内，因为循环血小板水平会因急性期机体反应略微上升。因此，仅仅血小板计数正常不能排除 DIC 的存在，血小板计数的动态变化是重要的诊断和预后信息。

综上所述，对于怀疑为 DIC 的患者，建议使用实验室检测的组合并多次检测。同时还需要考虑导致凝血障碍的其他潜在原因对 DIC 评分的影响。

2. 未来生物标志物的潜力 由于目前评价凝血相关的生物标志物存在一定的局限性，开发辅助诊断、预测凝血功能异常的生物标志物成为研究热点。

（1）凝血酶生成标志物：无论病因如何，过量凝血酶的形成都是凝血功能异常的重要组成部分，因此凝血酶生成标志物（TG）可以作为其严重程度的一个特异性指标。最广泛使用的凝血酶形成标志物是体外 TG 测定、凝血酶-抗凝血酶（TAT）复合物水平。

TG 分析测量了 TF 激活后血浆中随时间变化的体外凝血酶生成量，计算峰值和总凝血酶生成量以及凝血酶生成的初始和峰值时间。因此，该分析可确定 TG 降低和升高，表明低凝或高凝状态。研究 TG 测定与 DIC 之间的相关性的研究发现，根据 ISTH DIC 评分，显性 DIC 患者的体外凝血酶生成量低于无 DIC 患者。TG 分析的局限性在于缺乏标准化和自动化。

体内 TG 可以通过测量 TAT 复合物来量化。研究表明，DIC 患者或随后发展为 DIC 的患者的平均 TAT 水平高于非 DIC 患者，脓毒症患者使用 TAT 预测 5 日内 DIC 发展的准确性适中，TAT 和其他生物标志物的组合表现优于单独使用 TAT（PAI-1 和蛋白 C）或 PAI-1，纤溶酶-抗纤溶酶复合物和血栓调节蛋白。因此，TAT 可代表早期凝血障碍的一种测量方法，可能有助于 DIC 早期

诊断。但如果血浆抗凝血酶水平（合成减少或蛋白酶降解）较低，TAT 复合物的形成可能减少，此时 TAT 复合物水平不能准确反映凝血酶的形成。

（2）纤维蛋白溶解：纤溶减弱会加重微血栓的形成，但目前常规凝血指标对纤溶减弱程度的评估并不足够灵敏。抗纤溶蛋白 PAI-1 可能是一种潜在的纤溶功能减弱的生物标志物。研究发现，脓毒症合并 DIC 患者的 PAI-1 血浆水平较高，对 DIC 与非 DIC 的鉴别能力中等至良好，并能预测 DIC 的发展。与 TAT 相似，PAI-1 和其他止血标志物的联合应用比 PAI-1 单独应用效果更好。此外，最近的一项荟萃分析发现，高 PAI-1 水平与严重脓毒症的死亡率增加相关。因此，PAI-1 可能是脓毒症相关 DIC 诊断和预测的有用生物标志物。

（3）血栓弹力图：血栓弹力图（TEG）或血栓弹性测定（ROTEM）为 DIC 的诊断和预测提供了一种方法。除凝血时间外，这些分析还测量凝血速度、凝块硬度和溶解指数，因此，能比 APTT 和 PT 提供更多关于血液凝块形成能力的信息。然而，血栓弹力图检测 DIC 早期促凝血活性的能力尚未得到令人信服的证明。除血栓形成外，血栓弹力图对明显的纤溶亢进也很敏感，这可能为 DIC 出血患者使用抗纤溶药物的治疗决策提供依据。

（三）危重患者的出凝血管理

治疗的主要原则是对潜在病因的处理。例如，感染的治疗意味着感染病灶的引流和手术干预、充分的抗生素治疗，并根据微生物培养进行持续调整抗感染方案。而在产科中，需要支持治疗的主要并发症是产后出血。总体上来说，对于出凝血异常的管理包括对病因治疗和支持性治疗，目的是补充凝血物质、减轻凝血障碍、减少微血栓的形成和随后对血小板和凝血因子消耗。支持治疗根据潜在的病因特征而有所不同。

1. 微血栓或显性血栓栓塞的抗凝治疗 抗凝治疗的目的是恢复器官灌注，从而防止微血栓引起的器官功能障碍。

（1）普通肝素和低分子肝素：危重症患者发生静脉血栓栓塞的风险显著增加，尽管使用普通肝素（UFH）进行了血栓预防，但近 10% 的重症监护患者在住院期间发生了静脉血栓栓塞。因此，在危重症患者中，无论是否存在 DIC，均推荐使用

UFH 或低分子肝素(LMWH)预防血栓形成。研究表明 UFH 能降低脓毒症患者 28 日死亡率,但也有增加出血的风险。

对于 DIC 患者,出血或高危出血患者或血小板计数降至 $20×10^9/L$ 以下的患者,应暂停药物性血栓预防。由于产科 DIC 主要表现为出血,UFH 或 LMWH 的作用尚不清楚,在已明确血栓形成较严重的患者中可以谨慎使用。

存在静脉血栓栓塞的患者应使用治疗剂量的肝素,暴发性紫癜或肢端缺血的患者也可考虑使用。UFH 主要作用于凝血酶和 FXa,而 LMWH 则对 FXa 有靶向作用,这意味着 UFH 和 LMWH 存在疗效和安全性上的差异,一般认为 LMWH 优于 UFH。对于伴有出血的患者,应考虑在输血的同时置入腔静脉滤器。

(2)其他抗凝药物:有实验表明,直接凝血酶抑制剂可能会降低 DIC 患者的高凝状态,但这尚未在临床研究中得到验证。抗 Xa 药物磺达肝癸钠尚未在 DIC 患者中进行评估。最近一项日本回顾性研究比较了达那帕罗伊德钠和合成蛋白酶抑制剂对恶性血液病合并 DIC 患者的疗效,但在多变量分析中,两种药物的 DIC 缓解率没有差异。此外,直接口服抗凝剂治疗 DIC 的有效性和安全性目前尚不清楚。

(3)抗凝血酶:在 DIC 过程中,抗凝血酶的水平由于凝血酶的消耗而下降,而在脓毒症诱导的 DIC 中,由于中性粒细胞弹性蛋白酶和细菌溶血酶的裂解作用,抗凝血酶被灭活。

2016 年发表的一项荟萃分析对危重症患者使用抗凝血酶提出了质疑,研究没有发现对生存率的改善,但显示出血风险增加。因此,有指南不建议在危重病患者(包括 DIC 患者)中使用抗凝血酶替代物。但也有研究表明在脓毒症和 DIC 患者中应用抗凝血酶浓缩物,可降低死亡率且有临床获益。

基于上述结果,最新的日本脓毒症和脓毒症休克管理临床实践指南仅对 DIC 和抗凝血酶水平降低的患者弱推荐使用抗凝血酶替代物。英国血液学标准委员会和 ISTH 的其他指南,则不建议使用抗凝血酶。

(4)血栓调节蛋白:血栓调节蛋白与凝血酶形成复合物,抑制凝血酶活性以及活化蛋白 C 的形成。研究表明重组人可溶性血栓调节蛋白(rTM,

ART-123)对血液恶性肿瘤或感染引起的 DIC 患者具有临床益处。最近,Vincent 等人发表了一项随机对照研究[脓毒症凝血病患者输注重组人可溶性血栓调节蛋白研究(SCARLET)],分析 rTM 对脓毒症相关凝血病患者 28 日死亡率的影响,结果表明与安慰剂组相比,干预组的 28 日死亡率绝对风险仅轻微降低(26.8% 和 29.4%),且未发现大出血风险增加。对 SCARLET 研究的事后分析则表明,在 TG 标记物(TAT 和凝血酶原片段 F1+F2)水平升高的亚组患者中,绝对死亡率风险降低最为明显。

总之,一些研究表明 rTM 抗凝治疗具有潜在的有益效果,但仍需进一步研究。

(5)活化蛋白 C:作为第一种天然抗凝剂,重组活化蛋白 C(rAPC)在脓毒症患者随机对照研究中证明了有益的效果,被批准用于治疗脓毒症,研究的亚组分析显示能提高显性 DIC 患者的生存率。然而,随后的研究未能证明 rAPC 的有益效果,同时显示患者出血风险显著增加,rAPC 随之退出市场,不再用于 DIC 患者的临床使用。

(6)组织因子途径抑制剂:组织因子途径抑制剂(TFPI)直接抑制凝血因子 Xa,是 TF/FVII 催化复合物的主要抑制剂。因此,理论上 TFPI 治疗是 DIC 中抑制凝血系统异常激活的最佳治疗方法。一项 Ⅱ 期试验评估了 210 例严重脓毒症患者使用重组 TFPI(替法可近)的效果,但结果表明患者 28 日死亡率没有显著降低。多中心国际脓毒症试验(OPTIMIST)中优化的第 3 阶段也未能显示接受重组 TFPI 治疗的严重脓毒症患者与安慰剂相比的生存益处。

2. 出血并发症的支持治疗 血小板和/或凝血因子替代治疗适用于出血、需要侵入性手术和/或出血并发症风险特别高的患者,但不应仅根据异常的实验室结果来启动替代治疗。

(1)血小板:根据专家共识,对于有大出血或高出血风险的 DIC 患者,建议补充血小板,阈值为 $50×10^9/L$。对于产科 DIC 合并产后出血,尤其需要维持血小板在 $50×10^9/L$ 以上。对于轻度或无出血的患者,以及癌症患者,可接受 $20×10^9/L$ 的阈值。

(2)凝血因子:根据专家共识,大出血、APTT 和/或 PT 超过正常值 1.5 倍的患者,可采用凝血因子替代治疗。首选补充新鲜冰冻血浆,初始剂量为 15~30 mL/kg,但这可能需要输注大量新鲜冰冻血浆才能使患者恢复正常的凝血因子水平,有循环容量过负荷的风险,故也可以考虑输注凝血酶原复合物。大多数凝血酶原复合物含有维生素 K 依赖的凝血因子 FII、FVII、FIX 和 FX,也可能含有天然抗凝血剂蛋白 S、蛋白 C 和抗凝血酶。然而,由于其中缺乏凝血因子 V,目前对于凝血酶原复合物无明确的用药剂量指导。另外,维生素 K 是纠正维生素 K 依赖性凝血因子的有用替代品,但在用药超过 6 小时后才会有实质性效果。

如果患者纤维蛋白原水平降低,可予补充浓缩纤维蛋白原或冷沉淀。出血患者的目标是将纤维蛋白原保持在 1.5 g/L 以上,但对于同时伴有产后出血的妇女,所推荐的纤维蛋白原水平需更高(2.0 g/L 以上)。患者按 30 mg/kg 输注浓缩纤维蛋白原后,纤维蛋白原水平一般可增加 1 g/L,也可以输注两单位的冷沉淀来提升纤维蛋白原水平。

(3)抗纤溶药物:由于抑制内源性纤溶是脓毒症诱导的 DIC 中最常见的纤溶改变,因此通常不推荐在这些患者中使用抗纤溶药物。在产后出血中使用氨甲环酸是相关指南中强推荐的一项,但在产科 DIC 中,纤溶抑制可能占主导地位,仍需谨慎使用。

(四)中医药技术对危重患者凝血纤溶的影响

随着对中医学的不断应用,中医药及诊疗手段的作用日益得到国际社会的认可和接受。中药对出凝血的影响表现在包括凝血系统、抗凝系统、纤溶系统等多方面,应引起临床医生的高度重视。

1. 中医辨病与辨证治疗对高凝状态的研究 中医将血液运行不畅或血液瘀滞不通的病理状态称为"血瘀",现代医学论述的血液高凝状态,中医常将其归属于"血瘀证"的范畴。血液高凝状态与血瘀证之间有一定的相关性,其中"浓、黏、聚、凝"的动态变化过程是两者的共同病理基础。血液高凝状态,主要因为血行缓滞,瘀血阻于脉络,常见于营气受损、气机运行不畅,抑或体虚过劳而出现气虚血瘀。其病因病机为:瘀血内阻,阻碍气机,气不得行,津液输布受阻而气滞血瘀。李钦宗等人的研究显示补阳还五汤能较好地改善全膝关节置换术后机体高凝状态以及纤溶亢进。卢文杰等以血小板和肿瘤标志物作为监测指标,探讨血瘀

证与肿瘤转移、复发的关系,最终认为辨证为血瘀证的恶性肿瘤患者更易引起转移及复发。符布清等的研究显示急性脑梗死不同中医证型组均表现出凝血活性增强,急性脑梗死痰瘀滞络证组存在纤维蛋白原功能亢进,且急性脑梗死各中医证型组的纤维蛋白溶解功能低于健康对照组。此外,急性脑梗死各中医证型组的血栓弹力图部分参数存在不同差异,说明不同中医证型组的急性脑梗死的血栓形成过程的各因素强弱存在一定差别,提示血栓弹力图参数检测可作为急性脑梗死中医辨证分型参考的微观指标。

2. 常用中药对出凝血检验指标的影响 随着中医药的不断发展与进步,更多的中药被应用于临床,中药对出凝血指标的影响得到了越来越广泛的关注。程菲等研究发现,丹参多酚酸盐可使急性冠状动脉综合征患者血小板表面糖蛋白表达水平受到抑制,导致血小板活化受阻。王晓萍等通过动物试验研究发现,使用大剂量岷当归可抑制同型半胱氨酸触发的血小板活化。郑萌等研究表明,中药红花中的活性成分羟基红花黄色素 A 具有抑制 PAF 的作用,从而诱导血小板黏附能力下降。唐亚芳等对中药川芎的有效成分及其药理作用研究提出,从川芎中提取所得的川芎嗪可拮抗 Ca^{2+},使血小板的聚集能力下降。王奎龙等经体外动物试验研究显示银杏二萜内酯 A,B,K(GA,GB,GK)均可抑制 PAF 诱导的体外家兔血小板聚集。田玉等经随机对照分组研究发现,使用中药益心饮方可使急性心肌梗死患者 Fib 水平降低。王醒等研究发现,血必净注射液会延长脓毒症患者 PT 和 APTT,降低 Fib。

3. 针灸、艾灸、推拿等物理疗法对凝血功能的影响 雷正权等的研究显示,对缺血性脑卒中患者施以磁极针对极针刺法使缺血性脑梗死患者血浆 t-PA 上升,PAI-1 下降,纤溶系统活性增强,能有效改善缺血性脑卒中患者的凝血和纤溶系统指标,降低血液黏稠度,改善脑部血液供应。杨佳等人在小鼠实验中发现艾灸对凝血-纤溶系统有良好的调节作用,可以通过下调 PAI-1 的含量提高纤溶系统的活性,上调 6-Ke-to-PGFI∥TxB2 的比值,降低黏附因子 vWF,进一步发挥其调控血小板活化、防治动脉硬化的效应。张羽墨等的动物实验研究发现对大鼠实施推拿五法治疗,拨法、揉法有加重血栓形成的风险。

尽管近年来人们对重症患者凝血功能紊乱发病机制的认识有了很大的进展,但发生 DIC 的危重症患者的预后仍然不容乐观。一些评分系统和实验室检查可以帮助临床诊断,判断凝血功能紊乱的情况。然而,在发生器官衰竭、循环微血栓形成和出血之前,DIC 仍难以于早期诊断。凝血系统紊乱的治疗应根据病因、临床症状和生化异常进行个体化治疗。目前仍需要更多的高质量的前瞻性随机对照研究来寻找提示微血栓形成和纤溶亢进的新兴生物标志物,从而使危重症患者的凝血系统能够得到更个性化的管理。

(汪 伟 高彦定)

[1] George J N, Nester C M. Syndromes of thrombotic microangiopathy[J]. N Engl J Med, 2014, 371(7): 654 - 666.

[2] Page E E, Kremer Hovinga J A, Terrell D R, et al. Thrombotic thrombocytopenic purpura: diagnostic criteria, clinical features, and long-term outcomes from 1995 through 2015[J]. Blood Adv, 2017, 1(10): 590 - 600.

[3] Al-Nouri Z L, Reese J A, Terrell D R, et al. Drug-induced thrombotic microangiopathy: a systematic review of published reports[J]. Blood, 2015, 125(4): 616 - 618.

[4] 中华医学会血液学分会血栓与止血学组.血栓性血小板减少性紫癜诊断与治疗中国专家共识(2012 年版)[J].中华血液学杂志,2012,11(33):983 - 984.

[5] 韩悦,戚嘉乾.血栓性血小板减少性紫癜诊治进展[J].临床血液学杂志,2021,34(1):5 - 8.

[6] 何海艳.浅探血栓性血小板减少性紫癜中医病机[J].中医临床研究,2014(14):53 - 55.

[7] 万芳,杨俊艳,徐莺,等.中西医结合治疗难治性血小板减少性紫癜的疗效分析[J].中国初级卫生保健,2019,33(7):91 - 93.

[8] 沈迪,沈霖,王爱莲,等.脾不统血证血小板聚集功能的研究1[J].中国中西医结合消化杂志,2001,9(1):5 - 7.

[9] 胡芬,向继洲.中药治疗血小板减少性紫癜的药理作用[J].医药导报,2005,24(6):480 - 482.

[10] 周仲瑛.中医内科学[M].北京:中国中医药出版社,2007:390 - 392.

[11] 韦金华,简荣林,刘爱菊.原发性血小板减少性紫癜的临床研究[J].当代医学,2013,19 (32):87 - 88.

[12] 中华医学会血液学分会血栓与止血学组.弥散性血管内凝血诊断中国专家共识(2017 年版)[J].中华血液学杂志,2017,8(5):361 - 363.

[13] 宋善俊.弥散性血管内凝血[M].上海:上海科学技术出版社,2001:76 - 78.

[14] 熊旭东.中西医结合危重病学[M].北京:中国中医药出版社,2005:71 - 79.

[15] Adelborg, K, Larsen J B, Hvas A M. Disseminated intravascular coagulation: epidemiology, biomarkers, and management[J]. Br J Haematol, 2021, 192(5): 803 - 818.

[16] Golebiewska E M, Poole A W. Platelet secretion: From haemostasis to wound healing, and beyond[J]. Blood Rev, 2015, 29(3): 153 - 162.

[17] Ivanciu L, Stalker T J. Spatiotemporal regulation of coagulation and platelet activation during, the hemostatic response in vivo [J]. J Thromb Haemost, 2015, 13(11): 1949 - 1959.

[18] Xu X R, Carrim N, Neves M A, et al. Platelets and platelet adhesion molecules: novel mechanisms of thrombosis and anti-thrombotic therapies[J]. Thromb J, 2016, 14(Suppl 1): 29.

[19] Medcalf R L, Keragala C B. Fibrinolysis: A Primordial System Linked to the Immune Response[J]. Int J Mol Sci, 2021, 22(7): 3406.

[20] Kozek-Langenecker S A. Fluids and coagulation[J]. Curr Opin Crit Care, 2015, 21(4): 285 - 291.

[21] Conway E M. Thrombin: Coagulation's master regulator of innate immunity[J]. J Thromb Haemost, 2019, 17(11): 1785 - 1789.

[22] Franco R F, de Jonge E, Dekkers P E, et al. The in vivo kinetics of tissue factor messenger RNA expression during, human endotoxemia: relationship with activation of coagulation [J]. Blood, 2000, 96(2): 554 - 559.

[23] Delabranche X, Boisrame-Helms J, Asfar P, et al. Microparticles are new biomarkers of septic shock-induced disseminated intravascular coagulopathy [J]. Intensive Care Med, 2013, 39(10): 1695 - 1703.

[24] Rauch U, Bonderman D, Bohrmann B, et al. Transfer of tissue factor from leukocytes to platelets is mediated by CD15 and tissue factor[J]. Blood, 2000, 96(1): 170 - 175.

[25] Zimmerman G A, McIntyre T M, Prescott S M, et al. The platelet-activating, factor signaling, system and its regulators in syndromes of inflammation and thrombosis[J]. Crit Care Med, 2002, 30(5 Suppl): S294 - S301.

[26] Schwameis M, Schorgenhofer C, Assinger A, et al. VWF excess and ADAMTS13 deficiency: a unifying, pathomechanism linking, inflammation to thrombosis in DIC, malaria, and TTP [J]. Thromb Haemost, 2015, 113(4): 708 - 718.

[27] Ikeda M, Matsumoto H, Ogura H, et al. Circulating, syndecan - 1 predicts the development of disseminated intravascular coagulation in patients with sepsis[J]. J Crit Care, 2018, 43: 48 - 53.

[28] Stiel L, Mayeur-Rousse C, Helms J, et al. First visualization of circulating, neutrophil extracellular traps using, cell fluorescence during, human septic shock-induced disseminated intravascular coagulation[J]. Thromb Res, 2019, 183: 153 - 158.

[29] Davies G R, Lawrence M, Pillai S, et al. The effect of sepsis and septic shock on the viscoelastic properties of clot quality and mass using, rotational thromboelastometry: A prospective observational study[J]. J Crit Care, 2018, 44: 7 - 11.

[30] Levi M, van der Poll T. A short contemporary history of disseminated intravascular coagulation [J]. Semin Thromb Hemost, 2014, 40(8): 874 - 880.

[31] Gando S, Saitoh D, Ogura H, et al. Natural history of disseminated intravascular coagulation diagnosed based on the newly established diagnostic criteria for critically ill patients: results of a multicenter, prospective survey [J]. Crit Care Med, 2008, 36(1): 145 - 150.

[32] Buchtele N, Schober A, Schoergenhofer C, et al. Added value of the DIC score and of D-dimer to predict outcome after successfully resuscitated out-of-hospital cardiac arrest[J]. Eur J Intern Med,

2018, 57: 44 - 48.

[33] Hellum M, Ovstebo R, Brusletto B S, et al. Microparticle-associated tissue factor activity correlates with plasma levels of bacterial lipopolysaccharides in meningococcal septic shock[J]. Thromb Res, 2014, 133(3): 507 - 514.

[34] Abrams S T, Zhang, N, Manson J, et al. Circulating, histones are mediators of trauma-associated lung, injury[J]. Am J Respir Crit Care Med, 2013, 187(2): 160 - 169.

[35] Nakahara M, Ito T, Kawahara K, et al. Recombinant thrombomodulin protects mice against histone-induced lethal thromboembolism[J]. PLoS One, 2013, 8(9): e759 - e761.

[36] Kim J E, Lee N, Gu J Y, et al. Circulating, levels of DNA-histone complex and dsDNA are independent prognostic factors of disseminated intravascular coagulation[J]. Thromb Res, 2015, 135(6): 1064 - 1069.

[37] Tsirigotis P, Chondropoulos S, Frantzeskaki F, et al. Thrombocytopenia in critically ill patients with severe sepsis/septic shock: Prognostic value and association with a distinct serum cytokine profile[J]. J Crit Care, 2016, 32: 9 - 15.

[38] Semeraro F, Colucci M, Caironi P, et al. Platelet Drop and Fibrinolytic Shutdown in Patients With Sepsis[J]. Crit Care Med, 2018, 46(3): e221 - e228.

[39] Tripodi A. Thrombin Generation Assay and Its Application in the Clinical Laboratory[J]. Clin Chem, 2016, 62(5): 699 - 707.

[40] Kou H M, Zhang X P, Wang M Z, et al. Diagnostic and Prognostic Value of Plasma Factor V Activity and Parameters in Thrombin Generation for Disseminated Intravascular Coagulation in Patients with Hematological Malignancies[J]. Curr Med Sci, 2019, 39(4): 546 - 550.

[41] Mei H, Jiang Y, Luo L, et al. Evaluation the combined diagnostic value of TAT, PIC, tPAIC, and sTM in disseminated intravascular coagulation: A multi-center prospective observational study[J]. Thromb Res, 2019, 173: 20 - 26.

[42] Hoshino K, Kitamura T, Nakamura Y, et al. Usefulness of plasminogen activator inhibitor - 1 as a predictive marker of mortality in sepsis[J]. J Intensive Care, 2017, 5: 42.

[43] Tipoe T L, Wu W K K, Chung L, et al. Plasminogen Activator Inhibitor 1 for Predicting, Sepsis Severity and Mortality Outcomes: A Systematic Review and Meta-Analysis[J]. Front Immunol, 2018, 9: 1218.

[44] Zarychanski R, Abou-Setta A M, Kanji S, et al. The efficacy and safety of heparin in patients with sepsis: a systematic review and metaanalysis[J]. Crit Care Med, 2015, 43(3): 511 - 518.

[45] Rabinovich A, Abdul-Kadir R, Thachil J, et al. DIC in obstetrics: Diagnostic score, highlights in management, and international registry-communication from the DIC and Women's Health SSCs of the International Society of Thrombosis and Haemostasis[J]. J Thromb Haemost, 2019, 17(9): 1562 - 1566.

[46] Levi M, Scully M. How I treat disseminated intravascular coagulation[J]. Blood, 2018, 131(8): 845 - 854.

[47] Squizzato A, Hunt B J, Kinasewitz G T, et al. Supportive management strategies for disseminated intravascular coagulation. An international consensus[J]. Thromb Haemost, 2016, 115(5): 896 - 904.

[48] Minakata D, Fujiwara S I, Hayakawa J, et al. Comparison of Danaparoid Sodium and Synthetic Protease Inhibitors for the Treatment of Disseminated Intravascular Coagulation Associated with Hematological Malignancies: A Retrospective Analysis[J]. Acta Haematol, 2020, 143(3): 250 - 259.

[49] Iba T, Levi M, Levy J H. Sepsis-Induced Coagulopathy and Disseminated Intravascular Coagulation[J]. Semin Thromb Hemost, 2020, 46(1): 89 - 95.

[50] Allingstrup M, Wetterslev J, Ravn F B, et al. Antithrombin Ⅲ for critically ill patients: a systematic review with meta-analysis and trial sequential analysis[J]. Intensive Care Med, 2016, 42(4): 505 - 520.

[51] Rhodes A, Evans L E, Alhazzani W, et al. Surviving, Sepsis Campaign: International Guidelines for Management of Sepsis and Septic Shock: 2016[J]. Crit Care Med, 2017, 45(3): 486 - 552.

[52] Tanaka K, Takeba J, Matsumoto H, et al. Anticoagulation Therapy Using, rh-Thrombomodulin and/or Antithrombin Ⅲ Agent is Associated With Reduction in in-Hospital Mortality in Septic Disseminated Intravascular Coagulation: A Nationwide Registry Study[J]. Shock, 2019, 51(6): 713 - 717.

[53] Nishida O, Ogura H, Egi M, et al. The Japanese Clinical Practice Guidelines for Management of Sepsis and Septic Shock 2016 (J - SSCG, 2016)[J]. J Intensive Care, 2018, 6: 7.

[54] Ito T, Thachil J, Asakura H, et al. Thrombomodulin in disseminated intravascular coagulation and other critical conditions-a multi-faceted anticoagulant protein with therapeutic potential[J]. Crit Care, 2019, 23(1): 280.

[55] Vincent J L, Francois B, Zabolotskikh I, et al. Effect of a Recombinant Human Soluble Thrombomodulin on Mortality in Patients With Sepsis-Associated Coagulopathy: The SCARLET Randomized Clinical Trial[J]. JAMA, 2019, 321(20): 1993 - 2002.

[56] Levi M, Vincent J L, Tanaka K, et al. Effect of a Recombinant Human Soluble Thrombomodulin on Baseline Coagulation Biomarker Levels and Mortality Outcome in Patients With Sepsis-Associated Coagulopathy[J]. Crit Care Med, 2020, 48(8): 1140 - 1147.

[57] Dhainaut J F, Yan S B, Joyce D E, et al. Treatment effects of drotrecogin alfa (activated) in patients with severe sepsis with or without overt disseminated intravascular coagulation[J]. J Thromb Haemost, 2004, 2(11): 1924 - 1933.

[58] Ranieri V M, Thompson B T, Barie P S, et al. Drotrecogin alfa (activated) in adults with septic shock[J]. N Engl J Med, 2012, 366(22): 2055 - 2064.

[59] Abraham E, Reinhart K, Svoboda P, et al. Assessment of the safety of recombinant tissue factor pathway inhibitor in patients with severe sepsis: a multicenter, randomized, placebo-controlled, single-blind, dose escalation study[J]. Crit Care Med, 2001, 29(11): 2081 - 2089.

[60] Abraham E, Reinhart K, Opal S, et al. Efficacy and safety of tifacogin (recombinant tissue factor pathway inhibitor) in severe sepsis: a randomized controlled trial[J]. JAMA, 2003, 290(2): 238 - 247.

[61] Collins P, Abdul-Kadir R, Thachil J, et al. Management of coagulopathy associated with postpartum hemorrhage: guidance from the SSC of the ISTH[J]. J Thromb Haemost, 2016, 14(1): 205 - 210.

[62] Thachil J, Falanga A, Levi M, et al. Management of cancer-associated disseminated intravascular coagulation: guidance from the SSC of the ISTH[J]. J Thromb Haemost, 2015, 13(4): 671 - 675.

[63] Wada H, Matsumoto T, Yamashita Y. Diagnosis and treatment of disseminated intravascular coagulation (DIC) according, to four DIC guidelines[J]. J Intensive Care, 2014, 2(1): 15.

[64] Bolton-Maggs P H, Perry D J, Chalmers E A, et al. The rare coagulation disorders—review with guidelines for management

from the United Kingdom Haemophilia Centre Doctors' Organisation[J]. Haemophilia, 2004, 10(5): 593-628.

[65] 张静雯,刘炳男,曹玮,等. 辨病与辨证治疗恶性肿瘤血液高凝状态的研究现状[J].实用医技杂志,27(6): 740-742.

[66] 李钦宗,魏万利,郑昆仑,等. 补阳还五汤对全膝关节置换术后高凝状态的影响[J].中国中西医结合外科杂志,2019,25(5): 715-719.

[67] 卢文杰,段绿化,周刚,等. 血小板联合肿瘤标记物对恶性肿瘤血瘀证患者复发或转移的监测研究[J].浙江中医杂志,2015,50(10): 708-709.

[68] 符布清,胡杰,鲁思文,等. 不同中医证型急性脑梗死患者血栓弹力图相关参数的变化研究[J].中西医结合心脑血管病杂志,2019,17(23): 3802-3804.

[69] 李琦,李文晴,徐佳,等. 常用防治血栓中药对出凝血检验指标的影响[J].国际检验医学杂志,2019,40(5): 525-527.

[70] 程菲,刘晓凤,冯玉颜,等. 丹参多酚酸盐对 ACS 患者血小板活化功能的影响及作用机制[J]. 热带医学杂志, 2016, 16(8): 1012-1015.

[71] 王晓萍,周明旺,徐霞,等. 大剂量岷当归对高同型半胱氨酸血症兔 TXB2 的影响[J].实用中医药杂志,2018,34(2): 140-142.

[72] 郑萌,潘瑞艳,臧宝霞,等.羟基红花黄色素 A 抑制血小板活

[73] 唐亚芳,杨岸新.中药川芎的有效成分及其药理作用研究[J].中国现代药物应用,2018,12(10): 210-219.

[74] 王奎龙,李卓琼,曹泽彧,等.银杏二萜内酯 A,B,K 抗血小板聚集作用机制研[J].中国中药杂志,2017,42(24): 4722-4726.

[75] 田玉,祁登叶,孙玉辉,等.中药益心饮方对急性心肌梗死 患者血浆 hs-CRP,Fib 及+D-dimer 的影响[J].临床合理用药,2016,9(3): 25-26.

[76] 王醒,吕海,陈明祺,等.血必净注射液对脓毒症患者肾脏保护作用的临床研究[J].中华危重病急救医学,2015,27(5): 371-374.

[77] 雷正权,杨斌,牛晓梅.磁极针对极针刺法对缺血性脑卒中患者凝血和纤溶系统的影响[J].陕西中医,2012,33(9): 1204-1206.

[78] 杨佳,赵百孝,哈略.艾灸对动脉硬化模型 ApoE⁻ʹ⁻小鼠纤溶、凝血因子的调控作用研究[J].世界中医药,2016,11(8): 1414-1423.

[79] 张羽墨,鲁梦倩,于天源.推拿五法对深静脉血栓模型大鼠凝血、纤溶功能的影响[J].北京中医药大学学报,2021,44(5): 462-467.

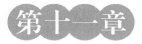

急性中毒

第一节

农药中毒

农药自 20 世纪 40 年代开发以来，品种逐渐增多，目前有机磷杀虫剂在世界农药市场上占据首位，主要包括敌敌畏、对硫磷（1605）、甲拌磷（3911）、内吸磷（1059）、乐果、敌百虫、马拉硫磷（4049）等。在农村，有机磷农药被广泛应用，进而也就成了自杀者首选的自杀方式之一。急性有机磷农药中毒是农药中毒中最常见的中毒，也是死亡率较高的一类农药中毒。

农药中毒归属于中医学的"卒受药毒"范畴。轻者或经鼻而入，蒙蔽清窍，闭阻肺气，扰乱气机，迫及心神；或经皮毛而入，抑遏卫阳，由卫入气；或直入血脉，燔于营血。重者外毒袭体入里，蕴结化热，内陷心营，陷于心包，瘀滞脉道，扰乱神明，最终均可伤津耗液，累及肝肾，阴阳失衡，气血逆乱，发为诸证。若失治误治，则致气血两亡之危候。

【病因病理】

（一）西医病因病理

1. 危险因素

（1）职业性中毒：在生产过程中，如果不注意防护，接触有毒原料、中间产物或成品，可能发生中毒；在保管、使用和运输方面，如不遵守安全防护制度，也可发生中毒。

（2）生活性中毒：在日常生活中，误食或意外接触毒物、用量过量、自杀或谋杀等情况下，过量毒物进入人体都可引起中毒。

2. 病因 误服或主动口服，喷洒农药时有机磷落到皮肤上，或空气中的有机磷随呼吸进入体内而致。有机磷酸酯类与乙酰胆碱酯酶（AchE）牢固结合，形成难以水解的磷酰化 AchE，使 AchE 失去水解 Ach 的能力，造成 Ach 在体内大量堆积而引起一系列中毒症状。

3. 病理 有机磷毒物进入体内后迅速与体内的胆碱酯酶结合，生成磷酰化胆碱酯酶，使胆碱酯酶丧失了水解乙酰胆碱的功能，导致胆碱能神经递质大量积聚，作用于胆碱受体，产生严重的神经功能紊乱，特别是呼吸功能障碍，从而影响生命活动。由于副交感神经兴奋造成的 M 样作用，使患者呼吸道大量腺体分泌，造成严重的肺水肿，加重了缺氧，患者可因呼吸衰竭和缺氧死亡。急性有机磷中毒（AOPP）还可引起心脏损害，甚至可以导致心源性猝死。其原因可能是对心脏直接损害引起中毒性心肌炎，加之缺氧、电解质紊乱、酸中毒等可以间接加重心脏损害，同时 AOPP 时患者的交感神经和副交感神经功能紊乱，引起心律失常。此外，治疗时如阿托品用量过大，造成患者心率过快而供血不足，同时心脏耗氧增加，导致心肌缺血性损害，心电活动的稳定性受到影响，故容易发生恶性心律失常，乃至发生猝死。

有机磷中重度中毒者，用胃镜或肉眼观察胃黏膜有不同程度的糜烂、溃疡伴出血；肝脏形态结构均有轻度改变；肾脏损害较普遍，但绝大多数临床表现轻微；有机磷农药中毒伴迟发性神经损害者，肌肉电镜显示肌纤维萎缩、断裂、溶解，供给肌细胞能量的线粒体空泡化，符合神经源性肌萎缩的特点。

（二）中医病因病机

机体被邪毒侵犯，湿浊内扰所伤，误进毒物或误触毒物，或误吸毒物，或自杀、放毒、谋害，毒物经口鼻、皮肤而入，内扰胃腑，胃失和降，则恶心呕吐；累及肠道，则腹痛腹泻；损及脾运，滋生湿浊，水饮上逆，则呕吐痰涎；寒湿困脾，运化失常，聚湿为痰,寒痰伏肺,痰升气阻,则呼吸急促,喉中痰鸣;上蒙清窍,则头昏头痛;内闭经络,则语妄昏迷。寒为阴邪,易阻遏气机,损伤阳气,心阳本足,则心悸、心慌,脉来迟缓;邪陷心包,蒙蔽神明,则意识不清,昏迷、惊厥;阳气不达,则四肢厥冷;气血不畅,筋脉失养,则拘急成痉。经鼻而入,蒙蔽清窍,闭阻肺气,扰乱气机,迫及心神;或经皮毛而入,抑遏卫阳,由卫入气,风火弥张;或直入血脉,燔于营血。重者外毒袭体入里,蕴结化热,内陷心营,陷于心包,扰动神明,瘀滞络道,最终均可伤津耗液,累及肝肾,煽动内风,阴阳失衡,气血逆乱,而发为诸证。若失治误治,则致气血两亡之危候。

【临床表现】

（一）病史

患者有有机磷农药接触史,如口服、农业生产中皮肤接触或吸入有机磷农药雾滴等。中毒发病时间与毒物品种、剂量和侵入途径密切相关。

（二）症状与体征

1. 中毒表现 ① 毒蕈碱样症状（M 样）：瞳孔缩小,视力模糊;腺体分泌增加;恶心,呕吐,腹痛,腹泻;严重者出现口吐白沫,呼吸困难,大小便失禁,心率减慢,血压下降等综合效应,症状出现的先后与组织接触有机磷酸酯类的先后有关。② 烟碱样症状（N 样）：表现为肌无力、不自主肌束抽搐、震颤,并可导致明显的肌麻痹,严重时可引起呼吸肌麻痹。③ 中枢神经系统症状：表现为先兴奋、不安,继而出现惊厥,后可转为抑制,出现反射消失、昏迷、血压下降、中枢性呼吸麻痹等。

2. 一般临床表现 有机磷农药进入人体后往往病情迅速发展,患者很快出现如下情况。

（1）胆碱能神经兴奋及危象：毒蕈碱样症状：主要是副交感神经末梢兴奋所致的平滑肌痉挛和腺体分泌增加。临床表现为恶心、呕吐、腹痛、多汗、流泪、流涕、流涎、腹泻、尿频、大小便失禁、心跳减慢和瞳孔缩小、支气管痉挛和分泌物增加、咳嗽、气急,严重患者出现肺水肿。

烟碱样症状：乙酰胆碱在横纹肌神经肌接头处过度蓄积和刺激,使面、眼睑、舌、四肢和全身横纹肌发生肌纤维颤动,甚至全身肌肉强直性痉挛。患者常有全身紧束和压迫感,而后发生肌力减退和瘫痪。严重者可有呼吸肌麻痹,造成周围性呼吸衰竭。此外,由于交感神经节受乙酰胆碱刺激,其节后交感神经纤维末梢释放儿茶酚胺,使血管收缩,引起血压增高、心跳加快和心律失常。

中枢神经系统症状：中枢神经系统受乙酰胆碱刺激后有头晕、头痛、疲乏、共济失调、烦躁不安、谵妄、抽搐和昏迷等症状。

（2）中间综合征：中间综合征（IMS）是指有机磷毒物排出延迟、在体内再分布或用药不足等原因,使胆碱酯酶长时间受到抑制,蓄积于突触间隙内,高浓度乙酰胆碱持续刺激突触后膜上烟碱受体并使之失敏,导致冲动在神经肌肉接头处传递受阻所产生的一系列症状。一般在急性中毒后 1~4 日急性中毒症状缓解后,患者突然出现以呼吸肌、脑神经运动支支配的肌肉以及肢体近端肌肉无力为特征的临床表现。患者发生颈、上肢和呼吸肌麻痹。累及颅神经者,出现睑下垂、眼外展障碍和面瘫。肌无力可造成周围呼吸衰竭,此时需要立即呼吸支持,如未及时干预,则容易导致患者死亡。

（3）有机磷迟发性神经病：有机磷农药急性中毒一般无后遗症。个别患者在急性中毒症状消失后 2~3 周可发生迟发性神经病,主要累及肢体末端,且可发生下肢瘫痪、四肢肌肉萎缩等神经系统症状。目前认为这种病变不是由胆碱酯酶受抑制引起的,可能是由于有机磷农药抑制神经靶酯酶,并使其老化所致。

（4）其他表现：敌敌畏、敌百虫、对硫磷、内吸磷等接触皮肤后可引起过敏性皮炎,并可出现水疱和脱皮,严重者可出现皮肤化学性烧伤,影响预后。有机磷农药滴入眼部可引起结膜充血和瞳孔缩小。

（三）四诊要点

意识丧失,无呼吸,面色青紫或苍白,或汗出肢冷。无呼吸声及气息流动。不能配合舌诊。气阴两脱者,舌质深红或淡。元阳暴脱者,舌质淡润;痰瘀蒙窍者,舌质暗或有瘀斑,苔厚腻。猝死时无脉,出现猝死前可出现釜沸脉、鱼翔脉、屋漏脉、虾游脉等七死脉。气阴两脱者,脉虚数或微;元阳暴脱者,脉微细欲绝或伏而难寻;痰瘀蒙窍者,脉滑或脉涩。

【辅助检查】

（一）检查项目

1. **胆碱酯酶活性测定** 是有机磷农药中毒的特异性标志酶，但酶的活性下降程度与病情及预后不完全一致。

2. **肌酸激酶（CK）及肌钙蛋白（cTnI）测定** 可反映 AOPP 时心肌损害程度。

3. **其他** 早期血液、尿液及胃液毒物检测对诊断及治疗有指导价值。

（二）主要危重指标与监测

1. **全血胆碱酯酶活力测定** 全血胆碱酯酶活力是诊断有机磷农药中毒的特异性实验指标，对中毒程度轻重、疗效判断和预后估计均极为重要。以正常人血胆碱酯酶活力值作 100%，急性有机磷农药中毒时胆碱酯酶活力值在 70%～50% 为轻度中毒，50%～30% 为中度中毒，30% 以下为重度中毒。对长期有机磷农药接触者，全血胆碱酯酶活力值测定可作为生化监测指标。

2. **尿中有机磷农药分解产物测定** 对硫磷和甲基对硫磷在体内氧化分解生成对硝基酚，由尿中排出，而美曲磷脂中毒时在尿中出现三氯乙醇，均可反映毒物吸收，有助于有机磷农药中毒的诊断。

3. **有机磷检测** 血、胃内容物和大便排泄物中有机磷检测，偶尔也作为诊断手段。

【诊断与鉴别】

（一）诊断要点

患者有有机磷农药接触史，如口服、农业生产中皮肤接触或吸入有机磷农药雾滴等。中毒发病时间与毒物品种、剂量和侵入途径密切相关。

（二）鉴别诊断

西医鉴别

1. **中暑** 中暑为高温环境中一段时间后，出现头昏、口渴、多汗、心率加快、发热等；无瞳孔缩小、流涕、流涎和肌纤维震颤。此病虽然同样存在上述症状，但无接触农药史。

2. **急性胃肠炎** 急性胃肠炎以呕吐、腹泻、腹痛为主要表现，无多汗、流涎、瞳孔缩小等毒蕈碱样表现。无农药接触史。

3. **食物中毒** 发病前有不洁饮食史，以急性胃肠炎表现为主，无肌纤维震颤、瞳孔缩小、呼吸道分泌物增多、气喘、气促。

中医类证鉴别

1. **喘证** 因肺系疾病以致呼吸困难，甚则张口抬肩、鼻翼煽动、不能平卧等为主要临床特征的一种病证，严重者可由喘致脱而出现喘脱之危重证候。

2. **心衰病** 心衰病主要因心气不足或心阳不振，导致肺主治节的功能失调，宗气不舒，肺气失宣，故也可表现为气促症状，常伴有下肢浮肿，两者在部位的侧重点不同。

【治疗】

（一）西医治疗

治疗原则：迅速清除毒物、紧急复苏、特效解毒剂使用、对症支持治疗。

1. **现场急救** 尽快清除毒物是挽救患者生命的关键。对于皮肤染毒者，应立即及时去除被污染的衣服，并在现场用大量清水反复冲洗，对于意识清醒的口服毒物者，应立即在现场反复实施催吐。绝不能不做任何处理就直接将患者送去医院，否则会增加毒物的吸收而加重病情。

2. **清除体内毒物**

（1）洗胃：彻底洗胃是切断毒物继续吸收的最有效方法，口服中毒者用清水、2% 碳酸氢钠溶液（敌百虫忌用）或 1∶5 000 高锰酸钾溶液（对硫磷忌用）反复洗胃，直至洗清为止。由于毒物不易排净，故应保留胃管，定时反复洗胃。

（2）灌肠：有机磷农药重度中毒，呼吸受到抑制时，不能用硫酸镁导泄，避免镁离子大量吸收而加重呼吸抑制。

（3）吸附剂：洗胃后让患者口服或胃管内注入活性炭，活性炭在胃肠道内不会被分解和吸收，可减少毒物吸收，并能降低毒物的代谢半衰期，增加其排泄率。

（4）血液净化治疗：该方法用于重度中毒具有显著效果，包括血液灌流、血液透析及血浆置换等，可有效清除血液中和组织中释放入血的有机磷农药，提高治愈率。

3. **联合应用解毒剂和复能剂**

（1）阿托品：原则是及时、足量、重复给药，直至达到阿托品化。应立即给予阿托品，静脉注射，后根据病情每 10~20 分钟给予。有条件最好采用微量泵持续静注阿托品，可避免间断静脉给药血药浓度的峰、谷现象。

（2）阿托品化：瞳孔较前逐渐扩大、不再缩小，但对光反应存在，流涎、流涕停止或明显减少，面颊潮红，皮肤干燥，心率加快而有力，肺部啰音明显减少或消失。达到阿托品化后，应逐渐减少药量或延长用药间隔时间，防止阿托品中毒或病情反复。如患者出现瞳孔扩大、神志模糊、狂躁不安、抽搐、昏迷和尿潴留等，提示阿托品中毒，应停用阿托品。

（3）解磷定：重度中毒患者肌内注射，每 4~6 小时 1 次。

（4）盐酸戊乙奎醚注射液（长托宁）：新型安全、高效、低毒的长效抗胆碱药物，其量按轻度中毒、中度中毒、重度中毒给予。30 分钟后可再给首剂的半量应用。中毒后期或胆碱酯酶老化后可用长托宁维持阿托品化，每次间隔 8~12 小时。长托宁治疗有机磷农药中毒在许多方面优于阿托品，是阿托品的理想替代剂，是救治重度有机磷农药中毒或合并阿托品中毒时的首选剂。

4. 其他治疗 保持呼吸道通畅；给氧或应用人工呼吸器；对于休克患者，可用升压药；对脑水肿患者，用脱水剂和肾上腺糖皮质激素；对局部和全身的肌肉震颤及抽搐的患者，可用巴比妥；对于呼吸衰竭患者，除使用呼吸机外，可用纳洛酮；对于危重患者，可采用输血和换血疗法。（图 2-37）

（二）中医辨证论治

1. 湿毒壅结肠胃
证候：腹痛腹胀，恶心呕吐，流淌清涎，肢冷汗

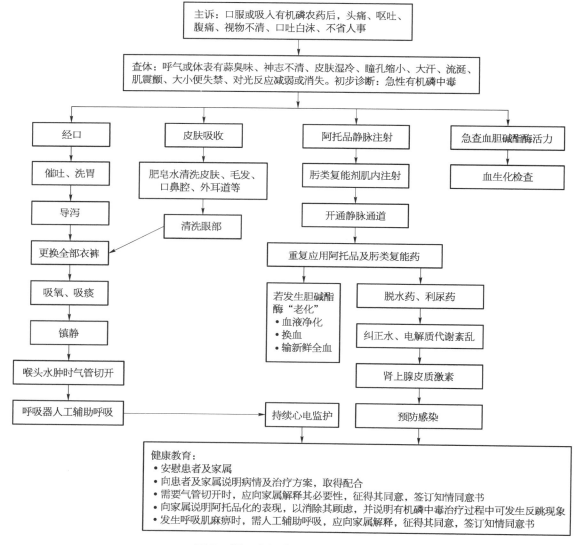

图 2-37 有机磷农药中毒处理流程

出,面色青紫,四肢震颤;或有精神萎靡不振,甚至神志不清。舌质淡红或紫黯,苔白腻或黄腻,脉细或细数。

证机分析:湿毒炽盛,壅结肠胃。

治法:峻下湿毒,清解肠毒。

处理:(1)方药:承气绿豆汤加减。药用大黄、芒硝、绿豆、甘草等。若腹痛腹胀较盛者,加厚朴、枳实、瓜蒌仁以助大黄、芒硝泻下攻积,导滞通便;若呕吐盛,加法半夏、竹茹以下气降逆止呕;若全身大汗,阳气欲脱,可加人参、麦冬益气回阳固脱。

(2)中成药:血必净注射液 20 mL,加入 5%葡萄糖注射液 250 mL 中静脉滴注。参麦注射液 60 mL,加入 5%葡萄糖注射液 250 mL 中静脉滴注。

(3)针灸:通腑泄热法。针刺尺泽、肺俞、中脘、下脘穴,或加电针刺激(电压 6 V,频率 100 次/分)。艾灸中脘、下脘穴,每次 10 分钟。

2. 湿浊阻滞胸脘

证候:胸闷不适,头昏乏力,心悸阵作,周身汗出,纳谷呆滞,恶心呕吐,腹中隐痛,双瞳孔略见缩小。舌质淡红,苔白腻,脉细。

证机分析:脾虚湿盛,阻滞胸脘。

治法:健脾化湿,清解肠毒。

处理:(1)方药:二陈汤合甘草绿豆汤加减。药用陈皮、制半夏、茯苓、瓜蒌、薏苡仁、车前子、厚朴、生甘草、绿豆等。若大便不通,加大黄、厚朴以攻积导滞;若小便短少,加猪苓、泽泻、白茅根以利水解毒;若脘腹痞满,加藿香、佩兰以化湿和中。

(2)中成药:痰热清注射液 20 mL,加入 5%葡萄糖注射液 250 mL 中静脉滴注。

(3)针灸:化湿解毒法。针刺足三里、丰隆、曲池、阴陵泉穴,或加电针刺激(电压 6 V,频率 100 次/分)。艾灸足三里,每次 10 分钟。

3. 火热内扰阳明

证候:高热口干,皮肤干燥,神昏谵语,手足震颤,颜面潮红,呼吸气粗,脘腹鼓胀。舌红干,苔燥,脉洪数。

证机分析:毒热胃肠、气虚阴伤。

治法:清热通腑,养阴生津。

处理:(1)方药:白虎汤加减。药用大黄、芒硝、绿豆、甘草等。若腹痛腹胀较盛者,加厚朴、枳实、瓜蒌仁以助大黄、芒硝泻下攻积、导滞通便;若呕吐盛,加法半夏、竹茹以下气降逆止呕;若全身大汗,阳气欲脱,可加人参、麦冬益气回阳固脱。

(2)中成药:血必净射液 20 mL,加入 5%葡萄糖注射液 250 mL 中静脉滴注。

(3)针灸:清热养阴法。针刺足三里、三阴交、阴陵泉穴,或加电针刺激(电压 6 V,频率 100 次/分)。艾灸足三里,每次 10 分钟。

4. 湿毒内淫脾胃

证候:神志尚清,精神萎靡,恶心呕吐,头昏乏力,四肢萎软无力,双瞳略为缩小。舌红,苔白厚腻,脉弦而细。

证机分析:湿毒阻胃,浊气上犯。

治法:芳香化浊,和胃止吐。

处理:(1)方药:藿香正气散加减。药用藿香、佩兰、厚朴、石菖蒲、制半夏、陈皮、苏梗、白蔻仁、绿豆等。若头昏乏力、四肢无力较重,可加黄芪、党参、枳实以益气升阳、养血生津;若不欲饮食、胸闷不饥,可加麦芽、谷芽、山楂、内金以健胃消食、行气和胃;若身黄苔腻,可加茵陈、虎杖以清热利湿。

(2)中成药:黄芪注射液 20 mL,加入 5%葡萄糖注射液 250 mL 中静脉滴注。参麦注射液 60 mL,加入 5%葡萄糖注射液 250 mL 中静脉滴注。

(3)针灸:健脾和胃法。针刺足三里、阴陵泉、解溪穴,或加电针刺激(电压 6 V,频率 100 次/分)。艾灸足三里,每次 10 分钟。

5. 气血不足,筋脉疲阻

证候:面色淡白,精神萎靡,语声低微,四肢弛缓无力,双瞳尚属正常。舌淡红,苔薄白,脉细而涩。

证机分析:气虚血少,筋脉失养。

治法:补气活血,养血通络。

处理:(1)方药:补阳还五汤加减。药用黄芪、赤芍、川芎、当归、杜仲、桃仁、牛膝、地龙、僵蚕、炙甘草等。若口渴咽干、虚烦不眠,可加沙参、麦冬、酸枣仁以益气养阴、清心除烦;若四肢疲软、活动不利,可加桑枝、桂枝以温阳通经活络。

(2)中成药:黄芪注射液 20 mL,加入 5%葡萄糖注射液 250 mL 中静脉滴注。参麦注射液 60 mL,加入 5%葡萄糖注射液 250 mL 中静脉滴注。

(3)针灸:益气活血法。针刺关元、阴陵泉、归来、气海穴,或加电针刺激(电压 6 V,频率 100 次/分)。艾灸涌泉穴,每次 10 分钟。

【中西医协同诊疗思路】

农药中毒的诊断首先要明确毒物接触史,根

据临床表现,突然出现发绀、呕吐、昏迷、惊厥、呼吸困难、休克且原因不明者,首先考虑急性中毒可能,再通过体格检查、毒物检查和特殊性检查来确诊。本病实证乃邪毒内侵,脏腑气血逆乱,清阳受扰所致,治疗以解毒、祛邪为法。毒蕴肠胃者,宜峻下湿毒,清解肠毒;湿浊阻滞胸脘者,宜理气和中、驱毒泄浊;湿热化火、内扰阳明者,宜清热通腑、养阴生津;湿毒内淫脾胃者,宜芳香化浊、和胃止呕。虚证常为素体虚弱,或毒侵五脏,耗伤气血

阴阳所致,治疗则以攻补兼施为法。气血不足、筋脉瘀阻者,宜益气养血、活血通络;气衰阳脱,则宜益气回阳固脱。(图2-38)

【预后与进展】

农药中毒及时、有效的治疗可缓解症状,不影响寿命;但治疗不及时或用量过大则可致死,部分患者可引起中毒迟发性脑病、四肢肌力和肌张力

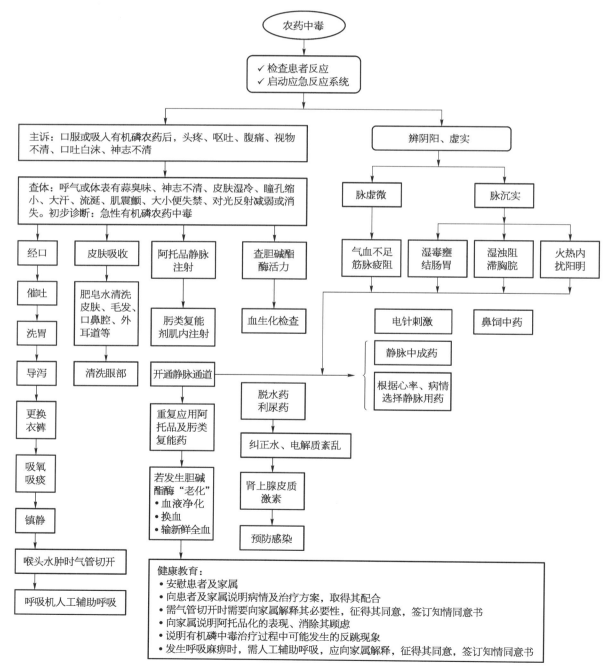

图2-38　有机磷农药中毒中西医协同诊疗思路导图

异常的后遗症,患者根据是否存在后遗症,遵医嘱复诊。

涂艳阳等报道,血清 TNF - a、转化生长因子-β_1(TGF - β_1)明显升高,随病情加重增加更明显,表明炎症介质和抗炎介质的过度释放及两者平衡失调是 AOPP 引发 MODS 的重要发病机制之一。Perera 等在 Trails 发表可乐定 II 期临床试验:中等量(0.15~0.3 mg 静滴,后 0.5 mg 于 24 小时输完)是安全的,大剂量易致需要临床干预的低血压。Thunga 等在第八届亚太医学毒理学大会报告解磷定持续静滴(每小时 500 mg)的病死率、住院天数、阿托品总量、IMS 发生率明显好于间断治疗组(1.0 g,q8 h),多次洗胃,应用去甲肾上腺素,解磷定洗胃,同时合用纳洛酮、山莨菪碱,剖腹洗胃,服毒后 12 小时洗胃等均可获益。广泛采用多次洗胃及延迟洗胃,尚无高水平的证据支持其临床效果。Moses 等研究早期低热量胃肠营养并不能改善 AOPP 患者各项指标,且有潜在延长住院时间的危险。AOPP 患者早期胃肠营养的地位有待进一步研究。

(张亚利)

第二节

毒品中毒

短时间内滥用、误用或故意使用大量毒品超过个体耐受量产生相应临床表现时,称为毒品中毒。滥用方式包括口服、吸入如鼻吸、烟吸或烫吸,注射如皮下、肌内、静脉、动脉,或黏膜摩擦如口腔、鼻腔或直肠。有时误食、误用或故意大量使用也可中毒。毒品中毒也包括治疗用药过量或频繁用药超过人体耐受所致。

本病中医属于“蛊毒”范畴,毒入血液,耗伤心阳,则心悸、脉来迟缓;邪陷心包,蒙蔽神明,则意识不清、昏迷、惊厥;阳气不达,则四肢厥冷;气血不畅,筋脉失养,则有拘急成痉等临床表现。

【病因病理】

(一)西医病因病理

1. 危险因素 毒品中毒:毒品滥用所致,根据毒品类型,有以下几种病因。

(1)阿片类中毒:吗啡、海洛因、丙氧芬、芬太尼等都属于阿片类毒品;过量使用后会使毒性物质入血液后很快分布于体内组织,包括胎盘组织,可贮存于脂肪组织,甚至可以过血脑屏障,神经毒性强。

(2)可卡因中毒:一种脂溶性物质,有很强的中枢兴奋作用及能用作局麻药。通过黏膜吸收后迅速进入血液循环,容易通过血脑屏障,有中枢兴奋和拟交感神经作用,通过使脑内 5 -羟色胺和多巴胺转运体失去活性产生作用。

(3)大麻中毒:作用机制尚不清楚,急性中毒时与乙醇作用相似,产生神经、精神、呼吸和循环系统损害,长期应用产生精神依赖性。

(4)苯丙胺类中毒:苯丙胺是一种非儿茶酚胺的拟交感神经胺低分子量化合物,吸收后易通过血脑屏障,主要作用机制是促进脑内儿茶酚胺递质(多巴胺和去甲肾上腺素)释放,减少抑制性神经递质 5 -羟色胺的含量,产生神经兴奋和欣快感。

(5)氯胺酮中毒:为静脉麻醉药,对交感神经有兴奋作用,快速大剂量给予可能会发生中毒反应。

2. 病因 由于滥用毒品,导致毒性物质在机体内堆积并产生毒性反应,通过血液循环或者血脑屏障对全身器官产生作用,机体出现一系列的中毒症状,患者最终死因多为呼吸衰竭或全身循环衰竭。

3. 病理

(1)阿片类毒品:主要有吗啡、可待因、海洛因、可卡因。该类毒品为阿片受体激动剂,进入体内后通过激活中枢神经系统内阿片受体,产生抑制呼吸、镇痛、镇静、恶心、呕吐、兴奋、致幻等作用。

(2)苯丙胺精神药类中枢兴奋性毒品:主要有冰毒(甲基苯丙胺)、摇头丸。该类毒品是一种非儿茶酚胺的拟交感神经胺,进入人体后易通过血脑屏障,促进脑内儿茶酚胺递质的释放,产生神经兴奋和欣快感。儿茶酚胺的释放主要影响循环系统,使血压增高、心率加快,甚至出现心衰表现、瞳孔散大。

(3)致幻剂氯胺酮:K 粉,为新的非巴比妥类静脉麻醉药,为中枢兴奋性氨基酸递质甲基-天门冬氨酸受体特异性阻断剂,对脑干和边缘系统有兴奋作用,能使意识和感觉分离。急性中毒时主要表现为幻觉、摇头、类精神病患者表现,有时患者自身不能描述具体的不适感,但周围朋友可明显感觉患者与平时不同。

(二) 中医病因病机

毒品常辛温燥裂,吸食成瘾,烟毒稽留,耗气伤血,损阴及阳,累及脏腑,伐伤正气,形成了正虚邪实的病机。烟毒内蕴,邪热炽盛,气伤血耗,津亏液竭,患者常表现为口干饮冷、脘腹胀痛、大便不通、胸中燥热,甚至烟毒内扰、清窍闭塞、神昏谵语、癫痫发狂。

中国古代医家对毒品成瘾的病因病机理论研究诸多,如脏腑受瘾论、三焦受瘾说、气血津液受损论等。脏腑受瘾论在众多古代医家著作中都有所提及,如《抉瘾刍言·论五脏六腑皆能受瘾》中"何脏独虚,则先受瘾……初瘾浅,肺受影响,久瘾深,则五脏六腑皆能受之,非独肺也"指出,五脏俱虚乃瘾证形成的病机所在。王燕昌在《王氏医存》中对阿片成瘾的病理病机及治法均有较为全面的论述,他认为烟毒为燥邪、火邪,在病机上,他提出三焦受瘾学说"凡吸烟成瘾之人,上焦多痰饮,中焦多积滞,下焦多寒湿"。

【临床表现】

(一) 病史

有滥用相关毒品的病史。毒品中毒患者可由本人或陪同前来者诉述,应询问何时服用何种毒品、剂量及初期发病症状等,了解原先健康情况,并要求将剩余毒品进行毒物分析及提供现场情况,以确诊是急性中毒还是慢性中毒。既要防止漏诊或误诊,也要防止有意伪造病史。

(二) 症状与体征

毒品中毒因不同的毒物类型所表现的临床症状有所不同,大多数的共同表现有激动、躁狂等兴奋表现,可以导致多器官功能的障碍,最终多以呼吸衰竭或循环衰竭为死亡原因。不同的毒品导致的中毒会有不同的反应,以下为常见毒品中毒的临床症状及体征。

1. 阿片类中毒 此类药物的严重急性中毒常发生昏迷、呼吸抑制和瞳孔缩小等改变。吗啡中毒典型表现为昏迷、瞳孔缩小或针尖样瞳孔和呼吸抑制,并伴有发绀和血压下降;海洛因中毒时除具有吗啡中毒"三联征"外,并伴有严重心律失常、呼吸浅快和非心源性肺水肿,中毒病死率很高;哌替啶中毒时除血压降低、昏迷和呼吸抑制外,与吗啡不同的是心动过速、瞳孔扩大、抽搐、惊厥和谵妄等;芬太尼等常引起胸壁肌强直;美沙酮尚可出现失明、下肢瘫痪等。

2. 可卡因中毒 急性重症中毒时,表现为奇痒难忍、肢体震颤、肌肉抽搐、癫痫大发作、体温和血压升高、瞳孔扩大、心率增快、呼吸急促和反射亢进等。

3. 大麻中毒 一次大量吸食会引起急性中毒,表现为精神和行为异常,如高热性谵妄、惊恐、躁动不安、意识障碍或昏迷。有的出现短暂抑郁状态,悲观绝望,有自杀念头。检查可发现球结膜充血、心率增快和血压升高等。

4. 苯丙胺类中毒 表现为精神兴奋、动作多、焦虑、紧张、幻觉和神志混乱等;严重者出汗、颜面潮红、瞳孔扩大、血压升高、心动过速或室性心律失常、呼吸增强、高热、震颤、肌肉抽搐、惊厥或昏迷,也可发生高血压伴颅内出血。

5. 氯胺酮中毒 表现为神经精神症状,如精神错乱、语言含糊不清、幻觉、高热及谵妄、肌颤和木僵等。

(三) 四诊要点

意识丧失,无呼吸,面色青紫或苍白,或汗出肢冷。无呼吸声及气息流动。不能配合舌诊。气阴两脱者,舌质深红或淡;元阳暴脱者,舌质淡润;痰瘀蒙窍者,舌质暗或有瘀斑,苔厚腻。猝死时无脉,出现猝死前可出现釜沸脉、鱼翔脉、屋漏脉、虾游脉等七死脉。气阴两脱者,脉虚数或微;元阳暴脱者,脉微细欲绝或伏而难寻;痰瘀蒙窍者,脉滑或脉涩。

【辅助检查】

(一) 检查项目

毒品尿液检查:怀疑海洛因中毒时,可在4小时后留尿检查毒物。应用高效液相色谱法可以对尿液苯丙胺及其代谢产物进行检测。尿液中检测出氯胺酮及其代谢产物也可协助诊断。

血液毒品浓度检查：直接检测血液中的毒品浓度比尿液检查更为精准。

呕吐物毒品定性检查：若是口服中毒，可以通过患者的胃内容物或者呕吐物对毒品进行定性检查。

动脉血气分析：麻醉药类中毒者表现为低氧血症和呼吸性酸中毒，氧分压低于 60 mmHg，二氧化碳高于 50 mmHg。

血液生化检查：监测血糖、检查电解质和肝肾功能，用于评估病情的严重程度以及为对症治疗提供参考依据。

（二）主要危重指标与监测

主要监测肌钙蛋白 I(cTnI)、超敏肌钙蛋白 T (hs - cTnT)、N 末端 B 型脑利钠肽前体(NT - proBNP)、肝功能、肾功能。

【诊断与鉴别】

（一）诊断要点

有滥用相关毒品的病史，出现兴奋、呼吸困难、昏迷等症状；实验室检查毒品阳性，即可确诊为毒品中毒。

（二）鉴别诊断

西医鉴别

1. **进食感染性食物导致的中毒反应**　最常见的是细菌，包括沙门菌、变形杆菌、溶血性弧菌，可出现呕吐、高热、腹痛、昏迷等症状。若疾病发展迅速，也可导致呼吸衰竭或循环衰竭。

2. **阿片类中毒**　出现谵妄时，可能为同时使用其他精神药物或合并脑部疾病所致。瞳孔缩小者还应与镇静催眠药、吩噻嗪、OPI、可乐定中毒或脑桥出血鉴别。海洛因常掺杂其他药（如奎宁、咖啡因或安定等），以致中毒表现不典型，此时应想到掺杂物的影响。

中医类证鉴别

1. **痫病**　每发四肢抽搐，两目上视，昏不识人，与痉病相似，但痫病多有反复发作史，发作前常无明显诱因，发病突然，伴口吐涎沫，或有怪叫声，且多无自然恢复者。

2. **厥证、痉病**　可伴有神识昏迷，与厥证相似，伴发神昏时也有称为痉厥者，实为痉与厥并见。痉病是以肢体抽搐、强急为主症，神昏为其或有的伴发症；而厥证是以突然昏倒、不省人事、四肢厥冷为主症，甚至也有一厥不复而殁者，一般无四肢抽搐和项背强直等表现。

3. **中风病**　该病以突然昏仆，不省人事，或不经昏仆而渐进加重，即以半身不遂、口舌歪斜为主症，而痉病却无半身不遂、口舌歪斜症，可资鉴别。

【治疗】

（一）西医治疗

毒品中毒属于比较危重的症状，必须运用多种治疗手段。目前以复苏支持治疗、解毒药治疗、去除毒品的病因治疗以及对症治疗为主。除此之外，严格对麻醉镇痛药和精神药品进行管理也是预防毒品中毒的重点。

1. **急症治疗**

（1）呼吸支持：呼吸衰竭者应保持呼吸道通畅，必要时行气管内插管或气管切开，呼吸机辅助呼吸。

（2）循环支持：血流动力学不稳定者，取头低脚高位，同时静脉输液，必要时应用血管升压药。可卡因中毒引起的室性心律失常应用拉贝洛尔或苯妥英钠治疗。

（3）纠正代谢紊乱：伴有低血糖、酸中毒和电解质平衡失常者，应给予相应处理，可通过补液进行纠正。

2. **病因治疗**　及时清除残余毒品，阻止吸收是对病因的治疗。

（1）催吐：对清醒患者可以使用手指，按压舌根，并碰触扁桃体，使机体产生反射，并发生呕吐反应；或用双手挤压胃部以下位置，或轻拍背部对应于胃的位置等。神志清楚者，禁用阿扑吗啡催吐，以防加重毒性。

（2）洗胃：口服中毒者，胃排空延迟，不应常规洗胃。摄入致命剂量毒品时，1 小时内洗胃，先用 0.02%~0.05% 高锰酸钾溶液洗胃，后用 50% 硫酸镁导泻。

（3）活性炭吸附：应用活性炭混悬液吸附未吸收的毒物。丙氧芬过量或中毒时，由于进入肠肝循环,多次给予活性炭疗效较好。

3. 药物治疗

（1）纳洛酮：为常用毒品中毒的解毒药,可静脉、肌内、皮下或气管内给药。阿片类中毒伴呼吸衰竭者,立即静注纳洛酮。

（2）纳美芬：治疗吗啡中毒优于纳洛酮,给药途径多,作用时间长,不良反应少。尚可用于乙醇中毒。

（3）烯丙吗啡：化学结构与吗啡相似,对吗啡有直接拮抗作用,用于吗啡及其衍生物或其他镇痛药急性中毒的治疗。给药途径为肌注或静注。

（4）左洛啡烷：为阿片拮抗药,能逆转阿片中毒引起的呼吸抑制。对于非阿片类中枢抑制药中毒的呼吸抑制,非但不能逆转,反而加重病情。

4. 其他治疗

对症治疗：高热者,一般应用物理降温,如使用乙醇、冰袋或冰帽冰敷局部。惊厥抽搐者,保护患者安全,必要时使用防护具,精神类毒品中毒惊厥者可应用硫喷妥钠或地西泮。肌肉强直者,应用肌肉松弛药。严重营养不良者,应给予营养支持治疗,如输注白蛋白等。

（二）中医辨证论治

1. 初期（亦称发瘾期）

证候：面色黧黑,呵欠喷嚏不止,涕泪不断,畏寒身冷,肤如鸡皮,自汗盗汗,胡言乱语,哭闹无常,彻夜难眠,身痛骨痛如被杖击之苦,或伴骨痒,甚则难忍欲死,纳差,腹痛绵绵,便秘数十日不行,小便不畅。舌质紫暗,苔腐厚腻亦可见灰黑,或上浮黄苔,脉弦涩。

证机分析：腑实毒瘀,蒙蔽清窍。

治法：通泻六腑,荡涤毒浊,宁神醒窍。

处理：（1）方药：自拟戒毒1号方。药用大黄、金牛草、芒硝、枳实、厚朴、柴胡、桔梗、白芍、栀子、黄连、豆豉、远志、制半夏、石菖蒲、甘草等。服药至剂后,泻出黑色干硬燥屎,后大便逐渐变稀,待黑色稀便泻尽,便色变黄后,原方大黄、芒硝减量。以此方为基础临证化裁,能有效控制毒瘾发作,一般数日即可度过此期。

（2）中成药：黄芪注射液20 mL,加入5%葡萄糖注射液250 mL中静脉滴注。参麦注射液60 mL,

加入5%葡萄糖注射液250 mL中静脉滴注。

（3）针灸：益气固脱法。针刺足三里、神阙、中脘、下脘穴,或加电针刺激（电压6 V,频率100次/分）。艾灸中脘穴,每次10分钟。

（4）其他疗法：① 耳针。针刺肾上腺、皮质下、大肠,留针30分钟。② 穴位注射。参附注射液0.5 mL,双侧内关穴注射。

2. 中期（亦称成瘾期）

证候：焦虑、烦躁,情绪不稳定,健忘,失眠或夜寐不安,腰腿酸痛,动则气短,神情疲惫,纳呆。舌质淡红,苔白或腐腻灰黑苔尚未退尽,或舌红少苔,脉沉细滑或缓。

证机分析：真气亏虚,散乱欲脱。

治法：宁心镇痛,和胃健脾。

处理：（1）方药：自拟戒毒2号方。药用川芎、丹参、当归、金牛草、茯苓、大黄、枳实、厚朴、远志、酸枣仁、刺五加、金不换、白术、焦山楂等。若烦躁不解,加龙骨、牡蛎镇静安神;胃胀、腹满,加半夏、陈皮理气和胃,脾胃正常受纳运化水谷,气血津液渐生,脏腑功能渐复。

（2）中成药：黄芪注射液20 mL,加入5%葡萄糖注射液250 mL中静脉滴注。参麦注射液60 mL,加入5%葡萄糖注射液250 mL中静脉滴注。

（3）针灸：益气固脱法。针刺关元、内关、气海、足三里、三阴交穴,或加电针刺激（电压6 V,频率100次/分）。艾灸足三里穴,每次10分钟。

（4）其他疗法：① 耳针。针刺肾上腺、皮质下、肺、肾,留针30分钟。② 穴位注射。参附注射液0.5 mL,双侧内关穴注射。

3. 后期（亦称康复期）

证候：体倦乏力,头晕,心悸,虚烦,夜寐不安,间歇出现腰酸腿痛等。舌质淡,苔薄白;或舌质红,少苔,脉沉细无力。

证机分析：真气亏虚,散乱欲脱。

治法：益气固脱。

处理：（1）方药：自拟戒毒3号方。药用生黄芪、党参、当归、川芎、丹参、白术、茯苓、扁豆、山药、熟地黄、阿胶、何首乌、枸杞子等。心悸、虚烦、夜寐不安严重者,加茯神、远志、酸枣仁益气养心、安神定志;乏力、口干、腰酸者,加玉竹、黄精益胃生津、补肾益精。

（2）中成药：黄芪注射液20 mL,加入5%葡萄糖注射液250 mL中静脉滴注。参麦注射液60 mL,

加入5%葡萄糖注射液250 mL中静脉滴注。

（3）针灸：益气固脱法。针刺关元、内关、足三里、三阴交穴，或加电针刺激（电压6 V，频率100次/分）。艾灸涌泉穴，每次10分钟。

（4）其他疗法：① 耳针。针刺肾上腺、皮质下、肺、肾，留针30分钟。② 穴位注射。参附注射液0.5 mL，双侧内关穴注射。

【中西医协同诊疗思路】

急诊急救治疗首先要维持稳定患者生命体征，对于出现呼吸循环衰竭患者，要立即给予清理呼吸道，气管插管，呼吸机辅助呼吸，稳定血压、抗心律失常治疗，这是第一位的，不要纠结于病史的详细采集而错过了最佳的抢救时机。急性毒品中毒所致的急性多器官功能衰竭，各项生化指标可出现极度异常，在临床治疗中不要轻言放弃，经积极综合治疗，多数患者疗效较好，各器官功能可完全恢复正常。纳洛酮对于急性毒品中毒患者不同时期疗效不同，对昏迷患者治疗较好，而对于意识清楚患者，要根据病情酌情使用，对于以循环系统症状为主的患者，不推荐使用纳洛酮。

中医认为，毒品久用会导致成瘾症，即烟毒内蕴，气血津液受损、脏腑阴阳失调、气血瘀滞，损阴及阳，毒瘀互阻，寒热错杂，虚实互见，出现诸病丛生的复杂病证。中医药戒毒有着悠久的历史和丰富的经验，大量的临床实践表明中医药对戒毒后全身气血的继续调补非常重要，对缓解和解除长期困扰患者的稽延性戒断症状和心理渴求有肯定的疗效。由于其疗效佳、不良反应小等优点，中医药在戒毒方面的研究已经越来越广泛，并且出现了汤剂以外的颗粒剂、片剂、口服液、胶囊、膏剂、浸膏剂、丸剂、栓剂、针剂等剂型。其中既有国药准字号的药物，也有院内制剂、保健食品，甚至食品。中药复方制剂中胶囊剂有克毒宁、克瘾宁、康复欣、君复康、灵益、安君宁、新生复康、十复生、脱瘾扶正康、毒瘾消胶囊等；煎剂有加味参附汤、华痛愈、力平春等；口服液有清君饮、扶正剂、早安口服液、益安回生、戒毒口服液、藿香正气口服液等；颗粒剂有正通宁、复方延胡索、保康戒毒、天草颗粒等；片剂有福康片、复方克痛宁片、济泰片、异搏定等；丸剂有救迷断瘾丸等；膏剂有复方镇痛膏等；浸膏剂有茉莉根醇浸膏等；栓剂有冰茶栓、神农戒毒栓等；针剂有复方丹参注射液、山莨菪碱注射液、河豚毒素注射液等。（图2-39）

【预后与进展】

（一）预后

毒品中毒若程度不重，并经过及时有效的治疗，一般不会影响患者的生活质量，但若留下较为严重的后遗症或者有器官受损，预后也不乐观。

（二）进展

现代医学中通常使用美沙酮等阿片受体的替代递减疗法，可以控制戒断症状，但也存在着美沙酮的成瘾性和毒副作用困扰等缺点和不足。而一些纯中药制剂戒毒方式还不能很好地控制前3日戒断症状，患者较难接受。中医学认为鸦片性味辛温香、苦、酸涩，有毒，归十二经。临床上具有行气止痛、涩肠止泻、敛肺止咳等功效，但其性辛香走窜，苦温燥烈，最能伤阴耗气。初吸时以其辛香开汇气道，振奋精神，造成损津耗液，伐伤气血，久则成瘾。靠鸦片提携元气，使之运行失度，导致元气耗竭，脏腑俱损。《王氏医存》曰："因周身之气被其牵引，倦者不倦，乏者不乏，徒然爽快，疑为精神长也。"一旦断烟，气无以升提运行，精血耗散，则诸症丛生。其病机为脏腑虚衰，气血耗损，烟毒内存。立法以扶正祛邪，益气升提以固本，解毒祛邪以除瘾，达到标本兼治的目的。中药方中，黄芪、西洋参益气升提，固摄气血；川黄连、栀子、蒲公英清热泻火解毒，清心除烦；重用大黄，使邪毒从大肠排出，邪有出路，疾病易愈；用延胡索、钩藤、羚羊角镇静息风，解痉止痛，对抗全身疼痛、紧张、焦虑等症；又以生地黄、白芍、西洋参滋阴生津，对抗毒热燔蒸、津液亏耗之症；生甘草以解百毒且调和诸药，并防重用大黄所致的腹泻副作用。据香港大学医学院的研究结果表明，补益、解痉、止痛的中药有效成分对不同戒断症状的选择性作用，似乎与抗精神病药氟哌啶醇的作用类似，可能对神经系统递质紊乱有调节和恢复作用。

（张亚利）

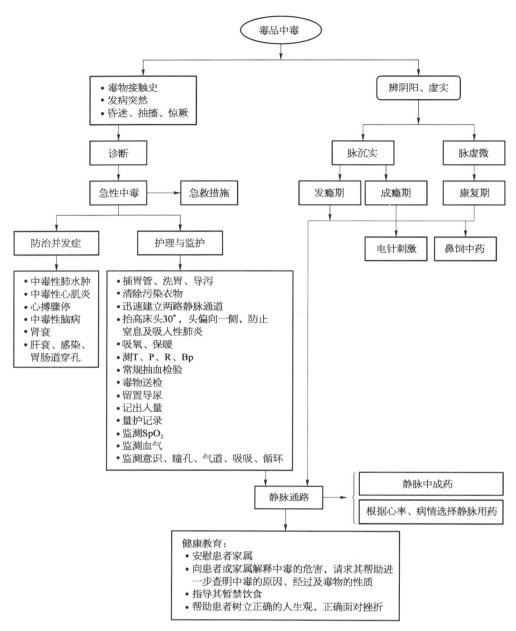

图 2-39　毒品中毒中西医协同诊疗思路导图

第三节

药物中毒

　　凡是药物,特别是有毒药物,经气道、食道、血管或皮毛进入体内,而使机体受损致病,甚至阴阳离决,危及生命,称为药物中毒。本章节就临床常见的镇静催眠药、抗抑郁药、抗心律失常药、降压药、降糖药及常见中药乌头类药物等药物中毒进行系统论述。

　　在中医学中,"毒"的概念渊源久远,按来源划分,可分为外受毒邪与内生毒邪。前者系从外界感受的一类病邪,包括直接感受的外界毒邪,如《内经》所谓的"大风苛毒""五疫之毒",《诸病源候论》中的蛊毒、药毒、虫兽毒和近代温病中的温毒、疫毒以及六淫过甚转化为毒或外邪内侵蕴久成毒等,相当于西医学中组织细胞功能障碍,机体一系列病理生理生化过程的产物,如毒性氧自由基、兴奋性神经毒、过敏介质、炎性介质、钙离子超载、新陈代谢毒素、致癌因子等。

　　有关中毒的记载,最早见于汉代张仲景的《金匮要略·禽兽鱼虫禁忌并治》篇,其中有"所食之味,有与病相宜,有与身为害,若得益则益体,害则成疾,以此相危,例皆难疗。凡煮药引汁,以解毒者,虽云急救,不可热饮,诸毒病得热更甚,以冷饮之",并有对饮食中毒及其预防的记述:"六畜自死,皆疫死,则有毒,不可食之。"隋代巢元方所著《诸病源候论·诸饮食中毒候》中记载:"凡人往往因饮食忽然困闷,少时至甚,名为饮食中毒。"《普济方·中药毒》:"凡中药毒及一切毒,皆能变乱,与人为害,亦能杀人",亦指出了药物中毒的定义。《备急千金药方·解百药毒》:"野葛毒,以死口噤。钩吻毒,困欲死,面青口噤,逆冷身痹",记载了钩吻中毒的症状。《诸病源候论·解诸毒候》:"又着乌头毒者,其病发时,咽喉强而眼睛痛,鼻中艾臭,手脚沉重,常呕吐,腹中热闷,唇口习习,颜色乍青乍赤",描述了乌头中毒的早期症状。

【病因病理】

(一) 西医病因病理

1. 镇静催眠药中毒 本类药物通常包括巴比妥类、苯二氮䓬类及其他类三大类。临床上常因误服大剂量药物,或治疗中用错药物以及用药剂量过大而发生急性中毒。本类药物对中枢神经系统有广泛抑制作用。其作用与剂量大小有关,通常小剂量产生镇静作用;中等剂量具有安眠作用;大剂量有麻醉和抗惊厥作用;重度中毒则因中枢神经系统高度抑制,延髓呼吸中枢麻痹而致死。本类药物长期使用,几乎都可产生耐受性和依赖,突然停药时可产生戒断症状,故须避免长期使用。

(1) 巴比妥类药物中毒:巴比妥类(barbiturates)药物是巴比妥酸的衍生物。巴比妥酸为嘧啶衍生物,由丙二酸酯和脲缩合而成。巴比妥酸本身无中枢抑制作用,当其第5位碳原子上的两个氢被烃基、烯烃基或芳香基团取代时,则生成一系列具有中枢抑制作用的衍生物。取代基团的性质决定药物的脂溶性及体内清除方式,从而影响其作用快慢及维持时间的久暂。目前已合成的巴比妥类药物达2 500余种,但临床上常用的有:苯巴比妥、异戊巴比妥、司可巴比妥、戊巴比妥、硫喷妥钠。各种巴比妥类药物作用基本相同,常根据服药后睡眠时间维持长短而分为长效类(苯巴比妥,6~12小时);中效类(异戊巴比妥,3~6小时)、短效类(硫喷妥钠,1/4小时)。中、短效类与长效类

巴比妥的药代动力学特点不同,前者脂溶性高,容易进入脑组织,作用快,主要经肝脏代谢;后者则相反,且更多依赖肾脏清除。加速清除的措施如强迫利尿、血液净化对长效类有益,而对中、短效类则难以奏效。本类药物能抑制丙酮酸氧化酶系统,减少高能磷酸盐形成,从而抑制神经细胞的兴奋性,阻断脑干网状结构上行激活系统的传导机制,使整个大脑皮层发生弥漫性抑制,出现催眠和较弱的镇静作用。稍大剂量则影响条件反射、非条件反射和共济协调等作用。过量时可明显抑制心血管系统,并使延髓呼吸中枢麻痹,导致周围血管扩张,发生休克,呼吸衰竭;抑制体温调节中枢,引起过低温。除药物种类和所服剂量外,患者有无肝、肾功能障碍,有无合并应用其他中枢抑制药或乙醇等,也能影响中毒及其临床表现严重程度。这类药易产生耐药性和依赖性,突然停用可发生严重反应。少数人可发生过敏反应。由于该类药能诱导肝药酶,提高药酶活性,可改变自身及其他药物的代谢。临床误服过量或有用该类药作为自杀手段引起急性中毒者颇多,病死率高。

(2) 苯二氮䓬类药物中毒:从1975年合成苯二氮䓬类(benzodiazepines, BDZ)第一个药物氯氮䓬(利眠宁),目前用于临床的这类药已达25种,其代表药物即地西泮(安定)。其他常用的尚有奥沙西泮、氯羟西泮、硝西泮、氯硝西泮、氟西泮和艾司唑仑(舒乐安定)等。其结构中第5位上的芳香基团为该类药物起中枢抑制作用所必需的。与巴比妥类或其他类镇静催眠药比较,其具有选择性高、安全范围大、对呼吸抑制小、不影响肝药酶活性,长期应用虽可产生耐受性与依赖性,但相对发生率低等优点,几乎取代了所有老药,成为应用最广泛的镇静催眠药,还常被用于抗癫痫、抗惊厥和全身麻醉等。本类药物中毒直接致死罕见,如氯氮䓬成人最小致死量约2 g,地西泮一次用量超过25 mg,或静脉注射速度过快,每分钟超过5 mg/mL,可引起急性中毒。本类药物也称弱安定药,包括超短作用时(<6小时)的三唑仑(triazolam,海乐神,三唑苯二氮);短作用时(6~20小时)的阿普唑仑(alprazolam,佳静安定)、劳拉西泮(lorazepam,氯羟安定)、奥沙西泮(oxazepam,去甲羟基安定,舒宁)、替马西泮(temazepam,羟基安定);中等作用时(≥20小时)的地西泮(diazepam,安定,苯甲二氮)、氯氮䓬(chlordiazepoxide,利眠宁);长作用时

（≥40小时）的氟西泮（flurazepam，氟安定）、普拉西泮（prazepam）等。本类药物是特异性苯二氮䓬类（BZD）受体激动剂，该受体广泛分布于中枢神经细胞的突触部位（尤其是大脑边缘系统如杏仁核，与人的情绪、记忆密切相关），与γ-氨基丁酸（GABA）受体、氯离子通道形成复合物；激动 BZD 受体能增强 GABA 对氯离子通道的门控作用，使突触膜过度极化，最终增强 GABA 介导的中枢神经系统抑制作用。大剂量时除可抑制中枢神经系统外，还可抑制心血管系统。一次误服大量或长期内服较大剂量，可引起毒性反应；同时摄入乙醇、中枢抑制剂及三环类抗抑郁剂等，可使其毒性增强。老年人对本类药物敏感性增高。肝病可使其半衰期（$t_{1/2}$）延长 1～3 倍；肾病则影响其排泄，故原有肝、肾疾患者连续用该类药易引起药物及代谢产物在体内蓄积。滥用或长期服用也可产生耐受性、习惯性和成瘾性。一旦成瘾，突然停药可致戒断反应。该类药偶可引起过敏反应，并有致畸作用。

2. 抗抑郁症药中毒 抗抑郁症药用于治疗抑郁症或抑郁状态。临床常用的治疗药物可根据其化学结构或药理活性分为：三环类抗抑郁药：丙米嗪（米帕明）、氯米帕明（氯丙米嗪）、地昔帕明（去甲丙米嗪）、曲米帕明（三甲丙米嗪）、阿米替林、去甲替林（去甲阿米替林）、普罗替林、多塞平（多虑平）和度硫平等。四环类抗抑郁药：马普替林（maprotiline，麦普替林）、米安色林（mianserin，米塞林）等；单胺氧化酶抑制剂；其他类抗抑郁药：阿莫沙平（amoxapine，氯氧平）、托洛沙酮（toloxatone）、曲唑酮（trazodone）、氟西汀（fluoxetine）等。以上各类药物主要通过抑制脑内 5-羟色胺（5-HT）和去甲肾上腺素（NA）的再摄取；或抑制单胺氧化酶活性，减少脑内 5-HT 与 NA 的氧化脱氨降解，从而使脑内受体部位的 5-HT 或 NA 含量增高，促进突触传递而发挥抗抑郁活性。临床上因故意或意外摄入所致急性中毒常有发生，引起神经与心血管系统毒性，可导致致命后果，其病死率在因药物中毒所致死亡中居前位。其中以老三环类药毒性较大，按其急性中毒病死率依次为：阿米替林、度硫平、地昔帕米、多塞平和曲米帕明；新的抗抑郁药一般较老药安全，但马普替林和阿莫沙平是例外，可引起反复惊厥发作，也有较高病死率，临床上应予以重视。

（1）阿米替林中毒：阿米替林，别名阿米替林、依拉维、氨三环庚素。本品为临床最常用的三环类抗抑郁药，急性中毒的发生率与病死率在本类药物中均居前位。病理机制：本品口服吸收完全，8～12 小时达血药浓度高峰，90%与血浆蛋白结合，经肝脏代谢，主要代谢产物为去甲替林，仍有活性。本品与代谢产物分布于全身，可透过胎盘屏障，从乳汁排泄，最终代谢产物自肾脏排出体外。血浆半衰期为 9～25 小时。进入体内后，它能选择性地抑制中枢突触去甲肾上腺素的再摄取，从而发挥抗抑郁效应。

除此之外，尚有中枢与外围抗胆碱作用。心脏毒性：是其致死的主要原因，可能与其抗胆碱作用、奎尼丁样膜抑制作用、去甲肾上腺素再摄取抑制作用及α受体阻滞作用等有关。拟交感作用：急性中毒早期引起高血压及心律失常，后期因神经递质储备耗竭导致低血压。组胺 H_2 受体拮抗作用：引起镇静或中枢抑制。

临床上急性中毒发生于一次吞服大量药物企图自杀者，1.5～3.0 g，剂量可致严重中毒而死亡。与单胺氧化酶抑制剂、吩噻嗪类抗精神病药、拟交感药及巴比妥类药物合用，可使其心血管、神经系统毒性及呼吸抑制作用增强。

（2）碳酸锂中毒：碳酸锂（lithium carbonate）是临床最常用的抗躁狂药，能有效地控制狂躁症发作。其作用机制可能与抑制脑内神经突触部位去甲肾上腺素的释放并促进其摄取，使突触部位去甲肾上腺素含量减低有关；还可促进 5-HT 合成，使其含量增加，有助于情绪稳定。本品一般治疗剂量为每次 0.125～0.5 g，每日 3 次，可逐渐加至每日 1.5～2 g，甚至 3 g；维持量为每日 0.75～1.5 g。一次过量摄入或慢性蓄积中毒，可引起严重神经损害及肾功能衰竭。中毒者的个体差异较大。本品口服易吸收，30 分钟至 2 小时可达血液浓度高峰。药物吸收后分布至全身各组织，很少与血浆蛋白结合，亦无代谢转化，95%以上以原形经肾脏排泄，其排泄速度随体内钠离子浓度增加而加快。血浆半衰期约为 24 小时。进入体内的锂离子可使内分泌及代谢发生变化。急性中毒时，可影响中枢神经系统去甲肾上腺素的释放和转送，使相应受体周围的去甲肾上腺素水平降低，导致脑病综合征。高浓度锂作用于肾脏，可损伤肾曲小管，使之发生变性坏死，严重者可致肾功能衰竭。本品还可使血糖升高、甲状腺功能减低或甲状腺肿大等。本品急性中毒主要致死原因是肾功能衰竭，其次是严重心律失常所致的急性循环衰竭。

3. **抗心律失常药中毒** 抗心律失常药物分为四类：Ⅰ类，钠通道阻滞剂，包括奎尼丁、普鲁卡因胺、利多卡因、美西律(慢心律)、苯妥英钠、阿普林定(安搏律定)和普罗帕酮(心律平)等。Ⅱ类，β受体阻滞药。Ⅲ类，延长复极过程的药物如溴苄胺、胺碘酮等。Ⅳ类，钙通道拮抗剂如维拉帕米(异搏停)、地尔硫草等。

奎尼丁中毒：奎尼丁(quinidine)别名异奎宁硫酸盐，系从金鸡纳树皮中提取的生物碱，是奎宁的右旋异构体，能直接抑制心脏自律性、传导性、应激性和收缩性，为广谱抗快速型心律失常药，作用迅速、效果显著，但安全范围小、副反应多，限制了它的应用。奎尼丁可能作用于心肌钠通道 S4、S5、S6 段细胞内形成孔道的部位，使钠通道失活，阻止钠离子在除极时通过细胞膜进入细胞内，使动作电位 0 相上升速率(Vmax)、动作电位幅度(APA)降低，有效不应期明显延长。奎尼丁抑制自律性的作用对浦肯野细胞最强，对窦房结最弱，抑制心脏传导性以心房、心室为主，使 P-R 间期延长、QRS 波增宽，也使 H-V 间期延长；减慢 3 相钾离子外流，从而加重传导阻滞；大剂量时，抑制钙离子内流，使心肌收缩力减弱；当血药浓度过高时或当异位节律伴有窦房结功能低下时，可出现窦性心动过缓，甚至窦性停搏。因使心肌复极不均，易导致折返而诱发尖端扭转性室速。通过阻滞肾上腺素 α 受体和直接扩血管作用，使血压降低。此外，奎尼丁还具有类似阿托品的抗胆碱作用，在心房纤颤和心房扑动复律过程中，可使心室率显著加快。

治疗剂量的奎尼丁可致心动过缓或心脏停搏。剂量过大引起所谓"金鸡纳反应"。严重过量抑制窦房结和房室传导系统，诱发室性心动过速或停搏。应用奎尼丁期间偶见的严重反应是奎尼丁晕厥或猝死，可能与心室内出现弥漫性传导障碍，使心室复极延长和不均一有关，故又称延迟复极综合征。奎尼丁口服后 95% 吸收，口服 1~2 小时后血浆浓度达高峰，60%~80% 的药物与血浆蛋白结合，心肌中药物浓度超过血液中的 10~20 倍；半衰期 5~7 小时，多次口服 48~72 小时后累积血浆浓度达高峰。主要经肝脏羟基化代谢，仅约

10% 以原形从肾脏排出，肾功能不全者用药时易发生中毒。若患有肝病或低蛋白血症，因游离药物增加，半衰期延长而易致中毒。奎尼丁治疗血浓度 2~5 mg/L，中毒血浓度 6~14 mg/L，致死血浓度 30~50 mg/L，口服极量每次 0.6 g，每日 3 g。LD50 594 mg/kg(小鼠口服)，67~69 mg/kg(小鼠静脉注射)。

4. **常见降压药中毒** 钙离子(Ca^{2+})拮抗剂是老年患者最常用的降压药，常常是老年患者药物中毒的常见药物，能选择性抑制 Ca^{2+} 依赖功能或 Ca^{2+} 调节作用的一类药物，但目前临床上常用的钙离子拮抗剂都是通过选择性阻滞细胞膜钙通道，阻抑 Ca^{2+} 内流，减少细胞内可利用的 Ca^{2+} 而发挥作用，因此也称为钙通道阻滞剂。钙离子拮抗剂品种繁多，化学结构多不相同，其临床作用也有所差别。常用药物有二氢吡啶类(如硝苯地平、尼莫地平、尼群地平、尼卡地平等)、苯烷胺类(如维拉帕米、甲氧维拉帕米等)、苯硫氮草类(如硫氮草酮等)和二苯哌嗪类(脑益嗪、西比林等)。主要药理作用是抑制心肌收缩力、扩张周围血管、降低血管阻力、增加冠状动脉血流量，同时可扩张脑血管、改善脑功能。但不同种类的钙拮抗剂出现的临床不良反应和毒性作用也不同，其中二氢吡啶类中毒最常见。

二氢吡啶类中毒：此类药物包括硝苯地平(心痛定)、尼群地平、尼莫地平、尼卡地平、尼鲁地平和尼索地平等，主要作用于血管平滑肌，扩张周围血管，使血压下降，冠脉供血增加，主要用于治疗高血压和变异性心绞痛等。此类药物口服或舌下含服吸收迅速，其吸收率达 90% 以上，口服生物利用度达 45%~65%。大部分与血浆蛋白结合，主要经肝脏代谢灭活，其产物经肾脏排泄。

5. **降糖药中毒** 临床以胰岛素过量最常见。胰岛素注射过量可引起低血糖综合征。此时由于肾上腺素迅速释放，患者首先出现交感神经兴奋性增高的一系列表现，继而因血糖降低影响中枢神经系统能量供应，依次罹及大脑皮质、皮质下中枢、间脑和基底神经节，最终抑制延脑生命中枢，危及生命。

6. **常见抗生素中毒** 万古霉素口服不吸收，肌内注射引起剧痛和组织坏死，故只宜静脉给药。静脉滴注 1 g，可在多数组织、胸腔积液、心包液及滑膜液中达到治疗浓度，但胆汁中浓度很低，不易

透过正常血脑屏障。脑膜有炎症时脑脊液中浓度仅为同期血药浓度的 10% ～20%。本品主要由肾脏排泄,尿中浓度较高,小部分在体内代谢,肾功能正常的成人血半衰期为 6～8 小时,肾功能损害时血清半衰期明显延长,无尿患者可达 8～10 日。本品毒性较大,可致严重的耳毒性和肾毒性,此外还可引起过敏反应。

7. 常见中药中毒 乌头类是最常见的中药中毒的草药之一。不仅供药用,民间常将附子炮制品作为补品,服用不当常引起中毒。乌头碱治疗量 0.1 mg,极量 0.2 mg,致死量为 2～5 mg。乌头类中毒剂量与所用品种有关,如附子 30～60 g,川乌 3～6 g,雪上一枝蒿 1.5～3 g。乌头碱加热水解为乌头次碱及乌头原碱后毒性大减,前者仅为乌头碱的 1/50,后者为 1/2 000,故服时除剂量应严格控制外,应加热炮制或久煮。乌头碱可经消化道或黏膜迅速吸收,并从肾脏及唾液较快排泄。因此,中毒后发病快,中毒症状持续不长。

乌头碱毒性主要是对中枢神经系统及末梢神经的先兴奋、后麻痹作用。最先是感觉神经末梢异常感觉和迷走神经的强烈兴奋,可致流涎、出汗、呕吐、心率缓慢及房室传导阻滞等。对皮层影响小,当临床已有中毒症状时,神志仍清楚。随后发生上述各部的抑制与麻痹作用。乌头碱也直接作用于心肌,造成心律失常。中毒死亡多因严重心律失常及呼吸中枢麻痹所致。死亡常发生于中毒后 3～4 小时内。尸检多表现为心、肺、脑、肾等主要器官的微循环障碍,无其他特殊病理变化。

(二) 中医病因病机

关于中毒的病因病机,在《诸病源候论》中有详细论述,"凡可食之肉,无甚有毒。自死者,多因疫气所毙,其肉则有毒,若食此肉,便令人困闷,吐利无度,是中毒"。《素问·至真要大论》中记载:"有毒无毒,何先何后……所治为主,适大小为制也。"《诸病源候论·服药失度候》曰:"凡和汤药,自有限剂,至于圭、铢、分、两,不可乖违。若增加失宜,便生他疾。"《圣济总录·服药过剂》言:"服药过剂,反伤正气,致八邪干心。然毒药攻邪,不必过剂,过则反伤正气,犹以五味致养,稍过亦能为害,此理之必至也。"上述均指出了药物中毒最为主要的原因是用量不当。其他尚有煎法不当,个体敏感性不同,误服药物等原因。

【临床表现】

(一) 病史

患者有明确的口服药物接触史。药物中毒发病时间与毒物品种、剂量密切相关。

(二) 症状与体征

1. 镇静催眠药中毒 主要特点是中枢神经系统、呼吸和心血管系统抑制。症状出现时间取决于摄药种类:短效类于 15～30 分钟出现症状,高峰见于 2～4 小时;长效类于 1～2 小时发病,高峰见于 6～18 小时。早期死因是呼吸抑制,晚期死因有循环衰竭、肺炎、肺水肿。轻者头晕、记忆力减退、醉汉样表情、嗜睡、眩晕、乏力、共济失调、知觉障碍甚至消失。偶有中枢神经兴奋、锥体外系障碍及一时性精神错乱,老年体弱者易有晕厥。严重者发绀、呼吸困难、脉搏加快、血压下降、尿少、腱反射消失、昏迷、抽搐、瞳孔散大及对光反应消失等,直至呼吸、循环衰竭。地西泮中毒还可引起可逆性视力障碍、锥体外系症状和少尿。静脉注射过快,易引起呼吸循环抑制。长效巴比妥类中毒致死的血药浓度为 60～80 mg/L,短效类为 30 mg/L。

按中毒程度有不同表现。轻度中毒:一次用药量超过催眠剂量 5 倍;可表现为嗜睡,但易唤醒,言语不清,感觉迟钝,视力模糊,复视,色觉异常,头痛,眩晕,激动,幻觉,判断力及定向力障碍;但各种反射存在,体温、脉搏、呼吸和血压均正常。

中度中毒:一次应用 5～10 倍催眠剂量,引起嗜睡,强力推动虽能唤醒,但非全醒,不能答问,旋又进入昏睡状态;腱反射消失;呼吸稍慢、浅表,血压正常;角膜反射、咽反射尚存;可有唇、手指或眼球震颤;瞳孔早期缩小、晚期散大,腱反射消失、病理反射阳性。

重度中毒:一次剂量超过催眠量 10 倍,患者常深度昏迷;早期可有四肢强直,腱反射亢进,阵挛或 Babinski 征阳性,后期全身松弛,各种反射消失,瞳孔散大或缩小,对光反应可消失,呼吸浅慢,节律不规则或潮式呼吸,通气量锐减,可发生肺水肿(短效类尤易发生),或并发坠积性肺炎而加重呼吸困难,脉搏细速,血压降低,严重者休克、急性肾衰竭;最终常因呼吸中枢麻痹、休克或长期昏迷,并发肺部感染而死亡;最小致死量为 0.5～2 g。

停药反应:长期用药对药物形成依赖者若突

然停用，早期（12～16小时）可出现戒断症状，如恐惧感、肌无力、震颤、体位性虚脱、食欲缺乏及睡眠障碍等。停药3～8日可发生痉挛、恶心呕吐，偶有惊厥、谵妄等。癫痫患者突然停药可诱发癫痫发作，甚至出现癫痫持续状态。

消化系统症状：胃肠平滑肌麻痹可使药物吸收延迟；肝脏损害可发生黄疸及肝功能障碍。

皮肤损害：4%～6%患者在受压部位、指（趾）、踝部和膝内侧出现大、小水泡，外围有红斑，较具特征性。但也可见于其他药物中毒。过低温（31～36℃）常见于深昏迷者，可引起心律失常如心室颤动。服用中长效巴比妥类药物，中毒后出现昏迷、休克或呼吸衰竭，时间往往较长；而短效类药物中毒后，常较快地出现休克和低氧血症，昏迷更深，预后也相对恶劣。

2. 抗抑郁药中毒

（1）阿米替林中毒：以中枢神经系统和心血管系统症状为主，兼有抗胆碱症状。症状于吞服后4小时内出现，24小时达高峰，持续1周左右。早期死亡多因呼吸抑制、心律失常和反复癫痫发作；晚期死因有循环衰竭及多脏器功能衰竭。

中枢神经系统症状：可有躁狂状态、锥体外系反应及自主神经失调症状。由于本品的抗胆碱作用，故在中毒陷入昏迷前常见兴奋激动、谵妄、体温升高、肌肉抽搐、肌阵挛或癫痫样发作。昏迷可持续24～48小时，甚至数日。

心血管系统症状：血压先升高后降低，心肌损害，心律失常（早搏、心动过速、房室传导阻滞等），突然虚脱，甚至猝死。心电图检查常示PR及QT间期延长，QRS波群增宽。其中QRS波群增宽是本品中毒的特征性表现。

抗胆碱症状：口干、瞳孔扩大、视物模糊、发热、便秘、尿潴留等。

（2）碳酸锂中毒：本品急性中毒主要致死原因是肾功能衰竭，其次是严重心律失常所致的急性循环衰竭。临床表现主要是神经肌肉兴奋性增高及意识改变，并可引起多系统尤其是肾脏功能损害。

神经系统症状：头晕、乏力、震颤，重者出现共济失调、言语不清、精神错乱、肌阵挛、腱反射亢进甚至癫痫发作；昏迷可于24～48小时后发生。

心血管系统症状：低血压、心律失常、心肌炎、心包炎、休克等，心电图示PR及QT间期延长，QRS波增宽，T波异常等。消化道症状见恶心、呕

吐、腹痛、腹泻、口渴等。

肾脏损害：肾浓缩功能损害、肾小管酸中毒、肾性尿崩症和急性肾功能衰竭，出现多尿、少尿、蛋白尿等。

3. 抗心律失常药中毒

奎尼丁中毒：出现"金鸡纳反应"，表现为腹泻、恶心、呕吐、头痛、头晕、耳鸣、听力损害、皮肤潮红、复视、羞光、色觉障碍或谵妄等。

心血管系统表现：奎尼丁血药浓度超过6 mg/L时易发生心脏中毒，心电图表现为QRS波增宽超过治疗前25%、Q-T间期延长、P-R间期延长等。因使心肌复极离散，易诱发尖端扭转性室速，临床表现为阿-斯综合征，称为"奎尼丁晕厥"，其发生与用药似无关系，小剂量时亦可发生，多发于用药后最初的几日内，女性多见，低血钾、心功能不全时更易发生。发生前心电图常见Q-T间期明显延长，T波增宽，压低或倒置，U波高大。剂量过大或静脉注射过快，可导致心功能抑制、外周血管扩张而引起血压下降。

4. 降压药中毒
循环系统症状：主要表现为低血压、四肢湿冷、严重窦缓、房室传导阻滞、交界性心律等心律失常。硝苯地平中毒后30分钟内表现为心动过速，30分钟后或大剂量（10 mg/kg）中毒时表现为严重心动过缓。在Ramoska等报告的113例中，低血压、严重窦缓、房室传导阻滞以维拉帕米中毒最为突出。由于低血压，对原已患冠心病者可诱发心绞痛或心肌梗死，亦可诱发非心源性肺水肿，后者在服药24～48小时后发生。

神经系统症状：由于低血压，出现脑灌注不足的症状，如神志恍惚、昏睡抽搐、昏迷等，亦可出现颤抖、好斗、抑郁及手部肌肉严重痉挛等症状，个别青年人可发生脑梗死。

消化系统症状：已有病例报告在服用常规剂量的硝苯地平后，出现食欲不振、转氨酶升高伴黄疸，停药后所有实验室所见均恢复正常，提示本类药物有肝脏毒性。

其他：可导致视网膜一过性缺血而短暂失明，亦可使眼内压升高、青光眼加剧；皮肤可出现类似剥脱性皮炎的苔藓样反应，可出现红斑、大疱、水肿等。

5. 胰岛素中毒
临床表现为低血糖表现，如出汗、面色苍白、流涎、饥饿感、心动过速、过早搏动、血压波动、四肢颤抖、瞳孔散大等交感神经兴

奋症状,进而可出现中枢神经系统功能障碍,如精神错乱、易激动或反应迟钝、言语障碍、视物模糊、抽搐及昏迷等。这种情况一般称"胰岛素休克",即使血压并不降低。上述临床表现与低血糖程度、发生快慢及持续时间呈平行关系。当血糖迅速降至 2.8 mmol/L 以下时,以交感神经亢进症状为主;降至 2.24 mmol/L,出现胰岛素休克;血糖降到 0.56 mmol/L 以下,常发生深昏迷,脑损害呈不可逆,甚至死亡。低血糖昏迷易混淆为糖尿病昏迷;后者发展较慢,常在 1 日以上,可资鉴别。

6. 常用抗生素中毒 万古霉素中毒,临床表现为耳毒性和肾毒性。听力损害是本品最严重的毒性反应,早期出现耳鸣,如及早停药尚有恢复可能,部分患者停药后仍可继续进展至耳聋。大剂量使用、老年人及肾功能损害者尤易发生。部分患者出现蛋白尿、血尿及氮质血症。过敏反应、输入速度过快易致药疹(红斑样或荨麻疹样反应)。部分患者用药后出现嗜酸粒细胞增多,偶见药物热、血压剧降及过敏性休克。

7. 乌头碱中毒 中毒症状多于服药后半小时至 1 小时内出现,按中毒程度可分为三种。

轻度:服药后 15~30 分钟即可发生,开始口唇、舌尖发麻,有热刺胀感,两颊如虫蚁爬行,唾液增多,说话不灵活,继则全身紧束感,无力,指趾端发麻,心慌,呼吸紧迫,脉搏稍快,神志清楚。

中度:唇舌发麻加重,指趾痉挛,不能屈伸,流涎,恶心,呕吐,上腹部灼热疼痛,头昏无力,呼吸困难,脉搏渐转慢转弱,可出现心律不齐,血压下降,出汗,面色苍白,瞳孔缩小,烦躁,神志清楚。

重度:意识蒙眬或昏迷,皮肤苍白发冷,口唇指端发绀,多汗,牙关紧闭,呼吸不规则,严重心律不齐,血压下降,出现休克。瞳孔散大,大小便失禁,四肢痉挛或抽搐,终因心脏及呼吸麻痹死亡。有时因呕吐物填塞呼吸道窒息而死。心电图检查初期心率稍快,继变为窦性心动过缓。中等度中毒时常见心律不齐,可见多源性和频发性期前收缩或阵发性心动过速,波规律常不清楚,有时伴有房室脱节,波变化多端,严重者可见心室纤颤以及室性停搏。

(三)四诊要点

1. 望诊 患者表现为淡漠,意识模糊,提示病情危重;患者表现为躁扰不安,语无伦次,提示将要出现脱证;患者表现为言语清晰,对答切题,目光灵活,呼吸平稳,提示病情较轻。乌头类药物中毒严重者可见面色苍白,唇紫。

2. 闻诊 呼唤患者听其应答反应,如无应答提示意识丧失,病情危重;应答语音低弱,提示为虚证;应答切题,语音洪亮,提示为实证。

3. 切诊 患者出现四肢厥冷,汗出,抽搐,昏厥,提示病情严重者。诊察腹部的软硬及是否存在压痛,腹软、无明显压痛多提示为虚证,腹韧、疼痛拒按多提示为实证。若出现脉结代,或脉搏先缓后促,提示病情危重。

4. 问诊 详细询问服用的药物种类、用量、服用时间及服用剂型等。患者出现恶心呕吐,流涎,腹痛腹泻,全身发麻或有紧束感,头痛,头昏,视物模糊,心悸,气急等症状,提示乌头类药物中毒。

【辅助检查】

(一)检查项目

1. 实验室检查 毒物检测,送检胃内容物、尿、血测定,可以明确药物中毒的种类和浓度。

2. 其他检查 血生化、肝肾功能、动脉血气及心电图等检查。不同药物中毒的心电图表现不同,见各药物临床表现。

(二)主要危重指标与监测

对于重症患者,应密切监测生命体征:血压、心率、氧饱和度,对于昏迷患者应监测脑电波等。主要的危重指标有血气分析、血乳酸、电解质、床旁心超 EF% 值等。

【诊断与鉴别】

(一)诊断要点

1. 病史 患者有明确的药物接触史,急性发病。药物中毒发病时间与毒物品种、剂量密切相关。

2. 临床表现及实验室检查 符合各种药物的临床表现,毒物鉴定有明确的药物名称。

3. 急性中毒的程度 按各类中毒药物的中毒剂量区分中毒的程度。

（二）鉴别诊断

西医鉴别

一般药物中毒都有明确的药物指向，根据具体药物明确诊断。

中医类证鉴别

1. **胃痛** 胃痛以痛为主，病势不急，多为隐痛、胀痛，常有反复发作史，常伴有泛恶、脘闷、嗳气、大便不调等。中毒则有明显的毒物接触史，病势急，突然发生，剧痛难忍，不伴有脘闷、嗳气。

2. **腹痛** 许多疾病都有腹痛症状，中毒常伴或不伴有引起腹痛的其他疾病，有明显的毒物接触史，常伴有便秘或泄泻。

【治疗】

（一）西医治疗

总的治疗原则：以催吐、洗胃、导泻，迅速清除消化道内药物，减少吸收为总治疗原则。

1. **镇静催眠药中毒** 以对症、支持治疗为主，重点在于维持呼吸、循环和泌尿系统功能，并积极防治因长时间昏迷所致的各类并发症。

一般处理：保持呼吸道通畅。由于换气不良所致的呼吸性酸中毒，可促进巴比妥类药物透过血脑屏障而加重中毒，呼吸停止是早期主要死亡原因。因此，保证气道畅通和充分换气十分重要，可给予高流量供氧，必要时可行气管插管或气管切开，人工通气。定时翻身，以防坠积性肺炎。

清除药物方法主要有以下几类。洗胃：服药后 12 小时内或更长时间者均应进行洗胃。可用大量温生理盐水或 1 : 2 000 高锰酸钾溶液洗胃。昏迷者可从鼻孔插入胃管，每次灌注洗胃液 200~300 mL，再抽出，反复灌洗，直至抽出的洗胃液中见不到药物颗粒；继以 10~15 g 硫酸钠导泻（忌用硫酸镁，因镁离子有可能被部分吸收而加重中枢神经系统的抑制）。也可给予活性炭混悬液。对深昏迷者在洗胃前应行气管插管，保护气道。

利尿：静脉输注生理盐水，并静脉注射 20% 甘露醇 250 mL。血容量基本正常者也可用呋塞米（速尿），每次 20~40 mg 静脉注射，每日 2 次，使每

小时尿量至少达 2 mL/kg。碱化尿液有利于巴比妥类药物由周围组织释放并经肾脏排泄，可使长效类的肾排泄量提高 5~10 倍，但对中、短效类无益。对心、肾功能正常者，可用 5% 碳酸氢钠液 100~125 mL 静脉滴注，以后依病情需要重复 2~4 次，直至尿 pH 达 7.5~8.0 为宜。

血液净化疗法：适用于下列情况：中枢抑制状态渐趋加深，表现为呼吸极慢、反射消失、昏迷；摄入已达致死量的药物，如异戊巴比妥（阿米妥）3 g 及以上，苯巴比妥（鲁米那）5 g 及以上；且估计大部分药物已吸收，时间过长，病情重笃者。原有肝肾功能损害或血药浓度达致死水平或上述治疗无效者，应尽早采用体外方法加速毒物清除。血液透析能有效地增加长效类药物的清除，但对中、短效类效果欠佳，后者以选用血液灌流为宜。

慎用中枢兴奋剂：对深度昏迷、呼吸不规则或吸氧后症状无明显改善者，可给予苏醒剂或中枢兴奋剂。但这类药物并非解毒剂，不会影响巴比妥类药物在体内代谢或排泄，不能缩短中毒作用的时间。用药目的在于恢复和保持反射，待机体内的巴比妥类药物被清除后逐渐苏醒。中枢兴奋剂应用不当可引起惊厥，增加机体耗氧量，加重中枢抑制和衰竭。临床使用尼可刹米的效果不可靠，目前多不主张使用。有人主张选用贝美格，每 5~10 分钟静脉注射 50 mg，直至患者反射恢复，稍清醒即可停用；或 250 mg 置于 5% 葡萄糖液 250 mL 中持续静脉滴注，必须密切观察，谨防过量引起惊厥。有以下任一情况时可考虑使用：患者深昏迷，处于完全无反射状态；有明显呼吸衰竭；积极抢救 48 小时，患者仍昏迷不醒。

对症支持治疗：维持保温；维持水、电解质及酸碱平衡；维持循环功能，对低血压者输注平衡盐液或代血浆，必要时给予多巴胺、多巴酚丁胺静滴。密切监护生命体征，及时发现并处理并发症如低血糖、肺炎、消化道出血、败血症、肾功能衰竭等。

2. **抗抑郁症药物中毒**

（1）阿米替林中毒：本品中毒无特效解毒剂，主要是对症、支持治疗。重点是纠正低血压、心律失常及控制癫痫发作。

一般措施：洗胃、导泻；持续心电监护；保持呼吸道通畅，充分供氧，对昏迷、呼吸抑制者可行气

管插管、人工通气;维持水、电解质和酸碱平衡,保持充足尿量;高热者行物理降温,禁用氯丙嗪、异丙嗪。

急性肌张力障碍者可肌注东莨菪碱 0.3~0.6 mg,或苯海拉明 20~40 mg。纠正低血压及休克首先应积极补充血容量,纠正缺氧、酸中毒及心律失常。

对血压仍低者,应加用去甲肾上腺素、去氧肾上腺素(新福林)等受体激动剂,对具有 β 受体激动作用的异丙肾上腺素、肾上腺素、多巴胺等药物不宜选用。

纠正心律失常:缓慢性心律失常:严重心动过缓伴血压下降者应行紧急临时心脏起搏,准备期间可用异丙肾上腺素 1 mg,加入 5% 葡萄糖液 500 mL 中静滴。室上性心动过速:可首选普罗帕酮 70 mg,稀释后静注;对血流动力学不稳定者可行同步电复律,或行食管调搏超速抑制。室性心律失常:首选利多卡因,首剂 1~2 mg/kg,静注 5~10 分钟后可重复给药,并继以每分钟 1~4 mg 持续静滴;对伴血流动力学不稳定的室速,应立即行同步电复律。扭转型室速:首选硫酸镁治疗,并及时纠正电解质紊乱如低钾血症等。

控制癫痫发作、碱化血液治疗:碱化血液能减轻本品的神经和心脏毒性,对癫痫发作及各类心律失常起到有效的防治作用,其机制不明。可用 5% 碳酸氢钠 125 mL 静滴,以后每 2~4 小时重复半量或根据血气分析调整用药,以使动脉血 pH 值达 7.45 左右。

血液净化疗法:由于本品与蛋白质高度结合,而且水溶性差,故强力利尿及血液透析的排毒效果均不理想。对严重中毒伴有难治型低血压者,可试药用炭血液灌流。

(2)碳酸锂中毒:一般措施蓄积中毒者应立即停药;一次大量口服中毒者应立即催吐、用生理盐水洗胃,并用硫酸钠导泻;监护并稳定生命体征,供氧,积极纠正脱水、酸中毒和电解质失调(尤其是低钠);停用噻嗪类利尿剂及其他增加锂毒性、减少锂排泄的药物。

加速肾排泄对由于脱水、低钠等因素致使肾小球滤过率降低者,静脉输注生理盐水能有效增加锂排泄。但应用时应防止输液过度致肺水肿。

血液净化疗法:血液透析能有效地增加锂排泄,降低血锂浓度,应尽早采用。

3. 抗心律失常奎尼丁中毒 立即停药。一次超量口服中毒者应尽早洗胃,并用硫酸钠导泻。密切观察心率、血压及呼吸变化,监测心电图、血氧饱和度。

"奎尼丁晕厥"的急救:立即进行心肺复苏处理,包括胸外按压、人工呼吸及电击除颤等,或心腔内注射利多卡因 1~3 mg/kg、溴苄胺 3~5 mg/kg。发作频繁者需行床旁临时起搏。异丙肾上腺素:首选异丙肾上腺素,用量要大,维持时间要长,一般以 0.125~1 mg 稀释后静脉注射,再以每分钟 3~120 μg 的速度静脉滴注,维持 4 日。停药过早,仍可以复发;用量不足(每分钟 <3 μg)不能终止发作;用量过少(每分钟 1~2 μg)反而可促发室性心律失常。其中有 1 例发生阿-斯综合征 39 次,历时 23 小时,一次静脉注射异丙肾上腺素 0.5 mg,能终止其发作,采用高浓度异丙肾上腺素(6 mg/100 mL)以每分钟 120 μg 的速度静脉滴注,终于抢救成功。低血压者酌用血管收缩药,如间羟胺 10~20 mg 溶于葡萄糖溶液 100 mL 中静脉滴注。

积极去除诱发因素,积极纠正低血钾,改善心功能。若存在酸中毒,在纠正酸中毒时,宜用三羟甲基氨基甲烷(TAMA),而不宜用碳酸氢钠、乳酸钠,因在此情况下可诱发阿-斯综合征。奎尼丁的用量每日不宜超过 1.5 g。

过敏反应:当发生过敏反应时,应立即停药,轻者可口服抗过敏药物,严重者可静脉注射地塞米松 5~20 mg。

预防:在用药前,就应避免或纠正有可能诱发不良反应的因素,特别是心功能不全、低血钾、洋地黄中毒等。每服一剂奎尼丁都应仔细听诊心脏,观察血压变化,每日做心电图检查,每 2~3 日测定一次血钾。有先兆症状或心电图示 Q-Tc 间期延长超过原来的 30% 以上者,应停药观察。每日奎尼丁剂量最好不超过 1.5 g,肝硬化、低蛋白血症者慎用或减量应用。

4. 降压药中毒 立即停止用药,若为误服者,应给予清水洗胃,并口服硫酸镁导泻。补液以补充血容量和纠正电解质紊乱。对症治疗如抗过敏、抗休克、止吐、镇静、导尿等治疗。预防:严格掌握适应证及用药剂量。交代患者不宜多服,防止误服,服药后要休息一段时间,不宜快速站立与活动。

5. 胰岛素中毒 应尽快终止低血糖状态。清醒者立即口服糖水或任何流质饮食。不能口服时需从速静脉注射 50% 葡萄糖液 60~80 mL 继而用 10% 葡萄糖液静脉滴注，直至患者可进食为止。在紧急情况下，如患者躁动不合作，口服或静脉穿刺困难，可先用胰高糖素 1~5 mg，或肾上腺素 1 mg，肌内注射。经上述处理仍持续昏迷者可行换血疗法。

6. 万古霉素中毒 治疗出现毒副作用时应立即停药。耳鸣者给予维生素 B$_1$、维生素 B$_{12}$、三磷腺苷，以及血管扩张药物如烟酸、地巴唑或山莨菪碱等，亦可采用针刺疗法，取听宫、听会、翳风、耳门、百会和合谷等穴位，也可用维生素 B$_1$、维生素 B$_{12}$ 等药物在上述穴位进行注射。有其他症状者，予以对症治疗。

7. 乌头类中毒 乌头碱在体内无蓄积现象，如能及时治疗，24 小时内心律即可恢复正常。

（1）如无严重心律失常、惊厥、呼吸衰竭等情况，应立即用 1:5 000~1:2 000 的高锰酸钾或 2% 食盐溶液或浓茶水反复洗胃，亦可口服通用解毒剂（活性炭 2 份、氧化镁 1 份、鞣酸 1 份）20 g 或活性炭 10~20 g 吸附、破坏毒物，随后用硫酸镁 20~30 g 导泻。如患者已有严重吐泻，洗胃后不必用通用解毒剂及泻药。

（2）有迷走神经兴奋表现，如瞳孔缩小、心动过缓、流涎、呕吐等，立即肌注或静注阿托品 0.5~1 mg，15~20 分钟一次，直至心率变快、瞳孔散大、颜面潮红。阿托品不能解救乌头碱对心肌的直接作用，故如出现持续时间较长的频发室性早搏或有室性心动过速，则应及时给予抗心律失常药。普鲁卡因酰胺 0.5~1 g 溶于 5% 葡萄糖 200 mL 静脉滴注，1 小时内滴完；如无效则 1 小时后可再给一次，24 小时内总量不超过 2 g。利多卡因对室性心律失常有较好效果，可用 100~200 mg 静脉注射，注射速度宜快；如无效 10~20 分钟后可重复一次，并可同时用 400 mg 溶于 5% 葡萄糖液 500 mL 内静滴。此时注意观察血压、心率、心律改变，心律恢复正常后停止滴注。心率快而有低血压者，可给予小量升压药。

（3）对症治疗：呼吸抑制时给氧、呼吸机辅助通气，酌用呼吸兴奋药如洛贝林 3~9 mg 皮下或肌内注射，危急时可以 3 mg 静脉注射。可拉明 0.375 g 皮下、肌肉以及静脉注射。出现心衰时，用西地兰缓慢静脉注射。

（4）支持疗法：输液、保暖、防止感染、维生素 C。

（5）解毒中草药：生姜 120 g，甘草 15 g（或绿豆 120 g，甘草 60 g），水煎服。苦参 30 g 水煎服，可纠正心律失常。

（二）中医辨证论治

急性药物中毒症分为邪毒蒙蔽、邪毒攻心、邪毒阻肺、毒陷厥阴及毒伤少阴五型论治。

1. 邪毒蒙蔽

证候：昏迷，惊厥。分闭证与脱证。闭证以牙关紧闭、口噤不开、大小便闭、肢体痉挛、痰涎壅盛、面白唇黯、静卧不烦、四肢不温为特点，脱证以目合口张、鼻鼾息微、手撒肢冷、汗多、大小便失禁、肢体软瘫、舌痿、脉微欲绝为特点。

证机分析：邪毒内陷心包，蒙蔽神明，或夹痰蒙蔽神明。

治法：扶正醒脑，清心开窍祛邪。

处理：（1）方药：清营汤加味。药用犀角（水牛角代替）、生地黄、玄参、竹叶心、麦冬、丹参、黄连、金银花、连翘等。闭症痰涎壅盛者，用涤痰汤加味。脱证者用参附汤加减。

（2）中成药：醒脑静注射液 4 mL 静脉推注或 20 mL 静脉滴注。参麦注射液或生脉注射液 10~40 mL 静脉推注或 50~100 mL 静脉滴注。脱证者用参附注射液 10~20 mL 静脉推注或 40~50 mL 静脉滴注。

2. 邪毒攻心

证候：心悸，胸闷，气急。脉结代，脉数或缓等。

证机分析：邪毒上攻于心，心气心阴被，心失所养。

治法：益气养阴生津，清心解毒祛邪。

处理：（1）方药：清营汤加味煎服。药用犀角（水牛角代替）、生地黄、玄参、竹叶心、麦冬、丹参、黄连、金银花、连翘等。

（2）中成药：生脉注射液或参麦注射液 20~50 mL 静脉滴注。丹参注射液 20 mL 静脉滴注。

3. 邪毒阻肺

证候：咳嗽，咳痰，胸闷，呼吸困难，发绀等。

证机分析：邪毒闭阻肺气，肺失宣降。

治法：泄毒宣肺，降气定喘。

处理：（1）方药：定喘汤加味。药用白果、麻黄、苏子、甘草、款冬花、杏仁、桑白皮、黄芩、制半夏等。

（2）中成药：痰热清射液或热毒宁注射液 20 mL，加入 5% 葡萄糖注射液 250 mL 中静脉滴注。

4. 毒陷厥阴

证候：肌肉震颤，四肢抽搐等。

证机分析：邪毒内陷厥阴，耗液伤津，阴虚阳亢，肝风内动。

治法：凉肝息风，增液舒筋解毒。

处理：（1）方药：羚角钩藤汤加减煎服。药用羚角片、双钩藤、桑叶、菊花、鲜生地黄、生白芍、川贝母、淡竹茹、茯神、生甘草等。

（2）中成药：安宫牛黄丸。

5. 毒伤少阴

证候：尿少，尿闭等。

证机分析：邪毒蓄积于肾，耗伤肾气，气化失常。

治法：化浊解毒，利尿通淋。

处理：（1）方药：八正散加减。药用车前子、瞿麦、萹蓄、滑石、山栀子仁、甘草、木通、大黄等。

（2）针灸：救阴扶元。针刺关元、肾俞、三阴交穴，或加电针刺激（电压 6 V，频率 100 次/分）。艾灸涌泉穴，每日 1 次，每次 10 分钟。

【中西医协同诊疗思路】

毒物检测是诊治急性药物中毒的重要环节，许多患者来医院时处于昏迷状态，病史不清，这时及时的毒物检出能明确诊断，指导治疗。不管什么药物中毒，中西医总的治疗原则都是立即停止药物的摄入、洗胃、导泻，迅速清除消化道内药物，减少胃肠道吸收，以及生命支持治疗及后期并发症的处理。（图 2-40）

【预后与进展】

不同药物中毒的预后不同。如服用中、长效巴比妥类药物，中毒后到出现昏迷、休克或呼吸衰竭，时间往往较长；而短效类药物中毒后，常较快地出现休克和低氧血症，昏迷更深，预后也相对恶劣。如胰岛素中毒血糖降到 0.56 mmol/L 以下发生深昏迷，脑损害呈不可逆，甚至死亡。所有药物达到致死剂量则预后不良。

血液透析和血液灌流目前在药物中毒中应用广泛。透析疗法主要分血液透析和腹膜透析两种。血液透析是利用半透膜原理，将患者血液与透析液同时引进透析器（人工肾），在透析膜两侧呈反方向流动，借助膜两侧的溶质梯度、渗透梯度和水压梯度，通过扩散、对流以及时清除毒素；通过超滤和渗透清除体内潴留过多的水分；同时补充需要的物质，纠正电解质和酸碱平衡紊乱。腹膜透析是利用腹膜作为半透膜，向腹腔内注入透析液，浸泡在透析液中的腹膜毛细血管腔内的血液与透析液进行广泛的物质交换，以达到清除体内代谢产物和毒物，纠正水电解质、酸碱平衡失调的目的。在腹膜透析中，溶质进行物质交换的方式主要是弥散和对流，水分的清除主要靠提高渗透压进行超滤血液透析，对分子量较小的物质具有较高清除率，约高于间歇性腹膜透析的 4~5 倍，能在较短的时间内改善患者血生化，故在临床抢救重度安定中毒时，若经洗胃、导泻、利尿以及应用中枢兴奋剂后患者还处于昏迷状态，具备条件者应尽早接受血液透析疗法，以尽快排出体内药物。蒋惠云对 20 例安定中毒患者在一般治疗的基础上联合使用血液透析疗法，其中男性 4 例，女性 16 例；中毒后就诊时间最短 30 分钟，最长 8 小时；入院时昏睡 17 例，昏迷 3 例；20 例患者均常规洗胃。使用美国产百特 550 血液透析机，醋酸盐透析液，血流量每分钟 200~300 mL，透析时间 4~6 小时，20 例经一次透析后均全部获救。田红燕等对 20 例急性重度催眠、安定类药物中毒者，除常规洗胃、输液利尿治疗外，及时进行血液透析治疗，抢救成功率较常规治疗组明显提高。治疗前两组在性别、年龄、服药时间及病情程度方面均无显著性差异。经上述抢救治疗后，治疗组治愈 19 例，死亡 1 例，具有显著统计学意义，说明血液透析治疗可以降低重度安定类药物中毒的病死率，提高抢救成功率。

血液灌流是近年来发展起来的一种新的血液净化疗法，它是将患者的血液引出体外经过吸附装置（灌流器），通过吸附剂的吸附作用来清除人体血液中的外源性和内源性毒物，达到净化血液的目的。凡是能被药用炭或树脂吸附的毒物均可能被排出。由于活性炭等强吸附剂对于脂溶性高、分布容积大、血浆蛋白结合率高的毒物有很强的吸附作用，因此血液灌流对抢救安眠药等脂溶类药物有明显的作用优势，其临床疗效也已经得

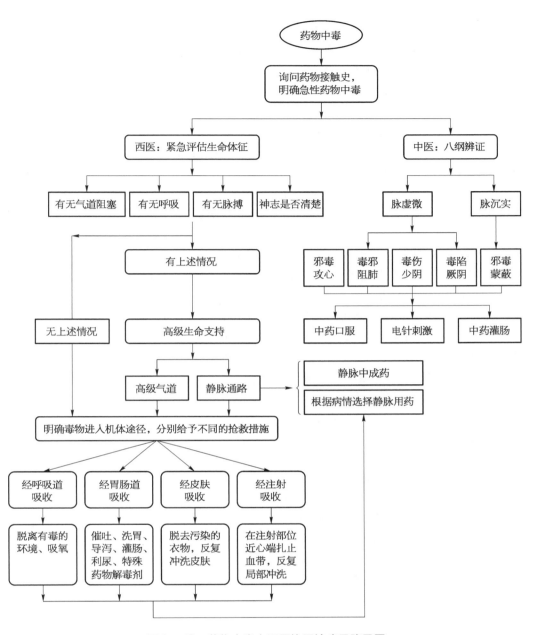

图 2-40　药物中毒中西医协同诊疗思路导图

到普遍证实。陈彤等应用血液灌流治疗重度安定中毒 11 例，全部治愈。安定类药物脂溶性高，进入体内后主要分布在脂肪和脑组织，血液灌流后随着血浆内药物的清除，脑组织的药物浓度迅速下降，故神志恢复较快。但由于脂肪组织血流量小而清除率低，若灌流时间过短，可能会造成脂肪中药物的释放，经循环进入脑组织，使患者重新陷入昏迷状态。因此，对这类药物中毒除应充分灌流外，结束后应每小时抽血测定药物浓度并密切观察神志状态，必要时可连续灌流 2~3 次，或采用容积较大的灌流器。

（王文清）

第四节
食物中毒

食物中毒（food poisoning）的含义非常广泛，凡是食用被致病菌及其毒素污染的食物，或被毒物（亚硝酸盐等）污染的食物，以及自身含有某种毒素（毒蕈、河豚等）的食物引起的急性中毒性疾病，都可被称为食物中毒。食物中毒具有潜伏期短、群体发病、临床表现相似、发病范围与食物分布呈一致性等特征，且有明显的季节性特征，如急性细菌性食物中毒多发生在夏季。

根据急性食物中毒的病因一般将其分为四大类：① 细菌性食物中毒：常见的致病菌有沙门菌属、变形杆菌、副溶血弧菌、志贺菌属、葡萄球菌、产气荚膜梭菌等，均具有一定传染性。肉毒杆菌引起的食物中毒与其产生的毒素有关，不具有传染性。② 真菌性食物中毒：指误食真菌及其毒素污染的食物而引起的中毒，如霉变甘蔗等霉变食品。③ 动植物性食物中毒：天然含有毒素的动植物或其加工过程处理不当或产生大量有毒成分的可食用动植物，如河豚、毒蕈、发芽的马铃薯等。④ 化学性食物中毒：见于食物被有毒化学物质污染或误食有毒化学物质，如亚硝酸盐等。

中医文献中有许多食物中毒之记载，对本病主症腹痛、吐泻的病因，证治论述甚详。最早有关食物中毒的记载见于《金匮要略·禽兽鱼虫禁忌并治》："所食之味，有与病相宜，有于身有害，若得宜则益体，害则成疾，以此致危，例皆难疗。凡煮药饮汁，以解毒者，虽云救急，不可热饮，诸毒病得热更甚，宜冷饮之"；又云："凡饮食滋味，以养于生，食之有妨，反能为害"；并有"治自死六畜肉中毒方""治食生肉中毒方"的记载。《金匮要略·果实菜谷禁忌并治》也载有："治食诸菌中毒闷乱欲死方"。《饮膳正要》记载："诸物品类，有根性本毒者，有无毒而食物成毒者，有杂合相畏、相恶、相反成毒者，人不戒慎而食之，致伤腑脏和乳肠胃之气，或轻或重，各随其毒而为害，随毒而解之。"巢元方明确提出了"饮食中毒"的概念。《诸病源候论·诸饮食中毒候》说："凡人往往因饮食忽然困闷，少时至甚，名为饮食中毒。"本病应属于中医外感热病中"下痢""呕吐""泄泻"范畴，严重者有明显的上吐下泻，可归属于中医"霍乱"范畴。

【病因病理】

（一）西医病因病理

细菌性食物中毒

胃肠型食物中毒

1. 病原学 常见的致病菌有沙门菌属、变形杆菌、副溶血弧菌、志贺菌属、葡萄球菌、产气荚膜梭菌等，均具有一定传染性。沙门菌属广泛分布于自然界，通常寄居于人和动物肠道内，属于肠道致病菌，致病因素主要是侵袭力、内毒素和肠毒素3种。沙门菌内毒素有较强致病作用，可产生发热、中毒性休克等。变形杆菌属于条件致病菌，需氧或兼性厌氧菌，主要分布于在人和动物的肠胃、土壤污水、垃圾、腐败有机物和被粪便污染的物质中，能引起感染型急性胃肠炎、毒素型急性胃肠炎、过敏型组胺中毒三种类型。副溶血弧菌是一种革兰阴性嗜盐海洋细菌，广泛存在于海水和海产品中，是我国沿海地区常见的食物中毒病原菌，对宿主细胞的致病过程包括黏附、侵袭、增殖以及产生毒素等。志贺菌属为革兰阴性短小杆菌，兼性厌氧，根据生化反应和O抗原，将志贺菌属分为痢疾志贺菌（A群）、福氏志贺菌（B群）、鲍氏志贺菌（C群）、宋内志贺菌（D群）4个血清群。志贺菌致病因素主要是侵袭力、内毒素和外毒素。葡萄球菌主要是由能产生血浆凝固酶的金黄色葡萄球菌引起，该菌为革兰阳性菌，在乳类、肉类食物中极易繁殖，在剩饭菜中亦易生长，在30℃经1小时后即可产生耐热性很强的外毒素（肠毒素 enterotoxin），此毒素对热的抵抗力很强，经加热煮沸30分钟仍能致病。产气荚膜梭菌是由 Welchii 等从尸体中首次分离的，为革兰阳性短粗厌氧芽孢杆菌，"汹涌发酵"是该菌特征性反应。产气荚膜梭菌存在于土壤、水源等自然环境中，也存在于人和动物的肠道和粪便中，属于肠道正常菌群，一般不致病，只有免疫力低、老人、手术后或者受某些因素影响时，该菌过度繁殖，出现肠道菌群失调，导致肠道功能紊乱而引发疾病。

2. 流行病学

（1）传染源：传染源带菌的动物如家畜、家禽及其蛋品、鱼类及野生动物为本病主要传染源。患者带菌时间较短，作为传染源意义不大。

（2）传播途径：被细菌及其毒素污染的食物经口进入消化道而得病。食品本身带菌，或在加工、贮存过程中污染。苍蝇、蟑螂亦可作为沙门氏菌、大肠埃希菌污染食物的媒介。

（3）易感性：人群普遍易感，病后无明显免疫力。

（4）流行因素：本病在5~10月较多，7~9月尤易发生，此与夏季气温高、细菌易于大量繁殖密切相关。

3. 发病机制 病原菌在污染的食物中大量繁殖，并产生肠毒素类物质，或菌体裂解释放内毒素。进入体内的细菌和毒素，可引起人体剧烈的胃肠道反应。

（1）肠毒素：上述细菌中大多数能产生肠毒素或类似的毒素，尽管其分子量、结构和生物学性状不尽相同，但致病作用基本相似。由于肠毒素刺激肠壁上皮细胞，激活其腺苷酸环化酶，在活性腺苷酸环化酶的催化下，使细胞浆中的三磷酸腺苷脱去 2 个磷酸，而成为环磷酸腺苷（CAMP），CAMP 浓度增高可促进胞浆内蛋白质磷酸化过程，并激活细胞有关酶系统，促进液体及氯离子的分泌，抑制肠壁上皮细胞对钠和水分的吸收，导致腹泻。耐热肠毒素是通过激活肠黏膜细胞的鸟苷酸环化酶，提高环磷酸鸟苷（cGMP）水平，引起肠隐窝细胞分泌增强和绒毛顶部细胞吸收能力降低而引起腹泻。

（2）侵袭性损害：沙门菌、副溶血弧菌、变形杆菌等，能侵袭肠黏膜上皮细胞，引起黏膜充血、水肿、上皮细胞变性、坏死、脱落并形成溃疡。侵袭性细菌性食物中毒的潜伏期较毒素引起者稍长，大便可见黏液和脓血。

（3）内毒素：除鼠伤寒沙门菌可产生肠毒素外，沙门菌菌体裂解后释放的内毒素致病性较强，能引起发热、胃肠黏膜炎症、消化道蠕动并产生呕吐、腹泻等症状。

（4）过敏反应：莫根变形杆菌能使蛋白质中的组氨酸脱羧而成组织胺，引起过敏反应。其病理改变轻微，由于细菌不侵入组织，故可无炎症改变。

神经型食物中毒

1. 病原学 肉毒杆菌亦称腊肠杆菌，属革兰阳性厌氧梭状芽孢杆菌，次极端有大形芽孢，有周鞭毛，能运动。本菌芽孢体外抵抗力极强，干热180℃、15 分钟，湿热100℃、5 小时，高压灭菌120℃、20 分钟则可消灭。5% 苯酚、20% 甲醛，24 小时才能将其杀灭。本菌按抗原性不同，可分 A、B、C、D、E、F、G 7 种血清型，对人致病者以 A、B、E 3 型为主，F 型较少见，C、D 型主要见于禽畜感染。各型均能产生外毒素，是一种嗜神经毒素，剧毒，对人的致死量为 0.01 mg 左右，毒素对胃酸有抵抗力，但不耐热。A 型毒素80℃、5 分钟即可破坏，B 型毒素88℃、15 分钟可破坏。毒素在干燥、密封和阴暗的条件下可保存多年。由于此毒素的毒性强，且无色、无臭、无味、不易察觉，故必须注意防范。

2. 流行病学

（1）传染源：家畜、家禽及鱼类为传染源。

（2）传播途径：主要通过食物传播，多见于腌肉、腊肉、猪肉及制作不良的罐头食品。肉毒杆菌的繁殖，不一定需要严格的乏氧条件及适当的温度，E 型菌可在6℃低温繁殖并产生毒素；A 型及 B 型菌能产生蛋白水解酶，使食物变质；而 E 型菌不产生此酶，食物可不变质，易疏忽而致病。战争环境中，敌方可利用肉毒毒素经气溶胶方式传播，广泛污染饮水、粮食及器物，如不及时处理，可造成集体中毒。

（3）易感性：普遍易感，不引起人与人之间传染。

3. 发病机制 肉毒素是一种嗜神经毒素，主要由上消化道吸收，毒素进入小肠和结肠后，则吸收缓慢，胃酸及消化酶均不能将其破坏，故多数患者起病缓慢，病程较长。肉毒毒素吸收后主要作用于颅神经核，外周神经、肌肉接头处及植物神经末梢，阻断胆碱能神经纤维的传导，神经冲动在神经末梢突触前被阻断，从而抑制神经传导介质——乙酰胆碱的释放，使肌肉收缩运动障碍，发生软瘫，但肌肉仍能保持对乙酰胆碱的反应性，静脉注射乙酰胆碱能使瘫痪的肌肉恢复功能。

病理变化主要是颅神经核及脊髓前角产生退行性变，使其所支配的相应肌群发生瘫痪，脑干神经核也可受损。脑及脑膜显著充血、水肿，并有广泛的点状出血和血栓形成。显微镜下可见神经节细胞变性。

真菌性食物中毒

到目前为止，现已发现 100 多种化学结构不同的真菌毒素，但关于粮食、食品及饲料在天然状态下生成的真菌毒素得到确认的（已被分离出证明有毒、化学结构清楚的）有 20 余种，其中毒性强者有黄曲霉毒素、赭曲霉毒素、黄绿青霉素、红色青霉素及青霉酸。真菌毒素与细胞大分子物质结合，经生物体活化后，与 DNA、RNA 等生物大分子结合，导致基因结构和表达上的异常，从而使正常的组织细胞转化为癌细胞。一些真菌毒素还可以是一种免疫抑制剂，它抑制机体的免疫功能，从而对癌的发生、发展起促进作用或辅助作用。

动植物性食物中毒

1999—2015 年全国食物中毒情况分析，有毒动植物及毒蘑菇中毒为 2006—2015 年死亡人数最多的因素,且死亡率在 4 种致病因素中最高,为 6.95%。中国食源性疾病暴发的监测资料分析,毒蕈、菜豆、发芽马铃薯、桐油、河豚、鱼类组胺、有毒贝类等是由动植物引发的食源性疾病的主要致病因素。它们对人体有不同程度的伤害,主要致病机制可能为:① 胃肠道刺激。② 麻痹和损害中枢神经,阻断神经传导。③ 导致组胺释放,外周血管扩张或血管性麻痹。④ 肝肾损害,引起溶血等。

化学性食物中毒

农村地区发生化学性食物中毒的人数高于城市地区,且中毒发生场所是以家庭为主。发生中毒的原因主要有:① 在食品生产、加工、运输、贮存、销售过程中污染食品。② 环境中的化学污染物通过食物链和生物富集作用而转移到作为食品的动植物体内。③ 某些污染物通过溶解、机械转移、附着而污染食品。④ 加工烹调不合理,如烟熏火烤造成苯并芘的污染。⑤ 有些污染物在食品加工或贮存过程中,在适宜条件下形成亚硝胺。⑥ 误食用农药拌过的粮种,把砷化物、亚硝酸盐误当食盐食用,误将钡盐当明矾使用。⑦ 生产操作事故,或选用原料不当,使化学毒物混入食品,如日本的森永奶粉事件等。其中,最常见的是亚硝酸盐引起的食物中毒,亚硝酸盐摄入体内后会使血液中 Fe^{2+} 转化为 Fe^{3+},使正常血红蛋白转化为高铁血蛋白,失去携氧能力,造成组织缺氧,甚至危及生命。

(二)中医病因病机

本病病因主要为不洁或有毒之物食入体内。病位在脾胃,可涉及肝、肾、脑、肺等各脏腑,极易出现虚实转化,气竭阴伤,阴阳离决等危重证候。古代很多医家对本病病因病机有所论述。《圣济总录·食牛马猪犬鱼蟹中毒》曰:"论曰夫禽兽品类,有根性本毒者,有无毒而食毒物者,有杂和相畏相恶相因成毒者。人不慎而食之,致伤腑脏之和,乱肠胃之气,或轻或重,各随其毒而为害",不仅论述了食物中毒的病因病机,还探讨了食物毒性的来源。又如《圣济总录·食毒》:"凡食物诸品……漫不查其寒温燥湿之性,顺逆宜忌之因,人性南北异禀,食物南北异种,一或犯之,刺喉溃腹",更是提出了食物中毒因人而异,因地而异的

观点。《诸病源候论·蛊毒病诸候》中关于毒蕈中毒也有记载:"凡园圃所种之菜本无毒,但蕈、菌等物,皆是草木变化所生,出于树者为蕈,生于地者为菌,并是郁蒸湿气变化所生,故或有毒者。人食遇此毒,多致死,甚疾速;其不死者,犹能令烦闷吐利,良久始醒。"

饮食与人类息息相关,食物中毒自古有之,古代许多医家书籍中都有大量关于食物中毒诊疗的记载,并包含了涌吐排毒、泻下排毒等与现代急救原则相一致的治疗思想的雏形。例如《金匮要略·果实菜谷禁忌并治》:"苦参三两苦酒一升半,上二味,煮三沸,三上三下,服之,吐食出即差,或以水煮亦得";《备急千金要方·解食毒第一》:"治诸食中毒方,饮黄龙汤及犀角汁,无不治。饮马尿亦良";《太平圣惠方·治食猪肉中毒方》:"治食猪肉遇冷不消,必成虫,宜服此方,川大黄一两锉碎微炒,川朴硝一两"。许多方剂至今仍继续沿用,为中医治疗食物中毒提供了丰富的临床实践基础。

【临床表现】

(一)病史

① 食物中毒患者在相近的时间内均食用过某种共同的中毒食品,未食用者不中毒。停止食用中毒食品后,发病很快停止。② 潜伏期较短,发病急剧,病程亦较短。③ 所有中毒患者的临床表现基本相似。④ 一般无人与人之间的直接传染。

(二)症状与体征

1. 急性胃肠炎型 潜伏期一般为 1~6 小时不等,主要表现为发热、恶心、呕吐、头晕、头痛、乏力、阵发性剧烈腹痛、腹泻、水样便伴有黏液血便,有恶臭,每日 10 余次。重症患者可有脱水、血压下降、意识不清、感染性休克等。

2. 过敏型 潜伏期短,一般为 30 分钟至 2 小时,主要表现为面部和上身皮肤潮红、头晕、头痛并有荨麻疹。

3. 神经精神型 潜伏期 6 小时至 10 日,一般 1~4 日。早期有全身乏力、头晕、食欲不振,以后逐渐出现视力模糊、眼睑下垂、复视、瞳孔散大等神经麻痹症状。重症患者则出现吞咽、咀嚼、语言、呼吸困难,头下垂,运动失调,心力衰竭等。

（三）四诊要点

吐泻频繁,脘腹胀痛,口渴引饮,目眶凹陷,甚则呕血、便血;或心悸气短,神志模糊,甚则四肢厥冷,昏迷。实证者,舌质深红,苔黄腻,脉弦数;虚实夹杂证者,舌质红绛,无苔,脉数疾,或雀啄,或屋漏。伤阴者,舌质干红,脉微细数;伤阳者,舌质淡,脉微欲绝,至数不清。

【辅助检查】

（一）检查项目

1. 外周血象 食物中毒患者血常规白细胞正常或升高,血沉略有增快。

2. 体液检查 大便镜检多有大量白细胞或脓细胞,或伴有少量红细胞,偶见巨噬细胞。尿液检查可提示尿液中是否存在血细胞、蛋白质或某些药物或毒素的代谢成分。同时观察尿液中的电解质水平、酸碱度变化。

3. 毒物分析 呕吐物或者可疑食物标本、大便培养、血培养可分离检出毒物或致病菌。

4. 血清凝集试验 沙门菌属变形杆菌和副溶血性弧菌可做血清凝集试验。副溶血性弧菌食物中毒患儿血清凝集效价达 1∶80～1∶160 即可确诊。对可疑变形杆菌食物中毒患儿采取标本做细菌培养分离出大量变形杆菌时,需做病儿的血清凝集试验,对变形杆菌 OX19、OXk 或自身分离出的菌株呈 1∶80 以上为阳性,也可做间接血凝试验,敏感度较凝集试验高 2～16 倍。

5. 实时荧光 PCR 如疑似霍乱弧菌时可以用 O1 和 O139 胶体金检测试剂进行检测,便于争取时间,做出应急反应。实时荧光 PCR 可以作为致病菌的初筛检测,具有快速、简便、方法灵敏性较高的优点,它能为细菌性食物中毒指明方向,适用于细菌性食物中毒的应用。

6. 其他实验室检查 食物中毒重症患者可出现神志异常、重要脏器功能损害、肌肉麻痹、溶血等,应根据病情评估,同步完善心肝肾功能、电解质、凝血功能、血气分析、心电图、肌电图、脑电图、X 线等辅助检查,必要时及时复查,监测病情变化。

（二）主要危重指标与监测

① 监测血流动力学,记录体温、呼吸、血压、心率、血氧饱和度、中心静脉压、瞳孔大小及对光反射,意识状态的改变,记录格拉斯哥昏迷评分。② 监测血常规、心肝肾功能、电解质、凝血功能、心电图等。③ 肌力及肌张力:神经毒素型食物中毒需评估监测患者四肢肌力及肌张力。

【诊断与鉴别】

（一）诊断要点

食物中毒诊断标准主要以流行病学调查资料及患者的潜伏期和中毒的特有表现为依据。

（1）潜伏期短,一般由几分钟到几小时,食入"有毒食物"后于短时间内几乎同时出现一批患者,来势凶猛,很快形成高峰,呈爆发流行;患者临床表现相似,且多以急性胃肠道症状为主。

（2）发病与食入某种食物有关。患者在近期同一段时间内都食用过同一种"有毒食物",发病范围与食物分布呈一致性,不食者不发病,停止食用该种食物后很快不再有新病例。

（3）一般人与人之间不传染。发病曲线呈骤升骤降的趋势,没有传染病流行时发病曲线的余波。

（4）有明显的季节性。夏秋季多发生细菌性和有毒动植物食物中毒;冬春季多发生肉毒中毒和亚硝酸盐中毒等。

（二）鉴别诊断

西医鉴别
参见表 2-28。

表 2-28 细菌性食物中毒的鉴别

食物中毒种类	潜伏期（小时）			主要中毒表现				其他
	短	一般	长	呕吐	腹泻	腹痛	发热	
葡萄球菌食物中毒	1	2～3	10	+++	+	+	+	
肠球菌食物中毒	2～3	5～10	20	+	+	++	+	

中篇 常见危重症中西医临床诊疗

第十一章 急性中毒

食物中毒种类	潜伏期(小时)			主要中毒表现				其 他
	短	一般	长	呕吐	腹泻	腹痛	发热	
李斯特菌食物中毒								
腹泻型		8~24			++	+++	++	
侵袭型		2~6		+	+			败血症、脑膜炎、流产、死胎
沙门氏菌食物中毒	6	12~36	48~72	++	++	++	+++	全身症状明显
大肠埃希菌食物中毒								
急性胃肠炎型	6	10~15	72	++	++	++	++	
急性菌痢型		48~72		+	++	++	+	血便、里急后重
出血性肠类型	1日	3~4日	8~10日	+	++	+++	+	血便、溶血性尿毒综合征
变形杆菌、普罗维登斯菌、摩根菌食物中毒	1~3	12~16	60	++	++	+++	++	摩根菌可有血便或纯血便
志贺菌食物中毒	6	10~12	24	+	++	++	+++	
小肠结肠炎耶尔森菌食物中毒	1~3日	3~5日	32日	+	+	+	++	可有阑尾炎、败血症等多种表现
副溶血性弧菌食物中毒	4~6	11~18	10日	++	++	+++	++	脱水、血水样便
河弧菌食物中毒	6	13~14	19	++	++	++	++	类似霍乱病的临床表现
创伤弧菌食物中毒		24~48		+	+	+++	++	败血症或蜂窝组织炎
气单胞菌食物中毒	1.5	8~13	20	+	++	+	+	
类志贺邻单胞菌食物中毒	2.5	7	19	+	+	+	++	可有全身不适
空肠弯曲菌食物中毒	1日	3~5日	10日	+	++	+++	++	腹泻有腐臭味
椰毒假单胞菌食物中毒	1~2	4~22	48~72	+	+	+		多种脏器损害
蜡样芽孢杆菌食物中毒								
呕吐型	0.5	1~3	5	++	+	++	+	
腹泻型	6	10~12	16	少有	++	++	正常	
肉毒梭菌食物中毒	5~6	12~48	8~10日				+	特有的神经症状
产气荚膜梭菌食物中毒	3~5	10~12	24	+	++	++	+	C型可致出血性坏死性肠炎

注:+,轻;++,中;+++,重

中医类证鉴别

1. 霍乱 有进入疫区或接触史,先泻后吐,无腹痛或腹痛不堪,吐泻物为稀黄水,或如洗肉水,或如米泔水,迅速出现目眶凹陷、螺纹干瘪,多有转筋等津液丧失之征,大便培养发现霍乱弧菌或副霍乱弧菌。病情急重,如失于救治,短期内可致阴竭阳亡。

2. 暴泻 一般无同食者同时发病现象,以腹痛、腹泻为主,呕吐不严重,大便呈黄水,偶带黏液,大便检验有黏液,一般无巨噬细胞发现,悬滴试验阳性。

3. **痢疾** 一般无同食者同时发病现象，散发为主，腹泻，里急后重，发热明显，大便有脓血黏液，粪检可见巨噬细胞，培养获痢疾杆菌。

【治疗】

（一）西医治疗

1. 一般处理 监测血压、心率、呼吸、体温及神志情况，迅速开通静脉通道，卧床休息，注意保暖。

2. 促进毒物排出 催吐：在食物中毒早期可自行催吐，立即取食盐 20 g 加开水 200 mL 溶化，冷却后一次喝下，可多喝几次，促进呕吐，也可以使用机械性刺激的方法，例如用筷子、手指或压舌板，刺激压迫舌根部和咽后壁，或者双手挤压胃部以下位置或者轻拍背部胃的位置来促进呕吐。

洗胃：在催吐失败或昏迷患者无法催吐者，应立即洗胃。一般毒物在口服 6 小时以内均洗胃。如在口服毒物前胃内容物过多（饭后），毒物量大，或有的毒物胃吸收后又可再排至胃内者，超过 6 小时也不应该放弃洗胃。洗胃能有效清除胃内毒物或其他有害物质，还可利用不同的灌洗液进行中和解毒，减轻胃黏膜的炎症。

导泻：在催吐或彻底洗胃后，可由胃管注入或口服泻剂，使已进入肠腔的毒物迅速排出。常用泻剂为 50% 硫酸镁 50 mL（具有中枢神经抑制作用的毒物中毒者忌用）；或硫酸钠 15 g 溶于 100 mL 水中；或大黄粉 8 g，玄明粉 15 g，用温开水冲服。体质极度衰弱者，已有严重脱水患者及孕妇禁用导泻。

灌肠：一般采用 500~1 000 mL 的肥皂水或者生理盐水或甘油灌肠剂清洁灌肠，促进肠道蠕动，排出粪便。老年或体弱患者应注意密切观察。

3. 补液治疗 食物中毒患者多伴有反复呕吐和严重腹泻，根据患者的临床表现和化验检查结果来制定补液计划。轻度脱水首选口服补液，推荐口服补液盐（ORS）治疗；中重度脱水可选择静脉补液。补液计划应包括三个内容：① 估计患者入院前可能丢失水的累积量。② 估计患者昨日丢失的液体量，如呕吐、腹泻丧失的液体量；高热散失的液体量（体温每升高 1℃，每千克体重应补 3~5 mL 液体）；大汗丢失的液体量等。③ 每日正常生理需要液体量，以 2 000 mL 计算。

根据患者的具体情况选用：① 晶体液（电解质）常用葡萄糖盐水、等渗盐水、平衡盐溶液等。② 胶体液常用血、血浆、右旋糖酐等。③ 补充热量常用 10% 葡萄糖盐水。④ 碱性液体常用 5% 碳酸氢钠或 11.2% 乳酸钠，用以纠正酸中毒。

具体补液方法：① 补液程序为先扩容，后调整电解质和酸碱平衡；扩容时，先用晶体后用胶体。② 补液速度先快后慢。通常每分钟 60 滴，相当于每小时 250 mL。注意：心、脑、肾功能障碍者补液应慢，见尿补钾，补钾时速度应慢；抢救休克时速度应快。

4. 合理应用抗生素 即使怀疑为细菌性腹泻时，不首先推荐使用抗生素，因为大多数病原菌所致急性腹泻均是自限性的；对于食物中毒合并脓毒血症、免疫缺陷病、慢性基础疾病或疑似霍乱、痢疾者，推荐应用抗生素。经验性抗菌治疗可使用喹诺酮类或大环内酯类药物，如环丙沙星或阿奇霉素，具体用药方案需结合当地易感病原体和患者流行病学史；如有中枢神经系统侵犯时，推荐使用三代头孢。待病原体培养和药敏结果明确后，有效调整抗生素方案。

5. 保护脏器功能 食物中毒、呕吐明显者，推荐胃复安、昂丹司琼等止吐剂治疗；腹痛剧烈者，推荐间苯三酚、山莨菪碱、阿托品等解痉止痛；腹泻次数频多，推荐黄连素、蒙脱石散等止泻；烦躁不安、抽搐者，可给予镇静剂如安定等；呼吸困难者予吸氧，呼吸衰竭者应及时进行气管插管和呼吸机辅助通气，必要时也可选择气管切开。脑水肿时用脱水剂如甘露醇等。对已经发生呕吐误吸者，应及时进行气管镜检查，灌洗并吸出误吸物。食物中毒明确毒物后，还可用该毒物的特殊解毒剂以消除其毒性作用，如肉毒杆菌中毒可用该菌的多价抗毒血清治疗，亚硝酸盐中毒常用的特效解毒药有亚甲蓝和维生素 C。

现代研究发现，连续肾脏替代疗法（CRRT）通过半透滤膜的对流作用，通常能够对血液中有毒代谢产物、大分子电解质、炎性细胞因子等致病因子起到很好的清除效果，血液灌流（HP）技术弥补了 CRRT 的不足，可对机体外源性或内源性毒素、药物或代谢废物等一些血液透析不能过滤掉的分子起到很好的过滤作用。研究证实通过 CRRT 联合 HP 治疗急性中毒患者，可改善急性中毒患者炎症水平，保护脏器功能，减少住院时间，提高生存率。

（二）中医辨证治疗

本病属内科急危重症，多属虚实夹杂，可因邪毒内盛，胃失和降，亦可因邪陷心脑，蒙蔽清窍，或耗气伤阴，阳气暴脱。实证应和中解毒，健脾和胃。虚实夹杂证应解毒醒脑，扶正祛邪。虚证治疗应养阴益气，回阳固脱。

1. 实证

证候： 恶心呕吐，脘腹胀痛，腹泻，甚则呕血、便血。舌质深红，苔黄腻，脉弦数。

证机分析： 邪毒内盛，胃失和降。

治法： 和中解毒，健脾和胃。

处理： （1）方药：小承气汤。药用大黄、枳实、厚朴等。腹痛明显者，加黄连、白芍；脾胃本虚者，适当加用扁豆、山药，并减泻下药的用量。

（2）中成药：藿香正气丸（或水），功效为解表祛暑、化湿和中，主要用于湿浊偏盛之食物中毒。每服1~2丸（或5~10 mL），每日3次。香连化滞丸，功效为清化湿热、化滞止泻，主要用于食滞偏重之食物中毒。每次9 g，每日2~3次。

（3）针灸：取合谷、中脘、足三里、内关穴。腹痛者，加针气海穴，用泻法。

（4）其他疗法：大黄、槐花、黄芪，水煎至200~300 mL，保留灌肠，每日1~2次。

2. 虚实夹杂证

证候： 心悸气短，心烦，夜不能寐，表情淡漠，嗜睡，甚则昏迷，谵语或郑声，项背僵直，角弓反张，瞳仁乍大乍小或大小不等。舌质红绛，无苔，脉数疾，或雀啄，或屋漏。

证机分析： 邪陷心脑，正虚邪盛。

治法： 解毒醒脑，扶正祛邪。

处理： （1）方药：清营汤合生脉散。药用水牛角、生地黄、竹叶心、金银花、麦冬、丹参、黄连、玄参、连翘、人参、麦冬、五味子等。酌加开窍药，如菖蒲、郁金、牛黄、麝香、冰片等。

（2）中成药：紫金锭，功效为化痰开窍、辟秽解毒，每次1.5~3 g，研碎冲服，每日3次。安宫牛黄丸，功效为开窍醒神，每次1丸，每日1次。醒脑静注射液，功效为苏醒止痉，20 mL加入5%~10%葡萄糖注射液或生理盐水500 mL中静脉滴注，每日1~2次。

（3）针灸：取穴内关、人中、关元、神阙、十二井。内关捻提插用泻法；人中重雀啄手法，至充满泪水为止；关元、神阙直接灸，至神志清醒为度；十二井常规消毒后放血。

3. 虚证

证候： 伤阴者，吐泻频繁，口渴引饮，目眶凹陷，声嘶，尿少或闭，舌质干红，脉微细数；伤阳者，吐泻频剧，神志模糊，汗出身凉，四肢厥冷，气短声怯。舌质淡，脉微欲绝，至数不清。

证机分析： 耗气伤阴，阳气欲脱。

治法： 养阴益气，回阳固脱。

处理： （1）方药：生脉散。药用人参、麦冬、五味子等。伤阳重者，酌加附子、干姜、黄芪、桂枝、山茱萸、白术、肉桂等；亡阴者，酌加生地黄、阿胶、知母、当归、北沙参、白芍等。

（2）中成药：生脉饮口服液，功效为养阴益气，每次1~2支，每日3次。参附注射液，功效为回阳救逆，益气固脱，20 mL加入5%~10%葡萄糖注射液250~500 mL中静脉滴注，每日1次。生脉注射液，功效为益气固脱、养阴生津，5~20 mL加入5%~10%葡萄糖注射液250~500 mL中静脉滴注，每日1次。

（3）针灸：艾灸神阙，15分钟至2小时。

【中西医协同诊疗思路】

食物中毒临床初期多为实证，吐泻之后耗气伤津，邪毒内陷，出现虚实夹杂证候，继续发展则出现阳脱阴竭或突然阴阳离决等危候。古代许多医家书籍中都有大量关于食物中毒诊疗的记载，不同种类食物中毒致病临床表现各有特点，《诸病源候论·蛊毒病诸候》曰："……出于树者为蕈，生于地者为菌，并是郁蒸湿气变化所生，故或有毒者。人食遇此毒，多致死，甚疾速；其不死者，犹能令烦闷吐利，良久始醒。"如毒蕈食物中毒病情变化迅速，易转化为急危重症，致死率高。根据食物中毒证候特点，古代医家提出了涌吐排毒、泻下排毒等与现代急救原则一致的治疗思想的雏形，并结合中成药、灌肠、针刺、艾灸等多种中医综合诊疗措施紧急施救。

食物中毒临床起病急骤，发展较快，并发症多，若治疗不及时或病情过重时，常继发肝、肾、脑等重要器官的损害。因此，在治疗时首先应注意维持患者生命体征，立即促进毒物清除，补液维持水电解质及内环境稳定，合理应用抗生素，积极对症处理，保护和维持脏器功能。不同类型食物中毒患者临床表现不一,根据患者临床症状及流行病学特征,推测可能的中毒原因,积极完善实验室毒物检测,尽早明确毒物来源,及时应用特效解毒剂。

虽然西医在食物中毒的治疗上有主力军的作用,但通过中医药的积极参与,协同治疗,在改善食物中毒患者的症状、减缓病情发展、促进疾病恢复方面,治疗效果可有显著提升。因此,中西医结合、综合施治能够更好地为患者服务。目前食物中毒的发生率仍较高,进一步探索更优良的防治措施仍是临床的迫切需求,故还有待临床医师进一步深入挖掘和探讨。(图 2-41)

【预后与进展】

不同类型食物中毒预后不同,一般细菌性食物中毒除肉毒杆菌外,病死率较低,预后良好;非细菌性的食物中毒,病死率较高,特别是神经毒性的毒素中毒,预后不佳。

近年来,国家卫生计生委每年通报的我国食物中毒者均近 1 万例,其中死亡近 200 例。据食品卫生专家估计,上述数据仅反映了我国整个食物中毒类突发公共卫生事件的一部分,尚未包括

遭遇瞒报、漏报或人为忽视的食物中毒事件。大多数食源性疾病的临床表现为轻度自愈性疾病,但这类疾病发生极其频繁,给社会及其卫生系统带来巨大的社会、经济负担。食物中毒已成为当今世界上分布最广泛、最常见的疾病之一,是一项重要的公共卫生问题。

我国国务院规定食物中毒事件的发病人数达到 30 例及以上时,应按照突发公共卫生事件进行处理,事件分级如下:① 属重大突发公共卫生事件(Ⅱ级)的食物中毒事件,一次食物中毒人数超过 100 人并出现死亡病例或出现 10 例以上死亡病例。② 属较大突发公共卫生事件(Ⅲ级)的食物中毒事件,一次食物中毒人数超过 100 人或出现 1~9 例死亡病例。③ 属一般突发公共卫生事件(Ⅳ级)的食物中毒事件,发病人数在 30~99 人,未出现死亡病例。对影响特别重大的食物中毒事件,由国务院卫生行政部门报国务院批准后可确定为特别重大食物中毒事件。各省、自治区、直辖市人民政府卫生行政部门可结合本行政区域实际情况,对特殊环境和场所的分级标准进行补充和调整。

由于国际旅游和贸易增加、人口和环境变化、人类生活方式及行为改变等原因,食物中毒的流

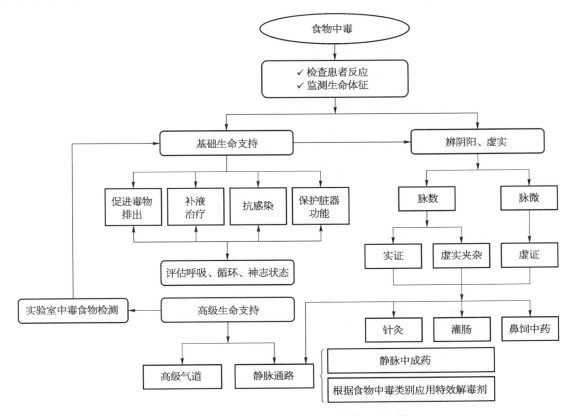

图 2-41　食物中毒中西医协同诊疗思路导图

行病学正在迅速变化,一些早已被人们认识的食物中毒发病率不断上升,新的食物中毒病原体感染不断出现。如 1997 年中国香港一男童感染了禽流感病毒 H5N1 型,成为全球首例感染禽流感的个案;又如肠出血性大肠埃希菌 0157∶H7 和产单核李斯特菌引起的感染是近 10 年来出现的新的食源性疾病。

因此,制定科学合理的食物中毒防控对策,建立以预防为主、防治并举的食物安全保障仍是研究的重点。① 持续开展食品污染和食源性疾病的监测。借鉴美国 CDC 食源性疾病主动监测网 Foodnet 和美国国家细菌分型食源性疾病监测网络 PulseNet,加强我国食源性疾病的监测与管理,开展全国性和地区性的食源性疾病网络建设。② 保障食品安全,提高食品卫生水平。在食品生产企业中大力推行 IS022000、BRC、IFS、GMP 和 HACCP 等管理体系,加强卫生监督执法的力度。③ 提高卫生部门的突发事件处理能力:发现食物中毒事件之后要立即上报;相关部门要加大宣传力度,增强普通群众的自我保护意识;卫生部门要尽早赶往中毒现场进行流行病学调查,根据食物中毒的临床表现和流行病学资料,初步推断致病原因;对现场技术人员加强技能培训,确保合理地采集样本。④ 增强实验室检测能力。随着科学技术的快速发展,新技术、新方法在食品微生物检验领域中得到了广泛应用,VIDAS 全自动荧光酶标免疫测试系统、PCR 技术、胶体金免疫结合试验等新技术有效地提高了检测效率和时间,提高了毒物及微生物的检出率。⑤ 加强各部门之间的协作。充分了解"食品链"的各个环节相关的危险因素,包括疾病预防控制与卫生监督之间的协作、医疗和卫生防病机构之间的协作、卫生与农业工业之间的协作、卫生与进出口检验检疫部门之间的协作等,从而更好地保证食品卫生与安全。

(陈 敏)

第五节

气体中毒

刺激性气体(irritantgases)是指对眼、呼吸道黏膜和皮肤具有刺激作用,常引起以急性炎症、肺水肿为主要病理改变的一类有害气体。此类气体多具有腐蚀性,常因不遵守操作规程或容器、管道等设备被腐蚀,发生跑、冒、滴、漏而污染作业环境。刺激性气体种类虽很多,但常见的有氯、氨、光气、氮氧化物、氟化氢、二氧化硫、三氧化硫等。

毒物可经呼吸道、消化道、皮肤黏膜等途径进入人体。在工农业生产中,毒物主要以烟、粉尘、雾、蒸汽、气体的形态由呼吸道吸入,一般毒物由肺部吸收的速度比胃吸收速度快 20 倍左右,仅次于静脉注射的吸收速度。

本病中医多以"火毒""煤炭毒"论治,认为毒气上扰神明,致阴虚肝风内动,或痰火上扰,严重时可致阴竭阳脱,危及生命。

【病因病理】

(一) 西医病因病理

1. 危险因素

(1) 一氧化碳中毒:凡是含碳的物质如煤、木材等在燃烧不完全时均可产生一氧化碳。一氧化碳进入人体后很快和血红蛋白结合,形成碳氧血红蛋白,而且不易解离。一氧化碳的浓度高时仍可和细胞色素氧化酶的铁结合,抑制细胞呼吸而中毒。

(2) 地下建筑内窒息:一些建筑设计不合理的地下室、防空洞、贮藏室等由于通风条件差,其空气成分和外界大气成分有很大差别。离地面越远、通风越差,加上其中的贮藏物发生腐烂或火灾时,其空气的变化也就越大。地下建筑中的气体成分、比例的改变,基本上表现为下列三个方面:① 氧气含量显著降低。② 二氧化碳含量增高。③ 其他有毒气体的产生。人若进入氧含量下降、二氧化碳含量增高的地下建筑内就可能引起缺氧窒息,如果里面仍含有其他有毒气体,则危害更大。

(3) 硫化氢中毒:理化性状及中毒原因硫化氢是含硫有机物分解或金属硫化物和酸作用而产生的一种气体。无色,具有臭鸡蛋味,易挥发,燃烧时可产生蓝色火焰。硫化氢广泛存在于制糖、制药、纤维业、染纺业以及城市下水道内,消防人员于扑救这类火灾或抢险救援过程中应特别警惕硫化氢中毒。

(4) 氧化亚氮(笑气)中毒:氧化亚氮(N_2O),俗称笑气,是一种无色气体,对人体呼吸道黏膜具有强烈的刺激作用,可引起支气管、肺脏的炎症,肺毛细血管渗透性增强可致肺水肿；吸收入血后，呈现亚硝酸样作用，可引起血管扩张，血压下降；使血红蛋白形成变性血红蛋白，失去带氧能力。笑气和工农业生产、医疗卫生、军事等行业有着密切联系，扑救这类火灾时容易引起中毒。

（5）急性氯气中毒：氯是一种黄绿色具有强烈刺激性味的气体，且有窒息臭味，许多工业和农药生产上均离不开氯。氯对人体的危害主要表现为当下对上呼吸道黏膜的强烈刺激，可引起呼吸道烧伤，急性肺水肿等，从而引发肺和心脏功能急性衰竭。

（6）天然气中毒：天然气的主要成分是甲烷、乙烷、丙烷及丁烷等低分子量的烷烃，仍含有少量的硫化氢、二氧化碳、氢、氮等气体。常用的天然气含甲烷85%以上。常因火灾、事故中漏气、爆炸而中毒。

（7）液化石油气中毒：液化石油气的主要成分为丙烷、丙烯、丁烷、丁烯，组成液化石油气的全体碳氢化合物均有较强的麻醉作用。但因它们于血液中的溶解度很小，常压条件下，对机体的生理功能无影响，若空气中的液化石油气浓度很高，从而使空气中氧含量减低时，就能使人窒息。

（8）光气中毒：光气即二氯化碳基（$COCL_2$），是一种无色透明或白色的液体，极易挥发，沸点为8.2℃，气体比空气重3.5倍，易溶于水，气体熔点为104℃，光气广泛应用于许多化学工业上。制造光气时，生产过程密闭化不好造成泄漏及室内通风不良、火灾，皆能造成中毒。光气的毒理作用和氯气相似，但比氯气强15.5倍，具有强烈的刺激及腐蚀性，它对细小支气管，尤其是肺泡的毒性极强，造成肺毛细血管内皮损伤、渗透性增高，患者多发生肺水肿，可导致患者缺乏氧气而逐渐窒息。再则，血液因其血浆总量之$1/3\sim1/2$渗入肺泡，血液高度浓缩黏稠，血色素常超过140%，致使心脏因血液过于黏稠而使循环发生困难，也加重了缺氧。

（9）芥子气中毒：芥子气，学名二氯二乙硫醚，呈微黄色或无色的油状液体，具有芥子末气味或大葱、蒜臭味，比重为1.28，气态比重为5.5，沸点为217℃，冰点为13.4℃。芥子气对皮肤、黏膜具有糜烂刺激作用，可引起眼结膜炎，引起呼吸道黏膜发炎，严重时造成糜烂水肿，且多伴有继发感染。本品多为战争时或恐怖分子所用。

（10）路氏毒气中毒：路氏气，学名为氯乙烯二氯砷，是一种无色或者呈微黄色的油状液体，比重为1.92℃，沸点190℃，冰点13℃，气体比重为7.1。

毒理作用路氏气系一种砷剂，主要是对局部皮肤黏膜有强烈的刺激糜烂作用。在皮肤糜烂性毒气中，其毒性为最强，故曾有"致死的露水"之称。

（11）催泪性毒气中毒：催泪性毒气主要有苯氯乙酮、氰溴甲苯、溴丙酮、一溴二甲苯。这些气体对眼和上呼吸道有强烈的刺激作用。毒气多以炮弹、炸弹为形式施放。刺激性气体通常以局部损害为主，其作用特点是对眼、呼吸道黏膜及皮肤有不同程度的刺激作用。病变程度主要取决于吸入毒物的浓度、吸收速率和作用时间。病变部位与毒物的水溶性有关。高溶解度的氨、盐酸，接触到湿润的眼球结膜及上呼吸道黏膜时，立即附着在局部发生刺激作用；中等溶解度的氯、二氧化硫，低浓度时只侵犯眼和上呼吸道，而高浓度则侵犯全呼吸道；低浓度的二氧化氮、光气，对上呼吸道刺激性小，易进入呼吸道深部并逐渐与水分作用而对肺产生刺激和腐蚀，常引起肺水肿。

2. 病理 刺激性气体中毒病理机制复杂，主要包括：① 直接作用于气体溶解产生的酸、碱破坏细胞膜和蛋白质，凝固蛋白、皂化脂肪，直接造成细胞死亡和组织结构破坏。② 炎症反应与免疫改变：诱导炎症因子TNF-α、IL-1β、IL-6过表达，中性粒细胞、单核细胞和淋巴细胞局部浸润，CD4+/CD8+比值降低，Th1/Th2失衡，瞬时受体电位（TRP）特别是TRPAI、TRPV1和TRPAV4表达促进炎症因子释放和免疫反应，加剧肺损伤。③ 氧化应激：诱导过氧化损伤，抗氧化物如超氧化物歧化酶、谷胱甘肽过氧化物酶等显著降低。④ 凋亡：caspase-3、caspase-9等表达上调，诱导细胞凋亡。⑤ 其他：硫化氢、汞能抑制线粒体呼吸链功能，造成细胞内窒息。氨氧化物可引起高铁血红蛋白血症，影响红细胞携氧功能，加重机体缺氧。硫芥可烷基化DNA、RNA和蛋白质，导致细胞死亡。多种机制作用，损伤肺泡上皮细胞和毛细血管，增加肺泡壁及血管通透性，减少肺表面活性物质，造成肺与肺间质水肿、透明膜形成。同时，通气不足、弥散障碍、肺内分流增加和通气/血流比失衡，肺泡塌陷、细支气管闭塞、肺不张，最终导致呼吸窘迫。不仅如此，高浓度硫化氢、二氧化硫、二氢甲烷等可直接刺激颈动脉窦和主动脉化学感受器,或直接作用于呼吸中枢,导致呼吸衰竭,甚至死亡。

（二）中医病因病机

气体中毒是以神经系统表现为主要症状的疾病,可出现神昏肢软、抽搐、呼吸抑制,引起这些症状的病因病理较为复杂。中医认为外邪入内,可为火毒上扰神明,可致阴虚肝风内动,或痰火上扰,严重时可致阴竭阳脱。疾病后期为阴伤失养或气虚血瘀。

【临床表现】

（一）病史

短期内接触较大量化学物的职业史,较快出现中枢神经系统和（或）肝、肾损害的临床表现,实验室检查和现场劳动卫生学调查,排除其他疾病。

（二）症状与体征

1. 局部炎症　急性眼结膜炎、角膜炎或角膜腐蚀脱落,咽喉痉挛和水肿,局部皮肤灼伤等。

2. 全身中毒

（1）气体中毒:刺激性气体引起支气管周围炎、肺水肿及成人呼吸窘迫综合征。

（2）复合伤:指刺激性气体引起中毒并伴有其他损伤,如氯磺酸吸入中毒伴皮肤化学灼伤。

（3）多脏器损伤:刺激性气体直接或继发损害多个脏器或系统,出现并发症与继发症,如中毒性肺水肿引起的呼吸衰竭与成人呼吸窘迫综合征,导致脑水肿及肾功能衰竭。

3. 体征　意识障碍或昏迷,瞳孔扩大或缩小,胸廓活动度减弱、肌力减退,共济失调,病理征阳性。

（三）四诊要点

脾肺气虚,痰多,便溏,咳而短气,气喘。毒气内袭,伤及肺脾,脾肺气虚,痰湿内生,痰浊内蕴,故喘促短气,咯痰白稠,胸闷心悸,唇色紫暗;毒气入内,伤及脾肾,症见面浮肢肿,甚则全身悉肿,喘咳心悸,胸闷气促,咯痰清稀,头晕目眩,畏寒肢冷,舌质紫暗或淡,苔白腻,脉沉细;咳逆喘促,神志恍惚,烦躁不安,表情淡漠,嗜睡昏迷,苔腻或黄腻,舌质暗红或紫,脉细滑数;喘促甚剧,张口抬肩,端坐不能平卧,呼吸困难,动辄气促,心悸烦躁,汗

出肢冷,脉浮大无根或间歇止,舌暗淡,苔薄白。

【辅助检查】

（一）检查项目

1. 毒物鉴定　将呕吐物、洗胃液、尿、粪、血液等进行毒物分析。

2. 根据病情需要　如血胆碱酯酶（CHE）,血液生化,血气分析,肝、肾功能,脑脊液,X线,心电图,脑电图等。

（二）主要危重指标与监测

主要监测血胆碱酯酶（CHE）,血液生化,血气分析,肝、肾功能,脑脊液,X线,心电图,脑电图等。

【诊断与鉴别】

（一）诊断要点

短期内接触较大量化学物的职业史,较快出现中枢神经系统和（或）肝、肾损害的临床表现,实验室检查和现场劳动卫生学调查,排除其他疾病。

（二）鉴别诊断

西医鉴别

1. 食物中毒　食物中毒最主要的症状是呕吐、腹泻,同时伴有上腹部疼痛。食物中毒者常会因上吐下泻而出现脱水症状,如口干、眼窝下陷、皮肤失去弹性、肢体冰冷、脉搏细弱、血压下降,甚至会出现休克。

2. 窒息　窒息是指其他进入肺脏受阻,或吸收气体缺氧而导致的呼吸停止或衰竭的疾病,无有害其他进入体内,多因喉头水肿、梗阻,喉、气管异物,溺水、自缢、大咯血、颈部外伤导致。

3. 触电　是指一定强度的电流通过人体时,造成机体损伤及功能障碍,电流通过人体可以引起全身性损伤及局限性损伤,严重者可致呼吸和心脏骤停。

中医类证鉴别

1. 哮病　哮病以声音命名,以喉中有声、气喘,可以自行缓解为主要特点。喘证则主要是气喘,喉咙一般没有声音,不会自行缓解。两者区别点主要是有没有喉咙声音,能不能自行缓解。哮

必有喘,而喘未必有哮。从现代医学上来划分,气体中毒入肺可引起支气管炎、肺气肿、肺纤维化等疾病,属于中医喘证范畴。

2. 肺胀 两者均可出现喘促、呼吸困难表现。但喘证因邪壅于肺,宣降失司,或肺不主气,肾失摄纳而成,以喘促气短,呼吸困难,甚至张口抬肩,鼻翼煽动,不能平卧为主要表现,可见于多种急慢性疾病过程中。肺胀为多种慢性肺部疾病长期反复发作,迁延不愈而成,临床除喘促、呼吸困难外,尚具有咳嗽、咯痰、胸部膨满、憋闷如塞等特征,喘促仅是肺胀的一个症状。喘证日久可发展为肺胀。

【治疗】

(一)西医治疗

1. 一氧化碳中毒 现场急救:立即将患者移到空气新鲜的地方,松解衣服,但要注意保暖。对呼吸心跳停止者立即行人工呼吸和胸外心脏按压,且肌注呼吸兴奋剂,洛贝林或盐酸二甲弗林等,同时给氧。昏迷者针刺人中、十宣、涌泉等穴。患者自主呼吸、心跳恢复后方可送医院。若有条件可做一般性后续治疗:① 纠正缺氧改善组织代谢,可采用面罩鼻管或高压给氧,应用细胞色素C15 mg(用药前需做过敏试验),辅酶 A50 单位,ATP 20 mg,静滴以改善组织代谢。② 减轻组织反应可用地塞米松 10~30 mg 静滴,每日 1 次。③ 高热或抽搐者用冬眠疗法,脑水肿者用甘露醇或高渗糖进行脱水等。④ 严重者可考虑输血或换血,使组织能得到氧合血红蛋白,尽早纠正缺氧。

2. 地下建筑内窒息 急救处理:首先使患者脱离中毒环境,转到地面上或通风良好的地方,然后再做其他有关处理。消防人员需要深入到地下建筑以前,最好先测试一下其中的空气成分,若于紧急情况下,没有现成的仪器,则可取一蜡烛点着,用绳索慢慢地吊入下面,从火着、火灭来判断情况,循情进入。根据测定情况,决定是先进入还是先改善地下建筑的空气情况。这时可使用鼓风机等促进通风,切忌盲目入内,以免既救不了别人,又害了自己。经过通风处理后,救护人员方可入内救人。但为了保障安全,预防意外发生,仍需用安全绳、导引绳等。若用防毒面具,则更为理想。救出的人员,应立即移至空气新鲜通风良好的地方,松开衣领、内衣、乳罩和腰带等。对呼吸困难者立即给予氧气吸入,或做口对口人工呼吸,必要时注射呼吸中枢兴奋剂。对心跳微弱已不规则或刚停止者,同时施行胸外心脏按压,注射肾上腺素等。救援者本人进入地下建筑内后,若感到头晕、眼花、心慌、呼吸困难等症状,立即返回,以免中毒。即使佩戴防毒面具,也应严格计算时间,切勿大意。

3. 硫化氢中毒 急救处理:迅速将患者抬离中毒现场,移至空气新鲜通风良好处,解开衣服、裤带等,注意保暖。吸入氧气,对呼吸停止者行人工呼吸,应用呼吸兴奋剂。必要时行胸外心脏按压。10%硫代硫酸钠 20~40 mL 静注,维生素 C 加入高渗葡萄糖中静注。亚甲基蓝 10 mg/kg,加入50%葡萄液中静注。对躁动不安、高热昏迷者,可采用亚冬眠或冬眠疗法。眼部损伤者,尽快用清水或 2%碳酸氢钠溶液冲洗,再用 4%硼酸水洗眼,且滴入无菌橄榄油,用醋酸可的松滴眼,防止结膜炎的发生。

4. 氧化亚氮 急救处理:迅速将患者抬离中毒现场,移至通风良好处吸氧。若有明显青紫,呼吸困难,可给予亚甲基蓝静脉注射,剂量为每千克体重 1 mg,其他对症处理。

急性氯气中毒急救:迅速将伤员抬离现场,移至通风良好处,脱下中毒时所着衣服鞋袜,注意给患者保暖,且让其安静休息。为解除患者呼吸困难,可给其吸入 2%~3%的温湿小苏打溶液或 1%硫酸钠溶液,可减轻氯气对上呼吸道黏膜的刺激作用。抢救中应当注意,氯中毒患者有呼吸困难时,不应采用徒手式的压胸等人工呼吸方法。这是因为氯对上呼吸道黏膜具有强烈刺激,引起支气管肺炎甚至肺水肿,这种压式的人工呼吸方法会使炎症、肺水肿加重,有害无益。酌情使用强心剂如西地兰等。鼻部可滴入 1%~2%麻黄素,或2%~3%普鲁卡因加 0.1%肾上腺素溶液。

由于呼吸道黏膜受到刺激腐蚀,故呼吸道失去正常保护机能,极易招致细菌感染,因而对中毒较重的患者,可应用抗生素预防感染。

5. 天然气中毒 急救处理:迅速将患者抬离中毒现场,吸氧或新鲜空气。对有意识障碍者,以改善缺氧,解除脑血管痉挛,消除脑水肿为主。可吸氧,用氟美松、甘露醇、呋塞米等静滴,且用脑细胞代谢剂如细胞色素 C、ATP、维生素 B_6 和辅酶 A等静滴。轻症患者仅做一般对症处理。

6. 液化石油气中毒 急救处理:迅速将伤员

抬离现场,解衣宽带,保暖,吸氧。使用脑细胞代谢剂。如细胞色素 C、APT、辅酶 A、维生素 C 及 B 族维生素(维生素 B_1、维生素 B_6、维生素 B_{12})等静滴。有呼吸衰竭者可用呼吸兴奋剂如可拉明、洛贝林等。

7. 光气中毒 急救处理:原则上和氯气中毒之急救治疗相同,但因其中毒症状比氯气中毒为重,故于治疗、护理上更应积极慎重。

8. 芥子气中毒 急救处理:迅速将伤员抬离现场,移至通风良好无毒处,脱去衣物,且用温水冲洗全身。

眼睛受伤者,速用温水冲洗且用浸 2% 苏打水之纱布包敷。经过上述初步处理后,对中毒局部如皮肤上之毒液,用可溶解芥子气的溶剂如煤油、乙醇或中和剂水溶液如漂白粉、双氧水浸润棉球吸去毒液,但需注意勿和周围健康皮肤接触。对中毒皮肤之水疱,应于无菌条件下剪开,放出毒液,再用浸泡苏打水的纱布包好。对呼吸道中毒严重者,应予吸氧,患者常用 1∶1 000 高锰酸钾溶液漱口。对于剧烈咳嗽者,可使用祛痰剂。如发生肺水肿者,仍可静注高渗葡萄糖液。预防感染,应用抗生素。

9. 路易氏中毒 急救处理:局部皮肤、黏膜受伤的初步处理同芥子气之救治。局部或全身使用特效解毒剂二巯基丙醇,该药对治疗砷中毒有特效。局部经过初步处理后,用 5% 二巯基丙醇软膏擦染毒部位,5~10 分钟后用水冲洗。眼受损伤,可立即用 25% 二巯基丙醇软膏涂入结膜内,轻揉眼睑 1 分钟后,再用水冲洗,或注射二巯基丙醇,用以解毒。防止呼吸、循环衰竭,尤其要注意血压变化。血压急剧下降者,应于静脉输液内滴入去甲肾上腺素或阿拉明等。

10. 催泪性毒气中毒 急救处理:迅速将伤员撤离现场至空气流通的地方。用大量清水冲洗眼睛及受毒部位,清水冲洗毕,可用 2% 碳酸氢钠溶液或 2%~4% 硼酸水洗眼,然后于眼睑上涂敷碱性油膏。眼睛剧烈疼痛者,可于睑结膜上滴 1% 地卡因;流泪严重者可滴 1% 阿托品 1~2 滴至眼结膜内。皮肤瘙痒可用 0.1% 高锰酸钾水冲洗,或 1%~3% 硼酸水冲洗。气体中毒的处置流程参见图 2-42。

(二)中医辨证论治

气体中毒多引起肺心脑病,是急诊内科常见病,急性发作期又称内科危重病症。考其证候,当属中医咳嗽、喘证、痰饮、水肿等范畴。其中辨证分型如下:

1. 气虚血瘀,痰阻气逆

证候:脾肺气虚,痰多,便溏,咳而短气,气喘。毒气内袭,伤及肺脾,脾肺气虚,痰湿内生,痰浊内蕴,故喘促短气,咯痰白稠,胸闷心悸,唇色紫暗。

证机分析:气虚血瘀,痰浊内蕴。

治法:补气活血,降逆化痰。

处理:(1)方药:四君子汤加减。药用党参、黄芪、白术、茯苓、当归、红花、丹参、桃仁、姜半夏、陈皮等。偏寒者治宜补肺益肾、化痰活血,方用金水六君煎、四君子汤化裁;偏热者治宜益气活血、清肺化痰,方用桑白皮汤、二陈汤加减。

(2)中成药:血必净注射液 20 mL,加入 5% 葡萄糖注射液 250 mL 中静脉滴注。痰热清注射液 20~40 mL,加入 5% 葡萄糖注射液 250 mL 中静脉滴注。

(3)针灸:益气固脱法。针刺关元、内关、三阴交、合谷穴,或加电针刺激(电压 6 V,频率 100 次/分)。艾灸三阴交,每次 10 分钟。

(4)其他疗法:① 耳针。针刺肾上腺、皮质下、肺,留针 30 分钟。② 穴位注射。参麦注射液 0.5 mL,双侧内关穴注射。

2. 阳虚水泛,水气凌心

证候:毒气入内,伤及脾肾,症见面浮肢肿,甚则全身悉肿,喘咳心悸,胸闷气促,咯痰清稀,头晕目眩,畏寒肢冷。舌质紫暗或淡,苔白腻,脉沉细。

证机分析:心肾阳虚,水气凌心,胸阳不振。

治法:温阳利水,化瘀宁心。

处理:(1)方药:方用真武汤、五苓散加味。药用制附子、猪苓、茯苓、白术、泽泻、桂枝、赤芍、生姜、党参等。唇舌青紫明显者加丹参、炒川芎;咳喘甚加黄芪、葶苈子、大枣。

(2)中成药:参附汤注射液 20~60 mL,加入 5% 葡萄糖注射液 250 mL 中静脉滴注。

(3)针灸:益气固脱法。针刺关元、内关、气海、太溪穴,或加电针刺激(电压 6 V,频率 100 次/分)。艾灸涌泉穴,每次 10 分钟。

(4)其他疗法:① 耳针。针刺肾上腺、皮质下、心,留针 30 分钟。② 穴位注射。参附注射液 0.5 mL,双侧内关穴注射。

3. 痰热内阻,蒙闭清窍

证候:咳逆喘促,神志恍惚,烦躁不安,表情淡

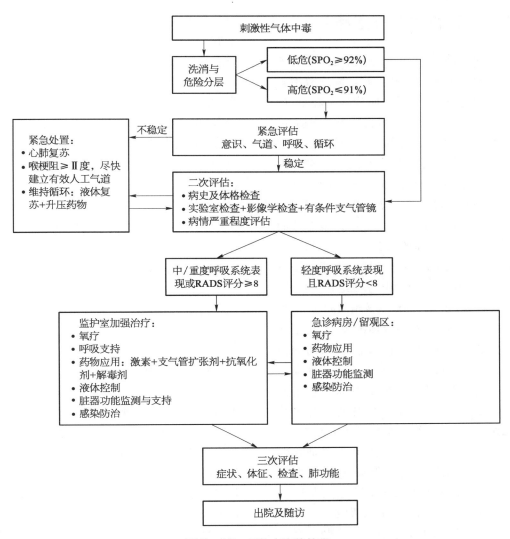

图 2‑42 气体中毒的处置

漠,嗜睡昏迷。苔腻或黄腻,舌质暗红或紫,脉细滑数。

证机分析:痰热壅盛,上蒙清窍。

治法:涤痰活血,醒神开窍。

处理:(1)方药:菖蒲郁金汤、导痰汤。药用石菖蒲、郁金、枳实、陈皮、黄芩、茯苓、半夏、葶苈子、天竺黄、鱼腥草、降香、丹参、川芎等。

(2)中成药:痰热清注射液 20 mL,加入 5% 葡萄糖注射液 250 mL 中静脉滴注。

(3)针灸:益气固脱法。针刺尺泽、太渊、肺俞、丰隆、合谷穴,或加电针刺激(电压 6 V,频率 100 次/分)。艾灸丰隆穴,每次 10 分钟。

(4)其他疗法:耳针。针刺肾上腺、皮质下、肺,留针 30 分钟。

4. 肺气欲竭,心肾阳衰症

证候:喘促甚剧,张口抬肩,端坐不能平卧,呼吸困难,动辄气促,心悸烦躁,汗出肢冷。脉浮大无根或间歇止,舌暗淡,苔薄白。

证机分析:肺肾气虚,心阳衰败。

治法:扶阳固脱,震慑肾气。

处理:(1)方药:参附龙牡汤。药用人参、附子、土龙骨、煅牡蛎、生姜、大枣、蛤蚧等。烦躁内热,去附子,加麦冬、五味子;神识不清,加石菖蒲、郁金。

(2)中成药:参附汤注射液 60 mL,加入 5% 葡萄糖注射液 250 mL 中静脉滴注。参麦汤注射液 40 mL,加入 5% 葡萄糖注射液 250 mL 中静脉滴注。

(3)针灸:益气固脱法。针刺关元、内关、三阴交、足三里、气海穴,或加电针刺激(电压 6 V,频率 100 次/分)。艾灸足三里,每次 10 分钟。

(4)其他疗法:① 耳针。针刺肾上腺、皮质下、肺,留针 30 分钟。② 穴位注射。参附注射液 0.5 mL,双侧内关穴注射。

【中西医协同诊疗思路】

西医必须采取综合性医学救援措施。① 重视院前急救,及早给予生命支持治疗。院内救治要查清病因,了解毒物理化特性,明确病情轻重,严密观察与正确处理。② 氧疗,维持呼吸道通畅,可用鼻导管给氧。本组有肺水肿加重,后病情恶化死亡,可能与高压氧加重肺损伤有关。③ 糖皮质激素可抑制磷酸醋酶,减少白细胞三烯生成,减少微血管渗漏,抑制细胞因子生成和炎症细胞活化,减少或阻止液体渗出,是治疗气体中毒最有效的非特异性解毒药。糖皮质激素要早期、足量、短程使用,一般按轻、中、重度中毒分别用地塞米松每日 20 mg、40 mg、80 mg,也可用甲基泼尼松龙代替。④ 出现呼吸衰竭,可提高肺泡压及组织间压,减少肺内静脉回流及毛细血管内液体的渗出,纠正低氧血症,消除肺间质水肿,防止肺泡萎缩,增加肺泡通气量,改善肺顺应性等。⑤ 对有吸入性损伤患者早期经验使用二联抗生素,以后根据痰培养和药敏结果及治疗效果调整。⑥ 中毒性肺水肿时,因肺毛细血管损害,管壁结构失去完整性,发生蛋白质渗出性肺水肿,故不宜使用脱水剂甘露醇,且该药漏入肺间质,使重量增加,肺顺应性降低。可用呋塞米,以减少肺循环血容量,降低肺毛细血管压,减少渗出,促进肺水肿液吸收。⑦ 氢氟酸有强烈腐蚀性,吸入可出现急性肺水肿甚至接触皮肤后形成多种能溶于水的盐类,使皮肤上的氟离子不断解离,渗透到深层组织,引起肌肉、骨骼坏死,大量氟离子进入体内与钙结合成氟化钙,发生严重低血钙、低血镁,诱发心室颤动致心脏骤停及呼吸循环衰竭,需及时应用糖皮质激素,积极治疗急性肺水肿、脑水肿与中毒性心肌损害,即冲洗皮肤及外用镁、钙盐类中和氟离子。

按照中医学理论认为,肺主气,司呼吸,主宣散肃降,通调水道,下输膀胱。毒物袭肺,宣肃失司,水液停而成饮,聚而成痰,壅塞于肺,水饮阻肺致咳喘不得卧,当予泻肺利水、清热通便;并予随症加减,如在喉头水肿、声带水肿时,加入清咽开音之药。当出现肺虚自汗,体虚易感时,可予补肺固表敛汗。肺主气,心主血,肺气壅塞可致心脉瘀阻,泻肺利水、活血通脉可治疗中毒性心肌炎。肺金克木,肝失条达,湿热郁瘀肝胆,泻肺利水加入清化肝胆湿热,治疗中毒性肝损害。脾胃的受纳运化,均赖于肺气宣肃,"上焦不利、则下脘不通",逆而上行则呃逆呕吐,肺胃同病,予以肃肺和胃,治愈了胃功能紊乱和呃逆。中医中药治疗刺激性气体中毒,宜从肺论治,随症加减。异病同治,同中有异。在急性期加用中药可减少激素、利尿剂用量,在恢复期加用中药可治疗多汗、声哑、心肌损害、肝脏损害、胃肠功能紊乱、神经衰弱等肺外病变,丰富治疗手段,提高疗效。(图 2-43)

【预后与进展】

(一)预后

急性有害气体中毒事件是常发生在人们生活中一项危险突发事件,尽早积极综合治疗能提高疗效,严重者应血液透析治疗以降低死亡率。

(二)进展

气体中毒常出现中毒性脑病,其发生机制是严重缺氧造成脑水肿、脑损害,所以氧疗是急救的重要措施。高压氧治疗能促使患者机体各项组织获得充足的溶解氧,迅速将患者缺氧的状态纠正过来,同时能有效地增加患者脑供氧量,促进患者颈内动脉氧张力的提升,进而有效降低颅内压力,促进脑功能的恢复。陈俊李等研究表明应用高压氧治疗急性有害气体中毒的临床疗效显著,对患者的预后效果明显,在临床上具有大力推广和应用的价值。钙离子拮抗剂的应用基础研究表明,急性中毒性脑水肿的发生尚与细胞浆内钙离子聚积有关,而钙离子拮抗剂可阻断"进入脑细胞并阻止内质网中"的释放,因而可减轻和防止脑细胞损伤。临床常用的钙拮抗剂包括异搏定、心痛定、尼莫地平等。其中尼莫地平为选择性作用于脑血管平滑肌的钙拮抗剂,对外周血管作用小,故对血压影响小,对缺氧缺血性损伤有保护作用,对脑血管痉挛作用更显著,可作为首选药物。纳洛酮的应用近年发现,应激状态包括脑缺氧、脑缺血时,除有肾上腺皮质系统参与外,还有内啡肽系统参加。内啡肽与阿片受体结合,出现心血管功能的抑制,使缺血区脑血流进一步减慢,加重了脑的灌流损害损。纳洛酮是目前最为理想的内啡肽拮抗剂,国外应用于临床,国内人工合成。它通过对内啡肽的直接拮抗作用,解除内啡肽对中枢神经系统的抑制作用,

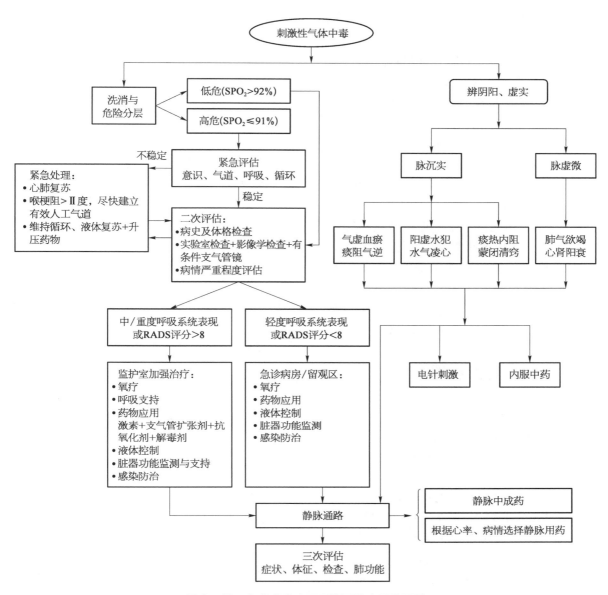

图2-43 气体中毒中西医协同诊疗思路导图

使患者意识迅速恢复,临床症状改善,因而目前广泛应用于急性气体中毒的治疗。

在刺激性气体中毒患者的病情发展过程中,中毒性肺水肿是最严重的阶段。它是刺激性气体作用于肺组织后,使肺部毛细血管的通透性和肺腺体的分泌增加所致的疾病。患者此阶段往往表现为病情的突然加重,出现呼吸急促、呼吸困难、面色发绀、咳粉红色泡沫痰等症状,双肺可满布大量湿性啰音,血气分析检查可见氧分压下降。如果抢救不及时,患者可迅速出现呼吸衰竭,最终导致死亡。因此,治疗中毒性肺水肿是治疗刺激性气体中毒的关键。于锴等通过大剂量甲泼尼龙冲击疗法对抢救刺激性气体中毒所致的中毒性肺水肿治疗案例中发现具有良好的治疗效果,这与糖皮质激素能够降低肺毛细血管壁的通透性、促进肺部渗出,同时亦可促进肺表面活性物质的生成和减轻肺组织损害等因素有关。

(张亚利)

第六节

毒蛇咬伤

毒蛇咬伤是指被毒蛇咬伤后,其毒腺所分泌的毒液进入机体,引起一系列的局部症状和全身症状。毒蛇可分为以神经毒素为主、血液毒素为主、肌肉毒素为主,兼有神经毒素和血液毒素四类。各种毒蛇毒液的毒性强度互不相同,有的毒蛇伤人后死亡率较高,有的仅引起轻微症状。患者主要表现为视物模糊、恶心呕吐、胸闷、呼吸困难、流涎、血红蛋白尿、心肌损伤等症状。被毒蛇咬伤后要尽早进行医疗干预,伤口做急诊处理,尽早使用抗蛇毒血清。

本病根据临床表现,本病中医病名与西医病名一致,属毒蛇咬伤范畴。毒汁经创口侵入营血、内犯脏腑所致。毒之风毒侵入机体,致风邪阻络,则局部麻木,甚则四肢麻痹,眼睑下垂;若火毒入侵,致经络阻塞,气血瘀滞,则局部肿胀疼痛;若风火之毒入侵,致局部经络阻塞,气血瘀滞,则红肿疼痛。若拖延治疗或病情严重者,可伴有肢体瘫痪、休克、昏迷、惊厥、呼吸麻痹和心力衰竭。

【病因病理】

(一)西医病因病理

1. **危险因素** 毒蛇的主要成分有神经毒(风毒)、血循环毒(火毒),其他成分还有溶血毒素、凝血毒素及各种酶和多肽等。

(1)以神经毒为主的毒蛇:有金环蛇、银环蛇及海蛇等,毒液作用于神经系统,主要是阻断神经肌肉的接头,引起肌肉和弛缓性麻痹,导致周围性呼吸衰竭,并引起缺氧性脑病、肺部感染和循环衰竭。

(2)以循环毒为主的毒蛇:有竹叶青、蝰蛇和龟壳花蛇等,毒液主要影响血液及循环系统,引起溶血、出血、凝血及DC。

(3)兼有神经毒和循环毒的毒蛇:有蝮蛇、眼镜王蛇和眼镜蛇等,毒液具有神经毒和循环毒的双重特性。

2. **病因** 毒蛇咬伤主要是由于毒蛇毒腺所分泌的毒液通过破损的伤口进入人体,造成机体神经系统、血液系统、循环系统、消化系统、泌尿系统、肌肉组织、内分泌系统等产生一系列应激反应。

3. **病理** 毒蛇的毒液通过破损伤口进入机体破坏各大系统,蛇毒中的磷脂酶A可有神经毒、细胞毒、心脏毒、溶血、出血、促凝、抗凝等不同活性作用。蛋白水解酶可以破坏肌肉组织、血管壁和细胞间基质,引起出血、局部肌肉坏死、水肿,可加速蛇毒吸收向全身扩散。透明质酶能够水解透

明质酸,使组织通透性增加,局部炎症扩散,并促使蛇毒从咬伤局部扩散和吸收。部分成分具有凝血酶样作用,其他的还具有抗凝血活性酶和纤维蛋白溶解作用,可以引起严重的出血。

(二)中医病因病机

根据中医理论,毒蛇咬伤中毒的临床表现可归纳为三大类型:风毒型(以神经毒为主)、火毒型(以血循环毒为主)、风火毒型(以混合毒为主)。伤口不出血,不痛不肿,麻木加剧,口噤目暗,抽搐气紧,呼吸麻痹等症属风毒型;伤口流血或不流血,伤肢肿胀迅速延伸,痛剧加重,如剜如灼,水血疱淋漓,青紫瘀斑呈现,肿胀处皮肤发亮、发青、发紫等症者属火毒型;风火毒型者前期,其症状与火毒型相似,但继而疼痛减轻而麻痹。在临床上见患者出现自觉气短、张口呼吸、点头呼吸、鼻翼煽动,甚至口吐白沫、心律不齐、血压下降、抽搐、昏迷,就可判断患者呼吸将要停止。

【临床表现】

(一)病史

经常活动在野外的人群和毒蛇养殖人员容易被毒蛇咬伤。有蛇咬伤史,并且确定蛇为毒蛇,即可以诊断为毒蛇咬伤。

(二)症状与体征

1. **局部症状** 由于毒蛇上颌两旁有一对或数对较大的毒牙,因此,咬伤后在皮肤上常留有较大的毒牙痕2个,或1~4个,数小时内特别明显。无毒蛇咬伤则没有毒牙痕,局部除有毒牙痕外,并有轻重不同的疼痛、出血、肿胀,有的皮肤出现水疱、瘀斑,严重的可发生大量组织坏死等。

局部体征被毒蛇咬伤后,患部一般都有较粗大而深的毒牙痕,而无毒蛇咬伤的牙痕则小而排列整齐。神经毒的毒蛇咬伤后,局部不红不肿,无渗液,但导致淋巴结肿大和触痛。血循毒的毒蛇咬伤后,伤口肿胀、起水疱,所属淋巴管、淋巴结发炎。有的伤口坏死形成溃疡。混合毒的毒蛇咬伤后,伤口周围皮肤迅速红肿,可扩展整个肢体,常有水疱;严重者,伤口迅速变黑坏死,形成溃疡,所导向淋巴结肿大和触痛。

2. **全身症状** 由蛇毒扩散至全身引起。因各

种毒蛇所含的蛇毒不同,蛇毒的毒性成分又很复杂,加之人的抵抗力也各不相同,故毒蛇咬后出现的全身症状也是复杂的。根据实验和临床观察,毒蛇的毒性,大体上可分为神经毒、血液毒、细胞毒和混合毒四类。

(1)神经毒:这种毒主要损害神经系统,引起轻重不同的神经症状,如局部或全身有麻木感,四肢瘫软无力,视觉及听觉失常、呼吸困难,严重者瞳孔散大、牙关紧闭、昏迷、呼吸减弱或停止、脉象迟弱或不整、血压下降,最后呼吸麻痹而死亡。

(2)血液毒:这种毒主要损害血液循环系统,引起血液、血管、心脏发生轻重不同的病变,如局部肿胀、发疱、出血,甚或全身出血,皮下发生瘀斑,有的甚至周身青紫或发黄。其死亡原因,多因心力衰竭或血管中形成血栓,阻塞重要器官的血液供应所致。血循毒者可出现贫血、黄疸,严重者可出现休克、循环衰竭。

(3)细胞毒:肿胀可延及整个患肢甚至躯干,溃烂坏死严重者可致患肢残废;心肌损害出现心功能不全;横纹肌破坏可出现肌红蛋白尿合并肾功能不全;病情恶化可出现全身炎症反应综合征(SIRS)甚至多器官功能障碍综合征(MODS)。

(4)混合毒:一般可出现瞳孔缩小、肝大、黄疸、脉象迟或数,严重者可出现心功能衰竭,呼吸停止。

可同时出现神经毒素、血液毒素和(或)细胞毒素的临床表现,如眼镜王蛇咬伤以神经毒素表现为主,合并细胞毒素表现;五步蛇咬伤以血液毒素和细胞毒素表现为主。

(三)四诊要点

风毒一般局部不红,不肿,不出血,疼痛轻微,感觉麻木,眼睑下垂,复视,表情肌麻痹,张口困难,言语不清,口角流涎,呼吸急促。脉沉伏迟弱。火毒伤口疼痛剧烈,出血,皮肤有血疱瘀斑,伤肢水肿明显。内脏、五官出血,发热,少尿无尿,心悸头晕。脉象细数或结代。

【辅助检查】

(一)检查项目

1. **血常规**　白细胞总数可呈反应性升高。早期无明显贫血现象,如被血循毒(火毒)蛇咬伤,伴

全身出血者可有贫血表现,出现红细胞、血红蛋白、血小板减少。

2. **尿液分析**　可见血尿、血红蛋白尿等。

3. **粪便隐血试验**　血循毒(火毒)蛇咬伤合并有消化道出血者,粪便隐血试验可阳性。

4. **血生化检查**　血循毒(火毒)或混合毒(风火毒)蛇咬伤者,血清丙氨酸氨基转移酶(ALT)、天门冬酸氨基转移酶(AST)、乳酸脱氢酶(LDH)及肌酸激酶(CK)可升高,血糖可应激性升高。如有急性肾功能损害者,血清尿素氮(BUN)、肌酐(Cr)及血清钾(K+)升高。

5. **凝血功能检查**　血循毒(火毒)蛇咬伤者,可出现凝血酶原时间(PT)、活化部分凝血活酶时间(APTT)和凝血酶时间(TT)延长。

6. **血气分析**　出现呼吸功能障碍时,可表现为呼吸性酸中毒。如动脉血氧分压(PaO$_2$)<8 kPa,动脉二氧化碳分压(PaCO$_2$)>6.67 kPa 则提示有呼吸衰竭。

7. **心电图**　可有心律失常、窦性心动过速、传导阻滞等改变,或有 T 波或 ST 段改变。

8. **肌电图检查**　神经毒(风毒)和混合毒(风火毒)蛇咬伤患者可出现进行性肌电衰减,传导时间延长。

(二)主要危重指标与监测

1. **血常规**　外周血细胞计数、血红蛋白浓度、红细胞沉降系数、C 反应蛋白等检测,有助于了解机体是否出现感染及是否出现溶血、出血等情况。

2. **凝血功能检查**　活化部分凝血活酶时间、凝血酶原时间、凝血酶时间、纤维蛋白原浓度检测,有助于了解机体是否存在溶血、出血情况,对于血液毒素类蛇咬伤诊断具有帮助。

3. **肝肾功能检查**　肝肾功能检测有助于了解蛇毒素对于肝肾损害情况,能够评估患者综合情况。

4. **血气分析**　检查血中氧气含量、二氧化碳含量,有助于评估呼吸系统功能以及酸碱情况,了解蛇毒素是否累及呼吸系统。

5. **尿常规**　应注意有无血尿、蛋白尿、血红蛋白尿、管型等。应观察 24 小时尿量多少,对危重患者必须记录每小时尿量。

6. **大便常规**　对有出血、凝血功能障碍的蛇伤者,应做大便潜血试验,了解是否存在消化道出血情况。

7. **特殊试验** 乳胶抑制试验应用蛇毒抗原抗体反应,可检测患者为何种毒蛇咬伤。出现均匀混浊者为阳性,提示为该种毒蛇咬伤。

8. **乳凝试验** 测定患者血清中抗体,可推测为何种毒蛇咬伤。不凝者为阴性,凝集者为阳性,适用于晚期蛇咬伤的患者。

9. **心电图** 有些蛇毒素可以累心脏,造成心肌损伤和心力衰竭。心电图可以帮助判断心脏受累情况,判断是否出现心律失常、心肌缺血性坏死等。

10. **胸部 X 线** 帮助诊断是否出现并发症如肺水肿、弥漫性肺出血以及胸腔积液等情况,胸部 X 片上表现为高密度影增加以及出现磨玻璃影。

11. **颅脑 CT、MRI** 有些蛇毒素可以累及脑部组织造成脑出血,颅脑 CT、MRI 可以判断是否出现颅内出血。

12. **超声** 超声主要用于诊断是否出现腹腔积液、胸腔积液以及心包积液等情况。

13. **肌电图** 神经类毒素可以造成骨骼肌迟缓性麻痹,肌电图有助于神经毒素类毒蛇咬伤的诊断。

【诊断与鉴别】

(一)诊断要点

毒蛇咬伤的诊断重点在于判断为哪一种毒蛇咬伤,准确判断何种毒蛇咬伤比较困难,从局部伤口的特点,可初步将神经毒的蛇伤和血液毒的蛇伤区分开来。眼镜蛇咬伤时瞳孔通常缩小,蝰蛇咬伤时半小时可出现血尿,腹蛇咬伤时可以出现复视。① 咬伤的时间:询问患者被毒蛇咬伤的具体日期、时间、治疗经过,以评估病情的轻重程度。② 咬伤的地点及蛇之形态:根据不同蛇类活动的地点,结合患者所诉蛇的形态,协助判断蛇的种类。③ 咬伤的部位:注意咬伤部位并与其他因皮炎、疖肿、外伤所致的皮损相区别。如患者神志不清,或局部症状不明显,更应仔细分辨伤口准确部位,以免局部处理不及时。此外,还应了解局部伤口在院前急救过程中已进行的处理方法。

(二)鉴别诊断

西医鉴别

1. **猫狗咬伤** 感染狂犬病毒可引起畏光怕光,恐惧不安,喉头梗塞、状有异物,伤口痛痒麻木;甚则急躁骚动,恐惧不安,发热口渴而不敢饮水,对光、色、声很敏感,可引起抽搐,或作犬吠声,常有吞咽和呼吸困难。

2. **蜈蚣咬伤** 表现为局部剧痛,炎症反应显著,可有组织坏死,与火毒蛇咬伤相似。但蜈蚣咬伤牙痕横排呈楔状,无下颌牙痕,全身症状轻微或无。

中医类证鉴别

1. **无毒蛇咬伤** 伤处只有锯齿状、浅小、多个、间密牙痕,疼痛不明显;出血少或不出血,无瘀斑或血疱;无肿胀或稍肿胀,不会扩大;除伤口有时感染外,无坏死;除精神紧张、可出现虚脱外,无明显全身症状;实验室理化检查基本正常。

2. **黄蜂蜇伤** 黄蜂蜇伤一般局部肿胀严重,不会出现伤口溃烂等表现,但严重者也可以出现头晕、头痛、呼吸困难等表现,与毒蛇咬伤症状相似。但黄蜂蜇伤处一般可残留毒刺或者毒腺,可以通过此与毒蛇咬伤进行鉴别诊断。

【治疗】

(一)西医治疗

1. **伤口处理** 可选用 1∶5 000 高锰酸钾溶液、3%过氧化氢、生理盐水,冲洗后可行局部温敷。冲洗时可用负压吸引,还可做局部皮肤切开排毒。伤口深且污染者,或伤口组织有坏死时,应及时切开清创,伤口扩大后,仍可用各种药物做局部的冲洗。局部解毒胰蛋白酶用普鲁卡因稀释,在伤口及周围皮下进行浸润注射或环形封闭,宜早用,并可酌情重复使用,可用糜蛋白酶代替胰蛋白酶。依地酸钙钠能与蛇毒蛋白水解酶中的金属离子螯合,可尽早用2%~5%的依地酸钠注射液 25 mL 冲洗伤口,或加 1%普鲁卡因进行伤口及周围皮下浸润注射。抗蛇毒血清首选特效解毒药,能中和蛇毒。及早或在进行伤口处理时运用,剂量要足,要求在毒蛇咬伤后 24 小时内应用,如患者病情进行性加重,应重复应用抗蛇毒血清。

2. **手术治疗** 毒蛇咬伤必要时需要进行清创术。

3. **其他治疗** 静脉注射呋塞米和静滴甘露醇利尿,必要时运用血液净化疗法加速蛇毒排出。

呼吸困难的患者及时行气管插管或气管切开,必要时应用呼吸机抢救呼吸衰竭。短疗程应用大剂量肾上腺皮质激素以对抗毒血症、炎性反应、过敏反应,通过输液、输血补充血容量。(图2-44)

(二)中医辨证论治

1. 风毒

证候:局部伤口无红、肿、痛,可伴有皮肤麻木感。全身症状有头晕,眼花,乏力,嗜睡,气急,眼睑下垂,张口不利,咽痛,腹痛,呕吐,全身肌肉疼痛等。严重者出现呼吸困难,视物模糊,语言不清,流涎,牙关紧闭,吞咽困难,四肢麻痹或抽搐,神志模糊甚至昏迷。舌质红,苔薄白,脉弦数。

证机分析:风毒内侵,脉络瘀滞。

治法:活血通络,祛风解毒。

处理:(1)方药:五虎追风散合小陷胸汤。药用蝉蜕、僵蚕、防风、天麻、蜈蚣、白芷、当归、制何首乌、法半夏、瓜蒌、黄连、地丁、半边莲、重楼等。若早期,应加车前草、泽泻等利尿排毒;若大便不畅,加大黄、厚朴通便泄毒;若咬伤在下肢加川牛膝;咬伤在上肢加桑枝加强祛风通络,并作引经用;若视物模糊、瞳孔散大,加白芷、蝉蜕;若动风抽搐,加全蝎搜风镇惊;若昏迷者,加安宫牛黄丸以加强清热解毒、清心开窍;痰多者,加竹沥、鱼腥草清热祛痰。

(2)中成药:血必净注射液60 mL,加入5%葡萄糖注射液250 mL中静脉滴注;参麦注射液60 mL,加入5%葡萄糖注射液250 mL中静脉滴注。

(3)针灸:祛风通络法。针刺风池、风府、合谷、曲池、气海穴,或加电针刺激(电压6 V,频率100次/分)。艾灸曲池穴,每次10分钟。

(4)其他疗法:① 耳针。针刺肾上腺、皮质下、肺,留针30分钟。② 穴位注射。

2. 火毒

证候:局部肿痛严重,常有水疱、血疱或瘀斑,伤口流血不止,严重者出现局部组织坏死。全身

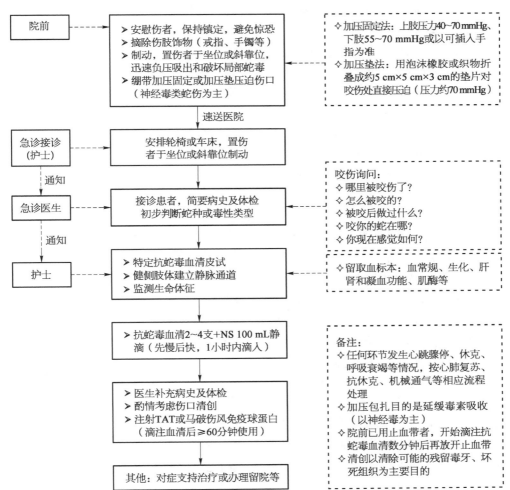

图2-44 蛇咬伤急诊急救流程图

症状可见恶寒发热,烦躁,咽干口渴,胸闷心悸,胁肋胀痛,大便干结,小便短赤或血尿。舌质红,苔黄,脉滑数。

证机分析:毒热入血,血热壅滞。

治法:泻火解毒,凉血活血。

处理:(1)方药:黄连解毒汤合五味消毒饮。药用蝉蜕、僵蚕、防风、天麻、蜈蚣、白芷、当归、制何首乌、法半夏、瓜蒌、黄连、地丁、半边莲、重楼等。若早期,应加车前草、泽泻等利尿排毒;若大便不畅,加大黄、厚朴通便泄毒;若咬伤在下肢加川牛膝,咬伤在上肢加桑枝加强祛风通络,并作引经用;若视物模糊、瞳孔散大,加白芷、蝉蜕;若动风抽搐,则加全蝎搜风镇惊;若昏迷者,加安宫牛黄丸以加强清热解毒、清心开窍;痰多者,加竹沥、鱼腥草清热祛痰。

(2)中成药:血必净注射液50 mL,加入0.9%生理盐水100 mL中静脉滴注,每日2次。

(3)针灸:益气固脱法。针刺大椎、曲池、列缺、合谷穴,或加电针刺激(电压6 V,频率100次/分)。艾灸曲池穴,每次10分钟。

(4)其他疗法:① 耳针。针刺肾上腺、皮质下、肝,留针30分钟。② 穴位注射。

3. 风火毒

证候:局部肿胀较重,一般多有伤口剧痛,或有水疱、血疱、瘀斑或伤处溃烂。全身症状有头晕,头痛,眼花,恶寒发热,胸闷心悸,恶心呕吐,大便秘结,小便短赤或无尿,严重者烦躁抽搐,甚至神志昏聩。舌质红,舌苔白黄相兼,后期苔黄,脉弦数。

证机分析:风毒入侵,热毒内蕴。

治法:祛风解毒,凉血活血。

处理:(1)方药:黄连解毒汤合五虎追风散。药用黄连、黄芩、栀子、黄柏、蝉蜕、僵蚕、全蝎、防风、生地黄、牡丹皮、半边莲、重楼等。若吞咽困难,加玄参、山豆根、射干以清热利咽;若胸闷、呕逆,加竹茹、法半夏以降逆止呕;若烦躁不安或抽搐,加羚羊角、钩藤、珍珠母以镇惊安神息风;若大便秘结,加生大黄、枳实、厚朴泻下热结;若小便短赤或尿闭,加车前草、白茅根、泽泻利尿;若瞳孔缩小、视物模糊,加菊花;若神志昏聩,加服安宫牛黄丸清心开窍。

(2)中成药:血必净注射液50 mL,加入0.9%生理盐水100 mL中静脉滴注,每日2次。

(3)针灸:益气固脱法。针刺大椎、风池、曲池、列缺、合谷穴,或加电针刺激(电压6 V,频率100次/分)。艾灸曲池穴,每次10分钟。

(4)其他疗法:① 耳针。针刺肾上腺、皮质下、肺、肝,留针30分钟。② 穴位注射。

【中西医协同诊疗思路】

抗蛇毒血清特异性较高,效果确切,越早应用,疗效越好。由于抗蛇毒血清只对游离在血液中的毒素起作用,而对已与靶细胞结合的毒素无作用,因此,推荐使用的时间窗为毒蛇咬伤后24小时以内(尤以6小时以内为佳),超过48小时以后使用抗蛇毒血清无效。使用剂量应根据该血清的效价和该种毒蛇排毒量来决定,一般应大于中和排毒量所需要的剂量。儿童用量与成人相等,不能减少。目前国内只有抗银环蛇毒血清、抗蝮蛇毒血清、抗五步蛇毒血清和抗眼镜蛇毒血清4种,它们都是单价精制血清。蝮蛇、竹叶青蛇、烙铁头蛇咬伤可应用抗蝮蛇毒血清;尖吻蝮蛇咬伤应用抗五步蛇毒血清;银环蛇、金环蛇咬伤应用抗银环蛇毒血清;眼镜蛇咬伤应用抗眼镜蛇毒血清;眼镜王蛇咬伤应用抗眼镜蛇毒血清加抗银环蛇毒血清。其他用药根据病情,使用糖皮质激素、破伤风抗毒素、抗生素等,适当补充能量、维生素,维持水、电解质平衡。如出现脏器功能损害或衰竭,应积极对症治疗。

中医方面以内服解毒排毒,外用断毒消肿,辨清中毒类型,对症用药。以解毒排毒为要,辨证运用祛风、清热、凉血、止血、泻下、开窍等方法综合治疗。另外,注重饮食调理,适宜清淡、易消化食物,忌食辛辣、肥甘、厚腻之品。重视情志护理,避免情志刺激,加强疾病常识、宣教,避免恐惧、紧张、焦虑等不良情绪,保持心情舒畅。(图2-45)

【预后与进展】

(一)预后

毒蛇咬伤的预后与毒蛇毒液的强度有关系,毒液毒性强性较高者可导致患者死亡,毒蛇毒液强度较低时,一般能够治愈,不影响自然寿命,需要患者1周后复诊。

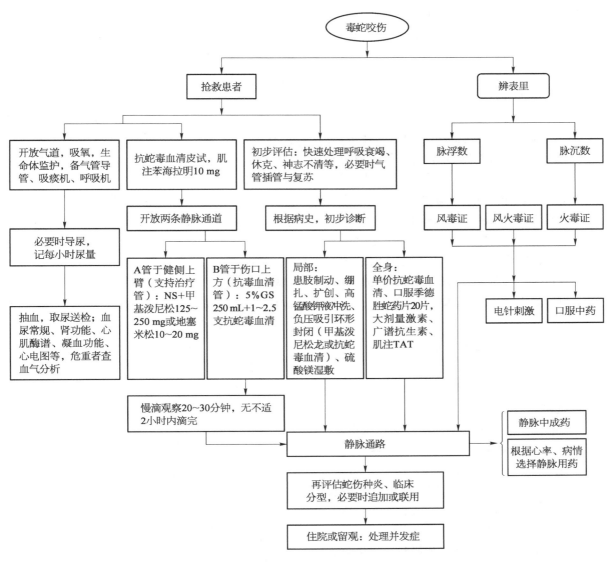

图2-45 毒蛇咬伤中西医协同诊疗思路导图

（二）现代研究进展

毒蛇咬伤是临床上常见的急性中毒性疾病之一，常常致人残疾，威胁生命，故对于毒蛇咬伤的救治尤为重要。"治蛇不泄，蛇毒内结，二便不通"，故中医用药以清解蛇毒、通利二便为主，让患者体内的蛇毒逐步排出体外。尽早使用抗蛇毒血清，治疗蛇毒咬伤首选药物为抗蛇毒血清，它能中和机体内游离的蛇毒，用后迅速控制局部和全身中毒症。西医抗蛇毒血清可中和早期蛇毒，若毒素与各器官结合，则疗效甚微。而使用中草药则可以对患者内部环境进行整体调节，提升人体器官自身的排毒能力，防止蛇毒进一步损害心肝肾等脏器。同时血液净化治疗可以及时、快速地清除血液循环中的致病物质，消除或减少病理成分对靶器官、组织的非直接损害，快速缓解症状，减少重要脏器损害恢复时间，降低死亡率，为临床急救提供又一有效方法。

（张亚利）

第七节

横纹肌溶解综合征

横纹肌溶解综合征是指各种病因导致横纹肌细胞被破坏后，细胞内物质释放到细胞外液和血液循环中，进而引起的临床综合征，典型症状为肌痛、肌无力、茶色尿，严重者可导致急性肾损伤等严重问题,甚至危及生命。本病主要通过药物以及手术治疗进行改善,早期积极治疗可达到较好的治疗效果。

本病为横纹肌细胞破坏导致,以肌肉损伤为主要原因。中医认为脾为后天之本,脾主肌肉,脾气旺盛则肌肉强健有力,脾虚则肌肉虚弱而不用。《内经》谓"邪在脾胃,则病肌肉痛",素体体虚,劳逸无度,日久导致脾虚;剧烈活动,素体精微物质需求异常增加,因脾虚运化亏乏,精微生化不足,肌肉失养,肌肉损伤,导致运动性横纹肌溶解综合征。西医对于运动性横纹肌溶解综合征治疗主要为补液、纠酸、营养支持,出现急性肾功能衰竭,必要时可行血液净化治疗;结合患者临床表现,中医认为其病因为正虚邪实,脾虚为本,瘀邪为实,中医给予健脾扶正、活血祛瘀法治疗。

【病因病理】

(一)西医病因病理

1. 危险因素

(1)常见因素:有过量运动、肌肉挤压伤、缺血、电击、高热、代谢紊乱(低钾血症、甲状腺功能减退、糖尿病酮症酸中毒)、药物(他汀类、红霉素、糖皮质激素等)、毒物(乙醇、蜂毒、蛇毒、有机磷农药)、自身免疫性疾病(皮肌炎、多发性肌炎)、感染(军团菌、流感病毒)等。

(2)常见遗传相关因素:如肌酸磷酸化酶缺陷,肉毒碱脂酰转移酶Ⅱ缺乏等病因。运动性横纹肌溶解征是指平时较少锻炼,突然进行长时间剧烈运动,导致人体骨骼肌损伤,肌细胞溶解、破坏,骨骼肌细胞内容物,如肌酸激酶、肌红蛋白、磷酸盐、钾、肌酐和尿酸等小分子物质及毒素释放入血液循环中,从而引起肌痛、肌无力的一组临床综合征。释放出来的这些物质经过血液循环,会堵塞肾小管,造成急性肾功能损伤,严重的可继发急性肾衰竭、高钾血症,甚至出现心脏骤停,危及生命。

2. 病因 广义上讲,横纹肌溶解是由于骨骼肌破坏导致细胞内容物释放入血和从尿排出的综合征。除了创伤因素外,横纹肌溶解非创伤因素包括遗传性病因、过量运动、肌肉挤压、缺血-代谢异常、极端体温、药物毒物、感染等。

3. 病理 正常静息肌细胞的生理过程中,位于细胞膜上的离子通道(包括 $Na^+ - K^+$ 泵和 $Na^+ - Ca^{2+}$ 交换液)维持着较低的细胞内 Na^+、Ca^{2+} 浓度和肌纤维内高 K^+ 浓度。肌肉去极化导致储存在肌浆网中的钙流入细胞质(肌浆),使肌肉细胞通过肌动蛋白-肌球蛋白交联收缩。所有这些过程的完成都取决于三磷酸腺苷(adenosinetriphosphate,ATP)提供足够的能量。因此,任何通过直接肌细胞损伤破坏离子通道或降低 ATP 能量供应的损伤因素,都会破坏细胞内电解质浓度的平衡。当肌肉损伤或 ATP 耗竭时,导致细胞内 Na^+ 和 Ca^{2+} 大量内流,细胞内 Na^+ 含量的增加会导致水分进入细胞,破坏细胞内结构的完整性。细胞内高钙水平的长期存在导致持续的肌原纤维收缩,进一步耗竭 ATP。Ca^{2+} 的升高也激活了 Ca^{2+} 依赖的蛋白酶和磷脂酶,促进细胞膜的溶解并进一步破坏离子通道。肌细胞环境中这些改变的结果就是炎性反应,最终聚集在共同的效应途径上,从而启动横纹肌溶解级联,并且炎性反应可自我维持肌溶解级联,导致肌纤维坏死,并将肌肉内容物释放到细胞外间隙和血流中。

(二)中医病因病机

横纹肌溶解综合征多因小便色如酱油或可乐,或伴尿量减少就诊,故中医多属"尿血""癃闭"范畴。中医在治疗横纹肌溶解综合征多从脾及瘀血角度论治。脾胃虚弱:《素问·五脏生成》云载"脾主运化水谷之精,以养肌肉,故主肉",说明肌肉能够维持生理功能依赖于脾所化生之精气的滋养作用。《灵枢·五邪》言"邪在脾胃,则病肌肉痛",说明当脾不能发挥滋养肌肉的作用时,便会出现肌肉的病变。

肾主藏精,脾主统血,精血同源,在横纹肌溶解综合征出现大量血尿的情况下,必然会出现肾精的亏虚,因此在健脾的同时需补肾。其病位在心,涉及肺、脾、肾,病机为虚实夹杂,正确治疗可有获生之望。

【临床表现】

(一)病史

除了创伤性病史外,还包括遗传性疾病、过量运动、肌肉挤压、缺血-代谢异常、极端体温、药物毒物、感染等非创伤性病史。

（二）症状与体征

横纹肌溶解综合征患者主要表现为肌肉疼痛、肌无力、尿色加深，如合并急性肾损伤可出现少尿、无尿、水肿等症状，部分患者可有疲乏、腹痛、精神行为及情绪的异常。

典型症状：患者大多表现无特异性，病因不同，表现也不完全相同，临床上常分为局部表现和全身表现。

局部表现：表现轻重不一，肌肉损伤症状早期可无或不明显。主要表现为肢体肿胀、无力、疼痛，并迅速加重，一般持续4~5日。严重者可有皮肤变硬、张力增强、运动失灵，受损皮肤周围可出现水疱、远端皮肤灰白、发凉、下肢肿胀、肌力减退等。早期伤肢脉搏多可触及，以后才逐渐减弱乃至消失，但是约50%患者可无肌肉损伤症状。

全身表现：低血压与休克。由于组织缺血、水肿和血管通透性增加或合并血管损伤，大量体液进入组织间隙导致有效循环血容量不足。因此，可以出现心率增快、面色苍白、出冷汗、皮肤发凉、恶心、呕吐、低血压甚至休克。

（三）四诊要点

肌肉疼痛、肌无力、小便色如酱油或可乐，或伴尿量减少，苔白，脉沉细。

【辅助检查】

（一）检查项目

1. 肌红蛋白血症和肌红蛋白尿 肌红蛋白（Mb）半衰期短（1~3小时），血循环中低水平的Mb可以被网状内皮系统清除，因而对诊断横纹肌溶解综合征并不敏感。但是，当肌肉损伤时，大量Mb入血，超过其与珠蛋白的结合能力，血浆游离Mb的水平升高，造成肌红蛋白血症。当Mb水平超过5~15 mg/L时，开始从肾脏排出，出现肌红蛋白尿症。一般肌肉缺血4~8小时可发生明显的肌红蛋白尿，循环恢复3小时后达高峰，可持续12小时。少量的肌红蛋白不足以改变尿液的颜色，当肌红蛋白导致尿色改变时，提示横纹肌溶解综合征已经发生，即将发生肾功能衰竭。但横纹肌溶解综合征是早期、一过性的表现，可能在明显肾衰竭时为阴性，故Mb阴性也不能排除横纹肌溶解综合征的诊断。

2. 肌酸激酶（CK）及其同工酶 CK半衰期可长达1.5日，能正确反映肌肉受损情况，较Mb敏感性高。CK>1 000 U/L，提示肌肉损伤；CK>20 000 U/L，出现肌红蛋白尿。因为全身很多脏器中均存在CK，为进一步鉴别其来源，常需做其同工酶分析，正常人CK-MB/CK<1%，当其比值介于1%~3%，提示为骨骼肌受损。另外，CK能反映肌肉损伤的血清酶转氨酶、醛缩酶、LDH（乳酸脱氢酶）等均有不同程度升高。

3. 血清电解质及肾功能 由于横纹肌溶解综合征时细胞受损，细胞内的K离子、磷酸盐释放入血，常常出现高钾血症、高磷血症，同时血尿酸升高，血钙下降。当出现肾功能衰竭时肌酐（Cr）、尿素氮（BUN）上升，肌酐增高多大于尿素氮的增高。每日血肌酐上升常超过15~20 mg/dL，且BUN/Cr值<10，甚至低至2~3。另外，部分患者有凝血功能障碍。血气分析示酸中毒等。

4. 血、尿常规 尿隐血多为阳性，有时尿中可见到色素管型。尿糖、尿蛋白阳性提示存在肾小管损伤。部分患者可有血小板减少、贫血、白细胞升高。

5. 病理检查 50%的横纹肌溶解综合征无肌肉损伤症状，故肌活检并非诊断非创伤性横纹肌溶解综合征的必要手段。病理可见横纹肌组织部分肌纤维消失，间质炎细胞浸润。

6. 肾活检 当合并有急性肾衰竭时，远端肾单位有肌红蛋白管型形成，一般远端肾小管直段最为明显，髓袢升支粗段亦可累及。近端上皮细胞肿胀、坏死或消失。免疫组化检测到肌红蛋白阳性。

7. 特殊检查 肿胀组织局部超声或MRI检查可以发现并明确肌肉损伤的范围、程度、液化情况，可作为肌活检诊断肌肉坏死的非侵入性辅助检查。其他酰基肉毒碱连续光谱法分析，用于筛选脂肪酸氧化疾病相关的横纹肌溶解综合征或无确切病因横纹肌溶解综合征或肌红蛋白尿患者。

8. 长链三酰甘油负荷试验或禁食试验 了解酮体衰竭，协助诊断脂肪酸代谢障碍肌病及横纹肌溶解综合征。

9. 分子点突变分析 诊断与中链酰基辅酶A脱氢酶缺乏相关的代谢性肌病及横纹肌溶解综合征。

10. 尿二羧基酸排泄 确定相应的酶缺陷的代谢肌病或横纹肌溶解综合征。

（二）主要危重指标与监测

CK 及其同工酶：CK 是反映肌细胞损伤最敏感的指标，不仅用于诊断，还可以反映预后。CK 在发生肌肉损伤 12 小时后内升高，1~3 日达到高峰，3~5 日后开始下降，如下降速度缓慢则提示可能存在进行性的肌肉损伤。血 CKD>1 000 U/L，提示肌肉损伤；>5 000 U/L，出现肌红蛋白尿。因为心肌、骨骼肌和脑中均存在 CK，为进一步鉴别其来源，常需检测同工酶。正常人 CK - MB/CK<1%，当其比值介于 1%~3% 提示为骨骼肌受损。肌红蛋白血症及肌红蛋白尿：棕色的肌红蛋白尿，尿隐血试验阳性而镜检可无明显红细胞，尿沉渣检查可见棕色色素管型和肾小管上皮细胞。NRM 时血肌球蛋白阳性率为 50%，血肌红蛋白水平超过 5 mg/L 时开始从肾脏滤出，出现肌红蛋白尿；当肌红蛋白导致尿色改变（棕色或黑色尿）时，提示 RM 已发生及即将发生肾脏损害。由于肌红蛋白的血浆半衰期短，敏感性不高，因此血中肌红蛋白阴性不能排除横纹肌溶解综合征，而阳性对该病具有诊断价值。

【鉴别诊断】

（一）诊断要点

有典型病史（包括可疑病因、肌肉表现及尿色改变）；CK 及乳酸脱氢酶升高，但无明显心脏病；血或尿的肌红蛋白升高。

（二）鉴别诊断

西医鉴别

1. 心梗心肌梗死 心肌梗死会出现肌酸激酶的升高、缺血性胸痛、心电图异常和其他酶的升高，但心肌梗死患者没有肌痛和尿色改变。

2. 其他肾脏疾病 很多肾脏疾病会出现血尿、类似横纹肌溶解的尿色加深，但肾脏疾病的尿常规中不会出现肌红蛋白，所以通过尿常规可以初步鉴定。

中医类证鉴别

1. 淋证 淋证以小便频急，滴沥不尽，尿道涩痛，小腹拘急，痛引腰腹为特征。癃闭以排尿困难，全日总尿量明显减少，点滴而出，甚则小便闭塞不通，点滴全无为临床特征。其中小便短涩量少，排尿困难与淋证相似，但淋证排尿时疼痛，每日小便总量基本正常；而癃闭排尿时不痛，每日小便总量远远低于正常，甚至无尿排出。

2. 关格 关格是小便不通和呕吐并见的一种病证。癃闭主要是指以排尿困难，全日总尿量明显减少，甚则小便闭塞不通为主症的一类病证。两者皆有小便不通，故需鉴别。关格必有呕吐，而癃闭一般无呕吐症状，只以小便量极少或全无为特征。两者的关系是癃闭可发展为关格，而关格不一定都是由癃闭发展而来，还可由水肿、淋证发展而成。

【治疗】

（一）西医治疗

横纹肌溶解综合征治疗方面应该去除诱因、防止并发症，并发骨筋膜室综合征的患者需要手术减压，其他以内科治疗为主，出现严重肾损伤时可配合进行血液净化治疗。治疗周期：横纹肌溶解综合征一般早期阶段短期治疗即可，但合并有肾脏并发症患者需要长期治疗，具体视患者病情而定。一般治疗：识别并积极去除诱因和病因，如避免剧烈运动、停止使用他汀类降脂药等。液体疗法：积极纠正电解质紊乱。药物治疗：碳酸氢钠的目的是增加肌酸激酶的溶解度，促进肌酸激酶排出。手术治疗：评估临床表现，当出现骨筋膜室综合征时，尽早识别，必要时行手术切开，进行充分减压。其他治疗：当出现严重肾损伤时应进行血液净化治疗，需要控制血容量，纠正酸中毒、高钾血症等情况。

（二）中医辨证论治

横纹肌溶解综合征多表现为肌肉疼痛、肌无力、小便色如酱油或可乐，或伴尿量减少就诊。传统中医没有对应的病名，多属于中医学"肌痹""尿血""癃闭"范畴，辨证论治以"后背部疼痛""后背部拘紧不舒"为主诉者，参考《伤寒论》第 3 条"太阳病，项背强几几，无汗恶风，葛根汤主之"。部分患者有下利的表现，与《伤寒论》32 条"太阳与阳明合病者，必自下利，葛根汤主之"亦吻合，可以

"葛根汤"作为基本方。《神农本草经》言葛根"味甘平,主消渴,身大热,呕吐,诸痹,起阴气,解诸毒",故当为君药。以"疼痛、小便不利"为主诉者以五苓散为主方。《伤寒论》386条中"霍乱,头痛、发热、身疼痛、热多欲饮水者,五苓散主之";《金匮要略·消渴小便不利淋病》中"脉浮,小便不利,微热消渴者,宜利小便发汗,五苓散主之",故嘱药后多饮暖水,汗出愈。藿朴夏苓汤能宣通气机、燥湿利水,主治湿热病邪在气分而湿偏重者。方中香豉、藿香芳化宣透以疏表湿,藿香、白蔻仁、厚朴芳香化湿,厚朴、半夏燥湿运脾,使脾能运化水湿,不为湿邪所困;再用杏仁开泄肺气于上,使肺气宣降,则水道自调;茯苓、猪苓、泽泻、薏苡仁淡渗利湿于下,使水道畅通,则湿有去路。

1. 脾胃虚弱

证候: 倦怠乏力,嗜睡,纳呆,胃胀。舌淡苔白,脉沉弱。

证机分析: 脾胃虚弱、气虚血少。

治法: 健脾和胃,益气养血。

处理: (1)方药:四君子汤加减。药用党参、白术、茯苓、甘草等。若喘脱,加五味子;汗漏,加煅龙骨、煅牡蛎、五味子、黄芪。

(2)中成药:黄芪注射液20 mL,加入5%葡萄糖注射液250 mL中静脉滴注;参麦注射液60 mL,加入5%葡萄糖注射液250 mL中静脉滴注。

(3)针灸:益气固脱法。针刺足三里、关元、内关、三阴交穴,或加电针刺激(电压6 V,频率100次/分)。艾灸足三里穴,每次10分钟。

(4)其他疗法:① 耳针。针刺肾上腺、皮质下、肺,留针30分钟。② 穴位注射。参附注射液0.5 mL,双侧内关穴注射。

2. 肾精亏虚

证候: 腰痛,盗汗,健忘,乏力,气促。舌淡苔白,脉沉细无力。

证机分析: 肾阴不足。精血亏虚。

治法: 滋阴补肾,填精益髓。

处理: (1)方药:左归丸加减。药用熟地黄、山药、山萸肉、枸杞子、牛膝、菟丝子、龟甲胶、鹿角胶等。若喘脱,加五味子;汗漏,加煅龙骨、煅牡蛎、五味子、黄芪。

(2)中成药:黄芪注射液20 mL,加入5%葡萄糖注射液250 mL中静脉滴注;参麦注射液60 mL,加入5%葡萄糖注射液250 mL中静脉滴注。

(3)针灸:益气固脱法。针刺关元、内关、三阴交、足三里、涌泉穴,或加电针刺激(电压6 V,频率100次/分)。艾灸涌泉穴,每次10分钟。

(4)其他疗法:① 耳针。针刺肾上腺、皮质下、肺,留针30分钟。② 穴位注射。参附注射液0.5 mL,双侧内关穴注射。

3. 血瘀内停

证候: 肌肉疼痛,僵硬,延迟性力量丢失,黑尿等症状。舌质红,苔黄腻,脉涩。

证机分析: 肝郁气滞,瘀血内停。

治法: 活血化瘀,行气导滞。

处理: (1)方药:桃红四物汤加减。药用桃仁、红花、赤芍、生地黄、川芎、当归等。若喘脱,加五味子;汗漏,加煅龙骨、煅牡蛎、五味子、黄芪。

(2)中成药:黄芪注射液20 mL,加入5%葡萄糖注射液250 mL中静脉滴注;参麦注射液60 mL,加入5%葡萄糖注射液250 mL中静脉滴注。

(3)针灸:益气固脱法。针刺关元、内关、三阴交、足三里、涌泉穴,或加电针刺激(电压6 V,频率100次/分)。艾灸涌泉穴,每次10分钟。

(4)其他疗法:① 耳针。针刺肾上腺、皮质下、肺,留针30分钟。② 穴位注射。参附注射液0.5 mL,双侧内关穴注射。

【中西医协同诊疗思路】

运动性横纹肌溶解综合征多因小便色如酱油或可乐,或伴尿量减少就诊,故中医多属"尿血""癃闭"范畴。中医在治疗横纹肌溶解综合征多从脾及瘀血角度论治。脾主肌肉,《素问·五脏生成》云载"脾主运化水谷之精,以养肌肉,故主肉",说明肌肉能够维持生理功能依赖于脾所化生之精气的滋养作用。《灵枢·五邪》言"邪在脾胃,则病肌肉痛",说明当脾不能发挥滋养肌肉的作用时,便会出现肌肉的病变。此外,脾具有统血的功能,横纹肌溶解综合征的尿血责之于脾不统血。而横纹肌溶解综合征出现肌肉压痛阳性,痛处固定,考虑因瘀血阻滞经脉而出现"不通则痛",治疗上要注重活血化瘀。此外,肾主藏精,脾主统血,精血同源,在横纹肌溶解综合征出现大量血尿的情况下,必然会出现肾精的亏虚,因此在健脾的同时需补肾。(图2-46)

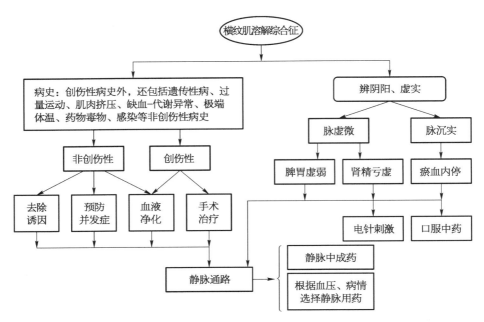

图 2-46 横纹肌溶解综合征中西医协同诊疗思路导图

【预后与进展】

（一）预后

横纹肌溶解综合征的预后主要取决于疾病的病因和并发症的严重程度，早期积极治疗可以获得较好的结局。针对合并有基础疾病患者时，需要长期遵医嘱复诊。如治疗后症状复发，则需要立即就诊。

（二）现代研究进展

横纹肌溶解综合征发病因素多种多样，病理机制复杂，临床表现不典型，早期很难发现，极易漏诊和误诊，能明确其病因且能在其未合并严重并发症之前进行基础治疗和血液净化治疗，是改善患者预后、降低死亡率的关键。CRRT 作为治疗横纹肌溶解综合征的首选方案，临床效果显著，相比其他治疗方案具有较大优势。一旦重症患者合并 AKI 或酸碱平衡紊乱，应尽早开始 CRRT 积极治疗，可有效改善患者预后。目前，抗氧化应激、抑制细胞凋亡、抑制炎症反应等是横纹肌溶解综合征并发急性肾功能衰竭时治疗的新方向。根据不同病情，可选择 CVVH、HP 或两者联合应用，均可达到良好的疗效。

（张亚利　项志兵）

[1] 崔传东.中医药治疗有机磷农药中毒研究综述[J].中医临床研究,2014,6(27)：66-68.

[2] 吉孝祥,夏仲芳,等.黄芪对有机磷农药中毒患者肝脏保护作用的研究和应用[J].现代中西医结合杂志,2003,12(20)：2158-2159.

[3] 蒙如庆,覃勋,等.参麦注射液治疗急性有机磷农药中毒致心肌损害的临床观察[J].中成药,2010,32(8)：1454-1455.

[4] 秋爽,殷显德,等.生脉注射液对重度有机磷农药中毒患者心肌损伤的保护作用研究[J].吉林医学,2008,29(14)：1224-1225.

[5] 何明丰,张英俭,陈文元.参附注射液对家兔缺氧型心搏骤停-心肺复苏模型血清心肌钙蛋白 T 的影响[J].中华急诊医学杂志,2004,13(9)：556-558.

[6] 冷万军,马园.参附注射液在急性有机磷农药中毒性休克治疗效果观察[J].宁夏医科大学学报.2011,33(5)：490-491.

[7] 李湘民.血必净注射液对重症急性有机磷农药中毒患者炎症介质的影响[J].天津医药,2010,38(7)：593-595.

[8] 管健,蓝光明,吴彪,等.肌钙蛋白 I 在新型毒品中毒危重患者诊治中的意义[J].热带医学杂志,2013,13(6)：780-782.

[9] 吕华,管健,吴彪,等.hs-cTnT 与 NT-proBNP 在新型毒品中毒危重患者诊治及护理对策中的指导作用分析[J].中国现代药物应用,2019,13(14)：220-221.

[10] 夏岑峰,马罗成.16 例苯丙胺类毒品急性中毒临床分析[J].宁夏医科大学学报,2011,33(12)：1201-1203.

[11] 尹志强.阿片类毒品中毒临床诊治方法探讨[J].基层医学论坛,2012,16(35)：4689-4690.

[12] 杨爱霞,刘东亮,杨赟.中医药在毒品成瘾分期治疗中的应用体会[J].甘肃中医,1999,12(3)：13-14.

[13] 宋普球,陈光辉,刘竹焕,等.阿片成瘾的治疗及戒毒中药的研究进展[J].现代中西医结合杂志,2005,14(23)：3173-3174.

[14] 刘清泉.中医急诊学[M].北京：中国中医药出版社,2016.

[15] 孙博.急性中毒的急诊救治分析及安定中毒的中医证候初探[D].北京：北京中医药大学,2007.

[16] 中国医师协会急诊医师分会.急性中毒诊断与治疗中国专家共识[J].中华急诊医学杂志,2016,25(11)：1361-1375.

[17] 方克美.急性中毒治疗学[M].南京：江苏科技出版社,2002.

[18] 陈隆望,卢中秋.急性中毒诊治热点与关注[J].中华重症医学电子杂志(网络版),2019,5(2)：104-108.

[19] 王正国,王一镗,王声湧.急诊与灾难医学[M].北京：人民出版社,2013：166.

[20] 姜良铎.中医急诊学[M].北京：中国中医药出版社,2003：85.

[21] 陶占怀,王红,李雪清.高压氧综合治疗一氧化碳中毒迟发性脑病的临床观察[J].中国冶金工业医学杂志,2017,30(6)：715-716.

[22] 陈俊李.高压氧治疗急性有害气体中毒的疗效及对患者预后的影响分析[J].临床医药文献电子杂志,2020,7(30)：50.

[23] 魏文增,绳宗敏,韩俊起.窒息性气体中毒治疗的若干进展[J].中华劳动卫生职业病杂志,1996,14(2)：111-112.

[24] 牛颖梅,郝凤桐.急性刺激性气体中毒防治研究现状[J].职业卫生与应急救援,2012,30(4)：190-193.

[25] 于中锴,邹宪宝,孙宝泉,等.甲泼尼龙冲击疗法治疗重度刺激性气体中毒一例[J].中华卫生应急电子杂志,2016,2(5)：323-324.

[26] 郑孔济,郑乙星,郑云.蛇伤中毒的民间草药疗法[J].中国民间法,2011,19(11)：48-49.

[27] 钟伟明.中西医结合治疗毒蛇咬伤1655例[J].中国实用医药,2007,2(31)：101-102.

[28] 袁晓军,熊晶辉,吴兆鸣,等.中药"八角五莲解毒凉血汤"在五步蛇咬伤的临床应用体会[J].中国临床实用医学,2009,3(1)：119-120.

[29] 杨文,林华丽.血浆置换联合血液滤过、血液透析治愈毒蛇咬伤中毒并MOF的体会[J].医学动物防制,2009,25(9)：711-712.

[30] 王威,唐华民,兰频.中国十大毒蛇咬伤中毒的诊治[C]//2019中国动物伤害救治高峰论坛论文汇编,2019：17.

[31] 罗昕,童安荣.中西医结合治疗运动性横纹肌溶解综合征[J].中国民族民间医药,2019,28(3)：63-64.

[32] 贾爱国.横纹肌溶解综合征在ICU中治疗方式选择探索[J].人人健康,2021,16：78-79.

[33] 陈艾萍,王建文,伍宏.不同血液净化模式治疗横纹肌溶解症的疗效比较[J].中华卫生应急电子杂志,2020,6(6)：332-336.

[34] 丛林,朱静华,张兆臣.运动性横纹肌溶解症的防治[J].田径,2020(12)：73,84.

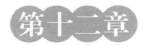

创伤

第一节
创伤后全身性并发症

创伤并发症是指创伤后发生的并发症与创伤和(或)创伤救治存在内在联系的疾病或症状。创伤患者预后产生重大影响的重要并发症,包括休克相关并发症、感染并发症、脏器并发症和栓塞并发症四类。目前对于严重创伤尚无有效的救治方法,其伤亡率和伤残率很高,严重威胁人类生命和生存质量,制约社会发展和经济建设。因此,严重创伤既是目前创伤医学中亟待攻克的医学难题,也是亟待解决的社会问题。

中医学对于本病无相关病名,认为创伤后身性并发症主要由外感邪气、正气虚弱、瘀血化热或邪毒内陷蕴毒成脓导致。火毒之邪炽盛,蕴毒成脓,正气虚弱时,毒邪可内陷脏腑,入于心则昏迷,入于肝则痉厥,入于脾则腹痛,入于肺则咳喘,入于肾则目暗、手足冷,入于六腑亦皆各有变象。

【病因病理】

(一)西医病因病理

1. 危险因素

(1)创伤性低血压休克:创伤所致大出血和大量体液丢失,如严重的开放性创伤、创伤后内脏破裂、大血管损伤、多发性骨折、大面积烧伤等。

(2)创伤性心源性休克:创伤所致心脏收缩和舒张功能严重受损,心脏本身遭受创伤功能障碍,如胸部创伤、心脏破裂、血胸、气胸以及血气胸、心包出血等。

(3)创伤性血管源性休克:创伤后神经、体液调节紊乱、坏死组织及毒素吸收导致微循环功能障碍、血液滞留于微血管、造成有效循环血量不足、如挤压、大面积烧伤。

(4)创伤性血管性休克:创伤后剧烈疼痛、过度惊恐引起神经功能紊乱、中枢神经本身创伤而致血管中枢功能失调;血流由于神经调节障碍而淤滞于肢体静脉,导致有效循环血管锐减,如脊髓损伤、肢体离断伤、多发现锐器伤等。

(5)创伤后感染性休克:创伤后并发严重感染、开放性损伤清创不力,机体遭受创伤后抵抗力下降,细菌在创口以及内脏大量繁殖,释放内毒素、外毒素,外毒素引起神经体液调节失衡,如大面积烧伤、肢体脱套伤等。

2. 病因 严重的开放性创伤、创伤后内脏破裂、大血管损伤、多发性骨折、大面积烧伤、肢体离断伤、多发现锐器伤等。

3. 病理 严重创伤的全身性反应是一种强烈的全身性应激反应。首先,由于损伤、失血、休克、疼痛等引起一系列非特异性反应,表现为以下丘脑-垂体-肾上腺皮质轴系(HPA ax-is)、交感神经-肾上腺髓质系统和肾素-血管紧张素(Ang)等3个系统的兴奋为主,伴有众多组织和器官的功能变化,是机体的一种自稳保护机制。如果创伤持续刺激和应激反应过强,往往导致体内平衡失调,表现为全身持续高代谢状态、高动力循环、内脏缺血等,使机体抗损伤动员过度,造成全身血液重新分布,导致内脏缺血。这一过程得不到有效控制,则可进一步诱发产生大量的血管活性物质、炎性介质、细菌易位、感染和内毒素血症等,导致"瀑布样"的全身多脏器损伤,继发 SIRS。在 SIRS 的发生过程中,内毒素是重要的触发剂,产生一系列的细胞因子,其中 TNF 可能起核心作用,触发了细胞因子网络导致"瀑布反应"。其后有多种细胞因子参与 SIRS 的最初启动,TNF - α、IL - 1、IL - 6、IL - 8 为最有影响的介质。这一时期有的细胞因子对炎症起促进作用,有的细胞因子(如 IL - 4、

IL－10、IL－11 等)则起抑制作用。上述介质进入血液循环,可激发机体产生继发性炎症介质包括内皮素(ET－1)、一氧化氮(NO)、前列腺素(PGI2)、前列腺素 E2(PGE2)激肽、反应性氧族和血小板活化因子(PAF)等。其中大部分可诱导中性粒细胞、血管内皮细胞的相互作用,造成血流动力学改变和器官损伤;也可直接诱导靶器官中细胞凋亡,引起器官功能衰竭。在这一过程中,黏附分子发挥了相当重要的作用。如果 SIRS 未能得到及时纠正,创伤将继续恶性发展,结果导致全身性组织器官功能障碍,出现 MODS 表现。有人认为,MODF 的失控性炎症,实际上是上述炎性介质和抗炎细胞因子失平衡的结果。

(二)中医病因病机

中医学认为创伤后全身性并发症主要有以下几种情况。

1. 外感邪气 创伤形成伤口,皮损肉破,或骨端外露与外界相通,邪气从外界带进伤口内,如清创不彻底或处理不及时,邪热蕴结于伤口,热甚则成毒化脓引起软组织感染,甚至是骨髓炎,治疗不及时可发展成慢性骨髓炎、骨坏死,导致骨折不愈。

2. 正气虚弱 创伤不仅在局部造成伤口,使皮肉卫外不固,外邪乘伤处而入,而且创伤致局部肿胀感染往往造成失血和后期缺血,发生气血的病理变化和脏腑功能的改变,机体正气下降,邪毒乘虚而入。

3. 瘀血化热,蕴毒成脓 创伤可形成伤口,造成失血,亦有不形成伤口,而在组织或脏腑内形成瘀血,大量的瘀血积滞,久而化热,热甚则肉腐,肉腐则为脓。

4. 邪毒内陷 创伤形成伤口,当火毒之邪炽盛,蕴毒成脓,正气虚弱时,毒邪可内陷脏腑,入于心则昏迷,入于肝则痉厥,入于脾则腹痛,入于肺则咳喘,入于肾则目暗、手足冷,入于六腑亦皆各有变象。

【临床表现】

(一)病史

创伤史尤其是创伤失血史。失血量估计,环境,一般情况等。

(二)症状与体征

1. 一般临床表现 ① 意识与表情:主要与脑血流灌注有关早期可能出现烦躁、不安,继而神志由兴奋转为抑制,表情淡漠、精神萎靡、反应迟钝,最后出现昏迷。② 皮肤面颊、口唇苍白、发绀,四肢皮肤湿冷。③ 脉搏细数常 > 120 次/分,严重及失代偿期可不能扪及脉搏。④ 颈静脉及周围静脉塌陷或扪不清。⑤ 血压降低,尤其是脉压差减少。⑥ 微循环:观察指压甲床观察,毛细血管充盈度充盈时间。⑦ 呼吸:呼吸困难和发绀,代谢性酸中毒时可出现深快继而深慢。⑧ 尿量是一项简便易行的方法,每小时尿量≤25 mL 且尿比重增加时提示休克所致肾动;脉灌流不足,休克纠正而尿量仍不增加且比重下降时提示肾功能障碍。

2. 体征 ① 压痛、反跳痛和肌紧张等腹膜刺激征除单纯脾破裂对腹膜刺激较轻外,其他腹腔内脏器损伤均有较明显的腹膜刺激征,压痛最明显处往往是损伤脏器所在部位。② 肝浊音界消失:是由于气体进入游离腹腔、形成膈下积气所致,多提示空腔脏器破裂。③ 移动性浊音:伤后早期出现移动性浊音是腹腔内出血或尿液外渗的依据,破裂出血的脏器部位出现固定性浊音是由于脏器附近积存血凝块所致。④ 肠鸣音减弱或消失:早期由于反射性肠蠕动受抑制,晚期由于并发腹膜炎、肠麻痹导致肠鸣音减弱或消失。

(三)四诊要点

头晕或头痛,发热,肢体活动不利,口角歪斜,舌暗,苔白,脉涩或弦。

【辅助检查】

(一)检查项目

1. 红细胞、血红蛋白及血细胞比容等 呈进行性下降,则提示腹内有实质性脏器破裂出血;白细胞计数可明显升高则提示可能存在空腔脏器破裂;尿隐血阳性则提示可能有泌尿系统的损伤;血尿淀粉酶升高则提示有胰腺损伤的可能。

2. 血乳酸及儿茶酚胺测定 前者对休克及预后尤为重要,早期约为 2 mmol/L,当达到 8 mmol/L 时预后不良;后者反映血管活性物质在休克早期及后期的动态变化值,早期增高,但有一定范围值 10~30 mg/mL,超过即为休克业已发生,后期超过

100 mg/mL 预示休克不可逆转。

3. 凝血因子测定 包括血小板、纤维蛋白原浓度等。

4. 尿常规 检测尿比重、尿 pH。

5. 血电解质 检测 K^+、Na^+、Cl^-、Ca^{2+}、血磷等。

6. 心电图 明确心肌氧供情况等。

7. 其他检查 ① 中心静脉压（CVP 正常值 0.49～0.98 kPa，休克常 < 0.49 kPa）。② 心脏指数 CI，即每分钟心排出量/体表面积，休克<3.2 L/(min·m^2)，休克越久，指数越低。③ 休克指数。休克指数＝脉搏/收缩压，休克指数＝0.45～0.5 为正常；＝1 为轻度休克，失血 20%～30%；>1 为休克；>1.5 为严重休克，失血 30%～50%；>2 为重度休克，失血>50%。

（二）主要危重指标与监测

主要监测电解质、血气分析、乳酸、降钙素原、尿素氮、肌红蛋白等。

【诊断与鉴别】

（一）诊断要点

有创伤病史，创伤后发生的并与创伤和（或）创伤救治存在内在联系的疾病或症状。包括休克相关并发症、感染并发症、脏器并发症和栓塞并发症等四类临床表现结合实验室检查，并排除其他疾病。

（二）鉴别诊断

西医鉴别

1. 医疗源性挤压综合征 医源性挤压综合征是指由临床操作不当而造成的疾病，加压包扎过紧，时间过长；筋膜腔内注射高渗液体；止血带应用时间过长，压力过大；抗休克裤的应用不当以及骨折时石膏、小夹板固定不当等。另外，手术时被动固定体位时间过长，特别是在脊柱、心脏和泌尿系手术时都可能发生。

2. 创伤性全身反应 是致伤因素作用于机体后引起的一系列神经内分泌活动增强，并由此引发的各种功能和代谢改变的过程，是一种非特异性应激反应。

中医类证鉴别

1. 虚劳病 两者均为慢性虚弱性疾患，但虚劳病缘内伤亏损，是多种慢性疾病虚损证候的总称；而创伤性虚劳为创伤后机体虚弱、外邪侵袭所致，一脏或多脏虚损，不同于虚劳的五脏并重，以肾为主。

2. 水火烫伤 仅指由沸水、沸油、火焰、蒸汽及其他高温物体或某些化学物质等作用于人体所引起的损伤，其临床症状根据烧烫伤的程度和受伤面积的大小有不同的表现。轻者多伤及肌肤，创面红、肿、热、痛，或起水疱。重症者多伤及肌肉、筋骨，创面呈皮革样，或蜡白，或焦黄，或炭化，疼痛反而消失。创伤则包括在烧烫伤、金革伤、交通伤、复合伤、创伤后所引起的症候群。

【治疗】

（一）西医治疗

1. 呼吸支持疗法

（1）部分综合征：可以鼻管或面罩给氧，使氧分压维持在 9.33～10.67 kPa 以上。创伤后 3~5 日以内应定期行血气分析和胸部 X 线检查。

（2）典型综合征：应迅速建立通畅气道。暂时性呼吸困难可先行气管内插管，病程长者应行气管切开。进行性呼吸困难、低氧血症患者应尽早择用机械辅助通气。

2. 其他疗法

（1）维持有效循环容量 应补充血液和白蛋白，保证血液的携氧能力和保持血液的胶体渗透压，减轻肺间质水肿。

（2）药物治疗：① 激素：稳定肺泡表面活性物质。② 抑肽酶：抑制骨折血肿内激肽释放和组蛋白分解，减慢脂肪滴进入血流速度，并可对抗血管内高凝和纤溶活动。③ 高渗葡萄糖：降低儿茶酚胺的分泌，减少体脂动员。④ 白蛋白：能与游离脂肪酸结合，使脂肪酸毒性大大降低。⑤ 其他药物：肝素、低分子右旋糖酐、氯贝丁酯等的应用尚无定论，应用时必须严密观察。

3. 辅助治疗

（1）脑缺氧的预防：头部降温或进行冬眠疗法，更重要的是纠正低氧血症。

（2）预防感染：可按常规用量，选用适当抗生素。

（3）骨折的治疗：严重患者可做临时外固定，对病情许可者可早期行内固定。（图 2－47）

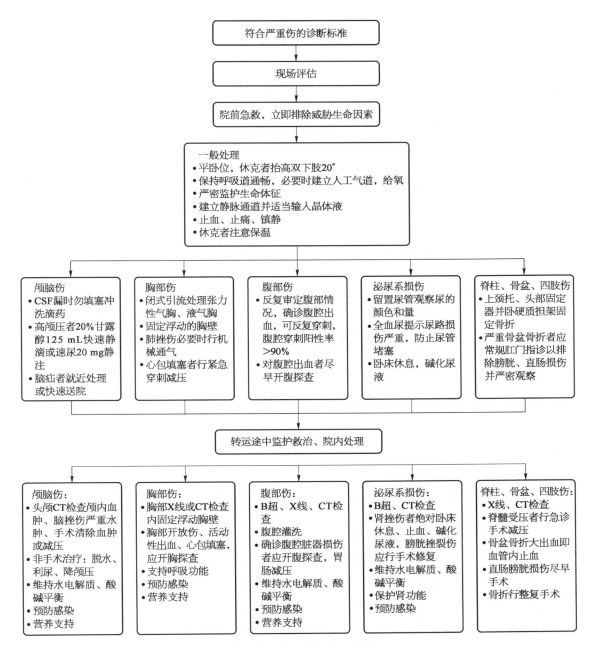

图 2-47 严重创伤抢救流程图

(二) 中医辨证论治

1. 瘀阻脑窍

证候:头晕,或头痛,发热,肢体活动不利,口角歪斜。舌暗,苔白,脉涩或弦。

证机分析:瘀血阻窍,络脉滞涩,不通则痛。

治法:活血化瘀通窍。

处理:(1)方药:祛瘀通窍方加减。药用丹参、当尾、川芎、田七、泽兰、土鳖虫、钩藤、酸枣仁、知母、茯苓、陈皮、甘草等。头痛甚者,加白芷、白蒺藜、菊花;便秘者,加大黄、枳实;眩晕重者,加牛膝、天麻;呕吐甚者,加姜竹茹、法夏;抽搐者,去知母加僵蚕、地龙;热者,加羚羊角、石膏、金银花;谵语发斑者,加生地黄、玄参;神志模糊、烦躁不安属热闭者,加服安宫牛黄丸或至宝丹。

(2)中成药:血塞通注射液 60 mL,加入 5% 葡萄糖注射液 250 mL 中静脉滴注。

(3)针灸:化瘀通窍法。针刺百会、风池、列缺、足三里穴,或加电针刺激(电压 6 V,频率 100 次/分)。艾灸足三里穴,每次 10 分钟。

(4)其他疗法:耳针。针刺肾上腺、皮质下、肝,留针 30 分钟。

2. 瘀阻胸膈

证候：胸痛彻背，喘门，不能平卧。舌暗，苔白，脉涩或弦。

证机分析：瘀血阻窍，络脉滞涩，不通则痛。

治法：活血化瘀通窍。

处理：（1）方药：血府逐瘀汤加减。药用丹参、当尾、川芎、田七、泽兰、土鳖虫、钩藤、酸枣仁、知母、茯苓、陈皮、甘草等。头痛甚者，加白芷、白蒺藜、菊花；便秘者，加大黄、枳实；眩晕重者，加牛膝、天麻；呕吐甚者，加姜竹茹、法夏；抽搐者，去知母，加僵蚕、地龙；热者，加羚羊角、石膏、金银花；谵语发斑者，加生地黄、玄参；神志模糊、烦躁不安属热闭者，加服安宫牛黄丸或至宝丹。

（2）中成药：血塞通注射液 60 mL，加入 5% 葡萄糖注射液 250 mL 中静脉滴注。

（3）针灸：化瘀通窍法。针刺百会、风池、列缺、足三里穴，或加电针刺激（电压 6 V，频率 100 次/分）。艾灸足三里穴，每次 10 分钟。

（4）其他疗法：耳针。针刺肾上腺、皮质下、肝，留针 30 分钟。

3. 瘀阻肝胃

证候：两胁刺痛，胃痛，发热，面色晦暗，纳差。舌暗，苔白，脉涩或弦。

证机分析：瘀血阻窍，络脉滞涩，不通则痛。

治法：活血化瘀通络。

处理：（1）方药：膈下逐瘀汤加减。药用丹参、当尾、川芎、田七、泽兰、土鳖虫、钩藤、酸枣仁、知母、茯苓、陈皮、甘草等。头痛甚者，加白芷、白蒺藜、菊花；便秘者，加大黄、枳实；眩晕重者，加牛膝、天麻；呕吐甚者，加姜竹茹、法夏；抽搐者，去知母，加僵蚕、地龙；热者，加羚羊角、石膏、金银花；谵语发斑者，加生地黄、玄参；神志模糊、烦躁不安属热闭者，加服安宫牛黄丸或至宝丹。

（2）中成药：血塞通注射液 60 mL，加入 5% 葡萄糖注射液 250 mL 中静脉滴注。

（3）针灸：化瘀通窍法。针刺百会、风池、列缺、足三里穴，或加电针刺激（电压 6 V，频率 100 次/分）。艾灸足三里穴，每次 10 分钟。

（4）其他疗法：耳针。针刺肾上腺、皮质下、肝，留针 30 分钟。

4. 瘀阻膀胱

证候：下腹刺痛，拒按，发热，小便不利。舌暗，苔白，脉涩或弦。

证机分析：瘀血阻窍，络脉滞涩，不通则痛。

治法：活血化瘀通络。

处理：（1）方药：少腹逐瘀汤加减。药用丹参、当尾、川芎、田七、泽兰、土鳖虫、钩藤、酸枣仁、知母、茯苓、陈皮、甘草等。头痛甚者，加白芷、白蒺藜、菊花；便秘者，加大黄、枳实；眩晕重者，加牛膝、天麻；呕吐甚者，加姜竹茹、法夏；抽搐者，去知母，加僵蚕、地龙；热者，加羚羊角、石膏、金银花；谵语发斑者，加生地黄、玄参；神志模糊、烦躁不安属热闭者，加服安宫牛黄丸或至宝丹。

（2）中成药：血塞通注射液 60 mL，加入 5% 葡萄糖注射液 250 mL 中静脉滴注。

（3）针灸：化瘀通窍法。针刺百会、风池、列缺、足三里穴，或加电针刺激（电压 6 V，频率 100 次/分）。艾灸足三里穴，每次 10 分钟。

（4）其他疗法：耳针。针刺肾上腺、皮质下、肝，留针 30 分钟。

5. 瘀阻腰腑

证候：腰疼，或下肢屈伸不利，活动受限，发热。舌暗，苔白，脉涩或弦。

证机分析：瘀血阻窍，络脉滞涩，不通则痛。

治法：活血化瘀止痛。

处理：（1）方药：身痛逐瘀汤加减。药用丹参、当尾、川芎、田七、泽兰、土鳖虫、钩藤、酸枣仁、知母、茯苓、陈皮、甘草等。头痛甚者，加白芷、白蒺藜、菊花；便秘者，加大黄、枳实；眩晕重者，加牛膝、天麻；呕吐甚者，加姜竹茹、法夏；抽搐者，去知母，加僵蚕、地龙；热者，加羚羊角、石膏、金银花；谵语发斑者，加生地黄、玄参；神志模糊、烦躁不安属热闭者，加服安宫牛黄丸或至宝丹。

（2）中成药：血塞通注射液 60 mL，加入 5% 葡萄糖注射液 250 mL 中静脉滴注。

（3）针灸：化瘀通窍法。针刺百会、风池、列缺、足三里穴，或加电针刺激（电压 6 V，频率 100 次/分）。艾灸足三里穴，每次 10 分钟。

（4）其他疗法：耳针。针刺肾上腺、皮质下、肝，留针 30 分钟。

【中西医协同诊疗思路】

开放性损伤后，局部肌肉及软组织损伤严重并伴有血肿形成，人体组织与病原菌接触，释放组胺、5-羟色胺和激肽类物质，引起组织内高压和炎症反应。当人体抵抗力较强时,病灶可被人体自行吸收而痊愈。当人体抵抗力不足以抵抗病原菌作用时,就会导致感染,轻者局部脓肿,重者可发展为慢性感染甚至扩散,给治疗带来很大危害。

中医学在该病治疗上侧重于中药外洗,对感染的伤口主要根据早、中、后三期并结合红、肿、热、痛及全身表现,按卫、气、营、血进行辨证,给予相应的中药治疗。(图2-48)

【预后与进展】

创伤性窒息的预后主要取决于并发伤的诊断及抢救,若未能对并发伤及时进行诊断和抢救,有可能导致患者死亡。若创伤导致颅内轻微点状出血及水肿产生缺氧时,患者可表现为不同程度的昏迷、头疼、头昏等表现。意识障碍可通过吸氧、镇静、及时降低颅内压或改善神经系统的症状来恢复。

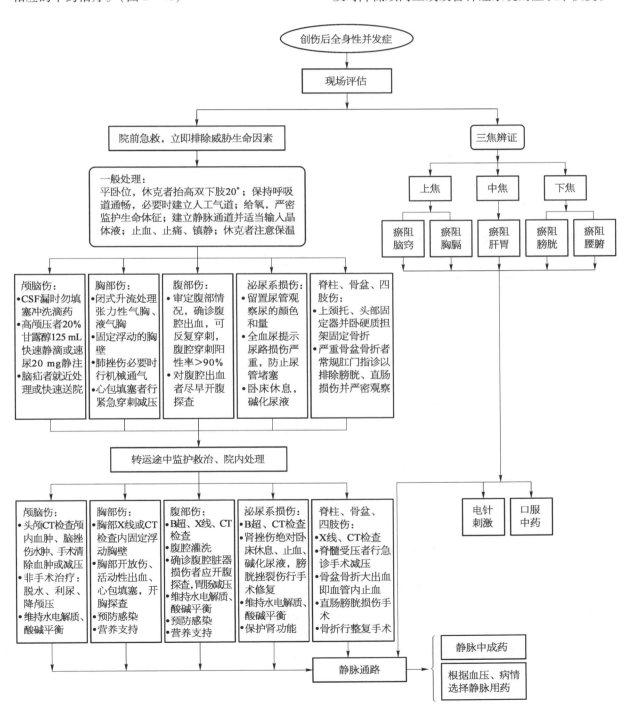

图2-48 创伤后全身性并发症中西医协同诊疗思路导图

对创伤后全身性并发症病情危重,且进展迅速患者,及时对并发伤及时进行诊断和抢救,进一步做好急诊护理。加强呼吸道护理,维持其呼吸的通畅,及时抗炎、补液、扩容,遵医嘱合理使用药物,维持患者体征的稳定。实施早期中西医结合治疗,能够有效保证患者的治疗效果,改善患者的循环状态,提高机体缺血缺氧的耐受能力,增加心肌血流量,降低临床死亡率。现代研究从中药、针灸、中医情志护理等方面做了大量的研究,取得了不错的疗效。多项研究发现采用中医中的某一疗法联合西药治疗较单一治疗方法可提高疗效,减少西药的副作用及用量。

（张亚利　项志兵）

第二节

重症颅脑损伤

颅脑损伤由于伤及中枢神经系统,死亡率和致残率均较高,在平时或战时占全部位损伤的20%左右。目前颅脑损伤的主要原因为交通事故、建筑、工矿事故、运动损伤和高处坠落伤等。颅脑损伤按是否与外界相通可分为闭合性颅脑损伤和开放性颅脑损伤;按损伤发生的时间和类型又可分为原发性颅脑损伤和继发性颅脑损伤。

临床分型根据GCS评分分为轻型、中型和重型颅脑损伤。这里重点讨论重症颅脑损伤。

重型颅脑损伤患者是指在心肺功能稳定情况下仍然无法服从简单指令的患者(GCS 3~8分),常常有严重的脑挫裂伤、脑干伤、急性颅内血肿等。患者深昏迷或昏迷时间>12小时或昏迷由浅变深,同时出现明显神经系统病理征,如体温、呼吸、脉搏和血压变化,甚至去大脑强直、脑疝。诊疗目的是阻止脑损害进一步加重,维持理想生理环境,防治并发症,促进神经功能的恢复。

本病中医学并无相应病名,暂以参考中风病论治。主要病机以血瘀为核心。

【病因病理】

（一）西医病因病理

1.病因　中国及世界各地流行病学调查显示交通意外伤害是颅脑外伤的主要原因,其次是坠落伤。火器伤、暴力、斗殴也是常见原因。颅脑损伤多数不是单一的损伤机制造成的,而经常由几种机制和因素共同作用的结果。主要致伤因素有:颅骨变形、骨折造成脑损伤和脑组织在颅腔内呈直线或旋转运动造成的脑损伤。

（1）颅骨变形、骨折头部外伤后可导致颅骨变形。骨内凹时,在外力冲击和颅内压增高的共同作用下造成脑损伤;颅骨回弹时,由于颅内压突然下降而产生负压吸引力,使脑组织再次受到损伤。

（2）脑组织在颅腔内的运动:① 直线运动:在加速、减速运动时,脑的运动常落后于颅骨的运动,产生了局限性颅内压骤升和骤降,使脑被高压冲击到受力点对侧的颅骨,接着又被负压吸引到受力点的同侧并与颅骨相撞,导致两侧的脑组织损伤。在受力侧者称为冲击伤,对侧者称为对冲伤。额极、额底、颞极和颞叶底面凹凸不平,脑组织移动时易导致损伤。② 旋转运动:当外力作用的方向不通过头部的轴心时,头部则沿某一轴做旋转运动,高低不平的颅底具有游离缘的大脑镰和小脑镰幕,阻碍脑组织的旋转运动造成脑组织的损伤。

在外伤性颅脑损伤中,原发性机械损伤是成因,直接、间接暴力作用于头部,导致组织变形,引起神经元、胶质细胞和脑血管受损。

2.病理　颅脑损伤发生可以直接导致头皮和颅骨损伤,局部或广泛的神经血管损伤;同时可引起脑水肿,脑疝和颅内出血。暴力直接导致神经轴突损伤,引起神经轴突肿胀、断裂,或继发轴浆输送障碍而导致轴突的肿胀断裂;脑组织受外力作用后引发血管、神经、胶质细胞的损伤,出现出血、脑组织破碎和水肿。脑挫裂伤发生后,由于血管和神经的损伤可能进一步出现渗漏和出血,微循环血栓形成引起局灶性梗死。病变以局部点状出血为特征,范围可随时间进展扩大。脑挫裂伤后数分钟,挫伤局部即可出现炎症反应,炎症细胞为白细胞。脑挫裂伤包括冲击伤、对冲伤和中间冲击伤。伤后出现颅内占位病变均可引起脑组织受压移位,脑脊液循环受阻,颅内压增高,引起脑疝。常见脑疝类型如下。

（1）小脑幕裂孔下疝:颞叶沟回疝,沟回和海马旁回移位,压迫同侧动眼神经,继而压迫中脑,同侧瞳孔由缩小到扩大,随之出现意识水平下降、对侧偏瘫；中央疝由于双侧额叶弥漫性病变引起间脑和脑干受压和向下移位，疝入小脑膜裂孔，临床出现意识障碍加重、呼吸异常，瞳孔放大、对光反应消失和四肢上运动神经元瘫。

（2）小脑幕裂孔上疝：后颅窝压力大于幕上，小脑蚓部经幕切迹向上移位，压迫小脑上动脉，导致缺血或出血。

（3）小脑扁桃体疝：小脑扁桃体和脑干向枕大孔移位，影响基底动脉穿通支，造成缺血或出血。临床病情迅速加重，患者出现昏迷，可伴 Cushing 反应（血压升高、心动过缓、呼吸深慢继而不规律），可进展至脑干功能衰竭。

（4）少见的脑疝类型：① 大脑镰下疝（扣带回疝），多由于前颅窝或中颅窝病变导致扣带回经大脑镰的游离缘下疝入到对侧，一般不引起症状。如果胼周动脉被压，可能表现为对侧单腿或两腿轻瘫。② 小脑幕后方切迹疝（顶盖疝）。

（二）中医病因病机

现代中医认识颅脑损伤的内因是血瘀证。《内经》云"若有所堕坠，恶血留内"，纵观历代文献，几乎所有医家都认为血瘀是颅脑损伤的基本病机。如晋代葛洪《肘后方》、唐代孙思邈《备急千金要方》、明代汪机的《外科理例》和陈实功的《外科正宗》、清代祁坤的《外科大成》和许克昌的《外科证治全书》等均在"跌扑损伤"部分有非常相似的记载。清代钱文彦的《伤科补要》列专篇详细论述"高坠下伤""巅顶骨伤""囟门骨伤"等，均不离血瘀这一核心。

【临床表现】

（一）病史

询问受伤时间、原因、头部受力的情况；伤后有无意识障碍；有过何种处理；受伤前身体健康情况，有无心血管、肾与肝脏重要疾患等。

（二）症状与体征

对于伤情危重者，扼要检查。应该包括：意识障碍的程度和变化；头皮损伤、耳鼻出血及渗液情况；检查生命体征（呼吸、脉搏、血压和体温），以了解颅内压增高、延髓功能状态及有无休克等；瞳孔检查应注意比较两侧大小、形状和对光反应情况；运动和反射改变。

（三）四诊要点

头部外伤后患者出现神昏，表现为神思恍惚、昏睡，甚则昏迷、昏愦，言语含糊不清，或者失语；神昏者多伴有烦躁、谵妄；或伴有半身不遂、抽搐、呕吐等表现。舌诊多不能配合。瞳孔或大或小，病情危重。按中风论治属闭证者，邪气内闭，牙关紧闭、口噤不开，肢体强直属实证。根据有无热象分阴闭和阳闭，阳闭为痰热闭郁清窍，可见面赤身热，气粗口臭，躁扰不宁，舌苔黄腻，脉弦滑而数；阴闭者见面白唇暗，静卧不烦，四肢不温，痰涎壅盛，苔白腻，脉象沉滑或缓。脱证是五脏真阳散脱，症见昏愦无知，目合口开，四肢松懈瘫软，手撒肢冷，二便自遗，鼻息低微，乃为危候。

【辅助检查】

（一）实验室检查

1. 术前检查 完善血常规、凝血功能、肝肾功能。

2. 计算机断层扫描（CT）

（1）脑水肿：CT 表现显示为脑内占位周围低密度带，伴有脑室系统的受压、变形和位移。水肿可以是局灶性、多灶性或弥漫性。

（2）脑挫裂伤：CT 表现为低密度脑水肿区内出现多发、散在的点状高密度出血灶，即"盐和胡椒"征，范围较大时占位效应明显，病变局部脑池、脑沟变小或消失。

（3）脑内血肿：CT 表现为脑内圆形或不规则形均匀高密度区，边界清楚，可一侧也可双侧，可单发也可多发，周围有低密度脑水肿区。血肿常发生于着力点下方，位置较表浅。

（4）外伤性蛛网膜下腔出血：CT 表现为脑沟、脑池内高密度影，侧裂池、纵裂池较多见。

（5）硬膜外血肿：典型的 CT 表现在颅骨板下梭形边缘清楚的高密度影，少数血肿可为半月形或新月形。血肿范围一般不跨越颅缝；骨窗常可显示骨折，如骨折超越颅缝，则血肿可跨越颅缝，血肿可见占位效应，中线结构移位。病变侧脑室受压、变形和移位。

（6）硬膜下血肿：急性硬膜下血肿 CT 表现为颅骨板下新月形高密度影，常跨越颅缝，占位效应明显、中线结构相应的移位、脑疝等;常合并脑挫裂伤。

3. 磁共振扫描(MRI)检查 主要用于亚急性或慢性颅脑外伤患者;能清晰显示脑水肿和脑肿胀,对于脑干、胼胝体和后颅窝病变的显示更有优势。

4. 脑血管造影 DSA 脑血管造影可发现有无外伤性的血管损伤或动-静脉瘘。也可选择先行 CTA 和 MRA 无创检查,头颅 CTA 快速便捷,需进一步检查时可考虑另外两项检查。

(二)主要危重指标与监测

神经功能:主要指对患者的意识状态、瞳孔及肢体运动、感觉和浅深反射、病理反射等的观察和判断。

1. 意识 意识是反映脑功能状态的可靠指标之一,可准确及时判断意识水平,动态观察是否在加重。可参考 GCS 评分(表 2-29)。

表 2-29　Glasgow 昏迷评分(GCS)表

睁眼反应	评分	言语反应	评分	运动反应	评分
正常睁眼	4	回答正确	5	遵嘱活动	6
呼唤睁眼	3	回答错误	4	疼痛定位	5
刺激睁眼	2	含糊不清	3	肢体回缩	4
无反应	1	呻吟	2	肢体屈曲	3
		无反应	1	肢体伸直	2
				无反应	1

注:本表适用于≥4 岁患者;小于 4 岁儿童,睁眼活动和运动功能评分同成人;语言评分如下:对声音有定向能力、微笑或能交谈为 5 分,哭闹但听从哄慰或交谈词不达意为 4 分,哭闹时不能听从哄慰或呜咽声为 3 分,烦躁不安为 2 分,无语言为 1 分

(1)瞳孔:瞳孔的大小和对光反射是判定脑疝以及脑干功能损害程度的主要指标之一。应定期观察和对比双侧瞳孔的大小、是否等圆,以及直接和间接对光反射灵敏与否等。当瞳孔轻度扩大,对光反射迟钝,可能是因颅内压增高、一侧颞叶钩回疝的早期体征。如一侧瞳孔明显或完全散大,直接或间接对光反射均消失,表明同侧动眼神经明显受压,说明已有脑疝形成。动眼神经直接损伤也可造成瞳孔散大,必须除外颅内血肿。双侧瞳孔散大固定于中位是脑干损伤的体征。

(2)神经功能监护:严密观察患者肢体运动、感觉、反射以及脑神经。当患者被送入 ICU 后,首先应了解患者的损伤性质和部位,并进行详细的神经系统检查,观察有无瘫痪或感觉、反射的异常,并动态观察。在监护过程中,发现患者出现较为明确的神经系统功能障碍,如单瘫、偏瘫等,或原有的神经功能障碍加重,都要考虑病情加重或发生继发性损害的可能,及时性头颅 CT 或 MRI 检查,明确发生变化的原因。

(3)生命体征观察:颅脑损伤患者的重要观察内容之一。动脉收缩压增高或波动,提示颅内压增高或脑干功能障碍。心动徐缓、心律不齐或脉搏不规则,均为颅内压增高的表现。观察患者呼吸类型,快而深的呼吸为中枢神经源性换气过度,是脑干上部缺血的早期表现,应予重视;如出现陈-施呼吸,多见于弥漫性脑功能障碍;不规则的呼吸类型,例如长吸气性呼吸或抽泣样呼吸,则提示脑干下部功能受损,预示病情危重。监测患者体温。

2. 颅内压监测 在颅脑损伤的患者中,颅内压监测极为重要:① 所有有望挽救生命的 TBI(心肺复苏后 GCS 3~8 分)并有异常 CT 结果的患者均应监测 ICP。头颅 CT 异常指发现血肿、挫伤、肿胀、脑疝或基底池受压。② CT 正常的重型 TBI 患者如入院时有两个或以上的以下特征,应行 ICP 监测:年龄超过 40 岁,单侧或双侧的特定运动姿势,或收缩压小于 90 mmHg。重型颅脑外伤救治指南第四版中建议当 ICP 超过 22 mmHg 时,应给予积极治疗,高于该水平死亡率会显著增加。

监测方法:建议进行持续颅内压监测,可动态观察颅内压变化,及时发现病情变化,为治疗提供指导,判断预后。常用方法包括脑室置管法、蛛网膜下腔插管法、硬脑膜下、硬脑膜外及脑组织内颅内压监护等五种方法,其中脑室置管法最准确,并且可通过引流脑脊液降低颅内压,缺点是有继发感染的风险。

3. 呼吸功能 呼吸功能监测包括呼吸频率、潮气量、指脉氧饱和度以及血气分析。监护仪用来监测呼吸频率及其波形,血气分析测定动脉血氧分压和呼气末二氧化碳分压。同时应经常观察患者呼吸幅度、口唇及指端有无发绀等缺氧情况。机械通气患者需要监测气囊压,进行囊上吸引,气道压力等指标。

4. **血流动力学**　颅脑损伤患者的血流动力学监护主要包括心率、心律、有创或无创动脉血压以及中心静脉压监测。心脏超声评估心脏循环功能，维护整体血流动力学稳定，早期发现相关障碍。

5. **进阶脑监测**　一种直接监测局部脑组织中氧分压的有创监测方法，可以直接反映治疗情况。脑血流量和脑氧的进阶脑监测技术包括：经颅多普勒（transcranial doppler，TCD）/双功能超声、颈静脉球动静脉氧含量差（anteriovenous difference of oxygen，$AVDO_2$）和局部组织氧测量。

目前缺乏的证据支持本主题的Ⅰ级或Ⅱ级推荐。虽然进阶脑监测研究发现，氧饱和度下降患者预后较差，但Ⅱ级证据表明监测患者的结局没有改善；颈静脉球监测$AVDO_2$作为患者治疗决策的信息源，可降低死亡率并且改善损伤后3个月和6个月的患者预后（Ⅲ级），避免颈静脉氧饱和度≤50%可能是减少死亡率和改善结局的阈值（Ⅲ级）。

6. **脑氧监测（$Pbro_2$）**　三项研究提示脑氧阈值持续<10和15 mmHg时间越久，预后越差。

7. **血流量监测**　将激光多普勒探头置入脑组织中测量局部脑组织血流量的有创监测方法，反映局部循环的改变。经颅多普勒（transcranial doppler，TCD）监测：经颅多普勒超声是一种无创的测量动脉的方法，反映颅内大血管的流速与血管直径。

8. **脑温监测**　将探头置入脑组织内测量温度的有创方法，在脑血流量下降或脑死亡时，脑温比躯体温度低。

9. **脑电图（electroencephalogram，EEG）和诱发电位（evoked potential，EP）监测**　脑外伤患者脑电波的幅度、分化与预后密切相关。而诱发电位包括脑干听觉反应、视觉诱发电位、运动诱发电位、体感诱发电位等，可检测神经系统受损的部位与程度。脑电双频指数（BIS）监测指导镇静深度。

【诊断与鉴别】

（一）诊断要点

（1）患者外伤病史：伤后意识障碍变化情况和伤后做过何种处理；有无昏迷史，有无头痛、呕吐、肢体瘫痪、抽搐、尿失禁；注意生命体征，是否合并其他部位外伤。

（2）体格检查：意识障碍程度、变化；头皮损伤，耳、鼻出血及渗液的生命体征（呼吸、脉搏、血压和体温）情况；四肢肌力、肌张力和病理征。

（3）辅助检查：主要包括头颅CT提示颅脑外伤性改变。胸腹部CT排除外伤病变。

（二）鉴别诊断

西医鉴别

癫痫发作　患者发作时也可能突然倒地，意识丧失，双眼上翻，四肢抽搐，甚至由于患者的肢体抽动，单纯癫痫发作患者多可自行苏醒。通常有既往病史，头颅CT可排除急性颅脑外伤。

中医类证鉴别

厥证　有突然神昏，呼之不应，四肢厥冷，但可触及人迎脉、阴股脉搏动。询问病史、头部有无外伤，辅助头颅CT检查可鉴别。

【治疗】

（一）西医治疗

1. **内科治疗**

（1）气道：意识状态差（GCS小于9分）意味着更高的误吸风险。及时气管插管，建立气道。根据病情评估，择机行气管切开。

（2）血压：避免出现低血压和缺氧，出现低血压的重症颅脑损伤患者的死亡率从27%升至50%。如果患者出现低血压，尽快恢复至正常，查找低血压的原因。除颅脑损伤外，是否有严重失血的情况、有无颈髓损伤、心脏挫伤或填塞等情况。

（3）高渗性治疗：通过提高血浆渗透压，达到减轻脑水肿，降低颅内压的目标。常用药物如下。

20%甘露醇：甘露醇静脉滴入后血浆渗透压迅速提高，阻碍肾小管对水的再吸收；同时它能扩张肾小动脉，增加肾血流量，从而产生利尿作用。甘露醇起效时间在静脉注射后20分钟内起作用，2～3小时降压作用达到高峰，可维持4～6小时。常用剂量为0.25～0.5 g/kg。对有肾功能问题或使用肾毒性药物患者，应该谨慎使用甘露醇，因为血浆渗透压上升，患者会面临急性肾小管坏死的风险，一般血浆渗透压不应高于300 mmol/L。甘露醇副作用也需注意，可以造成低钾，诱发或加重心衰、血尿、肾功能不全、肾衰竭及过敏反应；在血脑屏障破坏时,甘露醇可以使脑水肿加重;颅内压反跳,导致再出血,使用过程中需要注意观察。

甘油果糖:起效慢,注射后(0.59±0.39)小时颅内压开始下降,2小时左右达高峰,降颅压可持续(6.03±1.52)小时,比甘露醇约长2小时。治疗脑水肿时每次250 mL(含甘油25 g,果糖12.5 g,氯化钠2.25 g),每日1~2次。甘油、果糖不增加肾脏负担,紧急降颅压难以奏效。

高渗盐水:高渗盐溶液可用于治疗颅内高压,作用持续时间长于甘露醇。根据国内外文献报道,以渗透压为2 400 mmol/L、7.5%的高渗盐溶液最为常用。因为7.5%的浓度是安全范围内渗透压的上限。浓度过低则渗透压不够,达不到疗效;浓度过高增加并发症。应用过高渗溶液可能加重脑水肿和脑损伤,造成高钠血症,病情加重恶化,危及患者生命。大剂量的高渗液体可能造成充血性心力衰竭、低钾血症、代谢性酸中毒、急性肾功能损伤和凝血功能障碍等。

呋塞米(利尿剂):呋塞米剂量为0.3~0.5 mg/kg静脉注射。可单独或与甘露醇合用。使用时需注意电解质,关注是否有低血压。

(4)麻醉剂、镇痛、镇静:这类药物治疗可以控制疼痛和躁动导致的颅内压升高,在使用时必须注意药物的副作用。

麻醉剂、镇痛剂和镇静剂基于多种原因是治疗急性颅脑损伤(TBI)中重要并且常用的手段,包括预防或控制颅内高压和癫痫。麻醉剂和镇静剂例如巴比妥类药物,也可能提高局部脑血流量和代谢需求的耦合,用更低的脑血流量来满足更高的脑氧供应,从而使脑血容量减少而降低颅内压,其他的脑保护机制包括抑制氧自由基介导的脂质过氧化作用。

麻醉剂、镇痛剂和镇静剂的副作用包括低血压、减少心排血量和肺内分流增加,可能导致机体缺氧。常用的药物苯二氮䓬类(咪达唑仑),丙泊酚和α_2受体激动剂(常用右美托咪定)。

苯二氮䓬类药物具有镇静催眠作用,并可引起顺行性遗忘。用于神经重症主要是利用其抗惊厥作用。脑灌注压仅轻度下降,而脑血流量(CBF)和脑氧代谢(CMRO2)则会显著下降。

苯二氮䓬类药物主要在肝脏代谢,有"上限效应",即苯二氮䓬类药物完全结合其受体,仍不会完全抑制脑内电活动。副作用有呼吸抑制,大剂量时扩张血管以及与此相关的低血压。目前使用最多是咪达唑仑(Midazolam)。

咪达唑仑:咪达唑仑起效和消除迅速,同时具有降低颅内压和脑代谢的作用,能提高癫痫抽搐阈值,持续静脉应用时对循环影响轻微。它的主要缺点是长期应用时药物蓄积,导致苏醒延迟,可有耐受现象,骤然停药患者可出现戒断症状,表现为血压升高、抽搐和谵妄。

丙泊酚:丙泊酚可降低脑代谢和颅内压,并提高癫痫抽搐阈值。它易通过血脑屏障,起效快;持续使用时药物作用也可以很快消除,这一特点可以使丙泊酚在停药后短时间内评估患者的意识水平。主要不良反应是可能会导致血压下降,结果导致脑灌注压(CPP)降低;镇静的同时还有抗惊厥作用,可中断癫痫持续状态。丙泊酚长期使用会出现输注综合征(PIS),典型症状包括乳酸血症、横纹肌溶解、心动过缓、心脏衰竭以及高脂血症。儿茶酚胺和皮质激素可以作为诱因。病情严重时可致死,特别是颅脑损伤或剂量每小时超过5 mg/kg使用多日时。原因考虑多为线粒体中呼吸链缺陷。脑损伤患者在应用大剂量丙泊酚时需要密切监测磷酸激酶、乳酸、电解质和动脉血气分析。当怀疑PIS发生时,立即停药。

右美托咪定:高选择性α_2肾上腺素能受体激动药,通过作用于中枢神经系统和外周神经系统的α_2受体产生相应的药理作用。右美托咪定通过作用于蓝环核α_2受体及激动内源性促睡眠通路而产生镇静催眠作用,特点是患者可以被刺激或语言唤醒,并且在镇静催眠过程中不会产生呼吸抑制;还有抗焦虑、降低应激反应、稳定血流动力学、镇痛、抑制唾液腺分泌、抗寒战和利尿等作用。右美托咪定与其他镇静镇痛药物联合使用时具有良好的协同效应,能显著减少其他镇静镇痛药物的使用量。

右美托咪定可经静脉内泵注、肌内注射、鼻腔点滴等给药方式,然而右美托咪定有显著的肝脏首过消除作用,因此口服生物利用度仅有16%。它的消除半衰期($t_{1/2\beta}$)为2~3小时,清除率约每小时39 L。右美托咪定的起效时间为10~15分钟;如果没有给予负荷剂量,其起效时间和达峰时间均会延长。成人剂量:配成4 μg/mL浓度,以1 μg/kg剂量缓慢静脉泵注,输注时间大于10分钟。主要不良反应为低血压、心动过缓、窦性停搏等,使用时需密切观察。

镇痛药物的使用以阿片类药物为主。芬太尼的应用最为常见;芬太尼的代谢产物可能诱发抽搐。芬太尼起效迅速,单次应用作用时间短,持续应用会使消除时间延长,同时使用阿片类药物要注意其颅内压和脑灌注压的影响。单次快速静脉注射或者短时间给予大剂量阿片类药物会导致颅内升高,采用缓慢滴定式给药可以避免此类情况发生。

瑞芬太尼属于超短效阿片类镇痛药物,药物消除迅速。有研究报告瑞芬太尼在脑损伤患者中的应用,结果显示以镇痛药物(瑞芬太尼)为基础的镇痛-镇静策略(根据需要联合丙泊酚/咪达唑仑)优于以催眠药(丙泊酚、咪达唑仑)为基础的镇痛-镇静策略(根据需要给予芬太尼或吗啡),表现为患者苏醒更迅速,停药后能够在可预测的时间内进行神经功能评估。

(5)预防性亚低温:目前认为亚低温能够在代谢紊乱时保护细胞和组织。在急性冠脉综合征所致的心脏骤停治疗中,有研究支持亚低温作为治疗的标准流程之一,可起到神经保护作用。应用亚低温治疗中枢神经系统创伤导致的组织损伤由来已久,治疗获益尚未得到肯定。除了对神经元的保护作用,亚低温更广为人知的作用是降低颅内压。但是亚低温治疗风险包括凝血障碍和免疫功能抑制,深度低温甚至可能导致心律失常和死亡风险。

第四版指南中不推荐早期(2.5小时内)、短期(创伤后48小时)预防性亚低温来改善弥漫性创伤患者的预后(ⅡB级)。

目前国际上将低温划分为:轻度低温(33~35℃)、中度低温(28~32℃)、深低温(17~27℃)、超深低温(4~16℃)。其中轻度低温和中度低温归属亚低温,临床应用最为普遍。多数研究表明,33℃是亚低温治疗最合适的温度,对缺血损伤保护效果最佳。目前,亚低温脑保护方法主要包括全身体表降温、血管内降温以及局部降温等。建议颅脑损伤患者亚低温治疗时间应至少维持3~5日;亚低温开始的24~48小时更易引起颅内压反跳,应积极观察病情变化并采取对症处理措施。复温时机:由于疾病的不同以及患者间的差异,很难确定复温时机的定量参考指标,应充分考虑原发病的控制情况、患者状态以及生命体征等。一般来说,患者清醒、病情稳定后即可考虑开始复温。复温注意事项:避免过快复温,应缓慢持续复温,防止出现反弹性高温,以免加重颅脑损伤。推荐每4~6小时复温1℃,12~24小时内将温度(肛温)恢复至36~37℃。复温过程中适当给予镇静、肌松药物,预防肌颤导致的颅内压增高。亚低温的并发症:主要包括肌颤、免疫功能低下、呼吸道感染、褥疮、心律失常[心动过缓、室性期前收缩(早搏)、心室纤颤等]、循环不稳定(低血压)、反跳性颅内压增高、凝血功能障碍(低凝和出血倾向)、电解质紊乱(高钠、低钾、低镁、低氯、低钙等)。理论上讲,温度越低,脑保护效果越明显,副作用也越明显。

(6)颅内压和灌注压:颅内压监测可以指导治疗,预测结局。目前证据是颅内压大于22 mmHg,予以治疗降低颅内压(ⅡB级证据),治疗决策应该综合考虑颅内压(ICP)数值、临床检查和头颅CT表现。

灌注压为增加存活率和改善结局,推荐的CPP目标值介于60~70 mmHg之间。尚不清楚最优CPP值的下限是60 mmHg或70 mmHg,可能取决于患者自身调节状态。

脑灌注压(CPP)处置标准在20世纪80年代末开始流行。由于有急性呼吸窘迫综合征(ARDS)的风险,应避免通过补液和使用血管活性药维持。辅助监测:包括脑血流量、氧合或代谢有助于CPP的管理。目前没有一个合适的CPP可以避免发生缺血,减少ICP不稳定来改善治疗结局。通过升压药物和扩充容积升高CPP会带来严重并发症。

(7)深静脉血栓预防:颅脑损伤后所致高凝的状态、长久卧床和肢体运动功能障碍、重型颅脑损伤患者有发生静脉血栓栓塞的高风险。如果未得到治疗,深静脉血栓可导致致死性肺栓塞。值得注意的是,联合药物和机械加压装置进行静脉血栓栓塞预防的疗效较单独应用机械加压装置显著增加。低剂量抗凝药可能导致颅内出血的加重,联合应用低分子肝素或低剂量普通肝素和机械预防措施预防下肢静脉血栓。同时这可能带来颅内出血增加的风险。除弹力袜外,如果脑损伤已稳定且药物预防的获益大于颅内出血的风险,可进行药物预防。目前尚无足够证据对深静脉血栓药物预防的药物种类、剂量或时机进行推荐(Ⅲ级证据)。

（8）癫痫的预防：重症颅脑损伤可导致癫痫发作。创伤后癫痫发作可分为 2 种类型：创伤后 7 日内发作称为早发型，7 日以后发作称为晚发型。创伤后癫痫是指颅脑损伤发生 7 日内出现反复的癫痫发作（PTS）。重症颅脑损伤患者出现癫痫发作的比例高达 12%，而那些亚临床癫痫发作的患者，用脑电图检出的比例高。颅脑损伤患者应常规给予抗癫痫药预防的发生。其理由如下：① 重度 TBI 患者 PTS 的发生率相对较高。② 患者给予预防癫痫治疗有潜在获益，比如控制急性生理紊乱；预防发展成慢性癫痫；预防脑疝。然而，用药应尽可能避免神经行为学及其他药物副作用。不推荐使用苯妥英或丙戊酸钠预防晚发型癫痫发作，当整体效益超过相关治疗并发症风险时，推荐苯妥英用于降低早发型癫痫发作发病率（伤后 7 日内）。但是，早期癫痫发作与不良预后无关。就预防早发型癫痫发作的效果及药物毒性而言，较之苯妥英，当前尚无充分证据推荐使用左乙拉西坦（ⅡA）。常用抗癫痫药物还有卡马西平、氯硝西泮、鲁米那、丙戊酸钠、奥卡西平，部分药物可监测有效血药浓度。

（9）通气治疗：重型颅脑损伤患者容易出现误吸、呼吸驱动力及功能障碍等问题而需要进行确切的气道保护。保持正常的肺通气量是重型颅脑损伤患者未发生脑疝时的通气目标，也就是保持正常的动脉血液中二氧化碳分压（$PaCO_2$）为 $35 \sim 45$ mmHg。过度通气可降低二氧化碳分压并导致脑血管收缩，从而达到降低 ICP 的效果。过度通气后会引起脑血流量（CBF）的下降，持续过度通气可能会导致大脑缺血或卒中。最近的研究发现，重型颅脑损伤发生后大脑的代谢率并不总是低下，而是一个可变量，事实上许多研究已经证实了重型颅脑损伤后大脑存在脑缺血的状态，这改变了长期以来存在的对这类患者的通气治疗建议。因为脑代谢率不是一个颅脑损伤后普遍测量的参数，尚不可能给这些患者提供与之匹配的 CBF 治疗方案。因此，TBI 患者脑缺血的高发生率需要保持正常的肺通气状态来提高安全性，以防止进一步发生脑缺血和脑梗死。

（10）类固醇激素：类固醇激素在 19 世纪 60 年代早期开始用于治疗脑水肿。实验性研究表明类固醇激素在恢复脑水肿组织的血管通透性方面有一定作用，可以减少脑脊液生成和其他有益作用，对于脑肿瘤导致的脑水肿有益。

但是在颅脑外伤中，目前证据还是不推荐应用。2016 年美国第四版《重症颅脑创伤指南》不推荐使用类固醇激素来改善患者的预后或降低颅内压。对于重型 TBI 患者，使用大剂量甲强龙与死亡率增加有关，因此是禁忌的（Ⅰ级证据）。

（11）营养：在疾病过程中，机体与营养之间的关系变得更加复杂，特别是对于重型 TBI 后的患者。20 世纪 80 年代的开创性工作发现重型 TBI 患者早期能量消耗增加，发生机制可能为重型 TBI 导致患者机体的代谢上升和热量需求增加。重症颅脑损伤患者存在代谢障碍，当患者的氮平衡成为负值时，则需要提供较高的氮输入量。

关于营养，第四版《重症颅脑创伤指南》意见：由于可以减低死亡率，推荐应该在患者伤后至少第 5 日，最多第 7 日达到基本热量替代要求（ⅡA级）。经空肠营养推荐用于降低呼吸机相关肺炎（ventilator associated pneumonia，VAP）的发生（ⅡB级）。营养支持主要包括以下几方面：① 早期营养途径主要有 3 种方式：经胃营养，经空肠营养（经幽门）和肠外营养。经皮内镜胃造口术营养对 TBI 患者的耐受性良好。② 没有足够的证据推荐维生素和营养补充剂。③ 营养时机：两项Ⅲ期研究比较了营养时机：其一早期肠内营养有益于 3 个月时神经功能，6 个月时无显著差异；其二，以往研究比较间断或持续营养，尽管持续营养更早达到热量目标，但对临床结局无影响。

（12）感染预防：指南推荐：① 总体获益大于该操作相关并发症时，推荐早期气管切开可减少机械通气天数。然而，没有证据表明早期气管切开可以降低死亡率或院内肺炎发生率。② 不推荐使用碘伏口腔护理以减少呼吸机相关肺炎，并且它可能导致急性呼吸窘迫综合征的风险增加（ⅡA级）；脑室外引流（EVD）时抗菌浸渍的导管被认为可预防导管相关性感染（Ⅲ级）。

2. 手术治疗 颅脑损伤后原发或者继发损伤等多种病理生理机制的共同作用可导致脑水肿。随着 ICP 的升高，脑组织移位甚至脑疝形成，导致残疾甚至死亡。对于有占位性病变，中线移位 > 5 mm 的昏迷患者，建议进行手术。中线移位小于 5 mm、意识清醒，采取保守治疗较为合理，密切观察病情变化，如病情恶化，及时复查头颅 CT。总的来说，ICP 增高和脑疝是干预治疗的适应证。

2013 年颅脑创伤去骨瓣减压术中国专家共识中建议：

强力推荐：① 重型颅脑创伤瞳孔散大的脑疝患者，CT 显示脑挫裂伤、出血、脑水肿、脑肿胀和脑梗死等占位效应明显（中线移位、基底池受压）。② ICP 进行性升高、>30 mmHg，持续 30 分钟的重型颅脑创伤患者。

推荐：进行性意识障碍的急性颅脑创伤患者，CT 显示脑挫裂伤出血、脑水肿、脑肿胀和脑梗死等占位效应明显（中线移位、基底池受压）、经渗透、脱水、利尿药物等一线治疗方案颅高压无法控制的患者。

美国颅脑外伤救治指南第四版中的推荐：对于有弥漫性损伤的重型 TBI 的患者（没有占位病变），ICP>20 mmHg 超过 15 分钟，而且在 1 小时内对一线的治疗方法反应差者，双额去骨瓣减压并不能改善其伤后 6 个月的扩展格拉斯哥预后评分（glasgowoutcome scale-extended，GOS-E），故双额去骨瓣减压不推荐应用于此类患者，但该手术已被证实可以降低 ICP 和缩短重症监护病房（intensive care unit，ICU）住院天数。额颞部的大骨瓣减压术（不小于 12 cm×15 cm 或直径 15 cm）优于额颞小骨瓣减压术，可减少重型 TBI 患者的死亡率并改善神经功能结局（ⅡA）。

在任何创伤领域，挽救生命的手术均应尽可能地早期进行，同样适用于 TBI。"时间就是脑"反映了时间对于致残率、死亡率及康复的重要性。

（二）中医辨证论治

目前中医对重度颅脑外伤还没有规范、统一的诊治标准，是中西医结合神经外科和创伤科的重要临床问题。目前本书参考中风病进行治疗，供各位参考。

治疗原则：中风病急性期标实症状突出，急则治其标，治疗当以祛邪为主，常用平肝息风、清化痰热、化痰通腑、活血通络、醒神开窍等治疗方法。闭、脱二证当分别治以祛邪开窍醒神和扶正固脱、救阴固阳。所谓"内闭外脱"，醒神开窍与扶正固本可以兼用。在恢复期及后遗症期，多为虚实夹杂、邪实未清而正虚已现，治宜扶正祛邪，常用育阴息风、益气活血等法。

1. 风痰瘀血，痹阻脉络

证候：半身不遂，口舌歪斜，舌强言謇或不语，偏身麻木，头晕目眩。舌质暗淡，舌苔薄白或白腻，脉弦滑。

治法：活血化瘀，化痰通络。

方药：化痰通络汤。

2. 肝阳暴亢，风火上扰

证候：半身不遂，偏身麻木，舌强言謇或不语，或口舌歪斜，眩晕头痛，面红目赤，口苦咽干，心烦易怒，尿赤便干。舌质红或红绛，舌苔薄黄，脉弦有力。

治法：平肝泻火通络。

方药：天麻钩藤饮。

3. 痰热腑实，风痰上扰

证候：半身不遂，口舌歪斜，言语謇涩或不语，偏身麻木，腹胀便干便秘，头晕目眩，咯痰或痰多。舌质暗红或暗淡，苔黄或黄腻，脉弦滑或偏瘫侧脉弦滑而大。

治法：化痰通腑。

方药：星蒌承气汤。

4. 气虚血瘀

证候：半身不遂，口舌歪斜，言语謇涩或不语，偏身麻木，面色㿠白，气短乏力，口角流涎，自汗出，心悸便溏，手足肿胀。舌质暗淡，舌苔薄白或白腻，脉沉细、细缓或细弦。

治法：益气活血，扶正祛邪。

方药：补阳还五汤。

5. 阴虚风动

证候：半身不遂，口舌歪斜，舌强言謇或不语，偏身麻木，烦躁失眠，眩晕耳鸣，手足心热。舌红绛或暗红，少苔或无苔，脉弦细或细弦数。

治法：滋养肝肾，潜阳息风。

方药：镇肝熄风汤。

6. 痰热内闭清窍

证候：起病骤急，神昏或昏愦，半身不遂，鼻鼾痰鸣，肢体强痉拘急，项背身热，躁扰不宁，手足厥冷，频繁抽搐，偶见呕血。舌质红绛，舌苔黄腻或干腻，脉弦滑数。

治法：清热化痰，醒神开窍。

方药：羚羊角汤配合灌服或鼻饲安宫牛黄丸。阳闭证可参考此证类治疗。痰多者，加竹沥、胆南星；热甚者，加黄芩、山栀；神昏重者，加郁金。

7. 痰湿蒙塞心神

证候：素体阳虚，湿痰内蕴，发病神昏，半身不遂，肢体松懈，瘫软不温，甚则四肢逆冷，面白唇暗，

中篇　常见危重症中西医临床诊疗／第十二章　创伤

519

痰涎壅盛。舌质暗淡,舌苔白腻,脉沉滑或沉缓。

治法:温阳化痰,醒神开窍。

方药:涤痰汤配合灌服或鼻饲苏合香丸。

8. 元气败脱,神明散乱(脱证)

证候:突然神昏或昏愦,肢体瘫软,手撒肢冷汗多,重则周身湿冷,二便失禁。舌痿,舌质紫暗,苔白腻,脉沉缓、沉微。

治法:益气回阳固脱。

方药:参附汤。

【中西医协同诊疗思路】

颅脑损伤后脑组织发生缺血、缺氧,脑组织可因营养供给明显不足而产生大量的氧自由基,进而可导致其脑神经细胞的功能出现不同程度的损伤。西医治疗在重度颅脑外伤治疗中占据主导地位,包括药物治疗、镇静镇痛、神经重症监测、清除颅内血肿和去骨瓣减压以求控制颅内压,降低并发症,改善患者预后,但重型颅脑损伤的致残率及致死率均较高;重症颅脑损伤患者在治疗过程中常见有昏迷、发热、呕吐、痰多、便秘与腹泻、呃逆、偏瘫、癫痫等临床症状;脑损伤后伴有脑水肿、脑组织挫伤、脑内血肿和蛛网膜下腔出血;疾病中后期常见多汗、夜间睡眠障碍等临床表现。中药、针灸参与治疗都有很大应用空间,取其所长。中医将颅脑损伤归为"神昏"的范畴,常用针刺疗法、中药疗法对该病患者进行治疗,以改善其脑部的血

液循环,促进其脑神经细胞功能的恢复。希望在救治重症颅脑损伤的实践中能有更多的人加入其中,精中通西,发挥中西医各自优势。(图2-49)

【预后与进展】

由于颅脑外伤的复杂性、损伤机制的特异性,重症颅脑损伤的治疗仍是很大的挑战。黄建龙等对120例重型颅脑损伤急性期中医证型及演变规律进行了临床研究,发现中医证型及演变规律有如下几方面的特征:中医证型实证有脑气不通证、瘀停清窍证、痰瘀蒙窍证、痰热蒙窍证、痰瘀蒙窍兼热结腑实证,虚证有元神外脱证、心脾两虚证、肾精不足证;血瘀证为重型颅脑损伤急性期的基本病机,贯穿于重型颅脑损伤急性期全过程,具体证型有瘀停清窍证、痰瘀蒙窍证、痰瘀蒙窍兼热结腑实证。检索近年文献,多数作者也以血瘀证为主,辨证与本组观察分析结论基本吻合。重型颅脑损伤患者伤后第1日以瘀停清窍证多见,伤后第3~14日以瘀停清窍痰证、痰瘀蒙窍证、痰热蒙窍证和痰瘀蒙窍兼热结腑实证四证交错缠绵发展为特点;伤后第3周开始,虽仍有瘀停清窍证,但病情开始明显减轻并迅速向愈或转为虚证;伤后第1~21日,硬膜外血肿组表现以瘀停清窍证为主,硬膜下血肿、硬膜外、混合血肿及脑挫裂伤并血肿形成,则以瘀停清窍痰证、痰瘀蒙窍证、痰热蒙窍证和痰瘀蒙窍兼热结腑实证四证交错缠绵发

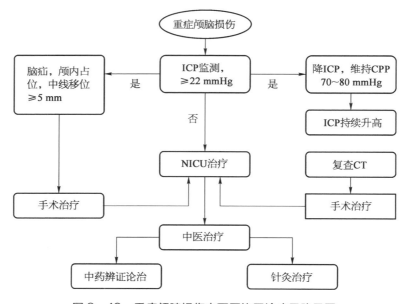

图2-49 重症颅脑损伤中西医协同诊疗思路导图

展为特点。出血量<30 mL的患者,瘀停清窍证明显高于其他组;出血量30~79 mL组,60~99 mL组均以瘀停清窍证、痰瘀蒙窍证多见;>100 mL多为痰瘀蒙窍兼热结腑实证。

针刺疗法是中医疗法的重要组成部分。对患者进行针刺治疗时,可通过刺激其相关穴位,借助全身经络的传导调整其机体气血与脏腑的功能,以起到扶正祛邪、平衡阴阳的作用。进行针刺治疗具有疼痛感小、副作用少、操作简便的优点。中医会根据患者的病情为其选择相应的穴位进行针刺,常用的针刺方法包括体针法、头针法、耳针法。醒脑开窍针法是针对中风基本病机创立的一种针法。该针法是由石学敏教授首先提出的。人中穴是实施醒脑开窍针法时最主要的针刺穴位。有研究结果显示,针刺颅脑损伤患者的人中穴,可提高其脑神经元的兴奋度,促进中枢神经的整合,改善脑部的血液循环,促进脑神经细胞功能的恢复。对颅脑损伤患者进行针刺治疗的方法包括电针疗法、水针疗法、针刺疗法联合高压氧疗法、针刺疗法联合低能量氦-氖激光血管内照射疗法等。

目前研究在提升治疗效果、降低死亡率上还需要进一步深入的研究。在这些研究中,尚存在病例数少或者缺乏大样本的临床证据,无法提供可靠的结论。既往生物标志物 S100B 和神经特异性烯醇化酶不具特异性,新的生物特异性标志物正在研究中,样本量尚小,需要更进一步的研究。

(孔令军)

第三节

颅内血肿

颅内血肿是指颅脑损伤后颅内形成的血肿,可以造成颅内压增高、脑组织受压而引起相应的临床表现。创伤性颅内血肿在闭合性颅脑创伤中约占10%,在重型颅脑创伤中占40%~50%,颅内血肿是重型颅脑创伤主要死因之一,可分为硬脑膜外血肿、硬脑膜下血肿和脑内血肿,脑内血肿约颅内血肿的5%。按血肿出现的时间分为3型:72小时以内者为急性血肿,3日以后到3周以内为亚急性血肿,超过3周为慢性血肿。此外,还有特殊类型的血肿,多部位或同一部位多类型的多发性血肿;外伤后头部影像检查未发现出血,复查时发现颅内血肿者为迟发性颅内血肿。

本病在中医学中并无相应病名,现代中医医家多以"外伤性脑病"命名。由于跌打、坠落、碰撞、爆炸、刀伤等外力所致,受伤后出现头痛、恶心呕吐、躁动不安、意识障碍、昏迷不醒等为主要表现的头部损伤性疾病,病因为外伤,病位在脑。

硬膜外血肿

硬膜外血肿是指外伤后出血积聚在颅骨内板与分离的硬脑膜间,多发于幕上大脑半球凸面。硬膜外血肿发生率占外伤性颅内血肿的25%~30%,仅次于硬膜下血肿;后颅窝的硬膜外血肿占硬膜外血肿的5%左右。多发生于青壮年。后颅窝的硬膜外血肿经常找不到出血来源,但硬脑膜静脉窦撕裂的发生率较高。

【病因病理】

(一)西医病因病理

1. 病因 硬膜外血肿多因头部受过外力直接打击,导致颅骨变形或骨折,伤及血管。血肿发生在受力点及其附近,出血积聚于硬膜与颅骨内板之间;出血多来源于骨折损伤的硬脑膜动脉、静脉、静脉窦或颅骨板障,以脑膜中动脉损伤常见。血肿部位以颞部和颞顶部为多。

2. 病理 头部受到直接暴力造成颅骨变形或骨折,伤及血管。血肿多在受力点及附近,血肿位于硬膜和颅骨之间。3/4 的硬膜外血肿由于脑膜中动脉损伤导致,其次为脑膜中静脉、板障静脉或静脉窦损伤。血肿大小与病情关系密切。出血源于动脉,病情进展迅速;血肿源于静脉,病情发展稍缓。

(二)中医病因病机

参考"重症颅脑损伤"章节。

【临床表现】

(一)病史

注意向家人、目击者和急救人员询问受伤过程;伤后意识情况,有无头痛、呕吐、偏瘫、失语、抽搐。

（二）症状和体征

1. 一般临床表现 患者可无意识障碍，也可出现短暂昏迷或长时间意识不清，20%～30%患者有"昏迷-清醒-再昏迷"的中间清醒期，并可能出现脑疝症状。

2. 体征 患者伤后意识较清醒，或有不同程度意识障碍，或者意识障碍进行性加重。颅内压增高的体征：Cushing 反应，血压升高，心率呼吸减慢，脉压差增大。神经系统体征：伤后患者血肿增大引起颞叶沟回疝时可见意识障碍加深，生命体征紊乱，患侧瞳孔增大，对侧肢体偏瘫等阳性体征。

（三）四诊要点

参考"重症颅脑损伤"章节。

【辅助检查】

（一）项目检查

（1）术前完善血常规和凝血功能，关注凝血功能。小儿患者需注意红细胞压积，可能会出现血容量不足。

（2）头颅 CT 扫描为颅骨板下梭形高密度影，有无颅骨骨折，同时注意观察是否合并其他颅内病变。

（二）主要危重指标与监测

意识、神经功能、生命体征、颅内压、呼吸功能、血流动力学、脑组织氧分压、脑血流量、脑温、脑电图等监测可参考"重症颅脑损伤"章节。

【诊断与鉴别】

（一）诊断要点

有明确头部外伤史，有或无意识障碍，或有明确"昏迷-清醒-昏迷"中间清醒期者，伴有颅内压增高症状和体征，头颅 CT 扫描检查发现颅骨下梭形高密度影。

（二）鉴别诊断

西医鉴别

1. 硬膜下血肿 硬膜下血肿多是桥静脉或者脑皮质血管破裂引起，部位则位于脑表面与硬脑膜之间的间隙，CT 扫描表现为新月形高密度影，可以跨越颅缝。

2. 大脑半球占位病变 如脑内血肿、脑肿瘤、脑脓肿等占位病变，均易与慢性硬膜外血肿发生混淆。区别主要在于无头部外伤史及较为明显的局限性神经功能缺损体征，确诊仍需借助 CT 扫描和 MRI 检查。

中医类证鉴别

1. 痫病 发作时起病急骤，突然昏仆倒地，与中风相似。但痫病为阵发性神志异常的疾病，猝发仆地时常口中作声，如猪羊啼叫，四肢频抽而口吐白沫。痫病之神昏多为时短暂，移时可自行苏醒，醒后一如常人，但可再发。本病外伤导致昏仆倒地，其神昏症状严重，持续时间长，难以自行苏醒，需及时治疗方可逐渐清醒。

2. 厥证 也有突然昏仆、不省人事之表现，一般而言，厥证神昏时间短暂，发作时常伴有四肢逆冷，移时多可自行苏醒，醒后无半身不遂、口眼歪斜、言语不利等表现，可资鉴别。

【治疗】

（一）西医治疗

急性硬膜外血肿：符合手术指征的，施行手术，清除血肿，以解除脑组织受压，术后根据病情给予适当的非手术治疗。通常单纯硬膜外血肿不需要去骨瓣减压术，但合并严重脑挫裂伤或术前脑疝时间长，应去骨瓣减压。

手术指征包括：① 急性硬膜外血肿体积幕上超过 30 mL，幕下超过 10 mL。② 血肿厚度>15 mm，中线移位>5 mm 的急性硬膜外血肿。③ 儿童硬膜外血肿幕上>20 mL，幕下>10 mL 可考虑手术。

（二）中医辨证论治

目前中医教材中对硬膜外血肿无规范、统一的诊疗标准。本书以"外伤性脑病"论治，参考中风病进行辨证论治，具体可参见"重症颅脑损伤"章节。

【中西医协同诊疗思路】

单纯硬膜外血肿患者预后相对较好，如果术前患者意识清醒，有手术指征的硬膜外血肿，及时手术清除血肿，患者恢复较快，此时中药可以主要针对临床症状、手术损伤、外伤和手术中造成的失血进行治疗。保守治疗的患者可以辨证论治促进血肿吸收。有些术前昏迷、脑疝形成的重症患者虽经及时手术，术后仍持续昏迷，中医中药，包括中成药如安宫牛黄丸、针灸都可以及时早期介入，促进和帮助患者神经功能的恢复。（图2-50）

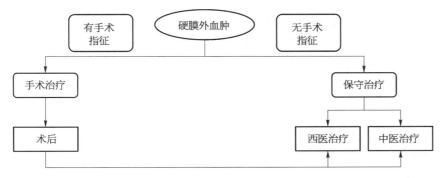

图2-50 硬膜外血肿中西医协同诊疗思路导图

【预后与进展】

急性期手术后患者和保守治疗患者，可给予中药治疗。刘新宇等报告从中医的角度来看，急性颅脑损伤主要病机是脑络瘀阻，所以中医的治疗主要为活血化瘀。对于急性及亚急性期（受伤后3周内）的患者，按照如下处方服药：赤芍药、当归各15 g，桃仁12 g，红花、郁金、苏梗各10 g，川芎6 g，茜草6 g，淡竹茹12 g，珍珠母30 g，煅牡蛎、煅龙骨各30 g（先煎），三七粉10 g（分3次吞服）。

对于中西医结合非手术治疗方面，王春燕等报道采取中西医结合非手术治疗外伤性颅内血肿能使血肿量减少，GCS评分增加，改善GOS情况，提高患者的生存质量。该研究在常规治疗基础上按病程早、中、后期选用中药治疗，予口服或鼻饲给药，由本院中药房代煎，每日1剂，分2次服。早期（入院后7日内）：治以利水消肿，活血止血。处方：茯苓、泽泻各15 g，猪苓20 g，桃仁、三七、赤芍、当归、川芎、钩藤（后下）各10 g，甘草各6 g。中期（入院后8~20日）：治以益气解毒，活血化瘀。处方：黄芪15 g，生大黄（后下）、金银花、虎杖、桃仁、红花、赤芍各10 g，川芎12 g，丹参15 g，甘草6 g。后期：治以补益气血，祛瘀生新。处方：党参、茯苓、赤芍、当归、红花各10 g，熟地黄、桃仁各12 g，川芎、水蛭、甘草各6 g。

急性硬膜下血肿

急性硬膜下血肿是指创伤24~72小时内发生于脑皮质与硬脑膜之间的血肿，是颅脑创伤常见的继发性损害，发生率约为11%，占颅内血肿的50%~60%。出血来源于脑挫裂伤、脑皮质动静脉破裂或桥静脉断裂。好发于额极、颞极及其底面。

【病因病理】

（一）西医病因病理

外伤性急性硬膜下血肿发病有两个主要原因。

（1）出血在脑实质裂伤周围聚集，为脑挫裂伤所致的皮质动脉或静脉破裂，也可由脑内血肿穿破皮质流到硬脑膜下腔。

（2）暴力导致脑组织与硬脑膜形成移位，致使血管损伤或桥静脉撕裂而出血。

急性硬膜下血肿也可见于应用抗凝治疗的患者，一般有外伤史（比较轻微），有时可无外伤史。

（二）中医病因病机

参考"重症颅脑损伤"章节。

【临床表现】

（一）病史

注意向家人、目击者和急救人员询问受伤过程；伤后意识情况，有无头痛、呕吐、偏瘫、失语、抽搐。无外伤患者仔细询问既往病史和日常用药。

（二）症状和体征

1. 意识障碍 伤后意识障碍明显，或进行性加重，或呈持续昏迷状态。37%~80%的急性硬脑膜下血肿患者 GCS 初始评分为 8 分或<8 分。

2. 颅内压增高 以呕吐和躁动多见,生命体征变化明显,同时较早出现脑疝。

3. 神经系统体征 硬脑膜下血肿患者早期即可因脑挫裂伤累及脑功能区而出现相应的神经系统体征,如偏瘫、失语、癫痫发作等。如在观察过程中,患者神经系统体征明显加重或出现新的体征,应考虑继发性颅内血肿可能。由于多数硬脑膜下血肿患者合并有较严重的脑挫裂伤,蛛网膜下腔出量较多,故脑膜刺激征常较明显。

(三) 四诊要点

参考"重症颅脑损伤"章节。

【辅助检查】

(一) 检查项目

(1) 术前完善血常规、凝血功能和肝肾功能,关注凝血功能,尤其是自发性出血患者。小儿患者需注意红细胞压积,可能会出现血容量不足。

(2) 头颅 CT 扫描为硬膜下新月形高密度影,在脑表面有占位效应,有无颅骨骨折,同时注意观察是否合并其他颅内病变。头颅 MRI 检查是诊断急性硬膜下血肿的敏感检测方法。头颅 CT 扫描更适合急诊患者。

(二) 主要危重指标与监测

意识、神经功能、生命体征、颅内压、呼吸功能、血流动力学、脑组织氧分压、脑血流量、脑温、脑电图等监测可参考"重症颅脑损伤"章节。

【诊断与鉴别】

(一) 诊断要点

(1) 临床表现:急性硬脑膜下血肿多与脑挫裂伤伴发,临床表现与出血量的多少、血肿形成速度和合并脑挫裂伤的程度有关。

(2) 有明确外伤史:一侧枕部着力,可能于对侧额、颞部发生脑挫裂伤和硬膜下血肿;后枕部中线部着力易导致双侧额、颞叶底部挫裂伤和硬膜下血肿;前额部受力时,脑挫裂伤和血肿往往都发生于前额部。

(3) 急性硬脑膜下血肿伤情比较严重,病情进展较快,多有伤后意识障碍,常表现为持续昏迷,并进行性恶化,即使意识障碍程度可能一度好转,也较短暂。

(4) 头颅 CT 扫描:新月形高密度影,覆盖于脑表面,还可观察到挫裂伤的部位、范围和程度,有无脑内血肿。

(二) 鉴别诊断

西医鉴别诊断

硬膜外血肿 头颅 CT 扫描为颅骨下梭形高密度影。血肿一般不跨过骨缝。

中医鉴别诊断

中风 又称卒中,以中老年人为多见,无外伤史,常有素体肝阳亢盛,以半身不遂、肌肤不仁、口舌歪斜、言语不利,甚则突然昏仆、不省人事为主要表现的病证。因其发病骤然,变化迅速,有"风性善行而数变"的特点,故名中风。中风发病率高,病死率高,致残率高。诊断要点:① 急性起病,发展迅速,具备"风性善行而数变"的特点。② 具备突发半身不遂、肌肤不仁、口舌歪斜、言语謇涩、神志昏蒙主症中 2 项,或主症 1 项加次症 2 项,如头晕、目眩、头痛、行走不稳、呛水呛食、目偏不瞬。③ 症状和体征持续 24 小时以上。④ 多发于年龄在 40 岁以上者。头颅 MRI 或 CT 扫描发现责任病灶,有助于本病的诊断。

【治疗】

(一) 西医治疗

硬膜下血肿诊断明确的患者如手术指征明确,立即行硬膜下血肿清除,减轻占位效应,还要注意是否合并脑内血肿。术前即有脑疝、中线结构移位明显、血肿清除后颅内压缓解不理想时还需行去骨瓣减压术。

急性硬膜下血肿手术治疗的指征为:① 不管急性硬脑膜下血肿患者的 GCS 评分多少,只要 CT 扫描显示血肿厚度>10 mm 或中线移位>5 mm,就建议手术清除血肿。② 对于具有 ICP 监测技术的医院,所有处于昏迷状态(GCS 评分<9 分)的急性硬脑膜下血肿患者,应该进行颅内压监测。③ 昏迷(GCS 评分<9 分)、血肿厚度<10 mm 或中线移位<5 mm 的急性硬脑膜下血肿患者,如果入院时

比受伤时的 GCS 评分下降 2 分或更低,和(或)瞳孔不对称或固定散大和(或)ICP 超过 20 mmHg,应该手术清除血肿。

(二)中医治疗

目前本病参考中风病进行辨证论治,具体可

参见"重症颅脑损伤"章节。

【中西医协同诊疗思路】

中西医协同诊疗思路见图 2-51。

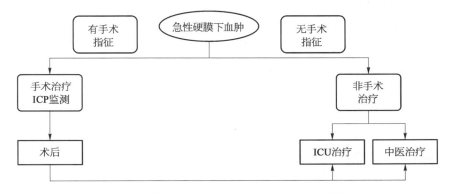

图 2-51 急性硬膜下血肿中西医协同诊疗思路导图

慢性硬膜下血肿

慢性硬膜下血肿(CSDH)为头部外伤后 3 周以后出现,血肿位于硬膜与蛛网膜之间,有完整包膜。多发于 50 岁以上老年人,在硬膜下血肿中约占 25%。本病可因轻微颅脑损伤引起,有时甚至不能回忆有外伤史,从受伤到发病时间一般为 1~3 个月。

【病因病理】

(一)西医病因病理

慢性硬膜下血肿形成原因,可能与脑萎缩的颅内空间相对增大有关,遇到轻微惯性力作用时,脑与颅骨产生相对运动,导致桥静脉撕裂出血。目前认为血肿外膜新生血管形成及再出血、局部炎性反应、局部纤溶亢进等因素在 CSDH 发病机制方面具有重要作用,一些细胞因子参与其中并发挥着重要作用,但仍需进一步研究。基础研究的最终目的是为临床服务,明确 CSDH 的扩大、发展机制可为建立更加有效而安全的治疗策略提供新的思路和途径,但仍有待进一步的临床实验研究。

(二)中医病因病机

慢性硬膜下血肿属于中医学出血性中风,病位在脑,且大多有外伤史。按照中医病机分析,脑外伤后血溢脉外,瘀血内停则会头晕、头痛甚至偏瘫;气可载津,气不行则津液运行不畅,凝聚成痰,阻碍

脑神,严重者痴呆或癫狂。慢性硬膜下血肿以老年人居多,故在辨证论治时应兼顾到年龄这一因素。

【临床表现】

(一)病史

有颅脑创伤史,或创伤史已不能记忆。询问有无应用抗血小板和抗凝药物。

(二)临床表现

伤后长时间内无症状,或仅有头痛、头昏等症状。可逐渐加重,出现一侧肢体无力、精神异常等临床症状及体征;血肿压迫功能区,可出现轻偏瘫、失语和局限性癫痫等症状,少数患者也可能因血肿增多导致昏迷、脑疝形成而危及生命。

(三)四诊要点

患者外伤后出现头痛,头痛加重,或仅有头胀不适;或者出现一侧肢体无力,行走不便;或出现肢体抽搐,舌紫或有瘀斑、瘀点,苔薄白,脉沉细或细涩。

【辅助检查】

(一)检查项目

1. **术前检查** 完善血常规、凝血功能、肝肾功能,可完善血小板抑制率检查。

2. **影像检查** 首选 CT。头颅 CT 扫描及 MRI

可对慢性硬膜血肿进行早期诊断,还可初步推断血肿形成时间,血肿形成4日内CT表现为新月形高密度影,3周内为混杂密度或等密度,3周后为略低或低密度影。MRI检查对头颅CT扫描呈等密度时的血肿或积液,图像显示良好,可资鉴别。

（二）主要危重指标与监测

1. **意识** 意识是反映脑功能状态的可靠指标之一,可准确及时判断意识水平,动态观察是否在加重。

2. **瞳孔** 瞳孔的大小和对光反射是判定脑疝以及脑干功能损害程度的主要指标之一。应定期观察和对比双侧瞳孔的大小、是否等圆,以及直接和间接对光反射灵敏与否等。

3. **神经功能监护** 严密观察患者肢体运动、感觉、反射以及脑神经。发现患者出现较为明确的神经系统功能障碍,如单瘫、偏瘫等,或原有的神经功能障碍加重,都要考虑病情加重或发生继发性损害的可能,及时复查头颅CT或MRI,明确发生变化的原因,及时处理。

4. **生命体征观察** 收缩压增高或波动,提示颅内压增高或脑干功能障碍。心动徐缓、心律不齐或脉搏不规则,可能为颅内压增高的表现。观察患者呼吸类型,快而深的呼吸为中枢神经源性换气过度,是脑干上部缺血的早期表现,应予重视。如出现陈-施呼吸,多见于弥漫性脑功能障碍;不规则的呼吸类型,例如长吸气性呼吸或抽泣样呼吸,则提示脑干下部功能受损,预示病情危重。

【诊断与鉴别】

（一）诊断要点

外伤后逐渐出现头晕,或头胀头痛,或出现一侧肢体活动不利,重症意识不清,或伴有癫痫,借助头颅CT扫描及MRI检查可以明确诊断。

（二）鉴别诊断

西医鉴别

1. **创伤性硬膜下积液** 头颅CT扫描与慢性硬膜下血肿亦很难鉴别。MRI检查对于颅内血肿很敏感,具有较好的鉴别价值。

2. **脑蛛网膜囊肿** 致病原因不明,可能为先天性脑叶发育不全,病变多位于颅中窝和外侧裂表面,临床表现与慢性硬膜下血肿相似,常被误

诊。CT扫描为低密度,且形状呈方形或不规则,这与慢性血肿呈规则的新月形不同。

3. **颅内肿瘤、脑脓肿及肉芽肿等占位病变** 易与慢性硬膜下血肿混淆,区别是无头部创伤史,借助头颅CT扫描及MRI检查可以明确诊断。

中医类证鉴别

类中风 多见于45岁以上,眩晕反复发作,头痛突然加重,为风痰壅盛引起,常兼半身肢体活动不灵,或舌謇语涩。

【治疗】

（一）西医治疗

1. **药物保守治疗** 应用药物促进血肿吸收,其适应证为:① 生命体征平稳且MGS-GCS 0~2级;② 影像学显示中线移位未超过1cm,无须紧急手术干预的患者;③ 合并多器官衰竭、凝血功能障碍等不适宜手术或拒绝手术的患者。专家共识推荐的CSDH治疗药物为阿托伐他汀钙和地塞米松,其相关禁忌证可参照其产品说明,不再赘述。对于接受促进血肿吸收的药物治疗2周或2周以上、临床表现及影像学检查仍无明显改善或血肿持续增大或不能耐受药物治疗者,应建议改用手术治疗。

2. **手术治疗的手术指征** ① 临床出现颅高压症状和体征,伴有或不伴有意识改变和大脑半球受压体征。② CT扫描或MRI检查显示单侧或双侧硬膜下血肿厚度>10 mm、单侧血肿导致中线移位>10 mm;术后也可药物治疗减少复发。临床上常常选用钻孔或锥孔引流术治疗,也有采用小骨窗开颅术或内镜辅助下血肿清除术治疗。大多数患者手术治疗效果良好,但有部分患者术后复发,甚至因反复复发不得不接受多次手术治疗或病灶侧硬脑膜中动脉介入栓塞治疗。

（二）中医治疗

施杞认为,外伤必然导致内损,外伤后脑部经脉受损,气血固摄失司,血溢脉外,病则气血失和;气虚则血瘀,血瘀亦可导致气虚,二者互为因果,纠结为患,最终形成血肿包囊。慢性硬膜下血肿虽属于实证,其形成过程却建立在虚证的基础上。因此,施杞根据本病本虚标实、气虚血瘀的病理基础,提出治疗必须气血兼顾,而非单纯活血化瘀。

王永谦研究认为，中药益气化瘀方（黄芪45 g，党参20 g，当归15 g，川芎15 g，三七9 g，红花10 g，丹参30 g，土鳖虫9 g，赤芍9 g。每日1剂，水煎，早晚分服）治疗引流手术术后慢性硬膜下血肿患者，可更好地促进术后残余血肿的吸收。

慢性硬膜下血肿属于中医的出血性中风，病位在脑，且大多有外伤史。按照中医病机分析，脑外伤后血溢脉外，瘀血内停则会头晕、头痛甚则偏瘫；气可载津，气不行则津液运行不畅，凝聚成痰，阻碍脑神，严重者痴呆或癫狂。王奕义、王冠综述了中药联合阿托伐他汀治疗慢性硬膜下血肿的进展，取得不错的效果。

【中西医协同诊疗思路】

中西医协同诊疗思路见图2-52。

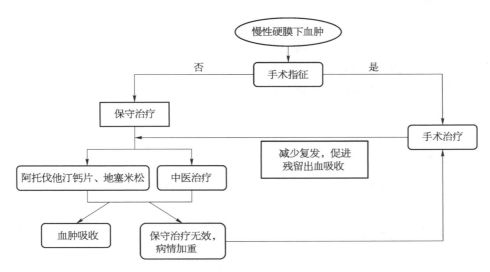

图2-52　慢性硬膜下血肿中西医协同诊疗思路导图

【预后与进展】

慢性硬膜下血肿引流后硬膜下压力下降，患者临床症状好转。复查头颅CT可有硬膜下积液，术后第10日CT上可见硬膜下液体残留者占78%，完全吸收可能需要6个月，定期复查随访除外复发。

外伤性脑内血肿

外伤性脑内血肿是指颅脑损伤后脑实质内形成的血肿，可发生在脑组织的任何部位，好发于额叶及颞叶，往往与脑挫裂伤及硬脑膜下血肿相伴发。

【病因病理】

（一）西医病因病理

脑内血肿多发生于脑挫裂伤较严重的部位，为脑深部小血管损伤破裂出血，形成血肿。常见原因如下：① 颅骨凹陷骨折。骨折挫伤或骨折片刺伤脑组织，损伤脑组织内血管。② 颅脑创伤。脑移动与眶顶骨嵴或蝶骨嵴摩擦和冲撞，造成额叶底部和颞极脑组织挫裂伤，损伤局部血管出血形成血肿，血肿部位多发生于额叶底部和颞极。

血肿形成的初期仅为一血凝块，浅部者常与挫伤的脑组织相混杂在一起，深部血肿周围有受压坏死、水肿的组织环绕。4~5日后血肿开始液化，变为棕褐色陈旧血液，四周有胶质细胞增生；至2~3周时，血肿表面有包膜形成，内储黄色液体，并逐渐成为囊性病变，相邻脑组织可见含铁血黄素沉着，局部脑回变平、加宽、变软，有波动感；2个月左右脑内血肿可以吸收完全。

（二）中医病因病机

参见"重症颅脑损伤"章节。

【临床表现】

（一）病史

注意向家人、目击者和急救人员询问受伤

过程;伤后意识情况,有无头痛、呕吐、偏瘫、失语、抽搐。无外伤患者仔细询问既往病史和日常用药。

(二)症状和体征

急性外伤性脑内血肿的临床表现,与血肿的部位及合并损伤的程度相关。额叶、颞叶血肿多因合并严重脑挫伤或硬膜下血肿,多表现为颅内压增高症状及意识障碍,而缺少定位症状与体征。如果血肿累及主要功能区或基底节区,血肿可表现为偏瘫、偏身感觉障碍、失语等,小脑血肿表现为同侧肢体共济及平衡功能障碍,脑干血肿表现为严重意识障碍及中枢性瘫痪。伤后意识障碍较重且进行性加重,病情可恶化迅速,易形成小脑幕切迹疝。

(三)四诊要点

参见"重症颅脑损伤"章节。

【辅助检查】

(一)检查项目

1. 术前检查 完善血常规、凝血功能和肝肾功能。

2. 头颅 CT 扫描 头颅 CT 扫描为脑内高密度团块,周围有低密度水肿带,常伴有脑挫裂伤和硬膜下出血。2~4 周时脑内血肿在 CT 上可谓等密度,易被漏诊。

(二)主要危重指标与监测

意识、神经功能、生命体征、颅内压、呼吸功能、血流动力学、脑组织氧分压、脑血流量、脑温、脑电图等监测可参考"重症颅脑损伤"章节。

【诊断与鉴别】

(一)诊断要点

头部外伤病史明确,患者伤后出现进行性颅内压增高及脑受压症状,及时进行头颅 CT 扫描和 MRI 检查可明确诊断。急性期的头颅 CT 扫描显示脑组织内高密度团块,周围有低密度水肿带,2~3 周血肿呈等密度,4 周以上可显示低密度影。由于这类血肿多属复合性血肿,且常为多发性,故而

根据受伤机制分析判断血肿的部位及影像学检查十分重要,否则于术中容易遗漏血肿。

(二)鉴别诊断

西医鉴别诊断

与脑内占位性病变鉴别,如与脑脓肿或脑肿瘤相鉴别:有明确的外伤病史,同时头颅 CT 或 MRI 扫描可进行鉴别。

中医类证鉴别

与中风鉴别。参见"急性硬膜下血肿"章节。

【治疗】

(一)西医治疗

急性脑内血肿应及时手术治疗。手术指征为:① 对于急性脑实质损伤(脑内血肿、脑挫裂伤)的患者,如果出现进行性意识障碍和神经功能损害,药物无法控制高颅压,CT 出现明显占位效应,应该立刻行外科手术治疗。② 评分在 6~8 分以及额、颞叶挫裂伤体积>20 mL,且中线移位>5 cm 和(或)CT 扫描上有脑池受压表现的患者,应该立刻行外科手术治疗。③ 任何损伤体积>50 mL 的患者均应该接受手术治疗。④ 急性脑实质损伤(脑内血肿、脑挫裂伤)患者无意识改变和神经损害表现,药物能有效控制高颅压,CT 未显示明显占位,可在严密观察意识和瞳孔等病情变化下,监测颅内压,继续保守治疗。

(二)中医治疗

本病参考中风病进行辨证论治,具体可参见"重症颅脑损伤"章节。

【中西医协同诊疗思路】

颅脑外伤出现脑内血肿病情危重,及时明确诊断,符合手术指征的患者及时进行手术治疗。术后或是保守的患者,治疗情况若颅内出血稳定,可联合中药治疗,促进瘀血的吸收,减轻脑水肿;也可同时对于患者的并发症进行针对性的治疗,如肺部感染、消化道出血等;对于神经功能缺损的患者,可进行针灸中药结合,早期开始促进功能恢复,减少残疾。(图 2-53)

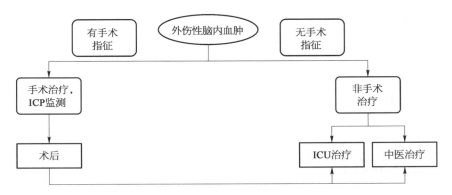

图2-53 外伤性脑内血肿中西医协同诊疗思路导图

【预后与进展】

脑内血肿的疗效与患者年龄、入院时或复苏后的GCS评分、颅骨骨折有无、呼吸功能不全、颅内压、瞳孔反射、脑干反射的存在,以及在CT扫描上基底池或第3脑室的形态有关。这些包括损伤部位、脑内血肿的出血量、复查CT时GCS、最低的GCS计分、周围水肿的严重程度、手术时机、术前神经功能恶化。

（孔令军）

第四节
气胸与血胸

气胸

气胸是指气体在胸膜腔内的积聚。发生气胸后,胸膜腔内负压可变成正压,致使静脉回心血流受阻,产生不同程度的心肺功能障碍。患者常突然感觉到患侧胸痛,因气体进入胸膜腔刺激末梢神经所致。气体进入胸膜腔后,会造成部分肺组织萎陷,导致呼吸不顺畅,进而表现为胸闷及呼吸困难。

本病在中医学中无对应病名,按其症状表现,多归于中医学“胸痛”“喘证”“咳嗽”等范畴。

【病因病理】

（一）西医病因病理

1. 危险因素

（1）胸部损伤:直接损伤如暴力击打、骨折等,以及间接损伤如胸部的医疗操作等导致胸膜腔与外部相通。

（2）肺大疱:位于肺尖部的肺大疱一旦破裂,外界空气进入胸膜腔可引起气胸。

（3）肺部基础疾病:胸腔内感染、慢性阻塞性肺疾病等可导致肺组织损伤,进而导致气胸。

2. 病因 剧烈运动、咳嗽、提重物或上臂高举、举重运动、用力解大便等易诱发气胸。当剧烈咳嗽或用力解大便时肺泡内压力升高,致使原有病损或缺陷的肺组织破裂引起气胸。

3. 病理 人体胸膜腔是一个密闭的腔隙,由脏、壁层两层胸膜形成。脏层胸膜覆盖于肺的表面,壁层胸膜覆盖于胸腔壁层、纵隔及膈肌表面。正常时,形成胸膜腔的脏、壁层两层胸膜紧贴在一起,两层胸膜间（胸膜腔内）含有微量液体,在脏、壁层胸膜随呼吸运动相互滑动时起润滑作用。创伤或体内含气器官破裂时,气体经胸壁缺损进入胸膜腔或经由胸膜腔与体内含气器官（气管、支气管、肺、食管和胃肠）相交通,形成气胸。

（二）中医病因病机

历代中医文献中无气胸与血胸之病名,亦无专文对气胸与血胸进行阐述,但根据其发作症状的胸痛、胸闷、咳嗽、气短,归于中医之胸痹、胁痛、咳嗽、喘证、肺胀范畴。现代中医认为,气胸究其发病原因,有外邪乘肺、咳喘损肺、创伤肺膜及用力努责等。

1. 先天禀赋不足 中气不足,肾气虚弱,再由于作息、饮食等外界诱因使体内气逆乱,导致肺卫不固,肺虚,易受邪侵,肺失宣降而发病。

2. 久病肺虚 如哮喘、肺胀、肺痨、内伤久咳等,迁延失治,痰浊内生,肺气阻塞,气虚血瘀,日久耗损肺气阴,而使肺不主气司呼吸,继而发病。

3. 外伤损肺 如剧烈运动、提重物或上臂高举、创伤等导致肺脏损伤,而使肺不主气司呼吸,发为气胸。

其病位在肺,涉及肝、脾、肾,病机为虚实夹杂,总为气机升降失调所致。

【临床表现】

(一)病史

有剧烈运动、咳嗽、提重物或上臂高举、举重运动、用力解大便等病史,或有外伤、手术后、各种穿刺术以及持续呼吸机辅助呼吸治疗等病史。

(二)症状与体征

发生气胸时胸膜腔内负压消失,失去了对肺的牵引作用,使肺失去膨胀能力,表现为肺容积缩小、肺活量减低、通气功能障碍,以及低氧血症。大量气胸时,胸膜腔内甚至变成正压,对肺产生压迫,同时引起心率增快、血压降低,甚至休克。张力性气胸还可引起纵隔移位,致循环障碍。

1. 一般临床表现 突发一侧胸痛或胸闷,伴或不伴呼吸困难,可有刺激性干咳。原发性气胸患者通常症状较轻微,而继发性气胸患者症状明显或程度更重,多以呼吸困难为主要表现,易致张力性气胸。张力性气胸有精神高度紧张、胸闷、挣扎坐起、烦躁不安、发绀、出汗等表现,甚至意识不清、呼吸循环衰竭。

2. 体征 ① 少量气胸体征可不明显,大量气胸可见气管向健侧移位,患侧胸部隆起,肋间隙膨隆。② 当空气在胸部皮肤下聚集时,可触诊或听诊到爆破音,呼吸运动及触觉语颤减弱。③ 叩诊呈鼓音,心或肝浊音界缩小或消失。④ 听诊患侧呼吸音减弱或消失。

(三)四诊要点

突发胸痛、气短、咳嗽,咳时疼痛加剧,气急或气喘,甚至不能平卧。瘀血阻滞者,舌质紫暗或有瘀斑,脉涩;肝郁气滞者,舌红苔薄白,脉弦;痰热壅肺者,舌红苔黄腻,脉滑数;肺气不固者,舌色淡,苔薄白,脉细;肺肾两虚者,舌红,少苔或无苔,脉细弱。

【辅助检查】

(一)检查项目

1. 胸部 X 线片 胸部 X 片可见弧带状透亮影,内侧缘可见脏层胸膜线影,同时也可见气管和纵隔向健侧移位。

2. 胸部 CT 可显示脏层胸膜线,呈弧形细线样软组织影,与胸壁平行,并向胸壁方向凸出,其外侧为无肺组织的透亮区。

3. 胸膜腔造影 可了解胸膜表面情况,从而明确气胸产生的病因。

4. 血气分析 显示氧分压降低,动脉肺泡氧分压增大。

(二)主要危重指标与监测

治疗前检查 X 线、胸部 CT、床旁超声。

1. 胸部 CT 采用螺旋 CT 扫描仪,以肺部外围低密度区 CT 值为 1 000 Hu,内部无法观察到肺部纹理,且在内缘可以看到被压缩移位的肺为气胸诊断标准。

2. 床旁 B 超 患者采取常规体位,采用 PHILIPSEPIQ7 超声仪对患者进行检查,频率 3.5 MHz,依次对患者的前胸部及侧胸部进行检查。如果肺滑动征以及彗尾样伪影等特征消失,则认定为气胸。

3. 胸部 X 片 患者取卧位,从胸部外围开始压缩肺部到肺门方向,可见气胸呈现线状以及带状,视野中出现被压缩的肺部边缘,以肺压缩征诊断为气胸。

治疗后监测血气分析,监测血压、脉搏、呼吸、体温及引流液变化。

【诊断与鉴别】

(一)诊断要点

突发一侧胸痛,伴有呼吸困难并有气胸体征,即可做出初步诊断。X 线显示气胸征是确诊依据。以胸部 CT 检查结果为金标准。

(二)鉴别诊断

西医鉴别

1. 急性心肌梗死 有突然胸痛、胸闷,甚至呼吸困难、休克等临床表现,但常有高血压病、冠状动脉粥样硬化性心脏病等病史,可有心音性质及节律改变,或有左心功能不全体征,无气胸体征。不能区别时应先行床心电图或胸片检查,同时肌钙蛋白、血清酶学等实验室检测结果可辅助鉴别。

2. 肺血栓栓塞症 大面积肺栓塞可突发起病,呼吸困难,胸痛,烦躁不安,惊恐甚或濒死感,临床上酷似自发性气胸但患者可有咯血、低热和晕厥,并常有下肢或盆腔血栓性静脉炎、骨折、手术后脑卒中、心房颤动等病史,或发生于长期卧床的老年患者。CT 肺动脉造影检查可鉴别。

3. 肺大疱 位于肺周边的肺大疱易被误诊为气胸,肺大疱起病缓慢,胸闷不如气胸急剧。X 线片常表现为肺部局部透亮度明显增高,其内可见细小条纹状阴影,且在肺大疱边缘无发线状气胸线。而气胸胸部 X 片可见弧带状透亮影,内侧缘可见脏层胸膜线影,同时也可见气管和纵隔向健侧移位。

中医类证鉴别

1. 肺痈 肺痈是肺部发生的痈疡,常因外邪袭肺所致,症见发热振寒、咳嗽、胸痛、气急,甚则咳喘不得平卧,吐出腥臭脓性黏痰,或咳吐脓血等。

2. 肺痿 指肺叶痿弱不用,临床以咳吐浊唾涎沫为症状,为肺脏的慢性虚损性疾患。本病为多种慢性肺系疾病后期发展而成。

【治疗】

(一)西医治疗

因气胸分类不同,各类气胸治疗方式有所不同。对于积气量少的患者,无须特殊处理,胸腔内的积气可自行吸收。对于大量气胸、开放性气胸及张力性气胸,应积极手术治疗及用相应药物控制感染等治疗。

1. 治疗周期 多数气胸患者治疗后 1~2 周,积气可吸收并消失。

2. 急症治疗

(1)开放性气胸:将开放性气胸立即变为闭合性气胸,赢得挽救生命的时间,并迅速转往医院,进一步给氧、清创、缝合胸壁伤口,并进行胸腔闭式引流,给予抗生素预防感染,鼓励患者咳嗽、咳痰。若疑有胸腔内脏损伤或进行性出血,则需行开胸探查手术。

(2)张力性气胸:张力性气胸是可迅速致死的危急重症,急救时需迅速使用粗头穿刺胸膜腔减压,并外接单向活瓣装置,进一步处理应放置胸腔闭式引流,使用抗生素预防感染。

3. 药物治疗

(1)抗生素:对于开放性气胸和张力性气胸,需应用抗生素预防感染,有消炎作用,如头孢曲松、头孢他啶等,少数患者可能有恶心、呕吐等不良反应。

(2)镇静、镇痛药物:如患者疼痛明显,可以使用吗啡等镇静、镇痛药物,可能会出现呼吸抑制、恶心、呕吐等不良反应。

4. 手术治疗

(1)胸腔镜手术:适用于经过内科治疗无效,长期气胸、血气胸、双侧气胸合并双侧肺大疱或者复发性气胸的患者。具有不易复发的优点,但会有出血等并发症。

(2)开胸手术:直接将胸腔打开,修补破口的治疗方法,可导致胸腔粘连。近年来已经很少用,适用于其他方法治疗效果不好的气胸。

5. 其他治疗

(1)胸腔穿刺抽气:适用于小型气胸(20%以下)、呼吸困难较轻、心肺功能较好的患者,有皮下气肿、纵隔气肿等并发症。

(2)胸腔闭式引流:适用于单纯抽气失败者,或不稳定、呼吸困难较严重、肺压缩明显的气胸患者,以及反复发生开放性或张力性气胸的患者,可迅速缓解呼吸困难。

(3)化学性胸膜固定术:适用于不宜手术或者拒绝手术的患者,有胸痛、发热、急性呼吸窘迫综合征等并发症。

(4)支气管内封堵术:主要不良反应有胸部引流后发生感染、出血等。(图 2-54)

(二)中医辨证论治

1. 瘀血阻滞

证候:胸部刺痛,固定不移,疼痛难忍,干咳无痰,咳时疼痛加剧,气急或气喘,甚至不能平卧,唇甲青紫。舌质紫暗或有瘀斑,脉涩。

证机分析:血行瘀滞,胸阳痹阻。

治法:活血行气,宁络止痛。

处理:(1)方药:血府逐瘀汤。药用当归、生地黄、桃仁、红花、枳壳、赤芍、柴胡、甘草、桔梗、川芎、牛膝等。胸痛较甚者,加乳香、延胡索活血行

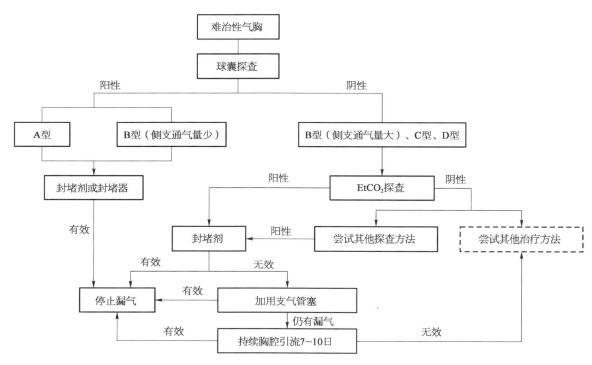

图 2-54 难治性气胸诊治流程

气止痛;咳喘较甚者,加葶苈子、白芥子、杏仁泻肺止咳平喘;腑气不利、大便不畅者,加大黄、厚朴通腑泄壅。

(2)中成药:血必净 60 mL,加入 5% 葡萄糖注射液 250 mL 中静脉滴注。

(3)针灸:活血化瘀。针刺三阴交、血海穴、合谷穴、膈俞穴,或加电针刺激(电压 6 V,频率 100 次/分)。艾灸血海穴,每次 10 分钟。

2. 肝郁气滞

证候:常因大怒或劳伤后起病,突感胸闷胸痛,上气喘急,咳嗽,呼吸或咳嗽时疼痛加重,平素情志抑郁,善太息,病情多与情绪相关,夜寐不安。舌红苔薄白,脉弦。

证机分析:肝失疏泄,气机郁滞。

治法:理气开郁,降气止痛。

处理:(1)方药:柴胡疏肝散。药用陈皮、柴胡、枳壳、白芍、香附、川芎、炙甘草等。肝郁气滞较重者,可加用郁金、青皮疏肝理气;心悸、失眠者,加酸枣仁、合欢皮、远志养心解郁安神;气促明显者,加旋覆花、紫苏子、地龙降逆止咳平喘;咳嗽甚者,可加杏仁、百部、紫菀等降气止咳。

(2)中成药:血必净 60 mL,加入 5% 葡萄糖注射液 250 mL 中静脉滴注;血塞通注射液 60 mL,加入 5% 葡萄糖注射液 250 mL 中静脉滴注。

(3)针灸:疏肝行气。针刺尺泽、肺俞、定喘、膻中、肝俞、气海、足三里,或加电针刺激(电压 6 V,频率 100 次/分)。艾灸气海穴,每次 10 分钟。

3. 痰热壅肺

证候:胸痛,气短,气喘不能平卧,咳嗽,咯痰黄稠,胸中烦闷,身热,面赤,口干,口臭,大便秘结,小便色黄。舌红苔黄腻,脉滑数。

证机分析:痰热壅肺,肺失肃降。

治法:清热化痰,止咳平喘。

处理:(1)方药:桑白皮汤。药用桑白皮、法半夏、紫苏子、杏仁、贝母、黄芩、黄连、山栀子、生姜等。如身热重,可加石膏清热泻火;喘甚痰多者,加用海蛤壳、鱼腥草、冬瓜仁清热泻肺、化痰泄浊。

(2)中成药:痰热清注射液 20 mL,溶于 5% 葡萄糖注射液 250 mL 中静脉滴注,每日 1 次,7 日为 1 个疗程,可持续 1~2 个疗程。

(3)针灸:清热化痰。针刺尺泽、曲池、偏历、阳溪、阴陵泉等穴位,毫针针刺或电针治疗,每日 1 次;或加电针刺激(电压 6 V,频率 100 次/分钟)。艾灸阴陵泉穴,每次 10 分钟。

4. 肺气不固

证候:突发胸闷痛,气短,动则喘甚,咳嗽,咳声无力,心慌,倦怠懒言,语声低怯,自汗畏风,平素易感冒。舌色淡,苔薄白,脉细。

证机分析:肺气亏虚,气失所主。

治法:补益肺气,降逆止咳。

处理:(1)方药:补肺汤。药用人参、黄芪、熟地黄、五味子、紫菀、桑白皮等。喘咳较著者,可加用沉香、紫苏子、杏仁、百部、诃子降气止咳;偏阴虚者,加用沙参、麦门冬、玉竹、百合滋养肺阴;若兼有中气虚弱、肺脾同病、食少便溏等,配合四君子汤补脾养肺;伴有悬饮者,加用桔梗、茯苓、葶苈子、益母草活血利水。

(2)中成药:黄芪注射液 40 mL,溶于 5% 葡萄糖注射液 250 mL 中静滴。

(3)针灸:补益肺气。针刺肺俞、定喘、肾俞、太渊、太溪、丰隆等穴位,毫针针刺或电针治疗,每日 1 次;或加电针刺激(电压 6 V,频率 100 次/分)。艾灸定喘穴,每次 10 分钟。

5. 肺肾两虚

证候:久咳不愈,排便或劳累后突然胸胁疼痛,喘促,呼吸少,气不得续,咳嗽,胸闷心慌,少气懒言,形瘦神惫,腰膝酸软。偏阳虚者见畏寒肢冷,小便清长,舌淡,苔薄白,脉细弱;偏阴虚者见颧红盗汗、潮热烦躁、口咽干燥,舌红,少苔或无苔,脉细弱。

证机分析:肺肾亏虚,气虚喘脱。

治法:补肺益肾,纳气定喘。

处理:(1)方药:《金匮》肾气丸合补肺汤。药用桂枝、附子、熟地黄、山茱萸肉、山药、茯苓、牡丹皮、泽泻、人参、黄芪、五味子、紫菀、桑白皮等。肾虚不纳,动则气喘者,可加用补骨脂、胡桃肉、紫河车补肾纳气;四肢不温、口唇发绀者,加肉桂、干姜温阳通脉;若肾阴虚者,宜用七味都气丸合生脉散加减滋阴纳气;日久不愈者,可加白及、诃子敛肺生肌。

(2)中成药:黄芪注射液 40 mL,溶于 5% 葡萄糖注射液 250 mL 中静滴,每日 1 次,7 日为 1 个疗程,可持续 1~4 个疗程。

(3)针灸:补肺益肾。针刺尺泽、列缺、太溪、关元、涌泉等穴位,毫针针刺或电针治疗,每日 1 次;或加电针刺激(电压 6 V,频率 100 次/分)。艾灸关元、涌泉穴,每次 10 分钟。

【中西医协同诊疗思路】

气胸是在突然用力过度如咳嗽、抬重物、大便用力等作用下,造成肺内压急骤升高,使肺泡发生破裂,其连同脏层胸膜破裂,空气进入胸腔形成气胸。但亦有无特殊诱因,甚至在睡眠中也可发生,是临床工作中常见急症之一,需要及时诊断和紧急处理。中医学认为肺络损伤、气虚血瘀而导致本病发生。素有肺部疾患,加之烟酒刺激,肺失宣降,损伤脉络,瘀血停滞,或剧烈活动,损伤脉络亦可发病。古氏认为气胸一病虚实夹杂,本虚标实,治当标本兼顾,采用益气活血法。选用黄芪注射液加丹参注射液治疗。黄芪入肺经,补肺固表止汗,丹参活血化瘀止血,改善了病灶部位的血液循环减少渗出,促进肺泡或脏层胸膜破裂口之愈合,加速气体吸收。两药配伍,药简义周,制小力宏,共奏益气活血法之功,从而达到标本兼治,使气体吸收加快,缩短了治愈疗程。(图 2-55)

【预后与进展】

气胸的预后取决于正确的治疗和处理,一般经内科和外科治疗,多数患者可以治愈,预后良好,不会影响自然寿命。

气胸的治疗与原发疾病、肺功能水平、气胸类型、合并症相关。绝大部分(约 90%)气胸经及时治疗可痊愈;但对于难治性气胸的治疗,还是主张外科干预。微创电视辅助胸腔镜的发展为我们提供了新的诊断和治疗手段,但在面对特殊患者时,对诊断工具和治疗计划目前仍存在较大的争议。目前电视胸腔镜比较推荐,安全性较高,但还有待大型随机、双盲临床试验来验证。

血胸

血胸是指胸膜腔积血,与气胸同时存在则称为血气胸。胸腔内任何组织结构损伤出血均可导致血胸。体循环动脉、心脏或肺门部大血管损伤可导致大量血胸,其压迫伤侧肺,推移纵隔挤压健侧肺,影响肺扩张及呼吸功能。治疗以手术治疗为主,经及时治疗可被治愈。

中医对于本病,认为血离脉道,进入胸膜腔造成积血,以突发胸痛,伴有呼吸困难、刺激性干咳等为主要症状的病证。古代医籍无此病名,多归于中医学"胸痹""喘证""咳嗽"等范畴。

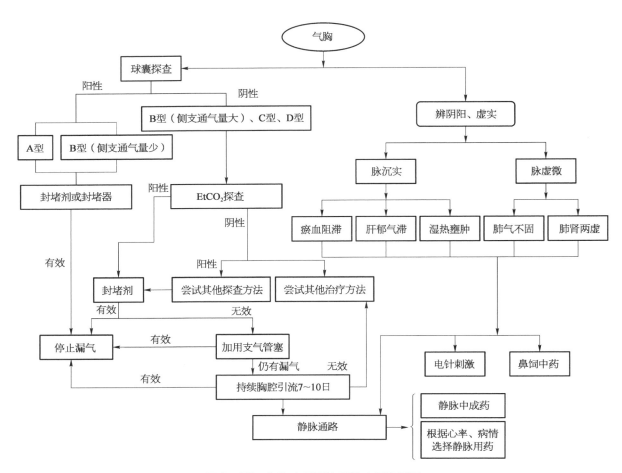

图 2-55 气胸中西医协同诊疗思路导图

【病因病理】

（一）西医病因病理

血胸的主要病因多是由于外伤、穿刺伤等胸部损伤后导致胸腔内心血管系统和呼吸系统损伤，好发于外伤患者、曾有心肺大血管出血性疾病者、常年从事过重劳动或工作者以及运动员等群体。

1. 危险因素

（1）创伤性血胸：胸膜腔积血主要来源于心脏、胸内大血管及其分支、胸壁、肺组织、膈肌和心包血管出血。多由胸部损伤，如肋骨骨折断端或利器损伤胸部引起。体循环动脉、心脏或肺门部大血管损伤可导致大量血胸。胸膜腔积血后，随胸膜腔内血液积聚和压力增高，患侧肺受压萎陷，纵隔被推向健侧，致健侧肺也受压，阻碍腔静脉血液回流，严重影响患者呼吸和循环。肺组织裂伤出血时，因循环压力低，出血量少而缓慢，多可自行停止；胸廓内血管、肋间血管或压力较高的动脉损伤时，出血量多且急，常不易自行停止，可造成

有效循环血量减少致循环衰竭，患者可因失血性休克短期内死亡。

（2）非创伤性血胸：非创伤性血胸多由于胸膜壁层血管或膜粘连带中的血管破损，可造成胸腔内出血。壁层胸膜血管起源于体循环，压力较高，且胸膜腔内为负压，故一旦出现血管破裂，会出现程度不一的出血状况，且随着胸腔内血液的集聚和压力的增高，使伤侧肺萎缩，并将纵隔推向健侧，严重时会影响患者的呼吸和循环功能。非创伤性血胸发病较急，需要及时就医接受治疗，严重情况者可危及生命。

2. 病因
胸部外伤、直接暴力、跌倒或钝器撞击胸，直接施压胸部，造成肋骨骨折尖锐骨端向内移位，或刺破壁层胸膜和肺组织产生血胸。

3. 病理
胸膜腔积血，首先同侧肺受压而萎陷，大量血胸尚可将纵隔推向健侧，对侧肺也受萎陷。大量失血和纵隔、肺受压迫，可产生呼吸困难和循环功能紊乱，严重者呈现休克症状。血胸、气胸对肺和纵隔的压迫更加严重。血液积留在胸膜

腔内,由于肺、膈肌和心脏不停断的运动去纤维蛋白的作用,一般能延迟血液凝固的时间,但有时出血后不久血液即凝固。肺和胸壁组织创伤范围广泛,以及伴有肝、脾和膈肌破裂的血胸,更常早期出现血凝固。未并发感染的血胸,血液凝固后,附在胸膜上的纤维素和血凝块逐渐机化,形成纤维组织,覆盖束缚肺和胸壁,限制胸壁活动幅度,压迫肺组织,损害气体交换功能,胸膜纤维组织板的厚度可达数毫米,这种情况称纤维胸。

(二) 中医病因病机

胸部创伤皆易伤肺,损伤肺气及其脉络,使肺气阻郁、胸痛、呼吸不利。肺脉络伤、血溢于外而咯血,痰中带血或痰于肺内,血瘀生热,故多属肺气滞及血瘀,属于"胸痹"范畴。

1. 表证型 证候为发热或兼有微恶寒、胸痛胸闷,咳嗽微喘,咯痰少而轻、痰白,舌苔薄白或微黄,脉浮数或浮紧。

2. 血瘀型 证候为胸伤后呼吸困难,胸痛咳嗽,咯痰带血或咯血,发热,舌质红或暗紫斑点,苔白或微黄,脉弦数或滑数。

3. 痰热型 证候为伤后发热,胸痛咳嗽,咯痰黄色、黏稠呈脓性,舌质红,苔黄或黄厚,脉滑数或洪数。

4. 水湿型 证候为伤后持续低热,胸胁满闷、隐隐作痛,舌苔白或白腻,脉滑数或濡缓。

5. 虚证型 证候为伤后面色白或晄白,平素体弱,疲倦无力,口干舌燥,纳呆,咳嗽,气短,咯痰稀白,舌苔薄白,舌质淡,脉细数。

【临床表现】

(一) 病史

血胸多是由于肺脏结构先天性发育缺陷,形成肺大泡,破裂后造成自发性气胸,引起肺压缩时,致粘连带撕裂,粘连带中的小动脉破裂出血,便造成自发性血胸。

(二) 症状与体征

血胸的主要症状有面色苍白、呼吸困难等,另外有时部分患者会出现并发感染,还有可能会并发失血性休克,患者的临床表现与血胸的出血程度、压迫程度有关。

1. 面色苍白 少量血胸(成人出血量<0.5 L)时可以表现为无症状,因而面色苍白也不明显;中量血胸(成人出血量0.5~1.0 L)和大量血胸(成人出血量>1.0 L)时,出现大量失血甚至失血性休克的时候,会出现面色苍白、皮肤湿冷、脉搏细速、血压下降等症状。

2. 呼吸困难 少量血胸(成人出血量<0.5 L)时,肺部压迫不明显,呼吸困难症状不明显;中量血胸(成人出血量0.5~1.0 L)和大量血胸(成人出血量>1.0 L)时,肺部受到压迫。根据肺部压迫情况的不同,呼吸困难的程度不同。

3. 脉搏细速、血压下降 患者出现失血症状时,机体的循环血容量减少,血压下降,刺激交感神经兴奋,心跳加快,出现脉搏细速的症状。脉搏细速和血压下降的程度与患者的失血量多少有关,若出现了严重的失血性休克,脉搏可提升到200次以上,血压收缩压可低于70 mmHg,甚至测不到脉搏。

4. 其他症状 血胸患者由于大量血液淤积在胸腔内,且多伴有开放性损伤,有细菌感染入侵。如果对其不早期处理,容易并发感染,表现为高热、寒战、出汗和疲乏等全身表现,甚至可以发展为脓胸。胸壁压痛,胸廓增大,出现大量的血胸,桶状胸。出现胸膜炎时,触诊胸膜为摩擦感,听诊胸膜有摩擦音。

5. 并发症 少量血胸的患者出血量不多,一般不会有明显的症状;但中量血胸和大量血胸时,出血量过高,会出现低血容量性休克,表现为面色苍白、脉搏细速、血压下降、四肢湿冷、末梢血管充盈不良等,同时伴有呼吸急促等胸腔积液的表现。

(三) 四诊要点

胸伤后呼吸困难,胸痛咳嗽,咯痰带血或咯血、发热。表证者,舌苔薄白或微黄,脉浮数或浮紧。瘀血者,舌质红或暗紫斑点,苔白或微黄,脉弦数或滑数。痰热者,舌质红,苔黄或黄厚,脉滑数或洪数。水湿者,舌苔白或白腻,脉滑数或濡缓。虚证者,舌苔薄白,舌质淡,脉细数。

【辅助检查】

(一) 检查项目

1. 血常规 血红蛋白和血细胞比容下降。继发感染者,血白细胞计数和中性粒细胞比值增高,积血涂片和细菌培养可发现致病菌。

2. 胸部 X 线 少量血胸者,胸部 X 线仅显示肋膈角消失。大量血胸时,显示胸腔有大片阴影,纵隔移向健侧;合并气胸者可见液平面。

3. 胸部超声 可明确胸腔积液的位置和量。

4. 胸腔穿刺 血胸患者的诊断可以通过做胸腔穿刺来确诊,如果胸腔穿刺抽得血性液体时,即可确诊。

(二) 主要危重指标与监测

监测血压、脉搏、呼吸、体温及引流液变化,若发现有活动性出血的征象,可监测中心静脉压(CVP)。

【诊断与鉴别】

(一) 诊断要点

1. 出血程度诊断 少量出血(小于 500 mL),患者无相应症状和体征,胸部 X 线检查不易被发现或仅见肋膈角消失。中量(500~1 000 mL)或大量(1 000 mL 以上)出血者,或出血速度快者,常呈现面色苍白、呼吸急促、脉搏细速、血压下降等低血容量性休克症状。大量血胸可使气管、心脏向健侧移位,患侧肋间隙饱满、叩诊呈实音。气胸病例则上胸部呈鼓音、下胸部呈实音,呼吸音减弱或消失。肺挫裂伤者常伴咯血。胸部 X 线检查可见患侧胸部密度增大,大量血胸则显示大片浓密积液影和纵隔移位征象。气胸患者则显示气-液平面。胸膜腔穿刺抽得血液即可确诊。

2. 血胸合并感染诊断 可见患者有寒战、发热、胸痛等症状,实验室检查见白细胞总数和中性粒细胞相对计数升高。对疑有脓胸者,应做积液的细菌培养和抗菌药物的敏感试验。如果血胸演变成纤维胸,范围较大者可出现患侧胸廓塌陷、呼吸活动减弱,气管、纵隔向患侧移位,致同侧肺通气量减少,X 线检查显示纤维板造成的浓密阴影。

3. 进行性血胸的诊断 持续脉搏加快、血压降低,经补充血容量,血压仍不稳定;闭式胸腔引流量每小时超过 200 mL,持续 3 小时;血红蛋白量、红细胞计数和血细胞比容进行性降低,引流胸腔积血的血红蛋白量和红细胞计数与周围血相接近。

4. 感染性血胸的诊断 有畏寒、高热等感染的全身表现;抽出胸腔积血 1 mL,加入 5 mL 蒸馏水,无感染呈淡红透明状,出现混浊或絮状物提示感染;胸腔积血无感染时红细胞/白细胞计数比例应与周围血相似,即 500∶1;感染时白细胞计数明显增加,比例达 100∶1;积血涂片和细菌培养发现致病菌。

5. 其他 当闭式胸腔引流量减少,而体格检查和影响学检查发现血胸仍存在,应考虑凝固性血胸。

(二) 鉴别诊断

西医鉴别

1. 气胸 气胸患者大部分起病比较急,多有胸痛、呼吸困难表现,症状与血胸有部分类似症状,可以通过胸腔穿刺鉴别,气胸抽出为气体,血胸抽出为血液。除此以外,还可以通过叩诊是过清音、浊音来判断,过清音为气胸,浊音是血胸。

2. 肋软骨炎 肋软骨炎患者皮肤表现为胸前区疼痛,可伴有红肿热痛,胸壁肋软骨肿大隆起。与血胸患者可以通过皮肤表现、影像学诊断进行鉴别。

中医类证鉴别

1. 胃脘痛 胸痹之不典型者,其疼痛可在胃脘部,而易与胃脘痛混淆,但胃脘痛多伴有暖气、呃逆、泛吐酸水或清涎等脾胃证候,可予以鉴别。

2. 真心痛 真心痛乃胸痹的进一步发展,症见心痛剧烈,甚则持续不解,伴有汗出、肢冷、面白、唇紫、手足青至节、脉微细或结代等危重证候。

【治疗】

(一) 西医治疗

血胸患者的治疗原则是及时排出积血,促使肺复张,改善呼吸功能,并使用抗生素预防感染。通过采用胸腔穿刺或闭式胸腔引流术治疗血胸,辅助以对其他症状的对症治疗,可以有效提高患者生存率和生存质量。一般治疗周期为短期治疗。

1. 治疗周期 血胸的治疗常采取短期治疗,少量出血的血胸患者经过 5~7 日的治疗,即可恢复正常的呼吸功能;大量出血的血胸患者需要根据病情情况延长恢复时间,可至几周甚至几个月。

2. 药物治疗

（1）静脉补液：血胸患者大量出血需要被给予充足的液体以补充机体血容量，及时纠正休克状态，可以使用5%葡萄糖注射液、0.9%氯化钠注射液等；出现失血性休克的患者更需要及时大量补充液体。

（2）止血药物：持续性血胸、进行性血胸、大量出血的血胸，为了控制出血状况，及时纠正失血状态，可以配合使用止血药物，例如醋酸去氨加压素。

（3）抗生素：感染性血胸或者当血胸已经发展为脓胸，根据对血液做细菌学培养的结果，需要配合使用敏感性的抗生素。最初在细菌学培养还没出来时，抗生素的选择需要尽可能地覆盖常见的病原体，比如链球菌素、肺炎链球菌、金黄色葡萄球菌、革兰阴性菌，或大肠埃希菌、肺炎克雷白杆菌、铜绿假单胞菌、流感嗜血杆菌及厌氧菌等一系列细菌，可选择广谱抗生素类药物。急性期的时候应该给予静脉给药为主，剂量要充足充分，疗程要长，总疗程为3~6周，常使用的药物有头孢唑林钠、头孢哌酮钠等。

（4）强心苷类药物：对于出现心力衰竭的患者，可给予一些强心苷类的药物，常用药物如地高辛、去乙酰毛花苷。

3. 手术治疗

（1）剖胸术：指通过胸部的开放性手术来探查或者处理患者胸部的损伤，剖胸术常用于全身情况稳定且为良好的凝固性血胸或纤维胸患者，以及进行性血胸患者。手术的优点是可以术中清除血块、探查患者出血的病因、清除感染性积血并且剥离脓性纤维膜，改善胸壁活动度和肺的扩张，从而改善呼吸功能。缺点为手术创口过大，对患者的损伤比较大。

（2）电视胸腔镜术治疗：近年电视胸腔镜已用于凝固性血胸、感染性血胸的处理，具有相对于开放性手术而言创伤小、疗效确切、术后患者恢复快等优点。

（3）其他治疗：少量血胸不需要特殊处理。中等量以上血胸。如胸腔内无严重的活动性出血、病情稳定者，可做胸膜腔穿刺术，尽可能抽净积血，或作肋间闭式胸腔引流，促使肺尽早扩张，改善呼吸功能，并用抗生素预防感染，必要时可适量输血或补液，纠正低血容量。

（二）中医辨证论治

1. 表证型

证候：发热或兼有微恶寒，胸痛胸闷，咳嗽微喘，咯痰少而轻，痰白。舌苔薄白或微黄，脉浮数或浮紧。

证机分析：风热袭肺，肺失宣降。

治法：清肺解表，止咳平喘。

处理：（1）方药：黄芩防风汤加减。药用黄芩、金银花、石膏、防风、荆芥、薄荷、当归、红花、桔梗、麻黄、杏仁、甘草等。若风热上壅、头胀痛较甚，加桑叶、菊花以清利头目；痰阻于肺、咳嗽痰多，加贝母、前胡、杏仁化痰止咳。

（2）中成药：痰热清注射液60 mL，加入5%葡萄糖注射液250 mL中静脉滴注。

（3）针灸：清肺止咳法。针刺尺泽、太渊、肺俞、定喘、太溪，或加电针刺激（电压6 V，频率100次/分）。艾灸尺泽，每次10分钟。

2. 血瘀型

证候：胸伤后呼吸困难，胸痛咳嗽，咯痰带血或咯血，发热，舌质红或暗紫斑点，苔白或微黄，脉弦细物无力。

证机分析：血行瘀滞，胸阳痹阻。

治法：活血化瘀、通脉止痛。

处理：（1）方药：血府逐瘀汤。药用川芎、桃仁、红花、赤芍、柴胡、桔梗、枳壳、牛膝、当归、生地黄、降香、郁金等。瘀血痹阻重者，胸痛剧烈，可加乳香、没药、郁金、丹参加强活血化瘀之功；若寒凝血脉，可加桂枝、细辛、高良姜、薤白等温通散寒之品。

（2）中成药：血必净注射液60 mL，加入5%葡萄糖注射液250 mL中静脉滴注。

（3）针灸：活血化瘀法。针刺肺俞、列缺、尺泽、孔最穴，或加电针刺激（电压6 V，频率100次/分）。艾灸肺俞穴，每次10分钟。

3. 痰热型

证候：伤后发热，胸痛咳嗽，咯痰黄色，黏稠呈脓性。舌质红，苔黄或黄厚，脉滑数或洪数。

证机分析：热毒蕴肺、痰热互结。

治法：清热宣肺，健脾化痰。

处理：（1）方药：黄芩苇茎汤。药用金银花、黄芩、鱼腥草、石膏、苇茎、桔梗、当归、赤芍、天冬、白术、桑白皮、瓜蒌等。肺热壅盛，壮热、心烦、口渴、汗多、尿赤，加石膏、知母、黄连、生栀子清热泻火；热壅络瘀，胸痛，加乳香、没药、郁金、赤芍以通瘀和络。

（2）中成药：痰热清注射液 60 mL，加入 5% 葡萄糖注射液 250 mL 中静脉滴注；参麦注射液 60 mL，加入 5% 葡萄糖注射液 250 mL 中静脉滴注。

（3）针灸：益气固脱法。针刺列缺、尺泽、孔最穴、少商、大椎，或加电针刺激（电压 6 V，频率 100 次/分）。艾灸尺泽，每次 10 分钟。

4. 水湿型

证候：伤后持续低热，胸胁满闷，隐隐作痛。舌苔白或白腻，脉滑数或濡缓。

证机分析：脾湿生痰，壅遏肺气。

治法：燥湿化痰，理气止咳。

处理：（1）方药：清热泻肺汤。药用黄芩、木通、泽泻、茯苓、车前子、桔梗、陈皮、当归、红花、白术等。气虚乏力者，可加党参、茯苓健脾益气。

（2）中成药：黄芪注射液 20 mL，加入 5% 葡萄糖注射液 250 mL 中静脉滴注；参麦注射液 60 mL，加入 5% 葡萄糖注射液 250 mL 中静脉滴注。

（3）针灸：益气固脱法。针刺脾俞、胃俞、肺俞、内关、足三里穴，或加电针刺激（电压 6 V，频率 100 次/分）。艾灸足三里穴，每次 10 分钟。

5. 虚证型

证候：伤后面色白或㿠白，平素体弱，疲倦无力，口干舌燥，纳呆，咳嗽，气短，咯痰稀白。舌苔薄白，舌质淡，脉细数。

证机分析：肺气亏虚，虚火灼肺。

治法：补益肺气，养阴清热。

处理：（1）方药：益气养阴汤。药用黄芪、党参、沙参、麦冬、白芍、贝母、生地黄、赤芍、当归、红花等。肺气不敛，咳而气喘者，加五味子、诃子；阴虚潮热者，加功劳叶、银柴胡、青蒿、鳖甲、胡黄连以清虚热。

（2）中成药：黄芪注射液 20 mL，加入 5% 葡萄糖注射液 250 mL 中静脉滴注；参麦注射液 60 mL，加入 5% 葡萄糖注射液 250 mL 中静脉滴注。

（3）针灸：益气固脱法。针刺关元、内关、足三里、三阴交穴，或加电针刺激（电压 6 V，频率 100 次/分）。艾灸三阴交穴，每次 10 分钟。

【中西医协同诊疗思路】

血胸出血来源于心脏、胸腔内大血管及胸壁血

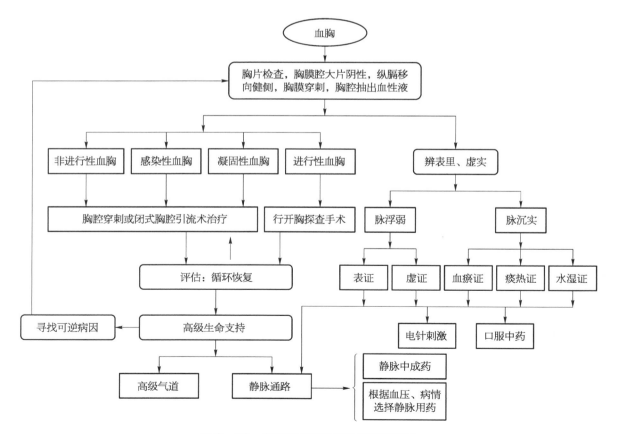

图 2-56 血胸中西医协同诊疗思路导图

管损伤,肺本身无损伤者胸腔内有血无气。中等量以上之出血,应考虑较大血管损伤。判断血胸程度,应充分了解外力作用方向及大小、作用部位等因素,大多数伤后立即显示变化,但也有延迟出现者。出现血胸,应及时积极治疗。中医认为胸部创伤皆易伤肺,损伤肺气及其脉络、肺气阻郁、胸痛、呼吸不利。肺脉络伤、血溢于外而咯血,痰中带血或痰于肺内,血瘀生热,故多属肺气滞及血瘀。对胸伤的辨证论治,应辨伤情轻重浅深,察其虚实,以八纲及脏腑辨证识别证候,治疗大法在早期除非有明显之虚证外,宜清而不宜补,宜宣肺理气而少用攻利,宜活血化瘀去其积血。(图2-56)

【预后与进展】

血胸患者的预后多与疾病的严重程度和病情发展有关,通过积极配合治疗、加强饮食调理、做好日常生活管理,包括及时复诊等措施,可对本病的预后有着较好的影响。

微创手术的发展进步推动着医学的变革,也推动着创伤性血胸的治疗理念发展,尤其是快速康复理念的产生。VATS能使创伤性血胸患者获益,特别是对血胸量大于500 mL、合并胸部其他损伤(如气胸、肋骨骨折、膈肌损伤等)以及早期凝固性血胸的患者,积极应用VATS可以促进患者快速康复,减少并发症发生。我们也发现,目前关于创伤性血胸的研究缺乏高质量、大样本、匹配良好的回顾性研究和随机对照研究,需要更多高质量研究为创伤性血胸的合理治疗提供科学依据。

(张亚利　项志兵)

第五节

创伤性窒息

创伤性窒息(traumatic asphyxia)是由于外力挤压胸部、上腹部,在受挤压瞬间,伤者声门突然紧闭,气道及肺内空气不能外溢,胸内压力骤升,冲击腔静脉,通过血流传到颅内血管,引起头面部、颈部及上胸部皮肤弥漫性出血的一种综合征,又称挤压发绀综合征,可表现为上半身广泛皮肤、黏膜、末梢毛细血管淤血及出血性损害,是闭合性胸部伤中一种较为少见的综合征,其发生率占胸部伤的2%~8%,多见于胸廓弹性较好的青少年和儿童,多数不伴胸壁骨折。成人创伤性窒息几乎全部合并肋骨骨折、肺挫伤、颅脑损伤等合并伤,尚可伴有胸内或腹内脏器损伤,以及脊柱和四肢损伤,亦可发生呼吸困难或休克,诊断及治疗比较复杂,须早期治疗。如处理不当,病情往往很快加重,甚至死亡。

中医学无相应病名,多为元气耗竭,阴阳离决之危症,为常见之急症危候。

【病因病理】

(一)西医病因病理

常见的致伤原因有坑道塌方、房屋倒塌和车祸等挤压。当胸部和上腹部遭受暴力挤压时,伤者声门突然紧闭,气管及肺内空气不能外溢,两种因素同时作用引起胸内压骤然升高,压迫心脏及大静脉。

生理条件下,胸腔内负压4~8 cmH_2O,可维持正常呼吸和循环功能。当胸部或上腹部突然受到剧烈挤压,反射性引起深吸气、会厌禁闭、声门痉挛,胸腔内压骤升,心脏及大血管受压,尤其是上腔静脉系统的无名静脉和颈静脉因缺乏完整的瓣膜,突然高压导致右心血流逆流而引起静脉过度充盈和血液淤滞,大量血液逆液到上腔静脉所属分布区域,并发广泛的毛细血管破裂和点状出血,甚至小静脉破裂出血。血流动力学改变引起的相应复杂的病理生理改变,继而引起相应组织器官形态及功能的改变,特别是脑皮质、视网膜、眼结膜、口腔黏膜以及面、颈及上胸部皮肤出现弥散性点状瘀斑,严重可引起脑缺氧、脑水肿、颅内压增高。其严重程度与所受压力大小、挤压时间的长短和外力的功能都密切相关。

(二)中医病因病机

创伤性窒息是多以外力损害为主,属于中医学"金创"范畴。胸,为清阳之区,属人体之上焦,为肺之府;而肺又为五脏之"华盖"居于上,主一身之表,故胸部损伤导致的创伤性窒息,是阳位之伤。虽伤在肌表,但可应于里。

本病超早期,因气血逆流,血不归经,或上或下,或四肢毛窍,各处出血,一不归经,各处妄行,有孔则钻,有洞则泄,甚至会呕吐;或见于皮毛,或出于齿缝,或渗于脐腹,或露于二便。临床出现吐血、衄血、便血、尿血及瘀斑等症。

本病初期,病理不同于其他损伤,不是以血瘀为主,也不能以活血化瘀来治疗。因伤及肺、肝与"气海",且肝肺损伤的病理也以气机失调为主要表现,故见胸闷、窜痛、抑郁诸症。气机失调后,若得不到正确及时的治疗,反过来会加重肝肺的损伤。可见,该病以气滞为主、血瘀次之;病位以肺为主、肝脏次之。而且,随病情演变,逐渐循经入脏出现胸闷、咳嗽、咯痰、痰中带血、咳引胸痛、性情抑郁等表现。这是由表及里、由气血到脏腑的病理发展过程。

本病以气滞为主,而气郁乃"六郁"之首,加之肺为贮痰之器,又与大肠相表里,因而气滞还可与各种不同的病理因素相兼夹,如兼瘀、夹痰、化火、伤阴、耗气等,中后期还可出现气滞痰阻、痰瘀互结的复合表现。

【临床表现】

(一)病史

几乎所有的患者有挤压创伤的外伤史,如高速行车中产生的车祸,还有迅猛钝器的损伤,对胸部和上腹部的损伤,高空坠落,塌方等,比较突发的暴力性的胸部损伤。

(二)症状与体征

1. 受伤后立即感觉胸闷、呼吸困难、有窒息感,可伴有神经呆滞、高热、呼吸急促、咯血。经常合并喉头水肿,出现吸气性呼吸困难。自觉有一股血流涌向头部并发胀,遂即意识不清。神志恢复后,可有头晕等症状。

2. **皮肤症状** 表现为面、颈、上胸部皮肤出现针尖大小的紫蓝色瘀斑,以面部与眼眶部为明显;口腔、球结膜、鼻腔黏膜瘀斑,甚至出血。严重时皮肤和眼结膜呈紫红色并浮肿,故有人称之"外伤性发绀"或"挤压伤发绀综合征"。

3. **眼部症状** 球结膜下出血,眼睑肿胀,眼球胀感或有飞蚊症。眼球深部组织内有出血时可致眼球外凸,视网膜或视神经出血可以产生暂时性或永久性视力障碍。

4. **耳部症状** 鼓膜破裂可致外耳道出血、耳鸣,甚至听力障碍。

5. **神经系统症状** 颅内轻微的点状出血和脑水肿产生缺氧,可引起一过性意识障碍、头昏、头胀、烦躁不安,少数有四肢痉挛性抽搐、肌张力增高和腱反射亢进等现象,瞳孔可扩大或极度缩小,易误诊为颅内损伤。上述表现可能与脑内轻微点状出血和脑水肿有关。若有颅内静脉破裂,患者可发生昏迷或死亡。

(三)四诊要点

患者表现为胸部串痛,波及胁部,深呼吸、咳嗽时疼痛加剧。新伤可见胸部瘀紫肿胀,陈伤眼白可见损伤征。初始舌淡,苔薄白,脉弦;进而出现舌边瘀斑,脉转弱涩。后期表现为少气,倦怠,乏力,或心悸,失眠,面色少华。

【辅助检查】

(一)检查项目

1. **X线胸片** 诊断肺挫伤的重要手段。约70%病例在伤后1小时内出现改变,30%病例可延迟到伤后4~6小时出现,范围可由小的局限区域到一侧或双侧,程度可由斑点状浸润、弥漫性或局部斑点融合浸润,以致弥漫性单肺或双肺大片浸润或实变阴影。经治疗后一般在伤后2~3日开始吸收,完全吸收需2~3周以上。

2. **CT检查** 对肺挫伤提出新的病理观点,X线平片上所显示的挫伤表现在CT片上是肺实质裂伤和围绕裂伤周围的一片肺泡积血而无肺间质损伤。患者常合并血气胸、创伤性湿肺。

3. **实验室检查** 及时采集血气分析,了解氧饱和度、氧分压、二氧化碳分压,创伤性窒息以低氧血症为最早的特征表现,继而因通气障碍而出现二氧化碳分压升高;也有患者因极度紧张,出现过度通气,二氧化碳分压降低的表现。其他特异性的生化指标如心肌酶谱改变,乳酸脱氢酶升高。偶尔也有血清天门冬酸氨基转移酶、血清α羟基丁酸脱氢酶等升高。

(二)主要危重指标与监测

1. **行血气分析** 明确氧合指数(动脉血氧分压除以吸入氧浓度),并排除其他原因(包括心功能衰竭、液体过负荷等)导致的肺水肿及呼吸困难。

2. **血流动力学监测** 有条件者行持续动态血压和中心静脉压监测,以判断是否给予容量支持或血管活性药物,抑或行利尿限水治疗。

3.影像学监测 及时复查头颅 CT 和胸部 CT 是必要的,以了解颅内出血、水肿的进展,以及肺挫伤、肺水肿的严重程度,这与预后直接相关。

【诊断与鉴别】

（一）诊断要点

以突发的胸部和上腹部遭受暴力挤压为明确的病史,患者出现呼吸困难、喉头水肿伴面部、颈部、胸部皮肤出现出血点、瘀斑、青紫等,以面部与眼眶部为明显;口腔、球结膜、鼻腔黏膜瘀斑,血气分析提示低氧血症,即可诊断为创伤性窒息。

（二）鉴别诊断

西医鉴别

创伤性窒息表现特殊,诊断容易,见过一次,终生不忘。一般临床上无须鉴别。但是在首先表现为意识障碍的患者中,须注意与急性颅脑损伤(脑挫裂伤、颅底骨折、颅内血肿)相鉴别。鉴别要点见表 2-30。

表 2-30 创伤性窒息与急性颅脑损伤的鉴别

鉴别点	创伤性窒息	急性颅脑损伤
外伤性质	胸腹部受挤压伤	多有头颅直接外伤史
面颈部与上胸部变化	(1)面颈部与上胸部皮肤色泽呈红紫或蓝紫色,伴软组织肿胀。 (2)球结膜下出血,鲜红色。 (3)头面软组织擦伤少见	(1)无特征性色泽变化。 (2)颅前凹骨折、球结膜普遍出血,眼周出血肿胀,呈黑眼。 (3)头部软组织有擦伤、血肿
意识生命体征和局灶体征	有不同程度的意识障碍,但持续时间较短,无中间清醒期,生命体征无明显改变,无局灶体征	意识障碍时间与程度视颅脑损伤情况而定,生命体征明显改变,出现局灶体征
耳鼻出血及脑脊液的情况	可有耳鼻出血,但绝无脑脊液漏	颅底骨折常合并耳鼻出血或伴有脑脊液漏
颅骨骨折	无	常见

中医类证鉴别

1.**脱证** 脱证的病因复杂,概而论之,邪毒内侵,内陷营血,邪闭正衰,气血逆乱;或久病不愈,耗气伤精,损及五脏,气血衰败;或大汗、暴吐、暴泻、大失血之后,气随津脱,元气耗竭,终致阴损及阳,阳损及阴,阴阳不想维系,导致阴阳离决。脱证多存在心脏内伤,如真心痛、心悸、胸痹等;也可存在大量失血失液,如脏腑出血、严重呕吐腹泻、严重烧伤等;还可存在于热毒症或毒血症。其证候表现为神情淡漠或烦躁,甚至不省人事,面色苍白或紫暗,吸微气促,四肢厥逆,汗出淋漓,目合口开,二便自遗,少尿无尿,脉微欲绝,有助于本病的诊断。

2.**喘证** 喘证由外感六淫,内伤饮食,情志;或劳欲,久病,致邪壅于肺,宣降失司;或肺不主气,肾失摄纳而成。以呼吸困难,张口抬肩,甚至不能平卧为特征,有助鉴别。

3.**气短** 气短即少气,呼吸微弱而喘促,或短气不足以息,似喘而无声,尚可平卧。因用力过度、跌仆闪挫或撞击胸部等因素,导致人体气机运行失常,脏腑、器官、组织可出现气的功能失常及相应的病理现象。正常时气应流通舒畅,当某一部位或脏腑损伤或病变,都可使气的流通发生障碍,出现气的症状,有助诊断。

【治疗】

（一）西医治疗

1.**急救处理** 观察呼吸状态、呼吸道是否通畅,立即清除口咽鼻部的灰尘积血及呕吐物、分泌物等,快速给氧,采用双鼻导管、中等流量。尽快取血做血气分析,根据化验结果和缺氧程度调节给氧方式及流量。若明显的反常呼吸,及时做好气管插管、机械通气准备。清醒、无休克表现者,给予半卧位,以促进静脉回流。对大量血气胸患者,及时行胸腔闭式引流的准备。

2.**持续监测生命体征** 监测血压、心率同时观察面色及末梢循环情况,若出现面色苍白,四肢湿冷、脉搏无力等休克表现,立即开放多条静脉通路,建立中心静脉和有创动脉血压监测系统,进行CVP及动脉血压监测,同时注意观察腹部有无内脏破裂出血的体征,快速给予乳酸钠林格氏液、羟乙基淀粉注射液等扩容治疗。若血压持续降低,及时给予血管活性药物静脉泵入,必要时行交叉配血试验,做好输血准备。

3. 监测生化指标 调节水、电解质及酸碱平衡。

4. 观察意识及瞳孔 若处于嗜睡状态,或出现瞳孔变化等情况,给予去枕平卧,置口咽通气道,防止舌后坠及误吸。根据情况可予甘露醇脱水降低颅压治疗。

5. 观察骨折部位 肿胀有无进行性加重。在接诊搬运、变换体位及治疗操作时动作柔和,避免增加患者疼痛,特别注意骨折断端保护,防止血管、神经的继发损伤。可临时予夹板、支具等固定。

6. 连枷胸 若出现连枷胸,由于反常呼吸,纵隔摆动影响回心血量,使肺静脉压升高,诱发肺水肿,导致低氧血症。针对肋骨骨折,给予胸带包扎固定、胸板固定,必要时行肋骨内固定手术,以稳定胸壁、控制反常呼吸。若经过这些措施,低氧血症不能改善,果断行气管插管、机械通气,采用PSV+PEEP模式。

7. 肺挫伤 最常见的合并伤,肺实质损伤,24~48小时后常发生炎性渗出而加重肺部病理改变,甚至演变为ARDS。密切观察病情,出现呼吸困难加重、肺部听诊水泡音、咳红色泡沫痰等情况,减慢输液速度,总量24小时不超过2 000 mL,可给予呋塞米利尿及糖皮质激素治疗。糖皮质激素能有效改善微循环,缩短炎症反应时间,有效减轻肺水肿,推荐使用甲基泼尼松龙。一旦肺水肿状况有所改善,及时逐步撤掉激素。注意保持呼吸道通畅,保持有效半卧位,给予抗菌素及雾化吸入治疗,协助患者咳痰,防止继发肺部感染。

8. 气胸 若出现血气胸或气胸,及时行胸腔闭式引流,置管后妥善固定引流管,防止其打折及脱出,每30~60分钟挤压引流管、保持其通畅,密切观察引流液的颜色、量及气体排出、水柱波动等情况。保持半卧位,鼓励患者咳嗽及深呼吸,促使胸腔内液体、气体排出。

9. 神经系统症状的处理 由于受伤过程中高速血流冲击、震荡造成颅内轻微的点状出血和脑水肿所产生的脑缺氧,患者常有头痛、头胀、烦躁、谵妄等症状,密切观察意识及瞳孔的变化、肌张力和腱反射是否正常、肢体活动的程度,判断有无颅内血肿的表现,注意及时复查头颅CT。持续给予氧气吸入、静脉注射降颅压及脑组织保护药物。

10. 眼部出血的处理 观察患者眼眶周围肿胀及眼结膜出血范围和程度,了解视力及有无眼球外凸等眼球深部组织出血表现。生理盐水冲洗,彻底清洁眼睛及眼睑后涂红霉素眼药膏,伤后48小时开始局部热敷,促进充血及水肿的吸收。

11. 皮肤、黏膜出血的处理 观察头、颈、胸等部位出血点及瘀斑的范围,检查口腔、鼻腔黏膜的出血情况,观察外耳道有无出血。皮下组织出血一般2周开始吸收消退,口鼻黏膜损伤恢复。

12. 心理支持治疗 因患者均为突发外伤所致,缺乏心理准备,所有清醒患者均表现出极度紧张、恐惧和对伤情转归的焦虑。医生及时给予安慰,适时进行心理疏导,使患者增加安全感。每项治疗和操作前注意做好沟通,尤其是做各种导管置入、穿刺等有创操作前要耐心解释,取得患者的配合。疼痛使呼吸变浅、咳嗽无力,在明确无腹腔脏器损伤前提下,酌情给予哌替啶等止痛药物,保障深呼吸和有力咳痰。对于严重焦虑、躁动不安的患者,可予镇静治疗,也可给予奥氮平、百忧解(盐酸氟西汀胶囊)等情绪稳定剂。

(二)中医辨证论治

1. 胸部气滞

证候: 胸部窜痛,或波及胁部,深呼吸、咳嗽时疼痛加剧,压痛点不甚明显。舌淡,苔薄白,脉弦。

治法: 通宣理气。

方药: 理气汤加减。药用柴胡、郁金、桔梗、前胡、枳壳、丝瓜络、川贝母、瓜蒌皮、白芥子、甘草等。

2. 心肺瘀阻

证候: 胸痛,痛可及背,并可兼见心悸、咳嗽,新伤可见胸部瘀紫肿胀,陈伤眼白可见损伤征。舌边有瘀斑,脉弱涩。

治法: 活血定痛。

方药: 田七琥珀汤加减。药用三七、琥珀(研冲)、当归、红花、赤芍、丹参、制乳香、没药、桂枝、川贝母、白芥子、甘草等。

3. 气滞血瘀

证候: 胸胁胀闷疼痛,伤处微红肿,压痛明显,气急,欲咳不能,或以手护胸作咳。舌红,边有瘀斑,苔薄白,脉弦紧。

治法:行气化瘀。

方药:顺气祛瘀汤加减。药用郁金、三七、枳壳、红花、桔梗、瓜蒌皮、浙贝母、桃仁、甘草等。

4. 痰热壅肺

证候:胸痛,发热,口渴,咳嗽,痰黄,呼吸声粗,溲赤便结。舌红,苔黄厚,脉弦数。

治法:泄热化瘀。

方药:苇茎汤合复元活血汤加减。药用苇茎、冬瓜仁、桃仁、生地黄、红花、丹参、天花粉、大黄、浙贝母、瓜蒌仁、黄芩、桔梗、甘草等。

5. 痰瘀阻肺

证候:胸部隐隐作痛,咳声阵作,痰较多,纳少,眼白下缘可见损伤征。舌边有瘀斑,舌苔白厚,脉滑细。

治法:消痰化瘀。

方药:消痰化瘀汤加减。药用杏仁、苏梗、半夏、白芥子、前胡、桔梗、郁金、丹参、三棱、红花、三七、桃仁、甘草等。

6. 气血不足

证候:胸痛绵绵,少气,倦怠,乏力,或心悸,失眠,面色少华。舌淡,苔薄白,脉细涩。

治法:补益气血,通利血脉。

方药:益气营养汤加减。药用人参、黄芪、当归、熟地黄、白术、白芍、酸枣仁、川贝母、炙甘草、三七、丹参等。

【中西医协同诊疗思路】

通过院内会诊、多学科诊疗等方式和途径,在创伤性窒息患者诊疗的全过程中,早期中医干预,辨证分型,及早通过中医药介入的方式,祛除外邪,匡扶内正之气。治宜针对不同病因病机采用相应方法,如补气、清热、吐血、活血等。遇到急危重症和疑难复杂疾病时,开展多学科会诊,应当根据病情需要,邀请中医类别医师参加。医院组建多学科诊疗团队(MDT)时鼓励中医类别医师加入,共同研究中西医结合治疗方案。(图2-57)

【预后与进展】

创伤性窒息本身并不引起严重后果,其预后取决于并发伤的严重程度,早期诊断,采取积极、全面

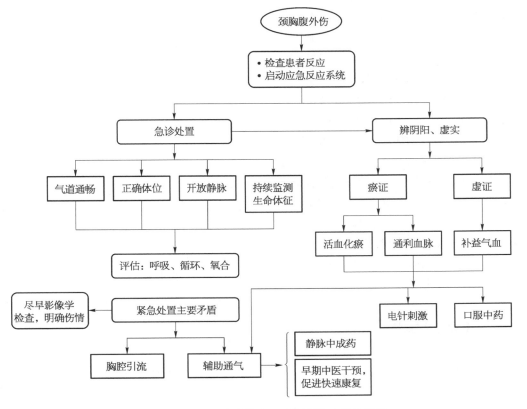

图2-57 颈胸腹外伤中西医协同诊疗思维导图

的救治措施是成功的关键。对于合并损伤,应采取相应的急救和治疗措施,少数伤员在压力移除后可发生心跳、呼吸停止,应做好充分抢救准备。

从中医角度,创伤性窒息分多种证型,由于体质各异,临证时尚须灵活辨之,各种证型也可相互转化,如气滞血瘀,由于伤后淤血未散,而迭进温热之散瘀药,则可转为瘀热壅肺。

随着经济的发展,国内交通事故发生率居高不下,同时大型活动踩踏事件时有报道,创伤性窒息的发生率也逐年上升,渐渐被创伤急救医生所认识。国内外均有报道指出,随着安全气囊的普及,车祸所致死亡率有所下降,但创伤性窒息的发病率不降反升,可能与其发病机制有关。如何预防创伤性窒息,以及如何提高创伤性窒息的救治成功率,成为急救及危重症学科的热点。

(王静予 王 倩)

第六节

腹腔间隔室综合征

腹腔间隔室综合征(ACS)是指腹内压进行性急剧升高引起的器官衰竭或器官功能不全,亦称急性腹腔高压综合征、腹腔高压综合征等。生理状态下腹内压相当于大气压或低于大气压,任何腹腔内容量增加均可引起腹内压增高(IAH),但在腹腔积液、妊娠和腹腔巨大肿瘤等慢性状态下,腹腔内容量缓慢增加,腹壁渐被牵张,腹内压急剧升高,达到一定程度后对人体各器官功能产生不良影响,持续一定时间后影响多个器官血流及功能,可发生器官功能不全甚至衰竭,最终发展为腹腔室隔综合征。

中医学无相应病名,其症状与中医学的阳明腑实证类似,病因多为术后耗气伤血、正气耗损、禁食中气亏虚等,导致脾胃失健、升降失职,进而胃肠积滞,常表现为腹胀、腹痛、便秘、排气少或无。病理因素为湿、热、瘀。

【病因病理】

(一)西医病因病理

1. 危险因素

(1)腹壁顺应性降低:腹部手术,严重创伤,严重烧伤,俯卧位。

(2)脏器内容物增加:胃轻瘫、胃扩张或幽门梗阻,肠梗阻,结肠假性梗阻,肠扭转。

(3)腹腔内容物增加:急性胰腺炎,腹腔扩张,腹腔积液或积血或气腹,腹腔感染或脓肿、腹内或腹膜后肿瘤,腹腔镜注气压力过大,肝功能障碍或肝硬化伴腹水,腹膜透析。

(4)毛细血管渗漏或液体复苏:酸中毒,损伤控制性剖腹手术,低体温,高 APACHE Ⅱ/SOFA 评分,大量液体复苏或液体正平衡,大量输血。

(5)其他因素:年龄,菌血症,凝血病,床头抬高,巨大切口疝修补,机械通气,肥胖或高 BMI,PEEP>10 cmH$_2$O,腹膜炎,肺炎,脓毒症,休克或低血压。

2. 病因
ACS 病因主要是发生急性腹腔内高压至一定程度,外科临床上急性腹内压升高分为自发性、创伤后、手术后以及医源性。自发性因素:由各种原发疾病引起,如腹膜炎、肠梗阻、腹主动脉瘤破裂、急性胰腺炎等可增加患者腹腔的内容积,导致腹腔压过大,从而使腹壁紧绷,弹性以及活力受到限制,引起腹腔室隔综合征。创伤性因素:如各种外伤导致的腹腔内或腹腔后出血等,可引起腹腔压力的升高,造成腹腔室隔综合征。手术相关并发症:术后引起的肠麻痹、腹腔脓肿等也可导致腹腔压力升高,引起腹腔室隔综合征。医源性因素:某些医疗操作,如过量灌肠、腹腔填塞止血、腹腔镜手术气腹及腹壁高张力下关腹等可使腹腔压力过高,引起该病。

3. 病理
IAH 和 ACS 时腹腔压力升高,直接压迫腹壁导致其血流减少和缺血;腹腔内脏器受压导致器官灌注减少,表现为脏器缺血、缺氧,器官功能障碍,如肾脏灌注减少,从而出现少尿甚至无尿;肝细胞代谢功能障碍;肠道黏膜屏障受损,肠腔内细菌移位。另外,腹腔外器官同样受累,腹腔压力升高后导致颅内压升高,膈肌活动受限,心肌顺应性下降,阻碍下腔静脉血液回流胸腔,造成心排出量减少。IAH 导致肺顺应性下降,气道阻力增加,肺泡通气量下降,通气无效腔增加。

(二)中医病因病机

病因多为术后耗气伤血、正气耗损、中气亏虚等,导致脾胃失健、升降失职,进而胃肠积滞,病理因素为湿、热、瘀。症状虽表现为一派阳明腑实等实象,其病性多属虚实夹杂。肠道为传化之腑,以通为用,以降为顺,因此宜用下法,使邪热和瘀血随糟粕而去,则脏腑通达,气机通畅,腹胀自消。

本病病位在大肠,涉及肺、脾胃、肝、肾,病机为虚实夹杂,正确治疗可有获生之望。

【临床表现】

(一)病史

大多数患者都有严重腹部创伤史或择期手术史。

(二)症状与体征

1. 一般临床表现 ACS 的主要临床表现为高度腹胀、腹部明显膨隆、呼吸窘迫、呼吸道阻力增加、缺氧、心率增快、浅静脉怒张、少尿或无尿,病情进一步发展则可引起心、肺、肾为主的多脏器功能障碍综合征。视诊浅静脉怒张、腹部膨胀,触诊腹壁紧张,腹部压痛及反跳痛,叩诊腹部移动浊音。

2. 典型症状 主要表现为腹胀以及腹壁紧绷,腹腔内容量增加是导致腹腔高压的最直接表现,还可伴有压痛感;呼吸窘迫,吸气压峰值>85 cmH$_2$O,是横膈上抬、胸腔压力升高、肺顺应性下降结果;少尿,由肾血流灌注不足,醛固酮和血浆抗利尿激素(ADH)增高引起;缺氧、心率增快,因机械通气不能提供足够肺泡通气量,而致动脉血氧分压降低、CO$_2$潴留,引起难治性低氧血症和高碳酸血症;低灌注,该症状较为常见,因血压的降低和/或其他原因,导致流经各器官的血液减少,患者出现血液循环受阻的症状,主要表现为意识混沌、血液减少等,还可能出现深大呼吸、低血压、嗜睡、僵直等乳酸酸中毒的表现。

并发症:① 心动过速:ACS 可导致中心静脉压、全身血管阻力、肺动脉压、肺动脉楔压增加和心排血量(CO)的减少,心动过速是循环系统最早出现的反应。② 呼吸衰竭:当腹内压急性升高时,最终会引发以高通气压力、低氧血症及高碳酸血症为特点的呼吸衰竭,其直接原因是机械性压迫。③ 肾功能障碍:CS 将导致肾灌注压、肾血流量和肾小球滤过率下降,血液中尿素、肌酐、醛固酮和抗利尿激素增加,从而引起少尿或无尿等肾功能障碍。④ 肝脏功能异常:ACS 导致肝动脉、门静脉血流减少、血乳酸清除率下降、葡萄糖代谢减少、肝线粒体和细胞色素 P450 功能下降、肝功能异常。⑤ 胃静脉高压及肠道水肿:ACS 加重减少腹腔灌注压,使肠系膜上动脉血流减少,特别是黏膜血流量下降,进而导致胃黏膜 pH 下降和细菌移位,直接压迫肠系膜静脉,从而造成静脉高压及肠道水肿,内脏水肿进一步升高腹内压,因而导致恶性循环。⑥ 腹壁局部缺血及水肿:ACS 可导致腹壁血流减少,并出现局部缺血及水肿。⑦ 颅内压增高:ACS 对中枢神经系统的影响是增高颅内压,降低脑灌流压。

(三)四诊要点

脐腹胀满、腹痛拒按、口干舌燥、口渴欲饮冷饮、大便秘结等。症状较严重时还会出现神昏谵语,狂躁不眠,舌苔黄厚干燥;严重者舌起芒刺或舌苔焦黑燥裂,脉沉实或脉滑数。

【辅助检查】

(一)检查项目

1. 胸片 明确患者是否出现横隔上升,有利于疾病的判断。

2. 胃肠黏膜内 pH 明确患者的内脏系统组织是否存在缺血、缺氧的情况,可以判断患者是否出现休克以及多器官功能障碍综合征。

3. 肾功能检查 每小时尿量<0.5 mL/kg,提示有肾功能不全、肾小球滤过率下降、肾素活性及醛固酮水平上升。

4. 血气分析 早期显示 PaO$_2$ 降低,后期 PaCO$_2$ 升高,CO$_2$- CP(二氧化碳结合力)增加。

5. 腹内压力测定 ① 直接测压法:直接取腹腔内导管连接至压力转换器测量腹压,临床亦可用金属套管或粗针直接插入腹腔,与水柱管连接进行测压。② 间接测压法:临床上间接方法以经尿道膀胱内气囊导管测压最常用,还有经鼻胃管或胃造瘘管测压、输尿管内置管测压、经直肠测压等方法。

6. CT 检查 可用于判断患者腹腔内具体的情况,明确原发疾病,还可明确病情的具体严重程度。

（二）主要危重指标与监测

监测腹腔压、胃内压、下腔静脉压、膀胱压、腹腔灌注压。

【诊断与鉴别】

（一）诊断要点

正确诊断要综合分析：对高危人群的认识；临床表现判断和腹腔压的测定。IAP $\geqslant$ 12 mmHg 称为 IAH，通常 IAH 分为 4 级：Ⅰ级 IAP 12～15 mmHg，Ⅱ级 IAP 16～20 mmHg，Ⅲ级 IAP 21～25 mmHg，Ⅳ级 IAP > 25 mmHg。当 IAP 持续 > 20 mmHg，伴或不伴腹腔灌注压 < 60 mmHg，出现 IAH 相关的器官功能障碍（衰竭），可诊断 ACS。

（二）鉴别诊断

西医鉴别

1. **多脏器功能障碍综合征** ACS 是继发于腹内压增高的心、肺、肾等器官功能不全，腹部膨隆和腹壁紧张在前，器官功能不全在后，且动脉血氧分压下降，而二氧化碳分压升高；多脏器功能障碍综合征则是器官功能不全在前，腹部膨隆和腹壁紧张在后，而动脉血氧分压和二氧化碳分压均下降。

2. **成人型呼吸窘迫综合征** 成人型呼吸窘迫综合征是一种继发的以急性呼吸窘迫和进行性低氧血症为特征的综合征，其主要病理生理改变为弥散性肺损伤、微血管通透性增高和肺泡群萎缩，导致肺内血液分流增加、通气／血流比例失衡。而 ACS 则是纯机械性压迫所致的呼吸困难，在气道压正常或增高的情况下出现低氧血症。

中医类证鉴别

1. **阳明腑实证** 阳明腑实证是里热炽盛，腑气不通，以发热、大便秘结、腹满硬通为主要表现的实热证候。ACS 临床主要表现为腹胀、腹肌紧张，甚至腹痛、腹壁顺应性降低，多表现为虚实夹杂的症候群。

2. **痞满** 痞满是以自觉心下痞塞，胸膈胀满，触之无形，按之柔软，压之无痛为主要症状的病症，按部位分胸痞、心下痞，一般在胃脘部及以上。ACS 的部位在腹部，腹胀，按之腹肌紧张，压之疼痛。

【治疗】

（一）西医治疗

1. **内科治疗** WSACS 根据多数专家意见制定了 IAH 及 ACS 基本治疗法则，临床上发现使用该法能有效改善患者预后，并明显降低住院费用。治疗原则的相关内容为：排空腹腔内多余的内容物，包括留置鼻胃管、直肠管引流、胃肠动力药物（如红霉素、甲氧氯普胺、西沙必利等）、灌肠剂；结肠造口、回肠造口进行减压；经皮引流腹水、脓肿及血肿、术后进行充分引流及使用内镜减压等；纠正毛细血管渗漏和正液平衡状态，联合使用白蛋白与利尿剂、纠正毛细血管渗漏（限制过多液体输注）、尽量使用胶体和避免大量晶体液输注、肾脏替代（血液透析、滤过）等；改善腹壁顺应性，镇静、镇痛、使用神经肌肉阻断剂、改变体位（头低脚高平卧）及减轻体重等。

2. **外科治疗**

手术指征和时机：WSACS 推荐如果患者 IAP > 25 mmHg（伴或不伴有腹腔灌注压 < 50 mmHg）并出现器官功能障碍或衰竭，内科疗效差时应选择外科手术治疗。腹腔减压术是治疗 ACS 的关键、最根本措施，减压术后发生 ACS 的病理生理和病理解剖同时得到改善，重要脏器功能很快恢复，从而增加抢救成功率。暂时性关腹技术可防止腹腔高压，但少数情况下此方法减压不够，仍可使腹内压增至 50 mmHg 或更高。正规关腹是复苏良好病例，如出现多尿、液体负平衡、腹围缩小、内脏回落、腹腔和腹壁水肿消退，则可去除开腹减压覆盖假体，用钢丝在腹膜外减张缝合关腹。经皮穿刺减压是通过引流出腹腔内液体以及控制出血情况，来降低腹腔内的压力。（图 2-58、2-59）

3. **其他治疗** 治疗原发疾病如积极治疗腹膜炎、胰腺炎等引起 ACS 的原发疾病。

（二）中医辨证论治

1. **阳明腑实**

证候：高热，或日晡潮热，汗多，口渴，脐腹硬痛、拒按，大便秘结。舌质红，苔黄腻厚而燥，或焦黑起刺，脉沉数有力。

证机分析：腑气不通，痞满热结。

治法：峻下热结，消痞除满。

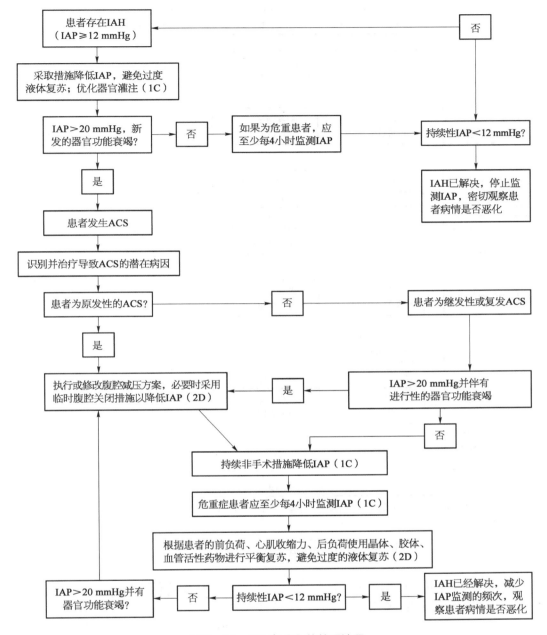

图 2-58　IAH/ACS 的处理流程

处理：（1）方药：大承气汤。药用大黄、芒硝、枳实、厚朴等。兼有气血不足者，选用黄龙汤攻下通便、补气养血。

（2）中成药：参麦注射液 100 mL，加 5% 葡萄糖注射液 250 mL 静脉滴注，每日 1 次。

（3）针灸：针刺双侧足三里、内关、合谷或加电针刺激（电压 6 V，频率 100 次/分）。艾灸足三里，每日 1 次，每次 10 分钟。

（4）其他疗法：① 穴位注射。维生素 C、维生素 B_6 各 50 mg，或新斯的明 1 mg，双侧足三里封闭，每日 2 次，穴位注射后局部热敷。② 大承气汤煎汤灌肠。芒硝腹部外敷，芒硝外敷于腹部数小时后可结晶成块，应予立即更换，早期腹腔内渗液较多时 3~4 小时更换 1 次，腹腔内渗液减少时更换次数减少。

2. 气血亏虚

证候：倦怠乏力，声息低微，面色㿠白，易汗出，腹部隐痛，大便干结。舌淡红，苔薄白，脉虚细缓。

证机分析：气血不足，痰瘀停滞。

治法：补气养血，化痰行瘀。

处理：（1）方药：黄龙汤加减。药用大黄、芒

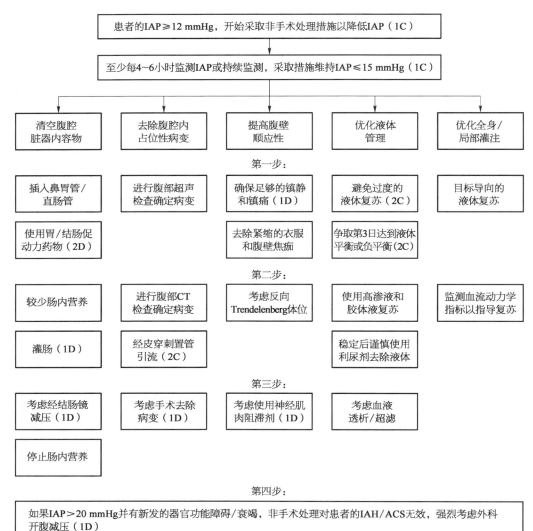

图2-59 IAH/ACS 的非手术处理流程

硝、枳实、厚朴、人参、白术、当归、甘草、桔梗、生姜、大枣等。兼有阴虚火旺者,加用玄参、麦冬、生地。

（2）中成药：参麦注射液 100 mL,加 5% 葡萄糖注射液 250 mL 静脉滴注,每日 1 次。

（3）针灸：针刺双侧足三里、内关、合谷或加电针刺激（电压 6 V,频率 100 次/分）。艾灸足三里,每日 1 次,每次 10 分钟。

（4）其他疗法：① 穴位注射。维生素 C、维生素 B₆ 各 50 mg,或新斯的明 1 mg,双侧足三里封闭,每日 2 次,穴位注射后局部热敷。② 大承气汤煎汤灌肠。芒硝腹部外敷,芒硝外敷于腹部数小时后可结晶成块,应予立即更换,早期腹腔内渗液较多时 3~4 小时更换 1 次,腹腔内渗液减少时更换次数减少。

【中西医协同诊疗思路】

重症患者或外伤患者的复苏治疗均可导致 IAH 和 ACS。另外,某些慢性疾病如肝硬化,当患者病情危重时,暴露 IAH 和 ACS 的风险显著增大。诊断和治疗的延迟可显著增加相关的发病率和死亡率。早期诊断是降低这些风险的第一步。然而,临床体检不是的敏感、有效的检查、监测手段,需要对 IAH 或 ACS 风险的患者进行 IAP 的常规监测。临床上测量 IAP 的方法多种多样,其中测量膀胱内压简单且效果好。当发现 IAH 和 ACS 时,临床医生应该紧急采取内科或联合外科治疗措施来降低 IAP。然而,ACS 仍有许多问题急需解决,如 IAP 测量的标准化、ACS 的诊断、外科干预时机的选择等,需要更多循证医学证据不断完善

ACS 的诊疗,提高患者生存率。

　　该病病理性质错综复杂,目前还没有公认的中医证候诊断标准,故在本次研究中,"腹胀"主要参照《中医内科常见病诊疗指南——中医病证部分》《中医内科学》中相关内容,诊断标准为具有中医辨证"腹胀"的典型临床表现,如腹部胀满、触之坚硬、纳差、食后胀甚、嗳气、矢气后稍减。治疗中应虚实兼顾,祛邪不忘扶正,扶正亦防流寇。(图 2-60)

【预后与进展】

　　ACS 腹内压增高,对全身病理生理的影响要远远早于出现临床症状,应提高对 ACS 的认识。在早期诊断、早期治疗原发病的同时,积极进行腹腔减压,是降低病死率的关键。

　　IAH 在危重症患者中有较高发病率,对全身器官产生严重影响,如不能有效降低 IAH,最终可发展为 ACS,导致多器官功能衰竭。IAH 和 ACS 诊断需依靠 IAP 的测量,临床上测量 IAP 的方法多种多样,其中测量膀胱内压简单且效果好。对于有 IAH 危险因素的患者,应动态监测膀胱内压。ACS 治疗的目的是使 IAP 快速恢复正常,从而恢复腹部内脏的灌注并改善心肺功能障碍。具体治疗措施包括积极治疗原发病,这是治疗 ACS 的基础和前提。内科常规治疗包括吸氧,镇静,禁食,

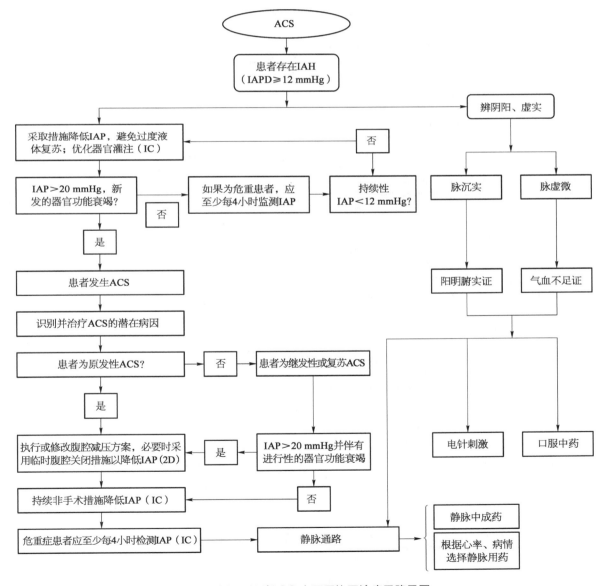

图 2-60　IAH/ACS 中西医协同诊疗思路导图

胃肠减压,保持水、电解质、酸碱平衡,止痛,肌松药物的使用,合理使用抗生素,纠正低蛋白血症,补充血容量,营养支持,中医中药,促进胃肠蠕动,保持大便通畅等;还包括呼吸机辅助通气、持续性肾脏替代治疗等。虽然 WSACS 已提出一整套治疗原则,推动了临床 ACS 的诊治,但随着对 ACS 的深入研究,该治疗原则还会不断更新。腹腔镜下腹壁结构分离技术已初步应用于临床,并取得

了较好效果,但尚缺少大型病例报告。剖腹减压并临时腹腔关闭是有效治疗 ACS 的手术方法,临时关腹的方法众多,但孰优孰劣仍有待进一步研究。目前,ACS 仍有许多问题亟待解决,如 IAP 测量方法的标准化、测量正常值范围的确定、ACS 的诊断标准、ACS 外科干预时机、剖腹减压临时关腹方法的标准化等。

(张亚利　顼志兵)

参考文献

[1] 蒋建新,顾玮,张连阳,等. 创伤后并发症的定义与诊断专家共识[J].中华创伤杂志,2013,29(6):481-484.

[2] 唐胜兰,余雪贤,汪竹红,等. 严重创伤失血性休克的急诊护理与并发症预防[J]. 名医,2019,9:222.

[3] 刘利霞.严重创伤失血性休克患者的急诊护理及并发症处理观察[J].基层医学论坛,2016,20(15):2129-2130.

[4] 邓应彬,姜璐,翁杰,等. 自拟止血复元中药免煎颗粒治疗创伤性凝血病的临床研究[J].中国中医急症,2019,28(4):658-660,667.

[5] 李秋雨,郭建友,姚子蔚,等. 中药治疗创伤后应激障碍的研究进展[J].中国实验方剂学杂志,2020,9(7):211-217.

[6] Mangat H S, Chiu Y L, Geber L M, et al. Hypertonic saline reduces cumulative and daily intracranial pressure burdens after severe traumatic brain injury[J]. J Neurosurg, 2014, 122(1): 202-210.

[7] Mellion S A, Bennett K S, Ellsworth G L, et al. High-dose barbiturates for refractory intracranial hypertension in children with severe traumatic brain injury[J]. Pediatr Crit Care Med, 2013, 14(3): 239-247.

[8] Roberts I, Sydenham E. Barbiturates for acute traumatic brain injury[J]. Cochrane Database Syst Rev, 2012, 12: CD000033.

[9] Bar-Joseph G, Guilburd Y, Tamir A, et al. Effectiveness of ketamine in decreasing, intracranial pressure in children with intracranial hypertension[J]. J Neurosurg Pediatr, 2009, 4(1): 40-46.

[10] 高亮.美国第四版《重型颅脑损伤救治指南》解读[J].中华神经创伤外科电子杂志,2017,3(6):321-324.

[11] Agnedli G, Piovella F, Buoncristiani P, et al. Enoxaparin plus compression stockings compared with compression stockings alone in the prevention of venous thromboembolism after elective neurosurgery[J]. N Engl J Med, 1998, 339(2): 80-85.

[12] Clifton G L, Robertson C S, Choi S C. Assessment of nutritional requirements of headinjured patients[J]. J Neurosurg, 1986, 64(6): 895-901.

[13] Bor-Seng-Shu E, Figueiredo E G, Amorim R L, et al. Decompressive craniectomy: a meta-analysis of influences on intracranial pressure and cerebral perfusion pressure in the treatment of traumatic brain injury[J]. J Neurosurg, 2012, 117(3): 589-596.

[14] Eberlc B M, Schnuriger B, Inaba K, et al. Decompressive craniectomy: surgical control of traumatic intracranial hypertension may improve outcome[J]. Injury, 2010, 41(9): 894-898.

[15] Bardt T F, Unterberg A W, Hartl R, et al. Monitoring, of brain tissue po2 in traumatic brain injury: effect of cerebral hypoxia on outcome[J]. Acta Neurochir Suppl, 1998, 71: 153-156.

[16] Valadka A B, Gopinath S P, Contant C F, et al. Relationship of brain tissue PO2 to outcome after severe head injury[J]. Crit Care Med, 1998, 26(9): 1576-1581.

[17] van den Brink W A, van Santbrink H, Steyerherg E W, et al. Brain oxygen tension in severe head injury[J]. Neurosurgery, 2000, 46(4): 868-876.

[18] 陈翔.祛瘀开窍醒脑汤治疗颅脑损伤 55 例[J].浙江中医学院学报,2002,26(4):12-13.

[19] 张德勇,李太喜.中西医结合治疗颅脑外伤昏迷 37 例疗效分析[J].中华实用中西医结合杂志,2003,3(16):2801.

[20] 李双宝,赵伟.重型颅脑损伤 56 例死亡原因分析[J].中华神经外科杂志,1999,17(1):9.

[21] Donal D W. Peter B L. Management of intracranial dypertension[J]. Contemporary Neurosurgery, 1997, 19: 1-6.

[22] 黄建龙,李云辉,林中平,等. 120 例重型颅脑损伤急性期中医证型及演变规律临床研究[J].中医研究,2005,18(9):19-22.

[23] 周建新.重症颅脑损伤镇痛镇静专家共识.中华危重病急救医学,2013,25(7):387-392.

[24] 王永炎.中医内科学[M].上海:上海科学技术出版社,2005:127-129.

[25] 周良辅.现代神经外科学[M]. 2 版.上海:复旦大学出版社,2015.

[26] 雷霆.神经重症医学[M].武汉:湖北科学技术出版社,2018.

[27] 中国研究型医院学会神经再生与修复专业委员会心脏重症脑保护学组,中国研究型医院学会神经再生与修复专业委员会神经重症护理与康复学组.亚低温脑保护中国专家共识[J].中华危重病急救医学,2020,32(4):385-391.

[28] 石学敏. 以针灸治疗为中心的中风诊疗体系[J].江苏中医,1999,20(8):3-4.

[29] 陈慧玲. 试议人中穴的醒脑开窍作用[J].新疆中医药,1999,17(3):29-30.

[30] 王忠诚,只达石,凌锋,等.中国颅脑创伤外科手术指南[C]//中国医师协会神经外科医师分会第四届全国代表大会论文汇编,2009:3.

[31] 刘新宇,罗永军,冼建平.中西医结合治疗急性颅脑外伤患者的临床对照研究[J].当代医学,2011,17(2),11-12.

[32] 王春燕,朱永道,刘小军.中西医结合非手术分期治疗外伤性颅内血肿疗效观察[J].新中医,2012,44(11):44-46.

[33] 赵继宗.神经外科学[M]. 4 版.北京:人民卫生出版社,2019.

[34] 江荣才,王硕,张建宁.药物将成为治疗慢性硬膜下血肿的新

模式[J].中华医学杂志,2020(8):561-562.

[35] 刘小飞,曹果,张操魁,等.毛细血管进行性形成在慢性硬膜下血肿中的作用[J].西南军医,2017,19(3):207-213.

[36] 武琼,崔大明,楼美清.慢性硬膜下血肿发病机制的研究进展[J].医学综述,2013,19(14):2502-2504.

[37] 中华医学会神经外科学分会,中国神经外科重症管理协作组.慢性硬膜下血肿药物治疗专家共识[J].中华医学杂志,2020,100(8):566-572.

[38] 王永谦,冯庆琪,张征达,等.中药益气化瘀方对慢性硬膜下血肿术后颅内残余血肿影响的临床研究[J].上海中医药杂志,2021,55(1):61-65.

[39] 王奕羲,王冠.中药联合阿托伐他汀治疗慢性硬膜下血肿的研究进展[J].中西医结合心脑血管病杂志,2020,18(6):912-915.

[40] 陈志斌,兰岚.气胸中医诊疗专家共识[J].中国中医急症,2019,28(2):189-191.

[41] 宋前犇.自发性气胸的中西医相关研究进展[J].世界最新医学信息文摘,2017,17(a2):38-40.

[42] 范富有,杨勇,卢中道,等.中西医结合治疗闭合多发性肋骨骨折并气、血胸的疗效[J].中国伤残医学,2014,22(5):70-72.

[43] 彭树森,杨树明.血胸症的中医辨证治疗[J].中国社区医师(医学专业),2010,12(29):137.

[44] 蒋君.中西医结合治疗创伤性血胸74例临床观察[J].中医药导报,2013,19(6):45-46.

[45] 张海,任一,莫仲炯.中西医结合治疗凝固性血胸体会[J].贵阳中医学院学报,2003,25(4):41-42.

[46] 辛少伟,王涛,辛向兵,等.创伤性血胸观察治疗失败的危险因素分析[J].中华胸心血管外科杂志,2020,36(1):22-25.

[47] Kikuta S; Ishihara S, Kai S, et al. Therapeutic efficacy for traumatic asphyxia with a focus on cardiac arrest[J]. Acute Med Surg, 2020, 7(1): e586.

[48] 燕小薇,魏捷.人群拥挤踩踏事件的应急管理[J].中国临床医师杂志,2021,49(5):517-519.

[49] 吕君,沈谢冬.成批创伤性窒息患者的心理危机干预及护理[J].护理学杂志,2018,33(6):81-83.

[50] Arslan M N, Kertmen Ç, Esen Melez I, et al. Comparison of autopsy findings and injury severity scores in deaths due to traumatic asphyxia (perthes syndrome)[J]. J Forensic Leg Med, 2018, 56: 42-47.

[51] 刘清泉.中医急诊学[M].北京:中国中医药出版社,2014:230-234.

[52] 江利冰,张茂,马岳峰.腹腔高压和腹腔间隔室综合征诊疗指南(2013版)[J].中华急诊医学杂志,2013,22(8):839-841.

[53] 许敏怡,熊秀萍,沈瑜倩.危重症患者胃肠功能障碍的中医证候学研究[J].中国中医急症,2015,24(1):69-71.

[54] 李和.《伤寒杂病论》中腹满辨证论治学术思想探析[J].中医研究,2014,27(11):9-12.

[55] 刘宇,马林沁,田鲜美,等.腹腔间隔室综合征的诊断和治疗进展[J].实用心脑肺血管病杂志,2018,A02:236-239.

[56] 白雪松,林鸿峰,李长辉,等.大承气汤对腹腔间隔室综合征并机械通气患者呼吸力学影响[J].吉林中医药,2020,40(7):916-919.

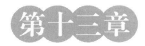

外科危重症

第一节

肠梗阻

肠内容物不能正常运行、顺利通过肠道,称为肠梗阻,是外科常见的病症。肠梗阻不仅可引起肠管本身解剖与功能上的改变,并可导致全身性生理上的紊乱,临床病象复杂多变。

肠梗阻可归属于中医学"肠结""关格""走哺"等范畴。病位在大、小肠。《灵枢·胀论》曰:"大肠胀者,肠鸣而痛濯濯";而《灵枢·四时气》曰:"腹中常鸣,气上冲胸,喘不能久立,邪在大肠……饮食不下,膈塞不通,邪在胃脘",指出梗阻部位在大肠。临床表现为腹痛时作时止,腹胀如鼓,恶心,呕吐,大便不通,排气停止,即痛、吐、胀、闭四大临床症状。中医学认为,小肠与大肠皆属六腑,六腑者以通为用,传化物而不藏,故"泻而不藏""实而不能满",以通降为顺、因滞塞为病。凡导致肠腑气机壅滞者,皆可诱发此病。

【病因病理】

(一)西医病因病理

1. 病因和分类

(1)按肠梗阻发生的基本原因:可以分为以下三类,但需要注意在一定条件下,其可以互相转化。① 机械性肠梗阻。最常见,是由于各种原因引起肠腔变狭小,使肠内容物通过发生障碍。② 动力性肠梗阻。由于神经反射或毒素刺激引起肠壁肌功能紊乱,使肠蠕动丧失或肠管痉挛,以致肠内容物不能正常运行,但无器质性的肠腔狭窄。③ 血运性肠梗阻。由于肠系膜血管栓塞或血栓形成,使肠管血运障碍,继而发生肠麻痹而使肠内容物不能运行。

(2)肠梗阻又可按肠壁有无血运障碍,分为单纯性和绞窄性两类:① 单纯性肠梗阻:只是肠内容物通过受阻,而无肠管血运障碍。② 绞窄性肠梗阻:梗阻并伴有肠壁血运障碍者,可因肠系膜血管受压、血栓形成或栓塞等引起。

(3)肠梗阻还可按梗阻的部位分为高位(如空肠上段)和低位(如回肠末段和结肠)两种。根据梗阻的程度,又可分为完全性和不完全性肠梗阻。此外,按发展过程的快慢,还可分为急性和慢性肠梗阻。倘若一段肠袢两端完全阻塞,如肠扭转、结肠肿瘤等,则称闭袢性肠梗阻。

2. 病理和病理生理

肠梗阻发生后,肠管局部和机体全身将出现一系列复杂的病理和病理生理变化。

(1)各类型的病理变化不全一致:单纯性机械性肠梗阻一旦发生,梗阻以上肠蠕动增加,以克服肠内容物通过障碍。另一方面,肠腔内因气体和液体的积贮而膨胀。肠梗阻部位愈低,时间愈长,肠膨胀愈明显。梗阻以下肠管则瘪陷、空虚或仅存积少量粪便。扩张肠管和瘪陷肠管交界处即为梗阻所在,这对手术中寻找梗阻部位至为重要。急性完全性梗阻时,肠管迅速膨胀,肠壁变薄,肠腔压力不断升高,到一定程度时可使肠壁血运障碍。慢性肠梗阻多为不完全梗阻,梗阻以上肠腔有扩张,并由于长期肠蠕动增强,肠壁呈代偿性肥厚,故腹部视诊常可见扩大的肠型和肠蠕动波。痉挛性肠梗阻多为暂时性,肠管多无明显病理改变。

(2)全身性病理生理改变:主要由于体液丧失、肠膨胀、毒素的吸收和感染所致。① 体液丧失:体液丧失及因此而引起的水、电解质紊乱与酸碱失衡,是肠梗阻很重要的病理生理改变。② 感染和中毒:在梗阻以上的肠腔内细菌数量显著增加,细菌大量繁殖,而产生多种强烈的毒素。③ 休克及多器官功能障碍：严重的缺水、血液浓缩、血容量减少、电解质紊乱、酸碱平衡失调、细菌感染、中毒等，可引起严重休克。

（二）中医病因病机

气滞、血瘀、寒凝、热结、湿阻、食积、虫团客于肠间，清浊相混、糟粕内停是其因；腑气不降，气机失调，壅遏上逆是其机；腑气不通，发为便闭是其果。"肠结"分阳结和阴结，"阳结"即"热结"，指邪热入胃，大便燥结的阳明腑实证；"阴结"指脾肾虚寒所致的大便秘结。明代《医贯·噎膈》载："关者，下不得出也；格者，上不得入也。"在上由于三焦之气不流通致寒遏胸中，饮食不下，故格拒；在下由于热结下焦致津液干涸，气化障碍，故关闭。六腑者，以通为用，以降为顺，泻而不藏。凡因气滞、血瘀、寒凝、热结、湿阻、食积、虫团痞结肠间，而致肠腑气机不利，腑气不降，壅塞不通。气机逆乱则痛；腑气不降，上逆为呕；清浊相混，糟粕内停则胀，壅塞不通则发便闭；甚则化热灼伤肠络，或肠络瘀阻而发厥、脱之证。

【临床表现】

（一）病史

临床表现尽管由于肠梗阻的原因、部位、病变程度、发病急慢的不同，可有不同的临床表现，但肠内容物不能顺利通过肠腔则是一致具有的，其共同表现是腹痛、呕吐、腹胀及停止自肛门排气排便。

（二）症状与体征

1. **腹痛** 机械性肠梗阻发生时，由于梗阻部位以上强烈肠蠕动，表现为阵发性绞痛，疼痛多在腹中部，也可偏于梗阻所在的部位。腹痛发作时可伴有肠鸣，自觉有"气块"在腹中窜动，并受阻于某一部位。有时能见到肠型和肠蠕动波。如果腹痛的间歇期不断缩短，以至成为剧烈的持续性腹痛，则应该警惕可能是绞窄性肠梗阻的表现。

2. **呕吐** 在肠梗阻早期，呕吐呈反射性，吐出物为食物或胃液。此后，呕吐随梗阻部位高低而有所不同，一般是梗阻部位愈高，呕吐出现愈早，愈频繁。高位肠梗阻时呕吐频繁，吐出物主要为胃及十二指肠内容；低位肠梗阻时，呕吐出现迟而少，吐出物可呈粪质样。结肠梗阻时，呕吐到晚期才出现。呕吐物如呈棕褐色或血性，是肠管血运障碍的表现。麻痹性肠梗阻时，呕吐多呈溢出性。

3. **腹胀** 一般梗阻发生一段时间后出现，其程度与梗阻部位有关。高位肠梗阻腹胀不明显，但有时可见胃型。低位肠梗阻及麻痹性肠梗阻腹胀显著，遍及全腹。结肠梗阻时，如果回盲瓣关闭良好，梗阻以上结肠可成闭袢，则腹周膨胀显著。腹部隆起不均匀对称，是肠扭转等闭袢肠梗阻的特点。

4. **停止肛门排气排便** 完全性肠梗阻发生后，患者多不再排气排便；但梗阻早期，尤其是高位肠梗阻，可因梗阻以下肠内尚残存的粪便和气体，仍可自行或在灌肠后排出，不能因此而否定肠梗阻的存在。某些绞窄性肠梗阻，如肠套叠、肠系膜血管栓塞或血栓形成，则可排出血性黏液样粪便。

检查单纯性肠梗阻早期，患者全身情况多无明显改变。梗阻晚期或绞窄性肠梗阻患者，可表现为唇干舌燥、眼窝内陷、皮肤弹性消失、尿少或无尿等明显缺水征；或脉搏细速、血压下降、面色苍白、四肢发凉等中毒和休克征象。

腹部视诊：机械性肠梗阻常可见肠型和蠕动波。肠扭转时腹胀多不对称。麻痹性肠梗阻则腹胀均匀。触诊：单纯性肠梗阻因肠管膨胀，可有轻度压痛，但无腹膜刺激征。绞窄性肠梗阻时，可有固定压痛和腹膜刺激征。压痛的包块，常为受绞窄的肠袢。肿瘤或蛔虫导致肠梗阻时，有时可在腹部触及包块或条索状团块。叩诊：绞窄性肠梗阻时，腹腔有渗液，移动性浊音可呈阳性。听诊：肠鸣音亢进，有气过水声或金属音，为机械性肠梗阻表现。麻痹性肠梗阻时，则肠鸣音减弱或消失。

直肠指检如触及肿块，可能为直肠肿瘤；极度发展的肠套叠的套头；或低位肠腔外肿瘤。

（三）四诊要点

痞结者，腹痛阵作，痛无定处，叩之如鼓，恶心，呕吐，无排气排便，舌苔白薄，脉弦细。瘀结者，腹痛剧烈，痛有定处，腹胀明显，气促，呕吐，无大便无排气，发热，小便短赤，舌质红，甚或绛紫，苔黄腻,脉弦数或滑数。痞结者,脘腹胀痛,痞满,腹如鼓,呕吐剧烈,发热自汗,四肢厥冷,口干舌燥,苔黄腻或燥,脉细数无力。

【辅助检查】

（一）检查项目

1. 化验检查 单纯性肠梗阻的早期,变化不明显。随着病情发展,血红蛋白值及血细胞比容可因缺水、血液浓缩而升高。尿比重也增高。白细胞计数和中性粒细胞明显增加,多见于绞窄性肠梗阻。查血气分析和血清 Na^+、K^+、Cl^-、尿素氮、肌酐的变化,可了解酸碱失衡、电解质紊乱和肾功能的状况。呕吐物和粪便检查,有大量红细胞或隐血阳性,应考虑肠管有血运障碍。

2. X线检查 一般在肠梗阻发生 4~6 小时,X线检查即显示出肠腔内气体;立位或侧卧位透视或拍片,可见多液平面及气胀肠袢。但无上述征象,也不能排除肠梗阻的可能。由于肠梗阻的部位不同,X线表现也各有其特点:如空肠黏膜环状皱襞可显示"鱼肋骨刺"状;回肠黏膜则无此表现;结肠胀气位于腹部周边,显示结肠袋形。当怀疑肠套叠、乙状结肠扭转或结肠肿瘤时,可做钡剂灌肠或CT检查以助诊断。

（二）主要危重指标与监测

如果腹痛的间歇期不断缩短,以至成为剧烈的持续性腹痛,则应该警惕可能是绞窄性肠梗阻的表现。呕吐物如呈棕褐色或血性,是肠管血运障碍的表现。某些绞窄性肠梗阻,如肠套叠、肠系膜血管栓塞或血栓形成,则可排出血性黏液样粪便。梗阻晚期或绞窄性肠梗阻患者,可表现唇干舌燥、眼窝内陷、皮肤弹性消失、尿少或无尿等明显缺水征;或脉搏细速、血压下降、面色苍白、四肢发凉等中毒和休克征象。绞窄性肠梗阻时,可有固定压痛和腹膜刺激征。

随着病情发展,血红蛋白值及血细胞比容可因缺水、血液浓缩而升高。尿比重也增高。白细胞计数和中性粒细胞明显增加,多见于绞窄性肠梗阻。查血气分析和血清 Na^+、K^+、Cl^-、尿素氮、肌酐的变化,可了解酸碱失衡、电解质紊乱和肾功能的状况。呕吐物和粪便检查,有大量红细胞或隐血阳性,应考虑肠管有血运障碍。

【诊断与鉴别】

（一）诊断要点

1. 症状 肠梗阻的典型症状为腹痛、腹胀、呕吐、停止排气排便。

2. 体征

（1）全身情况:早期变化不大,随着病情进展可出现脱水、电解质紊乱、酸碱平衡失调。有肠绞窄时及梗阻后期,出现腹膜炎和全身中毒症状、休克等表现。

（2）腹部:可见肠型和肠蠕动波,绞窄性肠梗阻多有局限性腹膜炎体征,腹部外形不对称。闭祥性肠梗阻可摸到有压痛的肠段。小儿肠套叠时,可摸到长圆形坚硬的肿块,肠鸣音亢进和气过水音。

3. X线检查 ① 直立位腹部摄片可见多个阶梯形液平。② 低位小肠梗阻时,腹中部立位片可见多个阶梯状液平,平卧位片可见扩大的空肠呈鱼骨样。结肠梗阻时胀气肠袢在腹部周围,有明显结肠袋形状。③ 若出现孤立的胀气肠袢,位置又固定,压痛明显,应疑有绞窄性肠梗阻。

（二）鉴别诊断

西医鉴别

在肠梗阻诊断过程中,必须辨明下列问题。

1. 是否肠梗阻 输尿管结石、卵巢囊肿蒂扭转、急性坏死性胰腺炎等均可带来恶心呕吐、排气排便减少等情况,容易混淆甚至误诊,尤应警惕。一般而言影像学检查可以很好地进行鉴别。

假性肠梗阻是临床常见的一种综合征,其特征是没有阻塞肠内容物的解剖结构病变下,出现的机械性梗阻体征和症状,影像学上可以见到肠管扩张,常见的包括急性结肠假性梗阻(Oliver综合征)、慢性假性肠梗阻。Oliver综合征的发生与患者总体疾病严重状态有关,在外科重大手术后也常有发生。CT检查有助于明确,其不具备明确的结构性病因,并常常在脾曲附近有中间过渡区。这一综合征在危重患者中有相对较多的发生比例,因此需要临床鉴别,以防漏诊真正的肠梗阻。慢性假性肠梗阻多是基础神经系统、肌肉病变导致,往往继发于神经性疾病、肿瘤、自身免疫、代谢性或内分泌疾病。在目前糖尿病、冠心病、脑卒中等患者逐渐增多的背景下,需要鉴别,以防漏诊肠梗阻。

2. **是机械性还是动力性梗阻**　机械性肠梗阻具有上述典型临床表现,早期腹胀可不显著。麻痹性肠梗阻无阵发性绞痛等肠蠕动亢进的表现;相反为肠蠕动减弱或消失,腹胀显著。X线检查可显示大、小肠全部充气扩张;而机械性肠梗阻胀气限于梗阻以上的部分肠管,即使晚期并发肠绞窄和麻痹,结肠也不会全部胀气。

3. **是单纯性还是绞窄性梗阻**　这点极为重要,因为绞窄性肠梗阻预后差,必须及早进行手术治疗。有下列表现者,应考虑绞窄性肠梗阻的可能。① 腹痛发作急骤:起始即为持续性剧烈疼痛,或在阵发性加重之间仍有持续性疼痛。肠鸣音可不亢进。有时出现腰背部痛,呕吐出现早、剧烈而频繁。② 病情发展迅速:早期出现休克,抗休克治疗后改善不显著。③ 有明显腹膜刺激征:体温上升、脉率增快、白细胞计数增高。④ 腹胀不对称:腹部有局部隆起或触及有压痛的肿块(胀大的肠袢)。⑤ 呕吐物、胃肠减压抽出液、肛门排出物为血性,或腹腔穿刺抽出血性液体。⑥ 经积极非手术治疗而症状体征无明显改善。⑦ 腹部X线检查见孤立、突出胀大的肠袢,不因时间而改变位置,或有假肿瘤状阴影,或肠间隙增宽,提示有腹腔积液。

4. **是高位还是低位梗阻**　高位小肠梗阻的特点是呕吐发生早而频繁,腹胀不明显。低位小肠梗阻的特点是腹胀明显,呕吐出现晚而次数少,并可吐粪样物。结肠梗阻与低位小肠梗阻的临床表现很相似,鉴别较困难,X线检查有很大帮助。低位小肠梗阻,扩张的肠袢在腹中部,呈“阶梯状”排列,而结肠内无积气。结肠梗阻时扩大的肠袢分布在腹部周围,可见结肠袋,胀气的结肠阴影在梗阻部位突然中断,盲肠胀气最显著,小肠内胀气可不明显。

5. **是完全性还是不完全性梗阻**　完全性梗阻:呕吐频繁,如为低位梗阻腹胀明显,完全停止排便排气。X线腹部检查见梗阻以上肠袢明显充气和扩张,梗阻以下结肠内无气体。不完全梗阻:呕吐与腹胀都较轻或无呕吐,X线所见肠袢充气扩张都较不明显,而结肠内仍有气体存在。

6. **是什么原因引起梗阻**　应根据年龄、病史、体征、X线、CT等影像学检查等几方面分析。在临床上粘连性肠梗阻最为常见,多发生在以往有过腹部手术、损伤或炎症史的患者中。嵌顿性或绞窄性腹外疝是常见的肠梗阻原因,所以机械性肠梗阻的患者应仔细检查可能发生外疝的部位。结肠梗阻多系肿瘤所致,需特别提高警惕。新生婴儿以肠道先天性畸形为多见。2岁以内小儿,则肠套叠多见。蛔虫团所致的肠梗阻常发生于儿童。老年人则以肿瘤及粪块堵塞为常见。

中医类证鉴别

1. **急性脾心痛**　腹痛多在上腹部、左上腹部,痛无休止,严重者也可有全腹痛,但是腹中无转气雷鸣,血、尿淀粉酶升高。

2. **石淋**　腹痛呈刀割样,时作时止,并向会阴部放射,可有恶心、呕吐,痛处可有叩击痛,可有血尿。

【治疗】

(一) 西医治疗

肠梗阻的治疗原则是矫正因肠梗阻所引起的全身生理紊乱和解除梗阻。具体治疗方法要根据肠梗阻的类型、部位和患者的全身情况而定。

1. **基础疗法**　即不论采用非手术或手术治疗,均需应用的基本处理。

(1) 胃肠减压:治疗肠梗阻的重要方法之一。通过胃肠减压,吸出胃肠道内的气体和液体,可以减轻腹胀,降低肠腔内压力,减少肠腔内的细菌和毒素,改善肠壁血循环,有利于改善局部病变和全身情况。

(2) 纠正水、电解质紊乱和酸碱失衡:不论采用手术和非手术治疗,纠正水、电解质紊乱和酸碱失衡是极重要的措施。输液所需容量和种类需根据呕吐情况、缺水体征、血液浓缩程度、尿排出量和比重,并结合血清钾、钠、氯和血气分析监测结果而定。单纯性肠梗阻,特别是早期,上述生理紊乱较易纠正。而对于单纯性肠梗阻晚期和绞窄性肠梗阻,尚需输注血浆、全血或血浆代用品,以补偿丧失至肠腔或腹腔内的血浆和血液。

(3) 防治感染和中毒:应用抗肠道细菌,包括抗厌氧菌的抗生素。一般单纯性肠梗阻可不应用,但对单纯性肠梗阻晚期,特别是绞窄性肠梗阻以及手术治疗的患者,应该使用。

此外,还可应用镇静剂、解痉剂等一般对症治疗,止痛剂的应用则应遵循急腹症治疗的原则。

2. **解除梗阻**　可分手术治疗和非手术治疗两大类。

（1）手术治疗：各种类型的绞窄性肠梗阻、肿瘤及先天性肠道畸形引起的肠梗阻，以及非手术治疗无效的患者，适合手术治疗。由于急性肠梗阻患者的全身情况常较严重，所以手术的原则和目的是在最短手术时间内，以最简单的方法解除梗阻或恢复肠腔的通畅。具体手术方法要根据梗阻的病因、性质、部位及患者全身情况而定。手术大体可归纳为下述四种。

1）解决引起梗阻的原因：如粘连松解术、肠切开取出异物、肠套叠或肠扭转复位术等。

2）肠切除肠吻合术：如肠管因肿瘤、炎症性狭窄等，或局部肠袢已经失活坏死，则应做肠切除肠吻合术。

对于绞窄性肠梗阻，应争取在肠坏死以前解除梗阻，恢复肠管血液循环，正确判断肠管的生机十分重要。如在解除梗阻原因后有下列表现，则说明肠管已无生机：① 肠壁已呈黑色并塌陷。② 肠壁已失去张力和蠕动能力，肠管呈麻痹、扩大、对刺激无收缩反应。③ 相应的肠系膜终末小动脉无搏动。如有可疑，可用等渗盐水纱布热敷，或用0.5%普鲁卡因溶液做肠系膜根部封闭等。倘若观察10~30分钟仍无好转，说明肠已坏死，应做肠切除术。若肠管生机一时间实难肯定，特别当病变肠管过长，切除后会导致短肠综合征的危险，则可将其回纳入腹腔，缝合腹壁，于18~24小时后再次行剖腹探查术。但在此期间内必须严密观察，一旦病情恶化，即应随时行再次剖腹探查加以处理。

3）短路手术：当引起梗阻的原因既不能简单解除，又不能切除时，如晚期肿瘤已浸润固定，或肠粘连成团、与周围组织黏着，则可做梗阻近端与远端肠袢的短路吻合术。

4）肠造口或肠外置术：如患者情况极严重，或局部病变所限，不能耐受和进行复杂手术，可用这类术式解除梗阻，但主要适用于低位肠梗阻，如急性结肠梗阻，对单纯性结肠梗阻一般采用梗阻近侧（盲肠或横结肠）造口，以解除梗阻。如已有肠坏死，则宜切除坏死肠段并将两断端外置做造口术，待以后二期手术再解决肠病变。

（2）非手术治疗：主要适用于单纯性粘连性（特别是不完全性）肠梗阻，麻痹性或痉挛性肠梗阻，蛔虫或粪块堵塞引起的肠梗阻，肠结核等炎症引起的不完全性肠梗阻，肠套叠早期等。

在治疗期间，必须严密观察，如症状、体征不见好转或反有加重，即应手术治疗。非手术治疗除前述基础疗法外，还包括：中医中药治疗、口服或胃肠道灌注生植物油、针刺疗法，以及根据不同病因采用低压空气或钡灌肠，经乙状结肠镜插管，腹部按摩等各种复位法。

（二）中医辨证论治

1. 湿热壅滞

证候：腹痛拒按，烦渴引饮，大便秘结，或溏滞不爽，潮热汗出，小便短黄。舌质红，苔黄燥或黄腻，脉滑数。

证机分析：湿热内结，气机壅滞，腑气不通。

治法：泄热通腑，行气导滞。

处理：大承气汤加减。发热重者，加金银花、连翘、虎杖。

2. 寒邪内阻

证候：腹痛拘急，遇寒痛甚，得温痛减，口淡不渴，形寒肢冷，小便清长，大便清稀或秘结。舌质淡，苔白腻，脉沉紧。

证机分析：寒邪内阻，气机窒滞。

治法：散寒温里，理气止痛。

处理：良附丸合正气天香散加减。

3. 饮食积滞

证候：脘腹胀满，疼痛拒按，嗳腐吞酸，恶食呕恶，痛而欲泻，泻后痛减，或大便秘结。舌苔厚腻，脉滑。

证机分析：食滞内停，运化失司。

治法：消食导滞，理气止痛。

处理：枳实导滞丸加减。积滞甚者，加枳实；腹胀重者，加厚朴、木香；蛔虫团引起梗阻者，加乌梅、槟榔、使君子、花椒。

4. 肝郁气滞

证候：腹痛胀闷，痛无定处，痛引少腹，或兼痛窜两胁，时作时止，得嗳气或矢气则舒，遇忧思恼怒则剧。舌质红，苔薄白，脉弦。

证机分析：肝气郁滞，脉络不通。

治法：疏肝解郁，理气止痛。

处理：柴胡疏肝散加减。腹痛时有发作，腹胀不甚者，陈皮加量，加苦楝根皮；腹痛多发生在脐周或下腹部，阵发绞痛或持续性钝痛，呕吐剧烈，胀满拒按，腹部呈不规则隆起，脉弦紧，表现为早期肠扭转者，可去陈皮，重用厚朴，加炒莱菔子、桃仁、枳壳。

5. 瘀血内停

证候：腹痛较剧,痛如针刺,痛处固定,经久不愈。舌质紫暗,脉细涩。

证机分析：气滞血瘀,脉络不通。

治法：活血化瘀,和络止痛。

处理：少腹逐瘀汤加减。腹痛点较固定或有形可见,有手术中者多为粘连性梗阻。重用桃仁,加乌药、番泻叶。

6. 中虚脏寒

证候：腹痛绵绵,时作时止,喜温喜按,形寒肢冷,神疲乏力,气短懒言,胃纳不佳,面色无华,大便溏薄。舌质淡,苔薄白,脉沉细。

证机分析：脾阳受损,内失温养。

治法：温中补虚,缓急止痛。

处理：小建中汤加减。体虚者加当归。

【中西医协同诊疗思路】

肠梗阻采用中西医结合治疗具有优势,但重要的是如何把握治疗时机。早期治疗采用有效的胃肠减压和禁食治疗,维持水电解质平衡,先控制肠道本身的张力和毒性物质释放。由于对于肠道而言,需要一定的肠道内物质以维持正常肠黏膜的屏障作用,中医汤药的使用理论上有助于维持肠道的黏膜屏障,因此在监测肠道动力、患者体征、化验的前提下,适当使用中医制剂有利于肠道功能的恢复;还可以联合针灸、灌肠、外敷等方式,如在胃管内间隔4小时缓慢给药,在夹闭2小时后进行针灸治疗,每次治疗的时间为30分钟,每日治疗2次;最后,使用中药汤剂自肛门灌入,保留在直肠或结肠内,另采用中药外敷,每日2~3次,每次治疗时间为20分钟。采用中西医结合治疗肠梗阻,通过中医辨证,可以结合实际情况,内外兼顾,标本同治。西医治疗起效快、选择多,中医治疗药性平稳、副作用小,采用中西医结合治疗,可以互相补充,相辅相成,达到较好的治疗效果,有利于治疗疾病的根本,改善血气运行情况,调节血液循环。(图2-61)

【预后与进展】

单纯性肠梗阻的预后较好,而绞窄性肠梗阻

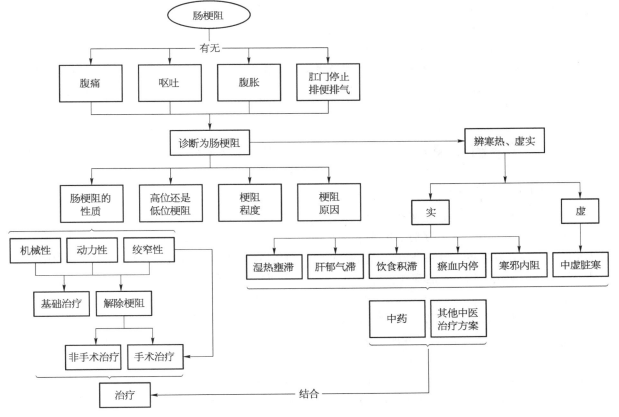

图2-61 肠梗阻中西医协同诊疗思路导图

死亡率可达 10%～20%。改善预后的关键在于早期诊断、鉴别出绞窄性肠梗阻并予及时恰当治疗。

关于肠梗阻的保守治疗方面,随着介入治疗逐步开展,肠梗阻的非手术治疗方式有新的措施,包括经鼻肠梗阻导管、经肛肠梗阻导管、自膨式金属支架,这些措施可以有助于患者症状的解除,但一般均是临时应用,且受制于患者条件,操作难度较大,其临床效果目前尚需进一步证实。

(夏 怡 吴 倩)

第二节

急性胃十二指肠穿孔

溃疡穿透浆膜层达游离腹腔即可导致急性穿孔,是胃十二指肠溃疡的严重并发症,为常见的外科急腹症,其起病急、病情重、变化快,需要紧急处理,若诊治不当,可危及生命。急性穿孔的发生率为消化性溃疡病的 5%～10%,其中男性占 90%。十二指肠溃疡穿孔男性患者较多,胃溃疡穿孔则多见于老年妇女。在危重患者中,应激性溃疡也可引起穿孔,其相关的流行病学数据很少,但由于其为致命性并发症,临床应注意诊断排查。

中医学中并无"急性胃十二指肠溃疡穿孔"病名,但根据该病临床表现,可归属于中医学"胃脘痛""心下痛""腹痛""脏结""厥逆"等范畴。以胃脘部位痛如刀割、恶心呕吐、全腹肌紧张为特征。

【病因病理】

(一) 西医病因病理

吸烟是<75 岁患者穿孔最常见的病因,有文献报道吸烟与溃疡穿孔存在相关性,吸烟可增加各个年龄组的穿孔发生率。另一个重要原因是非甾体类抗炎药的使用。约 1/4 的穿孔患者是由于使用非甾体抗炎药。

90%的十二指肠溃疡穿孔发生在球部前壁,而胃溃疡穿孔 60%发生在胃小弯、40%分布于胃窦及其他各部。急性穿孔后,有强烈刺激性的胃酸、胆汁、胰液等消化液和食物溢入腹腔,引起化学性腹膜炎,导致剧烈的腹痛和大量腹腔渗出液,6～8 小时后细菌开始繁殖并逐渐转变为化脓性腹膜炎。病原菌以大肠埃希菌、链球菌为多见。由于强烈的化学刺激、细胞外液的丢失以及细菌毒素吸收等因素,患者可出现休克。胃十二指肠后壁溃疡,可穿透全层并与周围组织包裹,形成慢性穿透性溃疡。

(二) 中医病因病机

中医学中并无"急性胃十二指肠溃疡穿孔"病名,但根据该病临床表现,可归属于中医学"胃脘痛""心下痛""腹痛""脏结""厥逆"等范畴。主要是在胃肠疾病基础上,加以过度刺激如饮食不节、寒温不适、七情所伤或劳伤过度等所致。

1. **感受外邪** 外感寒、热、湿诸邪,内客于胃肠,皆可致胃肠气机阻滞,不通则痛。其中,尤以寒邪为多,如《素问·举痛论》说:"寒气客于肠胃之间,膜原之下,血不能散,小络急引,故痛。"

2. **内伤饮食** 暴饮暴食,损伤脾胃,饮食停滞,腑气阻滞不通;过食肥甘厚腻辛辣刺激食物,导致湿热阻滞肠胃,中焦气机不畅;恣食生冷损伤脾胃,脾胃升降失常,腑气通降不利,气机阻滞不通。

3. **情志失调** 忧思恼怒,伤肝损脾,肝失疏泄,横逆犯胃,脾失健运,胃气阻滞,肠道失调。气滞日久或久痛入络,可致胃络血瘀。如《临证指南医案·胃脘痛》云:"胃痛久而屡发,必有凝痰聚瘀。"肝气久郁,既可出现化火伤阴,又能导致瘀血内结,病情至此,则胃肠疾病加重,每每缠绵难愈。

4. **体虚久病** 脾胃为仓廪之官,主受纳及运化水谷,若素体脾胃虚弱,运化失职,气机不畅;或中阳不足,中焦虚寒,失其温养而发生疼痛。若禀赋不足,后天失调,或饥饱失常,劳倦过度,以及久病正虚不复等,导致胃肠疾病缠绵难愈。

本症病位在胃、十二指肠,病机为在胃肠病基础上,加以过度刺激如饮食不节、寒温不适、七情所伤或劳伤过度等导致实痛、热痛。病初起自脾胃,后波及肝及其他脏腑;或因寒邪、食积阻滞;或肝气犯胃;或脾胃虚寒;或瘀血凝滞所致脾胃运化失职,湿浊内生,郁而化热,火热内结,腑气不通,腹痛剧烈拒按,导致大汗淋漓、四肢厥逆的厥脱危证。本病起病急骤,变化迅速,常在病邪作用下,突然腹痛起自胃脘部,继而延及全腹,表现为各种实热证、厥逆等,经过治疗或日久亦可转归他证。因此,临证抓住病程分期进行辨证论治可获良效。

【诊断与鉴别】

（一）病史

多数患者既往有溃疡病史,穿孔前数日溃疡病症状加剧。情绪波动、过度疲劳、刺激性饮食或服用非甾体类抗炎药或皮质激素药物等常为诱发因素。约有10%的患者没有溃疡病史而突然发生急性穿孔。在危重患者中,需要注意消化道应激性溃疡或出血,也可能出现消化道穿孔情况。

（二）症状与体征

穿孔多在夜间空腹或饱食后突然发生,表现为骤起上腹部刀割样剧痛,迅速波及全腹,患者疼痛难忍,可有面色苍白、出冷汗、脉搏细速、血压下降等表现,常伴恶心、呕吐。当胃内容物沿右结肠旁沟向下流时,可出现右下腹痛,疼痛也可放射至肩部。当腹腔有大量渗出液稀释漏出的消化液时,腹痛可略有减轻。由于继发细菌感染,出现化脓性腹膜炎,腹痛可再次加重。偶尔可见溃疡穿孔和溃疡出血同时发生。溃疡穿孔后病情的严重程度与患者的年龄、全身情况、穿孔部位、穿孔大小和时间以及是否空腹穿孔密切有关。

体检时患者表情痛苦,仰卧微屈膝,呈被动体位,腹式呼吸减弱或消失;全腹压痛、反跳痛,腹肌紧张呈"板样"强直,尤以上腹最明显。叩诊肝浊音界缩小或消失,可有移动性浊音;听诊肠鸣音消失或明显减弱。患者有发热。

（三）四诊要点

本病多为虚实夹杂之证,舌脉象多见湿热之象;或起病急骤,剧痛难忍,可伴面色苍白,四肢厥冷,脉弦紧或细数之厥证表现;或持续腹痛,由胃脘渐及全腹。便秘或便闭,恶心呕吐,尿短赤,苔黄,脉洪数;或脘腹隐痛或冷痛,遇冷痛甚,得热痛减;或饥时痛甚,餐后痛减。畏寒肢冷,舌淡苔薄白,脉濡缓或沉细无力;或脘腹胀满,攻窜不定,郁怒则加剧,苔薄,脉弦;或见余热未清,烦渴口干,苔黄,小便短赤等。

【辅助检查】

（一）检查项目

实验室检查示血白细胞计数增加,血清淀粉酶轻度升高。在站立位 X 线检查时,80%的患者可见膈下新月状游离气体影。但没有膈下游离气体并不能排除穿孔,腹部 CT 检查可发现散在较小的游离气体,有助于诊断。

（二）主要危重指标与监测

胃肠穿孔是严重胃肠道损伤的表现,肠道功能的相关监测自然十分突出。腹部体征是最基本且最实用的胃肠道监测方式,腹腔内压的测定十分必要。床旁超声可能由于患者腹腔内的积气情况而限制其实际作用。一些新型的消化道相关标志物如肠道脂肪酸结合蛋白、肠道碱性磷酸酶等可能有助于评估胃肠道功能,但其具体应用尚无明确共识,需要谨慎使用。

消化道穿孔患者可以导致严重的休克状态,此时对患者进行系统的休克相关监测十分必要。由于往往其需要紧急手术,故并不强调在手术前进行复杂的血流动力学监测技术,以避免延误手术。但在术中及术后患者,应进行完善的血流动力学评估,以保证患者接受合理的液体、生命支持治疗。

感染中毒症状患者可出现高热、脉速、呼吸浅快、大汗、口干。病情进一步发展,可出现面色苍白、虚弱、眼窝凹陷、皮肤干燥、四肢发凉、呼吸急促、口唇发绀、舌干苔厚、脉细微弱、体温骤升或下降、血压下降、神志恍惚或不清,表示已有重度缺水、代谢性酸中毒及休克。病情险恶或机体反应能力低下的患者,白细胞计数不增高,仅中性粒细胞比例增高,甚至有中毒颗粒出现。一方面,胃肠道定植有大量微生物,穿孔无疑带来腹腔感染以及化学损伤;另一方面,引流良好的情况下引流液培养可以为阳性,而患者未必真正处于感染。围手术期间需要尤其注意感染相关指标,如 PCT、葡聚糖等包括微生物培养相关的解读,鉴别感染与非感染炎症。

【诊断与鉴别】

（一）诊断要点

既往有溃疡病史,突发上腹部剧烈疼痛并迅速扩展为全腹疼痛伴腹膜刺激征等上消化道穿孔的特征性的临床表现,结合 X 线检查腹部发现膈下游离气体和/或腹部 CT 检查发现腹腔游离气体,诊断性腹腔穿刺抽出液含胆汁或食物残渣,不难做出正确诊断。

(二) 鉴别诊断

西医鉴别

既往无典型溃疡病史者,位于十二指肠及幽门后壁的溃疡小穿孔,胃后壁溃疡向小网膜腔内穿孔,老年体弱反应性差者的溃疡穿孔,空腹时发生的小穿孔等情况下,症状、体征不太典型,较难诊断。需与下列疾病相鉴别。

1. **急性胆囊炎** 表现为右上腹绞痛或持续性疼痛伴阵发加剧,疼痛向右肩放射,伴畏寒发热。右上腹局部压痛、反跳痛,可触及肿大的胆囊,Murphy 征阳性。胆囊坏疽穿孔时有弥漫性腹膜炎表现,但 X 线检查膈下无游离气体。B 超提示胆囊炎或胆囊结石。

2. **急性胰腺炎** 急性胰腺炎的腹痛发作一般不如溃疡急性穿孔者急骤,腹痛多位于上腹部偏左并向背部放射。腹痛有一个由轻转重的过程,肌紧张程度相对较轻。血清、尿液和腹腔穿刺液淀粉酶明显升高。X 线检查膈下无游离气体,CT、B 超提示胰腺肿胀。

3. **急性阑尾炎** 溃疡穿孔后消化液沿右结肠旁沟流到右下腹,引起右下腹痛和腹膜炎体征,可与急性阑尾炎相混。但阑尾炎一般症状比较轻,体征局限于右下腹,无腹壁板样强直,X 线检查无膈下游离气体。

中医类证鉴别

1. **真心痛** 真心痛是心经病变所引起的心痛证,多见于老年人,为当胸而痛,其多刺痛,动辄加重,痛引肩背,常伴心悸气短、汗出肢冷,病情危急。正如《灵枢·厥论》曰:"真心痛,手足青至节,心痛甚,旦发夕死,夕发旦死。"其病变部位、疼痛程度与特征、伴有症状及预后等方面,与本病有明显区别。

2. **胁痛** 胁痛是以胁部疼痛为主症,可伴发热恶寒,或胸闷太息,极少伴嘈杂泛酸、嗳气吐腐。肝气犯胃的胃痛有时亦可攻痛连胁,但仍以胃脘部疼痛为主症,两者具有明显的区别。

【治疗】

(一) 西医治疗

1. **非手术治疗** 适用于一般情况好,症状体征较轻的空腹穿孔;穿孔超过 24 小时,腹膜炎已局限者;患者年老体弱,全身情况差,或合并有严重的心肺疾病;或是经水溶性造影剂行胃十二指肠造影检查证实穿孔业已封闭的患者。非手术治疗不适用于伴有出血、幽门梗阻、疑有癌变等情况的穿孔患者。治疗措施主要包括:① 持续胃肠减压,减少胃肠内容物继续外漏,以利于穿孔的闭合和腹膜炎消退。② 输液以维持水、电解质平衡并给予营养支持。③ 全身应用抗生素控制感染。④ 经静脉给予 H_2 受体阻断剂或质子泵拮抗剂等制酸药物。非手术治疗 6~8 小时后病情仍继续加重,应立即转行手术治疗。非手术治疗少数患者可出现膈下或腹腔脓肿。痊愈的患者应胃镜检查排除胃癌,根治幽门螺杆菌感染并采用制酸剂治疗。

2. **手术治疗** 手术仍然是胃十二指肠溃疡穿孔的主要疗法,根据患者情况结合手术条件选择单纯穿孔修补术或彻底性溃疡手术。

(1) 单纯穿孔缝合修补术:单纯穿孔缝合修补术的优点是操作简便,手术时间短,安全性高。一般认为:穿孔时间超出 8 小时,腹腔内感染及炎症水肿严重,有大量脓性渗出液;以往无溃疡病史或有溃疡病史未经正规内科治疗,无出血、梗阻并发症,特别是十二指肠溃疡患者;有其他系统器质性疾病不能耐受急诊彻底性溃疡手术,为单纯穿孔缝合术的适应证。穿孔修补通常采用经腹手术,穿孔以丝线间断横向缝合,再用大网膜覆盖,或以网膜补片修补;也可经腹腔镜行穿孔缝合大网膜覆盖修补。对于所有的胃溃疡穿孔患者,需做活检或术中快速病理检查除外胃癌。若为恶性病变,应行根治性手术。单纯穿孔缝合术术后溃疡病仍需内科治疗,HP 感染阳性者需要抗 HP 治疗,部分患者因溃疡未愈仍需行彻底性溃疡手术。

(2) 彻底性溃疡手术:优点是一次手术同时解决了穿孔和溃疡两个问题。如果患者一般情况良好,穿孔在 8 小时内或超过 8 小时,腹腔污染不严重;慢性溃疡病特别是胃溃疡患者,曾行内科治疗,或治疗期间穿孔;十二指肠溃疡穿孔修补术后再穿孔,有幽门梗阻或出血史者可行彻底性溃疡手术。手术方法除胃大部切除术外,对十二指肠溃疡穿孔可选用穿孔缝合术加高选择性迷走神经切断术或选择性迷走神经切断术加胃窦切除术。

3. **围手术期间支持治疗** 围手术期间主要是生命体征及内环境稳定、腹腔感染的防治。消化道穿孔可引起严重的中毒性休克,原则上不应由于患者恶化的生命体征而延误手术治疗。在手术后往往仍需进行生命体征的监护及支持。一般而言,穿孔在进行手术后可认为进行充分引流及修补,需要维持患者胃肠道功能。对于具有营养高危风险的患者,应事先留置合适的胃肠道通路,确保尽早安全启用肠道营养,以保护剩余肠道功能,防止二次感染。对于这类患者,急性胃肠功能损伤分级仍是合适的评估方法,必要时可以联合肠脂肪酸结合蛋白、血清瓜氨酸、肠道碱性磷酸酶等新型标志物协同评估。需要强调的是,在这类患者中,应努力尽早实现肠内营养,而非早期积极的肠外营养。

应确保引流具体的效果,结合床旁超声及影像学检查以明确引流效果。在引流良好的情况下,抗生素的治疗应进行尽快降阶梯治疗,可以联合生物标志物如降钙素原等进行抗生素降阶梯指导。需要注意的是,由于胃十二指肠中定植有较多念珠菌,因此临床在引流液中检出念珠菌需要结合菌株形态及患者引流情况,鉴别是否为念珠菌感染,避免过度使用抗真菌药物。

(二)中医辨证论治

中医辨证要点包括:首先辨病期,根据病程的不同阶段和临床表现,可分为气滞血瘀期(闭孔期)、毒热炽盛期(瘀闭化热期)、脘痛期(恢复期)三个阶段。根据疼痛的剧烈程度、部位、持续的时间、伴随症状及舌脉,辨其病程分期:气滞血瘀期起病急骤,剧疼难忍,发自胃脘,迅及全腹,腹肌硬紧,拒按拒动,甚者出现面色苍白,四肢厥冷,冷汗气短,脉弦紧或细数之厥症,本期持续1~2日;毒热炽盛期腹痛持续3~5小时,由胃脘渐及脐周、右下腹、下腹乃至全腹,发热,腹紧如板,便秘或便闭,恶心呕吐,尿短赤,苔黄,脉洪数,此乃病邪与食物互结于阳明胃腑,郁闭化热,毒陷脏腑之证(肠麻痹);或热邪炽盛,灼津为痰,或热聚成脓(化脓性腹膜炎);或湿热下注,聚而成形(右下腹或盆腔脓肿);或热深致厥(中毒性休克),热邪耗津,传导失司,故便秘;烦渴引饮,热迫津液外溢,故自汗出,便赤、苔黄、脉数均为实热之象。经过适当治疗,邪热渐退,腹痛大减或消失,气机复和,食欲增进,大便通调,实热平息即转入恢复期,多数患者有气血亏耗、脾胃虚弱的表现,或显原来胃脘痛各

型之证候。第二,辨顺逆。毒热炽盛期是病情顺和逆的转折点。顺证为经过适当治疗,邪热渐退,腹痛大减或消失,气机复和,食欲增进,大便通调,实热平息,脉象缓滑。逆证为身热不退,四肢厥逆,不能进食,神识不清,脉浮大无根,或细而数疾等,凡逆证均较难治。

中医认为,急性胃十二指肠穿孔患者脾胃功能失调,肠腔内分泌排泄的败浊瘀腐之物未能及时排除,停滞肠道,多为虚实夹杂之证,舌脉象多见湿热之象。治法宜清热解毒,活血化瘀,通里攻下,托脓透毒,健脾化湿。

1. 气滞血瘀期(闭孔期)

证候: 起病急骤,剧疼难忍,发自胃脘,迅及全腹,腹肌硬紧,拒按拒动。甚者出现面色苍白,四肢厥冷,冷汗气短,脉弦紧或细数之厥证。本期持续1~2日。

证机分析: 气血瘀闭,不通则痛。

治法: 镇静安神,理气止痛。

凡具手术适应证者,应早行手术。不具备手术适应证者,宜采用非手术疗法。在禁食、持续胃肠吸引、输液之同时采取针刺治疗。取穴上脘,中脘,梁门,天枢,内关,足三里等。强刺激,留针30~60分钟。每6小时一次。本法具有镇静止痛,促进穿孔粘连、闭合之功,从而调整全身机能状态及胃肠蠕动和分泌功能。疗程1~2日。

2. 毒热炽盛期(瘀闭化热期)

证候: 持续腹痛,由胃脘渐及脐周、右下腹、下腹乃至全腹。发热,腹紧如板,便秘或便闭,恶心呕吐,尿短赤。苔黄,脉洪数。

证机分析: 邪郁化热,毒陷脏腑。

治法: 清热解毒,通里攻下。

方药: 大柴胡汤。药用黄芩、枳壳、半夏、柴胡、白芍、大黄、生姜、大枣等。腹痛,加川楝子、延胡索、木香;腹腔感染重者,加蒲公英、连翘、金银花;大便燥结不下者,加芒硝、番泻叶;有瘀血者,加桃仁、红花、赤芍;气滞重者,加郁金、香附;湿热蕴结中焦者,加黄连、栀子、胆草。大承气汤(《伤寒论》)。药用大黄、厚朴、枳实、芒硝等。煎剂500 mL经肛管滴入,每分钟40滴。同时还可配合针刺,穴位手法同上,每日2次,7日为1个疗程。对于湿热下注右下腹,下腹形成脓肿者,宜通里攻下、清肠排毒。方用大黄10 g(后下),丹皮10 g,败酱草30 g,红藤30 g,桃仁10 g,生薏苡仁10 g,蒲

公英 30 g，白花蛇舌草 30 g，地锦草 30 g，川朴 10 g，玄明粉 18 g（分冲）。水煎，每日 1 剂。

3. 脘痛期（恢复期）

证机分析：邪热渐退，腹疼大减或消失，气机复和，食欲增进，大便通调，实热平息。多数患者有气血亏耗，脾胃虚弱的表现，或显原来胃脘痛各型之证候。

（1）脾胃虚寒

证候：脘腹隐痛或冷痛，遇冷痛甚，得热痛减。或饥时痛甚，餐后痛减，畏寒肢冷。舌淡苔薄白，脉濡缓或沉细无力。

治法：温中补虚，缓急止痛。

方药：理中汤合黄芪建中汤加减。药用人参、白术、干姜、黄芪、白芍、桂枝、炙甘草、生姜、大枣、饴糖、木香、茯苓等。脘腹胀闷，纳少苔腻者，加陈皮、砂仁以理气宽中；若吐酸者，加海螵蛸、煅瓦楞以制酸；呕吐清涎者，加丁香、半夏以温中降逆。

（2）胃腑血瘀

证候：脘腹胀闷或痛，刺痛固定不移。痛处拒按或有呕血、黑便、眼周晦暗。舌紫，脉弦或迟涩。

治法：活血化瘀，和络止痛。

方药：膈下逐瘀汤加减。药用桃仁、枳壳、红花、当归、川芎、赤芍、丹皮、五灵脂、延胡索、乌药、甘草、香附、川楝子等。呕血便黑者，加三七粉、侧柏炭、仙鹤草以化瘀止血。

（3）气滞热痛

证候：脘腹胀满，攻窜不定，得暖气胀减，郁怒则加剧，苔薄，脉弦；或见余热未清，烦渴口干，腹胀满不舒，腹疼拒按，苔黄，小便短赤等乃余热未清，灼伤津液之征。

治法：疏肝解郁，理气止痛。

方药：柴胡疏肝散加减。药用柴胡、香附、白芍、川芎、枳壳、甘草、陈皮、川楝子、延胡索、木香、苏梗等。胃脘发凉者，加吴茱萸、淡干姜以温中散寒；胃中灼热者，加黄连、栀子以清降温热。对有郁热耗津者，宜用一贯煎合左金丸，药用沙参、麦冬、地黄、白芍、川楝子、左金丸、炒栀子等；若吐酸嘈杂者，加吴茱萸、黄连以柔肝缓脾、清热和胃。

【中西医协同诊疗思路】

中西医治疗的关键问题在于将中医分期和西医临床分期进行结合，以明确患者在何时以及使用何种方式进行汤剂治疗。针灸及外敷治疗总体上不易冲突。另外，由于患者往往存在严重的生命体征不稳定，中医治疗上也需要注意患者固阳救脱的治疗。对于严重休克的患者，中医成药制剂如参附注射液、血必净等具有较好的抗炎、改善微循环的作用，有助于减少休克患者中的升压药使用。

此外，手术后为加速感染控制，加速伤口愈合与胃肠功能恢复，宜加用中药治疗，充分发挥中西医结合的优势。中药可用理气消胀、清热通腑实之剂，方选复方大承气汤或承气汤；腹腔污染严重者，可用清肠排毒汤；如感染控制，为清除腹胀，治疗肠麻痹，可选以下方剂。轻度腹胀：萝卜子 15 g，陈皮 10 g，半夏 10 g，茯苓 10 g，连翘 10 g，鸡内金 10 g，建曲 6 g，山楂 10 g。中度腹胀：炒卜子 15 g，厚朴 12 g，木香 10 g，乌药 10 g，陈皮 10 g，桃仁 10 g，赤芍 10 g，当归 12 g，芒硝 10 g（冲服）。重度腹胀伴肠麻痹：厚朴 30 g，炒萝卜子 30 g，枳壳 15 g，桃仁 10 g，赤芍 10 g 大黄 15 g（后下），芒硝 10 g（冲服）。同时加强护理，如采用斜坡卧位以利引流，腹部热敷配合针灸可促进穿孔迅速痊愈。

【预后与进展】

一旦溃疡穿孔，就有生命危险，十二指肠溃疡穿孔的死亡率为 5%～13%，胃溃疡为 10%～40%，预后一般与下列因素有关：① 年龄。年龄越大，病死率越高，这不仅由于老年人容易误诊，并发症多，且手术病死率亦较青年患者高 3～5 倍。② 病程。病程短者较病程长者预后好。③ 就医时间。穿孔后 6 小时内就医并及时治疗者预后好，如超过 24 小时预后差。④ 穿孔大小。穿孔大者较穿孔小者预后差。此外，胃恶性肿瘤合并穿孔预后差。

近年来，由于腹腔镜手术具有许多优点，包括探查清楚、瘢痕小、创伤小，术后疼痛轻，胃肠道功能恢复快等，因此用腹腔镜作为十二指肠穿孔诊断和治疗深受患者和医生的欢迎，但胃后壁穿孔用腹腔镜手术的难度较大。

中医药在急性胃、十二指肠的预后调理方面有很大优势。手术后运用针灸、中药、腹部热敷等方式，可以加速感染控制，加速伤口愈合与胃肠功能恢复。

（马贵萍　夏　怡　钟　鸣）

第三节

重症急性胰腺炎

重症急性胰腺炎(severe acute pancreatitis,SAP)是多种病因引起的胰腺局部炎症、坏死和感染,并伴全身炎症反应和多个器官功能损害的疾病。根据本病的病因、发病部位及临床特点,将其归属为中医学"腹痛""胃心痛""脾心痛""胃脘病""结胸""胰瘅"等范畴,基本病机为"不通则痛"。《金匮要略·腹满寒疝宿食病脉证治》曰:"病者腹满,按之不痛为虚,痛者为实,可下之。舌黄未下者,下之黄自去";《内经》中对其临床表现也有记载:"腹胀胸满,心尤痛甚,胃心痛也……痛如以锥针刺其心,心痛甚者,脾心痛也",其与SAP的临床表现较为相符。《古今医鉴》则提出不同的治疗法则:"是寒则温之,是热则清之,是痰则化之,是血则散之,是虫则杀之,临证不可惑也。"尽管近年来SAP的综合治疗已取得重要进展,但病死率仍居高不下,同时存在住院时间长、治疗费用高等问题,对社会及家庭是巨大的负担。

【病因病理】

(一)西医病因病理

SAP病因中,欧美国家多与酗酒有关;我国则以胆道疾病引起最多见,占SAP病因的58.7%。其他的则与高脂血症、经内镜逆行性胰胆管造影术(endoscopic retrograde cholangiopancreatography,ERCP)术后、胰管狭窄、感染、创伤、高钙血症、药物、妊娠等有关,尚有5%~10%的患者找不到明确的致病危险因素。

1. 病因

(1)胆道疾患:胆胰管"共同通路学说"是胆源性急性胰腺炎发生的解剖基础。早在1901年Opie发现结石嵌顿胆管下端造成感染性胆汁反流到胰管里,从而引起急性胰腺炎。胆管炎症、结石、寄生虫、水肿、痉挛等病变使壶腹部发生梗阻,加之胆囊收缩,胆管内压力升高,胆汁通过共同通道反流入胰管,激活胰酶原,导致胰腺自身消化而引起胰腺炎。此外,胆石、胆道感染等疾病尚可造成Oddi括约肌功能障碍,十二指肠液反流入胰管,激活胰腺消化酶致发病。

(2)代谢异常:高脂血症使血液黏稠度增高,血清脂质颗粒阻塞胰腺血管,导致胰腺微循环障碍,胰腺缺血、缺氧。血清甘油三酯水解释放大量有毒性作用的游离脂肪酸,引起局部微栓塞的形成及毛细血管膜的损害。高钙血症(如甲状旁腺功能亢进)时,钙离子可刺激胰腺分泌、激活胰酶,在碱性胰液中易形成结石、钙化,阻塞胰管亦可致发病。

(3)乙醇:乙醇相关性胰腺炎通常在长期(>10年)、大量饮酒后发生。风险随着摄入量的增加而增加,表明乙醇代谢时对胰腺有直接的毒性作用。

(4)缺血:胰腺对缺血极为敏感,各种原因引起的胰腺缺血性损伤是急性胰腺炎发生的直接因素。除严重低血容量性休克引起胰腺缺血外,胰腺动脉栓塞和血管炎引发的微小栓子也可使胰腺缺血、梗死,甚至引起急性胰腺炎。缺血引起的急性胰腺炎在临床上诊断较难,常易误诊,在特发性胰腺炎的鉴别诊断时应重视。

(5)感染:某些急性传染病如伤寒、猩红热、败血症等,严重腹腔感染如急性胆道感染等,均有可能成为急性胰腺炎的病因。据报道,有些病毒如腮腺炎病毒、柯萨奇病毒及巨细胞病毒等也可致发病。

(6)手术和创伤:腹部钝伤挤压胰腺实质或胰腺穿透伤、腹腔手术操作损伤胰腺,均有可能引起胰液外溢而致发病。内镜下胰胆造影术(ERCP)引发的胰腺炎多由于注射造影剂过多或压力过高引起。

(7)药物:药物引发的急性胰腺炎近年来在临床报道越来越多,常见药物如氢氯噻嗪、糖皮质激素、磺胺类、硫唑嘌呤、华法林、拉米夫定、斯塔夫定、茚地那韦、丙戊酸、他汀类药物等可致发病。

(8)肿瘤或寄生虫:胰腺或十二指肠乳头附近的良恶性肿瘤压迫胆胰管致梗阻、缺血或直接浸润激活胰酶可诱发急性胰腺炎。有些寄生虫如蛔虫、华支睾吸虫感染引起胆胰管梗阻,也是胰腺炎发生的原因。

2. 病理生理

(1)全身炎症反应综合征(systemic inflammatory response syndrome,SIRS):SAP通常是从局部非感染性炎症开始,在数分钟到数小时内就可能出现SIRS,并逐渐影响全身多个器官的功能。

(2)循环系统变化:SAP时的循环功能改变

以血液分布异常为特点,循环容量不仅因为局部渗出、腹水、呕吐等原因而绝对不足,而且由于血管的异常扩张导致相对不足,可以表现为心动过速、少尿、休克等。SAP 时心脏可出现明显的损伤,因 SAP 猝死病例尸检时可发现心脏有明显的损害,如心肌梗死、心内膜炎或传导系统损害。

(3)呼吸系统变化:SAP 是急性呼吸窘迫综合征(acute respiratory distress syndrome,ARDS)的强烈诱因,在 ARDS 基础上可出现肺部感染,如果病情进一步恶化,肺部感染加重,可出现大片肺实变、肺不张,低氧血症与高碳酸血症并存,患者出现昏迷、混合性酸中毒等。

(4)泌尿系统变化:SAP 易发生急性肾损伤(acute kidney injury,AKI),其主要原因是有效循环血容量不足、血流动力学改变导致肾脏缺血。此外,大量炎性介质、细胞凋亡、微循环障碍、内皮细胞功能紊乱等因素也参与其内。

(二)中医病因病机

本病病因主要与胆道疾患(包括创伤)、过量饮酒、暴饮暴食、高脂血症及情志等因素有关。

1. 酒食不节 素体肥胖,又嗜食肥甘厚腻,饮酒过度,酿生湿热,导致肝胆疏泄失司,胃肠熟腐传导失司,实热内积,湿热邪毒壅积,腑气不通,不通则痛;或恣食生冷,寒湿内停,中阳受损,脾阳虚馁而不能温养,脏腑虚寒,甚至病久肾阳不足,相火失于温煦,腹痛日久不愈。

2. 虫石内积 蛔虫上扰或肝胆湿热、胆汁郁结煎熬成石,肝胆失于疏泄,通降受阻,阻塞胆腑气机,不通则痛。

3. 跌仆损伤 外部创伤(可为 ERCP 所致)致胰脏受损,腑气不通,血瘀气滞。

4. 情志不舒 情志不畅,或暴怒伤肝,或忧思多虑,致肝气郁结或脾失健运,气机郁堵,不通则痛。

5. 感受外邪 外感六淫之邪,传里化热,热郁中焦,里热积滞,因热致瘀,热毒血瘀互结。

本病病位在脾、胃、肝、胆,并涉及心、肺、肾、脑、肠。病性以里、实、热证为主。病机演变主要为气郁、湿热、瘀血、食滞蕴结中焦而脾胃升降失司,肝失疏泄、胃失和降,甚则邪从热化,热从燥化。基本病机为脏腑气机阻滞,气血运行不畅,经脉痹阻,"不通则痛"。

【临床表现】

(一)病史

① 有暴饮暴食病史。② 既往有急性胰腺炎发作史。③ 已知患有胆石症或既往发生过胆绞痛型疼痛。④ 高甘油三酯血症。⑤ 近期腹部创伤或侵入性操作,尤其是 ERCP。⑥ 服用药物(见病因部分)。⑦ 近期感染症状(如腮腺炎、支原体、EB 病毒)。

(二)症状与体征

胰腺炎(AP)的不同阶段及不同严重程度,临床表现和体征亦不一样。轻症急性胰腺炎(MAP)主要症状为腹痛、恶心、呕吐、发热。SAP 的症状除上述情况外,又因胰腺有出血、坏死和自溶,还可出现休克、高热、黄疸、腹胀以至肠麻痹、腹膜刺激征以及皮下出现瘀血斑等。

1. 腹痛 ① 腹痛的发作:突然发作腹痛,30 分钟内疼痛达高峰;发病常与饱餐、酗酒有关。② 腹痛的性质:钝痛或锐痛,持久而剧烈。③ 腹痛的位置:以上腹为多,其次为左上腹,可向背部、胸部、左侧腹部放射。④ 腹痛的程度:通常难以耐受,持续 24 小时以上不缓解,部分患者呈蜷曲体位或前倾位可有所缓解。

2. 黄疸 黄疸的出现多由于:① 同时存在胆管结石嵌顿。② 胆总管开口水肿、痉挛。③ 肿大的胰头压迫胆总管下端。④ 因病情重笃、腹腔严重感染而造成肝功能损害。

3. 脱水 SAP 在短时间内即可出现严重的脱水及电解质紊乱,主要原因是因后腹膜炎症刺激,大量液体渗入后腹膜间隙。发病后数小时至数十小时即可呈现严重的脱水现象,无尿或少尿。由于胰腺大量炎性渗出,导致胰腺的坏死和局限性脓肿等,可出现不同程度的体温升高。重型胰腺炎则体温常在 39~40℃,可伴谵妄,体温持续数周不退,常常提示合并脓毒症。部分 SAP 患者,胰液和坏死溶解的组织沿组织间隙可达到皮下,并溶解皮下脂肪而使毛细血管破裂出血,导致局部皮肤呈青紫色,有的可融成大片状,可在腰部前下腹壁出现 Grey - Turner 征,脐周出现 Cullen 征。

4. 腹腔高压 腹胀和腹膜后渗液可导致腹腔高压,严重者可导致腹腔间隔室综合征。腹腔高压可带来一系列的病理生理变化,包括高气道阻力、低氧血症及高碳酸血症;回心血量及心排血量的减少、低血压;少尿、无尿;颅内压明显升高;器官灌注压明显降低、肝动脉血流减少、肠道灌注下降等。

胰腺的位置深在腹膜后,由于SAP患者大量的胰腺溶解、坏死、出血,前、后腹膜均被累及,全腹出现肌紧张、压痛,全腹胀气,并可有大量炎性腹水,可出现移动性浊音,肠鸣音消失,并且出现麻痹性肠梗阻。由于渗出液的炎性刺激,可出现胸腔反应性胸水。临床以左侧多见,可引起同侧的肺不张,出现呼吸困难。大量的坏死组织积聚于小网膜囊内,在上腹可以看到一隆起性包块,触之有压痛,往往包块的边界不清。

(三)四诊要点

烦躁欲呕,甚则神昏谵语,项强口噤。身热黄疸,手足汗出,腹满胀痛拒按,大便燥结不通,呼吸喘促。结胸里实者,舌质红,苔黄腻或薄黄。热毒炽盛者,舌质红或有瘀斑,苔剥或无。内闭外脱者,舌质干绛,苔灰黑而燥,邪去正虚者舌淡红,少苔或无苔。结胸里实者,脉弦数。热毒炽盛者,脉弦数或涩。内闭外脱者,脉微欲绝。邪去正虚者,脉细弱。

【辅助检查】

(一)检查项目

1. **血清淀粉酶和脂肪酶** 血清淀粉酶在AP发作后6~12小时内升高。淀粉酶的半衰期较短,大约10小时;在没有并发症的情况下,淀粉酶会在3~5日内恢复正常。血清淀粉酶升至正常上限的3倍以上,其诊断AP的敏感性为67%~83%,特异性为85%~98%。脂肪酶对AP更具特异性,血清脂肪酶在症状发作后4~8小时内升高,24小时达到峰值,8~14日内恢复正常。这两种酶在肾衰竭和各种腹部疾病(如溃疡穿孔、肠系膜血管闭塞及肠梗阻)时均可能升高。其他导致血清中淀粉酶和脂肪酶升高的因素还包括唾液腺功能障碍、巨淀粉酶血症以及可分泌淀粉酶的肿瘤。分别测定血清总淀粉酶中的胰型同工酶(P型)和涎型同工酶(S型),可提高血清淀粉酶对疾病诊断的准确性。淀粉酶和脂肪酶的正常范围可能会有所不同,具体取决于所使用的检测方法。酒精性AP患者中,由于胰腺实质不能产生淀粉酶,大约20%的患者可能不会出现血清淀粉酶升至正常上限的3倍以上。在高甘油三酯血症相关性AP患者中,由于甘油三酯会干扰淀粉酶检测,50%的患者也不会出现这种升高。

2. **血常规** 白细胞计数往往升高。第三间隙液体的丢失可能使血细胞比容高达50%~55%。

3. **生化** 血尿素氮(BUN)水平升高。可能出现高血糖和低钙血症。由于胆管内残留结石或胰腺水肿导致胆管受压而引起血清胆红素升高。休克患者可能有阴离子间隙升高、代谢性酸中毒或其他电解质异常。

4. **炎症标志物** 发生AP时,粒细胞和巨噬细胞激活会导致许多细胞因子和炎症介质的释放。AP可引起C反应蛋白(CRP)升高。发病后48小时CRP>150 mg/L与SAP相关。

5. **CT** 胰腺局灶性或弥漫性增大。静脉注射造影剂后不均一增强,可用于识别胰腺坏死。入院时平扫CT用于诊断AP,而发病3日后增强CT,可确定有无胰腺坏死和局部并发症及其波及的范围,并预测疾病的严重程度。腹部CT偶尔可见胆囊及胆总管结石。有腺癌的患者腹部CT增强可见胰腺包块,有胰腺导管内乳头状黏液瘤或囊性肿瘤的患者,腹部CT增强可见胰管弥漫性扩张或囊性病灶。

6. **腹部和胸部X线平片** 轻症患者可能无明显异常,重症患者可能出现小肠节段的局限性肠梗阻或结肠切断征。重症患者胸片可见异常,如左膈/右膈抬高、胸腔积液、基底部肺不张、肺部浸润或急性呼吸窘迫综合征表现。

7. **腹部超声** AP患者的腹部超声可见胰腺呈弥漫性增大,低回声。胆囊或胆管内可能见到胆石。胰周积液在腹部超声下显示为无回声的积液区。但是肠道气体会影响胰腺或胆管的评估。

8. **MRI** MRI脂肪抑制T1加权像上,可见AP患者的胰腺呈弥漫性或局灶性增大,胰腺边缘可能模糊不清。由于胰腺水肿,胰腺实质的信号强度在T1加权像上相对于肝脏可能呈低信号,而在T2加权像上呈高信号。在增强MRI上,胰腺实质未能增强则表明存在胰腺坏死。MRI诊断早期AP的敏感性高于腹部增强CT扫描。磁共振胰胆管成像(magnetic resonance cholangiopancreatogram, MRCP)可用于评估胆道结石,其优势在于无辐射及造影剂对肾的毒性较小,非增强 MRI 即可识别出胰腺坏死,但不适用于急性期的危重患者。

(二) 主要危重指标与监测

1. 评分 大多数评分是基于患者临床特征、实验室参数或影像特征,并在入院时或 48 小时内进行评估,包括亚特兰大分类标准(2012)、Ranson 标准(1974)、Glasgow - Imrie 评分(1978)、急性生理和慢性健康评估Ⅱ(APACHE Ⅱ)、简化急性生理评分(SAPS Ⅱ)(1984)、序贯性器官衰竭评估(SOFA)、CT 严重程度指数(CTSI)、急性胰腺炎床旁严重程度指数(BISAP)评分(2008)及日本 AP 严重程度评分(JSS)等。目前临床上常用的为亚修订的亚特兰大分类标准(2012)(the Revised Atlanta Classification, RAC)。

2. RAC 该分类方法按有无器官衰竭和并发症将病情严重度分为 3 级。① 轻症急性胰腺炎(mild acute pancreatitis, MAP):AP 不伴有器官功能衰竭或局部并发症或全身并发症,病死率极低。② 中度重症急性胰腺炎(moderately severe acute pancreatitis, MSAP):AP 伴有短暂器官功能衰竭(48 小时以内)或局部并发症或全身并发症,病死率<5%。③ 重症急性胰腺炎(severe acute pancreatitis, SAP):AP 伴有持续器官功能衰竭(>48 小时),病死率 36% ~ 50%。修订的亚特兰大诊断标准推荐使用改良的 Marshall 评分(表 2 - 31)对 AP 患者的脏器功能障碍进行评估,主要针对呼吸、循环和泌尿系统,任意一个评分≥2 分就可认为存在脏器功能障碍。

表 2 - 31　改良的 Marshall 评分

指　标	0 分	1 分	2 分	3 分	4 分
呼吸(PaO_2/FiO_2,mmHg)	>400	301 ~ 400	201 ~ 300	101 ~ 200	≤101
循环(收缩压,mmHg)*	>90	<90, 补液可纠正	<90, 补液不能纠正	<90, pH<7.3	<90, pH<7.2
肾脏 (肌酐,μmol/L)	≤134	134 ~ 169	170 ~ 310	311 ~ 439	>439
(肌酐,mg/dL)	<1.4	1.4 ~ 1.8	1.9 ~ 3.6	3.6 ~ 4.9	>4.9

注:呼吸、肾脏和循环任一系统评分>2 分定义为器官功能衰竭;*未使用正性肌力药物。

对于非机械通气患者,可根据吸入氧体积分数估计 FiO_2(表 2 - 32)。

表 2 - 32　吸氧体积分数与 FiO_2 对照

供氧(L/min)	FiO_2(%)
空气	21
2	25
4	30
6 ~ 8	40
9 ~ 10	50

3. 基于决定因素的急性胰腺炎严重程度分类(Determinant - Based Classification of Acute Pancreatitis Severity, DBC) 用于评估疾病的严重程度,该分类方法除按有无器官功能衰竭分类以外,还将按有无胰腺组织坏死及其状态(无菌性或感染性坏死)将病情严重度分为 4 级。① 轻型(mild):无器官功能衰竭和胰腺/胰周坏死。② 中型(moderate):短暂器官衰竭和(或)无菌性胰腺(周围)坏死。③ 重型(severe):持续性器官衰竭或感染性胰腺(周围)坏死。④ 危重型(critical):持续性器官衰竭合并感染性胰腺坏死。研究显示,两种分类方法在 AP 的诊断和严重度判断方面具有相似的效能。RAC 比 DBC 具有更广泛的概述,而 DBC 的危重型分级确定了疾病最严重程度;在判断住院时间延长方面,DBC 略优。

4. 床旁 AP 严重度评分(bedside index for severity in acute pancreatitis, BISAP) 2008 年提出的新的简单易行、准确度高的 AP 评估标准。共有 5 个预测住院病死率的变量(表 2 - 33),并规

定 BISAP 评分 ≥3 分为 SAP。BISAP 评分最突出的优点是简便易行,且能够预测严重程度、死亡和器官衰竭。仅由易获取的 5 项指标构成,且不需要额外计算,可以在病程中多次进行 BISAP 评分,动态监测病情变化。

表 2-33 急性胰腺炎严重程度床边
指标(BISAP)评分

符合以下每项标准评 1 分
血尿素氮>8.9 mmol/L
精神异常
存在全身炎症反应综合征
年龄>60 岁
影像检查提示胸腔积液

5. 其他 临床常用评估 AP 严重程度的预警标志物,还包括 CRP、降钙素原(procalcitonin, PCT)等。发病第 3 日的 C 反应蛋白水平 ≥150 mg/L 可作为 SAP 的预后因素。红细胞压积>44% 是胰腺坏死的独立危险因素。血尿素氮>20 mg/dL(7.14 mmol/L)是死亡的独立预测因子。PCT 可用于评估发病 7 日内胆源性胰腺炎患者的死亡概率,其评估价值与改良 Marshall、BISAP、SOFA 评分相当,评估的最佳时间点为发病后 3~4 日。

【诊断与鉴别】

(一) 诊断要点

诊断 AP 需要至少符合以下 3 个标准中的 2 个:① 与发病一致的腹部疼痛。② 胰腺炎的生化证据[血清淀粉酶和(或)脂肪酶大于正常上限的 3 倍]。③ 腹部影像的典型表现(胰腺水肿/坏死或胰腺周围渗出积液)。

AP 可引起全身或局部并发症。全身并发症主要有 SIRS、脓毒症、多器官功能障碍综合征(multiple organ dysfunction syndrome, MODS)、腹腔高压及腹腔间隔室综合征(abdominal compartment syndrome, ACS)。局部并发症主要与胰腺和胰周液体积聚、组织坏死有关,包括早期(<4 周)的急性胰周液体积聚、急性坏死物积聚(acute necrotic collection, ANC)及后期(>4 周)的胰腺假性囊肿

(pancreatic pseudocyst, PP)、包裹性坏死(walled-off necrosis, WON)。以上局部并发症又分为无菌性和感染性两种类型。其他并发症还包括消化道出血、腹腔出血、胆道梗阻、肠梗阻、肠瘘等。

(二) 鉴别诊断

西医鉴别

1. 急性胆囊炎 严重的右上腹疼痛,可放射到右肩胛区;在进食大量和(或)高脂肪食物后疼痛可能会加重,血清淀粉酶和脂肪酶水平在参考范围内或仅轻度升高。诊断依据:墨菲征阳性,查体时有右上腹压痛,可伴有肌卫及反跳痛,或墨菲征阳性。腹部超声显示胆囊增大、壁增厚水肿,可伴有胆囊结石等。

2. 胆总管结石 间歇性强烈右上腹或剑突下钝性疼痛或绞痛,可放射至右肩胛区;黄疸,陶土色大便;可有发热;血清淀粉酶和脂肪酶水平可能升高。诊断依据:胆红素水平升高,且以直接胆红素为主,腹部超声和(或)CT/MRI 检查提示胆总管增宽,可见结石影像。

3. 消化性溃疡疾病 消化不良,胃灼热,腹胀,餐后 2~3 小时的恶心和(或)呕吐,上腹部疼痛。诊断依据:上消化道内窥镜检查。

4. 消化道穿孔 突然剧烈的腹痛;触诊时患者可出现板状腹、不自主肌卫和明显的压痛、弥漫性反跳痛;可出现低血压,呼吸急促,心动过速,发热等;血清淀粉酶和脂肪酶水平可能升高。诊断依据:腹部 X 线/CT 显示腹腔游离气体。

5. 急性肠系膜缺血 严重弥漫性腹痛,腹胀,伴恶心、呕吐、腹泻或便血。诊断依据:无肠管坏死时可仅表现为脐周压痛,一般症状重、体征轻;合并肠管坏死时有腹膜炎表现,肠鸣音消失,白细胞计数升高,结肠镜检查提示缺血性肠病,腹部增强 CT 可见肠系膜血管造影剂充盈缺损,可有肠壁水肿、肠坏死表现。血管造影可鉴别,但已不常规采用。

6. 肠梗阻 间断的腹部绞痛,腹胀,伴恶心、呕吐,排气、排便减少或停止。诊断依据:腹部 X 线/CT 可见气液平,可见孤立的肠袢、弹簧征等。

7. 心肌梗死(急性冠状动脉综合征) 剧烈而持续的胸骨后疼痛,可放射到颈部、肩部、下颌和左臂,偶有上腹痛或上腹部不适,乏力、出汗、恶心呕吐、呼吸困难等。诊断依据:心电图 ST-T 动

态改变,心脏生物标志物水平(如肌钙蛋白 I 水平)升高,冠脉 CTA/冠脉造影可明确诊断。

8. 糖尿病酮症酸中毒 20%~30% 糖尿病患者并发急性腹痛,淀粉酶轻度升高,易误诊为 AP,腹部 CT 可明确诊断。但糖尿病酮症酸中毒患者同时并发 AP 并不少见。患者可有烦渴、多尿、恶心、呕吐、嗜睡,甚至昏迷。可见不同程度脱水征,如皮肤干燥、眼球下陷、血压下降、四肢厥冷、休克。尿糖、尿酮体强阳性,血糖明显升高,一般 16.7~27.8 mmol/L,二氧化碳结合力减低,血气提示代谢性酸中毒。

中医类证鉴别

1. **胁痛** 胁痛的疼痛部位在一侧或双侧季肋下,很少有痛及脐腹及小腹者,故不难与腹痛鉴别。

2. **痢疾、霍乱、癥积** 痢疾之腹痛与里急后重、下痢赤白黏冻同见;霍乱之腹痛往往猝然发病,上吐下泻互见;癥积之腹痛与腹内包块并见,但有时也可以腹痛为首发症状,须注意观察鉴别。

3. **淋证** 淋证之腹痛,多属于小腹,并伴有排尿窘迫、茎中涩痛等症。

4. **妇科腹痛** 妇科腹痛多在小腹,常与经、带、胎、产有关。

【治疗】

(一) 西医治疗

SAP 的治疗是涉及急诊科、外科、消化内科、重症医学科、感染科、介入科、营养科、康复科等多个学科的复杂问题,应采用以 ICU 为平台,搭建多学科协作诊治的模式,实施 SAP 的强化治疗。并遵从以下原则:① 时间依从性:须强调黄金 1 小时,从院前急救开始,对患者争分夺秒。② 统筹性:具备"3R"(合理救治病房、治疗策略、合理实施顺序)原则。③ 目标性:强化治疗时间窗、强化治疗措施的疗效须达标。

SAP 的"强化治疗方案"包括急性反应期处理方案和感染期处理方案。发病 72 小时内,必须在限定时间内启动和(或)完成 8 项治疗措施:明确诊断、处理病因、液体复苏、降低腹腔内压力、肠道保护、尽早启动肠内营养、脏器功能支持以及抗菌药的早期应用。对于发病 72 小时内就诊的 AP,均在 ICU 内观察;至发病后 72 小时,之后根据疾

病严重程度分流至合适病房。抢救室承担着 ICU 前(Pre‑ICU)的职责,主要负责诊断与鉴别诊断、液体复苏、抗炎症反应、疏通肠道以及脏器功能维护。ICU 病房承担 72 小时内延伸急救的职责,负责紧急处理病因、脏器功能维护、启动抗感染措施、营养支持、复杂腹腔感染的综合处理。ICU 后(Post‑ICU)内的患者,以胰腺疾病专业人员为主。没有复杂腹腔感染的 SAP 患者,可送至外科病房治疗。

早期治疗

SAP 的早期治疗主要包括液体治疗、镇痛与营养支持、针对病因和早期并发症的治疗。

SAP 患者的液体治疗:早期液体治疗可改善组织灌注,须在诊断后即刻进行。控制性液体复苏是发病 72 小时内至关重要的一个治疗策略,2013 年国际胰腺学会也特别强调需要严格控制输液速率和总量,以防止"医源性的重症胰腺炎"。其扩容达标标准是下述指标之一或以上:① 非创伤性临床目标,HR < 120 次/分,MAP 在 65~85 mmHg,每小时尿量 > 0.5~1 mL/kg。② 创伤性临床指标,每搏输出量变异率、胸腔内血容量测定。③ 红细胞压积降至 35%~44%。

上海交通大学医学院附属瑞金医院的控制性液体复苏策略:① 血容量扩充。晶、胶体比值为 2∶1,两条血管通路同时输注。如果 MAP<60 mmHg,在 30 分钟内通过升压药和快速输液,将 MAP 提高至 60 mmHg 以上,然后输液速率以每小时 5~10 mL/kg 为佳,这是第一个"控制"。第二个"控制"是输液总量,主要通过每 4 小时评估一次血容量扩充是否达标。满足以下其中 2 项或以上即判定为扩容达标,MAP 65~85 mmHg、每小时尿量 ≥ 1 mL/kg、HR ≤ 120 次/分、HCT 30%~35%,入院 24 小时内缓慢达到即可。② 体液分布调整。扩容达标后应当迅速进行体液分布调控,将扩容阶段输注的过多液体排出体外,以防止体液潴留引起组织细胞隐匿性缺氧。方法包括胶体和晶体比值为 3∶1,加用利尿剂和/或连续性肾脏替代治疗(continuous renal replacement therapy,CRRT)。③ 液体复苏终点。"金标准"是氧债消失,临床不易获取氧债数值,可以将 SIRS 消失视为 SAP 液体复苏终点,因为 SIRS 消失后毛细血管间的距离才趋于正常,氧摄取才有可能恢复正常,从而消除氧债,但该观点

尚未得到广泛的统一。动脉血乳酸、血清尿素氮水平及血细胞比容的下降亦提示复苏有效。对持续存在低血压的 SAP 患者，可在液体复苏过程中或之后给予去甲肾上腺素提升血压。

病因去除主要包括以下几类。

1. 胆源性胰腺炎

（1）诊断：① 发病 72 小时内任何时间出现胆红素和/或转氨酶水平的升高。② 影像学证据。胆道内微小结石、泥沙样结石、胆总管梗阻、十二指肠憩室、胆总管囊肿等。③ 排除其他病因。同时满足上述两项或以上指标即可诊断。其中，肝功能正常并不能完全排除急性胆源性胰腺炎。

（2）分型：胆源性胰腺炎分为三种类型。梗阻型（Ⅰ型），胆总管完全梗阻并伴急性胆管炎。非完全梗阻型（Ⅱ型），胆总管反复间断性梗阻或通而不畅，多伴有急性胆管炎，血总胆红素水平可轻度升高或反复升高，胆总管轻度扩张或不扩张。非梗阻型（Ⅲ型），单次胆道结石事件引起胆总管短暂梗阻，血清总胆红素不升高，无胆总管扩张和残留的胆囊、胆总管结石。

（3）处理：一旦患者确诊为梗阻和非完全梗阻型 SAP，须在 6 小时内急诊行 ERCP 和经内镜鼻胆管引流术（endoscopic nasobiliary drainage，ENBD），最晚不超过发病后 48 小时。如果内镜治疗失败或无条件行内镜治疗，应急诊行经皮经肝胆囊穿刺置管引流术（percutaneous transhepatic gallbladder drainage，PTGBD）。

2. 高脂血症胰腺炎

（1）诊断急性胰腺炎合并静脉乳糜状血或血甘油三酯>11.3 mmol/L 可诊断高甘油三酯血症性急性胰腺炎。需采用综合治疗手段以快速降低甘油三酯水平。

（2）禁食，急诊行血脂吸附、分离。前者可通过聚砜膜血滤器直接吸附（每 4 小时更换 1 次血滤器）；如果高脂血症胰腺炎患者（血甘油三酯>11.3 mmol/L，且脂肪酶>正常上限的 3 倍）伴有低钙血症的征象、乳酸酸中毒、全身性炎症或器官功能障碍加重的征象或多器官衰竭，建议采用血浆分离置换进行治疗。用血脂分离或者血浆置换可迅速降低血甘油三酯水平。小剂量泵注胰岛素有助于甘油三酯的代谢，特别适用于合并糖尿病的 SAP 患者，胰岛素使用期间注意监测血糖。

（3）营养支持：首选肠内营养。相较于肠外营养，肠内营养对于 SAP 患者是安全、可耐受的，可降低感染性并发症、MODS 和死亡的发生率。当患者存在胃排空延迟或幽门梗阻时，鼻空肠管耐受性更好。如果初期液体复苏达标、IAP < 20 mmHg、肠道已疏通，那么在发病 2~5 日内必须启动肠道营养，最迟不能晚于 7 日。早期启动肠道营养的目的在于保护肠道黏膜，防止肠道细菌移位，并不强求达到完全肠道营养。缺乏的热量可联合静脉营养，但高脂血症性胰腺炎禁用脂肪乳剂。当完全具备应用肠道营养的条件后，应逐渐达到完全肠道营养喂养。

（4）抗生素：急性胰腺炎的治疗中，是否应预防性使用抗菌药物一直存在争议。研究结果显示，预防性使用抗菌药物不能降低胰周或胰腺感染的发生率，反而可能增加多重耐药菌及真菌感染机会。因此，对于无感染证据的急性胰腺炎，不推荐预防性使用抗菌药物。但据统计，患者从腹痛开始到第一家医疗机构就诊的平均时间为 16~18 小时，而此时大部分胆源性 SAP 患者已发生感染，因此在这时应用的抗菌药已不是预防性质的。

据病因、疾病严重度和 PCT 分级选择抗菌药。MAP 不使用抗菌药。胆源性胰腺炎时体内 PCT 升高，中度 AP 使用喹诺酮类和甲硝唑或头孢哌酮与甲硝唑；重度 AP 时使用碳青霉烯类，1 周后感染未控制则加抗阳性球菌的抗菌药。高脂血症胰腺炎时体内 PCT 不高，中度 AP 可不给予抗菌药；SAP 时使用三代头孢联合甲硝唑。

对于确诊的胰腺（胰周）或胰外感染（如胆道系统、肺部、泌尿系统、导管相关感染等）的患者，可经验性使用抗菌药物，并尽快进行体液培养，根据细菌培养和药物敏感性试验结果调整抗菌药物。

（5）腹腔高压及腹腔间隔室综合征（ACS）的处理：SAP 患者可合并 ACS，当腹内压>20 mmHg 时，常伴有新发器官功能障碍，是 SAP 患者死亡的重要原因之一。ACS 的治疗原则是及时采用有效的措施降低腹内压，包括清除胃肠内容物，如采用胃肠减压、灌肠、使用促胃肠动力药等方式；增加腹壁顺应性，如使用镇痛药、镇静药、肌松药等；避免过量液体滴注，并引流腹腔或腹膜后积液等，如经皮穿刺引流（percutaneous catheter drainage，PCD）。

（6）CRRT：SIRS 持续存在将会增加器官功能衰竭发生的风险，可采用血液滤过措施，清除血液中的炎性介质，保护脏器，有助于稳定内环境、液体管理、减轻组织间隙水肿,改善氧合,降低腹腔内压力。早期 SAP 患者如并发肾功能衰竭,后期死亡率极高。接诊患者 30 分钟内,通过补液试验完成肾前性和肾性少尿的鉴别诊断。采用 CRRT 控制 ARF 患者血肌酐<300 μmol/L。

SAP 行 CRRT 治疗应在确诊 48~72 小时内进行,伴有以下情况者可立即治疗:① 急性肾功能衰竭,或每小时尿量≤0.5 mL/(kg·h)。② 2 个或 2 个以上器官功能障碍。③ 早期高热(>39℃)、伴心动过速、呼吸急促,经常规处理效果不明显者。④ 严重水电解质紊乱。⑤ 胰性脑病或毒性症状明显者。⑥ 急性肺损伤或 ARDS。CVVH、CVVHDF 是合适的 CRRT 治疗模式,建议高容量血液滤过,治疗剂量不低于每小时 35 mL/kg。血滤治疗的时机为发病 72 小时内,并以全身炎症反应的临床表现缓解为治疗目标,即在循环血容量维持适当的前提下,当患者的呼吸频率<20 次/分和心率<90 次/分时终止血滤治疗。

(7)机械通气:SAP 患者易发生呼吸衰竭。尽早机械通气,坚持"早上(呼吸机)早下(呼吸机)的理念",即在经过 6 小时的液体复苏或治疗后仍不能缓解呼吸功能异常,应接受有创机械通气。

(8)其他药物治疗:中药(大黄、芒硝及复方制剂,如清胰汤、大承气汤等)有助于促进患者胃肠道功能恢复,减轻腹痛、腹胀症状,可选择使用。疼痛剧烈时考虑镇痛治疗,在严密观察病情下可注射盐酸布桂嗪(强痛定)或盐酸哌替啶(杜冷丁),不建议使用吗啡,因其会导致奥迪括约肌收缩,从而使胆汁、胰液排泄不畅,加重胰腺炎。现阶段仍缺乏针对 AP 的特异性药物。有关蛋白酶抑制剂及胰酶抑制剂,如生长抑素及其类似物在 AP 中的治疗价值尚缺乏高质量的临床证据。

后期治疗

SAP 的后期治疗主要针对其各种局部并发症。在此阶段,患者仍可能存在器官功能障碍。持续的器官功能障碍是患者预后不佳的独立危险因素。SAP 的后期并发症主要包括感染、出血、肠瘘等。

1. 感染性胰腺坏死(infected pancreatic necrosis,IPN) SAP 患者易发生 IPN。发热、腹痛等症状对 IPN 诊断有较强的提示作用。部分感染严重的患者可出现全身情况恶化,出现肾功能

不全、呼吸功能不全、凝血功能异常,甚至循环不稳定等。动态监测白细胞计数、CRP、IL-6、PCT 等实验室指标有助于 IPN 的诊断及疗效判断。影像学检查对判断感染范围、评估严重程度及选择后续治疗措施有至关重要的作用,其中 CT 下"气泡征"是 IPN 诊断的直接证据。

一旦疑似感染,应立即启动诊断流程。患者立即接受平扫和增强 CT 检查,确定感染指标,确定所有可能的微生物学证据,目前也可通过高通量测序技术(next generation sequencing,NGS)快速得到结果。应在 24 小时内确诊感染源及是否存在脓毒症和脓毒症休克。确定是否为腹腔或后腹膜胰腺坏死所致感染,不可与其他部位的感染混淆。一旦发生感染性休克,应启动控制性液体复苏并保护脏器功能。

病程<4 周,强化治疗 48 小时后无法控制的腹腔和后腹膜感染,需外科介入。病程≥4 周,在 24 小时内进行外科干预,包括各种微创引流或直接开腹手术引流。据引流液涂片和微生物学证据应用抗菌药。

2. 肠瘘、腹腔出血 SAP 发生的肠瘘以结肠瘘常见,多由胰液腐蚀或手术操作等原因引起,治疗方式包括通畅引流及造口转流手术。腹腔出血的患者建议先行血管造影检查明确出血部位,如为动脉性出血,则行血管栓塞术治疗。如未明确出血部位或栓塞术失败、出血持续者,可行手术治疗。

3. 门静脉、脾静脉血栓形成及胰源性门静脉高压 门静脉、脾静脉血栓形成,严重者可导致肝功能衰竭、门静脉高压、脾脏和肠道坏死等。血栓形成与胰腺坏死位置和程度有关。有研究者发现,门静脉、脾静脉血栓形成后,抗凝治疗并未提高血管再通率,反而增加出血的发生率。因此,不建议对 SAP 后门静脉及脾静脉血栓形成患者行抗凝治疗。如果血栓扩展到门静脉或者肠系膜上静脉并引起肝功能失代偿或肠灌注不足,应该开始抗凝治疗。

胰源性门静脉高压,又称左侧门静脉高压,多由急性、慢性胰腺炎导致。多数胰源性门静脉高压无明显临床表现,可随访观察。少数患者表现为上消化道大出血,除对症止血治疗外,积极处理胰腺原发疾病是治疗的关键。对反复出血者,可考虑行脾切除术。对合并严重脾功能亢进的患

者,可行脾动脉栓塞或脾切除术。

4. 胰瘘与胰管断裂综合征 胰瘘多由各种原因引起的胰管破裂所致,其治疗原则以通畅引流和抑制胰腺分泌为主,必要时可行内镜和外科手术治疗。胰管的完整性可通过 MRCP 进行评估。当发生部分主胰管破裂时,可考虑用支架对破口进行桥接,主胰管完全破裂可考虑超声内镜(endoscopic ultrasound,EUS)引导下主胰管引流。如内镜手术失败或再次发生液体积聚,临床上可选择手术治疗。

(二)中医辨证论治

区别腹痛的部位

(1)少腹痛:腹痛偏在少腹,或左或右,或两侧均痛,多属于肝经症状。

(2)少腹痛偏于右侧,按之更剧,常欲蜷足而卧,发热,恶心,大便欲解不利,为"肠痈"。

(3)少腹近脐左右痛,按之有长形结块(按之大者如臂,如黄瓜,小者如指),劲如弓弦,往往牵及胁下,名为"痃癖"。

区别腹痛的性质

(1)热痛:多痛在脐腹,痛处亦热,或伴有便秘、喜饮冷等症。

(2)寒痛:寒主收引,寒气所客,则痛多拘急,腹鸣切痛。实寒可兼气逆呕吐,坚满急痛;虚寒则痛势绵绵。

(3)气滞痛:疼痛时轻时重,部位不固定,攻冲作痛,伴有胸胁不舒,腹胀排气之后暂得缓解。

(4)瘀血痛:多痛而不移其处,刺痛,拒按,经常在夜间加剧,一般伴有面色晦暗,口唇色紫。

(5)伤食痛:多因饮食过多,或食积不化,肠胃作痛,嗳腐,痛甚欲便,得便则减。

(6)实痛:暴痛多属实。实痛多有腹胀,呕逆,拒按等表现。

(7)虚痛:一般久痛属虚,虚痛多痛势绵绵不休,可按或喜按。

治疗腹痛,多以"通"字为法

(1)注意补通关系:腹痛初起,邪实为主,元气未虚,当首推泻法,或祛邪,或导滞,或驱虫,通则不痛,所谓"痛随利减"。若妄投补气之法,必使邪留、食滞、虫积,气机不畅,腹痛益增。然久病体

虚之人,可以温中补虚,缓急止痛之法,待中阳恢复,腹痛逐渐向愈。虚实夹杂者,审其虚实程度,或通利为主,或补虚为主,或攻补兼施,不可一味使用补法。

(2)寒热实证各有侧重,寒实腹痛,因阴寒凝滞所致,有大便秘结者,虽可加大黄等荡除积滞,通里攻下,以救其急,但切勿过度,以免日久伤正。实热腹痛,在泄热通腑基础上可选用理气和中之品,如木香、白蔻仁、陈皮、姜半夏之属,有助通滞。

(3)暴痛重气,久痛在血,腹痛暴作,胀痛拒按,部位不定,乃气机阻滞所致,宜通利气机,通阳泄浊。腹痛缠绵不愈,痛如针刺,部位固定,或腹痛日久,邪滞经络,由气入血,血行不畅,气滞血瘀,正如叶天士所谓"久痛入络",宜采用辛润活血通络之法,亦可加入理气之品,气血同治,气行则血行。

辨证论治

1. 结胸里实

证候:脘腹胀痛,胸胁苦满,默默不欲饮,寒热往来,心烦喜呕,身目黄染,大便黏滞不爽,小便短赤。舌质红,苔黄腻或薄黄,脉弦数。

证机分析:相当于急性反应期。正盛邪轻,少阳阳明合病或阳明腑实证为主。

治法:通里攻下,理气开郁,活血化瘀,益气救阴。

处理:(1)方药:大柴胡汤合大陷胸汤加减。首煎200 mL 胃管灌注,二煎400 mL 灌肠,3~4次/日。依照病情随证加减,并增加或减少给药次数。

(2)中成药:六味安消胶囊。组成有土木香、大黄、山奈、寒水石(煅)、诃子、碱花。治拟和胃健脾,导滞消积,行血止痛。适用于胃痛胀满,消化不良,便秘,食积停滞等症。用法用量:口服,每次3粒,每日3次。

(3)中药外敷:芒硝取500~1 000 g 研磨成粉末状,置于自制棉或布外敷袋中,随后将外敷袋平铺均匀置于患者的中上腹部,当芒硝出现结晶变硬后更换,每日2~3次。该方法可有效减少胰腺肿胀,维护肠道功能,预防肠麻痹,缓解腹胀及减轻全身炎症反应。

(4)中药灌肠:早期采用中药灌肠以清洁肠道,恢复肠道功能,减少肠源性细菌易位,是治疗 SAP 的有效方法。临床上常用生大黄灌肠,取生

大黄 30 g，加水 200 mL 煮沸后再文火煎 5 分钟，过滤去渣冷却至 38～40℃后灌肠，插管深度为 30～35 cm，保留 1～2 小时，每日 2 次。该方法可有效抑制氧自由基释放，降低血管通透性，使消化道黏膜由吸收性上皮转化为免疫性上皮，保护肠黏膜屏障，维护肠道菌群平衡。临床上其他常用药物还有芒硝、甘遂、丹参、牡丹皮、赤芍、栀子、柴胡、黄芩等。

（5）针刺治疗：常用穴位有足三里、天枢、上下巨虚、太冲、中脘、内关、脾俞、胃俞等。根据辨证论治结果进行穴位加减，采用不同补泻手法，结合电针。临床亦可酌情选取公孙、神阙、合谷、章门、气海、内庭、阳陵泉、期门、血海、膈俞、太冲、膻中等穴，以增强疗效。

2. 热毒炽盛

证候：腹满硬痛拒按，甚则刺痛，痛处不移，躁扰不宁，皮肤青紫，瘀斑点点，高热不下，大便燥结，小便短涩。舌质红或有瘀斑，苔剥或无，脉弦数或涩。

证机分析：相当于全身感染期。正盛邪实，气营同病，热结腑实。

治法：清热解毒，活血化瘀辅以通里攻下，益气营血。

处理：（1）方药：清胰承气汤加减。便血或呕血者，加三七粉、茜草根；瘀重者，加三棱、莪术。水煎 200 mL 口服或胃管灌注，2～4 次/日。依照病情随证加减，并增加或减少给药次数。毒热重者，酌情加用黄连解毒汤、犀角地黄汤、清胰解毒汤、安宫牛黄丸。

（2）中成药：血府逐瘀丸。组成为柴胡、当归、地黄、赤芍、红花、桃仁、枳壳（麸炒）、甘草、川芎、牛膝、桔梗等。用法用量：空腹，用红糖水送服。一次 1～2 袋，每日 2 次。

康复新液：本品为美洲大蠊干燥虫体的提取物。用法用量：口服，一次 10 mL，每日 3 次；或遵医嘱。外用，用医用纱布浸透药液后敷患处，感染创面先清创后再用本品冲洗，并用浸透本品的纱布填塞或敷用。

（3）中药外敷：选择六合丹或活血化瘀中药膏剂（如血府逐瘀或仙方活命饮等），根据积液、囊肿或包裹性坏死在腹腔的位置、腹腔室隔综合征的分型，外敷在相应部位。每次 6～8 小时，每日 1 次。

（4）中药灌肠：方法同"结胸里实"证型。

（5）针刺治疗：方法同"结胸里实"证型。

3. 内闭外脱

证候：神昏谵语，或昏迷，肢冷抽搐，手足僵硬，呼吸喘促，汗出津津，大便不通，尿少或无。舌质干绛，苔灰黑而燥，脉微欲绝。

证机分析：相当于多脏器功能衰竭期。邪热内陷，气血逆乱。

治法：通腑逐瘀，回阳救逆。

处理：（1）方药：小承气汤合四逆汤加减。大便不通者，加芒硝；汗多亡阳者，加煅龙骨、煅牡蛎。禁饮食者，可置空肠营养管，推注食物及相关药物。

（2）中成药：安宫牛黄丸。组成为牛黄、麝香、珍珠、黄连、郁金、栀子、雄黄、朱砂等。用法用量：口服，一次 1 丸，每日 1 次；小儿 3 岁以内一次 1/4 丸，4～6 岁一次 1/2 丸，每日 1 次；或遵医嘱。

4. 邪去正虚

证候：少气懒言，神疲乏力，骨瘦肉削，口干咽燥，纳差便溏，可见瘘管不愈，脓腐难清。舌淡红，少苔或无苔，脉细弱。

证机分析：时间为发病 3 周后至 2～3 个月。瘀留伤正，气血阴阳不足。

治法：补气养血，活血化瘀，健脾和胃。

处理：（1）方药：生脉散或益胃汤加减。口渴明显者，加玄参、天花粉；食积者，加焦三仙、莱菔子；腹胀明显者，加莱菔子、木香。

（2）中成药：复方谷氨酰胺胶囊，由 L-谷氨酰胺、白术、茯苓、甘草等组成，具有健脾益气之功，用于胰腺炎后肠道功能紊乱、促进肠道功能的恢复、改善食欲。用法用量：饭前口服。肠道功能紊乱和非感染性腹泻者，每日 3 次，一次 2～3 粒。治疗 1 周后症状可能会有明显改善。对于病程较长、病情较重的患者，获得较理想的治疗结果可能需 4 周以上时间。创伤或手术患者，每日 3 次，一次 4 粒，术前 3～4 日开始服用效果将更明显。创伤及术后第 2 日可开始服用，视病情而定，可持续 2 周或更长时间。

（3）穴位注射：选取双侧足三里，心率>100 次/分、无心脏病病史和前列腺肥大者，注射新斯的明每次 1 mL；有上述病史者，甲氧氯普胺每次 10 mg，每日 2～3 次，疗程 3～7 日，视胃肠动力和大便情况决定使用频次并停用。

（4）预防调摄：调情志，避寒暑，慎起居，适劳逸,节(洁)饮食,戒烟酒。进食宜选用软糯、易消化食品,少食油腻荤腥、辛辣醇酒,以七分饱为宜,注意补充维生素及各种微量元素,劳逸适度,起居有时,保持良好的心理状态。

【中西医协同诊疗思路】

中西医结合早期治疗的首要目标是改善患者的征兆,维持细胞内环境稳定、改善胃肠功能、抑制全身炎症反应,同时保护重要脏器功能,缓解脓毒血症的进程,减少并发症发生的可能。后期以恢复器官功能、控制感染和局部并发症为主要目标,降低手术率、中转 ICU 率,缩短住院时间并降低病死率。

常规 SAP 的治疗需要强化限制性液体复苏策略,在改善脏器低灌注的同时,防止 ALI、AKI、ACS和心衰的发生,并不追求在短时间内显著改善液体容量的缺乏,与此同时予以益气养阴药物可以帮助改善灌注,且不引起液体负荷的增加,预防休克,保护器官功能。

对于麻痹型肠梗阻患者,中药制剂及针灸治疗能够有效促进患者胃肠道蠕动,恢复胃肠道动力,并因此缓解急性胃肠功能损伤引起的 MODS,从而减轻肺、肾及心脑损伤,纠正酸中毒,降低早期病死率,有助于尽早撤离呼吸机。

早期炎症激活细胞因子级联反应,通过全身炎症反应直接诱导持续性器官功能衰竭的发生,临床上由此继发的急性呼吸窘迫综合征、急性肾功能衰竭乃至休克常常导致患者不可逆性的死亡,因此在积极获取药敏结果指导抗生素选择的同时,通过辅助运用清热解毒类药物,帮助控制感染,减轻全身炎症反应,延缓或者减轻炎症因子风暴的进程,可以有效降低死亡率,延缓生存时间,为后续治疗争取时间。

传统观念认为,对于急性胰腺炎患者,应采取禁食,以减少胰液的分泌,使胰腺得以“休息”。而目前的观点认为,在可耐受的情况下应及早选择合适的食物开放饮食,尽早予以肠内营养以保护肠黏膜屏障以及减少菌群移位,从而降低发生感染性胰周坏死以及其他严重并发症的风险。在早期配合中药健脾益胃,化湿和中,促进患者营养吸收,临床常用平胃散、六君子汤、益胃汤等,能明显改善患者预后;同时运用活血化瘀、敛疮

生肌类的药物,对术后创口的愈合和恢复也有帮助。(图 2 - 62)

【预后与进展】

在过量饮酒和胆石症所诱发的急性胰腺炎中,有 20% ~ 30% 的患者最终转归为重症胰腺炎,病死率为 13% ~ 35%。SAP 的最终致死原因是器官衰竭。2018 年在意大利贝尔蒂诺举办的世界急诊外科学大会,重新评估了胰腺炎的分类,其中,AP 严重度要素分型(determinant-based classification, DBC)根据影响病死率的两个主要因素:胰腺(胰周)坏死和器官衰竭,在原有的轻型、中度和重度基础上增加了第 4 种类型,即危重型。在最初的 48 小时内进行早期靶向液体治疗对于改善结果至关重要。在最初 2 周内,SAP 导致的死亡原因主要归因于≥1 个脏器出现持续性器官衰竭,尤其是多器官衰竭。在第 2~6 周,SAP 死亡的原因主要归因于感染性胰腺(胰周)坏死。伴发胰腺坏死、不伴发持续性器官衰竭的死亡率为 11%;伴发多脏器衰竭、不伴发胰腺坏死的死亡率为 22%;两者都伴发的死亡率为 43%。

近年来,越来越多的研究证实中医药在重症胰腺炎治疗中的作用。中医药治疗急性胰腺炎方式多种多样,有内服汤药、中成药制剂、灌肠疗法及针刺疗法等,均显现出一定的优势。由于气郁、湿热、瘀血、食滞等阻滞气机,“不通则痛”是胰腺炎的根本病机,故而临床上多用“通”法贯穿其始终。临床上使用最多的是出自《伤寒杂病论》的大承气汤、大柴胡汤及清胰汤。有学者用大承气汤、大柴胡汤在西药治疗的基础上通过口服、灌肠等四联疗法,证实中药联合西药治疗优于单纯西药,其作用机制可能是抑制 5 - HT 受体 5 - HT2R 的表达,发挥治疗 AP 肠功能障碍的作用,在改善患者胃肠道功能的同时促进排气排便,防止肠梗阻的发生。相似的试验在清胰汤上得到相似的结果。基于大量文献的荟萃分析结果证实了清胰汤在缓解腹痛症状,改善炎症,降低患者死亡率上的卓越功效。

中西医结合治疗 SAP 明显优于西药单纯治疗。试验证明腹膜透析液腹腔灌洗的同时联合运用生大黄管喂、灌肠等手段治疗 SAP 的疗效,发现此方法可明显缩短患者的病程,减少并发症的发生

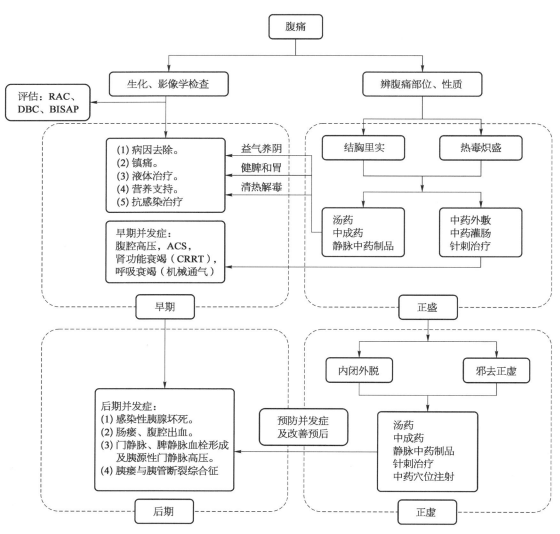

图 2-62　腹痛中西医协同诊疗思路导图

率,显著改善血生化指标。彭艳林等人在常规西医治疗基础上用柴芍承气汤联合生大黄灌肠,其对于排便恢复、腹胀缓解、腹痛缓解、肠鸣音恢复的时间均优于西药组和单纯柴芍承气汤灌肠组,对于抑制血清淀粉酶、降低炎症介质、降低腹内压方面均有较好的疗效。血必净注射液联合奥曲肽辅助治疗重症胰腺炎的临床研究显示,在腹痛缓解、血清淀粉酶的降低、炎症因子的消退方面,联合用药效果相较奥曲肽单药治疗的有效率高 20%。

可以预见,中西医结合治疗 SAP 已成为临床治疗方案的大方向,中药内服、灌肠、针灸、穴位注射等手段越来越受到西医的认可,中西医结合治疗 SAP 已被写入西医治疗 SAP 相关指南中,并逐渐受到重视,使我们更加深刻地意识到中医在危重急症治疗中的巨大潜力和价值。目前中医药治疗 SAP 的机制尚不明晰,有待更多的中医人不懈探索。

（陈　冉　车在前）

[1] 赵玉沛,陈孝平.外科学[M].3 版.北京:人民卫生出版社,2015.

[2] 陈孝平,汪建平,赵继宗.外科学[M].9 版.北京:人民卫生出版社,2018.

[3] Lindberg G. Pseudo-obstruction, enteric dysmotility and irritable bowel syndrome[J]. Best Pract Res Clin Gastroenterol, 2019, 40-41: 101635.

[4] 李乃卿. 实用中西医结合外科学[M].北京:科学技术文献出版社,2010.

[5] 陈志强,谭志健. 中西医结合外科学[M]. 3 版.北京:科学出

版社,2018.

[6] Weledji EP. An Overview of Gastroduodenal Perforation. Front Surg, 2020, 7: 573901.

[7] Bai Y, Yan L, Jia L, et al. Severe acute pancreatitis in China: etiology and mortality in 1976 patients [J]. Pancreas, 2007, 35(3): 232 - 237.

[8] 中华医学会急诊分会,京津冀急诊急救联盟,北京医学会急诊分会,等. 急性胰腺炎急诊诊断及治疗专家共识[J]. 中华急诊医学杂志,2021,30(2): 161 - 172.

[9] 中华医学会外科学分会胰腺外科学组. 中国急性胰腺炎诊治指南(2021)[J]. 中华外科杂志,2021,59(7): 578 - 587.

[10] 车在前,陈影,马丽,等. 降钙素原预测急性胆源性胰腺炎患者死亡的临床价值[J]. 中华胰腺病杂志,2020,2(2): 114 - 119.

[11] Dimagno M J. Clinical update on fluid therapy and nutritional support in acute pancreatitis [J]. Pancreatology, 2015, 15(6): 583 - 588.

[12] 血液净化急诊临床应用专家共识.血液净化急诊临床应用专家共识[J].中华急诊医学杂志,2017,26(1): 24 - 36.

[13] 周雪珂,刘春燕,刘鸿雁.中西医结合治疗重症急性胰腺炎的研究进展[J].四川中医,2021,39(5): 217 - 219.

[14] 崔云峰,屈振亮,齐清会,等. 重症急性胰腺炎中西医结合诊治指南(2014 年,天津)[J]. 临床肝胆病杂志,2015,31(3): 327 - 331.

[15] 张声生,李慧臻. 急性胰腺炎中医诊疗专家共识意见(2017)[J]. 中华中医药杂志,2017,32(9): 4085 - 4088.

[16] 李军祥,陈誩,唐文富. 急性胰腺炎中西医结合诊疗共识意见(2017 年)[J]. 中国中西医结合消化杂志,2017,25(12): 901 - 909.

[17] 朱帅,黄耿文. WSES 重症急性胰腺炎管理指南(2019)解读[J]. 中国普通外科杂志,2019,28(9): 1048 - 1053.

[18] 朱美冬,罗运权. 中西医治疗重症急性胰腺炎的研究进展[J]. 临床肝胆病杂志,2017,33(1): 188 - 193.

[19] 李磊,刘静,秦侃. 清胰汤治疗重症急性胰腺炎的临床疗效的Meta 分析 [J]. 中国实验方剂学杂志,2015,21(23): 207 - 211.

[20] 彭艳林,艾中平,张宏. 柴芍承气汤灌肠联合生大黄灌胃治疗急性重症胰腺炎的疗效研究[J]. 中国中医急症,2021,30(2): 246 - 248, 260.

[21] 陆广生,李仲展,余浩彬. 血必净注射液联合奥曲肽辅助治疗重症胰腺炎的临床效果[J]. 临床合理用药杂志,2021,14(7): 89 - 90.

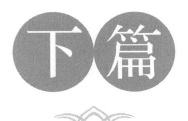

下篇

危重症中西医结合诊疗技术

第一节

静脉置管术

　　静脉穿刺管置入术是临床上最常用的一种医疗、护理操作技术,有时甚至是抢救危重患者的关键技术和执行治疗措施的重要途径。据统计,住院患者中 80% 以上需要接受静脉穿刺治疗,而在重症监护病房,80% 以上的患者需要接受动、静脉穿刺以完成必要的监测、检查和治疗。随着医疗科技的不断提高,该技术也有了相应的发展,输液方式出现了经外周中心静脉置管输液、直接深静脉置管输液等新技术;输液工具出现了套管针、经外周静脉穿刺中心静脉导管(PICC)、深静脉导管以及与之相配套的肝素帽、可来福接头等新设备。药物的组织吸收,依赖于该组织的毛细血管血流。在正常情况下,许多药物可经肌肉和皮下注射吸收。但是在休克状态、在心肺复苏(CPR)情况下,患者的心功能处于低排状态,或者循环功能衰竭。此时,如果通过皮下或肌内注射给药,药物的吸收和分布将受到严重影响。这时只有经静脉给药,才能保证药物能够迅速进入血液循环。通过外周或中心静脉置入静脉套管针,建立有效、开放的静脉通路,是每位医护人员,尤其是需要随时准备抢救危重患者的医护人员,必须熟练掌握的基本技能之一。它主要应用于:① 静脉给药。② 输液、输血以快速恢复血容量及维持静脉液体治疗。③ 采集静脉血标本。④ 将较长的静脉导管置入心脏部位(中心循环),到达右心房,甚至右心室和肺动脉,可以进行血流动力学、心功能、机体循环氧合状态的监测,还可以进行心脏电生理检查和心脏电起搏。

　　现将有关静脉导管置入术的适应证、禁忌证、操作技术、注意事项以及常见并发症等叙述如下。常用穿刺静脉有外周静脉和中心静脉。

(一) 分类

1. 外周静脉穿刺置管术

　　(1) 外周静脉穿刺的优点:① 相对容易、快速且安全,即使在 CPR 期间,也可以选择外周静脉穿刺,但必须选择较粗、容易穿刺的外周静脉,如头静脉、颈外静脉。② 外周静脉穿刺,技术要求较低,一般的心肺复苏抢救小组成员都能进行这些操作。③ 与中心静脉穿刺相比,外周静脉穿刺即使形成血肿,也较容易发现并按压止血。因此,其尤其适合于需要抗凝治疗或已经接受抗凝和有严重凝血功能障碍的患者。

　　(2) 外周静脉穿刺的缺点:① 在肥胖患者中,周围血管常常显露不清。② 当患者处在心肺复苏低灌注状态时,其外周血管常塌陷,行穿刺非常困难,甚至因此延误抢救时机。③ 心脏停搏期间,由外周静脉注入的药物进入中心有效循环的时间明显延长,故影响药物及时起效。为了弥补此不足,可以选用上肢静脉穿刺,且在注药后可采用抬高上肢及液体冲洗的方法,加速药物进入中心有效循环。

　　鉴于外周静脉穿刺相对容易,这里不再详述,下面主要介绍中心静脉穿刺术。

2. 中心静脉穿刺置管术
19 世纪后叶,人们已经通过动物实验认识到右心房测压的重要性。直到 20 世纪五六十年代,中心静脉压监测在临床上广泛应用,以评估血容量、前负荷及右心功能。经皮穿刺中心静脉,主要经颈内静脉(图 3-1)和锁骨下静脉(图 3-2),将导管插入到上腔静脉;也可经股静脉(图 3-3)或肘静脉,用较长导管插入到上或下腔静脉。目前在心脏和危重患者中应用较多,一般较为安全,但如果操作者技术不熟练,也可能发生气胸和出血等并发症。

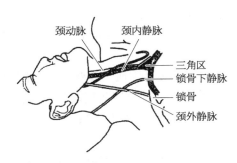

图 3-1　颈内静脉解剖位置及毗邻结构

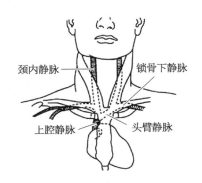

图 3-2　锁骨下静脉解剖位置及毗邻结构

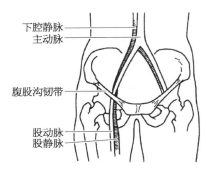

图 3-3　股静脉解剖位置及毗邻结构

（1）适应证　①需要开放静脉通路，但又不能经外周静脉置管者。②需要多腔同时输注几种不相容药物者。③需要输注有刺激性、腐蚀性或高渗性药液者。④需要血流动力学监测的危重患者。⑤需要为快速容量复苏提供充分保障的患者。⑥需要血流管路的治疗，如血液净化、ECMO 等。

（2）禁忌证：一般禁忌证包括穿刺静脉局部感染或血栓形成。相对禁忌证为凝血功能障碍，但这并非绝对禁忌证。

（3）置管方法：在 1953 年，Dr. Sven Seldinger 首先描述了目前广泛适用的血管穿刺技术——导丝引导的经皮穿刺技术（经皮穿刺技术）。穿刺首选颈内静脉和锁骨下静脉，其次为股静脉、腋静脉。

颈内静脉穿刺术——（1）患者平卧，头低 20~30°或肩枕过伸位，头转向对侧（一般取右侧穿刺）。

（2）找出胸锁乳突肌的锁骨头、胸骨头和锁骨三者形成的三角区，该区的顶端为穿刺点，这是最为常用的径路，称为中间径路；也可在胸锁乳突肌与颈外静脉交点上缘进针，针头指向骶尾，向前对准胸骨上切迹，称为后侧径路；或在甲状软骨水平，胸锁乳突肌内侧缘，颈动脉搏动的外侧缘平行进针，称为前侧径路。

（3）常规消毒、铺巾，用 1%普鲁卡因局部麻醉。

（4）用盛有肝素生理盐水的注射器，接上穿刺针，左手示指定点，右手持针，在选定的穿刺点进针，针轴与额平面呈 45°。

（5）进针的深度与颈部长短和患者胖瘦有关，颈短与小儿则较表浅，一般深度为 2.5~3.0 cm，以针尖不超过锁骨为度，边进针边回抽血。当血液

回抽十分通畅时，经注射器针尾插入导引钢丝，退出穿刺针，然后沿导引钢丝再插入静脉导管。根据导管上的刻度调整导管位置，一般导管插入深度为 15 cm 为宜。

（6）确认导管回血通畅，连接测压系统或补液。

（7）用纱布或透明贴膜覆盖局部。

锁骨下静脉穿刺术——（1）患者取仰卧位，去枕，头低 15°，头转向对侧。

（2）在锁骨中、内 1/3 段交界处下方 1 cm 定点，一般取右侧。

（3）常规消毒、铺巾，用 1%普鲁卡因局部麻醉。

（4）常用锁骨下法穿刺，右手持针，保持穿刺针与额面平面，左手中指放在胸骨上，穿刺针指向内侧略上方，紧贴锁骨后，对准胸骨柄上切迹进针，进针深度为 3~5 cm，抽到静脉回血后，旋转针头，斜面朝向针尾，经注射器针尾插入导引钢丝，退出穿刺针，沿导引钢丝插入静脉导管，导管插入深度为 15 cm 左右。

也可应用锁骨上法穿刺，穿刺点在胸锁乳突肌锁骨头后缘锁骨上方，针尖通过锁骨头附着处的后方和锁骨深面指向对侧乳头，针尾与矢状面夹角为 45°，与冠状面夹角为 10°~15°，边进针边轻轻回抽，进针深度约为 1~3 cm，可进入锁骨下静脉或锁骨下静脉与颈内静脉的交汇处，导管插入深度为 12~15 cm。一般取右侧插管，左侧易损伤胸导管。

（5）确认导管回血通畅，连接测压系统或补液。

（6）用纱布或透明贴膜覆盖局部。

股静脉穿刺术——（1）患者平卧，穿刺侧大腿外展、外旋 30°~45°，常规备皮（清洁局部，剃去阴毛）。

（2）定位在腹股沟韧带下方 3~4 cm，股动脉搏动的内侧。当股动脉搏动触摸不清时，可用下述方法确立股静脉的位置：将髂前上棘与耻骨结节之间的连线分为三等份，股动脉位于中内 1/3 段交界处，股静脉位于股动脉内侧 1~1.5 cm 处，可先用细针试穿。

（3）常规消毒、铺巾，用 1%普鲁卡因局部麻醉。

（4）用左手示指、中指和环指触及股动脉搏动，并指明股动脉的行走方向，右手持针，在股动脉搏动的内侧进针穿刺股静脉，针轴方向与大腿纵轴一致，与皮肤夹角为 30°~45°，针尖指向剑突，进针深度为 2~4 cm。抽取回血后，放入导引

钢丝,并送入静脉导管。

（5）确认导管回血通畅,冲洗管腔,固定导管,连接测压系统或补液。

（6）用纱布或透明贴膜覆盖局部。

3. 超声引导下的中心静脉置管术　近年来,超声以其实时清晰的超声图像,真实的彩色血流信号,准确的血流动力学参数在引导各种血管穿刺和监测置管状况及并发症防治中得到越来越广泛的应用,其主要优点为操作简易、定位准确,特别对困难深静脉置管,可减少徒手穿刺操作中深度与角度的困难把握,很大程度上降低了损伤,增加了操作的成功率和有创操作的安全性;同时,为常见深静脉并发症的床旁监测与诊断带来了快捷与便利,已逐渐成为 ICU 不可缺少的组成部分(图 3 - 4、3 - 5)。

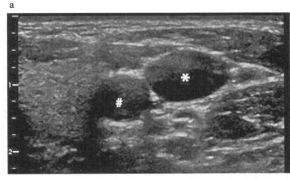

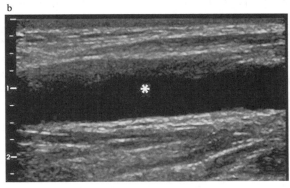

图 3 - 4　超声下血管二维图像(＊为静脉,#为动脉)

（1）适应证:① 预计穿刺困难,需要导向的血管穿刺或置管术,包括特殊体形、生理或病理性异常的血管内置管困难者和高危穿刺并发症发生者。② 血管内留置导管的监测。③ 四肢急性动脉血管疾病的诊断、监测与介入治疗。

（2）禁忌证:① 严重出凝血功能障碍者。② 严重高血压者。③ 穿刺部位有特殊禁忌证者,如感染、畸形等。

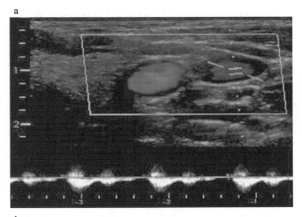

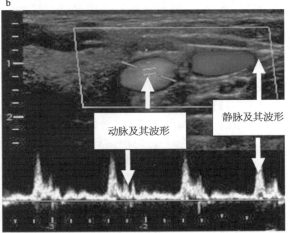

动脉及其波形　　静脉及其波形

图 3 - 5　彩色多普勒及多普勒血流测定下的深静脉及其伴行动脉

（3）操作方法及程序

体位:① 颈部血管超声体位:平卧,头朝穿刺对侧扭转。② 锁骨下血管超声体位:平卧,头朝穿刺对侧扭转,穿刺肩部略垫高,或适当头低脚高位。③ 上肢超声体位:仰卧,上肢外展,掌心朝上,腋窝血管探测上肢外展约 90°。④ 下肢超声体位:仰卧,下肢外展 30°~60°。⑤ 腘窝血管超声体位:俯卧位。

超声探头与频率选择:根据所探测血管部位和血管深浅不同来决定探头频率与形状的选择。一般情况下,浅表血管探测选用高频探头;位置较深选择低频探头。上肢浅表静脉宜采用 7.5~10 MHz;锁骨下静脉采用 3.5~5 MHz,下肢髂静脉 3~5 MHz,下肢深静脉 5~7 MHz,下肢表浅细小静脉可使用 10 MHz 以上探头。普通患者首选线阵探头,体形肥胖者宜采用凸阵或扇形相控阵等低频探头。在探头上附加穿刺导向器更有利于直观下穿刺导向的准确性。

导向穿刺步骤：① 调试、校正超声设备,包括预置功能选取、功能键(深度、增益、压缩、速度、聚焦与清晰度等)调整。② 先用普通探头获得超声显示的理想二维图像,依穿刺血管的解剖部位,多角度纵切面和多水平横切面进行综合超声扫查,通过不同切面确认血管位置、走行、内径、与相邻组织关系,估测进针深度与角度,距体表穿刺点的距离。可进一步启动彩色多普勒血流程序显示真实彩色血流图像,必要时测定血流动力学参数,特别是存在病变的情况下。③ 对穿刺部位进行严格消毒、铺巾。探头应当严格消毒(可用无菌手套包裹)。可采用诗乐氏消毒液消毒探头。装配穿刺导向器,用生理盐水替代耦合剂。④ 再次确定穿刺点,用 0.25%～0.5% 利多卡因局部麻醉,用穿刺针抽吸肝素盐水(1.25 万单位加生理盐水 100 mL)3 mL,按超声导向器或超声指示的方向与角度进针,当超声导向显示针尖到达靶血管腔内时,轻轻回抽针芯,查看回血情况。如果回血良好,采用 Seldinger 法将导管置入 15～20 cm。超声再次确认导管位置后,抽出导丝。用适量肝素生理盐水查看管路的通畅性。肝素生理盐水封管,用肝素帽锁紧备用或接治疗液体。⑤ 穿刺点皮肤消毒,用敷料或护理薄膜粘贴固定导管,保持局部皮肤干燥,定时查看,发现渗出或有污染时应及时更换敷料与护膜。

(4) ICU 常用静脉穿刺部位超声导向要点：① 颈内静脉：将探头置于颈根部与锁骨上缘,沿胸锁乳突肌前缘向气管旁探察血管长轴切面,再从颈静脉近心段向头侧移动做横切面检查。② 颈外静脉：同颈内静脉。③ 锁骨下静脉：将探头置于锁骨上窝仔细扫查可显示锁骨下动脉近段,与之相伴行的则是锁骨下静脉。④ 腋、肱静脉：取纵置切面可获得图像,必要时采用多普勒信号确认静脉与相伴行的动脉。沿腋静脉可到达肱静脉,两者之间没有明显的界限,肱静脉通常为两支。⑤ 股静脉：先纵置显示股静脉的图像,可见股静脉与大隐静脉相连接,或横置腹股沟水平查扫,获得段切面股静脉图像后,转为纵置探查。

4. 肺动脉漂浮导管的穿刺置管 肺动脉漂浮导管也被称为 Swan-Ganz 导管(图 3-6)。标准型 7Fr 的 Swan-Ganz 导管可插入长度为 110 cm,是不透 X 线的导管。由导管顶端开始,每隔 10 cm 标有明确的标记。导管的顶端有一个可充入 1.5 mL 气体的气囊。充气后的气囊基本与导管的顶端平齐,但不阻挡导管顶端的开口。气囊的后方有一快速反应热敏电极,可以快速测量局部温度的变化。导管共有 4 个腔,包括顶端开口腔、近端开口腔、气囊腔和热敏电极导线腔。其中近端开口腔的开口位于距顶端 30 cm 的导管侧壁上。近年来,出现了一些改良型的 Swan-Ganz 导管,这些导管在原有的基础上增加了进行心脏起搏、计算心室容积、持续心排血量测量、上腔静脉血氧饱和度测量或记录心电图等功能。应用 Swan-Ganz 导管是进行血流动力学监测的重要方法。

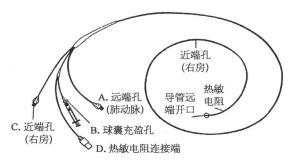

图 3-6　肺动脉漂浮导管

(1) 适应证：一般来说,对任何原因引起的血流动力学不稳定及氧合功能改变,或存有可能引起这些改变的危险因素的情况,都有应用 Swan-Ganz 导管的指征。由于 Swan-Ganz 导管是一种监测的手段,所以应用 Swan-Ganz 导管在更大程度上取决于临床医师对血流动力学相关理论的理解、对病情变化的把握程度和对治疗的反应能力。同一种疾病的不同阶段对血流动力学监测要求的水平不同,同一种疾病在不同医疗水平的单位治疗对 Swan-Ganz 导管的要求也不同。

(2) 禁忌证：随着临床对血流动力学监测需求的变化和人们技术水平的提高,应用 Swan-Ganz 导管的禁忌证也在不断改变。Swan-Ganz 导管的绝对禁忌证是在导管经过的通道上有严重的解剖畸形,导管无法通过或导管的本身即可使原发疾病加重,如右心室流出道梗阻、肺动脉瓣或三尖瓣狭窄、肺动脉严重畸形、法洛四联症等。

有下列情况时应慎用 Swan-Ganz 导管：① 细菌性心内膜炎或动脉内膜炎,活动性风湿病。② 完全性左束支传导阻滞。③ 严重心律失常,尤其是室性心律失常。④ 严重的肺动脉高压。

⑤ 各种原因所致的严重缺氧。⑥ 近期置起搏导管者，施行 PAC 插管或拔管时不慎，可将起搏导线脱落。⑦ 严重出血倾向或凝血障碍，如溶栓和应用大剂量肝素抗凝。⑧ 心脏及大血管内有附壁血栓。⑨ 疑有室壁瘤且不具备手术条件者。

（3）置管方法

1）插管前准备：① 向患者或家属充分解释相关问题。② 患者应适当镇痛镇静。③ 准备急救设备及药品，如除颤器、利多卡因、多巴胺、肾上腺素等。④ 检查插管所需的器械是否齐全、配套。⑤ 预先用 5 mg/dL 的肝素生理盐水冲洗导管并排出导管内空气，检查气囊有无漏气，并分别封闭导管的各个接口。⑥ 如果插管将在压力波形引导下进行，则应当将压力传感器与导管的远端接口相连接，并检查压力监测仪上的压力曲线是否显示良好。

2）插管途径的选择：应注意到达右心房的距离、导管是否容易通过、是否容易调整导管位置、操作者的熟练程度、患者的耐受程度、体表固定是否容易以及局部受污染的可能性。右颈内静脉是插入漂浮导管的最佳途径。

3）导管的插入步骤：需要接受血流动力学监测的患者往往都是危重患者，不宜被搬动。插入 Swan - Ganz 导管的操作多是在床旁进行，所以根据压力波形插入 Swan - Ganz 导管是最常用的方法。

① 应用 Seldinger 方法将外套管插入静脉内，然后把 Swan - Ganz 导管经外套管小心送至中心静脉内。② 确认监测仪上显示导管远端开口处的压力变化波形，根据压力波形的变化判断导管顶端的位置。③ 逐渐送入导管，当导管顶端进入右心房后压力显示则出现典型的心房压力波形，表现为 a、c、v 波，压力波动的幅度为 0~8 mmHg（图 3-7A）。④ 将气囊充气 1 mL，继续向前送入导管，在一部分患者中，由于三尖瓣的病理性或生理性因素，可能会导致充气的气囊通过困难，这种情况下可在导管顶端通过三尖瓣后再立即将气囊充气。⑤ 如出现压力波形突然出现明显改变，收缩压明显升高、可达 25 mmHg 左右，舒张压不变或略有下降、可达 0~5 mmHg，脉压明显增大，压力曲线的上升支带有顿挫，这种波形提示导管的顶端已经进入右心室（图 3-7B）。⑥ 这时应在确保气囊充气的条件下，迅速而轻柔地送入导管，让导管在气囊的引导下随血流反折向上经过右心室流出

道，到达肺动脉。⑦ 进入肺动脉后，压力波形的收缩压基本保持不变，舒张压明显升高，平均压升高，压力曲线的下降支出现顿挫，压力波动范围大，约 25/12 mmHg（图 3-7C）。⑧ 继续向前缓慢送入导管，则可以发现压力波形再次发生改变，出现收缩压下降，舒张压下降，脉压明显减小。压力波动范围为 6~8 mmHg，平均压力低于肺动脉平均压。如果无干扰波形，可分辨出 a、c、v 波形，这种波形为典型的肺动脉嵌顿压力波形（图 3-7D）。⑨ 停止继续移动导管，立即放开气囊，放开气囊后压力波形会马上变为肺动脉压力波形，再次将气囊充气 1 mL 之后排空气囊，压力波形重复出现，由肺动脉嵌顿压力波形到肺动脉压力波形的转换，提示导管位置良好。⑩ 如果放开气囊后肺动脉嵌顿压力波形不能立即转变为肺动脉压力波形，或气囊充气不到 0.6 mL，即出现肺动脉嵌顿压力波形，则提示导管位置过深。如气囊充气 1.2 mL 以上才出现肺动脉嵌顿压力波形，则提示导管位置过浅，可据此对导管的位置做适当调整。⑪ 固定导管，进行胸部 X 线检查。

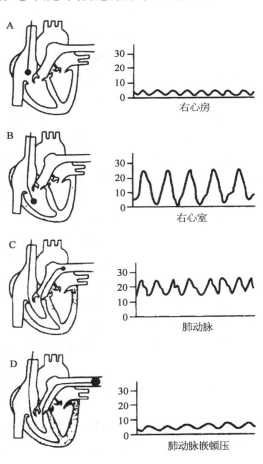

图 3-7 4 种压力波型

在为一些插管困难的患者置管或条件允许的情况下,也可以选择在 X 线透视引导下置入 Swan-Ganz 导管。① 患者仰卧在 X 线诊台上,应用 Seldinger 方法将外套管置入深静脉。② 用肝素生理盐水封闭 Swan-Ganz 导管的接口后,将 Swan-Ganz 导管由外套管送入中心静脉。③ 根据 X 线监视屏幕指导送入,将导管顶端送至右心房的入口处。④ 将气囊充气 1 mL,继续将导管送入右心房并通过三尖瓣。⑤ 借助血流对气囊的漂浮作用,将导管顶端送入右心室流出道,并继续向前移动导管,跨过肺动脉瓣,进入肺动脉。在此过程中应尽可能减少导管对心室壁的碰撞。⑥ 继续送入导管,可见导管的顶端被突然推向肺动脉的远端,并固定不动,提示导管已经被嵌顿。⑦ 立即放开气囊,导管的顶端应马上回到肺动脉主干。监视屏幕上可显示导管的顶端在纵隔右缘随心脏的搏动而前后运动。⑧ 固定导管。

(4)参数的测量:通过 Swan-Ganz 导管可获得的血流动力学参数主要包括 3 个方面:压力参数(包括右房压、肺动脉嵌顿压、肺动脉压)、流量参数(主要为心排血量)和氧代谢方面的参数(混合静脉血标本)。以这些参数为基础,结合临床常规检查,通过计算可以获得更多的相关参数。

1)压力参数:① 右房压(RAP):导管置于正确的位置时,近端开口正好位于右心房内,经此开口测得的压力即为右心房压力。② 肺动脉压(PAP):当导管顶端位于肺动脉内(气囊未充气)时,经远端开口测得的压力。肺动脉压力可分别以收缩压、舒张压和平均压力来表示。③ 肺动脉嵌顿压力(PAWP):将气囊充气后,导管的远端嵌顿在肺动脉的分支时测量的气囊远端的压力。

2)流量参数:Swan-Ganz 导管通过热稀释方法快速测量心排血量(CO),并且可在短时间内重复或持续监测心排血量。

3)混合静脉血标本:混合静脉血是指从全身各部分组织回流并经过均匀混合后的静脉血。从肺动脉内取得的静脉血是最为理想的混合静脉血标本。

(5)注意事项:① 导管顶端在右心室的这段时间是插管过程中最容易引起致命并发症的阶段,应确保气囊已充气,操作要轻柔、迅速,尽可能减少导管的顶端在心室内停留的时间。② 导管的顶端进入右侧肺动脉是较好的选择。进入左肺动脉同样可以进行正常的血流动力学指标的测量,但由于在导管的行程中出现再次反方向转折,导管的位置不易固定,尤其是在患者活动时,导管的顶端极易脱出。③ 应注意校正压力监测系统的零点水平,对整个管路进行常规冲洗,保证压力传导通路通畅。④ 应用压力指标反映心脏前负荷时,应注意心室顺应性、胸腔内压力改变等相关影响因素。⑤ 抽取混合静脉血标本时,应首先确定 Swan-Ganz 导管的顶端在肺动脉内,压力波形显示典型的肺动脉压波形。气囊应予以排空,在气囊嵌顿状态下所抽取的血标本不是混合静脉血标本。

(6)护理与拔管

1)护理要点:① 每日更换敷料 1 次,可用 75% 乙醇湿敷,如有碘油膏更好。② 每日用肝素生理盐水冲洗导管 1 次,抽血后也应冲洗。③ 每日更换输液器。④ 严格遵守无菌操作,确保连接管牢固可靠,注意预防空气栓塞。

2)拔管:① 如遇穿刺部位有炎症反应、疼痛和原因不明的发热,应拔除导管。② 不需要中心静脉测压或输液时,应拔除导管,拔管后注意局部消毒处理,并稍加压迫。

(二)临床应用

深静脉置管除用于输注补液,还常用于中心静脉压监测。

1. 测量 CVP 的装置

(1)换能器测压:应用换能器测压可连续记录静脉压和描记静脉压力波形。

(2)水压力计测压器:用一直径 0.8~1.0 cm 的玻璃管和刻有 cmH_2O 的标尺一起固定在盐水架上,接上三通开关,连接管内充满液体,排出空气泡,一端与输液器相连,另一端接中心静脉穿刺导管,标尺零点对准腋中线右心房水平,阻断输液器一端,即可测 CVP。这种测量 CVP 装置可自行制作,操作简易,结果准确可靠。

2. 监测 CVP 的临床意义

(1)正常值:CVP 的正常值为 5~10 cmH_2O,<5 cmH_2O 表示血容量不足,>15~20 cmH_2O 提示输液过多或心功能不全。

(2)影响 CVP 的因素:① 病理因素:CVP 升高见于右心房、左心室或右心室心力衰竭,心房颤动,肺梗死,支气管痉挛,输血补液过量,纵隔压迫,张力性气胸及血胸,慢性肺部疾患,心包压塞,缩窄性心包炎,腹内压增高的各种疾病及先天性和后天性心脏病等。CVP 降低的原因有失血和脱水引起的低血容量,以及周围血管扩张,如分布性休克等。② 神经体液因素:交感神经兴奋,儿茶酚胺、抗利尿激素、肾素和醛固酮等分泌增加,血管张力增加,使 CVP 升高。相反,某些扩血管活性物质,使血管张力减少,血容量相对不足,CVP 降低。③ 药物因素:快速输液,应用去甲肾上腺素等血管收缩药,CVP 明显升高;用扩血管药或心动能不全患者用洋地黄等强心药后,CVP 下降。④ 其他因素:有缺氧和肺血管收缩,气管插管和气管切开,患者挣扎和骚动,控制呼吸时胸内压增加,腹腔手术和压迫等均使 CVP 升高,麻醉过深或椎管内麻醉时血管扩张,CVP 降低。

3. CVP 波形分析

(1)正常波形:有 3 个正向波 a、v、c 和 2 个负向波 x、y。a 波由心房收缩产生;x 波反映右心房舒张时容量减少;c 波是三尖瓣关闭时瓣叶轻微向右房突出,引起右房压轻微增加所产生;v 波是右心充盈同时伴随右心室收缩,三尖瓣关闭时心房膨胀的回力引起;y 波表示三尖瓣开放,右心房排空。

右心房收缩压(a 波)与舒张压(v 波)几乎相同,常在 3~4 mmHg 以内,正常右心房平均压为 2~6 mmHg。

(2)异常波形:① 压力升高和 a 波抬高和扩大:见于右心室衰竭、三尖瓣狭窄和反流,心包压塞、缩窄性心包炎、肺动脉高压及慢性左心衰竭,容量负荷过多。② v 波抬高和扩大:见于三尖瓣反流,心包压塞时舒张期充盈压升高,a 波与 v 波均抬高,右房压力波形明显,x 波突出,而 y 波缩短或消失。但缩窄性心包炎的 x 波和 y 波均明显。③ 呼吸时 CVP 波形:自主呼吸在吸气时压力波幅降低,呼气时增高,机械通气时随呼吸变化而显著。

(三)并发症及防治

1. 导管相关性血流感染(Catheter Related Blood Stream Infection,CRBSI)

血管内装置(intravascular access devices)是现代医疗不可或缺的重要部分,尤其是在 ICU(intensive care unit)中,为输液、输血、静脉营养及药物输注提供了通路,同时还可用于监测循环功能、血液净化以及为患者抢救提供了重要保障。但是血管内装置存在包括穿刺点感染、菌血症、脓毒症、导管断裂、药物外渗、导管阻塞、血栓形成及(感染性)血栓性静脉炎等并发症。其中感染相关并发症最常见,也是最严重的并发症之一,会延长住院时间,增加死亡率。

2011 年美国感染病协会(IDSA)等多个组织联合发布了医院获得性感染预防的纲要,关于中心静脉导管相关性血流感染如下。

置管前:① 评估深静脉置管指征,避免不必要置管。② 对中心静脉置管者及维护导管的医护人员进行关于 CRBSI 的预防教育。③ 给年龄大于 2 个月的患者每日行氯己定擦浴。

置管中:① 实施方案保证置管中能够遵照预防措施进行,例如检查表。② 在插管或操作前进行手卫生。③ 计划性插管情况下,肥胖患者避免从股静脉置管。④ 使用全部预封的静脉置管包。⑤ 超声引导下行颈内静脉置管。⑥ CVC 置管时使用最大无菌屏障预防措施。⑦ 使用乙醇氯己定消毒皮肤。

置管后:① 保证充足的护士/患者比例,减少流动人员比例。② 使用导管前应消毒。③ 每日评估导管是否需要,不需要时应尽早拔除。④ 常规 5~7 日更换置管处透明敷料并以氯己定为基础的消毒液进行局部护理,当敷料潮湿、松弛或可见污渍时,应立即更换。使用纱布敷料者应每 2 日更换,敷料潮湿、松弛或可见污渍时,应立即更换。⑤ 对于不输注血液、血液制品或脂肪乳的给药装置,不必在 96 小时内更换连续给药装置,但至少每 7 日更换 1 次。⑥ 对于透析导管,在插管操作完成及每次透析后,应在血液透析管出口使用抗菌药物软膏。⑦ ICU 内或非 ICU 环境均应进行 CRBSI 监控。

2. 心律失常

常见并发症,主要原因为钢丝或导管刺激引起。应避免钢丝或导管插入过深,并防止体位变化所致导管移动,操作过程应持续进行 ECG 监测,发生心律失常时可将导管退出 1~2 cm。

3. 出血和血肿

颈内静脉穿刺时,穿刺点和进针方向偏内侧时易穿破颈动脉,进针太深可能穿破颈横动脉、椎动脉或锁骨下动脉,在颈部可形成血肿,凝血机制不好或肝素化后的患者更易发生。如两侧穿刺形成血肿可压迫气管,造成呼吸困难,故应尽量避免穿破颈动脉等。穿刺时可摸到颈动脉,并向内推开,穿刺针在其外侧进针,并且不应进针太深。一旦发生血肿,应做局部压迫,不要急于再穿刺。锁骨下动脉穿破可形成纵隔血肿、血胸或心包压塞等,所以需按解剖关系准确定位,穿刺针与额状面的角度不可太大,力求避免损伤动脉。

4. 气胸和血胸 主要发生在锁骨下静脉穿刺时,国外文献报道气胸发生率为1%左右,国内也有报告。

因胸膜圆顶突起超过第一肋水平以上1 cm,该处与锁骨下静脉和颈内静脉交界处相距仅5 mm,穿刺过深及穿刺针与皮肤成角太大较易损伤胸膜,所以操作时要倍加小心,有怀疑时听两侧呼吸音,早期发现,并及时应用胸腔引流及输血、补液等措施,以免有生命危险。

5. 神经和淋巴管损伤 可损伤臂丛、膈神经、颈交感干、喉返神经和迷走神经等。损伤胸导管可并发乳糜胸。

6. 气栓 中心静脉在吸气时可能形成负压,

穿刺过程中,更换输液器、导管或接头脱开时,尤其是头高半卧位时,容易发生气栓。预防方法是:穿刺和更换输液器时应取头低位,避免深呼吸和咳嗽,导管接头脱开时应立即接上或暂时堵住;穿刺置管时应尽可能不使中心静脉与空气相通。

7. 血栓形成和栓塞 多见于长期置管和高营养疗法的患者,血栓形成发生率高达30%~80%,应注意液体持续滴注并定期用肝素生理盐水冲洗。

8. 血管及心脏穿孔 少见的严重并发症,可发生血胸、纵隔血肿和心包压塞,后者往往致死(死亡率高达80%)。

心脏穿孔的原因为:① 导管太硬而插入过深。② 穿刺导管被针尖切割而损坏,边缘锐利。③ 心脏收缩时,心脏壁与导管摩擦。④ 心脏原有病变,腔壁变薄脆。预防方法包括:① 导管顶端位于上腔静脉与右心房交界处,不宜太深。② 妥善固定导管,尽量不使其移位。③ 导管不可太硬,用硅化聚乙烯导管者未见并发心脏穿孔。

(张 磊 郝迎新)

[1] World Health Organization. WHO best practices for injections and related procedu-res toolkit[EB /OL]. (2010 - 04 - 14)〔2015 - 12 - 01〕. http://www. euro. who. int /en / home.

[2] Garry B P, Bivens H E. The Seldinger technique[J]. J Cardiothorac Anesth, 1988, 2(3): 403.

[3] Davies T W, Montgomery H, Gilbert-Kawai E. Cannulation of the subclavian vein using, real-time ultrasound guidance[J]. J Intensive Care Soc, 2020, 21(4): 349 - 354.

[4] Coman I M, Popescu B A. Shigeo Satomura: 60 years of Doppler ultrasound in medicine[J]. Cardiovasc Ultrasound, 2015, 13: 48.

[5] Headley J M. Fiftieth Anniversary of the Swan-Ganz Catheter: From Then Until Now[J]. AACN Adv Crit Care, 2020, 31(1): 23 - 24.

[6] Pandit P, Sahni A K, Grover N, et al. Catheter-related blood stream infections: prevalence, risk factors and antimicrobial resistance pattern[J]. Med J Armed Forces India, 2021, 77(1): 38 - 45.

[7] Guidelines for the prevention of intravascular catheter-related infections[M]. John Wiley & Sons, 2011.

[8] Walser E M. Venous access ports: indications, implantation technique, follow-up, and complications[J]. Cardiovasc Intervent

Radiol, 2012, 35(4): 751 - 764.

[9] Palmaers T, Frank P, Eismann H, et al. Vena-subclavia-Katheter und Pneumothoraxrisiko: Maschinelle Beatmung, erhöht das Pneumothoraxrisiko während infraklavikulärer landmarkengestützter V. -subclavia-Punktion: eine prospective randomisierte Studie [Catheterization of the subclavian vein and the risk of pneumothorax: Mechanical ventilation increases the risk of pneumothorax during, infraclavicular landmark-guided subclavian vein puncture: a prospective randomized study][J]. Anaesthesist, 2019, 68(5): 309 - 316.

[10] Kim H J, Park S H, Shin H Y, et al. Brachial plexus injury as a complication after nerve block or vessel puncture[J]. Korean J Pain, 2014, 27(3): 210 - 218.

[11] Curto-García N, Carcía-Suárez J, Callejas Chavarria M, et al. A team-based multidisciplinary approach to managing, peripherally inserted central catheter complications in high-risk haematological patients: a prospective study[J]. Supportive Care Cancer, 2016, 24(1): 93 - 101.

[12] dos Santos Modelli M E, Cavalcanti F B. Fatal cardiac tamponade associated with central venous catheter: a report of 2 cases diagnosed in autopsy[J]. Am J Forensic Med Pathol, 2014, 35(1): 26 - 28.

第二节
人工气道的建立

建立和维持通畅的气道是临床危重患者救治过程的首要目标，是保证患者正常通气和氧合的前提，也是保证患者安全和进行后续治疗的先决条件。气道管理、人工气道的建立是从事重症医学的各级医生必须掌握的基本急救技术，也是救治危重患者时所必须具备的基本技能。

（一）气道的解剖结构

呼吸系统由气道和肺两部分组成。气道又可分为上呼吸道和下呼吸道。临床上将口、鼻、咽和喉部称为上呼吸道（图3-8），将气管、支气管及其肺内各级分支支气管称为下呼吸道。

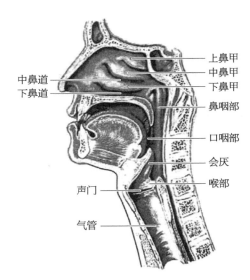

图3-8　上呼吸道剖面

1. **颌面及口部**　颌面部的解剖结构与气道的通畅情况有着密切的联系。颌面部的各种外伤、骨折、水肿及占位性病变可能导致张口度过小、口咽部结构异常、气道狭窄，严重肥胖或舌体过大、口腔内的增殖体肥厚都可影响气道的通畅程度。

2. **鼻**　鼻部气道梗阻的常见原因包括：鼻息肉、鼻中隔扭曲、炎症或外伤引起的水肿、结构异常和分泌物增加等。

3. **咽腔**　以软腭下缘和会厌软骨上缘为界，可将咽腔人为地区分为鼻咽腔、口咽腔和喉咽腔。鼻咽部和口咽部引起气道梗阻的主要原因分别是扁桃体肿大、鼻咽部肿瘤、放化疗后组织结构改变

和颏舌肌松弛引起的舌后坠。

4. **喉**　喉由肌肉、韧带和软骨组成。软骨包括甲状软骨、环状软骨、会厌软骨以及三对成对的软骨（杓状软骨、小角状软骨和楔状软骨），其表面由黏膜覆盖。喉部的肌肉非常活跃，主要由迷走神经的分支支配。插管刺激或喉部的操作刺激可引起喉痉挛。

5. **气管和主支气管**　如图3-9所示，气管上部起始于环状软骨（相当于第6颈椎水平），下部止于隆突处（相当于第4胸椎下缘，胸骨角水平），向下气管分为左、右主支气管。气管和支气管黏膜表面有丰富的迷走神经纤维末梢分布，尤其是隆突部位，遇刺激后易引起剧烈的咳嗽和支气管痉挛。引起气管和支气管梗阻的主要原因为：气道分泌物或异物等阻塞、颈部巨大肿瘤侵犯或压迫以及严重支气管痉挛等。

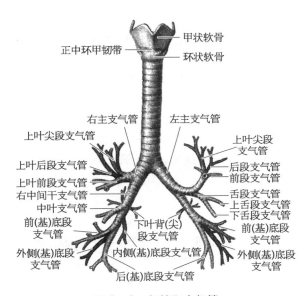

图3-9　气管和支气管

（二）气道梗阻的常见原因及处理原则

1. **分泌物、出血、血液凝块及异物阻塞**　这些是急诊患者气道梗阻的常见原因，在意识不清的患者中更容易出现。咽喉部分泌物多或表现为吸气性呼吸困难，听诊时可听到患者喉头部和（或）胸部有痰鸣音和高调的哮鸣音。

处理原则：尽快清除分泌物或异物。分泌物过多或咽喉部有血液时，应及时以负压吸引器吸除；当异物或血凝块阻塞气道时，可将患者舌体拉出，用手或其他辅助器械将其清理干净；当暴露或操作困难时，可在直接喉镜下吸引或将异物取出，

以恢复气道通畅。

2. 舌后坠 是临床上气道梗阻最常见的原因,患者仰卧位时,在重力作用下下颌骨和颏舌肌松弛,可造成舌体坠向咽后壁而阻塞气道。患者早期即出现明显的胸腹反常呼吸、"三凹征"和口鼻部的呼吸气流完全中断,随即出现 SpO_2 进行性下降和发绀等,此时必须紧急处理。

处理原则:可采用单手抬下颌法或双手托下颌法,或放置口咽或鼻咽通气管。

3. 喉痉挛 由于咽喉部应激性增高,支配喉部的迷走神经兴奋性增加,使声门关闭、活动增强所致。多发生在插管或术后苏醒拔管期,特别是低氧和 CO_2 蓄积时,临床表现为吸气性呼吸困难,可伴有干咳及典型的高调吸气性喉鸣音。轻度喉痉挛仅假声带挛缩,声门变窄,吸气时出现喉鸣;中度喉痉挛时,真假声带均发生挛缩,但声门未完全关闭,吸气和呼气时都出现喉鸣音;重度喉痉挛时,声门紧闭,呼吸道完全梗阻,呼吸音消失,SpO_2 迅速下降,患者发绀。

处理原则:应强调预防为主,避免在低氧和 CO_2 蓄积或者浅麻醉下刺激喉部黏膜。轻度的喉痉挛一般在刺激解除后可自行缓解;中度者需以面罩加压给氧,必要时予以短效的麻醉药,并辅助通气;对于重度喉痉挛,加用肌松剂以解除痉挛,行紧急气管内插管以解除梗阻。当情况更危急时,用粗针头等锐器紧急行环甲膜穿刺,然后再准备行气管内插管或气管切开术。

4. 支气管痉挛 常因过敏、呕吐物反流误吸、分泌物过多以及气管内插管或异物刺激气管黏膜而引起。临床表现以呼气性呼吸困难为特征,患者的呼气期延长且费力,听诊两肺满布哮鸣音,常伴有窦性心动过速甚至更严重的心律失常。最严重的情况下,患者肺部的呼吸气流完全中断,听诊肺部哮鸣音反而消失,出现"寂静肺"。机械通气时,最显著的特征为气道压显著升高,甚至难以通气。

处理原则:轻度支气管痉挛通过吸氧或以面罩加压给氧即可缓解。中重度时一般需用药物治疗,如沙丁胺醇气雾剂或异丙托溴铵吸入气雾剂、静脉注射或雾化吸入糖皮质激素等。围术期出现急性支气管痉挛者,往往是有哮喘病史或气道高反应性的患者。

5. 药物残余作用所致通气障碍 除了神经肌肉系统的病变可导致限制性通气功能障碍外,麻醉药以及肌松剂的应用过量、蓄积或残余作用等,也可造成患者的通气功能障碍,表现为低氧血症和高碳酸血症。

处理原则:轻者可应用简易呼吸器或呼吸机面罩辅助呼吸,重者宜气管内插管辅助/控制呼吸。同时,可针对性地应用麻醉药和肌松剂的特异性拮抗药,如氟马西尼、纳洛酮和新斯的明等。

6. 其他 咽喉部的感染、炎症及颌面部的外伤等因素导致上呼吸道梗阻。如是完全梗阻,得不到立即处理,数分钟内即可致心脏骤停。如是不完全性梗阻,需要立即查明原因和梗阻部位,及时解除梗阻,避免导致缺氧。

(三)声门上气道管理

1. 维持气道通畅的基本方法

确认存在气道梗阻及其原因,需要立即对症处理,去除原因,开放气道。

单手抬下颌法和双手托下颌法是目前临床手法开放气道的两种方法,是解除因舌后坠所致上呼吸道机械性梗阻的最简便有效的方法。

(1)单手抬下颌法:如图 3-10A 所示,患者取仰卧位,操作者将患者的头后仰,以一只手在下颌部,向患者的上方抬举下颌,力争将患者的舌体抬离咽后壁,从而解除舌后坠造成的气道梗阻。当患者存在头颈部粗短、肥胖、鼻道阻塞、牙关紧闭、颈部强直等情况时,此方法可能难以奏效,此时,需考虑采用双手托下颌法或其他方法。

(2)双手托下颌法:如图 3-10B 所示,患者取仰卧位,操作者立于患者的头端,将患者的头略后仰,双手的示指或中指置于患者下颌角的后支,向前上方托举下颌。为了有效地将患者的舌体抬离咽后壁,应尽量使患者下门齿的高度超过上门齿。

2. 口咽、鼻咽通气管的使用 如需较长时间解除梗阻或手法托举无效时,可借助维持气道开放的辅助用具解除舌体后坠引起的气道梗阻,主要有口咽通气管或鼻咽通气管。

(1)口咽通气管(oropharyngeal airway):用金属、硬橡胶或硬塑料制成的、外观略呈 J 形、中空的人工气道(图 3-11)。

操作方法:依据患者的体型,选择适当大小的通气管。向患者头侧方向将通气管的前端(凹面朝向头端)插入口腔,然后一边旋转通气管180°,

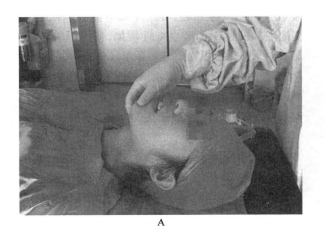

A

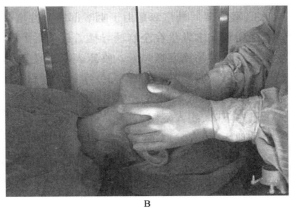

B

图 3-10　手法维持气道通畅（A 单手抬下颌法；
B 双手托下颌法）

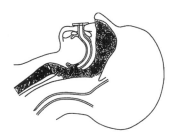

图 3-11　放置口咽通气

一边推进通气管直至咽腔。此时口咽通气管的弯曲弧线恰好与患者舌体的自然弧度贴合。

注意事项：① 清醒或浅镇静患者使用口咽通气管时，可出现恶心、呕吐、呛咳、喉痉挛等反射，因此，只适用于昏迷或镇静深度恰当，且有自主呼吸的患者。② 通气管位置放置不恰当时，反而会将舌根推至咽腔深部而加重梗阻或引起喉痉挛、舌及咽部损伤等。

（2）鼻咽通气管（nasopharyngeal airway）：用橡胶或塑料制成的软质中空导管，长度约 15 cm，外形与气管导管相似。其前端斜口较短而钝圆，不带套囊。主要用于解除舌后坠等所致的上呼吸

道轻度至中度梗阻的患者（图 3-12）。其耐受性好，较少发生恶心、呕吐和喉痉挛。适用于清醒或有恶心、呕吐反射的患者。由于通气管是由患者的鼻孔插入，且管径较大，易致出血。因此，对于凝血功能异常、颅底骨折、鼻咽腔感染或鼻中隔外伤移位等患者禁用。

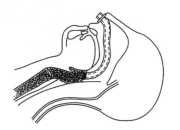

图 3-12　放置鼻咽通气

操作方法：① 选择通畅的一侧鼻孔置入，插入前在鼻腔内滴入适量血管收缩药，如麻黄碱等，以减少鼻腔出血的风险。② 先于通气管表面涂以含局部麻醉药的医用润滑剂（导管胶）。③ 通气管的插入长度一般为鼻尖至外耳道的距离，这样通气管前端恰好位于会厌的上方。④ 通气管必须沿下鼻道插入，保持插入方向与面部完全垂直，严禁指向鼻顶部方向插入，以免造成损伤出血。⑤ 插入动作应轻柔、缓慢，遇有阻力，不应强行插入，可稍稍旋转导管直至无阻力感后再继续推进。

3. 面罩通气术　面罩通气（mask ventilation）技术是临床医生必须掌握的一项基本技能，其设备简单，操作方便，通气效果确切，可提供较高浓度的氧疗。

（1）适应证：① 无胃内容物反流、无误吸危险者的通气。② 气管内插管前为患者预充氧（去氮）。③ 呼吸停止、自主通气不足等紧急情况下进行辅助或控制呼吸，如心肺复苏的现场急救。

（2）操作方法：① 物品的准备：选择大小合适的透明通气面罩，以使面罩能紧贴鼻梁、面颊和口，并可观察到口唇颜色和分泌物情况。检查贮气球囊，使之与供氧管相连接，并确保无漏气。② 面罩的放置：单人操作时，操作者左手持面罩，用小指与环指提起下颌角，中指置于下颌骨处，示指与拇指置于面罩上，适当用力以保持面罩的气密性；右手控制贮气球囊，行手法通气（图 3-13A）。如患者头面部较大、面罩难以密闭时，则可能需要双人操作。这时，操作者双手维持面罩于良好的位置，助手控制贮气球囊（图 3-13B、C）。也可使用

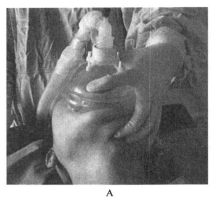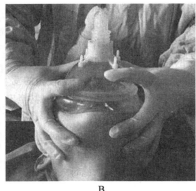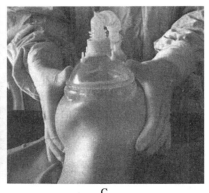

A   B   C

图3-13　面罩通气的手法

四头带帮助将面罩固定于患者的面部。要求既要保证面罩与患者面部的紧密贴合、无明显漏气，又要能通过托举下颌角的动作解除舌后坠造成的气道梗阻。③ 辅助或控制呼吸的操作要点：在操作者用右手或由助手行辅助或控制呼吸时，应通过观察或手感来判断患者胸廓起伏的幅度和通气阻力的大小，并评估通气效果。可通过使患者头部略后仰、抬起颌部或托起下颌的方法，使患者下颌骨向前上抬起并张口，以改善通气效果。必要时可置入口咽或鼻咽通气管。吹入一次潮气量（6~8 mL/kg）的时间一般不少于1秒。缓慢而均匀地供气可最大限度地避免胃膨胀的发生。

（3）注意事项：① 必须彻底清除气道内的分泌物、血液和异物等，否则有加重气道梗阻的风险。② 面罩通气时，气体有可能进入胃肠道，使患者发生反流误吸的风险增加。③ 对于下呼吸道梗阻，面罩通气往往效果差或无效。

（4）常见并发症：较长时间面罩通气引起的口、眼或鼻周围软组织压伤最为常见，而胃内容物反流误吸是其最严重的并发症。保持患者镇静和（或）配合、控制通气压力和潮气量等是防止反流误吸最有效的措施。

4. 喉罩通气术

喉罩通气道（laryngeal mask airway，LMA）是一种特殊形状的通气管，多由硅胶或塑料制成（图3-14）。自1983年首次应用以来，其已广泛应用于临床，并由最初用于困难气道处理，逐渐扩展到临床麻醉与急危重症医学中的气道管理。主要用作面罩通气和气管插管的备选，已知或未知困难气道的管理，以及无意识患者复苏时的气道管理，也可用作气管切开时的临时导气管。

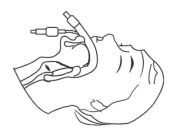

图3-14　喉罩的正确位置

（1）喉罩的优点：① 携带方便。② 操作简便易学。③ 对喉头的刺激小，经适当镇静的患者在保留自主呼吸的情况下即可置入。④ 呛咳、喉痉挛等的发生率低。⑤ 误插入食管的可能性极低。⑥ 能较好地避免或减轻声带和气道损伤。⑦ 不需要特殊的辅助器械或设备，一般都以盲探法置入。⑧ 气道阻力往往低于气管内插管。

（2）喉罩的局限性：喉罩作为一种声门上的通气技术，具有一定的局限性。主要包括：① 难以完全避免反流误吸的发生。② 在气道压过高或置管位置不佳时，有致胃扩张或漏气的风险。③ 气道梗阻的发生率较高，主要是喉罩推挤会厌，致其变形或卷曲所致。④ 长时间使用可造成咽喉部压迫性损伤，甚至出现会厌水肿和气道梗阻。⑤ 术后部分患者可出现暂时性构音障碍。

（3）适应证：① 无反流误吸风险的手术麻醉，尤其是非预见性气管内插管困难的患者。② 颈椎不稳定患者，施行气管内插管需移动头部而有较大顾虑时。③ 短小手术需人工通气或保留自主呼吸的患者。④ 紧急气道处理和心肺复苏时及时建立人工通气等。

（4）禁忌证：① 饱胃、腹内压过高、有反流误吸高风险的患者。② 张口度过小（小于2.5~3.0 cm）的患者。③ 咽喉部感染、水肿、活动性出血、血管瘤和组织损伤等病变的患者。④ 通气压力需大于 25 cmH₂O 的气道狭窄和慢性阻塞性肺疾病患者等。

（四）声门下气道管理

气管插管术

气管内插管是将人工气道与解剖气道连接的最可靠的方法，是重症医学科内最常见和最重要的操作，也是 ICU 医生必须掌握的基本急救技能之一。由于 ICU 患者有限的生理储备及诸多疾病，操作前难以实施完整而详细的气道评估，ICU 患者的气管插管并发症发生率远高于麻醉科择期手术的气管插管。而 ICU 患者的病理生理特点可能限制气管插管时诱导药物的使用，使 ICU 内气管插管有其自身特点。

1. 气管内插管

（1）适应证：气管内插管可保持患者的上呼吸道通畅，防止异物进入呼吸道，便于及时吸出气管内分泌物或血液，进行有效的人工或机械通气。上呼吸道梗阻、气道自我保护性机制受损、各种原因需要进行机械通气、心肺复苏以及新生儿严重窒息时，都是气管内插管的适应证。

（2）插管前准备：插管前必须准备好所有设备和器材，人员到位，相关药品（麻醉药、血管活性药等）准备齐全。常用器械包括：喉镜、气管导管、牙垫或口塞、表面麻醉用喷雾器、衔接管、管芯、插管钳、固定胶带以及负压吸引装置等。

插管前对患者的检查和评估：插管前迅速对患者进行有关检查和评估，包括患者既往的手术麻醉史，对判断插管的难易度有重要参考价值。评估是否存在面罩通气障碍或插管困难。尽可能避免未预料的困难气道。

喉镜的选择和检查：目前最常用的仍是最传统的 Macintosh 喉镜（弯喉镜片）。成人气管内插管多选择 3 号或 4 号喉镜。使用前须检查喉镜电池的电量是否充足、喉镜片前端的灯泡或光纤是否明亮。

气管导管的选择和检查：成人一般选择内径 7.0～8.0 mm 的气管导管，小儿气管导管内径（mm）可根据经验公式进行选择，即导管内径（mm）= 患儿年龄（岁）/4+4。选择好导管后，应另外再备两根分别大于和小于该导管内径 0.5 mm 的导管，以备插管过程中根据患者的实际情况及时调整气管导管的型号。检查导管套囊是否漏气，并将导管前端用医用润滑剂或生理盐水润滑，将导管芯置于气管导管腔内，根据患者的喉部位置情况，将气管导管保持合适的弯曲度，导管芯前端不能超出气管导管。所有的操作均应保持气管导管的无菌状态。

药品的准备和核对：ICU 患者的生理储备功能有限，插管时使用静脉药物必须十分谨慎，了解各种药物的优缺点，并且是在对患者进行充分评估的基础上使用。临床常用的静脉诱导药物包括镇静药物、镇痛药物及肌松药物。

（3）气管内插管方法：气管内插管根据径路可分为经口腔或经鼻腔插管，按插管是否显露声门分为明视或盲探插管法。经口或者经鼻均可采用明视或者盲探插管法。

——经口明视气管内插管术

1）预充氧：患者插管前以面罩吸纯氧至少 3 分钟，以排出患者体内的氮气，增加肺内的氧气储备，延长插管的安全时限。

2）插管的体位：自患者的口腔至气管之间可以人为地划出三条解剖轴线：口轴线为口腔至咽后壁的轴线（OA），咽轴线为咽后壁至喉头的轴线（PA），喉轴线为喉腔至气管上段的轴线（LA）。患者仰卧时，这三轴线彼此相交成角，并不处于一条支线。如果在患者枕下垫一薄枕，使患者的头部垫高约 10 cm，并头后仰，可以使患者咽、口、喉三轴线接近重叠，插管径路接近为一条直线，有利于显露声门（图 3－15）。

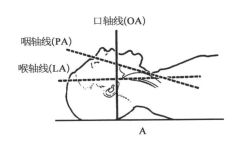 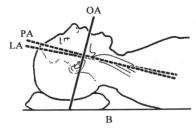 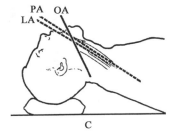

图 3－15　气管内插管时头部位置示意图

插管操作方法：操作者左手持喉镜柄，右手提颏张口并拨开上下唇。从患者右侧口角置入喉镜片，沿患者的舌背面向下滑行，在将喉镜片逐渐移至口正中部的同时，将舌体略压向左侧。显露悬雍垂后，继续沿舌背部的曲线轻柔地将喉镜片向下滑入，直至看见会厌软骨。使用弯喉镜片时，在明视下将喉镜片的前端伸入舌根与会厌软骨根部之间的会厌谷，再向上、略向前方上提喉镜，使会厌向上翘起紧贴喉镜片，以显露声门（图3-16）。注意上提喉镜时，用力的方向应与喉镜柄的方向一致，即朝向患者脚部上方天花板的方向，大致为前上方45°，这时注意不要弯曲自己的腕部或将喉镜片在患者的牙齿上撬动，以免损伤牙齿或软组织。置管时右手以持笔式持气管导管在明视声门的情况下将气管导管沿患者的右口角置入，避免导管阻挡操作者的视野，亦不要使牙齿刮破导管套囊。气管导管进入声门后，将导管内的导芯拔出，继续置管，直到气管导管的套囊进入声带下3~4 cm的位置。然后将牙垫置入患者的门齿之间，退出喉镜。使用注射器将导管套囊充气，最佳充气标准是使套囊内压力为手控呼吸下套囊周围无漏气时的最小压力，即最小封闭压力（MOP）。成年人置管平均深度（即气管导管前端至门齿距离）为20~24 cm。

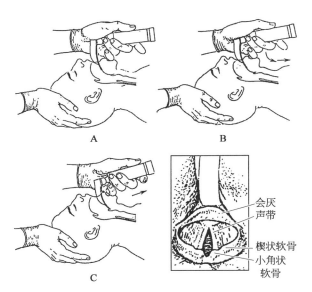

图3-16　Macintosh喉镜（弯形喉镜片）操作示意图

气管导管位置的判定：理想的导管位置是前端应位于气管的中段，隆突上3~4 cm。确认气管导管位置的常用方法包括：① 将气管导管与CO_2探测器或呼气末CO_2（$ETCO_2$）监测仪相连，检测到正常的$ETCO_2$波形是气管导管位于气管内的可靠指标。② 以听诊器依次置于患者两侧的胸前区及腋中线，听诊并观察正压通气时双肺的呼吸音和胸廓起伏幅度是否一致。插管后若患者一侧肺呼吸音消失，提示导管可能过深而进入了另一侧主支气管，需要缓慢地退管，直到双肺呼吸音对称。③ 若条件允许，可以应用纤维支气管镜来判断气管导管的位置。

气管导管的固定：最好采用专用的导管固定器来固定导管，也可采用胶带或气管导管固定带固定导管。ICU患者插管后常需要适当的镇静药物，并限制患者上肢的活动，以防患者自己意外拔管。

注意事项：① 插管时患者应处于适当的麻醉深度，以使咬肌松弛、张口满意，并抑制咽喉反射。② 暴露过程中如发现咽喉反射活跃，宜暂停插管，在辅助通气下适当加深麻醉，清醒插管者可做喉部表面麻醉。③ 喉镜的着力点应始终位于喉镜片的顶端，并采用上提喉镜的手法，严禁将上门齿作为支点，以防损伤牙齿。④ 导管插入声门时必须动作轻柔，避免使用暴力。

——经鼻气管内插管术

适应证：与经口气管内插管相似，尤其适用于一些不适合经口气管内插管的特殊患者选用，如颈椎不稳、下颌骨骨折、口咽部感染、需较长时间带管者等。

禁忌证：经鼻插管耗时，不适用于紧急抢救插管。此操作的创伤程度高于经口气管内插管，禁忌用于凝血功能障碍、免疫功能受损、面部中段创伤、解剖异常、颅底骨折以及可能有颅内压升高等患者。

近年来，随着纤维支气管镜等辅助插管技术日益成熟和推广，该方法在临床上的使用日渐减少。

2. 气管内插管的常见并发症

（1）气管内插管所引起的创伤：气管内插管可能造成口唇、舌、牙齿、咽喉或气管黏膜的损伤，偶可引起环杓关节脱位或声带损伤。只要细心操作，避免暴力，一般不会发生或症状轻微。

（2）气管导管误入食道：误入食道是气管插管最危险的并发症，如没有及时发现，后果十分严重。气管插管后及时评估导管的位置，如果不能判断导管位于气道内，应及时拔除导管，面罩通气保证氧供后再次尝试。

（3）气管导管不畅：气管导管扭曲、导管气囊充气过多阻塞导管开口、俯卧位时头部扭曲、头过度后仰等体位使导管前端斜开口处贴向气管壁，以及导管衔接处内径过细等多种原因，均可能导致气道不同程度地阻塞。此时，应根据原因做好预防。一旦发生，可用纤维支气管镜检查以明确原因，并给予相应处理，或立即更换气管内导管。

（4）痰液过多或痰痂：阻塞气管导管常见于小儿或长时间留置导管的患者。定期吸痰，气道湿化，以防痰痂形成。在充气套囊上方的气管与导管之间的缝隙内可存留较多的分泌物或痰液，一旦套囊放气，可能流入气道内引起气道梗阻，要定期清理干净。

（5）气管导管插入过深阻塞一侧支气管：导管插入过深容易误入一侧支气管而使另一侧支气管无通气，特别是在插管后头部位置变动，以及腹腔镜手术引起气腹而使膈肌上抬时易发生。最好的诊断方法是听诊两肺呼吸音和观察两侧胸部呼吸幅度。一旦发生，应及时调整好气管导管的位置。

（6）意外拔管：导管留置期间意外拔管可能导致严重后果，重在预防。首先导管需要牢固的固定，定期检查导管的深度，适度的镇静镇痛以减轻患者的不适感，必要时采取束缚措施。一旦意外拔除，迅速面罩通气，做好再次插管的准备，并评估是否可以无创通气，还是必须再次插管有创通气。

气管切开术

气管切开术（tracheostomy）是建立通畅人工气道的一种常见手术操作。随着困难气道处理的设备和方法的不断改进，ICU 内紧急气管切开的情况越来越少。和气管插管相比，气管切开可以改善患者的口腔清洁和口腔卫生、可实施经口进食、改善舒适度、减少镇静镇痛药物的使用量、减少无效腔量、降低气道阻力、减少呼吸做功、缩短机械通气时间。目前，除传统的气管切开术外，还包括环甲膜穿刺术、环甲膜切开术和经皮扩张气管切开术（percutaneous dilational tracheostomy，PDT）。

气管切开术的主要适应证：① 各种原因所致的急性上呼吸道梗阻，如急性喉炎、严重喉痉挛和上呼吸道异物阻塞等。② 口腔颌面部严重外伤，无法行气管内插管者。③ 各种原因所致的气管内插管失败，尤其是出现非预见性的困难气道时。④ 下呼吸道痰液或分泌物潴留或阻塞，为便于及时清理气道、维持下呼吸道通畅时。⑤ 需较长时间保持人工气道和机械通气等。

气管切开术常见的并发症主要包括：皮下气肿、气胸、纵隔气肿、出血、气道梗阻、喉部神经损伤、食管损伤，甚至气管食管瘘、声带损伤、声门下狭窄以及气管狭窄等。

1. 常规气管切开术

（1）术前准备：除需准备气管切开包外，还应准备好氧气、负压吸引器、气管切开套管、简易呼吸皮囊或呼吸机及各种急救药品等。对于非紧急气管切开的患者，可考虑先行气管内插管和氧疗，待呼吸困难缓解后，再行气管切开术。

（2）体位：一般取仰卧位，肩颈部适当垫高，使头后仰、气管尽量接近皮肤，便于手术的暴露和操作。颈部常规消毒、铺单或洞巾。

（3）麻醉：对于全麻状态下或严重意识障碍的患者，可不必麻醉。其他多选用局部浸润麻醉。

（4）操作方法：一般为双人操作，做颈部正中直切口，自甲状软骨下缘至接近胸骨上窝处切开皮肤及皮下组织。以血管钳沿正中线钝性分离胸骨舌骨肌和胸骨甲状肌，暴露出甲状腺峡部。向上牵引甲状腺峡部，或切断并缝扎峡部，以暴露出气管环。一般于第 2~4 气管环处用尖刀片自下向上切开两个气管环；以弯血管钳撑开气管切口，置入适当大小的气管切开套管；拔出管芯，吸净术野及气管内的血液和分泌物，并确定无明显出血。将气管切开套管，与呼吸机连接，行机械通气或维持开放气道自主呼吸。以套管上的系带环绕颈部将切开套管固定，注意避免固定过紧或过松，以免压迫颈部血管或切开套管意外脱出。皮肤切口一般不需要缝合，以无菌纱布垫覆盖于皮肤切口与套管之间即可。

2. 环甲膜穿刺术　该方法是仅在急性严重上呼吸道梗阻情况下采取的急救措施。一般尽量选用大口径的静脉套管针或金属针头，经环甲膜穿刺。穿刺时，针体与患者皮肤成 30° 角，针尖指向患者足端，当感觉到明显落空感、回抽有空气，表明针尖进入气管，即可退出针芯，将套管针留在气管内。该方法只能作为困难气道的紧急处理措施,应同时准备和尽快施行常规气管切开或气管内插管。

3. 环甲膜切开术 与环甲膜穿刺术相似,环甲膜切开术通常也是作为一种解除上呼吸道梗阻的紧急措施,应同时准备和尽快进行常规气管切开或气管内插管。操作时常规气管切开术相同的体位,于甲状软骨和环状软骨间做一长约2~4 cm的皮肤横切口,于接近环状软骨处切开环甲膜,以弯血管钳撑大切口,此时即可解除上呼吸道梗阻,经环甲膜切口置入适当大小的气管切开套管或气管导管,与呼吸机连接可行机械通气。

4. 经皮扩张气管切开术 传统的气管切开术仍需要专科医生(如耳鼻咽喉科医生)进行,且需要特殊的手术器械和导管,从而极大地限制了其在紧急困难气道处理中的应用。为了适应麻醉与重症医学发展的需要,近十年来,已研制了多种可供临床选择的微创经皮扩张气管切开套件。图3-17为经皮扩张气管切开套件的基本组成。

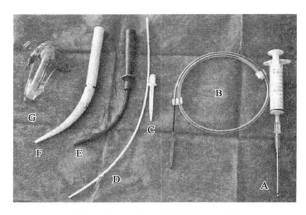

图3-17 经皮扩张气管切开套件

取颈前正中第1~2或第2~3气管环间隙处做一长约1 cm的皮肤横切口;以穿刺套管针在切口正中垂直向下穿刺入气管内;当穿刺针有明显落空感且注射器回抽见空气后,退出针芯并经套管针置入导引钢丝至气管内;退出套管针并将导引钢丝留在气管内,使用不同管径的扩张器,经导引钢丝依次从小到大钝性扩张穿刺径路,退出扩张器,经导引钢丝置入气管切开导管并留置在气管内。确认气管切开导管进入气管内后,拔出导引钢丝,将切开导管套囊充气。

经皮扩张气管切开术由于无须切开气管软骨环,亦无须逐层手术分离颈前组织,故具有操作更

简单、迅速、安全且创伤小的优点。术后发生声带损伤、严重出血、气道狭窄和食管损伤等并发症的风险亦显著降低。

食管-气管联合导管插管术

食管-气管联合导管(esophageal-tracheal combitube, ETC)是一种具有食管阻塞式通气管和常规气管内插管双重功能的双腔、双气囊导管。最早主要用于院前急救、心肺复苏及困难气道时的紧急气道处理。与常规气管内插管和喉罩等通气技术相比,它具有使用简单和置管迅速等优点,且能较可靠地减少胃内容物反流误吸的风险,已成为困难气道急救处理的有效措施之一。

1. ETC的结构 ETC是由硅胶或塑料制成的双腔导管(A、B),远端有一套囊(E),可充气10~15 mL;近端有一套囊(D),可充气约10 mL。其中一个腔直达导管远端并开放,称为气管腔;另一个腔在远端套囊的近端形成盲端,并于两套囊之间有侧孔(F),称为食管腔。当ETC导管置入后,可通过听诊来确定导管的位置。当导管进入食管时,可经食管腔借助套囊之间的开孔进行通气,双肺可听到呼吸音;当导管进入气管时,可经气管腔直接进行通气,咽部套囊可放气。导管上距近端套囊近端约8 cm处有一标记线(C),当该标记线与门齿平齐时,提示插管深度适当(图3-18)。

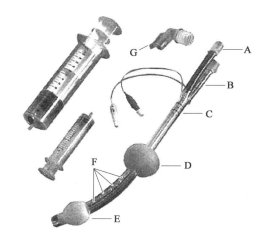

图3-18 食管-气管联合导管

2. ETC的禁忌证 ① 意识存在或咽反射活跃者。② 上呼吸道外伤、感染、出血、肿瘤、服用腐蚀性液体者。③ 明确或疑似存在食管疾患或食管静脉曲张者。④ 16岁以下的患者。⑤ 身高<150 cm或>200 cm的患者。⑥ 怀疑有颈椎损伤或需要颈

椎制动的患者等。对于饱胃和反流误吸的高危患者,应谨慎使用。

3. ETC的常见并发症 软组织损伤和出血、食管撕裂,甚至穿孔、声带损伤等,极少数出现动脉破裂、气胸和窒息死亡等严重后果。

(五)困难气道的处理

困难气道(difficult airway)是重症医学临床实践中可能遇到的十分危急的情况。掌握困难气道的相关知识和处理流程具有重要的临床意义。

困难气道的定义与分类

1. 困难气道 指具有5年以上临床麻醉经验的麻醉医师在面罩通气时或气管插管时遇到困难的一种临床情况。

2. 困难气道面罩通气(difficult mask ventilation, DMV) 指有经验的麻醉医师在无他人帮助的情况下,经过多次或超过1分钟的努力,仍不能获得有效的面罩通气。根据通气的难易程度将面罩通气分为4级,1~2级可获得良好通气,3~4级为困难面罩通气(表3-1)。声门上气道工具的应用可改善大部分困难面罩通气问题。

表3-1 面罩通气困难分级

分级	定义	描述
1	通气顺畅	仰卧嗅物位,单手扣面罩即可获得良好通气
2	轻微受阻	置入口咽和(或)鼻咽通气道单手扣面罩;或单人双手托下颌扣紧面罩同时打开呼吸器,即可获得良好通气
3	显著受阻	以上方法无法获得良好通气,需要双人加压辅助通气,能够维持 $SPO_2 \geqslant 90\%$
4	通气失败	双人加压辅助通气下仍不能维持 $SPO_2 \geqslant 90\%$

3. 困难声门上气道工具置入 无论存在或不存在气管病理改变,需要多次努力方可置入声门上气道工具。

4. 困难气管插管(difficult intubation, DI) 指一名接受正规培训的麻醉医师使用常规方法尝试插管3次或耗时10分钟仍不能成功插入气管导管。包括:

(1)困难喉镜显露:直接喉镜经过3次以上努力仍不能看到声带的任何部分。

(2)困难气管插管:无论存在或不存在气管病理改变,气管插管需要3次以上努力。

(3)气管插管失败:经过多人多次努力仍然无法完成气管插管。

5. 困难气道分类 根据有无困难面罩通气,将困难气道又分为非紧急气道和紧急气道。根据气道评估情况,将困难气道分为已预料的困难气道和未预料的困难气道。

(1)非紧急气道:仅有困难气管插管而无困难面罩通气的情况。患者能够维持满意的通气和氧合,能够允许有充分的时间考虑其他建立气道的方法。

(2)紧急气道:只要存在困难面罩通气,无论是否合并困难气管插管,均属紧急气道。患者极易陷入缺氧状态,必须紧急建立气道。其中少数患者"既不能插管也不能通气"(Can't intubate, Can't Oxygenate, CICO),可导致脑损伤和死亡的严重后果。

(3)已预料的困难气道:包括明确的困难气道和可疑的困难气道,前者包括明确困难气道史、严重烧伤瘢痕、重度阻塞性睡眠呼吸暂停综合征等,后者为仅评估存在困难危险因素者。两者的判断根据患者实际情况及操作者自身的技术水平而定,具有一定的主观性。对已预料的困难气道患者,最重要的是维持患者的自主呼吸,预防发生紧急气道。

(4)未预料的困难气道:评估未发现困难气道危险因素的患者,需常备应对措施。

困难气道的预测与评估

1. 了解病史 详细询问气道方面的病史是气道管理的首要工作,如打鼾或睡眠呼吸暂停综合征史、气道手术史、头颈部放疗史等。

2. 影像学检查 X线片、CT等影像学检查有助于评估困难气道的可能性,并可明确困难气道的特征与困难程度。

3. 困难气道面罩通气危险因素 年龄大于55岁、打鼾病史、蓄络腮胡、无牙、肥胖($BMI > 26 \ kg/m^2$)是DMV的5项独立危险因素。另外Mallampati分级Ⅲ或Ⅳ级、下颌前伸能力受限、甲颏距离过短

(<6 cm)等也是 DMV 的独立危险因素。当具备 2 项以上危险因素时,提示 DMV 的可能性较大。

4. 体检评估气道的方法 推荐以下 6 种最常用的方法,多个指标综合分析价值更大。

(1)咽部结构分级:即改良的 Mallampati 分级,咽部结构分级越高,预示喉镜显露越困难,Ⅲ~Ⅳ级提示困难气道。

(2)张口度:即最大张口时上下门齿间距离,张口度小于 3 cm 或小于检查者两横指时,无法置入喉镜,导致困难喉镜显露。

(3)甲颏距离:头在完全伸展位时,甲状软骨切迹上缘至下颌尖端的距离。甲颏距离小于 6 cm 或小于检查者三横指的宽度,提示气管插管可能困难。

(4)颞颌关节活动度:如果患者不能使上下门齿对齐,插管可能会困难。亦有研究者提出以"咬上唇试验"作为颞颌关节移动度的改良评估方法。

(5)头颈部活动度:下巴不能接触胸骨或不能伸颈,提示气管插管困难。

(6)喉镜显露分级:Cormack 和 Lehane 把喉镜显露声门的难易程度分为四级。该喉镜显露分级为直接喉镜显露下的声门分级,Ⅲ~Ⅳ级提示插管困难。

其他提示困难气道的因素还包括:上门齿过长、上颚高度拱起变窄、下颚空间顺应性降低、小下颌或下颌巨大、颈短粗、病态肥胖、孕妇、烧伤、会厌炎、类风湿关节炎、肢端肥大症以及咽喉部肿瘤等。这些方法预测困难气道都具有一定的敏感性和特异性,但单一方法还不能预测所有的困难气道,在临床上应综合应用。

处理困难气道的用具和方法

用于困难气道的工具和方法有很多,将这些工具和方法分为处理非紧急气道和紧急气道的工具和方法。处理非紧急气道的目标是无创,而处理紧急气道的目的是挽救生命。临床医生应遵循先无创后有创的原则建立气道。

1. 非紧急无创方法 主要分为喉镜、经气管导管和声门上工具 3 类。

(1)喉镜类:直接喉镜和可视喉镜。

(2)经气管导管类:管芯类、光棒、可视管芯、纤维支气管镜 4 类。

(3)声门上工具:引流型喉罩、插管型喉罩。

(4)其他方法:经鼻盲探气管插管也是临床可行的气道处理方法。

2. 非紧急有创方法 逆行气管插管:适用于普通喉镜、喉罩、纤支镜等插管失败,颈椎不稳,颌面外伤或解剖异常者,可根据情况选择使用。此外,还可行气管切开术。

3. 紧急无创方法

(1)双人加压辅助通气:在嗅物位下置入口咽和(或)鼻咽通气道,由双人四手,用力托下颌扣面罩并加压通气。

(2)再次行气管内插管:在保证患者安全的情况下,可以谨慎尝试再次行气管内插管。

(3)喉罩(laryngeal mask airway,LMA):应选择操作者最容易置入的喉罩。

(4)食管-气管联合导管(esophageal-tracheal combitube):无论导管插入食管还是气管,均可通气。

(5)喉管(laryngeal tube,LT):原理与方法与联合导管类似,型号全,损伤较轻。

(6)环甲膜穿刺置管和经气管喷射通气(transtracheal jet ventilation,TTJV):用于声门上途径无法建立气道的紧急情况,每次喷射通气后必须保证患者的上呼吸道开放,以确保气体完全排出。

4. 紧急有创方法 环甲膜切开术是紧急气道处理流程中的最终解决方案。操作虽然简便,但必须事先接受过训练才能迅速完成。

困难气道处理流程

(1)预充氧:患者持续吸入纯氧几分钟可使功能残气量中氧气/氮气比例增加,显著延长呼吸暂停至出现低氧血症的时间,称之为"预充氧"(Preoxygenation)。

(2)气道类型:根据气道评估情况,将患者分为已预料的困难气道(包括明确的和可疑的)和"正常"气道。针对不同气道类型选择对应的处理流程并精心准备。

(3)诱导方式:诱导方式包括清醒镇静表面麻醉、保留自主呼吸的浅全麻和全麻诱导 3 种,"正常"气道患者选择全麻诱导。对于饱胃或存在胃内容物误吸危险的患者,评估为"正常"气道时可以采用快速顺序诱导(rapid sequence induction,RSI),评估为困难气道时采用清醒镇静表面麻醉。

（4）面罩通气分级：临床上每个患者面罩通气的难易程度差别很大，对 DMV 进行分级有助于临床的判断与处理。根据通气的难易程度将面罩通气分为四级，1～2 级可获得良好通气，3～4 级为困难面罩通气（表 3 - 1）。

（5）喉镜显露分级：喉镜显露分级采用 Cormack - Lehane 声门分级，分为 Ⅰ～Ⅳ 级，是选择建立气道方法的依据。要做到喉镜最佳显露，包括：一位技术熟练的操作者（至少 5 年以上临床经验）、合适的头位（嗅物位，口、咽、喉三轴基本成一直线）、手法辅助声门显露（Ⅱ 级以上者按压甲状软骨、环状软骨或舌骨改善显露）以及合适尺寸/类型的喉镜片（成人常用弯型镜片，直型镜片适用会厌下垂者及小儿）。

（6）建立气道方法：明确的困难气道和可疑

的困难气道患者，可直接选择一种或几种熟悉的非紧急无创方法，条件不足时可试行常规喉镜显露声门，但注意动作轻柔且不可反复尝试。部分明确的困难气道患者，如有明确的困难气道处理失败史、喉肿瘤、上呼吸道巨大脓肿、气管食管上段破裂或穿孔等，可直接采用非紧急有创方法建立气道。

（7）判断气道成功建立后，需尽快对气道的有效性做出判断。可以采用呼气末二氧化碳（ETCO₂）监测鉴别气管插管或喉罩通气等是否成功，肉眼、纤维气管镜下或可视喉镜下看见气管导管。

（8）最终处理在多次尝试气管插管均告失败之后，需要结合建立气道的急迫性与建立气道的风险等综合考虑，做出合理的最终处理。面罩通气困难者按照紧急气道处理流程处理（图 3 - 19）。

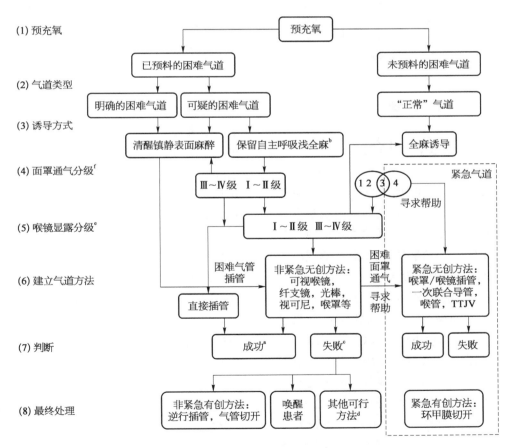

图 3 - 19　困难气道处理流程图

注：① 根据呼气末二氧化碳（ETCO₂）波形判断面罩通气、气管插管或喉罩通气的有效性。② 推荐在表面麻醉基础上实施，若出现呼吸抑制，行面罩正压通气，通气困难者按"紧急气道"处理或及时唤醒患者。③ 多次尝试插管均告失败。④ 其他可行方法包括：面罩或喉罩通气。⑤ 喉镜显露分级即直接喉镜下 Cormack - Lehane 分级。⑥ 面罩通气分级分为 1～4 级。1 级：通气顺畅，单手扣面罩即可良好通气；2 级：轻度受阻，工具辅助或双手托下颌可获得良好通气；3 级：显著受阻，需双人加压辅助通气，SpO₂≥90%；4 级：通气失败，需双人加压辅助通气，SpO₂<90%

注意事项

（1）每个ICU要根据本科室的人员和设备情况，按照困难气道处理流程的思路制定出简便可行的处理流程。

（2）每个ICU都应该准备一个困难气道设备车或箱，每一位医生熟练掌握除直接喉镜以外的至少一种气道处理方法。

（3）气道管理，尤其是困难气道处理，要制订完备的计划。对于已预料的困难气道，应确保至少有一位对困难气道有经验的高年资ICU医生主持气道管理。对于未预料的困难气道，应尽快寻求帮助。

（4）各种建立气道的方法形式不同，目的均是维持通气与氧合。密切监测患者的SpO_2变化，当其降至90%前，要及时行面罩辅助给氧通气，以保证患者生命安全为首要目标。

（5）气道操作注意动作轻柔，尽量减少损伤，以免组织水肿、出血等进一步增加插管困难或演变为紧急气道。

（6）当插管失败后，要避免同一个人采用同一种方法反复操作的情况，应当更换人员和手法。

（7）ICU医生应该在病程记录中记录患者存在困难气道，有必要将以上信息告知患者（或家属），为以后处理提供指导。

（张　磊　陈光建）

[1] 庄心良,曾因明,陈伯銮. 现代麻醉学[M]. 3版. 北京：北京人民卫生出版社,2004.

[2] 刘大为. 实用重症医学[M]. 2版. 北京：人民卫生出版社,2017.

[3] Levine W C. 麻省总医院临床麻醉手册[M]. 8版. 王俊科,于布为,黄宇光,译. 北京：北京科学出版社,2012.

[4] 薛富善. 改善危重症患者气管插管安全的策略[J]. 中华实用诊断与治疗杂志,2018,32(2)：105 - 108.

[5] Walz J M, Zayaruzny M, Heard S O. Airway management in critical illness[J]. Chest, 2007, 131(2)：608 - 620.

[6] Higgs A, McGrath B A, Goddard C, et al. Guidelines for the management of tracheal intubation in critically ill adults [J]. British Journal of Anaesthesia, 2018, 120(2)：323 - 352.

第三节

机械通气技术

机械通气（mechanical ventilation，MV）是重症生命支持的必备技术之一，它借助呼吸机建立气道口与肺泡间的压力差，给呼吸功能不全的患者以呼吸支持，即利用机械装置来代替、控制或改变自主呼吸运动的一种通气方式。

MV的分类方法较多，根据是否建立人工气道，可以分为有创机械通气和无创机械通气；根据所用呼吸机的工作原理不同，可以分为正压通气和负压通气；根据所用呼吸机提供的通气频率不同，可以分为常频通气和高频通气。临床上普遍使用的机械通气方式主要是有创或无创的正压、常频通气。其基本工作原理是：在吸气触发后，预先混合的气体被压入肺内，随着肺充气的过程，肺泡内压力上升。到达一定的预设吸气终止指标后，呼吸机停止送气，肺内压力下降。随后，气流会从压力较高的肺泡流入压力较低的主气道，从而被动发生呼气。

机械通气的历史可以追溯到20世纪早期脊髓灰质炎大流行时的负压呼吸机，或称"铁肺"，以爱默生商用呼吸机为代表。负压呼吸机的使用大大降低了当时脊髓灰质炎的病死率，但是其缺陷也比较突出，比如患者护理难度大、设备昂贵、占地面积大、适用范围窄等。随后，呼吸机的进一步改良版——Both呼吸机诞生，从此拉开了现代呼吸机的序幕。

现代呼吸机的发展大致可以分为三代，第一代呼吸机以1934年Frankner研制出的第一台气动限压呼吸机"Spiro-pulsator"为代表，该呼吸机可以通过阀门调节气体流量的大小，并且可以手动控制呼吸周期及吸呼比（I∶E）。为了增加呼吸机的顺应性，减少致死性气胸等并发症的发生，1948年Bennett发明了采用按需阀供氧的呼吸机，通过间歇正压通气（IPPV）的方法，很大程度上解决了压力过度的问题。第二代现代呼吸机的诞生以1951年Engstrom Medeical公司生产出了第一台定容呼吸机为起点，首次将容量转换的概念引用到了呼吸机中。此后，随着医学与科技的进步，呼吸机的发展也突飞猛进，20世纪90年代开始迎来了以 Bennett 7200 为典型代表的第三代呼吸机,逐渐实现了便携化、智能化、多功能控制,同时诞生了诸多新型的呼吸机模式和控制技术,不仅使呼吸机更加符合呼吸生理,而且使用安全可靠。据不完全统计,自 1970 至 2004 年的 30 多年间,投入临床使用的呼吸机多达 50 种。今年新型冠状肺炎疫情下,全球呼吸机需求的增加,促使呼吸机向远程化监控、易于消毒和模块化发展。

呼吸机的发展同时伴随着机械通气技术的快速发展,人们对于机械通气的利与弊有了更深刻的认识。接下来本章将继续讲解机械通气的基本概念、模式,为读者未来如何充分发挥机械通气的优势、避免机械通气的并发症提供一定的思路。

(一)有创机械通气

1. 适用范围 了解机械通气适应证或者适用范围之前,我们需要知道机械通气技术可以帮助患者达到哪些临床目的。就目前临床研究显示,应用机械通气可达到以下临床目的。

(1)纠正急性呼吸性酸中毒。通过改善肺泡通气,使 $PaCO_2$ 和 pH 得以改善。通常应使 $PaCO_2$ 和 pH 维持在正常水平。对于慢性呼吸衰竭急性加重的患者(如 COPD),达到缓解期水平即可。对于具有发生气压伤较高风险的患者,应适当降低通气水平,允许一定程度的酸中毒存在。

(2)纠正低氧血症。通过改善肺泡通气、提高吸氧浓度、增加肺容积和减少呼吸功耗等手段以纠正低氧血症。$PaO_2>60\ mmHg$ 或 $SaO_2>90\%$ 为机械通气改善氧合的基本目标。由于动脉氧含量(CaO_2)与 PaO_2 和血红蛋白有关,而氧输送量不仅与 CaO_2 有关,还与心排血量有关,因此为确保不出现组织缺氧,应综合考虑上述因素对氧输送量的影响。

(3)降低呼吸功耗,缓解呼吸肌疲劳。由于气道阻力增加、呼吸系统顺应性降低和内源性呼气末正压(PEEPi)的出现,呼吸功耗显著增加,严重者出现呼吸肌疲劳。对这类患者适时地使用机械通气,可以减少呼吸肌做功,达到缓解呼吸肌疲劳的目的。

(4)防止肺不张。对于可能出现肺膨胀不全的患者(如术后胸腹活动受限、神经肌肉疾病等),机械通气可通过增加肺容积而预防和治疗肺不张。

(5)气道保护。对于需要抑制或完全消除自主呼吸的患者,如接受手术或某些特殊操作者,呼吸机可为使用镇静和肌松剂提供安全保障。

(6)稳定胸壁。在某些情况下(如肺叶切除、连枷胸等),由于胸壁完整性受到破坏,通气功能严重受损,此时机械通气可通过机械性的扩张作用使胸壁稳定,起到内固定的作用,并保证充分的通气。

了解了机械通气可以达到的目的,相应机械通气的适应证也非常明晰,比如:① 各种原因所致心搏、呼吸停止时的心肺脑复苏。② 中毒所致的呼吸抑制。③ 神经-肌肉系统疾病造成的中枢或周围性呼吸抑制和停止。脑卒中、脑外伤、脑炎、脑部手术、癫痫持续状态、各种原因所致的脑水肿、脊髓、神经根、呼吸肌等受损造成的呼吸抑制、减弱和停止等。④ 胸肺部疾病,如各种原因引起的急性呼吸衰竭,包括呼吸窘迫综合征(ARDS)、慢性呼吸衰竭急性加剧、重度急性肺水肿和哮喘持续状态等。⑤ 胸部外伤:肺挫伤、开放性和闭合性血气胸、多发多处肋骨骨折所致的连枷胸。只要出现无法纠正的低氧血症,均是应用机械通气的适应证。⑥ 循环系统疾病:急性肺水肿、急性心肌梗死所致的心脏骤停、心脏大手术后常规机械通气等。

但是,机械通气作为一种临床技术,也有一些相对禁忌证,在应用过程中需要严格掌握,避免加重患者病情,贻误治疗时机。如:① 未经引流的气胸和肺大泡。② 低血容量性休克患者在血容量未补足以前。③ 大咯血或严重误吸导致窒息性呼吸衰竭气道未通畅前。④ 急性心肌梗死。⑤ 支气管胸膜瘘及支气管异物。⑥ 严重心力衰竭继发呼吸衰竭。⑦ 使用人员缺乏应用机械通气的基本知识或对呼吸机性能不了解等。

2. 并发症 机械通气的并发症主要与人工气道的建立、呼吸机的参数设置等相关,主要包括呼吸机相关性肺炎、肺不张、气道堵塞、气压伤、氧中毒等。

(1)呼吸机相关性肺炎(ventilator associated pneumonia, VAP):VAP 是气管插管或气管切开患者接受机械通气 48 小时后至拔管后 48 小时内出现的肺炎,机械通气撤机、拔管后 48 小时内出现的肺炎也属于 VAP 范畴。它是机械通气过程中常见的并发症,可由此导致败血症、多器官功能衰竭。以 4 日为界限,机械通气≤4 日内发生的肺炎称为早发性 VAP，>4 日者称为晚发性 VAP。关于 VAP 的诊断目前没有金标准，主要依靠临床诊断和半定量培养的气管内抽吸采样。

导致 VAP 发生的常见原因或者危险因素可分为宿主自身和医疗环境两大类，其中医疗环境因素包括：① ICU 滞留时间、有创机械通气时间。② 呼吸道侵袭性操作。③ 应用提高胃液 pH 的药物。④ 应用镇静剂、麻醉药物。⑤ 头颈部、胸部或上腹部手术。⑥ 留置胃管。⑦ 平卧位。⑧ 交叉感染等。

针对以上 VAP 的危险因素做针对性的处理，可以一定程度上减少 VAP 的发生；做好病房和呼吸机相关物件的消毒管理，掌握正确的吸痰方法，重视呼吸道和消化道的管理，严格无菌操作是预防呼吸机相关肺炎发生的关键。集水杯要始终放在呼吸环路的最低位，并及时倒去杯内的冷凝水。加强病房消毒管理，防止患者之间的交叉感染。患者行肠内营养时，尽量采用空肠鼻饲管，床头抬高 30°~45°，切勿过快以防反流。放气囊前彻底吸痰，防止误吸。每日 2~3 次口腔护理，操作前充足气管导管气囊。保持气管切开处敷料和周围皮肤清洁、干燥，每日常规换药一次。若痰液溢湿纱布，要及时更换干的纱布。

关于 VAP 抗生素治疗方面，当前的循证研究建议根据当地病原体的流行情况和 VAP 相关的抗菌药物敏感性，制定疑似 VAP 的经验性治疗方案。

（2）肺不张：临床上诸多原因可以导致肺不张发生，如气管插管时若导管插入过深，进入单侧支气管，造成单肺通气，可引起肺不张。此外，由于气道湿化不足和吸引不及时、不充分，容易造成痰液在气道内潴留，淤积可引起肺不张。再者，当长时间吸入高浓度氧气时，肺泡内氮气逐渐被吸入的氧气取代，造成肺泡内氧分压增高、肺泡-动脉氧压差增大，最终肺泡氧气被血液吸收，该部分肺泡萎缩，形成吸收性肺不张。

因此，每日定时记录导管深度可以及早发现因导管过深导致的单侧肺不张。针对痰液较多的患者，帮助患者湿化、翻身、拍背及吸痰，对不张的肺区（尤其是左上肺、右下肺）加强体位引流。在应用呼吸机通气过程中，可间隔一定时间适当使用叹气功能。吸入氧浓度限制在 50% 以下，防止氧中毒所致肺不张。

（3）呼吸道堵塞：呼吸道堵塞是呼吸机高压报警的常见原因，导致呼吸道堵塞的原因有以下几种。① 气道湿化不足，干涩的分泌物在导管端部形成痰栓。② 气管导管套囊开放时吸入口咽部潴留的分泌物。③ 各种原因导致支气管痉挛，是呼吸机使用过程中病情突变的重要原因。④ 导管扭曲或被咬扁，插管过深、触及隆突。

针对以上原因，临床上我们要保持呼吸道通畅，及时清除气道内外分泌物。开放套囊之前，务必吸净口咽分泌物。当出现支气管痉挛，可用支气管扩张剂雾化吸入。如因插管过深引起，可将导管后退 2~3 cm。若患者烦躁而咬扁人工气道，可使用镇静剂，及时、安全地更换人工气道。若为痰栓阻塞导管端部，可在纤维支气管镜下去除液态或固态梗阻物，或直接更换气管导管。如皮下血肿压迫气管所致，处理办法是切开减压和排气。

（4）肺气压伤：机械通气时由于气道压力过高或容量过高时导致张力性气胸、肺间质气肿、纵隔气肿、皮下气肿、心包气肿、空气栓塞等严重并发症，统称为气压伤。气道内压力过高、通气容量过大、流速过快、分布不均，均可导致肺泡直接破裂。同时一些医源性操作不当，比如颈内静脉或锁骨下静脉穿刺、气管切开术，均可能引起气胸。

因此，机械通气时尽量使用较小的潮气量。肺保护性通气将潮气量设为 6~8 mL/kg，或尽量使平台压不超过 30~35 cmH$_2$O，患者烦躁时可使用镇静药和肌松药，维持血容量正常。避免用高的 PEEP/CPAP，可用最佳氧合法滴定 PEEP。如果出现张力性气胸者，紧急时在气胸侧第 2 肋间隙腋中线外侧穿刺或置入静脉导管，连接注射器抽气。随后进行胸腔插管水封瓶引流。出现纵隔气肿时，最有效的减压法是沿胸骨上切迹向头侧切开 2~3 cm 直至深筋膜。心包气肿时行心包穿刺术。

（5）氧中毒：氧中毒是指长期高浓度吸氧造成的肺部病变。使用呼吸机期间长期吸入高浓度的氧，可在体内产生超量氧自由基，损害细胞酶系统，发生氧中毒。使肺泡表面活性物质减少，上皮细胞损伤，纤毛活动被抑制，肺毛细血管充血，通透性增加，引起肺泡内渗液，出现肺水肿、间质增厚、纤维化，最终导致肺不张。高倍显微镜下可见肺泡内充满絮状粉红色物质，具有典型的肺水肿和充血特征。

目前临床上主要通过动脉氧分压和临床表现诊断氧中毒,但需要排除以下情况:二氧化碳麻醉、一氧化碳中毒、换气过度、中毒或毒素摄入、脑血管事件、偏头痛、癫痫、感染、多发性硬化症、低血糖等。

氧中毒发生的重要原因是长期高浓度吸氧,因此吸入氧浓度与吸氧时间是导致氧中毒发生的两个危险因素。所谓高浓度,一般指氧浓度大于60%。氧中毒的时间因素受患者个体差异的影响而无法明确规定。目前普遍认为,长期指超过48小时以上。

目前尚无有效逆转氧中毒的方法,主要是对症治疗,因此早期识别尤其重要。已有研究显示补充外源性的抗氧化剂,如维生素 C 和维生素 E,可降低接受高氧治疗的早产儿晶状体后纤维增生的患病率。

预防氧中毒的主要措施是尽量避免 FiO_2 大于60%。不能因低氧血症而盲目提高氧浓度;同时应辅以其他必要的治疗措施。必要时可应用 PEEP,使吸氧浓度能保持在产生氧中毒以下的水平,同时使氧分压能达到 60~70 mmHg 以下的水平。

(6)通气不足:在应用呼吸机的条件下,通气不足的主要原因是气道不通畅所致的 CO_2 排出受阻;有时也可由于管道漏气、脱落等引起。但这些现象常可因呼吸机的报警而被及时发现和纠正,一般不会持续太久,很少会成为通气不足的主要原因。

持续通气不足主要原因有:① 分泌物排出不畅。② 支气管痉挛、黏稠的分泌物以及导管扭曲或咬扁等引起的气道阻塞。③ TV 过低或 I/E 设置不妥。④ 镇静过度,自主呼吸较弱。产生通气不足的原因很多,应详细分析,根据原因做适当的处理。

(7)呼吸性碱中毒:呼吸性碱中毒是由 CO_2 排出过多所引起,导致 CO_2 排出过多的主要原因为通气过大或呼吸频率过快。排除高热、疼痛、烦躁、代酸等原因引起的呼吸频率增快,由于呼吸机设置不当也可引起呼吸性碱中毒。

可调整呼吸机参数、适当镇静、下调呼吸频率,如仍通气过度,可通过调低潮气量来降低分钟通气量。

(8)低血压:机械通气是反生理的正压通气,某些个体由于有效循环血量不足,肺组织的顺应性差,机械通气的压力过高等原因,可出现低血压。此外,机械通气所形成的气道内正压,经肺组织传送到胸膜腔、肺内血管和心脏,可发生以下情况。① 胸腔内压力增高,外周静脉回流障碍。② 血管床受压,右心后负荷增加。③ 心脏和大血管受压,心脏舒张受限,产生类似心包压塞的作用。这些因素以综合作用导致心排血量减少、动脉血压降低,严重时引起心、脑、肾等脏器灌注不足。因此,如果患者存在血容量不足和/或心功能不全,机械通气对循环的抑制更为显著。可适当补充容量,使用强心药物。

(9)呼吸机依赖:呼吸机依赖是长期机械通气的并发症,即指患者撤离呼吸机后,其自主呼吸不足以维持适当的氧合。原发疾病未得到改善或继发某些合并症,可能导致撤机困难。呼吸驱动力不足或呼吸肌疲劳;营养不良或水、电解质平衡失调;患者从心理上对呼吸机产生依赖;撤机方法不当都会造成撤机的延迟和呼吸机的依赖。

针对呼吸机依赖,要做到以下几点:① 有效控制原发病及去除呼吸衰竭诱因。② 改善患者营养。保持内环境稳定,恢复中枢及呼吸肌功能。③ COPD 患者早日床旁康复,加速机体的恢复,树立信心。④ 选择恰当的撤机方式,合理应用 SIMV 和 PSV 模式,合理使用无创通气和高流量的序贯治疗。

3. 有创机械通气常用模式及参数　启动有创机械通气后,需要考虑许多参数设置,包括通气模式、触发模式、灵敏度、呼吸频率、潮气量、呼气末正压(positive end-expiratory pressure,PEEP)、流量、流量波形和吸入氧浓度等。在具体的模式及参数设置上,根据患者的疾病类型、不同通气需求,需要对患者进行完整、精细的评估,根据患者情况以及应用后的反应,进行模式选择和参数设置并不断调整。本节内容将对常用模式及参数设置进行简单的介绍,供临床人员学习并应用。

(1)呼吸机控制的四个阶段:有创呼吸机是一种吸气辅助装置,通过调整容量/流量、压力、时间等参数,以正压的方式控制呼吸。依据模式选择的不同,需要设置的参数也有所不同。在讲解模式之前,首先我们需要了解呼吸机控制的四个阶段:触发、控制、切换和呼气。除了呼气阶段以外,前三个阶段均属于吸气过程。

1)触发灵敏度:触发指的是呼吸机收到预设

信号后,开始给患者送气,又分为机器触发和患者触发,其中预设信号即称为触发灵敏度。① 机器触发,又称为时间触发,在设定呼吸频率后,若患者完全没有自主呼吸,则规律地每隔一段时间触发一次呼吸。例如,呼吸频率设置为 15 次/分,则每 4 秒触发一次呼吸。② 患者触发,即患者的自主呼吸驱动力触发呼吸,常见的触发方式为压力触发或流量触发。一般压力触发灵敏度设定为-3 至-1 cmH$_2$O,意味着当肺泡压下降至比大气压低 1~3 cmH$_2$O 时,就会触发呼吸机送气。若触发灵敏度设置过高,患者的移动或呼吸机管路中的冷凝水移动引起的轻微压力偏移,就会触发呼吸机送气。相反,若触发灵敏度设置过低,意味着患者不容易触发呼吸机送气,容易导致人机对抗,患者做功增加。使用流量触发时,呼吸机实时监测通过呼吸机回路的持续气流,当监测呼出端的气流少于送气端的气流时,呼吸机就会开始送气。通常流量触发设定为每分钟 2 L,这意味着一旦患者吸气用力产生的流量达到每分钟 2 L 时,就会触发呼吸机开始送气。

2)控制:控制阶段指的是患者的整个吸气过程中对流量大小的控制,也就是具体用何种速度把气送进去、送多少的问题,也就是我们常说的参数设置真正起作用的时间段,在本节参数设定会具体讲解。

3)切换:切换指的是何时中止吸气,切换进入呼气阶段。通常是由吸气时间、潮气量或者流量改变等参数决定的。

4)呼气:正压呼吸机的呼气阶段是一个被动呼气的阶段,呼气阀打开,患者自然呼气。呼气阶段的总时长取决于呼吸机的参数设置,也就是两次吸气之间的间隔,但实际患者呼气、排出肺内气体的时长与患者的肺顺应性、气道阻力等有关,要注意区分。一般呼气阶段仅有呼气末正压(PEEP)一个参数需要设置,一般通过控制呼气阀的开放程度来实现。

(2)有创呼吸机的常见模式及参数设定:有创呼吸机模式繁多,本节重点介绍有创呼吸机的标配模式。根据呼吸机对患者呼吸的控制程度,一般分为持续控制通气、间歇指令通气以及持续自主通气。

1)辅助/控制通气(Assist/Control mode):A/C 模式是 ICU 最常用的模式。主要特点是无论是患者触发还是呼吸机触发,患者都可以得到固定不变的呼吸支持。根据控制的目标参数不同,A/C 可以分为容量控制模式(VC-A/C)和压力控制模式(PC-A/C)。容量控制模式(VC-A/C)指保持恒定的变量是潮气量,通气过程中吸气压力随着呼吸力学和患者的吸气努力而改变。具体来说,触发是由患者触发或机器触发,控制参数是流量或容量,切换是时间。该模式的特点是能保证潮气量和分钟通气量,保证一定水平的二氧化碳排出。但流量形式固定不变,易发生人机对抗,可能导致气道压力过高,出现气压伤或肺泡过度膨胀。

当患者无肺部基础疾病、呼吸力学接近正常时,可以套用下列初始设定:① 潮气量:6~8 kg/IBW。例如,180 cm 的成年男性,理想体重约为 75 kg,则设置潮气量为 450~600 mL,同时控制平台压小于 30 cmH$_2$O。② 流量/吸气时间/吸吐气比:流量速度为每分钟 40~80 L,以达到吸气时间 0.8~1.2 秒,吸吐气比 1:2~1:4。③ 流量模式:递减波或方波,其中递减波的平均气道压较大,且更符合生理特性。④ 呼吸频率:12~20 次/分,以确保分钟通气量。⑤ 呼气末正压:3~5 cmH$_2$O。⑥ 氧浓度:尽可能低,当氧浓度大于 0.6 时,需要考虑增加 PEEP,维持氧饱和度在 88% 以上,氧分压 60~100 cmH$_2$O。⑦ 触发灵敏度:压力触发-3~-1 cmH$_2$O,流量触发每分钟 1~2 L。

需要注意的是,容量控制模式下,当患者呼吸力学发生改变,同样的潮气量设置可能导致气道压力变化,需及时监测和调整。此外,需要关注分钟通气量,分钟通气量不足又担心潮气量过大导致压力过大时,可以调节呼吸频率:分钟通气量=潮气量×频率;需预留足够的呼气时间,防止气体潴留;参数设置不当可能导致通气量不足或人机对抗,必须根据患者情况,及时观察并调整。

2)压力控制通气:指吸气期间压力固定,吸气开始后流量快速上升到达目标压力水平并维持压力不变,流量随之递减,直至吸气时间结束。呼吸力学和患者的吸气努力变化时,潮气量随之变化。具体来说,触发由患者触发或呼吸机触发,控制参数是压力,切换是时间。该模式的特点是:与容量控制模式相比,限制最大肺部压力,降低肺部过度膨胀风险。但潮气量会随肺顺应性或阻力变化而改变,可能导致通气量不足。相对较高的平均气道压可能会对静脉回流和心排血量造成影响。

当患者无肺部基础疾病,呼吸力学接近正常时,可以参照下列初始设定:① 压力控制水平:一般设置为容量控制模式下利用吸气暂停得到的平台压,或根据潮气量滴定。通常气道峰压＝压力控制水平(高于 PEEP 的 PC)+呼气末正压,部分呼吸机压力控制水平(PC)即气道峰压值,注意区分。② 吸气时间/吸呼比:吸气时间 0.8~1.2 秒,吸呼比 1∶1.5~1∶3。③ 呼吸频率:12~20 次/分,以确保分钟通气量。④ 呼气末正压:3~5 cmH₂O。⑤ 氧浓度:尽可能低,维持氧饱和度在 88% 以上,氧分压 60~100 cmH₂O。⑥ 触发灵敏度:压力触发-0.5~-1.5 cmH₂O,流量触发每分钟 1~2 L。压力控制通气模式使用时需要注意以下问题:影响潮气量的因素有压力控制水平、患者气道阻力或肺顺应性、吸气时间和患者吸气努力,因此输出的潮气量不稳定。压力控制模式的流量会因患者的吸气努力变化,人机同步性相对较好,可代偿部分漏气问题,但对预后影响不大。

3) 同步间歇指令通气(synchronized intermittent mandatory ventilation, SIMV):SIMV 模式最早是 20 世纪 70 年代开发的,作为一种呼吸机依赖患者的脱机模式。使用该模式时,呼吸机在每分钟内按预设的参数(呼吸频率、潮气量、呼吸比等)给予患者指令通气。在触发窗内,呼吸机探测到自主呼吸,便协助患者完成自主呼吸;如触发窗内无自主呼吸,则在触发窗结束时给予指令通气。SIMV 可视为 A/C 模式与自主呼吸模式的结合,具体可分为 VC - SIMV 和 PC - SIMV,自主呼吸时可给予压力支持。以 VC - SIMV 为例,假设频率设定为 10 次/分钟,则每 6 秒会触发一次指令呼吸,输送固定潮气量(参考 VC - A/C 模式),在指令呼吸完成到下一次指令呼吸之间的间隔,允许患者自主呼吸,起到呼吸锻炼的效果,联合应用压力支持模式,可以降低自主呼吸做功。

什么时候选用 SIMV 模式? 当患者使用 A/C 模式时,患者的自主呼吸能力增强,出现人机对抗时,可以尝试改用 SIMV 模式,避免增加镇静,减少大剂量镇静剂对生命体征的影响。当患者使用压力支持通气(pressure support ventilation, PSV)模式锻炼时,若夜间患者容易出现低通气问题时,可以尝试夜间使用 SIMV 模式过渡,保证最低分钟通气量。需要注意的是,SIMV 模式下,呼吸频率切勿设置过快,否则容易出现人机对抗。

4) 压力支持模式:该模式常用于病情稳定时的自主呼吸锻炼,是一种经典的、最基础的自主呼吸模式。由患者触发呼吸,吸气过程中给予压力支持,减少呼吸做功,但频率、吸气时间等完全由患者决定。为保证患者安全,需要设置后备通气(backup mode)或称为窒息通气(apnea mode),在患者窒息时启动。如设置窒息报警时间为 20 秒,若 20 秒内患者无自主呼吸触发,呼吸机默认为患者窒息,呼吸机自动切换为后备通气。后备通气模式一般为容量控制或压力控制模式,具体参数可见上文。

使用压力支持模式时需要关注的是,如果患者肺部状态发生变化,如阻力增加、顺应性降低等,潮气量会降低,无法保证潮气量满足患者的通气需求。另外,对于呼吸驱动不稳定的患者,需谨慎使用,潮气量不稳定,甚至有窒息的风险。

除了以上常用的机械通气模式外,还有一些特殊模式,比如成比例支持模式、神经调节通气辅助模式、气道压力释放通气模式。呼吸机的模式选择及参数设定受呼吸衰竭原因,机械通气目标以及患者的其他并发症影响。一般来说,针对通气,即二氧化碳分压值异常时,需要调节分钟通气量(潮气量和频率);针对氧合,即氧分压或氧饱和异常时,需要调节氧浓度和/或呼气末正压。呼气末正压可以通过打开塌陷的肺泡,减少肺内分流的方式改善氧合。

4. 机械通气的撤离技术　机械通气的撤离或者呼吸机撤离,是指机械通气对患者的支持水平逐渐降低,患者的自主呼吸逐渐取代及协同的过程。而拔管指拔除人工气道的过程。

根据机械通气撤离的难易程度,分为简单脱机与困难脱机,其中简单脱机指首次 SBT 就能撤机。困难撤机:需经过 3 次 SBT 或首次 SBT 失败后 7 日内撤机成功。延迟撤机:需经过 3 次以上 SBT 或首次 SBT 失败后超过 7 日才撤机成功。及时撤机并解除人工气道可以减少呼吸机相关性损伤(VILI)、呼吸机相关性肺炎(VAP)的发生,减少镇静镇痛药的使用。但是如果过早中断通气,可导致通气性的肌肉疲劳、气体交换的失败而再次插管,所以机械通气撤离的时机特别重要,不宜早也不宜迟。

(1) 机械通气撤离的指征:① 原发病因得到控制。② 血流动力学稳定:不需要或小剂量使用血管活性药物治疗。③ 呼吸功能稳定：氧合指数（PaO_2/FiO_2）>150~200 mmHg；呼气末正压（PEEP）≤5~8 cmH_2O；吸入氧浓度≤40%~50%；动脉血 pH≥7.25；慢性阻塞性肺疾病（COPD）患者动脉血 pH>7.30，动脉血氧分压>50 mmHg，吸入氧浓度<0.35。④ 有自主呼吸的能力及较好的气道保护能力。⑤ 预计脱机成功的其他指标：最大吸气压（MIP）、气道闭合压（P0.1）、肺活量、分钟最大通气量（MMV）、浅快呼吸指数（RSBI）、生理无效腔/潮气量（VD/Vt）。

（2）机械通气撤离的方案

1）直接断开：直接断开呼吸机机械通气，将氧气置于气管插管内通气，氧气流速为5~7 L/min。该方式适用于外科手术后患者或者心肺功能均较好的患者。该方式脱机成功的患者，可增强患者和医生的信心，成功率较高。但是在脱机过程中，由于缺乏湿化装置，容易造成分泌物干燥，从而增加呼吸的阻力，造成气道堵塞，故可使用带有被动加湿作用的人工鼻装置来进行。

2）T形管装置：T形管的目的是提高 FiO_2，在氧流量在每分钟10 L以上时，FiO_2可达0.5以上。在呼吸机条件较差，没有 SIMV、CPAP、PSV 的情况下，可用该 T 形管装置供氧，逐渐增加脱开呼吸机的时间，最终达到完全撤机的目的。但是 T 形管脱机装置有可能增加二氧化碳分压，COPD 的患者应慎用此装置。

3）呼吸机脱机：压力支持（PSV、CPAP）：逐渐降低 PS 的水平，PS 一般降至6~8 cmH_2O，患者的呼吸力学、血气分析和血流动力学状态，均在一定程度上反映了脱机后的水平，即可明确说明撤机后的安全性。PS 的水平不一定要降至0 cmH_2O，5~8 cmH_2O 仅仅是患者克服呼吸机管路做功，尤其对于机械通气超过24小时的急性住院患者，建议自主呼吸试验时选用 PSV 模式。

间歇指令通气模式（SIMV）：SIMV 模式可使患者不脱离呼吸机进行自主呼吸，并可逐步减少指令正压通气的次数，逐步、安全地过渡到完全自主呼吸。根据患者的具体情况、血气分析结果、血流动力学，每隔一段时间减少正压指令通气2次/分。当正压指令通气降至4次/分时，可考虑撤离呼吸机。

4）有创-无创序贯机械通气：这种方法是指在患者病情稳定、呼吸功能改善之后，经评估患者

的病情，拔除气管插管，给予面罩无创通气辅助通气。该治疗方式可以减少有创机械通气时间、呼吸机相关性肺炎、患者住院天数等。

5）其他新方式：新近的模式与方法有 Smartcare、膈肌电位监测（Edi），但这些功能所具有的硬件设备较昂贵，无法普及。

（3）自主呼吸试验（spontaneous breath trail，SBT）：所谓自主呼吸试验（SBT），是指应用各种脱机方法，短时间动态测试有创机械通气患者完全耐受自主呼吸能力的方法。对于机械通气超过72小时的患者，我们建议都要进行完整的 SBT 试验。

第一步：3分钟自主呼吸试验，即3分钟 T-管试验或者 CPAP、PS 为5 cmH_2O 的 PS 模式。3分钟自主呼吸试验期间，我们应密切观察患者的生命体征。若出现表3-2中任意一条，则判定 SBT 试验失败，仍然给予机械通气。

第二步：3分钟自主呼吸通过后，继续自主呼吸30~120分钟。密切监测患者的生命体、血气分析并做好记录。如果能耐受完整的 SBT 试验，77%的患者可以脱机成功。

表3-2 试验终止标准

（1）肺泡气体交换功能恶化（参考指标：$SpO_2<=$85%~89%；$PaO_2<=$50~60 mmHg；pH$<=$7.32；$PaCO_2$ 增加$>=$10 mmHg）
（2）血流动力学状态恶化（参考指标：HR$>=$120~140次/分，或变化>20%；SBP<90 mmHg，或变化>20%；血管活性药物剂量增加）
（3）呼吸形式恶化（参考指标：RR$>=$30~35次/分，或变化>50%）
（4）明显的精神状态恶化（参考症状：嗜睡，昏迷，躁动，焦虑等）
（5）明显的主观感觉不适
（6）明显发汗
（7）明显的呼吸功增加（参考症状：辅助呼吸肌参与呼吸，胸腹矛盾运动）
规定试验时间内，患者满足7条标准中任何1条，且持续一段时间（30秒至2分钟），则达到试验终止标准，试验失败；反之试验成功。试验结束后立即行血气分析

对于 SBT 失败的患者，建议给予较高的支持条件，让患者充分休息，同时要积极寻找 SBT 失败

的原因。待失败原因改善后,再行 SBT 试验。

(4)气道通畅程度及气道保护能力的评估:气道通畅试验也称套囊漏气试验,是指将气管导管的气囊放气,观察呼吸机环路中的漏气量进行检查,从而判断上气道是否通畅,拔管后是否有上气道水肿影响通气。若漏气量<110 mL,或者<吸入潮气量的 10%,则气道通畅试验阳性,提示上气道存在阻塞。如果漏气试验阳性者,建议暂缓拔除人工气道。经过局部和全身激素消肿治疗,漏气试验通过时再拔除人工气道。如果拔除人工气道后出现喉鸣音,甚至上气道梗阻的情况,建议先进行激素和/或无创机械通气治疗,而不是直接插管。有研究显示,局部雾化布地奈德可以减轻喉头水肿,增加漏气量。此外,气囊漏气试验的结果受口咽部分泌物及患者体位的影响也较大。

值得注意的是,套囊漏气试验会增加口咽部或声门下分泌物进入气道的风险,实施之前需要充分清除口咽部、套囊上分泌物,减少 VAP 发生的可能性。

临床上,一些脑卒中的患者会出现呛咳反射的减弱,气道内有异物时无法刺激呛咳反射,无法把深部分泌物咳至大气道。此类患者就丧失了气道保护能力。由于长期卧床,患者容易反复发生肺部感染、肺不张,故这类患者可以采取积极主动的气管切开术。

(5)拔除气管插管:当原发病得到控制,自主呼吸试验和气道通畅试验均通过时,方可考虑拔管。临床上主要有两种拔管方式:一是负压拔管,二是正压拔管。正压拔管是以手动复苏器用较大的潮气量进行鼓肺拔管,拔管后及时吸除口腔内的分泌物,并予以积极氧疗,必要时给予无创呼吸机或高流量序贯治疗。拔管后密切关注患者的生命体征,及时复查血气。如果患者出现血氧饱和度的下降或生命体征的恶化,家属愿意继续插管,则立即行气管插管术。

(二)无创正压通气

无创正压通气(non-invasive positive pressure ventilation,NIPPV)是机械通气不可或缺的一部分,具体指通过鼻罩、口鼻罩、全面罩或者头罩等非有创性的方式,将患者与无创呼吸机连接进行正压辅助通气的技术。NIPPV 因其无创性,容易被患者或患者家属接受,现已广泛用于各种原因导致的急性和慢性呼吸衰竭的住院治疗和家庭治疗。

1. 适应证与禁忌证 NIPPV 是一种正压通气方式,可在一定程度上开放塌陷的上气道,提高肺通气量,改善通气/血流比,改善氧合及二氧化碳潴留等。具体的适应证包括:慢性阻塞性肺疾病、哮喘、轻中度的急性呼吸窘迫综合征、肺部感染、急性心源性肺水肿、限制性肺疾病、夜间低通气综合征、序贯有创机械通气等。

因无创通气过程中需要患者自主呼吸的配合,所以呼吸或心脏骤停患者是使用的绝对禁忌证。

2. 上机步骤与参数设置 无创呼吸机上机前除了机器方面的准备,还需要与患者充分沟通,做好心理建设,从而消除患者对呼吸机的恐惧,争取配合,提高患者的依从性与舒适感,也有利于提高患者的应急能力,如在咳嗽、咳痰或呕吐等紧急情况下能够迅速拆除连接,提高安全性。

与有创通气相比较,无创正压通气的模式相对简单,常用的通气模式有:持续气道正压(continuous positive airway pressure,CPAP),BIPAP 模式。

CPAP 模式是指在患者自主呼吸条件下,在整个呼吸周期中,呼吸机持续给予同一水平的正压支持,辅助患者完成全部的呼吸运动。吸气时,正压有利于克服气道阻力,减少呼吸肌做功;呼气时,气道内正压可防止小气道陷闭,增加功能残气量,改善氧合。

BIPAP 模式是时间切换-压力控制的机械通气模式,具体设置参数包括吸气相气道正压(inspiratory positive airway pressure,IPAP)和呼气相气道正压(expiratory positive airway pressure,EPAP),是 CPAP 模式的扩展。根据吸-呼相转换机制,BIPAP 可分为自主呼吸(spontaneous,S)通气辅助模式、时间控制(timed,T)模式和自主呼吸通气辅助结合时间控制(S/T)模式等。S 模式由患者通过超过一定阈值的吸气流速或吸气负压信号触发呼吸机按预置的 IPAP 辅助通气,当气体流速或压力降到预置的阈值时,转换为呼气相,按预置的 EPAP 通气;T 模式相当于控制呼吸模式,呼吸机按预置的时间常数(或频率)进行吸-呼相转换;S/T 模式由患者自主呼吸频率和机控呼吸频率共同控制吸-呼相转换,机控频率设置通常低于患者自主呼吸频率,但高于最低安全频率,呼吸机按患者自主频率触发呼吸机辅助呼吸,当自主呼吸频率过慢或呼吸停止、吸气流速或负压不够而不能触发呼吸机时,呼吸机按机控频率工作。

3. 使用过程中的监测与参数调整　关于通气参数的设定,需要根据患者实际情况决定,从最低压力开始,逐渐增加压力,根据患者的感觉调至能够耐受的最高压力。应用 NIPPV 期间,密切监测是判断疗效、发现不良反应和问题,继而调节合理参数的重要措施与前提,是提高患者耐受性和疗效的重要条件,也是避免因 NIPPV 治疗无效而延误气管插管的重要环节。常规监测包括临床表现、通气参数和生理学指标。呼吸机设置参数稳定 1 小时后,抽取动脉血,根据临床表现与血气分析结果进行参数的调整,评价是否有效。评价 NIPPV 有效的指标有:① 临床表现,气促改善、辅助呼吸肌运动减轻和反常呼吸消失、呼吸频率减慢、心率改善等。② 血气分析,PaO_2 和氧合指数改善。$PaCO_2$ 下降,pH 改善。

4. 并发症　NIPPV 的并发症主要与患者脸型和面罩型号不匹配、呼吸机气体压力相关。因面罩型号有限,临床常面临无创面罩无法与患者面部严密贴合,面罩周围漏气,刺激眼睛,导致刺激性结膜炎。此外,面罩上的固定带通常会对患者的鼻梁和脸颊部产生过大的压力,形成压疮。NIPPV 的另一个常见并发症与呼吸机气体压力相关,包括口鼻腔干燥、胃肠道胀气。但是对于腹部手术后的成人急性呼吸衰竭,使用 NIPPV 仍是一种安全且有效的方法。

从呼吸机出来的高速气流直接冲击口鼻腔,容易导致口鼻干燥,通过增加湿化可以部分缓解。高气体压力的基础上,患者张口呼吸、人机不协调、卧床等各种原因导致的胃肠道蠕动减弱等情况下,NIPPV 使用过程中常出现胃肠胀气。此外,NIPPV 潜在的严重并发症包括吸入性肺炎等。

5. 脱机　无创通气的脱机相对于有创通气简单许多,主要依据患者的临床症状改善情况。具体的脱机方法有:逐渐降低压力水平,逐渐减少使用时间,或者以上两者联合使用。对于心功能条件不佳的患者,脱机时应避免压力的骤然变化。

6. 无创正压通气改为有创通气的时机选择　部分患者无创通气效果不佳,当出现以下情况时,应立即行气管插管,改为有创机械通气。① 通气 2 小时后呼吸困难加重或气体交换无法进行($PaCO_2$ 下降<16%,pH<7.30,PaO_2<40 mmHg)。② 出现呕吐、消化道出血。③ 气道分泌物增多,引流困难。④ 出现低血压、严重心律失常等循环系统异常的表现。⑤ 原有的神志障碍,在使用无创通气 30 分钟后无改善,或因缺氧而出现烦躁不安。

NIPPV 的临床应用与患者病情严重程度、病程进展、意识状况、使用者的操作经验、呼吸机的设备等诸多因素相关。掌握最基本的应用原则与相关知识是发挥 NIPPV 最佳优势的前提。

(朱正方　孔蓉蓉　景　欣　郑嘉瑶　王启星)

[1] Brand R D. Humidification in the intensive care unit[J]. Respir Care Clin N Am, 1998, 4(2): 305 – 320.

[2] Chatburn R L: Respiratory therapy equipment [M], ed 2, Philadelphia, Lippincott Williams & Wilkins, 1999: 395 – 525.

[3] Cairo J M, Pilbeam S P. Mosby's respiratory care equipment[M]. ed 7, St. Louis, Mosby, 2004.

[4] Chang J, Acosta A, Benavides-Aspiazu J, et al. Masi: A mechanical ventilator based on a manual resuscitator with telemedicine capabilities for patients with ARDS during, the COVID – 19 crisis[J]. HardwareX, 2021, 9: e00187.

[5] 中华医学会重症医学分会.机械通气临床应用指南(2006)[J].中国危重病急救医学,2007,19(2): 65 – 72.

[6] Ryu J, Haddad G, Carlo W A. Clinical Effectiveness and Safety of Permissive Hypercapnia[J]. Clinics in Perinatology, 2012, 39(3): 603 – 612.

[7] Macklem P T, Roussos C S. Respiratory muscle fatigue: a cause of respiratory failure? [J]. Clin Sci Mol Med, 1997, 53(5): 419 – 422.

[8] Avery A E, Morch E T, Benson D W. Critically crushed chest: a new method of treatment with continuous mechanical hyperventilation to produce alkalotic apnea and internal pneumatic stabilization [J]. J Thorac Surg, 1956, 32: 291 – 308.

[9] Landreneau R J, Hinson J M Jr, Hazelrigg S R, et al. Conservative management of flail chest[J]. J Indian Med Assoc, 1990, 88: 186 – 187.

[10] American Thoracic Society (ATS) and Infectious Diseases Society of America (IDSA). Guidelines for the management of adults with hospital-acquired, ventilator-associated, and healthcare-associated pneumonia[J]. Am J Respir Crit Care Med, 2005, 171(4): 388 – 416.

[11] Langer M, Cigada M, Mandelli M, et al. Early onset pneumonia: a multicenter study in intensive care units[J]. Intensive Care Med, 1987, 13(5): 342 – 346.

[12] Kalil A C, Metersky M L, Michael K, et al. Management of Adults With Hospital-acquired and Ventilator-associated Pneumonia: 2016 Clinical Practice Guidelines by the Infectious Diseases Society of America and the American Thoracic Society [J]. Clinical Infectious Diseases, 2016, 63(5): 575-582.

[13] 瞿介明,施毅.中国成人医院获得性肺炎与呼吸机相关性肺炎诊断和治疗指南(2018年版)的更新与解读[J].中华结核和呼吸杂志,2018(4): 244-246.

[14] Thomson L, Paton J. Oxygen toxicity[J]. Paediatr Respir Rev, 2014, 15(2): 120-123.

[15] Camporesi E M. Side effects of hyperbaric oxygen therapy[J]. Undersea Hyperb Med, 2014, 41(3): 253-257.

[16] Ni Y N, Wang Y M, Liang B M, et al. The effect of hyperoxia on mortality in critically ill patients: a systematic review and meta analysis[J]. BMC Pulm Med, 2019, 19(1): 53.

[17] Stone C A, McEvoy C T, Aschner J L, et al. Update on Vitamin E and Its Potential Role in Preventing, or Treating, Bronchopulmonary Dysplasia[J]. Neonatology, 2018, 113(4): 366-378.

[18] Cherpanath T, Lagrand W K, Schultz M J, et al. Cardiopulmonary interactions during mechanical ventilation in critically ill patients [J]. Netherlands Heart Journal, 2013, 21(4): 166-172.

[19] Kacmarek R M, Stoller J K, Heuer A J. Egan's Fundamentals of Respiratory Care[M]. The C. V. Mosby Co, 2020.

[20] Sassoon C S. Triggering of the ventilator in patient-ventilator interactions[J]. Respir Care, 2011, 56(1): 39-51.

[21] Downs J B, Klein E F, Desautels D, et al. Intermittent mandatory ventilation: a new approach to weaning, patients from mechanical ventilators[J]. Chest, 1973, 64(3): 331-335.

[22] Brackett D E, Sanghavi D. Pressure Support [M]. Treasure Island (FL): StatPearls Publishing; 2021.

[23] Abramovitz A, Sung S. Pressure Support Ventilation [M]. Treasure Island (FL): StatPearls Publishing; 2021.

[24] MacIntyre N R, Cook D J, Ely E W, et al. Evidence-based guidelines for weaning, and discontinuing, ventilator support: a collective task force facilitated by the American College of Chest Physicians, the American Association for Respiratory Care, and the American College of Critical Care Medicine [J]. Chest, 2001, 120 (6 Suppl): 375S-395S.

[25] Schmidt G A, Girard T D, Kress J P, et al. Liberation From Mechanical Ventilation in Critically Ill Adults: Executive Summary of an Official American College of Chest Physicians/ American Thoracic Society Clinical Practice Guideline [J]. Chest, 2017, 151(1): 160-165.

[26] Schnell D, Planquette B, Berger A, et al. Cuff Leak Test for the Diagnosis of Post-Extubation Stridor: A Multicenter Evaluation Study[J]. J Intensive Care Med, 2019, 34(5): 391-396.

[27] Abbasi S, Emami Nejad A, Kashefi P, et al. Comparison of Nebulized Budesonide and Intravenous Dexamethasone Efficacy on Tracheal Tube Cuff Leak in Intubated Patients admitted to Intensive Care Unit[J]. Adv Biomed Res, 2018, 7: 154.

[28] Wang W, Zhou Y, Tong H S, et al. Value of the cuff leak test is limited[J]. Crit Care, 2015, 19: 446.

[29] Mietto C, Pinciroli R, Patel N, et al. Ventilator associated pneumonia: evolving, definitions and preventive strategies [J]. Respir Care, 2013, 58(6): 990-1007.

[30] Schönhofer B, Sortor-Leger S. Equipment needs for noninvasive mechanical ventilation[J]. Eur Respir J, 2002, 20(4): 1029-1036.

[31] Peñuelas O, Frutos-Vivar F, Esteban A. Noninvasive positive-pressure ventilation in acute respiratory failure[J]. CMAJ, 2007, 177(10): 1211-1218.

[32] Masip J, Betbesé A J, Páez J. Noninvasive pressure-support ventilation versus conventional oxygen therapy in acute cardiogenic pulmonary oedema a randomized trial [J]. Lancet, 2000, 356 (9248): 2126-2132.

[33] Vital F M R, Ladeira M T, Atallah Á N. Non-invasive positive pressure ventilation (CPAP or bilevel NPPV) for cardiogenic pulmonary oedema[J]. Cochrane Database Syst Rev 2013, 5: CD005351.

[34] Nava S, Gregoretti C, Farfulla F, et al. Noninvasive ventilation to prevent respiratory failure after extubation in high-risk patients [J]. Crit Care Med, 2005, 33(11): 2465-2470.

[35] Faria D A, da Silva E M, Atallah Á N, et al. Noninvasive positive pressure ventilation for acute respiratory failure following, upper abdominal surgery [J]. Cochrane Database Syst Rev, 2015, 2015(10): CD009134.

第四节

血液净化技术

血液净化(blood purification, BP)一般是指把患者血液引出体外并通过某种材料和技术除去某些致病物质或异常成分的净化装置;被净化的血液再输回机体达到治疗疾病的过程。它全面概括了现有的各种血液净化技术,包括血液透析(hemodialysis, HD)、血液滤过(hemofiltration, HF)、血液透析滤过(hemodiafiltration, HDF)、血液灌流(hemoperfusion, HP)、免疫吸附(immunoadsorption, IA)、治疗性血浆置换(therapeutic plasma exchange, TPE)等。

(一)血液净化技术的原理

不同的血液净化技术利用不同的溶质清除方式来清除致病因子,常见的溶质清除方式包括弥散、对流和吸附,也有的血液净化技术同时利用几种原理来清除溶质。

1. 弥散 弥散的动力来自半透膜两侧的溶质浓度差,可以透过的溶质从浓度高的一侧向浓度低的一侧移动,最终两侧浓度逐渐达到相等。血液透析主要通过弥散清除溶质。弥散的速度主要取决于溶质分子自身的布朗运动,又名分子的热运动。相同条件下,布朗运动剧烈程度同分子的质量负相关,即分子量越小,布朗运动越剧烈。控制溶质交换率的总体因素包括溶质浓度梯度、溶质分子大小和电荷、膜对溶质的通透性,以及膜的有效表面积。因此,弥散机制更有利于小分子物质清除。见图3-20。

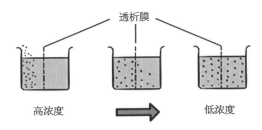

高浓度　　　　　　　　　低浓度

图3-20　弥散原理图

2. 对流　当半透膜两侧的液体存在压力差时,液体就会从压力高的一侧向压力低的一侧流动,液体中的溶质也会随之穿过半透膜,这种溶质清除机制即为对流。半透膜两侧的压力差称为跨模压,是对流的原动力。血液滤过清除溶质主要凭借对流机制。对流机制溶质清除的动力来自跨模压,影响对流机制溶质清除的因素有滤过膜的面积、跨模压、筛选系数和血流量等。中分子量物质可凭借对流机制予以清除。见图3-21。

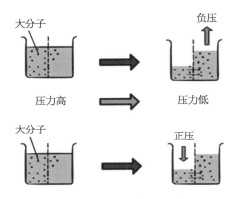

大分子　　　　　　　　　负压

压力高　　　　　　　　　压力低

大分子　　　　　　　　　正压

图3-21　对流原理图

3. 吸附　溶质分子可以通过正负电荷的互相作用或范德华力与半透膜发生吸附作用,为部分中分子物质清除的重要途径之一。吸附作用与溶质分子的化学特征及半透膜表面积有关,而与溶质分子浓度无关。炎症介质、内毒素、部分药物和毒物可以通过滤过膜的滤过和吸附两种机制清除。当吸附作用达到饱和后,清除效率也会随之下降。吸附作用达到饱和的时间可能与溶质分子的特性和滤过膜表面积有关。

（二）透析膜和透析器的进展

根据疾病的不同,治疗目的不一,供选择的血液净化装置亦不同,归结有以下几类:血液透析器、血浆分离器、血液灌流器、免疫吸附器。滤器的基本结构有平板型和空心纤维型之分。在已有的三大类滤过膜中,纤维素膜的价格低廉,但通量低、生物相容性较差,目前已基本不用;经过修饰的纤维素膜生物相容性略有改善,适用于慢性肾衰长期血液透析;合成膜不仅生物相容性良好,而且具备高通量和高通透性特点,能最大化清除中分子物质,成为目前重症患者应用最多的膜材料。

高通量、生物相容性好的合成滤过膜应用是血液净化技术的重要进展,因为滤过膜是肾替代治疗物质交换的直接界面,是决定治疗效果和避免不良反应的关键因素。对滤过膜的要求主要包括以下几点:① 无毒,无致热源,生物相容性好。② 孔径均匀,有确切的截留分子量。③ 溶质通透性高,又能保留白蛋白;一般认为,超滤系数(Kuf)≥20 mL/(mmHg·h),尿素清除率>100 mL/L,β_2微球蛋白清除率>2.0 mL/min的滤器为高通量滤器。④ 高分子材料制成,理化性能稳定,耐压强度高;目前常用的材料包括聚丙烯腈(PAN)、聚砜(PS)、聚甲基丙烯酸甲酯(PMMA)等。

灌流器内含有很多由活性炭或树脂等吸附材料做成的吸附珠,这些吸附珠表面有很多吸附孔,可以吸附各种分子量的溶质。血浆分离器的膜孔径较一般滤器大,可以将血浆与血细胞分离开来,达到血浆分离的目的。选择性血浆分离器的膜孔径介入血浆分离器和血滤器之间,用于双重血浆置换。免疫吸附器的滤器上包被抗原或抗体,通过免疫吸附的方式清除血液中相应的抗体或抗原,提高了清除物质的靶向性和特异性。

（三）基本血液净化技术

1. 血液透析(HD)　血液和透析液间的物质交换主要在滤过膜的两侧完成,溶质转运主要靠弥散机制。血液透析的主要特点是对小分子物质,包括尿素氮、钾、钠、肌酐等清除效率高,但对炎症介质等中分子物质清除能力较差。

2. 血液滤过(HF)　利用高通量滤过膜两侧的压力差,通过对流机制清除水和溶质,同时用置换液对容量进行补充。滤过模式有利于中分子物质(MW500-5000D)的清除。

3. 血液透析滤过(HDF)　在血液滤过的基

础上发展而来的,其溶质转运机制在对流的基础上增加了弥散,既能有效清除中分子溶质,又弥补了滤过对小分子溶质清除效率低的不足。

4. 高通量血液透析(HFD) 通过增加透析膜孔径和超滤量,提高对溶质的清除效力。对截留分子量以下的各种溶质有较高的清除效率,但可能面临大量白蛋白、可溶性维生素及微量元素丢失等。

5. 血浆置换(PE) 以血浆分离器分离出血浆,将含有毒物或致病因子的血浆弃去,以达到治疗目的。血浆置换可用于中毒的抢救及某些免疫病的治疗。

6. 血液灌流(HP) 将血液从体内引出,经灌流器将毒物、药物或代谢产物吸附清除的一种血液净化治疗方法。

7. 免疫吸附(IA) 通过体外循环,将分离出的含致病因子的血浆通过以抗原-抗体或某些具有特定物理化学亲和力的物质作为配基与载体结合而制成吸附柱,利用其特异吸附性能,选择性或特异性地清除血液中致病物质。

(四) 血液净化技术的多学科应用

1. 维持性肾替代治疗 包括维持性血液透析(maintenance hemodialysis, MHD)和腹膜透析,其中血液透析是目前最常用、最基本的血液净化治疗类型,在世界各血液净化治疗中心治疗量占80%以上。经数十年的不断完善,患者的治疗质量、生活质量、生存时间都得到了极大的提高,透析人群的社会回归率也在不断增加。

2. 连续性肾替代治疗(continuous blood purification, CBP 或 continuous renal replacement therapy, CRRT) CRRT是血液净化技术在急危重症领域的应用。利用弥散、对流、吸附等原理,连续性地清除体内各种代谢产物、毒物、药物和致病性生物分子,调节体液电解质及酸碱平衡,保护和支持器官功能的治疗方法,见图3-22。由于具有良好的溶质清除效应和血流动力学稳定性,为各种药物治疗和营养支持提供平台,该疗法不仅可用于急性、慢性肾功能不全,而且还用于很多非肾疾病的治疗,如严重心功能不全、利尿剂抵抗、液体过负荷、严重酸碱平衡和电解质紊乱、药物或食物中毒、重症胰腺炎、脓毒症、多器官功能衰竭等疾病。

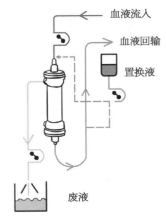

血液流入
血液回输
置换液
废液

图 3 - 22 连续性肾替代代治疗示意图

早期连续性血液净化采用连续动-静脉血液滤过(continuous arterio-venous hemofiltration, CAVH),体外循环动力来自动-静脉压力差,须建立动-静脉循环通路,利用动-静脉压差建立体外循环,但存在出血和血栓并发症高发,难以精确掌握液体平衡,严重低血压患者无法使用。随着20世纪80年代初期单针双腔静脉导管和血泵的推广,连续静-静脉血液滤过(continuous veno-venous hemofiltration, CVVH)模式应用于临床,使CRRT进入快速发展期。

连续性血液净化模式的选择遵循以下原则:① CVVH主要以清除中分子毒物或代谢产物为主。② 连续静-静脉血液透析(continuous veno-venous hemodialysis, CVVHD)主要以清除小分子毒物和代谢产物为主。③ 连续静-静脉血液透析滤过(continuous veno-venous hemodiafiltration, CVVHDF)兼顾中小分子毒物或代谢产物的清除,见图3-23。④ 缓慢持续超滤(slow continuous ultra-filtration, SCUF)以清除水为主,适用于心功能不全及水负荷过重的患者。⑤ 高容量血液滤过(high volume hemofiltration, HVHF)能增加炎症介质的清除,对脓毒症患者可能有益。

连续性血液净化参数设置:① 血流速度:每分钟150~200 mL。② 剂量:单纯肾替代剂量每小时20 mL/kg;重症患者合并AKI时治疗剂量不应低于每小时35 mL/kg;HVHF用于严重感染辅助治疗时,建议剂量不低于每小时45 mL/kg。③ 前后稀释比例可按1∶1~3设定。④ 控制滤过分数(filtration fraction, FF)在25%以下(FF=单位时间内滤出量/流经滤器的流量)。⑤ 每小时净超滤率0~500 mL,根据全身液体平衡设置;对液体量

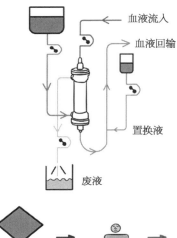

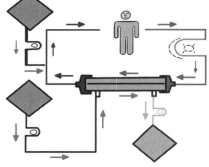

图 3-23 CVVHDF 示意图

不足的患者可设为零。设置后根据前负荷变化随时调整。

3. 人工肝技术 包括非生物性人工肝支持技术如血液灌流、血浆置换、胆红素吸附、清蛋白透析系统等，以及生物性人工肝。由于肝具有强大的解毒、代谢功能，因此人工肝治疗运用了血液净化各种治疗模式，是血液净化治疗中最具挑战性的领域。

分子吸附再循环系统（MARS）：是基于白蛋白透析建立起来的专用于肝衰竭治疗的血液净化技术。MARS 治疗时血液通过中空纤维膜滤器进行体外循环，纤维膜孔径为 50 kD，膜外为 20% 的白蛋白透析液。血液的中、小分子水溶性毒素可自由跨膜向透析液弥散；与白蛋白结合的亲脂性毒素，则在透析液中高浓度白蛋白的空位竞争结合作用下，转移至膜外。白蛋白透析回路与透析器、活性炭罐和阴离子树脂罐串联形成闭路循环。白蛋白透析液中的水溶性毒素经低通量透析器间接透析清除；白蛋白结合毒素经活性炭和阴离子树脂吸附清除。白蛋白透析液得到净化后又重复下一个循环，直到吸附饱和为止，治疗过程可持续6~8 小时。MARS 能全面清除蛋白结合毒素及水溶性毒素，稳定血流动力学，降低颅内压，改善肾

功能，有助于肝衰竭合并 MODS 的防治。

4. 血浆吸附治疗 针对体内各种异常血液成分或物质的特异性清除技术。吸附治疗除针对各种自身抗体、抗原、补体及其他免疫活性物质外，也可清除异常体液成分、细胞物质，主要技术有针对不同致病物质的血液吸附、血浆吸附、免疫吸附、链球菌蛋白 A 吸附等。血液成分分离技术如双重血浆滤过、肝素诱导体外沉积脂蛋白（heparin induced extracorporeal LDL - precipitation，HELP）系统等也可部分选择性清除致病物质，与吸附治疗作用相仿，也归于血浆净化治疗范畴。吸附疗法的治疗范围非常广泛，可用于治疗系统性红斑狼疮、重症肌无力、自身免疫性贫血、血友病、肿瘤等各类疾病，是目前血液净化多学科发展中较为活跃的领域。

参数设置：血流速度越快，吸附率越低，一般血流速度设置为每分钟 100~150 mL 即可。血浆吸附模式下，血浆分离泵的速率一般设为血泵速率的 20%~30%。血液灌流器易导致凝血，抗凝力度比血液滤过治疗强。负荷剂量 3 000~6 000 U，维持量每小时 10~20 U/kg。灌流器对大多数溶质的吸附在 2~3 小时接近饱和，时间过长会破坏血小板及白细胞，引起炎症反应和凝血功能障碍，故血液灌流每次治疗时间在 2~3 小时。对部分脂溶性较高的药物或毒物而言，在一次治疗结束后很可能会有脂肪组织中相关物质的释放入血，可根据不同物质的特性，间隔一定时间后再次进行灌流治疗。对血浆吸附而言，为充分发挥吸附器的吸附作用，可以一次治疗 6~8 小时。免疫吸附甚至可以做 8~12 小时。灌流结束后回血速度慢，以减少已被吸附的物质再次冲洗下来。由于治疗过程中所用肝素量较大，为防止出血，治疗结束可静滴 25~50 mg 鱼精蛋白。

（五）血液净化抗凝剂及抗凝方法

血液净化作为一种体外循环技术，抗凝治疗是极其重要的组成部分。体外循环时，血液与透析器、透析管路接触，这些材料表面均有不同程度的致栓性，容易发生凝血。当血管通路导管的管径较小、位置走形不当，会导致血流速度明显下降，导致机器报警、停泵，从而造成血流停滞、细胞损伤，导致凝血发生。由于凝血激活了凝血过程内在的瀑布反应，从而造成体外循环主要是透析

器中的空心纤维内凝血酶的激活和纤维蛋白沉积,导致透析器功能下降,甚至血透终止。体外循环的治疗方式和剂量同样会对凝血产生影响。前稀释可使通过滤器的血液经过置换液的稀释,减少血液浓缩,相应地减少凝血的发生风险。同样滤过分数越高,血液流经滤器后的血液浓缩就越明显,从而增加凝血的发生概率。滤过分数最好维持在20%,可以通过调整前稀释、血流速度和超滤率获得合适的滤过分数。

重症患者凝血系统紊乱现象普遍,临床表现多样化,对凝血功能的判断和处理会直接影响到血液净化抗凝处方的制定。首先应对患者进行出血倾向进行评估,根据患者具体情况选择适宜的抗凝药物。血液净化理想的抗凝目标应符合以下几点:① 用药剂量小,维持体外循环有效时间长。② 不影响透析器的生物相容性。③ 抗血栓作用强,出血危险小。④ 药物作用时间短,且局限于滤器内。⑤ 监测简便易行,适合床边使用。⑥ 长期使用无全身不良反应。⑦ 可有相应的拮抗药物。

临床常见抗凝药物主要有普通肝素、低分子肝素、枸橼酸钠、凝血酶抑制剂(水蛭素和阿加曲班)及血小板抑制药(前列腺素和萘莫司他)等。现就对几种主要抗凝剂和抗凝方法进行简述。

1. 普通肝素 ① 作用机制:是由葡萄糖胺和葡萄糖醛酸交联而成的黏多糖酯,主要通过肾脏代谢,血浆半衰期 $0.5 \sim 2$ 小时,平均 50 分钟,肾功能不全时可以延长到 3 小时。普通肝素由不同片段($5 \sim 30$ kDa)肝素制成,其抗凝机制是与血浆中的抗凝血酶Ⅲ(Antithrombin Ⅲ,AT-Ⅲ)结合成复合物并通过 AT-Ⅲ 起作用,抑制凝血因子Ⅱa和Ⅹa因子而达到抗凝效果。小片段肝素主要抑制Ⅹa因子活性,大片肝素主要抑制凝血因子Ⅱa活性。普通肝素与 AT-Ⅲ 结合后加强了后者抑制凝血因子的作用。由于普通肝素对Ⅹa和凝血酶(凝血因子Ⅱa)的抑制作用一样,因而在全身应用时发生出血的风险较高。② 用药方案:首次剂量予负荷剂量肝素($2\,000 \sim 3\,000$ U)一次静脉推注,待体内循环 $3 \sim 5$ 分钟后将血液引出,并引进透析器。通过肝素泵以每小时 $500 \sim 1\,000$ U速度维持,透析结束前 $0.5 \sim 1$ 小时停止肝素输注,使透析器出口处血浆部分凝血活酶时间 APTT 或活化凝血时间 ACT 延长至基础值的 $1.5 \sim 2$ 倍。③ 不良反应:一是出血并发症。透析后发生明显出血,可以使用

鱼精蛋白中和,剂量为透析时肝素总剂量的一半。因为鱼精蛋白半衰期较短,可发生反跳性出血,可再追加 1/2 剂量。二是血小板减少。肝素诱导的血小板减少症(heparin-induced thrombocytopenia,HIT)分为两种类型:Ⅰ型 HIT:非免疫介导 HIT,发病率 $5\% \sim 30\%$,常发生在 4 日内,血小板数量减少依赖于时间和肝素剂量,这种类型可以通过减少肝素用量来控制其发展;2 型 HIT:免疫介导 HIT,发病率 $1\% \sim 3\%$,常发生在第 $5 \sim 14$ 日或更早,由于抗肝素-血小板因子Ⅳ复合物抗体的形成,可能由血小板聚集导致血管血栓栓塞。三是血脂异常。肝素激活脂蛋白酯酶,导致血液三酰甘油浓度升高。瘙痒。肝素局部皮下注射可导致瘙痒。四是高钾血症。肝素长期使用抑制了醛固酮的合成,醛固酮可能通过胃肠道机制促进钾的排泄受到干扰。④ 优点:抗凝作用强,半衰期短,30 分钟至 3 小时;监测简单易行;可用鱼精蛋白对抗;价格低廉。⑤ 缺点:全身出血风险,重症患者半衰期延长,药代动力学复杂,需要定期进行 APTT 监测,血小板激活和肝素相关血小板减少症风险,抗血栓作用较弱。

2. 低分子肝素 ① 作用机制:由普通肝素经酶解后纯化制备而成的一类分子量较小的肝素总称。由于分子片段明显缩短,与凝血酶Ⅱa的亲和力下降,对凝血时间影响较小。具有较强的抗Ⅹa活性,保持抗栓作用降低出血风险。② 用药方案:半衰期长达 2 小时,透析一般仅需开始时一次性给予 $2\,500 \sim 5\,000$ U($60 \sim 80$ U/kg)静脉推注,透析过程不需要追加抗凝。持续性肾替代治疗首剂量 $60 \sim 80$ U/kg,推荐治疗前 $20 \sim 30$ 分钟静脉注射;追加剂量可每 $4 \sim 6$ 小时静脉注射 $30 \sim 40$ U/kg。肾功能不全者低分子肝素容易蓄积,也可引起 APTT 延长,可监测血浆抗凝血因子Ⅹa活性维持在 $0.25 \sim 0.35$ IU/mL,根据检测结果调整剂量。③ 不良反应:一是出血。低分子肝素不能完全避免出血发生,必要时可用鱼精蛋白中和,但效果不如肝素。二是血小板减少症。发生率低,但由于低分子肝素和普通肝素间存在肝素-血小板因子Ⅳ抗体交叉反应($>90\%$),且免疫介导的血小板减少患者从肝素换用低分子肝素后,血小板减少及高凝状态可能会持续存在,故发生 HIT 的患者不宜换用低分子肝素。三是过敏反应。比较罕见。④ 优点:对凝血酶依赖性较低,不会导致组织中纤溶酶原激活物抑制剂减少,对蛋白质及细胞的依赖少,不会引起

血小板减少。出血并发症发生率低。个体差异小,用量小,使用方便。引起血脂异常、骨质疏松及脱发等不良反应的风险比肝素低。⑤ 缺点:低分子肝素半衰期较长,约为普通肝素的 2 倍,肾功能损伤患者半衰期延长,在 CRRT 过程中需要逐渐减少剂量,减少出血风险。不能被鱼精蛋白完全中和,只能中和抗 Xa 活性的 25% ~ 50%。采用抗 Xa 活性监测抗凝效果,部分医院未普及。

3. 枸橼酸局部抗凝 ① 作用机制:枸橼酸通过螯合体外循环中的钙离子形成枸橼酸钙,降低血清钙离子浓度,从而阻断凝血过程,通过补充钙,维持体内钙离子浓度,将抗凝效应限制在体外,不会增加全身出血的危险。② 用药方案:临床常用的一般给予 4% 枸橼酸钠每小时 180 mL 滤器前持续注入,控制滤器后游离钙离子浓度 0.25 ~ 0.35 mmol/L;在滤器后静脉端输入 25% 硫酸镁和葡萄糖酸钙,根据置换液量多少进行调整,控制患者体内游离钙离子浓度 1.0 ~ 1.35 mmol/L,直至血液净化治疗结束。③ 不良反应:低钙血症,高钠血症,代谢性碱中毒。④ 优点:作为一种局部抗凝剂,仅在体外起到抗凝作用,不影响患者体内凝血功能。枸橼酸是人体生理性物质,生物相容性好,无肝素相关的白细胞、血小板降低,出血风险低;能延长滤器使用寿命,提高滤器生物相容性。⑤ 缺点:由于局部枸橼酸抗凝操作较为复杂,需要频繁监测血电解质和血气分析。价格较普通肝素贵,其临床受到很大限制。

4. 直接凝血酶抑制剂(阿加曲班) ① 作用机制:通过与凝血酶活性位点可逆结合,灭活凝血酶有效抑制纤维蛋白的形成、血小板聚集、凝血因子 V、Ⅷ和Ⅻ和蛋白 C 的活性。静脉持续给药后 1 ~ 3 小时可达到稳定抗凝水平,半衰期 40 ~ 50 分钟,血浆清除迅速,停药后 1 ~ 2 小时,APTT 即可恢复正常水平;不受年龄、性别和肾功能的影响;无明显不良反应;与肝素抗体间不发生相互作用,不会引起血小板减少,适用于有 HIT 或血小板减少的患者。② 用药方案:一般首剂 250 μg/kg,追加剂量每分钟 2 μg/kg 或每分钟 2 μg/kg 持续滤器前输注。根据患者血浆部分活化凝血酶原时间的监测来调整剂量。阿加曲班由肝脏代谢,肾功能不全者无须减量。一般认为 Child - Pugh 分级为 A、B 级者,阿加曲班起始剂量从每分钟 2 μg/kg 减量到每分钟 0.5 μg/kg。对于 Child C 级者,起始剂量

每分钟 0.2 μg/kg 并监测 APTT 降低出血风险。③ 不良反应:一是出血。没有特异的拮抗剂,可以输注新鲜冰冻血浆或凝血酶原制剂。二是药物过敏。可能出现荨麻疹、呼吸困难、血压降低等过敏症状,严重者可发生过敏性休克。④ 优点:半衰期短 35 ~ 51 分钟,经肝脏代谢,对肾功能不全患者使用更安全。高通量膜可以将其透析清除。可治疗肝素诱导的血小板减少患者,且不增加新发血栓形成风险。⑤ 缺点:肝功能严重障碍的患者应避免使用。价格昂贵,限制临床使用。

5. 蛋白酶抑制剂(甲磺酸萘莫司他) ① 作用机制:是一种人工合成的小分子丝氨酸蛋白酶抑制剂,可抑制胰蛋白酶、凝血酶、Xa、Ⅻa 的活性,并抑制血小板聚集功能。体内半衰期仅 23 分钟,对血脂无影响,且不易引起出血,给药速度每分钟 0.5 mg/kg。② 优点:能抑制与凝血块结合的凝血酶,抗凝作用不需要抗凝血酶或其他内源性因子参与。在抑制已经形成的凝血酶的作用与标准肝素同样有效,对血小板作用较小,可用于 HIT 患者的抗凝治疗。③ 缺点:无特异性拮抗药物,价格较贵,不良反应为引起高钾血症和低血压。

6. 血小板抑制剂(前列环素) ① 作用机制:通过增加腺苷酸环化酶活性,使血小板环腺苷酸(cAMP)浓度增加,从而抑制血小板聚集和黏附。起始剂量每分钟 5 ng/kg,根据需要每 20 分钟增加剂量按每分钟 1 ng/kg。② 优点:对体内凝血系统影响较小。③ 缺点:部分患者会出现血管扩张、剂量依赖性低血压、心动过缓等不良反应,且无中和制剂。

7. 无抗凝剂透析 适用于高危出血倾向、活动性出血、对肝素不耐受患者,提高血流量至少维持在每分钟 250 ~ 300 mL,定时冲洗管路,增加的液体可以调整超滤量。① 优点:无肝素抗凝的全身出血风险,无须频繁进行抗凝监测。② 容易发生滤器及管路凝血。

(六)血液净化的指征

开始肾替代治疗的合适时机尚未明确。根据是否肾损害分为两类,第一类并发肾功能损害;第二类为非肾疾病:器官功能不全支持、稳定内环境、免疫调节等。其中血液净化的适应证可粗略记录为 AEIOU。分别为:酸中毒、电解质紊乱、中毒、超负荷、尿毒症。具体归纳为以下几

点：① 难治性液体过剩伴肺水肿。② 内科治疗无效的持续性代谢紊乱，包括重度高钾血症（血浆钾浓度>6.5 mmol/L）、低钠血症、代谢性酸中毒、高钙血症、低钙血症和高磷血症。③ 尿毒症征象（如心包炎、脑病或其他原因无法解释的精神状态衰退）。④ 重度代谢性酸中毒（pH<7.1）。⑤ 明确的乙醇和药物中毒。⑥ 严重感染及其相关的感染性休克和多器官功能障碍综合征。⑦ 重症胰腺炎。⑧ 挤压综合征和横纹肌溶解综合征。⑨ 其他危重症：包括自身免疫性疾病如重症肌无力、格林巴利综合征、ABO 血型不合导致的急性溶血等。

（七）血液净化临床应用进展

1. 急性肾损伤 当急性肾损伤患者出现危及生命的容量、电解质和酸碱平衡改变时，应紧急用肾脏替代治疗。CRRT 具有血流动力学稳定、精确控制容量平衡、缓慢持续清除毒素、清除炎症介质、调节免疫功能、改善营养支持、保障营养补充及药物治疗等多项优势。CRRT 对病情危重的急性肾衰竭患者具有明显的优势。

2. 慢性肾衰竭合并多器官功能障碍 当尿毒症患者出现尿毒症脑病、尿毒症心包炎等并发症时，CRRT 可有效清除血中的中、大分子物质，有效改善尿毒症患者症状及预后。

3. 急性中毒 急性中毒病情发展迅速、病死率高，大多数毒物都缺乏特效解毒剂。血液净化清除毒物的同时，还有维持及替代重要脏器功能、维持内环境稳定的作用，可提高重症急性中毒的生存率和抢救成功率。

4. 脓毒症 脓毒症患者免疫抑制和亢进同时存在，当炎症因子过多，常规治疗不能有效清除致炎因子。CRRT 通过清除循环中的炎症因子发挥免疫调节作用，同时对患者多器官起到支持和保护作用并维持内环境稳定。

5. 顽固性心衰 CRRT 通过持续、缓慢、平稳地清除水分及溶质，维持血流动力学的稳定，可使患者肾脏恢复对利尿剂的敏感性，有利于采用利尿剂进行长期维持治疗。

6. 肝衰竭 CRRT 可有效清除蛋白结合的毒素及水溶性毒素，纠正酸碱和电解质紊乱，其中血浆置换可清除血浆内的大分子毒性物质并补充凝血因子等生物活性物质。

7. 急性重症胰腺炎 急性重症胰腺炎是一种病情险恶、并发症多、病死率较高的急腹症。连续性肾脏替代治疗在毒素清除、内环境稳定以及容量控制方面的临床价值毋庸置疑。

8. 挤压综合征 挤压综合征易出现高钾血症和肌红蛋白血尿为特征的急性肾衰竭，常合并多器官功能损伤。CRRT 能有效清除肌红蛋白，不易发生透析低血压，可清除炎症介质，协助内环境稳定，改善患者症状及预后。

9. 自身免疫系统疾病 自身免疫性疾病是一组病因未明的慢性炎症性疾病，以自身反应 T 细胞、B 细胞过度活化，自身抗体大量产生，多系统多器官广泛损害为基本特征，对一些激素及免疫抑制剂效果不好且危及生命的重症患者，血液净化治疗可改善患者症状。

10. 其他疾病 CRRT 临床用于纠正严重电解质酸碱平衡紊乱、重度颅脑外伤、器官移植早期替代、肿瘤溶解综合征等。

（八）血管通路的选择

总体分为三类：非隧道式导管；隧道式导管；皮下输液港，见图 3-24。监护室常用非隧道式血液透析导管：为短期透析设计的，是即刻血液透析血管通路的优选导管。

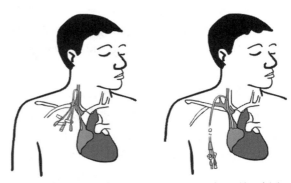

非隧道式导管示意图　　隧道式导管示意图

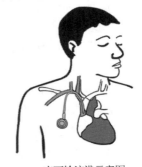

皮下输液港示意图

图 3-24　三种导管示意图

导管插入相对简单。组成材料有聚乌拉坦、聚乙烯、聚氯乙烯和医用级硅胶等。外干直径范围为8~13.5 Fr，提供的泵流速为每分钟300~400 mL。临时透析导管使用期限：颈内静脉和锁骨下静脉导管适合使用2~3周。股静脉导管常用于单次透析治疗和卧床患者3~7日的透析治疗。透析导管的通路选择：任一中心静脉，如颈内静脉、股静脉或锁骨下静脉，见图3-25。较大的外周静脉，如颈外静脉。血管通路位置和导管的选择应由透析的紧急程度、透析的类型、既往通路史及患者的总体身体状况决定。

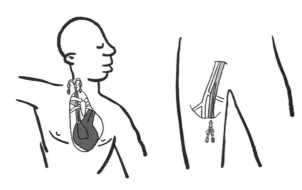

图3-25　两种常用导管通路位置

1. 股静脉　① 优点：压迫止血效果好，血肿发生率低且导管相关感染的发生率不高，穿刺方便，技术要求低。ICU患者大多卧床，其颈内静脉及锁骨下静脉常需进行血流动力学监测，股静脉导管局部护理方便，且不增加感染风险。② 缺点：活动受限，血栓形成风险高。

2. 锁骨下静脉　① 优点：舒适，易固定，感染发生率最低。② 缺点：置管技术要求高，凝血功能异常者禁忌，容易发生气胸、血胸等并发症，锁骨下静脉狭窄和血栓形成风险高。为避免导管相关的血栓形成和后期发生的血管狭窄，成人尽可能不用锁骨下作为血管通路。

3. 颈内静脉　① 优点：简单置入，导管功能障碍及再循环率低，血透导管粗直、不易弯曲。② 缺点：不宜固定，ICU呼吸机支持，气道开放患者容易感染。右颈内静脉：通过一条直路径直接到达上腔静脉，所以常作为首选静脉。左颈内静脉：置入导管需要通过2个直角才能到达上腔静脉，尤其是使用非隧道式导管时，可导致导管插入困难及较高的导管功能障碍发生率。

（九）血液净化的配方与剂量

1. 置换液组成原则　① 根据人体细胞外液电解质成分，加上缓冲液进行配置，使其所含电解质与血浆电解质基本一致。为纠正患者原有电解质紊乱，可个体化调节。② 无致热源。③ 缓冲系统可采用乳酸盐、碳酸氢盐或枸橼酸盐。④ 渗透压保持生理范围内，不采取低渗或高渗配方。

2. 置换液配方调整　① 葡萄糖浓度：超滤液每日可丢失葡萄糖40~80 g，RRT过程中胰岛素分泌受到抑制，导致血糖升高。② 钠：减少血浆/置换液浓度差，减缓血钠变化速度，避免严重组织细胞损伤。③ 钙：通常置换液维持>1.5 mmol/L，枸橼酸置换液应不含钙，氯气后补充。④ 钾：低钾血症发生率4%~24%，可适当提高钾浓度。⑤ 磷：肾替代治疗对磷酸盐清除率高，置换液通常不含磷，低磷血症发生率17.6%~65.1%，可酌情补充。

3. 常用置换液类型

（1）醋酸盐置换液：醋酸根离子主要在肝脏和肌肉组织中转化为碳酸氢根离子。优点：稳定、可储存，利于商品化生产。缺点：增加CRRT过程中低血压、心排指数降低等心血管事件的发生率。目前不推荐使用。

（2）乳酸盐置换液：乳酸根离子主要在肝脏转化。优点：稳定，可储存。研究证实：乳酸盐置换液与碳酸氢盐置换液在尿毒症症状控制、血流动力学稳定性、酸碱平衡、对机体代谢的影响及电解质平衡方面无显著差异。缺点：在乳酸酸中毒和机体代谢乳酸能力下降如肝功能衰竭时，使用乳酸盐置换液增加高乳酸血症的概率，增加死亡率，因此限制了危重患者使用。正常肝脏代谢乳酸能力为100 mmol/h，故在高流量血液滤过时仍可能导致高乳酸血症，干扰乳酸监测对患者组织灌注的评估，仅适用于肝功能正常患者。乳酸盐配方：林格乳酸盐溶液。乳酸盐缓冲液：NA$^+$ 135 mmol/L，乳酸盐：25 mmol/L，Ca^{2+} 1.5~3 mmol/L 根据病情需要，酌情补充钙、镁和钾，不含葡萄糖成分。

（3）碳酸氢盐置换液：优点：HCO$_3^-$是体内最主要的缓冲剂，碳酸氢盐置换液最符合机体生理状态，是最理想的置换液。重症患者常伴肝功能不全或组织缺氧而存在高乳酸血症（>5 mmol/L），宜选用碳酸氢盐配方。该配方心血管事件发生率较低。缺点：不稳定，容易与Ca^{2+}、Mg^{2+}形成结晶，不利于商品化大规模生产及储存。

（4）枸橼酸置换液：枸橼酸根离子在体内参与三羧酸循环并转化为 3 个 HCO_3^-；降低局部 Ca^{2+}，抑制凝血酶原转化，具有抗凝作用；可作为置换液用于高出血风险患者的 RRT 治疗。优点：体外循环抗凝效果确切，无肝素的全身抗凝作用，减少全身出血风险，延长滤器寿命。缺点：可引起低钙血症、高钠血症、代谢性碱中毒，甚至代谢性酸中毒，应用受到限制。

（十）撤机时机判断

CRRT 疗效评估指标包括溶质、容量、酸碱及电解质四个方面。患者肾功能的恢复主要表现为对机体溶质及容量清除能力的恢复，其中任何一项功能未恢复好，则不应停止肾脏替代治疗。在 CRRT 持续治疗过程中，血清肌酐可通过 CRRT 高效清除，此时血肌酐水平作为停止 CRRT 判断标准不准确。尿量是目前判断停用 CRRT 时机较为客观的指标，但应避免利尿剂的干扰因素。CRRT 治疗过程中，患者也要面临着营养物质的丢失、药物的清除、血细胞的丢失、出血等多方面的治疗风险。临床评估患者病情趋于稳定后应尽快地从持续肾替代转为间断肾脏替代治疗，也有助于患者肾功能恢复的评估。在改为间断肾脏替代治疗后，可在间歇期观察患者的肌酐及尿量指标，若患者的每日尿量超过 1 500 mL 并能维持容量平衡，同时血肌酐逐步下降至 265 μmol/L（3 mg/dL），可考虑停止血液净化治疗。

总结：经过多年发展，血液净化技术在肾性和非肾性重症疾病治疗方面显示了其不可替代的优势，其对危重患者来说，是一个基本的治疗工具，与机械通气和营养支持同样重要。血液净化技术的推广还需要多学科的通力合作，使其在临床应用中拥有更广泛的前景。

（潘思梦）

参考文献

[1] Nash D M, Przech S, Wald R, et al. Systematic review and meta-analysis of renal replacement therapy modalities for acute kidney injury in the intensive care unit[J]. J Crit Care, 2017, 41: 138 - 144.

[2] Ghannoum M, Hoffman R S, Gosselin S, et al. Use of extracorporeal treatments in the management of poisonings [J]. Kidney Int, 2018, 94(4): 682 - 688.

[3] Tolwani A J, Campbell R C, Stofan B S, et al. Standard versus high-dose CVVHDF for ICU-related acute renal failure[J]. J Am Soc Nephrol, 2008, 19(6): 1233 - 1238.

[4] Joannes-Boyau O, Honore P M, Perez P, et al. High-volume versus standard-volume haemofiltration for septic shock patients with acute kidney injury (IVOIRE study): a multicentre randomized controlled trial[J]. Intensive Care Med, 2013, 39(9): 1535 - 1546.

[5] Macedo E, Mehta R L. Continuous dialysis therapies: core curriculum 2016[J]. Am J Kidney Dis, 2016, 68(4): 645 - 657.

[6] Claure-del Granado R, Macedo E, Soroko S, et al. Anticoagulation, delivered dose and outcomes in CRRT: the program to improve care in acute renal disease (PICARD)[J]. Hemodial Int, 2014, 18(3): 641 - 649.

[7] De Vriese A, Colardyn F, Philippe J, et al. Cytokine removal during, continuous hemofiltration in septic patients[J]. J Am Soc Nephrol, 1999, 10(4): 846 - 853.

[8] Pasko D A, Churchwell M, Salama N, et al. Longitudinal hemodiafilter performance in modeled continuous renal replacement therapy[J]. Blood Purif, 2011, 32(2): 82 - 88.

[9] Wu M Y, Hsu Y H, Bai C H, et al. Regional citrate versus heparin anticoagulation for continuous renal replacement therapy: A meta-analysis of randomized controlled trials[J]. Am J Kidney Dis, 2012, 59(6): 810 - 818.

[10] Kellum J A, Lameire M, Aspelin P, et al. Kidney Disease: Improving, Global Outcomes (KDIGO) Acute Kidney Injury Work Group. KDIGO clinical practice guideline for acute kidney injury[J]. Kidney Int Suppl, 2012, 2: 1 - 138.

[11] Ghannoum M, Nolin T D, Lavergne V, et al. Blood purification in toxicology: nephrology's ugly duckling [J]. Adv Chronic Kidney Dis, 2011, 18(3): 160 - 166.

[12] Patel N, Bayliss G P. Developments in extracorporeal therapy for the poisoned patient[J]. Adv Drug Deliv Rev, 2015, 90: 3 - 11.

[13] Kellum J A, Mehta R L, Levin A, et al. Development of a clinical research agenda for acute kidney injury using, an international, interdisciplinary, three-step modified Delphi process[J]. Clin J Am Soc Nephrol, 2008, 3(3): 887 - 894.

[14] Bouman C S, Oudemans-Van Straaten H M, Tijssen J G, et al. Effects of early highvolume continuous venovenous hemofiltration on survival and recovery of renal function in intensive care patients with acute renal failure: a prospective, randomized trial [J]. Crit Care Med, 2002, 30(10): 2205 - 2211.

[15] Tolwani A. Continuous renal-replacement therapy for acute kidney injury[J]. N Engl J Med, 2012, 367(26): 2505 - 2514.

[16] Morgan D, Ho K, Murray C, et al. A randomized trial of catheters of different lengths to achieve right atrium versus superior vena cava placement for continuous renal replacement therapy[J]. Am J Kidney Dis, 2012, 60(2): 272 - 279.

[17] Agarwal A K, Patel B M, Haddad N J. Central vein stenosis: A nephrologist's perspective [J]. Semin Dial, 2007, 20(1): 53 - 62.

[18] Mendu M L, Ciociolo G R, McLaughlin S R, et al. A Decision-making, algorithm for initiation and discontinuation of RRT in severe AKI[J]. Clin J Am Soc Nephrol, 2017, 12(2): 228 - 236.

第五节
主动脉内球囊反搏

主动脉内球囊反搏（intraaortic balloon pump counterpulsation，IABP）是目前应用最广泛的机械循环辅助装置，是通过动脉系统置入一根带气囊的导管到左锁骨下以远、肾动脉以上的降主动脉内，由主动脉球囊反搏泵驱动和控制，在心脏的舒张期气囊充气，在心脏的收缩期气囊放气，从而达到增加冠状动脉灌注，降低心脏负荷，起到对心脏辅助的作用。1952 年 Kantrowitz 的实验为反搏技术提供理论基础，1958 年 Harken 首次提出主动脉内球囊反搏的概念，60 年代初 Class 等开始探索主动脉内球囊反搏方法。1968 年 Kantrowitz 首次用于心源性休克的治疗并获得成功。1973 年，IABP 首次用于心脏外科手术术中辅助体外循环停机。随着技术进步，反搏装置及气囊导管的不断改进，IABP 在临床的应用越来越广泛，已经成为心脏重症患者治疗不可或缺的手段。IABP 临床应用已有半个世纪的时间，全球约有 1 百万例患者接受过 IABP 辅助治疗。IABP 工作示意图见图 3-26。

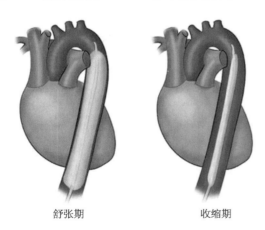

舒张期　　　　收缩期

图 3-26　IABP 工作示意图

（一）IABP 的血流动力学效应

IABP 球囊在左心室等容收缩期放气能够减轻心室后负荷，而在左心室等容舒张期时球囊充气后可以使主动脉压力得到快速、同步的上升。综合这些效应的目标有两个方面。首先，左心室收缩期后负荷减轻能够直接减少心室搏出功，这一作用能够反过来在心脏循环周期中减少心肌耗氧量。其次，IABP 在心脏舒张期球囊扩张充气能

够提高动脉血压，从而增加冠状动脉的灌注，同时也可以增加心肌的氧供，脑、上肢动脉的供血增加，肾动脉及下肢动脉的供血也增加。IABP 并不会直接转移血流或者使血流再分布，然而心脏舒张期随着 IABP 球囊充气扩张，冠脉最大血流速度可以增加将近 87%。自从 1968 年 IABP 引入临床使用，长期以来是心源性休克患者重要的生命支持手段。心肌功能的恢复有赖于心脏做功减少和心肌供氧同步增加。然而，IABP 治疗成功的目标是患者保证最低左心室做功时，在 IABP 的支持下能够维持有效的心排血量，以保证器官功能。但是当联合治疗无法达到心排血量要求时，就需要考虑其他的机械循环支持手段。总之，IABP 的血流动力学效应是改善冠脉供血、降低心脏后负荷和室壁张力、中等程度增加心排血量、维持血压等（图 3-27）。

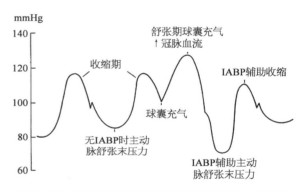

mmHg

图 3-27　IABP 球囊充气/放气时的血流动力学效应

心脏的冠状动脉供血主要在舒张期，冠状动脉血流量取决于舒张期的时间长短和灌注压力，换句话说，主动脉根部舒张压和心率是冠状动脉供血的重要影响因子。另外，冠状动脉功能和病变以及心室末压也影响冠状动脉供血。增加心肌耗氧量的因素包括心率、心肌顺应性和心肌收缩力，心肌顺应性可以理解为心腔舒张末或心脏前负荷，心肌收缩力可以理解为心脏后负荷。临床实践中冠脉供血减少的常见原因包括：严重的冠状动脉狭窄病变或阻塞情况，如血栓或冠状动脉痉挛；左心功能不全，左心室舒张末压增高；严重的主动脉瓣狭窄或关闭不全；高血压引起的心肌肥厚；心率过快引起心肌舒张期相对缩短；交感神经张力增高引起心脏后负荷增高；各种原因引起的水钠潴留致心脏前负荷增加。IABP 目前已经广泛用于临床，是抢救急危重症心脏病患者的重

要治疗手段。

外周血管的血流取决于压力、阻力、血流经过的长度和内摩擦力。IABP 在心脏舒张期充盈，血压升高，继之动静脉压力差增加，外周血流增加；同时充盈的球囊容积作为心搏出量的一部分，使心排血量增加，从而激活主动脉的压力感受器，使延髓的血管收缩反射受到抑制，外周血管的阻力下降，血流改善。研究显示 IABP 反搏可以提高心脏外科术后肾脏的灌注，增加桥血管的血流量，改善心室舒张功能。

（二）IABP 系统的组成

IABP 主要由主动脉球囊导管和驱动控制系统两部分组成（图 3-28）。球囊导管置于患者体内，驱动控制系统在患者体外，两者通过气导管和中心压力管相连接。IABP 通过中心腔压力管检测主动脉根部压力，通过体表心电图获取患者信息，控制球囊的充气和放气时相。球囊内充入的气体为氦气，氦气密度小、重量轻，具有最小的层流和很快的扩张性，是一种理想的气体。

（三）IABP 使用的适应证

IABP 使用的绝对适应证包括心源性休克、顽固性心绞痛、心肌梗死后急性室间隔缺损、心肌梗死后继发于乳头肌断裂引起的二尖瓣反流、急性病毒性心肌炎导致心肌功能损伤、终末期心脏病等待安置人工心脏辅助装置或心脏移植患者的短期心功能支持、顽固性室性心律失常在进一步治疗前的过渡以及心脏手术后低心排血量的心力衰竭。上述情况出现时，IABP 应作为一线治疗及时启用，以避免器官灌注异常的出现。需要明确的是，单独的血压指标并不能够作为评判血流动力学或者心脏稳定性的有效指标。下肢灌注情况、

肾功能、神志状态以及胃肠道功能的评估均为考虑是否为有效复苏或内环境稳定时的重要指标。其他评估指标包括动脉血氧饱和度（SaO_2）以及混合静脉血氧饱和度（SvO_2），酸碱平衡状态，尿量以及体温情况。一项纳入 391 例心脏术后需要 IABP 支持患者的研究结果提示，去甲肾上腺素用量大于 0.5 µg/kg/min，左房压力大于 15 mmHg，尿量少于 100 mL/h，混合静脉血氧饱和度小于 60% 等指标与死亡率相关。上述标准有助于预测患者的死亡率或者对其他机械循环支持的需要性。因此，IABP 适应证具体血液动力学指标如下：动脉收缩压<90 mmHg，平均动脉压<50 mmHg，舒张压<60 mmHg，多巴胺用量每分钟>10 µg/kg，并用两种升压药，血压仍呈下降趋势；肺毛锲压>16~18 mmHg，左心房压>20 mmHg，中心静脉压>15 cmH_2O；心脏排血指数<2.0 L/(m² · min)，每小时尿量<0.5 mL/kg，末梢循环差，手足凉；精神萎靡，组织供氧不足，动脉或静脉血氧饱和度低。

IABP 其他相对适应证包括：① 高危性的导管介入操作如左主干冠状动脉血管成形。② 导管介入治疗失败后患者出现难以控制的室性心动过速及合并心功能不全。③ 缺血心肌持续性顿抑状态。上述情况均出现于左心室收缩期室壁张力降低以及氧摄入量减少，而 IABP 的干预能够有效增加心肌恢复。目前，对于冠状动脉左主干狭窄、重度左室收缩功能障碍、弥漫性冠状动脉疾病和再手术的患者，已有在 CABG 术前行预防性 IABP 置入的报道。在 CABG 前是否植入 IABP，通常由心外科医生和介入心脏病学医生共同决定，需综合考虑以上因素以及麻醉诱导时的预期失代偿风险。

（四）IABP 置管技术

IABP 球囊导管包括 50 mL、40 mL、34 mL（或

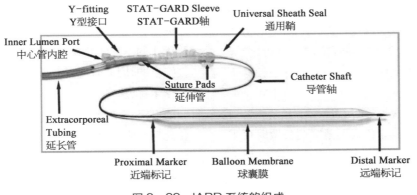

图 3-28　IABP 系统的组成

30 mL）和 25 mL 四种规格，可以根据患者的身高选用相应规格：如患者身高大于 183 cm，选用 50 mL 的 IABP 球囊导管；身高为 165~183 cm，选用 40 mL；身高为 152~165 cm，选用 34 mL；身高低于 152 cm，则选用 25 mL 的 IABP 球囊导管。球囊导管不应该完全堵塞主动脉腔，理想情况下，充气后球囊应占据主动脉腔的 85%~90%，球囊容积大于心脏每搏输出量的 50%。完全堵塞可能导致主动脉管壁损伤，以及红细胞和血小板受损。

目前，绝大多数 IABP 导管采取经股动脉途径置入。腹股沟区皮肤常规消毒铺巾，一般选择走行迂曲较少和动脉硬化程度较轻的一侧股动脉。穿刺点局部麻醉后采用 18G 造影针以较小角度（<45°）穿刺股动脉，以减少导管打折风险。X 线透视下通过针芯推送 J 型指引导丝，直至导丝头端到达胸主动脉。退出穿刺针，原位保留导丝，按压止血，用无菌肝素盐水纱布擦拭导丝。在穿刺部位皮肤上做一小切口，沿导丝送入尖头组织扩张器扩张穿刺部位和股动脉开口，撤出组织扩张器，按压止血，再次用无菌湿纱布擦拭导丝。做无鞘穿刺时，可用 Kelly 钳或类似器械小心分离皮下组织。扩张血管和分离皮下组织有助于 IABP 球囊导管的成功穿刺。如需抗凝，此时可给予抗凝药物。尽可能在 X 线定位下进行球囊导管穿刺。如无 X 线辅助时，应预先在患者体表测量需植入的导管长度：将球囊导管尖端置于 Louis 角，球囊导管垂直至脐，然后再斜向股动脉穿刺部位，将封套固定在相应位置作为标记；球囊导管植入后应尽快行胸部 X 线检查以确定球囊导管位置是否恰当。

IABP 球囊导管穿刺分为无鞘穿刺和有鞘穿刺，大多数情况下推荐采用无鞘穿刺，无鞘穿刺时直接将指引导丝末端穿入预先准备好的球囊导管头端内腔，直至导丝末端由球囊导管 Y 型接口内腔穿出，固定指引导丝，以短行程（小于 3 cm）方式推送球囊导管以避免球囊导管或内腔打折，沿导丝推送球囊导管直至球囊导管头端到达左锁骨下动脉分支远端（左锁骨下动脉开口下方 1~2 cm，气管隆突水平），球囊导管下端应位于肾动脉开口以上。不能使用无鞘穿刺或无鞘穿刺失败时可采用有鞘穿刺：将扩张管从鞘管止血活瓣中插入（注意插紧以防止扩张管从鞘管中滑出导致血管和鞘管损伤），沿导丝送入鞘管至皮肤并旋转送入

股动脉内，拔出扩张管，保留鞘管于原位，沿指引导丝推送球囊导管方法及球囊导管位置同无鞘穿刺。带鞘穿刺时常可见到球囊膜与鞘管交界处渗血，血是经球囊膜表面引流出来而不是球囊破裂，当整个球囊进入鞘管后，渗血即可停止。球囊导管位置恰当后，如球囊导管上第一个单线刻度仍位于鞘管外，则应将鞘管退出一些以超过该刻度，以使球囊膜完全从鞘管中推送出来，便于正常充气。确定球囊导管位置恰当后，撤出指引导丝，将三通阀与中心腔连接，从中心腔回抽并弃去 3 mL 动脉血，立即用注射器注入 3~5 mL 肝素盐水冲洗，以防止内腔形成血栓。球囊导管中心腔由压力延长管连接至标准的压力传感器；拔下充气管道末端的单向阀，将充气管腔与充气延长管相连，延长管末端连接至安全盘气路接口处。确定球囊位置正确且工作正常后，将球囊封套送至皮肤穿刺处或鞘管止血活瓣处，将 Y 型分叉及封套分别缝合固定或采用 IABP 导管自带夹式固定装置固定于皮肤上。

当股动脉由于大动脉闭塞性疾病或者外周血管疾病无法成为理想的置管管腔时，锁骨下动脉或者降主动脉也可作为备选的置管位置。无论是何种置管技术，IABP 导管均会沿着降主动脉走形，因此球囊尖端位于膈肌上方，并且球囊最远端位置在左锁骨下动脉下方。球囊的位置需要通过心超或者 X 线定位。

（五）观察指标与参数调整

IABP 球囊充气应该与主动脉瓣关闭的时间具有同步性并且充气后能够几乎封闭降主动脉。使球囊充气与主动脉瓣关闭时间同步性的方法可选择以下 3 种方法之一：① 使用动脉（最好是主动脉）压力轨迹与搏动切记一致。② 利用一次节律时 R 波下降时刻。③ 如果患者既往植入心脏起搏器，可以设置与心室起室搏信号一致。IABP 最优化的生理学获益是通过合适的球囊放气和充气实现的，因此若患者合并存在快速心率、心脏节律受干扰、房室不同步或者平均动脉压较低时，时相的设定非常重要，目的是使球囊在舒张期最大化充气扩张。因此，球囊的放气需要在主动脉瓣开启之前尽可能延迟。如果这项设定无法通过压力轨迹实现，那么球囊充气/放气的时相设定可以通过心电图轨迹上 R 波的追溯或者使用 M 型超

声心动图共同辅助。

（1）观察显示器的波形和压力变化：正确的充气时相和放气时相调整必须依靠主动脉压力曲线，球囊充气点应调整在重搏波切迹处，使主动脉压力波形出现 V 形，并使舒张期压力增高。放气点调整，应使左心室射血前气囊尽量排空，排气后使舒张末压达到最大程度的下降。早期的 IABP 设备需要手动调整充气时相和放气时相，以应对不同情况。目前新型 CS100 设备可以很准确地全自动调整充气和放气时相。充气速度和放气速度是反映反搏泵性能的重要指标，理想时间为零毫秒。充气速度和放气速度越快，反搏泵越能跟踪更快的心率变化，如图 3-29 所示。

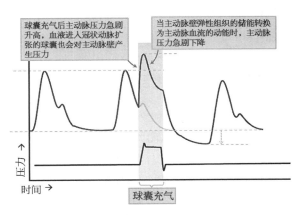

图 3-29　IABP 工作波形示意图

（2）触发模式可选择压力触发/心电图触发。

（3）反搏频率：一般建议采取 1:1 的反搏频率，这样反搏效果最好。如果心率过快，可用药物使心率适当降低。

（4）反搏效果判断：IABP 治疗后若血流动力学明显改善，可出现血压逐渐回升并稳定、升压药用量减少甚至不用、尿量增加、末梢循环改善、手脚变暖等临床变化。

（5）全自动功能：目前 CS100 型能自动感知和有效处理各种心律失常，可以对患者的心率和心律失常准确识别并进行有效处理。

（6）IABP 常见故障的排除

1）反搏泵停止工作：常见原因有：① 导管打折。当患者体位变动较大时可能发生，此时反搏仪上的球囊波形出现异常。嘱患者平卧，避免下肢过度弯曲，轻微回撤或前送球囊导管可解决。② 心电/压力信号干扰。反搏仪完全不能感知心电或压力信号，因此不能触发球囊充放气。重新调整电极或冲洗压力管路即可，或者更改触发模式。

2）管路漏气：反搏仪会显示报警，球囊压力曲线也会出现异常。需要仔细检查管路各连接部位是否过松。

3）氦气不足：反搏仪面板会显示氦气不足报警，应尽快更换气罐。

4）反搏效能不足：反搏有效的征兆为循环改善（皮肤、面色红润，肢体末端转暖），中心静脉压下降，尿量增多，收缩压及舒张压回升。如果观察到临床状况恶化或者压力波形异常，说明反搏效能不足。

（7）四种常见的时相错位及产生的生理效应：见图 3-30。

1）充气过早：充气过早是指球囊在主动脉瓣关闭前充气。其波形特点是球囊在 V 形切迹前充气，舒张压侵占收缩期。它可能引起主动脉瓣过早关闭，增加左心室舒张末期容积（LVEDV）和左心室舒张末压（LVEDP）或肺毛细血管楔压（PCWP），增加左心室壁压力或后负荷，导致主动脉回流，增加心肌需氧（图 3-30B）。

2）充气过晚：充气过晚指球囊于主动脉瓣关闭后较晚充气。其波形特点是球囊在 V 形切迹之后充气，缺乏尖 V，反搏压不足，可能导致冠状动脉的灌注不足（图 3-30C）。

3）放气过早：放气过早指球囊于舒张期内过早放气。当波形提示反搏压出现后马上急降、反搏压不足、有反搏舒张压末尾等于或小于没反搏舒张压、有反搏收缩压提高时，需考虑放气过早的可能性。它可能导致反搏压不足、冠脉和颈动脉逆流，由于冠脉血液逆流可能引起心绞痛，且由于后负荷降低效果不足，可能增加心肌需氧量（图 3-30D）。

4）放气过晚：放气过晚指主动脉瓣开始打开时球囊才放气。当出现反搏舒张压末尾等于没反搏舒张压末尾、有反搏收缩压上升时间延长、反搏压外观加宽等情况时，可能出现放气过晚的情况。当出现放气过晚时，后负荷完全没有降低，这是由于左心室射血阻力增加、等容收缩期延长而导致了心肌耗氧量增加，且球囊阻挡了左心室的心排出量从而增加了后负荷（图 3-30E）。

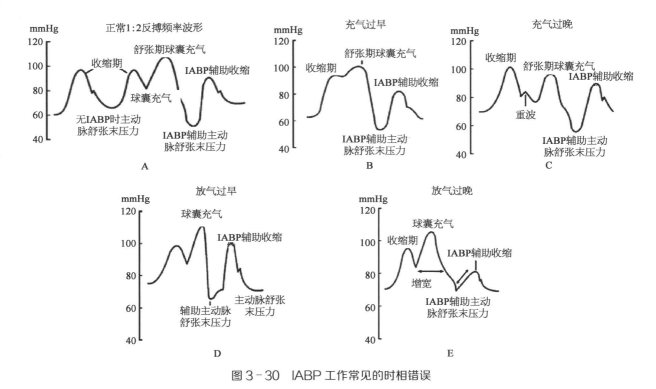

图 3-30　IABP 工作常见的时相错误

注：A 为正常 1∶2 反搏频率波形；B 为充气过早，即球囊在 V 形切迹前充气；C 为充气过晚，即球囊在 V 形切迹之后充气；D 为放气过早，即球囊于舒张期内过早放气；E 为放气过晚，即主动脉瓣开始打开时球囊才放气

（六）IABP 植入后日常护理

1. 评估及观察要点　① 生命体征，重点观察患者的心率、心律、血压及波形。② 反搏有效指征，如皮肤、面色转红润、肢体全身皮肤转暖、血压回升、血管活性药物使用量减少等。③ 尿量变化，有无少尿、无尿等。④ 伤口的观察。⑤ 病情及主要症状，如胸痛、胸闷、休克等。⑥ 实验室检查结果，心电图、彩超、凝血象、血常规等。⑦ IABP运转情况，如反搏时间、触发方式、反搏比例、气囊充量、反搏时相等。⑧ 观察有无并发症，如肢体缺血、出血、感染、血栓形成、动脉损伤等。⑨ IABP导管位置正确与否，有无扭曲、堵塞等。⑩ 足背动脉搏动情况的监测。

2. 护理要点

（1）术前护理：① 向患者及家属讲解手术的必要性、过程、术中配合及并发症。② 为患者建立静脉通道，手术侧备皮。③ 连接 IABP 的压力装置、心电装置、检查反搏球囊是否漏气、驱动与否。

（2）术中护理：① 一旦鞘管置入，立即送入球囊导管。② 准备好球囊导管的两个系统：a. 准备好压力换能器连接压力套装并校正零点，选择适当的触发方式及比例。b. 准备心电监测装置，为患者连接好体表心电图。

（3）术后管理：① 体位选择：绝对卧床，取平卧位或半卧位小于 45°，翻身幅度不宜过大，下肢与躯体成一直线；穿刺侧下肢伸直，关节处可用约束带固定，防止穿刺部位出血；防褥疮，使用气垫床。② 氧气治疗：根据病情调节氧流量。③ 营养治疗：加强营养，给予高蛋白质、高维生素、易消化的清淡饮食，勿用力大便，必要时使用缓泻剂。④ 环境要求：保持环境安静、舒适、整洁，空气流通，限制探视。⑤ 球囊反搏导管的护理：球囊导管妥善固定，防止导管移位、打折、脱落。⑥ 伤口的护理：更换鞘管插管处的敷料采用严格无菌操作，观察穿刺部位，若有渗血、血肿、皮肤发红等现象，及时处理。⑦ 心理护理：应给患者以精神上的安慰和鼓励，消除患者紧张、忧虑、恐惧。⑧ 配合拔管护理：有停止反搏的指标，调节反搏的时相，稳定后停止反搏，拔出穿刺管。⑨ 抗凝治疗：每小时定时冲洗中心腔 1 次，冲洗时间大于 15 秒。IABP 植入后，通过导管中心腔进行压力监测，连接标准动脉血压监测装置，同时使用 3 mL/h 的肝素盐水冲洗中心管，保证其通畅。为了预防 IABP 导管植入相关的血栓形成以及随之而来的血栓栓塞导致的肢体缺血，大型临床中心以往的推荐是植入 IABP 后给予普通肝素抗凝,维持活化部分凝血活酶时间(APTr)为 50~70 秒,活化凝血时间(ACT)为 150~180 秒,但是并没有证据支持这一理论。

3. 健康教育要点 ① 避免原发病的诱发因素:如感染、过度劳累、情绪激动等。② 饮食指导:指导患者选择低脂、低盐、清淡易消化饮食,每餐不宜过饱,指导患者多补充蛋白和维生素含量高的食物,如鱼肉、鸡肉,多食蔬菜、水果,防止便秘。③ 合理安排活动与休息,保证足够的睡眠,在医务人员的指导下活动。④ 用药指导:严格遵医嘱服药,告知其药物作用与不良反应。⑤ 给予患者积极的支持,保持其情绪的稳定,帮助患者树立战胜疾病的信心。

(七) 撤除 IABP

只要获益超过风险,就应继续使用 IABP 提供血流动力学支持。一旦患者的情况稳定,就应撤去 IABP,撤机指征如下:① 血流动力学状态稳定:心脏指数 >2.5 L/(min·m²);动脉收缩压 >100 mmHg;平均动脉压 >80 mmHg;PAWP<20 mmHg。② 神志清楚,末梢循环良好,每小时尿量 >1 mL/kg。③ 心电图无心律失常及心肌缺血表现。④ 循环已改善,对药物的依赖性极小,多巴酚丁胺用量每分钟 <5 μg/kg。

撤机方法:没有直接的证据显示,在减少辅助频率或减少球囊容积的停机方式中,哪种更为有利。与减少 IABP 辅助频率相比,采用减少辅助球囊容积的方法,患者血流动力学更稳定、乳酸的水平更低。抗凝的患者在撤机之前评估凝血状态,肝素抗凝者应先中和肝素,以利于减少穿刺点出血。注意球囊静止状态不能超过 30 分钟,以免血栓形成。降低反搏频率后密切监测循环状态,如患者血流动力学保持稳定,IABP 能够撤除。球囊辅助期间记录的血压低于未辅助时的血压,所以在撤除 IABP 时,血压的升高不能成为判断病情及能否成功撤除 IABP 的敏感方法。IABP 导管在撤机后应尽快移除,因为导管的存在易形成血栓及栓塞事件。IABP 在移除前应逐步减少支持力度,其与心率的比例应从 1:1 逐步降至 1:4。如果球囊导管的置入是通过外科技术实现的,那么其撤机、撤导管也应通过外科直视下操作。如果置入腹股沟韧带上方髂动脉的导管需要移除,通过

经皮途径会导致严重的出血,需要谨慎选择手术移除方式。但注意整个过程要小于 60 分钟,长时间低反搏比工作可能会促进血栓形成。拔管时需注意:排空球囊内气体后与动脉鞘管一同拔出,让动脉血冲出数秒,以防止血栓停留在穿刺点附近造成栓塞;确切压迫止血并加压包扎。

(八) IABP 的禁忌证

IABP 的相对禁忌证包括严重的降主动脉粥样硬化性疾病,降主动脉夹层或降主动脉瘤,近期行降主动脉手术,以及轻中度主动脉瓣关闭不全。严重的主动脉瓣关闭不全是 IABP 的绝对禁忌证,因为舒张期球囊扩张无法顺利完成并且左心室舒张末容积和压力不会降低而是升高的。

(九) IABP 使用相关并发症

IABP 使用后总体并发症的发生率为 5%~10%。主要并发症的发生率约 3%,包括严重出血、下肢缺血坏死、感染、内脏或脊髓缺血以及 IABP 相关死亡率。Benchmark 注册研究中并发症的发生率非常低,最常见的并发症是穿刺部位出血(4.3%)和下肢缺血(2.3%)。截肢、卒中、内脏或脊髓缺血、IABP 相关死亡发生率总体小于 0.1%。肢体缺血主要与周围血管病变、IABP 球囊导管直径以及 IABP 导管留置在主动脉内的时间相关。经皮股动脉植入 IABP 导管不可避免地会影响穿刺点远端的肢体血流灌注,导管直径大小对远端血流的影响是非线性关系。

主动脉内球囊滞留则是一项更加罕见的并发症。大血管相关并发症的发生率在 STS 国家数据库(1996—1997 年)和 Benchmark(1997—1999 年)中的报道分别为 5.4% 和 1.4%。单侧肢体缺血在出现后应该快速识别,这一情况的出现意味着需要移除 IABP 装置,且如果 IABP 是必需的话,则应该另外寻找穿刺点及置管位置。一旦出现肢体缺血,则需要血栓切除、血运重建以及必要时行筋膜切除。

球囊破裂、球囊内血栓形成原因可能是在植入球囊导管时,尖锐物擦划球囊;动脉粥样硬化斑块刺破球囊;球囊未完全退出鞘管或通过锁骨下动脉植入形成折曲,折曲部位易破裂,表现为反搏波消失,导管内见血液。一旦发生,要立即拔出球囊导管,否则进入球囊内的血液凝固,气囊无法拔出,只能通过动脉切开取出。

血小板减少可能与球囊的机械损伤有关,也可能与使用肝素抗凝相关。其发生率在 50% 左右,一般为轻到中度的降低,不增加大出血的风险以及院内的死亡率,必要时给予补充血小板。

(十)血运重建围手术期 IABP 使用

尽管目前 IABP 应用比较广泛,每年全球范围内有数以千计的患者使用 IABP,但是仍然没有前瞻性的随机对照研究证实接受导管介入治疗的高危患者使用 IABP 在生存率方面有明显的获益。1997 年一项前瞻性研究报道了血管成形术高危患者在没有血流动力学不稳定情况下使用 IABP 对死亡率没有明显的影响。另一方面,著名的 SHOCK 研究表明心肌梗死后心源性休克患者早期血运重建,辅助 IABP 治疗(86%)相较于单纯药物治疗(63%)能够有效降低 6 个月死亡率(50%)。也有另外的研究结果显示急性心肌梗死患者在接受急诊血运重建时,术前使用 IABP 支持的患者围手术期死亡率明显低于没有使用 IABP 辅助的患者(5.3%~8.8% 对比 11.8%~28.2%)。这些数据似乎在表明急性心肌梗死后患者积极使用 IABP 辅助早期血运重建是非常有益的。PAMI-II 研究数据收集了高危急性心肌梗死后仅接受经皮冠状动脉介入成形术(PCI)的患者,并且证明围手术期使用 IABP 支持能够轻度改善 6 个月的生存率,但当关注点为接受冠状动脉旁路移植手术(CABG)和/或瓣膜疾病手术时,术前使用 IABP 的患者死亡率明显更低。综合上述数据似乎表明,心肌梗死后心源性休克需要进行血运重建的患者早期使用 IABP 支持能够显著改善生存率。

急性心肌梗死后出现急性室间隔穿孔或急性二尖瓣反流的情况下,使用 IABP 进行循环支持能够有效提升患者的血流动力学状态。有文献报道急性心肌梗死患者接受经皮冠状动脉成形术和冠状动脉旁路移植手术且使用 IABP 支持后的院内死亡率情况。急性心肌梗死后心源性休克患者的死亡率仍然高达 39%。然而,这些研究结果所展示的数据均表明 IABP 支持联合血运重建相较于 IABP 联合药物治疗是有明显优势的。这种获益往往在接受血运重建伴 3~4 级心力衰竭的患者中尤为常见。近期一项纳入了 16 项研究的荟萃分析证实,心肌梗死后心源性休克接受 IABP 支持的患者,其生存率明显高于未使用 IABP 的患者

(RR:0.78;95% CI:0.60~0.86;P<0.0004),但这种获益在高危心肌梗死但不伴有心源性休克的患者中不明显。

然而,并非所有研究结果均支持 IABP 的有效性。一项 Cochrane 数据库中纳入了 6 项随机对照研究的荟萃分析,回顾了 190 例心肌梗死后心源性休克的患者,结果提示使用 IABP 支持的患者在院内死亡率、30 日死亡率、6 月死亡率方面均没有明显差异。2015 年一项综述的更新结果也展示了同样的结论。另一项荟萃分析结果表明,对心肌梗死后心源性休克患者使用 IABP 及抗栓药物能够使 30 日死亡率降低 18%;但是接受 PCI 治疗的患者,如果额外接受 IABP 治疗,会使死亡率增加 6%。在前瞻性 IABP-SHOCK II 研究中,600 例心肌梗死后心源性休克患者在血运重建治疗后随机分为接受 IABP 支持(IABP 组)和不使用 IABP 支持组(对照组),30 日全因死亡率在两组之间没有明显差异(IABP 39.7%,对照组 41.3%)。此外,一项纳入 12 项随机对照研究的荟萃分析结果提示,急性心肌梗死患者使用 IABP 并未改善 30 日死亡率,但是研究中并没有区分患者处于心源性休克状态。从这些研究结果的汇总以及再分析可以看出,心肌梗死后心源性休克患者在没有接受血运重建治疗(首选 PCI)的情况下,使用 IABP 的获益是非常有限的。需要进一步明确的是,心肌梗死后心源性休克患者在使用了 IABP 支持后血流动力学的改善并不意味着生存率的改善。心肌梗死后出现室间隔穿孔或二尖瓣关闭不全的患者,应立即置入 IABP 进行循环支持。和早期血运重建一样,IABP 在心肌梗死后心源性休克患者中也应作为机械循环支持的手段,但未来也需要更多的随机对照研究证实何种类型患者会在 IABP 使用中明显获益。

(十一)IABP 使用进展

既往 IABP 的使用场景多为急性心肌梗死伴心源性休克血运重建围手术期机械循环支持,且 IABP 使用获益尚不明确。2021 年 4 月,Shi Y 等在 BMJ Open 发表的荟萃分析结果显示,急性心肌梗死不伴有心源性休克患者在冠脉支架植入围手术期使用 IABP 能够有效提高长期生存率。IABP 作为最常见的机械循环支持多在心肌梗死患者中使用,然而终末期心力衰竭也常常用到器械治疗。

2021年8月，Matthew A. Brown 等在 *JAHA* 发表综述认为，IABP 作为终末期心衰左心室辅助装置的过渡治疗同样安全，但是具体获益与否需要更多的随机对照研究验证。

（十二）总结与推荐

对于血流动力学不稳定患者，主动脉内球囊反搏（IABP）是应用最广泛和置入过程最简单的循环辅助装置。

对于大多数心源性休克患者，预期血流动力学改变包括：收缩压下降、舒张压升高（可能使危重型狭窄冠状动脉的灌注区血流量增加）、心率减慢、平均肺毛细血管楔压降低，以及心排血量增加。

使用 IABP 的常见情况包括：应用其他干预措施无效的心源性低血压（收缩压低于 90 mmHg 或平均动脉压较基线低 30 mmHg），药物治疗不能迅速逆转的心源性休克，以及急性二尖瓣关闭不全（尤其是乳头肌断裂或室间隔破裂所致）。现已不再推荐将 IABP 常规用于直接经皮冠状动脉介入术（PCI）或急性心肌梗死伴心源性休克。近期

文献报道，IABP 使用于急性心肌梗死不伴有心源性休克患者的围手术期能够有效提高长期生存率，以及 IABP 可作为心力衰竭患者左心室辅助装置过渡治疗。

对于计划行血运重建的患者：① 建议不常规置入 IABP，即使对拟行 PCI 的高风险患者也是如此。高风险定义为左心室射血分数（LVEF）≤30% 的患者和复杂性多支冠状动脉病变患者。② 对于最大限度药物治疗后仍反复出现缺血性胸部不适、有血流动力学不稳定的征象且拟行 PCI 或冠状动脉旁路移植术（CABG）来实现血运重建的患者，建议置入 IABP。

IABP 置入的禁忌证包括：显著（轻度以上）主动脉瓣关闭不全、腹主动脉瘤或主动脉夹层、未控制的脓毒症、未控制的出血性疾病，以及未经治疗的、不能使用支架进行预先处理的严重双侧外周血管疾病。常见且可能危及生命的并发症包括：肢体和肾脏缺血、需行外科手术修复的血管撕裂、严重出血和脑血管意外。

参考文献

[1] Katz E S, Tunick P A, Kronzon I. Observations of coronary flow augmentation and balloon function during, intraaortic balloon counterpulsation using, transesophageal echocardiography [J]. Am J Cardiol, 1992, 69 (19): 1635 – 1639.

[2] Testuz A, Roffi M, Bonvini R F. Left-to-right shunt reduction with intra-aortic balloon pump in postmyocardial infarction ventricular septal defect [J]. Catheter Cardiovasc Interv, 2013, 81 (4): 727 – 731.

[3] Hausmann H, Potapov E V, Koster A, et al. Predictors of survival 1 hour after implantation of an intra-aortic balloon pump in cardiac surgery [J]. J Card Surg, 2001, 16 (1): 72 – 77; discussion 78.

[4] Stone G W, Ohman E M, Miller M F, et al. Contemporary utilization and outcomes of intra-aortic balloon counterpulsation in acute myocardial infarction: the Benchmark registry [J]. J Am Coll Cardiol, 2003, 41 (1): 1940 – 1945.

[5] Ferguson J J 3rd, Cohen M, Freedman R J Jr, et al. The current practice of intra-aortic balloon counterpulsation: results from the Benchmark Registry [J]. J Am Coll Cardiol, 2001, 38 (5): 1456 – 1462.

[6] Tatar H, Cicek S, Demirkilic U, et al. Exact positioning, of intra-aortic balloon catheter [J]. Eur J Cardiothorac Surg, 1993, 7 (1): 52 – 53; discussion 3.

[7] Phillips S J, Tannenbaum M, Zeff R H, et al. Sheathless insertion of the percutaneous intraaortic balloon pump: an alternate method [J]. Ann Thorac Surg, 1992, 53 (1): 162.

[8] Christenson J T, Simonet F, Badel P, et al. Optimal timing, of preoperative intraaortic balloon pump support in high-risk coronary patients [J]. Ann Thorac Surg, 1999, 68 (3): 934 – 939.

[9] Pantalos G M, Minich L L, Tani L Y, et al. Estimation of timing, errors for the intraaortic balloon pump use in pediatric patients [J]. ASAIO J, 1999, 45 (3): 166 – 171.

[10] Nagasaka F, Hasegawa T, Shiono M, et al. New sequential synchronized driving, systemof intraaortic balloon pumping, and left ventricular assist device: influence on endocardial viabilityratio and renal blood flow in their combination [J]. Artif Organs, 1992, 16 (2): 216 – 218.

[11] Ardire L, Boswell J. Intraaortic balloon pump timing, in the patient with hypotension [J]. Focus Crit Care, 1992, 19 (2): 146 – 149.

[12] Kratz J M. Intraaortic balloon pump timing, using, temporary myocardial pacing, wires [J]. Ann Thorac Surg, 1986, 42 (1): 120.

[13] Minich L L, Tani L Y, McGough E C, et al. A novel approach to pediatric intraaortic balloon pump timing, using, M-mode echocardiography [J]. Am J Cardiol, 1997, 80 (3): 367 – 369.

[14] H'Doubler P B Jr, H'Doubler W Z, Bien R C, et al. A novel technique for intraaortic balloon pump placement via the left axillary artery in patients awaiting, cardiac transplantation [J]. Cardiovasc Surg, 2000, 8 (6): 463 – 465.

[15] McBride L R, Miller L W, Naunheim K S, et al. Axillary artery insertion of an intraaortic balloon pump [J]. Ann Thorac Surg, 1989, 48 (6): 874 – 875.

[16] Santini F, Mazzucco A. Transthoracic intraaortic counterpulsation: a simple method for balloon catheter positioning [J]. Ann Thorac Surg, 1997, 64 (3): 859 – 860.

[17] Bonchek L I, Olinger G N. Direct ascending, aortic insertion of the "percutaneous" intraaortic balloon catheter in the open chest;

advantages and precautions[J]. Ann Thorac Surg, 1981, 32(5): 512 - 514.

[18] Meldrum-Hanna W G, Deal C W, Ross D E. Complications of ascending, aortic intraaortic balloon pump cannulation[J]. Ann Thorac Surg, 1985, 40(3): 241 - 244.

[19] Christenson J T, Cohen M, Ferguson J J 3rd, et al. Trends in intraaortic balloon counterpulsation complications and outcomes in cardiac surgery[J]. Ann Thorac Surg, 2002, 74(4): 1086 - 1090.

[20] Horowitz M D, Otero M, de Marchena E J, et al. Intraaortic balloon entrapment[J]. Ann Thorac Surg, 1993, 56(2): 368 - 370.

[21] Luengtaviboon K, Signhathanadgige S, Chartlaorng B, et al. Intraaortic balloon entrapment - a rare complication of intraaortic balloon pump[J]. J Med Assoc Thai, 2002, 85 Suppl 1: S153 - S155.

[22] Millham F H, Hudson H M, Woodson J, et al. Intraaortic balloon pump entrapment[J]. Ann Vasc Surg, 1991, 5(4): 381 - 384.

[23] Arafa O E, Pedersen T H, Svennevig J L, et al. Vascular complications of the intraaortic balloon pump in patients undergoing, open heart operations: 15 - year experience[J]. Ann Thorac Surg, 1999, 67(3): 645 - 651.

[24] Barnett M G, Swartz M T, Peterson G J, et al. Vascular complications from intraaortic balloons: risk analysis[J]. J Vasc Surg, 1994, 19(1): 81 - 87; discussion 87 - 89.

[25] Busch T, Sirbu H, Zenker D, et al. Vascular complications related to intraaortic balloon counterpulsation: an analysis of ten years experience[J]. Thorac Cardiovasc Surg, 1997, 45(2): 55 - 59.

[26] Funk M, Ford C F, Foell D W, et al. Frequency of long-term lower limb ischemia associated with intraaortic balloon pump use [J]. Am J Cardiol, 1992, 70(13): 1195 - 1199.

[27] Iverson L I, Herfindahl G, Ecker R R, et al. Vascular complications of intraaortic balloon counterpulsation[J]. Am J Surg, 1987, 154 (1): 99 - 103.

[28] Lazar J M, Ziady G M, Dummer S J, et al. Outcome and complications of prolonged intraaortic balloon counterpulsation in cardiac patients[J]. Am J Cardiol, 1992, 69(9): 955 - 958.

[29] Manord J D, Garrard C L, Mehra M R, et al. Implications for the vascular surgeon with prolonged(3 to 89 days) intraaortic balloon pump counterpulsation[J]. J Vasc Surg, 1997, 26(3): 511 - 515; discussion 515 - 516.

[30] Stone G W, Marsalese D, Brodie B R, et al. A prospective, randomized evaluation of prophylactic intraaortic balloon counterpulsation in high risk patients with acute myocardial infarction treated with primary angioplasty. Second Primary Angioplasty in Myocardial Infarction (PAMI - Ⅱ) Trial Investigators[J]. J Am Coll Cardiol, 1997, 29(7): 1459 - 1467.

[31] Creswell L L, Moulton M J, Cox J L, et al. Revascularization after acute myocardial infarction[J]. Ann Thorac Surg, 1995, 60(1): 19 - 26.

[32] Gacioch G M, Ellis S G, Lee L, et al. Cardiogenic shock complicating, acute myocardial infarction: the use of coronary angioplasty and the integration of the new support devices into patient management[J]. J Am Coll Cardiol, 1992, 19(3): 647 - 653.

[33] Estrada-Quintero T, Uretsky B F, Murali S, et al. Prolonged intraaortic balloon support for septal rupture after myocardial infarction[J]. Ann Thorac Surg, 1992, 53(2): 335 - 337.

[34] Deja M A, Szostek J, Widenka K, et al. Post infarction ventricular septal defect-can we do better? [J]. Eur J Cardiothorac Surg, 2000, 18(2): 194 - 201.

[35] Rose A G, Park S J, Bank A J, et al. Partial aortic valve fusion induced by left ventricular assist device[J]. Ann Thorac Surg, 2000, 70(4): 1270 - 1274.

[36] Park S J, Nguyen D Q, Bank A J, et al. Left ventricular assist device bridge therapy for acute myocardial infarction[J]. Ann Thorac Surg, 2000, 69(4): 1146 - 1151.

[37] Tavakoli R, Weber A, Brunner-La Rocca H, et al. Results of surgery for irreversible moderate to severe mitral valve regurgitation secondary to myocardial infarction[J]. Eur J Cardiothorac Surg, 2002, 21(5): 818 - 824.

[38] Ohman E M, Nanas J, Stomel R J, et al. Thrombolysis and counterpulsation to improve survival in myocardial infarction complicated by hypotension and suspected cardiogenic shock or heart failure: results of the TACTICS Trial [J]. J Thromb Thrombolysis, 2005, 19(1): 33 - 39.

[39] Bahekar A, Singh M, Singh S, et al. Cardiovascular outcomes using, intra-aortic balloon pump in high-risk acute myocardial infarction with or without cardiogenic shock: a meta-analysis[J]. J CardiovascPharmacol Ther, 2012, 17(1): 44 - 56.

[40] Sjauw K D, Engstrom A E, Vis M M, et al. A systematic review and meta-analysis of intra-aortic balloon pump therapy in ST-elevation myocardial infarction: should we change the guidelines? [J]. Eur Heart J, 2009, 30(4): 459 - 468.

[41] Thiele H, Zeymer U, Neumann F J, et al. Intraaortic balloon support for myocardial infarction with cardiogenic shock[J]. N Engl J Med, 2012, 367(14): 1287 - 1296.

[42] Shi Y, Wang, Y, Sun X, et al. Effects of mechanical circulatory support devices in patients with acute myocardial infarction undergoing, stent implantation: a systematic review and meta-analysis of randomized controlled trials[J]. BMJ Open, 2021, 11 (6): e044072.

[43] Brown M A, Sheikh F H, Ahmed S, et al. Intra-Aortic Balloon Pump as a Bridge to Durable Left Ventricular Assist Device[J]. J Am Heart Assoc, 2021, 10(15): e019376.

第六节

血流动力学监测技术

(一) 血压监测

血流动力学监测的目标是维持充分的器官灌注,危重症患者一旦发生重要脏器的灌注不足,可导致多脏器功能不全,甚至死亡。器官灌注等于动静脉压力差除以血流阻力,由于没有直接测定各个器官血流的方法,因此假设静脉压和血流阻力保持恒定,用体循环动脉压代替血流,反应器官灌注是否充分。

血压是指血液在血管内流动时,作用于单位面积血管壁的侧压力,它是推动血液在血管内流动的动力。通常所说的血压是指体循环的动脉血压。血压监测是重症监护室(ICU)内患者的标准监测项目,可以根据患者个体情况来选择血压监测的类型和频率。ICU有多种血压监测方法,包括无创测压和有创测压。

心室收缩后,血压达到峰值,即收缩压(SBP)。心脏舒张后血压为最低值,即舒张压(DBP)。一个心动周期中动脉血压的平均值称为平均动脉压(MAP),主要反映心脏功能以及外周大血管的阻力情况,其数值最接近于实际灌注压,计算公式为MAP=1/3(SBP-DBP)+DBP。对于大多数患者而言,合理的目标是维持MAP高于65 mmHg。对于慢性高血压、急性肾小管坏死或中枢神经系统缺血等特殊情况,可能需要维持更高水平的MAP。正常情况下,自身调节机制使血压在一定范围内波动时,器官血流维持在正常范围。然而,在病理情况下,自身调节机制发生严重障碍,此时器官血流直接依赖于灌注压力。

收缩压与舒张压的差值为脉压,它与心搏量、血管顺应性相关,正常值为30~40 mmHg。脉压减小常见于低血容量、心动过速、主动脉瓣狭窄、缩窄性心包炎、胸膜渗出、腹水等;脉压增大常见于主动脉瓣反流、甲状腺功能亢进、动脉导管未闭、动静脉瘘、主动脉狭窄等。

无创血压监测

1. 人工袖带测压法

(1)指针显示法:用弹簧血压表测压,袖带充气使弹簧血压表指针上升,然后放气,指针逐渐下降,当第一次指针摆动时为SBP,但DBP不易确定。

(2)听诊法:袖带充气后放气,在袖带压力降到收缩压以下时,血流开始通过动脉,血流撞击血管壁,可以产生回音(柯氏音)。听到第一声柯氏音时测得的压力即为SBP,随后继续放气,当袖带压降到舒张压以下时,整个心搏期都会有血流通过,回音消失,此时测得的压力为DBP。需要注意的是,袖带宽度要大于所缚肢体直径的20%才能保证血压计的测量值准确。如果袖带过窄,收缩压和舒张压都会偏高,反之偏低。其他误差来源于袖带过紧、过松以及放气过快或过慢。与动脉内测压相比,此方法在收缩压会有1~8 mmHg的误差,舒张压会有8~10 mmHg的误差。动脉内收缩压大于120 mmHg,袖带压偏低,小于120 mmHg,袖带压偏高。

(3)触诊法:袖带绑于一易于触及脉搏位置的肢体近端,袖带充气使桡动脉或肱动脉搏动消失,再放气至搏动出现为SBP,但DBP不易确定。此方法测量精度有限,测定值比真实值低。在低血压、休克或低温时,听诊法常不易测得血压,可用触诊法测量SBP。

(4)超声多普勒法:多普勒血压仪是将超声探头放在血压袖带的远端,通过晶体超声换能器,传递动脉搏动,信号到达微处理机后发送反射频率,间接测量血压,第一次听到多普勒响声为SBP,DBP测定较困难,其检测结果高于触诊法,而低于直接测量法。该方法适用于新生儿和婴儿测量血压。其缺点是对于活动过于敏感,放置位置要求准确,还需要专用耦合剂。

2. 电子自动测压法

(1)振荡测压法:用微型电动机使袖带自动充气,袖带内压高于SBP,然后自动放气,当第一次动脉搏动的振荡信号传到仪器内的传感器,经放大和处理后即可测得SBP,振荡幅度达到峰值时为MAP,袖带内压突然下降时为DBP。可按需自动定时或手动测压。若患者出现心律失常或肢体频繁活动,则会影响自动仪器的使用。另外,在低血流量状态下,测量值误差很大。

(2)指容积脉搏波法:动脉搏动可以使四肢的体积发生微小变化,在手指发生的这种体积变化可被利用光度测定的体积描记仪检测。根据Penaz技术,应用带有微弱光源的无创指套,套在食指上,利用搏动性血流的密度改变,相应发生光强度变化,由光传感器接受不同光,经处理后测压。手指动脉血压测定仪系统按红外线的原理,指套自动充气和放气,将动脉搏动压力传递到处理器,自动显示血压和波形。这种技术不够精确,尤其在血管低流量和低张力的情况下。

(3)动脉张力测量法:通过测定在骨质表面阻断表浅动脉血流所需要的压力来监测血压。仪器由几个独立的固定在浅表动脉处皮肤表面的压力传感器组成,由传感器测出的张力近似地得出腔内压力。当持续监测时,得到的波形曲线与腔内测量的结果近似。这种技术的应用受肢体活动的影响很大。

有创动脉血压监测

动脉内测压是血压测量的"金标准",在正确放置并校准的情况下,导管-传感器-监护仪系统测定的血压数值可以非常准确地反映实际血压。

（1）有创动脉血压监测的适应证：① 严重创伤和多脏器功能衰竭，以及其他血流动力学不稳定的患者。② 各类休克。③ 心脏大血管手术。④ 大量出血患者手术。⑤ 低温麻醉和控制性降压。⑥ 严重高血压、危重患者。⑦ 急性呼吸衰竭需经常做血气分析者，可反复抽取动脉血标本。⑧ 行嗜铬细胞瘤手术患者。⑨ 心肌梗死和心力衰竭抢救时。⑩ 液体过量或自身输血时从动脉放血。⑪ 无法使用无创法测量血压的患者。

（2）有创动脉血压监测的禁忌证：① Allen's试验阳性者禁行同侧桡动脉穿刺。② 局部皮肤感染者应更换测压部位。

（3）留置导管的位置、技术和并发症：留置动脉导管最常选择桡动脉。手部尺动脉有丰富的侧支循环，而且在腕部行动脉穿刺的难度较低，护理方便。成人其他可选择的穿刺部位包括股动脉、腋动脉、肱动脉和足背动脉。穿刺部位的选择取决于个人习惯和患者的病情。例如，感染性休克患者采用股动脉置管可能优于桡动脉，因为桡动脉血压可能会低估中心动脉的实际血压，从而导致升压药物用量过大。临床严重的血管并发症较为罕见，但一旦发生，后果非常严重，因此需要注意置管动脉远端的灌注是否充分。由于穿刺动脉较细（桡动脉和足背动脉），或缺乏充足的侧支循环（肱动脉和腋动脉），或经常发生粥样硬化性疾病（股动脉和足背动脉），因此所有部位都有发生缺血性并发症的风险。感染性并发症很少见，但仍应采用严格的无菌技术，并经常检查插管部位是否有炎症和感染征象（图 3-31）。

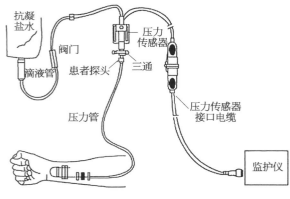

图 3-31　桡动脉测压示意图

（4）导管-传感器-监护仪系统的参考平面及校准：动脉传感器的参考平面应取决于测量的需要。如神经外科患者，血压测定的参考平面可放置于外耳道水平，以反映颅内循环的情况。而大多数重症患者，血压监测的目的在于评价组织灌注的整体情况，因此参考平面应放置于腋中线，即左心房水平。在确定参考平面后，应进行校准，使传感器与大气相通，将此时记录的压力作为零点。

（5）正常及异常的动脉波形：脉搏波的组成包括前向波和反射波。前向波是主动脉近心端产生，迅速向外周动脉传播的波形。向外周传播的前向波遇到障碍物（如血栓、动脉分叉处等）反射回来的脉搏波称为反射波，反射波迅速逆向传播，与前向波融合，共同形成脉搏波形。在心室等容收缩期时，二尖瓣关闭，主动脉瓣尚未开放，左心室是密闭空间，不向主动脉射血，动脉压呈下降趋势，随后进入心室快速射血期，主动脉瓣开放，血液快速射入主动脉，动脉血压迅速上升，达峰后快速射血期结束，进入减慢射血期，动脉血压开始下降。随后主动脉瓣关闭，产生重搏切迹，标志着进入心室舒张期，动脉血压持续下降（图 3-32）。

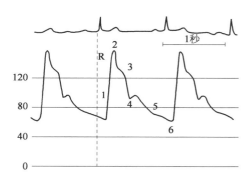

图 3-32　正常动脉压力波形的组成及与心动周期相对应的关系

注：1-心脏收缩器动脉压力波形的上升支；2-心脏收缩期动脉压力波形中的峰值；3-心脏收缩期动脉压力波形中的降支；4-重波切迹；5-心脏舒张期的径流量；6-心脏舒张期末的压力

动脉血压波形在不同患者之间以及不同部位之间差异显著。主动脉根部的压力波形较为圆滑，重搏切迹位于曲线降支的起始部分。随着测定部位逐渐向远端移动，压力波形更为高尖，重搏切迹也向远端移动。但是在没有梗阻等影响到血流的情况下，测量部位对 MAP 的影响并不大。

在不同疾病情况下，可能会出现各种异常的动脉压力波形。心肌收缩功能减弱或血容量不足的患者，可出现圆钝波，波幅中等降低，上升支和下降支缓慢，顶峰圆钝，重搏切迹不明显。心律失常患者可出现不规则波,波幅大小不等,形态不一,早搏波的压力低平。高血压及主动脉瓣关闭不全的患者出现高尖波,波幅高耸,上升支陡峭,重搏切迹不明显,舒张压低,脉压宽。主动脉瓣狭窄患者的下降支缓慢,坡度较大,舒张压偏高。低血压休克和低心排综合征患者出现低平波,上升支和下降支缓慢,波幅低平(图 3 - 33)。

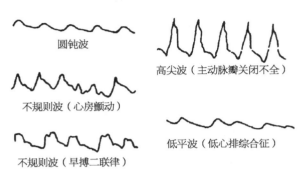

图 3 - 33　异常动脉压波形

(二)中心静脉压力监测

中心静脉压(CVP)反映了静脉血液回流与心脏搏出之间的平衡关系。临床上往往通过右房压和心脏搏出量来反映前负荷和心肌收缩之间的关系。虽然使用 CVP 来反映右室舒张末期容积不够可靠,因为心肌收缩力和后负荷都可以影响心室舒张末期容积,但 CVP 监测仍能为临床决策提供诸多信息。CVP 过高可能提示右心衰竭、心包压塞、肺动脉高压、容量过负荷、血管收缩等;CVP 过低可能提示血容量不足、血管扩张等。

1. 中心静脉置管

(1)中心静脉置管的适应证:① 各类休克、脱水、失血、血容量不足和其他危重患者。② 监测 CVP 和中心静脉血氧饱和度,指导容量复苏。③ 各类心血管手术及其他复杂大手术。④ 大量输血、输液、经中心静脉给药。⑤ 静脉高营养疗法。⑥ 外周血管通路困难患者的静脉通路。

(2)中心静脉置管的禁忌证:① 血小板减少或其他凝血功能障碍者避免进行锁骨下静脉穿刺,以免操作中误伤动脉,引起局部巨大血肿。② 局部皮肤感染应另选穿刺部位。③ 血气胸患者避免行颈内及锁骨下静脉穿刺。中心静脉置管的并发症:① 感染。② 心律失常。③ 出血和血肿。④ 气胸和血胸。⑤ 神经和淋巴管损伤。⑥ 气栓。⑦ 血栓形成和栓塞。

⑧ 血管和心脏穿孔。

(4)中心静脉置管的穿刺部位:① 颈内静脉:穿刺成功率高,即刻并发症最少,相对安全,出现血肿可做局部压迫,气胸风险小。但颈内静脉置管后颈部活动受限,固定不方便。注意左侧易损伤胸导管,一般不选择左侧穿刺。② 颈外静脉:穿刺成功率高,特别适用于小儿,出现血肿易于压迫。③ 锁骨下静脉:适合长时间留置导管、导管容易固定和护理、颈部活动不受限制的患者。并发症较多,气胸风险高,出血时难以压迫,但感染风险低。④ 股静脉:急诊情况下最容易放置,但感染风险高。下肢深静脉血栓形成的发生率也高,不适于长期置管和高营养治疗。

2. 典型的 CVP 波形　典型的 CVP 波形包括 3 个正向波(a、c、v)和 2 个负向波(x、y)。心室舒张末期,由于心房收缩导致静脉压升高产生 a 波。心室收缩早期,三尖瓣闭合时产生 c 波。心室收缩中期,右房舒张,产生负向的 x 波。心室收缩末期,三尖瓣依旧关闭,而静脉持续回流引起心房充盈时产生 v 波。心室舒张早期,三尖瓣打开,血流进入右室时出现负向的 y 波。偶尔会出现 h 波,位于 y 波之后,表现为舒张中晚期的压力平台(图 3 - 34)。

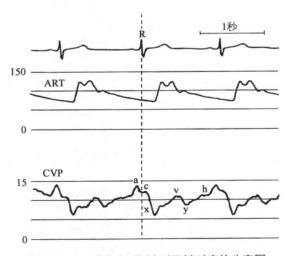

图 3 - 34　正常 CVP 波形及其对应的心电图

房颤时 a 波和 x 波可能消失。三尖瓣狭窄时 a 波会放大。房室分离患者右心房收缩时三尖瓣关闭,可导致巨大 a 波(大炮 a 波)。在限制性心包炎时,x、y 波形都被夸大。三尖瓣反流时可见巨大 v 波,此时 v 波紧随 QRS 波出现,并常与 c 波融合。巨大 v 波还可见于右心衰竭和缺血、缩窄性心包炎和心脏压塞。肺动脉高压使右室顺应性降低，也会增大 v 波。

3. CVP 的影响因素　CVP 正常值为 5～12 cmH₂O，它的测定受到很多因素影响，包括传感器的设定、患者体位、容量状态、呼吸循环的相互作用等。准确解释 CVP 可能比较困难，一些生理学异常可能影响中心静脉血管压力。在自主呼吸时，吸气时的 CVP 较呼气时低，但在机械通气时相反，吸气时 CVP 升高。胸腔内压增加（正压通气、呼气末正压、内源性 PEEP、腹内压升高等）会影响 CVP，10 cm H₂O 的 PEEP 可使 CVP 数值增加 3 mmHg（即 5 cmH₂O）。三尖瓣的严重狭窄也会影响对心室压力的准确估计，此时心房内压力数值会高估心室压力。

（三）肺动脉压监测

肺动脉导管（PAC）也称 Swan-Ganz 导管或右心导管，多年来作为血流动力学监测的金标准，可用于多种临床目的。PAC 血流动力学数据的解读，对包括休克和肺动脉高压等一系列疾病的诊断和管理很重要。（图 3-35、图 3-36）

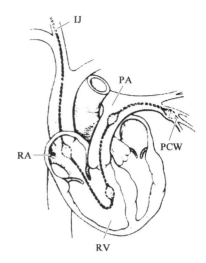

图 3-36　置入肺动脉导管的路径

注：IJ，颈内静脉；PA，肺动脉；PCW，肺毛细血管楔；RA，右心房；RV，右心室

正确放置 PAC 可直接测定以下生理学指标：中心静脉压（CVP）、右侧心内压（右心房、右心室）、肺动脉压（Pap）、肺毛细血管嵌压（PCOP）即肺毛细血管楔压（PCWP）、心排血量（CO）、混合静脉血氧饱和度（SvO₂）。另外，还可间接测定：体循环血管阻力（SVR）、肺血管阻力（PVR）、心脏指数（CI）、每搏排血量指数（SVI）、左心室每搏功指数（LVSWI）、右心室每搏功指数（RVSWI）、氧输送（DO₂）、氧摄取（VO₂）等。

血流动力学计算的公式如下：

全身血管阻力（SVR）= 80×（平均动脉压－中心静脉压）/心排血量

肺血管阻力（PVR）= 80×（平均肺动脉压－肺毛细血管楔压）/心排血量

心脏指数（CI）= 心排血量/体表面积

每搏排血量指数（SVI）= 心脏指数/心率

左心室每搏功指数（LVSWI）=（平均系统动脉压－肺毛细血管楔压）×每搏排血量指数× 0.136

右心室每搏功指数（RVSWI）=（平均肺动脉压－中心静脉压）×每搏排血量指数× 0.136

氧输送（DO₂）= 心脏指数× 13.4 ×血红蛋白浓度×动脉血氧饱和度

氧摄取（VO₂）= 心脏指数× 13.4 ×血红蛋白浓度×（动脉血氧饱和度－静脉血氧饱和度）

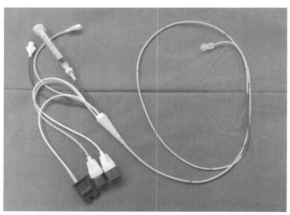

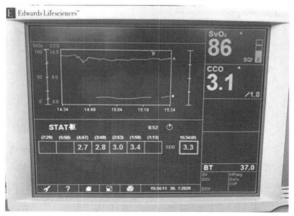

图 3-35　肺动脉导管及监护仪界面

1. 肺动脉导管的适应证　① 休克时容量状

态未知,原因不明。② 重度心源性休克(如急性瓣膜病、心包压塞)。③ 疑似或已知肺动脉高压。④ 存在重度基础心肺疾病且接受矫正手术或其他手术的患者。⑤ 肺水肿类型的鉴别(心源性、非心源性)。⑥ 严重缺血性心脏病。⑦ 大量失血或体液改变。⑧ 低心排综合征。⑨ 血流动力学不稳定,需要强心药或主动脉内球囊反搏术(IABP)维持。

2.肺动脉导管的禁忌证

(1)绝对禁忌证:① 三尖瓣或肺动脉瓣狭窄。② 右心房或右心室内肿块(肿瘤或血栓)。③ 法洛四联症。④ 置入部位感染。⑤ 存在右室辅助装置。⑥ 体外循环期间。

(2)相对禁忌证:① 严重心律失常。② 凝血功能障碍。③ 近期置入起搏导管者。④ 电解质紊乱。⑤ 重度酸碱平衡紊乱。

3.肺动脉导管的并发症 ① 心律失常。② 气囊破裂。③ 血栓形成和栓塞。④ 肺栓塞。⑤ 导管扭曲、打结、折断。⑥ 肺出血和肺动脉破裂。⑦ 感染。⑧ 心肌或瓣膜破裂。

4.测量数值的解读和影响因素

(1)右心房(RA):三尖瓣功能正常时,右心房压力波形同时反映了心室收缩期静脉回流至右心房的压力和右心室舒张末期压力。右心房正常压力为0~7 mmHg,很多情况下右心房压力会升高:右心室疾病(如右心室梗死或心肌病)、肺高压、肺动脉瓣狭窄、左向右分流、三尖瓣疾病、心包压塞、缩窄性心包炎、限制性心肌病、血容量过多等(图3-37)。

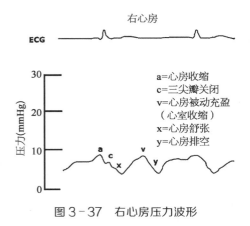

图3-37 右心房压力波形

(2)右心室(RV):右心室压力波形通常可测量两个压力值,即右心室收缩峰压和右心室舒张末压。这两个压力值不能通过留置PAC测量,而是在导管插入过程中通过导管尖端测出。正常右心室收缩压为15~25 mmHg,正常右心室舒张末压为3~12 mmHg。右心室收缩压升高的常见原因有:肺高压、肺动脉瓣狭窄、肺栓塞。右心室舒张末压升高的常见原因有:心肌病、右心室缺血、右心室梗死、缩窄性心脏疾病、心包压塞、继发于肺高压的右心室衰竭(图3-38)。

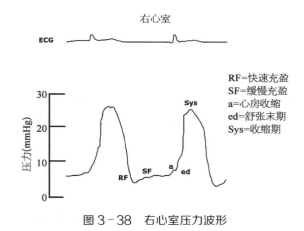

图3-38 右心室压力波形

(3)肺动脉(PA):正常的肺动脉收缩压为15~25 mmHg,而肺动脉舒张压为8~15 mmHg,平均肺动脉压(mPAP)通常是16 mmHg(10~22 mmHg)。一些急性疾病(静脉血栓栓塞症或缺氧性肺血管收缩)、慢性病变急性加重(有基础慢性心肺疾病的患者出现缺氧性肺血管收缩),或慢性疾病(如肺高压),可升高mPAP。肺高压(PH)的定义是mPAP≥25 mmHg,按病因分为5型:1型是肺动脉高压(特发性、结缔组织病、先天性心脏病等),2型是左心疾病所致PH(左心衰竭、二尖瓣疾病等),3型是慢性肺疾病和/或低氧血症所致PH(肺气肿、间质性肺疾病等),4型是肺部慢性血栓栓塞症所致PH,5型是其他多因素机制所致PH(镰状细胞病等)(图3-39)。

(4)肺毛细血管嵌压(PAOP,又称为PCWP或PAWP):PAOP可估计左房压力,正常的肺毛细血管嵌压为6~15 mmHg,平均值为9 mmHg。如果左心房和左心室之间不存在血流梗阻,且左心室的顺应性正常,则PAOP通常可估计左心室舒张末压力(即左心室前负荷)。生理上,PAOP描记图的表现与右房压力波形类似。PAOP升高常见于:左室收缩性心力衰竭、左室舒张性心力衰竭、二尖瓣及主动脉瓣疾病、肥厚性心肌病、血容

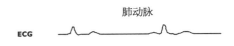

肺动脉

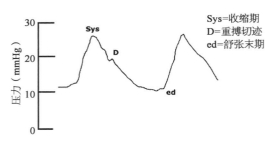

Sys=收缩期
D=重搏切迹
ed=舒张末期

图3-39 肺动脉压力波形

量过多、大量右向左分流、心包压塞、缩窄性和限制性心肌病。PAOP降低常见于：低血容量、肺静脉闭塞性疾病、大面积肺栓塞导致的阻塞性休克（图3-40）。

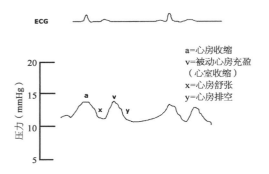

ECG

a=心房收缩
v=被动心房充盈
（心室收缩）
x=心房舒张
y=心房排空

图3-40 肺毛细血管嵌压压力波形

（5）心输出量（CO）的计算：PAC通过指示剂热稀释法或Fick法测量CO，CO正常值为4~8 L/min。优选CI来表达CO，CI通过CO除以体表面积获得。CI测量值的正常范围为2.8~4.2 L/（min·m²）。CO降低的常见原因有：收缩和舒张性心力衰竭、低血容量、重度二尖瓣反流、肺高压等。CO可生理性地升高，如运动、发热、妊娠、焦虑时；也可见于疾病状态，如体循环动静脉瘘、甲状腺功能亢进、贫血、脚气病、皮肤病（银屑病）、肾脏疾病、肝脏疾病、骨病（Paget病、多发性骨髓瘤）、脓毒症等。

指示剂热稀释法的基本原理是：将指示剂加入血流后，其下游测得的指示剂平均浓度与血流量成反比。热稀释法所用指示剂为5 mL左右温度低于血液的盐水或葡萄糖水。将指示剂从PAC近端口迅速注入后，指示剂在右心室与血液混合，混合液会降低心室内血液温度。当这部分血液流

经位于肺动脉导管尖端的远端热敏电阻器端口时，热敏电阻器记录下温度随时间的变化，并可显示温度-时间曲线。温度-时间曲线的曲线下面积与肺动脉血流量成反比，而肺动脉血流量取决于左心室的CO。在无心内分流的情况下，这一流量是CO的估计值。使用热稀释法可能存在一些误差：三尖瓣反流会导致CO被低估，存在右向左或左向右心内分流时，CO值会假性升高。

Fick法计算CO需要测定肺动脉和体循环动脉系统的氧饱和度。CO=耗氧量/动静脉血氧含量差。通过呼气气体分析测定或根据年龄、性别、身高及体重估算得到耗氧量。动静脉氧含量差需要额外计算：动静脉血氧含量差=1.34×血红蛋白浓度×（动脉血氧饱和度-混合静脉血氧饱和度）。

（6）体循环血管阻力（SVR）和肺循环血管阻力（PVR）：确定CO后，可根据公式估算SVR和PVR。SVR在鉴别不同类型休克中可以提供有价值的信息，PVR在确定PH患者预后方面通常有一定的帮助。

全身血管阻力（SVR）=80×（平均动脉压-中心静脉压）/心排血量

肺血管阻力（PVR）=80×（平均肺动脉压-肺毛细血管楔压）/心排血量

（四）可替代肺动脉导管测量心排血量的技术

1. 有创心排血量监测

（1）染料稀释法：在热稀释法问世前，染料稀释法是常用的心排血量测定方法。指示剂采用吲哚氰蓝绿，无毒，可被肝细胞迅速排出至胆汁，对心血管系统无副作用，代谢快，不在肺部弥散。通过静脉注射染料（通常是中心静脉），同时抽取动脉血，动脉血持续流过密度计，通过测量吸光度计算染料浓度，计算染料浓度曲线下面积，有关改良的Stewart-Hamilton公式计算心输出量。若存在右向左分流，染料会提前进入体循环；若存在左向右分流，染料浓度峰值会降低。

（2）锂稀释法：经静脉注入锂剂，并使用与动脉导管相连的锂分析仪测定其廓清-时间曲线，从而计算心排血量。根据该初始校准，使用用于测定动脉压信号的均方根法进行后续测定，因此无须进一步注射锂剂。出现明显血流动力学改变或采取了其他可改变血管阻抗的措施后，必须再

次校准。

（3）温度稀释法：使用主动脉经肺热稀释曲线的脉搏轮廓分析（PICCO）来进行初始校准。通常将少量冷生理盐水注入中心静脉，通过对动脉导管温度传感器测得的血温改变进行分析，可获得多种血流动力学参数。一般需要连续测量3次，取平均值。对于有心内分流患者，其结果不可信（图3-41）。

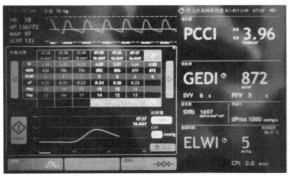

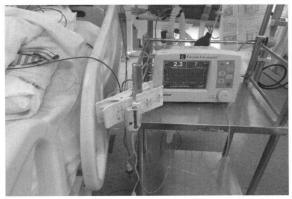

图3-41　基于脉搏轮廓心输出量分析（PICCO）
监测界面及 Vigileo Flotrac 监护仪

（4）动脉脉搏波形分析：动脉脉搏波分析是通过分析脉搏波形特征的数学算法，从而计算每搏量、心排血量及其他相关指标。校准系统可以使用外部的 CO 值（例如热稀释法获得的 CO 值）作为校准脉搏波形分析的参考，自动校准系统则是利用人口数据和生物学特征作为参考。在心律失常和有明显血管张力变化的患者中，脉搏波分析法所测得数据需谨慎解读。

（5）Fick 方法：利用 Fick 公式，根据动脉和混合静脉血之间的相对氧耗可以计算心排血量：

$$心排血量 = \frac{VO_2}{(a-v)\ DO_2 \times 10}$$

本方法计算心排血量需要放置肺动脉导管以

抽取肺动脉血检测混合静脉血氧含量变化值，测量吸入与呼出气之间的氧含量差别以计算氧消耗。

间接 Fick 法是以二氧化碳作为指示剂，间接测定混合静脉血二氧化碳分压，以推算心排血量的无创方法，又称二氧化碳重复呼吸法。其测定方法很多，但由于二氧化碳解离曲线受二氧化碳分压、血红蛋白等影响，因此误差常常很大。

2. 无创心排血量监测

（1）主动脉超声多普勒法：利用超声多普勒设备测量升主动脉血流，以此来计算心排血量。常用方法有经食管多普勒法和胸骨上多普勒法。经食管多普勒是将多普勒探头放入食管，根据主动脉直径、心排血量分布到降主动脉的量和主动脉血流的流速测定值来计算心排血量。胸骨上多普勒法是将多普勒探头置于胸骨上窝，相当于主动脉瓣水平，以测定升主动脉的血液流速，同时用标准超声心动图测定升主动脉或主动脉根部的直径，然后计算心排血量。另外，还有肺动脉导管多普勒法，即在肺动脉导管上装有多普勒探头，测定主动脉内血流速度，从而计算心排血量，但此法属于有创方法。经气管多普勒超声心动图亦可测定升主动脉血流量，但在实际应用中尚存在诸多限制因素。

（2）超声心动图：超声心动图可以评估心排血量，也可以观察心房、心室收缩和舒张情况，以及瓣膜功能，有助于临床诊疗决策。目前主要使用超声心动图测量主动脉瓣口大小，多普勒技术测定血液流速，从而计算出心排血量（图3-42）。

（3）胸壁生物阻抗法：在胸壁上放置低电压电极，可测量胸廓的电阻抗。因为液体导电，故胸腔内液体量越多，阻抗越低。在心动周期的收缩期、舒张期，胸内血量随之变化，可通过电学原理对其测量并推出心排血量。心律不齐、患者活动等会严重影响测量的准确性。

（五）组织灌注监测

血流动力学监测的目标是维持充分的器官灌注。由于没有直接测定各个器官血流的方法，因此用体循环动脉压代替血流，反映器官灌注是否充分。但在氧输送和氧利用显著异常的情况下，代偿性休克患者宏观循环测定值（如动脉血压、心输出量等）也可能正常。临床上常用皮肤花斑、皮肤温度等粗略评估外周灌注，并且有越来越多的

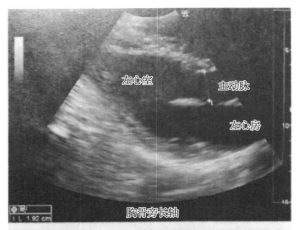

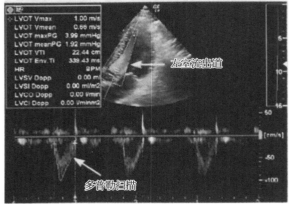

图3-42 超声心动图测定每搏输出量

注：每搏输出量=主动脉横截面面积×速度时间指数VTI，心排血量=每搏输出量×心率

在组织水平测定灌注情况的设备和方法已在临床上开展应用。

1. **一般临床指标** 皮温是最简单的反映微循环的指标，可以通过触摸或仪器探测肢体末端表面温度，临床上使用简单方便，但容易受周围环境温度、患者本身发热或动静脉血栓性疾病等影响。皮肤花斑是皮肤小血管收缩的结果，反映皮肤灌注的异常，但对于深色皮肤的人种，皮肤花斑难以观察。中心-外周温度梯度可通过两个温度探头获得，在一定程度上可反映组织灌注，但外周温度受环境温度影响较大，并受患者本人疾病状态影响，只能粗略评估机体灌注。

2. **乳酸** 低血容量、心力衰竭、脓毒症或心跳呼吸骤停所致的组织灌注明显不足会导致乳酸增多，因此在临床上常用乳酸作为休克时组织灌注的标志物。初始血清乳酸水平和乳酸下降速度均为脓毒性休克患者生存的强预测指标。但是，除了组织灌注不足，还有很多其他疾病也会导致乳酸升高，如糖尿病、恶性肿瘤、酗酒、癫痫、线粒体功能障碍等。因此，使用乳酸作为组织灌注标志物时，需谨慎鉴别其他导致乳酸升高的原因。另外，扩容后乳酸从组织回到肝脏的半衰期6~8小时，以乳酸正常化为复苏目标可能会导致复苏过度。

3. **混合静脉血氧饱和度（SvO_2）** 当氧供下降时，相对氧耗增加，因此回到右心的血液中含氧量低于正常。可以通过肺动脉导管远端采血来间接测定，也可以通过带有纤维光束的特定导管进行持续测定。SvO_2降低的原因有：低血容量、心功能衰竭、低氧血症、贫血、血红蛋白功能异常、高氧耗。解剖性动静脉分流会导致SvO_2升高。但SvO_2监测的是全身氧供的指标，对反映局部组织灌注存在局限性。

4. **组织二氧化碳分压** 在正常呼吸条件下，当动脉血二氧化碳含量恒定时，组织二氧化碳含量可以反映组织血流和局部二氧化碳之间的平衡。组织二氧化碳分压由动脉血二氧化碳含量、局部血流灌注和组织代谢产生的二氧化碳决定。若组织低灌注，则组织二氧化碳增加。可采用电极法或张力法测量，电极法依靠电极加热皮肤增加二氧化碳弥散测得；张力法将感受器置于舌下，让二氧化碳通过半透膜弥散至感受器内来测定。舌下和口腔黏膜二氧化碳分压监测快速、无创，但受口腔分泌物、呕吐物影响。

5. **胃黏膜pH** 胃黏膜内pH（胃pHi）可测量胃黏膜组织内的酸度。胃pHi反映了组织灌注和氧代谢情况，是否存在组织黏膜的低灌注。监测胃pHi有直接测定法和间接测定法两种。直接测定法多采用微电极刺入胃黏膜来直接测定胃黏膜pH，虽然可靠，但有创伤性，一般只适用于动物实验研究。目前临床上采用的是间接测定法，根据Henderson-Hasselbalch公式，只要能够获得胃黏膜组织间液的HCO_3^-和二氧化碳分压，即可算出胃pHi。目前有专用的监测胃导管与监测仪，可自动计算胃pHi，是监测组织氧合情况简单、间接、无创的方法。

6. **外周灌注指数（PPI）** PPI反映外周血管的舒张和收缩，衍生于血氧定量计的光体积信号。流动的血液及其周围组织可吸收血氧定量计发出的红光和红外光形成搏动的光体积描记曲线，周围组织不动，对光的吸收恒定，动脉血呈脉冲变化。该方法可测得周围组织搏动部分与非搏动部分的比值,在血管舒张时增加,反之降低。该方法简单、无创、可连续监测,但测量结果受部位影响,且不适用于心律不齐患者。

7. 组织氧饱和度测定 使用近红外光谱学(NIRS)原理测定组织氧饱和度(StO_2)以监测微循环,并在组织水平评估氧输送和氧消耗的平衡。监测设备可无创地测量特定波长范围内的组织吸光度值,经皮测定StO_2。但因为在休克相当严重之前,StO_2值仍在正常范围内,故StO_2值的价值有限。

8. 微循环血流的监测 目前的一个研究热点领域是休克诱导的微循环功能不全,常用技术有手持式正交偏振光谱(OPS)和侧流暗视野成像技术(SDF)。OPS需要高能量的光源,且敏感性差,容易造成模糊的影像,从而影响对毛细血管的观察,临床常规应用受到一定限制。SDF是OPS的改进技术,成像所需要的能量较小,可以更清晰地观察器官的微循环状态,而且可以方便地使用电池或连到便携电脑进行操作,更适合临床运用。SDF可以显示观察区域内不同大小血管的长度、直径和面积,计算血流速度和灌注比例,甚至对每根血管进行分析,可用于客观地评价微循环灌注的变化。SDF技术可以在术中或床旁对脑、舌下、皮肤、甲床、结膜等器官的微循环血流进行直接观察,可用于监测和指导患者的治疗。舌下黏膜是评估危重症患者微循环的最佳部位,因其与内脏循环系统的胚胎起源一致,且在床旁较易评估。多项研究表明,脓毒性休克患者舌下微循环血流的改变与不良结局相关。

9. 毛细血管再充盈时间(CRT) CRT是指施加压力导致远端毛细血管床(即甲床、膝盖)颜色变白后,恢复其颜色所需的时间。健康人CRT的正常上限为3.5秒,危重症患者的正常上限为5.0秒。脓毒症患者CRT超过5.0秒则为CRT延迟,提示存在组织低灌注,死亡风险显著增加。CRT测量简单易行、经济、无创、可重复,但具有一定程度的主观性和观察者间的差异,且对于深色皮肤人群可能不适用。

(刘雯珺)

参考文献

[1] Bigatello L M. 麻省总医院危重病医学手册[M]. 5版. 杜斌, 译. 北京:人民卫生出版社,2009:3 - 17.

[2] Bongard F S. 现代重症监护诊断与治疗[M]. 2版. 刘玉村, 译. 北京:人民卫生出版社,2006:176 - 189.

[3] 佘守章. 临床监测学[M]. 广州:广东科技出版社,1997, 1 - 74.

[4] Lanken P N. ICU诊疗精要[M]. 2版. 于荣国,石松菁,译. 北京:中国科学技术出版社,2017:46 - 50.

[5] Killu K. ICU超声手册[M]. 4版. 徐鹏,耿智隆,袁红斌,译. 北京:人民卫生出版社,2016:53.

[6] 中华医学会麻醉学分会. 2014版中国麻醉学指南与专家共识[M]. 北京:人民卫生出版社,2014:19 - 21.

[7] Mark J B. Atlas of Cardiovascular Monitoring[M]. New York: Churchill Livingstone, 1998.

[8] Gore J M, Alper J S, Benotti J R, et al. Handbook of hemodynamic monitoring[M]. Boston:Little Brown & Co, 1985.

[9] Richard C, Warszawski J, Anguel N, et al. Early use of the pulmonary artery catheter and outcomes in patients with shock and acute respiratory distress syndrome:a randomized controlled trial [J]. JAMA, 2003, 290(20):2713 - 2720.

[10] Chittock D R, Dhingra V K, Ronco J J, et al. Severity of illness and risk of death associated with pulmonary artery catheter use [J]. Crit Care Med, 2004, 32(4):911 - 915.

[11] Cohen M G, Kelly R V, Kong D F, et al. Pulmonary artery catheterization in acute coronary syndromes:insights from the GUSTO Ⅱb and GUSTO Ⅲ trials[J]. Am J Med, 2005, 118 (5):482 - 488.

[12] Rapoport J, Teres D, Steingrub J, et al. Patient characteristics and ICU organizational factors that influence frequency of pulmonary artery catheterization[J]. JAMA, 2000, 283(19): 2559 - 2567.

[13] Afessa B, Spencer S, Khan W, et al. Association of pulmonary artery catheter use with in-hospital mortality[J]. Crit Care Med, 2001, 29(6):1145 - 1148.

[14] Koo K K, Sun J C, Zhou Q, et al. Pulmonary artery catheters: evolving, rates and reasons for use[J]. Crit Care Med, 2011, 39(7):1613 - 1618.

[15] Pandey A, Khera R, Kumar N, et al. Use of Pulmonary Artery Catheterization in US Patients With Heart Failure, 2001 - 2012 [J]. JAMA, Intern Med, 2016, 176(1):129 - 132.

[16] Yelderman M L, Ramsay M A, Quinn M D, et al. Continuous thermodilution cardiac output measurement in intensive care unit patients[J]. J Cardiothorac Vasc Anesth, 1992, 6(3):270 - 274.

[17] Armaganidis A, Dhainaut J F, Billard J L, et al. Accuracy assessment for three fiberoptic pulmonary artery catheters for SvO$_2$ monitoring[J]. Intensive Care Med, 1994, 20(7):484 - 488.

[18] London M J, Moritz T E, Henderson W G, et al. Standard versus fiberoptic pulmonary artery catheterization for cardiac surgery in the Department of Veterans Affairs:a prospective, observational, multicenter analysis[J]. Anesthesiology, 2002, 96(4):860 - 870.

[19] Gore J M, Alpert, et al. Handbook of Hemodynamic Monitoring, 1st[M]. Boston:Little Brown, 1985.

[20] Cardiac Catheterization and Angiography, 4th, Grossman, W (Eds)[M]. Philadelphia:Lea & Febiger, 1996.

[21] Flamm M D, Cohn K E, Hancock E W. Measurement of systemic

cardiac output at rest and exercise in patients with atrial septal defect[J]. Am J Cardiol, 1969, 23(2): 258-265.

[22] Marik P E, Baram M. Noninvasive hemodynamic monitoring, in the intensive care unit. Crit Care Clin, 2007, 23(3): 383-400.

[23] Creteur J, Carollo T, Soldati G, et al. The prognostic value of muscle StO₂ in septic patients[J]. Intensive Care Med, 2007, 33(9): 1549-1556.

[24] Guyette F X, Gomez H, Suffoletto B, et al. Prehospital dynamic tissue oxygen saturation response predicts in-hospital lifesaving, interventions in trauma patients[J]. J Trauma Acute Care Surg, 2012, 72(4): 930-935.

[25] Masip J, Mesquida J, Luengo C, et al. Near-infrared spectroscopy StO₂ monitoring, to assess the therapeutic effect of drotrecogin alfa (activated) on microcirculation in patients with severe sepsis or septic shock[J]. Ann Intensive Care, 2013, 3(1): 30.

[26] Trzeciak S, Rivers E P. Clinical manifestations of disordered microcirculatory perfusion in severe sepsis[J]. Crit Care, 2005, 9 Suppl 4: S20-S26.

[27] Trzeciak S, Dellinger R P, Parrillo J E, et al. Early microcirculatory perfusion derangements in patients with severe sepsis and septic shock: relationship to hemodynamics, oxygen transport, and survival[J]. Ann Emerg Med, 2007, 49(1): 88-98.

[28] Trzeciak S, Cinel I, Phillip Dellinger R, et al. Resuscitating, the microcirculation in sepsis: the central role of nitric oxide, emerging, concepts for novel therapies, and challenges for clinical trials[J]. Acad Emerg Med, 2008, 15(5): 399-413.

[29] Trzeciak S, McCoy J V, Phillip Dellinger R, et al. Early increases in microcirculatory perfusion during, protocol-directed resuscitation are associated with reduced multi-organ failure at 24 h in patients with sepsis[J]. Intensive Care Med, 2008, 34(12): 2210-2217.

[30] Arnold R C, Parrillo J E, Phillip Dellinger R, et al. Point-of-care assessment of microvascular blood flow in critically ill patients[J]. Intensive Care Med, 2009, 35(10): 1761-1766.

[31] Arnold R C, Dellinger R P, Parrillo J E, et al. Discordance between microcirculatory alterations and arterial pressure in patients with hemodynamic instability[J]. J Crit Care, 2012, 27(5): 531. e1-e531. e7.

[32] De Backer D, Donadello K, Sakr Y, et al. Microcirculatory alterations in patients with severe sepsis: impact of time of assessment and relationship with outcome[J]. Crit Care Med, 2013, 41(3): 791-799.

[33] Zhang Z, Xu X. Lactate clearance is a useful biomarker for the prediction of all-cause mortality in critically ill patients: a systematic review and meta-analysis[J]. Crit Care Med, 2014, 42(9): 2118-2125.

[34] Mikkelsen M E, Miltiades A N, Gaieski D F, et al. Serum lactate is associated with mortality in severe sepsis independent of organ failure and shock[J]. Crit Care Med, 2009, 37(5): 1670-1677.

[35] Shapiro N I, Howell M D, Talmor D, et al. Serum lactate as a predictor of mortality in emergency department patients with infection[J]. Ann Emerg Med, 2005, 45(5): 524-528.

[36] Scale T, Harvey J N. Diabetes, metformin and lactic acidosis[J]. Clin Endocrinol (Oxf), 2011, 74(2): 191-196.

[37] Sillos E M, Shenep J L, Burghen G A, et al. Lactic acidosis: a metabolic complication of hematologic malignancies: case report and review of the literature[J]. Cancer, 2001, 92(9): 2237-2246.

[38] Fraley D S, Adler S, Bruns F J, et al. Stimulation of lactate production by administration of bicarbonate in a patient with a solid neoplasm and lactic acidosis[J]. N Engl J Med, 1980, 303(19): 1100-1102.

[39] Nadiminti Y, Wang, J C, Chou S Y, et al. Lactic acidosis associated with Hodgkin's disease: response to chemotherapy[J]. N Engl J Med, 1980, 303(1): 15-17.

[40] Rice K, Schwartz S H. Lactic acidosis with small cell carcinoma. Rapid response to chemotherapy[J]. Am J Med, 1985, 79(4): 501-503.

[41] Friedenberg A S, Brandoff D E, Schiffman F J. Type B lactic acidosis as a severe metabolic complication in lymphoma and leukemia: a case series from a single institution and literature review[J]. Medicine (Baltimore), 2007, 86(4): 225-232.

[42] Sia P, Plumb T J, Fillaus J A. Type B lactic acidosis associated with multiple myeloma[J]. Am J Kidney Dis, 2013, 62(3): 633-637.

[43] Dhup S, Dadhich R K, Porporato P E, et al. Multiple biological activities of lactic acid in cancer: influences on tumor growth, angiogenesis and metastasis[J]. Curr Pharm Des, 2012, 18(10): 1319-1330.

[44] Pernet P, Bénéteau-Burnat B, Vaubourdolle M, et al. False elevation of blood lactate reveals ethylene glycol poisoning[J]. Am J Emerg Med, 2009, 27(1): 132. e1-e132. e2.

[45] Stacpoole P W. Lactic acidosis and other mitochondrial disorders[J]. Metabolism, 1997, 46(3): 306-321.

[46] Santa K M. Treatment options for mitochondrial myopathy, encephalopathy, lactic acidosis, and stroke-like episodes (MELAS) syndrome[J]. Pharmacotherapy, 2010, 30(11): 1179-1196.

[47] Champion H R, Saao W J, Carnazzo A J, et al. Trauma Score[J]. Crit Care Med, 1981, 9(9): 672-676.

[48] Schriger O L, Barafl L. Defining normal Capillary refill: variation with age, sex, and temperature[J]. Ann Emerg Med, 1988, 17(9): 932-935.

[49] 急诊医学资讯. 休克的外周血流动力学监测方法[EB/OL]. http://www.360doc.com/content/20/1021/18/72055664_941598772.shtml.

第七节

支气管镜技术

（一）分类

支气管镜作为内窥镜家族成员，其发展历史悠远，根据镜子的硬度可以分为硬质支气管镜和软性支气管镜，在急危重症领域主要使用后者，本章内容主要针对软性支气管镜，简称气管镜。

世界上第一台软性支气管镜的出现可以追溯到 20 世纪 60 年代，由日本的 Shigeto Ikeda 发明，交由奥林巴斯公司生产，此后支气管镜在呼吸道疾病中的应用更加广泛。20 世纪中叶，Johns Hopkins 大学医学院内镜科主任 E. N. Broyles 医生进一步发展了光学长焦距镜头，发明了有远端光源的观察目镜和纤维光源，使硬质支气管镜既能观察前方，又能旋转角度观察其他方向，从而能够检查双肺的上、下肺叶支气管，并对操作器械进行了改进。Temple 大学的 Paul H. Holinger 医生发明了内镜照相，为资料的处理储存和教学提供了条件。

在微创技术不断发展的今天，支气管镜技术也作为前沿学科，突飞猛进。在诊断领域，有普通电子支气管镜、超声支气管镜（EBUS）、经支气管超声引导下淋巴结活检术、荧光支气管镜、窄谱成像等技术；在治疗领域，有经支气管镜高频电治疗、冷冻治疗、球囊扩张、激光、氩气刀、支架植入、放射性粒子植入、后装放疗等技术；更有内科减容术、支气管胸膜瘘封堵术、支气管哮喘消融术、共聚焦支气管镜技术等先进方法。常规检查用支气管镜外径约 5.0~6.2 mm，内径 2.2~3.2 mm，一般进入 3~4 级支气管。支气管镜技术已成为呼吸系统疾病重要的检查、诊断、治疗方法。

目前临床使用的软性支气管镜分为下几种类型。

1. 常规支气管镜 在日常检查中所用的支气管镜是以高功率、高亮度氙灯等作为光源。这样就加大了可视范围，加之镜身纤细柔软、可弯曲，易于进入全部段支气管；同时亮度高、视野清晰，便于观察；对操作者来说操作简单，容易掌握，同时使受检者痛苦减小，乐于接受；综上大大提高细胞学和组织学检查阳性率。常规支气管镜有多种规格，插入部直径和活检管道直径为适应使用目的不同而略有差异。

2. 便携式支气管镜 与常规支气管镜不同，便携式支气管镜以小型电池提供电源，将卤素灯连接于支气管镜上，无须其他光源装置即可开展检查。适用于紧急医疗处置、空间狭小和突发事件时电源限制的地方，同时为外出医疗提供保障。

（1）纤维支气管镜：20 世纪 70 年代初，随着光学工业的发展，导光玻璃纤维的出现彻底改变了支气管镜的照明系统。与硬质支气管镜比较，纤支镜可视范围大，能进入成人的任何一段支气管，看到亚段支气管及部分亚亚段支气管；纤支镜可在患者自然仰卧位或坐位时检查，可通过能弯曲的气管导管从口腔插入，也可直接通过鼻腔插入支气管镜，显著减轻了患者的痛苦。与硬质支气管镜相比，纤维支气管镜操作简单易行，患者耐受性良好，因而其应用得到广泛推广。纤维支气管镜检查使医师对远端支气管树病变的诊治成为可能。而且，由于其耐受性较好，仅进行局部麻醉就能操作，因此许多医疗机构可以进行门诊气管镜检查，逐步取代了硬质气管镜的操作应用。纤维支气管的应用使支气管镜这一诊疗手段成为临床常用操作之一。

（2）电子支气管镜：纤维支气管镜由于导光玻璃纤维易发生断裂，在多次使用后，目镜上的黑点会不断增多而影响图像的质量。1987 年日本国立癌症中心和 Pentax 公司联合开发了电子支气管镜，用微型图像传感器的光电耦合元件（charge coupled device，CCD）代替导光玻璃纤维传输图像，即在支气管镜的前端安装非常小的 CCD，通过 CCD 捕捉图像并将图像以电信号的形式传至计算机再还原为光学图像，在监视器上即可看到清晰的内镜图像。其中，便携式电子支气管镜因其轻便而易于床旁使用。目前可供临床使用的便携式电子支气管镜的品牌众多，包括进口的奥林巴斯（Olympus）、宾得（PENTAX）、富士能（FUJIFILM－RU）等，国产的迈德豪、视新、优亿等。

3. 荧光支气管镜 荧光支气管镜在常规支气管镜光源基础上增加激光发生器，组成独特光源系统。利用正常组织、癌前病变、肿瘤三者自身荧光的颜色差异，提供了一个发现早期肿瘤的新方法。

4. 超声支气管镜 超声支气管镜（endobronchial ultrasonography，EBUS）是支气管镜与超声技术的结合产物，同时显示普通支气管镜下图像和超声图像，可以较好地反映出部分气道腔内病变的浸润层次、气道壁内病变及气道周围的病变情况。

（二）临床应用

随着便携式支气管镜的产品持续改进与操作技术的不断推广，支气管镜在急危重症领域的气道管理方面发挥了重要作用。就成人 ICU 而言，外径 5.0 mm 左右的支气管镜，工作管道直径 2.0 mm 左右是比较合适的选择，可进入 3 级支气管，观察到全部 4 级支气管。外径过大，在人工气道导管通行阻力大；外径过小，工作管道直径相应减小，会导致负压吸引压力降低，不利于痰液吸引。本节将介绍支气管镜在急危重症中的具体临床应用。

1. 支气管镜引导下的气管插管术 早在 20

世纪70年代就有报道经支气管镜引导下建立人工气道,对于重症颅脑外伤、颌面部重度损伤等导致张口困难、颈椎损伤等无法采取头部充分后仰体位的患者,需要进行气管插管时,常规的经口喉镜引导气管插管操作受限,支气管镜引导下进行气管插管是值得推荐的方法。此外,支气管镜引导下进行人工气道的建立可以在表面麻醉下清醒插管,不需要头部充分后仰,减少静脉麻醉药物的使用。按照插管进入途径的不同,经气管镜引导行气管插管可以分为经鼻气管插管和经口气管插管两种。具体操作步骤分别如下。

(1)经鼻气管插管:① 选择较通畅的一侧鼻腔,用浸润2%利多卡因的棉签涂抹鼻腔四周进行表面麻醉。② 气管镜表面涂抹润滑剂,将气管插管导管的体外端接头去除后套入支气管镜,并将导管置于气管镜最近端。③ 将带有气管导管的气管镜沿患者后鼻孔、鼻咽、喉、声门,进入主气道内。④ 将气管插管沿着气管镜送入气道内,如推送导管过程中有阻力,将导管退出数厘米后轻微旋转后再进行推送,确认导管尖端距隆突3~4 cm,同时嘱助手固定气管插管,气管导管套囊充气,气管镜缓慢退出。

(2)经口气管插管:① 取内径大于1 cm的咬口器(如呼吸机管路中的22/15接头)置于患者口腔内,避免患者咬坏气管镜。② 同经鼻气管插管步骤2。③ 将带有气管导管的气管镜沿患者咬口器、口腔、口咽、喉、声门,进入主气道内。④ 同经鼻气管插管步骤4。

(3)气管插管深度的调整:气管插管导管尖端最佳位置是位于气管隆突上3~5 cm,常规插管后通过听诊只能避免插管过深导致的单肺通气,无法准确判断插管的深度是否合适。支气管镜直视下可以精准调整插管深度,避免插管过深导致的单肺通气或过浅导致的导管滑脱,是确定气管插管深度的"金标准"。

2. 支气管镜协助下的经皮气管切开术 微创外科的快速发展,经皮气管切开术在急诊、重症病房广泛开展,气管镜直视下经皮气管穿刺可以通过气管镜尖端光源确定穿刺部位,直视穿刺针插入和扩张过程,从而避免气管后壁的损伤。

3. 肺部感染病原学诊断与治疗 肺部感染的病原确定是一个复杂的问题,干扰因素较多,普通的吸痰管吸出的痰液或者经气管插管抽取的气道分泌物进行微生物培养的阳性率低、特异性差。临床研究对比显示,经支气管镜吸取的分泌物、保护性毛刷刷检物及肺泡灌洗液等标本进行细菌学培养的敏感度更高、特异性更好,对于临床抗感染治疗的指导性作用更强,尤其是宏基因二代测序较传统病原体检测阳性率更高。

保护性毛刷刷检操作步骤如下:支气管镜到达胸部影像学显示的病灶最明显或直视下有脓性分泌物区域,特质的保护性毛刷经支气管镜工作孔道进入并伸出支气管镜末端2 cm左右后,从保护性套管推出毛刷顶掉保护性毛刷末端的聚乙二醇保护塞,毛刷再伸出2 cm左右采集标本。采样结束后将毛刷缩回到套管中,然后将套管和毛刷一起从支气管镜的工作孔道中拔出,用75%乙醇消毒套管末端,然后将毛刷伸出套管并浸入1 mL无菌生理盐水中,充分震荡,使标本在无菌溶液中均匀分布,然后送实验室进行微生物培养。

4. 肺不张的诊断与治疗 高龄、脑血管意外、神经肌肉疾病等患者并发肺部感染后,气道痰液生成较多,但清除能力欠佳,导致痰液引流不畅,加之气道湿化不足,常出现因痰液阻塞气道引起的肺不张,甚至呼吸衰竭。此外,围手术期常见有肺不张发生,导致肺部分泌物清除率降低,从而引发或加重肺损伤。在胸部物理治疗基础上,通过支气管镜进入下呼吸道进行吸痰、清除痰栓、痰痂,甚至亚段的支气管肺泡灌洗,可以有效清除气道内的痰液,必要时可以进行气管内吹气,达到解除肺不张的目的。

5. 气管内异物治疗 气管内异物是指声门下及气管和支气管的异物,分类方法较多,按异物来源可分为内源性和外源性异物,血液、脓液、呕吐物及干痂等为内源性异物,经口、鼻误入气道的异物属外源性异物。按异物的物理性质可分为固体和非固体异物。异物吸入气道后可能嵌顿在肺的各级支气管,造成阻塞部位以下的肺叶或肺段发生不张、气肿的改变;也可以导致炎症反应、感染、肉芽形成等。通过支气管镜可以将非固体异物负压吸除,或者支气管肺泡灌洗清除;固体异物可以通过支气管镜的辅助配件,如异物篮、异物钳,将异物摘除。具体操作方法与保护性刷检相似,异物钳等配件经工作孔道进入,钳住异物后随镜一起退出至体外,操作过程中需避免将异物推进远端支气管,避免损伤黏膜或血管。

6. 咯血的诊断与治疗 气道咯血作为临床上常见的呼吸道系统急症,若救治不及时,可能出现窒息、休克,甚至导致患者死亡。一般咯血急性期是支气管镜检查的相对禁忌证,避免支气管镜操作引起咳嗽,导致出血加重,但对致命性大出血(一次出血量>500 mL者)或者医师支气管镜技术掌握娴熟的情况下,可以给予即刻镜下检查和治疗。因为支气管镜下直视检查可以明确出血部位和出血状况,从而采取针对性的治疗措施。特别是对于药物保守治疗效果欠佳的大咯血患者,可以在全程心电、血氧监护的情况下,利用支气管镜引导气管插管插入健侧气管,充盈气管插管的气囊后可保护该侧不被出血灌注,进一步清除健侧气道的积血及血块,就可保证患者健侧肺正常通气供氧。在支气管镜检查明确出血部位后,从工作孔道给予注入1:10 000肾上腺素盐水、凝血酶等药物用于局部止血,还可以经支气管镜引导放置球囊压迫止血。

7. 气管食管瘘的诊断与治疗 气管食管瘘(tracheoesophageal fistula, TEF)是气管与食管之间的一种异常连接,其中插管后气管食管瘘是气管插管后严重但可预防的并发症,其形成的原因与气管插管时间长、气管插管导管型号不合适、套囊压力过高、患者躁动、频繁吞咽、全身营养状态差等诸多因素相关。上述种种原因可导致气管壁缺血,引起黏膜坏死、脱落,气管软化、扩张,最后出现气管穿孔、破裂。诊断气管食管瘘主要通过支气管镜下直视观察,常规影像学检查无法判断。对于不能耐受手术的患者如瘘口微小,可以在支气管镜下用局部烧灼等方法诱导局部炎症刺激组织生长或用内镜夹及黏合剂。对于中央型气管食管瘘,有潜在黏合剂脱落阻塞气道的风险。对于较大的瘘口,可以选择气管镜下支架置入或者使用封堵器封堵。

相信未来随着支气管镜技术的发展,气管镜在危重症患者管理中将发挥更大的作用,但是需要提醒读者的是,与所有的临床操作技术一样,系统、正规的气管镜的理论与实践培训是气管镜技术安全使用的前提。

(三)禁忌证、并发症及注意事项

支气管镜操作是相对安全的,但是如果存在以下因素,发生并发症的风险性就会增加,具体包括恶性心律失常、急性心肌梗死、平均动脉压低于65 mmHg(在应用血管活性药物的情况下)、颅内高压、活动性支气管痉挛、严重顽固性低氧血症、严重的出血等因素。本节将具体介绍支气管镜在重症患者中应用的禁忌证、并发症及操作要点。

1. 禁忌证 临床操作禁忌证常分为两类,一类为绝对禁忌证,一类为增加并发症风险的相对禁忌证。就支气管镜操作而言,绝对禁忌证是操作过程中不能保持适当氧饱和度的患者,或者患者拒绝支气管镜检查、患者不配合。相对禁忌证包括:近期发生的心肌梗死、不稳定性心绞痛、未控制的心律失常、顽固性低氧血症、严重的高碳酸血症、未控制的哮喘、显著的气道梗阻、显著的肺高压、凝血功能障碍、气管插管的内径与支气管镜外径差值<2 mm等。

2. 支气管镜操作的并发症 在适当的操作和严密监护下,支气管镜重大并发症的总发生率0.08%~0.15%,死亡率0.01%~0.04%,小并发症的发生率为6.5%。气管镜的并发症可分为两大部分,一部分可以认为是术前麻醉剂使用带来的,一部分是气管镜操作过程带来的,可能发生的并发症有室性或者室上性心律失常,通常和缺氧有关,可以在操作过程中增加患者的吸氧浓度等。发生心律失常时可静脉给予抗心律失常药物,尤其是对于危重症患者来说,气管镜操作可以诱发血压的波动,低血压的发生可导致心肌缺血,内源性儿茶酚胺的释放又可引起高血压等,因此需要以最娴熟准确及创伤性最小的方法完成气管镜操作,气管镜操作的并发症见表3-3。若必须行支气管镜检查术时,需权衡利弊,做好抢救准备。

表3-3 气管镜操作的并发症

与术前用药和局部麻醉相关	与气管镜操作相关
呼吸抑制或者呼吸停止	鼻咽部出血
心动过速或过缓	发热
心跳停止	低氧血症
利多卡因休克	高碳酸血症
晕厥	呼吸困难呼吸停止
过高应激状态	喉痉挛,气管支气管痉挛

续 表

与术前用药和局部麻醉相关	与气管镜操作相关
癫痫发作	血流动力学不稳定
喉痉挛	心肌梗死
头晕、恶心、呕吐	心律失常、心跳停止
过敏	肺浸润、肺脓肿
血流动力学不稳定等	感染性致病菌的传播,肺炎
	主动脉夹层、主动脉瘤
	急性喉炎、咽炎、失声、脑部疾病等

(四) 注意事项

1. 术前注意事项

(1) 患者的告知及知情同意:将支气管镜检查的目的及过程中可能出现的问题向患者或家属解释清楚,所有患者在接受检查前需书面告知相关风险并签署知情同意书。

(2) 检查前根据病情、胸部影像学资料,以胸部 CT 为佳,便于更精准确定病变部位,有助于决定采样部位及方式。

(3) 活动性大咯血时行支气管镜检查术风险较高。若必须行支气管镜检查术时,应做好建立人工气道及急救的准备,以应对出血加重可能导致的窒息。若一侧出血,可尝试采用患侧位或单侧肺机械通气。

(4) 术前 2 小时开始禁水。若采取床头抬高半卧位,可适量放宽禁食指标;全身麻醉时应在支气管镜检查术前 8 小时开始禁食,术前 2 小时开始禁水。

(5) 检查前建议建立静脉通道,以便术中给予镇静及其他药物,并保留至术后恢复期结束。

(6) 检查前不应常规应用抗胆碱能药物(如阿托品等)。该类药物缺乏临床获益证据且存在血流动力学不稳定的潜在风险。

(7) 对于拟行支气管镜检查术的患者,建议行凝血酶原时间、部分凝血活酶时间、血小板计数检查,以除外严重凝血功能异常。当血小板计数 $<60×10^9/L$ 时,不建议行经支气管镜黏膜肺活检;而当血小板计数 $<20×10^9/L$,则不建议行支气管镜检查。出血和气胸是支气管镜检查中最常见

的并发症。

(8) 使用的气管镜应按照国家最新的《软式内镜清洗消毒技术规范》等法律法规进行清洗消毒。

(9) 如无禁忌证,应常规给予患者镇静剂,推荐短效苯二氮䓬类镇静剂咪达唑仑为操作中清醒镇静的首选药物;丙泊酚镇静效果与咪达唑仑相当,部分研究结果显示患者满意度甚至优于咪达唑仑。局部麻醉首选利多卡因,且鼻部麻醉推荐使用 2% 利多卡因凝胶;行咽喉部麻醉时,推荐使用 1% 利多卡因喷雾。支气管镜通过声带前应局部给药,行气道麻醉时,首选利多卡因。经支气管镜注入利多卡因时,应尽可能减少其用量,以避免心律失常、惊厥等并发症。

(10) 妊娠期间不推荐行支气管镜检查术,若病情需要,除非紧急情况,则尽量推迟至分娩或妊娠 28 周以后进行,并提前与妇产科医生充分沟通,评估风险。

2. 术中注意事项

(1) 推荐术中常规监测患者的脉搏氧饱和度,术中宜监测患者的心率、心律、呼吸频率及血压,有条件时推荐持续监测呼气末二氧化碳分压,其对于呼吸抑制的发现早于脉搏氧饱和度的下降。

(2) 支气管镜检查室建议配备气管插管及心肺复苏的药品、器械及设备。低氧是支气管镜检查术的常见并发症,但多数呈一过性,通过吸氧易于纠正。推荐术中通过鼻、口或人工气道吸氧。

(3) 呼吸机(包括无创呼吸机及有创呼吸机)辅助通气的患者,气管镜应通过三通接口插入,保证支气管镜检查术过程中维持足够的通气和氧合。

(4) 对于肺叶切除术后的机械通气患者,强烈不推荐常规进行支气管镜检查术及支气管肺泡灌洗术来预防肺不张,疑诊呼吸机相关性肺炎的患者,建议优先使用非侵入性检查手段以获得病原学证据。仅上述方法无效时,才考虑行支气管镜检查术。

(5) 操作过程中需要注意防护,避免感染微生物进一步扩散。

支气管镜操作技术属于有创性操作,相对风险较高。对于有禁忌证的患者,若必须进行支气管镜操作时,应谨慎权衡利弊,做好应急抢救方案。

（五）支气管肺泡灌洗术

支气管肺泡灌洗（bronchoalveolar lavage，BAL）是指通过支气管镜向支气管肺泡内注入生理盐水并进行抽吸，收集肺泡表面液体（诊断性）及清除充填于肺泡内的物质（治疗性），进行炎症与免疫细胞及可溶性物质的检查，达到明确诊断和治疗目的的技术。其中回收的液体称为支气管肺泡灌洗液（bronchoalveolar lavage fluid，BALF）。

最早支气管肺泡灌洗术可以追溯到 20 世纪70 年代，由 Reynold 和 Newball 首次报道，为诊断呼吸系统疾病提供了一种新的检查手段。随着医学科学的迅速发展，其检测范围已从常规的细胞学进入到细胞亚群标志、酶学、免疫学等，已广泛应用于治疗各种肺部感染性疾病、职业性吸入性肺病、肿瘤性疾病、间质性肺疾病等。按灌洗的范围大小，支气管肺泡灌洗术分为全肺灌洗和肺段亚肺段灌洗。前者多用于治疗，如肺泡蛋白沉着症、矽肺、肺泡微石症、哮喘持续状态等的治疗；后者多用于采集检验标本，尤其是伴随高通量测序技术的发展。本节重点介绍支气管肺泡灌洗术在肺部感染性疾病中的运用。

1. 适应证 ① 为了明确肺部肿块、复发性或持续性肺不张或肺浸润、肺部弥漫性疾病等的病因诊断。② 支气管-肺感染需要获取标本用作病原微生物检查以及作药物敏感试验者。③ 为研究支气管-肺疾病的病因、发病机制等需要获取标本者。④ 需要冲洗和清除呼吸道和（或）肺泡中滞留的物质者。

2. 禁忌证 ① 严重通气和（或）换气功能障碍，且未采用有效呼吸支持。建立人工气道并非禁忌证，患者可经临床医生全面评估并在密切监护下进行。② 新近发生的急性冠状动脉综合征、未控制的严重高血压及恶性心律失常。③ 主动脉瘤和食管静脉曲张有破裂危险。④ 不能纠正的出血倾向，如严重的凝血功能障碍、大咯血或消化道大出血等。出血高风险：血小板计数<20×10⁹/L；出血较高风险：血小板计数为 20～50×10⁹/L、凝血酶原时间（PT）或活化部分凝血活酶时间（APTT）>1.5 倍正常值。对于操作前血小板低下的患者，可考虑通过输注血小板后进行BAL，减少出血风险。⑤ 多发性肺大疱有破裂危险。⑥ 严重消耗性疾病或状态及各种原因导致的患者不能良好配合。

3. 操作步骤

（1）术前准备：操作前需要进行临床病情评估，排除出血等风险，严格筛查支气管镜操作的禁忌证。BAL 操作时机选择在支气管镜常规气道检查后，且在活检、刷检前进行。麻醉方法选择局部麻醉，药物为 2% 利多卡因。如有条件，应尽量在静脉复合麻醉下进行，以获得支气管镜嵌顿较好、增加 BALF 回吸收量的效果，但须严格筛选患者，术前应评估有无静脉麻醉的禁忌证，年老体弱及心、肺、肝、肾等重要脏器功能不全的患者需要充分评估，谨慎使用。操作手术中应常规进行心电图及脉搏血氧饱和度监测。

（2）具体操作

部位选择：病变局限者选择病变段（特别是出现新的或进展性的浸润性病变的叶段）；弥漫性病变者选择右肺中叶或左上叶舌段。对于肺外周病变，有条件的单位可考虑采用径向超声支气管镜技术进行更准确的定位。对于未确诊的间质性肺疾病患者，在接受 BAL 操作前需要通过高分辨 CT 来决定 BAL 的具体部位，一般推荐在呈现磨玻璃影、大量结节或细网格影的部位进行操作。

局部麻醉：在灌洗的肺段经工作孔道注入2% 利多卡因 2 mL 左右，行灌洗肺段局部麻醉。对于静脉复合麻醉的患者，如仍有强烈的气道反应，同样可以注入 2% 利多卡因 2 mL 左右。建议麻醉要充分，避免因剧烈咳嗽引起的支气管黏膜损伤出血，影响灌洗液的回收量和检测结果。

注入生理盐水：支气管镜顶端嵌顿在目标支气管段或亚段开口后（嵌顿尽可能紧密，避免气道分泌物混入或灌洗液外溢），经工作孔道快速注入37℃或室温灭菌生理盐水，总量为 60～120 mL，分次序贯注入，推荐每次 20 mL 左右。

负压吸引：注入生理盐水后，应立即用负压吸引获取支气管肺泡灌洗液，总回收率以大于 30% 为宜。推荐负压在 -100 mmHg 左右。负压过低，不足以吸引出灌洗到支气管内的液体，而使灌洗液潴留在支气管肺泡内。负压过高，可引起引流的支气管陷闭，从而影响液体回收。

BALF 的收集：用于病原学分析的标本需用无菌容器收集；细胞学分析需选择硅化的塑料容器或玻璃容器以减少细胞的黏附。如考虑为大气道疾病时，建议第 1 管回吸收液单独处理；非大气道疾病时,可将所有标本混合后分送。收集后尽快送至实验室进行检测,不同送检目的标本处理方法不同,具体可以参照检测方的具体要求。

4. 操作时注意事项

(1)选择做支气管肺泡灌洗的纤支镜外径应在 5.0 mm 左右,适用于紧密楔入段或亚段支气管管口,防止大气道分泌物混入和灌洗液外溢,保证 BALF 回收量。

(2)在灌洗过程中,咳嗽反射必须得到充分的抑制,否则易引起支气管壁黏膜损伤而造成灌洗液的混血,同时影响回收量。

(3)20 mL 生理盐水应在 10~15 秒内注入,然后立即吸引。吸引时气管镜需回撤 1 cm 左右,避免吸住支气管黏膜。

(4)盐水注射速度也不能过快,否则会造成反流;吸引也不能过度,导管撤出过程中禁止吸引。有的导管前端带有气囊,可防止灌洗液的反流,灌洗液的量可适当增多。

虽然目前支气管肺泡灌洗术已经成为 ICU 的常规操作,但仍需要不断探索如何提高疾病诊断率、简化操作程序、降低操作风险等。

(孔蓉蓉 王启星 朱正方)

参考文献

[1] Ikeda S, Tsuboi E, Ono R, et al. Flexible bronchofiberscope[J]. Jpn J Clin Oncol, 2010, 40(9): e55 - e64.

[2] Gilbert S, Luketich J D, Christie N A. Fluorescent bronchoscopy [J]. Thorac Surg Clin, 2004, 14(1): 71 - 77, viii.

[3] Fu Y F, Zhang J H, Wang T, et al. Endobronchial ultrasound-guided versus computed tomography-guided biopsy for peripheral pulmonary lesions: A meta-analysis[J]. Clin Respir J, 2021, 15(1): 3 - 10.

[4] Moore A, Schricker T. Awake videolaryngoscopy versus fiberoptic bronchoscopy[J]. Curr Opin Anaesthesiol, 2019, 32(6): 764 - 768.

[5] Ho A M, Ho A K, Mizubuti G B. Tracheal Intubation: The Proof is in the Bevel[J]. J Emerg, Med, 2018, 55(6): 821 - 826.

[6] Yuca K, Kati I, Tekin M, et al. Fibre-optic bronchoscopy-assisted percutaneous dilatational tracheostomy by guidewire dilating, forceps in intensive care unit patients[J]. J Otolaryngol Head Neck Surg, 2008, 37(1): 76 - 80.

[7] Kost K M. Endoscopic percutaneous dilatational tracheotomy: a prospective evaluation of 500 consecutive cases [J]. Laryngoscope, 2005, 115(10 Pt 2): 1 - 30.

[8] Grgurich P E, Hudcova J, Lei Y, et al. Diagnosis of ventilator-associated pneumonia: controversies and working, toward a gold standard[J]. Curr Opin Infect Dis, 2013, 26(2): 140 - 150.

[9] Grønseth R, Drengenes C, Wiker H G, et al. Protected sampling, is preferable in bronchoscopic studies of the airway microbiome[J]. ERJ Open Res, 2017, 3(3): 00019 - 00027.

[10] Xie G, Zhao B, Wang, X, et al. Exploring, the Clinical Utility of Metagenomic Next-Generation Sequencing, in the Diagnosis of Pulmonary Infection[J]. Infect Dis Ther, 2021, 10(3): 1419 - 1435.

[11] Zeng, C, Lagier D, Lee J W, et al. Perioperative Pulmonary Atelectasis: Part I [J]. Biology and Mechanisms, Anesthesiology, 2022, 136(1): 181 - 205.

[12] Haenel J B, Moore F A, Moore E E, et al. Efficacy of selective intrabronchial air insufflation in acute lobar collapse[J]. Am J Surg, 1992, 164(5): 501 - 505.

[13] Cramer N, Jabbour N, Tavarez M M, et al. Foreign Body Aspiration [M]. Treasure Island (FL): StatPearls Publishing, 2021.

[14] Sinha S, Guleria R, Pande J N, et al. Bronchoscopy in adults at a tertiary care centre: indications and complications[J]. J Indian Med Assoc, 2004, 102(3): 152 - 154, 156.

[15] Patel S R, Stoller J K, Wang K P, et al. The role of bronchoscopy in hemoptysis Flexible Bronchoscopy[M]. Oxford: Blackwell Publishing, 2004: 210 - 224.

[16] Baig S N, Herrera S J, Makinde D, et al. A Fatal, Post-Intubation, Tracheoesophageal Fistula [J]. Cureus, 2020, 12(7): e9014.

[17] Mooty R C, Rath P, Self M, et al. Review of tracheo-esophageal fistula associated with endotracheal intubation[J]. J Surg Educ, 2007, 64(4): 237 - 240.

[18] Qanash S, Hakami O A, Al-Husayni F, et al. Flexible Fiberoptic Bronchoscopy: Indications, Diagnostic Yield and Complications [J]. Cureus, 2020, 12(10): e11122.

[19] Miller R J, Casal R F, Lazarus D R, et al. Flexible Bronchoscopy[J]. Clin Chest Med, 2018, 39(1): 1 - 16.

[20] Raoof S, Mehrishi S, Prakash U B. Role of bronchoscopy in modern medical intensive care unit[J]. Clin Chest Med, 2001, 22(2): 241 - 261.

[21] Maranetra N, Pushpakom R, Bovornkitti S. Oxygen desaturation during, fibreoptic bronchoscopy[J]. J Med Assoc Thai, 1990, 73(15): 258 - 263.

[22] Paton D M. Remimazolam: a short-acting, benzodiazepine for procedural sedation[J]. Drugs Today (Barc), 2021, 57(5): 337 - 346.

[23] 中华医学会呼吸病学分会.肺部感染性疾病支气管肺泡灌洗病原体检测中国专家共识(2017 年版)[J].中华结核和呼吸杂志,2017,40(8):578 - 583.

[24] Reynolds H Y, Newball H H. Analysis of proteins and respiratory cells obtained from human lungs by bronchial lavage[J]. J Lab Clin Med, 1974, 84(4): 559 - 573.

[25] Baughman R P. Technical aspects of bronchoalveolar lavage: recommendations for a standard procedure[J]. Semin Respir Crit Care Med, 2007, 28(5): 475 - 485.

[26] Meyer K C. Bronchoalveolar lavage as a diagnostic tool[J]. Semin Respir Crit Care Med, 2007, 28(5): 546 - 560.

第八节

颅内压监测技术

多种类型的脑损伤可导致颅内压(intracranial pressure,ICP)升高,如颅内占位(肿瘤、创伤、出血)、脑脊液循环失调以及弥漫性脑水肿。颅腔为一半封闭的刚性腔隙,内容物包括脑组织、血液和脑液。脑组织的可压缩性很小,当 ICP 升高时,血液和脑脊液被挤压出颅腔,作为代偿机制。脑血流量降低造成脑缺血性损害,是发生继发脑损伤的主要原因。早在 1960 年,Lundberg 就建议对脑损伤患者进行持续 ICP 监测,以作为早期发现继发损伤的手段。近年来的研究表明,ICP 监测可能改善颅脑创伤、脑出血和蛛网膜下腔出血患者的转归。

(一)颅内压监测的意义

颅内压力与容积呈非线性关系。颅内容积开始增加时,ICP 的升高并不明显,表现为平坦阶段,代偿机制(颅内血容量和脑脊液容量降低)尚能发挥作用。随着颅内容积的进一步增加,代偿机制逐渐耗竭。这时即使小幅度的颅内容积增加,也将导致 ICP 快速升高。最后,当 ICP 升高到一定水平时(临界压力),ICP 与平均动脉压(MAP)几乎相等,提示颅内动脉的可扩张性达到了极限,脑灌注压(cerebral perfusion pressure,CPP)几乎为0,脑动脉受到周围脑组织的压力开始闭塞,代偿耗竭,可见于 ICP 极度升高的脑损伤患者。从代偿到失代偿之间的转化是非常迅速的。在代偿阶段,临床表现可能并不明显。而且进入失代偿阶段,ICP 迅速升高,脑血流灌注将在短时间内极度降低,临床常表现出脑疝症状。这时再采取处理

措施,可能挽救脑组织的机会已经丧失。因此,进行 ICP 监测的临床意义在于及时发现 ICP 升高的趋势,在进入失代偿期之前采取措施。

(二)颅内压监测的方法

临床上 ICP 监测分为直接测压与间接测压。直接测压包括:脑室内测压、蛛网膜下腔测压、硬膜外或硬膜外导管测压、光纤/电-张力探头测压等,间接测压包括鼓膜移位、经颅多普勒、视觉诱发电位技术等。其中脑室内测压被认为是 ICP 测压"金标准",应用最为广泛。脑室内测压置管的位置多选择一侧侧脑室前角,通常在颅骨钻孔处和头皮穿刺处之间建立皮下隧道,目的为降低感染发生,并便于固定。以往多选择颅外水柱压力传感器,测压管路中充满生理盐水。应用这种测压装置注意事项包括。

(1)一定要选择非注入式压力传感器。应用于血管内的测压传感器常外接压力袋,当压力达到 300 mmHg 时,每小时将有 3 mL 液体持续注入管路系统,目的是防止血液回流,凝血块堵塞管路。这种持续注入系统将导致 ICP 升高。

(2)一定不能将肝素加入测压管路预充液体中,否则出血风险大为增高。常规使用生理盐水作为预充液。

(3)测压系统可反复校正零点:准确的零点位置应是室间孔水平。确定方法包括:① 外眼角与耳屏连线的中点。② 外眼角后 1 cm;翼点上方 2 cm。③ 外耳道连线中点。临床常以平卧位患者的外耳道水平作为简便定位。

(4)水柱传导测压有赖于脑脊液的持续流出。脑水肿脑室受压常导致穿刺或监测失败。

除脑室内测压外,尚有其他测压方法,如表 3-4。

表 3-4　颅内压监测方法优缺点比较

监测手段	优　点	缺　点
脑室内置管	被认为是 ICP 监测的"金标准" 可作为脑脊液引流和采样的途径 可作为局部给药途径 可校正零点	创伤性操作感染发生率较其他方法高 并非所有患者均可穿刺到脑室 导管可能被血块或组织堵塞,头部位置变化时,需要重新校正零点
蛛网膜下腔注水螺栓或导管	感染发生率较低 操作简单快速 不损伤脑实质	准确性有限 管路堵塞,或肿胀的脑组织堵塞螺栓内表面,监测失败率较高 需要反复冲洗管路

监测手段	优 点	缺 点
硬膜外或硬膜外置管	创伤性较小 导管容易放置	准确性有限
光纤/电-张力探头	可放置到脑室、脑实质、硬膜外、硬膜下、蛛网膜下腔等部位 易于固定和患者转运 ICP 波形显示良好,刺激性小 感染发生率较低 无须校正零点,便于患者体位改变	监测参数随时间漂移,探头置入后无法校正零点 有导管断裂的报道 价格昂贵
间接监测手段	无创监测	准确性有待进一步验证

(三)影响 ICP 监测准确性的因素

对于任何监测手段来说,准确性都是影响其临床应用的重要因素。若监测结果不能准确反映实际情况,将对临床处理造成不良影响。对于液体传导测压系统,其连接密闭性、管路质地、长度、内径、管路中气泡和管路通畅性,都会影响到监测结果,这些影响因素与血管内压力监测相同。

1. **监测手段不同** 监测手段所获得的结果存在差异。一直以来,都将脑室内测压作为 ICP 监测的标准方法。当前使用最多的是脑实质内尖端传感器导管。硬膜外、硬膜下和蛛网膜下腔导管显示的监测结果可能不能真实反映深部脑组织内的压力。如前所述,对于无创方法获得的监测结果,准确性尚有待进一步验证。

2. **监测部位** 颅腔内容物并非均匀同质,由于组织和毛细血管密度不同,压力也不同,如脑组织和脑脊液之间、小脑幕上和幕下之间、左右半球之间。但这种差异在生理情况下的表现并不明显。ICP 监测部位与局部脑损伤(无论是创伤、出血或梗死)部位之间的关系明显影响监测结果,监测部位离损伤部位越近,所获得的 ICP 越高。

3. **基线漂移** 尖端整合压力传感器 ICP 监测导管,由于置入后无法再校正零点,因此存在基线漂移的问题。ICP 监测导管均应符合行业标准,包括:① 压力监测范围应达到 0~100 mmHg。② 在 0~20 mmHg 范围的准确性应在 ±2 mmHg 以内。③ 20~100 mmHg 范围的误差应在 10% 以内。说明书同时给出了推荐的持续使用时间,应用时应尽可能遵守。

4. **零点校正** 对于液体传导测压系统,零点校正是容易导致监测误差的重要因素之一。体外传感器的水平应与体内零点位于同一水平面。推荐的校正手段包括:① 水平尺。② 封闭水柱管路。③ 激光水平仪。虽然有这些零点校正手段,但仍然有很多单位选择目测方法。目测将导致平均 3.2 mmHg 的监测误差,激光水平仪的误差最小。一项针对大学医院神经 ICU 的研究显示,15% 的护士根本就不知道如何校正 ICP 监测零点,操作的正确性与工作时间和受训次数相关。因此,在开展 ICP 监测的单位,应制定操作常规,并加强技术培训。

(四)颅内压监测的并发症

ICP 监测的主要并发症是感染和出血。由于缺乏统一的诊断标准,很难给出确切的并发症发生率。

1. **感染** 文献报道的 ICP 监测感染率在 0~27% 之间,皮下隧道可明显降低感染危险,脑实质探头的感染发生率较低,发生颅内感染的危险因素主要包括监测装置的置入时间>5 日和手术室外置管。置管和日常操作监测装置时严格遵守无菌原则(手套、口罩和隔离衣)。常见病原菌包括金黄色葡萄球菌、表皮葡萄球菌、大肠埃希菌、克雷白杆菌和链球菌。目前尚无证据表明预防性应用抗生素可降低感染发生率。

2. **出血** 所有颅内置入的监测手段都存在导致出血的危险性。与其他创伤性操作相同,恰当的培训并获得实际经验是减少出血的主要手段。患者的凝血功能状态是临床实施 ICP 监测时关注的焦点。通常情况下都建议将患者的凝血功能纠正到正常范围之后,再进行 ICP 监测。

3. **其他并发症** 其他 ICP 监测的并发症还包

括：ICP 监测装置故障、置管困难、导管脱出或探头位置不良等，发生率较低。有光纤导管断裂的个案报道。

（五）颅内压监测的临床适应证及应用

目前尚缺乏 ICP 监测与脑损伤患者转归间关系的随机对照研究，临床应用 ICP 监测的依据多来自非随机研究或观察性研究。由于 ICP 几乎已经成为脑损伤患者的常规监测指标，开展 ICP 监测对转归影响的随机研究也几乎失去了可能性。各单位应用 ICP 监测的情况存在差异。有文献报道的 ICP 监测群体包括重度脑创伤、脑出血、蛛网膜下腔出血、缺血性卒中后并发严重脑水肿、缺氧性脑损伤、中枢神经系统感染以及暴发性肝功能衰竭。中国神经外科重症管理专家共识（2020版）推荐的 ICP 监测适应证见表3-5。

表3-5　颅内压监测适应证

疾　病	适　应　证
创伤性颅脑损伤（traumatic brain injury，TBI）	可挽救生命的 TBI（GCS 3~8 分）；颅脑 CT 影像学异常（颅内血肿、挫伤、肿胀、脑疝、环池受压）的患者； CT 正常的重型 TBI 患者入院时有 2 个或 2 个以上的以下特征，应行颅内压监测：年龄>40 岁，收缩期血压<90 mmHg，单侧或双侧肢体运动障碍
脑出血	大量出血（>30 mL）的脑出血患者，尤其是幕上脑出血破入脑室的患者，可以进行颅内压监测下的引流
中枢神经系统特殊感染及细菌感染	尤其是 GCS≤8 分，病情进行性加重，必要时可以进行颅内压监测
自发性蛛网膜下腔出血（subarachnoid hemorrhage，SAH）	Hunt-Hess Ⅳ~Ⅴ级蛛网膜下腔出血，尤其是合并占位效应的脑内血肿、水肿、脑梗死、急性脑积水时；未行外科治疗的动脉瘤患者如进行脑室外引流，有诱发二次出血的风险
其他需要进行持续颅内压监测的神经重症患者	

持续动态的颅内压监测在疾病诊治中具有非常重要的意义。临床上气动传感器颅内压监测、微型压电应变传感器监测以及多模式颅内压监测的应用均能持续监测颅内压的动态变化，且留置时间可长达 7~14 日，留置过程中密切观察并发症情况。一旦发生相关并发症，及时处理，必要时拔除监测导管、电极等植入器械。

需要临床干预的 ICP 界值，依据患者病种和年龄的不同而有所区别。对于脑创伤患者，目前公认的界值是 20~25 mmHg。在多数 ICU，患者 ICP 超过 25 mmHg 时会给予积极处理。对于儿科患者，推荐婴幼儿为 15 mmHg，8 岁以下儿童为 18 mmHg，8 岁以上为 20 mmHg。ICP 监测的实际意义在于维持脑灌注。因此，越来越多的单位采用脑灌注压（CPP = MAP-ICP）作为干预措施的目标参数。

2000 年 AANS 指南推荐维持 CPP 在 70 mmHg 以上，在此之前的研究结果提示 CPP 应维持在更高水平（80 mmHg）。CPP 的维持水平与患者脑血管自身调节机制的受损程度相关。正常情况下，CPP 在 50~150 mmHg 间变化时，脑血流不会发生明显改变。脑损伤的自身调节使引起脑血流减少的 CPP 阈值升高，理应适当提高 CPP，才能保证脑灌注。若患者不存在脑缺血情况，不必将 CPP 维持在 70 mmHg 水平以上，否则增加急性呼吸窘迫综合征的危险。由于脑损伤患者脑血管自身调节机制受损程度存在个体差异，因此维持 CPP 也应采取个体化原则。但是目前临床很难确切判断脑血管对 CPP 变化的反应，整合其他脑功能监测手段可能会有所帮助，如对脑血流和代谢的监测。

（夏世宏　李　响）

参考文献

[1] 史忠岚,卢培刚,袁绍纪,等. 持续有创颅内压监测对重型颅脑损伤患者救治的临床意义[J]. 中国微侵袭神经外科杂志, 2015,20(4)：161-163.

[2] Olson D M, Ortega P S, Ramsay J, et al. Differentiate the Source and Site of Intracranial Pressure Measurements Using, More Precise Nomenclature[J]. Neuroscientist, 2019, 30(2)：239-243.

[3] Di Ieva A, Schmitz E M, Cusimano M D. Analysis of intracranial pressure: past, present, and future[J]. Neuroscientist, 2013, 19(6): 592-603.

[4] Zhang, X, Medow J E, Iskandar B J, et al. Invasive and noninvasive means of measuring, intracranial pressure: a review [J]. Physiol Meas, 2017, 38(8): R143-R182.

[5] Hussein K, Rabino G, Feder O, et al. Risk factors for meningitis in neurosurgical patients with cerebrospinal fluid drains: prospective observational cohort study [J]. Acta Neurochir (Wien), 2019, 161(3): 517-524.

[6] Nag, D S, Sahu S, Swain A, et al. Intracranial pressure monitoring: Gold standard and recent innovations[J]. World J Clin Cases, 2019, 7(13): 1535-1553.

[7] 中华医学会神经外科学分会,中国神经外科重症管理协作组.中国神经外科重症管理专家共识(2020版)[J].中华医学杂志,2020,100(19):1443-1458.

[8] Chohan M O, Akbik O S, Ramos-Canseco J, et al. A novel single twist-drill access device for multimodal intracranial monitoring: a 5-year single-institution experience[J]. Neurosurgery, 2014, 10 Suppl 3: 400-411; dicussion 411.

第九节

腹腔压力监测技术

腹腔内压力(intra abdominal pressure, IAP)是指密封于腹腔内的稳定状态的压力。临床上各种因素均可引起腹腔内压增高,其中腹内容物量增加是腹腔内压增高的常见原因,包括腹腔内出血、内脏器官的水肿、胃肠道扩张、肠系膜静脉栓塞、腹水、腹膜炎、肠麻痹、肠梗阻以及腹部肿瘤等。任何疾病大量液体复苏(如SAP、失血性休克等)都可导致腹腔内压增高,特别是手术后或伴有全身性感染时更易发生。健康成年人腹内压范围为0~5 mmHg(1 mmHg = 0.133 kPa);儿童低于成年人;肥胖症患者、孕妇腹内压慢性升高可达10~15 mmHg而不导致器官生理功能障碍;ICU内重症患者由于液体潴留、腹部手术、使用呼吸机等原因,通常导致腹内压高于正常值,一般维持在5~7 mmHg。腹腔内高压(intra abdominal hypertension, IAH)的定义为IAP持续不低于12 mmHg, IAP可进一步分级为: Ⅰ级,12~15 mmHg; Ⅱ级,16~20 mmHg; Ⅲ级,21~25 mmHg; Ⅳ级,大于25 mmHg。腹腔间隔室综合征(abdominal compartment syndrome, ACS)定义为IAP持续高于20 mmHg且导致新发器官功能障碍,容易受累的系统包括呼吸、泌尿及凝血。据来自不同病种的数据显示,ICU内IAH发病率30.1%~82.7%, ACS发病率4.2%~56%,故对于危重症患者进行腹内压监测,并早期干预尤为重要。

尽管目前有多种多样的监测方法,如直接穿刺腹腔测压,经胃、膀胱、子宫或下腔静脉等间接压力测定。实验表明,经胃、膀胱或下腔静脉测定的压力与直接测定结果具有较高的相关性。但是目前普遍应用的、最简单和重复性最好的依然是膀胱压测定。

由于腹部及其内容物具有相对非压缩性、可流动性特点,因而可以在腹部的各个部位测量腹内压。测量方法有经膀胱测压、经胃测压、经直肠测压、经下腔静脉测压等。测量膀胱内压可以客观反映腹内压,该方法简单易行、费用低廉,目前仍被大多数学者推荐为标准的腹内压测量方法。指南建议:通过膀胱压监测腹内压。尿道狭窄、断裂、膀胱外伤等情况视为禁忌证。

(一)测量方法

目前经膀胱压测量方法包括: ① 原始的开放系统单一测量技术。② 密闭系统重复测量技术。③ 改良密闭系统重复测量技术,此方法可重复测量,耗时短,监测时间更长。目前已有可简化测量的商用产品,但也可采用ICU中的常规设备按照下列步骤来测量膀胱压力,见图3-43。

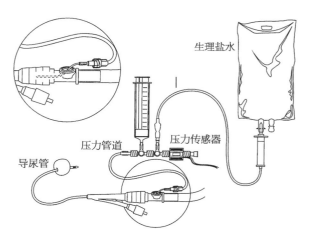

图3-43 经膀胱腹内压监测示意图

步骤如下: ① 测量前准备:操作前物品准备齐全。② 在无菌条件下经尿道膀胱插入Forley's尿管。患者取平卧位,去除棉被、腹带压迫。躁动患者给予适当镇静。连接好测压装置,准确标记零点(腋中线和髂嵴交点处为参考点),利用测压管测量时,测压管必须与地面垂直,零点过高可使测量值偏小。③ 测量过程:夹住插入患者膀胱的 Foley 导尿管。注入≤25 mL 温度为 37~40℃的生理盐水,过冷、过热或快速注入会引起膀胱肌肉收缩,致膀胱压升高,使导尿管内充满液体。连接压力传感器和导尿管。患者呼吸时压力会有波动,应在呼气末读数并记录。④ 记住注入的盐水量,以正确记录出入量。⑤ 如果无传感器,也可用输液器制作简单的测压装置。

注意事项:① 体位。不同的体位对腹内压会产生较大影响,器官的本身质量、腹腔积液及肠腔内气体也会影响膀胱压,推荐意见建议:在测量膀胱压时,传感器在腋中线水平归零,使患者处于完全仰卧位,于呼吸末测量,且不需要双下肢屈曲,确保腹部肌肉没有收缩。要在患者安静时读数,避免在咳嗽、排便等增加腹内压的情况下进行。② 压力参照点:目前仍然有争议,世界腹腔间隔室综合征协会(World Society of the Abdominal Compartment Syndrome, WSACS)推荐 IAP 测定采用仰卧位,以腋中线髂嵴交点为参照点测量膀胱内压力。③ 监测频率:目前的研究表明,每 4~6 小时测定 1 次膀胱压,足以反映危重患者的腹腔压力变化,并不影响 IAH 和 ACS 的发现。注意:操作前认真洗手,戴无菌手套;操作过程中严格无菌操作,连接

处严格消毒。每次测压完毕均及时更换一次性连接装置。④ 其他因素:当存在腹膜内粘连、盆腔血肿、盆腔骨折、腹部填塞或神经源性膀胱时,膀胱压力可能不准确,这是因为准确测压需要膀胱壁能够自由运动。应用机械通气及呼气末正压也会对腹压测量值产生影响,测压时暂停呼吸机,于呼气末读取压力值。监测管要通畅,管中充满液体,排尽空气,否则对结果影响较大。最好由专人动态监测,测量结果与病情不相符时,排除影响因素后重复测量 2~3 次,取平均值,以减少人为误差。

(二) 临床意义

胃肠道是脓毒症、创伤及休克等致多脏器功能障碍(multiple organ dysfunction syndrome, MODS)中最早受损的器官之一。肠道不仅是 MODS 的靶器官,更是 MODS 的启动者,导致机体"二次损伤"。IAH 所致腹胀是急性胃道功能障碍的表现形式,IAH 持续存在与发展是 ACS 的重要原因。IAP 水平与 MODS 患者病情严重程度及预后密切相关。如 IAP 逐渐下降,则提示病情及预后不断改善;如 IAP 持续维持在较高水平甚至不断上升,则提示病情恶化。因此,及早发现 IAH,在解除病因同时采取各种措施降低 IAP,及时解除 IAH,可以防止病情的进一步发展。

(车在前)

[1] 刘田,刘松桥,刘玲,等. 参照点的选择对重症患者腹内压测定的影响[J]. 中华外科杂志,2011,49(1):49-52.

[2] 中国腹腔重症协作组.重症患者腹内高压监测与管理专家共识(2020 版)[J].中华消化外科杂志,2020,19(10):1030-1037.

[3] Rajasurya V, Surani S. Abdominal compartment syndrome: Often overlooked conditions in medical intensive care units[J]. World J Gastroenterol, 2020, 26(3): 266-278.

[4] Cheatham M L, Safcsak K. Intraabdominal pressure: a revised method for measurement. [J]. J Am Coll Surg, 1998, 186(3): 368-369.

第十节

体外膜肺氧合技术

体外膜肺氧合(extracorporeal membrane oxygenation, ECMO),又被称为体外生命支持(extracorporeal life support, ECLS)。其目前在临床工作中的应用已从最早的心外科体外心肺支持发展到重症的各个领域。其主要有 2 种模

式,分为静脉-静脉(venovenous, VV)或静脉-动脉(venoarterial, VA)模式,这两种模式均可用于呼吸功能支持,但只有 VA-ECMO 能够提供血流动力学支持。ECMO 本身虽无法治疗原发病,但正如"ECMO 之父"Warren Zapol 在 1972 年发表于《新英格兰医学杂志》的论文所说,该治疗通过维持充分的组织灌注,为患者器官功能恢复或过渡到长期辅助设备及器官移植"赢得时间"。

（一）适应证和禁忌证

1. 适应证　ECLS 的主要适应证是病情可能逆转并且经过常规最佳治疗措施后仍存在高死亡率风险的严重心肺衰竭。可能需要开始 ECMO 治疗的临床情况举例如下。

（1）在优化了潮气量、呼气末正压（positive end-expiratory pressure，PEEP）和吸呼比（inspiratory to expiratory ratio，I∶E）在内的呼吸机参数设置后，仍存在低氧性呼吸衰竭伴 $PaO_2/FiO_2 < 100$ mmHg。ARDS 的柏林共识建议对 $PaO_2/FiO_2 < 70$ mmHg 患者进行 EMCO 治疗。

（2）顽固性高碳酸血症性呼吸衰竭且动脉 pH 值<7.20。

（3）心脏、循环衰竭或难治性心源性休克。

（4）大面积肺动脉栓塞。

（5）心脏骤停。

（6）心脏手术后体外循环脱机失败。

（7）作为心脏或肺移植或者放置心室辅助装置的过渡治疗。

2. 相对禁忌证　ECMO 的禁忌证基本为相对禁忌证，需要平衡操作的相对风险（包括可用于其他人的有限资源风险）与潜在获益。相对禁忌证如下。

（1）患者康复后出现与正常生活不相容的情况。

（2）影响生活质量的原发疾病（严重中枢系统损伤、终末期恶性肿瘤、抗凝治疗后全身出血风险）。

（3）患者的年龄和体型。

（4）徒劳无益：患者病情太重、接受过长时间常规治疗或有危及生命的疾病诊断。

（二）ECMO 技术的实施到撤离

ECMO 的应用应仅由接受过 ECMO 建立、维持和撤机相关培训并具有经验的医生实施。

在 ECMO 治疗期间，血液由患者自身的血管系统引至体外，在机械泵的驱动下在体外循环，然后回输至患者体内。血液在体外流经氧合器和加热装置。在氧合器中，血红蛋白充分氧合，而二氧化碳（carbon dioxide，CO_2）则被清除。氧合由血液流速决定，而通过调节流经氧合器的逆向气流速率，可以控制 CO_2 的清除。

ECMO 主要分为 VV 模式和 VA 模式：① 进行 VV - ECMO 时，血液被从腔静脉或右心房引出，然后回输至右心房（图 3 - 44）。VV - ECMO 能够提供呼吸功能支持，但患者需依赖自身的循环功能。② 进行 VA - ECMO 时，血液被从右心房引出，然后回输到动脉系统，从而绕过心脏和肺（图 3 - 45）。VA - ECMO 可提供呼吸功能支持和血流动力学支持。

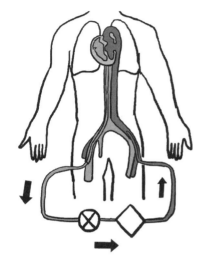

图 3 - 44　VV - ECMO 连接示意图

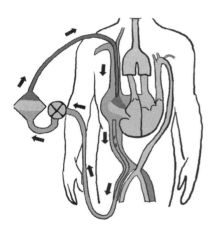

图 3 - 45　VA - ECMO 连接示意

1. ECMO 技术的实施

（1）ECMO 的启动及患者准备：一旦决定开始 ECMO 治疗，则需要对患者进行全身静脉肝素抗凝，然后进行置管操作。最终将套管与 ECMO 回路中相应的管路进行连接后，即可开始 ECMO 治疗。

非紧急情况下，开始 ECMO 置管操作前先放置好动脉测压导管和中心静脉导管用于监测。抽取血标本评估全血细胞计数，基础凝血功能（Pt、aPTT、纤维蛋白原、D - 二聚体、AT Ⅲ），血生化和血气分析。根据检查结果,向输血科申请可能需要的血制品。

(2)经皮置管的一般注意事项:无论是进行VA-ECMO还是VV-ECMO,建立合适的血管通路是进行体外膜肺支持的基本步骤。血管通路的位置、ECMO导管的种类和型号以及置管技术的选择,主要由患者血管的解剖特点和置管人员的技术水平所决定。随着薄壁导管的临床使用普及,目前几乎所有的病例置管方法都由外科手术置管转变为经皮穿刺置管,通常采用 Seldinger 技术经皮置入套管,应当使用与血管相匹配的管径最粗的套管。

血管通路的建立和维护对任何模式的 ECMO辅助都至关重要,可以由经过培训的重症科医生、急诊科医生、心脏介入科医生等,通过床旁经皮穿刺的方法完成,必要时可以请心胸外科或血管外科医生待命,以备经皮穿刺遇到困难时,可以通过手术切开,直视下置管建立血管通路。这种情况主要发生在 VA-ECMO 模式对心脏辅助时动脉置管的过程中。

在置管完成后使用血管超声检测对血管定位和直径测量具有重要作用。通常导管管径不超过血管直径的 2/3,以便于下肢血液可以顺利从导管周围通过,不损害肢体的静脉回流。当需要动脉插管时,这一点尤为重要。

(3)VV-ECMO 的置管:进行 VV-ECMO 治疗时,采用股静脉-颈内静脉途径时,静脉套管通常置于右侧或左侧股总静脉(用于引出血液),以及右侧颈内静脉(用于回输血液),这种模式产生的再循环最小,此时股静脉套管的尖端应位于下腔静脉与右心房交界处附近,而颈内静脉套管的尖端则应位于上腔静脉与右心房交界处附近;当采用股静脉-股静脉途径时,需要注意必须使用不同的静脉导管,因为多级侧孔将氧合血从回流导管分流到引流导管,将产生非常高的再循环率,此时应保持引流导管在膈肌水平以下、肾静脉水平以上,并且回流导管保持在右心房内或刚好低于右房水平,将使再循环率降到最低。对体重>70 kg 的成人行 VV-ECMO 辅助时,静脉引流导管的大小在 23~25 F,而回流导管的大小在 19~21 F。也可使用足以保证每分钟 4~5 L 血流量的双腔套管。这种套管有多种管径可供选择,套管的最大管径为 31 F,最适合成年男性患者。引流

管口和回输管口的设计旨在最大限度地减少再循环。

(4)VA-ECMO 的置管:对于 VA-ECMO,静脉套管被放置于下腔静脉或右心房内用于引流血液,而动脉套管被置于右侧股动脉用于回输。股动脉置管相对容易,因此是 VA-ECMO 的首选。股动脉置管的主要缺点是同侧下肢缺血。可通过在股动脉套管远端另外置入一根动脉套管,并使部分回输血液经这根套管对下肢进行"再灌注";也可在胫后动脉中置入一根套管,以便对下肢进行逆行灌注。以上方法均可减少这一并发症的发生。有时,股血管不适合进行 VA ECMO 置管,例如有严重闭塞性外周动脉疾病的患者,或既往进行过股动脉重建的患者。在这些情况下,可使用右颈总动脉或锁骨下动脉进行置管。通过右颈总动脉置管时,发生大面积分水岭脑梗死的风险为5%~10%。使用锁骨下动脉的优点是接受 ECMO治疗的患者更便于活动。在心切开术后进行ECMO 时,可以将体外循环所使用的套管从心肺机转接至 ECMO 回路,此时从右心房引出血液并回输入升主动脉。

(5)ECMO 参数的调整:完成置管后,将患者与 ECMO 回路连接,逐渐增加血流量,直至呼吸和血流动力学指标满意。合理的治疗目标包括:① 动脉血氧饱和度在使用 VA-ECMO 时 >90%,在使用 VV-ECMO 时 >75%。② 静脉管路中测量的静脉血氧饱和度比动脉血氧饱和度低20%~25%。③ 根据动脉血压、静脉血氧饱和度和血乳酸水平判断组织灌注充分。

(6)ECMO 运转后的维持:一旦达到初始的呼吸和血流动力学目标,则可将血流量维持在当前水平。持续静脉血氧测定可直接测量 ECMO 静脉管路的血氧饱和度,有助于反复评估和调整治疗。当静脉血氧饱和度低于目标值时,可以采取以下一种或多种干预措施:提高血流量、增加血管内容量、或提高血红蛋白浓度。通过降温来减少全身氧摄取量也可能有帮助。

在 ECMO 治疗期间,可持续输注普通肝素或直接凝血酶抑制剂维持活化凝血时间(activated clotting, time, ACT)达到 180~210 秒,以达到持续抗凝效果。发生出血,则降低 ACT 目标值。ACT很容易在床旁测定,但也可使用血浆部分凝血活酶时间(partial thromboplastin time, PTT),后者需

达到正常值的 1.5 倍。同时辅以血栓弹力图检测，同样有助于抗凝效果的滴定。使用肝素时，抗凝作用取决于内源性抗凝血酶Ⅲ（antithrombin Ⅲ，AT3）的水平。如果怀疑存在 AT3 缺乏，则应检测 AT3 的水平。如果 AT3 水平低于正常值的 50%，则可输注新鲜冰冻血浆来补充。

同样在治疗期间，由于血小板与异物表面发生接触而被活化，因此出现血小板的持续消耗。血小板计数应维持在 50 000/μL 以上，根据情况可能需要输注血小板。

对于完全心功能衰竭或肺功能衰竭患者而言，ECMO 回路通常是唯一的氧气来源。氧输送取决于血红蛋白的水平和血流量。维持高血流量的风险大于输血的风险，因此 ECMO 患者的血红蛋白水平应当维持在 12 g/dL 以上。

在 ECMO 维持期间需要降低呼吸机的参数设置，以避免气压伤、呼吸机相关性肺损伤和氧中毒。应维持平台压低于 20 cmH$_2$O，FiO$_2$ 低于 0.5。降低呼吸机支持通常伴随着静脉回流增加，从而改善心输出量。并且建议可考虑早期进行气管切开术，以减少生理死腔并改善患者的舒适度。在 ECMO 治疗期间，患者通常需要轻度镇静，但目前有些观点倾向于也可考虑使患者保持清醒、拔除气管插管，保留自主呼吸的情况下进行清醒 ECMO。

2. ECMO 的撤离 对于呼吸衰竭的患者，影像学表现、肺顺应性和动脉血氧饱和度的改善提示患者可能具备撤离 ECMO 的条件。对于心功能衰竭患者，主动脉搏动增强与左心室输出量改善相关，提示患者可能具备撤离 ECMO 的条件。在完全停止 ECMO 治疗前，应对患者进行 1 次或多次 ECMO 撤机试验。

（1）进行 VV-ECMO 撤机试验时，可中断通过氧合器的所有逆向氧供气流。体外血流量维持不变，但不会发生气体交换。观察患者数小时，以确定撤离 ECMO 后维持充分氧合及通气所必需的呼吸机参数设置。

（2）进行 VA-ECMO 的撤机试验时，需要将引出及回输血液的导管暂时夹闭，同时使 ECMO 回路通过动脉和静脉管路之间的桥路进行自身循环。这样可防止血液淤滞导致 ECMO 回路内形成血栓。此外，应使用肝素盐水持续冲洗动静脉管路，或使用管路中的肝素化血液进行间断冲洗。

由于血栓形成风险更高，VA ECMO 撤机试验所需的时间通常短于 VV ECMO 撤机试验。

（3）VA 和 VV-ECMO 的拔管：一旦决定停止 ECMO 治疗，则需拔除套管。导管的拔除按照标准操作流程在床旁进行。如果有动脉插管，停止肝素输注，检测凝血指标，确保回到极限水平。VV-ECMO 中，减少肝素用量，但在拔管前不需要凝血功能完全恢复正常。穿刺点周围预置荷包缝合线后，血管导管拔出后可以少量控制放血以清除来自肢体远端部分的小血栓。静脉穿刺点用手压迫 10 分钟，然后插管部位稍微压迫包扎。对于动脉穿刺点，一切 ECMO 中心建议如果在经皮穿刺的情况下，需用手压迫 30~45 分钟，然后使用股动脉压迫系统，确保血管穿刺部位充分压迫止血。对于行血管切开置管的动脉置管，需行床旁缝合后，严格观察腹股沟区情况，辨别有无血肿的形成和进展情况。

（4）建议随访插管部位的血管超声检查。有文献报道，拔管后有残留血管内纤维鞘的可能，需要调整 ECMO 拔管后患者的抗凝治疗。

3. ECMO 的并发症 经皮血管穿刺置管的并发症：ECMO 插管伴随着不同的并发症。早期并发症直接与插管过程相关。导丝打折、完全扩张完成后失去血管通路、血管撕裂、血管分叉解剖异常导致导丝无法到达正确位置、血管内膜夹层和血管穿孔均有报道。有报道放置双腔插管过程中，出现右室破裂造成心包压塞和心肌梗死的并发症。插管部位出血仍是文献报道最常见的并发症。当发生此情况时，可采用改良血管穿刺技术。

在 VA-ECMO 的置管一节中已提及动脉置管远端肢体缺血性改变及可以通过放置远端灌注导管减少缺血风险。静脉插管侧肢体灌注情况也需要严密的检测，因为选用过大的引流插管和休克状态造成肢体水肿时，如果肢体远端静脉回流受阻，将发生骨筋膜室综合征。常发生的短期并发症包括：腹股沟血肿、假性动脉瘤、动静脉瘘和急性血栓栓塞（VV-ECMO 发生率约为 2%，VA-ECMO 发生率约为 8%）。大约 12% 的 VA-ECMO 患者受晚期并发症的影响，主要由于股动脉穿刺插管处狭窄，尤其是采用外科手术途径时。肢体骨筋膜室综合征在 VA-ECMO 中发生率约为 1%，如果没有及时发现和治疗，将造成严重并发症,可导致截肢。

（1）循环管路相关并发症：① 循环管路血凝块形成及血栓栓塞。由于血液与体外管道表面的相互作用,血凝块可在管道中形成,进而形成血栓,并可能引起灾难性的后果。血栓可以在循环管路中的任何部位,包括氧合器、泵头、管道形成。② 气栓。气栓的产生与离心泵在进血管与泵头之间产生的高负压有关。如果空气在此处进入,就会出现大量气栓。③ 循环管路破裂。体外循环装置中的任何组件都可能出现破裂。有些破裂可能比较大,引起血液丢失;有些破裂可能不明显,不容易被发现。当出现在静脉端时,大量气体被吸入,在离心泵产生的高负压的作用下形成气栓。破裂的位置决定是更换部分管道还是更换全部管道。

（2）患者相关并发症：① 出血。出血是 ECMO 最常见的并发症,其主要原因是全身抗凝和由管路黏附及剪切力所致的血小板激活和血小板功能障碍。因此,即使一些常规操作（例如气管内吸痰、放置鼻胃管、导尿）,也可能导致难以控制的出血,需要进一步治疗及调整抗凝方案。为减少出血,在行侵入性手术操作之前,持续监测凝血功能指标（活化凝血时间、活化部分凝血酶原时间、凝血酶原时间、血小板计数、血栓弹力图/血栓形成仪）是必要的。② 插管部位出血。插管部位也是最常见的出血部位,尤其是手术切开插管。插管周围缓慢渗血可能与小血管断裂有关,可以通过压迫止血或者补充凝血因子等方法应对。有时也需要再缝合或者调整抗凝方案。采用 Seldinger 技术行经皮穿刺插管的,出血相对较少。相对于静脉插管,动脉插管出血风险高。无论何时发现插管部位出血,在实施任何干预措施前,应首先评估插管是否处于正确位置,以排除插管位置不佳,并防止意外脱管。在中心插管的 ECMO 中,置管部位出血说明手术可能存在问题,需要小心监测和及时手术修补,以避免心包压塞等严重并发症。③ 胃肠道出血和呼吸道出血。在止血与抗凝微妙的平衡中,即使微小创伤都可以引起口咽部、气道、胃、直肠和胆囊等黏膜部位出血。护理的常规操作,比如吸痰、支气管镜检查、导尿都有可能引发难以控制的出血。胃肠道出血可见于食管炎、胃炎、十二指肠溃疡或其他部位。内镜检查常可准确识别出血部位,如需进一步评估,应考虑血管

造影。ECLS 患者的处理方式应与其他胃肠道活动性出血患者的处理方式一样,确保纠正凝血功能,必要时考虑内镜检查,对难以控制的出血,则用外科手术干预。④ 凝血功能障碍（血小板减少、肝素诱导性血小板减少症和弥漫性血管内凝血）。ECMO 管理的一个关键就是要调整止血与抗凝达到微妙的平衡,这需要持续的临床和实验室检查监测,进行凝血因子、纤维蛋白原和血小板的替代治疗。晶体液预充建立 ECLS 时,由于血容量增加,血细胞、血小板及蛋白被稀释,液体进入细胞间隙,引起水肿。此外,贫血状态需要较高的流量,以达到足够的灌注及足量的气体交换,这样会导致泵后压力升高。因此,足够的红细胞比积在 ECLS 辅助时尤为重要。ECLS 患者血小板减少很常见,其诱发原因包括原发病、药物或者血液暴露于循环管路表面等。血液与人工表面的相互作用引起蛋白吸附（包括纤维蛋白原和白蛋白）,血小板黏附于此,引发瀑布效应,导致血栓形成,并激活内源性凝血途径,引起炎症因子释放和凝血酶生成。ECLS 第一个 4 小时内血小板计数可下降到基础水平的 40%。尽管有中心指出血小板数不得低于 100 000/μL,但是临床习惯上及体外生命支持组织（ELSO）指南建议血小板输注的指标是血小板计数<80 000/μL。即使血小板计数高于最低水平（80 000~100 000/μL）,但是血小板功能可能已受损。这种情况下,建议使用激肽释放酶抑制剂（氨甲环酸或者抑肽酶）改善血小板功能。由于具有廉价、床旁监测方便、易于滴定、可被鱼精蛋白拮抗等特点,全身肝素化是 ECLS 患者抗凝的金标准。肝素尽管有以上优点,但不能阻止血小板与管道表面的相互作用,而且还会进一步激活血小板,加速血小板消耗。肝素抗凝相关的一种罕见情况是肝素诱导血小板减少症（HITT）,其主要临床特征是：白色血栓形成和血小板计数<100 000/μL。目前可用于诊断 HITT 的检验方法有很高的假阳性率。如果 ECLS 患者确实发生 HITT,即使输注血小板,血小板计数也持续<10 000/μL。在这种情况下,如果没有其他可以解释血小板减少的原因,应该考虑更换其他抗凝剂,如阿加曲班。如果出现血尿,且血红蛋白检查也证实下降,应怀疑另外一个可能引发 ECLS 患者凝血功能障碍的问题——溶血。当离心泵吸引力显著超过血液引流所需负压（入口高负压）,就相当于高流量血流通过很小

的引流口，或者泵后管路有严重堵塞造成高速射流，都很容易发生溶血。泵头内的血凝块可能会加重溶血的发生。⑤ 神经系统并发症。ECLS 最严重的并发症是颅内出血，往往是致命性的，其发生率从 1.6%～18.9% 不等。严格的抗凝管理、及时纠正血小板数目以及积极预防肾功能衰竭似乎是减少这一致命并发症的重要手段，而 ECMO 支持的持续时间并非该并发症的独立风险因素。ELSO 注册数据库报道在需要心脏支持的成人中，中枢系统出血发生率为 2%，其总体生存率是 8%；而 VV - ECMO 中枢系统出血的发生率为 4%，患者总体生存率却较高，达 21%。除了出血，脑梗死（1%～8%）和癫痫（2%～10%）也是常见并发症。大脑不同部位的血栓栓塞均可以进展成缺血性脑卒中，包括前叶、枕叶、基底神经节和顶叶。癫痫在临床影像学上可表现为脑水肿。⑥ 心脏并发症。心胸部并发症，比如心包压塞、左室扩张及气胸，引起管道受压或者心房容量减小，会进一步导致循环动力学不稳定及干扰 ECMO 流量。低血压合并泵前负压增高可能与血容量不足及患者镇静不够有关，但是首先需要排除以上并发症。任何胸内压的突然改变，例如张力性气胸，都可能增加心包内压力，减少静脉回流，导致 ECMO 流量降低，其病理生理机制与心包压塞相似。首先可以通过快速补液评估患者容量状态并调整镇静和肌松药的用量，若 ECMO 流量没有改善，建议行胸片或者超声心动图检查。胸腔内病变对 ECMO 流量的影响，在小儿患者中已经做了详尽的描述，但是在成人 ECMO 患者中并没有阐述清楚。左室膨胀是一个与 VA - ECMO 相关的突出问题，胸片显示肺水肿或者气管插管内吸出泡沫痰是其最早表现。经食道超声心动图可以确诊严重的左室扩张。二尖瓣或者主动脉瓣反流会使问题更加严重，增加泵流量有助于降低肺血流，改善左心室膨胀问题。左室膨胀并非只发生在中心插管的 VA - ECMO，在外周插管的 VA - ECMO 中，尽管左心室可以充分减压，但仍然会有血液通过支气管循环回流至左心房。因此，如果左室收缩力极度低下，左心压力增高也可导致左室膨胀。左室膨胀导致的室壁压力升高不仅增加心肌能量消耗，导致缺血，而且还降低左室恢复的可能性。在这种情况下，必须通过手术或经皮插管进行左室引流减压。⑦ 感染/脓毒症。ECMO 患者较其他外科 ICU 患者发生院

内感染的风险更高。ECMO 患者一般有多种留置导管，除了 ECMO 插管外，还可能有肺动脉导管、桡动脉导管，必然增加血流感染的风险。同时由于患者气管插管时间长，有创置管多，以及频繁应用抗生素治疗，故合并呼吸机相关性肺炎风险较高。一般院内感染的临床症状及体征可能不会在此类患者中表现出来，这让诊断更加困难。特别是因为使用热交换器调节体温，发热的临床表现往往不明显。在微生物培养结果回报前，应早期经验性给予广谱抗生素治疗。

4. ECMO 在急危重症中的应用

（1）ECMO 在大面积肺动脉栓塞中的应用：尽管大面积肺动脉栓塞治疗已经有很多方法，但是对于合并右心衰竭和心源性休克的患者，死亡率仍高达 20%～50%。

Davies 于 1995 年报道了首例在手术室外使用 ECMO 作为临时支持手段的大面积肺动脉栓塞患者。患者在 6 日的 ECMO 支持过程中一直保持清醒。自此以后出现了大量使用 ECMO 救治大面积肺动脉栓塞所致的心跳停搏或心源性休克的成功案例。一些患者仅仅使用 ECMO 支持，另外一些患者则经 ECMO 支持后成功地进行了手术或者导管取栓术。在这些报道中，抢救成功的关键是快速经皮穿刺建立 ECMO，保持血流动力学稳定，在 ECMO 期间进行必要的诊断性检查以及将患者转运至有条件施行取栓手术的机构。

Maggio 等发表了一项迄今最大样本的研究报告，包含 21 例大面积肺动脉栓塞伴严重休克和低氧血症的患者，其中 19 例行 VA - ECMO，2 例行 VV - ECMO，总体生存率为 62%。研究指出，当患者因为突发 PE 导致心跳停搏时，快速经皮穿刺建立 ECMO 是可行的（8 例患者）。ECLS 可以作为溶栓或者血栓清除术的治疗策略的一部分，或者和抗凝一起作为独立的大面积肺动脉栓塞治疗措施。每日进行心动超声检查有可能发现少数需要进行手术取栓术的患者。不幸的是，这部分患者容易发生神经系统并发症导致死亡（4 例患者，50% 死亡率）。

Sakuma 等报道了日本将 ECMO 作为大面积肺动脉栓塞治疗辅助手段的经验。作者收集了文献中 193 例患者，总体生存率为 73%。65% 的患者在 ECMO 建立时有过心跳停搏，86% 的患者伴有心源性休克。

总之,ECMO 对于大面积肺动脉栓塞伴心功能衰竭患者的益处是确定的,它被认为是大面积肺动脉栓塞治疗流程中重要的措施之一。

(2) ECMO 在脓毒性休克中的应用:最初,脓毒性休克和脓毒症被认为是 ECMO 的相对禁忌证。人们担心 ECMO 的循环通路可能成为细菌的培养基。脓毒性凝血功能障碍以及出血风险增加也是禁忌证。基于以上原因,ECMO 在成人脓毒性休克的使用也稍有延后。在最近十几年中,由于 ECMO 技术的改进、安全性提高、ECMO 适应证不断增加,其绝对禁忌证也不断受到挑战。ECMO 用于成人脓毒性休克的病例报道包括汉坦病毒、疟疾、金黄色葡萄球菌、脑膜炎奈瑟氏菌、H1N1 病毒感染以及坏死性软组织感染。

Bréchot 等报告了 14 例难治性脓毒性"冷"休克患者,伴有左室射血分数低下,全身血管阻力指数升高,该组患者的生存率为 71%。另外一份是来自中国台湾的单中心报告:在 6 年时间里有 53 位脓毒性休克患者接受了 ECMO 支持,其中 40% 的患者在开始 ECMO 前有过心脏停搏,这些患者总体存活并出院的比例为 15%,年龄 >60 岁的患者预后更差。两份报告生存率的差异部分可以用台湾组患者中心脏停搏者比例高来解释。来自法国的报告以脓毒性心肌病患者为主,特点是左室射血分数低下和全身血管阻力极度升高,类似"章鱼壶心肌症",这可以解释该组患者的高生存率。

ECMO 在脓毒性休克的使用中,仍存在一定的问题需要注意。在考虑给脓毒性休克患者使用 ECMO 时,需要区分以下三类患者。① 患者有心源性休克和脓毒症。大部分此类患者可以通过外周血管进行 VA - ECMO,患者以心功能障碍为主。② 患者同时有 ARDS 和高动力脓毒性休克。这种情况下首选 VV - ECMO,上机后通常能看到儿茶酚胺类药物需要量减少;而且有文献报道,相似情况的脓毒性休克患者,使用 VV - ECMO 者预后优于使用 VA - ECMO 者。③ 左室功能受损并伴有严重 ARDS 的患者。对于这些患者,如果使用经股静脉-股动脉的 VA - ECMO 插管方法,由于肺功能障碍,左室搏出的血是未经充分氧和的,它们再灌注心脏、大脑和上身。为了避免这种情况,可以考虑经中心血管置管的 VA - ECMO 或混合使用 VV/VA - ECMO。在后一种情况下,可以考虑使用双腔插管,以避免在颈静脉处重新穿刺以增加右房和右室的血氧饱和度。

(3) ECMO 在创伤中的应用:严重创伤是导致死亡的主要原因,尤其是在年轻患者中。其导致死亡有以下三种情况:① 由于难治性损伤导致在现场立即死亡。② 早期死亡(几小时至几日),严重出血,心血管/肺功能衰竭,或者严重脑损伤所致。③ 后期死亡(数日至数周),死因常为创伤后 ARDS 和/或多器官功能衰竭。

无论对于早期还是后期死亡患者,ECMO 都有可能是有效的抢救手段。早期死亡患者的主要原因往往是失血性休克、低氧血症、低体温、代谢性酸中毒和凝血功能障碍。采用 VA - ECMO 能够给予组织充足的灌注和氧合,快速复温,快速输血输液。在治疗创伤后 ARDS 时,VV - ECMO 可以对创伤的肺采用保护性通气,提供足够的氧合,避免后续的多器官功能衰竭。ARDS 合并创伤性脑损伤的患者死亡率很高,为 ARDS 患者采用的肺保护性通气、允许性高 CO_2 血症和胸腔内压提高,却可能加重脑损害。VV - ECMO 可以解决治疗上的矛盾,给予肺脏足够的支持,让肺得到休息,减轻继发的脑损害。

创伤后早期阶段应用 VV - ECMO 的指征是顽固性低氧血症和/或严重呼吸性酸中毒,常规治疗手段无效。而 VA - ECMO 的使用指征是持续性休克,组织低灌注,虽经液体复苏,输血和升压药使用无效,或者创伤后发生了心脏停搏。总之,由于缺乏相关创伤指南推荐,ECMO 应该在医生认为标准的治疗方法已经无效,并且患者的损伤是有可能逆转的情况下使用。VA - ECMO 可以用于控制肺出血,减少肺血流灌注。此外,对于需要夹闭下腔静脉的外科手术,VA - ECMO 的颈静脉-股静脉通路可以保证全身器官灌注。

(4) 禁忌证:只有很少一些报告中明确提出了 ECMO 用于创伤患者的禁忌证。① 致死性脑损害。② 无法控制的大出血(如大动脉破裂)。③ 高龄(>55 ~ 70 岁)。④ 证实经历了长时间低氧血症(如长时间无效的心肺复苏)。⑤ 可能有致命性先天性疾病。

在 ECMO 插管前,有条件先进行全身 CT 扫查,以排除可能存在的绝对禁忌证。

活动性出血、近期手术及脑损伤曾被认为是抗凝和 ECMO 的禁忌证,但是目前同样已有报道给大手术后伴有严重脑损伤或失血性休克的患者使用ECMO的成功案例,ECMO的应用领域也不断随着其技术进步而不断扩展。

(三) ECMO新的挑战

1. 临床管理的挑战

(1) ECMO用于难治性心脏骤停:体外生命支持(Extracorporeal Life Support, ECLS)是心脏和呼吸功能支持有价值的工具。显然只有在顶级的标准护理和ECLS下才能成为现实。

特别是针对难治性心脏骤停的患者采取标准治疗措施:① 应保证最优化的标准ALS护理并建立必不可少的ECLS制度。最重要的是充分的心外按压,从心脏骤停到建立ECLS期间保证最低程度的干扰。② 严格的流程应显示纳入和排除标准,以便让主治医生有可能在每一个个案中根据具体情况来调整。精确的入选标准是避免无效安装ECMO的基础。③ 无血流时间(即心脏骤停至开始心肺复苏的时间)是神经功能预后的基本决定因素。低血流时间(从开始心肺复苏到恢复自主循环或开始ECLS的时间)也与之相关,应尽可能减少至最短时间。④ 神经系统损害是致病率和死亡率高的常见原因。继发性缺血脑损伤是永久性神经损伤的重要原因。因此,标准化治疗(低温治疗,癫痫发作处理,镇静等)和神经系统监测(临床症状,影像学,脑电图,体感诱发电位等,详见本书的具体章节)是最基础的。⑤ 寻找和调查神经系统结局的其他预测因素,减少无效的辅助支持,并提供继续循环支持的适当指征。⑥ 心脏骤停恢复自主循环后,心电图提示缺血的患者和具有心源性难治性心脏骤停的患者,都应该行早期冠状动脉造影。一些研究显示,相当数量的患者尽管心脏骤停后自主恢复心跳的心电图结果阴性,仍然被证实有冠状动脉闭塞,所以应该思考和权衡心脏骤停后心电图明显正常患者的禁忌证。

(2) 缺血再灌注损伤:再灌注损伤是导致并发症的重要原因之一,特别在心源性休克以及难治性心脏骤停患者中。内皮细胞以及线粒体损伤导致全身炎症反应,进而引起严重的有效血容量不足的分布性休克。除了尽可能改善ECMO转流前的灌注以外,许多方法被用于减小此类损伤。然而,除了低温治疗以外,许多方法没有用于临床。

使用一氧化氮(NO)供体是一项有前景的减少器官缺血再灌注损伤的策略,目前正在探索其不同的使用方式。

ECMO离心泵提供一种持续性的血流模式。当人体自身心输出量急剧减少时,动脉搏动也随之消失。几项研究显示,搏动性血流对于内皮功能和炎症反应具有保护作用。各种方法用于维持一定程度的搏动性血流,但其预后的影响仍待验证。

(3) 评估和再处理移植器官:脑死亡ECMO患者(心脏跳动的供体,HBD)常常成为器官供体。这些患者在ECMO的支持下保证足够的器官灌注直至摘取器官。

近年来两项辅助技术被应用于器官的摘取。无心脏跳动的供体(NHBD)在宣告临床死亡后,通过股动静脉VA-ECMO对腹部器官进行灌注,血管腔内阻断降主动脉血流避免心脑灌注。第二种有前景的技术是体外肺灌注。从供体身上获取的边缘供肺通过ECMO装置(详见具体章节)再处理数小时。一旦供肺达到移植标准,再将其移植入受体体内。这两种技术在本书的具体章节中均有阐述,为器官摘取提供了潜在的资源。

2. 组织管理的挑战

ECMO是一种典型的低利用率、高风险技术。因此,组织管理方面非常重要,以最终提高患者结局为目标,减少并发症,优化管理模式。在这一方面,一些问题仍需要改进。

(1) 转诊至开展ECMO数量多的医疗中心能够改善患者结局。将中心对周边的辐射状模式用于VV-ECMO和VA-ECMO的管理是必不可少的。转诊患者至ECMO中心的标准化流程非常重要,同时有利于开发可查找程序。每一个ECMO中心至少每年开展10~15例ECMO来保持足够的技术水平,为覆盖的区域提供可查询的技术服务。

(2) ECMO相关的并发症显著影响患者结局。这些应被准确记录并开展系统评估。ECMO团队成员开展定期、严格检查ECMO运行环节。根据检查结果,定期分析操作和流程。

(3) 由于并发症的发生率和严重程度高,ECMO的插管和管理应由经验丰富的医务人员执行。但另一方面,这也限制了对新医务人员的培训。现场实践培训是目前多数中心的标准培训方式。一些机构正在开展模拟培训技术,这也代表了ECMO教育的发展方向。模拟培训也可能成为持续培训、知识更新以及修订意外事件处理的重要工具。

(陈 嵩)

[1] Zapol W M, Kitz R J. Buying, time with artificial lungs[J]. N Engl J Med, 1972, 286(12): 657 − 658.

[2] Extracorporeal Life Support Organization (ELSO) General Guidelines for all ECLS Cases August, 2017; Accessed on July 23, 2018.

[3] Ferguson N D, Fan E, Camporota L, et al. The Berlin definition of ARDS: an expanded rationale, justification, and supplementary material[J]. Intensive Care Med, 2012, 38(10): 1573 − 1582.

[4] Braune S, Sieweke A, Brettner F, et al. The feasibility and safety of extracorporeal carbon dioxide removal to avoid intubation in patients with COPD unresponsive to noninvasive ventilation for acute hypercapnic respiratory failure (ECLAIR study): multicentre case-control study [J]. Intensive Care Med, 2016, 42(9): 1437 − 1444.

[5] Ouweneel D M, Schotborgh J V, Limpens J, et al. Extracorporeal life support during, cardiac arrest and cardiogenic shock: a systematic review and meta-analysis [J]. Intensive Care Med, 2016, 42(12): 1922 − 1934.

[6] Debaty G, Babaz V, Durand M, et al. Prognostic factors for extracorporeal cardiopulmonary resuscitation recipients following, out-of-hospital refractory cardiac arrest. A systematic review and meta-analysis[J]. Resuscitation, 2017, 112: 1 − 10.

[7] Hakim A H, Ahmad U, McCurry K R, et al. Contemporary Outcomes of Extracorporeal Membrane Oxygenation Used as Bridge to Lung, Transplantation[J]. Ann Thorac Surg, 2018, 106(1): 192 − 198.

[8] Schmidt M, Tachon G, Devilliers C, et al. Blood oxygenation and decarboxylation determinants during, venovenous ECMO for respiratory failure in adults [J]. Intensive Care Med, 2013, 39(5): 838 − 846.

[9] Weiner M M, Geldard P, Mittnacht A J. Ultrasound-guided vascular access: a comprehensive review[J]. J Cardiothorac Vasc Anesth, 2013, 27(2): 345 − 360.

[10] Troianos C A, Hartman G S, Glac K E, et al. Guidelines for performing, ultrasound guided vascular cannulation: recommendations of the American Society of Echocardiography and the Society of Cardiovascular Anesthesiologists [J]. J An Soc Echocardiogr, 2011, 24(12): 1291 − 1318.

[11] Rich P B, Awad S S, Crotti S, et al. A prospective comparison of atrio-femoral and femoro-atrial flow in adult venovenous extracorporeal life support[J]. J Thorac Cardiovasc Surg, 1988, 116(4): 628 − 632.

[12] Wang, D, Zhou X, Liu X, et al. Wang-Zwische double lumen cannula-toward a percutaneous and ambulatory paracorporeal artificial lung[J]. ASAIO J, 2008, 54(6): 606 − 611.

[13] Madershahian N, Nagib R, Wippermann J, et al. A simple technique of distal limb perfusion during, prolonged femoro-femoral cannulation[J]. J Card Surg, 2006, 21(2): 168 − 169.

[14] Navia J L, Atik F A, Beyer E A, et al. Extracorporeal membrane oxygenation with right axillary artery perfusion[J]. Ann Thorac Surg, 2005, 79(6): 2163 − 2165.

[15] Spinelli E, Bartlett R H. Anemia and Transfusion in Critical Care: Physiology and Management[J]. J Intensive Care Med, 2016, 31(5): 295 − 306.

[16] Bouchez S, Mackensen G B, De Somer F, et al. Transeophageal echocardiographic image of a retained fibrin sleeve after removal of a venous extracorporeal membrane oxygenation cannula[J]. J Cardiothorac Vasc Anesth, 2012, 26(5): 883 − 886.

[17] Hirose H, Yamane K, Marhefka G, et al. Right ventricular rupture and tamponade caused by malposition of the Avalon cannula for venovenous extracorporeal membrane oxygenation[J]. J Cardiothorac Surg, 2012, 7: 36.

[18] Reis Miranda D, Dabiri Abkenari L, Nieman K, et al. Myocardial infarction due to malposition of ECMO cannula[J]. Intensive Care Med, 2012, 38(7): 1233 − 1234.

[19] Paden M L, Conrad S A, Rycus P T, et al. Extracorporeal life support organization registry report, 2012[J]. ASAIO J, 2012, 59(3): 202 − 210.

[20] Lamb K M, Pitcher H T, Cavarocchi N C, et al. Vascular site hemostasis in percutaneous extracorporeal membrane oxygenation therapy[J]. Open Cardiovasc Thorac Surg J, 2012, 5: 8 − 10.

[21] Bisdas T, Beutel G, Warnecke G, et al. Vascular complications in patients undergoing, femoral cannulation for extracorporeal membrane oxygenation support [J]. Ann Thorac Surg, 2011, 92(2): 626 − 631.

[22] Zimpfer D, Hernisch B, Czerny M, et al. Late vascular complications after extracorporeal membrane oxygenation support [J]. Ann Thorac Surg, 2006, 81(3): 892 − 895.

[23] Gaffney A M, Wildhirt S M, Griffin M J, Annich G M, Radomski M W Extracorporeal life support[J]. BMJ, 2010, 341: c5317.

[24] ELSO Guidelines for Cardiopulmonary Extracorporeal Life Support. Extracorporeal Life Support Organization, Version 1.3 Ann Arbor, 2013; Accessed on Jan, 2014.

[25] Reynolds M M, Annich G M. The artifi cial endothelium [J]. Organogenesis, 2011, 7(1): 42 − 49.

[26] Kasirajan V, Smedira N G, McCarthy J F, et al. Risk factors for intracranial hemorrhage in adults on extracorporeal membrane oxygenation[J]. Eur J Cardiothorac Surg, 1999, 15(4): 508 − 514.

[27] Guirgis M, Kumar K, Menkis A H, at el. Minimally invasive left-heart decompression during, venoarterial extracorporeal membrane oxygenation: an alternative to a percutaneous approach [J]. Interact Cardiovasc Thorac Surg, 2010, 10(5): 672 − 674.

[28] Burket J S, Bartlett R H, Vander Hyde K, et al. Nosocomial infections in adult patients undergoing, extracorporeal membrane oxygenation[J]. Clin Infect Dis, 1999, 28(4): 828 − 833.

[29] Goldhaber S Z, Visani L, De Rosa M. Acute pulmonary embolism: clinical outcomes in the International Cooperative Pulmonary Embolism Registry (ICOPER)[J]. Lancet, 1999, 353(9162): 1386 − 1389.

[30] Davies M J, Arsiwala S S, Moore H M, et al. Extracorporeal membrane oxygenation for the treatment of massive pulmonary embolism[J]. Ann orac Surg, 1995, 60(6): 1801 − 1803.

[31] Maggio P, Hemmila M, Ha J, et al. Extracorporeal life support for massive pulmonary embolism[J]. J Trauma, 2007, 62(3): 570 − 576.

[32] Sakuma M, Nakamura M, Yamada N, et al. Percutaneous cardiopulmonary support for the treatment of acute pulmonary embolism: summarized review of the literature in Japan including, our own experience[J]. Ann Vasc Dis, 2009, 2: 7 − 16.

[33] Imberti D, Ageno W, Manfredini R, et al. Interventional treatment of venous thromboembolism: a review [J]. Thromb Res, 2012, 129(4): 418 − 425.

[34] Wu M Y, Liu Y C, Tseng Y H, et al. Pulmonary embolectomy in high-risk acute pulmonary embolism: the effectiveness of a comprehensive therapeutic algorithm including, extracorporeal life

support[J]. Resuscitation, 2013, 84(10): 1365 - 1370.

[35] Bréchot N, Luyt C E, Schmidt M, et al. Venoarterial extracorporeal membrane oxygenation support for refractory cardiovascular dysfunction during, severe bacterial septic shock[J]. Crit Care Med, 2013, 41(7): 1616 - 1626.

[36] Huang C T, Tsai Y J, Tsai P R, et al. Extracorporeal membrane

oxygenation resuscitation in adult patients with refractory septic shock[J]. J orac Cardiovasc Surg, 2013, 146(5): 1041 - 1046.

[37] Cheng A, Sun H Y, Lee C W, et al. Survival of septic adults compared with nonseptic adults receiving, extracorporeal membrane oxygenation for cardiopulmonary failure: a propensity-matched analysis[J]. J Crit Care, 2013, 28(4): 532. e1 - e532. e10.

第十一节

呼吸功能监测

危重患者多种不同的临床疾病最终将累及呼吸系统,导致呼吸衰竭。因此,对 ICU 医护人员而言,熟悉呼吸生理学、运用呼吸功能监测手段指导治疗,对于改善危重患者的临床预后尤为重要。

(一) 呼吸系统的组成

完整的呼吸系统包括四个组成部分: ① 中枢神经系统部分(含化学感受器、呼吸中枢、中枢传出神经)。② 胸壁部分(含外周支配神经、呼吸肌肉、胸壁及软组织)。③ 气道部分(咽喉、声门、气管、各级支气管)。④ 肺泡部分。

当以上各部分功能均正常时,有序协调工作可以执行呼吸系统反馈及控制循环,实现正常的肺气体交换(见图 3 - 46): ① 呼吸中枢通过产生神经冲动进行呼吸驱动。其频率及强度取决于化学感受器的反馈以及其他神经来源输入的影响。② 呼吸中枢产生的神经冲动通过脊髓、膈神经及其他运动神经元传导至膈肌及其他呼吸肌。③ 呼吸肌接收到神经传导信号产生收缩,使胸腔扩张,在胸廓内产生负压(低于大气压)。④ 胸腔负压传导至肺泡,在口鼻腔大气压和肺泡压之间产生压力梯度,从而使气体经气道进入肺泡,肺泡含气量增多而发生膨胀。⑤ 当肺血流通过肺毛细血管时,肺泡内的氧通过肺泡-毛细血管膜弥散,与此同时,肺血流内的二氧化碳反向弥散至肺泡,使血流及肺泡内氧分压和二氧化碳分压达到平衡,完成一次呼吸交换。

对 ICU 危重患者进行系统的呼吸功能监测,应当包括上述完整的呼吸过程。

其组成部分包括产生呼吸驱动的中枢神经系统、传导至呼吸肌肉的神经连接、呼吸肌、传导气道和肺泡。其控制变量(系统输出)包括分钟通气量(VE)、肺泡通气量(VA)、$PaCO_2$ 及 PaO_2。外周及中枢的化学感受器感知到 $PaCO_2$ 及 PaO_2 的变化,将其发送至呼吸中枢(控制器),控制器通过增强或抑制效应器对 $PaCO_2$ 及 PaO_2 进行调节,维持内环境稳态。

(二) 常用呼吸功能监测指标

呼吸功能监测的主要目的在于: ① 评价患者的呼吸功能状态。② 诊断呼吸障碍的类型和程度。③ 动态监测高危患者的呼吸功能。④ 评价呼吸治疗的有效性。

进行呼吸功能监测时,患者的通气功能、氧的传递输送、血流动力学情况及组织接受和利用氧的能力是四项基本内容。其中血流动力学监测内

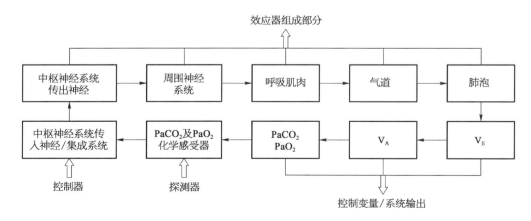

图 3 - 46　呼吸系统反馈环

容可参见本书相关章节。

呼吸形式监测

　　健康人在静息状态下的呼吸运动稳定而有节律,此系通过中枢神经和神经反射的调节来实现。疾病状态下可能打破原有稳定而有节律的呼吸运动。临床医生通过对呼吸形式的观察,可以在一定程度上帮助疾病诊断和治疗。呼吸运动是通过膈肌和肋间肌的收缩和舒张来完成的。正常情况下吸气为主动运动,呼气为被动运动。吸气时可见胸廓前部肋骨向上外方移动,膈肌收缩,使腹部向外隆起;而呼气时则前部肋骨向下内方移动,膈肌松弛,腹部回缩,肺脏弹力回缩,胸廓容积减小。

　　正常男性和儿童的呼吸以膈肌运动为主,胸廓下部及上腹部的活动度大于胸廓上方的活动度,而形成腹式呼吸;女性呼吸则以肋间肌运动为主,故形成胸式呼吸。实际上这两种运动均在不同程度上同时存在。呼吸时胸廓大小的变化通常以呼吸描记器围绕于受试者的胸部,便可以记录呼吸运动。利用记录的呼吸曲线,可以分析不同因素对呼吸运动的影响。呼吸形式异常主要有:频率异常、深度异常、节律异常以及形态异常。

　　(1)呼吸频率异常:呼吸频率是临床上直观、敏感但非特异性的呼吸监测指标。当呼吸频率减慢时,表明呼吸中枢受抑制,需排除镇静药物或中枢性疾病影响。呼吸频率增快则可能由多种肺内或肺外疾病引起,呼吸频率每分钟>30次往往是呼吸功能失代偿的先兆。

　　(2)呼吸深度异常:呼吸的深度增加但有规则,多见于情绪激动或过度紧张、严重代谢性酸中毒等情况。当严重代谢性酸中毒时,细胞外液碳酸氢根含量降低,pH下降,通过肺脏排出过多的CO_2进行代偿,以调节细胞外液酸碱平衡,出现深而慢的呼吸(Kussmaul呼吸),多见于糖尿病酮症酸中毒和尿毒症酸中毒等。呼吸浅快则常见于呼吸肌麻痹、肺部疾患、休克、腹水、肥胖等情况。

　　(3)呼吸节律异常:正常人呼吸中枢有规律地驱动呼吸运动,在平静呼吸状态下,呼吸描记呈规律波形。某些病理情况下,可出现异常的呼吸描记波形。

　　① 潮式呼吸(Cheyne-Stokes 呼吸):是一种由浅慢逐渐变为深快,然后再转为浅慢,随之出现一段时间的呼吸暂停以后,又开始上述变化的周期性呼吸(见图 3-47)。潮式呼吸多见于呼吸中枢的兴奋性降低时,使调节呼吸的反馈系统失常。只有当严重缺氧、二氧化碳潴留时,才能兴奋呼吸中枢,产生深快的呼吸,待二氧化碳排出后,呼吸中枢失去有效刺激,呼吸又变为浅慢甚至暂停,周而复始。多发生于中枢神经系统疾病,如脑炎、脑膜炎、颅内压增高及某些药物(如巴比妥)中毒等。老年人深睡眠时也亦可发生,此为脑动脉硬化,中枢神经系统供血不足的表现。② 间断呼吸(Biots呼吸):表现为有规律地几次呼吸后,突然停止一段时间,又开始呼吸,即周而复始的暂停呼吸(见图 3-48)。其产生机制同潮式呼吸,多在临终前发生,提示预后不良。③ 点头运动(又称胸锁乳突性呼吸):表现为头部随着呼吸运动而呈上下点头样移动,是呼吸中枢衰竭的表现。④ 抑制性呼吸:常因胸部剧烈疼痛而致吸气相突然中断,表现为呼吸运动短暂地突然受到抑制,伴随痛苦表情,呼吸较正常浅而快。常见于急性胸膜炎、肋骨骨折及胸部的严重外伤等。⑤ 叹气样呼吸:一段正常的呼吸节律中间插入一次深大呼吸,并常伴有叹息声,多为功能性改变,见于神经衰弱、精神紧张或抑郁症。

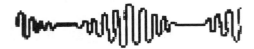

图 3-47　潮式呼吸(Cheyne-Stones 呼吸)

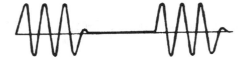

图 3-48　间停呼吸(Biots 呼吸)

　　(4)呼吸形态异常:呼吸衰竭的患者,除了呼吸频率加快以外,经常出现胸腹部不协调的矛盾运动,系由呼吸辅助肌代偿所致,使呼吸肌工作负荷增加。

　　临床上常用浅快呼吸指数(rapid shallow breath index, RSBI)来评价患者的呼吸形态,RSBI = 呼吸频率(次/min)/潮气量(L)。机械通气患者若RSBI<80,往往提示易于撤机;RSBI 介于 80～105之间,需谨慎撤机;RSBI>105,则提示撤机困难。

呼吸力学监测

呼吸力学（respiratory mechanics 或 lung, mechanics）是以物理力学的原理和方法对呼吸运动进行研究的一门学科。随着机械通气技术的快速发展及传感器和微电脑技术的进步，床旁呼吸力学监测已在临床广泛应用。熟悉不同疾病状态下的呼吸力学特征，对指导正确使用机械通气有着重要的意义。

1. 呼吸系统力学特征

（1）呼吸压力：从物理学角度而言，呼吸肌收缩和舒张，产生呼吸运动，是一系列压力变化驱动的结果。呼吸过程中涉及的压力如下。

胸内压：指胸膜腔内的压力。平静自主呼吸时，胸内压始终低于大气压，有利于周围静脉向心性回流。临床上常以食道内压来估算胸内压。胸膜腔内压力在正常呼气时为-3～-5 mmHg，吸气时为-5～-10 mmHg。

肺泡压：指肺泡内的压力。吸气时，胸腔内负压增加，超过肺组织的弹力，使肺泡压成为负压，空气进入肺泡；呼气时，胸腔内负压逐渐减少，当低于肺组织弹力时，肺泡压转为高于大气压，肺内气体呼出体外。

气道内压：指气道内的压力。吸气时，肺泡压为负压，气道内压由呼吸道开口向肺泡递减；呼气时则相反。在平静呼吸末，气道内压与大气压相等。

跨肺压：肺泡压与胸内压之差。其是使肺扩张和收缩的力量。在呼吸周期中，由于跨肺压存在区域性差异，肺各部分容积变化不一，使吸入气体分布不均。

跨胸壁压：胸内压与大气压之差。其是扩张和压缩胸壁的力量。

跨胸廓压：肺泡压与大气压之差。其是扩张和压缩胸壁与肺的总压力。

（2）呼吸阻力：呼吸系统的阻力大体分为两类，非弹性阻力（动态阻力）及弹性阻力（静态阻力），前者包括黏滞阻力和惯性阻力，约占平静呼吸总阻力的1/3，其中以气道的黏性阻力为主。后者主要包括肺和胸廓的弹性阻力，约占平静呼吸总阻力的2/3。

黏滞阻力（resistive resistance，R）：包括气道黏滞阻力、肺组织黏滞阻力和气管内导管及呼吸管路的阻力。其中，气道黏滞阻力（airway resistive

resistance，Raw）简称气道阻力，为气体在气道内流动时气体分子之间及气体分子与气道壁之间产生的摩擦力。计算气道阻力的公式为：Raw = 8ηl/（πr⁴）（η 为黏滞系数，l 为管道的长度，r 为气道的半径）。从上述公式可见，气道阻力主要与气道的半径有关，气道管径的轻微变化即可使气道阻力发生明显的改变。因此，气道阻力监测是反映气道基础病变和治疗效果的敏感指标。此外，气道阻力还与气体流速及肺容积有关。

弹性阻力（elastance，E）：弹性阻力主要分布于肺组织和可扩张的细支气管，与呼吸系统顺应性（compliance，C）呈倒数关系。肺弹性阻力越大，顺应性就越小。顺应性为单位压力改变所引起的肺容积改变（即 C = ΔV/ΔP），可分为静态顺应性（C_{st}）和动态顺应性（C_{dyn}）。C_{st} 是吸气或呼气相气流暂时阻断（屏气）、呼吸肌完全放松时所测得的顺应性，此时由于无气流发生，压力的变化只与呼吸系统的弹性有关。C_{dyn} 是指呼吸周期中气流未阻断所测得的顺应性，由于存在气流，故还与气道阻力有关。

（3）时间常数（time constant，TC 或 τ）：对任一呼吸系统，其容积变化（ΔV）与压力变化（ΔP）呈指数函数的关系，即气体在肺内的充盈与排空先快后慢，其函数特征可以用时间常数 τ 来表示，即 τ=RC 或 VT/F。τ 决定了气体在肺内的充盈和排空速度，正常值约为 0.4 秒。在 1 个 τ 内，肺泡充气至最终容积的 63%，2 倍 τ 可充盈 95%，3 倍 τ 可充盈 100%。由于肺局部病变的影响，使不同肺区的充盈和排空速度有所不同，充盈和排空速度较快的区域习惯上称之为"快肺区"，充盈和排空速度较慢的称为"慢肺区"。

2. 呼吸力学监测

（1）肺容量监测：机械通气中常用的容积指标包括潮气量（VT）和分钟通气量（MV）。VT 和 MV 报警限的设置是安全实施机械通气必不可少的手段，而功能残气量以上的吸气末肺容量是目前反映气流阻塞和肺过度充气的较好指标。若吸气末肺容量>20 mL/kg，则发生低血压和气压伤的可能性大大增加。

① 潮气量（VT）：在 ICU 中，潮气量是对于机械通气患者最常用的监测指标之一。呼吸机利用风箱、超声流速仪或呼吸速度描记仪测定呼出潮气量。正常成人的潮气量通常为 5～7 mL/kg 体重，

其中一部分进入肺泡内能够进行有效的气体交换,即肺泡容量(VA);另一部分则进入传导气道和完全没有血流的肺泡,即无效死腔(VD)。一般情况下,无效死腔约占每次呼吸潮气量的 25% ~ 35%,其绝对值约为 2 mL/kg 体重。当机械通气患者使用容量控制模式时,呼出潮气量<预设值通常提示呼吸机管路有漏气,或气流流速过高,或吸气峰压超过预设值。当使用压力控制模式通气时,潮气量根据预设的气道压力而变化,潮气量的变化反映了肺或胸壁顺应性及气道阻力的变化。② 分钟通气量(VE):指每分钟患者吸入或呼出的气体量,其数值等于潮气量的呼吸频率乘积。正常成人的每分钟通气量为 5~7 L。

(2)气道压力监测:① 气道峰压。用于克服气道阻力和弹性阻力产生潮气量所需的压力,当潮气量固定时,气道峰压增高提示气道阻力和(或)肺胸廓的弹性阻力增加,在机械通气期间,应尽量保持其小于 40 mmHg,影响气道峰压的阻力因素包括呼吸机管路阻力、气管内导管阻力、气道阻力、肺弹性阻力和胸壁所致阻力。除此之外,其还与吸气流速、潮气量、呼气末正压有关。② 平台压。指无气流时维持肺脏充气所需要的压力,用于克服胸肺弹性阻力,与潮气量、胸肺顺应性和 PEEP 有关。若吸入气体在肺内有足够的平衡时间,可近似代表肺泡压的大小,因而平台压与肺损伤的关系较气道峰压更为密切,所以临床上需要严格限制平台压。③ 气道平均压。指数个周期中气道压的平均值,与影响气道峰压的因素及吸气时间长短有关。④ 呼气末压力。指呼气即将结束时的压力。等于大气压或呼气末正压(positive end expiratory pressure, PEEP)。⑤ 内源性 PEEP(PEEPi)。指呼气末气体陷闭在肺泡内而产生的正压。主要与呼气阻力增加、呼吸系统顺应性增高、呼气时间不足、呼气气流受限和通气参数设置不当等因素有关。PEEPi 可引起气压伤,增加呼吸做功,使患者发生人机对抗,影响血流动力学,并可能导致顺应性计算误差。控制通气时流速-时间波形有助于监测 PEEPi。正常情况下,呼气末流速应接近于零。当呼气时有持续气流存在,呼气末气流不能降至零时,提示存在 PEEPi。⑥ 胸廓内(食道内)压力:测量胸廓内压力需要将压力传感器置于胸廓内。如前所述,通常以食管内压力来反映胸廓内压。测量时将一球囊置于食管第三段下端,连

接压力计。球囊预充少量气体,以便传导压力变化,且不使球囊顺应性影响测压结果。食管内压通常用于计算肺、胸壁顺应性及呼吸功,也可用于测量内源性 PEEP。在呼吸周期中有较大胸廓内压波动的情况下,也可用来校正肺动脉压及楔压。

(3)气道阻力和顺应性监测:① 气道阻力(airway resistance, AR)。气流在气道内流动时所遇到的阻力即为气道阻力,其变化规律近似电学中的欧姆定律。气道阻力的大小与气流速度、气道的管径、形态、气体的特性(如密度、黏滞度等)有关。机械通气时,通气阻力 = [吸气峰压-呼气末正压(cmH$_2$O)]/吸入气体流速(L/s)。气道阻力 = [峰压 - 静态压-呼气末正压(cmH$_2$O)]/吸入气体流速(L/s),其正常值约为 2 ~ 3 cmH$_2$O/(L·s)。② 顺应性(Compliance, C):反应肺与胸廓弹性特征,其定义为"单位压力改变时的容积改变",单位是 L/cmH$_2$O。呼吸系统顺应性包括肺顺应性和胸壁顺应性两部分,正常人的顺应性约为 100 mL/cmH$_2$O,而一般机械通气的患者顺应性较正常人低,约 40 ~ 80 mL/cmH$_2$O。肺顺应性(lung, compliance, C$_L$)根据容量(ΔV)随压力变化(ΔP)的斜率计算而来,其中 ΔV 为潮气量,ΔP 为吸气末与呼气末跨肺压差,而跨肺压则相当于气道和食道压(胸廓)力差。肺顺应性正常值约为 200 mL/cmH$_2$O。胸壁顺应性(chest wall compliance, C$_{CW}$)可根据公式 1/C$_{RS}$ = 1/C$_{CW}$+1/C$_L$(C$_{RS}$呼吸系统顺应性)计算。在肺活量不变的情况下,肺顺应性降低提示呼吸功增加,可能会发生脱机困难。理想情况下,给予一定水平的 PEEP,有助于使萎陷的非通气肺单位打开,使肺顺应性得到改善。

(4)呼吸驱动力监测:① 呼吸中枢驱动力。呼吸中枢驱动力过度增高提示呼吸系统处于应激状态、呼吸肌功能障碍或疲劳,需依靠呼吸中枢加大发放冲动来促进呼吸肌收缩。相关监测指标有平均吸气流速及吸气 0.1 秒末闭合气道压(P$_{0.1}$)。P$_{0.1}$测定原理是(见图 3 - 49):在功能残气位阻断气道后,吸气肌产生的负压在吸气开始后的短时间内(如 0.1 秒)与呼吸阻力无关(由膈肌肌电图和膈神经的收缩活动显示),只反映呼吸中枢的驱动作用。把吸气开始后 0.1 秒时的气道压变化称为 P$_{0.1}$,正常值为-2 ~ -4 cmH$_2$O。临床可用于指导

调节压力支持通气（PSV）时的压力支持水平,也可作为指导撤机的参考指标。②呼吸肌肌力。用下述指标表示呼吸肌肌力:最大吸气压（MIP）及跨膈压（Pdi）。最大吸气压（MIP）反映所有吸气肌产生的肌力的总和,是指在残气位（RV）或功能残气位（FRC）阻断气道时,用最大努力吸气能产生的最大口腔或气道压,正常值为 100 cmH_2O。MIP<正常预计值的 30% 时,易出现呼吸衰竭。若 MIP≥20 cmH_2O,成功撤机的可能性大;跨膈压（Pdi）是指膈肌收缩时膈肌胸、腹侧的压力差,反映膈肌肌力。在功能残气位（或残气位）,气道阻断状态下,以最大努力吸气时产生的最大 Pdi 值,是临床反映膈肌力量最可靠的指标。临床以食道压（Pes）代替胸腔压（Ppl）,以胃内压（Pga）代替腹腔压（Pab）进行计算,即 Pdi ＝Ppl～Pab＝Pes～Pga。③呼吸肌耐力。呼吸肌耐力是指呼吸肌维持一定的力量或做功时对疲劳的耐受性。对呼吸肌来说,耐力比肌力更重要。肌肉的耐力取决于能量（血液）供给、肌纤维组成及其做功大小等因素。做功的大小主要取决于其收缩的力量和收缩持续时间。通常用 MV/MMV、吸气时间比例及呼吸浅快指数（f/VT）反映。

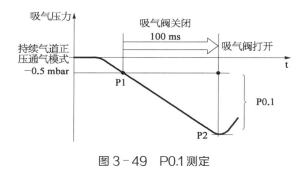

图 3-49 P0.1 测定

（5）呼吸力学曲线监测:呼吸力学还能直观反映每一次呼吸从开始到结束的具体情况。常用的有气道压力-时间、流速-时间、容积-时间曲线和食道压力-时间曲线以及压力-容积环和流速-容积环。

①流速-容积环（flow volume loop）:正常控制通气时流速-容积环如图 3-50A 所示。如果患者存在动态气道塌陷和呼气气流受限,则呼气相后段凸向容积轴（如图 3-50B）。此外,流速-容积环还可用于判断支气管扩张剂的治疗效果、大气道分泌物过多、PEEPi 的存在（曲线的呼气肢在呼气末突然垂直降至 0）、呼吸机管路漏气等。②压力-容积环（pressure-volume loop, P-V 环）:P-V 环可直观反映压力与容积的变化关系,通常以横轴为压力轴、纵轴为容积轴进行描记。P-V 环分为两种:动态 P-V 环和静态 P-V 环。当存在一定气体流速时所描记环称为动态 P-V 环,此时压力与容积的变化不仅受顺应性的影响,还与气道阻力和流速有关（如图 3-51）。呼吸机常规监测的每一周期的 P-V 环即属于动态 P-V 环。而排除气体流动的影响所描记的 P-V 环称为静态 P-V 环,此时由于不存在气体流动,压力与容积的相互变化只受顺应性的影响,而与气道阻力无关。

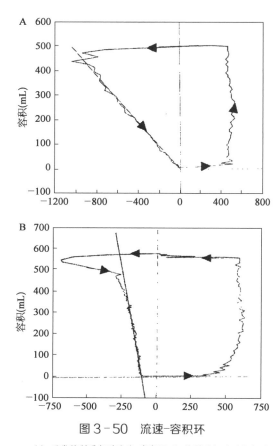

图 3-50 流速-容积环

（A. 正常控制通气时流速-容积环;B. 控制通气时呼气气流受限的流速-容积环）

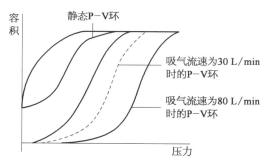

图 3-51 吸气流速对 P-V 环的影响

吸气流速增加使气道压力也相应增加,吸气曲线向右移位,反之则向左移位。吸气流速为0时描记的 P－V 环即为静态 P－V 环。

(6)膈肌功能监测:机械通气易导致膈肌功能障碍,在早期就可出现,导致机械通气时间延长。监测跨膈压(Pdi)能反映膈肌功能,但只有患者有自主呼吸时才能得到。跨膈压是指腹内压与胸内压之差值,由于胃内压(Pg)基本等于腹内压,食管内压(Pes)基本等于胸内压,故常以两者差值表示,即 Pdi＝Pg-Pes。膈神经刺激是一种评估膈肌功能的无创方法,目前主要用于研究中。监测膈肌电活动已被用于神经调节通气辅助(neurally adjusted ventilatory assist,NAVA)模式中,虽然不能提供绝对的价值,但监测膈肌电活动可能改善人机同步性。

气体交换功能监测

1. 指脉氧饱和度监测(S_PO_2) S_PO_2 监测是无创性动脉血氧饱和度监测方法,通过监测动脉搏动期间毛细血管床的光吸收度改变来实现。当特定波长的光线通过含有吸收该波长溶质的透明溶剂时,被吸收的光线由溶质浓度、光路长度、消光系数决定。对于血红蛋白溶液,分光光度计可以检测出氧合和去氧血红蛋白的相对浓度,通过复杂的计算得到氧饱和度。

在正常氧合状态到轻度缺氧范围内,S_PO_2 测量结果的准确性较好。但在严重的低氧血症($S_PO_2<75\%$时)、异常血红蛋白(如碳氧血红蛋白、高铁血红蛋白)以及测量部位低灌注时,该测量方法误差较大,与血气测量值可相差 5%～12%。

2. 吸入与呼出气 CO_2 测定 使用快反应红外 CO_2 分析仪、利用旁流气体取样行质谱检测、用红外 CO_2 分析仪于人工气道(气管插管或气管切开导管)末端直接测量,这几种方法都可以实现呼出气 CO_2 监测。CO_2 的描记曲线可以持续显示,根据 CO_2 波形,能够对患者的通气-血流比(V/Q)是否匹配进行评估。

正常人安静状态下以正常潮气量和频率呼吸时,其呼末二氧化碳分压($P_{ET}CO_2$)与动脉血二氧化碳分压接近,差值约为 0～4 mmHg。在呼吸衰竭的患者,无效死腔气体在呼出气中比例增加,肺内高 V/Q 造成呼出气和呼气末二氧化碳浓度降低。由于动脉血-呼气末二氧化碳分压差$[P_{(a-ET)}CO_2]$与无效腔/潮气量相关性很强,这时 $P_{(a-ET)}CO_2$ 可明显升高。

另外,根据改良 Bohr 公式,可利用混合呼气 CO_2 分数及 $PaCO_2$ 计算无效腔/潮气量的比值(VD/VT):$VD/VT＝(PaCO_2-P_{ET}CO_2)/PaCO_2$。

3. 动脉血气分析 采取动脉血做血气分析仍是目前临床上常用和可靠的监测手段,有助于全面了解肺功能的状况,同时还能判断酸碱平衡类型,指导治疗以及判断预后。随着测定仪器的不断改进,具有反应迅速、需血量少、连续分析等优点,但属于创伤性,使用起来仍有局限性。其主要基本参数正常值及临床意义见表 3－6。

表3－6 动脉血气分析主要参数

项 目	正常值	临 床 意 义
pH	7.35～7.45	pH<7.35:失代偿性酸中毒(失代偿性代谢性酸中毒或失代偿性呼吸性酸中毒) pH>7.45:失代偿性碱中毒(失代偿性代谢性碱中毒或失代偿性呼吸性碱中毒) pH 正常:无酸碱失衡或代偿范围内的酸碱紊乱
$PaCO_2$	35～45 mmHg	判断肺泡通气量 判断呼吸性酸碱失衡 判断代谢性酸碱失衡有否代偿及复合性酸碱失衡
PaO_2	90～100 mmHg	轻度缺氧:60～90 mmHg 中度缺氧:40～60 mmHg 重度缺氧:20～40 mmHg
SaO_2	96%～100%	与 PaO_2 高低、Hb 与氧的亲和力有关 与 Hb 的多少无关

项　目	正常值	临床意义
AB	(25±3)mmol/L	AB 受代谢和呼吸因素的双重影响： AB 升高为代谢性碱中毒或代偿性呼吸性酸中毒 AB 下降为代谢性酸中毒或代偿性呼吸性碱中毒 AB 正常，不一定无酸碱失衡
SB	(25±3)mmol/L	仅受代谢因素影响： SB 升高为代谢性碱中毒，SB 下降为代谢性酸中毒 正常情况下 AB=SB，AB−SB=呼吸因素
BE	−3~+3 mmol/L	BE 正值增大为代谢性碱中毒 BE 负值增大为代谢性酸中毒
BB	45~55 mmol/L	BB 升高为代谢性碱中毒或呼吸性酸中毒代偿 BB 下降为代谢性酸中毒或呼吸性碱中毒代偿
AG	7~16 mmol/L	大多数情况下，AG 升高提示代谢性酸中毒 可用于复合性酸碱失衡的鉴别诊断

氧合指数（PaO_2/FiO_2）是目前临床上经常用于评估呼吸衰竭严重程度的指标，也是 ARDS 诊断的指标之一。对一定数值的氧和指数，吸入氧浓度越高，预后越差。ARDS 患者的氧和指数取决于 PEEP 水平，是反映肺复张效果的一个指标。血流动力学状态和心内分流都影响氧合指数。尽管有缺陷，但该指标仍常用。动脉血二氧化碳相关的参数与患者预后和肺结构改变相关，在有些情况下如分流时，比氧和相关的指标更好。

$P_{(A-a)}O_2$ 反映氧交换能力。健康成年人的正常值 <15 mmHg，随年龄可逐渐增宽，老年人可达30 mmHg。年龄估算公式为：$P_{(A-a)}O_2$（mmHg）= 年龄×0.4（吸空气时）。$P_{(A-a)}O_2$ 增宽通常存在三种情况：① 分流增加；② 弥散障碍；③ V/Q 失调。

血管外肺水

血管外肺水（Extravascular lung, water, EVLW）是肺水肿的一个定量指标，与病死率相关。正常值是 5~7 mL/kg，大于 10 mL/kg 时临床预后很差。指示剂稀释技术在床边测量肺水是可行的，同时可以测出心排血量、容量反应性等指标。缺点是指示剂必须混合均匀，不能漏掉，血流要持续，且肺水仅反映有灌注的区域。

血管外肺水可以联合其他心血管和呼吸方面的参数诊断肺水肿，且可以区分肺水肿是心源性、高静水压性或渗出性。虽然重复测量可以评估治

疗干预的反应性，但尚不清楚起反应的时间有多快，该技术是否可用于临床指导治疗。

氧输送及组织氧利用

1. 供氧量　供氧量指单位时间内血液携带氧的含量。供氧量=心搏指数 * 动脉血氧含量 * 10，正常范围约为 550~650 mL/min·m²。

2. 混合静脉血氧分压（P_vO_2）及氧饱和度（S_vO_2）　S_vO_2 反映心排血量、组织氧耗量以及其他影响氧输送的因素。正常情况下，外周的氧消耗取决于氧输送。当心输出量和氧输送降低时，机体通过增加外周氧解离来维持消耗常数，从而使 S_vO_2 下降。相反，当感染、中毒等情况下，组织氧利用障碍时，可使外周氧消耗减少，S_vO_2 升高。

肺动脉导管远端开口可用于测量 S_vO_2。没有留置肺动脉导管的患者，可用中心静脉混合血氧饱和度近似代替，但测得的数值通常比肺动脉导管开口测得的 S_vO_2 略高，因为血液流经右心房时，会有从冠状窦回流的高度失饱和血液汇入。

在氧离曲线上，S_vO_2 与 PvO_2 两者呈线性关系。P_vO_2 正常值约 30~45 mmHg，S_vO_2 正常值为 60%~80%。SvO_2 有其局限性，SvO_2 水平不能完全反映组织氧合；SvO_2 增高并不能排除组织缺氧，受诸多因素影响。

（三）床旁新型呼吸功能评价方法

1. 肺部超声　传统观念认为，含气量高的身

体部位是超声检查的盲区,因为气体会将超声波反弹,使其无法穿透组织,因而不能得到具体图像,形成诊断意见。但研究发现,利用相应的伪影进行分析,可以得到肺部病变的丰富信息,有效地帮助临床医师做出及时的判断。利用超声对肺及静脉系统的检查来诊断临床低氧血症,能早期发现肺水肿、气胸和胸腔积液,还能评估 PEEP 导致的肺复张,具有操作快捷、可重复性高、熟练掌握后准确率高等优势。

肺部超声检查时常见图像如下。

(1)蝙蝠征:正常肺部超声的基本图像(见图 3-52)。将超声探头置于相邻两肋的肋间隙上即可得到该图像。正常可见肋骨线(由于骨质不透超声射线,因此肋骨线以下呈无回声黑色区)、胸膜线(位于两条肋骨线之间,位置稍低的高亮线形回声)、A 线(是超声波碰触到胸膜后折返,碰到表层皮肤后再次折返形成的伪影,因此与胸膜线平行,相互间距相等)。

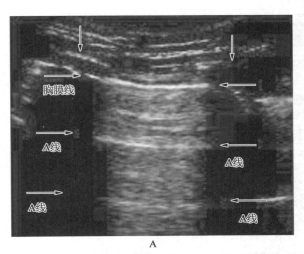

A

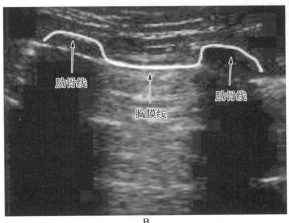

B

图 3-52 蝙蝠征、胸膜线与 A 线

(2)胸膜滑动征:由于脏层胸膜随着肺的膨胀与萎陷而活动,因此在超声影像中可以看到胸膜线也是随着呼吸活动的。若使用 M 型超声,则可以看到"沙滩征"(如图 3-53)。

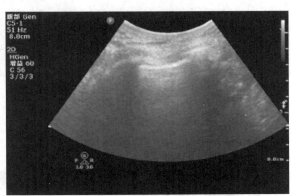

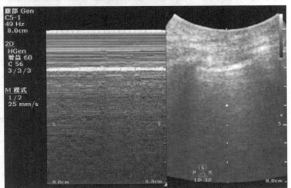

图 3-53 胸膜滑动征、沙滩征

(3)B 线:由于肺间质内水分过多而产生的伪影。其由许多短小、平行的 J 线组成,因此也被称为彗尾征(如图 3-54)。B 线具有如下特点:起源于胸膜线,随着胸膜滑动而活动/呈高亮回声,不衰减直至屏幕边缘/可擦除 A 线。同一肋间隙发现一到两条 B 线并不代表肺间质病变;当在同一肋间隙出现 3 条(含)以上的 B 线时称为肺火箭征,代表胸膜下小叶间隔增厚,可能是轻度的肺水肿表现;随着 B 线越来越密集,则提示肺间质病变越趋严重。

(4)气胸的超声征象:气胸时,脏层胸膜与壁层胸膜分离,因此在超声上虽仍能看到高亮的壁层胸膜,但胸膜滑动征消失。若使用 M 型超声,则前述的沙滩征消失,代之以"条码征"或称为"平流层征"(如图 3-55)。若在胸壁某一点的 M 型超声上出现条码征及沙滩征随着呼吸交替出现,该点即被称为"肺点"(如图 3-56),可凭此确诊气胸的存在。

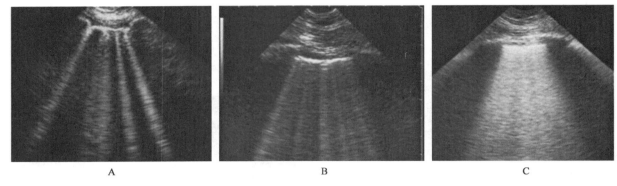

图 3-54 B 线/彗尾征

注：A. 间隔火箭征：每条 B 线之间相隔 6~7 mm(B7 线)，代表轻度肺水肿；B.毛玻璃火箭征：每条 B 线之间间隔 3 mm(B3 线)，同一肋间隙存在 6~8 条 B 线，提示肺间质病变较为严重；C.Birolleau 变化：B 线之间难以分隔，呈弥漫性，提示严重肺水肿

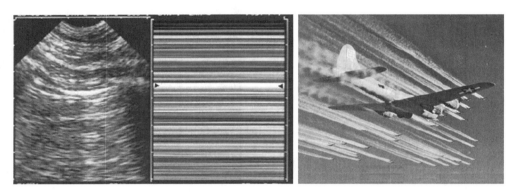

图 3-55 条码征/平流层征

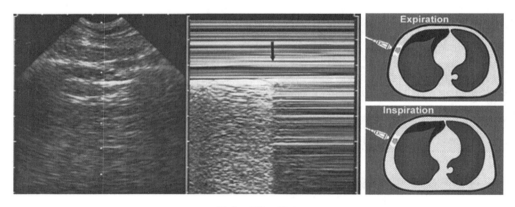

图 3-56 肺点

（5）后侧肺泡/胸膜综合征（posterolateral alveolar and/or pleural syndrome，PLAPS）：在 PLAPS 点常可发现一些特异性的肺部病变超声征象（如图 3-57），如：碎片征（不张的肺组织内可见碎片状分布的高亮气体回声）、胸腔积液（无回声液性暗区）、肺组织样变（肺泡内充满液体，使肺叶在超声下有如实质器官，质地与肝脏类似）等。

（6）C 线：肋间隙连续的胸膜线被远端肺泡病变形成的碎片征所中断，提示局部的肺炎或肺不张（如图 3-58）。

2. 电阻抗断层成像（Electrical Impedance Tomography，EIT） EIT 通过胸前 16 个导联监测，反映肺充气情况的变化。测得的图像被分为几个区域，提供实时、持续且可视的患者通气监测。通过监测所获得的信息，能够帮助临床医生指导呼吸机设置、检测出局部通气、设定最佳 PEEP、评估肺复张效果、调整患者体位、评估自主呼吸、评价吸痰效果等。

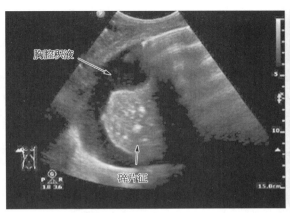
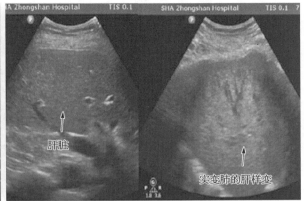

图 3-57 PLAPS 点肺部病变

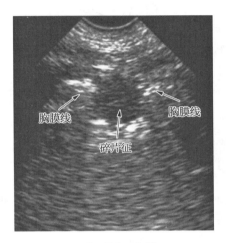

图 3-58 C 线

(四) 呼吸功能监测的临床应用

呼吸功能监测内容和监测方法多种多样,有些仪器设备精良,但价格昂贵;有些测试项目需有专业人员掌握。因此,要因地制宜,根据病情与条件,在临床上灵活运用。

开展临床应用时应注意:① 呼吸监测的内容,不应仅局限于以上提及的某些呼吸功能监测项目范围内,还应重视病史、体格检查、X 线以及其他诸如病理、细菌、免疫等方面的变化。② 从目前情况看,在一般治疗单位中,仅能够重点地测试某些通气功能指标或血气分析项目,虽可初步满足临床上一些呼吸功能监测的需要,但离现代化的要求还有一定的差距。③ 即使是最先进的仪器,由于各种因素的影响,对所测得的呼吸功能数据还要客观全面地进行分析,切忌武断做出结论,尤其应结合临床的实际做出正确的判断。

呼吸功能监测是 ICU 危重患者管理过程中极为重要的一个环节,对于诊断某些呼吸系统疾病、估计呼吸功能损害程度起到关键作用。除了对疾病本身的治疗意义外,更重要的是其可指导围手术期患者的呼吸管理、急救复苏、重症患者的诊断治疗等。机体在多种因素下发生呼吸生理功能紊乱的同时,常伴有循环、神经、内分泌代谢、肝肾等其他系统功能的变化,且它们之间又可互为因果,互相影响。因此,在进行呼吸监测的同时,应全面地对其他系统进行监测,综合分析判断,才不至于顾此失彼。

(郑毅隽)

参考文献

[1] Respiratory failure. In Carlson R W, Geheb M A. Principles and Practice of Medical Intensive Care [M]. Philadelphia; WB Saunders, 1993.

[2] Valta P, Takala J, Foster R, et al. Evaluation of respiratory inductive plethysmography in the measurement of breathing, pattern and PEEP-induced changes in lung volume [J]. Chest, 1992, 102(1): 234-238.

[3] Arunabh, Feinsilver S H. Respiratory monitoring [J]. Respir Care Clin N Am, 2000, 6(4): 523-543.

[4] Clark J S, Votteri B, Ariagno R L, et al. Noninvasive assessment of blood gas [J]. Am Rev Respir Dis, 1992, 145(1): 220-232.

[5] Brochard L, Martin G S, Blanch L, et al. Clinical review: Respiratory monitoring, in the ICU-a consensus of 16 [J]. Crit Care, 2012, 16(2): 219.

[6] Theerawit P, Sutherasan Y, Ball L, et al. Respiratory monitoring, in adult intensive care unit [J]. Expert Rev Respir Med, 2017, 11(6): 453-468.

[7] Lichtenstein D A. BLUE-protocol and FALLS-protocol: two applications of lung, ultrasound in the critically ill [J]. Chest, 2015, 147(6): 1659-1670.

[8] Walsh B K, Smallwood C D. Electrical Impedance Tomography During, Mechanical Ventilation [J]. Respir Care, 2016, 61(10): 1417-1424.

第十二节

循环系统监测

（一）心电监测

心电监测是重症医学最基本的监测手段之一。可用于监测心率的快慢，发现和诊断心律失常、心肌缺血，心电图的某些改变也可提示电解质异常。通过监护仪持续监测患者心电活动，临床医师可以从中获得患者心电活动的变化情况，以便尽早采取相应措施，处理可能发生危及患者生命的恶性事件。需注意的是，心电信号的存在并不能保证有心脏机械收缩或心排血量，因而心脏听诊及检查患者其他情况来综合判断患者情况非常重要。

1. 监测方法

（1）电极导联的位置：与标准心电图导联相比，监护导联为模拟导联，其肢体导联置于或近似置于相应的肢体。常用的有五导联线电极布局、三导联线电极布局，还有用于十二导联心电监测的十导联线布局。

五导联心电监测电极片安放位置：右上导联（RA，白色）在右锁骨中线第一肋间。右下导联（RL，绿色）在右锁骨中线剑突水平处。中间导联（C，棕色）在胸骨左缘第四肋间，或者临床需要的监测胸导联的位置。左上导联（LA，黑色）在左锁骨中线第一肋间。左下导联（LL，红色）在左锁骨中线剑突水平处。

三导联心电监测电极片安放位置：右上导联（RA）在右锁骨中线第一肋间。左上导联（LA）在左锁骨中线第一肋间。右下导联（RL）在右锁骨中线剑突水平处。左下导联（LL）在左锁骨中线剑突水平处（图3－59）。

（2）模式：大多数监护仪有诊断和监测两种模式。监测模式由于其频率区带较窄，可以滤除更多的干扰信号，有利于节律的监测。诊断模式频度区带较宽，可用于评估缺血时ST段的变化。目前监护仪可连续记录和分析ST段的变化趋势。

2. 节律的检测

Ⅱ导联为最常用的监测导联，此时P波明显便于发现心律失常。

3. 主要观察指标

（1）持续监测心率和心律。

（2）观察是否有P波，P波是否规则出现，形态、高度和宽度有无异常。

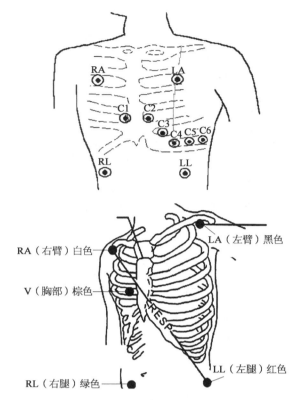

图3－59 五导联心电监测电极片安放位置

（3）观察QRS波形是否正常，有无"漏搏"。

（4）观察ST段有无抬高或者降低。

（5）观察T波是否正常。

（6）注意有无异常波形出现。

4. 注意事项

（1）心电监测导联应选择P波显示良好的导联，信号良好，基线平稳。

（2）一般QRS振幅应>0.5 mV，才能触发心率计数。

（3）心电监测能够准确地监测心率、心律变化，对诊断心肌缺血和心肌梗死有一定的参考价值。当怀疑心肌缺血和心肌梗死时，需要做十二导联心电图。

（4）仪器需平放，注意周围通风，保持监护仪的干燥，避免潮湿。

（5）使用监护仪前需检查仪器及各输出电缆线是否有损害、破损、故障等问题。如仪器出现故障，及时通知维修人员。

（6）持续监测过程中，不宜随意取下心电、血压、血氧饱和度监测电缆线。

（7）仪器长期不使用时，应每月充电一次，以延长电池寿命。

（8）清洁仪器时，使用无腐蚀性洗涤剂、表面活性剂、氨基或乙醇基清洁剂，不要使用丙酮、三氯乙烯等强溶剂化学溶剂，以免损坏仪器表面深层；清洁仪器的屏幕时需格外小心，避免液体进入监护仪外壳，勿将液体倾倒在监护仪表面。

（9）患者转出后，监护仪、导联线、血压袖带、经皮血氧饱和度监测传感器等需进行消毒，以免交叉感染。

（二）动脉血压监测

动脉血压与器官血流灌注呈正相关，主要受心功能、外周血管阻力、有效循环血容量等因素的影响，是判断循环功能的重要指标之一。足够的灌注压是保证器官血流灌注的基本条件，常采用平均动脉压间接反映灌注压，平均动脉压 = 1/3 收缩压 +2/3 舒张压，平均动脉压需维持在 65 mmHg 以上。但在危重症患者中，不同病理生理机制可导致血管活性对血流的调控障碍，血流灌注更直接地受到动脉血压的影响。

1. 无创动脉血压监测

（1）原理：目前所有监护仪都可行间断无创血压（non-invasive blood pressure，NIBP）自动测量。NIBP 监测最常用的方法为示波测量法。用听诊法测血压时，通过倾听血流搏动来确定收缩压和舒张压。只要动脉压曲线正常，即可参考这些压力来计算平均动脉压。监护仪不能倾听血流搏动，它通过测量袖带压力振动幅度来计算血压。振动是由动脉搏动对袖带产生的脉动压力造成的。振幅最大的振动为平均动脉压，这是示波法测量得最为准确的一个参数。一旦确定了平均动脉压，即可参考平均动脉压来计算收缩压和舒张压，大致相当于最大振幅的首次振荡上升和最后一次下降。综上所述，听诊法先测量收缩压和舒张压，然后计算平均动脉压。示波法先测量平均动脉压，然后根据它计算收缩压和舒张压。由于这两种方法有不同之处，因此两者不能检查对方的准确度。

（2）注意事项

袖带尺寸：袖带应覆盖上臂或大腿的 2/3，即袖带宽度相当于肢体直径的 120%。袖带过窄则血压值偏高，过宽则测值偏低。

肢体活动：缚袖带肢体的活动对血压测定有影响，轻者其伪差可由仪器消除，但测量时间延长；重者则不能有效地测量血压，如癫痫或寒战患者。

心律失常：如心房颤动，会延长参数确定血压所需时间，并且可能造成该时间超出参数性能所允许的有效时间而测不出血压。

血压测量期间，不要对袖带施加外部压力，否则会导致测量值不准确。

长时间监护或血压测量过频繁时，要注意静脉淤血。正确使用袖带，定期检查袖带部位和袖带末端手臂，有助于及时发现阻碍血液流动的现象。对于连续监测无创血压的患者，病情允许时，建议每 6~8 小时更换监测部位一次，防止连续监测同一侧肢体给患者造成不必要的皮肤损伤及该侧肢体静脉回流障碍导致肢体水肿。

不要在进行静脉输液或有动脉插管的肢体上捆绑无创血压袖带，因为在袖带充气使注射减慢或阻滞时，会导致导管周围组织的损伤。

如果袖带捆绑的肢体与心脏不在同一水平，需要对显示的数值进行调整：肢体每高出心脏平面 1 cm，需要在测得的血压数值上增加 0.75 mmHg 左右；同样，肢体每低于心脏平面 1 cm，需要在测得的血压数值上降低 0.75 mmHg 左右。

对于血压不稳定的重症患者，需改用有创血压监测。

2. 有创动脉血压监测

动脉置管直接测量动脉血压是测量动脉血压最准确的方法（金标准）。有创动脉血压监测通过动脉留置套管，借助充满液体的管道与外部压力换能器相连接，压力换能器将压力转换成电信号，再经滤波后显示于屏幕上。

（1）适应证：血流动力学不稳定或有潜在危险的患者。危重患者、复杂大手术的术中和术后监护。需要非常严格地控制血压（如主动脉瘤、主动脉夹层等）的患者。需反复取动脉血样的患者。需用血管活性药进行调控的患者。呼吸、心跳停止后复苏的患者。

（2）禁忌证：相对禁忌证为严重凝血功能障碍和穿刺部位血管病变，但并非绝对禁忌证。

（3）动脉置管的方法：留置动脉导管的位置最常选择腕部的桡动脉。在腕部进行动脉穿刺难度较低，护理也很方便，而手部则有丰富的侧支循环通过尺动脉。对于成年患者，其他可供选择的穿刺部位还包括股动脉、足背动脉、腋动脉，一般不选用肱动脉。穿刺部位的选择取决于医生的个人习惯和患者的基础情况。例如，感染性低血压患者采用股动脉置管可能优于桡动脉,因为桡动脉血压可能会低估中心动脉的实际血压,从而导致升压药物用量过大。

固定手和前壁,腕下放垫子,背曲或抬高60°。定位:腕部桡动脉在桡侧肌腱和桡骨下端之间纵沟中,桡骨茎突上下均可摸到搏动。

术者左手中指摸及桡动脉搏动,示指在其远端轻轻牵拉,穿刺点在搏动最明显处的远近约0.5 cm。

常规消毒、铺巾,用1%～2%利多卡因做皮试。

套管针与皮肤呈30°角,对准中指摸到的桡动脉搏动方向,当针尖接近动脉表面时刺入动脉,直到针尾有血溢出为止(一般穿透动脉)。

抽出针芯,如有血喷出,可顺势推进套管,血外流通畅表示穿刺置管成功。

如无血流出,将套管压低呈30°角,并将导管徐徐后退,直至尾端有血畅流为止,然后将导管沿动脉平行方向推进。

排尽测压管道通路的空气,边冲边接上连接管,装上压力换能器(调整好零点)和监测仪,加压袋压力保持200 mmHg。

用贴膜固定以防滑出,除去腕下垫子,用肝素盐水冲洗1次,即可测压。

(4)动脉置管的并发症:血管并发症:临床严重的血管并发症较为罕见,但有时却可能非常严重,必须密切注意置管动脉远端的灌注是否充分。由于穿刺动脉较细(桡动脉和足背动脉),或缺乏充足的侧支循环(肱动脉和腋动脉),或经常发生粥样硬化性疾病(股动脉和足背动脉),因此所有部位都有发生缺血性并发症的危险。Allen试验对血管并发症的预测价值很低。

感染性并发症:感染性并发症很少见,这可能是由于导管内及周围的血流速度较快,但感染还是有可能发生的。因此,应当像其他留置装置一样对待动脉导管,即采用严格的无菌技术,并经常检查插管部位是否有炎症和感染征象。

(5)注意事项:压力监测系统应与加压袋加压的肝素生理盐水袋相连,每1～2小时冲管一次,以避免套管内凝血块形成。

延长管要有一定硬度且应尽量短,以保证压力传递不失真,整个装置应注意排除空气不留气泡。

对于动脉传感器的参考平面的确定并无严格规定,而应取决于测量的需要。例如,在神经外科患者,测定的参考平面应当在外耳道水平,以反映颅内循环状态。对于大多数危重症患者,血压监测的目的在于评价组织灌注的整体情况,因此动脉血压传感器应放置在心脏水平(冠状静脉窦水平,实际工作中可相应选4肋间腋中线水平)。当患者体位改变时,应将换能器做相应调整,使其处于参考零点水平,并定时以参考零点调零定标。

(6)临床应用:提供准确、可靠和连续的动脉血压数据。

正常动脉压波形可分为收缩相和舒张相。主动脉瓣开放和快速射血入主动脉时为收缩相,动脉压波迅速上升至顶峰即为收缩压。血流从主动脉到周围动脉,压力波下降,主动脉瓣关闭,直至下一次收缩开始,波形下降至基线为舒张相,最低点即为舒张压。动脉压波下降支出现的切迹称重搏切迹。身体各部位的动脉压波形有所不同,脉搏冲波传向外周时发生明显变化,越是远端的动脉,压力脉冲到达越迟,上升支越陡,收缩压越高,舒张压越低,但重搏切迹不明显(图3-60)。

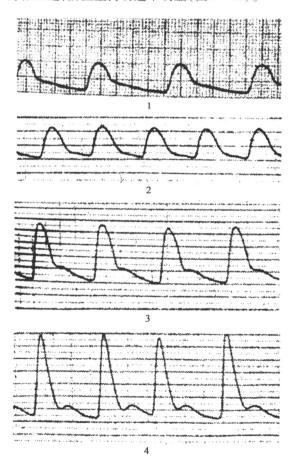

图3-60 不同患者的动脉压力波形

注:所有传感器均经过正确的校准。前3个波形来自桡动脉导管,第4个波形来自足背动脉导管

3. 低血压的生理学判断　低血压是危重患者接受有创血压监测的最常见原因。心排血量(CO)不足或血管张力下降均可以导致低血压。低 CO 的原因可能为原发性 HR 下降，或是每搏输出量[心排血量/心率(CO/HR)]减少。静脉回流减少(容量缺乏或心脏充盈受限，后者相对少见)和心室功能异常可以导致每搏输出量减少。当然，上述各种机制可能并存，尤其是长期住在重症监护病房(ICU)的危重症患者。患者临床表现越复杂，确定循环衰竭的机制(低血容量心室功能异常或血管张力下降)就越困难。这就是有创血流动力学监测经常成为危重症患者治疗重要部分的原因，而这也是其不能总是提供明确结论的原因。

(三) 中心静脉压(CVP)监测

1. 以下情况需行中心静脉压监测　① 急性循环衰竭。② 需大量输血或液体复苏时。③ 心力衰竭加重期的输液治疗。④ 疑有心脏压塞。

2. CVP 的监测

(1) CVP 通过导管尖位于上腔静脉与右心房连接处的中心静脉导管与压力传感器连接而测得，其参考零点为冠状窦水平，应注意连续测量 CVP 时应确保换能器保持在患者冠状窦水平。

(2) 波形：CVP 正常波形 3 个正向波 a、v、c 和 2 个负向波 x、y。a 波由心房收缩产生；x 波反映右心房舒张时容量减少；c 波是三尖瓣关闭时瓣叶轻度向右心房突出引起右房压轻微增加所产生；v 波是右心充盈同时伴随右心室收缩，三尖瓣关闭时心房膨胀的回力引起；y 波表示三尖瓣开放，右心房排空。右心房收缩压(a 波)与舒张压(v 波)几乎相同，常在 3~4 mmHg 及以内，正常右心房平均压为 2~6 mmHg(图 3-61)。

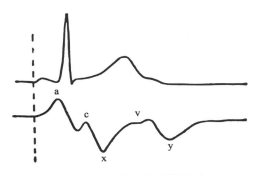

图 3-61　CVP 波形的组成

(3) 监护仪中 CVP 波形与同步心电图波形对应如下：a 波在 P-R 间期出现；c 波在 QRS 波结束、T 波开始之前；v 波在 T 波之后。

(4) 心室的最后充盈发生在心房收缩期，即 CVP 的 a 波期间。因此，将 a 波的平均压作为 CVP 的平均压值，即常说的 CVP 值。

(5) 与所有中心血管压力一样，为反映跨壁充盈压，CVP 应在呼气末读取。CVP 正常值为 2~6 mmHg。

(6) 不同呼吸状况时波形的测定：① 自主呼吸时，应在吸气引起压力下降之前的呼气末定位 a 波，测定 a 波的平均压作为 CVP 值。② 机械通气时，应在吸气引起压力上升前的呼气末定位 a 波，测定 a 波的平均压作为 CVP 值。

(7) 若波形中不包含病理性 a 波和 v 波，CVP 平均值(呼气末)与 a 波和 c 波之间的曲线的值相当。

(8) 特殊波形：① 大 a 波(cannon a-wave)见于房室分离，由于三尖瓣关闭与右心房收缩同时所致。② v 波异常增大见于三尖瓣关闭不全。

(9) 影响 CVP 测量结果的因素：胸腔内压力升高，腹腔压力增加，过度通气，参照点错误，导管位置错误，导管堵塞，管道中气泡。

(10) PEEP 对 CVP 的影响：胸腔内压在呼气末最接近大气压，此时胸腔内压对血管内压力(包括 CVP)影响最小，因此应当在呼气末测 CVP。但即使在呼气末，PEEP 或内源性 PEEP 均有可能增加肺泡压力。依据肺脏和胸廓的顺应性，可计算传导至胸膜腔和肺泡压力的比例。正常情况下，肺和胸廓顺应性大致相等，因此大约一半肺泡压力可以通过肺传导到胸膜腔。进行单位换算后(气道压力单位为 cmH$_2$O，而血管压力单位为 mmHg)，则 PEEP 为 5 cmH$_2$O 时约可使 CVP 增加 3 mmHg(5 cmH$_2$O×3/4)。但当顺应性降低(如 ARDS)时，仅有少部分压力传导到胸膜腔。当肺顺应性升高(如 COPD)或胸廓顺应性降低时(如腹胀)，更多的压力可传导到胸膜腔，对 CVP 的影响大。

3. 临床应用　除体循环的容量状态外，还有很多因素可以影响 CVP 的测定，因此 CVP 的结果经常难以解释。CVP 本身并不能表明患者的容量状态，但 CVP 与其他参数结合则参考价值明显增加。

(1) CVP 降低：表明心脏实际功能增强，静脉回流阻力增高或容量降低。如 CVP 降低的同时血压升高,则提示心脏实际功能增强;若 CVP 降低的同时血压不降,则提示容量减少或静脉回流阻力增加。注意上述情况是在外周循环阻力不变的情况下成立。

(2)CVP 升高:表明心脏实际功能减弱,静脉回流阻力下降或容量过多。如 CVP 升高的同时血压下降,则提示心脏实际功能降低。如 CVP 升高的同时血压升高,则提示容量过多或静脉回流阻力下降。

(3)CVP 与容量负荷试验:进行容量负荷试验前后连续监测 CVP 与平均动脉压的变化,能对血流动力学进行判断。

(四)肺动脉漂浮导管

1929 年,一位名为 Forssmann 的外科住院医师对着镜子经自己的左前臂静脉插入导管,测量右心房压力后,右心导管技术逐步发展。1949 年就有报道肺毛细血管"嵌压"能反映左心室充盈压,但当时的插管不仅必须在 X 线直视下进行,操作复杂,需要时间长,而且成功率低,一直未能得到临床上的推广。1953 年,Lategola 和 Rahn 等人曾在实验室内试用顶端带有气囊的导管,发现导管可以非常顺利地进入肺动脉,但他们的发现并没有引起临床医师的重视。直到 1970 年,Jeremy Swan 在太平洋海湾面对随风飘动的帆船,联想到带气囊的心脏导管可以随血流在心脏内向前飘移,而"重新发现"这种顶端带有气囊的导管,与 Wiliam Ganz 合作研制了顶端带气囊、血流导向的肺动脉漂浮导管,并应用于临床,被临床医师所接受。因此,常把肺动脉漂浮导管称为 Swan-Ganz 导管。

肺动脉漂浮导管(Swan-Ganz 导管)的出现在血流动力学的发展史上具有里程碑意义,为心血管监测带来了一场革命,使重症患者的床旁监测成为可能。

肺动脉漂浮导管不仅可测量肺动脉压(PAP)、肺小动脉楔压(PAWP)和 CVP、右房压(RAP)、右室压(RVP),而且可以应用热稀释方法测量心排血量和抽取混合静脉血标本,从而使血流动力学指标更加系统化,且对治疗具有更客观的指导意义(图 3-62)。

标准 Swan-Ganz 导管:成年人最常用的 Swan-Ganz 导管为 7F 四腔漂浮导管,长 110 cm,

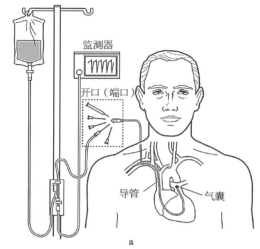

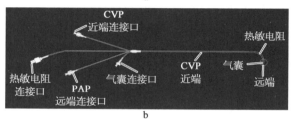

图 3-62 肺动脉漂浮导管(Swan-Ganz 导管)示意图

不透 X 线,从导管顶端开始,每隔 10 cm 有一黑色环形标志,作为插管深度的指示。导管的顶端有一个可充入 1.5 mL 气体的气囊。导管的近端为 3 个腔的连接端和一根热敏电极的连接导线。这 3 个腔分别为:① 开口于导管顶端的肺动脉压力腔,用于测量肺动脉压和采取混合静脉血标本。② 开口于距顶端 30 cm 的导管侧壁的右心房压力腔,用于测量右心房压和测量心排血量时注射指示剂液体。③ 充盈导管顶端气囊的气阀端,气囊充盈后基本与导管的顶端平齐,但不阻挡导管顶端的开口,有利于导管随血流向前推进,并减轻导管顶端对心腔壁的刺激。热敏电极终止于导管顶端近侧 3.5~4 cm 处,可以快速测量局部温度的变化,并通过导线与测量心排血量的热敏仪相连。儿童患者可选用 5F 的肺动脉漂浮导管。

1. 适应证 一般来说,对任何原因引起的血流动力学不稳定及氧合功能改变,或存在可能引起这些改变的危险因素的情况,为了明确诊断和指导治疗,都有指征应用 Swan-Ganz 导管。

2. 禁忌证 ① 细菌性心内膜炎或动脉内膜炎,活动性风湿病。② 完全性左束支传导阻滞。③ 严重心律失常,尤其是室性心律失常。④ 严重的肺动脉高压。⑤ 各种原因所致的严重缺氧。⑥ 近期置起搏导管者,施行 PAC 插管或拔管时不慎,可将起搏导线脱落。⑦ 严重出血倾向或凝血障碍,如溶栓和应用大剂量肝素抗凝。⑧ 心脏及大血管内有附壁血栓。⑨ 疑有室壁瘤且不具备手术条件者。

3. 并发症　① 静脉穿刺并发症:空气栓塞、动脉损伤、局部血肿、神经损伤、气胸等。② 送入导管时的并发症心律失常、导管打结、导管与心内结构打结、扩张套管脱节、肺动脉痉挛等。③ 保留导管时的并发症:气囊破裂导致异常波形、用热稀释方法测量心排血量时发生心动过缓、心脏瓣膜损伤、导管折断、深静脉血栓形成(DVT)、心内膜炎、导管移位、肺动脉穿孔、肺栓塞、全身性感染、导管与心脏嵌顿、收缩期杂音、血小板减少、导管行程上发生血栓、动静脉瘘形成等。

4. 肺动脉压力和肺动脉楔压　正常右心房、右心室、肺动脉和肺小动脉楔压波形。当肺动脉导管(PAC)进入肺小动脉而气囊未充气时,代表肺动脉的压力和波形。

(1)波形:肺动脉压力(PAP)的波形与体循环动脉压力波形相似,但波幅要小,时相稍提前。

肺动脉楔压(PAWP)的正常波形和 CVP 波相似。可分为 a 波、c 波和 v 波,与心动周期的时相一致。左心房收缩产生 a 波,二尖瓣关闭产生 c 波,左心房充盈和左心室收缩,使二尖瓣向心房膨出时产生 v 波。心电图 P 波后为 a 波,T 波后为 v 波。

(2)数值

PAP 正常值:收缩压为 15~20 mmHg,舒张压为 5~12 mmHg。

PAWP 正常值:5~12 mmHg。

(3)临床意义:PAWP 降低,可反映舒张顺应性增加,舒张末容量减少,或两者兼有。PAWP 升高,可反映舒张顺应性下降,舒张末容量增加,或两者兼有。

PAWP 的异常波形可见于心律失常、心力衰竭、心肌缺血、二尖瓣狭窄和关闭不全以及心脏压塞等。因此,通过波形分析,也可反映疾病病理变化和心功能等。PAWP 出现大 a 波,提示左心室顺应性降低,此时左心室舒张末压应在 a 峰测定。房室分离时也可产生大 a 波,此时左心室舒张末压应在 a 波之前测量。二尖瓣反流时可出现大 v 波。

5. 心排血量

(1)热稀释法测心排血量 CO:通过肺动脉导管的 CVP 端口注入固定量的冷溶液(室温或冰盐水),当其通过左心室时与血液混合,通过 PAC 尖端的热敏电阻测定混合血液温度。CO 的计算公式包含多个参数,如注射液容积和温度、血液的热力学特征、注射液种类、导管种类以及温度-时间曲线积分等。

(2)CO 的正常值:每分钟 4~8 L。

(3)临床意义及注意事项:低血压时通常需要了解 CO 的数值;测定 CO 有助于诊断低张力状态[低外周血管阻力(SVR)]、低 CO 或两者兼有,如 CO 下降,应同时测定 HR,以明确 CO 降低的原因在于 HR 还是心室收缩力(每搏输出量＝心排血量/心率)。心指数(CI)＝ CO/体表面积(BSA)。CI 更方便于不同体重和身高患者之间心脏功能的比较。

呼吸对 CO 的影响:自主呼吸时,吸气时胸腔内负压增加脉回流和左室后负荷。正压机械通气时,吸气可降低静脉回流和左室后负荷。在呼吸周期,CO 依据通气方式、静脉回流和心脏实际功能的水平不同而发生变化。测 CO 时液体注入的时机也影响热稀释法的测定值。如要求所测结果相对一致,最好在呼吸周期中相同时点注入液体,建议选在呼气末。

三尖瓣反流对测定值有一定影响。三尖瓣反流使 CO 测定结果可能偏高,也可能偏低。当冷的指示剂注射液在三尖瓣附近反复循环时,可以造成热稀释曲线延长且峰值降低,从而使 CO 测定结果升高。

心内分流使右心室与左心室的输出量不同,也可以导致 CO 测定错误。

6. 混合静脉血氧饱和度(SvO₂)

肺动脉血(混合静脉血)氧饱和度可以通过特殊的肺动脉导管(光电血氧肺动脉导管)连续测定,也可从肺动脉导管远端取血,在体外进行测定。当灌注超过需求时,SvO₂ 升高;当灌注不足时,氧摄取率增加,SvO₂ 降低。因此,SvO₂ 下降往往提示氧输送不足(如贫血、CO 降低)或氧耗量增加。

7. 带有起搏功能的肺动脉导管　这类导管有特殊开口,供临时起搏器导线通过。通常一个开口用于心房起搏,另一个开口用于心室起搏。没有留置起搏导线时,还可用于给药。

(五)脉搏指示剂连续心排血量测定

脉搏指示剂连续心排血量测定(pulse indicator continuous cardiac output, PICCO)是一种脉波轮廓连续心排血量与经肺温度稀释心排血量联合应用技术。该法用PICCO监护仪,将冷的液体(温度指示剂)注入中心静脉,然后通过尖端有热敏电阻的特殊动脉导管进行检测,通过分析热稀释曲线,可计算CO、心脏血容量(global end-diastolic volume, GEDV)、血管外肺水(extravascular lung, water, EVLW)和血管外热容积。PICCO技术在热稀释测量的同时,分析动脉脉搏轮廓并计算出主动脉顺应性。根据校正动脉脉搏轮廓公式,计算个体化的每搏量(SV)、心排血量(CO)和每搏量变异(SVV),以达到多数据联合应用监测血流动力学变化的目的。临床应用包括以下几个方面。

1. 测定CO:对热稀释曲线进行数学分析以计算CO,具体计算方法与肺动脉导管技术类似。

2. 评价心脏前负荷:分析热稀释曲线的平均传输时间和指数下降时间可用于计算GEDV。GEDV代表心脏4个腔室的容积,可反映心脏前负荷。

(1)平均传输时间:指温度指示剂从注射到采样的时间间隔。平均传输时间和CO的乘积与温度指示剂的总分布容积(胸腔内热容积)密切相关。这一容积反映温度指示剂分布的所有血管内与血管外容积,即心脏和肺的容量。

(2)指数下降时间:指热稀释曲线下降部分的时间。指数下降时间和CO的乘积主要受指示剂混合的最大腔室容量的影响。对于多数患者而言,最大腔室就是肺(肺内热容积),包括肺血容量和血管外肺水。

(3)心脏血容量:胸腔内热容积减去肺内热容积,即得到GEDV。GEDV的正常值为600~800 mL/m^{2}或1000~1400 mL。

3. 评价心脏功能

(1)射血分数:尽管左室射血分数受心肌功能和后负荷的影响,但其仍用于评价心脏功能。射血分数为每搏输出量与心室舒张末容积的比值。

(2)全心射血分数:经胸热稀释法得到的GEDV为4个心腔所含血容量,因而每搏输出量与GEDV的比值即全心射血分数,可用于评价心脏的整体功能。左心室和(或)右心室功能不全时,全心射血分数下降。

4. 评估肺水肿　PiCCO监护仪还能提供反映肺水的指标,即血管外肺水。胸腔内热容积和胸腔内血容量两者之差即为血管外肺水。血管外肺水正常值为7~10 mL/kg。

经胸热稀释法与肺动脉导管相比,创伤相对较小,且可同时测定CO、GEDV、全心射血分数等指标。对于机械通气患者,动脉血压变异分析还能评估患者的容量状态及输液反应性。经胸热稀释法的局限性是不能测定PAP和PAWP,因而无法鉴别心功能不全是左心还是右心功能不全,也不适用于血流动力学不稳定的肺动脉高压患者的监测。由于温度指示剂注射到右心循环中,在左心循环内测定温度变化,因此三尖瓣或二尖瓣反流都可能影响CO、GEDV和全心射血分数的测定。除心脏充盈及功能外,心腔和主动脉大小出现显著的解剖学改变时,GEDV和全心射血分数的测定也可能受到影响。

(六)动脉/脉搏轮廓分析

1. 原理　机械通气时的收缩压变异(SPV)、脉压变异(PPV)和每搏输出量变异(SVV)随着机械通气吸气相和呼气相的交替,引起胸腔内压周期性变化,导致动脉血压也发生相应的周期性变化,这种变化在血容量不足时更为显著。动脉血压的变异反映了心脏对前负荷变化和扩容的敏感性,通常当呼吸变异较大时,液体反应性较好,补液治疗具有良好的效果。通过对每次心脏搏动的血压波形的收缩部分进行分析以评估CO。实际上,PiCCO、LIDCO和Vigileo监护仪均采用了这种技术。

2. 优点

(1)可连续测量CO:通过直接测定心率及估测的每搏输出量,能连续监测CO。对血流动力学不稳定患者如心脏术后患者的监测特别有帮助。

(2)计算每搏输出量变异:对于完全机械通气患者,可计算每搏输出量变异。每搏输出量变异对输液反应性的预测效果与动脉变异相同,甚至更优。

3. 局限性　在监测过程中,当动脉血管的机械特性发生改变时,均需进行校准。CO、容量状态以及血管活性药物使用的变化均可影响动脉血管的机械特性。另外,心律失常、主动脉瓣反流或主动脉内球囊反搏均会对血压波形造成很大的影响,甚至无法计算 CO。

(七)心脏超声检查

心脏超声技术是危重患者诊治的重要手段。ICU 医生必须熟悉心脏超声的优点和不足,从而在 ICU 中更加有效地应用这项技术。心脏超声检查虽不能提供连续血流动力学数据,但仍是床旁心功能评价的最佳方法。

经胸心脏超声(TE)是创伤最小的心脏结构成像技术,但很多危重病患者的经胸心脏超声图像质量并不理想,尤其是过度肥胖、胸腔引流管或敷料较多及机械通气患者。经食管超声(TEE)的超声探头安装在内窥镜尖端,使用时将内窥镜置于食管或胃内,这样就缩短了探头和心脏之间的距离,从而提高了图像质量。

心脏超声检查可通过测量主动脉根部的速度时间积分(velocity-timeintegral,VTI)以及相应的横截面积估计每搏输出量;左室射血分数可用于评价左室收缩功能及后负荷情况;二尖瓣血流的脉冲多普勒图像有助于判断左室充盈压力;通过测定 VTI 的呼吸变异率可以判断前负荷反应性;还可通过比较右心室/左心室舒张末面积评价右心功能。

1. 左心室收缩功能 左心室收缩功能常用评价指标是 LVEF。重症患者心肌抑制程度根据 LVEF 分类如下。① 轻度:4%<LVEF≤50%。② 中度:30%<LVEF≤40%。③ 重度:LVEF<30%。LVEF 受到心脏前后负荷及心率的影响,不能完全真实反映心脏的内在收缩功能状态,需要更多临床及基础研究证实其影响心脏内在收缩功能的机制。

目前心脏超声还可以对左心室纵向应变进行半自动散斑追踪。选择标准的顶部四腔视图进行应变分析。根据图像质量选择最佳的单个心动周期,测量心内膜的纵向应变。使用左心室纵向应变作为左心室收缩功能的测量方法,比 LVEF 更具优势。尽管 LVEF 是评估心室收缩功能的常用方法,但它随着负荷条件和心率的不同而不同。对于不同的观察者来说,其可重复性较差,在表示心脏收缩功能内在方面不如心室应变。与 LVEF 相比,心室应变与临床测量灌注充分性的相关性更好。

2. 左心室舒张功能

(1)二尖瓣血流频谱:在正常情况下,二尖瓣血流频谱是由占左心室充盈时间 2/3 的舒张早期血流(E 峰)和占充盈时间 1/3 的舒张晚期血流(A峰)组成,且 E/A>1。随着心脏舒张功能障碍的进展,二尖瓣血流频谱呈现动态改变。在舒张功能不全的早期,即心室松弛功能下降时,可出现 E 峰下降,而舒张晚期血流代偿性增加,导致 E/A<1;当舒张功能进一步减退,左心室顺应性降低时,左心房压和左心室舒张压增高,出现二尖瓣反流,舒张早期升高的左心房压与左心室压力接近正常,左心室早期充盈基本恢复,舒张晚期心室顺应性下降,被动充盈受阻,A 峰下降,出现 E/A>1,即为二尖瓣血流的"伪正常化";当舒张功能持续下降,左心室僵硬度增加,舒张早期升高的左心房压使心室快速充盈,而心室舒张晚期由于限制性改变,导致心房流入心室的血流极少甚至消失,表现为 E 峰高尖、A 峰降低甚至消失,E/A>2。二尖瓣血流频谱对于诊断舒张功能不全具有重要的实用价值,但目前尚无法区别正常和"伪正常化",需要同时结合肺静脉血流频谱加以判断。

(2)肺静脉血流频谱:肺静脉血流频谱呈三峰,包括正向的心室收缩期 S 波、舒张期 D 波(与二尖瓣血流的 E 峰为同一时刻)及负向的房缩期 AR 波(与二尖瓣血流的 A 峰为同一时刻)。正常情况下,S 波和 D 波峰值相当,而 AR 波波幅较低。常用的肺静脉血流频谱测定指标包括 SD、FVTIs(S 波流速积分与 S 波和 D 波流速积分之和的比值)、AR 波的峰值及 ARD/AD(AR 波持续时间与 A 波持续时间的比值)等。AR 峰与左心房压力呈正相关,而 ARD/AD 和 FVTIs 分别与左心室舒张末压成正相关和负相关。在左心室舒张功能不全早期,左心房压力处于代偿阶段时,肺静脉血流通常无明显异常改变,但当左心室舒张功能不全晚期左心房压升高时,S/D、AR 波的峰值及 ARD/AD升高,而 FVTIs 降低,而此时二尖瓣血流E/A>1,故肺静脉血流对于识别正常和二尖瓣血流"伪正常化"具有重要的鉴别诊断意义。

(3)多普勒组织成像:随着多普勒组织成像(tissue doppler imaging,TDI)的引入,心脏超声成为检测舒张功能障碍的重要辅助手段。TDI 利用低频率、高振幅的心肌速度信号,从传统脉冲多普勒中滤波。它能为全面识别舒张性心力衰竭提供大量的信息。2 种 TDI 变量都可以容易和快速地进行评估,其效用不仅仅是预测。例如,低 e 值和高 E/e′ 比值不仅与 LVDD 相关,而且它们的变化与容量反应性相关,尤其在有容量反应性重症患者中,e′ 速度的增加幅度更大,而在没有容量反应性的患者中,E/e′ 的变化幅度更大。

（4）左心室舒张功能评估的其他技术:左心室舒张功能其他评估技术有彩色 M 型血流传播速度（flow propagation velocity，Vp）、Tei 指数、声学定量和彩色室壁运动技术（color kinesis，CK）等。

3. 右心功能评估 右心室运动主要限于纵向（基底部到心尖）缩短和收缩期增厚。三尖瓣环运动位移（tricuspid annular plane systolic excursion，TAPSE）是三尖瓣环上的某个点于收缩期由右心室基部向右心室心尖移动的距离,反映右心室的纵向收缩能力,不反映右心室中段、心尖及游离壁的运动情况,是超声心动图检查中常用的评价右心室收缩功能的重要指标（正常参考值≥1.7 cm）。

超声评估右心室充盈指标如右心房压力、右心室厚度、三尖瓣口舒张期血流频谱、三尖瓣环组织多普勒频谱,以及肝静脉的脉冲多普勒频谱、下腔静脉内径及塌陷,包括右心房大小等均可有效评估右心舒张功能。重症状态下,如正压通气、急性张力性气胸、大量胸腔积液及腹腔高压等,胸膜腔内压短时间迅速增加,可通过影响右心室壁的顺应性、右心房的舒张和下腔静脉回流,从而影响右心室的舒张功能。

（八）组织器官灌注监测

1. 中心静脉血氧饱和度（ScvO₂）和混合静脉血氧饱和度（SvO₂） 体内耗氧量和供氧量关系的计量指标,两者有很好的相关性。

SvO₂ 即肺动脉血氧饱和度的正常值为 70%~75%；ScvO₂ 即上腔静脉或右心房血的 SO₂ 代表局部静脉血氧饱和度,正常值约为 70%~80%。

如果 SvO₂ 较低（低于 60%）,则表示氧供应不足或氧需求增加；如果 SvO₂ 较高（高于 80%）,则表示氧需求下降或氧供应增加。SvO₂<60%,反映全身组织氧合受到威胁；<50% 表明组织缺氧严重；>80% 提示氧利用不充分。

混合静脉或中心静脉血与动脉血 CO₂ 分压差（V-ApCO₂）也可作为监测复苏患者的指标。即使 ScvO₂>70% 时,pCO₂ 间隙>6 mmHg,仍提示血流量不足。

2. 乳酸及乳酸清除率 血清乳酸水平代表患者的循环功能是否存在异常。人体内乳酸的产生来自乳酸脱氢酶对丙酮酸的降解,在正常生理状态下,这种作用不会形成乳酸堆积,通常血清乳酸的正常值≤2.0 mmol/L。缺血、缺氧情况下,丙酮酸在体内迅速聚集并几乎完全转化为乳酸,细胞内乳酸迅速增加,并快速分布至血液中。

如果血清乳酸水平超过 2.0 mmol/L,则提示血管内血容量绝对不足或相对不足。如果患者血清乳酸水平迅速升高,超过 4.0 mmol/L,则提示已经出现乳酸酸中毒,增加急性期死亡风险,应尽快启动静脉补液治疗,并密切监测血清乳酸水平,直至降到 2.0 mmol/L 以下。

不论何种原因的休克,均存在微循环障碍,致氧输送至组织及器官受损,最终导致器官功能障碍。若没有迅速恢复灌注,持续的低灌注将导致致命的器官损害,进而引起多器官功能障碍综合征。高乳酸清除率预示着危重患者的低死亡率,提高乳酸清除率可能会改善患者预后情况。

3. 尿量、肢体温度等 尿量是简单而具有重要意义的临床监测指标,是评估心功能和心排血量及器官灌注状况的重要标志之一。每小时尿量<30 mL,提示器官灌注不良、血容量不足或心功能不全；尿量极少或无尿,提示血压<60 mmHg,肾动脉极度痉挛。

肢体皮肤温度和色泽反映末梢血液循环灌注情况。患者四肢温暖、皮肤干燥、甲床和口唇红润,表明器官灌注良好；四肢冰凉、皮肤苍白,表明器官灌注较差。

（宣丽真）

[1] Bigatello L M, Allain R M, Hess D,等.麻省总医院危重病医学手册[M].4 版.杜斌,主译.北京:人民卫生出版社,2009:3 - 31.

[2] 高友山.实用重症医学[M].北京:人民军医出版社,2010.

[3] 姜桢,王天龙,李立环,等.围术期肺动脉导管临床应用专家共识[J].临床麻醉学杂志,2009,25(3):196 - 199.

[4] 中华医学会麻醉学分会.中国麻醉学指南与专家共识[M].

北京：人民卫生出版社，2014：19 - 27.

[5] De Backer D, Vincent J L. Should we measure the central venous pressure to guide fluid management? Ten answers to 10 questions [J]. Critical Care, 2018, 23, 22(1): 43.

[6] Nagueh S F, Appleton C P, Gillebert T C, et al. Recommendations for

the Evaluation of Left Ventricular Diastolic Function by Echocardiography[J]. J Am Soc Echocardiogr, 2009, 22(2): 107 - 133.

[7] 汪晶晶，陈韵岱，智光. 超声心动图评价左心室舒张功能进展 [J]. 中华保健医学杂志，2013，1：78 - 80.

第十三节

肾功能监测

急性肾衰竭（acute renal failure，ARF）是严重威胁重症患者生命的常见疾病。ICU 中 ARF 的患病率高达 31% ~ 78%。在疾病严重程度类似的情况下，伴有 ARF 患者的死亡风险增高 4 倍。ARF 成为影响和决定重症患者预后的关键性因素之一。事实上，轻微的血肌酐改变就与不良预后相关，衰竭（failure）一词容易理解为功能完全丧失或进入终末期，损伤（injury）更能体现早期的病理生理变化；"kidney" 较 "renal" 更通俗易懂。因此，2005 年 9 月急性肾损伤网络工作组（AKIN）建议使用急性肾损伤（acute kidney injury，AKI）替代 ARF。早期诊断是防治 AKI 的关键。

多种机制与 AKI 相关，包括肾小管、小管间质损伤和肾小球滤过率降低，常分为肾前性因素、肾性因素和肾后性因素。危重症患者肾前性原因有脓毒症、严重的呕吐腹泻、过度利尿等均会引起血容量相对或绝对不足，致肾脏灌注不足引起 AKI。肾小球滤过率减低，肾小管对尿素氮、水和钠的重吸收相对增加，患者血尿素氮升高、尿量减少、尿比重增高。肾前性 AKI 患者的肾小球及肾小管结构保持完整，当肾脏血流灌注恢复正常后，肾小球滤过率也随之恢复。但严重的或持续的肾脏低灌注可使肾前性 AKI 发展至急性肾小管坏死。肾性原因包括：① 肾小管疾病：急性肾小管坏死最常见，病因分为肾缺血和肾中毒。② 肾小球疾病：急进性肾炎、狼疮性肾炎等。③ 急性间质性肾炎：急性（过敏性）药物性间质性肾炎、脓毒症等。④ 肾微血管疾病：原发性或继发性坏死性血管炎、恶性高血压肾损害。⑤ 急性肾大血管疾病：肾脏的双侧或单侧肾动脉/肾静脉血栓形成。还有一些为慢性肾脏疾病在上述原因影响下，发生急性加重。危重患者的诊疗过程中，需要对导致 AKI 的医源性因素进行预测、预防。发生 AKI 后需要鉴别原因，必要时行肾穿刺，明确病理，对症治疗。相对而言，肾后性因素较易发现及解除，常见的有各种原因导致的输尿管、膀胱颈和尿道的阻塞。通常影像学检查会发现和证实，介入或者外科手术解除梗阻多有效。在这些疾病的发生、发展及恢复的过程中，均需要常规监测尿量、尿素氮和肌酐。有条件视病情需要进一步评估肾功能，有助于早期发现、干预，评估疗效，从而改善这些患者的预后。ICU 中常用的监测方法包括：传统指标、生物标志物和影像学方法。

（一）传统指标

目前临床上检测肾功能的常用指标主要有尿量、肌酐、肾小球滤过率（glomerular filtration rate，GFR）等。AKI 患者通常不适合使用菊粉、^{51}Cr - EDTA、^{99m}Tc - DTPA 或碘醇等方法检测 GFR。因此，对情况危险的 AKI 患者而言，肾功能评价仅限于血清肌酐和尿量。

1. 尿量　指 24 小时内排出体外的尿液总量。尿量的多少主要取决于肾小球的滤过率、肾小管的重吸收及稀释、浓缩功能。一般情况下，一昼夜尿液排出量应该在 0.8 ~ 2.0 L 之间。当人们饮水过多时，尿量排出也多，饮水少且出汗多时，尿量也会减少。尿量常受到性别、年龄、体重、营养状况等多种原因的影响。

24 小时尿量大于 2.5 L，称为多尿；24 小时尿量少于 0.4 L 或每小时尿量持续少于 17 mL，称为少尿；24 小时尿量小于 0.1 L，或在 12 小时内完全无尿者，称为无尿。

危重患者需要放置导尿管，使用精密集尿器，监测每小时尿量，如小时尿量少于 20 mL，说明肾脏血液灌流量不足，提示有休克。

2. 肌酐　血肌酐浓度是反映肾脏肾小球滤过率的常用指标之一。正常情况之下，体内肌酐产生的速度约为每分钟 1 mg。肌酐只从肾小球滤过以同样速度清除。血清肌酐的浓度变化主要由肾小球的滤过能力（肾小球滤过率）来决定。滤过能力下降，则肌酐浓度升高。血肌酐值高出正常值多数意味肾脏受损,血肌酐能较准确地反映肾实质受损的情况,并非敏感指标。因为肾小球滤过率下降到正常人 1/3 时,血肌酐才明显上升。

血肌酐的正常值应 <1.5 mg/dL(133 μmol/L)。性别、肌肉容积均在正常值范围内影响血肌酐的数值。当肌肉萎缩性病变的患者肌肉代谢减少时,血肌酐的浓度亦可稍低。

3. 尿素氮 血尿素氮也是反映肾小球滤过率的常用指标之一。血中尿素氮是人体蛋白质代谢的终末产物。尿素的生成量取决于饮食中的蛋白质的摄入量,组织蛋白质的分解代谢及肝功能的情况。血液中的尿素全部从肾小球滤过,正常情况下约 30%~40% 被肾小管重吸收,肾小管亦可排泄少量的尿素,严重肾衰竭时排泄量增加。血中尿素氮的测定虽可以反映肾小球的滤过功能,但肾小球的滤过功能必须下降到正常的 1/2 以上时尿素氮才会升高,故尿素氮的测定并非反映肾小球的滤过功能的敏感指标。

血尿素氮的正常值为 8~21 mg/dL(2.9~7.5 mmol/L)。血尿素氮水平受多种因素的影响,如感染、高热、脱水、消化道出血、进食高蛋白饮食等,均可影响血中尿素氮。血中尿素氮的上升不一定是肾小球的滤过功能受损的结果,临床上必须认真分析原因,鉴别真正导致血尿素氮上升的病因。

4. GFR 评价肾小球滤过能力的客观指标,它是反映肾功能最好的一个指标。由于实验室条件下测定肾小球滤过率耗时长且烦琐,因此,临床使用的方法都是用一些计算方法"间接"推导肾小球滤过率。常用 Cockcroft-Gault equation 公式(C-G 方程)推导 GFR。

$eGFR=Ccr\times0.84\times1.73/BSA$;eGFR(估算肾小球滤过率 mL/min/1.73 m²)

$Ccr=[(140-年龄)\times体重\times(0.85 女性)]/(72\times Scr)$;Ccr(肌酐清除率 mL/min)

$BSA(m^2)=0.007\ 184\times体重(kg)0.425\times身高(cm)0.725$;年龄(岁),体重(kg),Scr(血肌酐 mg/dL)。

GFR 可反映不同性别、年龄、体重患者的情况,不用收集尿液。公式简单,应用广泛,临床实用性强。但是计算结果与实际 GFR 的偏离度较大,在 CKD 各期普遍低估 GFR 真实值。

(二)生物标志物

目前,临床评价肾功能损害的生物标志物主

要有中性粒细胞明胶酶脂质运载蛋白(Neutrophil gelatinase-associated lipocalin, NGAL)、肾损伤分子-1(Kidney injury molecule 1, KIM-1)、IL-18、胱抑素 C 等。以上不同指标有不同的优缺点,但相同的是,既往研究表明,与尿量、肌酐、尿素氮相比,NGAL、IL-18、KIM-1、胱抑素 C 等生物标志物的增加发生得更早,多种指标结合判断将有助于提高 AKI 诊断的敏感性。

虽然尚不清楚部分肾损伤生物标志物水平持续升高的机制,但它们依然被认为是肾损伤持续的信号。这些生物标志物的减少已被用于预测肾移植后 AKI 的发生和 AKI 发生后的恢复状况。例如,生物标志物没有下降,则可能反映了 AKI 会发展为急性肾脏病(AKD)或 CKD 的风险增高。

1. NGAL NGAL 是一种与中性粒细胞明胶酶相关的载脂蛋白,主要表达于肾近端小管细胞的上皮细胞。肾损伤后,尿 NGAL 的主要来源为肾集合管和肾髓袢升支急性肾损伤早期(2 小时以内)尿 NGAL 升高。NGAL 是诊断 AKI 最有价值的生物标志物,可用于预测 AKI 的严重程度和病程。NGAL 的特异性和敏感性分别为 81% 和 68%。

尿液或血清中检测到 NGAL 可以很好地预测肾损伤,但易受到 AKI 并症的影响,如脓毒症、慢性肾功能衰竭、恶性肿瘤、炎症性疾病等。尿液 NGAL 通过调节细胞铁浓度降低氧化应激,但对 AKI 患者的临床预后意义不大。在目前的临床实践中,对于 AKI 尚无统一的 NGAL 阈值预测和评价。

2. KIM-1 KIM-1 是一种 1 型跨膜糖蛋白,主要表达于 T 细胞表面,但在轻微肾损伤后会在尿液中出现,几乎在所有蛋白尿、中毒性和缺血性肾脏疾病中升高。此外,肾损伤后肾小管上皮细胞中 KIM-1 的表达明显增加,可反映近端小管上皮细胞的损伤。目前认为,急性肾小管坏死患者的 KIM-1 在尿液中的水平明显高于 CKD 和造影剂肾病。此外,在前瞻性研究中发现,缺血性肾脏损伤发生 12 小时后,尿液中检测出的 KIM-1 明显高于其他类型的肾脏损伤。

值得注意的是,KIM-1 和时间联系非常紧密。对于 AKI 患者而言,肾损伤后的 2 小时内 KIM-1 就开始升高,并在 48 小时内达到峰值,远早于血清肌酐显著升高的时间。此外,肾损伤分子每增加 1 单位,急性肾衰的概率就会增大 12 倍。因此,KIM-1 不仅可以用于 AKI 早期诊断,还可以用于评估和监测疾病状态。此外,尿 KIM-1 水平与肾脏纤维化相关,可用于预测 CKD 的进展。

3. IL-18 IL-18 是由肾小管、巨噬细胞等抗原提呈细胞分泌的促炎因子。在缺血损伤、脓毒症和恶性肿瘤期间,IL-18 在尿液中释放。随后,尿 IL-18 在肾损伤后 6 小时内开始升高,12~18 小时内达到峰值。在一项研究中,心脏手术后 3 日内,尿 IL-18 是 AKI 进展或 1 期患者 AKI 死亡的最佳预测因子。有荟萃分析认为,尿 IL-18 水平预测 AKI 的 AUC 为 0.77,这说明 IL-18 在早期诊断 AKI 中具有中等或以上的价值。此外,IL-18 还可鉴别其他类型的肾损害,并预测患者的短期死亡率。

IL-18 的升高易受到脓毒症、炎症、肺损伤、心力衰竭、免疫损伤等因素影响,对 AKI 患者的远期预后预测较差。

4. 胱抑素 C 胱抑素 C 主要由有核细胞产生,几乎完全被肾小球过滤,最后由近端小管完全重吸收,因此,尿液中没有胱抑素 C。胱抑素 C 不受性别、年龄和肌肉含量的影响,较肌酐可更快地反映肾功能的损伤,如若尿中出现胱抑素 C 或增加,则表明有肾损伤。胱抑素 C 在早期 AKI 诊断和评估预后方面有一定优势。有研究表明,对于急性呼吸窘迫的早产儿而言,胱抑素 C>1.3 mg/L 的 AKI 诊断敏感性和特异性分别为 92.3% 和 96%。与肌酐相比,胱抑素 C 可更早地预测或诊断 AKI,可提前 24~48 小时。

对于严重肾脏损伤,由于 GFR 严重下降,胱抑素 C 和肌酐相比没有显著差异。

总之,在何时使用生物标志物预测肾脏恢复时间方面还没有共识,原因与混杂因素(脓毒症、液体状况等)、AKI 或 AKD 的严重程度以及是否接受肾脏替代治疗有关。

(三)影像学方法

由于肾功能与肾实质血液灌注显著相关,肾血液灌注的动态检测可以敏感地反映肾功能的变化。目前临床应用评价肾功能的常用影像学方法有放射性核素肾动态成像、螺旋 CT 增强扫描、磁共振成像和超声。

1. 核素肾动态成像 放射性核素肾动态显像是目前判断肾小球滤过率的临床标准,经典的方法是 ^{99m}Tc-DTPA 肾动态显像。本试验方法是静脉注射 ^{99m}Tc-DTPA 一段时间后,对肾脏内药物进行放射性计数,以计算肾小球滤过率及相应的泌尿系统显像、肾动态显像,并可为双肾形态、肾实质功能、尿路通畅及肾血液灌注提供信息。目前,通过核素肾动态成像获得非侵入性的相关数据可评估肾脏疾病的严重程度和预后,并指导患者及时使用替代肾脏疗法或进行肾移植。但当患者的 GFR 下降过多时,该方法的测定结果将不再准确。因此,核素肾脏动态成像的准确性存在诸多争议。

2. CT 增强扫描 碘普罗胺作为 CT 常用造影剂,因其不会在肾小管中分泌或重吸收,可用于判断是否经肾脏过滤。但是,造影剂本身可能会对肾脏造成损伤,限制了其对危重患者的使用。CT 增强扫描对肾功能检测的准确性有待提高。

3. 核磁共振成像(MRI) MRI 常用于肾功评估,其原理是测量肾脏内水分子的扩散和组织灌注来反映肾组织病理和生理的变化,可量化水分子扩散的方向性,水分子的运动特性以表观扩散系数(ADC)来表示。然而,MRI 测量的 ADC 值是一种半定量指标,其敏感性和特异性尚不明确。

4. 二维超声 目前评价肾脏灌注的超声方法有二维超声和多普勒超声。与核素肾动态成像和 CT 不同的是,超声对患者肾脏无负担,检查价格并不昂贵。通常来说,二维超声的肾脏长为 9~12 cm,宽 5~7 cm,厚 4~6 cm,肾实质厚度为 1.4~1.8 cm。肾脏的长度为最有用的二维超声参数,对于急慢性肾脏病和评价肾功能较为有用。同时,二维超声可用于判断泌尿系统是否有梗阻。

5. 多普勒 肾血流主要由肾血管(包括传入球小动脉、传出球小动脉和叶间动脉)阻力决定。通过上述血管定位,可半定量评价肾血流灌注的变化。

对于诊断为 AKI 的危重患者,通过重复测量叶间动脉或弓状动脉的抵抗指数(RI),可以了解 AKI 发生的风险,RI 的升高与 AKI 的发生存在显著相关性,但是肾脏 RI 目前没有公认的正常范围。一般来说,健康者的 RI 约为 0.6,最高限为 0.7。有学者推荐,AKI 少尿期和恢复期每周监测

RI 的次数可为 2~3 次。若 RI 降低，则预后较好，而 RI 继续增长或无明显下降，则提示预后较差。超声对肾脏 RI 的测量受患者呼吸活动、体位、动脉顺应性、腹内压等因素的影响。因此，超声不能准确地量化肾血流速度。通过超声学造影显示肾脏病变和肾脏灌注状态进行早期诊断是可行的。但在临床如何使用还需更多研究，目前尚无公认的肾灌注标准。

总之，生物标志物和影像学检查再结合传统检测方法，可以在一定程度上帮助医师评估 AKI，并且有助于判断 AKI 患者的预后。临床工作者和研究人员还需要更多的研究来确认这些指标与大多数患者肾功能的关联以及相应阈值。

（车在前）

参考文献

[1] Yao Y L, Gao Y. Present Situation and Research Progress of Kidney Function Recoverability Evaluation of Acute Kidney Injury Patient[J]. Int J Gen Med, 2021, 14: 1919–1925.

[2] Treacy O, Brown N N, Dimeski G. Biochemical evaluation of kidney disease[J]. Transl Androl Urol, 2019, 8（Suppl 2）: S214–S223.

第十四节

消化系统功能监测

消化系统由口腔、食管、胃、肠、肝、胆囊、胰腺等组成。胃肠道的动力、消化吸收、黏膜屏障、胃肠激素分泌、肝酶、胰酶、胆汁分泌等功能参与了消化过程。重症患者往往伴有消化功能障碍，可以通过临床和实验室检多项指标结合来进行综合评价患者的消化系统功能。

（一）临床信息收集

重症患者消化系统的病史、主诉、症状和体征是临床消化系统监测的最基本且最重要的临床信息。虽然目前反映单个监测时间点的测量手段逐步增加，但是患者的病史仍无法替代，而将多个单点信息与患者病情的综合分析是临床医师的最重要的工具。

1. 主诉和症状　对于清醒患者，自我感受是反映患者胃肠功能的有效指标，是临床首选的评价方式，包括纳差、腹痛、腹胀、恶心、呕吐、腹泻、便秘、停止排气排便、呕血、便血、黑便、皮肤巩膜黄染等。危重患者一般会记录出入量，每日排便的情况可以反映患者肠道动力的总体情况；而排便的性状则有助于评估消化功能的总体状态，排查常见的一些情况，如胃肠道感染、出血、胆道梗阻等。对于进行肠内营养的患者，排便情况有助于患者胃肠耐受性的评估。胃肠道恶心、纳差等主诉，不仅反映患者的胃肠道功能，往往也是全身情况的风向标。对于使用中医药的患者，肠道相关的问诊有利于明确相关药物对患者的总体反应。

问诊的信息往往不具备特异性，且个体差异大，对于意识障碍的患者则更难以获得主诉，通过体格检查可以获得信息。腹部体检可以提供重要的临床线索，即使是在危重患者镇静镇痛的情况下，临床体征仍具有意义。如局部的肌紧张、镇痛情况下仍可出现的局部压痛或叩痛（尤其是胆囊叩痛）往往提示存在局部的病灶，有进一步检查的必要。症状的变化，如腹腔高压患者腹部触诊的主观评测的变化、消化道出血患者中肠鸣音听诊的变化，均可以提示病情的改善或加重，从而协助临床判断，并可避免不必要的检查。

2. 引流情况的检测　引流的观察内容主要包括引流液的性质和量。

消化道引流的情况因患者病情而异，最常见的引流是胃管引流。胃液每日的分泌量在 800~1 500 mL，单纯的胃液是透明色的，可能由于胃壁黏液的分泌而出现浑浊。胃内容物的成分则根据患者的情况而各异。胃液的颜色变化是观察应激性溃疡的重要途径。当胃液颜色加深或变红，即要提高警惕。一旦肉眼出血，患者的病情已经较为严重。胃液隐血试验可以辅助临床早期诊断胃出血的发生。其他颜色包括胆汁样、墨绿色、粪质样等。危重患者中容易发生胃肠的逆蠕动，从而使胃液呈现出墨绿色或黄色的情况。另外，胃肠引流管随着胃蠕动而进入幽门后也是多见的，这也会导致胃液性状的变化，临床上要注意鉴别。

使用抽吸法进行胃残余量测定是临床上常见的操作,虽然目前主流指南中并不推荐常规(如每8小时,或每班交班进行),但抽吸的胃内容物量和性状的确可以部分反映胃动力的情况。前后动态观察其量和性状的改变可以提示胃功能的情况。但需要注意的是,一方面抽吸法测定的胃残余量有相当大的不准确性;另一方面,其数值的解读也是带来临床困扰的因素。胃残余量的数值多为250~500 mL,而胃作为一个容受性器官,其自身的余地很大,因此胃残余量的阳性并不能代表明确的胃排空功能障碍;而胃内物质回抽后的处理也是临床困扰问题之一,其有可能带来医源性的低喂养状态,同时也可能带来医源性感染,因此不应常规进行。

除了胃液外,人工肛门也是常见的消化道引流措施。根据人工肛门的位置,其引流液性状和量也有所不同。结肠造瘘容易有粪质形成,而末端回肠造瘘则多呈现糊状或稀糊状。造口引流液观察的同时,需要注意造口本身的情况,及时发现切口相关问题导致的引流减少。

胆汁、胰液的外引流在相关操作中常见,主要也是性状和量的监测,对于异常性状或量的突变要注意,其往往是病情演变的重要特征。另外需要注意的是,胆汁或胰液或消化液并不是无菌部位,其可以有细菌、念珠菌的定植。在引流良好的情况下,即使培养阳性也不能代表患者存在感染,需要谨慎使用抗生素。

腹腔引流是临床常见的操作。随着介入技术的普及,定位穿刺逐渐增多,其中胆道及胰腺部位的引流随着目前肝胆胰腺外科的强势发展也越来越常见,因此其引流相关的问题日益突出。对于消化道瘘的患者,引流液量和性状的改变是临床最直接、最简单的评估标准,引流液的生化检查如淀粉酶、肌酐、胆红素有助于提供引流液来源的信息,从而协助临床判断腹腔内病变情况,且有利于联合外科的处理。由于消化系统本身有较多细菌的储存,消化道相关引流的培养结果需要谨慎解读,因为消化液本身并不能认为是无菌的,充分引流的消化液虽培养为阳性,但其未必会导致严重的感染,从而需要避免抗生素的过度使用。

3. 肠鸣音监测 正常肠鸣音的频率为3~5次/分。肠鸣音活跃,肠蠕动增强,肠鸣音在6~10次/分,见于急性胃肠炎、服泻药后或消化道大出血时。肠鸣音亢进,如次数增多(每分钟10次以上),音调响亮、高亢,甚至呈叮当声或金属音,见于机械性肠梗阻。肠鸣音减弱,肠蠕动减慢、减弱,肠鸣音次数减少,数分钟(3~5分钟)听到一次,见于老年性便秘、腹膜炎、电解质紊乱(低血钾)、胃肠动力低下等。肠鸣音消失,持续3~5分钟还未听到肠鸣音,用手指轻叩或搔弹刺激腹部仍听不到肠鸣音,常见于麻痹性肠梗阻或急性腹膜炎。肛门排气、排便表明全胃肠道的蠕动逐步恢复。

需要注意的是,肠鸣音虽然可以提供肠道动力的依据,但并不是肠道运动与否最合理的指标,在临床的多种情况下肠鸣音可以很低,但并不代表患者没有肠蠕动。尤其需要注意的是,不宜单纯将肠鸣音作为肠内营养启动与否的依据,因为一方面减弱的肠道动力可能在使用肠内营养后得以改善;另一方面这类患者往往全身情况更为危重,尤其需要肠内营养以维护肠黏膜。

4. 腹胀及腹内压监测 腹胀是临床常见的消化道症状,腹胀最常见的原因是胃肠动力的下降,而下降的原因中,电解质紊乱是十分重要的组成。在腹胀患者中尤其需要注意电解质的稳定。腹胀程度的判断多是临床经验,但要注意个体的显著差异性,因此仍建议使用腹腔内压力作为腹胀的定量依据。

腹腔内压力正常值是5~7 mmHg($<$15 cmH$_2$O)任何引起腹腔内容积增高的情况均可导致腹内压升高。临床多采用膀胱内压等间接测量方法进行监测。腹内高压根据严重程度分为4级:Ⅰ级为12~15 mmHg,Ⅱ级为16~20 mmHg,Ⅲ级为21~25 mmHg,Ⅳ级为$>$25 mmHg。腹腔压力的增高是危重患者消化道功能异常的重要表现,需要紧急处理,相关内容可以参照专门章节。

(二)胃肠动力学监测

1. 肌电图及腔内测压 有腔内记录和体表记录两种。胃肠道平滑肌的电活动分为三种类型:静息膜电位、慢波电位、动作电位。消化期的运动主要表现在蠕动、分节运动和紧张性收缩,消化间期的运动特点是呈现周期性移行复合运动,电活动与机械运动之间有一定的关系,如动作电位控制着胃肠道的节律性运动。胃肠电图是可以在体表进行的胃肠电记录,适合手术后患者进行胃肠动力学检测参考。

胃排空试验可了解胃动力障碍症状患者胃排空功能是否延缓、严重程度,及其对治疗的反应。测压法可直接测量食管、胃窦、十二指肠、小肠、结肠和直肠腔内压力,但对于术后患者的检测有所局限。

2. 放射影像法　放射学检查法可以观察食管胃十二指肠的形态、收缩、蠕动、排空、有无反流,也可用于小肠大肠的动力学检测,还可以用于诊断有无消化道穿孔和瘘。危重患者中往往难以有足够的时间看清胃肠造影的全过程,但是在外科手术相关并发症的诊断中仍是十分重要的检查方法。目前常用的包括口服水溶性造影剂,低压水溶性造影剂灌肠和经窦道/引流管造影。但检查时需要经消化道摄入或灌入造影剂,并经过一定时间后多次摄片观察。虽然人体消化道全长检查耗时较长且大多患者难以耐受,但是针对临床特定区域(如吻合口)的造影检查可以提供简单、有利的证据,从而协助临床判断。因此,对于有需要的患者,应尽力创造条件进行,并在进行前与手术相关科室或医师充分沟通,制定个体化的造影方式。

3. 超声评估　超声在肠道评估方面具有床旁实时、无创的优势,且随着超声相关评估技术的推广,其在 ICU 内应用逐渐增多。超声评估一方面可以提供传统腹部超声的相关内容,如腹水、胆道系统、胰腺、脾脏、腹腔大动静脉(如门静脉、腹主动脉、腹腔干、肠系膜上动脉等)情况,从而提供临床信息;另一方面腹腔超声在肠道动力的评估方面也有其发展。腹部超声引导下的胃肠管留置是近年来得到广泛应用的技术,其有助于快速建立肠内营养通路,符合现有脏器支持理念。超声法是测定胃内残留量的有效方法,其既避免了医源性低喂养的风险,也能结合影像更好地做出胃动力的判断。超声可以直观看到胃肠动力的情况,有助于判断胃肠动力,并可对局部肠道的解剖做出评估,如可以判断是否存在肠壁水肿、结合血流成像有助于判断局部肠道血供情况。超声造影是判断脏器灌注的有力工具,其应用于肠道评估方面已有探索,但尚未得到一致的观点。危重患者中肠道积气对成像的影响显著,同时由于肠道监测对操作者的能力要求高、检查内容解读困难、

一些高要求的检查也必须结合较为先进的仪器,这些因素制约了肠道超声的应用,有待后续进一步解决。稳定同位素呼吸试验等也可检查胃排空功能。

(三)肠黏膜屏障功能监测和评估

1. 肠黏膜屏障　肠黏膜屏障是指肠道能够防止肠内的有害物质如细菌和毒素穿过肠黏膜进入人体内其他组织、器官和血液循环的结构和功能的总和。它包括:肠黏膜上皮、肠黏液、肠道菌群、分泌性免疫球蛋白、肠道相关淋巴组织、胆盐、激素和胃酸等。

肠道屏障功能是指肠道上皮具有分隔肠腔内物质,防止致病性抗原侵入的功能。正常情况下,肠道具有屏障作用,可有效地阻挡肠道内 500 多种、浓度高达 10^{12} 个/g 的肠道内寄生菌及其毒素向肠腔外组织、器官移位、防止机体受内源性微生物及其毒素的侵害。

正常肠道黏膜屏障由机械屏障、化学屏障、免疫屏障与生物屏障共同构成。机械屏障是指完整的彼此紧密连接的肠黏膜上皮结构;肠黏膜屏障以机械屏障最为重要,其结构基础为完整的肠黏膜上皮细胞以及上皮细胞间的紧密连接。正常情况下,肠黏膜上皮细胞、细胞间紧密连接与菌膜三者构成肠道的机械屏障,能有效阻止细菌及内毒素等有害物质透过肠黏膜进入血液。化学屏障由肠黏膜上皮分泌的黏液、消化液及肠腔内正常寄生菌产生的抑菌物质构成。免疫屏障由肠黏膜淋巴组织(包括肠系膜淋巴结、肝脏 Kupper 细胞)和肠道内浆细胞分泌型抗体(sIgA)构成。在胃肠黏膜中,25% 为淋巴组织,它们通过细胞免疫和体液免疫作用,以防止致病性抗原对机体的伤害。由肠道相关淋巴组织(GALT)产生的特异性分泌型免疫球蛋白(S-IgA)进入肠道,能选择性地包被革兰阴性菌,形成抗原抗体复合物,阻止细菌与上皮细胞受体相结合,同时刺激肠道黏液分泌并加速黏液层的流动,可有效地阻止细菌对肠黏膜的黏附。在创伤、感染、休克等应激状态下,GALT 呈现选择性的抑制状态,S-IgA 分泌减少,增加了细菌黏附机会,进而发生易位。生物屏障即对外来菌株有定植抵抗作用的肠内正常寄生菌群。肠道常驻菌与宿主的微空间结构形成了一个相互依赖又相互作用的微生态系统。通常情况下,肠道内

微生物群构成一个对抗病原体的重要保护屏障。当这个微生态菌群的稳定性遭到破坏后,肠道定植抵抗力大为降低,可导致肠道中潜在性病原体(包括条件致病菌)的定植和入侵。

2. 肠黏膜屏障功能的监测

(1)肠黏膜通透性监测:肠内容物通过时,肠壁具有的选择性地允许某些物质通过特定分子通道而被吸收的性能。健康的肠道,黏膜细胞排列比较紧密,只有被完全充分消化的食物才能以各种小分子(如氨基酸、葡萄糖等)的形式穿过肠黏膜。而一些大分子物质(如半消化物、病毒、有害化学物质)等不能穿过黏膜,就继续向下,通过大肠排出体外。疾病状态下的肠道黏膜细胞排列不够紧密,细胞间隙很大,这些本该排出体外的大分子物质,这时就会从细胞间隙中"挤过",进入血液,随后人体的免疫系统识别出这些物质,激发全身炎症反应。

常用的检测方法包括以下几种。

D-乳酸:细菌发酵的代谢产物,肠道多种细菌均可产生,从食物中摄取后,正常情况下很少被吸收,并且哺乳动物不具备将其快速降解的酶系统。当肠黏膜通透性增加时,肠道中细菌产生的大量D-乳酸通过受损黏膜入血,使血浆D-乳酸水平升高,故监测血中D-乳酸水平可及时反映肠黏膜损害程度和通透性变化。

二胺氧化酶(Diamine oxidase, DAO):人类和哺乳动物小肠黏膜上层绒毛中具有高度活性的细胞内酶,其活性与黏膜细胞的核酸和蛋白合成密切相关,可用以检测小肠黏膜完整性及小肠黏膜损伤后的修复程度。其血浆活性很低,DAO活性的变化可以反映小肠黏膜上皮的损伤和修复情况。在吸收不良、小肠绒毛萎缩、小肠缺血和活动性克隆病患者中下降,当疾病恢复后则上升。但需要注意的是,肝素应用、恶性肿瘤存在下也可以出现血浆DAO升高;克罗恩病及有些化疗后DAO也会降低,且目前并没有较好的界值进行辅助判断。临床可以动态监测以改善对其评估的准确性。

分子探针比值测定:包括鼠李糖、甘露醇、乳果糖、纤维二糖、葡聚糖等。Y与其他几种糖分子探针相比,甘露醇和乳果糖回收率较高,受肠腔内渗透压影响较小,是目前较理想的2种糖分子探针,被广泛用于肠黏膜通透性的测定。正常时甘露醇探针通透率大于乳果糖探针,在病理状态下,

肠绒毛脱落、萎缩而致吸收面积减少、细胞间紧密连接部松弛,尿乳果糖/甘露醇比值增加。常用的检测方法包括比色法、酶学法、气相色谱法、高效液相色谱法。采用电化学高效液相色谱法有更高的灵敏度和特异性,而且标本处理过程简单,测定快速,临床应用较为方便。敏感性较高,但特异性不高。

瓜氨酸:近年来新兴的肠道生物标志物。其原理是肠黏膜上皮中二氢吡咯-5-羧酸合成酶可将体内谷氨酰胺经过谷氨酸-鸟氨酸途径转变为瓜氨酸。因此,血瓜氨酸水平可以作为肠黏膜上皮数量的标志物,从而反映总体的肠道吸收状态。但是需要注意的是,瓜氨酸在肾功能显著损害的患者中会显著增高,仅在肾功能正常时才能反映其和肠黏膜数量的关系。而且,瓜氨酸的界值并不明确,因此需要谨慎动态观察。

肠脂肪酸结合蛋白:脂肪酸结合蛋白在体内广泛存在,且根据所在器官的不同而有不同的亚型。肠脂肪酸结合蛋白仅存在于胃肠道黏膜中,并在正常情况下不能在血中测得。肠上皮通透性增加时往往伴随脂肪酸结合蛋白释放入血液,故血中浓度增高。但是其升高幅度是否和患者病情具有线性相关性,尚存在争议。因此,目前仍主要停留于临床或基础研究的讨论。

(2)肠道细菌和内毒素移位相关评估:肠道细菌移位是指病理状态下(如创伤应激、炎症反应)肠道细菌和内毒素从肠腔移位至肠系膜或其他肠外器官的过程。研究证明,肠道细菌移位主要途径为:肠系膜淋巴结→门静脉系统→血液循环→远隔脏器。

血液内细菌移位检测:可采用外周血培养、PCR以及16sRNA进行监测。但需要注意的是,外周血培养总体阳性率不高,而PCR、16sRNA即使阳性,仍有可能代表细菌片段而非活动的细菌感染,因此应结合临床判断。

血浆内毒素含量:毒素是革兰阴性菌细胞壁结构中的类脂多糖体(脂多糖)。当机体肠黏膜屏障功能下降时,肠道内毒素向肠腔外迁移,间接反映肠屏障功能的变化。

(3)胃肠黏膜血流灌注:肠黏膜缺血性损伤在肠黏膜屏障功能障碍发生、发展过程中起关键作用。测定的方法主要有胃黏膜pHi,一般认为pHi<7.3提示存在黏膜缺血。但需要注意的是,以

pHi 作为液体治疗的终点并无依据,临床需要注意对 pHi 的解读,结合全身其他参数进行解读有利于治疗判断。

正交偏振光显微成像(OPS)以及侧光暗视野成像(SDF)是近年来兴起的对微循环直接进行观察的方法。在具有胃肠造瘘的患者中,造瘘口黏膜可以进行直观的微循环灌注观察。在一般的患者中,可以通过舌下血管水平来反映全身微循环状态。这样的检查直观反映患者微循环状态,但仍受到多种因素影响,尤其是所观测点是否可以代表全肠道或是所关注肠段的循环情况,因此需要谨慎解读。

激光多普勒技术和近红外广谱仪也是新兴反应消化道黏膜灌注的方式。激光多普勒有赖于对黏膜的直接测量,一般也需要通过置入肠内探头完成。近红外广谱仪在新生儿胃肠道监测中应用较为广泛,其甚至可通过体表探测获得结果,具有无创、便捷的特点,但在成人胃肠道中仍需要消化道内探头,总体应用受限。以上两者在临床的应用总体不成熟,其解读需要结合临床谨慎进行。

(4)免疫屏障的检测:肠道免疫功能检测主要指肠道分泌型 IgA,临床通过检测粪便分泌型 IgA 含量反映肠黏膜免疫功能。

(5)微生物屏障的检测:通过粪便的细菌选择性培养、粪便球杆菌比例检查、肠杆菌基因间重复一致序列为基础的 PCR 指纹图谱动态监测肠道菌群,尤其是双歧杆菌等厌氧菌的变化,能反映肠道黏膜生物屏障功能。近年来通过 16sRNA 绘制肠道菌群总谱成为研究肠道微生物屏障的重要方法,其可以联合肠道内代谢物质测定,为临床症状提供线索,但目前主要在研究阶段,其合理应用尚存在很多问题。

(四)胃肠镜检查

胃肠镜检查在急性胃肠道损伤中的主要用途在于明确消化道出血,其为各专业协会的相关指南提供了详细的诊断流程,同时也有利于相关治疗的开展,如对空肠营养管的留置。同时结合新型的诊断方法,如激光共聚焦显微技术,可以直接协助判断胃肠黏膜情况,且可以床旁进行。但胃肠镜使用仍是有创操作,且危重患者一般情况较差,相对容易发生操作相关并发症,临床应用需要权衡利弊。

(五)急性胃肠功能障碍的评估

2012 年欧洲重症监护学会提出急性胃肠功能损伤(Acute gastrointestinal injury,AGI)的概念,其指由于重症患者急性疾病本身导致的胃肠道功能障碍,并将其分为四期。相关定义如下。

AGI Ⅰ级:存在胃肠道功能障碍和衰竭的风险。一般有明确病因,胃肠道功能部分受损,具有暂时性和自限性的特点。如腹部术后早期恶心、呕吐;休克早期肠鸣音消失、肠动力减弱。

AGI Ⅱ级:胃肠功能障碍。胃肠道不具备完整的消化和吸收功能,无法满足机体对营养物质和水的需求,但胃肠功能障碍未影响患者一般状况。通常发生在没有针对胃肠道的干预基础上,或者当腹部手术造成的胃肠道并发症较预期更严重时,此时亦认为发生 AGI Ⅱ级。如胃轻瘫伴大量胃潴留或反流、下消化道麻痹、腹泻、腹腔内高压 Ⅰ级(IAP = 12 ~ 15 mmHg),胃内容物或粪便中可见出血等。

AGI Ⅲ级:胃肠功能衰竭。给予干预处理后,胃肠功能仍不能恢复,整体状况没有改善。对肠内营养持续不耐受,治疗后(如加用红霉素放置幽门后管等)亦无改善,导致 MODS 持续存在或恶化。如:胃大量潴留、持续胃肠道麻痹、肠道扩张出现或加重,IAH 进展至 Ⅱ级(IAP 15 ~ 20 mmHg),腹腔灌注压下降<60 mmHg。

AGI Ⅳ级:患者一般状况急剧恶化,伴远隔器官功能障碍。AGI 逐步进展为 MODS 和休克进行性恶化,随时有生命危险。如:肠道缺血坏死、导致失血性休克的胃肠出血、Ogilvies 综合征、需要积极减压的腹腔间隔室综合征。

该指南同时整理了 AGI 相关的症状体征定义,以及相关处理流程(图 3-63)。临床上需要注意 AGI 级别仍是会动态性改变的,AGI 级别的升高往往也预示着患者的不良预后。

(六)中医对急性胃肠功能障碍的理解以及监测

历代医家对急性胃肠损伤的认知主要集中于"痞满""血症""泄泻"。到了近代,中医对急性胃肠损伤有了更多的研究。如王金达提出的"四证四法";沈氏等提出的"热从毒化,变从毒起,瘀从毒结";钱静华提出的三类"久病劳倦,脾胃虚损""疠气外伤,气血逆乱""暴病伤匹亡阴亡阳"。总

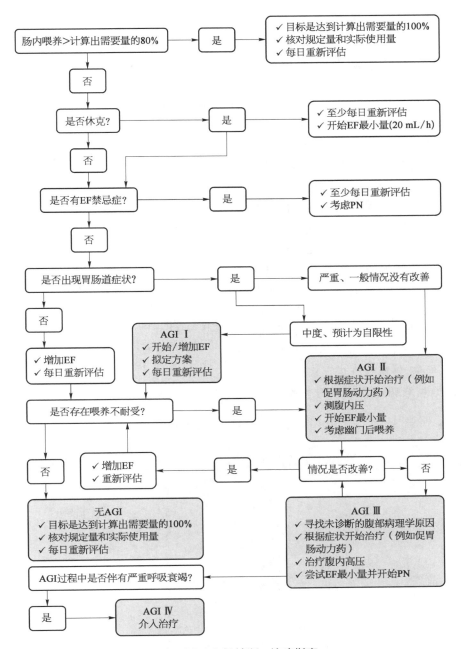

图 3-63　AGI 诊断、治疗指南

体上,脏腑功能障碍主要是气血脱失,胃肠失于气血濡养,不能化生气血,导致恶性循环。需要辨证分型治疗,各家分型有所不同,总体围绕气血脾胃开展,使用方药、针灸、外敷及穴位注射有助于改善。

（夏　怡　钟　鸣）

[1]　赵玉沛,陈孝平.外科学教材八年制[M].3 版.北京:人民卫生出版社,2015:80-89.

[2]　陈孝平,汪建平,赵继宗.外科学教材五年制[M].9 版.北京:人民卫生出版社,2018:90-95.

[3]　江荣林,吕宾.危重症急性胃肠损伤学[M].杭州:浙江大学出版社,2017:33-38.

[4]　Klek S, Forbes A, Gabe S, et al. Management of acute intestinal failure: a position paper from the European Society for Clinical Nutrition and Metabolism (ESPEN) special interest group[J]. Clin Nutr, 2016, 35(6): 1209-1218.

第十五节
神经功能监测

中枢神经系统损伤是临床上的常见疾病,其发生率逐年增加,因致残率及致死率高而备受学界关注。中枢神经系统损伤分为原发性损伤和继发性损伤。中枢神经系统在受到原发性损伤后,触发缺血缺氧、水电解质和酸碱代谢紊乱、钙内流等一系列病理生理改变,从而导致继发性神经损伤,及时而准确地监测这些病理生理改变,对于减少继发性损伤、降低致残率和病死率有着重要的意义。神经重症监测的目标是对继发损伤的预防和治疗,神经功能监测的目的则在于早期发现缺血缺氧的迹象。最基本的神经功能监测是床边体格检查,定期严密观察患者的神志、瞳孔、语言及运动情况,有助于及时发现病情变化,及时予以治疗。但是,体格检查也存在明显的局限性,如处于镇静或癫痫持续状态的患者,往往

无法实施常规体检。随着生物医学工程技术的进步,近年来临床仪器评估的手段越来越多,可大致分为脑灌注压(颅内压)监测、脑血流监测、脑氧和代谢监测及神经电生理(脑电图)监测等,这些监测指标从不同的侧面反映了脑功能的变化。

(一)神经系统体检

虽然重症监护病房(ICU)可利用的监测设备越来越多,但基本的体格检查不可忽视,体检所提供的信息也绝非一两项监测指标所能替代。对于神经重症患者,最常用的体检方法包括格拉斯哥昏迷量表及目标式神经系统体检。

1. 格拉斯哥昏迷量表 格拉斯哥昏迷量表(Glasgow coma scale, GCS)包括3部分内容,分别对患者的睁眼(E)、运动(M)和语言(V)功能进行判断,每部分内容分为不同的等级,记录为不同的评分(见表3-7)。GCS最低为3分,代表最差;最高为15A分,代表最佳。

表3-7 格拉斯哥昏迷量表

运 动		语 言		睁 眼	
项 目	评分	项 目	评分	项 目	评分
遵嘱运动	6	回答切题	5	自主睁眼	4
疼痛定位	5	回答错误	4	呼唤睁眼	3
疼痛躲避	4	言语混乱	3	疼痛刺激睁眼	2
刺激后反常屈曲	3	仅能发声	2	无反应	1
刺激后四肢过伸	2	无反应	1	无法评价	C
无反应	1	无法评价	T		

根据患者的GCS评分,可将昏迷分为轻、中、重三个程度:轻度损伤GCS为14~15分,这类患者意识丧失的时间较短,仅需要密切观察患者的病情变化,通常不需要进入ICU;中度损伤GCS为9~13分,这类患者的临床转归存在较大差异;重度损伤GCS≤8分,这类患者几乎全部需要ICU收治,并应进行相应的神经系统特殊监测。

GCS简单、可重复性好,被广泛应用于脑损伤程度的评价。由于早期发现继发性损伤是防止出现永久性神经损伤的最佳手段,并能为后续治疗提供指导。因此,对神经系统功能的评估应反复

定时进行。

2. 目标式神经系统体检 常规实施一套完整的神经系统体检耗时约15~20分钟,在日常巡房时并不常用。ICU中由于每项检查都有明确的针对性,故称为目标式神经系统体检。对于危重症患者的神经检查必须包括:皮质功能、脑干功能、脊髓功能。

皮质运动区位于前中央回,控制对侧肢体运动和眼球向对侧随意运动,损害后通常表现为面部和上肢无力。感觉区位于对侧半球的后中央,当患者出现偏瘫、感觉丧失或一侧凝视时,应立即

进行影像学检查。GCS 反映的主要是皮质功能（觉醒、语言和注意力）和部分脑干功能（昏迷），虽然对运动有所体现，但未包括感觉功能。

脑干控制眼球的不随意运动、瞳孔功能、面部感觉和基本生命功能。按照节段不同，脑干损伤表现为：中脑损伤表现为瞳孔中度大小、固定，眼肌麻痹，偏瘫，巴宾斯基征阳性；高位脑桥损伤表现为针尖样瞳孔但光反射存在，核间眼肌麻痹，面瘫，角膜反射减退；低位脑桥损伤表现为水平凝视，偏瘫，巴宾斯基征阳性；延髓损伤表现为呼吸紊乱，循环紊乱，如低血压、高血压、心律失常等。

脊髓损伤通常导致双侧肢体对称性损害，且从不引起面瘫。脊髓前柱负责肌力、感觉刺痛和温度；后柱负责感觉振动和本体感觉。骶神经功能检查包括肛门括约肌张力和球海绵体反射。

颅神经检查是临床常用的检查，特别是后组颅神经（舌咽神经、迷走神经、副神经、舌下神经），损伤后影响吞咽和呛咳反射，气道保护性反射减弱或消失。舌咽、迷走神经损伤时表现为声音嘶哑、呛咳消失、吞咽困难；副神经支配胸锁乳突肌和斜方肌，损伤时影响耸肩和转颈运动；舌下神经支配舌肌运动，单侧舌下神经麻痹，伸舌偏向患侧，双侧舌下神经麻痹，患者不能伸舌。

肌力是指肌肉运动时最大收缩力，检查时令患者做肢体伸屈运动，检查者从反方向给予阻力，测试患者对抗阻力的克服力量。肌力记录采用 0~5 级的六级分级法：0 级为完全瘫痪，测不到肌肉收缩；1 级为仅测到肌肉收缩，但不能产生运动；2 级为肢体在床面上能水平移动，但不能抵抗自身重力，即不能抬离床面；3 级为肢体能抬离床面，但不能抵抗阻力；4 级为能做阻力动作，但不完全；5 级为正常肌力。不同程度的肌力减退可分别称为完全性瘫痪和不完全性瘫痪。不同部位或不同组合的瘫痪可分别命名为单瘫、偏瘫、交叉性偏瘫和截瘫。

（二）颅内压监测

颅内压（ICP）是指颅腔内容物对颅腔壁上所产生的压力。目前国际上比较公认的 ICP 分级标准为：正常 ICP 为 5~15 mmHg，轻度增高为 16~20 mmHg，中度为 21~40 mmHg，重度为 40 mmHg 以上。颅脑创伤患者因颅内出血、脑挫裂伤及继发性脑水肿和脑积水等病理改变导致颅内压升高。当 ICP 超过 20 mmHg 时，需及时使用脱水剂。若顽固性高颅压没有得到控制，将导致患者预后不佳，严重时可危及生命。通过监测颅内压可早期诊断及处理颅内压增高，并且颅内压监测是脑灌注压监测的基础，脑灌注压为平均动脉压与颅内压的差值，通过颅内压监测可调整和维持适当的脑灌注压，对指导治疗及防止病情恶化具有重要意义。

ICP 监测可分为多种类型，如脑室内探头、脑实质探头、蛛网膜下腔探头、硬脑膜外探头及无创 ICP 监测等。根据测量的准确性，目前临床上多采用脑室内和脑实质探头技术。

脑室内监测是目前临床上最常用的方法，是 ICP 监测的金标准。将含有光导纤维探头的导管置入侧脑室，多选择一侧侧脑室前角，另一端连接压力传感器测量。该方法简便、直接、客观、测压准确，同时可以引流脑脊液；缺点是当 ICP 增高、脑肿胀导致脑室受压变窄、移位甚至消失时，脑室穿刺及置管较困难，且置管超过 5 日感染概率大大增加。

脑实质内监测是将导管头部安装极微小显微芯片探头或光学换能器，放置在脑实质内。脑实质内监测是一种较好的替代脑室内置管的方法，感染率较低，主要缺点是传感器易脱落移位，只能反应局部 ICP，且不能引流脑脊液，起不到治疗的作用。通常只有在脑肿胀明显、脑室极小的情况下，才可作为无法实施脑室内测压的替代疗法。

蛛网膜下腔监测通过中空的螺栓管道，把蛛网膜下腔的脑脊液压力传递到压力换能器，操作方便，不损伤脑实质，但感染概率较高，测量结果易受螺栓松动和堵塞的影响。

硬膜外监测无须打开硬脑膜，发生感染和出血的概率很低，但颅内压和硬膜外空间压力的关系还不明确，所以监测结果不太可靠，临床使用并不广泛。

无创颅内压监测技术包括：视网膜静脉压监测、闪光视觉诱发电位、视神经鞘直径、近红外光谱、经颅多普勒超声、鼓膜移位、前囟测压、生物电阻抗等。目前无创监测技术因受到多种因素的影响，准确性不如有创监测，但有创监测可出现局部出血、感染等并发症，有文献报道操作过程可出现颅内出血（0.5%~5%）和颅内感染（5%~20%），探头脱出、折断的发生率为 4%。

（三）脑血流监测

健康成人在休息状态下脑血流（cerebral blood flow，CBF）为每分钟每 100 g 脑组织 50～55 mL [（50～55 mL）/（100 g·min）]。脑的各个区域血流量并不均匀，脑白质的血流量为 25 mL/（100 g·min），而灰质的血流量为 75 mL/（100 g·min）。充足的 CBF 是保障脑的正常代谢和功能所必需的，而在脑损伤时常常伴随 CBF 的降低。因此，CBF 的监测是及早发现局部脑灌注减少的重要措施。随着影像学技术的快速发展，可用于检测 CBF 的方法很多，如 Xenon-133 清除法、PET-CT、CT 关注成像及磁共振关注成像等。但这些方法由于不能床旁检测 CBF，且仅提供脑血流灌注的瞬间状态，故在 ICU 的应用中明显受限。目前，国内外 ICU 可用于床旁检测 CBF 的技术主要有：热弥散血流测定、激光多普勒血流测定和经颅多普勒血流测定。

热弥散血流测定（thermal diffusion flowmetry，TDF）是近年来新引入临床的 CBF 监测系统，其原理是根据组织的散热特性。将探头插入颅内脑组织中，探头有两个温度传感器，之间保持一定距离，远端的温度传感器对脑组织加温，近端的传感器探测温度的变化。脑血流越高，两个传感器之间的温差越大，以此通过微处理器计算出脑血流量。TDF 监测具有连续性和局部性，但近年来 TDF 的发展趋势是探头体积缩小，监测脑组织的范围增大。

激光多普勒（laser Doppler flowmetry，LDF）可以测定多部位的微循环血流，脑组织是其中之一。探头亦放入颅内（通常选择脑白质区域），发射单色激光束，通过测量红细胞的数量和运动速度，从而推算出 CBF。LDF 测定范围很小，仅约 1 mm^3，是一种局部的血流监测手段。目前 LDF 主要应用于术中 CBF 的监测。

经颅多普勒（transcranial Doppler，TCD）将脉冲多普勒技术和低频发射频率相结合，从而使超声波能够穿透颅骨较薄的部位进入颅内，根据多普勒位移原理监测红细胞移动速度，直接获得颅底动脉血流速度，无创动态连续监测脑血流动力学。TCD 监测窗口包括颞骨窗口、眼眶窗口及枕骨大孔窗口。最常用的 TCD 监测部位是大脑中动脉，操作方法为：经颞骨窗口，取深度为 50～55 mm，血流方向朝向探头，为正相频移。经颅多普勒具有无创、便于使用、可反复操作等优点。经颅多普勒

在脑创伤患者中的应用主要包括：诊断脑血管痉挛、CBF 的间接评估和评估脑血管自身调节功能三方面。对重症缺血性卒中患者监测 TCD，能观察到有无侧支循环开放，可对预后判断提供临床参考。

（四）脑氧饱和度和脑代谢监测

大脑具有极高的代谢率。虽然脑的重量只占体重的 2%，但静息脑血流量却占心输出量的 15%，氧耗量是全身的 20%。因此，大脑需要持续稳定的血流灌注。当存在缺氧或灌注不足时，大脑将发生一系列生物化学异常。即使颅内压及脑灌注压正常的重型颅脑创伤患者，脑组织缺氧仍时常发生，对颅脑创伤死亡患者的尸检结果表明，脑组织缺血、缺氧的发生率可高达 90% 以上。脑氧饱和度和代谢监测的目的就是尽早发现这些异常情况。脑氧饱和度监测包括多种，其中临床最常应用的是颈静脉氧饱和度监测，其他还有近红外光谱仪经颅脑氧饱和度监测和脑组织氧分压监测。近年来逐渐成熟的脑组织微透析技术则是脑代谢监测的主要进展。

1. 颈静脉氧饱和度监测 颈静脉血氧饱和度（$SjvO_2$）是临床上最早使用的脑组织氧代谢监测方法，可提示脑氧供给和消耗之间的平衡，间接反映脑血流情况，也是目前较常用的方法。流经颈内静脉球部的血液大部分来源于脑，仅 3%～7% 的血流来自脑外的颅骨、脑膜和内耳等。因此，利用颈内静脉逆向插管，导管末端置于颈内静脉球部采取的混合脑静脉血进行血氧分析，主要反映整个大脑半球脑组织氧代谢的状况。研究认为，$SjvO_2 < 55\%$ 表示脑部低灌注或高脑氧需求，$> 75\%$ 则表示相对性脑充血、脑代谢率减低等。$SjvO_2$ 过低和过高对神经系统的功能都有负面影响，过低会导致脑组织缺血缺氧，易形成梗死灶；过高则易增加脑部栓子形成的机会。但是 $SjvO_2$ 监测只能反映全脑或一侧大脑半球氧代谢的情况，不适用于对颅脑局灶性病变的监测。同时，$SjvO_2$ 监测的导管探头易发生移位、光敏度弱、存在自发波、需要反复校准、连续监测时间短、易受到颅外静脉回流的影响，导致测定结果的准确性下降。

2. 近红外光谱脑氧饱和度监测 近红外光谱脑氧饱和度（NIRS）是一种无创、连续和实时的光学检测方法。原理是利用被检查组织中氧合血红蛋白和还原血红蛋白在近红外光谱区有不同吸收

光谱的特征,选择适当的波长,通过吸收定律算出氧合血红蛋白和还原血红蛋白的含量,进而获得脑组织混合血氧饱和度($rScO_2$)。$rScO_2$能较敏感地反映局部脑组织氧供状况,帮助了解脑组织缺血缺氧情况,是良好的脑组织氧供监测指标。颅脑创伤的患者长时间$rScO_2$下降与脑灌注减少、颅内压升高、死亡率上升呈正相关。一般认为,脑氧饱和度通常为60%~75%。使用近红外光谱也有一定的局限性:在红外光通过的路径如头皮下、硬膜外、硬膜下及脑实质等有出血或颅内积气时,数据会产生偏差而影响监测结果,正常值在个体内和个体间存在10%的变异率,因此该法更适用于监测脑氧变化的趋势,用监测值判定大脑缺血缺氧时应审慎。而且,NIRS探头通常放置于前额部,只能反映局部的脑氧情况,无法监测远离探头部位的脑氧情况。

3. 脑组织氧分压监测　脑组织氧分压($PbtO_2$)是使用插入脑组织中的单电极或者多参数传感器测得的脑组织的氧分压,直接反映监测部位脑组织的氧代谢情况,为临床早期发现脑缺血缺氧提供最直接的依据。目前有两类监测设备:一类是仅监测脑组织氧分压和脑温的LICOX系统;另一类是同时监测脑组织氧分压、二氧化碳分压、pH和脑温的Neurotrend系统。正常人脑组织氧分压的平均值是25~30 mmHg,范围是15~40 mmHg,认为监测值在10~15 mmHg之间为轻度缺氧,低于10 mmHg为重度缺氧,而低于5 mmHg的患者死亡率接近100%。连续监测$PbtO_2$对防治脑组织的继发性损伤有重要作用。$PbtO_2$监测是目前脑氧监测最直接、最可靠的方法之一,可直接获得脑组织氧合与代谢指标,能早期反映脑组织的病理生理变化,这对掌握脑组织的机能状态及指导治疗具有重要的临床意义,是一种临床应用前景广阔的监测方法,被一些学者认为是评价疗效的金标准。

4. 脑组织微透析监测　微透析(microdialysis)是一种微创、连续的研究细胞间液生化和神经递质等活性物质变化的动态监测方法。其基本原理是采用具有一定截留分子量的纤维半透膜制成极细的微透析探头,将探头埋入待测的组织区域内,以恒定速度向探头内灌注与组织液成分相近的等渗灌流液,脑细胞外液中小于微透析膜孔径的物质,可由于浓度梯度弥散到透析液中。以一定的时间间隔有序地接收透析液,由于透析管中的灌流液不断流动更新,因此跨膜浓度梯度始终存在,微透析得以持续进行。采用高灵敏度化学检测系统连续检测所收集透析液中的待测生物活性物质浓度,便可监测特定组织区域内细胞外生物活性物质浓度。由于该技术具有活体取样、动态观察、定量分析、对组织损伤小、可连续监测等优点,因此得到广泛认可。微透析监测能直接、动态地监测局部细胞间液物质和能量代谢变化,能及时反映疾病发展,从而指导治疗和判断预后。

理论上,凡是可透过微透析膜的物质均可进行监测,目前临床主要监测的参数包括:能量代谢相关参数,包括葡萄糖、乳酸、丙酮酸、腺苷、黄嘌呤,其中乳酸/丙酮酸比值是反映缺血的主要指标;神经递质包括谷氨酸、天冬氨酸、GABA;组织损伤和炎症反应参数包括甘油、钾离子、细胞因子;外源性物质包括药物浓度。目前,微透析技术在颅脑创伤中应用较为广泛。颅脑创伤可引起颅内血流及代谢状态的紊乱,微透析技术通过研究创伤后颅内葡萄糖、乳酸等物质的代谢变化,可有效指导临床治疗。

但是,微透析技术也存在一定的局限性。微透析探头无法进行全脑整体的监测,仅能评价局部组织的代谢状态,而且探头置入部位的好坏决定其监测生化指标的准确性。因颅脑外伤后脑组织各缺血灶、损伤灶病理生理变化并非相同,这就要求多探头的微透析技术来测定不同时期、不同部位病灶的动态变化。神经病学组织建议:在弥散性外伤性患者中,可以将导管置入到右侧额区;在局灶性外伤性脑损伤患者中,可以使用2个微透析导管分别置入到易损区和正常脑组织区。

(五)脑电图监测

脑电图(electroencephalography, EEG)记录了大脑皮层神经元自发而又有节律的电活动,为兴奋性和抑制性突触后点位的总和。脑电波由振幅、周期、位相等特征组成。正常脑电波的波幅在10~200 μV,癫痫发作时可高达750~1 000 μV。锥体细胞排列方向一致,又同步放电,兴奋通过神经元回路循环产生节律性α波。放电失去同步性,兴奋通过皮质内小神经元回路循环,则出现快波。神经细胞代谢速度减慢或形态改变,则出现各种慢波。神经细胞兴奋性异常增高,引起超同步放电,则出现棘波、棘慢波。它应用电子放大技术,将脑部生物电活动放大后,通过头皮电极记录的脑电波图线来研究大脑的功能状态,它可以及时、无创和动态地评估脑功能。

EEG 是监测大脑癫痫放电的最佳方法。无抽搐样发作性癫痫在顽固性癫痫、脑外伤、脑卒中、颅内感染、脑肿瘤和代谢性昏迷患者中具有较高的发病率,而且影响转归。应用动态 EEG 监测可以及时发现病情变化并及时处理,降低癫痫持续状态的死亡率和并发症发生率。

对各种原因造成的昏迷患者,EEG 监测可有助于了解其中枢神经系统功能。EEG 对脑缺血十分敏感,随着 CBF 降低,脑电活动开始减慢。体外循环、颅内手术、低温麻醉、控制性降压以及心肺复苏后进行 EEG 监测,有助于判断中枢神经系统的情况。对深度昏迷患者,EEG 表现为慢波。若病情好转,可以恢复为正常波;若病情恶化,则逐渐进入平坦波形。对怀疑脑死亡患者,呈等电位改变,若持续 30 分钟以上,结合临床可协助脑死亡诊断。由于 EEG 受麻醉药的影响,因此判断脑功能状态时,必须排除麻醉药的作用。

(马雪丽　李　响)

[1] 黄立,张丽娜,艾宇航. 重症脑功能监测在重症神经患者中的应用[J]. 中国实用内科杂志,2019,39(12):1015 - 1019.

[2] Ropper A H. Brain in a box[J]. N Engl J Med, 2012, 367(26): 2539 - 2541.

[3] Le Roux P. Physiological monitoring, of the severe traumatic brain injury patient in the intensive care unit[J]. Curr Neurol Neurosci Rep, 2013, 13(3): 331.

[4] 王龙,胡晓. 神经重症监护室内监测技术研究进展[J]. 实用医学杂志,2015,31(1):157 - 159.

[5] Marehbian J, Muehlschlegel S, Edlow B L, et al. Medical Management of the Severe Traumatic Brain Injury Patient[J].

Neurocrit Care, 2017, 27(3): 430 - 446.

[6] Sinha S, Hudgins E, Schuster J, et al. Unraveling, the complexities of invasive multimodality neuromonitoring[J]. Neurosurg, Focus, 2017, 43(5): E4.

[7] 卢维新,侯博儒,王登峰,等. 重度脑外伤后动态监测局部脑氧饱和度的临床意义[J]. 中国康复理论与实践,2020,26(1):106 - 109.

[8] 杨邦坤,陈谦学. 脑微透析技术在神经科学中的应用进展[J]. 中华实验外科杂志,2017,34(8):1430 - 1432.

[9] 宋永建,卫国华,余慧贞. 24 h 动态脑电图对癫痫的诊断意义[J]. 临床脑电学杂志,1998,7(2):80 - 81.

第十六节

麻醉与镇痛

在 ICU 环境、各种器官功能监测与支持措施及疾病本身所致严重的机体病理生理改变等因素作用下,绝大多数意识清醒的 ICU 患者可能经历疼痛、焦虑和恐惧等不适感受,即使是那些存在一定程度意识障碍的患者,也会因为机体内某些病理性改变而出现躁动,并可能因此诱导机体应激反应显著增高,引起一系列神经内分泌反应,如血糖升高,皮质醇、儿茶酚胺等下丘脑垂体-肾上腺皮质激素分泌增加等,导致循环、呼吸功能不稳定,增加机体氧耗,加重重要生命器官负担。造成患者处于这种应激环境的常见原因包括:① 自身严重疾病的影响:患者因病情严重而难以自理,各种有创诊治操作,自身伤病的疼痛。② 环境因素:患者被约束于病床上,灯光长明,昼夜不分,各种噪声(机器声、报警声、呼喊声等),睡眠剥夺,邻床患者的抢救或去世等。③ 隐匿性疼痛:气管插管及其他各种插管,长时间卧床。④ 对未来命运的忧虑:对疾病预后的担心、死亡的恐惧,对家人的思念与担心等。上述因素使患者感到极度的"无助"和"恐惧",构成对患者的恶性刺激,增加患者的痛苦,甚至使患者因为这种"无助与恐惧"而躁动挣扎,严重者可能影响预后,甚至危及生命安全。国外学者的调查表明,离开 ICU 的患者中,约有 50% 对于其在 ICU 中的经历保留着痛苦的记忆,而 70% 以上的患者在 ICU 期间存在焦虑与躁动。因此,使 ICU 患者处于良好的镇痛、镇静状态,不仅有利于降低重症患者的心理与生理应激,使各种重症医疗措施得以顺利实施,而且在一定程度上可保持内环境相对稳定,有助于疾病恢复。由此可见,镇痛、镇静治疗是重症医疗中一项重要的辅助治疗措施。

(一)镇静镇痛治疗的指征

1. 疼痛 由原发疾病、各种监测治疗手段(显性因素)和长时间卧床制动、气管插管(隐匿因素)等因素引起镇痛,是为减轻或消除机体对痛觉刺激的应激及病理生理损伤所采取的药物治疗措施,可减轻重症患者的应激反应。

2. 焦虑　多种原因可引起 ICU 患者焦虑。减轻焦虑的方法包括使患者舒适,提供充分镇痛,改善环境和使用镇静药物等。因此,焦虑患者应在充分镇痛和处理可逆性原因基础上开始镇静。

3. 躁动　疼痛失眠,经鼻或经口腔的各种插管,失去支配自身能力的恐惧感,以及身体其他部位的各种管道限制活动而诱发躁动。在充分去除可逆诱因的前提下,躁动的患者应该尽快接受镇静治疗。为改善机械通气患者的舒适度和人机同步性,可以给予镇静镇痛治疗。为提高诊断和治疗操作的安全性和依从性,可预防性采取镇静镇痛治疗。

4. 谵妄　多种原因引起的,一过性的意识混乱状态。ICU 患者一旦出现谵妄,应及时处理。

5. 睡眠障碍　睡眠是人体不可或缺的生理过程,睡眠障碍可能会延缓组织修复,降低细胞免疫功能,使者焦虑抑郁或恐惧,甚至躁动,延缓疾病的恢复,应该采取适当措施提高 ICU 患者睡眠质量,包括改善环境、非药物疗法舒缓紧张情绪;采用非药物措施后仍然存在睡眠障碍者,可以应用药物诱导睡眠。

(二) 镇痛和镇静治疗的目的和意义

① 消除或减轻患者的疼痛及躯体不适感,减少不良刺激及交感神经系统的过度兴奋。② 帮助和改善患者睡眠,诱导遗忘,减少或消除患者对其在 ICU 治疗期间病痛的记忆。③ 减轻或消除患者焦虑、躁动甚至谵妄,防止患者的无意识行为(例如挣扎)干扰治疗,保护患者的生命安全。④ 减轻器官应激负荷,保护器官储备功能,维持机体内环境稳定。镇痛镇静可以降低患者的代谢速率,减少其氧耗氧需,使机体组织氧耗的需求变化尽可能适应受到损害的氧输送状态,并减轻各器官的代谢负担,从而减轻强烈病理因素所造成的损伤,为器官功能的恢复赢得时间、创造条件。

(三) 疼痛评估

疼痛评估应该包括疼痛的部位、特点,加重及减轻因素和强度,最可靠有效的评估指标是患者的自我描述。使用各种评分方法来评估疼痛程度和治疗反应,应定期进行完整记录。对于能自主表达的患者,应用数字评分表(NRS)评分;对于不能表达但具有躯体运动功能、行为可以观察的患者,应用重症监护疼痛观察量表(CPOT)或 BPS 评分量表。

1. NRS　NRS 是一个从 0~10 的点状标尺,0 代表不痛,10 代表疼痛难忍,由患者从上面选一个数字描述疼痛(图 3-64)。用 NRS 评价老年患者急、慢性疼痛的有效性及可靠性已获得证实。

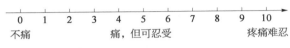

图 3-64　数字疼痛评分尺

2. BPS(行为疼痛量表)　即从面部表情、上肢运动及机械通气顺应性 3 个疼痛相关行为指标方面进行评估(表 3-8)。评估患者的疼痛程度时,每个条目根据患者的反应情况分别赋予 1~4 分,将 3 个条目的得分相加,总分为 3~12 分,总分越高,说明患者的疼痛程度越高,一般使用 BPS 完成对患者的疼痛评估需要 2~5 分钟。但该评分有一定的局限性,在未行机械通气的患者中无法使用,所以该量表改良后,将原量表中"机械通气顺应性"这一条目更换为"增加非插管患者发声"这一指标,另外 2 个条目保留不变,并发展为 BPS - NI,每个条目同样根据患者的反应情况分别赋予 1~4 分,将 3 个条目的得分相加,总分为 3~12 分,总分越高,说明患者的疼痛程度越高。

3. CPOT(重症监护疼痛观察量表)　该量表包括面部表情、动作、肌张力、发声/对机械通气的顺应性 4 个疼痛行为,每个条目 0~2 分,总分 0~8 分;其中 0 分代表不痛,8 分代表最痛(表 3-9)。CPOT 是一种特别为无法交流的 ICU 患者开发的疼痛行为客观量表。

(四) 镇静评估

大部分患者烦躁的首要原因是疼痛和不适感,故重症患者应首先考虑镇痛治疗,镇痛应作为镇静的基础。研究表明,联合镇痛治疗的镇静方案能减少疼痛发生、降低患者镇痛评分、降低机械通气的使用率、缩短气管插管时间及住院时间。使用镇痛为先的镇静方法也要权衡镇痛药可干扰呼吸动力、减少胃动力以及会提高肠内营养的难度,同时还要考虑停药所导致的疼痛复发。

1. RASS 镇静程度评估表　见表 3-10。

表3-8　行为疼痛量表（BPS）

疼痛行为相关指标	1分	2分	3分	4分
面部表情	放松	部分紧张	完全紧张	扭曲
上肢运动	无活动	部分弯曲	手指、上肢完全弯曲	完全回缩
机械通气顺应性（插管）	完全能耐受	呛咳，大部分时间能耐受	对抗呼吸机	不能控制通气
发声（非插管）	无疼痛相关发声	每分钟呻吟≤3次且每次持续时间≤3秒	每分钟呻吟>3次或每次持续时间>3秒	咆哮或使用"哦""哎哟"等言语抱怨，或屏住呼吸

表3-9　重症监护疼痛观察量表（CPOT）

疼痛行为相关指标	描　述	状　态	评分
面部表情	未观察到肌肉紧张	自然、放松	0
	表现出皱眉、眉毛放低、眼眶紧绷和提肌收缩	紧张	1
	以上所有的面部变化加上眼睑轻度闭合	扮怪相动作	2
动作	不动（并不代表不存在疼痛）	无体动	0
	缓慢、谨慎的运动，触碰或抚摸疼痛部位，通过运动寻求关注	保护性体动	1
	拉拽管道，试图坐起来，运动肢体/猛烈摆动，不遵从指令，攻击工作人员，试图从床上爬出来	烦乱不安	2
肌张力（通过被动的弯曲和伸展来评估）	对被动的运动不作抵抗	放松	0
	对被动的运动不作抵抗	紧张和肌肉僵硬	1
	对被动的运动作剧烈抵抗，无法将其完成	非常紧张或僵硬	2
对机械通气的顺应性（气管插管患者）	无警报发生，舒适地接受机械通气	耐受机械通气	0
	警报自动停止	咳嗽但是耐受	1
	不同步；机械通气阻断，频繁报警用	对抗呼吸机	2
或发声（拔管后）	正常腔调讲话或不发声	正常腔调讲话或不发声	0
	叹息、呻吟	叹息、呻吟	1
	喊叫、啜泣	喊叫、啜泣	2

注：CPOT总分0~8分，≥3分就有意义

表3-10　RASS镇静程度评估表

+4	有攻击性	有暴力行为
+3	非常躁动	试着拔出呼吸管，胃管或静脉点滴
+2	躁动焦虑	身体激烈移动，无法配合呼吸机
+1	不安焦虑	焦虑紧张，但身体只有轻微的移动

0	清醒平安	清醒自然状态
-1	昏昏欲睡	没有完全清醒,但可保持清醒超过十秒
-2	轻度镇静	无法维持清醒超过十秒
-3	中度镇静	对声音有反应
-4	重度镇静	对身体刺激有反应
-5	昏　迷	对声音及身体刺激都无反应

注：镇静目标为白天 0~-2,夜间 -1~-3

2. Ramsay 评分　临床上使用最为广泛的镇静评分标准,分为 6 级,分别反映三个层次的清醒状态和三个层次的睡眠状态。该评分被认为是可靠的镇静评分标准,但缺乏特征性的指示来区分不同的镇静水平(表 3-11)。

表 3-11　Ramsay 评分

分数	状 态 描 述
1	患者焦虑、躁动不安
2	患者配合,有定向力、安静
3	患者对指令有反应
4	嗜睡,对轻叩眉间或大声听觉刺激反应敏捷
5	嗜睡,对轻叩眉间或大声听觉刺激反应迟钝
6	嗜睡,无任何反应

(五) 镇痛、镇静治疗的方法与药物选择

镇痛治疗

疼痛治疗包括两方面,即药物治疗和非药物治疗。药物治疗主要包括阿片类镇痛药、非阿片类中枢性镇痛药、非甾体抗炎药(NSAIDS)及局麻药。而非药物治疗主要包括心理治疗、物理治疗。

1. 药物治疗

(1) 阿片类镇痛药:理想的阿片类药物应具有起效快,易调控,用量少,较少的代谢产物蓄积及费用低廉等特点。临床中应用的阿片类药物多选择 μ 受体激动药。所有阿片受体激动药的镇痛作用机制相同,但某些作用,如组织胺释放、用药后峰值效应时间、作用持续时间等存在较大的差异。应根据患者具体情况选择合适的药物。常用药物有以下几种(表 3-12)。

吗啡:治疗剂量的吗啡对血容量正常患者的心血管系统一般无明显影响,对低血容量患者则容易发生低血压。在肝、肾功能不全时,其活性代谢产物可造成延时镇静及副作用加重。在肾功能正常的患者中,代谢时间是 3~5 小时,肾功能不全者代谢时间是 50 小时,因此肾衰患者最好不选用吗啡。由于吗啡的肝脏摄取率高,故其口服的生物利用度(20%~30%)显著低于肌内或皮下注射。肌内注射 15~30 分钟起效,45~90 分钟产生最大效应;静脉注射 20 分钟产生最大效应。因此,间断给药或低剂量持续静脉输注常用于手术后和 ICU 的急性疼痛治疗。

芬太尼:芬太尼具有强效镇痛作用,其镇痛效价是吗啡的 100~180 倍,静脉注射后起效快,作用时间短,对循环的抑制较吗啡轻。但重复用药后可导致明显的蓄积和延时效应。快速静脉注射芬太尼可引起胸壁、腹壁肌肉僵硬而影响通气,因此不宜作为长期镇痛治疗的药物。但肾衰竭对芬太尼的临床药理学无明显影响,并不改变芬太尼在血中的清除。芬太尼是一种快速起效镇痛药,适合用于急性疼痛患者的短期镇痛,血流动力学不稳定和肾功不全患者也可考虑选择芬太尼。

瑞芬太尼:瑞芬太尼是新的短效 μ 受体激动剂,在组织和血液中被迅速水解,故起效快、平均 1 分钟,维持时间短,快速消除的半衰期约 8 分钟。在 ICU 中可用于短时间镇痛的患者,多采用持续输注。其代谢产物经肾排出,清除率不依赖肝肾功能。肾功能不全患者亦未发生药物的蓄积作用。此药对呼吸有抑制作用,但停药后 3~5 分钟可恢复自主呼吸。有研究显示,瑞芬太尼能明显

表 3-12　阿片类药物的药物学特性

阿片类药物	起效时间	半衰期	负荷剂量	维持剂量	不良反应
芬太尼	1~2 分钟	2~4 小时	0.35~0.5 μg/kg,	0.7~10 μg·kg^{-1}·h^{-1}	比吗啡更少的低血压；累积有肝损害
吗啡	5~10 分钟	3~4 小时	2~4 mg	2~30 mg/h	累积用量有肝损害，有一定组织胺释放
瑞芬太尼	1~3 分钟	3~10 分钟	0.5~1 μg/kg	0.02~0.15 μg·kg^{-1}·h^{-1}	没有肝损害；若体重>130%理想体重，使用理想体重计算
舒芬太尼	1~3 分钟	784 分钟左右	0.2~0.5 μg/kg	0.2~0.3 μg·kg^{-1}·h^{-1}	剂量个体差异性较大，分布半衰期短，代谢半衰期长，长期使用可能延长机械通气时间

缩短机械通气时间及 ICU 住院时间。

舒芬太尼：镇痛作用很强，为芬太尼的 5~10 倍。国内有研究表明，舒芬太尼在 ICU 镇痛治疗中能减少镇静药物剂量。因其镇痛效果明确、起效快、蓄积小、对呼吸抑制作用小，近年来在 ICU 重症患者中的应用逐渐增多。

在应用药物进行镇痛治疗时，应考虑患者对镇痛药耐受性的个体差异，为每个患者制订治疗计划和镇痛目标。对血流动力学稳定患者，镇痛应首先考虑选择吗啡；对血流动力学不稳定和肾功能不全患者，可考虑选择芬太尼或瑞芬太尼。急性疼痛患者的短期镇痛可选用芬太尼。瑞芬太尼是新的短效镇痛药，可用于短时间镇痛或持续输注的患者，也可用于肝肾功能不全的患者。持续静脉注射阿片类镇痛药物是 ICU 常用的方法，但需根据镇痛效果的评估不断调整用药剂量，以达到满意的镇痛目的。

（2）非阿片类中枢性镇痛药：合成的镇痛药曲马多属于非阿片类中枢性镇痛药。临床上此药的镇痛强度约为吗啡的 1/10。口服后 20~30 分钟起效，维持时间约为 3~6 小时。肌内注射后 1~2 小时产生峰效应，镇痛持续时间 5~6 小时。治疗剂量不抑制呼吸，大剂量则可使呼吸频率减慢，但程度较吗啡轻，可用于老年人。主要用于术后轻度和中度的急性疼痛治疗。

（3）非甾体抗炎药（NSAID）：NSAID 的作用机制是通过非选择性、竞争性抑制前列腺素合成过程中的关键酶环氧化酶（COX）达到镇痛效果。

代表药物有对乙酰氨基酚、阿司匹林等。对乙酰氨基酚可用于治疗轻度至中度疼痛，它和阿片类联合使用时有协同作用，可减少阿片类药物的用量。该药可用于缓解长期卧床的轻度疼痛和不适。该药对肝功能衰竭或营养不良造成的谷胱甘肽储备枯竭的患者易产生肝毒性。对于那些有明显饮酒史或营养不良的患者使用对乙酰氨基酚，剂量应小于每日 2 g，其他情况小于每日 4 g。其主要不良反应包括胃肠道出血、血小板抑制后继发出血和肾功能不全患者。在低血容量或低灌注患者、老年人和既往有肾功能不全的患者中，更易引发肾功能损害。

对接受镇痛治疗的患者，应在医护人员的监护下实施，同时主张个体化选择药物剂量及给药途径。发生副作用的处理方法：① 改变药物的剂量和给药途径。② 更换不同的阿片类药物。③ 联合用药缓解不良反应。

2. 非药物治疗　非药物治疗包括心理治疗、物理治疗等手段。疼痛既包括生理因素，又包括心理因素。因此，在疼痛治疗中，应首先尽量设法去除疼痛诱因，并积极采用非药物治疗；非药物治疗能降低患者疼痛的评分及其所需镇痛药的剂量。

镇静治疗

1. 镇静药物选择　ICU 重症患者常因自身疾病的不适及周围环境刺激而出现紧张焦虑，甚至躁动，尤其是气管插管机械通气的患者。据统计，ICU 有 50% 以上的患者有焦虑症状，躁动也占一定的比例,甚至出现精神紊乱,故在充分镇痛和纠正生理紊乱的前提下,合理镇静是必需的。通常ICU患者选择镇静剂应该考虑以下方面:① 每个患者的具体应用指征和镇静的目标。② 特定患者的临床药理学,包括其起效、消除效应和副作用。③ 使用特定镇静剂相关的总成本。理想的镇静药应具备以下特点:起效快,剂量-效应可预测;半衰期短,无蓄积;对呼吸循环抑制最小;代谢方式不依赖肝肾功能;抗焦虑与遗忘作用;停药后能迅速恢复;价格低廉等。但是尚无任何药物能符合以上所有要求。目前ICU最常用的镇静药物为苯二氮䓬类、丙泊酚、右美托咪定。

(1) 苯二氮䓬类药物:苯二氮䓬类药物是较理想的镇静、催眠药物。它通过与中枢神经系统内GABA受体的相互作用,产生剂量相关的催眠、抗焦虑和顺行性遗忘作用;其本身无镇痛作用,但与阿片类镇痛药有协同作用,可明显减少阿片类药物的剂量。苯二氮䓬类药物的作用存在较大的个体差异。老年患者、肝肾功能受损者药物清除减慢,肝酶抑制剂亦影响药物的代谢。其负荷剂量可引起血压下降,尤其是血流动力学不稳定的患者;反复或长时间使用苯二氮䓬类药物可致药物蓄积或诱导耐药的产生;该类药物有可能引起反常的精神作用。用药过程中应经常评估患者的镇静水平,以防镇静延长,故用药上须按个体化原则进行调整。常用药物有以下几种。

咪达唑仑:苯二氮䓬类中相对水溶性最强的药物。其作用强度是地西泮的2~3倍,血浆清除率高于地西泮和氯羟安定,故其起效快、持续时间短、清醒相对较快,适用于治疗急性躁动患者。但注射过快或剂量过大时可引起呼吸抑制、血压下降,低血容量患者尤为明显,持续缓慢静脉输注可有效减少其副作用。咪达唑仑长时间用药后会有蓄积和镇静延长效果,在肾衰竭患者中尤为明显;部分患者还可产生耐受现象。每日中断咪达唑仑输注(唤醒),再调整到理想的镇静,可以减少咪达唑仑用量,减少机械通气时间和ICU停留时间。

氯羟安定(劳拉西泮):一种水溶性低的药物,但其效能是咪达唑仑的4~7倍。由于其脂溶性较地西泮低,透过血脑屏障较慢,故起效缓慢。该药在体内分布不如地西泮广泛,因此有效血药浓度维持较久,作用时间长,故不适用于治疗急性

躁动。劳拉西泮是ICU患者长期镇静治疗的首选药物,但其清除半衰期是12~15小时,注射用药不容易调节,镇静的维持可通过间断和持续静脉给药来完成。劳拉西泮的优点是对血压、心率和外周阻力无明显影响,对呼吸无抑制作用。缺点是易于在体内蓄积,苏醒慢;其溶剂丙二醇长期大剂量输注可能导致急性肾小管坏死、乳酸酸中毒及高渗透压状态。

地西泮(安定):具有抗焦虑和抗惊厥作用,作用强度与剂量相关。大剂量可引起一过性的呼吸抑制和血压下降,静脉注射可引起注射部位疼痛。地西泮单次给药有起效快、苏醒快的特点,可用于急性躁动患者的治疗,但其代谢产物去甲安定和去甲羟安定均有类似地西泮的药理活性,且半衰期长。因此,其反复用药可致蓄积而使镇静作用延长。

苯二氮䓬类药物的拮抗剂氟马西尼是一种竞争性拮抗苯二氮䓬类的受体拮抗剂。氟马西尼从血浆中快速清除[5~20 mL/(kg·min)]后快速经肝脏代谢。剂量0.1~0.2 mg可部分拮抗苯二氮䓬类作用,0.4~1.0 mg则可完全拮抗。由于氟马西尼的血浆清除率大于咪达唑仑和其他苯二氮䓬类,使用氟马西尼逆转大剂量咪达唑仑引起的镇静作用时,需注意两者的药效学和药动学差异,以免因拮抗后再度镇静而危及生命。对长期应用苯二氮䓬类药物镇静治疗的患者,除用于测试,不推荐常规使用拮抗剂。

(2) 丙泊酚:丙泊酚是目前最常用的静脉镇静药物。在20世纪70年代初期,人们就对具有催眠作用的各种苯酚衍生物进行了研究,开发出2,6-双异丙基酚。1977年,Kay与Rolly首次报道了丙泊酚用于麻醉诱导的临床试验。而今,丙泊酚除用于麻醉,也用于ICU的镇静。

丙泊酚是一种广泛使用的静脉镇静药物,特点是起效快,作用时间短,撤药后迅速清醒,且镇静深度呈剂量依赖性,镇静深度容易控制。丙泊酚亦可产生遗忘作用和抗惊厥作用。丙泊酚单次注射时可出现暂时性呼吸抑制、血压下降、心动过缓,对血压的影响与剂量相关,尤见于心脏储备功能差、低血容量的患者。丙泊酚外周静脉使用时可出现注射痛,因此临床多采用持续缓慢静脉输注方式。另外,部分患者长期使用后可能出现诱导耐药。肝肾功能异常对药物的代谢影响较小,

长期使用应警惕出现丙泊酚输注综合征。丙泊酚的溶剂为乳化脂肪,提供热量 1.1 kcal/mL,长期或大量应用可能导致高甘油三酯血症;2%丙泊酚可降低高甘油三酯血症的发生率,因此更适合 ICU 患者应用。老年人丙泊酚用量应减少,因乳化脂肪易被污染,故配制和输注时应注意无菌操作,单次药物输注时间不宜超过 12 小时。丙泊酚长时间使用可见胰酶升高。

丙泊酚具有减少脑血流、降低颅内压(ICP)、降低脑细胞氧代谢率(CMRO)的作用,用于颅脑损伤患者的镇静可减轻 ICP 的升高。而且,丙泊酚半衰期短,停药后清醒快,有利于进行神经系统评估。此外,丙泊酚还有直接扩张支气管平滑肌的作用。

(3)右美托咪定:中枢 α_2 肾上腺素受体激动剂,通过抑制交感神经兴奋,产生镇静、催眠、抗焦虑作用,其特点在于维持自然非快速动眼睡眠,可随时唤醒,使患者的合作性更好。其半衰期较短(2 小时),可单独应用,也可与阿片类或苯二氮䓬类药物合用。对短时间或长时间(>24 小时)的镇静均有较好效果。在 ICU 使用不推荐静脉给负荷量,可明显降低其心血管副作用。使用右美托咪定引起的心动过缓和低血压应予警惕。

2009 年 Riker 等和 2012 年 Jakob 等研究均证实,与咪达唑仑、丙泊酚相比较,右美托咪定的镇静作用并无差异,但其更能维持清醒镇静,由此带来气管插管和 MV 时间的减少。

2. 镇静药物的应用方法 镇静药的给药方式应以持续静脉输注为主,首先应给予负荷剂量以尽快达到镇静目标。经肠道(口服、胃管、空肠造瘘管等)、肌内注射则多用于帮助改善患者的睡眠。间断静脉注射一般用于负荷剂量的给药,以及无须频繁用药的短期(≤3 日)镇静,丙泊酚与咪达唑仑产生的临床镇静效果相似。丙泊酚停药后清醒快,拔管时间明显早于咪达唑仑。氯羟安定起效慢,清除时间长,易发生过度镇静。因此,ICU 患者长期(>3 日)镇静时,丙泊酚与咪达唑仑相比,丙泊酚苏醒更快、拔管更早。丙泊酚较易出现低血压,而咪达唑仑易发生呼吸抑制,用药期间咪达唑仑可产生更多的遗忘。氯羟安定长期应用的苏醒时间更有可预测性,且镇静满意率较高。因此,氯羟安定更适合在长期镇静时使用。常用镇静药物的负荷剂量与维持剂量参考表 3-13。

表 3-13 常用镇静药物的负荷剂量与维持剂量参考

药物名称	负荷剂量 (mg/kg)	维持剂量 [mg/(kg·h)]
咪达唑仑	0.03~0.3	0.04~0.2
氯羟安定	0.02~0.06	0.01~01
地 西 泮	0.02~0.1	
丙 泊 酚	1~3	0.5~4

为避免药物蓄积和药效延长,可在镇静过程中实施每日唤醒计划,即每日定时中断镇静药物输注(宜在白天进行),以评估患者的精神与神经功能状态。该方案可减少用药量,减少机械通气时间和 ICU 停留时间。但患者清醒期须严密监测和护理,以防止患者自行拔除气管插管或其他装置。

大剂量使用镇静药治疗超过 1 周,可产生药物依赖性和戒断症状。苯二氮䓬类药物的戒断症状表现为:躁动、睡眠障碍、肌肉痉挛、肌阵挛、注意力不集中、经常打哈欠、焦虑、震颤、恶心、呕吐、出汗、流涕、声光敏感性增加、感觉异常、谵妄和癫痫发作。因此,为防止戒断症状,停药不应快速中断,而是应有计划地逐渐减量。

(六)镇静、镇痛治疗中器官功能的监测与保护

镇痛镇静治疗对患者各器官功能的影响是 ICU 医生必须重视的问题之一。在实施镇痛镇静治疗过程中,应对患者进行严密监测,以达到最好的个体化治疗效果、最小的毒副作用和最佳的效价比。

1. 镇痛、镇静治疗对呼吸功能的影响 阿片类镇痛药引起的呼吸抑制由延髓 μ_2 受体介导产生,通常表现为呼吸频率减慢、潮气量不变。阿片类镇痛药的组胺释放作用可能使敏感患者发生支气管痉挛,故有支气管哮喘病史的患者应避免应用阿片类镇痛药。

苯二氮䓬类可产生剂量依赖性呼吸抑制作用,通常表现为潮气量降低、呼吸率增加。低剂量的苯二氮䓬类即可掩盖机体对缺氧所产生的通气反应,低氧血症未得到纠正,特别是未建立人工气道通路的患者需慎用。

丙泊酚引起的呼吸抑制表现为潮气量降低和呼吸频率增加。负荷剂量可能导致呼吸暂停,通常与速度及剂量直接相关,给予负荷剂量时应缓慢静脉推注,并从小剂量开始,逐渐增加剂量达到治疗目的。

镇痛镇静不足时,患者可能出现呼吸浅促、潮气量减少、氧饱和度降低等;镇痛镇静过深时,患者可能表现为呼吸频率减慢、幅度减小、缺氧和(或)二氧化碳蓄积等,应结合镇痛镇静状态评估,及时调整治疗方案,避免发生不良事件。无创通气患者尤其应该引起注意。

加强护理及呼吸治疗,预防肺部并发症。ICU患者在长期镇痛镇静治疗期间,应尽可能实施每日唤醒计划。观察患者神智,在患者清醒期间鼓励其肢体运动与咳痰。在患者接受镇痛镇静治疗的过程中,应加强护理,缩短翻身、拍背的间隔时间,酌情给予背部叩击治疗和肺部理疗,结合体位引流,促进呼吸道分泌物排出,必要时可应用纤维支气管镜协助治疗。

2. 镇痛镇静治疗对循环功能的影响 镇痛镇静治疗对循环功能的影响主要表现为血压变化。

阿片类镇痛药在血流动力学不稳定、低血容量或交感神经张力升高的患者中更易引发低血压;在血容量正常的患者中,阿片类药物介导的低血压是由于交感神经受到抑制、迷走神经介导的心动过缓和组胺释放的综合结果。芬太尼对循环的抑制较吗啡轻。

苯二氮䓬类镇静剂(特别是咪达唑仑和地西泮)在给予负荷剂量时可发生低血压,尤其是低血容量的患者更易出现。因此,负荷剂量给药速度不宜过快,应选择芬太尼镇痛。

丙泊酚所致低血压与全身血管阻力降低、轻度心肌抑制有关,老年人表现更显著。注射速度和药物剂量是导致低血压的重要因素。

镇痛镇静治疗期间,循环功能监测用药时应严密监测血压(有创血压或无创血压)、中心静脉压、心率和心律,尤其给予负荷剂量时,应根据患者的血流动力学变化调整给药速度,并进行液体复苏治疗,力求维持血流动力学平稳,必要时应给予血管活性药物。镇痛和镇静不足时,患者可表现为血压高、心率快,此时不要盲目给予药物降低血压或减慢心率,应结合临床综合评估,充分镇痛,适当镇静,并酌情采取进一步的治疗措施。

3. 镇痛镇静治疗对神经肌肉功能的影响 阿片类镇痛药可以加强镇静药物的作用,并且在一些患者中可以引起幻觉,加重烦躁。

芬太尼快速静脉注射可引起胸壁、腹壁肌肉强直。

苯二氮䓬类镇静剂可能引起躁动,甚至谵妄等反常兴奋反应。

丙泊酚可减少脑血流,降低颅内压(ICP),降低脑细胞氧代谢率(CMRO2),此种镇静剂对颅内压升高患者有利;对脑缺血患者需加强监测,慎重应用。

4. 镇痛镇静治疗对消化功能的影响 阿片类镇痛药可抑制肠道蠕动而导致便秘,并引起恶心、呕吐、肠绞痛及奥狄括约肌痉挛。肝功能损害可减慢苯二氮䓬类药物及其活性代谢产物的清除。肝酶抑制剂也会改变大多数苯二氮䓬类药物的代谢,肝功能障碍或使用肝酶抑制剂的患者应及时调节剂量。

胃肠黏膜损伤是非甾体抗炎药最常见的不良反应,可表现为腹胀、消化不良、恶心、呕吐、腹泻和消化道溃疡,严重者可致穿孔或出血。预防措施包括对有高危因素的患者宜慎用或不用;选择不良反应较小的药物或剂型。

5. 镇痛镇静治疗对代谢功能的影响 大剂量吗啡可兴奋交感神经中枢,促进儿茶酚胺释放,增加肝糖原分解增加,使血糖升高。应加强血糖监测和调控。

丙泊酚以脂肪乳剂为载体,长时间或大剂量应用时应监测血甘油三酯水平,并根据丙泊酚用量相应减少营养支持中的脂肪乳剂供给量。

丙泊酚输注综合征是由于线粒体呼吸功能衰竭而导致脂肪酸氧化障碍,发生在长时间大剂量应用丙泊酚的患者中[>5 mg/(kg·h)],表现为进展性心脏衰竭、心动过速、横纹肌溶解综合征、代谢性酸中毒、高钾血症。唯一有效的治疗措施是立即停药并进行血液净化治疗,同时加强有效的对症支持治疗。

6. 镇痛镇静治疗对肾功能的影响 吗啡等阿片类镇痛药可引起尿潴留。

氯羟安定的溶剂丙二醇具有一定的毒性作用,大剂量长时间输注时可能引起急性肾小管坏死、乳酸酸中毒及渗透性过高状态。

非甾体抗炎药可引发肾功能损害,尤其低血

容量或低灌注患者、高龄、既往有肾功能障碍的患者在用药时更应慎重。

7. 镇痛镇静治疗对凝血功能的影响 非甾体抗炎药可抑制血小板凝聚，导致出血时间延长，大剂量应用可引起低凝血酶原血症。应注意监测凝血功能，且可考虑补充维生素 K 以防治。

（七）中医镇痛麻醉

近年来，中医药逐渐得到全世界公认，中医药在我国麻醉与手术领域的应用远远没有达到希望。一些麻醉界有识之士怀着对中医学的一腔热情开始了艰辛的探索，从单一中医药制剂到方剂，从穴位刺激到针灸，并寻求统一的中医理论指导，取得了一定成绩，使我们在麻醉领域中的中医药应用前景上看到了一丝曙光。中医有一套完整独特的理论体系，从阴阳五行到肺腑经络，自精气藏象到气血津神，崇尚天地人合一。人类进化无论多么复杂，总离不开万物生长规律，万物皆相生相克相乘相侮，阴阳转变，从简至繁，都是自然界之根本，人类生老病死与自然息息相关，疾病的发生发展亦与节气、时辰、昼夜气候有着千丝万缕的关系。中医讲究整体与辨证，中医认为人与自然当合一，对抗病治病有最精辟的论述"正气内存，邪不可干"。

简单来讲，中医镇痛方法大致如下。

1. 中药内服止痛法 适用于能口服中药的所有患者。药物疗法是中医针对各种疾病进行处理的常见方法，如果是比较严重的疾病，通常就需要相应的药物配伍来达到止痛的效果。疼痛症状也不例外，因为疼痛主要与引发疼痛的疾病有一定关系，中医可以在治疗疾病的同时缓解患者的疼痛症状。一般解决疼痛需要使用活血化瘀的药物，如红花、丹皮、赤芍等药物。除此之外，针对原发疾病进行处理的一些药物配伍，可帮助患者恢复身体健康。

2. 中药外用止痛法

（1）药物贴敷：常见的治疗疼痛的方法，针对局部瘀血或者扭伤的患者，可以使用活血化瘀的药物进行局部贴敷，有较好的疗效。颈椎病或者腰椎病疼痛的患者也可以使用膏药贴敷，一般定期使用药物就可以持续达到止痛的效果，并且长期使用还能够帮助患者解决局部疼痛问题。

（2）药物熏洗：针对皮炎或者局部皮肤过敏等问题引发的疼痛症状，可以通过药物熏洗来进行治疗。这一类问题很难通过药物贴敷来缓解疼痛，因为受到刺激才会加强痛感，而药物贴敷的时候会影响局部皮肤的透气性，所以才不能保证这种效果。而药物熏洗可以在短时间内处理局部皮肤，达到较好的疗效，针对皮炎或者皮肤过敏引发的皮肤疼痛症状，也能够取得很好的疗效。

（3）针刺治疗：针刺治疗也是一种常见的中医止痛方法，因为针刺穴位对身体起到调节作用，如气血不通或者局部关节损伤的问题，都可以通过针刺治疗来缓解疼痛。而且，中医的针刺治疗中有一种平衡针打法，这种施针手法主要针对各种疼痛疾病进行治疗，可以选择对侧的穴位来达到平衡气血运行的效果，以此进行止痛治疗。

（4）艾灸：艾灸可以针对癌症疼痛或者局部扭伤的疼痛进行治疗。因为艾灸在中医治疗方法中是一种温补的疗法，长期治疗可改善身体循环功能，除此之外也可以起到增强抵抗力的作用，所以针对这些情况引发的疼痛有较好的效果。

（仝 欢 李 响）

---

[1] Cave J A. Chronic pain（analgesia armageddon）[J]. Drug Ther Bull, 2020, 58(11): 162.

[2] Dahl J B, Kehlet H. Preventive analgesia [J]. Curr Opin Anaesthesiol, 2011, 24(3): 331 – 338.

[3] 中华医学会重症医学分会.中国成人 ICU 镇痛和镇静治疗指南[J].中华危重病急救医学,2018,30(06):497 – 514.

[4] Barr J, Fraser G L, Puntillo K, et al., Clinical practice guidelines for the management of pain, agitation, and delirium in adult patients in the intensive care unit [J]. Crit Care Med, 2013, 41(1): 263 – 306.

[5] Weinert C R, Calvin A D. Epidemiology of sedation and sedation adequacy for mechanically ventilated patients in a medical and surgical intensive care unit[J]. Crit Care Med, 2007, 35(2): 393 – 401.

[6] Clark J O, Clark T P. Analgesia. Vet Clin North Am Equine Pract, 1999, 15(3): 705 – 723.

[7] Shim J H. Multimodal analgesia or balanced analgesia: the better choice? [J]. Korean J Anesthesiol, 2020, 73(5): 361 – 362.

[8] 王楠,顾梦佳,余娟娟,等.中医镇痛理论发展及基于支持度分析的镇痛方剂用药规律探索[J].四川中医,2018,36(1):40 – 42.

第十七节
中药灌肠

中药灌肠又称肛肠纳药法,属于中医内病外治法之一,是在中医理论指导下选配中药煎煮并将药液自肛门灌入,保留在直肠结肠内,通过肠黏膜吸收治疗疾病的一种方法,具有清热解毒、软坚散结、活血化瘀等作用。早在东汉末年,张仲景所著《伤寒论·辨阳明病脉证并治》中记载"大猪胆汁一枚,泻汁,和少许醋,以灌谷道内,如一食顷,当大便出宿食恶物,甚效",开创了中药肠道给药的先河,至今已发展应用于多个临床科室。中医学认为,大肠具有传化糟粕、吸收部分水液的功能。由于肺与大肠通过经脉络属构成表里关系,药物自大肠吸收入体内,通过经脉复归于肺,肺朝百脉,宣发通降,将药物输布于五脏六腑、四肢百骸,从而达到整体治疗作用。若病位在肠腑、盆腔等邻近部位,灌肠疗法可使药物直达病所,充分发挥局部疗效。现代医学认为,直肠的肠壁组织是具有选择性吸收和排泄功能的半透膜。另外直肠有丰富的静脉丛,药物可通过下列三条途径发挥全身疗效:一条是经过门静脉进入肝脏,再进入体循环;另一条是经下腔静脉进入体循环;第三条是淋巴组织也参与了药物的吸收。

(一)常用类型

临床常用的灌肠疗法分为 3 类:保留灌肠法、清洁灌肠法、直肠滴注法。目前儿科临床常选用直肠滴注法。因为直肠滴注法给药速度慢,对肛门直肠等局部组织的刺激相对其他灌肠疗法小,并且减少了因短时间注入药量过大导致药液溢出肛门的弊端,且肠道内保留时间较长。慢性疾病多采用保留灌肠法。中药灌肠的目的包括镇静、催眠,用于高热等症;控制肠道感染,如结肠炎等;控制慢性炎症的临床症状,如慢性盆腔炎;降低血液中的含氮物质,如氮质血症等疾患。直肠给药的优点包括:第一,不经过上消化道,可避免胃酸和酶对药物的影响,同时也避免了对胃肠的刺激。第二,50%药物避免了肝脏首过作用,减低了对肝脏的副作用。第三,部分药物直达盆腔,使病所药物浓度高、作用强。据研究,中药灌肠在吸收速度、显效速度上比丸、片、栓、汤剂均快,达峰浓度高,达峰时间短。

(二)操作方法

中药灌肠具体操作:① 向患者解释操作目的以取得配合,嘱患者排便,以利药物吸收。② 协助患者取合适体位(左右侧卧位、膝胸卧位)。③ 用石蜡油润滑肠道冲洗袋前段 10~15 cm,自肛门插入 15~20 cm。液面距肛门小于 30 cm,缓慢注入药液,便于药物保留,操作过程中动作应轻柔,边操作边询问患者有无不适,操作中如有抵抗感,不能强行插入肛管。④ 药物注入完毕后,反折肛管,用卫生纸包裹肛管前段,拔出肛管,用卫生纸在肛门轻轻按压,嘱患者取膝胸位,尽可能忍耐,使药液保留 30~60 分钟,便于药物吸收。⑤ 整理用物、用物按消毒原则处理。

(三)临床应用

肠梗阻

肠梗阻是临床常见的急腹症之一,按其发病原因可分为机械性肠梗阻、动力性肠梗阻和血运性肠梗阻。该病主要临床症状概括为胀、痛、吐、闭,但临床常因多种因素干扰出现漏诊、误诊,若得不到及时有效的治疗,极易诱发水电解质紊乱、肠穿孔、肠瘘、重症感染、休克等危急情况。目前西医治疗该病除禁食、胃肠减压、抗感染、维持水电解质酸碱平衡及营养支持外,多数以手术为主,手术能快速缓解梗阻情况,减轻患者的临床症状,但因患者年龄、体质、情绪等因素影响,术后康复较慢,易发生肠系膜粘连,导致感染率增加。若术后护理不当,患者再次出现梗阻的可能性较大,治疗效果常不尽如人意。肠梗阻属于中医"腹痛""肠结""关格"等范畴,其病位在肠。大肠的生理特性为"泻而不藏,实而不能满",以通降为顺,只有肠道通畅,才能发挥其生理作用。该病常因感受外邪、饮食积滞、情志不畅、外伤等因素引起体内气血运行不畅,气血瘀滞,内结肠腑而发;也可因素体或久病后气血虚弱,阳气亏虚,津液亏损造成肠道失养,推动无力,引起梗阻,故治疗当以通下导滞、活血化瘀、行气散结、扶正通阳为治则。中药灌肠因操作简便、药效发挥快、避免口服给药、不良反应小且价格低等优点,已广泛用于肠梗阻的治疗。中药灌肠是将一定剂量的中药汤剂通过肛管、直肠灌入结肠,并保留一定时间,以增强肠道蠕动、排除肠内积滞、恢复肠道功能的一种外治疗法。马忠芳运用中药灌肠治疗剖宫产术后假性结肠梗阻,结果表明,中药灌肠能明显缩短产妇剖宫产术后肠鸣音恢复时间、肛门排气时间,临床疗效显著。杨友友等认为,粘连性肠梗阻多因气机阻滞、阴虚火燥所致,故临床应用的中药灌肠方多以大承气汤和大黄汤为主,并认为中药保留灌肠治疗粘连性肠梗阻可直接作用于病灶,刺激肠蠕动,缩短胃肠道恢复时间和住院时间,为患者减轻负担。李怡梅采用灌肠治疗肠梗阻患者 100 例,24 小时内 64 例患者临床症状消失,24~48 小时内 28 例患者腹痛、腹胀、呕吐等症状好转,总有效率高达 92%。朱飞等研究认为,中药灌肠可增加肠壁血流量、改善肠缺血缺氧状态、刺激肠壁感受器,从而发挥其治疗作用。中药灌肠不仅对一般性肠梗阻有积极治疗作用,对癌性肠梗阻也有较好的治疗效果。梁超等采用以小承气汤为基础方的中药灌肠治疗癌性肠梗阻,结果表明该法可减轻或缓解恶性肠梗阻患者的不适症状和体征,改善预后及生活质量。李媛等采用自拟灌肠方(由大承气汤合大黄牡丹汤加减而成)治疗肝癌晚期肠梗阻,发现该法可明显缓解患者腹痛、腹胀、恶心、呕吐等症状,改善其排气、排便功能,提高生活质量。邓宝华等认为,恶性肠梗阻的发病机制多为胃失和降、腑气不通、肠道失传,采用配伍后具有健脾和胃、行气通滞、升清降浊、祛瘀解毒功效的中药进行灌肠,可取得满意的临床效果。曾珊等对 36 例恶性肿瘤合并肠梗阻患者予以大承气汤保留灌肠,结果显示中药灌肠可明显改善患者腹胀、腹痛、大便不通等症状。由此可见,中药灌肠治疗肠梗阻疗效确切,值得临床推广与应用。

综上所述,中药灌肠因安全有效、创伤性小、操作方便、价格较低等优势,在肠梗阻临床治疗中具有重要优势,在方药选择方面多以通腑泻下、调理气机的大承气汤、小承气汤及大黄汤作为主方加减化裁,并联合针刺、艾灸、推拿、中药穴位贴敷等中医特色疗法,以提高临床疗效。

中医学认为,粘连性肠梗阻属于"肠结""关格"范畴,六腑以通为用,以降为顺,故采用通下的治疗方法。中药灌肠是用中药制剂或冲剂直接灌注于直肠,通过黏膜吸收进行治疗的一种方法。由于直肠黏膜有良好的吸收功能,保留灌肠可以使药物直接作用于肠管的同时,又可较好地吸收入血。此中药由大承气汤加味组成,功用为通里

攻下、行气活血。其方重用厚朴、炒莱菔子下气除胀;更配枳壳、大黄、芒硝荡涤积滞而除梗阻;桃仁、赤芍活血化瘀兼能润肠,既助诸药泻结,又可防止梗阻导致局部血瘀可能引起的肠管坏死。现代医学证实,大承气汤能显著增加肠道蠕动,增加肠道血流,改善肠管血运,降低毛细血管通透性,对炎症早期毛细血管通透性的升高有抑制作用,并有杀灭或抑制肠道多种细菌及明显的抗感染作用。中药灌肠可刺激直肠壁感受器,加强肠管蠕动,引发排便反应,促进肠道功能恢复。

重症急性胰腺炎

重症急性胰腺炎(severe acute pancreatitis, SAP)是临床常见的急腹症之一,其具有发病急、病情进展迅速、治疗时间长、花费多、病死率较高等特点,一旦发病,往往需要立即住院治疗,严重病例也与持续性器官衰竭(呼吸,心血管或肾功能衰竭持续超过 48 小时且不能自行恢复,可累及一个或多 SAP 个脏器)和全身炎性反应综合征(Systemic Inflammatory Response Syndrome, SIRS)等全身并发症有关,其中医病名有"胃心痛""脾心痛""结胸""阳明腑实证"等。

SAP 的早期病因可概括为暴饮暴食、嗜食酒甘辛辣肥厚味,情志不遂或食积蛔虫妄动,以致湿热互结,壅滞气机;且气为血之帅,血为气之母,气行则血行,气滞则血瘀,湿热蕴结,脾胃气机为五脏气机升降之枢纽,六腑以通为用,以降为顺,六腑不通、不顺,则中焦积聚湿热毒和血瘀,当中焦气机被湿热毒瘀之邪阻断,就会导致腑气不通;腑气不畅又可加重脾升胃降、肝胆疏泄、大肠传化等功能失常,使湿热毒瘀等诸邪更加难以去除,加重病情。因此,SAP 的早期病机特点可概括为"湿热毒瘀"。

目前大量的研究证实,在中医药理论指导下,结合中药内服、外治等治疗方法,能在早期有效干预 SAP 病情的进展。根据辨证论治和整体观念,SAP 一般同急性胰腺炎,将病程分为初期、进展期、恢复期,而辨证分型分为肝郁气滞证、肝胆湿热证、腑实热结证、瘀毒互结证、内闭外脱证。急性期以解毒扶正为主,恢复期则以扶正防变为主。虽然各医家对于 SAP 的辨证分型不同,但各分型的治法不尽相同,肝郁气滞证治以疏肝理气通腑,肝胆湿热证治以清肝利胆湿热,腑实热结证治以

清热通腑攻下,瘀热(毒)互结证治以清热泻火、祛瘀通腑,内闭外脱证治以通腑逐瘀、回阳救逆。

中医认为,六腑以通为用、以降为顺,主要以"清""下""消"法为用。目前研究认为中医药治疗 SAP 的疗效显著,多途径给药方式有中药口服、中药高位保留灌肠、中药外敷及针灸联合中药等。SAP 的中药灌肠法常用方药有承气汤类、单味大黄、甘遂等,其优于静态的西医疗法,采用动静结合、上下共进的方法,在缓解肠麻痹、维护肠道屏障功能、减轻炎性反应和内毒素血症所致血行瘀滞、气机阻滞、热毒互结、腑气不通等病理状态、减轻高凝状况、改善胰腺微循环有显著功效,能有效发挥中医药的协同作用。

承气汤类主要是以大承气汤为主的方剂。大承气汤是中医常用经典方剂,其最早记载于张仲景《伤寒杂病论》,是中医健脾兴胃传统用药,以大黄、芒硝、枳实、厚朴治疗"痞、满、燥、实"的阳明腑实证。目前以大承气汤的变方加减用药治疗 SAP 为主。刘炳炜等用柴芍承气汤灌肠治疗 SAP 患者,发现柴芍承气汤可有效清除血清 TNF-α 等炎性反应递质,提高脏腑器官功能,阻断全身炎性反应综合征级联反应,促进患者胃肠道蠕动,恢复胃肠道动力,有效降低腹腔内压力,改善心功能,纠正酸中毒及血气状态。杨柳青和万亚东在西医治疗基础上使用复方大承气汤灌肠治疗 SAP 患者,研究发现其成分可联合作用于胃肠道,使胃肠功能平衡、抑制胃肠道有害菌传播和转移,从而保护胰腺,减少炎性病变及抑制炎性反应恶化。除中医复方外,单味大黄对于 SAP 也是疗效显著。大黄药性苦寒,能够泻热毒,破积滞,行瘀血。裴菊红等采用生大黄水高位灌肠联合胃管注入治疗SAP,认为灌肠生大黄水可直接被直肠组织丰富的黏膜细胞充分吸收,可抑制氧自由基释放,降低血管通透性,使消化道黏膜由吸收性上皮转化为免疫性上皮,肠黏膜屏障得到保护,维护肠道菌群平衡,同时能降低多器官损伤的并发症。另外,蒽醌类衍生物,大黄素、芦荟、大黄酸等大黄的有效成分在治疗 SAP 时,不仅能起到很好的抗酸作用,其含有的大黄苷还可以抑制胰液减少,番泻苷可以增强胃肠蠕动。

肝性脑病

肝性脑病是急性、慢性肝功能障碍或门-体分流引起的以意识障碍为主的中枢神经功能紊乱,是严重肝病时多因素综合作用的结果,其中氨中毒是其发生的最关键因素之一。血氨主要由肠道细菌分解的蛋白质、嘌呤等产生,且易通过血脑屏障影响脑功能,故清除肠道毒素、抑制血氨的吸收是治疗肝性脑病的关键;针对肝性脑病患者,临床需采取及时有效治疗,其中常规治疗以西药为主,虽能控制病情,但无法彻底治愈,且患者容易产生耐药性,长期效果不理想,因此临床日渐重视中医治疗,其中中药灌肠治疗效果较为理想。中医理论认为,肝性脑病属"昏迷""昏聩""鼓胀"范畴,多在患者肝脾肾功能损伤基础上发病,患者出现湿热毒邪互结情况,肝失疏泄,清气不升,且浊气下降至肠腑,腑气不通,神明被扰。针对此疾病,中医主张从肠治疗,以中药灌肠方式疏通大肠的腑气,达到清气升而浊气降的效果,进而达到神明自清。复方中药灌肠治疗方剂主要为大黄、厚朴、丹参、五味子、乌梅,其中以大黄为臣药,发挥通腑泄热、排浊解毒功效,促使湿热毒邪排泄出去,并具有活血行瘀功效;厚朴则可行气散结、消痞除螨,与大黄配伍增强其功效,达到荡涤积滞效果,促进患者体内菌素排出;丹参则可凉血活血,与五味子、乌梅配伍,共奏清泄邪毒效果。大黄和厚朴的现代药理作用还有抑菌和抗菌的作用,对尿毒酶可以起到抑制作用,还可以控制和预防感染的发生。中药灌肠与西药治疗相结合提高临床治疗效果,药物吸收较快,且可直接进入血液,患者服药后大便次数会增加,有助于氨及内毒素排出。综上所述,在肝性脑病患者治疗中,复方中药灌肠治疗能够促进患者病情恢复,且有效改善患者血氨水平,值得借鉴。

急性肾衰竭

急性肾衰竭(ARF)是临床内科常见的急性肾病,是肾小球滤过功能在短时间内迅速降低引起以水电解质、酸碱平衡失调及含氮废物蓄积为主要病理表现的肾功能减退综合征。该病发病急,病情危重且变化快,有较高死亡率。临床上一般采取透析治疗,但整体效果不甚理想。ARF 根据其临床表现属于中医学"癃闭""水肿""关格"等范畴,病位在肾,病因病机复杂,多为本虚标实。患者禀赋不足,肾元亏虚,肾失开阖,而见尿少或小便不通;加之感受湿热邪毒、药毒、食毒以及外伤等因素,湿浊邪毒阻滞中焦,脾胃升降失司,出现呕吐;脾失健运,水湿不化,肾失蒸腾气化,水液代谢失常,出现尿少、无尿,水液外溢肌肤出现水肿;湿浊上扰清阳,出现神志症状;湿浊阻滞脉道,血行瘀滞。

肾功能衰竭用药注重标本兼治,主要以活血、利湿、解毒治标,以益气、养阴、助阳、养血治本。口服中药使用主成分分析得出当代中医常用药物以补气养阴药、活血通经祛湿药为主,依次为:黄芪、生大黄、丹参、白术、茯苓、川芎、党参、山茱萸、泽泻、熟大黄、甘草、半夏、附子、生地黄、熟地黄、山药、当归。灌肠药物经主成分分析得出当代中医灌肠常用药物为生大黄、牡蛎、丹参、蒲公英。

由此可见,该病脾肾亏虚为本,湿浊瘀毒为标,急则治其标,笔者据此确立在血液透析基础上配合中药灌肠治疗该病,灌肠中药以清热解毒、活血化瘀为治疗原则。方中大黄解毒通便,利湿泻热,清解血分热毒;丹参活血祛瘀;蒲公英清热解毒,利尿消肿;龙骨、牡蛎滋阴潜阳,镇静安神;六月雪活血通便,清热解毒;当归活血化瘀,润肠通便。现代研究显示,大黄保留灌肠对 ARF 大鼠可通过降低血清肌酐、尿素氮水平,进而起到保护肾单位的作用。中药煎液灌肠后一方面可刺激肠道,使肠腔得以充盈,改善和提升组织血管通透性,增加肠道黏膜分泌;另一方面可泻下解毒,加快肠道食物残渣排出,以减少肠源性毒素吸收,有助于维持机体内环境稳定,可有效缩短病程,促进肾功能恢复。

有研究提示,以中药灌肠为主的中西医结合治疗通过多途径给药,能明显提高临床存活率,缓解症状与体征,提高患者的生存质量,降低手术率和死亡率,减少平均住院时间,其方法简单,药源丰富,安全无痛苦,无明显毒副作用,值得进一步推广。综上所述,中药灌肠因安全有效、创伤性小、操作方便、价格较低等优势,在危急重症临床治疗中具有重要优势。

(王倍倍)

[1] 马忠芳.中药灌肠治疗剖宫产术后假性结肠梗阻 30 例临床分析[J].青海医药杂志,2019,49(9):65-66.

[2] 杨友友,周春姣,陈娟,等.中药保留灌肠治疗粘连性肠梗阻疗效评价[J].新中医,2019,51(7):47-52.

[3] 李怡梅.中药灌肠治疗肠梗阻患者的护理效果分析[J].中外女性健康研究,2018(14):162,171.

[4] 朱飞,周华,徐朝晖.腹腔手术后粘连性肠梗阻的中药灌肠治疗效果探讨[J].中国全科医学,2017,20(B12):373-374.

[5] 梁超,郑丽平,邓海燕,等.中药灌肠方治疗癌性肠梗阻疗效观察[J].山西中医,2017,33(4):54-55.

[6] 李媛,孙锁锋.中药灌肠治疗晚期肝癌肠梗阻疗效观察[J].中国烧伤创疡杂志,2019,31(6):438-441.

[7] 雷麸尔.中药灌肠治疗原发或转移性大肠癌肠梗阻临床研究[J].亚太传统医药,2015,11(9):85-86.

[8] 邓宝华,吕明慧.和胃降浊法中药灌肠治疗恶性肠梗阻的临床研究[J].现代肿瘤医学,2016,24(23):3772-3775.

[9] 曾珊,陈志玲,方桂香,等.大承气汤保留灌肠治疗恶性肿瘤患者合并肠梗阻的疗效观察及护理[J].世界最新医学信息文摘,2016,16(7):127-128.

[10] 赵佳芬,胡东胜,王春妍.大承气汤实验研究进展[J].河南中医,2014,34(1):29-31.

[11] 郑要初,祝志太,吴细明,等.大承气汤在重症急性胰腺炎治疗中的作用[J].中国现代医生,2016,54(24):152-155.

[12] 刘炳炜,杨建锋,刘长文.柴芍承气汤灌肠辅助治疗重症急性胰腺炎合并腹腔间隔综合征患者 10 例疗效观察[J].中医杂志,2016,57(4):319-323.

[13] 杨柳青,万亚东.复方大承气汤灌肠联合抗生素治疗重症急性胰腺炎效果观察[J].河南医学研究,2017,26(14):2649-2650.

[14] 裴菊红,邓尚新,耿亚男,等.生大黄水胃肠联合注入在重症急性胰腺炎肠功能障碍中的效果[J].西部中医药,2018,31(1):91-93.

[15] 万兵,符海燕,尹江涛,等.大黄对合并呼吸衰竭重症胰腺炎的治疗作用及对 IL-6、CRP 的影响[J].西部中医药,2012,25(11):33-35.

[16] 魏玉洪.生大黄灌肠治疗重症急性胰腺炎 30 例分析[J].深圳中西医结合杂志,2015,25(9):131-132.

[17] 赵志军,王守云,温井奎,等.芪黄灌肠液联合复方甘草酸苷治疗肝性脑病临床观察[J].陕西中医,2017,38(6):720-721.

[18] 罗德生,郑红花,罗丽丹,等.黄芩煎剂对四氯化碳致大鼠急性肝损伤的保护作用[J].陕西中医,2004,25(2):184.

[19] 李文文,孟繁洁,靳英辉,等.西医常规治疗基础上中药保留灌肠治疗肝性脑病疗效的 Meta 分析[J].华西医学,2015,30(4):662-668.

[20] 王海燕.肾脏病学[M].北京:人民卫生出版社,2008:1.

[21] 黎磊石,刘志红.中国肾脏病学[M].北京:人民军医出版社,2008:35-37.

[22] 徐世军,马永刚,邓超,等.大黄保留灌肠对急性肾功能衰竭模型肝肾功能的影响[J].中药药理与临床,2010,20(5):69-71.

[23] 于洋,韩丹,马进.中药保留灌肠治疗肾衰 meta 分析[J].辽宁中医药大学学报,2017,19(9):174-178.

危重症与营养研究进展

一、概述

（一）危重症患者的定义

什么是危重症？患者由于严重感染、创伤或其他类型的组织损伤导致的器官衰竭而需送至重症监护病房进行机械通气和药物治疗。

（二）危重症的病理生理变化

危重症患者存在一个共同的病理生理学变化，即创伤、感染、休克等应激反应，导致机体主要出现以下代谢改变：① 高分解代谢：分解代谢大于合成代谢，是机体遭受应激后的损伤机制，蛋白质分解加速，尿氮排出增加，出现负氮平衡。② 内分泌系统紊乱：儿茶酚胺类激素释放增加，胰岛素分泌相对减少，糖异生增加，胰岛素抵抗，糖利用障碍，出现高血糖。③ 炎性反应：应激后机体产生各种细胞体液介质，如各种细胞因子、肽类物、白烯酸、白介素、肿瘤坏死因子（TNF-α）和一氧化碳（NO），在炎性细胞及其分泌的炎性介质大量激活和过量释放，产生持续性全身性瀑布样炎性级联反应，可导致全身炎性反应综合征和 MODS。④ 免疫反应：应激状态下，早期机体内炎性细胞和介质对 T、B 淋巴细胞活性激活，CD4$^+$T 淋巴细胞亚群功能改变、免疫细胞凋亡、人类白细胞抗原 DR 和共刺激分子表达下降，细胞免疫抑制和抗感染能力下降；后期高分解代谢导致以低热量为主的营养不良和肠屏障功能障碍，加剧对免疫功能的损害，导致各种感染并发症的发生。以上代谢改变，造成机体细胞、组织和器官功能改变，直接与危重症患者病情进展和高病死率相关。

（三）危重症患者营养治疗的重要性

由于危重症患者应激状态下的代谢特点，以及存在无法经口进食或进食不足的状况，实施营养支持治疗显得十分必要和重要。现代营养支持治疗理念和技术，不局限于"提供热量、恢复正氮平衡"，还包括代谢调理和免疫功能调节，兼顾结构支持和功能支持。通过营养支持治疗，不仅可以供给机体细胞代谢所需的能量与营养底物，维持组织器官结构和功能；还可通过营养素的药理作用调节代谢紊乱，调控炎性反应，调节免疫功能，调整内分泌紊乱，增强机体抗病能力，改善和保护器官功能，从而改善预后。

二、营养治疗实施

（一）营养风险的评估

对所有入住 ICU 且预计营养摄入不足的患者，均需进行营养风险筛查，高营养风险的患者最有可能从早期肠内营养治疗中获益。临床上常用的营养评估工具有主观全面评定法（SGA）、营养风险筛查表 2002（NRS 2002）和危重症患者营养风险（NUTRIC）评分等，这些评分各有其优缺点及应用范围。SGA 评分适用于评价慢性疾病或已存在营养不良的患者，NRS 2002 评分无法评估卧床、水肿、腹水等患者的营养状况，NUTRIC 评分适用于 ICU 病情危重、意识不清、卧床患者的营养风险评估。2016 版成人危重症患者营养支持治疗实施与评价指南推荐 NRS 2002 和 NUTRIC 评分，因为在临床上常用的营养评估工具中只有 NRS 2002 和 NUTRIC 评分关注了患者营养状况和疾病的严重程度，是营养状况和疾病严重程度相结合的一种评估工具。NRS 2002>3 分定义为有营养不良风险，NRS 2002≥5 或 NUTRIC 评分≥5（如果白细胞介素-6 包括在内则为≥6 分）则定义为营养不良高风险。NRS-2002 营养风险筛查评分（见附表1）包括 3 个部分，即营养状况评分、疾病状况评分及年龄评分,总分为 0~7 分。NUTRIC 评分(见附表2)包括年龄、APACH Ⅱ评分、SOFA 评分、伴随疾病、入院到入 ICU 时间、IL‐6。简易 NUTRIC 评分不包括 IL‐6。

附表1　NRS‐2002 评分表

（一）营养状况评分

营养状况指标	分数
● 营养状况正常	0
● 3 个月内体重丢失>5% 或最近 1 周进食量减少 20%~50%	1
● 2 个月内体重丢失>5% 或最近 1 周进食量减少 50%~75%	2
● 1 个月内体重丢失>5% 或最近 1 周进食量减少 70%~100%	3

（二）疾病严重程度评分

疾病状态	分数
● 慢性病患者因出现并发症或急性发作而住院治疗 ● 患者虚弱,但不需卧床 ● 蛋白质需要量略有增加,但可以通过口服补充来弥补 ● 髋骨折或慢性病合并肝硬化、COPD、长期血透、糖尿病、肿瘤	1
● 腹部大手术、脑卒中、重症肺炎、血液恶性肿瘤	2
● 加强病房中需要机械通气支持或升血压药物 ● 颅脑损伤、骨髓移植、APACHEⅡ>10 分	3

（三）年龄评分

● 年龄>70 岁	1

NRS 评分=营养状况评分疾病严重程度评分+年龄评分

注:COPD,慢性阻塞性肺疾病;APACHEⅡ,急性生理慢性健康状况评分

附表2　NUTRICI 评分量表

变　量	范　围	分值(分)
年龄(岁)	<50	0
	50~<75	1
	>75	2

续　表

变　量	范　围	分值(分)
	<15	0
	15~<20	1
APACHⅡ(分)	20~28	2
	>28	3
	<6	0
SOFA(分)	6~<10	1
	>10	2
伴随疾病(个)	0~1	0
	>2	1
	0~<1	0
入院到入 ICU 时间(日)	>1	1
	0~<400	0
IL‐6(pg/mL)	>400	1

注:ICU,重症监护室;IL,白介素;NUTRIC,危重症营养风险;SOFA,序贯器官衰竭评估

（二）营养治疗时机

从代谢角度分为 3 个时期:① 早期阶段,即前 48 小时。② 稳定期。③ 慢性期,即 2~3 周至数月,身体成分发生重要变化。在早期阶段我们应该开始完整的营养方案吗? 答案是否定的。不立即开始完整营养方案有两个主要原因:① 内源性热量和葡萄糖的产生。在早期阶段,喂养中断 12 小时后,机体能够通过糖酵解和内源性葡萄糖产生为葡萄糖依赖器官供能。最初 48 小时,内源性葡萄糖产生达最高值,之后逐渐减少。因此,无论采取任何营养途径,都应该遵循这一规律(见附图1),防止外源性物质摄入过多导致的过度喂养,胰岛素抵抗。② 再喂养综合征风险。在完全或部分饥饿时,机体在数小时内迅速做出适应性改变,如减少内源性胰岛素分泌、电解质变化。在饥饿的第 3 日,情况更加复杂化,健康人体内产生酮体,而危重患者分解代谢增强,氨基酸分解代谢提供内源性葡萄糖,此时补充葡萄糖可迅速逆转这一状况,并促进胰岛素分泌及影响电解质的转移。所以,在喂养时需密切监测,及时补充必需磷酸盐、钾和镁,防止不良后果发生。几项研究表明,在前 2~3 日内将热量限制

在每日 500 kcal 或低于目标的 50%，对于防止再喂养综合征至关重要。

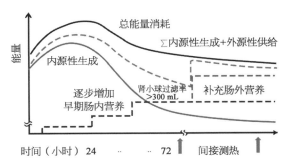

附图 1　危重症患者避免过度喂养及喂养
不足的最佳喂养策略模式图

EN 通过维持上皮内细胞之间的紧密连接、刺激血液流动和诱导内源性营养物质（如胆囊收缩素、胃泌素、蛙皮素和胆盐）的释放，从而维持肠道功能的完整性。通过维持绒毛的高度、支持大量分泌型 IgA 产生免疫细胞（B 细胞和浆细胞）来维持结构的完整性，这些免疫细胞组成了肠相关淋巴组织（GALT），它反过来又影响远处部位的黏膜相关淋巴组织，如肺、肝、肾等。由于肠功能完整性破坏导致其通透性改变，这是一种动态的、时间依赖性的现象（损伤后通道在数小时内打开）。通透性改变增加了细菌的侵袭性（GALT 与肠道微生物的结合）、全身感染风险以及多器官功能障碍综合征可能。而早期的 EN 可维持肠道完整性，调节应激和全身免疫反应，减轻疾病严重程度。在重症监护病房，严重脓毒症和脓毒性休克患者胃肠道功能障碍发生率高达 60%，其胃肠道功能受损和急性期应激反应引起的高代谢可导致营养不良发生风险增加。因此，营养治疗有望为改善临床结果提供有益的帮助。最近来自 NUTRIREA－Ⅱ研究的事后分析显示，早期 EN 患者在 ICU 3 日后瓜氨酸水平较高（反映肠细胞数量），提示早期 EN 对肠道黏膜有益，即使是对严重循环休克患者。Ortiz Leyba 报道，在液体复苏后 24～48 小时内或血流动力学达到稳定后启动 EN 可改善预后。ASPEN 指南推荐重症患者入院后 24～48 小时内开始肠内营养（EN），第 1 周达到目标水平。

肠外营养（PN）时机相对于 EN 而言，需要更具体化。根据荟萃分析和最近的指南，不建议在第 3～7 日之前开始肠外补充营养（SPN）。只有在有延迟肠内营养和高营养风险的患者中，才应该考虑早期 PN。由于 SPN 导致过度喂养风险，亦增加了感染发生率。最近的 TOPUP 研究表明，对于营养风险较高、BMI 低或高的 ICU 患者，早期 SPN 是有益的。因此，对营养不良或 BMI 低患者，早期使用 SPN 是否能改善预后尚需进一步研究。ASPEN 指南推荐，高营养风险（如 NRS 2002 ≥5 或 NUTRIC 评分≥5）或严重营养不良患者，应尽早开始 PN；对于低营养风险者（如 NRS 2002 ≤3 或 NUTRIC 评分≤5），早期不能实施 EN，入 ICU 7 日后可开始实施 PN。

（三）营养治疗的实施方式和途径选择

1. 肠内营养与肠外营养途径选择　当没有肠内营养禁忌证时，首先考虑 EN，因为 EN 还有一些非营养方面的原因，如消化道免疫系统的激活，肠道功能的维持等。最近多项实验和荟萃分析提示，当存在肠内营养绝对禁忌证时，肠外营养是安全可行的。Elke 等研究表明，给予重症患者 EN 并不增加病死率，但能降低感染的发生率、缩短 ICU 留滞时间。因此，EN 应在 24～48 小时内尽早开始。2017 年 ESICM 指南推荐，只有 5 种情况下可延迟肠内营养，它们分别为活动性胃出血、肠缺血扩张、胃残容量>500 mL、腹间室综合征、高排出量肠瘘。

虽然 EN 是营养治疗的首选方式，但它常常不能达到目标热量需求，对多数 EN 支持的危重症患者只给予不足 60% 的热量需求，为了达到目标热量，需要在 EN 基础上联合 PN。Singh 等研究表明，PN 联合 EN 不仅能改善胰腺炎的自然病程，还能减少并发症发生率和病死率。Abrishami 等研究表明，EN 联合 PN 组和单纯 EN 组炎症反应和疾病严重程度比较差异无统计学意义，但 PN 会增加护士的工作量。总之，EN 联合 PN 是否比单用 EN 或单用 PN 效果更好，目前还有争议，仍需大规模的前瞻性研究进一步证实。ASPEN 指南推荐，如果 EN 无法满足>60% 的热量和蛋白质需求，应考虑在 7～10 日后使用补充 PN。

2. 鼻胃管与鼻肠管的选择　EN 的给予是采用鼻胃管还是鼻空肠管，近年来国内的证据多支持采用鼻空肠管，但荟萃分析并未显示两者有差异。Friedman 等研究表明，与鼻胃管相比，鼻空肠管 EN 不能减少肺炎发生率，也不能减少胃肠道并发症及 ICU 病死率。鼻胃管放置操作简单，可以促进早期 EN 的开始,而鼻空肠管的放置需要内镜医师或放射科医师,这可能会导致早期 EN 的延迟。所以,在临床实践中,鼻胃管似乎是更可行的方法。

3. 鼻饲的方式 持续与间断 EN 鼻饲的最佳方式仍在广泛讨论中,尽管间断 EN 更符合生理特点,但可能会增加腹胀、恶心和腹泻等胃肠道并发症,而持续 EN 的患者耐受性和血糖控制更好,但管路容易堵塞,近年来的证据支持持续 EN 的更多。Mazaherpur 等研究显示,持续 EN 能减少高代谢并维持总蛋白,比间断 EN 和 PN 更适合用于颅脑损伤患者。Evans 等研究显示,持续 EN 和间断 EN 两者的血糖变异性、胰岛素用量、EN 量及热量摄入比较差异均无统计学意义。综上所述,与间断 EN 比较,持续 EN 能改善患者的营养状态,降低误吸、胃肠道并发症及肺炎发生率,但不增加存活率。

(四) 营养供给量和营养素配比

1. 热量计算 临床上可通过间接测热法 (IC) 和预测方程计算法来确定。IC 是危重症患者热量消耗测量的金标准,当有条件时,可使用间接测热法来确定热量需求量。IC 的原理是测量吸入氧 (VO_2) 和呼出二氧化碳 (VCO_2)。采用 Weir's 方程计算。该方程常用的简写版本为:$REE(kcal/d) = (3.941 \times VO_2[L/min] + 1.106 \times VCO_2[L/min]) \times 1440$。其中 REE 是指静息能量消耗,$VO_2$ 是氧消耗,VCO_2 是二氧化碳产生量。IC 的精确性受到一些因素影响,如漏气、胸管、吸氧浓度过高、呼吸机参数、持续肾替代治疗 (CRRT)、麻醉、物理治疗、过度运动等。此外,尚可用预测公式或基于体重的简化公式来确定热量需求。HB 方程是常用的预测公式,但精确性不如 IC 法。HB 方程计算方法为,男性:$66.4730 + (13.7516 \times W) + (5.0033 \times H) - (6.7550 \times A)$;女性:$655.0955 + (9.5634 \times W) + (1.8496 \times H) - (4.6756 \times A)$,其中 W 指体重 (kg),H 指身高 (cm),A 指年龄 (岁)。Zusman 和 Weijs 发现,摄入量为热量消耗 (EE) 值的 70% ~ 80% 时预后是最佳的,而低摄入量和高摄入量都与死亡率增加有关。实际工作中,由于 IC 的可行性和经济方面的原因,使其应用受到一定限制。根据专家共识,在没有 IC 情况下,建议使用预测公式或基于体重的简化公式 (25 ~ 30 kal/kg/d) 确定热量需求,当患者大量液体复苏或存在水肿时,应该使用干体重或正常体重。

无论是用 IC 测量,还是用预测方程计算,都应每周评估一次热量消耗,并且优化热量和蛋白质的摄入。Marik 等研究表明,低热量营养与正常热量营养感染风险、住院病死率、ICU 滞留时间、机械通气时间等方面比较差异均无统计学意义。因此,目前的证据支持在危重症患者中采用低热量、足蛋白的营养支持。

2. 营养素及其配比 肠外营养混合物应含有所有必需营养素,即氨基酸、葡萄糖、脂类、电解质、水、维生素和微量元素。此外,尚可酌情搭配微量营养素、抗氧化剂、谷氨酰胺 (Gln)、ω - 3 多不饱和脂肪酸 (ω - 3 PUFA)、微生态制剂等,其具体内容如下。

蛋白质:蛋白质摄入量、时机、种类与危重症患者的预后息息相关。危重症尤其是疾病早期,蛋白质分解代谢增强,从而导致机体免疫抑制、伤口愈合不良、ICU 获得性肌无力及其他不良后果。因此,机体通过补充蛋白质,增加外源性氨基酸的摄入,缓解蛋白质分解的不良状态。而蛋白质补充的最佳剂量一直是存在争议的。过多的蛋白摄入也可能会产生一些负面影响,如尿素产生增加、刺激胰高血糖素分泌。而胰高血糖素本身可能介导氨基酸分解代谢、抑制自噬。自噬是清除细胞损伤所必需的细胞修复过程。此外,因为胃肠道不耐受、肠内喂养被迫中断等因素,蛋白实际摄入量常常低于目标量。2019 年 ESPEN 指南推荐,对 ICU 一般患者,推荐每日蛋白质摄入量为 1.3 g/kg (实际体重);对 ICU 的肥胖患者,蛋白质摄入量应以尿素氮丢失或瘦体重测定为指导,如果无法测定尿素氮损失或瘦体重,则可根据调整后的体重以每日 1.3 g/kg 的剂量给予。至于蛋白质供给的时机,从目前的研究结果来看,疾病晚期阶段提倡高蛋白质供应,但在早期阶段却是有争议的,分析原因可能与患者的异质性大相关。蛋白质类型对患者预后的影响尚不清楚。乳清蛋白富含支链氨基酸、亮氨酸、异亮氨酸和缬氨酸。与酪蛋白相比,乳清蛋白可减轻炎症、增强抗氧化和促进肌肉蛋白合成。有研究发现,乳清蛋白具有降低血糖和/或胰岛素的作用,它由肠促胰岛素所介导。荟萃分析发现,添加乳清蛋白及其衍生物后,C 反应蛋白水平降低了 0.42 mg/L。瓜氨酸是一种被认为能增加蛋白质合成的氨基酸。一项研究报道中,在内毒素血症和创伤性脑损伤老鼠模型中,补充瓜氨酸对蛋白质合成有着一定影响,这对以后危重症患者的治疗提供了一定的思路。

脂肪:脂肪组织不仅是脂肪的储存器官,而且具有动态内分泌功能,对机体稳态起一定作用。危重疾病时,脂肪组织的分泌功能发生改变,导致脂肪因子水平发生重大变化。脂肪因子通过内分泌、自分泌或旁分泌的方式,参与饮食摄入、食欲调节、能量消耗、胰岛素抵抗、脂质代谢、免疫、炎症和急性期反应、血管稳态、内皮功能等。近年有学者对脂肪因子、脂联素、瘦素、抵抗素、内脂素、ADMA 和胃饥饿素等进行了一些研究,部分实验得出了阳性结果,但仍有待大规模的临床研究证实。ESPEN 指南推荐每日脂肪摄入总量不超过 1.5 g/kg。过多摄入可导致脂质超载、肺功能受损和免疫抑制,故临床上需密切监测甘油三酯和肝功能。如果使用异丙酚时应特别注意,每毫升异丙酚含有 1.1 kcal,计算热量时需纳入。

碳水化合物:碳水化合物,特别是葡萄糖是提供代谢活动快速应变需能的最有效的营养素。葡萄糖也是脑细胞、红细胞、免疫细胞、肾髓质等代谢的主要能源。因此,重症患者碳水化合物的摄入尤为重要。然而,由于重症患者肠内营养吸收障碍、内源性葡萄糖产生等因素导致准确的最佳碳水化合物摄入量很难确定。与以脂肪为基础的能量供应相比,以葡萄糖为基础的能量供给过多常与高血糖和二氧化碳产生增加、脂肪生成增加、胰岛素需求增加有关,而且在节约蛋白质方面没有任何优势。因此,指南推荐 ICU 患者的葡萄糖(PN)或碳水化合物(EN)供给应每分钟不超过 5 mg/kg。

微量营养素和抗氧化剂:微量营养素通过结合在一起发挥巨大的作用,是碳水化合物、蛋白质和脂类 3 大营养物质代谢所必需的。与机体免疫、抗氧化、内分泌功能、DNA 合成、基因修复和细胞信号传导相关。目前的推荐限于营养和抗氧化方面,微量元素和维生素每日应通过肠外营养补充。

谷氨酰胺(Gln): Gln 危重症患者一种重要的氨基酸,危重症和大手术后患者 Gln 水平降低,这可能导致"二重感染"的风险和病死率增加、恢复时间延长。Kang 等研究显示,富含 Gln 的营养支持能改善免疫功能、减少感染并发症及缩短住院时间。Oldani 等研究显示,给予 Gln 不能改善患者病死率和感染发生率,不推荐危重症患者补充 Gln。McRae 等研究表明,危重症或手术患者通过 PN 或 EN 补充 Gln,可减少院内获得性感染发生率并缩短住院时间,但病死率改善不明显。综上所述,目前关于在危重症患者营养支持时补充 Gln 临床获益的证据仍有争议,需设计良好的大规模多中心、随机对照研究进一步证实。ESPEN 指南推荐,对于烧伤患者的烧伤面积>20% 体表面积时,肠内营养开始后可口服补充谷氨酰胺每日 0.3~0.5 g/kg,共 10~15 日。对重症创伤患者,肠内营养后可口服谷氨酰胺每日 0.2~0.3 g/kg,共 5 日。对伤口愈合复杂者,可延长至 10~15 日。其他 ICU 患者不应给予额外的肠内谷氨酰胺。对病情复杂且不稳定患者,特别是肝肾衰竭者,不宜给予肠外谷氨酰胺。

ω-3 多不饱和脂肪酸(ω-3 PUFA):作为免疫营养的重要组成部分,具有调节脂类递质合成、细胞因子释放、激活白细胞和内皮细胞活化等的功能,进而调控危重症患者体内过度的炎症反应,起着营养和药物治疗的联合作用。近 3 年来,关于 ω-3 PUFA 在危重症患者中的证据多为改善临床疗效,而不降低病死率。Tao 等研究显示,ω-3 PUFA 对脓毒症患者病死率无明显影响,但能减少机械通气时间。Lei 等研究显示,ω-3 PUFA 能降低急性胰腺炎患者的病死率,减少感染并发症并缩短住院时间。Lu 等研究显示,补充 ω-3 PUFA 营养制剂能缩短 ICU 留滞时间和机械通气时间,而不影响病死率。综上所述,目前关于 ω-3 PUFA 在危重症患者中应用的结论不一致,但都没有病死率获益,由于多数研究样本量小、异质性大,所以上述结论还需更多的大样本高质量随机对照研究加以证实。ESPEN 指南推荐 PN 患者可给予富含 EPA+DHA 的肠外脂乳(鱼油剂量每日 0.1~0.2 g/kg)。

微生态制剂:肠道菌群微生态失衡可导致感染的发生,而肠道微生态制剂主要是调整和保持微生态平衡,近年来关于肠内营养联合微生态制剂改善患者临床症状的证据较多。Gu 等研究表明,微生态制剂的使用能减少院内感染、VAP 发生率和 ICU 留滞时间,但并不降低病死率。Barraud 等研究显示,微生态制剂不能减少 ICU 病死率或总住院病死率,但可减少 ICU 获得性肺炎发生率和 ICU 留滞时间。因此,微生态制剂虽然不能改善病死率,但能降低感染发生率,缩短住院时间。由于各个研究设计的异质性较大,故仍需要大规模、设计良好的随机对照研究来进一步证实以上结论,未来研究中要更加注意微生态制剂的安全性。

(五)中医药对营养支持的作用

胃肠功能障碍在危重症患者中频发,高达62%的重症监护室患者一日内至少发生一种胃肠道症状。危重症患者发生胃肠功能障碍是关系其预后的重要因素,一旦出现胃肠功能障碍,则提示病情加重或预后不佳。西医治疗的理论基础主要包括早期恢复胃肠道血供,改善胃黏膜缺血;促进肠黏膜损伤后的再生修复;维持肠道共生菌群生态平衡,调节菌群紊乱;促进胃肠动力等。近年来提出益生菌、合生元、消化道选择性净化、粪菌移植等,这些治疗方法虽然显示出潜在的益处,但其疗效和安全性尚需要大规模临床研究证实。中医治疗作为中医学的伟大瑰宝,在这方面有着特有的优势,临床上显示其效果明显、实行方便,而且没有显著的不良反应。

肠内营养属于中医学"食疗""食治"范畴。中医食治以脾胃为主,脾胃纳运为饮食营养机体之本。《素问·灵兰秘典论》中说"脾胃者,仓廪之官,五味出焉",《素问·六节藏象论》中说"脾、胃、大肠、小肠、三焦、膀胱者仓廪之本,营之居也,名曰器,能化糟粕,转味而出者也",由此可见,只有脾胃功能正常,才能化五谷生五气,以滋养气血津液。危重症患者早期因疾病本身和(或)应激状态影响,导致脾胃受损、肠腹瘀滞内结、气机失利,出现腹胀、腹泻、便秘、恶心、呕吐、反流、误吸、便血等症状,属于中医学"呃逆""胃脘痛""虚秘""泄泻"等范畴。中药在一定程度上可以改善危重症患者早期肠内营养不耐受。梁倩芳等研究发现,在使用肠内营养的颅脑术后患者中,黄芪枳术汤能够增加患者的摄入量,提高血清蛋白水平,改善机体的营养状况,提高肠内营养疗效。刘英志等研究发现,在胃癌术后患者中,与单纯使用肠内营养比较,健脾益气中药与肠内营养联合使用,能够更好地提高患者血红蛋白、白蛋白及前白蛋白水平,从而更好地改善胃癌患者术后营养状况。艾瑞东研究发现,在接受机械通气肠内营养支持治疗的患者中,与单纯使用肠内营养比较,健脾温

中方能够更好地增强机体免疫蛋白合成,更有效地改善患者血清蛋白及肌肉、脂肪等营养学指标。此外,针灸治疗对胃肠功能障碍亦有一定的改善作用,其具有疏通经络、扶正祛邪、调和阴阳的作用。针刺作为非药物疗法,已被用于治疗各类胃肠道疾病,疗效确切。穴位的选取、刺激强度等是影响其疗效的因素。

(六)其他注意事项

1. 血糖监控与强化胰岛素治疗 危重症患者均存在不同程度的应激性高血糖,同时营养支持中葡萄糖的摄入量速度也直接影响血糖水平,因此任何形式的营养支持均应配合强化胰岛素治疗,严格控制血糖水平在 $6.1 \sim 8.3$ mmol/L,对提高综合治疗效果、改善患者预后、提高存活率具有重要意义。

2. 脓毒症患者与精氨酸免疫治疗 严重脓毒症患者使用富含精氨酸的免疫营养制剂是否改善预后尚存在争议,甚至有研究显示可能导致不良结局。

3. 急性肾功能衰竭与肾脏替代治疗 肾脏替代治疗可导致部分氨基酸、蛋白质、电解质、维生素和微量元素的丢失,含糖透析液可导致额外糖负荷。因此,接受肾脏替代治疗的急性肾功能衰竭患者,应额外补充丢失的营养素,强化血糖监控。

4. 肝功能不全 合并肝功能不全的危重症患者存在不同程度的糖利用障碍和脂肪氧化增加。因此,非蛋白质热量以糖脂双能源供给,其中碳水化合物提供热量的比例宜适当减少。脂肪补充宜选用中长链乳剂,其不需要肉毒碱参与,可直接进入线粒体氧化代谢,对肝功能及免疫功能影响较小。同时,适当增加支链氨基酸的供给,并降低芳香族氨基酸的比例,有助于改善肝脏蛋白质合成,减少分解代谢,减轻肝性脑病。

5. 急性肺损伤和急性呼吸窘迫综合征 急性呼吸窘迫综合征患者肠内营养过程中应采取充分措施避免反流和误吸,避免过度喂养,添加 $\omega-3$ PUFA 和抗氧化剂有助于降低肺血管阻力与通透性,改善肺功能。

6. 心功能不全 心功能不全患者的营养支持应兼顾心脏负荷能力和营养状态两者的平衡,宜选择热量密度较高的营养配方,适当增加碳水化

合物比例,并在营养支持过程中严密监测心脏功能指标,如心率、血压、中心静脉压和 24 小时出入液体量等。

总之,危重患者的营养治疗仍然是一项挑战,不同患者的疾病谱不同、所处疾病时期不同以及并发症不同。因此,我们在诊治时需根据疾病特点制定个体化营养支持治疗方案,及时、恰当地选

择营养支持治疗的方式和途径,供给适当的营养底物和特殊营养素。加强营养支持治疗的管理,提高患者耐受性,降低相关并发症,则是顺利实施营养支持治疗的前提保障。目前,尽管危重症患者营养支持治疗的一些内容仍在循证医学研究探讨中,但是随着营养支持治疗的不断发展,其在危重症患者综合治疗中的地位必将更加重要。

[1] Preiser J C, Ichai C, Orban J C, et al. Metabolic response to the stress of critical illness [J]. Br J Anaesth, 2014, 113(6): 945 – 954.

[2] Olthof L E, Koekkoek WACK, van Setten C, et al. Impact of caloric intake in critically ill patients with, and without, refeeding, syndrome: A retrospective study[J]. Clin Nutr, 2018, 37(5): 1609 – 1617.

[3] Doig G S, Simpson F, Heighes P T, et al. Restricted versus continued standard caloric intake during, the management of refeeding, syndrome in critically ill adults: a randomised, parallel – group, multicentre, single – blind controlled trial [J]. Lancet Respir Med, 2015, 3(12): 943 – 952.

[4] Kang W, Kudsk K A. Is there evidence that the gut contributes to mucosal immunity in humans? [J]. JPEN J Parenter Enteral Nutr, 2007, 31(3): 246 – 258.

[5] Kudsk K A. Current aspects of mucosal immunology and its influence by nutrition[J]. Am J Surg, 2002, 183(4): 390 – 398.

[6] Jabbar A, Chang W K, Dryden G W, et al. Gut immunology and the differential response to feeding, and starvation[J]. Nutr Clin Pract, 2003, 18(6): 461 – 482.

[7] Windsor A C, Kanwar S, Li A G, et al. Compared with parenteral nutrition, enteral feeding, attenuates the acute phase response and improves disease severity in acute pancreatitis[J]. Gut, 1998, 42(3): 431 – 435.

[8] Stechmiller J K, Treloar D, Allen N. Gut dysfunction in critically ill patients: a review of the literature[J]. Am J Crit Care, 1997, 6(3): 204 – 209.

[9] Caddell K A, Martindale R, McClave S A, et al. Can the intestinal dysmotility of critical illness be differentiated from postoperative ileus? [J]. Curr Gastroenterol Rep, 2011, 13(4): 358 – 367.

[10] Vicic V K, Radman M, Kovacic V. Early initiation of enteral nutrition improves outcomes in burn disease[J]. Asia Pac J Clin Nutr, 2013, 22(4): 543 – 547.

[11] Chapman M J, Nguyen N Q, Deane A M. Gastrointestinal dysmotility: clinical consequences and management of the critically ill patient [J]. Gastroenterol Clin North Am, 2011, 40(4): 725 – 739.

[12] Liu M J, Bao S, Napolitano J R, et al. Zinc regulates the acute phase response and serum amyloid A production in response to sepsis through JAK – STAT3 signaling[J]. PLoS One, 2014, 9(4): e94934.

[13] Levy M M, Artigas A, Phillips G S, et al. Outcomes of the Surviving, Sepsis Campaign in intensive care units in the USA and Europe: a prospective cohort study[J]. Lancet Infect Dis, 2012, 12(12): 919 – 924.

[14] Piton G, Le Gouge A, Biulé N, et al. Impact of the route of nutrition on gut mucosa in ventilated adults with shock: an ancillary of the NUTRIREA – 2 trial [J]. Intensive Care Med, 2019, 45(7): 948 – 956.

[15] Ortiz Leyba C, Montejo González J C, Vaquerizo Alonso C, et al. Guidelines for specialized nutritional and metabolic support in the critically–ill patient. Update. Consensus of the Spanish Society of Intensive Care Medicine and Coronary Units–Spanish Society of Parenteral and Enteral Nutrition (SEMICYUC–SENPE): patient with sepsis[J]. Med Intensiva, 2011, 35 Suppl 1: 72 – 76.

[16] Elke G, van Zanten A R, Lemieux M, et al. Enteral versus parenteral nutrition in critically ill patients: an updated systematic review and meta – analysis of randomized controlled trials[J]. Crit Care, 2016, 20(1): 117.

[17] Singh A, Chen M, Li T, et al. Parenteral nutrition combined with enteral nutrition for severe acute pancreatitis [J]. ISRN Gastroenterol, 2012, 2012: 791383.

[18] Abrishami R, Ahmadi A, Abdollahi M, et al. Comparison the inflammatory effects of early supplemental parenteral nutrition plus enteral nutrition versus enteral nutrition alone in critically ill patients[J]. Daru, 2010, 18(2): 103 – 106.

[19] Friedman G, Flavia Couto C L, Becker M. Randomized study to compare nasojejunal with nasogastric nutrition in critically ill patients without prior evidence of altered gastric emptying[J]. Indian J Crit Care Med, 2015, 19(2): 71 – 75.

[20] Mazaherpur S, Khatony A, Abdi A, et al. The Effect of Continuous Enteral Nutrition on Nutrition Indices, Compared to the Intermittent and Combination Enteral Nutrition in Traumatic Brain Injury Patients [J]. J Clin Diagn Res, 2016, 10(10): JC01 – JC05.

[21] Evans D C, Forbes R, Jones C, et al. Continuous versus bolus tube feeds: Does the modality affect glycemic variability, tube feeding, volume, caloric intake, or insulin utilization? [J]. Int J Crit Illn Inj Sci, 2016, 6(1): 9 – 15.

[22] Zusman O, Theilla M, Cohen J, et al. Resting, energy expenditure, calorie and protein consumption in critically ill patients: a retrospective cohort study [J]. Crit Care, 2016, 20(1): 367.

[23] Weijs P J, Looijaard W G, Beishnizen A, et al. Early high protein intake is associated with low mortality and energy overfeeding, with high mortality in non – septic mechanically ventilated critically ill patients[J]. Crit Care, 2014, 18(6): 701.

[24] Singer P, Anbar R, Cohen J, et al. The tight calorie control study (TICACOS): a prospective, randomized, controlled pilot study of nutritional support in critically ill patients[J]. Intensive Care Med, 2011, 37(4): 601 – 609.

[25] Frankenfield D C, Ashcraft C M. Description and prediction of resting, metabolic rate after stroke and traumatic brain injury[J]. Nutrition, 2012, 28(9): 906-911.

[26] Marik P E, Hooper M H. Normocaloric versus hypocaloric feeding, on the outcomes of ICU patients: a systematic review and meta-analysis[J]. Intensive Care Med, 2016, 42(3): 316-323.

[27] Graf S, Egert S, Heer M. Effects of whey protein supplements on metabolism: evidence from human intervention studies[J]. Curr Opin Clin Nutr Metab Care, 2011, 14(6): 569-580.

[28] Zhou L M, Xu J Y, Rao C P, et al. Effect of whey supplementation on circulating, C-reactive protein: a meta-analysis of randomized controlled trials[J]. Nutrients, 2015, 7(2): 1131-1143.

[29] Kuci O, Verlaan D, Vicente C, et al. Citrulline and muscle protein homeostasis in three different models of hypercatabolism [J]. Clin Nutr, 2020, 39(3): 917-927.

[30] Kang K, Shu X L, Zhang Y S, et al. Effect of glutamine enriched nutrition support on surgical patients with gastrointestinal tumor: a meta-analysis of randomized controlled trials[J]. Chin Med J (Engl), 2015, 128(2): 245-251.

[31] Oldani M, Sandini M, Nespoli L, et al. Glutamine Supplementation in Intensive Care Patients: A Meta-Analysis of Randomized Clinical Trials[J]. Medicine (Baltimore), 2015, 94(31): e1319.

[32] McRae M P. Therapeutic benefits of glutamine: An umbrella review of meta-analyses[J]. Biomed Rep, 2017, 6(5): 576-584.

[33] Tao W, Li P S, Shen Z, et al. Effects of omega-3 fatty acid nutrition on mortality in septic patients: a meta-analysis of randomized controlled trials[J]. BMC Anesthesiol, 2016, 16(1): 39.

[34] Lei Q C, Wang X Y, Xia X F, et al. The role of omega-3 fatty acids in acute pancreatitis: a meta-analysis of randomized controlled trials[J]. Nutrients, 2015, 7(4): 2261-2273.

[35] Lu C, Sharma S, McIntyre L, et al. Omega-3 supplementation in patients with sepsis: a systematic review and meta-analysis of randomized trials[J]. Ann Intensive Care, 2017, 7(1): 58.

[36] Gu W J, Deng T, Gong Y Z, et al. The effects of probiotics in early enteral nutrition on the outcomes of trauma: a meta-analysis of randomized controlled trials[J]. JPEN J Parenter Enteral Nutr, 2013, 37(3): 310-317.

[37] Barraud D, Bollaert P E, Gibot S. Impact of the administration of probiotics on mortality in critically ill adult patients: a meta-analysis of randomized controlled trials[J]. Chest, 2013, 143(3): 646-655.

[38] Reintam A, Parm P, Kitus R, et al. Gastrointestinal symptoms in intensive care patients[J]. Acta Anaesthesiol Scand, 2009, 53(3): 318-324.

[39] Reintam Blaser A, Malbrain M L, Starkopf J, et al. Gastrointestinal function in intensive care patients: terminology, definitions and management. Recommendations of the ESICM Working, Group on Abdominal Problems[J]. Intensive Care Med, 2012, 38(3): 384-394.

[40] 梁倩芳,周锦扬,潘丹峰.黄芪枳术汤结合肠内营养对颅脑术后患者 ALB/PA/TP 的影响[J].广州医药, 2015, 46(5): 66-68.

[41] 刘英志,郭权来.健脾益气法联合早期肠内营养对胃癌术后患者营养状况及免疫功能的影响[J].深圳中西医结合杂志, 2016, 26(11): 12-15.

[42] 艾瑞东.健脾温中方对 COPD 机械通气肠内营养支持治疗患者免疫功能和炎性因子及呼吸功能的影响观察[J].河北医药,2017,39(11): 1642-1646.

[43] 张心,元海成,秦炜婧,等.早期肠内营养配合针灸加速术后肠功能康复研究[J].中国中西医结合外科杂志,2016,22(6): 542-545.